S.F.
V.

Laurie Garrett

DIE KOMMENDEN PLAGEN

Neue Krankheiten in einer gefährdeten Welt

Aus dem Amerikanischen
von Tatjana Kruse

S. Fischer

Die amerikanische Originalausgabe mit dem Titel
»The Coming Plague; Newly Emerging Diseases
in a World Out of Balance« erschien 1994 im Verlag
Farrar, Straus and Giroux, New York.

Gesamtherstellung Clausen & Bosse, Leck
Printed in Germany
ISBN 3-10-027025-8

Inhalt

Für die Menschen von Bukuba, Lasaka, Daressalam und Dutzenden anderer afrikanischer Orte, die im Laufe der Jahre so großzügig ihr Leben und ihre Weisheit mit einer neugierigen weißen Frau aus dem Westen geteilt haben. Betrachtet dies als Anzahlung auf eine enorme Schuld.

Afrika: Asanta sana, Mwalimu.

Vorbemerkung

Mit den Menschen vermehren sich auch deren Viren, Bakterien und Parasiten. Laurie Garrett beschreibt brillant und enzyklopädisch, wie in den vergangenen Jahrzehnten bis dahin völlig unbekannte Erreger die Menschen heimsuchten – mit nicht selten tödlichen Konsequenzen. AIDS- und Ebola-Viren sind nur die bekanntesten Vertreter von vielen.

Laurie Garretts beunruhigende Botschaft ist sehr klar: Wir Menschen bestimmen durch unser Handeln, ob Infektionskrankheiten zurückgedrängt, ja sogar völlig beseitigt werden können oder ob unsere Nachlässigkeiten neuartigen Epidemien Vorschub leisten. Die Pocken wurden durch konsequentes Impfen 1978 weltweit ausgerottet. Kinderlähmung, Masern, Röteln usw. hätten auf diese Weise ebenfalls längst verschwunden sein können. Statt dessen führt unser fahrlässiges Verhalten, u. a. auch die Bevölkerungsexplosion mit ihren Armutskonsequenzen, zu dem stetig steigenden Risiko, daß zukünftig insbesondere neuartige oder genetisch veränderte Viren weit mehr Opfer fordern und ganze Gesellschaften zerstören können. Laurie Garrett warnt zu Recht.

Prof. Dr. Reinhard Kurth
Paul-Ehrlich-Institut
Langen bei Frankfurt am Main

Vorwort

Wir neigen gern zu der Ansicht, daß die Geschichte nur »denen damals« geschehen ist und daß wir irgendwie außerhalb der Geschichte stehen, anstatt in sie verstrickt zu sein. Vieles in der Geschichte ereignete sich plötzlich und überraschend, vorhersagbar nur in der Rückschau: Der Fall der Berliner Mauer ist eines der neuesten Beispiele. Dennoch können wir auf einem ganz wichtigen Gebiet, dem des Auftauchens und der Ausbreitung neuer Infektionskrankheiten, die Zukunft bereits vorhersagen – und die ist für uns alle bedrohlich und gefährlich.

Die Geschichte unserer Zeit wird von wiederkehrenden Ausbrüchen neu entdeckter Krankheiten gekennzeichnet sein (die letzte war der Hantavirus im Westen Amerikas); Epidemien von Krankheiten, die in neue Bereiche vorstoßen (beispielsweise die Cholera in Lateinamerika); Krankheiten, die durch menschliche Technologien Bedeutung erlangen (wie bestimmte Tampons dem Toxic Shock Syndrome Vorschub leisteten und Wasserkühltürme einen Nährboden für die Legionärskrankheit boten); und Krankheiten, die von Insekten und Tieren durch die vom Menschen verursachte Störung ihres natürlichen Habitats auf Menschen übertragen werden.

In gewissem Maße hat es jeden dieser Vorgänge in der Geschichte schon immer gegeben. Neu ist jedoch das gestiegene Potential, mit dem zumindest einige dieser Krankheiten großflächige, sogar weltweite Epidemien hervorrufen können. Die globale Epidemie des menschlichen Immunschwächevirus ist das eindrucksvollste und jüngste Beispiel. Dennoch steht AIDS nicht allein, es könnte gut auch nur die erste einer ganzen Reihe moderner weiträumiger Epidemien von Infektionskrankheiten sein.

Die Welt ist in schnellem Tempo immer verletzlicher geworden – gegenüber den Ausbrüchen und mehr noch gegen die großflächige, ja sogar weltweite Ausbreitung von sowohl neuen wie alten Infektionskrankheiten. An dieser neuen und erhöhten Verletzlichkeit ist nichts Geheimnisvolles. Der dramatische Anstieg in der weltweiten Wanderung von Menschen, Gütern und Ideen ist die treibende Kraft hinter der Globalisierung von Krankheiten. Die Menschen reisen nicht nur mehr, sie reisen auch viel schneller und besuchen viel mehr Orte als jemals zuvor. Ein Mensch, der eine lebensbedrohliche Mikrobe in sich trägt, kann leicht einen Jet besteigen und sich bereits auf einem anderen Kontinent befinden, wenn die ersten Symptome der Krankheit auftreten. Das Flugzeug selbst und seine Fracht können Insekten beherbergen, die infektiöse Erreger in neue ökologische Umfelder tragen. Wenige Habitate auf dem Globus sind wirklich isoliert oder unberührt geblieben, da Touristen und andere Reisende auf ihrer Suche nach neuen Sehenswürdigkeiten, Erholungsgebieten oder geschäftlichen Möglichkeiten in die abgelegensten und zuvor unzugänglichen Gebiete eindringen.

Diese neue globale Verletzlichkeit zeigt sich auf drastische Weise am Beispiel von HIV/AIDS. Seine geographischen Wurzeln liegen immer noch im dunkeln, aber es ist klar, daß die globale Ausbreitung von HIV Mitte der siebziger Jahre begann. 1980 waren ungefähr 100000 Menschen weltweit mit HIV infiziert. Dennoch waren die Entdeckung von AIDS in Kalifornien im Jahre 1981 und die nachfolgende Identifikation des verursachenden HIV-Virus im Jahre 1983 das Ergebnis einer Reihe äußerst glücklicher Umstände. Anders gesagt, AIDS hätte leicht mindestens weitere fünf bis zehn Jahre unerkannt bleiben können – mit verheerenden Folgen für die globale Gesundheit. Eine Verzögerung bei der Entdeckung von AIDS hätte aus einem oder mehreren der folgenden Umstände entstehen können:

- wenn HIV länger gebraucht hätte, um eine nachweisbare, klinische Krankheit hervorzurufen (AIDS);
- wenn die Immunschwäche von AIDS zu einem Anstieg von typischeren Infektionen geführt hätte, anstatt zu den leicht zu erkennenden, bizarr opportunistischen Infektionen (*Pneumocystis-carinii*-Pneumonie) oder Krebsformen (Kaposi-Sarkom);
- wenn AIDS sich nicht nur auf die bekennenden, aktiv schwulen Männer, sondern sich innerhalb der Gesellschaft auf einer breiteren Basis verbreitet hätte;
- wenn AIDS nicht in einem Land mit einem hochentwickelten Krankheitsüberwachungssystem (USA) aufgetreten wäre, das in der Lage war, die Fallberichte aus vielen verschiedenen geographischen Gebieten miteinander zu verbinden;
- und wenn nicht vor kurzem die Humanretrovirologie entwickelt worden wäre, einschließlich ihrer Diagnosetechniken.

Bei AIDS führte eine Kombination aus Zufall und glücklichen Umständen die Wissenschaftler relativ schnell zu der Schlußfolgerung, daß eine neue Gesundheitsbedrohung entstanden war.

AIDS versucht, uns eine Lektion beizubringen. Diese Lektion besagt, daß ein gesundheitliches Problem in jedem Teil der Welt schnell zu einer Bedrohung für viele oder alle werden kann. Ein weltweites »Frühwarnsystem« ist nötig, um die Ausbrüche neuer Krankheiten oder eine ungewöhnliche Ausbreitung alter Krankheiten schnell festzustellen. Ohne ein solches System, das auf einer wahrhaft globalen Ebene operieren muß, sind wir im Grunde schutzlos und verlassen uns zu unserem Schutz einfach auf unser Glück.

Laurie Garrett hat mit diesem Buch Pionierarbeit geleistet. Sie erzählt von realen Menschen, von Schweiß und Entschlossenheit, von den Entdeckungen, die uns zu der Erkenntnis geführt haben, daß die Infektionskrankheiten nicht besiegt worden sind – ganz im Gegenteil. In Bolivien, im Sudan, in Sierra Leone und in Zaire traf eine Gruppe sehr gut ausgebildeter, hingebungsvoller und mutiger Leute den Feind auf seinem Terrain. Sie stellten sich dem Unbekannten an den Grenzen der Wissenschaft, sie kämpften und rangen der Natur eine Einsicht ab, die Laurie Garrett mit uns teilt – daß Krankheiten eine Bedrohung bleiben werden, daß Krankheit und menschliche Aktivität untrennbar miteinander verbunden sind und daß die Natur noch viele Geheimnisse und Überraschungen für uns bereithält.

Die Reise, auf die Laurie Garrett uns mitnimmt, zeugt von großer Anteilnahme. Ich hatte das Privileg, viele der Menschen in diesem Buch zu kennen. Es sind ganz besondere Helden: Sie verbinden Wissenschaft, Neugier und humanitäre Besorgnis mit einer äußerst praktischen »Pakken-wir-es-an«-Einstellung. Nicht jeder konnte, so wie Joe McCormick, sich vor Ort betätigen, bewaffnet nur mit seinem Willen, seiner Intelligenz und der Zuversicht, daß ein Weg nach vorn gefunden werden würde.

Sie haben für uns Pionierarbeit geleistet. Wir schulden ihnen Dank. Laurie Garrett hat uns den großen Dienst erwiesen, sie und ihre Arbeit einem großen Publikum vorzustellen. Für all jene, die friedlich schlafen, ohne sich dieser auftauchenden globalen Bedrohung durch Infektionskrankheiten bewußt zu sein, und für all jene, die durch dieses Buch die neuen globalen Realitäten kennenlernen, ist es wichtig, diesen Männern und Frauen zu begegnen, die sich der Krankheit an ihrer Grenze zur Gesellschaft stellen.

Dieses Buch löst Alarm aus. Die Welt braucht – jetzt – ein globales

Frühwarnsystem, das in der Lage ist, neu auftauchende infektiöse Bedrohungen unserer Gesundheit aufzuspüren und darauf zu reagieren. Es gibt keine deutlichere Warnung als AIDS. Laurie Garrett hat es für uns deutlich ausgesprochen. Wenn wir das jetzt ignorieren, dann auf eigene Gefahr.

Dr. Jonathan Mann, M.P.H.
Professor für Epidemiologie und internationale Gesundheit an der Harvard School of Public Health
Direktor des International AIDS Center
Harvard AIDS Institute
Cambridge, Massachusetts

Einleitung

Als mein Onkel Bernard 1932 sein Medizinstudium an der University of Chicago aufnahm, war er bereits Zeuge der großen Grippepandemie von 1918 und 1919 geworden. Im Alter von sieben Jahren zählte er die Leichenwagen, die durch die Straßen von Baltimore fuhren. Drei Jahre zuvor wäre Bernards Vater beinahe an Typhus gestorben, den er sich im Geschäftsviertel von Baltimore zugezogen hatte. Und kurz darauf starb sein Großvater an Tuberkulose.

Mit zwölf Jahren erkrankte Bernard scheinbar an einer »Sommergrippe« und mußte die langen, heißen Tage von Maryland im Bett verbringen. Er »benahm sich äußerst merkwürdig«, bemerkte seine Mutter. Erst 1938, als Onkel Bernard sich während seiner Assistenzzeit an der medizinischen Fakultät der University of California in San Francisco freiwillig für Röntgenaufnahmen zur Verfügung stellte, entdeckte er, daß es sich bei dieser »Sommergrippe« in Wirklichkeit um Tuberkulose gehandelt hatte. Zweifelsohne hatte er sich bei seinem Großvater mit der Schwindsucht angesteckt. Er hatte die Krankheit überlebt, trug jedoch für den Rest seines Lebens verräterische Narben auf der Lunge davon, die bei den Röntgenaufnahmen seines Brustkastens zutage traten.

Damals hatte anscheinend jeder Tuberkulose (Tb). Als der junge Bernard Silber sich in Chicago seinen Weg durch das Medizinstudium bahnte, wurden neue Pflegeschülerinnen routinemäßig auf Antikörper gegen Tb getestet. Die Frauen, die aus ländlichen Gebieten stammten, testeten zu Beginn ihrer Ausbildung stets negativ auf Tb. Und ebenso sicher testeten sie nach einem Jahr in den städtischen Krankenhausstationen ausnahmslos Tb-positiv. Jede Krankheit konnte in jenen Tagen eine latente Tb-Infektion auslösen, und die Tuberkulose-Sanatorien waren völlig überbelegt. Die Behandlung beschränkte sich im wesentlichen auf Bettruhe und eine Vielzahl von heftig umstrittenen Diäten, auf körperliche Ertüchtigung, frische Luft und außergewöhnliche Pneumothorax-Eingriffe.

1939 begann Onkel Bernard eine zweijährige Assistenzzeit am Los Angeles County Hospital. Dort traf er meine Tante Bernice, eine Sozialfürsorgerin. Bernice hinkte und war auf einem Ohr taub – Folgen einer bakteriellen Infektion in ihrer Kindheit. Mit neun Jahren wuchsen die Bakterien in ihrem Ohr und infizierten schließlich den Warzenfortsatz des Schläfenbeins. Als Komplikation trat eine Osteomyelitis auf, die ihr rechtes Knie im Vergleich zum linken um etwa drei Zentimeter verkürzte und Bernice zwang, X-beinig zu gehen, um ihr Gleichgewicht zu halten. Kurz nach ihrer ersten Begegnung erkrankte Bernard an einer scheußlichen Pneumokokkeninfektion, und weil er Arzt war, wurde ihm eine Behandlung nach den neuesten Erkenntnissen zuteil: liebevolle Pflege und Sauerstoff. Vier Wochen lag er als Patient im Los Angeles County Hospital darnieder und hoffte, er würde zu den 60 Prozent der Amerikaner gehören, die vor den Tagen der Antibiotika eine bakterielle Lungenentzündung überlebten.

Bakterielle Infektionen waren vor 1944, als die ersten Antibiotikamedikamente auf den Markt kamen, nicht nur weit verbreitet, sondern auch sehr gravierend. Mein Onkel Bernard konnte Scharlach, eine Pneumokokken-Pneumonie, akuten fieberhaften Gelenkrheumatismus, Keuchhusten, Diphterie oder Tuberkulose in nur wenigen Minuten mit wenig oder gar keiner Hilfe aus dem Labor diagnostizieren. Die Ärzte mußten in der Lage sein, schnell zu handeln, weil diese Infektionen rasch eskalieren konnten. Außerdem konnte ein Labor einem Arzt 1940 nur wenig mitteilen, was ein gut ausgebildeter Mediziner mit scharfer Beobachtungsgabe nicht von selbst hätte erkennen können.

In jenen Tagen waren Viren wie eine riesige Black box, und obwohl Bernard keine Probleme hatte, Röteln, Grippe, St. Louis-Enzephalitis und andere Viruskrankheiten voneinander zu unterscheiden, gab es weder eine Behandlungsmöglichkeit noch ein tieferes Verständnis dessen, was diese winzigsten aller Mikroben dem menschlichen Körper antaten.

Im Zweiten Weltkrieg kam Onkel Bernard mit der Tropenmedizin in Berührung. Er diente bei der Sanitätstruppe der Armee in Guadalcanal und auf anderen Schlachtfeldern im Pazifik. Dort lernte er aus erster Hand die Krankheiten kennen, von denen er auf der medizinischen Fakultät nur sehr wenig gehört hatte: Malaria, Denguefieber und eine Vielzahl parasitärer Krankheiten. Chinin eignete sich gut zur Behandlung von Malaria, aber es gab nur wenig, was er für die GIs tun konnte, die unter anderen tropischen Organismen litten, von denen es im Pazifikspektakel so unzählig viele gab.

Zwei Jahre nach Kriegsbeginn verteilte die Armee die ersten mageren Vorräte an Penicillin und wies die Ärzte an, das kostbare Medikament sparsam einzusetzen – in einer Dosis von ungefähr 5000 Einheiten (weniger als ein Drittel dessen, was 1993 als Minimaldosis an Penicillin bei leichten Infektionen galt). In jenen ersten Tagen – bevor die Bakterien gegen Antibiotika resistent wurden – war eine solche Dosis in der Lage, Wunder zu wirken, und die Armeeärzte waren von der Wirksamkeit des Penicillins derart beeindruckt, daß sie den Urin der Patienten, die das Medikament erhielten, sammelten und ausgeschiedenes Penicillin kristallisierten, um es anderen GIs zu verabreichen.

Als ich Jahre später in meinem Abschlußjahr an der University of California in Berkeley Immunologie belegt hatte, ergötzte mich Onkel Bernard mit seinen Geschichten – sie klangen nach der Medizin des finsteren Mittelalters. Ich war mit solchen Dingen wie fluoreszenzaktivierten Zellsortern beschäftigt, die verschiedene Arten von lebenden Zellen des Immunsystems trennen konnten, mit der neuen Wissenschaft der Gentechnik, mit monoklonalen Antikörpern und der Entschlüsselung des genetischen Codes des Menschen.

»Ich vergleiche die Herstellung von Antibiotika stets gern mit dem Finanzamt«, meinte Onkel Bernard, wenn ich nur wenig Interesse an der vor-antibiotischen Notlage amerikanischer Ärzte zeigte. »Die Menschen suchen immer nach Schlupflöchern, aber sobald sie eines gefunden haben, wird es schon vom Finanzamt gestopft. Bei den Antibiotika ist es ebenso – kaum hat man ein Antibiotikum entdeckt, werden die Bakterien schon dagegen resistent.«

Im Sommer 1976 bot sich mir die Gelegenheit, die Weisheiten von Onkel Bernard neu zu überdenken. Als ich versuchte, meiner Abschlußarbeit – einem Forschungsprojekt am Medical Center der Stanford University – Hand und Fuß zu verleihen, quollen die Nachrichten über von Geschichten über Infektionskrankheiten. Die amerikanische Regierung sah eine massive Grippewelle voraus, die laut einigen Experten die Epidemie von 1918 noch übertreffen würde – ein globaler Horror, der über 20 Millionen Opfer forderte. Eine Gruppe ehemaliger Frontkämpfer traf sich am vierten Juli in einem Hotel in Philadelphia, und plötzlich erkrankten 182 von ihnen schwer, 29 starben. Etwas besonders Merkwürdiges ging in Afrika vor sich: In Zaire und im Sudan starben die Menschen verworrenen Presseberichten zufolge an einem schrecklichen neuen Virus. Das Grüne-Meerkatzen-Virus, das Marburg-Virus, das Ebola-Virus oder eine Mischung aller drei Namen beschäftigte die Aufmerksamkeit von Experten aus aller Welt.

1981 veröffentlichte Dr. Richard Krause von den National Institutes of Health in den USA ein provokatives Buch mit dem Titel *The Restless Tide: The Persistent Challenge of the Microbial World.*[1] Darin hieß es, daß Krankheiten, die man schon lange für besiegt hielt, zurückkehren und das amerikanische Volk gefährden könnten. Ein Jahr später wurde Krause bei einer Anhörung vor dem amerikanischen Kongreß gefragt: »Warum gibt es so viele neue Infektionskrankheiten?«

»Das ist nichts Neues«, erwiderte Krause. »Seuchen sind uns so sicher wie der Tod und die Steuern.«[2]

Doch wollten aufgrund des Schocks der AIDS-Epidemie in den achtziger Jahren viele Virusexperten die Möglichkeit nicht ausschließen, daß tatsächlich etwas völlig Neues geschah. Während sich die Epidemie von einem Teil der Welt in einen anderen ausbreitete, fragten sich die Wissenschaftler: »Woher kommt dieses Virus? Gibt es da draußen noch andere Erreger? Wird gar noch etwas Schlimmeres auftauchen – etwas, was in der Luft von Mensch zu Mensch übertragen wird?«

Die Fragen wurden im Verlauf der achtziger Jahre immer lauter. Bei einer Cocktailparty der Rockefeller University trat ein junger Virologe namens Stephen Morse auf den berühmten Präsidenten der Institution, den Nobelpreisträger Joshua Lederberg, zu und fragte ihn, was er von der wachsenden Besorgnis hinsichtlich neu auftauchender Mikroben hielte. Lederberg antwortete wie üblich ganz allgemein: »Das Problem ist ernst, und es wird schlimmer.« Mit dem Gefühl einer gemeinsamen Mission machten sich Morse und Lederberg daran, ihre Kollegen in dieser Sache zu vereinen, Beweise zu sammeln und einen Fall aufzubauen.

1988 kam eine beeindruckende Gruppe amerikanischer Wissenschaftler – in erster Linie Virologen und Tropenmediziner – zu dem Schluß, daß es an der Zeit sei, die Alarmglocke zu läuten. Angeführt von Morse und Lederberg von der Rockefeller University, von Tom Monath vom Medical Research Institute of Infectious Diseases der amerikanischen Armee und von Robert Shope von der Arbovirus Research Unit der Yale University, suchten die Wissenschaftler nach einer Möglichkeit, ihrer gemeinsamen Besorgnis Nachdruck zu verleihen. Ihre größte Sorge galt der Gefahr, daß man sie für »Heulsusen« halten könnte, die es nur darauf abgesehen hätten, gegen die Kürzung der Forschungsgelder zu protestieren. Oder daß man sie beschuldigen könnte, blinden Alarm zu schlagen.

Am 1. Mai 1989 trafen sich die Wissenschaftler im Hotel Washington gegenüber dem Weißen Haus und diskutierten drei Tage lang darüber, wie man beweisen könnte, daß die krankheitsverursachenden Mikroben unseres Planeten noch längst nicht besiegt waren, sondern vielmehr eine größere Bedrohung der Menschheit darstellten denn je. Ihre Versammlung wurde unter anderem von den National Institutes of Allergy and Infectious Diseases, vom Fogarty International Center und der Rockefeller University finanziell unterstützt.

»Die Natur ist nicht gütig«, erklärte Lederberg in seiner Eröffnungsrede. »Es sieht doch so aus: Die Einheiten der natürlichen Auslese – DNA, manchmal RNA-Elemente – sind keineswegs nett in isolierten Organismen verpackt. Sie alle teilen sich die gesamte Biosphäre. Das Überleben der menschlichen Spezies ist *kein* vorherbestimmtes evolutionäres Programm. Im Überfluß vorhandene Quellen genetischer Variationen stehen den Viren zur Verfügung, um neue Tricks zu lernen – und die beschränken sich nicht notwendigerweise auf das, was für gewöhnlich oder auch nur häufig geschieht.«

Der Historiker William McNeill von der University of Chicago skizzierte die Gründe, warum der *Homo sapiens* in den letzten Jahrtausenden gegenüber mikrobiellen Angriffen so verletzlich war. Er betrachtete jede katastrophale Epidemie in der menschlichen Geschichte als das ironische Ergebnis menschlichen Fortschritts. McNeill warnte, daß wir unsere Anfälligkeit gegenüber Krankheiten um so mehr *erhöhen*, je weiter wir uns entwickeln.

»Ich halte es für ratsam, sich der Grenzen unserer Macht bewußt zu sein«, meinte McNeill. »Wir sollten eines nicht vergessen: Je mehr wir gewinnen, je mehr wir Infektionen an den Rand menschlicher Erfahrung drängen, desto stärker bereiten wir den Weg für mögliche katastrophale Infektionen. Wir entkommen niemals den Grenzen des Ökosystems. Wir sind Gefangene der Nahrungskette, ob uns das gefällt oder nicht. Wir fressen, und wir werden gefressen.«

Drei Tage lang legten die Wissenschaftler Beweise vor, die McNeills prophetische Worte bestätigten: Viren mutierten mit ungeheurer Geschwindigkeit. Noch während die Forscher tagten, fand aufgrund einer Seuche ein gewaltiges Robbensterben statt; über 90 Prozent aller Hasen in Australien starben in einem einzigen Jahr, nachdem ein neues Virus aufgetaucht war; große Grippepandemien grassierten in der Tierwelt; der Andromeda-Strang tauchte in Afrika beinahe in der Form des Ebola-Virus auf; in den Entwicklungsländern entstanden gigantische Großstädte und schufen Nischen, in denen »so gut wie alles ausgebrütet werden konnte«; die Zerstörung der Regenwälder zwang krankheitsübertragende Tiere und Insekten in menschliche Siedlungsgebiete und ließ es mehr als wahrscheinlich werden, daß zum erstenmal tödliche, geheimnisvolle Mikroben die Menschheit in großem Umfang befallen und das Überleben der menschlichen Spezies gefährden konnten.

Ich gehörte zur jüngeren Generation, die gelernt hatte, der Heilmedizin zu vertrauen und sich um Infektionskrankheiten nur wenig Sorgen zu machen. Ich erlebte die Diskussion nicht als empirisch-wissenschaftlich, sondern als romanreif, wie aus den Büchern von Michael Crichton. Dennoch mußte ich – ebenso wie Tausende junger Wissenschaftler, die ebenfalls in der nach-antibiotischen, gentechnischen Ära aufgewachsen waren – einräumen, daß die Liste erst kürzlich aufgetauchter Viren beeindruckend war: das Immunschwächevirus beim Menschen, das AIDS verursachte, HTLV I und II, die mit Blutkrebs in Verbindung standen, mehrere Arten neu entdeckter, Hepatitis verursachender Viren und zahlreiche Hämorrhagie verursachende Viren, die in Afrika und Asien entdeckt worden waren.

Im Februar 1991 richtete das Institute of Medicine (IOM), das zu der amerikanischen Akademie der Wissenschaften gehört, eine besondere Kommission ein. Sie hatte die Aufgabe, die Fragen, die 1989 bei dem Treffen der Wissenschaftler aufgebracht worden waren, zu verfolgen und die Regierung in zwei Punkten zu beraten: über das Ausmaß der mikrobiellen Bedrohung der amerikanischen Bevölkerung und über mögliche Schritte zur Verbesserung der Krankheitsüberwachung in den USA. Im Herbst 1992 veröffentlichte die IOM-Gruppe ihren Bericht *Emerging Infections: Microbial Threats to Health in the United States.*[3] Darin kam die Kommission zu dem Schluß, daß die Gefahr des Auftauchens von Infektionskrankheiten in den Vereinigten Staaten keineswegs gegenstandslos war, die Behörden jedoch schlecht ausgerüstet seien, um neue Epidemien vorauszusehen bzw. in den Griff zu bekommen.

»Unsere Botschaft lautet, daß das Problem ernst ist, daß es schlimmer wird und wir unsere Anstrengungen im Kampf dagegen verstärken müssen«, erklärte Lederberg anläßlich der Veröffentlichung des Berichts.

Nach der Veröffentlichung des Berichts begannen die amerikanischen Centers for Disease Control and Prevention (CDC) in Atlanta eine Gewissensprüfung, die im Frühjahr 1994 in dem Vorsatz resultierte, wachsamer zu sein und schneller auf Krankheitsausbrüche zu reagieren. Die langsame Reaktion auf das Auftauchen von HIV im Jahr 1981 hatte dazu geführt, daß die Epidemie sich bis 1993 auf 1,5 Millionen Amerikaner ausgebreitet hatte und die Bundesregierung jährlich über zwölf Milliarden Dollar an Forschungsgeldern, für Medikamentenentwicklung, Aufklärung und Behandlung kostete.

Die CDC waren entschlossen, einen solchen Fehler nicht noch einmal zu begehen.

1993 gab es jedoch auch Stimmen anderer Art, die sowohl gegen die oft allzu starke Ausrichtung der amerikanischen Wissenschaftler auf das Virusproblem als auch gegen ihr ausschließliches Augenmerk auf Bedrohungen, die nur amerikanische Bürger betrafen, protestierten. Krankheitsbekämpfer wie Joe McCormick, Peter Piot, David Heymann, Jonathan Mann und Daniel Tarantola brachten nachdrücklich vor, daß Mikroben keinen Respekt für vom Menschen errichtete Landesgrenzen aufbringen würden. Außerdem, so meinten sie, seien in einem Großteil der Welt die gefährlichsten neuen Krankheiten nicht viraler Natur, sondern bakterieller oder parasitärer. Sie traten für eine umfassendere Perspektive ein.

Andere Kritiker waren der Ansicht, die historische Sicht von den stümperhaften, fehlgeleiteten Versuchen der Menschheit, die Mikroben zu beherrschen, zeige, daß ein Großteil der Schuld gerade bei jenen Wissenschaftlern lag, die jetzt nach größerer Wachsamkeit verlangten. Uwe Brinkmann, Andrew Spielman und Isao Arita warfen ein, daß die Methoden der Mikrobenkontrolle, die aus Sicht der Forschungslaboratorien und Regierungsstellen im reichsten Land der Erde Sinn zu machen schienen, sich in den ärmeren Ländern des Planeten als katastrophal erweisen könnten.

Die Kritiker brachten vor, daß die Amerikaner aufgrund ihrer Beschränkung auf das Auftauchen von Krankheiten in den Vereinigten Staaten das wahre Bild außer acht ließen. Dieses Bild war eingefangen im Anblick eines kleinen Ndbele-Mädchens, das in einen grünen *Kanga* eingewickelt auf dem harten Lehmboden einer Pflegestation von Bulawayo in Zimbabwe lag. Ihre Mutter saß an ihrer Seite und warf beschwörende Blicke auf jeden Fremden, der die Zwei-Zimmer-Klinik betrat. Das vierjährige Mädchen weinte leise.

»Sie hat Masern«, meinte der Klinikleiter und zeigte mit dem Finger auf das Kind. Der Direktor führte den Beobachter hinaus, um ihm die örtlichen Innovationen in Sanitärhygiene vorzuführen sowie die Anstrengungen, den Proteingehalt in der Ernährung der Dorfkinder zu erhöhen.

Als er eine Stunde später zu dem Klinikgebäude aus Flechtlehm zurückkehrte, schaukelte die Mutter auf ihren Fußballen vor und zurück, und die Tränen rannen ihr still über das Gesicht. Das leise Weinen des Kindes hatte aufgehört. Einige Stunden später legten die Mutter und ihr Ehemann eine zusammengerollte Strohmatte, in der die Leiche ihres kleinen Mädchens lag, über die Griffe eines Fahrrades. Sie starrten blicklos auf den Horizont und schoben ihr Rad hoffnungslos den roten Lehmweg entlang.

Zu einer Zeit, in der die Mütter in den wohlhabendsten Ländern der Erde ihre Kinder »immunisierten«, indem sie ihre Kleinen absichtlich Masern, Mumps sogar Windpocken aussetzten, zwangen diese Krankheiten Eltern in einigen Teilen der ärmsten Länder dieser Erde dazu, mit der Aussicht fertig zu werden, daß höchstwahrscheinlich die Hälfte ihrer Kinder vor dem 10. Lebensjahr sterben würde.

Die lange Liste von Schutzimpfungen und verschreibungspflichtigen Medikamenten, die amerikanische Ärzte ihren Patienten aufdrängten, bevor diese weiter südlich als bis Tijuana reisten, war beredter Zeuge für die Kluft an Wohlstand und Entwicklung, die es auf der Welt gab. In den siebziger Jahren schickten Amerikaner und Europäer, die über die Armut der südlichen Hemisphäre betroffen waren, Geld in die ärmsten Länder für Projekte, welche die Bevölkerung in das »moderne Zeitalter« führen sollten. Die Logik dahinter besagte, daß der Gesundheitszustand eines Volkes sich verbessern würde, wenn seine Gesamtstruktur und -wirtschaft der von Kanada, den USA und Westeuropa ähnlicher würde.

1990 kamen die größten Hilfsorganisationen der Welt gezwungenermaßen zu dem Schluß, daß die Modernisierungsbemühungen das Elend des Durchschnittsmenschen in der Dritten Welt nur zu verschlimmern schienen. Gleichzeitig wuchsen die Macht, der Wohlstand und die Korruption der jeweiligen nationalen Elite sowie der Konzerne in der Hand ausländischer Investoren. Landwirtschaftliche Gesellschaften wurden im Laufe nur einer Generation zu Ländern umgewandelt, die sich immer mehr um riesige urbane Zentren scharten. Diese Städte breiteten sich wie gräßliche Raupen über das Land aus, verschlangen die traditionelle Lebensweise und das Umfeld der Menschen und zwangen junge Arbeitssuchende in wuchernde semi-urbane Slums, die nicht einmal ansatzweise über ein angemessenes Sanitärwesen oder ein öffentliches Gesundheitswesen verfügten.

Auf dem freien Markt der industrialisierten Welt wurden sich in den siebziger Jahren Menschen aller gesellschaftlichen Sphären in zunehmendem Maße der Verbindung zwischen Umweltverschmutzung und individueller Gesundheit bewußt. Als die Gefahren durch einen Mißbrauch von Pestiziden, Bleifarben, Asbestfasern, Luftverschmutzung und behandelten Lebensmitteln offenbar wurden, verlangten die Bürger der Industrienationen dieser Erde lautstark nach Bestimmungen, um die Verschmutzung der Umwelt und der Nahrungsmittelvorräte einzuschränken.

Mit der Entdeckung des Ozonlochs begannen die Wissenschaftler weltweit eine Debatte über die globale Verantwortung, einer weiteren Zerstörung der schützenden Gasschicht des Planeten durch Umweltverschmutzung Einhalt zu gebieten. Auf ähnliche Weise argumentierten

Meeresbiologen mit zunehmender Vehemenz, daß alle Länder der Erde die Verantwortung für den bedauernswerten Zustand der Weltmeere und die bevorstehende Ausrottung bzw. die Gefahr der Ausrottung von Fischen, Korallen und Säugetieren trugen. Umweltschützer wandten ihre Aufmerksamkeit dem Schutz der globalen Natur zu. Biologen wie E. O. Wilson von Harvard und Frank Lovejoy vom Smithsonian Institute warnten vor einer globalen Massenausrottung der Tier- und Pflanzenwelt, die sogar das große Dinosauriersterben in der Kreidezeit übertreffen könnte.

Wilson führte die fossilen Beweise für fünf große Wellen in der Frühgeschichte der Erde an, bei denen Tiere und Pflanzen ausstarben, und er fragte, wieviel mehr Umweltzerstörung aus der Hand des Menschen toleriert werden könnte: »Diese Zahlen sollten jeden einhalten lassen, der glaubt, was der *Homo sapiens* zerstört, würde die Natur schon wieder einrenken. Das mag ja so sein, aber nicht innerhalb einer Zeitspanne, die für die gegenwärtige Menschheit von Bedeutung wäre.«[4]

Während sich die Menschheit dem letzten Jahrzehnt des 20. Jahrhunderts näherte, drang die Vorstellung eines Globalen Dorfes – zuerst in den sechziger Jahren von dem kanadischen Philosophen Marshall McLuhan als Beschreibung für die durch die Technologie der Massenmedien geschaffene weltweite wechselseitige Verbundenheit geprägt – auch in Zusammenhang mit der Ökologie der Erde eindeutig in das Massenbewußtsein. Umweltschützer dachten an die Makroebene und arbeiteten Möglichkeiten aus, um die Walfangpolitik so disparater Gebiete wie Japan, Alaska, Rußland und Norwegen zu ändern. Die Weltbank beschloß, ökologische Bedenken in ihre Parameter für die Vergabe von Krediten an Entwicklungsländer mit einzuschließen. Der nukleare Zwischenfall von Tschernobyl bewies in den Augen vieler Wissenschaftler, daß es töricht wäre, die toxische Risikenkontrolle als Problem zu betrachten, dessen Lösung sich stets auf den Rahmen nationaler Souveränität beschränkte.

1992 wählten die Vereinigten Staaten einen Vizepräsidenten, der sich für einen ehrgeizigen globalen Marshallplan zum Schutz der Umwelt einsetzte. Albert Gore sprach die Warnung aus, daß nur eine massive weltweite Veränderung menschlicher Perspektiven zusammen mit ausgeklügelten Systemen internationaler Regulation und ökonomischer Anreize geeignet sei, das Überleben der planetaren Ökologie sicherzustellen. »Diejenigen, die ein ureigenes Interesse an der Aufrechterhaltung des Status quo haben, werden wahrscheinlich so lange jeden bedeutsamen Wandel verhindern können, bis genügend Bürger aus Sorge um das ökologische System ihre politisch Verantwortlichen mit größter Entschlossenheit zwingen, die Erde wieder ins Gleichgewicht zu bringen.«[5]

Auf der Makroebene entstand ein Gefühl für die weltweite wechselseitige Abhängigkeit in Punkten wie wirtschaftliche Gerechtigkeit und Entwicklung, Umweltschutz und – in wenigen Fällen – gesetzgebende Maßnahmen. Obwohl es Unterschiede in der Sichtweise und der Semantik gab, war bereits lange vor dem Fall der Berliner Mauer in einigen Bereichen über ideologische Grenzen hinweg eine globale Sichtweise zu bemerken. Seit damals geht alles viel schneller, obwohl außerhalb der Vereinigten Staaten beträchtliche Bedenken bestehen hinsichtlich einer amerikanischen Dominanz in Denkmodellen, kulturellen Bereichen, Technologie und Weltwirtschaft bei einer Globalisierung von Umwelt, Kommunikation und Entwicklung.

Erst seit dem Auftauchen des Immunschwächevirus wurden die Grenzen und die Voraussetzungen für eine Globalisierung gesundheitsfördernder Maßnahmen in einem größeren Kontext als dem der Massenschutzimpfungen und Durchfallkontrollprogramme offensichtlich. Seit dem Augenblick seiner Entdeckung im Jahr 1981 unter schwulen Männern in New York und Kalifornien diente AIDS als Prisma, in dem das positive Licht – in dem die verschiedensten Institutionen gern gesehen wurden – in Tausende verschiedenartige und grelle Stücke zerfiel. Durch das AIDS-Prisma war es den Gesundheitsexperten in aller Welt möglich, die ihrer Ansicht nach vorhandene Scheinheiligkeit, Grausamkeit, das Versagen und die Unzulänglichkeiten in den geheiligten Institutionen der Menschheit zu verdeutlichen – einschließlich der Ärzteschaft, der Wissenschaft, der organisierten Religion, einiger Rechtssysteme, der Vereinten Nationen und einzelner Regierungssysteme jeglicher politischer Couleur.

Wenn man von HIV ausging, konstatierten einige führende Wissenschaftler, befand sich die Menschheit in großen Schwierigkeiten. Der *Homo sapiens* bedachte das Auftauchen dieser neuen Krankheit zuerst mit völliger Gleichgültigkeit, dann mit Verachtung für die vom Virus Infizierten, gefolgt von einer fast pathologischen Massenverleugnung. Die Mechanismen zur Rationalisierung der Epidemie reichten von der Beteuerung, das Virus sei vollkommen harmlos, bis zu der Behauptung, daß bestimmte Individuen oder Rassen mit der einzigartigen Fähigkeit gesegnet seien, die HIV-Infektion zu überleben. Die Geschichte würde, so erklärte man, weltweit die Leistung der politischen und religiösen Führer in den achtziger Jahren bewerten: Würden sie es dem Londoner

Adel und Klerus des 17. Jahrhunderts gleichtun, die Stadt verlassen und die Armen an der Beulenpest leiden lassen? Oder würde die Geschichte in ihnen mehr Mitgefühl entdecken, nur um dann herauszufinden, daß sie den Sturm erst erkennen konnten, als er ihre Häuser bereits dem Erdboden gleichgemacht hatte?

In den letzten fünf Jahren drückten Wissenschaftler – besonders in den Vereinigten Staaten und in Frankreich – ihre Besorgnis darüber aus, daß HIV nicht einfach nur eine Abweichung von der Volksgesundheit darstellte, sondern ein Vorbote dessen war, was uns noch bevorstand. Sie warnten, daß die Menschheit wenig gelernt hatte, auf neue Mikroben schlecht vorbereitet sei und nur langsam reagieren würde – trotz der eklatanten Tragödie von AIDS. Sie forderten die Anerkennung der Tatsache, daß Veränderungen auf der Mikroebene in der Umwelt eines einzelnen Landes weltweit Auswirkungen auf die Makroebene des Lebens haben kann.[6]

Die Mikroben sind schließlich die uralten Feinde der Menschheit. Sie sind nicht verschwunden, nur weil die Wissenschaft Medikamente, Antibiotika und Schutzimpfungen erfunden hat (eine bemerkenswerte Ausnahme bilden die Blattern). Sie sind nicht von diesem Planeten verschwunden, als die Amerikaner und Europäer ihre Städte in der postindustriellen Ära säuberten. Und sie werden sicherlich nicht aussterben, nur weil die Menschheit sich entschlossen hat, ihre Existenz zu ignorieren.

In diesem Buch verfolge ich die neuere Geschichte von Krankheitsausbrüchen und beleuchte in grob chronologischer Reihenfolge Beispiele der Hintergründe mikrobieller Epidemien sowie die Reaktion verschiedener Gesellschaftsgruppen – Wissenschaftler, Ärzte, Bürokraten, Politiker und religiöse Führer.

Es wird auch auf die Biologie der Evolution auf der mikrobiellen Ebene eingegangen – mit einem genauen Blick auf die Methoden, mit denen Krankheitserreger und ihre Überträger durch Anpassung den Verteidigungswaffen begegnen, mit denen sich die Menschen schützen. Darüber hinaus wird in *Die kommenden Plagen* untersucht, wie Menschen durch mangelhafte Entwicklungspläne, eine fehlgeleitete Medizin, eine unzulängliche Gesundheitspolitik, kurzsichtige politische Aktionen und Versäumnisse den Mikroben in Wirklichkeit noch Beihilfe leisten.

Schließlich werden einige Lösungen angeboten. Angst, ohne mögliche mildernde Lösungen, kann sehr launisch sein. Sie hat im Laufe der Geschichte zur lebenslangen Inhaftierung von Opfern bestimmter Krankheiten geführt. Etwas weniger bedrückend ist die unangemessene Verschwendung von Geld und menschlichen Ressourcen mit dem Ziel, einen wirklichen oder imaginären Feind zu verjagen.

Wir brauchen insgesamt gesehen ein neues Paradigma in unserer Einstellung zu Krankheiten. Anstatt einer Sicht, welche die Beziehung der Menschheit zu den Mikroben als eine historisch lineare wahrnimmt, bei der das Risiko für die Menschen über die Jahrhunderte hinweg immer geringer wird, muß eine weitaus herausforderndere Perspektive gesucht werden, die einen dynamischen, nichtlinearen Zustand zwischen dem *Homo sapiens* und der mikrobiellen Welt zuläßt – sowohl im Körper als auch außerhalb. Dick Levins von der Harvard University hat es so formuliert: »Wir müssen die Komplexität erfassen und Möglichkeiten suchen, um eine sich ständig ändernde Ökologie zu beschreiben und zu verstehen – eine Ökologie, die wir nicht sehen können, von der wir aber dennoch ständig beeinflußt werden.«

Mein Onkel Bernard ist jetzt in den Achtzigern und hat sich zur Ruhe gesetzt. Er fragt sich, wie viele amerikanische Ärzte heutzutage einen Fall von Malaria, Diphterie, akutem rheumatischen Gelenkfieber, Tuberkulose oder Typhus erkennen würden ohne den hilfreichen Rat, den zeitaufwendige Labordiagnoseanalysen bieten. Er bezweifelt, ob die meisten Ärzte in den Industrienationen in der Lage wären, alte Geißeln wie das Gelbfieber oder das Denguefieber zu diagnostizieren, ganz zu schweigen von einer völlig neuen Mikrobe. Während er und der Rest der Ärzte aus der vor-antibiotischen Zeit der Industrieländer alterten und in Pension gingen, fragte sich Bernard, ob die Ärzte im Jahr 2000 besser oder schlechter ausgerüstet wären, um eine bakterielle Lungenentzündung zu behandeln, als die Ärzte in seinen vor-antibiotischen Tagen.

Vorbereitetsein setzt Verständnis voraus. Um die Interaktionen zwischen *Homo sapiens* und der riesigen und verschiedenartigen mikrobiellen Welt zu verstehen, müssen Sichtweisen entwickelt werden, in denen so unterschiedliche Bereiche wie Medizin, Umweltschutz, öffentliches Gesundheitswesen, grundlegende Ökologie, Primatenbiologie, menschliches Verhalten, wirtschaftliche Entwicklung, kulturelle Anthropologie, Menschenrechtsgesetzgebung, Entomologie, Parasitologie, Virologie, Bakteriologie, Evolutionsbiologie und Epidemiologie verschmelzen.

Das Buch *Die kommenden Plagen* erzählt Geschichten von Männern und Frauen, die darum kämpften, die mikrobielle Bedrohung der Menschheit nach dem Zweiten Weltkrieg zu verstehen und in den Griff zu bekommen. Während diese Krankheitsbezwinger sich in den Ruhestand begeben, gibt es in den Hochschullaboratorien und medizinischen Fakultäten immer mehr junge energiegeladene Wissenschaftler, aber ihre Energie richtet sich nicht auf die scheinbar altmodischen Aufgaben einer vergangenen Epoche, die im historischen Kampf der Menschheit gegen die Mikrobe so unverzichtbar waren. Wir nähern uns der Jahrtausendwende, und nur wenige der jungen Wissenschaftler oder Ärzte der Welt können einen Tigermoskito, eine *Peromyscus-maniculatus*-Maus, Keuchhusten oder eine diphterielle Halsinfektion schnell erkennen.

Die Fähigkeiten, die man braucht, um Abweichungen in der Mikroökologie des *Homo sapiens* zu beschreiben und zu erkennen, verschwinden mit dem Dahinscheiden der Generationen und lassen die Menschheit – eingelullt in eine Selbstgefälligkeit, die aus den stolzen Entdeckungen und medizinischen Triumphen geboren ist – unvorbereitet auf die kommenden Plagen zurück.

1
Machupo
BOLIVIANISCHES HÄMORRHAGISCHES FIEBER

Jeder Versuch, die Welt zu formen und die menschliche Persönlichkeit zu modifizieren, um ein selbstgewähltes Lebensmuster zu erschaffen, beinhaltet viele unbekannte Konsequenzen. Das menschliche Schicksal muß ein Spiel bleiben, weil die Natur zu einer nicht vorhersehbaren Zeit und auf unvorhersehbare Weise zurückschlagen wird.

Mirage of Health, René Dubos, 1959

Karl Johnson hoffte inständig, daß ihn diese Krankheit bald tötete oder ihn jemand erschießen und von seinem Leid befreien würde. Das Wort »Agonie« war nicht stark genug. Er war in der Hölle.

Alle Nervenenden seiner Haut befanden sich im Alarmzustand. Er konnte nicht einmal den Druck eines Lakens ertragen. Wenn die Schwestern und Ärzte im Gorgas Hospital von Panama ihn berührten oder versuchten, Blutproben zu entnehmen, schrie Johnson innerlich auf – manchmal auch laut heraus.

Er war schweißnaß vor Fieber, fühlte eine beinahe paralytische Erschöpfung und den drückenden Schmerz, ähnlich, so dachte er, wie Hochleistungssportler, die es mit ihrem Training zu weit getrieben haben.

Als die Schwestern auf der Quarantänestation Johnson und seine beiden Kollegen zum erstenmal sahen, schreckten sie vor dem Anblick seiner blutgefüllten karmesinroten Augen zurück. Über Johnsons gesamten Körper wurden die winzigen Kapillaren, die als Nebenflüsse zu und von den Blutströmen der Venen dienten, durchlässig. Aus mikroskopisch kleinen Löchern sickerten Wasser und Blutproteine. Sein Hals schmerzte so sehr, daß er kaum sprechen oder Wasser trinken konnte. Die Wände seiner Speiseröhre waren roh und bluteten. Im Krankenhaus verbreitete sich die Kunde, daß die drei Opfer einer seltsamen und ansteckenden neuen Seuche seien, die sie sich in Bolivien geholt hätten.

In kurzen Augenblicken der Klarheit fragte Johnson, wie viele Tage schon vergangen seien. Als eine Schwester ihm mitteilte, es sei der fünfte Tag, stöhnte er.

»Wenn mein Immunsystem nicht bald einschreitet, bin ich ein toter Mann«, dachte er.

Er hatte es in San Joaquín viele Male gesehen. Einige starben nach nur vier Tagen, aber die meisten litten über eine Woche unter diesen Folterqualen.

Immer wieder dachte Johnson darüber nach, was er in diesem abgelegenen Dorf an der Ostgrenze Boliviens gesehen hatte. Er hoffte auf einen Einfall, der zu seiner Genesung beitragen und das Geheimnis von San Joaquín lösen konnte.

Alles hatte ein Jahr zuvor begonnen – im Juli 1962. Johnson war eben im Auftrag der Middle America Research Unit (MARU) in der Panamakanalzone eingetroffen. Er hatte genug davon, Atemwegsviren in den staatlichen National Institutes of Health (NIH) in Bethesda, Maryland, zu katalogisieren.

Seit er 1956 als junger Arzt von der Universität gekommen war, hatte Johnson in ermüdender Ausführlichkeit die Viren studiert, die Erkältung, Bronchitis und Lungenentzündung hervorriefen. Seine Arbeit wurde hochgelobt, aber der stets ungeduldige Johnson langweilte sich. Als er hörte, daß die National Institutes of Health Virologen für ihre Belegschaft in den MARU-Laboratorien suchten, ergriff er sofort diese Gelegenheit.

Kurz nach seiner Ankunft in Panama meldete sich sein neuer MARU-Kollege Ron MacKenzie freiwillig, um einem Team des amerikanischen Verteidigungsministeriums (Department of Defense, DOD) zu helfen, das in Bolivien Ernährungsumfragen durchführen sollte.

»Eine Ernährungsumfrage?« erkundigte sich Johnson höhnisch.

»Ich kann die Erfahrung gebrauchen, und ich war noch nie in Bolivien. Also warum nicht?« meinte MacKenzie.

Als MacKenzie und das DOD-Team den bolivianischen Gesundheitsminister in La Paz trafen, ließ der Minister sie wissen, daß er kein Problem damit habe, ihre Forschungen zu autorisieren, vorausgesetzt, sie kümmerten sich zuerst um ein dringlicheres Problem in einigen hundert Meilen Entfernung.

»Ich brauche Experten für geheimnisvolle Krankheiten, die einer Epidemie im Ostteil des Landes nachgehen.«

Aller Augen wandten sich MacKenzie zu, der als Kinderarzt und ausgebildeter Epidemiologe der Beschreibung am nächsten kam. Er rutschte unbehaglich auf seinem Stuhl herum und murmelte, er könne kein Spanisch. Dabei versuchte er sich vorzustellen, wie der Osten Boliviens wohl aussehen mochte.

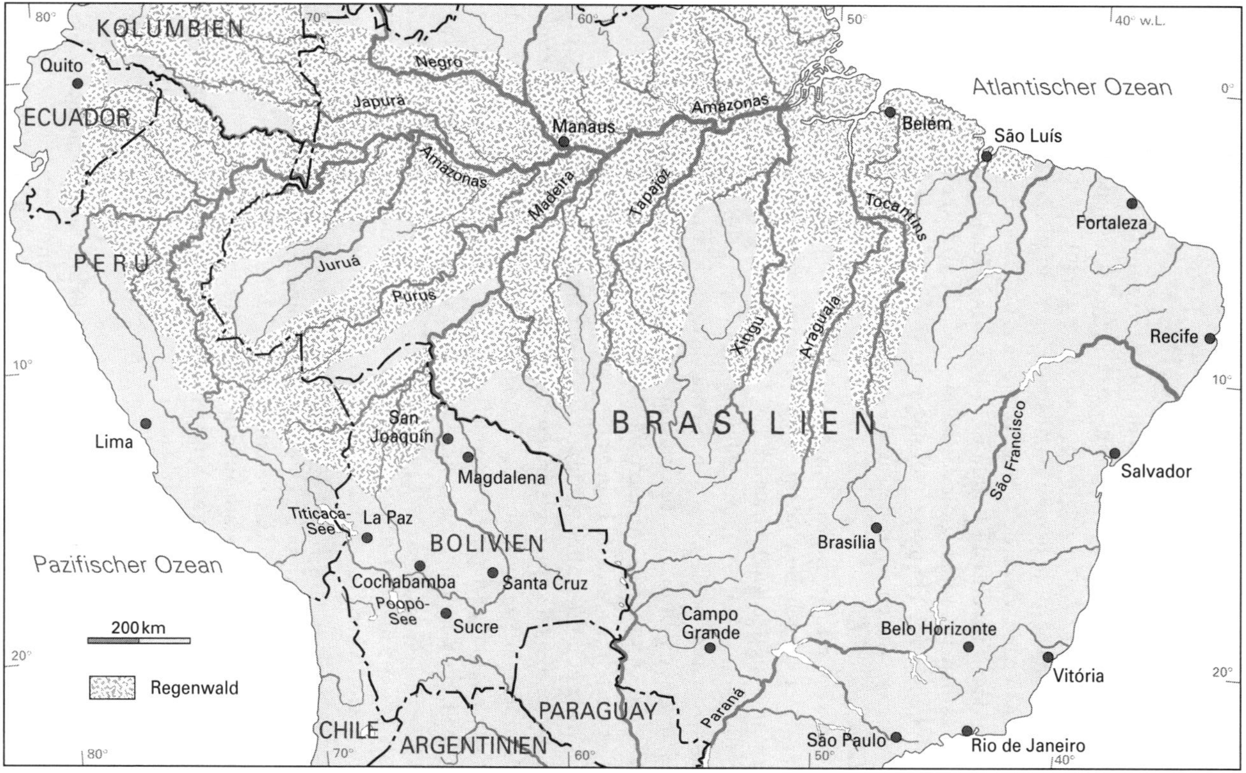

Amazonasgebiet

Der Minister fuhr in seinen Erläuterungen fort. Die geheimnisvolle Epidemie sei recht beachtlich, und zwei Ärzte aus La Paz hätten sie *El Typho Negro* genannt – schwarzer Typhus.

Am folgenden Morgen stand der große, etwas bäurische MacKenzie – in einem schwarzen Anzug mit gestärktem Hemd und blankpolierten Schuhen – auf dem Rollfeld von La Paz mit einem Aktenkoffer zu seinen Füßen. Er begrüßte den bolivianischen Arzt Hugo Garrón, den Mikrobiologen Luis Valverde Chinel und einen örtlichen Politiker. Dann bestieg das Quartett einen alten B-24-Bomber in Richtung Magdalena, in der östlichen Grenzregion des Landes. MacKenzie suchte die Sitze – es gab keine. Das Flugzeug war ausgeräumt worden, um Fleisch zu transportieren, die einzigen Passagiere an Bord waren normalerweise Rindfleischhälften.

Also stand MacKenzie hinter dem Piloten und klammerte sich während der langen Beschleunigungsphase auf dem kiesigen Rollfeld verzweifelt an der Kabinenwand fest. Da La Paz auf einer Höhe von über 3900 Metern lag, konnten die Flugzeuge nur bei großer Geschwindigkeit abheben. Nach einer anscheinend ungeheuerlich langen Zeit zog der Mechaniker, ein bolivianischer Indianer, der zwischen dem Piloten und dem Copiloten kauerte, an einem Hebel auf dem Boden des Cockpits das Fahrgestell ein, und sie hoben ab.

Wie ein müder alter Kondor kreiste der Bomber mehrere Male langsam über La Paz, stieg in Spiralen auf 5000 Meter, hoch genug, um durch einen engen Paß zwischen den Andengipfeln, die sich über La Paz auftürmten, hindurchzufliegen. MacKenzie starrte entgeistert auf die Eislawinen, die gefährlich nahe kaskadenartig von den Klippen herabstürzten.

Als das Flugzeug dem Klaustrophobie auslösenden Bergpaß entronnen war, wurde es von einem dichten Nebel eingehüllt, der den Piloten zwang, nur mit Hilfe der Instrumente zu fliegen: einem magnetischen Kompaß, einer Stoppuhr, einer Landkarte und einem Notizblock.

MacKenzie waren das bereits genug Abenteuer. Vor nur drei Jahren hatte er in einer Kleinstadt auf dem Lande nördlich von San Francisco die gebrochenen Knochen von Kindern geflickt und ihnen Schutzimpfungen verabreicht. Diese neue Heldentat war doch gefährlicher als alles, auf was er gehofft hatte, als er die Privatpraxis verließ, um für das öffentliche Gesundheitswesen zu arbeiten.

Als das Flugzeug langsam in den Nebel tauchte, fühlte MacKenzie, wie Hitze und Feuchtigkeit zunahmen. Unter seinem steifen Hemd kam er ins Schwitzen. Die Nebeldecke brach auf, und er sah scheinbar endlose

Grassavannen unter dem Flugzeug dahingleiten. Sie wurden von kleinen, bewaldeten *Altura*-Bergen und langen mäandernden Flüssen unterbrochen, an deren Ufern dünne *Bandas*-Streifen von Regenwald wuchsen.

»Sieht aus wie in Florida«, dachte MacKenzie. »Ein bißchen wie in den Everglades.«

Nach weiteren zwei sich dahinziehenden Stunden landete das Flugzeug in der Kleinstadt Magdalena. MacKenzie traute seinen Augen nicht.

»Meine Güte«, rief er aus. »Da draußen müssen an die zweihundert Menschen um das Flugzeug herumstehen.« Die Frauen in der Menge waren alle in Schwarz gekleidet, die Männer trugen schwarze Armbinden. Die trauernden Menschen von Magdalena hatten sich versammelt, um »die Experten« zu begrüßen, die gekommen waren, um ihrer Epidemie ein Ende zu bereiten.

»Experten?« brummte MacKenzie und warf einen zweifelnden Blick auf Valverde Garrón. »Tja, das bin dann wohl ich.«

Zusammen mit seiner trauernden Begleitung wich das Quartett entlang den verstreuten strohgedeckten Häusern aus Lehmziegeln auf seinem Weg zum Marktplatz des Ortes schwerfälligen Ochsenkarren aus. Der Marktplatz selbst war ein großer Hof, umgeben von einer runden Arkade und den Häusern und Läden von Magdalena. Eine traurige Lethargie durchdrang alles.

In der winzigen Klinik von Magdalena fand MacKenzie ein Dutzend Patienten vor. Sie krümmten sich vor Schmerzen.

»Mein Gott!« rief er aus. Er mußte mit ansehen, wie einer nach dem anderen Blut erbrach. MacKenzie schauderte und fühlte die schreckliche Verantwortung seiner Position. Er verfluchte die Naivität, mit der er in diese Situation geraten war. Es schien ihm, als ob er erst gestern in einer Klinik in Sausalito Antibiotika an Kinder verteilt hatte, deren fröhliches Spiel durch einen rauhen Hals nur kurz unterbrochen worden war. Was MacKenzie auf dieser Krankenstation sah, zwang ihn dazu, seine Ausbildung als Kinderarzt beiseite zu schieben und für den Augenblick aus den Lektionen an Mut und Schrecken Kraft zu ziehen, die er während der Kämpfe im Zweiten Weltkrieg gelernt hatte.

Man sagte ihm, daß die meisten Kranken aus Orobayaya kamen. Der bloße Name dieses abgelegenen Dorfes ließ die Magdalenistas erschaudern. Sie sprachen mit unverhüllter Furcht davon.

Bald schon kauerte der hochaufgeschossene MacKenzie, der die Bolivianer weit überragte, in einem Einbaumkanu, das im Mondlicht flußaufwärts in das heimgesuchte Dorf unterwegs war. Als sie über den Fluß glitten, sah MacKenzie riesige »Hölzer« – viel größer als ihr Kanu – vom Ufer ins Wasser gleiten und auf sie zuschwimmen. Seine Nackenhaare sträubten sich, als ihm klar wurde, daß es sich bei diesen »Hölzern« um Alligatoren handelte.

Am nächsten Tag ritt die Gruppe zu Pferde vierzig Kilometer nach Orobayaya.

Der Ort war ausgestorben. Die sechshundert Einwohner waren vor Tagen in panischer Angst geflohen und hatten das Dorf den Schweinen und Hühnern überlassen, die verrückt vor Hunger herumliefen.

MacKenzie kehrte nach Magdalena zurück und sammelte Blutproben von den Patienten. Dann kehrte er nach Panama zurück, wo er versuchte, den MARU-Direktor Henry Beye und die NIH-Bosse in Bethesda davon zu überzeugen, daß die Situation in Bolivien weitere Nachforschungen erforderlich machte.

»Es ist wahrscheinlich nur eine Grippe«, lautete die einhellige Meinung der NIH-Vertreter.

»Es ist etwas Seltsames und Gefährliches«, beharrte MacKenzie.

Sowohl MacKenzie als auch Johnson waren der Ansicht, daß die Symptome der bolivianischen Dorfbewohner denen eines vor kurzem entdeckten lateinamerikanischen Virus ähnelten, das 1953 in der Nähe des Junín-Flusses in Argentinien aufgetaucht war. Das argentinische Virus war ein naher Verwandter des Tacaribe-Virus, das Fledermäuse und Nagetiere in Trinidad befiel und ebenfalls erst vor kurzem entdeckt worden war. Es gab zwar keine Beweise, daß sich Menschen mit dem Tacaribe infizieren konnten, aber Junín verlief eindeutig in vielen Fällen tödlich. In den kaum besiedelten landwirtschaftlichen Gebieten der riesigen Pampas von Argentinien tauchte Junín wie aus dem Nichts unter Männern auf, die Mais ernteten. Auch Junín tötete die Menschen, indem es die Kapillaren durchlässig machte und die Opfer zu Tode bluten ließ. Keiner wußte genau, wie die Argentinier sich mit Junín infizierten; man spekulierte, das Virus könne durch die Luft übertragen werden.

Johnson hielt es für dumm, es einfach darauf ankommen zu lassen. Obwohl die NIH eine MARU-Untersuchung der Epidemie nicht genehmigt hatte, flog er nach Fort Detrick, einer Armeekaserne in Maryland, um Dr. Al Wieden zu treffen. Wieden war ein Pionier auf dem Gebiet der Laborsicherheit. Er hatte Fort Detrick zum weltweit ersten Forschungszentrum für tödliche Mikroben gemacht. Johnson wollte etwas bis dahin Unerhörtes tun: eine tragbare Schachtel konstruieren, damit er Junín – oder was immer die Menschen von San Joaquín dahinraffte – sicher vor Ort studieren konnte.

In Fort Detrick wurden zahlreiche Experimente an »bakterienfreien Mäusen« durchgeführt – Tieren, die ein so schwaches Immunsystem besaßen, daß für die mutierten Nager so gut wie jede Mikrobe tödlich sein konnte. Um die Mäuse am Leben zu halten, wurden sie von den Wissenschaftlern in luftdichte Schachteln gesetzt, die ständig unter positivem Druck standen. Die Luft wurde durch Spezialfilter zu den Mäusen hinein- und dann wieder zu den Wissenschaftlern hinausgeblasen. Auf diese Weise atmeten die Mäuse nur sterile Luft. Wenn die Wissenschaftler mit den Mäusen arbeiten wollten, zwängten sie ihre Hände in die luftdichten Gummihandschuhe, die an den Seiten der Druckschachtel befestigt waren. So eine »Handschuhschachtel«, wie der Stahlbehälter genannt wurde, war so groß wie ein Sarg und wog mehrere hundert Pfund.

Johnson war auf die Idee gekommen, einen dieser Behälter von positivem auf negativen Druck umzubauen, damit die ganze Luft hineingeblasen wurde, in Richtung auf Proben von möglicherweise gefährlichen Tieren oder Mikroben. Auf diese Weise konnte er in seinem tragbaren Labor relativ sicher arbeiten.

Ein solches tragbares Labor war noch nie zuvor eingesetzt worden, und Wieden war sich nicht sicher, wie er die Glove-box mit dem positiven Druck gebrauchsfertig umbauen sollte. In einem Rennen gegen die Zeit fanden Johnson und Wieden eine neue, leichte Glove-box aus Plastik und umgaben sie mit einem Geflecht aus Aluminiumstäben, damit der Behälter nicht implodierte, wenn der positive Druck in einen negativen Druck umgekehrt wurde. Zu ihrer beider Freude funktionierte die Sache.

In der Zwischenzeit sah sich MacKenzie in Bethesda ebenso wie in den Centers for Disease Control in Atlanta immer noch einer entschiedenen Opposition gegenüber. Obwohl er Arzt war und eine Ausbildung im öffentlichen Gesundheitswesen hatte, zweifelten einige »höhere Tiere« ganz offen daran, ob der 37jährige MacKenzie genug Tropenerfahrung besaß, um eine neue Epidemie zu erkennen. Sie blieben dabei, daß es eine Zeit- und Ressourcenverschwendung wäre, ein Team zu beauftragen, etwas zu untersuchen, was sich wahrscheinlich als eine ganz normale Feld-, Wald- und Wiesen-Grippe herausstellen würde.

Im Herbst 1962 wandte sich MacKenzie an Bill Reeves, seinen alten Mentor aus der Zeit seiner Abschlußstudien im Gesundheitswesen an der University of California in Berkeley. Er beschrieb Reeves die Lage in Magdalena, und dieser bestand darauf, daß MacKenzie »den Bethesda-Bürokraten Paroli bieten solle«.

»Bleib dran. Du bist da einer großen Sache auf der Spur. Laß dich von denen nicht entmutigen«, drängte Reeves.

Am 9. Januar 1963 fand ein Treffen von Topleuten der Abteilung Infektionskrankheiten der NIH in Bethesda statt, und MacKenzie brachte seinen Fall überzeugend vor. Es wurde beschlossen, daß er und ein MARU-Ökologe namens Merl Kuns zuerst das Ausmaß der Epidemie auskundschaften, Blutproben sammeln und die Struktur der örtlichen Ökologie bestimmen sollten.

Die beiden traten ihre Reise im März an und kehrten eine Woche später zurück, mehr denn je davon überzeugt, daß sie es mit einer ernstzunehmenden Epidemie zu tun hatten. Kuns – ein Ökologe, der an der University of Wisconsin ausgebildet worden war – verblüfften die Abertausende von Fledermäusen, die in den Strohdächern von Städten wie Magdalena hausten und des Nachts auf Futtersuche ausschwärmten. Es waren kleine Fledermäuse, ungefähr so groß wie Monarchen-Schmetterlinge, aber sie sammelten sich in riesigen Schwärmen, die den Himmel über dem Dorf urplötzlich verdunkeln konnten. Der Epidemiologe MacKenzie war seinerseits davon überzeugt, daß in Magdalena niemand wirklich infiziert war und die eigentliche Epidemie fünfzig Meilen entfernt in einer Stadt namens San Joaquín tobte. Die beiden kehrten mit mehr als ausreichenden Beweisen nach Panama zurück, um die Genehmigung für weitere Nachforschungen zu erhalten.

Johnson packte seine neue Glove-box in Kisten und machte sich im Mai 1963 zusammen mit MacKenzie und Kuns auf den Weg nach Bolivien. Nach ihrer Ankunft in der Hauptstadt charterte das Team einen ehemaligen B-17-Bomber der amerikanischen Luftwaffe und flog an den östlichen Rand der Anden, dann anderen östlichen Ausläufern entlang, hinunter zum Iténez-Fluß und von dort zum Zufluß Machupo. Schließlich landeten sie auf einem Feld vor San Joaquín. Auf Mauleseln brachten sie ihre 10 000 Pfund schwere Ausrüstung in das winzige Städtchen.

San Joaquín schmiegte sich an den Hang über dem Flußlauf des Machupo und war, wie Johnson verblüfft dachte, »der letzte Außenposten der Neuen Welt«. Nichts in seiner wissenschaftlichen Laufbahn hatte ihn auf derart primitive Bedingungen vorbereitet: keine Straßen, keine sanitären Einrichtungen, keine Zäune, keine Elektrizität, keine Telefone, kein fließend Wasser. Auf jeden Menschen kamen ungefähr zwei Kühe, die frei durch die Stadt streiften. Die Menschen von San Joaquín bestanden zu etwa gleichen Teilen aus reinrassigen Spaniern, reinrassigen Indianern und Mestizen, deren Vorfahren die Stadt im 17. Jahrhundert erbaut hatten. Die wohlhabenderen Bürger wohnten in weißen Lehmhäusern mit Ziegeldächern, der Rest der Einwohner lebte in Lehmhütten mit Strohdächern. Sechs schmale Streifen Morast formten die »Straßen« von San Joaquín und liefen in einem bescheidenen Marktplatz zusammen.

Die spanischen Bewohner von San Joaquín stammten von Gauchos ab, die einige Generationen lang die riesigen Herden wohlhabender brasilianischer Familien, welche die Dampfschiffe mit Kühlräumen auf dem Amazonas kontrollierten, gehütet hatten. Die Schiffe brachten das Rindfleisch von San Joaquín das Flußsystem entlang 1400 Meilen nordwestlich bis zu der Stelle, an der der Amazonas ins Meer mündete. Von dort wurde das Rindfleisch nach Europa oder Nordamerika transportiert und brachte den Brasilianern hervorragende Profite.

Im winzigen San Joaquín waren die Gauchos, ihre Familien und die örtlichen Indianer gänzlich abhängig von der »Güte« der brasilianischen Ranchbesitzer und von den Lebensmitteln und sonstigen Vorräten, welche die Dampfschiffe bei ihrer Rückkehr in die abgelegene Stadt mitbrachten.

1952 kam die Movimiento Nacionalista Revolucionario durch einen Putsch an die Macht. Die Landreformpartei nahm der alten bolivianischen und brasilianischen Oligarchie riesige Landflächen, und die Menschen von San Joaquín waren plötzlich Grundbesitzer. Die Brasilianer waren nicht bereit, die Rinder, die einst ihnen gehört hatten, von den Dorfbewohnern zurückzukaufen, und verließen daher die Gegend auf ihren Dampfschiffen. Sie kehrten niemals zurück. Die Dorfbewohner waren nun isoliert und verarmten. Ihnen drohte Mangelernährung, wenn es ihnen nicht gelang, Getreide anzupflanzen, um das allzu reichlich vorhandene Rindfleisch zu ergänzen.

Als Johnson, MacKenzie und Kuns in San Joaquín ankamen, fanden sie ein bescheidenes Städtchen von etwa 2000 Menschen vor, die vom Rindfleisch lebten, vom Gemüse aus dem eigenen Garten und vom Ertrag der in der Savanne verstreuten kleinen Reis- und Maisfelder.

Ein ständiger Strom von Reisenden kam durch die Stadt, auf dem Weg von noch abgelegeneren Gebieten in der Savanne zu größeren bolivianischen Städten mit Hilfe der Dampfschiffe, die gelegentlich im Hafen von San Joaquín festmachten.

Bei ihrer Ankunft baute Johnson sofort sein tragbares Labor auf, und das Team machte sich daran, das Ausmaß dieses geheimnisvollen Ausbruchs abzuschätzen. Zu diesem Zeitpunkt wütete die Epidemie bereits seit 14 Monaten, und die Menschen trauerten jeden Tag, wenn die Kirchenglocke für neue Tote läutete und frische Gräber den Friedhof füllten.

Mit der emsigen Hilfe der Einwohner kartographierte das Team die Gegend und markierte jede einzelne Lehmhütte. Jede Familie wurde ausführlich befragt. Die Wissenschaftler stellten die Fragen, die sie am brennendsten interessierten: Wie viele Menschen in diesem Haus wurden von der Krankheit befallen? Wie viele sind gestorben, und wie viele haben sich wieder erholt? Was haben sie in den Tagen vor ihrer Erkrankung getan? Besteht die Möglichkeit, daß ein Familienmitglied ein anderes angesteckt hat? Waren irgendwelche Tiere krank?

Sofort wurde klar, daß sich fast die Hälfte der Bevölkerung angesteckt hatte, und von diesen war wiederum etwa die Hälfte an der Krankheit gestorben. Das war ein angsteinflößender Befund, denn nur wenige Mikroben töteten annähernd 50 Prozent der Infizierten. Eine Familie hatte 1963 neun von elf Angehörigen verloren.

»Das ist eine Dezimierung von römischen Ausmaßen«, äußerte Johnson gegenüber seinen Kollegen. Er bezog sich dabei auf die große Epidemie im antiken Rom der republikanischen Ära, als mindestens ein Viertel der Bevölkerung von einer Krankheit dahingerafft wurde, die man heute für die Blattern hält.

Der erste Tagesordnungspunkt lautete: herausfinden, welche Art von Mikrobe die Menschen von San Joaquín tötete – Bakterien, Viren oder Parasiten. Die Umstände verwiesen auf ein Virus, möglicherweise von Insekten übertragen, daher errichtete das Team zwei kleine Laboratorien im Abstand von etwa 70 Metern. Das erste, eine bereits vorhandene Lehmhütte mit Strohdach, enthielt Johnsons Glove-box und eine Vielzahl anderer Ausrüstungsgegenstände sowie die Versuchstiere, aus deren Blut- und Gewebeproben man mikroskopisch kleine Organismen isolierte. Das zweite Labor wurde nach Anweisung von den Ortsansässigen aus eingeschlagenen Holzpflöcken und Stroh gebaut. Es beherbergte wilde Insekten und Tiere, die Kuns und seine Assistenten im Gebiet von San Joaquín gefangen hatten. Das Team plante, diese Tiere zu untersuchen und so zu bestimmen, welche Spezies die tödlichen Mikroben in sich trug.

Die beiden Laboratorien wurden getrennt errichtet, um eine Querkontamination zu vermeiden. Die Gebäude wurden mit Fenstern und dicht schließenden Türen versehen und intensiv mit DDT besprüht. Man legte außerdem Nagetierfallen aus, um die Wissenschaftler vor den Lebewesen zu schützen, welche die Krankheit in sich tragen könnten – welche es auch immer sein mochten.

Nach tagelangen Verhandlungen mit der Verwaltung von San Joaquín über die Angemessenheit ihrer geplanten Vorgehensweise konnte Valverde im Juni den örtlichen Priester überzeugen. Dieser erlaubte Mac-

Kenzie, an dem nächsten Opfer der Epidemie eine Autopsie durchzuführen. Einige Tage später starb ein zweijähriger Junge, und das Team konnte aus seiner Milz und seinem Gehirn eine Substanz isolieren, die bei Injektion in einen Hamster die Krankheit hervorrief. Einige Tage nachdem der Junge gestorben war, schloß das Team weitere Tests ab, die bewiesen, daß die geheimnisvolle Krankheit von einem Virus hervorgerufen wurde: Parasiten oder Bakterien konnten aufgrund der winzigen Größe der Filter, durch welche die Mikrobe problemlos hindurchging, und aufgrund ihrer Resistenz gegenüber Antibiotika ausgeschlossen werden. Sie zeigten auch, daß die Mikrobe menschliche Zellen zerstören konnte und die Krankheit bei wilden Mäusen verursachte.[1]

Mitten in der Autopsie an dem Kind rutschte Hugo Garrón das Skalpell aus der Hand. Es flog über den Autopsietisch und traf MacKenzie an der Hand. MacKenzie sah auf das Blut, das sofort aus seinem durchbohrten Handschuh floß, und dann auf Garrón. Er ahnte Schlimmes.

Eine sorgenvolle Woche ohne Symptome verging. MacKenzie hielt sich für einen echten Glückspilz. Mit größerer Sorgfalt führten er und Garrón weitere Autopsien durch und waren wie erschlagen von dem Ausmaß an Zerstörung, das die geheimnisvolle Mikrobe hervorrief. Am alarmierendsten sah es im Gehirn der Opfer aus: Wo klare zerebrospinale Flüssigkeit hätte sein sollen, gab es statt dessen dunkelrotes Blut. Alle meningealen Schutzschichten um das Gehirn waren blutdurchtränkt. Es war unheimlich, wie den Opfern kurz vor ihrem Tod noch fast alle Haare ausfielen.

Ende Juni fand in der Stadt ein Fest statt, das die Wissenschaftler zum Anlaß nahmen, ihre zahlreichen Entdeckungen zu feiern. Der nächste logische Schritt in ihrer Forschung bestand darin, das Virus zu charakterisieren und den genauen Ablauf der Ansteckung herauszufinden. Johnson, Kuns und MacKenzie waren zuversichtlich, daß sich ihnen bald alle Antworten offenbaren würden. Begeistert nahmen sie an dem Fest teil, tranken und aßen die örtlichen Spezialitäten. Alle drei Männer waren in der Stimmung für eine Fiesta, aber es war Johnson, der sich mit charakteristischem Elan in die Feierlichkeiten stürzte, trank, tanzte und an dem örtlichen Macho-Sport teilnahm und großspurige Angebergeschichten erzählte. Johnson war zwar nicht von klassischer Schönheit, aber er besaß eine Mischung aus Cowboyflair und Charisma, die andere Männer inspirierte und Frauen anzog. Auch MacKenzie warf sich in die fröhlichen Festivitäten, während der scheue, ernsthaftere Kuns das Treiben still beobachtete.

Am 3. Juli sammelten Johnson und MacKenzie etwa 20 Meilen außerhalb von San Joaquín Zecken von den Büschen um eine *Chaco*, eine kleine Rinderfarm. Sie vermuteten, das Virus könnte von Insekten übertragen werden, und sammelten Proben zur Analyse in ihrem Feldlabor.

Als sie den langen Marsch zurück nach San Joaquín antraten, mußte der kleinere Johnson mit der Zeit immer langsamer gehen, um sich dem Tempo seines sonst athletisch ausschreitenden Kollegen anzupassen.

Als sie zum Fluß kamen und per Kanu flußabwärts nach San Joaquín paddelten, fiel Johnson auf, daß er sich stärker ins Zeug legen mußte.

»Ich fühle mich mies, wirklich mies«, sagte MacKenzie und schwankte in sein Bett.

Am nächsten Morgen warf Rose Navarro, Krankenschwester des Friedenskorps, die man entsandt hatte, um beim Übersetzen zu helfen, einen Blick auf MacKenzie und erklärte seinen Zustand für ernst. Ihr fiel auch auf, daß Angel Muñoz, ein panamesischer Labortechniker, der vor kurzem von der MARU gekommen war, um Kuns zu assistieren, ähnliche Symptome aufwies.

Johnson und Kuns nahmen mit Hilfe eines klobigen Relaissenders Kontakt mit Panama auf, und noch am selben Tag – dem vierten Juli – flog eine C-130 der amerikanischen Luftwaffe ein, um die beiden erkrankten Forscher zu evakuieren.

Als Johnson MacKenzie zum Abschied zuwinkte, spürte er einen Anfall von Schüttelfrost und dachte: »Verdammt! Ich sollte auch in diesem Flugzeug sein!«

In den nächsten vier Tagen flog Johnson langsam per Anhalter von Flugzeug zu Flugzeug durch Bolivien, Peru und Kolumbien und gelangte schließlich in das Gorgas-Krankenhaus in Panama.

Hier lag er nun und blutete zu Tode. Zu seiner Linken lag MacKenzie, zur Rechten Muñoz. Johnson sah vor seinem inneren Auge schon seinen kurzen Nachruf: »Vielversprechender junger Forscher und Arzt, geboren 1929 in Terre Haute, Indiana. Gestorben im Alter von 34 Jahren. Unverheiratet.«

Er wußte, das Virus konnte ihn auf zwei Arten töten. Johnson hatte es in San Joaquín gesehen. Zum einen könnte er schon bald neurologische Symptome entwickeln, Krämpfe bekommen und die Kontrolle über seine Muskeln verlieren; schließlich würde er einen Grand-mal-Anfall bekommen und sterben. Zum anderen könnte die Menge an Blut, die aus seinen Kapillaren strömte, derart ansteigen, daß sein Körper in Schock fiel und er an Herzversagen starb. Beide Todesarten könnten in einigen Stunden oder Tagen eintreten.

Auf jeden Fall gab es kein Heilmittel, kein Gegengift. Er konnte nur daliegen und abwarten.

Nach mehreren Tagen der Agonie zeigten alle drei Männer Anzeichen von Besserung. Das war im wesentlichen den Bemühungen eines Armeearztes zu verdanken, der eigens für sie aus Washington eingeflogen worden war. Obwohl er diese Krankheit nicht kannte, hatte er bereits Dutzende anderer Patienten, die an einem viralen hämorrhagischen Fieber namens Seoul Hantaan litten, behandelt. Hantaan erregte zum erstenmal die Aufmerksamkeit des Westens, als 121 amerikanische Soldaten aus den Schützengräben des Korea-Krieges auf eine Weise zu Tode bluteten, die der von Johnson sehr ähnlich war. (Beinahe 2500 amerikanische Soldaten litten zwischen 1951 und 1955 an der Hantaan-Krankheit.)[2] Bislang war das Hantaan-Virus noch nicht identifiziert worden, und es war nicht klar, wie die Krankheit übertragen wurde, aber amerikanische Armeeärzte hatten entdeckt, daß die Chancen der Patienten auf eine Genesung durch sorgfältige Überwachung ihrer Elektrolyten und Körperflüssigkeiten signifikant erhöht wurden. Bei allen hämorrhagischen Erkrankungen ließen die Kapillaren wertvolle Körperflüssigkeiten und Proteine durchsickern und störten auf diese Weise ernsthaft das empfindliche chemikalische Gleichgewicht lebenswichtiger Organe wie Nieren, Herz, Leber und Milz. Lange bevor das Immunsystem Gelegenheit hatte, seinen Gegenangriff gegen das Hantaan-Virus zu beginnen, gaben die inneren Organe ihre Funktion auf, und der Patient bekam entweder Krämpfe oder fiel in Schock.

Pat Webb, Johnsons zierliche Verlobte, reiste aus Bethesda an. Sie war in England geboren und hatte sowohl Medizin als auch Virologie studiert. Webb forschte an den NIH und hatte geplant, in Kürze nach Panama zu ziehen und sich Johnson anzuschließen. Sie war klein, dünn und vorzeitig ergraut, und sie sprach oft sarkastisch und schulmeisterlich. Aber wer sich die Mühe machte, Webb näher kennenzulernen, der erlebte eine Frau, die einen tiefen Sinn für Menschlichkeit besaß. Diese Menschlichkeit prägte auch ihre medizinische Forschungsarbeit.

Nun saß sie neben ihrem zukünftigen Ehemann und streichelte, küßte oder umarmte ihn, wann immer er den Schmerz, berührt zu werden, ertragen konnte. Sie berührte Johnson absichtlich, um zu zeigen, daß keine Gefahr bestand, und in der Hoffnung, auf diese Weise die Ängste des besorgten Klinikpersonals zu zerstreuen.[3] Webbs Angst galt nicht dem Virus, sondern dem Umstand, daß Johnson sterben könnte. Ein paar Mal schien sein Zustand so ernst, daß sie überzeugt war, er würde es nicht schaffen.

Die Anstrengungen des Armeearztes machten sich jedoch bezahlt. Johnson überlebte.

Sobald er wieder aufstehen konnte, untersuchte Johnson Proben des San-Joaquín-Virus, die mit MacKenzie und Muñoz nach Panama gebracht worden waren. Er konnte in den modernen MARU-Einrichtungen bestätigen, was in seiner Glove-box an der bolivianischen Grenze versuchsweise bereits entdeckt worden war: Die Krankheit wurde durch ein Virus verursacht, das dem von Junín und Tacaribe ähnelte, wenn es auch nicht dasselbe war.

Da Johnson sich auf dem Weg der Besserung befand, flog Webb Ende August nach Washington zurück. Es hatte zwei Wochen gedauert, aber nun war das Schlimmste vorüber, und es war an der Zeit, daß sie zu ihrer Arbeit zurückkehrte. An Bord der Maschine bekam sie plötzlich pochende Kopfschmerzen, Muskelschmerzen und Wellen von Schüttelfrost. Die Symptome eskalierten, bis Webb erkannte, daß sie sich trotz ihrer Proteste gegenüber dem Krankenhauspersonal in Gorgas mit dem Virus infiziert hatte, als sie ihren Verlobten küßte und umarmte. Sie wurde im NIH-Krankenhaus behandelt und erholte sich nach zehn quälenden Tagen ausreichend, um zur vollständigen Genesung nach Hause gehen zu dürfen. Einige Wochen später reiste Webb nach Panama und beteiligte sich eifrig an der Detektivarbeit.

Obwohl sie keineswegs sicher sein konnten, ob ihre schmerzvolle Erkrankung sie gegenüber dem Virus wirklich immun gemacht hatte, reisten Muñoz, MacKenzie und Johnson im September nach San Joaquín zurück, diesmal an Bord amerikanischer Armeeflugzeuge. Sie waren natürlich nervös, hatten sogar Angst, aber sie fühlten sich gezwungen, in die Gefahrenzone zurückzukehren. Den Männern war eine tiefe wissenschaftliche Neugier gemeinsam, die Furcht und Zweifel zur Seite schob und sie durch einen detektivischen Drang ersetzte, der mindestens ebenso stark war wie der eines Inspektors, der einen Massenmörder verfolgt. Sie mußten einfach herausfinden, wie das Virus übertragen wurde, um seine weitere Ausbreitung zu verhindern.

Auf ihrer Reise durchdachten Johnson und MacKenzie alle Möglichkeiten, wie sich die drei infiziert haben könnten. Da die Infektionen anscheinend gleichzeitig aufgetreten waren, war es unwahrscheinlich, daß sie sich aufgrund von Unfällen oder Fahrlässigkeit in ihren primitiven Feldlaboratorien infiziert hatten. Die Fensterscheiben und das DDT hatten sie wahrscheinlich vor allen virustragenden Insekten, die in San Joaquín lauerten, geschützt. Und die Tatsache, daß viele Familienangehörige, die sterbende Verwandte pflegten, selbst nicht erkrankten, schien eine Mensch-zu-Mensch-Übertragung des Virus auszuschließen. Natürlich zwang Webbs Erkrankung sie zu einer anderen Schlußfolgerung.

Die einzige Erfahrung, welche die drei vor ihrer Erkrankung geteilt hatten, war das Stadtfest. Aber welche mögliche Verbindung konnte es zwischen der Feier und dem Tod geben, dem sie um Haaresbreite entgangen waren?

In ihrer Abwesenheit war Kuns in San Joaquín geblieben. Er hatte gewissenhaft von jedem Insekt und jedem Säugetier, das ihm in die Hände fiel – von Wanzen bis zähnebleckenden Fledermäusen und glitschigen Anakondas –, Proben gesammelt. Die ganze Zeit über war ihm bewußt, daß er die Tiere mit äußerster Vorsicht handhaben mußte. Die wilden Ratten versuchten, ihn zu kratzen, und die Moskitos setzten zum Sturzflug auf seine empfindliche Haut an – aber Kuns zeigte im Umgang mit ihnen großes Geschick.

»Ich kenne mich mit Tieren aus«, sagte Kuns zu seinem bolivianischen Assistenten. Kuns hatte einen Doktor in Tiermedizin und war auf das Studium von Krankheiten spezialisiert, die sowohl Menschen als auch Tiere befielen. Im Nebenfach hatte er Wildökologie belegt. Kuns war ein Mann der Details; sein Studium verstärkte seine natürliche Neigung, Antworten zu suchen, indem er gewissenhaft Berge von Einzelheiten durchstöberte. Er und Johnson – der ungeduldige Tatmensch – waren ein Paradebeispiel an Gegensätzlichkeit. Während sich der Rest des MARU-Teams in Panama erholte, organisierte Kuns 40 Männer aus San Joaquín, die ihm halfen, die Tiere der Umgegend zu fangen. Alle Männer waren Freiwillige, die glaubten, daß sie die seltsame Krankheit bereits überstanden hatten und daß ihr Überleben sie wahrscheinlich immun gemacht hatte. Im Laufe eines Jahres sammelten Kuns und seine Freiwilligen an die 10000 Säugetiere Dutzender Spezies; alle mußten identifiziert und auf Viruskontamination untersucht werden. Noch weit mehr Insekten wurden gesammelt, und Kuns brütete über Mikroskopen, schlug in Bestimmungsbüchern nach, um herauszufinden, zu welcher Spezies jedes einzelne Insekt gehörte, und schulte seine Assistenten darin, das gleiche zu tun. Wenn eine Identifikation nicht mit letzter Sicherheit möglich war, schickte Kuns Proben an das Smithsonian in Washington oder an das Field Museum of Natural History in Chicago, wo Experten ein Urteil fällten.

In den kommenden Monaten führte Kuns eine der erschöpfendsten ökologischen Untersuchungen durch, die es jemals in Südamerika gegeben hatte – alles unter dem Druck einer Epidemie. Kuns hatte im Zweiten Weltkrieg Bombereinsätze über Deutschland geflogen und hatte kein Problem damit, seine Ruhe zu bewahren, obwohl er niemals vergaß, daß jedes Insekt und jedes Tier, das er in seiner Hand hielt, das tödliche Virus in sich tragen konnte.

Das Team nahm enorme Mühen auf sich, um den Verursacher zu finden. Sie kauften eines der typischen rechteckigen Häuser aus Stroh und Flechtlehm und nahmen es gewissenhaft auseinander, Holzpfahl für Holzpfahl. Sie kratzen jedes Insekt und jedes Tier ab und analysierten es. Nachts trugen Kuns und MacKenzie Grubenlampen und wateten in knietiefem Wasser, um die Tiere der Nacht wie Vampirfledermäuse und Nachtmoskitos zu sammeln. Obwohl sie versuchten, sich bei solchen Gelegenheiten den Anschein von Gelassenheit zu geben, schauderte MacKenzie jedesmal, wenn er sich plötzlich umdrehte und kleine, runde, rote Augen ihn anstarrten. Nach einigen Nächten solcher Ausflüge kamen Kuns und MacKenzie zu dem Schluß, daß die Augen zu riesigen Konstriktorschlangen, Anakondas, gehörten – von denen einige über fünfeinhalb Meter lang waren.

Die Einwohner von San Joaquín wollten unbedingt helfen, und Kuns mußte die Menschen warnen: Es dürften nur diejenigen die Tiere anfassen, die die Krankheit bereits überlebt hatten. Eines Nachmittags hielt der Führer von Kuns freiwilliger Ökologiearmee, Einar Dorado, eine große graue Maus in der Hand. Merl Kuns versuchte, das Tier mit einer Nadel zu stechen, um eine Blutprobe zu entnehmen. Das wütende Tier krümmte sich, biß Dorado in die Hand und urinierte dann über der Wunde.

Zwei Wochen später war Dorado tot. Bei seiner vorherigen Erkrankung hatte es sich wahrscheinlich um eine Grippe gehandelt, und daher war er gegen das geheimnisvolle Virus nicht immun.

Kuns dachte lange über die riesige graue Maus nach – eine Art Nagetier, das in San Joaquín weit verbreitet war. Er erinnerte sich daran, wie er ein kleines Haus im Zentrum der Stadt aufgesucht hatte. Auf dem Boden schlief ein sechsjähriges Mädchen auf einem Kuhfell. Als das Mädchen aufwachte, hob Kuns das Fell hoch, und Dutzende solcher großen Mäuse krochen aus einem Nest im Boden hervor.

Sobald Johnson und MacKenzie in San Joaquín ankamen, verbreitete das Team die Nachricht, daß jeder Geld bekäme, der kranke Wildtiere einfing. Trotz des starken finanziellen Anreizes konnten die Dorfbewohner in den nächsten zehn Monaten nur fünf kranke Tiere beibringen – allesamt große graue Mäuse. Die Nagetiere gehörten zu einer wilden *Calomys*-Spezies, die man normalerweise im Busch findet. Drei der Tiere starben. Sie hatten an ähnlichen Symptomen gelitten wie die Menschen von San Joaquín. Die anderen beiden erholten sich und wurden Virus-Träger. Das geheimnisvolle Virus – vom Team nach dem Fluß des Ortes Machupo genannt – wurde im Blut, in der Milz und im Gehirn der fünf Tiere gefunden.

Das Team stellte die Hypothese auf, daß die Krankheit auf die gleiche Weise übertragen wurde wie die Pest: durch Insekten, die im Fell der Nagetiere lebten. Alternativ hierzu könnten Moskitos oder Zecken, die sich von den Mäusen ernährten, auch beim Menschen Blut saugen und dadurch das Virus verbreiten. In beiden Fällen mußte das Trägerinsekt gefunden werden.

Von September 1963 bis November 1964 pendelte das Team, zu dem nun auch Webb gehörte, häufig frustriert zwischen San Joaquín und ihren Laboratorien in Panama hin und her. Sie fingen Tausende von Insekten – von winzigen Fliegen und Milben bis hin zu großen Zecken und Moskitos. Die Insekten wurden zerdrückt und ihr Extrakt auf das Machupo-Virus durchsucht.

Man fand nichts.

Nacht für Nacht beschwerte sich Johnson gegenüber Webb in den Laboratorien in Panama: »Ich verstehe verdammt noch mal nicht, was hier los ist. Langsam gehen mir die Ideen aus.«

Nachdem sie den ersten Teil des Geheimnisses verblüffend schnell gelöst hatten, sah das Team nun keinen Weg aus seiner Ratlosigkeit. Kuns war davon überzeugt, daß bessere Insektenfallen und intensivere Ausflüge in die Anden-Ausläufer um San Joaquín schließlich den Schuldigen ans Licht bringen würden, aber Johnson hatte da seine Zweifel.[4] Einige Dorfbewohner von San Joaquín hatten mittlerweile genug von der Untersuchung, und die Amerikaner wurden zum Ziel großangelegter Diebstähle wichtiger Vorräte, wie beispielsweise des Dieselöls für ihren Generator. Die Lage wurde unhaltbar, daher verhängte die bolivianische Regierung über dieses Gebiet das Kriegsrecht und flog 55 Soldaten ein, um die Ordnung aufrechtzuerhalten. 37 dieser Soldaten erkrankten.

Die Arbeit des Teams wurde darüber hinaus von hitzigen antiamerikanischen Aufständen in Panama aufgehalten, die zu regelrechten Straßenkämpfen eskalierten. Der Flughafen der Kanalzone mußte geschlossen werden, und das verzögerte die Rückkehr von Johnson, Webb, MacKenzie und Kuns.

An einem heißen Tag im Juni 1964 gingen Johnson und Webb die Laboraufzeichnungen in Panama durch und bemerkten ein seltsames Krankheitsmuster unter den Hamstern, die sie experimentell infiziert hatten. Wenn sie das Virus Babyhamstern injizierten, starben die Tiere so gut wie immer. Daraufhin fraßen die erwachsenen Hamster deren Körper. Die erwachsenen Tiere infizierten sich aufgrund dessen nicht ganz so schwer und überlebten. Nun infizierten die erwachsenen Hamster andere Babyhamster, die zuvor krankheitsfrei gewesen waren. Wie hatten sich diese Babys infiziert?

Johnson und Webb, die unterdessen geheiratet hatten, verbrachten glückliche Stunden zusammen im Labor und isolierten Virusproben aus Hamsterblut. Es gab keine Abkürzungen, keine Möglichkeit, die endlosen mühseligen Stunden und Tage der Arbeit zu umgehen, die erforderlich waren, um winzige Kügelchen von Viren aus den Tausenden von Hamsterzellen zu extrahieren. Sobald die roten Blutzellen der infizierten Tiere in den Petrischalen wuchsen, mußte das Virus durch eine Reihe von Fraktionalisierungstechniken geklärt werden. Zuerst mischten sie die Hamsterzellen und das Blut mit Ammoniaksulfat, woraufhin sich eine ausgesalzte Schicht klebriger Masse am Boden des Reagenzglases absetzte. Die Flüssigkeit wurde abgeschüttet, und die vom Virus kontaminierte Masse auf dem Boden wurde mit Alkohol vermischt. Das ergab eine weitere Schicht. Die virusinfizierte Schicht, jetzt kleiner und reiner, wurde bei geringer Geschwindigkeit in einer Zentrifuge geschleudert; die Objekte in dem Reagenzglas wanderten unter der Drehung entsprechend ihrem Gewicht an verschiedene Positionen. Die unwesentlichen Partikel von Hamsterzellen formten ein sichtbares Band im Reagenzglas. Dieses Band wurde entfernt. Dann wurde das Reagenzglas erneut geschleudert, diesmal bei sehr hoher Geschwindigkeit, um so Objekte zu trennen, die sich gewichtsmäßig nur wenig unterschieden.

Ein Kügelchen blieb auf dem Boden des Reagenzglases übrig – eine annähernd reine Probe des konzentrierten, tödlichen Machupo-Virus.

Johnson und Webb entdeckten, daß die erwachsenen Hamster das Virus mit ihrem Urin abgaben. Daraufhin züchteten sie wilde Mäuse aus San Joaquín und kamen zu demselben Ergebnis – die Tiere schieden das Machupo-Virus aktiv mit ihrem Urin aus. Die Babynagetiere hatten sich infiziert, weil sie in einem Käfig voller Holz- und Sägespäne lebten, die mit dem Machupo-Virus getränkt waren.

Johnson spürte die archetypische Cartoon-Glühbirne über seinem Kopf aufleuchten und hörte sich »Aha!« ausrufen.

Er kehrte nach San Joaquín zurück und führte ein simples Experiment durch. Johnson teilte die Stadt in zwei Hälften. Auf der einen Seite stellte er in den Häusern und Maislagern Mausefallen für fünf Cents auf. Die andere Hälfte von San Joaquín blieb unverändert. Eine Frau, die auf der

Fallenseite der Stadt lebte, flehte Kuns an, ihr so viele Fallen wie möglich zu geben; er konnte aber nur drei erübrigen. In einer einzigen Nacht fing diese Frau 29 Mäuse in ihrem Haus, die sie Kuns am folgenden Morgen stolz präsentierte.

Innerhalb von zwei Wochen zeigte sich ein deutlicher Unterschied. Während die Epidemie auf der anderen Seite der Stadt in unvermindertem Tempo weiterging, traten dort, wo die Mausefallen aufgestellt worden waren, keine neuen Machupo-Virusfälle auf. Zwei Wochen später, als Mausefallen in ganz San Joaquín aufgestellt worden waren, hatte Johnsons Team der Machupo-Epidemie Einhalt geboten.

»Das ist unglaublich«, sagte sich Johnson stolz. »In nur 18 Monaten haben wir das Virus isoliert, den Übertragungsmechanismus entdeckt und die Epidemie von heute auf morgen zum Stillstand gebracht.«

Zwischen 1962 und 1964 erkrankten 40 Prozent der Bewohner der San-Joaquín-Region am Machupo-Virus; zwischen zehn und 20 Prozent der Einwohner waren an der Krankheit gestorben. Wenn die Region nicht so spärlich besiedelt gewesen wäre, hätten die Auswirkungen verheerend sein können. Das Machupo-Virus war jedoch für die Menschen aus San Joaquín, Magdalena und Umgebung eine Geißel, die mindestens ein Mitglied aus jeder Familie gefordert hatte. Es wurde von Versorgungskarren, in denen es von Mäusen wimmelte, in abgelegene Teile des östlichen Grenzgebiets getragen. Seinen Einfluß auf das Leben der Menschen würde man nicht so schnell vergessen.

In den folgenden drei Jahren füllten Forscher mit Sitz in Panama einige der verbliebenen Lücken des Machupo-Puzzles aus und konnten einem zweiten Ausbruch der Krankheit in den Tiefen der bolivianischen Savanne erfolgreich Einhalt gebieten.[5]

Johnson erstellte nach bester Schätzung eine Geschichte des Machupo-Virus und veröffentlichte zusammen mit MacKenzie, Kuns und Webb zwischen 1964 und 1966 mehrere wissenschaftliche Abhandlungen, in denen ein Großteil der Facetten dieses Virus beschrieben wurde. Johnson kam zu dem Schluß, daß die Wurzeln der Epidemie in Boliviens Sozialrevolution von 1952 lagen, als die Menschen des San-Joaquín-Gebiets plötzlich ohne Arbeitgeber und ohne regelmäßige Nahrungsmittelversorgung waren. Weil sie rasch Mais und anderes Gemüse anpflanzen wollten, rodeten sie große Dschungelgebiete der *Alturas* und *Bandas* – wo immer das Land ganz natürlich eine relativ flache *Mesa* über der Wasserlinie des Machupo-Flusses formte. Dabei griffen sie unwissentlich in das natürliche Habitat der *Calomys*-Feldmaus ein und boten dem Nagetier eine bessere neue Nahrungsmittelquelle: Mais.

Die Mäusepopulation schwoll in den fünfziger Jahren an, und die Nagetiere fielen Anfang der sechziger Jahre buchstäblich über die Stadt San Joaquín her.

Als die ersten Fälle des bolivianischen hämorrhagischen Fiebers (wie die Krankheit nun genannt wurde) auftraten, konnten die Mäuse an so gut wie allen Stellen gefunden werden, an denen in der Stadt Lebensmittel und Getreide lagerten.

Und jede Nacht, während sich die Mäuse an den Nahrungsmittelvorräten der Menschen gütlich taten, urinierten sie.

Das Virus konnte gegessen oder inhaliert werden oder durch Hautrisse in den Körper gelangen; auf jeden Fall konnte Machupo tödlich verlaufen.

Johnson fiel auf, daß es in jedem Haushalt in San Joaquín ein festes Ritual gab. Vor der Dämmerung wachten die Mütter und Großmütter auf und bereiteten in aller Stille das Frühstück für die Männer und die Kinder. Während die Töpfe kochten, fegten die Frauen den Schmutz von den Lehmböden.

»Jedesmal, wenn sie mit dem Besen ausfegten«, wurde Johnson klar, »verteilten sie Staub und Krumen, die mit Mäuse-Urin getränkt waren, in der Luft.« Jedesmal, wenn sich die Familien von San Joaquín zum Frühstück versammelten, atmeten sie die viruskontaminierte Luft ein. Johnson kam weiterhin zu dem Schluß, daß er, Ron und Angel erkrankt waren, weil sie auf dem Fest in San Joaquín kontaminierte Lebensmittel zu sich genommen hatten.

Forscher aus den Laboratorien der Rockefeller Foundation in New York und der Universität von Buenos Aires gelangten schließlich zu ähnlichen Schlußfolgerungen hinsichtlich des argentinischen Junín-Virus. Ein argentinisches Team unter Leitung von Dr. A. S. Parodi folgerte, daß andere Spezies der wilden *Calomys*-Maus durch die Veränderungen nach dem Zweiten Weltkrieg in landwirtschaftliche Gebiete gerieten, als sie aus ihrem natürlichen Lebensraum in der Pampa vertrieben wurden. Die Landwirte hatten lange Zeit Schwierigkeiten gehabt, profitable Mais-Ernten zu erzielen, weil kurzes, breitblättriges Unkraut die Felder übersäte. Nach dem Zweiten Weltkrieg eliminierten Herbizide wirksam die kurzen Gräser und erhöhten die Maisernte drastisch.[6]

Sobald jedoch die Erntezeit für den Mais gekommen war – und mit ihr die Menschen –, waren die höheren Gräser, die von den Herbiziden nicht beeinflußt wurden, in den Maisfeldern zu voller Blüte gewachsen. Wie sich herausstellte, lebte eine recht seltene Spezies der Feldmaus von den Samen dieser hohen Gräser. Je mehr Gräser wuchsen, desto stärker vermehrten sich die Mäuse, bis die einst seltene Spezies zum vorherrschenden Nagetier der Region wurde.

Die Maus trug natürlich das Junín-Virus in sich, die Ursache des argentinischen hämorrhagischen Fiebers.[7]

MacKenzie war der Ansicht, daß auch ein anderer bolivianischer Faktor eine Rolle bei der San-Joaquín-Epidemie spielte. Auf all seinen Reisen nach Magdalena, Orobayaya und San Joaquín war ihm die bemerkenswerte Abwesenheit von Katzen in diesen Dörfern aufgefallen. Als er die Menschen fragte, was mit den Katzen geschehen sei, sagte man ihm, sie seien alle gestorben.

Das Katzensterben traf mit dem Anstieg der Mäusepopulation zusammen. Die *Calomys* konnten daher die Stadt ohne einen Kampf gegen ihre Feinde, die Katzen, übernehmen. Es gab zwei Theorien, warum die Katzen gestorben waren: Sie wurden entweder ebenfalls vom Virus getötet, oder sie waren DDT-Opfer. Bolivien befand sich mitten in einer massiven DDT-Sprühkampagne, um die Malaria zu eliminieren, und die Mengen, die in den Häusern dieser abgelegenen Gegenden eingesetzt wurden, waren oft so groß, daß alle Möbel sowie die Wände mit einem dünnen weißen Film aus Insektizidpulver bedeckt waren.

MacKenzie führte ein einfaches Experiment durch. Er injizierte sechs Katzen das Virus und ernährte sechs andere zwangsweise mit DDT. Die virusbehandelten Katzen blieben von dem Experiment völlig unbeeinflußt, aber die DDT-vergifteten Katzen starben alle an Symptomen, die denen unter den Hauskatzen von San Joaquín ähnelten.

Valverde war derart beeindruckt von MacKenzies Hypothese, daß er über das nationale Radio einen Aufruf startete und um Katzenspenden bat. Im Juni 1964 wurden Hunderte von Katzen nach San Joaquín eingeflogen, und bald darauf fand die Epidemie ihr Ende.

Kuns, der Ökologe der Gruppe, war nicht bereit, eine der beiden Theorien zum Katzensterben oder Johnsons Vorstellung einer Mäuse-Invasion zu kaufen.

»Das ist dumm! Einfach dumm«, äußerte sich Kuns zu der Verbindung zwischen Katzen und DDT. Ihm fiel auf, daß die Katzen nur die schwachen und kranken Angehörigen der Mäusekolonien fraßen und selten einen wirklich bedeutenden Einfluß auf die Gesamtgröße einer Nagetierpopulation hatten. Er war auch keineswegs von der Theorie überzeugt, die Menschen könnten sich infizieren, wenn sie etwas aßen, was mit Mäuse-Urin kontaminiert war. Auf Johnsons Theorie, daß die Wissenschaftler sich die Krankheit als Folge der Fiesta zugezogen hatten, erwiderte er: »Ihr solltet mal daran denken, was ihr nach der Fiesta getan habt, Jungs, nicht daran, was ihr gegessen habt.« Mit einem Zwinkern und einem spielerischen Schlag auf die Schulter erinnerte er seine Kollegen an die Nächte, die diese mit weiblichen Gefährtinnen aus dem Ort verbracht hatten.[8]

Kuns glaubte, daß die Epidemie einsetzte, als das Virus sich veränderte und virulenter wurde. Und er spürte, daß die tatsächliche Übertragung der Krankheit von der Maus zum Menschen immer noch ungelöst war.

Kuns teilte den NIH mit, daß er die Mäusenahrung mit fluoreszierenden Chemikalien versetzen und dann mit Hilfe von ultraviolettem Licht die Spuren des Tier-Urins in San Joaquín verfolgen wolle. Damit, so hoffte er, würde er die Antwort auf seine Frage finden, indem er zeigte, wo der Urin der Tiere in intimen Kontakt mit Nase, Mund und Atmung der Menschen käme. Seine Vermutung war, daß die Nagetiere in den Dörfern herumstreunten, während die Menschen schliefen, und die schlafenden Männer, Frauen und Kinder direkt infizierten.

Doch sobald die Epidemie abklang, zogen die NIH ihre Forschungsgelder zurück, und Kuns' Bemühungen fanden ein abruptes Ende.

»In meinen 39 Jahren hat mich kaum etwas so enttäuscht wie die Tatsache, hier gehen zu müssen, ohne meine Aufgabe beenden zu können«, murmelte Kuns vor sich hin, als er sein Mikroskop und Tausende von Tierproben einpackte. Als ein Jahr später erneut einige Fälle der Krankheit in San Joaquín auftraten, erzählte Kuns der *Saturday Evening Post*: »Sie können uns mit Feuerwehrleuten vergleichen. Wir haben den Ort des Ausbruchs entdeckt, und wir haben das Feuer gelöscht. Aber wir wissen immer noch nicht, wo oder wann es erneut ausbrechen könnte.«[9]

Johnson war dagegen sehr zufrieden.

Ende 1964 war Johnson in der Lage, mit Stolz auf seine Leistungen zurückzublicken. Zusammen mit MacKenzie, Kuns und Webb hatte er ein faszinierendes Geheimnis gelöst, eine Epidemie gestoppt, in renommierten wissenschaftlichen Zeitschriften veröffentlicht und ein erstklassiges virologisches Labor in Panama aufgebaut, das bereit war, alles anzugehen, was in Amerika auftauchte. Außerdem hatten ihn die NIH zum Direktor der gesamten MARU-Einrichtung befördert.

Er hatte auch Liebe, Ehre und eine Lebensaufgabe gefunden.

Er heiratete Patricia Ann Webb, erhielt den Orden des Kondor von der bolivianischen Regierung und entdeckte für sich den Ruf der Wildnis. Er hatte ein Beinahetodeserlebnis gehabt und dann den Feind auf dessen Boden geschlagen.

»Das würde manchen Menschen für ein ganzes Leben reichen«, dachte der 35jährige. »Aber für mich ist das erst der Anfang.«

Seine Lebensträume hatten sich nun für immer verändert, und Johnson suchte eine Möglichkeit, Wissenschaft, klinische Medizin und gute altmodische Detektivarbeit miteinander zu verbinden. Wohin immer er ging, welche Epidemie auch immer seinen Weg kreuzte, er wußte, diese Fertigkeiten würden ihm von Nutzen sein, und die Herausforderung wäre nach seinem Geschmack.

Von da an betonte Johnson angesichts einer Epidemie die Notwendigkeit, Ruhe zu bewahren, vernünftig und wissenschaftlich vorzugehen, auf einer soliden klinischen Ausbildung aufzubauen und die Fähigkeit zu besitzen, mit einem Team von verschiedenartigen Spezialisten zu arbeiten. Das waren die Lektionen, die allen, die für Johnson in Panama arbeiteten, beigebracht wurden – und später einer ganzen Generation von »Cowboys« im Kampf gegen Infektionskrankheiten. In den nächsten zwei Jahrzehnten kämpften Johnson und seine »Cowboys« Dutzende von Gefechten und einige heftige Schlachten mit den Mikroben aus. Stets behielten sie einen gesunden Respekt vor ihren mikroskopisch kleinen Feinden und der menschlichen Bürokratie, den Regierungen und Institutionen, deren Regeln Johnson mit schöner Regelmäßigkeit übertrat.

Es herrschte Krieg, und das Schlachtfeld war der gesamte Planet.

2
Der Weg zur Gesundheit

DAS OPTIMISTISCHE ZEITALTER – DER AUFBRUCH ZUM ENDE JEGLICHER KRANKHEIT

Germs come by stealth
And ruin health,
So listen, pard,
Just drop a card
To a man who'll clean up your yard
And that will hit the old germs hard.

Dr. Almus Pickerbaugh
in *Arrowsmith*
von Sinclair Lewis

I

Die fünfziger und sechziger Jahre waren eine Zeit des ungebremsten Optimismus unter westlichen Ärzten. Fast jede Woche erklärte die Ärzteschaft einen weiteren »wunderbaren Durchbruch« im Krieg der Menschheit gegen die Infektionskrankheiten. Antibiotika, die Anfang der vierziger Jahre entdeckt worden waren, wuchsen nun an Zahl und Potenz – und zwar derart, daß Kliniker und Wissenschaftler bakterielle Krankheiten mit einem Schulterzucken abtaten und sie frühere Geißeln wie *Staphylococcus* und Tuberkulose in den Industrienationen eilends von der Spalte »extrem gefährlich« in die Spalte »mühelos handhabbare leichte Infektionen« übertrugen. Man hielt die Medizin für ein riesiges Schaubild, in dem die Krankheitsfälle über die Jahre eingezeichnet wurden: Im 21. Jahrhundert würde auf dem Schaubild jede Infektionskrankheit in ihrer Verbreitung bei Null stehen. Nur wenige Wissenschaftler oder Ärzte zweifelten damals daran, daß die Menschheit auf ihrem Triumphzug gegen die Mikroben linear immer weiter vorankommen würde.

Die Massenschutzimpfung gegen Kinderlähmung von Dr. Jonas Salk im Jahr 1955 war so erfolgreich, daß die Krankheit in Westeuropa und Nordamerika von 76000 Fällen im Jahr 1955 auf weniger als 1000 im Jahr 1967 fiel.[1] Die Aufregung über dieses Ergebnis führte zu der optimistischen Prognose, daß die Krankheit bald völlig von unserem Planeten ausgelöscht sein würde.

Ein ähnlicher Optimismus zeigte sich in der Diskussion um fast jede für den Menschen gefährliche Infektionskrankheit. 1948 erklärte der amerikanische Minister George C. Marshall anläßlich der 4. Internationalen Konferenz für Tropenmedizin und Malaria in Washington, daß der Sieg über alle Infektionskrankheiten unmittelbar bevorstehe.[2] Aufgrund der Kombination aus verbesserten Getreideernten und der damit einhergehenden ausreichenden Ernährung der Menschheit und wissenschaftlichen Durchbrüchen in der Mikrobenkontrolle sah Marshall voraus, daß alle mikroskopischen Geißeln der Erde eliminiert würden.

1951 war die Weltgesundheitsorganisation so optimistisch, daß sie erklärte, die asiatische Malaria könne durch sorgfältige Handhabung vor Ort bald ein Stadium erreichen, in dem »die Malaria nicht länger von Bedeutung ist«.[3] Ein wesentlicher Grund für diese Begeisterung war die Entdeckung von DDT und einer Klasse von Chemikalien, die unter dem Namen Organochlor bekannt war und die alle die bemerkenswerte Fähigkeit besaßen, Moskitos und andere Insektenschädlinge bei Kontakt zu töten. Monatelang, vielleicht jahrelang, fanden alle Insekten den Tod, die sich auf pestizidbehandelten Oberflächen niederließen.

1954 beschloß die 14. Panamerikanische Hygiene-Konferenz im chilenischen Santiago, die Malaria von der westlichen Hemisphäre völlig zu eliminieren, und die PAHO (die panamerikanische Gesundheitsorganisation) wurde beauftragt, einen ehrgeizigen Plan zur Ausrottung der Malaria aufzustellen. Im folgenden Jahr beschloß die Weltgesundheitsorganisation, Malaria auf dem ganzen Planeten zu beseitigen. Nur wenige zweifelten daran, daß ein solches hochtrabendes Ziel zu erreichen sei: Zu jener Zeit konnte sich niemand vorstellen, daß die Krankheitsbedingungen sich ständig weiter verschlechterten – der Pfeil der Geschichte wies doch immer in Richtung Fortschritt.

Jedes Problem schien in dem Jahrzehnt nach dem Zweiten Weltkrieg lösbar: Die Menschheit würde zum Mond fliegen, Bomben, die zu schrecklich waren, als daß sie jemals eingesetzt würden, schufen ein Gleichgewicht des Schreckens, das zukünftig alle weltweiten Kriege verhindern würde, amerikanische und europäische Agrarwissenschaftler könnten die armen Nationen der Welt »begrünen« und den Hunger ausrotten, die Menschenrechtsgesetzgebung würde die Narben der Sklaverei ausradieren und die Gleichberechtigung der Rassen herbeiführen, die Demokratie würde in hellem Gegensatz zum Kommunismus leuchten, und an ihr als Leitstern würden sich die Nationen der Welt orientieren, riesige Autos würden über frisch betonierte Autobahnen kreuzen, und ihre Insassen würden von einem neuen Morgen träumen.

Aus der kapitalistischen Welt kamen Tausende von fanatischen Gesundheitsaktivisten, die ihre Ärmel hochkrempelten und wie der angehende Dr. Pickerbaugh in eine erstaunlich komplexe Gesundheitskrise eintauchten. Sinclair Lewis putzte einen solch fanatischen Gesundheitsoptimismus in *Arrowsmith* herunter und schuf den Protagonisten Almus Pickerbaugh, einen Arzt-Kongreßabgeordneten-Dichter, zu dessen Perlen die folgende gehört:

> You can't get health
> By a pussyfoot stealth,
> So let's every health-booster
> Crow just like a rooster.*

Im »Zeitalter des Boosterismus« war alles möglich – die scheinbar unüberwindlichen Hindernisse, wie sie zum Beispiel die Cholera-Kontrolle in Indien darstellte, beachtete man am besten gar nicht.

Es entwickelte sich die Vorstellung eines »Weges in die Gesundheit«, wie man es nannte. Das Konzept war denkbar einfach: Während man die Länder aus der Armut führte und das Bedürfnis der Bevölkerung an Grundnahrungsmitteln und Unterbringung erfüllte, konnten Wissenschaftler die zur Verfügung stehenden pharmazeutischen und chemischen Hilfsmittel nutzen, um Parasiten, Bakterien und Viren auszulöschen. Es würden nur die schleichenden chronischen Krankheiten übrigbleiben, die vorzugsweise im hohen Alter ausbrachen, insbesondere Krebs und Herzkrankheiten. Alle würden länger leben, und das ohne Krankheiten.

Derartige glühende Prophezeiungen waren nicht auf die kapitalistische Welt beschränkt. Vertreter des Gesundheitswesens der Sowjetunion und des Ostblocks stellten von Jahr zu Jahr rosigere medizinische Statistiken vor und deuteten an, daß ihre Gesellschaft auf dem Weg wäre, sogar Infektionskrankheiten zu besiegen. Mao Tse-Tung, der Führer der annähernd eine Milliarde Menschen umfassenden chinesischen Nation, erklärte 1963:

* In etwa: »Gesundheit läßt sich nicht still und leise auf Katzenpfoten erschleichen, sollen also alle Gesundheitsaktivisten wie die Hähne kräh'n« (A. d. Ü.)

»Die Vier Meere erheben sich, Wolken und Wasser toben,
Die Fünf Kontinente beben, Wind und Donner brüllen.
Fort mit allen Seuchen!
Unsere Kraft ist unwiderstehlich.«[4]

In den fünfziger und sechziger Jahren führte die Kommunistische Partei Chinas einen Bauernfeldzug gegen Infektionskrankheiten durch und mobilisierte Millionen von Kleinbauern, die durch Bewässerungskanäle marschierten und von Schistosomen befallene Schnecken von den Ufern sammeln mußten.[5] Laut dem britischen Arzt Joshua Horn, der sich mit der Kampagne und dem Maoismus solidarisierte, traten in China zwischen 1965 und 1966 so gut wie keine neuen Fälle von Schistosomiase – einer ernsten, durch Parasiten hervorgerufenen Leberkrankheit – auf. Ein Ergebnis der Kampagne der Kommunistischen Partei, wie er meinte.[6]

Obwohl die ideologischen Rahmenbedingungen sich signifikant unterschieden, sahen sowohl die kommunistische wie die kapitalistische Welt eine hellere Zukunft voraus, in der es in jedem Topf ein Huhn, in jeder Garage ein Auto und für jedes Kind ein langes Leben ohne Infektionskrankheiten geben würde. Beide Seiten des Eisernen Vorhangs waren sich darin einig, daß eine Massenmobilisierung der Weltbevölkerung im Kampf gegen die Krankheit unweigerlich zum Erfolg führen würde. Die Menschheit würde über die Mikrobe triumphieren – gleichgültig mit welcher Rhetorik die Kampagnen der Gesundheitsämter geführt würden.

Im September 1966 gaben die Centers for Disease Control (CDC) eine Einschätzung in bezug auf den Status der amerikanischen Volksgesundheit ab:

»Die Krankheiten lassen sich wie folgt klassifizieren:
1. Krankheiten, die in den Vereinigten Staaten ausgelöscht wurden (Beulenpest, Malaria, Blattern usw.);
2. Krankheiten, die so gut wie ausgelöscht sind (Typhus, Kinderlähmung, Diphterie usw.);
3. Krankheiten, die immer noch ein Problem darstellen, obwohl es wirksame Kontrollmethoden gibt (Syphilis, Tuberkulose, Gebärmutterkrebs, Verletzungen, Arthritis, Brustkrebs, Gonorrhöe usw.);
4. Krankheiten, bei denen sich die Medizintechnik noch im Entwicklungsstadium befindet bzw. eine geeignete Technologie noch gar nicht existiert – und bei denen es wenig Möglichkeiten gibt, die Gesund-

heitsschädigung zu lindern oder ihr vorzubeugen (Leukämie und einige andere Neoplasmen, einige Erkrankungen der Atemwege sowie Schlaganfälle).«[7]

Zu Beginn der sechziger Jahre rief das amerikanische Gesundheitsministerium ein Team von medizinischen Fachleuten zusammen, um die künftige Richtung der gesamten Gesundheitspolitik der Regierung festzulegen. Das Beraterteam lobte die Leistungen der fünfziger Jahre und erklärte, daß »Wissenschaft und Technik die Vorstellung des Menschen vom Universum, von seinem Platz darin und von seinen eigenen physiologischen und psychologischen Systemen vollkommen transformiert haben. Die Herrschaft des Menschen über die Natur wurde enorm vergrößert, einschließlich seiner Fähigkeiten, mit Krankheiten und anderen Bedrohungen für das menschliche Leben und die menschliche Gesundheit umzugehen«.[8]

1967 war der amerikanische Generalbundesarzt William H. Stewart so vollkommen vom bevorstehenden Erfolg überzeugt, daß er vor einem Treffen der Landes- und Bezirksgesundheitsbeamten im Weißen Haus erklärte, es wäre an der Zeit, das Buch der Infektionskrankheiten zu schließen und die gesamte nationale Aufmerksamkeit (und alle Dollars) dem zu widmen, was er die »Neue Dimension« der Gesundheit nannte: chronische Krankheiten.[9]

»Um mit den Worten eines bekannten Liedes zu sprechen: ›The fundamental things go by‹. Polio und Masern können und sollen ausgerottet werden«, rief Stewart seiner begeisterten Zuhörerschaft entgegen. »Geschlechtskrankheiten und Tuberkulose können und sollten einschneidend reduziert werden. Das sind Aufgaben, die uns niemand abnehmen wird. Solange es noch eine vermeidbare Krankheit gibt, muß sie auch vermieden werden, und das öffentliche Gesundheitswesen muß die treibende Kraft bei der Vorbeugung sein.«

Die Optimisten begnügten sich nicht mit der Prognose von der Ausrottung aller bekannten Infektionskrankheiten, sie machten sich auch auf die Suche nach seltenen Krankheitserregern in entlegenen Regionen. Auf der gesamten südlichen Halbkugel wurden biologische Forschungsstationen errichtet, hauptsächlich mit Wissenschaftlern, die von der nördlichen Halbkugel stammten. Alle möglichen Organisationen förderten und verwalteten diese Außenposten, einschließlich der Rockefeller Foundation, Institutionen der Regierungen von Frankreich, den Vereinigten Staaten, Deutschland und Großbritannien sowie eine Reihe kleinerer privater Organisationen.

Johnsons Labor in der Panamakanalzone war ein solcher Außenposten. Die amerikanische Regierung betrieb allein 28 Laboratorien im Ausland, und zum Virusprogramm der Rockefeller-Stiftung gehörten Einrichtungen in acht Ländern, die zwischen 1951 und 1971 über sechzig Viren entdeckten.[10]

Ein Großteil dessen, was diese suchenden Wissenschaftler herausfanden, erwies sich als schreckenerregend. Während sich die Offiziellen schon darauf vorbereiteten, zur Feier die Sektkorken knallen zu lassen, kamen Johnson und seine Kollegen einigen der häßlichsten Geheimnisse der Natur auf die Spur.

Der Optimismus der Zukunftsgläubigen in den fünfziger und den frühen sechziger Jahren baute sich auf ihrer Ignoranz auf: Sie wußten vergleichsweise wenig über Genetik, mikrobielle Evolution, das menschliche Immunsystem oder Krankheitsökologie. Angesichts des Wissensstandes im öffentlichen Gesundheitswesen jener Tage schien es möglicherweise sogar angemessen, Infektionskrankheiten unter simplen Ursache/Wirkung-Aspekten zu betrachten. Aus einer solch reduktionistischen Sicht schienen Probleme leicht besiegbar und Lösungen offensichtlich. Prahlereien waren garantiert.

Schon in den dreißiger Jahren vermuteten Wissenschaftler, daß die genetischen Merkmale großer Lebewesen wie Pflanzen, Tiere und Menschen in Paketen namens Chromosomen getragen wurden. Wenn man diese Strukturen, die sich bei Pflanzen und Tieren im Zentralkern oder Nukleus jeder Zelle befanden, durch ein Mikroskop betrachtete, ähnelten sie dunklen, sich windenden Würmern. Als die Wissenschaftler Chromosomen in Teströhren manipulierten, konnten sie das Aussehen bzw. das Wachstum der Zellwände verändern; wenn sie Chromosomen beispielsweise radioaktiver Strahlung aussetzten, konnten sie gesundes Gewebe in Krebskolonien verwandeln.

Zugegeben, Gregor Mendel zeigte schon 1865, daß einige Merkmale von einer Generation zur anderen dominant weitergegeben wurden, während andere genetische Charakteristika rezessiv waren. Aber keiner wußte genau, wie all dies funktionierte, warum blauäugige Eltern blauäugige Kinder bekamen oder warum ein Bakterium plötzlich die Fähigkeit zu entwickeln schien, höheren Temperaturen zu trotzen, als es bei seiner Spezies üblich war.

Bis 1944 wußte niemand, was für diese raffinierte Weitergabe genetischer Informationen von dem winzigsten Virus zum größten Elefanten verantwortlich war. In diesem Jahr konnten Oswald Avery und seine Kollegen vom Rockefeller Institute in New York nachweisen, daß die

Organismen ihre Gene nicht länger weitergeben konnten, wenn man ein bestimmtes Molekül, das in allen lebenden Zellen gefunden wurde, zerstörte.

Das Molekül wurde Desoxyribonukleinsäure oder DNA genannt.

1953 machte die Forscherin Rosalind Franklin, die am King's College in London arbeitete, die ersten fotografischen Röntgenaufnahmen der DNA. Sie zeigte, daß die Moleküle eine einzigartige spiralförmige Struktur besaßen, zusammengesetzt aus verschiedenen Kombinationen derselben fünf Schlüsselchemikalien.

Im Laufe dieses Jahres konnten sich James Watson aus Amerika und Francis Crick aus Großbritannien, die beide an der Cambridge University arbeiteten, einen Reim darauf machen. Eine der Chemikalien – eine Art Kohlenstoffkette, die durch starke chemische Phosphate zusammengehalten wurde – schuf eine parallele Kurvenstruktur ähnlich den Stangen einer langen, sich windenden Leiter. Die Streben der Leiter bildeten vier andere Chemikalien, die Nukleotide. Die Anordnung dieser Nukleotidstreben entlang den Kohlenstoff/Phosphatstangen stellte einen Code dar, der die genetischen Geheimnisse des Lebens preisgab, wenn man ihn richtig entschlüsselte.

Die DNA war also der universale Code, auf dessen Basis ein Meningokokkus-Bakterium ein anderes Meningokokkus-Bakterium erschuf, und in ihr lagen die Chromosomen der höheren Organismen verborgen. Bestimmte DNA-Abschnitte entsprachen bestimmten Genen, und diese Gene führten wiederum zu bestimmten Merkmalen. Die DNA war der Schlüssel, wenn die Chromosomen eines Elternteils mit denen eines anderen Elternteils verbunden wurden. Welche Merkmale bei den Kindern auftauchten (blaue oder braune Augen), war eine Funktion der dominanten oder rezessiven Gene, die in der DNA der Eltern codiert war.[11]

Während die Regierungsvertreter damit prahlten, daß von der Malaria bis zur Grippe bald alle Infektionskrankheiten von diesem Planeten verschwunden sein würden, fingen die Wissenschaftler gerade an, mit ihrem neugefundenen Wissen krankheitsverursachende Viren, Bakterien und Parasiten zu untersuchen. Wissenschaftler wie Johnson gehörten zur ersten Generation von Forschern des öffentlichen Gesundheitswesens, die um die Bedeutung der DNA wußten. Bis man verstand, welche direkte Rolle die DNA beim Auftauchen von Krankheiten spielte, verstrich eine weitere Generation.

Wissenschaftler am Cold Spring Harbor Labor auf Long Island, New York, fingen bei dieser grundlegendsten Ebene der Natur an und zeigten 1952, daß Viren im wesentlichen mit DNA vollgestopfte Kapseln sind.

Später entdeckten Forscher, daß einige andere Viren, wie beispielsweise Polio, nicht mit DNA gefüllt sind, sondern mit ihrer Schwester, der RNA (Ribonukleinsäure), die versteckt in Nukleotidsequenzen ebenfalls den genetischen Code trägt.

Als Karl Johnson in Bolivien auf Virusjagd ging, hatten die Wissenschaftler nur ein begrenztes Verständnis von der riesigen Vielfalt der Viren auf diesem Globus, von den Möglichkeiten dieser winzigsten Organismen zur Mutation und zur Evolution oder davon, wie die Mikroben mit dem menschlichen Immunsystem interagierten. Der Stand von 1963 wurde am besten zusammengefaßt in Frank Fenners Tierviruslehrbuch, der Bibel für angehende Mikrobiologen jener Zeit:

»Angenommen, wir haben ein neues Virus isoliert und es geschafft, eine Suspension von gereinigten Teilchen zu erlangen. Wie können wir das Virus klassifizieren, und wie finden wir seine chemische Zusammensetzung heraus? Hinweise finden sich unter Umständen in seiner Geschichte – die Spezies der Tiere, von der es isoliert wurde, und ob es in Zusammenhang mit einer Krankheit steht oder nicht. Diese Information könnte zusammen mit den durch die elektronenmikroskopische Untersuchung der... Teilchen erlangten Ergebnisse ausreichen, um eine erste Identifikation zu erstellen.«[12]

Wissenschaftler konnten Viren, die annähernd eine Million Mal kleiner waren als ein Zehn-Cent-Stück, mit Hilfe von Mikroskopen »sehen«, die stark genug waren, um Objekte auf eine sichtbare Ebene zu vergrößern. Mit dieser Vergrößerungsstärke konnten sie in dem Erscheinungsbild verschiedener Virus-Spezies klare Unterschiede entdecken – von den chaotisch aussehenden Mumpsviren, die visuell einer Schüssel Spaghetti ähneln, bis hin zum absolut symmetrischen Poliovirus, das aussieht, als ob Buckminster Fuller es entworfen und aus lauter Dreiecken zusammengesetzt hätte.

Die Forscher erkannten außerdem, daß Viren eine Vielzahl verschiedener Proteintypen besitzen, die aus ihren Kapseln ragen. Die meisten davon werden von den winzigen Mikroben dazu benutzt, sich an die Zellen anzudocken und Eintritt für ihre Invasion zu erlangen. Einige der ausgeklügeltsten Viren, so zum Beispiel das Grippevirus, überzogen diese Proteine mit Zucker, damit das menschliche Immunsystem die maskierten Eindringlinge nicht bemerkt.

1963 hatten die Laborwissenschaftler auch gelernt, daß sie eine Virusspezies von einer anderen unterscheiden konnten, indem sie die Immunreaktionen auf die Proteine, die aus den Viruskapseln herausragten, testeten. Menschen und höhere Lebewesen schufen gegen die meisten dieser Virusproteine Antikörper, und diese Antikörper – selbst große Proteine – waren äußerst bemerkenswert. Normalerweise reagierte ein Antikörper gegen Teile des Poliovirus nicht auf das Pockenvirus. Einige Antikörper waren so wählerisch, daß sie zwar auf den Grippestrang reagierten, der Chicago 1958 heimsuchte, nicht aber auf den Strang, der diese Stadt im darauffolgenden Winter befiel.

Jonas Salk nutzte diese Reaktion gegen die äußeren Kapselproteine des Poliovirus als Basis seiner revolutionären Schutzimpfung. 1963 fanden Pioniere in Medizin und Veterinärmedizin auf der ganzen Welt diverse Viren, die am wirkungsvollsten eingesetzt werden konnten, um Antikörperreaktionen bei Menschen und Tieren hervorzurufen.

Wieder im Labor konnten sie mittels der Antikörperreaktionen auch herausfinden, was einen an einer geheimnisvollen Krankheit leidenden Menschen befallen hatte. Blutproben, welche die angreifenden Mikroben des Opfers enthielten, wurden auf eine Petrischale voller menschlicher oder tierischer Zellen gegeben. Dann gab man Antikörper auf diese Schale, und die Wissenschaftler warteten ab, welche Antikörperproben die Zerstörung der Zellen durch die Viren in der Petrischale erfolgreich verhinderten.

Wenn das Virus allerdings noch nie zuvor untersucht worden war, bekamen die Wissenschaftler natürlich nur negative Antworten: »Es ist nichts, was wir kennen, keiner unserer Antikörper funktioniert.« Daher konnten die Wissenschaftler angesichts eines neuen Virus wie Machupo nach einem mühsamen Prozeß der Antikörpereliminierung nur feststellen: »Wir wissen nicht, was es ist.«

Bei Bakterien war der Vorgang der Identifizierung viel einfacher, da die Organismen um ein vielfaches größer sind als Viren: Wo ein Virus ein Zehnmillionstel eines Zentimeters groß ist, beträgt die Länge eines Bakteriums ein Tausendstel eines Zentimeters. Um ein Virus zu sehen, benötigten die Wissenschaftler starke, teure Elektronenmikroskope, aber seit den Tagen der holländischen Linsen des Anton van Leeuwenhoek, der 1674 aus Liebhaberei das Mikroskop erfand, war es den Menschen mit wenig mehr als einer gutgeschliffenen Glaslinse und einer Kerze möglich, das zu sehen, was er die »winzigen Animalcus« nannte.

Die Beziehung zwischen diesen »Animalculi« und den Krankheiten wurde 1864 zuerst von Louis Pasteur in Frankreich erkannt, und während der folgenden einhundert Jahre lernten die Bakteriologen so viel über die Organismen, daß junge Wissenschaftler 1964 die klassische Bakteriologie für eine Sackgasse hielten.

1928 hatte der britische Wissenschaftler Alexander Fleming entdeckt, daß *Penicillium*-Schimmel *Staphylokokken*-Bakterien in Petrischalen töten konnte. Er nannte die aus dem Schimmel gewonnene tödliche antibakterielle Chemikalie »Penicillin«.[13] 1944 wurde das Penicillin in die allgemeine klinische Praxis eingeführt und verursachte weltweit eine derartige Sensation, daß man sie unmöglich zu übertrieben darstellen kann. Der Begriff »Wunderdroge« fand Eingang in die Umgangssprache, als Eltern in allen Industrienationen beobachteten, wie ihre Kinder sich schlagartig von Krankheiten erholten, die nur wenige Monate zuvor für ernst, ja sogar tödlich gehalten worden waren. Die Streptokokken-Halsentzündung, einst eine gefürchtete Kinderkrankheit, wurde dank der schnellen Entdeckung von Streptomycin und anderen Antibiotikaklassen sofort belanglos, ebenso wie Furunkel, infizierte Wunden und Tuberkulose. Bis 1965 hatte man über 25 000 verschiedene Antibiotikaprodukte entwickelt; Ärzte und Wissenschaftler gelangten zu der Überzeugung, daß bakterielle Krankheiten und die dafür verantwortlichen Mikroben weder weitere Sorgen bereiten noch im Forscherinteresse stehen würden.

Mitten in der fanatisch anmutenden Begeisterung für Antibiotika gab es jedoch schon seit den ersten Tagen ihres klinischen Einsatzes Berichte über die Existenz von Bakterien, die gegen diese Chemikalien resistent waren. Die Ärzte trafen bald auf Patienten, die nicht geheilt werden konnten, und Laborwissenschaftler konnten Petrischalen bis zum Rand mit riesigen Kolonien von *Staphylokokken* oder *Streptokokken* füllen, die in Lösungen aus Penicillin, Tetracyclin oder jedem anderen Antibiotikum, das sie für ihre Untersuchung wählten, richtiggehend aufblühten.

1952 zeigten ein junger Mikrobiologe namens Joshua Lederberg von der Rockefeller University und seine Frau Esther, daß die Fähigkeit dieser Bakterien, die Antibiotika zu überlisten, auf spezielle Charakteristika ihrer DNA zurückzuführen war. Sie kamen zu dem Schluß, daß einige Bakterien gegenüber Penicillin oder anderen Medikamenten genetisch resistent waren und dieses Merkmal seit Äonen besaßen; auf jeden Fall lange bevor der *Homo sapiens* die Antibiotika entdeckte.[14] In den folgenden Jahren erwies sich Lederbergs Hypothese, daß der Widerstand gegen Antibiotika einigen Bakterien-Spezies inhärent ist, als zutreffend.

Die Lederbergs waren in die Welt bakterieller Evolution gestolpert. Wenn Millionen von Bakterien miteinander in endlosen Wettläufen konkurrieren und zum menschlichen Darm oder zu der warmen, feuchten

Haut einer Achselhöhle vorpreschen müssen, macht es Sinn, daß sie chemische Waffen entwickelten, mit deren Hilfe sie Wettbewerber auslöschen konnten. Außerdem hatte Hefe – der Schimmel- und Erdorganismus, der für die damals aufblühende Antibiotikapharmazie eine natürliche Quelle darstellte – die Fähigkeit entwickelt, aus ähnlichen ökologischen Gründen dieselben Chemikalien zu erzeugen.

Man durfte davon ausgehen, daß Organismuspopulationen nur überleben konnten, wenn einzelne Mitglieder der Kolonie die genetisch codierten R-(Resistenz-)Faktoren besaßen und ihre Fähigkeit, solchen chemischen Angriffen zu trotzen, weitergaben.

Die Lederbergs entdeckten Tests, mit denen man das intestinale streptomycinresistente *Escherichia-coli*-Bakterium identifizieren konnte, *bevor* die Organismen den Antibiotika ausgesetzt wurden. Sie zeigten auch, daß der Einsatz von Antibiotika in Bakterienkolonien, in denen selbst weniger als *ein* Prozent der Organismen genetisch resistent waren, zu tragischen Ergebnissen führen konnte. Die Antibiotika töteten 99 Prozent der anfälligen Bakterien und ließen den überlebenden resistenten Bakterien eine riesige, nahrungsreiche und wettbewerberfreie Petrischale zurück. Wie Unkraut, das plötzlich in ein vernachlässigtes, offenes Feld einfällt, multiplizierten sich die resistenten Bakterien rasend schnell, breiteten sich aus und füllten die Petrischale innerhalb von Tagen mit einer einheitlichen antibiotikaresistenten Bakterienpopulation.

Klinisch bedeutete das, daß kluge Mediziner ihren infizierten Patienten eine sehr hohe Dosis von Antibiotika verabreichen sollten, denn dann wurde fast umgehend die gesamte anfällige Population getötet, und das Immunsystem stand vor der relativ einfachen Aufgabe, die verbliebenen resistenten Bakterien auszulöschen. Bei bestimmten gefährlichen Infektionen schien es ratsam, anfangs zwei oder drei verschiedene Arten von Antibiotika einzusetzen – dem lag die Theorie zugrunde, daß selbst wenn einige Bakterien R-Faktoren für ein Antibiotikum besaßen, es unwahrscheinlich war, daß ein Bakterium über R-Faktoren für mehrere, ganz unterschiedliche Antibiotika verfügte.

Wenn schon viele junge Wissenschaftler Mitte der sechziger Jahre die Bakteriologie für passé hielten – für einen Bereich, den man gemeinhin als Wissenschaft bezeichnete, in der »alle großen Fragen bereits beantwortet worden sind« –, so erachtete man das Studium der Parasitologie zweifelsohne für prähistorisch.

Ein Parasit wird offiziell definiert als »einer, der neben und am Tisch eines anderen ißt, ein Schmarotzer; in der Biologie eine Pflanze oder ein Tier, das auf oder in einem anderen Organismus lebt, von dem es Nahrung oder Schutz erhält, ohne dafür eine Ersatzleistung zu bieten«.[15] Streng genommen sind alle infektiösen Mikroben Parasiten – von den Viren bis hin zu riesigen Bandwürmern.

Historisch gesehen haben sich die wissenschaftlichen Disziplinen der Virologie, der Bakteriologie und der Parasitologie getrennt voneinander entwickelt. Es gab nur wenige Wissenschaftler – ausgenommen »Krankheitscowboys« wie Johnson und MacKenzie –, die gelernt haben, eine Brücke zwischen den Disziplinen zu schlagen, oder sich überhaupt dafür interessierten. Als das hämorrhagische Fieber in Bolivien ausbrach, hatte man eine doch recht künstliche Reihe von Unterschieden zwischen den einzelnen Bereichen entwickelt. Im Klartext heißt das, größere Mikroben wurden als Parasiten betrachtet, Protozoen, Amöben, Würmer waren die Domäne der Parasitologen.

Ihr wissenschaftlicher Tätigkeitsbereich wurde von einer anderen Disziplin absorbiert, die gleichermaßen künstlich war und die man Tropenmedizin nannte, obwohl sie oft weder etwas mit den geographischen Tropen noch mit der Medizin zu tun hatte.

Beide Disziplinen – Parasitologie und Tropenmedizin – beschäftigten sich im wesentlichen mit dem Studium von Krankheiten, die in erster Linie die armen Länder dieser Erde heimsuchten, sowie mit jenen Krankheiten, die weiterhin die Industrienationen plagten. Das Feld der Tropenmedizin tat das recht marktschreierisch und beanspruchte nicht nur die klassischerweise als parasitär definierten Krankheiten, sondern auch Viruserkrankungen (z.B. Gelbfieber und die verschiedenen hämorrhagischen Fieberviren) und Bakterien (z.B. Pest, Pocken und Typhus), die Mitte des 20. Jahrhunderts in den reichen Industrienationen extrem selten auftraten.

Im 18. Jahrhundert waren die einzigen Organismen, die groß genug waren, um auch ohne die Hilfe starker Mikroskope untersucht werden zu können, die größeren Parasiten, welche die Menschen in irgendeinem Stadium im Gesamtlebenszyklus des Lebewesens infizierten. Ärzte konnten ohne Vergrößerung Flechten oder die Eier einiger Parasiten im Stuhlgang der Patienten erkennen. Ohne massive Vergrößerung (mit der hundertfachen statt der mehrmals tausendfachen, die nötig ist, um Bakterien zu untersuchen) konnten die Wissenschaftler die gefährlichen Pilzkolonien des *Candida albicans* erkennen, die in der Vagina einer Frau wuchsen, Krätze-Akariasis-Spulwürmer in der Haut eines unglücklichen Opfers oder Zystizerkose-Bandwürmer im Stuhlgang von Menschen, die nicht ausreichend abgekochtes Schweinefleisch gegessen hatten.

Als sich die imperialistischen Machtansprüche Großbritanniens und Frankreichs Ende des 18. Jahrhunderts auf die Kolonialisierung des indischen Subkontinents, Afrikas und Südostasiens richteten, wurde die Tropenmedizin zu einer deutlich ausgeprägten und einflußreichen Wissenschaft, die sich von dem abtrennte, was man damals für einen primitiveren Bereich hielt – der Bakteriologie. Der Wissenschaftshistoriker John Farley kam zu dem Schluß, daß das, was als Trennung begann, um der Parasitologie größere Ressourcen zu verschaffen und mehr Anerkennung einzubringen – und das Anfang des 19. Jahrhunderts auch tat –, damit endete, daß sie zum Stiefkind der Wissenschaft wurde.[16]

Ironischerweise waren Parasiten in ihrer klassischen Definition weitaus komplexer als Bakterien, und ihr Studium erforderte ein viel größeres Spektrum an Fachwissen, als es für die typische *E.-coli*-Biologie nötig war. Koryphäen auf dem Gebiet der Parasitologie – oder Spezialisten der Tropenmedizin, wenn Sie so wollen – mußten Mitte der sechziger Jahre über ein gewaltiges Wissen verfügen: von tropischen Insekten und krankheitsübertragenden Tieren bis zu dem komplizierten Lebenszyklus von über einhundert verschiedenen bekannten Parasiten, den klinischen Reaktionen der Menschen auf Krankheiten und den Möglichkeiten, wie all diese Faktoren unter bestimmten Umständen miteinander interagierten und so Epidemien auslösten oder lange Perioden einer endemischen oder dauerhaften Krankheit.

Denken Sie nur an das Beispiel der allgegenwärtigsten und kompliziertesten Krankheit der Welt: der Malaria. Um die Krankheit wirklich verstehen und kontrollieren zu können, mußten Wissenschaftler Mitte des 20. Jahrhunderts über ein detailliertes Wissen verfügen – in bezug auf den komplexen Lebenszyklus des Malariaparasiten, auf das Insekt, das ihn übertrug, auf die Ökologie des höchst vielfältigen Lebensraumes dieses Insekts, auf andere Tiere, die mit dem Parasiten infiziert werden konnten, und darauf, wie all diese Faktoren durch schwere Regenfälle, menschliches Wanderverhalten, Schwankungen in der Affenpopulation und ähnliches beeinflußt wurden.

Man wußte, daß mehrere Arten des *Anopheles*-Moskitos die winzigen Parasiten übertragen konnten. Die weibliche *Anopheles* saugte die Parasiten aus dem Blut infizierter Menschen oder Tiere, wenn sie ihren spritzenähnlichen Rüssel zum Fressen in eine Oberflächenkapillare injizierte. Die mikroskopisch kleinen männlichen und weiblichen Parasitenformen, genannt Gametozyten, wanderten den Rüssel hinauf und in die Gedärme des weiblichen Moskitos, wo sie sich sexuell vereinigten und einen winzigen Sack in der Magenauskleidung des Insekts bildeten.

Im Laufe von einer bis drei Wochen schwoll der Sack an, und in seinem Inneren wuchsen Tausende von Parasiten im Sporozoiten-Zustand heran. Schließlich explodierte der Sack und flutete die Gedärme des Insekts mit mikroskopisch kleinen einzelligen Parasiten. Sie fügten dem kaltblütigen Insekt keinen Schaden zu: Ihr Ziel war ein warmblütiges Lebewesen, eines voller roter Blutkörperchen.

Einige der Sporozoiten gelangten in die Speicheldrüsen des Insekts, und sobald der Moskito sich in der Abenddämmerung auf den Weg zu seiner Freßorgie machte, wurden sie von dort in die »Spritze« gesogen und in den Blutstrom eines bedauernswerten menschlichen Wirts injiziert.

Von da an hingen die Geschwindigkeit und die Heftigkeit der Ereignisse (aus Sicht des menschlichen Wirtes) davon ab, welche der vier bedeutendsten Spezies von Malariaparasiten vom Moskito injiziert wurde. Ein guter Parasitologe der fünfziger Jahre kannte sich in den Unterschieden zwischen den vier Spezies gut aus. Zwei davon waren besonders gefährlich: *Plasmodium vivax* und *P. falciparum*.

Wenn ein menschlicher Wirt Pech hatte, handelte es sich bei den durch seinen Blutstrom kreuzenden Parasiten um *P. falciparum*. Dann hatte der Wirt nur zwölf Tage Zeit, um zu erkennen, daß er infiziert worden war, und sich auf irgendeine Weise behandeln zu lassen, bevor die Krankheit in Form von akuter Blutanämie oder einer brennenden Infektion des Gehirns zuschlug. In beiden Fällen war die Konsequenz für einen Menschen, dessen Immunsystem noch nie zuvor *P. falciparum* gesehen hatte, gleich: der Tod.

Die Wissenschaftler wußten, daß sich injizierte Sporozoiten auf den Weg zur Leber machten, wo sie sich einer weiteren Transformation unterzogen und zu sogenannten Schizonten wurden, die wiederum in der Lage waren, rote Blutkörperchen zu infizieren. Zu Millionen reiften die winzigen Kreaturen zu Merozoiten, multiplizierten sich und wuchsen in den roten Blutkörperchen heran. Schließlich waren sie so zahlreich, daß die Zellen explodierten. Der menschliche Körper wurde daraufhin schwer anämisch, sein gesamtes Gewebe schrie nach Sauerstoff. Wenn das Immunsystem es fertigbrachte, die Merozoitenpopulation auf ein erträgliches Maß zu beschränken, waren die Folgen andere: Müdigkeit und Schwäche – unter Umständen chronisch, ein Leben lang. Ungehemmt überwältigten die Merozoiten jedoch die Population der roten Blutkörperchen derart, daß Gehirn, Herz und andere lebenswichtige Organe ihre Funktion aufgaben und der Tod eintrat.

Während der Merozoiteninvasion in der Blutversorgung entstand gleichzeitig eine kleinere Anzahl von männlichen und weiblichen *P. falciparum* im Gametozyten-Zustand, und der gesamte Zyklus der Ereignisse wiederholte sich, sobald ein anderer weiblicher *Anopheles*-Moskito sich vom Blut des kranken Menschen ernährte und mit seinem Rüssel diese Gametozyten aufsog.

Diesen Vorgang zu verstehen war vergleichsweise einfach. Schwieriger gestaltete sich die Vorhersage, wann und warum Menschen und *Anopheles*-Moskitos in einen fatalen Kontakt traten und wie der Ausbreitung der Malaria Einhalt geboten werden konnte.

Mehrere Affenarten waren dafür bekannt, als Parasitenreservoire zu dienen; das bedeutete, daß die Krankheit über lange Zeiträume hinweg im Lebensraum der Affen lauern konnte. Der *Anopheles*-Moskito ernährte sich sowohl von Affen als auch von Menschen, die in solche Ökosphären eindrangen, und sorgte für eine Verbreitung von *P. falciparum* zwischen den Spezies.[17]

Die Größe der *Anopheles*-Moskitopopulationen konnte sich von Region zu Region drastisch unterscheiden – je nach Regenfällen, landwirtschaftlicher Nutzung, menschlichen Behausungen und Siedlungen, der Höhe, der Nähe zu Wäldern oder zum Dschungel, der ökonomischen Entwicklung, der Ernährungssituation der Anwohner und zahlreichen anderen Faktoren, welche die Brutstätten der Moskitos sowie die Anfälligkeit der örtlichen Bevölkerung beeinflussen konnten.[18]

Mitte des 20. Jahrhunderts fehlte fast gänzlich eine intellektuelle Perspektive, die den ökologischen Ausblick der klassischen Parasitologie mit der knospenden neuen Wissenschaft der Molekularbiologie vereint hätte, die damals das Studium nichttropischer Bakterien und Viren dominierte. Von der Erforschung von Krankheiten wie Malaria und Schistosomiase wurde das Geld abgezogen. Man ermutigte junge Wissenschaftler, auf einer molekularen Ebene zu denken und sich auf die DNA und deren zahlreiche Möglichkeiten zur Zellbeeinflussung zu konzentrieren.

II

Erfüllt von tiefem Optimismus und der amerikanischen Nachkriegseinstellung des »Wir können das«, starteten die Gesundheitsbehörden aller Länder zwei ehrgeizige Kampagnen, um die Mikroben von diesem Planeten auszulöschen. Ein Projekt hatte Erfolg und wurde zum größten Triumph des modernen öffentlichen Gesundheitswesens. Das andere ging so furchtbar daneben, daß sich die Zielmikroben sowohl in ihrer

Zahl wie in ihrer Virulenz vermehrten und die Sterblichkeitsraten des *Homo sapiens* in die Höhe schnellten.

Die große Erfolgsgeschichte der Menschheit handelt von den Pocken. 1958 wandte sich die Sowjetunion an die Weltgesundheitsversammlung – der legislativen Körperschaft der Weltgesundheitsorganisation in Genf – und bat um eine internationale Kampagne zur Ausrottung der Pocken. Ihrem Antrag wurde annähernd weltweite Unterstützung zuteil.

Historisch gesehen hatten sich die Pocken als besonders bösartiger Killer erwiesen. Sie griffen nicht – wie es für die meisten Infektionskrankheiten typisch ist – die ärmsten Schichten einer Gesellschaft an.[19] Im Jahr 165 v. Chr. wurde das Römische Reich von einer Epidemie heimgesucht, die man heute für die Pocken hält. Die Pestilenz wütete fünfzehn Jahre lang, forderte in allen gesellschaftlichen Sphären Opfer in solch hoher Zahl, daß einige Teile des Römischen Reiches 25 bis 35 Prozent ihrer Bevölkerung verloren.[20] Man glaubt, daß das Virus auf eine völlig nichtimmune Population traf und es zuerst in Asien einige hundert Jahre zuvor aufgetreten war.[21]

In den nachfolgenden Jahrhunderten forderten ähnlich verheerende Pandemien dieser Viruskrankheit in China, Japan, dem Römischen Reich, Europa und Amerika Millionen von Menschenleben.[22] Laut dem Historiker William McNeill konnte Cortez Mexiko-Stadt nur deshalb mit einer kleinen Armee erschöpfter, irregulärer spanischer Soldaten unter seinem Befehl einnehmen, weil die Europäer unwissentlich die Pocken ins Land geschleppt hatten. Als Cortez seinen letzten Angriff auf die Hauptstadt begann, waren nur noch wenige aztekische Soldaten am Leben und wohlauf. Die Pocken forderten zusammen mit den Masern, der Tuberkulose und der Grippe in den ersten Jahren der spanischen Eroberung das Leben von rund 56 Millionen Ureinwohnern.[23]

Als die Sowjets 1958 zu einer weltweiten Ausrottung der Pocken aufriefen, tötete diese Krankheit jährlich zwei Millionen Menschen und war in 33 Ländern vertreten.

Das Virus konnte durch Berührung oder Atmung übertragen werden, und die Wissenschaftler berechneten vorsichtig die infektiöse Dosis, die nötig war, um die Krankheit hervorzurufen, die Anzahl Viren, die in einem winzigen Tropfen menschlichen Atems vorhanden war, und andere Details der Übertragung. Es stellte sich heraus, daß ein einziger Milliliter aus Tropfen menschlichen Atems in der Lunge bis zu 1000 Viren mehr enthielt, als nötig waren, um eine Infektion in der bedauernswerten Kreatur hervorzurufen, die diese winzige Menge an Feuchtigkeit einatmete.[24]

Sowohl die historische Verwüstung als auch die Ausbreitungsraten neuerer Infektionen schienen hinsichtlich der Ausrottung der Pocken zu Skepsis zu raten.

Andererseits gaben mehrere Aspekte in bezug auf die Biologie der Pokken Grund zum Optimismus. In erster Linie die Existenz einer extrem wirksamen Schutzimpfung, die in verschiedenen Formen seit 1796 im Einsatz war.[25] Heute ist die Kuhpockenschutzimpfung, die aus der Rinderform des Virus hergestellt wird, perfektioniert worden und mit so gut wie keinen Nebenwirkungen zu über 99 Prozent wirksam. Die Pocken waren darüber hinaus leicht zu diagnostizieren, und Fälle der Krankheit konnten auch von Menschen ohne professionelle Ausbildung mühelos erkannt werden. Während dieser schweren Krankheit formten sich grotesk knollenartige Entzündungen im Gesicht und auf der Haut der Betroffenen. Die ausgeprägten Pockenentzündungen hinterließen nach ihrer Heilung Narben, die jeder erkennen konnte.

Weil das Virus direkt von einem Menschen zum anderen übertragen wurde, gab es keine schwierigen Vektoren, die es zu kontrollieren galt, wie Moskitos, Ratten, Zecken oder Fliegen. Und genau das, was die Pokken so schrecklich machte – ihre schnelle Letalität –, machte sie auch kontrollierbar, da die Viren sich so rasch multiplizierten und verbreiteten, daß die meisten Menschen nur vier oder fünf Tage lang ansteckend waren. Dabei waren sie so schwach, daß sie nicht mehr herumlaufen und keine große Anzahl anderer Menschen infizieren konnten.

Obwohl die Ausrottung über 250 Millionen Schutzimpfungen pro Jahr und eine weltweite Anstrengung erfordern würde, um alle von den Pocken gefährdeten Menschen zu erreichen – sogar inmitten von Kriegen, gesellschaftlicher Tyrannei, Hunger oder Elend –, begann das Programm 1967 voller Optimismus unter der Führung des amerikanischen Arztes Donald »D. A.« Henderson.[26]

Die Länder der nördlichen Halbkugel und Lateinamerikas standen 1967 bereits kurz vor der Ausrottung der Pocken; die Krankheit hielt sich jedoch hartnäckig in vielen Teilen Afrikas und Asiens, in denen sich häufig die Religion als größtes Hindernis für eine Schutzimpfung erwies.

Vor Beginn der Kampagne führten Forscher in bestimmten Gebieten Pilotprojekte durch, um herauszufinden, wie akkurat Pockenfälle gemeldet wurden. Sie kamen zu dem erstaunlichen Ergebnis, daß 95 Prozent aller Fälle der Krankheit niemals an nationale oder internationale Gesundheitsbehörden gemeldet wurden. Es gab jede Menge Gründe für diese erschreckend häufige Unterlassung solcher Meldungen: Die örtlichen Behörden fürchteten, bestraft zu werden, wenn ihre Vorgesetzten erfuhren, daß in ihrem Zuständigkeitsbereich eine Epidemie ausgebrochen war; in einigen Gebieten wurde die Krankheit einfach als Teil des Lebens akzeptiert; Ausbrüche traten häufig in örtlich begrenzten Gebieten auf und konnten leicht von oberflächlich durchgeführten nationalen Umfragen übersehen werden; während des Kolonialismus wurden die Häuser der Menschen oft verbrannt, sobald ein Familienmitglied an Pocken erkrankte; daher dachten die Bewohner ehemaliger Kolonialländer natürlich, daß es am besten sei, die Behörden nicht zu informieren.[27]

Schließlich entwarf Hendersons Team bei der WHO einen Pockenangriffsplan, der diese Punkte mutig anging. Dutzende kompetenter Tropenmediziner wurden auf der Suche nach kleineren Ausbrüchen des Virus in alle Welt ausgeschickt. Ein solcher Ausbruch wurde gefunden. Man mobilisierte die Regierung des Landes und impfte die Bewohner der betroffenen Region. Die Inokulation wurde gelegentlich unter Zwang ausgeführt. In einigen Fällen drang man gewaltsam in die Häuser der Einwohner ein, und die Polizei vor Ort half den Ärzten dabei.

Weil beide Supermächte voller Überzeugung hinter der Kampagne standen, widersetzten sich nur wenige Regierungen den Anweisungen der Gesundheitsbehörden, die häufig einen militärischen Beigeschmack hatten. Die WHO-Teams trotzten Bürgerkriegen, Überschwemmungen, religiösen Auseinandersetzungen und einer Vielzahl geographischer und logistischer Probleme, um ihre Aufgabe in elf Jahren zu erfüllen.

In Bangladesch, wo die weltweite Kampagne aufgrund der hohen Bevölkerungsdichte und der uralten Pockenverbreitung ihre härtesten Kämpfe durchzuführen hatte, bot der französische Arzt Daniel Tarantola einem berüchtigten Mörder, dem man nachsagte, ein Pockenträger zu sein, tapfer die Stirn. Ohne Polizeischutz näherte sich Tarantola dem Mörder und seiner Bande Gesetzloser in ihrem Versteck und trotzte ihren Waffen, um sie zu immunisieren. Es ging das Gerücht unter den Dorfbewohnern um, daß Mitglieder der Gang die klassischen Pockennarben im Gesicht trugen und die Räuber die Epidemie über das ganze Land verbreiteten. Die Dörfler hatten recht, und die Immunisierung verhinderte eine örtliche Epidemie. Der Anführer der Gang starb jedoch zwei Tage nach Tarantolas mutiger Konfrontation an den Pocken.

Ende der sechziger Jahre bot Tarantola, damals Student der Medizin in Paris, den Médecins Sans Frontières (Ärzte ohne Grenzen), eine Organisation, die Ärzte und Krankenschwestern aus Europa in Kriegsgebiete schickte, um dort die Zivilbevölkerung zu pflegen, seine Dienste an. Mitten im Bürgerkrieg in Biafra führte der etwas über zwanzigjährige

Tarantola dort eine Kinderstation. Zwei Jahre später, als er an der medizinischen Fakultät der Universität von Paris noch einige Kurse belegen mußte, meldete sich Tarantola für einen zweijährigen Aufenthalt in Afrika – in einem kleinen Krankenhaus im eben unabhängig gewordenen Burkina Faso.

Tarantola war ein Produkt seiner Zeit. Während er die komplizierte Funktionsweise der menschlichen Nieren studierte, tobten Aufstände in den Straßen von Paris. Studenten taten sich mit Fabrikarbeitern zusammen und forderten – inspiriert von den Helden jener Zeit wie Mao Tsetung, Che Guevara, Ho Chi Minh, Herbert Marcuse und Kwame Nkrumah – die bloße Existenz der Regierung de Gaulle heraus. Derart kühne jugendliche Aktionen spiegelten sich in aller Welt wider, von Washington bis Djakarta – junge Menschen im Collegealter stellten das Establishment in Frage. Eine Stimmung aus Aktivismus und Kühnheit infizierte weltweit die normalerweise würdigen Hallen der medizinischen Fakultäten und inspirierte angehende Ärzte wie Tarantola, von einer Welt zu träumen, in der die Bürger von Burkina Faso ebensoviel Recht darauf hatten, 80 Jahre alt zu werden, wie *les parisiennes bourgeois*.

Als junge Ärzte wie Tarantola sich in den sechziger Jahren in aller Welt nach Inspiration umschauten, sahen sie Menschen, fast so alt wie sie selbst, die gegen die alten europäischen Kolonialmächte Revolutionen anführten, die Regierung übernahmen und von der Errichtung neuer gesellschaftlicher Systeme sprachen. Wie viele europäische und amerikanische Idealisten dachte auch Tarantola, mit genügend Energie und westlichem Geld wäre so gut wie alles möglich, »wenn der politische Wille vorhanden ist«.

Mit dieser Begeisterung ging er an seine Arbeit im Dorfkrankenhaus von Fada N'Gourma in Burkina Faso heran, und er entwickelte aus dem Nichts eine primäre Gesundheitsversorgung, mit deren Hilfe die Infektionskrankheiten in diesem Gebiet radikal reduziert wurden. Für seine Bemühungen erhielt Tarantola 1973 die Albert-Schweitzer-Medaille.

Die Tinte auf seiner Promotion war kaum trocken, als Tarantola zu einer anderen französischen Wohlfahrtsorganisation wechselte, Brothers to All Men, um im Norden von Bangladesch grundlegende Gesundheitsfürsorge zu leisten. Da er kein Englisch sprach, die zweite Umgangssprache von Bangladesch, brachte sich Tarantola prompt selbst Bengali bei.

Er war erst sechs Monate im Land, als man ihn für die Pockenkampagne rekrutierte. Wie Tarantola waren die meisten Pockenkämpfer junge (unter 35), weiße, idealistische Männer aus Europa und Nordamerika. Einige Teammitglieder fühlten sich angesichts dieser kulturellen und geschlechtlichen Homogenität nicht ganz wohl, aber das große Ziel, eine der berüchtigtsten Geißeln dieses Planeten auszumerzen, besiegte die Sorge über neokolonialistische Ansätze.

1972 hatte Don Francis seine Assistenzzeit auf der Kinderstation am Los Angeles County Hospital hinter sich gebracht und war zu den CDC gewechselt, als die Pocken in Kosovo, Jugoslawien, ausbrachen. Der junge Arzt baute gerade ein Krankheits-Überwachungsbüro in Oregon auf, als er einen Anruf aus Atlanta erhielt, mit dem er nach Belgrad gesandt wurde. Francis eilte nach Hause, sammelte einige Sachen zum Wechseln sowie sein Rasierzeug und seinen Paß und machte sich auf den Weg zum Flughafen. Sieben Stunden später war er in Washington. Man wies ihn kurz ein, und er erhielt Schachteln mit Schutzimpfungsausrüstungen. Noch vor Mitternacht schlief er in einem Jet irgendwo über dem Atlantik, und am nächsten Morgen landete er in Belgrad.

Einige Wochen später war der Ausbruch in Jugoslawien unter Kontrolle, und Francis befand sich in Khartum, der Hauptstadt des Sudan, wo er sich auf die Spur von Pockenfällen machte. Von dort ging er nach Indien und Bangladesch.

An dem Tag, als Francis seine Verpflichtungen gegenüber der Pockenkampagne erfüllt hatte, waren fast drei Jahre vergangen, seit er an jenem Morgen den Anruf in Oregon beantwortet hatte.

Ein anderer junger amerikanischer Arzt, David Heymann, mußte erleben, wie ein einmaliges CDC-Projekt sich zu einer zweijährigen Jagd auf die indischen Pocken in Bihar und Kalkutta verwandelte. Wenn Heymanns Gruppe jemanden impfte, zeigten sie immer Photos von pockenkranken Indern und baten um die Namen von Menschen, die an dieser Krankheit litten. In einigen Gebieten boten sie den Menschen, die das Team zu aktiven Pockenfällen führen konnten, Belohnungen an. Wenn sie fündig wurden, steckten sie den Kranken in Quarantäne und impften alle Bewohner der Region – manche auch gegen ihren Willen.

Trotz ihrer zwangsweisen Vorgehensweise zweifelten nur wenige Mitarbeiter daran, daß ihre Taten in einem größeren Zusammenhang gesehen Rechtens waren. Wenn zwei Millionen Menschen pro Jahr aufgrund von vorübergehenden Unannehmlichkeiten einiger weniger überleben konnten, wie konnte es dann irgendeinen Zweifel an der Rechtmäßigkeit ihrer Kampagne geben?

Die eine Sorge, die D. A. Henderson und sein Team ständig plagte, war der Preis des Scheiterns. In den kurzen Augenblicken, in denen sie sich selbst die Vorstellung gestatteten, daß die Pocken nicht ausgelöscht werden könnten, wußten die Wissenschaftler eines ganz genau: Die Welt würde im Falle des Versagens nie wieder bereit sein, über alle politischen, nationalen, kulturellen, ethnischen und religiösen Grenzen hinweg einen gemeinsamen Kampf gegen eine Krankheit zu führen. Der Einsatz war zweifelsohne sehr hoch.

Im Sommer 1974 war das WHO-Team bereit, den Sieg über die Pocken in Bangladesch, der letzten hartnäckigen Enklave der virulenten Variola-Major-Form, zu erklären. Die Offiziellen waren soweit gegangen, die völlige Eliminierung des Virus noch vor November dieses Jahres öffentlich vorherzusagen.

Aber dann kamen die Regenfälle. Es regnete und regnete und regnete. Im August wurde Bangladesch von Wassermassen heimgesucht, und Deiche und Dämme brachen unter der Kraft des Monsuns. Flüchtlinge fielen zu Zehntausenden in Dakka ein. Hunger breitete sich über das Land aus, und Bangladesch schien aus den Nähten zu platzen. Kurz vor der Flut wurde der Premierminister, Scheich Mujibur Rahman, ermordet. Die darauf folgenden Aufstände, Unruhen und Putschversuche hielten bis 1975 an.

So kurz vor dem Sieg schien die Aufgabe, die noch verbliebenen Fälle zu eliminieren – sie inmitten des Chaos überhaupt zu finden –, derart einschüchternd, daß die meisten Mitglieder des Teams aufgaben. Sie waren erschöpft, ausgebrannt.

Doch Tarantola hielt seine Leute zusammen. »Schaut, das bedeutet doch nur, daß wir ins Mikromanagement vorstoßen müssen. Wir müssen jetzt die Bäume sehen, nicht den Wald. Geht es langsam an – einen Tag nach dem anderen.«

Allmählich bauten sich die Zuversicht und die Moral seiner Mannschaft wieder auf, weitere Pockenfälle wurden gefunden, und die Begeisterung kehrte zurück. Innerhalb eines Jahres schien der Sieg wieder in Sichtweite. Heymann und Francis berichteten von einem umfassenden Erfolg in Indien, und seit Monaten hatte es in Afrika keine neuen Ausbrüche mehr gegeben. Alle Augen ruhten auf Bangladesch, und die Aufregung nahm zu.

Eines der letzten infizierten Dörfer lag außerhalb der Stadt Chittagong, die unter dem Befehl eines Armeegenerals stand. Tarantola wußte nicht, auf welcher Seite der General im Bürgerkrieg stand oder was er von Ausländern hielt, aber er trat vor den General und bat um die Erlaubnis, die Dorfbewohner zu impfen. Die Erlaubnis wurde zuerst nicht erteilt, und die Krankheit breitete sich aus. Wieder einmal schien es, als ob das gigantische Hindernis Bangladesch dem WHO-Team den Sieg entreißen würde.

Doch der General gab schließlich nach. Der letzte Pockenausbruch wurde niedergeschlagen, und in Dakka floß Champagner. Tarantola trank den Champagner gierig, überschwenglich nach Jahren, in denen er rund um die Uhr Viren gejagt hatten.

Am nächsten Morgen wurde der Sieg erneut zunichte gemacht, als sich die Kunde verbreitete, daß die Pocken in Bhola, einer Insel vor Bangladesch, ausgebrochen seien. Zum drittenmal war das Team gezwungen, sich neu zu mobilisieren, nachdem sie überzeugt gewesen waren, daß der Krieg gewonnen sei. Als alle Inselbewohner geimpft worden waren, hielt sich Henderson erst einmal zurück, bevor er den Erfolg öffentlich verkündete.

Im November 1975 war D. A. Henderson in der Lage, der Welt mitzuteilen, daß ein dreijähriges Mädchen aus Bangladesch mit Namen Rahima Banu geheilt worden war und sie der letzte Fall von wilder Variola Major in der Geschichte der Menschheit sei. Zwei Jahre später, am 26. Oktober 1977, fand man die letzten Fälle der weniger virulenten Variola Minor im somalischen Merka.

Zu diesem Zeitpunkt hatte Dr. Isao Arita schon seit zehn Monaten die Verantwortung für die internationalen Bemühungen übernommen. Henderson war in den Ruhestand getreten. Der japanische Arzt führte das Programm mit mindestens ebensoviel Energie wie der große, hochtrabende Amerikaner, aber mit einem ganz persönlichen Stil, der zurückhaltend und geistreich war. In Zeiten der Anspannung erzählte Arita Witze.

Sein Humor wurde Anfang 1977 am Horn von Afrika auf dic Probc gestellt – nur wenige Wochen nachdem der Militärmachthaber Mengistu Haile Mariam die Macht in Äthiopien an sich gerissen und eine von den Sowjets unterstützte kommunistische Regierung gebildet hatte. Die Militärregierung in Somalia forderte Ogaden für sich, eine Region, die damals Teil von Ostäthiopien war. Ein ausgewachsener Krieg stand bevor. Äthiopien verteidigte Ogaden vehement mit Hilfe sowjetischer Waffen und kubanischer Truppen. Somalia erhielt trotz seiner linksgerichteten Haltung im Zuge des Kalten Krieges Unterstützung von den Vereinigten Staaten. Während der Krieg tobte, flohen über eine Million Zivilisten aus der Region und strömten in die nahegelegenen ländlichen Provinzen von Somalia und Äthiopien, die bereits das zweite bzw. dritte Jahr unter Dürre und Hunger zu leiden hatten.

In diesem Gebiet – Ogaden – wurden die letzten bekannten Fälle der Pockenart Variola Minor gefunden, in erster Linie unter somalischen Muslimen.

Arita wußte, daß UN-Flaggen und WHO-Ausweise den Angehörigen seines Wissenschaftsteams in einer solch unbeständigen Situation wenig Schutz bieten würden, dennoch spürte er, daß die Zeit knapp wurde. Es war Februar 1977, und der Hadsch stand in nur zehn Monaten bevor. Während des Hadsch würden Tausende gläubiger somalischer Muslime nach Mekka pilgern, wo sie mit weiteren zwei Millionen Anhängern des Islam aus allen Teilen der Welt mehrere Tage lang essen, schlafen und beten würden. Wenn infizierte Pilger am Hadsch teilnahmen, wären sämtliche Bemühungen zur Eliminierung der Pocken möglicherweise umsonst gewesen.

Monatelang kämpfte das multinationale Team gegen die Elemente, vermied die Kriegsfront und folgte der Spur von Pockenfällen unter Flüchtlingen und Dorfbewohnern von Ogaden. Im Oktober schien die Zahl der angeblichen Fälle kleiner, und trotz des Beginns der Regenzeit befahl Arita dem Team weiterzumachen. Die Hälfte des Teams blieb während dieser Regentage in den Schlammassen stecken, und ein amerikanischer Wissenschaftler, Joe McCormick, verbrachte drei Tage allein in Ogaden, gestrandet in einem Landrover, der in einem einen Meter tiefen Loch aus Schlamm feststeckte.

Schließlich fand das Team in Merka in Somalia den letzten Fall von Variola Minor auf der Erde.

Ali Maow Maalin wurde geheilt, und alle Formen der Pocken waren nun verschwunden. Die Pocken waren besiegt.[28]

Sie hatten ihre Aufgabe vollbracht. Die Mitglieder des Pockenteams verteilten sich rund um den Globus auf verschiedene Jobs im Gesundheitswesen. Erstaunlicherweise war die WHO nicht erpicht darauf, sie zu übernehmen, und sie wurden auch nicht einzeln für ihre herausragenden Leistungen gelobt. Im Gegenteil, man hielt die unverfrorenen jungen Pockenwissenschaftler für arrogant und gedankenlos. Sie hatten allzu viele der bürokratischen WHO-Anweisungen verletzt, und sie kannten stets nur ein einziges Ziel – eine völlig andere Perspektive als die der anderen, vage gesundheitlich eingestellten WHO-Beamten und nationalen Gesundheitsministerien in aller Welt.

»Die Wissenschaft leidet zweifelsohne unter der Bürokratie«, erklärte Arita später und fügte noch hinzu: »Wenn wir nicht jede einzelne WHO-Regel mehrmals gebrochen hätten, wäre uns der Sieg über die Pocken niemals gelungen. Niemals.«

Sogar Arita und Henderson, die heldenhaften Führer der Anti-Pocken-Kampagne, gerieten ins Kreuzfeuer der Kritik, weil sie zu viele WHO-Richtlinien mißachtet hatten. Arita zuckte nur mit den Schultern und kehrte in seine Heimatstadt Kunamoto zurück. Er übernahm die Leitung des Nationalkrankenhauses in Japan.

Nachdem Tarantola eine Zeitlang das Ziel von Animositäten im Hauptquartier der WHO in Genf gewesen war, freute es ihn um so mehr, eine Aufgabe in Übersee zu erhalten und Kinderschutzimpfungskampagnen in Indonesien durchzuführen. Francis war ausgebrannt, daher folgte er seiner Freundin nach Harvard, wo er in die Virologieforschung einsteigen wollte. Heymann zog nach Atlanta und arbeitete für die CDC. Die drei Männer arbeiteten zehn Jahre später wieder zusammen, um gegen eine andere globale Epidemie anzukämpfen.

Die Ausrottung der Pocken hatte elf Jahre gedauert und 300 Millionen Dollar gekostet.[29] Etwa einhundert gut ausgebildete Mediziner und Tausende Helfer vor Ort waren weltweit für die Kampagne tätig gewesen.

Am 8. Mai 1980 erklärte die Weltgesundheitsversammlung formell, daß »die Welt und all ihre Bewohner frei von Pocken sind, einer verheerenden Krankheit, die in epidemischen Wellen seit frühester Zeit durch viele Länder rollte, Tod, Blindheit und Verkrüppelung mit sich brachte und die vor nur einem Jahrzehnt in Afrika, Asien und Südamerika wütete«.[30]

Ein ganz anderes Ergebnis wartete auf jene, die darum kämpften, die Malaria weltweit auszulöschen. Zwischen 1958 und 1963 wurden für eine Reihe von fehlgeschlagenen Versuchen, die Malaria zu eliminieren, allein 430 Millionen Dollar ausgegeben. 1991 machte das in Dollar über 1914 Millionen aus.[31] Zwischen 1964 und 1981 gaben die Vereinigten Staaten zusätzlich 793 Millionen Dollar aus.[32]

Zu Beginn der internationalen Bemühungen trat die Malaria jeden Tag millionenfach auf, hauptsächlich in Südostasien und Afrika. Obwohl für die meisten Teile der Welt keine verläßlichen Zahlen zur Verfügung standen, schätzte man, daß in diesem Jahr etwa eine Million Menschen in Sri Lanka an Malaria erkrankten, ungefähr 100 Millionen in Indien und unzählige, nach Schätzungen »Hunderte von Millionen« in Afrika.[33]

Andererseits besaß die Menschheit starke Waffen. Chloroquin und Chinin bildeten wirksame Behandlungsmethoden, die bei richtigem und raschem Einsatz den meisten Fällen der Krankheit in nur wenigen Tagen Einhalt geboten. Und chlorierte Kohlenwasserstoff-Insektizide – darunter vor allem DDT[34] – konnten nicht nur erwachsene Moskitos töten, die den Malaria-Parasiten in sich trugen, sondern auch ihre Nachkommenschaft, denn die Chemikalien waren biologisch so gut wie nicht abbaubar und töteten Schädlinge, die auf besprühten Oberflächen landeten, noch monatelang, sogar jahrelang nach der chemischen Behandlung.

Auch ohne diese chemischen Waffen hatten manche Länder ihre Malariaprobleme drastisch reduziert, darunter vor allem die Vereinigten Staaten. In Forscherkreisen herrschte Uneinigkeit über die Ursprünge der Malaria auf dem amerikanischen Kontinent.[35] Wie auch immer, im 18. Jahrhundert stellte die Malaria von Montreal bis ins südliche Chile eine ernste Endemie dar.

Für das amerikanische Militär verkörperte die Malaria ein riesiges Problem – auf einigen Schlachtfeldern sogar das größte Problem – seit der Gründung von George Washingtons Continental Army im Jahr 1776. Mindestens eine Million Soldaten litten im amerikanischen Bürgerkrieg an Malaria, und die Krankheit forderte bis in die dreißiger Jahre dieses Jahrhunderts die meisten Opfer in den Südstaaten Amerikas. Amerikanische Truppen litten auch in Übersee sehr unter der Malaria; 19 000 Landser zogen sich die Krankheit im Ersten Weltkrieg zu, und über 500 000 GIs erkrankten im Zweiten Weltkrieg daran.[36]

Doch während des Baus des Panamakanals (1904–1914) gab General William C. Gorgas dem medizinischen Corps der US-Armee die Anweisung, Sümpfe trockenzulegen, die örtliche Bevölkerung mit Chinin zu behandeln und alle Moskitolarven zu töten, die auf Wasseroberflächen trieben. Zu jener Zeit stand ihm noch kein DDT zur Verfügung, dennoch war das Ergebnis die fast völlige Auslöschung der panamaischen Malaria. Ähnliche Entwässerungsbemühungen in den Südstaaten der USA machten die Malaria bis 1947 zu einer vernachlässigenswerten Größe.[37]

Dann begann Ägypten die erste erfolgreiche Kampagne, um mittels DDT die *Anopheles-gambiae*-Moskitos zu eliminieren. Die Ergebnisse dieser Kampagne waren so bemerkenswert, daß der amerikanische Kongreß 1947 sieben Millionen Dollar für ein auf DDT basierendes Programm zur Verfügung stellte, um die Malaria in den 48 Bundesstaaten der USA auszulöschen. Fünf Jahre später wurde das Programm beendet, als nicht ein einziger Fall von Malaria mehr innerhalb der Grenzen der USA gefunden werden konnte.

Ähnliche Erfolge wurden vom gesamten europäischen Kontinent gemeldet, obwohl die Malaria sich in einigen Teilen von Italien, Spanien und Griechenland bis in die fünfziger Jahre hinein hartnäckig hielt. Angesporn von dem brasilianischen Erfolg in der Kontrolle der *A.-gambiae*[38]-Moskitopopulation ein Jahrzehnt zuvor, beschloß die Pan American Sanitary Conference 1954 in Santiago de Chile, die Moskitos aus allen Ländern Amerikas auszurotten – von der Arktis bis zur Antarktis.

1956 schrieb der Malariaforscher Paul Russell, damals an der Schule für Gesundheitswesen an der Harvard University, einen Bericht für das International Development Advisory Board (IDAB)[39], in dem er sich für eine sofortige globale Ausrottung der Malaria aussprach. In dem Bericht vertrat Russell die wichtigsten wissenschaftlichen Ansichten jener Zeit und argumentierte, DDT sei ein so starkes Werkzeug, daß eine weltweite Multimillionen-Dollar-Kampagne alle malariaübertragenden Moskitos dieses Planeten in weniger als einem Jahrzehnt ausmerzen könnte.

»Normalerweise muß man vier Jahre sprühen und vier Jahre überwachen, um in einem bestimmten Gebiet drei aufeinanderfolgende Jahre ohne Moskitoübertragung zu gewährleisten. Danach müssen die Gesundheitsbehörden für gewöhnlich nur noch mit den gelegentlich auftretenden Fällen umgehen... Die Ausrottung kann in einer Region innerhalb eines Zeitraums von acht bis zehn Jahren durchgeführt werden, und es muß nicht viel länger als vier bis sechs Jahre tatsächlich gesprüht werden. Die Gefahr der Resistenz ist hierbei nicht besonders groß. Wenn jedoch ein Land aufgrund finanzieller Schwierigkeiten langsam vorgehen muß, wird so gut wie sicher eine Resistenz auftreten, und die Ausrottung wird wirtschaftlich unmöglich. *Die Zeit ist ein entscheidender Faktor* (Herv. v. Autor), denn eine DDT-Resistenz tritt nach sechs bis sieben Jahren auf.«[40]

Falls irgend jemand im Kongreß den Kernpunkt im IDAB-Bericht übersehen haben sollte, fügte Russell die folgenden starken Worte hinzu:

»Das ist ein absolut einzigartiger geschichtlicher Moment im Kampf des Menschen gegen einen seiner ältesten und mächtigsten Gegner. Wenn wir jetzt versagen, kann das die Ausrottung der Malaria auf ewig verschieben.«

Russells Plan regte die Phantasie mehrerer wichtiger Männer der politischen Szenerie Amerikas Ende der fünfziger Jahre an: Minister George Marshall, die Senatoren John F. Kennedy und Hubert H. Humphrey sowie Präsident Dwight D. Eisenhower. Obwohl die Malaria in den Vereinigten Staaten nicht mehr existierte, konzentrierten sich 1957 fast alle

Bargeld-Reserven der Erde auf Amerika. Europa, Japan und die UdSSR litten immer noch unter den Verwüstungen des Zweiten Weltkrieges, und die sogenannten Entwicklungsländer standen noch unter dem Joch des Kolonialismus oder ernsthafter Unterentwicklung. Die Amerikaner hatten den Zweiten Weltkrieg gewonnen und waren jetzt in der Stimmung »aufzuräumen«: Es schien in jenen Tagen durchaus passend und angemessen, daß die Amerikaner ihre offenbar einzigartigen Fertigkeiten und ihren gesunden Menschenverstand einsetzten, um alle Leiden des Planeten zu beheben.

Daher begann 1958 Russells Kampf gegen die Malaria – direkt durch den amerikanischen Kongreß mit 23,3 Millionen Dollar pro Jahr unterstützt.[41] Da Russell so eindringlich auf den Zeitrahmen hingewiesen hatte, legte der Kongreß fest, daß die Gelder 1962 auslaufen sollten. Zusätzlich zu den 23,3 Millionen Dollar, die jährlich von der IDAB ausgegeben werden konnten, steuerte der Kongreß zwischen 1958 und 1963 großzügig Gelder für die WHO (insgesamt 31 Prozent des Gesamtbudgets und mehr als 95 Prozent des Malariabudgets der WHO), für die Pan America Health Organization (PAHO, die über 66 Prozent ihrer Gelder direkt vom amerikanischen Kongreß erhielt) und für die UNICEF (40 Prozent des UN-Kinderfondsbudgets) bei.[42] Es war eine schwindelerregende wirtschaftliche Verpflichtung, die 1990 einem Wert von mehreren Milliarden Dollar entsprochen hätte. Erstaunlicherweise beschwerten sich amerikanische Politiker nicht darüber, daß so viel Geld ausgegeben wurde, um eine Krankheit in den Griff zu bekommen, die sich nur wenige amerikanische Bürger jemals zuzogen, und die Kampagne erfreute sich der Unterstützung beider Parteien. Präsident Eisenhower rief die Mikroben zur »bedingungslosen Kapitulation« auf, George Marshall sah den »unmittelbar bevorstehenden Sieg über die Krankheit« voraus, und Senator Kennedy mutmaßte, daß die Kinder, die in den nächsten zehn Jahren auf die Welt kämen, nicht länger der uralten Geißel der Pestilenz gegenübertreten müßten.

Die Rahmenbedingungen waren gegeben. Alles sprach für die Wissenschaftler: politische Unterstützung, Geld, DDT und Chloroquin. Sie waren sich des Siegs über die Malaria so sicher, daß sämtliche Forschungen eingestellt wurden. Warum etwas erforschen, was schon bald nicht mehr existieren wird?

Als Andy Spielman nur fünf Jahre zuvor die höheren Semester an der medizinischen Fakultät des Johns Hopkins belegt hatte, war der angehende junge Wissenschaftler aus Colorado davon überzeugt, ein Leben lang Rätsel der Parasitenforschung zu lösen. Aufgrund eines Sprachfehlers – er stotterte – war Spielman gesellschaftlich etwas ungelenk, und daher war die introspektive Welt der Wissenschaft seine ganze Freude. Kollegen aus Baltimore bewunderten schon bald seinen Witz, seine Wärme und seine Intelligenz. Spielman sah für sich Jahrzehnte des Studiums der Insekten und der von ihnen beherbergten Parasiten voraus.

Er lebte jedoch noch nicht einmal zwei Monate in Baltimore, als sein Mentor Lloyd Rozeboom ihn am Revers packte und sagte: »Wir trinken jetzt ein Bier.«

Der niedergeschlagene Rozeboom gab Spielman einen halben Liter aus, und nach einigen Schlucken meinte er: »Ich muß mir etwas von der Seele reden. Mein Gewissen plagt mich.«

»Wo liegt das Problem?« fragte Spielman.

»Ich hätte dich nicht für die höheren Semester annehmen sollen. Ich hätte dich niemals ermutigen sollen, dich der medizinischen Entomologie zu widmen. Es ist ein totes Feld. DDT bringt es um«, äußerte Rozeboom.

Spielman erwiderte, es sei noch zu früh im Spiel, um jetzt schon den Endstand zu verkünden. Aber Rozeboom blieb unnachgiebig.

»Es ist alles vorbei. Für dich ist da keine Karriere mehr drin. Bis du deine Doktorarbeit geschrieben hast, werden alle von Insekten übertragenen Krankheiten besiegt sein.« Rozeboom war hartnäckig.

Unbeeindruckt machte sich Spielman, trotz Rozebooms Warnungen, an seine Doktorarbeit. Spielman glaubte fest an die Evolution – er hatte seinen Lieblingstext zu diesem Thema praktisch auswendig gelernt –, und er ließ Rozeboom wissen, daß »DDT nicht die endgültige Antwort ist«.

Während der amerikanische Kongreß Russells IDAB-Vorschlag prüfte, belegte Spielman einige Kurse am Ozeanographischen Institut Woods Hole in Massachusetts. Dort traf er eine Meeresbiologin mittleren Alters, die insgeheim die ganze DDT-Problematik überdachte. Sie sagte zu Spielman, daß die Evolution sich zwischen DDT und den Traum von der Malaria-Ausrottung stellen würde. DDT-resistente Stränge der *Anopheles*-Moskitos seien bereits überall in der Welt aufgetaucht, stellte sie fest.

Ihr Name war Rachel Carson, und im selben Jahr, als die Vereinigten Staaten und die WHO sich an ihre ehrgeizige Kampagne machten, um die Malaria-Moskitos zu eliminieren, begann Carson die Arbeit an ihrem Buch *Der stumme Frühling.*[43] Carson war nie ganz gegen den Einsatz von Pestiziden, statt dessen sprach sie sich für eine rationale und begrenzte Anwendung aus. Sie prophezeite besorgt, daß der weitverbreitete landwirtschaftliche Einsatz von Insektiziden den Kampf gegen Malaria, Typhus, die afrikanische Schlafkrankheit, Gelbfieber und Enzephalitis gefährden würde. Sie schrieb:

»Kein verantwortungsbewußter Mensch ist der Ansicht, daß von Insekten übertragene Krankheiten ignoriert werden sollten. Die Frage, die sich jetzt dringend stellt, lautet, ob es klug oder verantwortungsbewußt ist, das Problem mit Methoden anzugehen, die es schnell verschlimmern. Die Welt hat viel von dem triumphalen Krieg gegen die Krankheit gehört, durch die Kontrolle von Insektenvektoren der Infektion, aber sie hat wenig gehört von der Kehrseite der Medaille – den Niederlagen, den kurzlebigen Triumphen, die jetzt stark für die alarmierende Überzeugung sprechen, daß der Insektenfeind durch unsere Bemühungen nur noch stärker geworden ist. Schlimmer noch, wir haben vielleicht sogar das Mittel unseres Kampfes zerstört.«[44]

Ihr fiel auf, daß der erste öffentliche Einsatz von DDT 1943 erfolgt war. Die alliierten Truppen versprühten die Chemikalie freizügig, um die typhusübertragenden Läuse in Italien zu eliminieren. Die Läuse wurden tatsächlich getötet, und es gab keine Typhusfälle mehr, aber ein Jahr später füllten DDT-resistente *Culex*-Moskitos und Hausfliegen das Vakuum. 1951 waren die Moskitos und Fliegen in dieser Region resistent gegenüber DDT, Methoxychlor, Chlordan, Heptachlor und Benzolhexachlorid, und die Italiener kehrten zu den altbewährten Taktiken der Insektenkontrolle zurück: Fliegengitter, Fliegenpapier und Fliegenklatsche.

1959 trat Spielman der Fakultät der Harvard School of Public Health bei und entdeckte, daß keine Kurse über Malaria oder *Anopheles*-Moskitos auf dem Stundenplan standen. Die führenden Köpfe der Kampagne zur Ausrottung der Malaria gehörten der Fakultät an, und da hielt man es für schlechten Geschmack, derartige Kurse anzubieten. Junge Wissenschaftler in der Technik der Moskitokontrolle auszubilden würde ja bedeuten, daß man nicht an den Erfolg von Paul Russells Anstrengungen glaubte. Daher erachtete man ein solches Wissen für die zukünftigen Angestellten im Gesundheitswesen als unnötig.

Russell, ein ehemaliger Missionar, war ein freundlicher älterer Gentleman, und obwohl Spielman niemals an den Erfolg der Kampagne geglaubt hatte, brach es ihm fast das Herz, als er sah, wie niedergeschlagen Russell im Jahr 1963 war.

Die Malaria hatte zwar tatsächlich ihren Tiefstand erreicht, aber sie war noch nicht völlig ausgerottet. In einigen Ländern schien der Erfolg so nahe, daß die Menschen bereits feierten. In Sri Lanka hatte es 1955 eine Million Malariafälle gegeben; 1963 dagegen nur 18 Fälle.

Aber versprochen ist versprochen. Russell hatte seine Zusage für das Jahr 1963 gegeben, und der Kongreß war keineswegs in der Stimmung, die Gelder weitere ein bis zwei Jahre fließen zu lassen. Soweit es den Kongreß betraf, bedeutete die Tatsache, daß das Vorhaben, die Malaria bis 1963 auszurotten, gescheitert war, daß die Aufgabe schlicht unmöglich war, gleichgültig, wieviel Zeit man sich dafür nahm. Zu der Zeit kam fast das gesamte Geld von den Amerikanern; ohne die ständige Infusion mit US-Dollars fand die Kampagne ein abruptes Ende.

1963 nahm Harvard die Malariakontrolle wieder in den Lehrplan auf.

Spielman schüttelte den Kopf und fragte sich laut: »Wie können sie nur all diese Leute einfach im Stich lassen?« Ihm war klar, daß aufgrund der fast völligen Ausrottung Abermillionen von Menschen nun nicht mehr gegen die Krankheit immun waren, jedoch in Gebieten lebten, in die die *Anopheles* zweifelsohne zurückkehren würde. Wenn man urplötzlich den Stöpsel aus dem Kontrollprogramm zog, war ein zukünftiger Anstieg an Todesfällen aufgrund von Malaria garantiert, insbesondere in den ärmeren Ländern, die nicht über eine Infrastruktur zur Krankheitskontrolle verfügten. Als die Malaria nach 1963 wieder unaufhaltsam anstieg, sahen sich die Entwicklungsländer gezwungen, immer größere Summen ihrer spärlichen Finanzen im Gesundheitswesen diesem Problem zu widmen. Indien gab im Jahr 1965 beispielsweise über ein Drittel seines gesamten Gesundheitsbudgets für die Malariakontrolle aus.[45]

Man verzeichnete zahlreiche neue Entwicklungen. Die Grüne Revolution – ein Plan, der von der Weltbank unterstützt wurde, um die Wirtschaft der Dritten Welt durch eine riesige Produktion von Anbaufrüchten, die für den Verkauf bestimmt waren, anzukurbeln – nahm ihren Anfang. Tausende von Hektar von früher vielfältig bepflanztem oder brachliegendem Land wurden zu Monokulturen für den Export von Kaffee, Reis, Zuckerrohr, Weizen, Ananas oder anderen zum Verkauf bestimmten Anbauprodukten umgewandelt, die einen ständig zunehmenden Einsatz von Pestiziden erforderlich machten. Wenn ein Gebiet ein sehr vielfältiges Pflanzenleben hat, ist die Insektenpopulation ebenfalls vielfältig, und keine einzelne Schädlingsspezies hat im allgemeinen Gelegenheit, so dominant zu werden, daß sie die Ernte zerstören kann. Wenn die Pflanzenvielfalt jedoch abnimmt, nehmen auch der Wettbewerb und das räuberische Verhalten unter den Insekten ab. Als Folge davon konnte die Ernte schnell von zerstörerischen Insekten niedergemacht werden. In den sechziger Jahren reagierten die Bauern darauf mit Unmengen von Pestiziden, die oft schon nach kurzer Zeit wirkten. Auf lange Sicht töteten die Pestizide jedoch häufig auch die nützlichen Insekten, während die erntevertilgenden Schädlinge gegen die Chemikalien resistent wurden. Ein Teufelskreis setzte ein, der zum Schutz der Ernte ein immer größeres Sortiment an Insektiziden erforderlich machte.

Während der landwirtschaftliche Einsatz von DDT und seinen Schwesterkomponenten in die Höhe schnellte, gerieten gleichzeitig die Anstrengungen zur Malariakontrolle ins Stocken oder brachen ganz zusammen. Fast über Nacht[46] tauchten in aller Welt resistente Moskitopopulationen auf.

Während Russell noch besorgt das Problem der Pestizidresistenz betrachtete, kam schon die nächste Krise: Zwei Menschen, die Chloroquin eingenommen hatten, erkrankten in Südamerika an Malaria.[47] Fast gleichzeitig tauchten chloroquinresistente Malariaformen in Kolumbien[48], Thailand[49], Venezuela[50] und Brasilien[51] auf. Das Medikament war nur fünfzehn Jahre in Gebrauch gewesen, der großangelegte Einsatz hatte nicht einmal ein Jahrzehnt gedauert.[52] 1950 stand ein zweites Medikament, Primaquin, zur Verfügung, und viele Länder kehrten auch zum altbewährten Antimalariamedikament Chinin zurück. Aber es dauerte nicht lange, bis sich eine Resistenz gegen diese und andere in den sechziger Jahren eingeführten Medikamente entwickelte.[53] 1963 trafen US-Truppen, die in Vietnam kämpften, auf eine chloroquinresistente Malariaform, und die Armee begann den angestrengten Versuch, neue Antimalariamedikamente zu entwickeln.[54]

Das Problem der Medikamentenresistenz wurde durch die Entscheidung der Regierungen einiger Länder, Tafelsalz grundsätzlich Chloroquin beizufügen, noch erschwert. Hier ist insbesondere Neuguinea zu nennen.[55]

Als die Pockenkampagne 1975 ihrem Sieg entgegenschritt, war die Parasitenresistenz gegenüber Chloroquin und die Moskitoresistenz gegenüber DDT und anderen Pestiziden so verbreitet, daß niemand mehr von einer möglichen Ausrottung der Malaria sprach. Zunehmend sahen die Experten den großen Pockenerfolg als eine Abweichung von der Regel und nicht länger als einen Triumph, der mit anderen Krankheiten leicht wiederholt werden konnte.[56]

1975 gab es weltweit etwa zweieinhalbmal so viel Malariafälle wie 1961, mitten in Paul Russells Kampagne. In einigen Ländern forderte die Krankheit erschreckend viele Opfer. In China traten beispielsweise 1975 neun Millionen Fälle auf, im Vergleich zu einer Million im Jahr 1961. In Indien sprang in diesem Zeitraum die Zahl von einer Million Fälle auf über sechs Millionen.[57]

Eine neue iatrogene Form der Malaria tauchte weltweit auf – »iatrogen« bedeutet, daß sie erst als Folge der medizinischen Behandlung entstand. In ihrem wohlmeinenden Eifer, die Geißel »Malaria« auszurotten, hatte die Menschheit eine neue Epidemie geschaffen.

3
Affennieren und die Gezeiten

MARBURG-VIRUS, GELBFIEBER UND DIE BRASILIANISCHE MENINGITIS-EPIDEMIE

Wenn sich das Meer bei Ebbe vom Strand zurückzieht, erliegt man nur zu leicht der Illusion, daß man den Ozean leeren könnte, indem man das Wasser mit einem Eimer ausschöpft.

René Dubos

Das Scheitern bei der Ausrottung der Malaria wurde von den gewaltigen Triumphzügen der Poliokontrolle und der Kampagne zur Eliminierung der Pocken in den Schatten gestellt. Ende der sechziger Jahre hielten westliche Wissenschaftler die Geschichte der Krankheiten für einen Pfeil, der direkt auf den Sieg des *Homo sapiens* über die Mikroben zielte. Machupo betrachtete man als Anomalie in einem fernen Winkel der Erde – und die meisten westlichen Ärzte oder Wissenschaftler hatten noch nie davon gehört. Es dauerte noch mehr als ein Jahrzehnt, bevor die Ärzteschaft weltweit aufhörte, den Begriff »Ausrottung« zu verwenden, wenn sie von Malaria sprach.

Andere »Anomalien« folgten schon bald.

I

Im August 1967 meldeten sich drei Fabrikarbeiter aus Marburg in Deutschland krank. Sie litten an Muskelschmerzen und leichtem Fieber. Die drei Männer waren Angestellte der Behringwerke AG, einer Tochterfirma des Pharmagiganten Hoechst AG, in der Impfstoffe hergestellt wurden. Obwohl sie scheinbar nur unter Grippe litten, war es doch recht ungewöhnlich, daß sie sich während der heißen Sommermonate in Deutschland eine Grippe zugezogen haben sollten. Die drei Männer wurden in die Universitätsklinik Marburg eingewiesen.

Am folgenden Tag bekamen die drei Schwindelanfälle, ihre Milz vergrößerte sich, und sie wurden stark berührungsempfindlich. Außerdem wurden ihre Augen zunehmend blutunterlaufen. Den behandelnden

Ärzten fiel auf, daß »die Patienten ein mürrisches, leicht aggressives beziehungsweise negativistisches Verhalten aufwiesen«.[1]

Tag für Tag erkrankten immer mehr Arbeiter der Pharmafirma, außerdem ein Arzt und eine Krankenschwester, welche die Patienten gepflegt hatten. Bis September lagen 23 Patienten in Agonie auf den Stationen der Marburger Uniklinik. Im etwa 80 Kilometer entfernten Frankfurt zogen sich sechs weitere Mitarbeiter des staatlichen Paul-Ehrlich-Instituts dieselbe mysteriöse Krankheit zu. Vier davon waren ebenfalls Arbeiter, die in der pharmazeutischen Forschung tätig waren, einer war ihr behandelnder Arzt, und der sechste war ein Pathologe, der die Laboranalyse der Fälle durchgeführt hatte.

Gleichzeitig gab es einen dritten Ausbruch, und zwar im jugoslawischen Belgrad, bei dem ein Tierarzt und seine Frau erkrankten.

Die 31 Fälle riefen in europäischen Forscherkreisen aufgrund der Heftigkeit der Krankheit und ihrer Übertragung von den Patienten auf das Pflegepersonal Schrecken hervor. Niemand wußte, was die Krankheit verursachte, wie sie übertragen wurde, welche Behandlungsmethoden wirksam wären und/oder wie viele weitere Menschen befallen würden.

Da die Ehefrau des jugoslawischen Tierarztes und die Frau eines der Marburger Arbeiter ebenfalls erkrankt waren, fürchtete man, daß die Krankheit durch die Luft übertragen würde. Niemand wußte, wie die Ehemänner sich ursprünglich infiziert hatten.

Eines jedoch wußte man: Die Krankheit war schrecklich. Das Adjektiv, mit dem man sie am häufigsten beschrieb, lautete »qualvoll«. Alle Patienten litten unter der gleichen schauderhaften Kette von Vorgängen. Nach einigen Tagen grippeähnlicher Muskelschmerzen und Fieber zeigten sie die klassischen Symptome akuter Virämie (körperlicher Reaktionen auf eine Flut neu entstandener Viren in ihrem Blutstrom): riesige, druckempfindliche Lymphknoten den Hals entlang, entzündete Milz, ein signifikanter Abfall in der Zahl der krankheitsbekämpfenden weißen Blutkörperchen und ein plötzlicher Mangel an Blutplättchen und anderen Faktoren, die nötig sind, um Blutungen zu stoppen.

Am sechsten Tag waren die Patienten übersät mit roten Hautausschlägen, was ihre Haut überaus berührungsempfindlich machte. Ihr Hals war so wund, daß sie nichts mehr zu sich nehmen konnten und sie intravenös mit Flüssigkeiten, Zucker und Vitaminen ernährt werden mußten. Innerhalb einer Woche litten alle an akutem Durchfall.

Am achten Tag wichen die Hautausschläge einer viel schmerzvolleren und alarmierenderen Rötung des gesamten Körpers, verursacht von mikroskopisch kleinen Blockierungen in den Tausenden winziger Kapillarnetzwerke, die direkt unter der Hautoberfläche lagen. Da die Kapillaren blockiert waren, wurden die roten Blutkörperchen aufgehalten, was den Patienten ein dunkelrotes Aussehen verlieh. Durch die Stauung der roten Blutkörperchen erreichte der Sauerstoff, den diese Zellen normalerweise durch den Körper transportieren, nicht länger seine Bestimmungsorte. Die Nerven reagierten mit brennendem Schmerz.

Am zehnten Tag spuckten die Patienten Blut.

Nach drei Wochen schälte sich ihre Haut, während die Zellen, die nach Sauerstoff und Nährstoffen hungerten, zu Millionen abstarben. Am schmerzvollsten war der Schälungsprozeß entlang den Genitalien der Patienten; die Hoden einiger Männer wurden befallen und schrumpften daraufhin.

Den Ärzten fiel eine bemerkenswerte Ähnlichkeit zwischen den Symptomen ihrer Patienten und jenen in der akuten Phase der Hämophilie auf. Bei beiden Krankheiten verliert das Blut seine Fähigkeit, richtig zu koagulieren, und einige größere Blutteile wie die Plättchen werden in den peripheren Kapillaren blockiert, während die kleineren Blutgerinnungsmoleküle, die normalerweise das unkontrollierte Bluten verhindern, einfach verschwinden.

Die Patienten bluteten sich zu Tode. Einer der Frankfurter Ärzte formulierte es folgendermaßen: »Das Blut strömt aus sämtlichen Köröffnungen.«[2]

Aber es handelte sich nicht um Hämophilie – es war eine ansteckende Krankheit. Einer der Ärzte des Marburger Teams unter Leitung von Dr. Rudolf Siegert und Dr. Gustav Adolf Martini hielt es für legitim, von einer »neuen und bislang unbekannten Krankheit« zu sprechen.[3]

Im Dezember 1967 waren sieben der Patienten ihrem Leiden erlegen. Die meisten starben innerhalb von sechzehn Tagen nach Auftreten der ersten Symptome. Bei einigen war ganz eindeutig das Gehirn in Mitleidenschaft gezogen worden; sie wurden in der zweiten Woche ihrer Krankheit geistig verwirrt, sogar wahnsinnig, und fielen dann in ein tiefes Koma, von dem sie sich nicht mehr erholten. Das Herz von zwei der Patienten konnte die Last einfach nicht länger ertragen, so viel dickes Blut zu pumpen, und gab schließlich auf: Sie starben an massiven Herzinfarkten.

Für die Überlebenden waren die Langzeitwirkungen der Krankheit häufig gravierend. Mehrere behielten einen dauerhaften Leberschaden und blieben in einem lebenslangen Zustand chronischer Hepatitis. Alle hatten viel Gewicht verloren. Ein Mann wurde psychotisch und erholte sich niemals von dem seelischen Einfluß der Krankheit. Einige der Männer blieben impotent und verloren ihr sexuelles Verlangen.

Während die Ärzte in Frankfurt, Marburg und Belgrad ihre Patienten pflegten, startete die Weltgesundheitsorganisation eine multinationale Suche nach der Ursache der Krankheit. Es schien offensichtlich, daß die Patienten an einer viralen hämorrhagischen Erkrankung litten, aber Versuche, das Virus anhand von Proben anderer bekannter hämorrhagischer Krankheiten (einschließlich Machupo und Junín) zu extrahieren, schlugen fehl. Anscheinend handelte es sich hierbei um etwas völlig Neues.

Alle der ursprünglichen Fälle in Deutschland und Jugoslawien betrafen Männer, die mit Affen gearbeitet hatten. Außerdem entdeckten die Ermittlungsbeamten, daß jeder einzelne dieser Männer es mit Tieren bzw. dem Gewebe von Tieren aus dem ostafrikanischen Land Uganda zu tun hatte. Die Untersuchung schränkte sich ein, als man erfuhr, daß die Affen alle zur selben Spezies gehörten: *Cercopithecus aethiops*, einer Art von Meerkatzen, die in ganz Afrika verbreitet ist.

Die Ermittlungsbeamten trafen ins Schwarze, als sie entdeckten, daß alle Affen von denselben drei Transporten wilder Tiere stammten, die von Uganda über Belgrad nach Marburg und Frankfurt verschickt worden waren. Als die erste Ladung mit Tieren in Belgrad ankam, waren 49 der 99 Affen tot; die überlebenden Tiere kamen in Quarantäne. Der jugoslawische Tierarzt, der an den toten Tieren Autopsien durchgeführt hatte, zog sich eine Woche später die Krankheit zu. Kurz darauf erkrankte auch seine Frau, die ihren Mann zu Hause gepflegt hatte, an dem, was später als Marburg-Krankheit bekannt wurde. Die Autopsie der toten Affen zeigte, daß die Tiere ebenfalls an massiven Hämorrhagien gelitten hatten. Zwei nachfolgende Transporte mit Affen aus Uganda enthielten ebenfalls eine große Zahl toter Tiere.

Martini, Siegert und ihre Kollegen entdeckten seltsame Viren im Blut und im Gewebe der Affen. Als man Proben in Meerschweinchen injizierte, starben die Versuchstiere nach wenigen Tagen. Bei der Injektion in Mäuse geschah nichts; die Mäuse waren irgendwie in der Lage, dem Virus zu trotzen.

Durch mikroskopische Untersuchungen konnte das Marburg-Virus in zwei verschiedenen Formen nachgewiesen werden. Die erste sah aus wie eine lange, dünne, röhrenförmige Raupe, die mit »Flaum« überzogen war. Im Innern der Röhre befand sich RNA (Ribonukleinsäure), die genetische Blaupause des Virus. Der »Flaum« auf der Außenseite der Proteinröhre bestand aus einer Konstellation von Proteinrezeptoren, die aus dem Virus herausragten und mit denen sich das Virus Eingang in die Zielzellen verschaffte.

In seiner reiferen und gefährlicheren Form rollte sich das röhrenförmige Virus zu einer straffen, runden Spirale auf, die den Zellen und Antikörpern des Immunsystems einer leidenden Kreatur so gut wie keine Angriffsflächen bot.

Ende August klingelte bei Jordi Casals im Labor der Rockefeller-Stiftung in New Haven, Connecticut, das Telefon. Er hörte das Fräulein vom Amt sagen: »Einen Augenblick bitte, ein Gespräch aus Deutschland für Sie.« Der in Barcelona geborene Wissenschaftler wartete geduldig und lauschte dem Rauschen des transatlantischen Telefonkabels.

»Dr. Casals?« rief eine Stimme über das Rauschen der Leitung. »Hier spricht Dr. Lehmann-Gruber aus Marburg in Deutschland. Wir brauchen Ihre Hilfe.«

Casals verfügte über die weltweit größte Sammlung von insektenübertragenen und hämorrhagischen Viren, die unter strengsten Sicherheitsbedingungen in Tiefkühltruhen im Arbovirus-Labor von Yale gelagert wurden. Einige Stunden nach dem Gespräch mit Lehmann-Gruber erreichte Casals ein ähnlicher Anruf mit der Bitte um seine fachliche Unterstützung, dieses Mal von der Frankfurter Gruppe. Sie beichteten dem Rockefeller-Wissenschaftler, vor Angst wie erstarrt zu sein. Beide Gruppen hatten laut den Anrufern an Affennierenzellen geforscht. Im Laufe von nur drei Wochen hatten sechzehn Menschen schwere hämorrhagische Krankheiten entwickelt, und sieben waren daran gestorben.

»Die Menschen fallen in einen Schockzustand, sie bluten aus der Nase, dem Anus, dem Magen und dem Mund«, erklärte der äußerst besorgte Lehmann-Gruber. »Wir wissen nicht mehr weiter. Wir brauchen Ihre Hilfe.«

Während die Deutschen die furchterregenden Symptome beschrieben, dachte Casals daran, wie sein Freund Karl Johnson beinahe an Machupo gestorben war. Seit dem Vorfall in Bolivien galten Casals und Johnson weltweit als die führenden Experten auf dem Gebiet der hämorrhagischen Krankheiten. Johnson arbeitete von Panama aus und Casals an der Yale University, wo er das Arbovirus-Labor der Rockefeller-Stiftung leitete.

Die Deutschen wollten unbedingt erfahren, was ihre Laborarbeiter tötete, und sie baten Casals, Blutproben der Patienten mit allen Viren in seiner Rockefeller-Einrichtung zu vergleichen. Casals stimmte unter der Voraussetzung zu, daß sie nur Blutproben von Patienten schickten, welche die Krankheit überlebt hatten. Auf diese Weise, argumentierte er, wären die Proben frei von den tödlichen Viren, würden jedoch Antikörper enthalten, auf die einige Viren in seiner riesigen Yale-Sammlung reagieren würden.

Mehrere Wochen lang testeten Casals und seine Belegschaft die deutschen Blutproben gegen Hunderte von Viren, aber sie erhielten niemals eine positive Reaktion.

Casals rief Lehmann-Gruber an und meinte: »Es ist nichts, was wir hier im Labor haben. Es könnte etwas anderes sein, etwas völlig Neues.«

Im September 1967 wurde ein WHO-Team nach Uganda entsandt, um herauszufinden, woher genau das Affenvirus stammte. Sie testeten Blutproben von wilden Affen, die in zoologische Anlagen und Forschungslaboratorien in aller Welt transportiert worden waren. Schon 1961 waren einige Affen, die in der Nähe von Entebbe und Kidera gefangen worden waren, mit dem Marburg-Virus infiziert, und die Zahl der infizierten Tiere stieg danach jedes Jahr an, wie eine Untersuchung der von ihnen gelagerten Blutproben zeigte. Ende 1967 trug bei einigen Affengruppen ein Drittel das Virus in sich.

Alle aktiv infizierten Affen gehörten zu zwei Spezies: den afrikanischen Grünen Meerkatzen und den Rotschwanzaffen. Einige andere Tiere, die für die Untersuchung gefangen wurden, trugen Antikörper gegen das Marburg-Virus in sich und zeigten damit, daß sie der Mikrobe ausgesetzt gewesen waren: Schimpansen, Paviane, Talapoin-Affen und Gorillas. Es schien, daß unter den ugandischen Affen irgendwann um 1961 eine Epidemie ausgebrochen war, die 1967 ein ernstes Ausmaß erreichte. In Laboruntersuchungen war es möglich, Rhesusmakakken zu infizieren sowie eine Reihe anderer Primaten der Alten Welt (afrikanische und asiatische Tiere); es war allerdings nicht möglich, Affen aus der Neuen Welt zu infizieren (Spezies vom amerikanischen Kontinent).

Die experimentelle Infektion der Primaten der Alten Welt führte in erschreckenden 100 Prozent der Fälle zum Tod. Dennoch war klar, daß in der Wildnis viele infizierte Affen, wenn nicht gar die meisten, überlebten. Das Paradox war tatsächlich verblüffend.

In den folgenden Jahren unternahmen die Forscher auf der Suche nach Lösungen für dieses Paradox viele Ausflüge in die ostafrikanische Wildnis. Sie suchten außerdem die Lösung eines noch größeren Rätsels: Woher kam das Virus? Man ging davon aus, daß das Marburg-Virus wie die meisten anderen Viren ein Reservoir hatte – eine Insektenspezies oder eine warmblütige Tierart –, in dem das Virus wohnte, ohne Schaden anzurichten, und sich in aller Stille vermehrte. Die Beziehung zwischen solchen Viren und ihren Reservoiren war kommensal: Beide Organismen lebten jahrzehntelang in friedlicher Koexistenz, und keines erlitt dabei einen Schaden. Wenn jedoch diese Reservoirspezies mit einem anfälligen Lebewesen wie beispielsweise dem Menschen in Kontakt kam, konnte das Virus von seinem friedlichen Schiff auf das neue, höchst empfängliche Gefährt springen und eine Epidemie auslösen. Auf diese Weise hatte die Krankheit jahrhundertelang unbemerkt in anderen Spezies existiert und konnte plötzlich »neu« auftauchen, wenn sie den Menschen befiel.

Drei Jahre lang zogen Forscher aus den Vereinigten Staaten, aus Europa und Ostafrika auf der Suche nach dem Marburg-Reservoir durch Uganda und Kenia. Sie testeten alle Affen, Menschenaffen, Nagetiere, Moskitos, Zecken, Hyänen, Hunde, Katzen und Rinder, die sie in die Hände bekamen. Das Reservoir des Virus wurde jedoch niemals ausfindig gemacht.

Angesichts dieses Rätsels konnte die WHO nicht voraussehen, wann oder wo Marburg erneut auftauchen würde. Die Organisation konnte nur zwei Facetten des deutsch/jugoslawischen Ausbruchs vermerken, die für die Ausbreitung des Virus vom Affen auf den Menschen verantwortlich waren.[4]

Die Organisation sah es als erwiesen an, daß die Quarantäne und das Exportverfahren für wilde Primaten unzureichend waren. Alle wilden Tiere sollten im Ursprungsland für mindestens drei Wochen in Quarantäne bleiben. Gleich nach Ende der Quarantäne sollte der Transport aus dem Land sehr schnell, vorzugsweise per Luftfracht, vonstatten gehen. Die Anzahl der Menschen, die während Quarantäne und Transport mit den Tieren in Kontakt kamen, sollte auf ein striktes Minimum beschränkt bleiben. Während des Transports sollten die Tiere, insbesondere Primaten, in getrennten Käfigen und in ausreichender Distanz voneinander untergebracht werden, um sicherzustellen, daß sie sich im Laufe der aufreibenden Reise nicht kratzten oder bissen.

Sobald die Tiere ihr Ziel erreicht hatten, empfahl die WHO, »daß die tiermedizinischen Behörden des Landes die Einfuhr sowie die Quarantäne« für mindestens sechs Wochen kontrollierten. Während der Dauer der Quarantäne sollten die Tiere wieder in getrennten Käfigen untergebracht werden, um ein Ausbreiten von Krankheiten in der Kolonie zu vermeiden. Die Zahl der Menschen, die mit ihnen in Kontakt kam, sollte auf ein Minimum reduziert werden. Man hielt es für allzu offensichtlich, um noch zu erwähnen, daß die Tierpfleger in jeder Phase entsprechende Handschuhe und Schutzkleidung tragen und sicherstellen sollten, daß sie von den Tieren nicht gebissen wurden. Sie sollten auch stets sorgfältig darauf achten, daß Flüssigkeiten oder Gewebe der Tiere nicht mit Rissen in ihrer Haut bzw. mit ihrem Mund in Kontakt kämen.[5]

Bedauerlicherweise wurden diese Anweisungen in den Folgejahren wiederholt gebrochen, bisweilen mit tragischen Konsequenzen.

Neun Jahre später, im Februar 1975, dienten zwei junge australische Studenten auf einer Wanderung durch Südafrika unabsichtlich als »Versuchstiere« und bewiesen, daß Marburg nicht von diesem Planeten verschwunden war, als die Epidemie 1967 unter den Schutzimpfungsforschern in Europa und der Affenpopulation in Uganda scheinbar ihr Ende gefunden hatte.

Ein 20jähriger australischer Konstruktionszeichner und seine 19jährige Freundin trampten im Sommer 1975 in der südlichen Hemisphäre durch Rhodesien[6] und Südafrika. Sie saßen eines Morgens auf der Straße neben dem rhodesischen Gwaai-Fluß vor den Toren der Stadt Wankie, als der junge Mann plötzlich einen scharfen Schmerz in seinem rechten Bein verspürte. Er sah hinunter, entdeckte eine rote Schwellung und kam zu dem Schluß, daß ihn etwas gebissen hatte.

Sechs Tage später lag das Paar an den Natal-Stränden in der Nähe von Margate in Südafrika, als der junge Mann plötzlich Schweißausbrüche bekam und von eine Welle der Erschöpfung völlig geschwächt wurde. Nach vier Tagen zunehmender Muskelschmerzen, Erschöpfungszustände, Fieberanfälle und Kopfschmerzen wurde er am 15. Februar 1975 in das Johannesburg Hospital eingeliefert. Vier Tage später starb er nach derart schweren inneren Blutungen, daß die Alveolarluftsäcke seiner Lungen voller Blut waren.

Während seiner vier Tage im Johannesburg Hospital wurde der Australier von fünfzehn Ärzten und Wissenschaftlern sowie zehn Krankenschwestern versorgt. Eine 21jährige Schwester erkrankte neun Tage nach dem Tod des Mannes.

Zwei Tage nach dem Tod des Australiers erkrankte auch seine Freundin. Dr. Margaretha Isaacson vom South African Institute for Medical Research in Johannesburg behandelte die Patientinnen mit antikoagulierendem Heparin und rettete so ihr Leben. Zweifelsohne, schloß Dr. Isaacson, konnte das enorme Ausbluten des Australiers bei den anderen beiden Opfern des Marburg-Virus vermieden werden, weil das Heparin die Bildung winziger Blutgerinnsel in ihren vaskulären Systemen verhinderte.[7]

Obwohl das Team aus Johannesburg davon überzeugt war, daß die Marburg-Infektion des jungen Mannes begonnen hatte, als er ins Bein gebissen wurde, hatte es keine Ahnung, welche Kreatur – Nagetier, Insekt, Affe – ihn gebissen haben könnte. Es war auch möglich, daß der mysteriöse Biß des jungen Mannes nichts mit der Marburg-Infektion zu tun hatte. Im Laufe der zehn Tage, bevor er in Natal ankam, hatte der Australier sich an mehreren Aktivitäten beteiligt, die ihn mit Lebewesen, die das Marburg-Virus in sich trugen, in Kontakt gebracht haben konnte. In Rhodesien schlief er im Freien auf einem Feld, auf dem Zebras grasten; er faßte rohes Fleisch in Bulawayo an; er berührte Affen in der Nähe der großen Zimbabwe-Ruinen, und er fütterte Affen in einem Käfig in der Hotellobby in Natal mit der Hand.[8] Die Wissenschaftler aus Johannesburg waren im Jahr 1967 der Lösung des zentralen Rätsels nicht nähergekommen als ihre deutschen und ugandischen Kollegen: Warum tauchen solche tödlichen Krankheiten so plötzlich auf und verschwinden dann ebenso plötzlich wieder?

Es blieb ein Rätsel. Es begann mit zwei Teams von deutschen Wissenschaftlern, die sich für eine der optimistischsten und möglicherweise segensreichsten Bemühungen im Gesundheitswesen einsetzten: der Entwicklung von Impfstoffen. Es begann mit Affenzellen und endete irgendwo in einem geographischen Raum, der so riesig und vielfältig war und Tausende von Meilen von Nairobi bis Kapstadt reichte, daß niemand auch nur ansatzweise allen Hinweisen nachgehen konnte.

Zu einer Zeit, als die Wissenschaftler über künstliche Herzen und fortschrittliche Hirnchirurgie sprachen, schien es unbegreiflich, daß das Marburg-Rätsel 20 Jahre später immer noch völlig im dunkeln liegen würde.

Aber so war es.

II

Joe McCormick schritt auf dem langen Flur der Notfallstation im Emilio-Ribas-Hospital energisch aus. Er versuchte krampfhaft, die erschreckten Gesichter zu ignorieren, die ihn von Tragen und Stühlen aus anstarrten. Das Krankenhauspersonal hastete um ihn herum. Es kämpfte gegen die Zeit, um die akut erkrankten Kinder und Teenager zu behandeln, bevor sie starben.

»Wir müssen alles in unserer Macht Stehende tun, um eine Panik zu vermeiden«, dachte McCormick und wiederholte diesen Satz ebenso sehr zu seiner eigenen Beruhigung wie für die besorgte Öffentlichkeit.

Er trat hinaus in die Winterluft von São Paulo. An der Einlieferungstür zur Ambulanz beobachtete er, wie ein weiteres schwer erkranktes Kind von einer Trage auf ein Rollbett gelegt wurde. Wie benommen starrte er auf seine Uhr, registrierte die Zeit und fing an zu zählen. In den nächsten dreißig Minuten kamen 13 Krankenwagen an, jeder mit einem brasilianischen Kind oder einem jungen Erwachsenen, der an Meningitis erkrankt war. Am Ende des Tages waren über 200 Patienten durch die Türen der Notaufnahme gekommen, und das 1000-Betten-Krankenhaus war weit über seine Kapazität belegt.

Es war August 1974, und Brasiliens aufblühende Megacity – die sich damals mit einer Bevölkerungszahl von 20 Millionen brüstete – lag in den Klauen einer Epidemie von Meningokokkenmeningitis, einer schweren bakteriellen Erkrankung, die bei einem unbehandelten Menschen in weniger als 24 Stunden zum Tod führen konnte. Die Meningokokkeninfektion wurde durch die *Neisseria-meningitides*-Bakterien verursacht und beim Niesen durch die Schleimtropfen direkt von Mensch zu Mensch übertragen. Selbst unter den besten Umständen töteten die Meningokokken zehn Prozent aller Infizierten, und hier konnte man schwerlich von den besten Umständen sprechen. Annähernd 15 Prozent der eingelieferten Menschen im Emilio-Ribas-Hospital starben, und dies war die beste medizinische Einrichtung in ganz São Paulo. Die Sterblichkeitsrate in den kleineren Krankenhäusern betrug bei Kleinkindern bis zu 77 Prozent und bei Erwachsenen 60 Prozent.[9]

McCormick war entsetzt von dem, was er in den wenigen Wochen in São Paulo bereits gesehen hatte. Er war von der CDC-Unterabteilung für pathogene und bakterielle Krankheiten an die Pan American Health Organization (PAHO) ausgeliehen worden und hatte die Aufgabe, einem Team brasilianischer Ärzte bei ihren Bemühungen, die Epidemie aufzuhalten, zur Hand zu gehen. Obwohl er noch nicht lange bei den CDC war, versetzte McCormicks einzigartige Laufbahn ihn in die Lage, die sich entwickelnde brasilianische Krise in den Griff zu bekommen.

Während beim öffentlichen Gesundheitswesen in Deutschland im Sommer 1967 angesichts des Marburg-Virus Panik ausbrach, scharrte Joe McCormick in einem abgelegenen Außenposten im Norden von Zaire ungeduldig mit den Füßen. Der ehemalige Bauernjunge aus Indiana hatte zwei Jahre lang als Grundschullehrer in Zaire gearbeitet. Er hatte 1964 seinen Abschluß am College gemacht, mit erstklassigen Noten in Chemie. Die National Science Foundation (NSF) bot ihm ein Forschungsstipendium für ein Aufbaustudium in Physik an, aber er hatte abgelehnt – wegen Zaire und wegen der Abenteuer.

Kurz bevor die ersten Arbeiter in Marburg erkrankten, brach in Zaire ein Bürgerkrieg aus und führte zu einem Kräftemessen zwischen der zwei

Jahre alten Regierung von Mobutu Sese Seko und den Rebellen aus Katanga, angeführt von weißen Söldnern. Mobutu, der selbst durch einen Militärstreich an die Macht gekommen war, griff hart durch. Zu den vielen Maßnahmen vom Sommer 1967, um die Rebellion niederzuschlagen, gehörte der Hausarrest aller Weißen, die in Zaire lebten.

Das war Pech für McCormick, der in seiner Wohnung in Wembo Nyambo besorgt auf und ab ging. Während er seine Wände aus Schlackenstein inspizierte, die sich in einem ständigen Belagerungszustand durch einfallendes tropisches Blätterwerk befanden, hatte McCormick das Gefühl, alles in allem, Hausarrest hin oder her, die richtige Entscheidung gefällt zu haben, als er das so sehr begehrte NSF-Stipendium ablehnte. Wie Hunderte anderer intelligenter junger Menschen seiner Generation bewunderte McCormick John F. Kennedy zutiefst und war nach dessen Ermordung am Boden zerstört. Er hatte geplant, sich im Geiste des »Frage, was du für dein Land tun kannst« dem Friedenskorps anzuschließen.

Es gab jedoch einen Haken: Das Friedenskorps wollte ihn nicht in einer Fremdsprache unterrichten lassen, und McCormick wollte außer seiner Muttersprache Englisch unbedingt zumindest eine weitere Sprache lernen. Daher hatte er sich 22jährig und voller Schwung und Wanderlust für ein Methodistenprogramm verpflichtet, das Lehrer nach Zaire entsandte.

Angesichts der jüngsten Ereignisse in Zaire kümmerte sich niemand darum, daß McCormick nicht über die notwendige Lehramtsausbildung verfügte. So gut wie alle in Europa und Amerika ausgebildeten Fachkräfte hatten in den vorausgegangenen Jahren das Land fluchtartig verlassen, aufgrund einer Kette von Ereignissen, die im Juni 1960 mit dem Sturz der belgischen Kolonialmacht ihren Anfang genommen hatte. Das brachte dem Land einen neuen Namen ein (Zaire anstatt Belgisch-Kongo) und seinen ersten unabhängigen Führer, Premierminister Patrice Lumumba. Während des gewaltsamen Übergangs vom Kolonialismus zur Unabhängigkeit war ein amerikanischer Missionar entführt, nach Stanleyville gebracht und in der Öffentlichkeit ermordet worden, und das warf einen Schatten auf die Bemühungen, ausländische Lehrer, Ärzte und andere Fachkräfte zu rekrutieren.

Lumumba, ein glühender afrikanischer Nationalist, der auf dem ganzen Kontinent bewundert wurde, herrschte nur wenige Monate, bevor er von Militärelementen abgesetzt und ermordet wurde. Eine CIA-Aktion, wie der amerikanische Kongreß später zugab. In den folgenden vier Jahren gab es Interventionen durch die Vereinten Nationen und Bürgerunruhen, die am 24. November 1965 in einer Machtübernahme durch die Armee ihren Höhepunkt fanden. General Mobutu Sese Seko erklärte sich zum Präsidenten von Zaire. Nicht alle Einwohner Zaires akzeptierten Mobutus Führungsanspruch, und das Land wurde von einer bewaffneten Rebellion erschüttert, während die Methodistenanwerber auf der Suche nach Schullehrern durch die Vereinigten Staaten und durch Westeuropa zogen.

In diese Spannung trat McCormick, ein weißes Kind aus dem Mittelwesten mit einer Begabung für die Wissenschaft und dem Talent, alles Mechanische reparieren zu können. Seine spärlichen französischen Sprachkenntnisse stammten aus einem Schnellkurs in Pariser Dialekt, den ihm das Missionarsprogramm kurz vor seiner Abreise nach Zaire ermöglicht hatte. McCormick entdeckte jedoch während seines Aufenthalts in Wemba Nyambo, daß er ein wahres Sprachtalent besaß. Er plauderte schnell mit Schülern und Dorfbewohnern nicht nur auf französisch, sondern auch in Lingala und Otetela, zwei Sprachen, die nur wenige Ausländer beherrschten, sowenig wie das universelle Patois des afrikanischen Handels, Kisuaheli.

Schon bald hatte McCormick in seiner jugendlichen Arroganz das Gefühl, den Lehrberuf gemeistert zu haben, und suchte ungeduldig nach neuen Herausforderungen. Beeindruckt von den Medizinern am örtlichen Krankenhaus, beschloß McCormick, Arzt zu werden.

Ende 1966 unterzog sich McCormick mittels Fernprüfung dem Zulassungstest für die medizinische Fakultät, nachdem er anhand all der Texte, mit denen ihn seine neuen Freunde aus der Ärzteschaft ausstatten konnten, gebüffelt hatte. Niemand, der ihn kannte, war überrascht, daß er den Test mit einem ausgezeichneten Ergebnis bestand und dadurch Zugang zu den besten medizinischen Fakultäten der Vereinigten Staaten hatte. Nur wenige Tage bevor das Studium beginnen sollte, wurde der Hausarrest aufgehoben, und McCormick machte sich auf den Weg zur Duke University.

In den nächsten sieben Jahren erwarb der stets ruhelose McCormick einen Doktortitel an der Duke University sowie einen Magistertitel in Tropenmedizin, beide finanziert durch einen Bundesausbildungsplan, der 1965 aktiviert wurde, um einen damals befürchteten gravierenden Ärztemangel in den Vereinigten Staaten auszugleichen. Unter diesem Förderplan wurden amerikanische Medizinstudenten durch die Bundesregierung finanziell gefördert im Austausch für einen Pflichtdienst im öffentlichen Gesundheitswesen nach ihrem Abschluß.[10] In McCormicks Fall bedeutete das einige Jahre Dienst in den bundeseigenen Centers for

Disease Control in Atlanta, gefolgt von einem Abschluß seines medizinischen Studiums. Da McCormick plante, sich ganz dem Studium tropischer Krankheiten zu widmen, war ein Aufenthalt an den Centers for Disease Control genau das, was er sich am meisten wünschte.

1972 schloß sich McCormick einem zweijährigen Programm des Epidemic Intelligence Service (EIS) an. Er wurde im Hauptquartier der CDC in Atlanta ausgebildet und entsandt, um Krankheitsausbrüche in den Vereinigten Staaten zu untersuchen. Seine erste Aufgabe führte ihn in ein amerikanisches Indianerreservat in Parker, Arizona, wo die Bevölkerung durch Lebensmittel, die mit *Streptokokken*-Bakterien verunreinigt waren, erkrankt war.

Als McCormick bereit war, in einem regulären Angestelltenverhältnis der Abteilung für spezielle Pathogene und Bakterien für die CDC tätig zu werden, hatte er sich unter den »Cowboys« der Organisation bereits einen Namen gemacht. Karl Johnson, der Panama 1971 verlassen hatte, war wieder dabei und hörte Geschichten über den vielversprechenden jungen EIS-Angestellten. Er beschloß, den jungen Mann im Auge zu behalten – seine Erfahrungen in Afrika könnten sich eines Tages als nützlich erweisen.

Aber Afrika würde warten müssen, denn nun war McCormick völlig vereinnahmt von der Krise in Brasilien.

Wie die meisten Ärzte nach dem Zweiten Weltkrieg hatte McCormick angenommen, daß Antibiotika alle bakteriellen Infektionen heilen würden, aber es wurde klar, daß diese Mikrobe sogar jene Kinder töten konnte, denen massive Dosen von Penicillin oder Ampicillin, den bevorzugten Medikamenten für die Meningokokkenkontrolle, gegeben wurden.[11]

McCormick war besorgt. Es sah aus, als ob bei dieser Epidemie ein bestimmter virulenter Strang der Bakterien im Spiel war; möglicherweise einer, der gegenüber Antibiotika auf Sulfat-Basis resistent war. Trotz medikamentöser Behandlung griffen die Bakterien die Membranen – die Hirnhaut, die das Gehirn der Opfer und ihre Wirbelsäulen umgab – grausam an und verursachten gräßliche Schmerzen und neurologische Schäden. Dieses offensichtliche Medikamentenversagen zwang die Ärzte dazu, bei der Behandlung der Patienten statt der leicht zugänglichen und billigen Penicillin-Medikamente auf die teureren und weniger sicheren Antibiotika wie Rifampin und Chloramephenicol zurückzugreifen.

Als er die Krankenberichte und Laborberichte über die Epidemiefälle las, sprangen ihm einige beängstigende Tatsachen ins Auge. Als erster hatte der Direktor des Emilio-Ribas-Hospitals, Dr. Carlos de Oliveira

Bastos, bemerkt, daß die Zahl von Meningitisfällen, die in seiner Einrichtung eingeliefert wurden, zwischen 1962 und 1971 um 21 Prozent zugenommen hatte und sich dann bis 1972 mehr als verdoppelte.[12] Während dieser Zeit bestand ein Großteil der Fälle aus Kleinkindern, und das führende Pathogen war Meningokokkus Typ C.

Zwischen Januar und August 1974 wurden allein in das Ribas-Hospital über 11000 Fälle von Meningitis eingeliefert. Die Patienten waren kaum noch Kinder, ja es gab sogar einige ältere Menschen, und das dominierende Pathogen wechselte von Typ C zu Typ A.[13] Die Menigokokken-Typen basieren auf winzigen Molekülen, die von den Oberflächen der Bakterienmembran hervorragen. Wenn die Menschen sich infizieren, stellen sie Antikörper gegen diese Molekültypen her, die gegen die Krankheit ankämpfen. Antikörper gegen Typ C können jedoch Typ-A-Moleküle nicht erkennen und somit auch nicht angreifen. Da Typ-A-Infektionen in Brasilien so gut wie nicht vorgekommen waren, hatte fast kein Einwohner von São Paulo natürliche Immunstoffe dagegen. Das würde erklären, warum sich einige Erwachsene eine Krankheit zuzogen, die eigentlich für immunschwache Kinder typisch war.

Schlimmer noch, obwohl es einen Impfstoff gegen Typ C gab, steckte die Forschung zur Entwicklung eines Typ-A-Impfstoffes noch in den Kinderschuhen. Außerdem bestätigte Augusto Taunay, der Direktor des Adolfo-Lutz-Instituts in São Paulo, daß fast alle Typ-C-Meningitis-Bakterien, die in seinem Labor untersucht wurden, gegen Antibiotika auf Sulfat-Basis wie beispielsweise Penicillin resistent waren.

Im August kam Taunay zu dem Schluß, daß die meisten an Typ C Erkrankten unter neun Jahre alt waren und die Zunahme der Sterblichkeitsrate in dieser Gruppe der Sulfatresistenz zuzuschreiben war. Aber Typ A griff in erster Linie Teenager und Erwachsene unter 25 Jahren an. Es schien, daß es gleichzeitig zwei Meningitis-Epidemien gab.

Auf den ersten Blick schien die Lage hoffnungslos. Die Brasilianer verfügten im allgemeinen über eine natürliche Immunität gegen Typ C, aber für jene, die anfällig waren, hatte das Bakterium einen neuen Trick auf Lager – Antibiotikaresistenz. Andererseits war ein offenbar neuer Typ-A-Strang anfällig gegenüber einer Antibiotikabehandlung, aber nur wenige Brasilianer waren von Natur aus immun, und bis sie im Krankenhaus eintrafen, war ihre Meningitis oft zu weit fortgeschritten, um noch mit antibakteriellen Medikamenten behandelt werden zu können.

McCormick studierte die Patienten und bemerkte, daß die meisten unter der klassischen akuten Form der Krankheit litten, bekannt unter dem Namen Waterhouse-Friderichsen-Syndrom. Es war nur eine Frage von Minuten: Eben waren sie noch gesund und plötzlich schwer krank. Sie bekamen Fieberanfälle, einen steifen Hals und Schwindelgefühle. Innerhalb weniger Stunden war ihr Körper übersät mit winzigen roten Flecken – nadelspitzengroßen Blutungen der Kapillaren unter der Haut. Innerhalb von zwölf bis zwanzig Stunden fielen sie ins Koma, ihre Nieren kollabierten, und bald darauf trat der Tod ein.

»Wenn man es nicht in dem Augenblick angeht, indem man es bei kleinen Kindern erkennt, sind die Kinder, wenn man sie das nächste Mal sieht, tot«, dachte McCormick und erschauerte.

Wer die Krankheit überlebte, war möglicherweise ein Leben lang schwer behindert. Die Bakterien griffen die mittlere von drei schützenden Hirnhautschichten an, die das Gehirn und die Wirbelsäule umgaben, und die Überlebenden litten oft unter verschiedenartigsten Hirnschäden. Oder die Bakterien griffen die Nieren und die Extremitäten an, und die Opfer verloren ihre Finger, Zehen und sogar die Füße.

Epidemien dieser Krankheit waren in Südamerika selten, kamen jedoch in Teilen Westafrikas relativ häufig vor. Im Tschad hatten Epidemien in den fünfziger Jahren bis zu 11 000 Tote pro 100 000 Einwohner gefordert. Im August 1974 war die Meningitis-Rate in São Paulo vergleichsweise gering und betraf nur 100 Fälle pro 100 000 Einwohner. Aber McCormick konnte rechnen, und er wußte, daß die Situation schnell westafrikanische Ausmaße erlangen konnte. Es beunruhigte McCormick, daß niemand wußte, woher die antibiotikaresistenten Typ-C- oder Typ-A-Stränge kamen. Nicht genau zu wissen, wann und wo alles seinen Anfang genommen hatte, erschwerte eine Prognose über das zukünftige Ausmaß der Epidemie.

Es gab viele mögliche Erklärungen für den Ursprung dieser plötzlichen Epidemie, und während seines Aufenthalts in São Paulo grübelte McCormick häufig über jede einzelne nach. Es war beispielsweise möglich, daß ein Brasilianer nach Afrika gereist war, sich infiziert und das Typ-A-Bakterium nach São Paulo gebracht hatte. 1974 überflogen mehr als 75 Millionen Menschen jedes Jahr irgendwo in der Welt Landesgrenzen[14] – vielleicht war jemand, der sich bereits infiziert hatte, aus Westafrika eingereist. Andererseits konnte das Bakterium aus einem Krankenhaus oder einer örtlichen klinischen Einrichtung stammen – das Ergebnis einer fahrlässigen Antibiotikabehandlung. Es ärgerte McCormick, daß er keinen Weg fand, zu den Ursprüngen dieser Epidemie zu gelangen.

Im September kam eine WHO-Untersuchung zu einer schmerzlichen

Schlußfolgerung: Obwohl der Typ-C-Impfstoff nur in einigen wenigen Feldversuchen ausgetestet worden war und man den Typ-A-Impfstoff noch als im reinen Versuchsstadium befindlich erachtete, konnte nichts anderes die sich immer weiter ausbreitende Epidemie aufhalten.

Außerdem war die WHO zu der Überzeugung gelangt, daß eine gemeinsame Schutzimpfung gegen Typ A und Typ C notwendig war. Man warnte, daß »die Zukunft jedes Schutzimpfungsprogramms in Gefahr sein könnte«, wenn die Öffentlichkeit den Glauben an die medizinischen Bemühungen verlieren würde, weil die Opfer trotz Teilschutzimpfungen starben – das erwartete Ergebnis beim Einsatz von nur einem Impfstoff.

Die Entscheidung der WHO erging nur pro forma: Die Militärregierung von Brasilien hatte bereits anläßlich einer Konferenz am 5. August in Brasília beschlossen, alle Bürger, die im Einzugsgebiet der Epidemie wohnten, zu impfen.[15] Während die Panik zunahm, erklärte sich das französische Institut Mérieux bereit, einen kombinierten A/C-Impfstoff für Brasilien herzustellen, und baute zu diesem Zweck eiligst eine neue Fabrik vor den Toren von Lyon in Frankreich. Innerhalb von vier Monaten konnte Mérieux mit der Produktion beginnen und 500000 Impfstoffeinheiten pro Woche nach Brasilien verschiffen.[16] Der Impfstoff setzte sich aus Zuckerteilen – den Polysacchariden – des Bakteriums zusammen, die gegen A und C immunisierten.[17]

Zwischen August 1974 und Mitte Januar 1975 hatten McCormick und die brasilianischen Offiziellen, während sie auf den Impfstoff warteten, nur wenige Hilfsmittel zur Hand. Joe beschloß, sich auf die Aufklärung der Öffentlichkeit zu konzentrieren, und brachte sich selbst sofort Portugiesisch bei. Ab Oktober gab er lange Interviews und hielt Pressekonferenzen ab; er rief zu Ruhe und Besonnenheit auf.

»Ich muß ganz deutlich sein in dem, was ich sage«, dachte McCormick. »Ich muß den Menschen Zuversicht vermitteln.«

Als Außenseiter spielte McCormick eine besondere Rolle – und noch dazu eine sehr delikate. Seit zehn Jahren herrschte in Brasilien eine Militärjunta, die für ihre Brutalität berüchtigt war. Zahllose Studenten, Laborleiter, religiöse Aktivisten und Repräsentanten der unteren Klassen des Landes waren Ende 1974 »verschwunden«. Das »Verschwinden« war eine euphemistische Umschreibung ihrer Ermordung, der normalerweise Entführung und Folter vorausgingen. Gerüchte und Angst regierten die öffentliche Meinung, und nur wenige Arme im Land schenkten den Erklärungen der Regierung Glauben.

Im ganzen gesehen waren jedoch die Meningokokken-Ankündigungen des brasilianischen Gesundheitsministeriums korrekt. Es gehörte zu

McCormicks diplomatischer Mission, die Regierungserklärungen zur Epidemie öffentlich zu unterstützen, während er gleichzeitig zur Junta selbst eine kritische Distanz wahren sollte. Derart heikle Politik wurde an der medizinischen Fakultät der Duke University nicht gelehrt. Auch nicht im Ausbildungsprogramm der CDC.

McCormick mußte improvisieren. Im Laufe der Monate lernte er, wie man liebenswürdig darauf hinweist, daß fast alle Opfer der Meningitis aus Bezirken mit akuter Armut stammten, wie den riesigen Favelas von São Paulo und Rio de Janeiro, ohne direkt die Politik der Regierung anzugreifen, die für diese Armut verantwortlich war.[18] Er bemerkte, daß sich die Krankheit bei allzu hoher Wohndichte und schlechter Hygiene am schnellsten ausbreitete – dort fehlte den Menschen der Zugang zu reinem Leitungswasser, und daher badeten sie selten und wuschen auch kaum ihre Kleidung. Die Bakterien gediehen unter solchen Bedingungen und konnten von einem Familienmitglied zum anderen via Handtüchern, Kleidern, Putzlappen oder Taschentüchern weitergegeben werden.

Als Mérieux genügend Impfstoff hergestellt hatte, um die gesamte Bevölkerung von São Paulo zu immunisieren, hatte die Epidemie bereits über 11 000 Menschenleben gefordert und bei über 150 000 Einwohnern in mindestens sechs brasilianischen Bundesstaaten zu schweren Erkrankungen geführt. Ungefähr 30 Prozent der Überlebenden litten Berichten zufolge an langfristigen neurologischen Störungen der einen oder anderen Art.

Bis zum neuen Jahr war die Krankheitsrate in Rio auf 205 Fälle pro 100 000 Einwohner gestiegen, und die Behörden fürchteten, daß der bevorstehende Karneval die Ausbreitung noch erhöhen würde. Die Vision von Millionen Brasilianern und Touristen, die in überfüllten Straßen tagelang unaufhörlich zusammen tanzten, barg die sehr reale Möglichkeit in sich, daß die Epidemie von erschöpften Feiernden, die nach Hause zurückkehrten, über den ganzen Planeten verbreitet würde.

Obwohl sie keine Ahnung hatten, wie wirksam oder wie gefährlich der Impfstoff von Mérieux sein würde, gelangten die Offiziellen in Rio zu dem Schluß, keine andere Wahl zu haben: Am 13. Januar begannen sie eine zwölftägige Impfkampagne mit dem angekündigten Ziel, 80 Prozent der Bevölkerung im gesamten Einzugsgebiet von Rio zu immunisieren.

Innerhalb von fünf Tagen wurden über drei Millionen Cariocas geimpft, und sofort fiel die Rate der Meningitisfälle. Während der gefürchteten Karnevalwoche zogen sich nur zehn Menschen die Krankheit zu.

Ermutigt durch die Erfahrung in Rio, organisierte die Militärregierung die größte Impfkampagne der Weltgeschichte. Vom 21. bis zum 24. April wurden annähernd elf Millionen Einwohner von São Paulo geimpft; das waren 90 Prozent der Gesamtbevölkerung. Man sperrte alle pendlerintensiven Gebiete der Stadt ab und konnte auf diese Weise bis zu einer halben Million Menschen gleichzeitig für ihre Impfung auf die Beine stellen. Die gesamten Massenmedien wurden als gewaltiges Propagandawerkzeug für die Kampagne mobilisiert, und Militärfahrzeuge plärrten Immunisierungsanweisungen über die Lautsprecher auf dem Wagendach.

In ganz Brasilien wurden schon bald ähnlich militärisch präzise Aktionen durchgeführt. Das brachte die Epidemie schließlich zum Stehen.

Als McCormick Anfang 1976 zum CDC-Hauptquartier nach Atlanta zurückkehrte, stellte die Meningitis für Brasilien kein ernstes Problem mehr da. Aber die fundamentale Frage, woher dieser virulente Typ-A-Strang gekommen war, blieb ungelöst. Bei einer PAHO-Konferenz in Washington im Februar 1976 drängte McCormick auf eine Einbeziehung der folgenden Aussage in die offizielle Zusammenfassung der brasilianischen Episode:

»Man kann gegenwärtig unmöglich vorhersehen, wann und wo die nächste Epidemie der Meningokokkenmeningitis auftreten wird. Daher ist unklar, wann und wo vorbeugende Schutzimpfungen durchgeführt werden sollen.« [19]

Gänzlich übersehen wurde in dem abschließenden PAHO-Bericht die Bedeutung – der mögliche Vorbote – der Fähigkeit der Bakterien, gegen gewöhnliche Antibiotika resistent zu werden.

III

Wie bei Malaria, Polio, Blattern und allen anderen bakteriellen Erkrankungen herrschte in den sechziger Jahren in bezug auf die Gelbfieberkontrolle ein extremer Optimismus. Die Werkzeuge waren zur Hand: Zum einen machten DDT und andere Pestizide dem *Aedes-aegypti*-Moskito, der das Gelbfiebervirus übertrug, den Garaus, und zum anderen gab es einen wirksamen Impfstoff. Seit 1937 waren Gelbfieberimpfstoffe in Gebrauch, und weiterentwickelte Formen der Immunisierung waren so wirksam, daß so gut wie jede geimpfte Person durch eine einzige Injektion lebenslang geschützt war.[20] Mit Beginn der Bauarbeiten am Panamakanal zur Jahrhundertwende gab es eine Vielzahl erfolgreicher Mittel, um die *A.-aegypti*-Moskitos aus Amerika zu verbannen.

Seit dem 17. Jahrhundert galt das Gelbfieber in Amerika als schwere und furchterregende Geißel und verursachte endemische Ausbrüche in Dschungel- und Sumpfgebieten von Kanada bis Chile. In regelmäßig wiederkehrenden Epidemien forderte das Gelbfieber in den Städten Zehntausende von Menschenleben. Es begann mit Kopfschmerzen, Fieber und einem vagen Gefühl des Unwohlseins. Innerhalb von Stunden wurden daraus Kälteschauer, Muskelschmerzen und Erbrechen. Nach fünf Tagen innerer Blutungen trat Leberversagen ein, und der Betroffene wurde gelbsüchtig. Wenn der Infizierte noch nie zuvor dem Virus ausgesetzt war, standen die Chancen, daß er überlebte, 50 zu 50. Im Jahre 1793 tötete eine Gelbfieberepidemie 15 Prozent aller Einwohner von Philadelphia, jeder dritte Bewohner floh aufs Land.[21]

In Westafrika war das Gelbfieber so allgegenwärtig, daß die meisten überlebenden Erwachsenen gegen die Krankheit immun waren. Viele Historiker gingen davon aus, daß ihre akute Anfälligkeit für Gelbfieber die britischen und französischen Kolonialisten davon abhielt, Westafrika gänzlich unter ihre Kontrolle zu bringen.[22] Diese Abschreckung war in einigen Gebieten von Afrika so offensichtlich, daß sie von den Menschen vom Sudan bis Senegal in Liedern und Gedichten gefeiert wurde. Bis in die achtziger Jahre hinein sangen Schulkinder in den Ibo-Gebieten von Nigeria das Lob der Moskitos und der Krankheiten, die sie auf die französischen und britischen Kolonialisten übertrugen.[23]

Man glaubte gemeinhin, daß der *A.-aegypti*-Moskito aus Westafrika stammte und an Bord von Sklavenschiffen in die Neue Welt gebracht worden war.[24] Der Moskito paßte sich schnell an und gedieh in den feuchttropischen Regionen der Karibik und des Amazonasgebiets. Die ersten Epidemien traten im Jahr 1648 in Yucatán in Mexiko auf sowie in Havanna auf Kuba. In weniger als fünfzig Jahren hatte *A. aegypti* ganz Amerika überzogen, und die Gelbfieberepidemien tauchten überall auf.

1901 entdeckten der amerikanische Armeearzt Walter Reed und der kubanische Mediziner Carlos Finley das Verbindungsglied zwischen dem *A.-aegypti*-Moskito und dem Virus und die Bedeutung unbedeckter Flächen klaren Wassers. Sie begannen einen hemisphärenweiten Feldzug zur Ausrottung des Moskito. Der Moskito, so hatten sie herausgefunden, konnte seine Eier nur in klarem, sauberem Wasser ablegen; daher gedieh er in der Nähe der Menschen, lebte in menschlichen Behausungen und legte seine Larven in Trinkwasserkrügen ab. Das Insekt war bei Temperaturen unter 16° Celsius (60° Fahrenheit) nicht lebensfähig und gedieh nur in feuchtem Klima über 22° Celsius (72° Fahrenheit). Es schien daher auf der Hand zu liegen, daß das gesamte Gelbfieberproblem signifikant reduziert werden konnte, indem man in den warmen Monaten einfach alle sauberen Wasserreservoire abdeckte.

1927 wurde ein Impfstoff entwickelt, und die ersten offiziellen Bemühungen zur globalen Ausrottung begannen, gebilligt von den Regierungen Amerikas.[25]

In bezug auf das Gelbfieber sprach man zuerst von »Ausrottung«, dann von »Kontrolle« und schließlich von »Kampf«, nachdem Fred Sopers im Jahr 1932 entdeckt hatte, daß einige Affen das Virus ohne Schaden zu nehmen in sich trugen.[26] In den folgenden Jahren fanden die Wissenschaftler heraus, daß mehrere Spezies von Affen und Menschenaffen das Virus in sich tragen konnten, sowohl in Afrika wie in Südamerika. Auch in Amerika schadete das Virus den Kapuzineräffchen nicht, sie trugen jedoch das Gelbfieber in sich und dienten der Mikrobe als Quelle zur Fütterung der Moskitos. Als das Gelbfieber in Zentralamerika ausbrach, löschten Epidemien so gut wie alle nichtimmunen *Ateles*- und *Alouatta*-Affenpopulationen aus.[27]

Kurz darauf entdeckte man, daß *A. aegypti* nicht der einzige Moskito war, der Gelbfieber übertragen konnte: *A. africanus*, *A. simpsoni* und *A. albopictus*, um nur einige wenige zu nennen, konnten das Virus ebenfalls übertragen. Außerdem konnte das Virus in den Insekteneiern von einer Moskitogeneration zur nächsten weitergegeben werden; dadurch gab es lange Phasen – mehrere Insektengenerationen –, in denen die Krankheit verschwunden zu sein schien. Aber das Virus lebte in Wirklichkeit still in Generationen von Affen und Moskitos, bereit, unter den entsprechenden Bedingungen wieder in epidemischer Form unter den Menschen aufzutauchen.[28]

Die ganze Bedeutung dieser Dschungel/Affen-Form des Gelbfiebers trat 1949 zutage, als die Krankheit erneut in Panama ausbrach und den vierzigjährigen Prozeß der erfolgreichen Ausrottung – seit den Tagen von Walter Reed – einfach umkehrte. Von Panama breitete sie sich nach Norden aus, über Costa Rica, Guatemala und Mexiko, und zwang das US-Militär und die PAHO zu Kontrollinterventionen. 1959 tauchten Fälle von Gelbfieber überall dort in Südamerika auf, wo die Behörden bereits von einer erfolgreichen Ausrottung ausgegangen waren. Bei den meisten Ausbrüchen handelte es sich in den ersten Fällen um Männer, die in der Landwirtschaft oder als Holzfäller am Rande der tropischen Regenwälder arbeiteten; dort kamen sie in Kontakt mit wilden Moskitos, die sich von Affen ernährten.[29]

Ende der fünfziger Jahre erkannten die Wissenschaftler, daß es zwei Arten von Gelbfieber gab: die städtische Form in Verbindung mit *A. aegypti* sowie die Waldform, die in einer Vielzahl von Affen und wilden Moskitos gefunden wurde. Die Ausrottung der städtischen Form war durch Schutzimpfungen, Abdeckung aller Wasserreservoire und DDT-Sprühaktionen auf Insektenbrutstätten möglich. Aber das Dschungelgelbfieber konnte nicht eliminiert werden, wenn nicht gleichzeitig auch alle wilden Affen in Afrika und Südamerika geimpft wurden – ganz eindeutig ein unmögliches Unterfangen. Trotz dieser Hürden der Natur blieben die WHO und die PAHO optimistisch hinsichtlich der Ausrottung aller für den Menschen gefährlichen Gelbfieberkrankheiten, weil der Impfstoff gegen beide Formen schützte: Wenn alle Kinder, die in endemischen Gebieten lebten, routinemäßig geimpft wurden, so hieß es, würde die Krankheit nur noch für nichtimmune Ausländer, die durch Dschungelgebiete reisten, eine Bedrohung darstellen. Die Massenschutzimpfungskampagnen der vierziger und fünfziger Jahre reduzierten sowohl in Südamerika als auch in Westafrika drastisch das für den Menschen gefährliche Gelbfieber.

In Amerika beschlossen PAHO-Vertreter, daß der Krankheit weiter vorgebeugt werden könne, wenn man den *A.-aegypti*-Moskito von der südlichen Hemisphäre verbannte, und von 1947 bis 1960 führte die Organisation eine zweite massive Kampagne zur Moskitokontrolle durch. In einigen Ländern – darunter Argentinien, Chile, Panama, Venezuela und Kolumbien – reduzierten DDT-Sprühaktionen und das systematische Abdecken von Wasserreservoiren drastisch den *A.-aegypti*-Moskito, und Vertreter des öffentlichen Gesundheitswesens waren zuversichtlich, daß das Insekt bis Mitte der sechziger Jahre in Amerika ausgerottet werden könnte. Der amerikanische Kongreß war jedoch zu keiner Zeit davon überzeugt, daß ein solches Unternehmen für die Bewohner der nördlichen Halbkugel wichtig war, und obwohl er sich formell der PAHO-Kampagne verpflichtet hatte, wies er für derartige Bemühungen auf amerikanischem Hoheitsgebiet nie Gelder aus.

Dennoch erkannte der Kongreß, wie wichtig es diplomatisch gesehen war, so zu erscheinen, als ginge man mit dem PAHO-Erlaß eins, für den die Vereinigten Staaten gestimmt hatten, und wies die CDC an, eine Ausrottung zu versuchen. Der Versuch stand von Anfang an unter einem schlechten Stern. Hunderte protestierender Grundbesitzer drohten mit gerichtlichen Klagen, sollten Chemikalien auf ihrem Land oder in ihren Häusern versprüht werden.

1964 äußerte sich Dr. Donald Schleissman, der die weitgehend mittellose amerikanische Aktion zur Ausrottung des *A. aegypti* anführte, über die Verpflichtung des amerikanischen Kongresses: »Das Mandat, den *A. aegypti* mit den zur Verfügung stehenden Geldern auszurotten, entsprach dem Befehl, mit einem nur halbvollen Tank über den Atlantik zu fliegen.«

Obwohl der *A. aegypti* vorübergehend zahlenmäßig reduziert wurde, war er niemals ganz aus Amerika verschwunden.

Ähnliche Kampagnen wurden auch in Äquatorialafrika durchgeführt, aber allein in den fünfziger Jahren gab es fünf Gelbfieberausbrüche. 1959 kam ein Ausbruch in Zaire erst zum Stillstand, als Hunderttausende von Menschen geimpft und mehr als zwanzig Tonnen DDT über ein relativ kleines Gebiet versprüht worden waren.[30] 1960 brach eine riesige Gelbfieberepidemie im Westen Äthiopiens aus. Als die Epidemie 1962 auslief, waren 100 000 Menschen erkrankt; das Gelbfieber tötete einen von drei infizierten Äthiopiern.

Ein subtiler Wandel vollzog sich nach der äthiopischen Epidemie. Ohne über die Sache wirklich gesprochen zu haben, änderten internationale Experten ihre Taktik langsam von den kühnen Ausrottungsbemühungen mit dem Ziel, die Krankheit auszulöschen, hin zur Brandbekämpfung. Die Rockefeller-Stiftung und eine Vielzahl von Regierungsinstitutionen errichteten weltweit an den Krisenherden des Gelbfiebers Forschungsaußenposten.[31]

An einem solchen Außenposten arbeitete Tom Monath, ein Entomologe, für die Universität von Ibadan in Nigeria. Bevor er 1972 Nigeria verließ, reiste Monath durch das ganze Land und versuchte herauszufinden, wo sich das Virus zwischen menschlichen Seuchen versteckte. Er entdeckte, daß ein Moskito namens *Masoni africana* das Virus in seinem gesamten Lebensraum verbreiten konnte: in den hohen Baumspitzen des Nupeko-Regenwaldes an den Ufern der nigerianischen Flüsse.[32]

Monath' innere Verpflichtung, das Gelbfieber zu eliminieren, festigte sich Ende 1970, als er Teil eines amerikanisch-nigerianischen Teams war, das eine Epidemie in den Savannenebenen Nigerias im Okwoga-Distrikt untersuchte. Während der Weihnachtsferien führten Monath und seine nigerianischen Kollegen Haus-zu-Haus-Umfragen in Okwoga-Dörfern und -Kliniken durch, auf der Suche nach Gelbfieberfällen und um den nigerianischen Behörden zu helfen, die Epidemie unter Kontrolle zu bringen.

»War hier in letzter Zeit jemand krank?« fragte Monath, ein Weißer mit Kurzhaarschnitt, lächelnd, wenn er in ein Dorf kam. Stets wiederholte sich die gleiche Szene: Ein Dorfbewohner nickte ernst und führte Monath in eine Strohhütte. Dort saß ein Toter aufrecht auf einem Stuhl, seine Augen starrten blicklos geradeaus, Baumwolle war in seine Nasenlöcher gestopft.

Das erste Mal, als Monath etwas Derartiges sah, war er vor Entsetzen wie gelähmt, aber nach einer Weile waren es nicht länger die Einzelschicksale, die ihm Sorgen bereiteten, sondern das gesamte Ausmaß der Zerstörung – sowohl durch die Krankheit als auch durch die Behandlungsmethoden einiger Medizinmänner zur angeblichen Heilung des Gelbfiebers.

Er war auch beeindruckt von der Tatsache, daß für die Epidemie von 1970 keine Ursache gefunden werden konnte. Es gab nur wenig Affen und überhaupt keine Regenwälder, dennoch zeigten in einigen Dörfern ein Drittel oder gar die Hälfte der Einwohner bei Bluttests Hinweise auf eine Infektion neueren Datums. Die gesamte Infektionsrate in Okwoga betrug 14 Prozent, und doch war der häufigste Gelbfieberträger, der *A.-aegypti*-Moskito, in dem Gebiet praktisch nicht existent.[33]

Monath und seine Kollegen kamen gezwungenermaßen zu dem Schluß:

»Der Ursprung der Epidemie ist unbekannt. Es gibt zwei Möglichkeiten: (1) der Okwoga-Ausbruch... stammte von der Einführung des Gelbfiebervirus von einer entlegenen Quelle zu einer Zeit, die für zwischenmenschliche Übertragung in einer immunologisch anfälligen Bevölkerung günstig war, oder (2) das Gelbfieber ist endemisch... im oder in der Nähe vom Okwoga-Distrikt.«[34]

Mit anderen Worten, entweder wurde die Krankheit von einem Reisenden eingeschleppt, oder sie war schon immer dagewesen und hatte sich jahrzehntelang irgendwie versteckt. Es klaffte eine riesige biologische Lücke zwischen diesen beiden Möglichkeiten. Monath erkannte, solange man nicht wußte, welche Erklärung korrekt war, hatte man keine Möglichkeit, weiteren Ausbrüchen in dieser Gegend am besten vorzubeugen. Oder in *jeder anderen* Gegend.

Die Hoffnung auf eine Kontrolle der Insekten, die als Vektoren für das Gelbfieber agierten, nahm weiter ab, als überall, wo die Wissenschaftler suchten, weitere Insektenvektoren für das Gelbfieber auftauchten. Karl Johnson fand eine andere Virusträger-Spezies in Panama, der brasilianische Arzt und Wissenschaftler Francisco Pinheiro identifizierte noch mehr Insektenvektoren in den Dschungelgebieten des Landesinneren von Brasilien, und Forscher der amerikanischen Armee stellten fest, daß auch Pferdemoskitos in Brasilien und gewöhnliche Zecken in Westafrika das Virus verbreiten konnten.

1972 schloß die Rockefeller-Stiftung Monath' Labor in Ibadan sowie auch alle anderen Außenstellen. Man war zu der Überzeugung gelangt, es sei fruchtlos, das Gelbfieber eliminieren zu wollen. Jahre später reagierte Monath auf diese Entscheidung immer noch mit Bitterkeit. »Man hat eine großartige Gelegenheit vertan«, äußerte er gegenüber Kollegen und fügte noch hinzu, daß zwischen 1947 und 1972 der *A.-aegypti*-Moskito weltweit aus drei Vierteln seines Lebensraums von vor dem Zweiten Weltkrieg eliminiert worden war. Neunzehn Länder hatten das gelbfiebertragende Insekt bis 1972 völlig ausgerottet, und das veranlaßte die Consulting-Firma Arthur D. Little mit Sitz in Washington, eine Kosten-Nutzen-Analyse einer großangelegten Kampagne zu erstellen, um Amerika von dem Insekt zu befreien. Die Little-Studie kam zu dem Schluß, daß eine solche Kampagne sicherlich erstrebenswert wäre, obwohl sein sylvatischer Zyklus es dem Virus erlaubte, sich über lange Zeiträume hinweg in wilden Affen und mehreren anderen Insektenspezies zu verstecken. Die Firma argumentierte Anfang der siebziger Jahre, daß eine Kampagne zur Ausrottung des *A.-aegypti*-Moskitos in Höhe von 326 Millionen Dollar die Zahl der Gelbfieberfälle in den meisten lateinamerikanischen Ländern fast auf Null herunterfahren würde, weil nur dieses Moskito Stadtbewohner infizierte. Außerdem war *A. aegypti* ein überaus effizienter Virusverbreiter; die großen Gelbfieberepidemien des 19. und 20. Jahrhunderts gingen von diesem Moskito aus. Daher, so folgerte die Consulting-Firma, würde eine globale Kampagne zur Eliminierung des *A. aegypti* das Gelbfieberproblem auf ein Maß beschränken, das durch regelmäßige Schutzimpfungen der Menschen, die in Dschungelgebieten lebten oder arbeiteten, völlig unter Kontrolle zu halten war.

Die CDC teilten diese Meinung nicht. Direktor David Sencer gab eine konkurrierende Studie in Auftrag, die zu dem Schluß kam, daß eine *A.-aegypti*-Ausrottung allein in den Vereinigten Staaten, Puerto Rico und den Virgin Islands über 200 Millionen Dollar kosten würde. Man ging in dieser Studie davon aus, daß bei einer amerikaweiten Ausrottung mit Kosten von über einer Milliarde Dollar zu rechnen sei.[35] Diese horrende Summe war in erster Linie den Privatleuten zuzuschreiben, die sich weigerten, Sprühaktionen auf ihrem Besitz zu gestatten, und mit Gerichtsverfahren drohten. Obwohl ärmere Nationen im Süden enorme

Summen ausgaben und *A. aegypti* erfolgreich aus einem Großteil Amerikas verbannten, weigerte sich das reichste Land des Kontinents, seine eigenen Moskitos loszuwerden.

Die Bemühungen kamen zu einem Stillstand.

Frustriert und enttäuscht packte Monath sein Ibadan-Labor in Kisten und verabschiedete sich von seinen nigerianischen Kollegen. Doch er verließ Afrika nicht – noch nicht. Etwas viel Tödlicheres als das Gelbfieber wartete auf ihn.

4
In die Wälder

LASSA-FIEBER

Ich habe keine Angst, wenn wir ein risikoreiches, gefährliches Virus in das Labor bringen müssen. Ich hoffe und bete, und ich denke nicht weiter darüber nach.

Dr. Akinyele Fabiyi, Lagos 1993

Uwe Brinkmanns Kopf fuhr plötzlich herum. Verzweifelt schaute er aus dem Wagenfenster auf der Suche nach einem vertrauten Orientierungspunkt entlang den Landstraßen Norddeutschlands. Panik beschlich ihn – die wahre, tiefe Panik, die sich nur dann einstellt, wenn etwas unsere innersten Ängste berührt.

»Jetzt haben sie mich«, schrie Brinkmann innerlich auf. »Jetzt werde ich vergast. Sie schleppen mich ins Konzentrationslager.«

Die Seiten des Lieferwagens schienen immer näher zu kommen, und Brinkmann hatte keine Ahnung, wohin man ihn brachte. Als er in diesen Sommermonaten des Jahres 1974 aus dem Wagenfenster blickte, wichen die Stadt Hamburg und ihre Vororte der Landschaft und dann, wie er mit Schrecken feststellte, den Wäldern.

Abgeschirmt von dem anonymen Fahrer und der gesamten Außenwelt, starrten Brinkmann und seine Gefährten in gemeinsam geteiltem Schrecken vor sich hin. Brinkmanns Patient, der deutsche Chirurg Bernhard Mandrella, lag im Delirium auf einer Trage zwischen ihnen. An seiner Seite saß der britische Arzt Adam Cargill, der Mandrella in Nigeria behandelt hatte. In Begleitung der Männer befanden sich drei nigerianische Frauen: eine Krankenschwester und Nonne sowie zwei Schwesternhelferinnen. »Von Anfang an wollte uns keiner hier haben«, dachte Brinkmann, der gleichzeitig Arzt und Wissenschaftler war. »Und jetzt lassen sie uns verschwinden. Uns alle.«

Als er in der total abgeschlossenen mobilen Einheit von Klaustrophobie übermannt wurde, dachte Brinkmann, wie er später erklärte: »Wie seltsam. Ich war die letzten sieben Tage einer tödlichen Mikrobe ausgesetzt und hatte keine Angst. Und jetzt machen mir diese Leute – *meine* Leute – angst.«

Brinkmann hatte sich unter seinen deutschen Mitbürgern nie wirklich zu Hause gefühlt. Seine zum Teil englische Familie hatte unter dem Dritten Reich sorgfältig die jüdische Herkunft von Brinkmanns Großmutter geheimgehalten, und der junge Uwe hatte durch geschicktes Unruhestiften in den Gegenkulturtagen der sechziger Jahre Karriere gemacht. Ähnlich ging es seinem Patienten, dem Sohn eines der Militäroffiziere, die am 20. Juli 1944 versucht hatten, Adolf Hitler zu töten. Mandrellas Vater wurde gehängt, und seiner Mutter wurden vom Dritten Reich die Kosten für die Hinrichtung in Rechnung gestellt.

»Das ist sogar für mich zuviel«, dachte Brinkmann. In seiner Bestandsaufnahme konnte er vor sich sehen, wie die Gruppe auf die deutschen Behörden wirkte: drei afrikanische Frauen, deren eigene Regierung sie in die Isolation geschickt hatte, ein englischer Arzt, der unter verdächtigem Durchfall litt, ein Mann, der offensichtlich mit einer ansteckenden tödlichen Krankheit im Sterben lag, und er selbst – ein unruhestiftender Hippie. Brinkmann dachte an seine schwarzen schulterlangen Haare, den dicken, ungepflegten Schnurrbart, das T-Shirt mit dem Batikmuster und die weiten Schlaghosen. Er erinnerte sich an die Schlagzeilen, die vor nur wenigen Wochen in deutschen Zeitungen gestanden hatten und von seinen Lösungsvorschlägen für die Hungersnot in Äthiopien kündeten: Brinkmann gründete, wie die deutsche Presse erklärte, kommunistische Kommunen in den Wüsten am Horn von Afrika. Obwohl der äthiopische Kaiser Haile Selassie Brinkmann die höchsten Ehrungen seines Landes verliehen und gefordert hatte, daß der junge Hippiearzt zeitlich unbegrenzt in seinem Land bleiben sollte, hatte die deutsche Regierung Uwe zurückgerufen. Es schien, daß Brinkmanns Lösungsansätze für die Nahrungsmittelknappheit Äthiopiens – dörfliche Bauernkommunen, die ihre Erzeugnisse selbst vermarkten – für die konservativen Westdeutschen ein wenig zu linksgerichtet waren.

»Ja«, dachte er in diesen Sekunden der Panik, »das alles ergibt einen Sinn. Sie werden uns einfach ausradieren und der Welt erzählen, wir wären an der Krankheit gestorben. Das wäre die Lösung für sie.«

Als der Konvoi sein Ziel erreichte, gab es nur wenig Trost für Brinkmann. Vor den Toren des Dorfes Ebstorf, in den Wäldern etwa 80 Kilometer südlich von Hamburg, lag ein verlassenes mittelalterliches Kloster, das vor kurzem zu einer Hochsicherheitseinrichtung für die Blatternforschung umgewandelt worden war. Eine Reihe von drei luftdichten Automatiktüren öffneten sich vor der verängstigten Gruppe und schlossen sich hinter ihnen sofort wieder, um sie vom Rest der Menschheit abzuschotten.

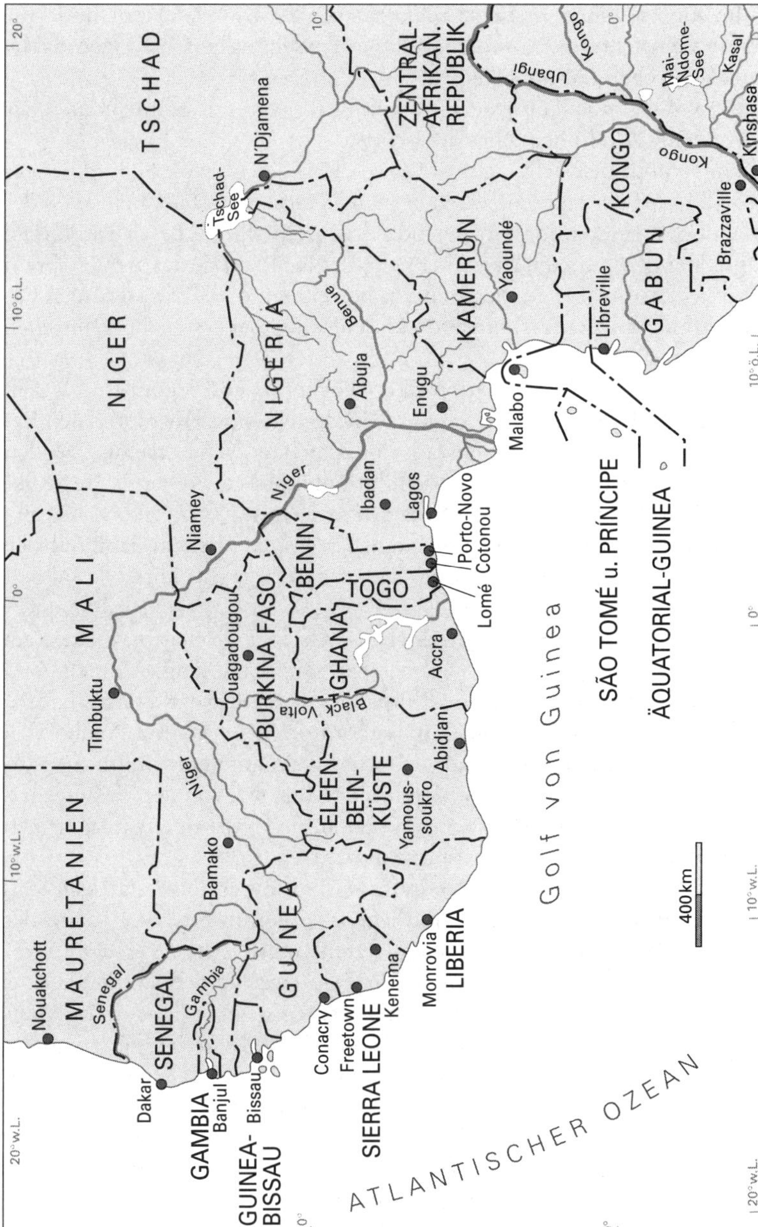

MAURETANIEN
MALI
NIGER
TSCHAD
SENEGAL
GAMBIA
GUINEA-BISSAU
GUINEA
SIERRA LEONE
LIBERIA
ELFEN-BEIN-KÜSTE
BURKINA FASO
GHANA
TOGO
BENIN
NIGERIA
KAMERUN
ZENTRAL-AFRIKAN. REPUBLIK
GABUN
KONGO
SÃO TOMÉ u. PRÍNCIPE
ÄQUATORIAL-GUINEA
ATLANTISCHER OZEAN
Golf von Guinea
Nouakchott
Dakar
Banjul
Bissau
Conacry
Freetown
Kenema
Monrovia
Bamako
Timbuktu
Yamous-soukro
Abidjan
Ouagadougou
Accra
Lomé
Cotonou
Porto-Novo
Lagos
Ibadan
Niamey
Abuja
Enugu
Malabo
Yaoundé
Libreville
Brazzaville
Kinshasa
N'Djamena
Tschad-See
Mai-Ndome-See
Senegal
Gambia
Niger
Black Volta
Benue
Ubangi
Kongo
Kasai
400 km
20° w.L.
10° w.L.
0°
10° ö.L.
20°
10°

Westafrika

Im Innern gab es mehrere Schlafräume, ein Autopsielabor und Forschungseinrichtungen. Hochmoderne Forschungsausrüstungen lagen auf aseptischen Labortischen.

Obwohl es eine Autopsieeinrichtung gab, waren Räumlichkeiten zur Patientenbehandlung nicht vorgesehen.

Die Gruppe ließ sich so gut wie möglich nieder, aber die Spannung war groß.[1] Keine der nigerianischen Frauen hatte je einen Fuß außerhalb der Region Jos gesetzt, in der sie geboren worden waren, bevor Mandrella Opfer der gefürchteten Krankheit wurde. Nachdem sie den Arzt in ihrem Krankenhaus in Jos gepflegt hatten, begleiteten die Schwestern den Patienten zur Universitätsklinik von Ibadan, einer der ersten medizinischen Adressen Nigerias.

Mandrellas Probleme hatten zwei Wochen zuvor begonnen, als sein Kollege Dr. Egon Sauerwald im St. Charles Mission Hospital einen Patienten aus der alten Kolonialstadt Enugu behandelt hatte, einige Meilen von Borromeo entfernt. Der Patient litt unter hohem Fieber, Kälteschauern, Muskelschmerzen und einem rauhem Hals. Trotz Sauerwalds Bemühungen starb der Mann aus Enugu. Tage später bekam der 29jährige Arzt die gleichen Symptome, die sich schnell zu einer akuten Krankheit entwickelten.

Mandrella tat alles ihm Mögliche, um seinen Kollegen von der geheimnisvollen Krankheit zu heilen, aber Sauerwald ging es zunehmend schlechter. Mandrella schickte Blutproben von Sauerwald nach Ibadan, von dort gingen sie zu den CDC-Laboratorien in Atlanta. Schließlich erhielten sie die Nachricht, daß sich Sauerwald mit dem vor kurzem entdeckten Lassa-Virus infiziert hatte, einer Mikrobe, von der die amerikanischen Centers of Disease Control sagten, sie »habe einen einzigartigen Hang dazu, Ärzte und Schwestern zu töten«.[2]

Die Nachricht erreichte Mandrella zu spät. Bis er hörte, daß sich Sauerwald mit einem exotischen tödlichen Virus infiziert hatte, hatte der 33jährige Mandrella bereits einen letzten verzweifelten Versuch unternommen, um seinen Freund zu retten. Das Virus hatte Sauerwalds Hals derart zerstört, daß der Arzt nicht mehr atmen konnte; daher hatte Mandrella einen Luftröhrenschnitt an seinem Freund durchgeführt und ein Luftloch in seinen Hals geschnitten. Mandrella war auf den Schwall von Schleim, der plötzlich aus dem Hals seines Freundes herausschoß, nicht vorbereitet. Sofort war er mit Sauerwalds Blut vollgespritzt. Obwohl er sich schnell zurückzog, war Mandrellas Gesicht sehr nahe an Sauerwalds Hals gewesen, als er den Schnitt durchführte, und der Chirurg hatte mikroskopisch kleine Blut- und Schleimspritzer eingeatmet.

Mandrella hatte sich infiziert, und in nur wenigen Tagen würde auch er unter Lassa-Fieberschüben erschauern. Er kannte die Laborbefunde der CDC immer noch nicht, als er Dr. Hal White, einen amerikanischen Arzt, der in Jos das Missionarskrankenhaus leitete, aufsuchte. White untersuchte Mandrella und warnte den jungen Mediziner, daß die Symptome sehr jenen des Lassa-Fiebers ähnelten. Als Vorsichtsmaßnahme injizierte White Mandrella eine Einheit des Serums, das einige Jahre zuvor von Schwester Lilly (»Penny«) Pinneo gespendet worden war. Auf Whites Anraten fuhr Mandrella sofort zur Metropole Ibadan, wo er sich in der Universitätsklinik in die Behandlung des britischen Arztes Adam Cargill begab.

Vertreter des nigerianischen Gesundheitsamts reagierten sehr besorgt. Sie hatten bereits ihren Anteil an dieser schrecklichen Krankheit gehabt, die ihren Namen von dem Dorf Lassa erhalten hatte, das südöstlich von Jos im Flußtal des Yedseram lag, der entlang Nigerias Ostgrenze zu Kamerun verläuft. 1969 hatte ein Ausbruch der Krankheit in Lassa das Fieber zum erstenmal in die Aufmerksamkeit des Westens gerückt, als im Church-of-the-Brethren-Missionskrankenhaus in Lassa amerikanische Schwestern erkrankten.

Diesem Augenblick der Panik, den Mandrella, Brinkmann und ihre Kollegen in Deutschland durchlebten, war eine über fünf Jahre sich erstreckende Folge von Ereignissen vorausgegangen.

Am 12. Januar 1969 klagte eine 69jährige Missionsschwester über schwere Rückenschmerzen. Laura Wine erzählte ihren Kolleginnen, daß der Schmerz mit der Zeit zunahm, glaubte aber, sie hätte ihre Wirbelsäule verstaucht. Sie hielt die täglichen Runden, bei denen sie die Betten machte und die Patienten umdrehte, für die Ursache.[3]

Nach einer Woche bekam die Schwester jedoch einen derart rauhen Hals, daß sie nicht mehr schlucken konnte, und ihre Kolleginnen entdeckten Geschwüre in ihrem Rachen. In der Annahme, daß sie an einer bakteriellen Infektion – beispielsweise durch Streptokokken – litt, injizierte das Krankenhauspersonal Wine Penicillin.

Aber die Antibiotika halfen nicht. Wines Zustand verschlimmerte sich: Fieber von 39°, akute Dehydrierung, ungewöhnliche Blutgerinnungsaktivitäten, ein völliger Mangel an Protein in ihrem Urin. Diese und andere Symptome signalisierten, daß die Frau an etwas ganz anderem litt als an der Vielzahl tropischer Krankheiten, die von den Bewohnern des Graslandes im Yedseram-Flußtal ertragen wurden.

In den folgenden vier Tagen begann Laura Wine anzuschwellen. Ihre Haut zeigte Anzeichen von Blutungen, ihr Herz schlug unregelmäßig, sie wurde desorientiert und war nicht mehr in der Lage, zusammenhängend zu sprechen.

Am 25. Januar flogen Piloten, die sich freiwillig gemeldet hatten, Schwester Wine nach Jos. Sie stiegen von dem heißen Grasland in Meeresspiegelhöhe zu der 1200 Meter hohen Stadt Jos auf. Auf ihrer Reise kühlte die Luft ab, die Feuchtigkeit wurde geringer, und die Zinnminen um Jos kamen in Sicht.

Jos selbst hatte 12000 Einwohner, ein Großteil davon Exil-Europäer, die Zuflucht suchten vor der Hitze und den Malariamoskitos im Flachland von Nigeria. Angehörige der drei führenden Stämme Nigerias – der Haussa, der Ibo und der Yoruba – lebten in Jos, und die Stadt hatte den tragischen Biafra-Krieg relativ unbeschadet überstanden. Obwohl Zehntausende Nigerianer in dem Bürgerkrieg zwischen 1967 und 1968 ihr Leben lassen mußten und Tausende aus ihrer Heimat entwurzelt wurden, gab es in dieser Zeit in Jos nur 24 Stunden lang Unruhe und Mord.

Dr. Jeanette Troup und Schwester Lilly Pinneo begrüßten Wine auf der Landebahn von Jos. Weil die Funkbeschreibungen von Wines Krankheit auf ein Herzproblem hinzuweisen schienen, legten die beiden der leidenden Schwester sofort eine Sauerstoffmaske an und brachten sie eiligst in die Notaufnahme des Bingham Memorial Hospital. Dort taten Troup und ihr Personal alles Menschenmögliche, um Wines Leben zu retten.

Sie scheiterten. Einen Tag nach ihrer Ankunft in Jos fiel Wine in schreckliche Zuckungen und starb.

Drei Tage später bekam eine Krankenschwester aus dem Hospital in Jos, die Laura Wine gepflegt hatte, Schüttelfrost, Kopfschmerzen und einen dumpfen Schmerz in Rücken und Beinen. Die 45jährige Charlotte Shaw hatte Wines blutenden Mund sanft mit einem Gazetupfer abgetupft. Als auch sie erkrankte, erinnerte sich Shaw, daß sie einen winzigen Schnitt von einem Rosendorn am Finger hatte – an demselben Finger, mit dem sie die Gaze auf Wines Mund getupft hatte.

Bald durchlebte Charlotte Shaw die gleichen Symptome, die ihre Patientin das Leben gekostet hatten: Fieber, Hautausschläge, Blutungen, Schmerzen, Anschwellen, unregelmäßigen Herzschlag. Nach elf Tagen starb sie.

Noch in derselben Nacht führte Dr. Jeannette, wie man sie nannte, mit ihrer Oberschwester, der 52jährigen Penny Pinneo, eine Autopsie an Shaw durch.

Pinneo, eine presbyterianische Missionarin, hatte Shaws Fortschritte aufmerksam verfolgt und ihre Laborbefunde täglich geprüft. Shaw und

Pinneo waren eng befreundet gewesen. Als sie ihre Schürze, Handschuhe und Gesichtsmaske anlegte, um bei der Autopsie zu assistieren, dachte Pinneo: »Wie kann ich das tun? Wie kann ich nur dabei helfen, sie aufzuschneiden?«

Troup und Pinneo waren entsetzt, als sie die Zerstörung sahen: Alle Organe in Shaws Körper waren schwer geschädigt. Das Herz war verstopft mit gewaltigen Mengen an Blutzellen und Blutplättchen, die sich bis in die Arterien und Venen stauten. Flüssigkeit und Blut füllte die Lungen. Tote Zellen und Fettzellen verstopften Leber und Milz. Die Nieren waren derart mit toten Zellen und Proteinen blockiert, daß sie ihre Funktion eingestellt hatten. Als das Team Shaws Lymphknoten aufschnitt, entdeckten sie voller Schrecken, daß es im Innern absolut keine Lymphozyten gab – die gegen Krankheiten kämpfenden weißen Blutkörperchen. Die Knoten waren völlig leer.

Eine Woche nachdem sie bei der Autopsie assistiert hatte, erkrankte Pinneo ebenfalls. Diesmal nahm die Belegschaft den Fall ernst und wies ihre Kollegin beim ersten Anzeichen von Fieber ins Krankenhaus ein.

Am 21. Februar 1969 kam im Krankenhaus von Jos Panik auf, als Pinneos Kollegen hilflos danebenstanden und mitansehen mußten, wie ihre Freundin infolge ihrer frühen Symptome – leichtes Fieber, gerötete Mandeln und druckempfindliche Leber – immer mehr abbaute.

In der Hoffnung, daß Pinneo an einer bakteriellen Infektion litt, verabreichte ihr Dr. Troup riesige Penicillininjektionen. Doch das Antibiotikum erwies sich als nutzlos, und am 26. Februar nahm Troup Kontakt mit Dr. John Frame von der Columbia University in New York auf. Frame war Experte für Tropenmedizin und Direktor der medizinischen Abteilung der Sudan Interior Mission (SIM), die eine Reihe christlicher Krankenhäuser in Westafrika führte.

Frame sah keine Alternative: Es war unbedingt notwendig, daß Pinneo zusammen mit Blut- und Gewebeproben ihrer toten Kolleginnen unverzüglich nach New York geflogen würde. Während sich Pinneo auf dem Weg von Jos zur nigerianischen Hauptstadt Lagos befand, wandte sich Frame an den Laborwissenschaftler Jordi Casals von der Yale University.

Schon 1955 waren Frame Berichte von seltsamen Krankheiten unter der Belegschaft der Missionskrankenhäuser und ihren Familienangehörigen zu Ohren gekommen. In diesem Jahr hatten acht Kinder nigerianischer Missionare an hohem Fieber und Zuckungen gelitten. Obwohl die Kinder überlebten, trugen alle in unterschiedlichem Ausmaß bleibende Hirnschäden davon.

In den folgenden Jahren gingen weitere Berichte über merkwürdige Krankheiten ein, und Frame kam auf die Idee, ein epidemisches Frühwarnsystem für die Missionare einzuführen.

Obwohl die meisten seiner Kollegen sich der Vorstellung der sechziger Jahre vom Wandel im Gesundheitswesen verschrieben hatten, war Frame keineswegs davon überzeugt, daß es schon an der Zeit sei, die Bücher über Infektionskrankheiten zu schließen; er hatte zu viele merkwürdige Krankenberichte von den Schwestern und Ärzten im Außendienst erhalten.

Mitte der sechziger Jahre traf Frame Wilbur Downs, den Direktor der Arbovirus-Laboratorien von Yale und Vorgesetzten von Jordi Casals. Sie beschlossen, das Blut aller Missionare zu testen, die vor kurzem unter langen unerklärlichen Fieberschüben gelitten hatten.

Casals prüfte das Blut von 65 solcher Missionare, und es gelang ihm, in der Hälfte der Fälle die Krankheit dem einen oder anderen Virus zuzuschreiben, den sie in ihrer riesigen Yale-Sammlung hatten.

Aber sein Unvermögen, bei 32 Fällen eine Erklärung für die jeweilige Krankheit zu finden, schien Frames Ansicht zu bestätigen: Es gab noch eine Menge Mikroben zu entdecken.

1968 wurde ein Prüfsystem eingeführt, und Troup und die anderen Direktoren der Missionskrankenhäuser wurden aufgefordert, Blutproben von allen mysteriösen Fällen an die Columbia University zu senden. Nach einer oberflächlichen Durchsicht leitete Frame die Blutproben an Casals zu einer detaillierten Analyse weiter. Die Erkrankung von Pinneo 1969 war die erste wirkliche Erprobung des Systems.

Wie es schon zwei Jahre zuvor beim Marburg-Virus der Fall gewesen war, wurde Casals Können bei der Identifizierung geheimnisvoller Viren benötigt. Casals war einverstanden, sich der Blut- und Gewebeproben der Schwestern anzunehmen und äußerte gegenüber Frame: »Es ist nur eine Routineangelegenheit, das Agens zu identifizieren.«

Als Pinneo in Lagos ankam, war sie bereits gefährlich geschwächt. Nigerianische und amerikanische Offizielle gelangten zu keiner Einigung, wie man die leidende Schwester am besten nach New York transportieren könnte, also wurde sie vier Tage in einer kleinen Hütte in der Nähe des Methodist Hospital isoliert.

Pinneo wurde von Dorothy Davis gepflegt, einer engen Freundin, die ebenfalls Krankenschwester war. Die Behörden in Lagos wiesen den Frauen das Pesthaus zu, eine Hütte so voller Moskitos, daß Davis ständig hektisch mit den Armen wedelte in der Hoffnung, die Insekten davon abzuhalten, ihre Freundin zu stechen. Sowohl Pinneo als auch Davis war aufgefallen, daß selbst die winzigsten Moskitobisse mehrere Minuten lang zu bluten schienen: Aus irgendeinem Grund wollte Pinneos Blut nicht gerinnen.

Während ihrer ersten Nacht im Pesthaus stiegen die Temperaturen in Lagos bis weit über 30° – noch heißer war es in ihrer Hütte mit dem Blechdach. Neben Pinneo lag ein winziges Baby mit Masern, das ebenfalls um sein Leben kämpfte. Im Laufe der Nacht starb das Baby, und seine Mutter schaukelte es schluchzend und wehklagend stundenlang in ihren Armen.

Pinneo schlief unruhig, immer wieder schreckte sie aus ihrem deliranten Schlaf hoch.

Vier lange Tage sorgte sich Davis um ihre Freundin, und da sie wußte, was mit Shaw geschehen war, nachdem sie Laura Wine gepflegt hatte, sorgte sie sich auch um ihre eigene Gesundheit. Aber als gläubige Christinnen beteten die Schwestern um ein Wunder.

Schließlich kamen die nigerianischen und amerikanischen Offiziellen zu einer Einigung über den Transport von Pinneo nach New York, nachdem der CDC-Ermittlungsbeamte Lyle Conrad, der sich zufällig in Nigeria aufhielt, eingegriffen hatte. Er handelte eine Luftreise für Pinneo an Bord eines Pan-Am-Linienflugzeuges aus und setzte sich mit ihr und Davis in die ansonsten leere erste Klasse. In dem Sitz neben Pinneo lag eine Schachtel mit Blut- und Hirngewebeproben, die von den Körpern ihrer Freundinnen Laura Wine und Charlotte Shaw entnommen worden waren.

Während des langen Fluges lag Pinneo apathisch auf ihrer Trage. Obwohl sie um ihr Leben kämpfte, war ihr äußeres Erscheinungsbild das einer erschöpften Reisenden, die vom Jet lag nur ein wenig mehr ausgelaugt schien als die meisten anderen Passagiere.

Doch innerlich drehte sich alles in Pinneo. Sämtliche Verteidigungsmittel, die ihr Immunsystem gegen die rapide wachsende Viruspopulation aufbringen konnte, kreuzten durch ihren Blutstrom zu den Konfrontationsorten. Von ihren Lymphknoten bis zu ihrer Leber tobte die Schlacht.

In der Zwischenzeit wurde Pinneos Mattigkeit immer auffallender – das Ergebnis des sechs Tage andauernden Fiebers von über 39°. Sie starrte blicklos vor sich hin und dachte: »Ich habe keine Zeit, krank zu sein. Ich habe so viel zu tun. Ich muß den Willen des Herrn erfüllen.«

Aber sie vertraute dem Herrn. »Wenn er mich zu sich ruft, ist das in Ordnung.«

Kurz nach Mitternacht wurde Pinneo in das Columbia-Presbyterian

Hospital eingewiesen, wo sie in einem Raum mit Glaswänden isoliert und rund um die Uhr von Intensivpflegepersonal beobachtet wurde.

Als Frame am folgenden Morgen eintraf, fand er die medizinische Belegschaft höchst aufgeregt vor; einige hatten schlichtweg Angst. Er versuchte, mit Pinneos Arzt zu verhandeln, und fragte: »Was würden Sie tun, wenn dies ein Fall von Lungenpest wäre?«[4]

»Ich würde vor Angst sterben!« lautete die Antwort.

Frame suchte einen Kompromiß zwischen der Angst vor dem Schwarzen Tod und der Beiläufigkeit, mit der das Krankenhauspersonal mit routinemäßigen bakteriellen Infektionen umging. Er schlug vor, daß die Ärzte und Schwestern dieselben Vorsichtsmaßnahmen wie für Scharlach ergriffen. Jeder, der Pinneo pflegte, sollte Schutzhandschuhe, Gesichtsmaske, Kittel und Fußschutz tragen und entsprechend den striktesten Krankheitskontrollmaßnahmen vorgehen.[5]

Pinneo war erschöpft, bedrohlich ausgetrocknet und fieberte. Ihre Temperatur betrug 39,4° Celsius, ihre Muskeln schmerzten, und ihr Bauch war druckempfindlich. Aber sie war oft wach und in der Lage, dem Team von Columbia nützliche Antworten auf ihre medizinischen Fragen zu geben. Einige Mitglieder des Teams waren von Pinneos Klarheit und den normalen Herzfunktionen so beeindruckt, daß sie ihrer Hoffnung Ausdruck verliehen, sie habe das Schlimmste bereits hinter sich und würde sich bald von dieser geheimnisvollen Krankheit erholen.

Stunden später wurden alle Hoffnungen zerschlagen, als Pinneos Fieber auf 41,6° in die Höhe schnellte und sich ihr Hals mit Lymphflüssigkeit füllte. Am 6. März konnte Pinneo weder essen noch schlucken, weil ihr Hals – die Auskleidung der Speiseröhre – mit einer stark ausgeprägten Infektion entzündet war. Dem besorgten Krankenhauspersonal fiel auf, wie Pinneos Gesicht und Hals anschwollen. Ihre Lungen und ihr Brustkorb füllten sich ebenfalls mit Flüssigkeit, und Röntgenaufnahmen zeigten, daß einige Organismen sich im Lungenepithel niedergelassen hatten.

Pinneo wurde zusehends schwächer und schließlich völlig apathisch. Sie zeigte nicht länger den Willen, gegen die Krankheit anzukämpfen. Darüber hinaus entwickelte Pinneo am 7. März Malaria, zweifelsohne aufgrund einer latenten *Plasmodium-falciparum*-Infektion, die durch die Zerstörung ihres Immunsystems aktiviert wurde.

Proben der Flüssigkeit aus Pinneos Hals wurden zu Casals nach New Haven geschickt, zusammen mit den Gehirn- und Blutproben ihrer toten Kolleginnen.

In der Zwischenzeit ging es mit Pinneo weiter bergab. Am 1. April verlor sie die Kontrolle über ihre Augenmuskeln – die Augen zuckten unkontrollierbar in ihren Höhlen. Die Muskeln ihres gesamten Körpers waren ebenfalls ähnlichen Zuckungen unterworfen und zitterten. Eine Gehirnrasteraufnahme zeigte, daß das geheimnisvolle Virus ihr zentrales Nervensystem angriff.

Bezeichnenderweise schien Pinneo, wann immer sie für kurze Augenblicke ansprechbar war, mehr besorgt über das Schicksal der Schwestern um sie herum als über ihren eigenen bemitleidenswerten Zustand. »Man schaue sich nur diese armen Mädchen an, wie sie mit ihren großen Gummihandschuhen herumhantieren. Es ist so schwierig, mit diesen Dingern ein Bett zu machen«, dachte sie. Jedesmal, wenn die Schwestern eine Lokalanästhesie an Pinneos furchtbar in Mitleidenschaft gezogenem Hals ansetzen mußten, bevor sie ihr eine Pille gaben, entschuldigte sich Penny. Sie war ähnlich zerknirscht, als sie Tag für Tag unfähig blieb, Nahrung zu schlucken, und daher intravenös ernährt werden mußte, was vom Personal hohe Aufmerksamkeit erforderte.

Casals konnte nicht sofort mit einer Antwort aufwarten. Welches Virus auch immer Pinneo quälte, es ähnelte keinem hämorrhagischen Agens in seiner Yale-Sammlung. Casals wußte nur das eine: Der virale Organismus war ungewöhnlich zäh.

Wundersamerweise begann sich Pinneo Mitte April zu erholen und konnte ihr Krankenzimmer – wenn auch mit leichter Schräglage nach rechts – zu Fuß verlassen. Am 3. Mai wurde sie aus dem Krankenhaus entlassen, aber sie litt noch bis Ende des Monats unter schweren Kopfschmerzen, Schwindelgefühl und Höhenangst.

Die Ärzte in Nigeria und in New York konnten sich einfach nicht erklären, was geschehen war. Die beste Annahme deutete auf das Marburg-Virus als Krankheitsverursacher, aber Casals konnte in den Blutproben der Krankenschwestern keinen Nachweis von »Marburg« finden.

In New Haven setzte Casals seine Suche fort. Er arbeitete unter den neuesten Sicherheitsbedingungen. Während der vier Tage, die es dauerte, bis Pinneo von Jos nach New York gereist war, hatte sich das Trockeneis, in das die Proben eingepackt waren, völlig aufgelöst, und das Blut war dem feuchtheißen nigerianischen Klima ausgesetzt gewesen. Trotzdem kamen die robusten Viren intakt an. Um sein Personal zu schützen, bestand Casals darauf, daß nur er selbst sich um die Mäuse kümmerte, denen das geheimnisvolle Agens zu experimentellen Zwecken gespritzt worden war. Die Nagetiere wurden in einem speziellen luftdichten Raum gehalten, in den Casals niemals eintrat, ohne nicht zuerst Maske, Schutzbrille und Handschuhe überzustreifen.

Als sie ihre Ergebnisse unter starken Mikroskopen prüften, wurde es für Casals nur noch geheimnisvoller. Kein einziger Antivirus-Antikörper aus seiner riesigen Sammlung – einschließlich jener, die normalerweise das Marburg-Virus angriffen – schien sich an die geheimnisvolle Mikrobe anzudocken. Antikörpermoleküle sind ungemein spezifisch; für Wissenschaftler wie Casals war die sich ergänzende Beziehung zwischen Antikörper und Virus von ebenso schlagender Beweiskraft wie für einen Detektiv die Entdeckung des einzigen Schlüssels zu einem Schließfach voller Diamanten des Opfers, der sich im Besitz des Schuldigen befindet.

Aber keiner der Antikörper-»Schlüssel« in Casals' riesiger Sammlung paßte in das »Schlüsselloch« von Pinneos geheimnisvollem Virus. Casals und sein Kollege Robert Shope prüften über 200 Virusantikörpertypen gegen die Mikrobe, bevor sie zu dem Schluß kamen, es handele sich um »etwas Neues«.[6]

Gleichermaßen beunruhigend waren die mikroskopisch kleinen Hinweise, die sie durch Prüfung von infizierten Vero- und Nagetierzellen erlangten: Das mysteriöse Agens sah einfach nicht wie Marburg oder irgendein anderes Pathogen aus, mit dem Casals vertraut war. In Zusammenarbeit mit der hervorragenden Elektronenmikroskopexpertin Sonja Buckley suchte Casals nach erkennbaren Attributen der Mikrobe. Sie vergrößerten ihre Proben über 100000fach, um die winzigen Killer auch visuell erfassen zu können: Sie sahen vollkommen runde Bälle bzw. kugelförmige Körper, aus denen dunkle Stifte herausragten.[7] In den Bällen befand sich das genetische Material des Virus. »Marburg« war dagegen ein langes, dünnes, flaumiges Virus, das sich oft zu einer engen Spirale aufwickelte.

Die zwei Viren sahen einander einfach nicht ähnlich.

Schlimmer noch, Casals kam zu dem Schluß, daß diese geheimnisvolle Mikrobe überaus tödlich war. Als Buckley Proben im Verhältnis von einem Tropfen von Pinneos Blut zu zehn Millionen Tropfen gutartiger Flüssigkeit verdünnte, tötete diese Mischung immer noch die Hälfte der Vero-Affenzellen, die sie in ihrer Petrischale züchtete, innerhalb von acht oder neun Tagen. Nicht einmal »Marburg« brachte das fertig.

Ende Mai, während sich Pinneo langsam erholte, arbeitete Casals an seiner Präsentation für die bevorstehende WHO-Konferenz zur Marburg-Krankheit. Er lebte in einem Apartment in der Upper West Side von Manhattan und pendelte täglich nach New Haven. Casals zog es vor, seine schreibende Tätigkeit zu Hause zu erledigen, und am 3. Juni sammelte er gerade seine Papiere im Büro ein, um sie mit nach New York zu nehmen, als plötzlich sein ganzer Körper von einem heftigen Zittern ergriffen wurde, das über eine Stunde dauerte. Er nahm zwei Aspirin, und es verging. Am folgenden Morgen wachte er auf und fuhr wieder nach New Haven. Er fühlte sich lausig.

Am Samstag wachte Casals mit Schmerzen in seinen Oberschenkelmuskeln auf, die ihn in ihrer Schwere beunruhigten. »Ich hätte nie gedacht, daß ein Muskel derart schmerzen kann«, grübelte er und dachte über die wissenschaftliche Bedeutung der Sache nach.

Er war überzeugt, es irgendwie abschütteln zu können, und versuchte aufzustehen und herumzugehen. Beunruhigt mußte er entdecken, daß der Schmerz zunahm und seine Beine fast zu schwach waren, um den Rest seines Körpers zu tragen.

Benommen ging Casals wieder ins Bett, und bald beobachtete er ohne die geringste Sorge, wie die Stunden vergingen. Er fühlte sich seltsam lethargisch und apathisch.

»Wahrscheinlich nur die Grippe«, dachte er dickköpfig, trotz der Symptome, die, wie er wußte, auf etwas anderes hinwiesen.

Casals' Familie war über das Wochenende verreist. Als sie am Sonntag abend zurückkamen, waren Mutter und Tochter entsetzt. Jordi Casals hatte nichts gegessen. Die *New York Times* lag ungelesen auf dem Boden neben ihm. Der normalerweise energiegeladene Wissenschaftler schien absolut apathisch, als ob er beschlossen habe, sich in sein Schicksal zu ergeben. Er war extrem verwirrt und murmelte ständig etwas von »Grippe«.

»Das ist verdammt noch mal keine Grippe!« erklärte seine Frau und rief eilends den Hausarzt, Edgar Liefer. Der Arzt kam unverzüglich, schloß Grippe sofort aus und brachte Casals schnellstens zum Presbyterian Hospital der Columbia University.

Die Reise erwies sich als schmerzhaft für Casals, ebenso wie das stundenlange Warten in Krankenhausfluren auf Röntgenaufnahmen und andere Tests. Während die Ärzte noch darüber nachdachten, wie sie am besten die Ansteckungsgefahr für andere begrenzen könnten, wenn sie Casals mit den unhandlichen medizinischen Gerätschaften untersuchten, wurde der Isolationsraum mit den Glaswänden vorbereitet.

Für den Rest des Juni und einen Großteil des Juli lebte Casals in einem Glasraum mit luftdichten Türen, der speziell mit Negativdruck belüftet wurde. Nur das absolut notwendige medizinische Personal – eingemummt in Schutzkittel, Handschuhe, Schutzbrillen und Masken – durfte Casals' kleine Welt betreten.

Casals war akut erkrankt. Seine Temperatur betrug 40° Celsius, sein Blutdruck war hoch, sein Puls schwach, seine Haut gerötet, und seine roten und weißen Blutkörperchen wurden mit alarmierender Geschwindigkeit aus seinem kardiovaskulären System und in seinen Urin gezogen.

Das Virus griff sein Herz, seinen Hals und seine Venen an.

Obwohl Casals ständig vor sich hin murmelte, er sei wahrscheinlich okay, es wäre nur ein wenig kalt, wußte das Krankenhauspersonal, daß er – im Griff des Lassa-Fiebers – um sein Leben kämpfte.[8]

Es war nur eine vage Vermutung, aber Leifer bemühte sich um die Hilfe der wiederhergestellten Penny Pinneo.

»Wir brauchen Ihr Blut«, sagte der Arzt und erklärte, daß er hoffe, Pinneos Blut würde Antikörper enthalten, die die Lassa-Viren zerstörten, wenn sie Casals angriffen. Pinneo stimmte sofort zu. In der Zwischenzeit rief Casals' Chef, Wilbur Downs, Karl Johnson an und fragte, welche Erfahrungen er in Bolivien gemacht hatte, als er versuchte, das Serum eines Machupo-Überlebenden zur Behandlung eines Opfers der Krankheit einzusetzen.

»Funktioniert«, sagte Johnson auf seine übliche abrupte Weise. »Aber Sie beeilen sich besser. Je länger der Patient krank ist, desto weniger hilfreich wird das Immunserum.«[9]

Am vierten Tag seines Krankenhausaufenthalts, als sich sein Zustand besorgniserregend verschlechtert hatte, wurden Casals 500 Milliliter von Pinneos Plasma injiziert.

»Es ist ein Wunder«, meinte Casals am folgenden Tag, als sein Fieber auf 38,5° Celsius gefallen war und sein Geist sich wieder klärte. Mit jedem Tag, der verging, wurde Casals kräftiger und erlangte auch seinen Willen wieder. Er schüttelte seine vorherige Apathie ab und spürte, wie die Muskelschmerzen nachließen. Innerhalb einer Woche waren seine Temperatur und sein kardiovaskulärer Zustand wieder normal.

Nach dreißig Tagen im Krankenhaus wurde ein traurigerer, aber klügerer Casals nach Hause entlassen.

Casals war traurig, weil er sich einfach nicht erklären konnte, wie er sich infiziert hatte. Mit Sicherheit hatte er in seinem Labor in Yale jede nur mögliche Vorkehrung getroffen – Vorkehrungen, die sich für Hunderte anderer bizarrer Viren, die er untersucht hatte, als ausreichend erwiesen hatten. Das Lassa-Agens war zweifelsohne besonders gefährlich.

Immer wieder ging Casals seine Laboraufzeichnungen durch und suchte nach einem Fehler, einem Augenblick, in dem er fahrlässig den Kontakt zwischen sich und dem Virus ermöglicht hatte. Nur zwei Möglichkeiten standen offen. Da Casals darauf bestanden hatte, daß nur er Kontakt mit den infizierten Mäusen haben dürfe, hielt es der Wissenschaftler für möglich, daß die Tiere das Virus auf die Holz- und Sägespäne uriniert hatten, die ihre Käfige auskleideten, und diese Holzpartikel durch die aufgeregten Nager irgendwie in Casals' Atemluft geschleudert worden waren. Aber Casals trug immer eine Maske: In einem solchen Szenario hätte die Maske, die ihn vor Hunderten anderer Viren geschützt hatte, bei Lassa versagt.

Eine alternative Erklärung bot sich in der getrockneten, rissigen Haut von Casals' Händen, voller mikroskopisch kleiner Risse, die dem zähen Virus als Eingangspforten gedient haben könnten. Aber Casals trug stets dicke Latex-Handschuhe und konnte sich nicht erinnern, irgendwelche undichten Stellen bemerkt zu haben. Konnte das Virus durch den Gummi gelangen? Hatte er unwissentlich eines Tages ein fehlerhaftes Produkt getragen, das voller mikroskopisch kleiner Löcher war?

Dieses frustrierende Puzzle blieb auch noch 25 Jahre später ungelöst – zur Bestürzung der Yale-Verwaltung, die keineswegs davon begeistert war, daß ein geheimnisvolles tödliches Virus auf dem Universitätsgelände erforscht wurde.

Casals erinnerte die untersuchende Behörde und die Vertreter der Rockefeller-Stiftung daran, daß er vor diesem Vorfall seinen Forschungen jahrelang erfolgreich und sicher an der Yale-Einrichtung und zuvor in den Rockefeller-Laboratorien in New York nachgegangen war. Seit der junge katalanische Arzt aufgrund des Spanischen Bürgerkriegs in den dreißiger Jahren in den Vereinigten Staaten gestrandet war, hatte Casals einen Großteil seiner Zeit der Erforschung einer Reihe von tödlichen Viren gewidmet: Polio, der japanischen Enzephalitis, Tollwut, der St.-Louis-Enzephalitis, Junín, Machupo, LCM (lymphozytische Choriomeningitis bei Mäusen), Dutzender von hämorrhagischen Viren bei Menschen und Affen sowie einer Menge Stoffe, die in Südamerika durch Moskitos verbreitet wurden und die er entdeckt hatte.[10]

Seit er und Karl Johnson die gesamte Sowjetunion bereist und dort merkwürdige hämorrhagische Krankheiten untersucht hatten, war dem Paar klar, daß die wirkliche Gefahr nicht in den Viren lag, sondern in der Politik. Im Frühjahr 1965 hatten sie beispielsweise mit sowjetischen Kollegen und einer Handvoll anderer erstklassiger amerikanischer Forscher einen Monat lang vier verschiedene Typen des viralen Blutungs-Syndroms untersucht, von denen mindestens drei ausschließlich innerhalb der Grenzen der Sowjetunion gefunden wurden: das hämorrhagische Omsk-Fieber, das Krim-Fieber und das Zentralasiatische hämorrhagische Fieber. Die Reise erwies sich für alle beteiligten Wissenschaftler als immens nützlich, und im Laufe der Jahre folgten noch weitere Austauschprogramme.[11]

Aber jedesmal, wenn Casals und Johnson aus der Sowjetunion zurückkehrten, wurden sie von CIA-Agenten gehetzt, die erwarteten, daß die Wissenschaftler ihnen alles erzählten, was sie in dem kommunistischen Land gesehen und diskutiert hatten. Casals war stets entgegenkommend, aber als er sich 1969 mit den Vertretern von Yale über die Fortsetzung seiner Lassa-Arbeit stritt, wurde er angesichts dieser Untersuchungen zunehmend ungeduldig.

Im Sommer 1969 verfolgte Casals, der sich langsam erholte, seine Lassa-Forschungen rigoros weiter, wohl wissend, daß die Verwaltung der Universität erwog, die Einrichtung zu schließen. Kurz darauf konnte er nachweisen, daß die Krankheit, die beinahe ihm und Pinneo das Leben gekostet hatte, offenbar von einem neuen Virus verursacht wurde.[12] Er bewies weiter, daß das genetische Material des Virus aus einer RNA anstatt aus der in menschlichen Zellen vorhandenen DNA bestand. Casals setzte ähnliche Techniken ein wie einst Johnson und Webb, um die Machupo-Viren zu isolieren. Auf diese Weise war Casals in der Lage, die Lassa-Mikroben nicht nur aus allen nigerianischen Proben – einschließlich Halsabstrichen, Blut und Urin – zu isolieren, sondern auch aus seiner eigenen, die ihm während des Krankenhausaufenthalts entnommen worden war. Sein Labor schloß die Möglichkeit aus, daß das Lassa-Fieber durch einen gewöhnlichen afrikanischen Moskito übertragen wurde, weil sie nicht in der Lage waren, die Insekten experimentell zu infizieren. Sie wiesen vielmehr mit einem anklagenden Finger auf die Nagetierwelt und zeigten, daß Versuchsmäuse mit Lassa infiziert werden konnten, ohne daraufhin zu erkranken; die Nagetiere dienten als todbringende Überträger der Krankheit.

Es gab keine Kreuzreaktion des seltsamen Virus mit irgendeinem der vielen hundert anderen Stoffe in Casals' Virusbibliothek, die von den nichtpathogenen Tacaribe-Viren bis zu den 100 Prozent tödlichen Strängen des Tollwutvirus reichten. Als er sein eigenes Blut auf all diese Viren testete, fand er heraus, daß seine Lassa-Antikörper nur auf das neue Virus reagierten. Mit anderen Worten, Casals war immun gegen Lassa, aber diese Immunität »überlappte« nicht, um ihn vor irgendeinem anderen Virus zu schützen. Das war der eindeutige Beweis, daß Lassa tatsächlich einzigartig war.[13]

Am meisten beunruhigte Casals, daß seinen Erkenntnissen zufolge das Virus auf vier verschiedene Arten verbreitet werden konnte: indem man Viruspartikel von einem infizierten Menschen oder einem infizierten Tier einatmete, indem man mit verseuchtem Urin in Kontakt kam, durch direkten Blut-zu-Blut-Kontakt mit einer infizierten Person oder durch die weniger eindeutige Methode, die irgendwie mit Labormäusen zu tun hatte.

Im Herbst 1969 sah sich Casals gezwungen, die Besorgnis der Yale-Verwaltung hinsichtlich der Sicherheit der Lassa-Forschung zu teilen und alle Proben des Virus zum Hauptsitz der Centers for Disease Control nach Atlanta zu überstellen, wo sie untersucht und in einem einzigartigen Hochsicherheitstrakt aufbewahrt wurden.[14] Casals wurde durch den tragischen Tod von Juan Roman, einem 55jährigen Techniker der Yale-Laboratorien, zu seinem Sinneswandel veranlaßt. Roman hatte beschlossen, die Thanksgiving-Feiertage in diesem Jahr mit Vettern in York im US-Bundesstaat Pennsylvania zu verbringen. Der in Puerto Rico geborene Laborassistent war niemals an Casals' Lassa-Untersuchungen beteiligt gewesen, und es war ihm (sowie allen Mitarbeitern und Mitarbeiterinnen der Yale-Einrichtung mit Ausnahme von Buckley und Casals) strengstens verboten, irgend etwas mit der Aufschrift »Lassa« zu berühren.

Am Mittwoch abend verließ Roman offenbar bester Gesundheit New Haven und fuhr nach York. Am Freitag war er bereits schwerkrank und durchlitt alle klassischen Lassa-Symptome: Fieberanfälle, Zittern, Muskelschmerzen, schwere Erschöpfungszustände und Lethargie. Er wurde in ein örtliches Krankenhaus eingewiesen, wo man ihn ohne besondere Ansteckungsschutzvorkehrungen eine Woche lang behandelte. Erst dann rief sein Arzt, der mit seiner Weisheit am Ende war, das Yale-Arbovirus-Labor an und erkundigte sich, ob Roman Umgang mit irgendwelchen merkwürdigen Viren gehabt hätte.

Casals reiste am Samstag besorgt nach York und fand dort seinen schwer erkrankten Techniker vor. Nachdem er das Krankenhauspersonal gewarnt und angesichts der Ansteckungsgefahr strengste Sicherheitsvorkehrungen gefordert hatte, kehrte er sofort nach Yale zurück und begann, Proben seines eigenen Blutes als Antiserum für den sterbenden Labortechniker vorzubereiten. Bis er dafür gesorgt hatte, daß Roman zum Columbia-Presbyterian Hospital in New York transportiert wurde, war es bereits zu spät.

Roman starb am Montag morgen, nach nur zehn Tagen. Er hatte nie die Chance, Casals' Antiserum zu testen.

Obwohl Casals und die Verwaltung von Yale stundenlang Romans Aufzeichnungen und Aktivitäten durchgingen, jeden Millimeter des Labors einer genauen Prüfung unterzogen, um falsch ausgezeichnete Reagenzgläser oder Petrischalen zu finden, und nach undichten Stellen im Ventilationssystem suchten, konnten sie niemals klären, auf welche

Weise sich der Techniker das Lassa-Fieber zugezogen hatte. Aus Angst, Panik würde sich in New Haven verbreiten, insbesondere unter den Gegnern des Vietnamkrieges und den Studenten, die vermuteten, daß in allen Hochsicherheitslaboratorien des Landes biologische Kriegswaffenforschung durchgeführt würde, waren sich Yale und Casals einig, daß es nun Zeit wäre, die Lassa-Proben loszuwerden.

An Weihnachten 1969 waren Pinneo und Casals froh, noch am Leben zu sein und mit ihren Familien feiern zu können. Es war ihnen möglich, all die glitzernden Lichter in den Straßen von Manhattan zu betrachten, die kühle Nachtluft zu spüren, die winterlichen Schneefall verhieß, und vollkommen die tropische Bedrohung zu vergessen, die beinahe ihrer beider Leben gefordert hätte. Casals sprach es seiner kräftigen Konstitution zu, und Pinneo grübelte oft während der Feiertags-Gottesdienste über ihr großes Glück nach. In ihren Ohren klingelte es immer noch ständig aufgrund eines durch das Virus hervorgerufenen Schadens, aber sie war am Leben, und ihre Energie kehrte langsam zurück.

Die Freude der Weihnachtszeit löste sich nach Sylvester schnell auf, als immer mehr Patienten in Pinneos ehemaliges Krankenhaus in Jos strömten, das nun in Evangel Hospital umbenannt worden war. In nur drei Wochen behandelte Dr. Jeannette Troup 17 Fälle, die nach Lassa-Fieber aussahen.[15] Unter dem Klinikpersonal breitete sich Panik aus, und bei dem wöchentlichen Gebetstreffen am 21. Januar wurde aus dem 91. Psalm gelesen:

»Du mußt nicht erschrecken vor dem Grauen der Nacht,
vor den Pfeilen, die des Tages fliegen,
vor der Pest, die im Finstern schleicht.«

Obwohl Dr. Jeannette Lassa für den Verursacher hielt, beschloß sie, zur Bestätigung ihrer Diagnose eine Autopsie durchzuführen. Am 25. Januar 1970 trat die zierliche Troup, die einen Lady-Bird-Johnson-Haarschnitt, eine Brille und die konservativen Baumwollkleider trug, die für die Tropen angemessen sind, an den Autopsietisch. Sie war sich der Risiken mehr als bewußt, holte tief Luft und führte den ersten Schnitt aus.

Wenige Minuten später schnitt sie sich, und Blut sickerte durch ihre Schutzhandschuhe. Obwohl sie den anderen gegenüber darauf bestand, daß es sich »nur um einen kleinen Schnitt« handele, war Troup entsetzt.

Aus gutem Grund, wie sich zeigte. Zehn Tage später äußerte Dr. Jeannette Kollegen gegenüber, sie sei an der Grippe erkrankt. Am 10. Februar wurde sie mit 39,8° Celsius ins Krankenhaus eingeliefert.

Während sich Troups Zustand verschlimmerte, ging unter den Ärzten und Schwestern in Jos die Angst um. Troups Kollegen benachrichtigten Frame an der Columbia University. Er wiederum setzte alles in Bewegung, um Pinneo und Casals nach Jos zu fliegen. Obwohl beide immer noch unter Symptomen litten, die vom Lassa-Virus stammten, war Frame zuversichtlich, daß sie gegen die Krankheit immun waren. Aus diesem Grund waren sie für die Erforschung des Lassa-Fiebers ideal geeignet.

Unglücklicherweise tobte wieder einmal ein Bürgerkrieg in Biafra, und die nigerianische Regierung – die über Frames Entscheidung, die tödliche Krankheit nach einer ihrer Städte zu benennen, niemals erfreut gewesen war – zögerte die Visa-Erteilung für Casals und Pinneo hinaus. Während sich die Tage hinzogen, mit unzähligen Telegrammen, welche die Verschlechterung von Troups Gesundheitszustand beklagten, nahm die Besorgnis der beiden Lassa-Überlebenden zu.

In einem verzweifelten Versuch schleuste Frame Pinneos Antiserum über amerikanische Diplomatenkanäle nach Nigeria ein, aber es wurde aus Versehen nach Ibadan geschickt, Meilen von Troups Sterbebett in Jos entfernt. Das Antiserum kam am 15. Februar in Ibadan an, von dort brachte Pinneo es nach Jos. Sie erreichte Jos am 20. Februar.

Jeannette Troup war jedoch am 18. Februar verstorben.[16]

Am 3. März kam Casals an. Sie waren nun ein Team aus fünf Forschern – einschließlich Troups Assistenten Dr. Harold (Hal) White und Pinneo. Pinneo sprach fließend Haussa, außerdem hatte sie mit den Jahren den Respekt der Menschen von Jos erlangt – das erwies sich als unschätzbar.

Nach wochenlangen Untersuchungen konnte das Team immer noch nicht sagen, von wo genau das Virus gekommen war, aber sie konnten die rasche Ausbreitung des Lassa-Fiebers im Evangel-Hospital und dem nahegelegenen Vom-Christian-Hospital erklären.[17]

Sie verfolgten die Fälle zurück. Das Team kam zu dem Schuß, daß die Epidemie mit einer Frau begonnen hatte, die im September 1969 von Lagos, Nigerias riesiger Hauptstadt, zu ihrem Heimatdorf Bassa reiste. Dort kam sie nieder.

Vierzig Tage später, am Weihnachtstag, entwickelte die Frau Symptome akuter Virämie und wurde in den großen Krankensaal des Evangel-Hospitals eingeliefert. Während ihres Krankenhausaufenthalts blieben das Neugeborene der Frau sowie ihr dreieinhalbjähriges Kind bei ihr, und sie wurde von ihrer Mutter und ihrem Schwager gepflegt.

Mitte Januar ging es der Frau gut genug, um nach Bassa zurückzukehren, aber kurz nachdem die Familie zu Hause ankam, starb das ältere

Kind, und die Mutter der Frau erkrankte.[18] Insgesamt steckten sich zwischen Weihnachten 1969 und dem 26. Februar 28 Menschen in den beiden Krankenhäusern am Lassa-Fieber an; dreizehn davon starben. Mit Ausnahme von Jeannette Troup handelte es sich in allen Fällen um Nigerianer.

Mindestens 16 Menschen infizierten sich an der Frau aus Bassa, obwohl sie mit der Patientin niemals in körperlichen Kontakt gekommen waren. Die Ärzte im Evangel waren peinlich berührt, daß die meisten Infektionen anscheinend tatsächlich im Krankensaal ihres Krankenhauses auftraten. Dort kämpfte die Frau aus Bassa zwei Wochen lang in einem Eckbett neben einem offenen Fenster gegen ihr Fieber. Die stete Brise trug die Viren, die sie ausatmete, in den Krankensaal, vorbei an Mund und Nase von vier Patienten, sechs Besuchern des Krankensaales und vier Krankenhausangestellten, die allesamt an Lassa erkrankten. Die infizierten Personen wiederum gaben das Virus an Familienangehörige weiter, nachdem sie das Krankenhaus verlassen hatten, und zeigten so, daß Lassa-Überlebende das Virus noch nach zwei oder mehr Wochen übertragen konnten.

Auch eine Suche in ganz Bassa brachte die Quelle der Epidemie nicht zutage.

Für Frame, der für die Gesundheit und die Sicherheit der SIM-Missionare in Westafrika verantwortlich zeichnete, war der zweite Lassa-Ausbruch aus drei Gründen besonders besorgniserregend: Er trat in erster Linie unter Nigerianern auf, was bewies, daß es in der Bevölkerung keine natürliche Immunität gab; der Ausbruch war eindeutig auf bestimmte Krankenhausabläufe zurückzuführen, und die Quelle der Krankheit blieb im dunkeln.

1970 sammelte Frame Blutproben von 712 Missionaren, die sich zu der Zeit oder kurz davor in Westafrika aufhielten, und testete sie auf Nachweise einer früheren Lassa-Virus-Infektion.[19] Fünf testeten positiv, vier davon erinnerten sich, an lang anhaltendem, unerklärlichem Fieber gelitten zu haben. Nur ein Mitglied der Gruppe, Harry Elyea, war in Nigeria erkrankt. 1952 verbrachte Elyea schwerkrank einen Monat in Rahama, Nigeria. Als Folge davon litt er lebenslang an einem Hörschaden.[20] Der Hörverlust erwies sich als häufigste Nebenwirkung einer Lassa-Infektion. 25 Jahre nach ihrer Begegnung mit dem Tod infolge des Lassa-Fiebers hatte Pinneo immer noch ständig ein Klingeln in den Ohren.

Bei den vier anderen Fällen handelte es sich um Missionare, die zwischen August 1965 und Februar 1968 in dem weit entfernten Telehoro in Guinea erkrankten. Die 61jährige Missionarin Carrie Moore war aufgrund ihrer Krankheit stocktaub. Die Nerven ihres Gehörs waren völlig zerstört worden.

Frames Gruppe testete auch Blutproben, die in den Jahren 1965 bis 1966 von Dorfbewohnern im Norden Nigerias im Rahmen einer Parasitenuntersuchung gesammelt worden waren; zwei Prozent zeigten Anzeichen einer früheren Lassa-Infektion. Die Wissenschaftler vermuteten, daß sich Lassa in irgendeiner allgegenwärtigen Spezies eines afrikanischen Tieres versteckte und sehr wohl Menschen in ganz Westafrika anstecken könnte. Angesichts so vieler fieberverursachender Krankheiten, über die man sich in den Tropen Sorgen machen mußte, war es zu erwarten, daß ein gelegentlicher Lassa-Fall unbeachtet blieb.

Sie warnten davor, daß Lassa zweifelsohne erneut zuschlagen würde.

Nach nur wenigen Monaten bewahrheitete sich ihre Vorhersage auf traurige Weise. Nicht in Nigeria, nicht in Guinea, sondern in Liberia.

Garbazu, eine liberianische Bäuerin, war im vierten Monat schwanger, als sie plötzlich starke Blutungen bekam. Obwohl sie eine Woche lang krank war und Schwindelgefühle hatte, versuchte sie, sich in ihrem Dorf Zigida mit dem traditionellen Gegenzauber von Kräutern und Gesängen selbst zu behandeln. Die Blutungen aus dem Uterus verängstigten sie jedoch stark genug, um die 27 Meilen lange Reise zum Curran-Lutheran-Missionskrankenhaus in Zorzor anzutreten.[21]

Am 3. März 1972 führte Esther Bacon, eine Missionskrankenschwester und Hebamme aus Colorado, eine Notdehnung und Kürettage durch, nachdem Garbazu spontan Zwillinge abortiert hatte. Während des Eingriffs blutete Garbazu ungewöhnlich stark und hämorrhagierte in einem solchen Ausmaß, daß Bacons Schwesternkittel ebenso wie ihr Baumwollkleid blutgetränkt waren. Ihr Oberkörper war über und über mit Garbazus Blut bedeckt.

Nach einigen Tagen erholte sich Garbazu und kehrte nach Zigida zurück, aber zwei andere Frauen, mit denen sie die Geburtsstation geteilt hatte, entwickelten ähnliche Symptome: Brechreiz, wunde Stellen im Mund, Fieberanfälle. Mitte März erkrankte Bacon, ebenso weitere Mitglieder der Krankenhausbelegschaft. Bis Monatsende waren fünf Patienten (einschließlich des neugeborenen Babys einer Patientin der Geburtsstation) und acht Angehörige des Klinikpersonals erkankt[22], und als Gerüchte vom Lassa-Fieber umgingen, brach in Zorzor Panik aus. Reisende rasten im Eiltempo durch die Stadt, die Wagenfenster aus Angst vor der imaginären Seuche fest verschlossen. Und die Einwohner der Nachbarstädte wurde gefährlich aufgehetzt.

Die Angst mischte sich mit einer ganz besonderen Sorge um Bacon.

Seit ihrer Ankunft in Zorzor im Jahre 1941 hatte die energische Hebamme eigenhändig das Gesundheitswesen der Region und schließlich in ganz Liberia revolutioniert, indem sie eine riesige Infrastruktur gut ausgebildeter Hilfshebammen und pränataler Untersuchungsmöglichkeiten schuf. Zweimal erhielt sie den Orden des Präsidenten Liberias für die Jahre, in denen sie Hunderte von Meilen zu weit abgelegenen Dörfern gereist war, um die Frauen davon zu überzeugen, wie klug es ist, ihre Babys mit Hilfe von ausgebildetem Personal in einem sauberen hygienischen Umfeld zur Welt zu bringen.

Zorzor liegt im Hochland des tropischen Regenwaldes von Ostliberia, nahe der Grenze zu Guinea – ein abgelegenes Gebiet, in dem die Medizinmänner für gewöhnlich dem Eindringen aller Arten von Konkurrenzmedizinern widerstrebten. Dennoch brachte Bacon es fertig, ihren Respekt zu erlangen – sogar in Dörfern, die so tief im Regenwald lagen, daß man sie nur zu Pferde oder zu Fuß erreichen konnte.

Als sich die Nachricht von Bacons Erkrankung verbreitete, kam es spontan zu Gebetsversammlungen in der gesamten Region, und die Furcht vor dem Lassa-Fieber wuchs. Die Menschen fragten sich: »Was ist so schrecklich, daß es Schwester Bacon töten kann?«

Am Karfreitag, 30. März, wurde Bacon von ihrem Haus zu einer kleinen Landebahn getragen, dort wurde sie an Bord eines Propellerflugzeuges gebracht und in das etwas modernere Phebe-Hospital geflogen. Als die Männer sich mit ihrer Trage zum Behelfsflugplatz aufmachten, säumten die Menschen von Zorzor ihren Weg, einige weinten laut, andere schluchzten.

Blutproben von Bacon und anderen erkrankten Angehörigen des Krankenhauspersonals[23] wurden zu den CDC nach Atlanta geschickt, und Gesundheitsbeamte in Liberia sowie im WHO-Hauptquartier in Genf wurden alarmiert. Wieder einmal wurde Penny Pinneo, die in Jos geblieben war, um ihre Dienste und ihr Blut gebeten. Überzeugt, daß Gott sie das Lassa-Fieber für ebendiesen Zweck hatte überleben lassen, erklärte sich Pinneo sofort damit einverstanden.

Obwohl Pinneo zwei Einheiten von Plasma, in dem Antikörper enthalten waren, mitbrachte, erwies sich das Blut als für Bacon wertlos. Wie Karl Johnson drei Jahre zuvor vorhergesagt hatte, war das Antiserum bei viralen hämorrhagischen Krankheiten nur dann wirksam, wenn es im Anfangsstadium der Krankheit verabreicht wurde.

Am 4. April starb Esther Bacon.

Als Esther Bacon erkrankte, beendete Tim Monath gerade sein Forschungsstipendium in Virologie an der Universität von Ibadan in Nigeria. Der 30jährige Arzt aus Boston hatte während seines Medizinstudiums in Harvard eine Faszination für die von Insekten übertragenen viralen Krankheiten entwickelt und war nach Nigeria gegangen, um das Gelbfieber zu erforschen. Im März 1972 war seine Arbeit getan, die Kisten waren gepackt, und Monath schwelgte schon in der Vorstellung, wie er in einen herrlichen, saftigen, typisch amerikanischen Cheeseburger biß, als das Telegramm der CDC eintraf.

»Gehen Sie nach Liberia« stand da, dazu der Hinweis, es gäbe Grund zu der Vermutung, daß das Lassa-Fieber in einem winzigen Missionskrankenhaus ausgebrochen sei. Er erhielt die Anweisung, sich mit Penny Pinneo zusammenzutun und so schnell wie möglich nach Zorzor zu reisen. Er sollte herausfinden, woher Lassa kam und wie es verbreitet wurde.

Einen Augenblick lang starrte Monath auf das Telegramm. Angst flammte in ihm auf. »Das ist ziemlich furchterregend«, dachte er. »Niemand weiß wirklich etwas darüber. Es ist hoch ansteckend, und die Hälfte der Menschen, die es sich in Jos zuzog, ist daran gestorben.«

Wenige Stunden später, als er die Ausrüstung, die er bereits für den Transport in die Vereinigten Staaten vorbereitet hatte, wieder auspackte, spielte Monath seinen Auftrag absichtlich herunter. Er erzählte seiner Frau, es sei »keine große Sache, wahrscheinlich nur Routine«.

Pinneo und Monath reisten von Lagos zur liberianischen Hauptstadt Monrovia und bestiegen dann ein winziges Leichtgewichtflugzeug nach Zorzor. In dem Augenblick, als sie landeten, konnten die beiden das Leichentuch über der Gemeinde spüren. Niemand ging auf die Straße, und die Reisenden weigerten sich, wie üblich in Zorzor anzuhalten, um zu tanken und etwas zu essen.

»Die Luft riecht nach Angst«, dachte Monath.

Bacon war noch am Leben – gerade noch. Mehrere Krankenhausbetten waren mit anderen Lassa-Patienten belegt, und das Personal war von alldem völlig verschreckt. Pinneo und Monath trafen sich mit dem Krankenhausdirektor Dr. Paul Mertens, und Tom stellte seinen Schlachtplan vor.

»Zuerst gehen wir nach Zigida, suchen Garbazu und versuchen herauszufinden, wo sie sich das Virus geholt hat«, meinte Monath. Während Pinneo und Monath das Dorf durchsuchten, wollte Mertens in Erfahrung bringen, wie sich das Virus in seinem Krankenhaus verbreiten konnte. Da sie immun war, stimmte Pinneo zu, die Blutproben zu entnehmen und zu bearbeiten.

Bevor er Zorzor verließ, griff sich Monath jede Mausefalle und jedes

Netz, deren er habhaft werden konnte. Obwohl sich seine Ausbildung auf Insekten beschränkt hatte, wußte Monath, daß Junín und Machupo von Nagetieren übertragen wurden, und die Umstände wiesen weder in Jos noch in Zorzor auf Insekten hin. Wenn Insekten die Krankheit übertragen hätten, wären die Fälle nicht allesamt in Gebäuden aufgetreten und auch nicht in erster Linie unter Erwachsenen. In der Regel griffen von Insekten übertragene Krankheiten eher Kinder als Erwachsene an, weil die Kleinen dazu neigten, in feuchten oder bewaldeten Gebieten im Freien zu spielen, wo sie in Kontakt mit Moskitos, Zecken, Spinnen und ähnlichem kamen.

Aber in Zorzor war nur ein Kind an Lassa erkrankt – ein Neugeborenes, das sich zweifelsohne als Ergebnis des Blut-zu-Blut-Kontakts mit seiner von Lassa infizierten sterbenden Mutter angesteckt hatte.

Auf ihrer Reise nach Zigida erinnerte Monath sich an alles, was er jemals über Nagetierübertragung gehört hatte, und versuchte sich vorzustellen, was ein richtiger CDC-Nagetierexperte in seiner Situation tun würde.

Weder Pinneo noch Monath sprachen die liberianischen Landessprachen Loma oder Kpelle, aber die Regierungssprache war Englisch, weil die Nation von befreiten amerikanischen Sklaven im 19. Jahrhundert gegründet worden war. Selbst in abgelegenen Dörfern war es möglich, sich in einfachem Englisch zu verständigen. Sie fanden Garbazu und erhielten die Erlaubnis des Dorfes, Blutproben von ihren Freunden und Verwandten zu entnehmen, Mäusefallen aufzustellen und Tiere der Gegend zu sammeln. Während Pinneo ängstlichen Dorfbewohnern, die an derlei Verfahren nicht gewöhnt waren, geduldig Blut entnahm, ging Monath auf die Jagd.

Nacht für Nacht kroch Monath bei Kerzenlicht durch das Gelände – in der einen behandschuhten Hand hielt er ein Netz fest umschlossen, mit der anderen paßte er ständig sein Beatmungsgerät an. Auf diese Weise fing er Dutzende von Fledermäusen, immer in dem Bewußtsein, daß die Fänge der Tiere, die in seinem Netz flatterten, das tödliche Virus tragen konnten. Nur mit einer flackernden Kerze zur Beleuchtung steckte Monath jede gefangene Fledermaus in eine Thermosflasche voll mit flüssigem Nitrogen und fror die Körper der Tiere für weitere Untersuchungen in den CDC-Hochsicherheitslaboratorien in Atlanta ein.

Monath konnte das Tier, das für die ursprünglichen Fälle in Zigida verantwortlich war, nicht ausmachen, aber Bluttests von 133 Dorfbewohnern zeigten, daß außer Garbazu noch vier weitere Menschen das Lassa- Fieber überlebt hatten.

Zurück im Krankenhaus, trafen Mertens und Monath auf Jordi Casals, der von den CDC entsandt worden war. Zusammen durchsuchten sie das Gebäude auf Schädlinge, aber schließlich kamen sie gezwungenermaßen zu dem Schluß, daß es sich bei der Mini-Epidemie um einen klassischen Fall nosokomialer Übertragung handelte: die Übertragung zwischen Patienten und medizinischer Belegschaft.[24] Schwester Esther Bacon, so entschieden sie, hatte sich eindeutig während der Dilation und Kürettage, die sie an Garbazu durchgeführt hatte, infiziert. Und Garbazu hatte sich das Lassa-Fieber wahrscheinlich in Zigida zugezogen.

Garbazu lag vom 1. bis zum 19. März auf der Wöchnerinnenstation des Curran-Lutheran-Hospitals. Während dieser Zeit lag Nessie, die sich von einer Niereninfektion während ihrer Schwangerschaft erholte, einige Tage lang in dem Bett neben Garbazu und teilte Wasser und Nahrung mit ihrer neuen Freundin. Nessie erholte sich von ihrer Pyelonephritis und wurde entlassen. Fünf Tage später kehrte sie mit hohem Fieber zurück. Nessie starb an Lassa.

Die liberianischen Hebammen Jetty Ziegler und Phebe Hollwanger, die sowohl Nessie als auch Garbazu gepflegt hatten, erkrankten Mitte März, erholten sich jedoch nach wenigen Wochen vollständig.

Sarah hatte nicht so viel Glück. Die Frau aus dem Dorf Kpaiyean, die nur sieben Meter von Garbazu entfernt lag, erholte sich von einem Notkaiserschnitt und umsorgte ihr neugeborenes Baby. Am selben Tag, als Garbazu das Curran-Lutheran-Hospital verließ, bekam Sarah plötzlich bohrende Kopfschmerzen, ihre Temperatur schnellte auf 39,4° Celsius, und sie konnte sich nicht mehr aufsetzen. Am 4. April blutete ihr Geburtskanal so heftig, daß Sarah in Schock fiel und starb. Vier Tage später erlag auch ihr Baby der Krankheit.

Alles in allem zogen sich 1970 in Zorzor elf Frauen Lassa zu. Sie alle standen in Beziehung zum Lutheran-Krankenhaus; sieben Frauen gehörten zur Belegschaft. Vier Menschen starben: Esther Bacon, eine liberianische Patientin der Geburtsstation namens Sarah, deren neugeborenes Baby und Juanita Akoi, eine Hilfsschwester aus Liberia.[25] Zwei der Überlebenden litten unter Hörschäden, eine Frau wurde völlig taub.

Das Team testete 59 andere Patienten und Patientinnen, die im März im Krankenhaus gelegen hatten – sechs testeten positiv auf Lassa. Unter den 57 Angestellten des Krankenhauses testeten außer den sieben, die bekanntermaßen an der Krankheit gelitten hatten, zwei weitere positiv. Beide hatten auf der Geburtsstation gearbeitet und Sarah, Garbazu und Nessie gepflegt.

Nessies Fall beunruhigte die Forscher am meisten, denn er deutete darauf hin, daß Lassa eine lange Latenzzeit (neunzehn Tage) haben und es sogar Rückfälle geben konnte. Die Aussicht auf Lassa-Rückfälle unter seinem Personal war für Mertens besonders zermürbend.

Weitere Hinweise auf Rückfälle tauchten auf, als das Team die Krankenhausakten der vergangenen fünf Jahre überprüfte. Am Ende waren die Männer davon überzeugt, daß es sich bei vielen der früheren unerklärlichen Fieberkrankheiten um Lassa gehandelt hatte. Ein solcher ehemaliger Patient wurde aufgespürt und getestet, und es zeigte sich, daß er Antikörper gegen Lassa besaß. Das war der Beweis, daß er sich tatsächlich einst mit dem Virus infiziert hatte.

Da die Wissenschaftler die ursprüngliche(n) Quelle(n) der liberianischen Epidemie nicht genau bestimmen konnten, war es Mertens klar, daß sie auch in Zukunft mit weiteren Fällen der Krankheit rechnen mußten.[26] Obwohl er nichts tun konnte, um einen Ausbruch im Dorf zu verhindern, war Mertens fest überzeugt, daß sich die Krankheit niemals wieder in seinem Krankenhaus ausbreiten würde. Die gesamte Belegschaft wurde in entsprechenden Kontrollmaßnahmen, Hygiene, Sterilisation der Instrumente und anderen klassischen Methoden ausgebildet, mit denen seit den Tagen von Baron Joseph Lister erfolgreich die Ausbreitung von Mikroben in Krankenhäusern verhindert werden konnte.[27]

Monath war kaum zu Atem gekommen und bereitete sich wieder einmal auf seine Rückkehr in die Vereinigten Staaten vor, als Michael Gregg, ein Arzt des Friedenskorps, der damals in Sierra Leone tätig war, Kontakt mit den CDC aufnahm. Der Arzt war davon überzeugt, es mit Lassa zu tun zu haben. Wieder sammelte Monath Casals und Pinneo auf. Das Trio machte sich im September 1972 auf den Weg nach Freetown, der Hauptstadt von Sierra Leone. Dort schlossen sich ihnen die CDC-Ermittlungsbeamten David Fraser, Paul Goff und Carlos (»Kent«) Campbell an. Gemeinsam lösten sie das Lassa-Geheimnis, obwohl ihre Bemühungen angesichts der Watergate-Affäre und den hitzigen Präsidentschaftswahlen in Amerika zu Hause im wesentlichen unbeachtet blieben.

Ungefähr 200 Meilen östlich von Freetown, nicht weit von der Grenze zu Guinea und Liberia, hatte das Lassa-Fieber unter Dorfbewohnern und Arbeitern einer Diamantenmine zugeschlagen. Auf den ersten Blick schien die Epidemie wie eine Wiederholung der Epidemien von Jos und Zorzor: Sie nahm ihren Ausgang in einem Krankenhaus. Aber es dauerte nicht lange, und Monath und Casals erkannten, daß die meisten Menschen, die im Panguam-Hospital an Lassa litten, sich an anderer Stelle infiziert hatten. Eine Durchsuchung der Akten von sechs Krankenhäusern der Region brachte 63 Fälle zutage, die verdächtig nach Lassa aussahen und die zwischen dem 1. Oktober 1970 und dem 1. Oktober 1972 aufgetreten waren. Die Anzahl der Kranken stieg in diesen beiden Jahren ständig.

Wieder einmal zog Monath dicke Handschuhe und ein Beatmungsgerät über, um wilde Tiere in den Dörfern und Minen um Panguma zu fangen. Casals und Pinneo entnahmen den Angestellten des Krankenhauses Blutproben. Die Jagd hatte begonnen. Katzen und Hunde wurden von den Dorfbewohnern aufgegriffen, welche die Tiere festhielten, während Campbell, Casals und Monath Blutproben entnahmen. Hunderte von Fallen für Ratten und Mäuse wurden aufgestellt, Fledermäuse wurden in der Nacht in Netzen gefangen. Wieder entblößten die wilden Tiere ihre Fänge gegenüber denen, die sie gefangen hatten und sie nun sorgfältig mit behandschuhten Händen töteten.

»Das ist phantastisch!« dachte Monath und spürte die Möglichkeit, daß in diesen Dörfern von Sierra Leone die Tiere, die das Lassa-Virus übertrugen, endlich gefangen werden könnten. Die Aufregung war so groß, daß die Teammitglieder ihre Befürchtungen für sich behielten, und niemals über die Angst sprachen, sich die gefürchtete Krankheit zuzuziehen. Der kleinere, ältere und gewissenhafte Monath beobachtete Kent jedoch sorgfältig. Campbell, der alle überragte, hatte den schlaksigen, athletischen Körperbau eines Basketballspielers und die impulsiven und schnellen Bewegungen eines Sportlers.

Tatsächlich war der 26jährige Campbell so gefangen von seiner Suche, daß er dem Team einen Vorschlag unterbreitete, den sie später einstimmig alle als »sehr, sehr dumm« bezeichneten: Schleimproben aus den Lungen der Lassa-Patienten zu entnehmen, die auf der Station des Panguma-Hospitals lagen. Die Temperaturen in Sierra Leone betrugen 43° Celsius, und die Luftfeuchtigkeit lag bei über 90 Prozent, und daher fanden Monath und Campbell ihre Schutzkleidung (die aus Latex-Chirurgenhandschuhen, Gesichtsatemmasken, Chirurgen-Baumwollkitteln und Fußschutz bestand) unerträglich und »zerrten ein wenig daran«, wie Campbell es ausdrückte, damit unter ihren Masken und Kitteln die Luft zirkulieren konnte. Der junge Campbell, der eben erst für zwei Jahre bei den CDC unterschrieben hatte, um nicht in den Vietnamkrieg eingezogen zu werden, genoß es, mit dem älteren, erfahreneren Monath zusammenzuarbeiten. Obwohl Monath ein Stadtmensch aus Boston war und Campbell aus dem Osten von Tennessee stammte, hatten beide Männer ihre Ausbildungsjahre an der Harvard University verbracht und Medizin und Gesundheitswesen studiert. Campbell plante, nach Harvard zurückzukehren, wenn seine Zeit bei den CDC um war, um seine Zeit als Assistenzarzt in Pädiatrie zu beenden.

Monath, Campbell und der Rest der Gruppe sammelten über 640 Tiere: Mäuse, Ratten, Spitzmäuse, Fledermäuse und Haustiere. Lungen, Herz, Milz, Nieren und das Blut der Tiere wurden mit scharfen Sezierskalpellen sorgfältig entfernt, die vorsichtig von behandschuhten Händen geführt wurden. Alles wurde in flüssiges Nitrogen eingelegt, gewissenhaft ausgezeichnet und für den Transport in das Hochsicherheitslabor der CDC in Atlanta vorbereitet.[28]

Während das Team gespannt auf die Ergebnisse wartete, suchten sie mit großer Sorgfalt nach Merkmalen, die einzigartig waren für jene Dörfer, in denen Lassa-Fälle auftraten. In allen Dörfern im östlichen Sierra Leone um Panguma und im nahegelegenen Tongo lebten die Menschen in riesigen Großfamilien in Häusern aus Lehm, die mit Zement überzogen waren. Die Dächer bestanden aus Wellblech oder aus Stroh, die Böden aus getrocknetem Lehm. Geerntetes Getreide wurde in Säcken und Körben in den Häusern gelagert.

Die Dörfer bestanden aus Gruppen von Häusern, die um einen Platz herum errichtet waren. Außerhalb der Dörfer lagen einige Felder und Regenwald; bisweilen konnte man nur schwer sagen, wo das eine aufhörte und das andere begann. Während der Regenzeit neigten die Menschen – wie auch die Tiere – dazu, sich irgendwo unterzustellen.

Beim Fang der Tiere bemerkte das Team, daß drei Arten von Mäusen und Ratten die Dörfer bevölkerten, und eine Art – die *Mastomys-natalensis*-Ratte – lebte in großer Zahl in Dörfern mit Lassa.

Zur großen Freude aller Mitglieder des Forschungsteams bestätigte das CDC-Labor ihre Vermutung. Von den 350 ursprünglich getesteten Tierarten testete nur die *Mastomys natalensis* positiv auf eine Lassa-Virusinfektion. Und was noch besser war: Die infizierten Ratten kamen aus denselben Dörfern, in denen die Menschen an der Krankheit litten.

Obwohl das größte Rätsel endlich gelöst war[29], blieben noch zwei Fragen offen: Warum war die *Mastomys* plötzlich in den betroffenen Dörfern zu einem Problem geworden, und wie gaben die Ratten das Lassa-Virus an die Menschen weiter?

Monath' Gruppe fiel auf, daß die *Mastomys* mit einer größeren, aggressiveren schwarzen Ratte, *Rattus rattus*, in einem harten Konkurrenzkampf lagen. In einigen Dörfern hatten die Menschen die großen schwarzen Ratten vertrieben oder gegessen und den kleineren braunen *Mastomys* das Feld quasi ohne Gegner überlassen. *Mastomys* kamen häufig von angrenzenden Feldern und suchten vor den Regenfällen Schutz in den Häusern.

Weniger klar war, wie die Ratten Lassa auf Menschen übertrugen. Nur wenige der Menschen, die sich infiziert hatten, konnten wirklich gebissen worden sein, und das Team war nicht in der Lage, auf die eine oder andere Art zu beweisen, daß *Mastomys* das Virus über seinen Urin weitergeben konnte, wie man das bei Junín und Machupo erlebt hatte.

In den Krankenhäusern in Tongo und Panguma wurden wieder einmal Pinneos lebensrettende Antikörper eingesetzt in der Hoffnung, daß sie zwei Lassa-Patientinnen zur Genesung verhelfen könnten. Aber das Team entdeckte in Laboruntersuchungen, daß die Antikörper des ursprünglichen nigerianischen Strangs des Lassa-Virus (der jetzt Pinneo genannt wurde) kaum auf das Virus aus Sierra Leone reagierte. Schwächer noch war die Reaktion auf Monath' liberianischen Strang. Das bedeutete, daß es zumindest zwei weit voneinander abweichende Stränge von Lassa-Viren in Westafrika gab und Pinneos Antiserum nicht in jedem Fall Patienten – und Wissenschaftler – retten konnte, die sich Lassa außerhalb der Jos-Region von Nigeria zuzogen.

Es war möglich, schloß die Gruppe, daß Pinneos Antiserum keinerlei Wirkung auf die beiden Patienten aus Sierra Leone, denen man es verabreicht hatte, zeitigte, obwohl es Anzeichen dafür gab, daß sich beide Frauen auf dem Wege der Besserung befanden.[30]

Jegliche Linderung, die Pinneos Bluteinheiten, die von den CDC sorgfältig gelagert wurden, den Ärzten, Schwestern und Forschern, die in den siebziger Jahren in Westafrika tätig waren, bieten konnten, war eindeutig eingeschränkt.[31]

Weil die *Mastomys*-Ratte in Afrika weit verbreitet war und in Feldern und Dörfern vom Sudan bis Südafrika gefunden wurde, schien es möglich, daß Dutzende zusätzlicher Lassa-Stränge auf dem Kontinent lauerten – Stränge, gegen die Pinneos Antiserum nicht ankämpfen konnte.

An der Columbia University war John Frame davon überzeugt, daß das Lassa-Fieber in ganz Westafrika gefunden werden konnte, wenn man eine wissenschaftliche Suche danach durchführen würde. Mit einem kargen Budget von nur 5000 Dollar untersuchten Frame und Casals das Blut der Missionare aus allen Ländern Westafrikas. Sie fanden Beweise für eine Lassa-Infektion bei Menschen, die in Mali, Obervolta[32], der Elfenbeinküste, Zaire und wahrscheinlich auch der Zentralafrikanischen Republik stationiert waren. Das hieß, daß Lassa in mindestens acht Ländern vorkam.[33]

Kent Campbell kam auf eine ähnliche Idee. Schelmisch dachte er, er könne auf schlaue Weise die Wissenschaft mit einer von den CDC bezahlten ausgedehnten Reise durch Irland verbinden, indem er anbot, Nonnen zu überprüfen, die in der Vergangenheit im Panguma-Hospital gearbeitet hatten. Seit seiner Eröffnung in den fünfziger Jahren bestand die Panguma-Belegschaft aus den Schwestern vom Heiligen Rosenkranz, einem römisch-katholischen Orden aus Irland. Die Nonnen wurden nach dem Rotationssystem in dem afrikanischen Krankenhaus eingesetzt und kehrten nach ein oder zwei Jahren nach Irland zurück; daher lebten mehrere Dutzend Frauen, die möglicherweise Lassa ausgesetzt gewesen waren, jetzt in Irland. Campbell erzählte den CDC, ein Test dieser Frauen könnte die Antwort auf eine Schlüsselfrage liefern: Hatte Lassa schon seit Jahrzehnten in Sierra Leone existiert, war aber inmitten des Übermaßes an Krankheiten, unter denen die Menschen dort litten, unentdeckt geblieben, oder handelte es sich um ein neues Virus?

Er argumentierte überzeugend gegenüber seinen Vorgesetzten in Atlanta: »Wenn man der Krankheit nicht seine ganze Aufmerksamkeit widmet, kann man Lassa nicht von Malaria unterscheiden. Beide sehen gleich aus bis zum Endstadium von Lassa, wenn die Blutungen anfangen.«

Campbell erhielt die Genehmigung. Er bestieg zusammen mit seiner Frau Liz eine Linienmaschine nach London; anschließend bestiegen beide ein Schiff zur Grünen Insel. Vier Tage lang reisten Kent und Liz durch ganz Irland, von Kloster zu Kloster, testeten die Nonnen und besuchten Sehenswürdigkeiten. Für Kent war es eine willkommene Abwechslung von der harten Arbeit in Sierra Leone; für Liz war es ein Urlaub von den Sorgen in ihrem Haus in Atlanta, in dem sie aus Angst um die Sicherheit ihres Ehemannes auf und ab gegangen war.

Eines Nachmittags führten zwei der Schwestern die Campbells nach Blarney Castle, wo sie, wie Tausende von Amerikanern vor ihnen, niederknieten, um den Blarney-Stein zu küssen. Als sie zu ihrem Wagen zurückkehrten, drehte sich plötzlich alles um Kent. Er hatte das Gefühl, als habe man ihm hart auf den Hinterkopf geschlagen. Innerhalb von Sekunden war seine Haut naß vor Schweiß, und er bekam hohes Fieber.

Bis die Schwestern die Campbells in ihr Hotel gebracht hatten, befand Kent sich im Delirium und hatte über 41° Fieber. Liz war hysterisch. Die Schwestern riefen die Behörden in London an, die daraufhin anordneten, Kent sofort in das Krankenhaus der London School of Hygiene and Tropical Disease zu verlegen.

Im Laufe des Tages bestiegen die Campbells ein Linienflugzeug der Aer Lingus und flogen ohne besondere Vorsichtsmaßnahmen mitten unter Hunderten von Touristen. Keiner hatte Liz anderslautende Instruktionen gegeben, und Kent befand sich in einem Zustand, der nichts anderes zuließ, als den Anweisungen von Liz zu folgen. Bei der Ankunft in London fuhren sie, wiederum ohne außergewöhnliche Sicherheitsvorkehrungen, im Taxi zur London School. Sobald sie sich im Krankenhaus befanden, wurde der leidende Kent auf eine normale Isolierstation gelegt und von Ärzten und Schwestern behandelt, die keine Ahnung hatten, was sie tun sollten.

Nach eineinhalb Tagen im Delirium erhielt Campbell einen halben Liter von Jordi Casals' Blut mit dem Antiserum. Es war Mitternacht, und Campbell merkte kaum, daß er eine Transfusion erhielt.

Fünf Stunden später öffnete er die Augen und sah seinen Freund Tom Monath, der sich ängstlich über ihn beugte.

»Was machst du in London?« fragte Cambell in seinem gedehnten Knoxville-Akzent.

»Wir holen dich hier raus«, meinte Monath abrupt.

Campbell hatte keine Vorstellung, wie viele besorgte Verhandlungen seinen Fall in den vorangegangenen 36 Stunden umgeben hatten. Vertreter des Innenministeriums und des Weißen Hauses hatten mit Downing Street Nr. 10 und Whitehall verhandelt; CDC-Bosse hatten mit ihren Gesprächspartnern in der London School ununterbrochen in telefonischem Kontakt gestanden; man traf die Entscheidung, Campbell so schnell wie möglich auf amerikanischen Boden zu bringen.

Noch in derselben Nacht wurden die Campbells zum Flughafen Heathrow gefahren. Diesmal trugen sie Atemgeräte, um ihre Begleitung zu schützen – Freiwillige, die den speziellen Krankenwagen lenkten. Auf dem Rollfeld wartete ein C-141-Jet der amerikanischen Luftwaffe auf das Paar, in dem sich eine Apollo-Raumkapsel befand, die man aus einem US-Lager in Frankfurt am Main eingeflogen hatte. Von der Außenwelt abgeschirmt, saß das Paar in Sitzen, die für im Weltall kreisende Astronauten entworfen worden waren. Monath und vier Armeemediziner der US-Luftwaffe überwachten die Campbells während ihres Transatlantikfluges.

Als das Flugzeug auf dem Kennedy Airport in New York landete, erwartete ein weiterer spezieller Krankenwagen die Gruppe auf der Landebahn und fuhr die Campbells zum Columbia-Presbyterian Hospital.

Vier Wochen lang wurde Kent in demselben Raum behandelt, in dem einst Casals dahinsiechte. Liz wurde genauestens beobachtet, blieb jedoch gesund. Nach 30 Tagen erholte sich Campbell und war bereit, zu seinem Job bei den CDC zurückzukehren, aber die Offiziellen baten den jungen Arzt höflich, sich »doch eine Zeitlang freizunehmen«. Es schien, als ob viele Angestellte der angesehensten Krankheitskontrollorganisation der Welt Angst hatten, Campbell könne die ansteckende Infektion immer noch in sich tragen.

Während dieses Urlaubs bekam Campbell eine Rechnung von der amerikanischen Luftwaffe: 17000 Dollar, sofort zahlbar, für einen Sanitätslufttransport. Kent zuckte mit den Schultern und leitete die Rechnung an den CDC-Direktor David Sencer weiter, der sie barsch an das Verteidigungsministerium zurückschickte.

In Anerkennung seiner Leiden gaben die CDC-Beamten Campbell als nächstes einen Auftrag seiner Wahl in Hawaii, wo er und Liz mehrere Wochen während eines Rötelnausbruchs verbrachten. Bei der Rückkehr nach Atlanta, als seine vorgeschriebene Pflichtzeit als Wehrdienstverweigerer aus Gewissensgründen bei der CDC so gut wie vollendet war, las Campbell einen Hilferuf auf dem Schwarzen Brett der Organisation. »Leiter Malariakontrolle: El Salvador«.

Kent Campbell verlängerte seinen Vertrag mit den CDC, und 1973 zogen er, Liz und ihre beiden kleinen Kinder nach San Salvador. Sie wollten eigentlich zwei Jahre dort bleiben.

Schließlich wurden vier Jahre daraus, die Campbells Leben von Grund auf änderten und ihm eine neue besorgte Sicht im Blick auf die Malariakontrolle und die Gesundheitsprobleme der Menschen in den Entwicklungsländern vermittelten.

Während sich die Campbells an ihr neues Leben in El Salvador gewöhnten, ging Uwe Brinkmann wie eine Laborratte in der Ebstorfer Blatterneinrichtung auf und ab und dachte an die Geschichten über Casals, Pinneo, Campbell und Roman. Er wußte, seine Lage in Deutschland basierte auf all diesen vergangenen Vorfällen und auf der hohen Sterblichkeitsquote, die das Virus unter Amerikanern und Europäern, die in Afrika arbeiteten, gefordert hatte. Er dachte an all die Mysterien, die Lassa umgaben, und fragte sich, ob er sich wohl angesteckt hatte, als er Mandrella pflegte. Er hatte das Gefühl, als ob er schon ein ganzes Leben dort verbracht hätte, aber es waren erst wenige Tage vergangen, seit Brinkmann, der umstrittene »Hippiearzt«, Casals in Ibadan getroffen hatte. Die CDC hatten es nun zur Gewohnheit gemacht, den 63jährigen Casals zur Untersuchung aller Lassa-Ausbrüche zu entsenden. In fünf Jahren war er Zeuge zweier ernster Ausbrüche gewesen, und 1974 reiste er nach Ibadan, um seinen dritten mitzuerleben.

Für Casals war der Ibadan-Fall eine winzige Episode, die von der internationalen Presse und den panischen Regierungen in drei Kontinenten immens übertrieben wurde.

Bei Casals' Ankunft trat Brinkmann aus dem Isolierhaus der Gruppe, um den berühmten Wissenschaftler zu begrüßen, der seinerseits – typisch für ihn – den jungen Deutschen zur Seite fegte, in das Gebäude stürmte und direkt an Mandrellas Bett eilte.

Casals untersuchte Mandrella sorgfältig und war überrascht darüber, daß der Patient sich schon auf dem Weg der Besserung befand. Dr. Hal White, der sich um Jeannette Troup gekümmert hatte, als sie vier Jahre zuvor dem Lassa-Fieber erlegen war, hatte Mandrella eine Einheit von Penny Pinneos Antiserum verabreicht. Der englische Arzt Adam Cargill kümmerte sich um den Kranken. Cargill, damals 34 Jahre alt, gehörte zur medizinischen Fakultät der Universität von Ibadan.

»Was für ein lächerlicher internationaler Aufruhr!« dachte Casals. In Lagos hatten ihm Vertreter der nigerianischen Regierung mitgeteilt: »In diesem Land gibt es kein Lassa-Fieber. Punkt. Der Deutsche muß es eingeschleppt haben.«[34]

Wütend dachte Casals: »Das ist ja herrlich. Sie eliminieren die Krankheit, indem sie behaupten, sie würde nicht existieren.«

In der Zwischenzeit alarmierte die katholische Kirche, die das St. Charles Mission Hospital vor den Toren von Enugu führte und sowohl Sauerwald als auch Mandrella angestellt hatte, das deutsche Außenministerium und das Tropeninstitut in Hamburg und rief in Deutschland Besorgnis hervor. Am 15. März 1974 bat Ibadans katholischer Bischof Richard Finn die deutsche Regierung im Fall Mandrella offiziell um Hilfe.

Die Nigerianer bestanden immer noch darauf, daß der Deutsche »seine Krankheit« zurück nach Deutschland bringen solle, zusammen mit allen Nigerianern und anderen, mit denen er möglicherweise in Berührung gekommen war. Die Panik eskalierte, und kein Staat zwischen Nigeria und Deutschland wollte die Erlaubnis erteilen, daß ein geeignetes kleines Flugzeug auf dem Weg zum Auftanken in seinem Hoheitsgebiet zwischenlanden durfte.

»Im Idealfall sollte der Patient genau da bleiben, wo er ist, gepflegt von offenbar fähigen Schwestern und diesen beiden Männern Brinkmann und Cargill«, dachte Casals. Er wußte, der Streß der Reise konnte den Zustand des Kranken verschlimmern, der sich ansonsten zu verbessern schien.

Der Lassa-Experte widmete daraufhin seine Aufmerksamkeit Brinkmann und teilte ihm kurz seine Sicht der Dinge mit, daß nämlich der Zustand des Patienten nicht länger akut war und es am besten wäre, wenn er genau da bliebe, wo er war. Schließlich, meinte Casals, würde der Transport nur die Schmerzen des Patienten vergrößern sowie weltweit die Zahl der Menschen, die Mandrellas Atem und Körperflüssigkeiten ausgesetzt wären.

Brinkmann stimmte von ganzem Herzen zu und winkte Casals zum Abschied. Er hoffte, der hochangesehene Wissenschaftler könnte die nigerianischen und die deutschen Behörden davon überzeugen, wie dumm ihre Transportpläne seien.

Was Brinkmann nicht wußte: Casals flog sofort zum WHO-Hauptquartier nach Genf, wo er vergeblich versuchte, eine Atempause auszuhandeln. Casals wußte, daß der Fall verloren war, als er die deutschen und französischen Zeitungen durchsah, die es am Kiosk in der Eingangshalle der WHO zu kaufen gab.

Tagelang waren die deutschen und, weniger ausgeprägt, die britischen und französischen Medien von der Saga von Lassa und dem deutschen Arzt fasziniert gewesen.

»Wer wird diesen Arzt retten?« schrie die Schlagzeile der *Diepahtzer Nachrichten* und fügte noch hinzu: »Ein Skandal!«[35]

Die BILD-Zeitung brachte riesige Nahaufnahmen von Brinkmann. Er wurde als Held dargestellt, der sich dem Tod stellte, um einen Kollegen zu retten. Zusammen mit der Titelgeschichte wurde in einem Artikel beschrieben, wie sich die Hamburger Feuerwehr und die Polizei darauf vorbereiteten, Mandrella unter höchsten Sicherheitsvorkehrungen zu empfangen und ins Krankenhaus zu transportieren.[36]

Diese Art schmeichelnder Berichterstattung war zwar üblich, doch Brinkmann, dessen Kollegen seine Reise nach Nigeria für ekelerregend hielten, war sie keine Hilfe. Deutschland erlebte 1974 ebenso wie die Vereinigten Staaten einen enormen Generationswechsel, der jeden Aspekt der Gesellschaft – einschließlich der Wissenschaft – beeinflußte. Brinkmann mit seinen Batik-T-Shirts, seinen langen Haaren und den indischen Sandalen wurde zu einem Blitzableiter für die Ablehnung seitens der älteren, traditionelleren Experten für Tropenkrankheiten. Als das deutsche Außenministerium mit dem Tropeninstitut in Hamburg am 16. März Kontakt aufnahm und um Informationen bezüglich Lassa bat, bot Brinkmann begeistert seine Dienste an. Einige ältere Wissenschaftler, insbesondere die Virologen Godske Nielsen am Tropeninstitut und Fritz Lehmann-Gruber, der geschäftsführende Direktor des virologischen Instituts der Hamburger Universitätsklinik, hielten es jedoch für verwegen, Mandrella nach Deutschland zu bringen. Sie waren der Ansicht, ein solches Unterfangen sei viel zu gefährlich für alle Beteiligten, einschließlich Mandrella.

Lehmann-Gruber ging sogar noch weiter und erzählte der deutschen

Presse, wenn man Mandrella ins Land brächte, könnte das zu einer teutonischen Lassa-Epidemie führen.[37]

»Wir wissen nicht, ob das Virus nicht einen idealen Vektor findet«, äußerte sich Lehmann-Gruber gegenüber BILD-*Hamburg*.[38]

»Sprechen Sie von einem Insekt?« wollte der Reporter wissen.

»Ja, eine Fliege. Ein Moskito. Alles ist möglich«, erwiderte Lehmann-Gruber und fügte noch hinzu: »Die Gefahr [Mandrella nach Deutschland zu bringen] ist immer noch unkalkulierbar.«

Für Brinkmann war ein solches Gerede vollkommen absurd. Er hatte viele Jahre mit seiner Frau Agnes, die ebenfalls Wissenschaftlerin war, in Äthiopien verbracht. Uwe wußte, wie sehr Europäer dazu neigten, die Gefahren afrikanischer Krankheiten zu übertreiben. Und auf eine Art und Weise, die für die Angehörigen seiner Generation typisch war, bevorzugte Brinkmann sofortiges Handeln. Brinkmann teilte dem Institutsleiter mit, daß er sehr gern sofort Urlaub nehmen und, wenn nötig, auf eigene Kosten nach Afrika fliegen würde, um Mandrella zu helfen. Brinkmann unterbreitete sein Angebot in einem Raum voller Angestellter des Tropeninstituts als Reaktion auf den Aufruf des Direktors nach einem Freiwilligen.

»Nein, Uwe, das können Sie nicht tun«, meinte der Direktor. »Sie haben zwei kleine Kinder.«

Brinkmann schauderte kurz und dachte an seine Söhne, den zweijährigen Patrick und den vierjährigen John Vincent. Aber sonst ging keine Hand nach oben.

Der Direktor nahm das Angebot Brinkmanns an und reichte dem jungen Wissenschaftler Bargeld – aus seiner eigenen Tasche – für das Flugticket.

Als Brinkmann in Lagos ankam, begann die deutsche Presse, Schwierigkeiten zu machen und die Debatte zwischen Uwe und seinen Gegnern zu schüren, indem sie ihn als Helden aufbaute. Am 18. März, einen Tag nachdem Uwe Deutschland verlassen hatte, besuchte ein Reporter der öffentlich-rechtlichen Rundfunkanstalten die Mutter Brinkmanns.

»Wie fühlt sich eine Mutter, deren Sohn in den Tod fliegt?« fragte der Reporter.

Frau Brinkmann wußte nichts von Uwes Abreise und lud die Fernsehcrew ins Wohnzimmer auf eine Tasse Tee ein. Sie beantwortete die Frage mit einer Gegenfrage: »Wer ist so verrückt und bittet ihn, so etwas zu tun?«

In der Zwischenzeit war die deutsche Regierung, die nun davon überzeugt war, daß Lassa mit dem Andromeda-Strang verwandt war, hektisch darum bemüht, eine Form von luftdichtem Behälter zu finden, in dem man Mandrella transportieren könnte. Am 19. März schien die Antwort klar, denn die Überschriften lauteten: »Danke! Kissinger rettet den Fieberarzt.«[39] Der amerikanische Außenminister Henry Kissinger hatte angeboten, mit einer Transportmaschine des amerikanischen Militärs eine Apollo-Raumkapsel nach Nigeria fliegen zu lassen. Mandrella und Brinkmann würden dann, wie Kent Campbell 18 Monate zuvor, die luftdichte Kapsel besteigen, gefilterte Luft atmen und derart eingekapselt die mehrere Stunden dauernde Flugzeit von Ibadan nach Hamburg verbringen. Sowohl die deutsche Presse als auch die deutschen Politiker hielten diese Vorsichtsmaßnahme für brillant, Experten wie Casals jedoch für paranoid.

Während die Regierungen von Deutschland, Amerika und Nigeria sich um die Vor- und Nachteile eines Einsatzes der Apollo-Raumkapsel stritten, wurden Mandrella und seine Pfleger in Ibadan zunehmend besorgt. Mandrella war bereits annähernd einen Monat krank (seine Symptome hatten am 22. Februar eingesetzt), und die drei Männer, die Nonne und die beiden Hilfsschwestern standen seit Tagen gewissermaßen unter Hausarrest. Für die drei keuschen nigerianischen Frauen war es besonders schimpflich, mit Männern zusammenleben zu müssen, und sie befürchteten, daß ihr Ruf darunter leiden würde.

Dr. Cargill war besonders erregt. Er fürchtete, die nigerianische Regierung könnte eine gewaltige Kampagne starten und ihm dabei die Schuld zuweisen, in erster Linie, weil er – der Arzt des Lassa-Opfers – ein Bürger der ehemaligen Kolonialmacht Nigerias war. Er ging besorgt in dem kleinen Haus auf und ab und dachte an seine Frau Alice und ihre beiden kleinen Kinder – die sich alle weit weg in Sussex, England, in Sicherheit befanden.

Als Cargill schweren Durchfall und leichtes Fieber bekam, war er davon überzeugt, ebenfalls an Lassa erkrankt zu sein. Die Angst innerhalb der Gruppe eskalierte. Brinkmann versuchte, alle zu beruhigen und meinte: »Ich habe so ein Gefühl im Bauch, daß wir alle überleben werden.«[40]

Schließlich landete am 21. März ein speziell ausgestatteter Lufthansa-Condor-Jet auf der Landebahn von Ibadan. Die drei Ausländer und die drei nigerianischen Frauen wurden zum Rollfeld gefahren, und Mandrella, der auf einer Trage lag, wurde auf einen Gabelstapler gehievt und in den Laderaum des Jets gehoben. Die anderen stiegen eine Treppe zum Flugzeug hoch. Im Inneren wartete keinerlei Komfort auf sie. Um die Crew zu schützen, hatten deutsche Ingenieure den Passagierteil des Flugzeugs ausgeweidet und eine riesige luftdichte Barriere zwischen dem

Schwanz des Flugzeugs und der Kanzel der Crew im vorderen Teil errichtet. Darüber hinaus wurden spezielle Luftzirkulatoren installiert, die die beiden Hälften des Flugzeugs mit getrennten Sauerstoffvorräten versorgten. Keine Stewardessen begrüßten die Gruppe, nur ein abschreckender, dürftig ausgestatteter Raum.[41]

Brinkmann war der letzte, der an Bord ging, und er saß bereits, bevor ihm klar wurde, daß es kein Begleitpersonal gab.

»Schließen Sie augenblicklich die Tür!« rief der Captain über die Sprechanlage des Flugzeugs. Brinkmann sprang aus seinem Sitz hoch und starrte die Drucktür an, auf der zwei Seiten mit Instruktionen zum Öffnen und Schließen der Tür befestigt waren.

»Wir starten umgehend. Schließen Sie jetzt die Tür!« bellte der Pilot.

»Tja, hier geht nichts«, dachte Brinkmann, griff nach der Tür, zog und zerrte an den Griffen und hoffte, er habe ihre seltsame Kabine auf dem Weg nach Deutschland sicher verschlossen.

Als das Flugzeug Stunden später auf dem Hamburger Flughafen landete, wurde die Tür von einem Mann geöffnet, der von Kopf bis Fuß in einem Schutzanzug steckte, der an eine Astronautenmontur erinnerte. Darüber trug er eine riesige durchsichtige Plastikhülle, die seine Beine von den Knien aufwärts sowie seinen Rumpf und seinen Kopf umgab. Aus dieser bizarren aufgeblasenen Plastikkugel ragten seine Arme heraus, die allerdings fast hilflos an der Seite baumelten. Ein langer Plastikschlauch am hinteren Teil der Kugel versorgte den Mann mit einer bazillenfreien Atmosphäre.

»Das kommt mir vor wie eine Szene aus einem schlechten Science-fiction-Film«, meinte Brinkmann zu seinen Mitreisenden.

Diese absurde Blasenkreatur winkte die Gruppe ungeschickt mit den Armen aus dem Flugzeug. Drei weitere Blasenmänner drängten sie in einen wartenden Lieferwagen und trugen Mandrellas Trage.

Mittendrin fiel ein Blasenmann wegen Sauerstoffmangel in Ohnmacht, und Rufe wie »Das Virus! Das Virus!« entfuhren dem Sicherheitspersonal. Einige Augenblicke lang waren alle von Panik ergriffen.[42]

Auf ihrem Weg in die Wälder kämpfte Brinkmann seine Phantasien von Konzentrationslagern nieder. Er warf Mandrella einen ängstlichen Blick zu. Erst später, während der langen Tage ihrer Gefangenschaft in Ebstorf, erzählte Mandrella Uwe, daß auch er einen Augenblick lang an das Dritte Reich gedacht habe, sich an die Hinrichtung seines Vaters erinnerte und an die unglaublich grausame »Rechnung fürs Hängen«, die seine Mutter erhalten hatte.

Bis zu ihrer Entlassung aus Ebstorf am 20. April hatten die sechs nur gelegentlich telefonischen Kontakt mit der Außenwelt. Jeglicher Abfall sowie alle Zeitungen, Lebensmittel, Kleider und Medikamente wurden sterilisiert oder zerstört, sobald sie die Einrichtung durch speziell entworfene Luftschleusen verließen.[43]

Jeden Tag brachte Agnes Patrick und John Vincent nach Ebstorf, um ihrem Vater hinter einem Maschendrahtzaun zuzuwinken, der die Einrichtung in etwa zwanzig Meter Entfernung umgab. Ganze Gruppen von Nonnen und katholischen Gläubigen versammelten sich ebenfalls am Zaun und beteten für die drei Nigerianerinnen und ihren Missionsarzt. Bilder dieser Versammlungen an dem Maschendraht zierten mehr als drei Wochen lang die Seiten der deutschen Zeitungen.

Drinnen versuchte Brinkmann, die traurige Stimmung der Gruppe mit Witzen aufzuheitern. Sein Sinn für Humor neigte zum Sarkasmus. Uwe erzählte der Gruppe: »Wir könnten jetzt gleich rausgehen und Millionäre werden. Das stimmt! Wir könnten hier einfach rausmarschieren und deutsche Großbanken ausrauben, ein Flugzeug kapern und den Rest unseres Lebens im Luxus auf einer tropischen Insel verbringen. Keiner würde es wagen, uns aufzuhalten – sie haben alle viel zuviel Angst vor dem Virus.«

Am 28. März veröffentlichte der *Stern*, eine der bekanntesten Zeitschriften Deutschlands, einen langen Artikel, in dem Brinkmann gelobt wurde. Man beschrieb seine Hippieaufmachung sowie seine unordentliche Erscheinung, und das Magazin erklärte Brinkmann zu einem viel größeren Arzt als beispielsweise Dr. Ernst Fromm, damals Leiter des deutschen Ärzteverbandes. Gegen Fromm lief eine Untersuchung wegen angeblicher Unterschlagung von Geldern.[44]

An dem Tag, an dem der Artikel erschien, rief ein PR-Manager des Bundesgesundheitsministeriums Brinkmann in der Ebstorfer Einrichtung an und beschuldigte den jungen Arzt, den Artikel als absichtliche Verunglimpfung Fromms initiiert zu haben.

»Sie kommen am besten niemals wieder nach Hamburg!« riet der PR-Mann. In diesem Augenblick wußte Brinkmann, daß seine Bemühungen um Mandrella einen hohen Preis von seiner Karriere fordern würden.

Cargill fürchtete, daß auch er für seine Taten würde büßen müssen. Er war ein dünner, nervöser Mann, der das Schlimmste befürchtete und sorgfältig alle Nachrichten aus Nigeria prüfte. Tatsächlich wurde er in Abwesenheit seiner Stelle im Krankenhaus enthoben, und die Presse in Lagos beschuldigte ihn, für die Mini-Epidemie verantwortlich zu sein.

»Ein ausländischer Arzt… verursachte beinahe eine Epidemie der

Krankheit in Ibadan, indem er absichtlich Kontakt mit einem Patienten der Killer-Krankheit aufnahm«, hieß es in den Presseberichten aus Lagos.[45]

Als die Tests der CDC-Laboratorien schließlich bestätigten, daß alle sechs Menschen in der Ebstorfer Einrichtung frei vom Lassa-Virus seien, hatte Mandrella sich erholt, und die anderen hatten sich überhaupt nie angesteckt. Die Gruppe wurde entlassen. Ein Kaufhaus bot den Nigerianerinnen einen Tag lang einen kostenlosen Einkaufsbummel als Ersatz für ihre lange Gefangenschaft. Mandrella zog sich still und leise mehrere Monate lang zur Erholung zu deutschen Freunden zurück, Cargill schloß sich seiner Familie in Sussex an und Brinkmann kehrte – trotz einiger Warnungen – ans Tropeninstitut zurück.

Er fand eine Atmosphäre vor, die durch die Ereignisse um das Lassa-Virus zutiefst polarisiert war. Im einen Extrem bot die Bundesregierung Brinkmann eine der höchsten Auszeichnungen des Landes an, die er taktvoll ablehnte. Im anderen Extrem verurteilten viele Wissenschaftler der alten Garde Brinkmanns Handlungen voller Bitterkeit und forderten seinen Rücktritt. Auf Drängen des Direktors ging Brinkmann mit seiner Familie in Urlaub, damit sich die Lage in Hamburg beruhigen konnte.

Sie waren gerade zwei Wochen weg, als John Vincent in der Wohnung von Freunden spielte. Während die Erwachsenen kurze Zeit abgelenkt waren, tollte der Vierjährige herum, verlor den Halt und fiel aus dem Fenster der Wohnung.

Die Nachricht vom Tod seines Sohnes erschütterte Brinkmann. Er verlor den Willen, gegen die alte Garde von Hamburg zu kämpfen, großspurig als Hippiearzt aufzutreten oder tapfere Schritte im Kampf gegen Tropenkrankheiten zu unternehmen. Annähernd zwanzig Jahre später war er immer noch nicht in der Lage, über das Lassa-Fieber zu sprechen, ohne sich an das emotionale Trauma des politischen Kampfes, der langen Quarantäne in Ebstorf, der Ängste der Gruppe, der Kritik seiner wissenschaftlichen Kollegen und – was am tragischsten war – den Tod seines Sohnes zu erinnern.

Im August 1974 kehrte Dr. Bernhard Mandrella in aller Stille nach Nigeria zurück und führte seine missionarische Arbeit am Borromeo-Hospital in Onitsha fort.

5
Yambuku

EBOLA

Männer, die niemals die Erfahrung machen konnten, inmitten einer Epidemie ruhig zu bleiben und experimentelle Bedingungen beizubehalten, erkennen in der Sicherheit ihrer Laboratorien nicht, mit was man zu ringen hat.

Dr. Martin Arrowsmith in *Arrowsmith*
von Sinclair Lewis

I

Mabalo Lokela befand sich in bester Stimmung. Gut, er hatte Fieber, aber zweifelsohne nur wieder ein Malariaanfall. Da war er sich sicher. Worauf es ankam, war doch, daß er einen großartigen Urlaub hinter sich hatte – einen der wenigen, die er mit seinen 44 Jahren erlebt hatte.

Während er darauf wartete, daß die Schwestern ihm seine Malariamedizin verabreichten, erzählte Mabalo seinen Kollegen von der Yambuku-Mission Geschichten von seinen Reisen. Vom 10. bis zum 22. August waren er und sechs andere Angestellte der Mission durch den hohen Norden Zaires gefahren und hatte Städte in der gesamten Mobaye-Bongo-Zone aufgesucht, örtliche Köstlichkeiten probiert und die Art von Aussichtstour genossen, die für Menschen in der Bumba-Zone so selten war. Es war nur möglich, solche Entfernungen zurückzulegen – und es müssen Hunderte von Meilen gewesen sein! –, weil Vater Augustin sie begleitet hatte: Seine Gegenwart gestattete den Einsatz des missionseigenen Landrovers.

»Wir sind bis nach Badolité hochgekommen, und wir wären auch noch über die Grenze in die Zentralafrikanische Republik gefahren, aber die Brücke war beschädigt«, erzählte er seinen Freunden von der Mission. Als er vier Tage zuvor nach Yambuku zurückgekehrt war, freute sich Mabalo (den seine Freunde Antoine nannten) so sehr darüber, wieder zu Hause zu sein, daß er einen Großteil seines Gehalts, das er als Schullehrer bekam, dafür aufwendete, frisches Antilopenfleisch auf dem Markt zu kaufen – was seiner Frau Mbuzu Sophie gefiel. Sophie, die im achten Monat schwanger war, trocknete das Fleisch und machte einen Eintopf anläßlich der Familienfeier zur Rückkehr von Antoine.[1]

Antoine beobachtete, wie die belgische Schwester eine Spritze vorbereitete, und biß die Zähne zusammen, als die Nadel seine Haut durchdrang. »Chloroquin«, sagte sie zu ihm, während sie seinen Arm abrieb, »das wird deine Malaria heilen.« Er nickte, zuversichtlich, daß alle guten Heilmittel aus Nadeln kamen.

Zwei Tage später, am 28. August 1976, kam ein 30jähriger Mann ins Yambuku-Missionshospital und klagte über furchtbaren Durchfall. Obwohl niemand in der Mission den Mann erkannte, erzählte er den Schwestern, er käme aus dem nahegelegenen Dorf Yandongi. Seine Herkunft war jedoch gleichgültig, die Schwestern behandelten jede bedürftige Seele, die über ihre Schwelle trat, manchmal bis zu 400 am Tag. Viele kamen zu Fuß oder per Anhalter aus Dörfern, die 50 oder 60 Meilen entfernt lagen, zur Mission. Die meisten der Kranken bekamen Injektionen der einen oder anderen Art: Antibiotika, Chloroquin, Vitamine – welcher Vorrat auch immer in dem entlegenen katholischen Krankenhaus, das nur über wenig Geld verfügte, zur Hand war. Für gewöhnlich reichte das den Betroffenen, die das, was ihnen die belgischen Schwestern verabreichten, auf jeden Fall noch ergänzten mit dem Gebräu, den Gesängen und den Injektionen örtlicher Medizinmänner.

Aber der Fall des Mannes aus Yandongi war seltsam, und die Schwestern Béata, Edmonda und Myriam waren sich nicht sicher, worin die Ursache seiner Beschwerden lag. Sie wiesen dem Mann eines der 120 Betten des Krankenhauses zu und erörterten zwei Tage lang die Diagnose. Schließlich schrieben sie in seine Krankenakte ein vages »Ruhr und Nasenbluten«.[2]

Nach zwei Tagen verließ der Mann das Krankenhaus gegen den Willen der Schwestern. Er litt immer noch unter Durchfall und schwerem Nasenbluten. Man sah ihn nie wieder, obwohl die Ereignisse einige Tage nach seinem Verschwinden dazu führten, daß Dutzende von Ermittlungsbeamten aus aller Welt die Dörfer in der Bumba-Zone nach diesem schwer faßbaren Patienten durchsuchten.

Die Bumba-Zone liegt an der Nordgrenze Zaires und umfaßt Savanne und dichten Regenwald zwischen den Flüssen Ubangi und Zaire (früher Kongo). Etwa 275 000 Menschen lebten in diesem Gebiet, meistens in Dörfern mit weniger als 500 Einwohnern. Sie verdienten ihren Lebensunterhalt, indem sie Anbaufrüchte für den Verkauf in der Hauptstadt von Zaire, Kinshasa, pflanzten, und durch die Jagd. Der Äquatorialdschungel und das Grasland waren voller wilder Tiere, zu denen so marktfähige Delikatessen, Felle und Wertobjekte gehörten wie Grüne Meerkatzen, Paviane, schwarzweiße Colobus-Totenkopfäffchen, Schimpansen, Streifenottern, Mungos, Zibetkatzen, Elefanten, Nilpferde, Buschschweine, Büffel, Bongos, Sitatunga-Antilopen, Schirrantilopen, Riedböcke und Bleichböckchen-Antilopen.[3]

Seit 1935 wurde das größte Krankenhaus und die Apotheke für die ungefähr 60 000 Menschen, die in der zentralen Bumba-Zone lebten, von katholischen Missionaren aus Belgien im Dorf Yambuku geleitet. Eine Belegschaft von siebzehn »Krankenschwestern« – so genannt, obwohl keine der Nonnen eine Ausbildung als Krankenschwester hatte – und Hilfsschwestern pflegten die Bedürftigen in einigen recht bescheidenen Gebäuden aus Schlackenstein. Wenn man durch den Haupteingang des Hospitals kam, lag das Verwaltungsbüro in einem Raum auf der rechten Seite, gefolgt von einer Apotheke und einigen chirurgischen Räumen, die aus einem OP und einem Raum zum Desinfizieren bestanden sowie aus einer Einrichtung zum »Sterilisieren« von Instrumenten: einem 30-Liter-Autoklav und einem Primuskocher, auf dem Wasser abgekocht wurde.

Außerhalb der Operationsabteilung lag ein langer Flur. Auf der einen Seite des Flurs befand sich ein Seitenflügel, der von einer Halle in zwei Teile geteilt wurde und von dem große Krankensäle abgingen: eine allgemeine Station mit 18 Betten, vier 18-Betten-Stationen für Männer und drei größere Stationen für Frauen. Wie in Zentralafrika üblich, bestanden die Betten aus flachen Metallgestellen, die durch dünne Matratzen und uralte Leinenbettwäsche erträglich gemacht wurden. Zusätzlichen Komfort und Lebensmittel, um das Grundnahrungsmittel Reis oder die normalen Maisgerichte zu ergänzen, lieferten die Verwandten der Patienten.

Weiter entlang an dem äußeren Verbindungsgang lag ein Ambulatorium, durch das Dutzende von Menschen jeden Tag strömten und in dem die Schwangeren Injektionen gegen eine Vielzahl von Erkrankungen, Schutzimpfungen für ihre Kinder und Rat von den Schwestern hinsichtlich aller möglichen gesundheitlichen Probleme suchten.

Es gab keinen Arzt in Yambuku. Die Patienten wurden von vier belgischen Nonnen behandelt, die nur im Ansatz eine Ausbildung in Krankenpflege und Geburtshilfe erhalten hatten, einem Priester, einer Krankenschwester und sieben Männern aus Zaire.[4]

Dieses kleine Team von hart arbeitenden Pflegerinnen und Pflegern umsorgte auch die Patienten in einem anderen Gebäude, in dem eine große Geburtsstation und zwei weitere allgemeine Stationen untergebracht waren. Das Krankenhaus war Teil eines größeren Missionskomplexes, zu dem eine Schule gehörte, in der Antoine arbeitete, eine Kirche, eine ganze Reihe von anderen Dienstleistungsgebäuden und die Wohn- und Aufenthaltsräume der Missionare. Außer den Frauen, die im Krankenhaus arbeiteten, gehörten zu den Missionaren weitere belgische Nonnen und Priester, die in der Schule, der Kirche und den anderen Einrichtungen tätig waren.

Obwohl Antoines Haus im Dorf Yalikonde lag, ungefähr eine Meile von Yambuku entfernt, hielt er sich tagelang in der Mission auf, ebenso wie seine beiden älteren Kinder im Teenageralter. Daher war es ganz natürlich, daß er am 1. September zu den Schwestern zurückkehrte, als sein Fieber trotz der Chloroquin-Injektion auf über 39° gestiegen war. Sie prüften seine lebenswichtigen Körperfunktionen und wiesen Antoine an, einige Tage zu ruhen. Antoine kehrte nach Yalikonde zurück, wo Sophie ihn pflegte.

Ungefähr zur selben Zeit, als Antoine seine Freunde mit seinen Reiseerzählungen ergötzte, während er auf seine Chloroquin-Injektion wartete, lag die 16jährige Yombe Ngongo im Yambuku-Hospital und unterzog sich Transfusionen gegen ihre schwere Anämie. In der Nähe erholte sich die 25jährige Lizenge Embale von einer malariaähnlichen Erkrankung. Sie wurde von ihrem Ehemann Ekombe Mongwa gepflegt.

Auf der Männerstation erholte sich Angi Dobola von einer Bruchoperation. An der Seite des 60jährigen Dörflers aus Yalaloa wachte seine Frau Sebo Dombe, die bei den Schwestern über Erschöpfung klagte. Sebo erhielt Vitamin-Injektionen, die ihr die Kraft gaben, die langen, angespannten Nächte an dem postoperativen Krankenlager ihres Ehemannes auszuhalten.

Am 5. September kehrte Antoine schwerkrank zur Mission zurück. Er erbrach sich und litt unter akutem Durchfall, wodurch er so dehydriert war, daß er »Geisteraugen« bekam, wie die Missionare es nannten: tief eingefallene, dunkle, glänzende Augen, umgeben von bleicher pergamentartiger Haut, die sich über die hervorstehenden Gesichtsknochen spannte. Sein Brustkasten schmerzte, er hatte furchtbare Kopfschmerzen, das Fieber hielt an, er war sehr aufgewühlt und verwirrt.

Und er blutete. Seine Nase blutete, sein Zahnfleisch blutete, und es fand sich Blut in seinem Stuhlgang und in seinem Erbrochenen.

Die Schwestern hatten keine Ahnung, was Antoine fehlte. Ihnen war auch nicht klar, daß er kein Einzelfall war. Yombe Ngongo war am 30. August aus dem Yambuku-Hospital entlassen worden und kämpfte jetzt zu Hause in ihrem Dorf Yamisakolo um ihr Leben. Der 16jährigen stand ihre ängstliche neunjährige Schwester Euza zur Seite, die selbst die ersten Symptome spürte: Kopfschmerzen und Fieber.

Sebo Dombes Erschöpfung überstieg mittlerweile die Kraft der Vitamin-Injektionen. Obwohl sich ihr Ehemann von seiner Bruchoperation recht gut erholte und die beiden nach Hause zurückgekehrt waren, befand sich Sebo halb im Delirium. Auch sie blutete stark. Ebenso wie Lizenge Embale, die Anfang September in ihr Dorf Yaekenga zurückgekehrt war und nun darum kämpfte, am Leben zu bleiben. Ihr stand ihr Ehemann Ekombe Mongwa zur Seite, der Blut erbrach und aus den Augen blutete.

Die Schwestern kannten nur Antoines Fall, und sie taten alles, was sie konnten, um ihren Freund zu retten. Das Krankenhaus verfügte nicht über die neuesten Laboreinrichtungen zur Diagnose, daher konnten sie nur raten, welche Krankheit solch schreckliche Dinge in einem menschlichen Körper anrichten konnte – vielleicht Gelbfieber oder Typhus. Sie pumpten Antoine voll mit Antibiotika, Chloroquin, Vitaminen und intravenöser Flüssigkeit, um seine Dehydration aufzuhalten.

Nichts wirkte. Am 8. September starb Mabalo (»Antoine«) Lokela. Die Schwestern wußten nicht, daß Yombe Ngonge am Tag zuvor in ihrem Dorf gestorben war. Am 9. September erlag ihre kleine Schwester Euza der Krankheit. In dieser Woche starben auch Lizenge Embale und ihr Ehemann Ekombe in ihrer Hütte in Yaekenga – und wieder hatten die Schwestern keine Ahnung.

Antoines Begräbnis war gut besucht, und wie üblich wurde sein Körper vor der Beerdigung von seiner Mutter, von Sophie, Sophies Schwester Gizi und anderen Freundinnen sorgfältig hergerichtet. Die Tradition erforderte es, daß beim Präparieren einer Leiche für die Beerdigung alle Essensreste und Exkremente aus dem Körper entfernt werden mußten – ein Verfahren, daß normalerweise von den Frauen mit bloßen Händen durchgeführt wurde.

Nach nur wenigen Tagen litten auch Antoines Mutter, Gizi und Sophie an derselben entsetzlichen Krankheit; Sophie und Gizi überlebten, aber Antoines Mutter starb am 20. September, ebenso wie seine Schwiegermutter Ngbua, die bei den Beerdigungsvorbereitungen geholfen hatte. Und obwohl Sophie diese höllischen Tage im September überlebte, entband sie eine Totgeburt – ein weiteres Opfer der Hämorrhagie.

Alles in allem erkrankten 21 Freunde und Familienangehörige von Antoine, achtzehn davon starben.

Bald war das Krankenhaus voller Menschen, die an diesen neuen Symptomen litten. Panik breitete sich aus, als die Dorfältesten von einer

Krankheit sprachen, die anders war als alles, was sie je zuvor gesehen hatten – welche die Leute zu Tode bluten ließ. In Yambuku standen die Schwestern bereits kurz vor dem Zusammenbruch. Sie wußten nicht, warum oder wie die neue Krankheit entstanden war und sich ausbreitete.

Der Schrecken wurde vergrößert durch das Verhalten vieler Patienten, deren Verstand auszurasten schien. Einige rissen sich die Kleider vom Leib und rannten aus dem Krankenhaus, dabei schrien sie unzusammenhängend. Andere brüllten unsichtbare Besucher an oder starrten blicklos aus Geisteraugen, ohne ihre Ehefrauen, Ehemänner oder Kinder an ihrer Seite zu erkennen. Die Gerüchte und die Krankheit verbreiteten sich in der Bumba-Zone schnell von Dorf zu Dorf. In einigen Dörfern wurden die Hütten der Infizierten von hysterischen Nachbarn niedergebrannt.

Am 12. September bekam Schwester Béata plötzlich Fieber, Muskelschmerzen, Schwindelgefühle, Durchfall und Zahnfleischbluten – Symptome, die sie und ihre Mitschwestern nun nur zu gut kannten. Schwester Myriam und Schwester Edmonda beteten um ein Wunder und gaben per Funk dringende Hilferufe durch.

Der medizinische Direktor der Bumba-Zone, Dr. Ngoi Mushola, suchte in der Stadt nach Benzin und arrangierte schließlich am 15. September eine Fahrt für die rund fünfzig Meilen nach Yambuku. Bei seiner Ankunft wurde Ngoi von einem Horror begrüßt, der den Provinzarzt bis ins Innerste erschütterte. Die Schwestern und Priester flehten ihn an, ihnen zu sagen, welche Krankheit das Leben und den Verstand ihrer Gläubigen einforderte. In ihrer Verzweiflung baten sie ihn inständig, Schwester Béata zu helfen.

Aber Ngoi war ebenso hilflos wie die unglücklichen Kleriker. Mit großer Sorgfalt sammelte er so viele klinische Informationen wie möglich und eilte am 17. September zurück nach Bumba, um seinen Bericht an die Behörden in Kinshasa zu telegrafieren.

»Republik Zaire – Äquatorregion – S/Region von Mongala – Bumba-Zone – Medizinischer Dienst Bumba

Anfrage bezüglich alarmierender Fälle in der Gemeinde Yandongi, Bumba-Zone, 15.–17. September 1976.

Ich erhielt am 15. September einen dringenden Aufruf aus Yambuku von der Hilfsschwester Masangaya Alola Nzanzu vom Yambuku-Hospital aufgrund alarmierender Fälle in der Gemeinde seit dem 5. September 1976; ich begab mich dorthin, um die Situation zu prüfen.

Erkenntnisse. Die Krankheit zeichnet sich durch hohe Temperaturen um 39° Celsius aus; ständiges Erbrechen von schwarzem, verdautem Blut, in wenigen Fällen von rotem Blut; Durchfall, anfänglich mit Blut gesprenkelt, reines rotes Blut kurz vor dem Exitus; hin und wieder Epistaxis [Nasenbluten]; retrosternale und abdominale Schmerzen sowie Stupor; Prostration mit Schwere der Gelenke; schneller Verfall bis zum Tod nach einer Phase von ungefähr drei Tagen, ausgehend von einem Zustand allgemeiner Gesundheit.«

Ngois Bericht beschrieb den ersten Fall, den von Mabalo Lokela, und listete dann 26 Fälle der seltsamen Krankheit auf. Er gab die Namen der Patienten an und fügte hinzu, daß 14 gestorben waren, zehn immer noch krank darniederlagen und vier in Panik aus dem Krankenhaus geflohen waren; derzeitiger Aufenthaltsort unbekannt.

Schaurigerweise mußte Ngoi seinen Bericht, kurz bevor er ihn nach Kinshasa schickte, noch berichtigen: Bis zu seiner Rückkehr nach Bumba waren zwei weitere Patienten auf seiner »Krankenliste« verstorben. Er beschrieb alle Behandlungsmethoden, die ohne Erfolg im Yambuku-Hospital ausprobiert worden waren: Aspirin, Chloroquin, Nivaquin, Blutgerinnungsmittel, Kalzium, Kreislaufstimulanzien, Koffein, Kampfer. Und er fügte hinzu, daß das Krankenhaus seine gesamten Antibiotikavorräte aufgebraucht hatte.

Die mikroskopischen Untersuchungen von Blut, Urin und Stuhlproben im Yambuku-Hospital gaben keinerlei Aufschlüsse, schrieb Ngoi. Taktvoll merkte er noch an, daß die Schutzmaßnahmen des Krankenhauses, um Patienten mit der Krankheit zu isolieren, »nicht rigide« seien.

Ngoi warnte, daß in sämtlichen Dörfern »bereits Panik herrscht«, und forderte Unterstützung durch die Behörden in Kinshasa.

Als er Yambuku verließ, hatte er den Schwestern empfohlen, sofort drei Maßnahmen zu ergreifen: »(1) alle Fälle einzuweisen, (2) öffentliche Friedhöfe zu benutzen [5], (3) das Trinkwasser abzukochen.«

Ngoi hatte, obwohl er es damals noch nicht wußte, die historisch erste Beschreibung einer neuen Krankheit abgefaßt. In klaren, prägnanten und, wie sich im Laufe der Zeit zeigte, weitgehend akkuraten Begriffen hatte Ngoi beschrieben, was sich als die zweittödlichste Krankheit des 20. Jahrhunderts erweisen würde. [6]

Am 19. September um fünf Uhr nachmittags starb Schwester Béata. Am selben Tag gingen in der Mission aus über 40 Dörfern Berichte über Erkrankungen und Todesfälle durch die bizarre Blutkrankheit ein. Nun drohte die Gefahr eines Massenexodus hysterischer Dorfbewohner, die in nahegelegene Gebiete flohen – und die Krankheit mit sich schleppten. Mit dem Funksystem der Mission baten die Schwestern dringend um Hilfe.

Die Bundesbehörden entsandten zwei Professoren der National University of Zaire nach Yambuku: den Mikrobiologen Muyembe Tamfum Lintak und den Epidemiologen Omombo. Die beiden kamen am 23. September in der Mission an und wollten eine sechstägige Studie des Problems durchführen. Sie kürzten ihren Besuch jedoch ab und zogen sich nach nur 24 Stunden schleunigst aus Yambuku zurück.

Als sie in Yambuku ankamen, sahen Muyembe und Omombo Verzweiflung und Schrecken, wohin immer sie blickten. Nur wenige Stunden vor ihrer Ankunft war die 26jährige Missionskrankenschwester Amane Ehumba an der Krankheit gestorben, und die Angst unter den zairischen Krankenhausangestellten grenzte an Panik.

Die Professoren konzentrierten sich zuerst auf ein kleines Kind, das sich in Agonie in einer Krankenhauskrippe wand. Während sie darüber diskutierten, was man tun könne, starb das Kind vor ihren Augen. Die Akademiker wurden aus ihrer Debatte gerissen und sammelten sofort Blut- und Gewebeproben von den Patienten und den Leichen, befragten die Erkrankten und prüften deren Krankenakten.

Während die Professoren ihre Suche fortsetzten, bekam Schwester Myriam, die Schwester Béata gepflegt hatte, plötzlich stechende Kopfschmerzen und Fieber. Die Angst unter den Missionsangehörigen war ansteckend.

Leider hatten die Akademiker Ngois Bericht vor Ort nicht ernst genommen und für die Prozeduren, die sie in Kontakt mit infiziertem Blut brachten, weder Schutzhandschuhe, -masken noch Kittel mitgebracht. Dennoch arbeiteten sie rund um die Uhr und untersuchten fünf Blutproben auf Anzeichen von Malaria, Parasiten oder Bakterien. Sie fanden nichts. Als sie Autopsien durchführten, waren Muyembe und Omombo entsetzt über das Ausmaß des Schadens durch die Krankheit. Sie entnahmen Leberproben, um sie zur weiteren Analyse an besser ausgerüstete Laboratorien zu schicken.

Im Laufe dieses Tages kam Schwester Romana an. Sie war den ganzen Morgen von der Lisala-Mission angereist, die im Südwesten von Bumba lag. »Ich bin gekommen«, sagte sie den anderen Belgiern, »um Schwester Béata zu ersetzen.« Die Gastnonne machte sich sofort an die Arbeit und kümmerte sich um die neuesten Opfer.

Dazu gehörte auch Sophie, die zu der Zeit immer noch schwerkrank war und in ihrem Krankenhausbett in Agonie stöhnte. Während die Professoren die Stationen prüften, fiel ihre Führerin, Krankenschwester Sukato Manzomba, von einem leichten Fieber in einen lebensbedrohlichen Zustand. Sie erbrach Blut und fiel in ein Delirium. Die erstaunten Professoren gaben den Bitten der Missionare nach und erklärten sich einverstanden, Schwester Myriam, Vater Augustin (der mit Antoine den Norden Zaires bereist hatte und unter hohem Fieber litt) und Schwester Edmonda (als Begleitnonne) mit nach Kinshasa zur Behandlung zu nehmen.

Die Gruppe fuhr in einem Landrover über die schlammige, holperige Straße von Yambuku nach Bumba, kam auf dem Weg an mehreren Dörfern vorbei und flog am folgenden Tag an Bord einer Frachtmaschine der Luftwaffe von Zaire nach Kinshasa. Die Missionare wurden auf dem N'djili-Flughafen in Kinshasa sich selbst überlassen. Unerklärlicherweise waren die Professoren verschwunden, und der Priester und die beiden Nonnen waren gezwungen, mit dem Taxi ins Ngaliema-Hospital zu fahren – Zaires bedeutendstem Lehrkrankenhaus.

In dem Augenblick, als Schwester Myriam ankam, war es dem Personal von Ngaliema klar, daß sie kein Krankenhausbett, sondern ein Totenbett benötigte.

Weil sie keine Ahnung hatten, welches Pathogen die Krankheit der Schwester verursachte, wußte die Belegschaft von Ngaliema auch nicht, welche Vorsichtsmaßnahmen sie ergreifen sollten. Schwester Edmonda beschrieb die rasche Ausbreitung der Krankheit im Yambuku-Hospital und meldete sich freiwillig, um den Hauptteil der Versorgung von Schwester Myriam zu übernehmen. Die leidende Nonne wurde auf eine Isolierstation gelegt. Eine hübsche junge Lernschwester, Mayinga N'Seka, bot ihre Hilfe an, und Dr. Lusakumuna kümmerte sich um den Fall. Gemeinsam taten sie, was sie konnten, um Schwester Myriams Leid zu lindern.

Trotz ihrer Bemühungen starb Schwester Myriam am 30. September im Krankenhaus von Kinshasa.

II

Dr. William Close befand sich zu jener Zeit in Wyoming und in Verhandlung um den Ankauf einer Ranch. Sechzehn Jahre lang hatte er in Kinshasa gelebt, als Privatarzt von Präsident Mobutu Sese Seko gearbeitet und eine regierungsunabhängige medizinische Forschungsgruppe namens Coopération Médicale Belge geleitet. Der amerikanische Arzt und seine Familie[7] waren in Zaire angekommen, als Mobutu wie eine heroische, herausragende Figur in der afrikanischen Landschaft erschien, ein Führer des postkolonialen schwarzen Afrika und eine Inspiration für junge Idealisten weltweit. Aber mit den Jahren beobachtete Close Mobutus Wandlung von einer Art zairischem George Washington zu einem tyrannischen und korrupten Despoten, fasziniert von den Arbeiten Machiavellis und umgeben von Familienangehörigen und Verbündeten, die Zaires Nationalbank wie ihre persönliche Portokasse behandelten.

Close war zum Zyniker geworden und bereitete sich auf ein neues Leben in Wyoming vor, als Dr. Ngwété Kikhela, Zaires Gesundheitsminister, ihn anrief und Close bat, die amerikanischen Behörden zu benachrichtigen und um deren Hilfe zu bitten. Close nahm sofort Kontakt zu den Centers for Disease Control in Atlanta auf, schilderte die Lage und bat formell um Laborunterstützung, um die Ursache des Yambuku-Ausbruchs zu bestimmen.

In der Mission zogen sich weitere Angestellte des Hospitals die Krankheit zu. Nun waren zehn der ursprünglich 17 Mitarbeiter und Mitarbeiterinnen entweder tot oder zu krank, um sich weiter um die Patienten zu kümmern. Schwester Genoveva folgte den Empfehlungen des scheidenden Muyembe und schloß das Krankenhaus für alle, außer den verbliebenen Opfern der geheimnisvollen Krankheit, die im Sterben lagen. Obwohl sie keine medizinische Ausbildung hatte und eigentlich zu den Lehrkräften der Mission gehörte, war Schwester Genoveva gezwungen, die Bürde zu tragen: Keiner der Krankenschwestern aus Belgien ging es gut genug, um eine solche Verantwortung auf sich zu nehmen.

Schwester Romana lag in einem der Betten, erbrach Blut, hatte Zahnfleischbluten, litt unter akutem Durchfall und stöhnte im Delirium. Der alte Vater Lootens war ähnlich betroffen, und keine der noch verbliebenen Krankenschwestern aus Zaire fühlte sich der Aufgabe gewachsen, das Hospital ohne Anleitung weiterzuführen.

Da sie keine medizinischen Kenntnisse besaßen, bedienten sich Schwester Genoveva, Schwester Marcella und Schwester Mariette der einzigen Waffe ihrer Rüstkammer: des Gebets. Stundenlang beteten die trauernden Nonnen sowie die drei verbliebenen Priester an den Krankenbetten ihrer Freunde und Kolleginnen in der Hoffnung, ihr frommes Flehen würde ein Wunder bewirken.

Trotz ihrer Gebete starb Schwester Romana am 2. Oktober gegen Mittag. Die Nachricht von ihrem Tod, welche die Yambuku-Belegschaft per Funk an die Lisala-Mission weitergab, führte sowohl zu unaussprechlicher Trauer als auch zu verständlicher Angst unter ihren alten Freunden. Nur sechs Stunden später verstarb auch Vater Germain Lootens, und das trieb die überlebenden belgischen Missionare in solche Verzweiflung und einen derart großen Schrecken, daß ein Team von Wissenschaftlern aus Kinshasa bei seiner Ankunft die Gruppe praktisch vor Angst wie gelähmt vorfand.

Auf Bitten von Minister Ngwété hatte sich ein Team von medizinischen Sachverständigen gefunden und war von der Luftwaffe Zaires nach Bumba geflogen worden. Von dort fuhren sie nach Yambuku. Die drei Männer des Teams kamen kurz nach dem Tod von Schwester Romana und Vater Lootens an. Vertreter des Ministeriums, die mittels Funk von den Todesfällen verständigt worden waren, befahlen, daß das Krankenhausgelände strikt unter Quarantäne zu stellen sei und »cordons sanitaires« um Yambuku errichtet werden sollten.

Schwester Genoveva hatte keine Erfahrung in derlei Dingen und nahm die Anordnung wortwörtlich. Sie sammelte Rollen Verbandsmull und zog sie um die Mission herum. Außerdem errichtete sie Schilder an den »cordons«, der Absperrung, um Besucher davor zu warnen, näher zu kommen. Eine große Glocke wurde an den Eingang der Mission gehängt, an der Besucher läuten, ihre Botschaften oder Lebensmittelspenden niederlegen und sich dann schnell zurückziehen sollten.

Close erklärte die Krise Präsident Mobutu, der trotz seiner Sorge, sich die Epidemie zuzuziehen, seine private Herkules-C-130-Frachtmaschine den Medizinern zur Verfügung stellte. Er gab darüber hinaus die Anweisung, die gesamte Bumba-Zone streng zu isolieren. Alle Straßen, Wasserwege und Rollfelder der Region wurden unter Kriegsrecht gestellt, und der Transport von Waren und Menschen zu und von diesem Gebiet wurde eine Woche lang völlig eingestellt. Die Dorfältesten der Bumba-Zone, die sich an eine Blatternepidemie in den sechziger Jahren erinnerten, rieten ihren Leuten, in ihren Häusern zu bleiben, bis die Epidemie vorüber sei. Über Nacht kam alles wirtschaftliche, gesellschaftliche, schulische und rituelle Leben zum Erliegen, und die Dörfer, die Yambuku umgaben, ähnelten Geisterstädten.

Close half, medizinische Versorgungsgüter, grundlegende Laborausrüstung und andere notwendige Gegenstände aus Lagern und Krankenhäusern um Kinshasa zu sammeln. Diese wurden an Bord von Mobutus Jet gebracht und nach Bumba geflogen.

In der Zwischenzeit taten die drei Männer aus Kinshasa – der zairianische Gesundheitsbeamte Dr. Krubwa, der belgische Direktor der medizinischen Missionen Dr. Jean-Francois Ruppol und der französische medizinische Missionschef Dr. Gilbert Raffier – ihr Bestes, um die äußerst erregten Missionare aus Yambuku zu beruhigen. Sie sammelten weitere Blut- und Gewebeproben, prüften Krankenakten und fuhren durch die Dörfer. Obwohl die Wissenschaftler immer noch wenig Trost zu bieten hatten, waren die Missionare doch sehr erleichtert und funkten ihren Dank nach Bumba für die Vorräte und die Ärzte.

Etwa zur selben Zeit erhielt Paul Brès die Nachricht von einer anderen seltsamen Epidemie, die sich in einer Stadt namens Maridi im Grasland des südlichen Sudan entwickelte. Es gab nur wenige Informationen, denn die Behörden der sudanesischen Hauptstadt Khartum hatten keinen Funkkontakt zu dieser verarmten und abgelegenen Region im Süden. Dennoch dachten Brès und andere Experten der Virus-Abteilung der WHO von ihrem Büro in Genf aus, daß die sudanesischen Berichte eine erstaunliche Ähnlichkeit mit denen aus Yambuku trugen. Er drängte Khartum, sofort Blut- und Gewebeproben von Patienten aus Maridi zu schicken.

Aber es war für einen Arzt aus Khartum nicht leicht, sich in die südlichsten Provinzen des Sudan aufzumachen, Blutproben zu sammeln, die kostbaren Flüssigkeiten in Behälter zu geben, die den Inhalt vor der stechenden Wüstensonne schützten, und wieder zurück nach Khartum zu gelangen. Außer den üblichen – und monumentalen – logistischen Hindernissen einer solchen Reise stand jeder, der sich auf den Weg machte, den noch größeren Hemmschwellen der Politik gegenüber.

Die geheimnisvolle Epidemie trat in einer der drei südlichsten Provinzen des Landes auf, wo sich das Leben und der Glaube der Menschen seit der Zeit, als die Nubier von den ägyptischen Pharaonen versklavt worden waren, nicht verändert hatten. Die Menschen im südlichen Sudan sprachen eine Vielzahl uralter Bantu-Sprachen und waren Animisten, die glaubten, daß alle lebenden Dinge – ebenso wie die Sonne, das Wasser und der Wind – einen spirituellen Charakter haben. Die Manipulation dieser häufig unvorhersehbaren und launenhaften Geister und Götter lag in der Hand des Schicksals: Weise Hexenmeister wußten, wie man den Geistern am besten um den Bart strich, um ihre Hilfe zu erlangen, oder böse Geister, die Krankheiten, Tod und Unglück brachten, verjagte. Die Menschen im Süden lebten in kleinen, provisorischen Dörfern und waren oft Nomaden mit einem hohen Anteil an Analphabeten. Man durfte nicht erwarten, sie zu einer bestimmten Zeit an einem bestimmten Ort zu finden.

1969 gab es im Sudan einen Militärputsch. Eine von Muslimen angeführte Zivilregierung, die das Militär unterstützte, wurde eingesetzt, und die Nation stand bis 1972 am Rande eines Bürgerkriegs, bei dem sich die Muslime des Nordens gegen die Christen und Animisten des Südens stellten. Dann wurde eine Friedensversammlung abgehalten und eine Verfassungsvereinbarung getroffen, die den drei Provinzen im Süden ein faires Maß an Selbstbestimmung gab. Die autonomen Regionen waren mit den Institutionen in Khartum nur nominell verbunden, und es kam überaus selten vor, daß ein Gesundheitsbeamter des Nordens gebeten wurde, bei einem medizinischen Problem im Süden einzuschreiten, und dem Ansinnen dann auch noch zustimmte.

Dennoch bestanden Brès und Vertreter aus Genf darauf, die politischen Hindernisse aus dem Weg zu räumen und herauszufinden, was in Maridi vor sich ging. Ihre größte Angst war, daß es sich bei den Epidemien von Yambuku und Maridi um ein und dieselbe Krankheit handelte und sie eine riesige, supertödliche Katastrophe darstellten, die ein Gebiet von ungefähr 1000 km^2 und mindestens zwei Länder umfaßte.

Die Blutproben, die in Maridi gesammelt und tagelang nach Khartum unterwegs gewesen waren, kamen schließlich in Genf an. Sie waren in einem schlechten Zustand, aber die WHO sandte sie sofort zur Analyse an Laboratorien in den Vereinigten Staaten und Großbritannien.[8]

III

Die WHO bezog in ihre Bemühungen Hochsicherheitslaboratorien in aller Welt mit ein. Es war wirklich nicht schwer: Alle wollten ein »Stück vom Kuchen«. Obwohl die stichhaltigste Vermutung war, daß die Krankheit vom Gelbfieber-Virus verursacht wurde, waren die Ausbrüche etwas Neues, intellektuell Aufregendes. Während des ganzen Oktobers und Novembers wurden Blut- und Gewebeproben der Krankheitsopfer aus Yambuku, Kinshasa und dem Sudan zu Laboratorien in den Vereinigten Staaten (Centers for Disease Control, Atlanta), Großbritannien (Microbiological Research Establishment, Porton Down, Salisbury), Belgien (Universität von Anvers und das Prinz-Leopold-Institut für Tropenmedizin), Westdeutschland (Bernhard-Nocht-Institut für Meeres- und Tropenkrankheiten) und Frankreich (die Pathogen-Abteilung des Pasteur-Instituts) geschickt.

Am 11. Oktober forderte der Direktor der Auslandsforschung des Pasteur-Instituts, Claude Hannon, Pierre Sureau auf, sich zum Roissy-Flughafen zu begeben und ein Paket abzuholen, das Blutproben aus Kinshasa enthielt. Er fügte hinzu, daß »er den Inhalt des Paket für gefährlich zu halten habe«. Die gefährliche Fracht wurde jedoch in das Pariser Percy-Hospital fehlgeleitet und ging durch viele Hände, bevor Sureau ihr endlich auf die Spur kam.

Als er Stunden später das seltsame Paket in Händen hielt und es auf seiner Laborbank öffnete, fand Sureau eine Thermosflasche, die mehrere Vacutainer-Reagenzgläser mit Blut, umgeben von Trockeneis – der üblichen Schutzgefrierschicht –, enthielt. Zwischen den Reagenzgläsern steckte ein Zettel von Dr. G. Raffier von der französischen Botschaft in Kinshasa, datiert vom 10. Oktober 1976:

»Sehr geehrte Herren,
die beigefügten Röhren enthalten Blutproben, die zwischen dem 4. und dem 9. Oktober in einer Mission von Patienten und Menschen, die mit der Krankheit in Kontakt kamen, im Krankenhaus der katholischen Mission von Yambuku, Bumba-Zone, Äquatorialregion der Republik Zaire, gesammelt wurden. Das Dorf Yambuku und ein weiteres nahegelegenes Dorf namens Yandongi werden derzeit von einer tödlichen Epidemie von unbestimmbarem Wesen heimgesucht. Sie begann am 5. September und befindet sich derzeit in Regression (9.10.76)... Die ersten Annahmen gingen davon aus, daß die Region von Gelbfieber (wogegen allerdings vier der verstorbenen belgischen Missionare geimpft waren) oder Typhus befallen sei. Die erste Analyse am Institut für Tropenmedizin (IMT) in Anvers eliminierte Gelbfieber und Typhus; in Anvers wurde ein bislang unbekanntes Virus isoliert.[9] Uns liegen momentan noch nicht die Ergebnisse der Leberbiopsie vor, die nach Dakar geschickt wurde. Eine mögliche Diagnose weist auf Lassa, wurde aber bis heute noch nicht bestätigt. Die frischen Blutproben wurden in Trockeneis konserviert.«[10]

Sureau wußte, daß Lassa überaus gefährlich sein konnte – er hatte natürlich von der beinahe tödlich verlaufenen Infektion bei Jordi Casals gehört. Aber er hatte keinen Grund anzunehmen, daß das verdächtige Virus durch die Luft übertragen werden konnte. Er setzte die neun Reagenzgläser auf einen Halter auf dem sterilen Labortisch, öffnete die erste und gab eine Probe auf Filterpapier.

Die Auswirkungen eines solch fahrlässigen Verhaltens zeigten sich einige Wochen später. Eines der Reagenzgläser enthielt Schwester Edmondas Blut.

Doch als Sureau die Reagenzgläser ansah, hatte er nur einen Gedanken: »Was soll ich als erstes tun? Elektronenmikroskopie? Antikörper-Komplementärtest?«

Er rauchte gerade eine Zigarette und dachte über diese Frage nach, als das Telefon klingelte. Paul Brès, Chef der Abteilung für Viruserkrankungen der WHO, rief aus Genf an.

»Pierre, haben Sie die verdächtigen Blutproben aus Zaire erhalten?«

»Ja, Paul, heute morgen.«

In dringlichem Tonfall betonte Brès, daß die Proben »hoch infektiös sind und in einem Hochsicherheitslabor untersucht werden müssen. Sie müssen sofort an die CDC nach Atlanta weitergeleitet werden. Öffnen Sie sie auf gar keinen Fall!«

»Zu spät, Paul, das habe ich bereits getan«, erwiderte Sureau und warf einen besorgten Blick auf die neun nett aufgereihten Reagenzgläser.

Brès wies Sureau an, die Röhren sofort wieder einzupacken und sie mit dem Nachtflieger nach Atlanta zu schicken. Dann bat Brès Sureau, ob er sich als offizieller WHO-Berater für die geheimnisvolle Epidemie zur Verfügung stellen würde. Sureau stimmte ohne Zögern zu und reiste am folgenden Tag zu einer kurzen Einsatzbesprechung nach Genf. Innerhalb von 36 Stunden befand er sich in Kinshasa.

Wie gewünscht sandte Sureau die neun Teströhrchen zu Karl Johnson von den CDC und fügte in seinen eigenen Worten eine Zusammenfassung des Inhalts von Raffiers Brief und den Informationen von Paul Brès bei mit der Anmerkung, daß er die Proben in einen sichereren Behälter verpackt habe.

»Ich reise heute abend nach Kinshasa in einer WHO-Mission«, schloß Sureau. »Ich werde mich vor Ort an der Untersuchung beteiligen. Meine Anweisungen lauten, die klinischen Proben, die ich sammle, zu Händen der CDC zu schicken.«

Eine Woche zuvor vollendete Peter Piot, damals erst 27 Jahre alt, gerade seine virologischen Forschungen nach seiner Promotion in Anvers, als die ersten geheimnisvollen Blutproben aus Zaire ankamen. Außer Piot waren noch der flämische Biochemiker Guido van der Gröen, der bolivianische Arzt René Delgadillo und ihr Chef Stefan Pattyn anwesend. Die Gruppe sah sich die seltsame blaue Thermosflasche an, die sie über Brazzaville erreicht hatte, und diskutierte die Gerüchte, die sie in der niederländischen Presse gelesen hatten, von, wie van der Gröen es formulierte, »etwas Merkwürdigem in Zaire, von dem belgische Missionare betroffen sind«.

Eine Begleitnachricht der WHO-Behörden in Brazzaville deutete darauf hin, daß man Gelbfieber in Verdacht hatte.

»Tja, das ist nicht sehr gefährlich. Zumindest nicht im Labor«, dachte Piot. Er zog unbekümmert ein Paar Latex-Handschuhe über, und ohne weitere Sicherheitsmaßnahmen öffnete er die Thermosflasche. Im Inneren fand er eine Suppe aus geschmolzenem Eis, eine unleserliche, klatschnasse Notiz von jemandem in Zaire, ein intaktes Reagenzglas und ein weiteres, das in Stücke gebrochen war und dessen Inhalt sich mit der Wassersuppe vermischt hatte. Piot entnahm unter den beobachtenden Augen seiner Kollegen das intakte Glas und legte es in der sachlich-nüchternen Forschungseinrichtung in Antwerpen auf den Labortisch.

Jahre später, während er einen Salat aus *jambon* und *fromage* in einem lärmigen Café auf dem Rive Gauche in Paris aß, erklärte Piot, daß er »jung, dumm und furchtlos« gewesen sei, und erst lange nach Weihnachten 1976 hatte er sich einen Augenblick Zeit genommen, um über die gewaltigen Gefahren nachzudenken, denen er gegenübergestanden hatte. Erst da gestattete er es sich, schließlich doch Angst zu haben.

Aber in der ersten Oktoberwoche sah der ehrgeizige junge Belgier nur ein wundersames Geheimnis, wenn er die Proben betrachtete. Er und van der Gröen bereiteten die Proben zuerst für den üblichen Gelbfieber-Antikörpertest vor. Die Antikörper würden mit dem Inhalt reagieren, wenn das Virus vorhanden war. Negativ. Er wiederholte den Gelbfiebertest. Immer noch negativ. Dann versuchte er es mit Typhus-Antikörpern. Wieder negativ.

Van der Gröen konnte bestätigen, daß was immer sich in dieser seltsamen blauen Thermosflasche aus Zaire befand, ziemlich tödlich war, indem er Tropfen aus dem intakten Reagenzglas in größere Behälter gab, die sogenannte Vero-Affenzellen enthielten. Innerhalb von elf Tagen waren die Verozellen tot, und als van der Gröen die Flüssigkeit aus den Röhrchen mit den toten Verozellen entnahm und sie in Reagenzgläser voll frischer Verozellen füllte, starben auch diese innerhalb von zehn bis elf Tagen.

Das Laboratorium, in dem diese Arbeit getan wurde, hatte keine besonderen Sicherheits- oder Aufbewahrungseinrichtungen, keine modernen Schutzhauben, unter denen gefährliche Bazillen in Rohre gezogen werden konnten, weit weg vom Mund der Wissenschaftler. Die Belgier arbeiteten unter Bedingungen, die nicht moderner oder sicherer waren als in einem typischen Biologielabor an weiterführenden Schulen.

Ihr törichtes Verhalten schien in der Rückschau überaus dumm, und alle Beteiligten drückten später ihr Erstaunen darüber aus, daß niemand unter den Konsequenzen einer solch leichtfertigen Mißachtung der potentiellen Gefahren der Mikroben zu leiden hatte.

Drei Tage nach Forschungsbeginn entfernte der viel ältere Pattyn einen Ständer voller inkubierter, infizierter Verozellen zur Untersuchung. Er drehte den Ständer, um einen besseren Blick zu erlangen. Dabei fiel eine Röhre heraus und zerbrach auf dem Laborboden.

Delgadillo und van der Gröen starrten entsetzt auf den nassen Boden. Dem Bolivianer fiel auf, daß die Flüssigkeit auch über seine Schuhe gespritzt war. Van der Gröen bemerkte die angstvollen Blicke seines bolivianischen Kollegen auf seine Schuhe und blickte auch auf seine Füße: Flüssigkeit rann in tödlichen kleinen Strömen über seine Slipper. Delgadillo und van der Gröen tauschten besorgte Blicke.

Nach einigen Augenblicken schlug Pattyn vor, van der Gröen solle »saubermachen«, und verließ das Labor. Mit behandschuhten Händen wischten van der Gröen und Delgadillo vorsichtig den Boden und ihre Schuhe sauber und versprühten dann großzügig Desinfektionsmittel im ganzen Labor.

Kurz nachdem die belgische Gruppe durch die Untersuchungen der Verozellen die Gefahren der geheimnisvollen Mikroben aus Zaire bestätigt hatte, begann ihre Regierung daran zu zweifeln, ob es klug sei, die Forschung in Antwerpen fortzuführen. Sie erhielten die Anweisung, die Proben an Hochsicherheitslaboratorien außerhalb Belgiens weiterzuleiten. Van der Gröen überzeugte Pattyn, eine kleine Probe zu retten, mit der Begründung, sie solle als Reserve dienen, falls die ersten Proben beim Transport nach Porton Down beschädigt würden oder verlorengingen.

Nachdem Piot die leichten Fragen abgehakt hatte, bereitete er eifrig die Probe zur Analyse unter einem Elektronenmikroskop vor. Er rang nach Luft, als er die seltsamen Viren erblickte: Sie waren wie Fragezeichen geformt.

»Das ist ein neues Virus! Es ist etwas, was wir noch nie zuvor gesehen haben«, rief er aus und fühlte die Erregung der Entdeckung. Das Virus hatte die Form einer langen, wurmähnlichen Röhre, die sich am einen Ende zusammenzog und das andere ausstreckte. Piot stellte sich vor, wenn er fragte: »Was ist das?«, würden die Viren einfach antworten: »????«.

Piot war fest entschlossen, das Geheimnis der »????«-Viren zu lösen. Er war enttäuscht, als die WHO am 7. Oktober per Telex mitteilte, daß die Gruppe sofort sämtliche Untersuchungen beenden sollte. »Alles deutet darauf hin, daß es sich hier um Marburg handelt.« Piot verpackte die letzte Probe, schrieb seine Erkenntnisse auf und sandte gemäß den WHO-Instruktionen das ganze Paket zu Karl Johnson bei den CDC. Er war fasziniert von der Diagnose und wollte selbst an den Schauplatz der Epidemie.

Der normalerweise schüchterne Piot marschierte ganz untypisch zum belgischen Ministerium für Entwicklungshilfe und brachte seinen Fall vor. »Wir müssen dort sein«, sagte er. »Es sind Missionare gestorben, belgische Missionare.«

Er mußte Belgiens einzigartige Beziehung zu Zaire nicht erst unterstreichen. 1876 hatte das europäische Land begonnen, den Kongo – wie Zaire damals hieß – zu kolonisieren und brutal zu unterwerfen. Nun fast auf den Tag genau 100 Jahre nachdem König Leopold II. von Belgien den Kongo zu seinem persönlichen Besitz erklärt hatte, waren die Behörden in Brüssel mehr als bemüht, ihr Land von diesem schuldhaften Erbe zu befreien. Auf der anderen Seite war sich die belgische Regierung auch durchaus der Risiken bewußt, die darin lagen, Mobutu oder seine Regierung zu brüskieren. Es war eigentlich eine viel zu delikate Situation, um sie einem 27jährigen, politisch naiven Studenten, der eben promoviert hatte, in die Hand zu geben.

»Nun gut«, ließ man Piot wissen, »Sie können gehen. Wir werden aber nur eine Woche bezahlen. Und Sie vertreten die belgische Regierung.«

In dem einzigen Anzug, den er besaß, war er bereit, sich den Offiziellen in Kinshasa zu stellen und eine Woche lang durch Zaire zu reisen. Er war jedoch bemitleidenswert schlecht ausgerüstet für den dreimonatigen Aufenthalt im tropischen Regenwald während des zairischen Sommers, zu dem sich die geplante eine Woche ausweitete.

Dr. Stefan Pattyn hatte seine Untersuchungen an Labormäusen, die zeigten, daß das Virus für Nagetiere tödlich ist, beendet, bevor er die Proben an Englands Hochsicherheitslabor in Porton Down schickte. Er hatte das geheimnisvolle Virus auch einem Vergleich mit Lassa unterzogen und war zu dem Schluß gekommen, daß es »wahrscheinlich ein anderes Arbovirus sei«, nicht der westafrikanische Killer. Nun reiste auch er nach Zaire und ließ van der Gröen zurück, um die Gesundheit der dem Unfall ausgesetzten Mitarbeiter des Labors in Antwerpen im Auge zu behalten.

Am 14. Oktober vollendeten Patricia Webb und Fred Murphy die erste Runde ihrer Untersuchung des geheimnisvollen Virus in dem CDC-Hochsicherheitslabor. 1976 wurde das Labor zu einer P3-Einrichtung. Eine P1-Einrichtung war ein normales Labor, wie man es auch in den Hallen der wissenschaftlichen Fakultäten einer Universität finden konnte. Eine P2-Einrichtung hatte eine etwas höhere Sicherheitsstufe mit begrenztem Zutritt für ausgebildetes, autorisiertes Personal; dort fanden unter Hauben, welche die Luft vom Experiment in eine Ventilatorröhre absaugten und an Bürsten entlang bliesen, welche die Luft mit ultraviolettem Licht und mikroskopisch vernetzten Filtern desinfizierten, richtige Forschungsarbeiten statt. Ein P3-Labor war eine ultramoderne Hochsicherheitseinrichtung. Für Webb bedeutete die Arbeit in einem P3-Labor, durch eine Reihe von bewachten, verschlossenen Türen zu gehen, ihren Sicherheitsausweis für den Zutritt vorzulegen. Dann wurde sie mit desinfizierender Seife geduscht und in eine Schutzkleidung gesteckt, die von Kopf bis Fuß reichte – mit einer Gaze-Gesichtsmaske, doppelten Latexhandschuhen und einem Strahlungsmesser, um die Stärke der Isotopen, die gelegentlich bei solchen Forschungen eingesetzt wurden, zu überwachen. Dann durchschritt sie zwei Luftschleusen, ausgestattet mit mikrobentötendem ultraviolettem Licht.

Sobald sie sich im innersten Kern befand, konnte Patricia Webb entweder das Labor oder den Tierraum betreten. Beide Räume standen unter Druck, und die gesamte Luft wurde durch mikroskopische Filter gepreßt und daraufhin durch mehrere zusätzliche Filterschichten, ultraviolettes Licht, hohe Hitzequellen und chemische Bürsten schnell zurückgesogen.

Eine weitere Schutzschicht bot die Glove-box: eine ausgeklügeltere Version der tragbaren Schachtel, die Karl Johnson für seine Untersuchungen des Machupo-Virus in Bolivien gebastelt hatte. Alle Proben, die Webb aus Zaire hatte, wurden über Nacht in Tiefkühlgeräten gelagert; kleine Mengen wurden tagsüber aufgetaut und innerhalb der Schachteln analysiert. Webb führte ihre bereits in doppelten Handschuhen steckenden Hände in die dicken Gummihandschuhe ein, die an der durchsichtigen Plastikvorderseite der Schachtel mit der Haube befestigt waren. Sie versuchte dann, mit drei klobigen Schichten von Gummi auf ihren Händen, mit den Reagenzgläsern, Pipetten, Petrischalen und ähnlichem zu arbeiten. Es war eine langsame, anstrengende Arbeit, oft körperlich erschöpfend.

Noch härter war die Arbeit mit den Tieren. Um eine geheimnisvolle Mikrobe zu finden, war es notwendig, Proben in Mäuse, Meerschweinchen, Hamster und Affen zu injizieren, die alle in großen Glove-boxen gehalten wurden. Die Tiere saßen im Griff der unhandlichen behandschuhten Hände nicht still, und Injektionen waren oft ein Kampf der Willenskraft zwischen Wissenschaftler und Versuchstier.

In einer solchen Umgebung bestand das größte Risiko für die Wissenschaftler in Unfällen, wenn man sich beispielsweise an einem zerbrochenen Stück eines verseuchten Reagenzglases schnitt oder von einem Tier gebissen wurde. Webb hatte sich nie geschnitten, aber sie war mehrmals von Affen gebissen worden, die ihre sich nähernden behandschuhten

Hände angriffen. Glücklicherweise waren diese Affen Teil von Webbs Machupo-Forschung, und da sie diese Krankheit bereits überstanden hatte, war sie dagegen immun.

Diese zairischen Proben testeten jedoch negativ auf Machupo, und Webb war sich durchaus der Notwendigkeit bewußt, langsam, vorsichtig und überlegt zu arbeiten. Das war eigentlich wirklich nicht ihre Art. Als Patricia Webb 1950 an der medizinischen Fakultät der Tulane University in New Orleans ihren Abschluß machte, gab es nur acht weitere Frauen in ihrer Klasse. In jenen Tagen hatten nur eine Handvoll Frauen die Gelegenheit, sich in einem Feld zu immatrikulieren, das von Männern beherrscht wurde. Anders als die meisten ihrer Mitstudenten plante Webb niemals, ihr Leben in einer profitablen Praxis zu verbringen, Mittelklassekindern Antibiotika gegen Streptokokken-Halsinfektion zu spritzen und den Blutdruck übergewichtiger Patienten zu überwachen.

Seit ihrer Kindheit in England war Webb fasziniert von Geschichten aus Indien, Pakistan und China und hielt die Medizin für eine Art universellen Reisepaß.

Nach Indien war sie zwar noch nicht gekommen, aber mit Hilfe der Medizin und der Virusforschung hatte sie bereits Malaisia, Panama, Bolivien, Kalifornien, Louisiana, Georgia und das Gebiet um Washington und Baltimore kennengelernt. Doch nun fand sie sich Tag für Tag in einer künstlichen Umgebung eingeschlossen.

Je weiter jedoch Webb mit ihrer Forschung kam, desto offensichtlicher wurde es, daß die CDC sofort ein Team für Arbeit vor Ort in Yambuku brauchten. Mit Zustimmung ihrer CDC-Vorgesetzten sammelte Webb weitere Informationen und plante ihre Reise.

Sie bat das Personalbüro der CDC, in der Belegschaft einen Wissenschaftler mit den folgenden drei Schlüsselqualifikationen zu finden: fließend Französisch sprechen, umfassende Afrika-Erfahrung und eine Ausbildung in Epidemiologie. Der Name Joel Breman tauchte auf.

Breman hatte nach dem Abschluß seiner medizinischen Ausbildung sechs Jahre in Afrika verbracht – zwei Jahre in Guinea und vier in Burkina Faso. Er war an D. A. Hendersons erfolgreicher Kampagne zur Ausrottung der Blattern beteiligt gewesen und sprach fließend französisch in der afrikanischen Dialektversion. Aber Webb war etwas skeptisch, als sie erfuhr, daß er technisch gesehen ein Trainee der EIS war (des epidemischen Sicherheitsdienstes der CDC).

Ende September, als Lyle Conrad von den CDC Kontakt mit Breman in Michigan aufnahm, stand der Epidemiologe gerade knietief in einer anderen Untersuchung. Conrad fragte den EIS-Trainee, ob er einen »höllischen Auftrag« annehmen wolle. »Die Sache spielt in Afrika und ist ein wenig besorgniserregend. Irgend etwas hat so gut wie jeden Dorfbewohner der Gegend getötet. Sie wären etwa eine Woche unterwegs.«

Breman hatte sechs Jahre im tropischen Afrika verbracht und wußte, daß nichts in einer Woche getan wurde. Außerdem gefiel ihm nicht, wie sich dieses spezielle Geheimnis anhörte. Trotzdem telefonierte der große, bärtige Wissenschaftler in den folgenden drei Wochen fast täglich mit Webb und bekam allmählich ein Gefühl für die Aufregung und die Angst, die den Ausbruch in Zaire umgab. Webb gewöhnte sich ihrerseits schnell an Bremans langatmige Erzählungen, die häufig voller Klischees waren. Hinter seinem gelegentlich unzusammenhängenden Gesprächsstil lag ein scharfer Intellekt, den Webb erkannte und den sie in Yambuku bis an seine Grenzen herausfordern wollte.

Am 10. Oktober informierten Webb und ihr Mitarbeiter Fred Murphy die WHO offiziell, daß »die Krankheit von einem Virus verursacht wird, das Marburg ähnelt (marburgähnlich ist), daß die Epidemien in Zaire und im Sudan wahrscheinlich von einem etiologischen Agens hervorgerufen wurden, das zwar Ähnlichkeiten mit der Marburg-Familie aufweist, jedoch einen neuen Immunotypus darstellt.«[11]

Webbs Spekulationen zu Marburg riefen eine internationale Eskalation bei wissenschaftlichen Sicherheitsvorkehrungen hervor. Danach erhielten die CDC und Porton Down – 1976 die sichersten Laboratorien der Welt – praktisch alle Proben des geheimnisvollen Agens.

In Porton Down war es Geoffrey Platt, der den größten Teil der Forschung an dem geheimnisvollen Virus betrieb. Sein Labor entsprach nicht genau einer P3-Einrichtung von amerikanischem Standard, es war vielmehr eine einzigartige englische Mischung aus P3- und P2-Elementen. Da sich die britische Antivivisektionsbewegung in ihrer Opposition gegen den Einsatz von Versuchstieren recht militant verhielt, war die Sicherheit in Form von Zugangskontrollen zu Porton Down extrem hoch. Die meisten Briten hatten keine Ahnung, wo sich das Labor befand oder was dort betrieben wurde.

Seit 1964 arbeitete Platt in Porton Down mit gefährlichen Viren, insbesondere mit Lassa, und er hatte Vorkehrungen getroffen, um sich selbst zu schützen, obwohl die Mikroben nicht, wie bei den CDC, sicher in einer Glove-box untergebracht waren. Die Räume standen zwar unter Druck, und die Luft wurde entkontaminiert, bevor sie in die englische Landschaft gepumpt wurde, aber Platts persönliche Sicherheit beschränkte sich auf das Tragen eines Operationskittels, eine doppelte Schicht von Latexhandschuhen und eine alte Gasmaske aus der Zeit des

Zweiten Weltkriegs. Obwohl das Atemgerät in seiner Effizienz zum Schutz britischer Soldaten vor Kampfgasen gründlich getestet worden war, mußte erst noch bewiesen werden, daß die Maske auch Viren herausfilterte. Trotzdem mußten die Handvoll Wissenschaftler und Techniker von Porton Down, die mit supertödlichen Mikroben arbeiteten, die unhandlichen, häufig heißen Masken benutzen, die immer mitten in den delikatesten Verfahren zu beschlagen schienen und von denen die Forscher normalerweise am Ende des Tages Kopfschmerzen bekamen.

Jeden Abend nach der Arbeit rieb Platt seine Maske mit Lysol ab und besprühte sie mit dem Desinfektionsmittel Formalin.

Obwohl Platt der Risiken eingedenk war und in seiner Arbeit sehr sorgfältig vorging, wußte er, daß es Gefahren gab, insbesondere bei der Arbeit mit einem unbekannten marburgähnlichen Killer.

»Vorsicht ist absolut essentiell«, teilte Platt seinen Kollegen mit und warnte, daß niemand sein Labor oder den Raum für die Tiere betreten sollte, wenn es nicht absolut notwendig war – zumindest nicht, bis Platt wußte, was in diesen Reagenzgläsern lauerte. »Sie müssen sich klarmachen, daß Sie unter großer Gefahr arbeiten, und in der Lage sein, das zu akzeptieren. Es hilft nicht, wenn Sie abends nach Hause gehen und nicht schlafen können.«

Platt konnte nicht wissen, daß er in nur drei Wochen aus Sorge um seine eigenen Überlebenschancen selbst viel Schlaf verlieren würde.

Platts Arbeit an den Sudan-Proben veranlaßte die WHO, am 15. Oktober die folgende dringende Nachricht zu veröffentlichen:

»*Hämorrhagisches Fieber viralen Ursprungs.* Zwischen Juli und September 1976 wurden in der Region zwischen N'zara und Maridi im südlichen Sudan sporadische Fälle von Fieber mit hämorrhagischen Symptomen beobachtet. Man glaubt, daß die ersten Fälle unter landwirtschaftlich tätigen Familien auftraten. Während der letzten Septemberwoche verschlechterte sich die Situation beträchtlich, 30 von 42 Fällen traten unter den Angestellten im Krankenhaus von Maridi auf; man geht davon aus, daß diese Krankheit direkt von einem Menschen zum anderen übertragen wird. Bis zum 9. Oktober wurden 137 Fälle und 59 Todesfälle aus den Regionen um N'zara, Maridi und Lirangu gemeldet. Die Epidemie hat auf lokaler Ebene eine Panik ausgelöst...«

Der Bericht schloß mit diesen Worten: »Proben aus dem Sudan und aus Zaire verweisen auf die Anwesenheit eines neuen Virus, morphologisch ähnlich wie Marburg, aber antigenisch verschieden.«

Lange bevor die WHO-Vertreter diesen Bericht veröffentlichten, hatte die Organisation aus drei Laboratorien (CDC, Anvers, Porton Down) die Bestätigung erhalten, daß ein neues tödliches Virus entdeckt worden war. Die WHO hatte einen internationalen Aufruf gestartet in dem Versuch, die Epidemien in Zaire und im Sudan aufzuhalten, das Virus zu identifizieren und herauszufinden, wie und warum es aufgetaucht war. In nur wenigen Tagen war das, was als Problem in einem Missionshospital begonnen hatte, zum Mittelpunkt der Aktivitäten von Ermittlungsbeamten und Militärangehörigen aus acht Ländern, mehreren internationalen Organisationen, den Außenministerien von mindestens zehn Ländern und dem gesamten Gesundheitsapparat von Zaire geworden. Fast über Nacht reagierte auf die Ereignisse ein Treck von über 500 erfahrenen Ermittlern, welche die Ressourcen zahlreicher europäischer und amerikanischer Institutionen mobilisierten mit indirekten Kosten von über zehn Millionen Dollar.

Die direkten Kosten für die Yambuku-Untersuchung allein überstiegen eine Million Dollar.

IV

Der Schneeballeffekt begann bescheiden genug am 13. Oktober, als Pierre Sureau in Kinshasa ankam. Der Virologe vom Pasteur-Institut vertrat die WHO für die Dauer der Epidemie und hatte die Aufgabe, den zairischen Behörden auf jede nur mögliche Weise beizustehen. Sureaus erstes Treffen fand mit Minister Ngwété Kikhela statt, der den französischen Wissenschaftler informierte, es würde mehrere Tage dauern, bevor eine Fahrt nach Yambuku arrangiert werden könne. Solche Verzögerungen wurden zu einer wesentlichen Komponente in dieser Untersuchung – einer Untersuchung, die nicht nur ständig durch das geheimnisvolle Virus bedroht wurde, sondern auch durch logistische Alpträume, die durch die nationale Panik noch verstärkt wurden. Alle Linienflüge nach Bumba waren infolge der regionalen Quarantäne eingestellt worden. Daher blieb nur die Luftwaffe Zaires für Transporte in die Region, aber verängstigte Piloten rebellierten gegen Anordnungen, in die Bumba-Zone zu fliegen.

Obwohl seine Hoffnung, sofort einen Blick auf die Yambuku-Epidemie werfen zu können, zunichte wurde, konnte der lebhafte französische Arzt mittleren Alters einen Fall dieser Krankheit gleich an seinem ersten Tag in Zaire miterleben. Nachdem Schwester Edmonda ihre liebe Freundin Schwester Myriam gepflegt hatte, lag sie nun auf der Quarantänestation in Pavillon 5 des Ngaliema-Hospitals selbst im Sterben. Sureau fand sie halbdeliriös, von tagelangem Durchfall schwer dehydriert, schwach, anorexisch, fiebernd, völlig entkräftet und dennoch – überraschenderweise – angstfrei vor.

»Sie weiß bereits, was sie erwartet. Sie hat es bei Schwester Myriam gesehen und bei allen Fällen in Yambuku. Dennoch ist sie ruhig«, schrieb Sureau mit beträchtlichem Staunen.

Schwester Edmonda dankte dem Arzt für seine Aufmerksamkeit und »das gute Gespräch« und drückte die Hand von Schwester Donatienne, einer ältlichen Nonne aus Kinshasa. Sureau entnahm eine Blutprobe und ging wieder.

In dieser Nacht starb Schwester Edmonda.

»Mein Gott!« rief Sureau aus. »Das Virus ist schnell!«

Am folgenden Morgen, dem 14. Oktober, kehrte Sureau ins Ngaliema zurück und entdeckte, daß eine neue Patientin eingeliefert worden war. Lernschwester Mayinga N'Seka, die sowohl Schwester Myriam als auch Schwester Edmonda gepflegt hatte, bekam die ersten Symptome der geheimnisvollen Krankheit ungefähr zu der Zeit, als Schwester Edmonda starb. Zwei Tage zuvor hatte Mayinga stundenlang in einem Verwaltungsbüro auf Transitpapiere für ein Studium im Ausland gewartet, wo sie mit zahllosen Fremden und Beamten in Kontakt kam. Dann nahm sie ein Taxi ins Mama-Yemo-Hospital, wo sie in einem überfüllten Warteraum saß und darauf wartete, daß jemand ihr Fieber sowie ihre Kopf- und Muskelschmerzen behandelte.

Sureau und die Ärzte aus dem Ngaliema-Hospital fanden schnell heraus, daß Mayinga an der Yambuku-Krankheit litt, und verlegten sie in Pavillon 5, die Quarantänestation des Ngaliema. Sorgen und Gerüchte verbreiteten sich in den Straßen von Kinshasa.

In der Zwischenzeit blieb die WHO bei der Überzeugung, der Verursacher könne immer noch ein Strang der Marburg-Krankheit sei. Daher nahmen Sureau und Close mit dem südafrikanischen Team Kontakt auf, das ein Jahr zuvor die australischen Touristen behandelt hatte, und bat um ein Antiserum. Politisch gesehen war das eine äußerst heikle Bitte, die es notwendigerweise erforderte, die Mobutu-Regierung, die Führer der Apartheid in Südafrika und die Botschaften von Frankreich und den Vereinigten Staaten zu verständigen. Obwohl es Zaires Bann auf Beziehungen mit Südafrika verletzte, stimmten schließlich alle Regierungsvertreter zum Wohle der jungen Mayinga und der Menschen von Yambuku zu und erlaubten Dr. Margaretha Isaacson, von Johannesburg mit dem Marburg-Antiserum in der Hand einzufliegen.

»Das ist unsere einzige Hoffnung«, ließ Sureau die zairischen Beamten wissen.

Dr. Isaacson sprach nach ihrer Landung unaufhörlich, ging die ganze Angelegenheit wie ein Truppenführer an, befehligte das medizinische Personal von Ngaliema herum und brachte umgehend Ordnung in eine Szenerie, die sich gefährlich nahe am Chaos befunden hatte. Sie und Sureau verabreichten Mayinga das Marburg-Antiserum, dann setzte sich die Südafrikanerin mit den Ärzten aus Zaire hin und plante die Transformation von Pavillon 5 in eine solide Quarantänestation. Das medizinische Personal aus Zaire, das sich in einem Zustand extremer Erregung befunden hatte, seit ihre Kollegin erkrankt war, zeigte sich beeindruckt von den »Raumanzügen«, die Dr. Isaacson aus Südafrika mitgebracht hatte. Bald arbeitete die gesamte Belegschaft von Pavillon 5 eingehüllt von Kopf bis Fuß in weiße Anzüge mit durchsichtigem Gesichtsschutz aus Plastik und mit Atemgeräten. Die Anzüge erwiesen sich in der dampfenden Hitze von Kinshasa als extrem unbequem, aber die Belegschaft des Ngaliema war begeistert von diesem Schutz.

Sie waren weit weniger begeistert von Isaacsons Empfehlung, die vom Gesundheitsministeriums Zaires unterstützt wurde, daß nämlich die Belegschaft des gesamten Pavillon 5 unter Quarantäne zu stellen sei. Gesundheitsminister Ngwété verlieh seiner großen Sorge über die mögliche Ausbreitung des Yambuku-Virus vom Ngaliema-Hospital in die Straßen von Kinshasa und über eine Gefährdung der zwei Millionen Einwohner der Hauptstadt Ausdruck. Fast einen Monat lang wurde ein halbes Dutzend Angestellte in Pavillon 5 und 2 des Ngaliema-Hospitals eingesperrt, es war ihnen verboten, ihr »Gefängnis« zu verlassen und ihre Familien zu sehen.

Beamte fanden 37 Menschen, mit denen Mayinga Mahlzeiten geteilt hatte oder mit denen sie in den Tagen vor ihrer Erkrankung in engem Kontakt gestanden hatte, und stellten all die glücklosen Männer, Frauen und Kinder 21 Tage lang in Pavillon 2 unter Quarantäne. Eine Frau kam während ihres Aufenthalts in Quarantäne nieder, und Krankenhausangestellte wie Zivilisten kämpften von Tag zu Tag einen persönlichen Kampf gegen Langeweile, Angst und Müdigkeit. Darüber hinaus wurden 274 Personen gefunden, die in den letzten Tagen Kontakt mit den im Pavillon befindlichen Menschen gehabt hatten, ihr Blut wurde getestet, und sie standen unter strengster Beobachtung.

Glücklicherweise trat in Kinshasa kein weiterer Fall von Yambuku auf.

Als Isaacson Jahre später noch einmal über die extremen Vorsichtsmaßnahmen, die im Ngaliema-Hospital getroffen worden waren, nachdachte, meinte sie: »Vielleicht haben wir ein wenig übertrieben«, aber »wir konnten es uns nicht leisten, weniger als die größte Vorsicht walten zu lassen, deren wir fähig waren. Wir konnten es uns aus ethischer Sicht nicht erlauben, und wir konnten es uns aus wissenschaftlicher Sicht nicht erlauben.«

Sureau brach – sehr zum Ärger von Isaacson – ständig alle Vorsichtsmaßnahmen und trug nie eine Maske. Er verbrachte viel Zeit kettenrauchend am Bett von Mayinga und plauderte beruhigend mit ihr. Trotz gewaltiger kultureller und Generationsunterschiede kamen sich die Lernschwester und der Arzt näher, und Sureau äußerte oft seine steigende Hoffnung, daß das Marburg-Antiserum seine neue Freundin retten würde. Mayinga selbst war alles andere als optimistisch. Sie hatte die Agonie gesehen, welche die Nonnen durchlitten hatten, und fürchtete sich ganz offen.

»Dr. Isaacson ist hier«, meinte Sureau besänftigend zu Mayinga. »Sie ist eine der größten Expertinnen der Welt in bezug auf Marburg. Du bist in sehr guten Händen. Hab Vertrauen.«

Als Sureau später Proben von Mayingas Blut sorgfältig für den Transport zu Pat Webb im CDC-Labor vorbereitete, konnte er seine Aufregung über die bevorstehende Reise nach Yambuku kaum verbergen.

»Für die Gemeinschaft der Arbovirologen ist dies eines der größten Ereignisse der heutigen Epidemiologie«, schrieb er in sein Tagebuch. »Niemand von uns würde eine solche Gelegenheit für leidenschaftliches Studium ausschlagen. Ich persönlich freue mich, hier zu sein und an einem solchen Abenteuer teilzunehmen.«

Sureaus Begeisterung wurde jedoch am folgenden Tag gedämpft, als Mayingas Zustand sich verschlechterte. Isaacson beschloß, es mit einer zweiten Dosis des kostbaren Antiserums zu versuchen, und Sureau tröstete Mayinga erneut, indem er ihr versicherte, Isaacson sei eine Expertin. Aber die beiden Ärzte aus Frankreich und Südafrika wußten bereits die Wahrheit: Was immer Mayinga auch hatte, es war *nicht* das Marburg-Virus.

Am 18. Oktober, sechs Wochen nach Beginn der Yambuku-Epidemie, kam die Kerntruppe der späteren internationalen Kommission an. Mit einer gewaltigen Menge an Kisten hochmoderner Laborausstattung, einem Plastikisolator für Forschungszwecke, den neuesten Mikroskopen und Schutzkleidung trafen die Amerikaner ein: Karl Johnson und Joel Breman von der CDC-Pathogen-Abteilung. Patricia, die sich immer noch in ihrem Hochsicherheitslabor in Atlanta befand, war wütend. Nur wenige Tage vor ihrer geplanten Abreise war CDC-Direktor David Sencer zu dem Schluß gekommen, die Aufgabe sei »zu groß«, und die Führung der Mission wurde nicht der Frau, sondern ihrem Ehemann übertragen.

Die Machupo-Legenden waren Johnson nach Kinshasa vorausgeeilt, und Sureaus Bewunderung für den Mann, der das bolivianische hämorrhagische Fieber entdeckt und überlebt hatte, war unverhohlen. Als Veteran Dutzender von CDC-Untersuchungen war Johnson mittlerweile in den mittleren Jahren und strahlte eine vernünftige Ruhe aus, die in den Männern um ihn herum Vertrauen weckte. Er war der Führer eines häufig abenteuerlustigen Haufens von Krankheits-»Cowboys«. Johnson, Breman und Sureau wurden sofort Freunde, und jeder, einschließlich der Zairer, beugte sich Johnsons Führung.

Am Ende des Tages war der Kern der internationalen Kommission vor Ort und hielt am 18. Oktober um fünf Uhr nachmittags unter Vorsitz von Minister Ngwété das erste Treffen ab (Spannungen wurden durch reichliche Mengen französischen Weines abgebaut). Anwesend waren sechs Zairer, einschließlich Omombo, dessen 24stündiger Besuch der Yambuku-Mission die Angst in Regierungskreisen von Kinshasa genährt hatte. Die WHO war vertreten durch Sureau, den Blatternexperten René Collas und zwei europäische Ärzte, die in Zaire stationiert waren. Zu dem belgischen Fünf-Mann-Kontingent gehörten Stefan Pattyn und Peter Piot. Eine Südafrikanerin (Isaacson) und ein offizieller Vertreter Frankreichs (Gilbert Raffier) waren ebenfalls anwesend. Den Amerikanern Johnson, Close und Breman schloß sich Dr. John Kennedy von der amerikanischen Botschaft an. In den kommenden Wochen führte diese Kerngruppe so gut wie alle yambukubezogenen Aktivitäten an, arbeitete in mehreren Sprachen und überschritt häufig schwierige politische und kulturelle Grenzen. Jeder dieser Spezialisten hielt sich an den ihm zugewiesenen Verantwortungsbereich, und alle berichteten dem unverfrorenen, häufig auch einfach unverschämten Johnson.

Nachdem für Nettigkeiten und Vorreden gesorgt war, unterbreitete Johnson der multilingualen Gruppe rasch seine Marschbefehle, delegierte Verantwortungen und legte eine Angriffsstrategie vor, die sich sehr auf seine Erfahrungen mit Machupo und Lassa stützte. Breman erhielt die Verantwortung über die epidemiologischen Untersuchungen: die notwendige Detektivarbeit, um festzustellen, wer die Krankheit verbreitete, wie und mit welchen klinischen Ergebnissen. Zusammen mit den Belgiern Jean-François Ruppol und Piot, dem zairischen Wissenschaftler André Koth und Sureau erhielt Breman die Anweisung, sich auf eine sofortige Abreise nach Yambuku einzustellen.

Johnson erinnerte die Gruppe daran, daß das Virus, mit dem sie es zu tun hatten, außergewöhnlich gefährlich war, und in einer blumigen Sprache, gepfeffert mit Obszönitäten, befahl er jedem, sich täglich zweimal die Temperatur zu messen, bis auf den letzten Buchstaben getreulich Isaacsons Schutzempfehlungen zu folgen und immer in Teams zu arbeiten.

In dieser Nacht bereiteten sich Piot, Sureau und Breman – jeder auf seine Weise – auf die bevorstehende Reise nach Bumba vor. Der junge Piot, der niemals zuvor einen Fuß außerhalb Europas gesetzt hatte, wollte unbedingt aus dem Hochzeitsanzug kommen, den er auf Geheiß seiner Regierung trug, und das berüchtigte Nachtleben von Kinshasa erleben. Die ganze Nacht lang schlenderte der belgische Arzt durch die Straßen der Stadt, plauderte unentwegt mit freundlichen Zairern, hörte die *Ramba*-Rhythmen in den Nachtclubs und probierte einheimische Drinks und Köstlichkeiten.

»Es ist großartig!« äußerte Piot sich begeistert gegenüber zairischen Teammitgliedern, die ihm die Stadt zeigten. »Was für ein aufregender Ort.«

Er wollte weder schlafen noch an die Epidemie denken. Piot kam am folgenden Morgen groggy und durch Koffein ernüchtert am Flughafen an. Obwohl er schläfrig war, wurde er zunehmend wacher, je näher der Termin für die Abreise des Teams rückte.

Sureau war ebenfalls erregt, als er in dem Flugzeug des Präsidenten saß und auf den Start wartete.

Er mußte jedoch zugeben, daß er »sich vor dem Unbekannten ein wenig fürchtete« und nicht in Stimmung war, die ganze Nacht mit dem jungen Belgier zu feiern. Statt dessen stattete Sureau Mayinga einen weiteren Besuch ab. Ihr Zustand hatte sich weiter verschlechtert, und die junge Lernschwester war emotional am Ende. Er prüfte die Virusverseuchung und ging die Schutzmaßnahmen mit Isaacson durch. Von ihr bekam er ein Exemplar des Buches *Marburg Virus Disease* von Martini und Siegert[12], das er nun an Bord des Herkules-Jet zu lesen versuchte.

Breman, der die flaue Desorientierung des Jet lag spürte, hatte den Abend mit Johnson und Ruppol verbracht, die Logistik ausgearbeitet und sichergestellt, daß die richtige Ausrüstung ihren Weg in den Frachtraum des Flugzeugs fand.

Nach einem dreistündigen Flug landete der Jet auf dem winzigen Rollfeld von Bumba. Die verängstigten Luftwaffenpiloten ließen die Maschinen laufen und befahlen den Wissenschaftlern, so schnell als möglich auszusteigen. Piot fuhr den Landrover, vollgepackt mit Ausrüstungsgegenständen, aus dem Frachtraum und war noch nicht einmal zum Stehen gekommen, als die verängstigten Piloten bereits wieder zur Startbahn rollten.

Piot konnte die Blicke von Hunderten von Menschen auf sich fühlen, als er den Landrover inspizierte. Das Rollfeld war reihenweise mit verängstigt aussehenden Menschen umgeben.

»Mein Gott, die gesamte Stadt muß hier sein«, flüsterte er Sureau zu.

»Sie stehen seit Tagen unter Quarantäne«, erinnerte Breman seine Kollegen. »Denen reicht es, und außerdem haben sie Angst. Ich könnte mir vorstellen, daß sie glauben, wir würden irgendeine Art von Wunder bewirken.«

In dieser Nacht teilte das Wissenschaftsteam die Gastfreundschaft der katholischen Missionare in Bumba, die sie hinsichtlich der Funkmeldungen aus Yambuku auf den neuesten Stand der Dinge brachten. Die Ärzte aus Bumba – Ngoi, Mushola, Zayemba Tshiama und Makuta – teilten den Ausländern ihre klinischen Beobachtungen mit und fügten hinzu, daß sich die Epidemie auf mehrere Dörfer um Yambuku ausgebreitet hatte.

Sureau verbrachte die Stunden, bevor er sich in dieser Nacht zurückzog, in stiller Diskussion mit den trauernden Priestern von Bumba. Joel und Peter waren jedoch zu sehr mit Adrenalin und Neugier vollgepumpt, um Wermut mit ältlichen Klerikern zu nippen. Daher gingen sie zu einem Folkloremusikfest in der örtlichen Kathedrale.

Am folgenden Morgen besah sich die Gruppe eine Handvoll von Opfern der mysteriösen Krankheit im Bumba-Hospital, und zufällig trafen sie auf Dr. Massamba Matondo, den Chefarzt der benachbarten Lisala-Provinz, einen gewissenhaften Arzt mit einem Instinkt für Epidemiologie; er war bereits durch das Epidemiegebiet gereist und erzählte Sureau, daß die Krankheit unter den Einwohnern von mindestens 44 Dörfern in einem 50-Meilen-Radius um Yambuku umging.

Mit Massamba und dem Bumba-Missionar Vater Germain Moke reisten die Wissenschaftler im Laufe des Vormittags in zwei Landrovern nach Yambuku ab. Die 50-Meilen-Fahrt dauerte den ganzen Nachmittag. Die frustrierten Fahrer konnten auf den holperigen Schlammstraßen kaum genug Geschwindigkeit erreichen, um aus dem zweiten Gang zu kommen.

Mehr als drei Stunden später kamen sie in Yambuku an.

Sie stellten den Motor ab, und sofort spürten sie die traurige Stille des Ortes. Verschwunden waren der Lärm und die Aktivitäten eines typischen Dorfes in Zaire, die langen Schlangen plaudernder Frauen und

Kinder, die auf Schutzimpfungen warteten, die Händler, die ihre Waren verkauften. Es waren überhaupt alle Menschen verschwunden.

Piot entdeckte Schwester Genovevas seltsame weiße Mull-Absperrungen, die um die Mission herum angebracht waren, und eine Tafel, auf der in Französisch stand: »Nicht eintreten. Bitte Glocke läuten, um die Schwestern zu rufen.« Als er sich der Glocke näherte, kamen drei Nonnen aus einem der Gebäude gerannt und riefen: »Kommen Sie nicht näher! Sie werden sterben! Sie werden sterben! Bleiben Sie weg!«

Piot erkannte ihren flämischen Akzent, sprang über die Absperrung und rief ihnen Grüße in ihrer gemeinsamen Muttersprache zu. Die Nonnen waren vollkommen überwältigt, als sie ihn flämisch sprechen hörten, und brachen schluchzend zusammen. Sureau, Ruppol und Breman eilten Piot schnell zu Hilfe und trösteten die Frauen. Die Schwestern freuten sich, daß Jean-François wie versprochen zu ihrem zerstörten Außenposten zurückgekehrt war. Als sich die Aufregung gelegt hatte, luden die Wissenschaftler ihre Ausrüstung ab und folgten den Schwestern zur Schule, die seit der vierten Woche der Epidemie geschlossen war. Die verbarrikadierten Klassenzimmer wurden vorübergehend zu ihrer Unterkunft.

Beim Abendessen mit viel Wein erzählten die katholischen Lehrer und Kleriker stundenlang von ihren Erlebnissen, während die Besucher geduldig zuhörten, einfühlsame Fragen stellten und sich gelegentlich Notizen machten. Schwester Marcella, die über die Toten Buch geführt hatte, reichte Sureau ihre düstere Liste.

Schwester Marcella sprach absichtlich monoton; das schien ihr zu helfen, ihre Emotionen unter Kontrolle zu halten. Sie erklärte, daß in den vergangenen Monaten 38 der 300 Bewohner und Angestellten von Yambuku gestorben waren, einschließlich aller Missionskrankenschwestern, vier von sechs zairischen Krankenschwestern, einem von drei Padres und einer von zwei Wäscherinnen des Krankenhauses. Dann gab sie den Wissenschaftlern eine ernüchternde Liste der erkrankten Dorfbewohner. Den Besuchern wurde klar, daß sie in jedes einzelne Dorf gehen und Haus für Haus untersuchen mußten. Keine andere Methode wäre erfolgreich.

Schwester Marcella erzählte auch von sich aus, daß die ersten ungewöhnlichen medizinischen Vorkommnisse im Krankenhaus möglicherweise im August aufgetreten waren, als drei Frauen kurz nacheinander auf der Geburtsstation verstarben. Sie waren nach der Niederkunft verblutet. Die Schwester hatte die Krankenhausunterlagen für die gleichen Zeiträume im Jahr 1975 durchgesehen und keine derartigen Fälle gefunden, und sie konnte auch in den alten Akten des Krankenhauses von vor August 1976 keine der seltsamen neuen Krankheit ähnelnden Fälle finden.

»Es ist neu«, sagte sie zu den Wissenschaftlern. »Es ist ganz eindeutig etwas Neues.«

V

Während die erschöpften Wissenschaftler auf dem harten Boden der Yambuku-Schule schliefen, verlor Mayinga im Pavillon 5 von Ngaliema das Bewußtsein. Bis spät in die Nacht von Kinshasa unterhielten sich die Mitglieder der Kommission über mögliche Vorgehensweisen, sollte sich einer vom Team infizieren.

Joe McCormick hatte eben begonnen, die mehrere hundert Kisten Laborausrüstung für seine Lassa-Forschung auszupacken, als er ein Telegramm von den CDC in Atlanta erhielt mit der Anweisung, vorübergehend sein Labor vor den Toren von Kenema in Sierra Leone zu verlassen und sich so schnell wie möglich auf den Weg nach Kinshasa zu machen. In dem Telegramm hieß es, seine Vertrautheit mit Nordzaire sowie seine epidemiologischen Fähigkeiten würden ihn unentbehrlich machen. Er erhielt die Anweisung, das tragbare Glove-box-Labor mitzunehmen, das er und Johnson in Atlanta nur wenige Wochen zuvor gebaut hatten, sowie andere Ausrüstungsgegenstände, die im Ngaliema-Hospital benötigt wurden, um Blutproben zu testen und zu prüfen und Antisera gegen die geheimnisvolle Krankheit vorzubereiten.

Nur wenige Monate zuvor hatte Johnson, der von McCormicks großartigen Leistungen in Brasilien gehört hatte, sich Joe eines Tages auf den Fluren der CDC geschnappt.

»Ich würde Sie gern nach Sierra Leone entsenden«, meinte Johnson. »Sie sollen herausfinden, wie weit Lassa wirklich verbreitet ist.«

McCormick war noch nie in Westafrika gewesen, und das Lassa-Rätsel klang »verdammt interessant«. Daher fing er im März 1976 an zu packen und sich darauf vorzubereiten, eine Ein-Mann-Lassa-Forschungsstation in Sierra Leone aufzubauen. Kurz vor seiner Abreise bauten McCormick und Johnson eine Glove-box – ähnlich der, die Karl in Bolivien benutzt hatte. Joe trug genügend Ausrüstungsgegenstände zusammen, um das Virus sicher zu untersuchen – selbst unter den primitivsten Bedingungen.

Innerhalb einer Woche hatte er seine Lassa-Forschungsstation: ein kleines Gebäude, 200 Meilen von der Hauptstadt entfernt, vor den Toren der Stadt Kenema. Es enthielt zwei Stühle und seine Kisten aus Atlanta. Er hatte gerade das tragbare Labor von Johnson ausgepackt, als das Telegramm aus Kinshasa eintraf.

McCormick wußte, daß es nicht leicht sein würde, von Freetown in Sierra Leone nach Kinshasa zu reisen: So gut wie alle Flüge zwischen afrikanischen Ländern waren sowohl unverschämt teuer als auch unzuverlässig; fast alle führten nur über die jeweilige europäische Metropole von einem afrikanischen Land zum anderen.

Drei Tage lang bluffte, kämpfte und schmierte er seinen Weg durch Flugzeuge und Zollämter in Freetown, Abidjan und schließlich Kinshasa. Am Ende seiner 2000 Meilen weiten Reise waren sämtliche Ausrüstungskisten noch bemerkenswert intakt. Auf dem N'djili-Flughafen von Kinshasa mischte er ein wenig Kisuaheli und Otetela in sein Französisch und überzeugte schließlich die Zoll- und Einwanderungsbeamten, seine Kisten ungeöffnet, unbeschädigt und ungeprüft ins Land zu lassen.

In der Zwischenzeit wachte das Wissenschaftsteam in der Morgendämmerung von Yambuku auf, funkte eine verkürzte Version der Berichte von Schwester Marcella nach Bumba (von dort wurden sie schließlich nach Kinshasa weitergeleitet), frühstückte und machte sich in vier Teams in verschiedene Richtungen auf, um die Dörfer zu untersuchen. Piot und Sureau bildeten ein Team, und Schwester Marcella, die nach so vielen Tagen der Quarantäne darüber begeistert war, endlich einmal die Mission verlassen zu können, wies ihnen den Weg.

»Wir müssen die Anzahl von uns, die dem Virus ausgesetzt sind, begrenzen, bis wir wissen, wie ansteckend es ist«, sagte Sureau zur Gruppe und gab die Anweisung, daß nur er und Piot Blut entnehmen sollten.

Das Trio kam zuerst in Yalikonde an, nahe bei Yambuku, wo sie schnell lernten, wie man das Vertrauen der ängstlichen Dorfbewohner erlangt. Eine feste Vorgehensweise wurde entwickelt und an diesem Tag in zehn Dörfern wiederholt. Es begann mit einem gemächlichen Rundgang durch das Dorf, bei dem der Dorfälteste die Gemeinde vorstellte. Die Gruppe sprach eine Weile über das Wetter, bis der Älteste sie zu einem Schluck *Arak* einlud.

»Dieses Zeug ist das reine Methanol«, flüsterte Piot.

»Trinken Sie!« befahl Sureau.

Nachdem der *Arak* sich seinen Weg durch ihren Hals und ihren Magen gebrannt hatte, stellte der Älteste von Yalikonde die weißen Männer Lisangi Mobago vor, einem 25jährigen Mann, der seit sechs Tagen gegen die Krankheit kämpfte. Die Besucher untersuchten Lisangi, der viel zu schwach war, um dagegen zu protestieren, und entnahmen eine Blutprobe.

Wohin die Gruppe auch ging, fiel ihr auf, daß die Menschen bemerkenswert weise Maßnahmen ergriffen hatten, um eine Ausbreitung der Epidemie zu verhindern. Straßensperren wurden rund um die Uhr an den Dorfeingängen aufgestellt, so gut wie jeglicher Verkehr auf den Flüssen Ebola und Zaire war zum Stillstand gekommen, die kranken Dorfbewohner und ihre Familien wurden unter Quarantäne gehalten, die Leichen wurden in einiger Entfernung von den Häusern verbrannt, und es gab kaum noch Kontakte zwischen den Menschen der verschiedenen Dörfer.

»Diese Menschen haben sich ganz schön zusammengerauft«, meinte Piot zu Sureau, der von den Maßnahmen ebenfalls beeindruckt war.

In einem Dorf ungefähr zehn Meilen von Yambuku entfernt fanden Piot und Sureau ein Ehepaar Seite an Seite in ihrer Hütte, beide in den letzten Zügen der Krankheit. Pierre entnahm dem Ehemann Blut, während Peter den Arm der Frau vorbereitete.

Sureau verlagerte sein Gewicht, um der Frau ins Gesicht zu sehen, eine Vene zu finden und seine Spritze anzusetzen. Er lockerte die Abschnürbinde und beobachtete, wie das Blut langsam die Spritze füllte. Plötzlich stöhnte der Ehemann laut und starb. Die Frau schrie auf. Sureau zog schnell die Nadel heraus, und sie rollte sich hinüber, um ihren toten Ehemann zu umarmen.

Erschüttert traten die beiden Männer in die drückende Hitze hinaus und flüsterten ängstlich miteinander. Wenn der Ehemann gestorben war, während Sureau ihm Blut abnahm, könnten die Dorfbewohner die Männer angreifen und sie beschuldigen, dafür verantwortlich zu sein – oder noch schlimmer, einen Mord begangen zu haben. Viele Dorfbewohner waren sowieso schon verblüfft, als die großen weißen Männer – insbesondere Breman und Piot, die beide über 1,80 Meter maßen – ihre Brillen, Gummihandschuhe und Operationsmasken aufsetzten, bevor sie die Häuser der Infizierten betraten.

Dabei hatten die Europäer und Amerikaner keine Ahnung, ob diese bescheidenen Vorsichtsmaßnahmen geeignet waren, um sie vor dem zu schützen, was sie nun aus erster Hand als besonders schreckliche Krankheit miterleben konnten. Breman war ein wenig besorgt, daß die Dorfbewohner wegen seiner Schutzkleidung beleidigt sein könnten, aber er hatte auch, wie der Amerikaner es ungehobelt nannte, »eine Scheißangst«.

»Ich bin kein Marlboro-Mann, und es macht mir nichts aus, offen zuzugeben, daß ich wirklich Angst habe. Die sollten wir meiner Meinung nach alle haben«, sagte Breman zu seinen Kollegen, die ihre Zustimmung durch heftiges Nicken bekundeten.

Die Teammitglieder kamen nach ihrem ersten langen und emotional erschöpfenden Tag in den Dörfern in der Missionsstation wieder zusammen und verglichen ihre Aufzeichnungen. Sie waren alle der Überzeugung, daß die Epidemie zwar einen furchtbaren Blutzoll gefordert hatte – in einigen Fällen ganze Familien –, daß aber das Schlimmste vorüber zu sein schien. Ganz besonders Breman war darüber erleichtert, daß erste Berichte, die davon sprachen, daß ganze Dörfer vom Virus ausgerottet worden seien, stark übertrieben waren. Ohne Ursache oder Heilmittel zu kennen, hatten die Menschen in ihrer Lebensklugheit viele angemessene Schritte unternommen, um die Ausbreitung des Virus zu verlangsamen. Die Wissenschaftler stimmten bescheiden darin überein, daß ihre wissenschaftliche Expertise nicht notwendig gewesen war, um die Epidemie in die Schranken zu weisen.

Aber jeder müßte sein Bestes geben, um das Rätsel zu lösen, woher das seltsame Virus kam, wie es verbreitet wurde und wie man ein weiteres Auftauchen am besten verhindern könnte.

Als sie sich an diesem Abend mit noch mehr Missionswein entspannten, der sich auf mehrere Schichten von Dorf-*Arak* ergoß, erreichte sie via Bumba eine 24 Stunden alte Funknachricht aus Kinshasa.

»Mayinga ist in den späten Nachtstunden des 20. Oktober gestorben«, hieß es da lapidar.

Sureau war völlig fertig, ebenso wie die Schwestern, die tiefe Dankbarkeit empfanden angesichts des Muts der Lernschwester, Schwester Edmonda und Schwester Myriam zu pflegen.

»Womit wir es hier zu tun haben, ist ein Virus wie Marburg, aber *pathogener*. Ein Super-Marburg. Ich bin nicht besorgt, aber ich verspüre ein Gefühl unangenehmer Unsicherheit. Wer wird das nächste Opfer unter dem Pflegepersonal sein? Schwester Donatienne?... Margaretha oder ich? Die Inkubationszeit beträgt für gewöhnlich acht Tage! Wie viele Opfer wird es noch in den Dörfern geben? Was kann man tun, um diese Epidemie aufzuhalten?« fragte Sureau.

Die anderen sahen Sureau mit trauriger Zustimmung an, denn er sprach die Gedanken aller aus.

Obwohl Sureau sich an die zunehmend dubiosere Hypothese geklammert hatte, daß die Epidemie durch eine Art Marburg-Virus verursacht wurde – wahrscheinlich in der Hoffnung, dadurch Mayinga zu retten –, gab sich Breman solchen Illusionen nicht hin. Breman hatte in den drei

Wochen vor seiner Ankunft in Kinshasa mindestens zweimal täglich mit Pat Webb telefoniert. Er wußte über die Entdeckungen Webbs genau Bescheid, und er trug eine 9 × 13-Mikroskop-Fotografie des Feindes bei sich. Auf seinem Weg durch die Dörfer zeigte Joel die »????-Virus«-Fotos der flaumigen, wurmähnlichen Mikroben vor und erklärte den Zairern, daß diese neuen Wesen die Ursache ihres Leidens waren.

Breman, der ausgebildete Epidemiologe der Gruppe, legte eine symptomatische Definition der Yambuku-Krankheit vor, welche die vier Teams verwenden sollten, wenn sie die Dörfer nach Fällen durchsuchten.

In dieser Nacht gab Sureau per Funk an Bumba die Bitte durch, eine Mitteilung nach Kinshasa zu schicken. Erste Untersuchungen hatten gezeigt, daß 46 Dörfer betroffen waren und es über 350 Todesfälle gab.

In den nächsten Tagen arbeiteten die Wissenschaftler in Yambuku, Bumba und den dazwischen liegenden Dörfern. Sie hatten keine Möglichkeit, mit Karl Johnson in Kinshasa oder miteinander in Kontakt zu treten, sobald sie sich morgens einmal getrennt hatten, um die einzelnen Dörfer zu überprüfen. Sureau und Breman erhielten gelegentlich wirre Meldungen über Hubschrauber, die mit weiteren Experten und besserer Ausrüstung eintreffen sollten. Als jedoch keine Helikopter landeten, nahmen sie einfach an, die Meldungen seien durcheinandergeraten.

Es brach Breman das Herz, wenn er mitansehen mußte, wie die Nonnen mit ihren uralten Amateurfunkgeräten »kommunizierten«. Jeden Tag preßte eine andere ausgewählte Schwester ihr Ohr an das jahrzehntealte Sprechgerät, drehte am Funkgerät und lauschte über die Störgeräusche hinweg auf die Stimme des Monsignore in Lisala. Dieser rief eine Mission nach der anderen im Norden Zaires mit Namen auf, und mittels dieser primitiven Methode orderte das Missionarsnetzwerk Vorräte oder teilte wichtige Nachrichten mit.

Obwohl er neuere Geräte zugeschaltet hatte, war das Gesamtsystem so primitiv, daß die in Amerika hergestellten Seitenbandfunkgeräte kaum eine Verbesserung brachten. Es bestand keine Möglichkeit, direkt mit Kinshasa zu kommunizieren, und sämtliche Kommunikationen unterlagen dem Problem, wie man es aus dem Kinderspiel »stille Post« kennt, bei dem einer einem anderen eine Nachricht zuflüstert, dieser wiederum flüstert sie dem nächsten zu und so weiter, bis nach dem zehnten Mal die Nachricht nur noch wenig Ähnlichkeit mit dem Original besitzt. Vertreter der amerikanischen Botschaft ließen Johnson wissen, daß die Errichtung eines modernen Kommunikationssystems zwischen Yambuku, Bumba, Kinshasa und Atlanta »mehrere Millionen Dollar kostet und ein 24stündiges Luftfunksystem erfordert«. In seiner üblichen sorglosen Art unterhielt sich Johnson mit den zuständigen Beamten, aber Breman – der mit Vertretern des amerikanischen Außenministeriums anderswo in Afrika so seine Erfahrungen gesammelt hatte – schlug vor, daß Karl seine Energie nicht an den Bürokraten aufreiben sollte.

In der Zwischenzeit versuchte Karl Johnson sein Bestes, andere logistische Alpträume auszumanövrieren, welche die zairische Luftwaffe (die um keinen Preis in die Nähe von Yambuku fliegen wollte), die jeweiligen Botschaften der Vereinigten Staaten und Frankreichs sowie eine Reihe internationaler politischer Probleme verursachten. Er brauchte einen erstklassigen Entomologen oder Ökologen – jemanden, der wie Merl Kuns damals in Bolivien nach den Insekten oder Tieren suchen konnte, welche die Krankheit übertrugen. Nachdem die WHO ihre Netze weit und breit ausgeworfen hatte, beschloß sie, den Franzosen Dr. Max Germain zu entsenden, der im WHO-Büro Brazzaville tätig war.

Schließlich brauchte Johnson ein Team weiter draußen, bis hinauf in den Sudan, um herauszufinden, inwieweit die Epidemien von Yambuku und Maridi in Zusammenhang standen. Johnson wußte genau, wen er für diese Aufgabe wollte. »Das ist etwas für Joe«, äußerte er in Erwartung von McCormicks unmittelbar bevorstehender Ankunft.

McCormick landete am 23. Oktober in Kinshasa. Am gleichen Tag telegrafierte David Heymann von den CDC, daß eine NASA-Raumkapsel erfolgreich umgerüstet und von Houston transportiert worden war; nun war sie bereit, all die WHO-Teammitglieder aufzunehmen, die das Pech hatten, sich das Virus zu holen. Ebenfalls einsatzbereit stand eine C-131-Transportmaschine der amerikanischen Luftwaffe am Frankfurter Flughafen. Sie hatte eine Apollo-Raumkapsel an Bord – dieselbe Raumkapsel, die Henry Kissinger zwei Jahre zuvor zur Verfügung gestellt hatte, um den lassainfizierten Mandrella von Nigeria nach Hamburg fliegen zu lassen.

An diesem Tag erhielt Johnson aus Genf ein »Update« zur sudanesischen Epidemie. Man hatte ein Team von Ermittlungsbeamten zusammengestellt, das aus zehn sudanesischen Ärzten, dem Iren David Simpson, dem Franzosen Paul Brès und dem CDC-Mitarbeiter Don Francis bestand. Die Untersuchungsbeamten hatten die Anweisung, sich sofort in Khartum zu treffen und von dort in den Süden nach Maridi zu reisen.

Johnson wollte auch umgehend einen erstklassigen Labortechniker in Kinshasa – jemanden, der improvisieren und mit den zur Verfügung stehenden mageren Einrichtungen ein Diagnoselabor errichten konnte. Pattyn empfahl van der Gröen, der mit den wichtigsten Ausrüstungsgegenständen sofort nach Zaire flog. Eine Schlüsselstellung in dieser Ausrüstung nahmen die Mikroskop-Objektträger ein, die er sorgfältig mit infizierten Verozellen beschichtet hatte. Obwohl sie mit Azeton fixiert wurden, konnte van der Gröen nicht wissen, ob diese Objektträger mit ansteckenden Organismen bedeckt waren oder nicht.

»Das macht nichts«, sagte er zu sich selbst. »Ich werde sicherstellen, daß ich der einzige bin, der sich diesen Objektträgern aussetzt. Aber ich muß sie einfach haben. Es gibt keine andere Möglichkeit, eine Infektion zu diagnostizieren.«

Sein Plan bestand darin, Infektionen zu diagnostizieren, indem er Blutproben von Patienten auf die Objektträger gab, eine Zeitlang wartete und dann die Objektträger ausspülte. Wenn die Patienten infiziert waren, würden sie gegen die geheimnisvolle Mikrobe Antikörper gebildet haben, die sich an die infizierten Verozellen anklammerten. Daraufhin wollte er Fluoreszin – ein Molekül, das unter ultraviolettem Licht wächst – mit nichtmenschlichen Antikörpern von Affen mischen. Trug man diese fluoreszierenden Antikörper auf die Objektträger auf, würden sie sich an die mit Antikörpern versehenen menschlichen Verozellen klammern. Van der Gröen plante, einfach ultraviolettes Licht auf seine Objektträger zu richten und so zu erkennen, welche Patienten infiziertes Blut hatten. Obwohl die Methode seit den Tagen von Jordi Casals an der Rockefeller Foundation für Lassa eingesetzt wurde, hatte sich van der Gröen nie zuvor an der Immunofluoreszenztechnik versucht, und er hoffte, er würde in der Lage sein, im Schnellkochtopf der Epidemie professionell vorzugehen.

Bei seiner Ankunft am Flughafen von Kinshasa wurde van der Gröen von belgischen Diplomaten begrüßt, die seine Ausrüstungsgegenstände durch den Zoll geleiteten und den verblüfften Wissenschaftler in die Nacht entführten. Van der Gröens Einführung in die zairische Untersuchung begann mit einer qualvollen mitternächtlichen Fahrt auf der Autobahn nach Kinshasa, die gekennzeichnet war von mehreren Beinahe-Zusammenstößen mit Autos und Lastkraftwagen, die mit hoher Geschwindigkeit, allerdings ohne eingeschaltete Scheinwerfer über die Autobahn donnerten. Die Zairer glaubten, daß sie Benzin sparten, wenn sie die Scheinwerfer nicht einschalteten. Während Ruppol van der Gröen in aller Kürze mit der Yambuku-Epidemie vertraut machte, starrte der entsetzte Belgier mit offenem Mund aus dem Wagenfenster, während ein Auto nach dem anderen plötzlich aus der Dunkelheit auf sie zuraste und nur wenige Zentimeter an ihrem Auto, das von einem Zairer gefahren wurde, der all den fast unsichtbaren Fahrzeugen gekonnt auswich, vorbeibretterte.

In diesem Augenblick hätte niemand van der Gröen davon überzeugen können, daß ihn solch ein Anblick innerhalb weniger Tage völlig kalt lassen würde.

Nach einer ruhelosen Nacht stand van der Gröen am nächsten Morgen früh auf, um seinem neuen Chef Karl Johnson entgegenzutreten. Er erlebte, wie Johnson seine stets in blumiger Sprache gehaltenen Befehle brüllte. Van der Gröen hielt den Amerikaner für einen »recht eigenartigen Mann«. Aber als er das erste Mal an den täglichen, morgendlichen Epidemie-Treffen teilnahm, wurde van der Gröen Zeuge von Johnsons fast unheimlicher Fähigkeit, ein multilinguales, multikulturelles Team aus individuellen Egos zu koordinieren und daraus eine einzige, gutgeölte Anti-Mikroben-Maschinerie zu schaffen. Wie schon all jene, die vor ihm angekommen waren, bewunderte auch van der Gröen Johnson augenblicklich und akzeptierte seine Führung, ohne sie in Zweifel zu ziehen. Johnson befahl dem jungen Belgier, sich ins Ngaliema-Hospital zu begeben und ein modernes Labor einzurichten – sofort.

Spätabends kam Johnson vorbei. Er hielt einige Blutproben in der Hand, die Sureau und Piot aus Yambuku geschickt hatten. Die Männer packten Johnsons Glove-box aus, stellten sie auf den Holztisch und machten sich an die Arbeit. Van der Gröen hatte nie zuvor mit seinen Händen in diesen schweren fixierten Handschuhen gearbeitet, und er hielt diese Vorgehensweise für furchtbar mühsam und frustrierend. Johnson brachte dem Belgier Tricks bei, die er annähernd zwei Jahrzehnte zuvor in Bolivien gelernt hatte, und das Paar arbeitete bald schon wie ein perfekt eingespieltes Team.

Schweiß rann van der Gröen von der Stirn, und jeder Handgriff schien zehnmal länger zu dauern als auf seinem Labortisch in Antwerpen. Um zwei Uhr nachts hatte er endlich jeden Schritt des Immunofluoreszenz-Verfahrens abgeschlossen. Es blieb nur noch die mikroskopische Überprüfung mit ultraviolettem Licht, um zu sehen, ob das Serum aus Yambuku mit der geheimnisvollen Mikrobe infiziert war oder nicht. Dafür benötigten die beiden einen völlig dunklen Raum.

Van der Gröen schob den kleinen Tisch in das Badezimmer, setzte sich auf die Toilette und drehte den Lichtschalter aus.

Er stellte sein Ultraviolett-Mikroskop an, und während Johnson erwartungsvoll den Atem anhielt, drückte van der Gröen seine Augen gegen die Linse.

»*Comme les étoiles!*« rief er aus. »Wie blinkende Sterne... in einer dunklen Nacht, umgeben von roten Zellen. Schauen Sie, Karl, die Zellen, die das Virus enthalten, sind eine helle, fluoreszierende Masse.«

Johnson nahm den Platz auf der Kloschüssel ein und lugte durch die Linse. Es war drei Uhr dreißig morgens, aber die Männer waren viel zu aufgeregt, um zu schlafen. Das Serum, das sie vor sich hatten, stammte von Sophie aus Yambuku, welche die Krankheit überlebt hatte. Endlich konnten sie herausfinden, wer infiziert war, und all diejenigen herausfiltern, die sich zwar infiziert hatten, aber die Mikrobe erfolgreich hatten bekämpfen können, ohne die Krankheit nachweisbar zu entwickeln. Sie hatten nun auch eine Möglichkeit zu testen, ob das Blut eines bestimmten Menschen die möglicherweise lebensrettenden Antikörper enthielt.

An diesem Morgen wachte Pierre Sureau in Bumba auf und fühlte sich fiebrig und unruhig. Er und Piot verbrachten den Tag damit, sich um den Transport der Ausrüstung aus Kinshasa mit Angehörigen des Militärs von Zaire zu streiten.

Während er auf der Veranda saß und auf die Bumba-Mission blickte, dachte Sureau darüber nach, was er bislang gelernt hatte: Die Krankheit war eindeutig tödlich, und die meisten Opfer starben innerhalb einer Woche. Sie hatte im Yambuku-Hospital eine große Zahl von Opfern gefordert, und die überlebenden Nonnen und Priester konnten vor Trauer kaum arbeiten.

Sureau nippte an einem Cocktail und dachte über die unangenehmste Entdeckung nach: den Zustand des Missionskrankenhauses von Yambuku. Am vorherigen Tag hatten er, Breman und Piot das nun leerstehende Krankenhaus, die Krankenblätter und die medizinische Ausrüstung untersucht. Als er die Räumlichkeiten betrat, war Sureau entsetzt. Die Sterilisationseinrichtungen waren haarsträubend, die Ausstattung des Operationsraumes buchstäblich antik, und die Bettwäsche – obwohl gewaschen – war oft fleckig von altem Blut.

Bei der Überprüfung der medizinischen Unterlagen fand er dennoch keine aufschlußreichen Verbindungen zwischen den Menschen, die sich in dieser antiquierten Einrichtung einer Operation unterzogen, und jenen, die sich die Krankheit zugezogen hatten. Er wischte den Fieberschweiß von seiner Stirn und konnte das unangenehme Gefühl nicht loswerden, daß der Ausgangspunkt der Epidemie irgendwie in diesem gutgemeinten, aber schrecklich primitiven Krankenhaus lag.

Piot, die anderen Teammitglieder sowie Sophie und Sukato leisteten dem nachdenklichen Sureau, der auf den Luftwaffenflieger aus Kinshasa wartete, in Bumba Gesellschaft. Sophie besaß als überlebende Ehefrau von Antoine, dem ersten Opfer aus Yambuku – dem »Indexfall« in der Sprache der Epidemiologie –, Antikörper von unschätzbarem Wert. Sukato, die Krankenschwester aus Yambuku, war das einzige Mitglied der medizinischen Belegschaft der Mission, die Infektion und Krankheit überlebt hatte. In den kommenden Tagen spendeten diese beiden viele Bluteinheiten, aus denen eine winzige Phiole mit Antiserum von unermeßlichem Wert gewonnen wurde.

Am 24. Oktober verschwand Sureaus heimliches Fieber. Er hatte niemandem von seiner Krankheit erzählt: Johnson hatte von Anfang an darauf bestanden, daß die Teammitglieder ihre Temperatur zweimal täglich messen und Fieberanfälle sofort an das Hauptquartier nach Kinshasa melden sollten. Sureau entschied sich für den Ungehorsam aus der Überzeugung heraus, was immer er auch habe, es sei nicht die Yambuku-Krankheit.

Gücklicherweise behielt er recht.

Sureau war es in seinem Hemd immer noch heiß, weil das lang erwartete Flugzeug aus Kinshasa noch nicht angekommen war. Johnson ließ die Nachricht übermitteln, daß Präsident Mobutu außer Landes weilte, in der Schweiz. In seiner Abwesenheit war die Regierung wie gelähmt. Niemand sonst wagte es, dem Militär zu befehlen, in die Bumba-Zone zu fliegen.

Sureau und Piot befürchteten, daß ihre Proben, je mehr Zeit verstrich, in der tropischen Hitze verderben könnten. Sie stellten noch mehr Trokkeneis für ihren Thermosbehälter her und drückten die Daumen.

Schließlich traf am 27. Oktober die zairische Luftwaffe in Form einer C-130-Frachtmaschine ein – voll mit Holz und Materialien zum Bau einer Villa für General Bumba, einem wichtigen Kommandanten. Die Piloten weigerten sich, die Motoren auszuschalten, und befahlen der Gruppe, sich unverzüglich an Bord zu begeben.

Die Piloten wurden richtiggehend wütend, als sie die unerwarteten Passagiere Sophie und Sukato bemerkten.

Ruppol erklärte, daß es sich bei den beiden um sehr wichtige Frauen handele: Überlebende der Epidemie. Die entsetzten Piloten schworen, daß niemand, der mit dieser Krankheit infiziert sei, an Bord ihres Fliegers dürfe; sie würden auch keine verseuchten Blut- und Gewebeproben an Bord erlauben.

Man erzielte einen Kompromiß: Die Gruppe konnte einsteigen, aber niemand durfte, aus welchem Grund auch immer, die Pilotenkanzel betreten. Eingeklemmt zwischen den Baumaterialien des Kommandanten taten die Passagiere ihr Bestes, um es sich während des zweistündigen Fluges nach Kinshasa so bequem wie möglich zu machen. Für Sophie und Sukato, die beide noch nie geflogen waren, war es eine schreckliche Erfahrung.

Am folgenden Morgen, dem 28. Oktober, lief Piot nervös durch die Straßen von Kinshasa. Ebenso wie Sureau vor ihm hatte auch Piot hohes Fieber. Schlimmer noch, er litt an unkontrollierbarem Durchfall und hatte starke Schwindelgefühle. Piot fürchtete, Johnson würde anordnen, daß er aus dem Land geflogen würde, und daher verheimlichte er sein Leiden vor den anderen, wich den Teammitgliedern vorsätzlich aus und suchte allein nach einer Behandlungsmethode für seine Dysenterie.

In der Zwischenzeit ließen Sureau und Breman Johnson wissen, daß ihrer Meinung nach die Quelle der meisten tödlich verlaufenden Fälle der Yambuku-Epidemie im Krankenhaus zu suchen sei. Breman beschrieb in allen Einzelheiten seinen schaurigen Gang durch das Krankenhaus und zeigte Karl zwei Spritzen, die er im Ambulatorium vorsichtig aus einer Pfanne mit Wasser entfernt hatte.

»Ich wette, die sind infiziert«, meinte Breman und fügte noch hinzu, daß die Klinik den Schwestern jeden Morgen nur fünf Spritzen zur Verfügung stellte. Sie wurden bei den 300 bis 600 Patienten, die Tag für Tag medizinische Behandlung erforderten, benutzt und wieder benutzt.

Als Johnson andeutete, es sei ein wenig heikel, einen anklagenden Finger auf die vier mittlerweile verstorbenen katholischen Missionare zu richten, antwortete Breman: »Die Dorfbewohner wußten, daß das Krankenhaus die Quelle war. Lange bevor es geschlossen wurde, votierten die Menschen mit ihren Füßen – sie rannten davon. Das Hospital war so gut wie leer, als es geschlossen wurde.«

Johnson beschloß, Breman die Verantwortung für ein zweites Untersuchungsteam zu übertragen, das Möglichkeiten und Wege finden sollte, Joels Hypothese zu erhärten. Man plante, eine großangelegte epidemiologische Untersuchung durchzuführen, an der fast alle Mitglieder der internationalen Kommission direkt beteiligt sein sollten. Der erste Schritt bestand darin, daß ein kleines Team nach Yambuku zurückkehrte, um eine Gruppe lokaler Zairer zu rekrutieren und auszubilden, insbesondere diejenigen, welche die Krankheit überlebt hatten und wahrscheinlich immun waren. Johnson erklärte Breman jedoch warnend, daß einer der vor Ort rekrutierten Machupo-Ermittler in San Joaquín fälschlicherweise eine frühere Erkrankung für das bolivianische hämorrhagische Fieber gehalten habe. Das war es jedoch nicht, und Einar Dorado mußte seinen Irrtum mit dem Leben bezahlen.

»Seien Sie verdammt vorsichtig«, meinte Johnson.

Am 27. Oktober leitete die Kommission ihren ersten offiziellen Bericht über die Ereignisse von Yambuku an die ausländischen Vertretungen in Kinshasa weiter; am folgenden Tag ließen die Botschaftsangestellten die

Information dem internationalen Pressekorps zukommen. Es war ein nüchterner, zurückhaltend formulierter Tatsachenbericht, der ein Gefühl für Routine vermitteln sollte angesichts einer Krise, die einige Teammitglieder offen entsetzte.[13] Dennoch baten zwei Wissenschaftler, die den Bericht gelesen hatten, ein Zairer und ein Amerikaner, um die Erlaubnis, aus der Untersuchung auszusteigen. Der Amerikaner war gerade mal bis Genf gekommen, als er schon wieder umkehrte.[14]

VI

Am 31. Oktober versammelten sich Sureau, Germain, McCormick und der kurz zuvor eingetroffene belgische Forscher Simon van Nieuwenhove um vier Uhr dreißig morgens auf dem Militärrollfeld des N'djili-Flughafens. Die Gruppe, die sich mittlerweile an die Ängste der zairischen Luftwaffe gewöhnt hatte, ließ sich die Flugpläne gleich dreifach bestätigen. Ihr Reisegepäck war beeindruckend: zwei vollständig ausgerüstete Landrover sowie ein Vorrat an Dieselbenzin, Lebensmitteln (C-Rationen) und Wasser für drei Wochen. Die Gruppe sollte nach Bumba, wo Sureau und Germain aussteigen würden, und dann weiter nach Norden fliegen, nach Isiro.

Für McCormick und van Nieuwenhove war Isiro nur der erste Zwischenstop auf ihrer jeweils langen Reise. McCormick sollte nach Maridi, van Nieuwenhove in das abgelegene südliche Grenzgebiet zwischen Zaire und dem Sudan, um weitere Herde der Epidemie zu suchen.

Natürlich bekamen die Wissenschaftler trotz aller vorherigen Bestätigungen zu hören, daß die Flugzeuge noch nicht zum Abflug bereitstünden. Um fünf Uhr dreißig morgens schlachteten die Piloten andere Flugzeuge aus. Nachdem sie alle vernünftigen Ausflüchte erschöpft hatten, waren die widerwilligen Piloten fünf Stunden später schließlich gezwungen, sich den Wissenschaftlern geschlagen zu geben, und die C-130 machte sich auf den Weg nach Bumba.

Die Piloten landeten in Bumba und ließen wie immer die Motoren laufen, während Max und Pierre die Fracht ausluden und ihren Freunden zum Abschied zuwinkten. Dann flogen McCormick und van Nieuvenhove nach Isiro an der etwa 300 Meilen nördlich gelegenen Grenze zum Sudan. Die beiden Männer fuhren mit ihren gut ausgerüsteten Landrovern aus dem Frachtraum der C-130, schüttelten sich die Hände und brausten in entgegengesetzte Richtungen davon.

In Isiro (in den Tagen des Kolonialismus unter dem Namen Old Stanleyville bekannt) suchte McCormick nach Informationen und einigen zusätzlichen Vorräten, mußte jedoch schnell entdecken, daß es von beidem wenig gab. Nach Jahren einer korrupten Zentralregierung waren die entlegensten Gegenden von Zaire allen örtlichen Handels beraubt, und »Luxusgüter« wie Toilettenpapier, Streichhölzer und Batterien gab es schon lange nicht mehr.

Informationen waren gleichermaßen Mangelware. McCormick fand heraus, daß die fehlenden Handelsaktivitäten den Verkehrs- und Kommunikationsfluß zwischen den verschiedenen nördlichen Zonen in Zaire auf ein bloßes Tröpfeln reduziert hatten. Überraschenderweise schienen sich nur wenige Menschen in der Region der Yambuku-Epidemie bewußt zu sein, und keiner konnte sich an einen Fall erinnern, der auch nur entfernt dieser hämorrhagischen Krankheit ähnelte.

Als McCormick sich auf den Weg machte nordöstlich in Richtung der Grenze zum Sudan, verließen ihn seine Sprachkenntnisse; je entlegener das Gebiet, desto weniger Menschen sprachen Französisch, Otetela oder irgendeinen anderen Bantu-Dialekt, den McCormick ansatzweise beherrschte. Bald fand er sich in Dörfern wieder, die seit Monaten, ja Jahren nicht von einem motorgetriebenen Fahrzeug besucht worden waren. Und er – ein bärtiger weißer Mann – versuchte mit einer Reihe von Gesten und Sprachfetzen herauszufinden, ob irgend jemand im Dorf vor kurzem an einer ungewöhnlichen Krankheit gelitten hatte. Es war ein schwieriges Unterfangen, und allzuoft versuchte Joe, aus Gesprächen Sinn zu machen, die beispielsweise in Azandi begannen, daraufhin in Lingala übersetzt und ihm dann wiederum auf französisch zugetragen wurden. Die Informationen waren bestenfalls verschwommen.

Je näher McCormick an die Grenze zum Sudan kam, desto weniger ausgeprägt waren die Straßen. Mehrmals zog er seinen Landrover aus Flüssen heraus oder bahnte sich seinen Weg durch Büschel von 1,80 Meter hohem Elefantengras. Er konnte nur beten, daß er auf der anderen Seite wieder auf die Straße traf. Er fuhr durch ein Gebiet, das neun Monate im Jahr heftigste Regenfälle erlebte und ständig verschlammt war.

An der Grenze entdeckte er eine katholische Missionsstation aus Italien, die so weit vom römischen Hauptquartier entfernt war, daß die Priester von fünf Jahre altem Mehl lebten und von dem »Protein«, das die Insekten boten, die ihre mageren Vorräte verunreinigten. Die Priester waren begeistert, einen Besucher aus fernen Landen aufnehmen zu dürfen, und sie waren eifrig bemüht, McCormick zu helfen. Sie bestanden darauf, daß er ihre kargen Lebensmittelreserven mit ihnen teilte.

Die Priester erzählten McCormick, daß es Gerüchte gab von einer Epidemie in dem sudanesischen Dorf N'zara, das ungefähr 60 Meilen nordöstlich lag. Joe erzählte den Priestern, er habe weder ein Visum noch Reisepapiere.

»Das ist gar kein Problem«, meinten sie. »Wir kümmern uns darum.«

Nach einer ruhigen Nacht wurde McCormick dem Ältesten eines zairischen Dorfes nahe der Grenze vorgestellt. Auf Bitten der Priester unterschrieb der Dorfälteste ein Schreiben, in dem er sein Gegenstück auf der sudanesischen Seite der Grenze formell bat, McCormick ins Land zu lassen. Als er an der langersehnten Grenze ankam, fand Joe zwei Pfosten vor, über denen ein langer Stab lag. Zwischen den Grenzpfosten befand sich die Straße, jetzt zu einem Schlammpfad verengt und ohne Anzeichen jüngsten Fahrzeugverkehrs. Eine Handvoll offensichtlich hungriger Soldaten saß auf ihren Hintern um die Pfosten herum; ihnen war McCormicks Ankunft als Quelle grandiosen Klatsches und zur Unterhaltung willkommen, die einen ansonsten elend monotonen Tag unterbrach.

Als Joe schließlich in N'zara ankam, sandte er Karl Johnson ein Funksignal, um seinen Freund in Kinshasa wissen zu lassen, daß er sicher angekommen war und den Ausbruch einer Epidemie bestätigen konnte. Um diese scheinbar so einfache Aufgabe zu erfüllen, mußte McCormick zuerst ein Funksignal an die italienische Mission an der zairischen Grenze schikken. Sie funkten die Botschaft an den Piloten eines zweimotorigen Missionsflugzeugs weiter, der daraufhin so hoch hinaufstieg, daß er ein unblockiertes Signal durch die ganze Länge Zaires senden konnte, wo es dann schließlich aus dem Lautsprecher von Johnsons einzigem Breitbandfunkgerät drang. Bei einem derart komplexen System lag es auf der Hand, daß die Botschaft kurz und prägnant zu sein hatte: Die Einzelheiten würden bis zu Joes Rückkehr nach Bumba warten müssen.

Drei Wochen lang schlief McCormick nachts im Landrover und interviewte am Tage Opfer und Überlebende der Epidemie. Ihm wurde klar, daß nur wenige Menschen zwischen N'zara und Yambuku, die über 400 Meilen voneinander entfernt lagen, verkehrten.

Bei Joes Ankunft war der Höhepunkt des N'zara-Ausbruchs schon vorüber, und in der Klinik gab es keine akuten Fälle mehr. Mehrere Tage lang befragte er Einwohner von N'zara und den umliegenden Dörfern und sammelte Blutproben. Zufrieden damit, daß die Epidemie unter Kontrolle war, und mit gefährlich erschöpften Vorräten bereitete sich McCormick auf seine Rückkehr nach Zaire vor. Doch zuerst schrieb er eine schelmische Notiz an seinen CDC-Kollegen Don Francis. McCormick wußte, daß Francis einem offiziellen WHO-Team vorstand, das versuchte, von Khartum aus nach N'zara zu gelangen.

Bevor er ging, legte McCormick die Notiz in eine Schachtel und gab sie dem Ortsvorsteher mit der Anweisung, »den Behälter dem weißen Mann zu geben, der bald aus Khartum kommt«.

McCormick hatte keine Ahnung, daß Francis und sein Team in Khartum festsaßen – Geiseln der ängstlichen Piloten, die nicht fliegen wollten, und der Regierungsbürokraten, die sich nicht sicher waren, ob sie Europäern und Amerikanern offen Zugang gestatten sollten. Es dauerte noch mehrere Tage, bevor das WHO-Team das Gebiet erreichte. In der Zwischenzeit wartete McCormicks Behälter, prall gefüllt mit Informationen, in der heißen Sonne von N'zara.

In amerikanischen Feiertagen ausgedrückt, verließ McCormick Isiro an Halloween und kehrte am Tag vor Thanksgiving in die Bumba-Zone zurück. Die ganze Zeit über war er praktisch nicht erreichbar gewesen.

In seiner Abwesenheit war viel geschehen. Man hatte unter Beteiligung eines Großteils der internationalen Kommission eine großangelegte epidemiologische Untersuchung aller Dörfer um die Yambuku-Mission durchgeführt. Annähernd zwei Wochen lang hatte das Team, verstärkt durch Dutzende von ausgebildeten Freiwilligen vor Ort, über 550 Dörfer überprüft, 34000 Familien interviewt und in den am schwersten betroffenen Gemeinden von 442 Menschen Blutproben genommen. Darüber hinaus hatten die Teammitglieder eine ganze Reihe einheimischer Insekten und Tiere gesammelt, um sie auf die Virusinfektion zu überprüfen.[15]

Am 6. November gab Zaires Gesundheitsminister Ngwété einen internationalen Bericht heraus, der die gewonnenen Erkenntnisse zusammenfaßte: Es waren 358 Fälle der Viruskrankheit aufgetreten, 325 davon tödlich – eine erstaunliche Sterblichkeitsrate von 90,7 Prozent.

Ngwété sagte, sämtliche Tests in den Laboratorien in aller Welt bewiesen, daß »es sich bei diesem Agens um ein neues Virus handelt«.

»Man hat vorgeschlagen, das Virus ›Ebola‹ zu nennen – nach einem kleinen Fluß der Region, in der die Krankheit zum erstenmal auftrat«, schloß Ngwété.[16]

Irgendwie brachte es neue Energie und Ansporn in die Yambuku-Untersuchung, daß der Schuldige jetzt einen Namen hatte, und die Ängste der Wissenschaftler nahmen mit jeder Wiederholung des Wortes »Ebola« ab. Nach einer Weile klang »Ebola« fast wie Routine, beinahe wie »Masern« oder »Polio«.

Dieses Gefühl relativer Ruhe löste sich in Luft auf, als die internationale Kommission einige Tage später erfuhr, daß sich Geoffrey Platt die Krankheit in England zugezogen hatte.

Annähernd einen Monat lang hatte Platt mit Vorsicht und Überlegung in seinem Labor in Porton Down gearbeitet und versucht, in aller Eile soviel wie möglich über den sudanesischen Strang des Ebola-Virus zu erfahren. Am Morgen des 5. November arbeitete er in dem Flügel von Porton Down, in dem die infizierten Tiere gehalten wurden, und übertrug Ebola-Proben von einem Meerschweinchen zum anderen, um zu sehen, ob die Virulenz des Virus verringert wurde, wenn es aufeinanderfolgende Generationen von Tieren durchlief. Wie immer trug er ein Atemgerät, Schutzkleidung und drei Schichten von Latexhandschuhen.

Seine Hand rutschte aus.

Die Spritze, die ebolainfiziertes Meerschweinchenblut enthielt, drang in seinen Daumen ein, etwas unterhalb des Nagels.

Platt war entsetzt und von Panik ergriffen. Einige Zeit lang – er wußte nicht, ob es Sekunden oder Minuten waren – starrte er auf seinen Daumen und erkannte seine eigene Sterblichkeit.

»Reiß dich zusammen«, sagte er sich, zog die drei Lagen Handschuhe herunter und drückte fest auf die Einstichstelle in seiner Daumenspitze.

»Blute, verdammt! Blute!« murmelte er, aber es erschien kein Blut. Er eilte in die nächste Kammer und legte seine Hand in ein Becken mit Desinfektionsmittel. Zwei Minuten lang hielt er seinen Daumen eingetaucht und betete gegen jede biologische Wahrscheinlichkeit, daß das Virus nicht wirklich in seinen Daumen eingedrungen sei oder das Desinfektionsmittel in die winzige Einstichstelle der Nadel gezogen wurde und das Virus tötete oder daß der Unfall gar nicht wirklich geschehen sei. Er spürte, wie sein Herz in seiner Brust pochte, und fürchtete, das adrenalinangetriebene Organ würde das Ebola-Virus allzu effizient durch seinen Körper pumpen.[17]

Langsam zog er seine Hand aus dem Becken, trocknete sie mit einem Handtuch ab und suchte mit einem Vergrößerungsglas nach der Einstichstelle der Nadel. Er konnte nichts entdecken.

Platt hielt sich genauestens an den vorgeschriebenen Notfallablauf des Labors, verließ den Flügel mit den infizierten Tieren und meldete sich im Sicherheitsbüro des Labors, wo er kurz untersucht wurde, ein Thermometer erhielt und mit der Anweisung nach Hause geschickt wurde, jeden plötzlichen Anstieg in seiner Temperatur zu melden.

Sechs Tage lang ging Platt in seinem Labor und zu Hause auf und ab. Er konnte zum erstenmal in den vielen Jahren, in denen er mit tödlichen Viren arbeitete, nicht schlafen. Seine Frau Eileen tat ihr Bestes, um vor ihren kleinen Kindern die wachsende Angst, die beide Eltern teilten, zu verbergen.

Am 11. November um Mitternacht schnellte Platts Körpertemperatur plötzlich in die Höhe, und er bekam Schüttelfrost. Am folgenden Morgen meldete er sich im Sicherheitsbüro von Porton Down. Sein Fieber betrug bereits über 38° und die Belegschaft war äußerst besorgt – nicht nur um Platt, sondern auch um jeden im Labor, mit dem Platt Kontakt gehabt hatte. Man nahm sofort eine Blutprobe von Platt und untersuchten den Tropfen unter einem Elektronenmikroskop.

Sie fanden das gefürchtete »????«-Virus.

Platt zog ein Atemgerät über, um die anderen vor seinem Virus zu schützen. Ein speziell ausgestatteter Krankenwagen mit freiwilligen Fahrern überführte den englischen Wissenschaftler in Begleitung einer Polizeieskorte in das Coppetts Wood Hospital nach Nord-London. Dort wurde Platt in einen neuen Trexler-Plastikisolator mit Negativdruck gelegt. Die übrigen 160 Patienten, die sich zu jener Zeit im Krankenhaus befanden, wurden eilig in andere medizinische Einrichtungen verbracht.

49 Tage lang schmachtete Platt in dieser Plastikumgebung, die wiederum in einem ansonsten leeren Krankenhaus stand. Das umfangreiche medizinische Personal, das ihn pflegte, wurde von Dr. Ronald Emond angeführt und unter Quarantäne gestellt. Während der ersten Woche, in der Platt um sein Leben kämpfte, schirmte man ihn von Familienangehörigen und Freunden völlig ab.

In der Zwischenzeit standen Eileen und die Kinder unter Hausquarantäne und waren gezwungen, ständig ihre eigene Temperatur zu messen. Gleichzeitig befürchteten sie, daß George sterben könnte.

Die Reaktion der britischen Regierung auf Platts Erkrankung war schnell und entschlossen. Porton Down wurde umgehend geschlossen, alle Angestellten nach Hause geschickt und strengstens überwacht. Mehrere Freunde der Familie Platt wurden ebenfalls unter Hausquarantäne gestellt. In über einem Monat gab die britische Regierung 200 000 Pfund aus, um die Angestellten für die verlorene Arbeitszeit zu entschädigen, die Patienten des Coppets Wood Hospital zu verlegen und über 300 Menschen auf eine mögliche Ebola-Infektion zu überwachen.

In der Zwischenzeit litt Platt an den meisten Symptomen, die man von den Ebola-Opfern in Zaire und im Sudan kannte. Seine Pflege hatte jedoch keine Ähnlichkeit mit dem, was den Menschen in Yambuku zur Verfügung stand.

Platts Fieber stieg auf über 40° Celsius, seine Haare fielen aus, und er schied in seinem Stuhlgang und in seinem Erbrochenen Blut aus. Dr. Emonds Team griff das Virus mit allen zur Verfügung stehenden Waffen an. Das vor kurzem vom Menschen isolierte Interferon – eine überaus wichtige Chemikalie im Immunsystem – wurde Platt zweimal täglich in großer Dosis (drei Millionen Einheiten) injiziert. Der leidende Wissenschaftler wurde mit großer Sorgfalt intravenös ernährt, um seine vom Durchfall aus dem Gleichgewicht geworfenen Elektrolyten auszubalancieren. Als *Candida*-Pilzinfektionen in seinem Hals auftraten, erhielt Platt Amphoterizin-B-Tabletten. Jede Veränderung in seinen Lebensäußerungen und in seinem Blut- und Urinhaushalt wurde genauestens überwacht.

47 Stunden nach Ausbruch seines Fiebers erhielt Platt eine Infusion mit Sophies Plasma, das von Kinshasa eingeflogen worden war.

Nach der Behandlung mit Ebola-Plasma ging es Platt schlechter: Sein Fieber schoß wieder in die Höhe, er litt unter extrem starken Schwindelgefühlen, seine Darmbewegungen wurden inkontinent, seine Gelenke schmerzten, und er war sehr schwach. Am meisten sorgte sich Emond um Platts mentalen Zustand. Der intelligente Wissenschaftler verlor sein Gedächtnis, konnte sich nicht einmal lange genug konzentrieren, um einen einzigen Satz zu lesen, und schien orientierungslos.

Platt war tatsächlich sehr verwirrt.

»Warum liege ich in diesem Plastikzelt?« fragte er sich. »Wer sind diese Leute, die mich anstarren? Wo bin ich? Warum kann ich nicht lesen? Konnte ich denn nicht einmal lesen?«

Am 20. November, nach neun Tagen der Krankheit, verlor Platt seine Verwirrtheit (zusammen mit den abgestorbenen Hautschuppen und den Haaren), und kurz vor Weihnachten kam die britische Regierung erfreut zu dem Schluß, daß sich sonst niemand in Porton Down oder in der Familie Platt infiziert hatte.

England, so schien es, blieb verschont.

Die Nachricht von Platts Erkrankung erreichte Yambuku am 12. November und traf die Kommissionsmitglieder schwer. Die Moral sank auf einen Tiefpunkt, und die kollektive Furcht wuchs. Johnson spürte, daß die Angst den Bemühungen des Teams schaden konnte. Sicherlich stand Max Germain, dessen Aufgabe es war, wilde, möglicherweise infizierte Tiere zu sammeln, kurz vor einer Panik, und Breman hatte Karl darauf aufmerksam gemacht, daß mehrere Teammitglieder sich nach der Vertrauenswürdigkeit der Evakuierungspläne für den Notfall erkundigt hatten, bei denen infizierte Wissenschaftler nach Johannesburg geflogen werden sollten. Johnson versuchte, die Forscher zu beruhigen, aber er wußte, daß jeder Schritt, den die Kommission seit dem Tag ihrer Gründung unternommen hatte, durch logistische Probleme verlangsamt oder verhindert worden war.

Am 9. November war Sureau, der persönlich 21 Dörfer durchsucht, 136 tödliche Ebola-Fälle gefunden und die komplexe Beziehung zwischen all den Toten, den Überlebenden und den Gesunden in jenen Dörfern aufgezeichnet hatte, bereit zur Abreise. Von allen Ausländern, die während der Epidemie nach Zaire geflogen waren, hatte Sureau es am längsten ausgehalten. Er war ausgebrannt, und sowohl er als auch Johnson spürten, daß die Epidemie vorüber war. Sureau machte sich auf seine lange Heimreise.

Aber das Geheimnis von Ebola war noch lange nicht gelöst.

Am 16. November fuhr McCormick in Yambuku ein und überbrachte den Kommissionsmitgliedern überraschende Nachrichten.

»Jungs«, sagte er, »was wir hier haben, sind zwei völlig unabhängige Ausbrüche. Es gibt keinerlei Verbindung zwischen dem, was hier vor sich geht, und dem, was in N'zara geschieht – mit Ausnahme davon, daß es sich zufällig bei beiden Ausbrüchen um das Ebola-Virus handelt.«

Johnson sah Joe an, als ob er eben hätte beobachten müssen, wie sein Protegé ausflippte. Breman schüttelte ungläubig den Kopf. Und der junge Piot grinste und dachte: »Himmel, der hat vielleicht Nerven!«

McCormick erklärte seinen ungläubigen Kollegen, daß die Reise zwischen den beiden Gebieten derart mühselig war und der kulturelle Abgrund dazwischen so tief klaffte, daß die Menschen die Mühe einer solchen Reise einfach nicht auf sich nahmen.

»Es gibt keine Möglichkeit, wie die Yambuku-Epidemie nach N'zara oder umgekehrt hätte kommen können, außer ein Infizierter wäre auf diesen Straßen gefahren. Und ich kann euch sagen, Jungs, mein Landrover war auf diesen sogenannten Straßen das erste Fahrzeug seit Monaten... vielleicht seit Jahren.«

McCormick argumentierte, daß es keine Ebola-Fälle in den Dörfern zwischen N'zara und der Bumba-Zone gab. Außerdem schien die sudanesische Epidemie weniger schwer; mehr Menschen schienen in N'zara Ebola zu überleben. McCormicks Theorien wurden von den meisten Mitgliedern der Kommission von der Hand gewiesen, und die offiziellen WHO-Berichte über die Ausbrüche von 1976 deuteten an, daß es eine noch unentdeckte Verbindung zwischen den beiden Epidemien gebe.[18]

Obwohl es so schien, als ob es sich hierbei um einen unnatürlich großen Zufall handelte, bestand Joe hartnäckig darauf, daß die beiden Epidemien in keinerlei Zusammenhang stünden. Er wich auch mit der Zeit nicht von seiner Überzeugung ab, und Jahre später lieferte er den unwiderlegbaren Beweis, daß die Natur tatsächlich ein unglaubliches Spiel gespielt hatte.[19]

VII

Während McCormick seine sudanesischen Erkenntnisse für die Kommission aufschrieb, gingen die epidemiologischen Untersuchungen im Yambuku-Gebiet weiter. Piot blieb rund um die Uhr allein in Yambuku, während die anderen Kommissionsmitglieder die Nachbarbezirke durchkämmten. Einige Tage nach Joes Rückkehr erhielt Piot eine Funknachricht von Johnson mit der Mitteilung, ein Helikopter der zairischen Luftwaffe würde ihn in Kürze abholen und nach Bumba bringen, damit er dort »Vertreter der US-Botschaft« treffe. Piot protestierte: Warum sollte er als Belgier zurückfliegen, um eine Gruppe von Amerikanern zu informieren?

»Schauen Sie, Peter, die wollen aus erster Hand sehen, was los ist. Streiten Sie nicht mit mir. Bewegen Sie einfach Ihren Hintern in den Hubschrauber«, meinte Johnson.

Piot schaltete das Funkgerät aus und murmelte etwas über den »kranken Tourismus« der amerikanischen Botschaft und CIA-Interessen, aber widerwillig bereitete er sich darauf vor, sich von dem Hubschrauber der Zairer abholen zu lassen.

Als er durch die Mission schritt, verdunkelte sich der Himmel plötzlich, und er wußte, daß ein Sturm im Anzug war. Aus dem schwarzen Himmel landete der Puma-Hubschrauber. Ohne die Rotorblätter abzuschalten, öffnete der Pilot das Kanzelfenster und rief Piot zu sich. Als Piot den Piloten fragte, wie sicher es sei, mit einem so großen, schwerfälligen Helikopter in einem Sturm zu fliegen, roch er den vertrauten Geruch von zairischem Bier im Atem des Piloten.

»*Pas de problème*«, beharrte der Pilot.

Piot stellte noch einige Fragen, studierte dabei die Piloten und kam zu dem Schluß, daß die beiden betrunken waren.

»Zur Hölle damit«, meinte Piot. »Ich werde nicht zu diesem Treffen fliegen.« Als er den Piloten abwinkte, kam ein Dorfbewohner aus Yambuku herbeigerannt und rief: »Doktor, bitte! Ich bin noch nie zuvor geflogen. Wenn Sie nicht gehen, darf ich dann Ihren Platz einnehmen?«

Piot zuckte mit den Schultern und half dem jungen Mann in den Helikopter. Dann winkte er dem abhebenden Hubschrauber nach.

Zwei Tage später funkte ein nüchterner Johnson Piot schlechte Nachrichten durch. Er erzählte ihm, daß die betrunkenen Piloten mit dem Hubschrauber abgestürzt waren. Alle an Bord hatten dabei den Tod gefunden. Ein Jäger hatte die Wrackteile im Dschungel südwestlich von Yambuku entdeckt.

Piot lauschte ungläubig, als Johnson weiterhin erklärte, daß die zairische Luftwaffe Piot persönlich für die Todesfälle verantwortlich machte. »Es heißt, Sie hätten den Helikopter sabotiert, weil Sie eine Art belgischer Kolonialist seien«, fuhr Johnson fort. »Und man besteht darauf, daß Sie sich vor Ort begeben, die Leichen holen und Autopsien durchführen. Es gibt in diesem Fall kein Wenn und Aber, Peter. Sie müssen es tun. Unsere gesamte Untersuchung könnte von jetzt an gleich eingestampft werden, wenn das zairische Militär Mobutu erzählt, wir seien ein Haufen von CIA-Agenten oder so etwas Ähnliches.«

Vor Wut zitternd, sprang Piot in seinen Landrover und fuhr, so schnell die Straßen es zuließen, nach Bumba. Dort wurden ihm einige Gefangene aus dem örtlichen Gefängnis zugewiesen, die unter Piots Anweisung die ganze Nacht durcharbeiteten und drei Särge zimmerten. Am nächsten Morgen wurden Piot und die Gefangenen von bitterbösen zairischen Luftwaffenpiloten zu einer Plantage am Rande des Dschungels geflogen, in dem der Jäger die Wrackteile entdeckt hatte. Piot schlug einen Pfad durch den Regenwald, und die Gefangenen schritten in einer Linie hinter ihm und trugen die Särge und die Vorräte. Welches Bild der Anblick von Piot, den Särgen und den Gefangenen den örtlichen Dorfbewohnern auch immer bot, es war offensichtlich von großem Interesse. Während sich die Gruppe ihren Weg verbissen immer weiter in den Dschungel erkämpfte, schlossen sich ihr ganze Horden von Neugierigen an. Schließlich folgten den Sargträgern über einhundert Menschen.

Der Wind erzählte ihnen als erster, daß sie ihren Bestimmungsort erreicht hatten, denn er führte den Gestank von drei menschlichen Leichen mit sich, die vier drückend heiße Tage lang im äquatorianischen Dschungel buchstäblich gekocht hatten. Piot, der fast dreißig Zentimeter größer war als die meisten seiner Begleiter, schaute nach vorn und versuchte, einen Blick auf den Helikopter zu erhaschen. Der Dschungelvorhang war jedoch so dicht, daß nur wenig Sonnenlicht hindurchdrang. Piot konnte den Hubschrauber immer noch nicht sehen. Er blieb stehen und zog ein Atemgerät aus seinem Rucksack.

Bei dem schaurigen Anblick des Wracks schrien alle Gefangenen entsetzt auf und rannten davon. Als Piot sich umdrehte, um das Wrack zu betrachten, mußte er gegen eine Welle der Übelkeit ankämpfen. Die Leichen waren in der feuchten Hitze aufgedunsen, ihre Augen waren hervorgetreten, Insekten krabbelten über die gespannte Haut, und der Gestank war überwältigend. Piot kämpfte seine Ekelgefühle nieder und zwang sich, mit dem Formaldehydsprüher in der Hand zu der ersten Leiche zu gehen, um sie für den Sarg vorzubereiten.

Es war der junge Dorfbewohner. Piot schwankte und fühlte sich plötzlich benommen. »Das hätte ich sein sollen«, dachte er. »Ich hätte an seiner Stelle sein sollen, nicht dieser arme Kerl.«

Er sah die Dorfbewohner an, dann die Leichen und rief: »Die Schuhe! Die Schuhe! Wer auch immer mir helfen will, nehmen Sie die Schuhe!«

Eine Gruppe von Jungen kam herbeigerannt, half Piot die Leichen in die engen Särge zu legen, entfernte die Schuhe und trug dann die erschreckende Last – ohne Deckel wegen der Aufgedunsenheit – aus dem Dschungel.

Als sie die Plantage erreichten, überraschte Piot die Militärpiloten dabei, wie sie sich eifrig dem Alkoholkonsum widmeten. Sie hatten sich geweigert, bei der Suche nach den Leichen behilflich zu sein, und sahen Piot mit unverhohlenem Abscheu an.

»Hier sind Ihre Kollegen«, sagte Piot und deutete auf die schaurigen Särge.

Die Piloten schluckten noch mehr Bier und *Arak* und befahlen Piot, die Leichen in das Flugzeug zu legen. Sie stellten klar, daß sie nicht in der Stimmung waren, sich mit einem weißen Mann aus Belgien zu streiten. Während die streitlustigen, angetrunkenen Piloten ihren Hubschrauber und seine makabre Fracht nach Bumba manövrierten, klammerte sich Piot, kaum fähig zu atmen, eine halbe Stunde lang mit weißen Knöcheln an die Armlehnen seines Sitzes in dem Hubschrauber. Als sie landeten, war Piot außer sich vor Wut und Angst, zwang die Militäroffiziere in Bumba dazu, Farbe zu bekennen, und weigerte sich mit den Worten: »Sie haben ihre Leichen. Ich habe meinen Teil erfüllt, zur Hölle mit Ihnen!« die von ihnen geforderten Autopsien durchzuführen.

Peter Piot wankte auf die Straßen Bumbas und fühlte sich emotional ausgewrungener, als er sich das je hätte vorstellen können. Zum erstenmal in seinem Leben beschloß Piot, sich absichtlich zu betrinken.

Nach ein paar Bieren fühlte er, wie ihm die Tränen in die Augen stiegen, und er mußte wieder an den armen Dorfburschen denken, der an seiner Statt gestorben war. Er spendierte allen Anwesenden in der Bar, die seine Geschichte hören wollten, einen Drink, und bald war das bescheidene Etablissement voller durstiger Ohren.

Nach einer Reihe von Runden hörte er, wie ihn jemand auf flämisch grüßte. Er sah auf und erblickte einen weißen Mann voller Straßenstaub. Simon van Nieuwenhove stellte sich selbst vor und erklärte, er komme auf der Suche nach Ebola-Fällen gerade von einer vierwöchigen Reise durch die Wildnis zurück. Er fragte, ob er an der Jubelfeier teilhaben dürfe.

Die beiden Männer teilten Geschichten, Biere und Emotionen und entwickelten sofort eine Freundschaft, die sie den Rest ihres Lebens wie Brüder aneinanderband.

In den folgenden Tagen sprachen Piot und van Nieuwenhove stundenlang miteinander und versuchten, sowohl der seltsamen Epidemie als auch ihrer Auswirkung auf ihrer beider Leben einen Sinn zu geben. Piots Ausbildung in Medizin und Virologie hatte ihm gute Dienste geleistet, aber der 27jährige Belgier hatte genug Demut, um zu erkennen, daß er nichts über Entwicklungsländer wußte und noch weniger über Epidemiologie. Er bewunderte zutiefst die facettenreichen Fähigkeiten der Amerikaner – Breman, Johnson und McCormick. Und er beschloß, Johnson zu bitten, ihn den CDC für eine epidemiologische Fortbildung zu empfehlen.

Wie so viele andere Mitglieder der internationalen Kommission entdeckte auch Piot, daß die relativ kurze Yambuku-Erfahrung sein Leben völlig veränderte. Es dauerte eine Weile, bevor er entdeckte, wie sich sein afrikanisches Abenteuer zu Hause auf seine Frau Margarethe ausgewirkt hatte. Und auf van der Gröens Frau Dina. Ohne Wissen der Männer hatte die belgische Regierung Dina und Margarethe davon unterrichtet, daß »es einen tödlichen Helikopterabsturz gegeben hatte, bei dem auch belgische Mitglieder der internationalen Kommission beteiligt waren.« Es dauerte mehrere Tage, bevor die Frauen erfuhren, daß ihre Ehemänner noch am Leben waren.

Durch den schaurigen Vorfall mit dem zairischen Helikopter gewann Piot unter anderem einen gesunden Respekt vor Gefahr. Aber die meisten der anderen Teammitglieder der Untersuchung waren in Routine verfallen und machten es sich in Bumba gemütlich. Sie fuhren mit ihren Landrovern in die Dörfer, gingen von Haus zu Haus und füllten ihre riesigen Fragebögen, die als ungeheuer wichtig für das Verständnis der Epidemie erachtet wurden, mit detaillierten Informationen aus. Mit der Routine kam die Selbstgefälligkeit, und die senkte sowohl die Wachsamkeit als auch die Furcht.

VIII

Am 26. November erzählte der freiwillige Helfer des amerikanischen Friedenskorps Del Conn den Teammitgliedern im Yambuku-Gebiet, daß er höllische Kopf- und Rückenschmerzen habe. Der Schmerz war ganz plötzlich gekommen und hielt seitdem ununterbrochen an. Conn, der zuvor in einem kleinen Krankenhaus vor den Toren Kinshasas tätig gewesen war, hatte sich zehn Tage zuvor dem Untersuchungsteam in Yambuku angeschlossen. Er hatte Piot bei der Sammlung von Blutproben und Dorfdaten unterstützt und van der Gröen geholfen, Mikroskopproben von ebolainfiziertem Gewebe für eine Untersuchung in dem Feldlabor, das der Belgier vor kurzem in der Mission errichtet hatte, vorzubereiten. Einen Monat später erfuhren die Forscher, daß einige von Conns Proben trotz ultravioletter Bestrahlung und Azetonbehandlung immer noch lebende Ebola-Viren enthielten.

Obwohl Conns Temperatur nur ein wenig über normal lag, waren die Teammitglieder besorgt. Sie informierten den Hauptsitz der Kommission darüber, daß es unter Umständen nötig sein könnte, das komplexe System medizinischer Evakuierung zu aktivieren, das nach tagelangen Verhandlungen mit den Regierungen von Zaire, Südafrika, den Vereinigten Staaten und Frankreich in allen Einzelheiten ausgearbeitet worden war. Dieses Verfahren machte es erforderlich, daß Conn 36 Stunden lang unter strikte Quarantäne kam und aus der Region ausgeflogen werden sollte, wenn sich sein Zustand verschlechterte.

Während Conn in einem Raum der Mission lag, gepflegt von Karl Johnson und Margaretha Isaacson, versuchte das Team, die Untersuchung fortzuführen.

»Es ist gar keine Frage«, funkte Breman an Johnson. »Diese Sache hat alle niedergeschmettert.« Die Moral sank, die Furcht wuchs.

Ein kanadischer Militäroffizier war zufällig einen Tag zuvor mit einem neuen tragbaren Plastikisolator in Kinshasa angekommen, der den sicheren Transport von verseuchten Personen garantieren sollte.

Am 29. November hatte sich Conns Zustand verschlechtert. Sein Fieber war leicht gestiegen, das Blutbild zeigte die klassischen Anzeichen einer Virusinfektion, die Rückenschmerzen waren gravierend, und er fühlte sich schwindelig. In Yambuku versuchten Johnson, Dr. Dennis Courtois und Isaacson, aus dem Blut der wiederhergestellten Patienten ein Ebola-Antiserum herzustellen, aber Stromausfälle beschädigten ihre Zentrifuge und andere Ausrüstungsgegenstände, die nötig waren, um eine sichere Plasmazubereitung zu gewährleisten.

»Sie können sich die hier herrschende Furcht einfach nicht vorstellen«, funkte Johnson nach Bumba.

Im Rahmen eines Notfallplanes sollte ein Militärhubschrauber sofort nach Yambuku fliegen, Conn auflesen und ihn nach Bumba bringen. In der Zwischenzeit sollte eine C-130-Maschine von Kinshasa nach Bumba fliegen, Conn in die kanadische Isolatoreinheit legen und ihn nach einem kurzen Zwischenstopp zum Auftanken in Kinshasa nach Johannesburg transportieren.

Aber die Piloten der zairischen Luftwaffe schreckten erneut zurück. Sie fürchteten, Conn könnte die Krankheit auf sie übertragen; daher weigerten sie sich, mit ihrem Helikopter nach Yambuku zu fliegen. Nachdem alle anderen Möglichkeiten ausgeschlossen worden waren, luden Johnson, Isaacson und Courtois Conn auf die Ladefläche eines Landrovers und fuhren über die holperige Straße nach Bumba. Ihr Passagier stöhnte auf dem ganzen Weg vor Schmerzen. Alle drei Wissenschaftler trugen Einmalschutzkleidung und Operationsmasken während der Fahrt, die viereinhalb Stunden dauerte, weil Conn die plötzlichen Hüpfer durch die Schlaglöcher nur dann ertragen konnte, wenn sie nicht schneller als zehn Meilen pro Stunde fuhren.

Als sie Bumba erreichten, wurde die ständige Angst der Luftwaffe wieder einmal offenbar: Kein Flugzeug erwartete sie. Und die Panik unter den Stadtbewohnern war so groß, daß es dem Landrover nicht gestattet wurde, das Rollfeld von Bumba zu verlassen. Ungeschützt vor der tropischen Sonne und gezwungen, eine enge Gummiatemmaske zu tragen, um die Furcht der Bevölkerung zu besänftigen, fühlte Conn sich mehr als elend. Johnson und Isaacson gaben dem freiwilligen Friedenskorpshelfer Sedativa und Analgetika, um seine Schmerzen zu lindern.

Bei Einbruch der Nacht gab es immer noch keine Nachricht von dem Lufttransport für den Kranken. Daher waren Johnson und Isaacson gezwungen, sich mit dem zur Verfügung stehenden Plasma und den verfügbaren Ausrüstungsgegenständen zu begnügen. Überzeugt davon, daß ihr Kollege an Ebola litt, hatten sie Conn manuell eine Einheit von Sophies Antiserum verabreicht, während der junge Mann auf der Ladefläche ihres Landrovers lag.

Bei Anbruch der Morgendämmerung landete eine »Fokker Friendship«-Maschine der zairischen Luftwaffe mit dem kanadischen Atemgerät an Bord.

Die beiden Ärzte untersuchten den Isolator einen Augenblick lang. Er bestand aus Plastikröhren, die eine Fläche von zwei Meter Länge, ein Meter zwanzig Höhe und ein Meter zwanzig Breite umrahmten. In diesem Rahmen befand sich ein Schachtelzelt aus dickem, durchsichtigem, biegsamem Plastik. An den Seiten des Schachtelzeltes waren Handschuhe befestigt, in welche die behandelnden Ärzte ihre Hände und Arme einpassen konnten, wenn sie den Patienten »berühren« mußten.

Die Ärzte legten Conn vorsichtig in den Isolator, befestigten einen Beutel zur intravenösen Ernährung an ein Gerät, das am Schachtelzelt hing, verschlossen das Zelt mit ihrem Patienten darin und schalteten die unter Druck stehende Belüftung ein. Es schien zu funktionieren, aber das Gerät zur intravenösen Ernährung war unzureichend durchdacht, und die Zuführungsmenge schwankte beachtlich.

An Bord des Flugzeugs befand sich auch eine Reihe von Medikamenten und medizinischen Versorgungsgeräten, und die Ärzte beschlossen, Conn vor dem Start starke Schmerzmittel zu verabreichen. Die Kommissionsmitglieder in Kinshasa hatten es jedoch versäumt, eine Feile bereitzustellen, mit der die Ampullen geöffnet werden konnten. Dadurch gab es eine weitere Verzögerung, während die Ärzte nach sterilen Alternativen suchten, um die Ampullen zu entriegeln.

Sobald sich die an Aktionen der Keystone Kops* erinnernde Operation endlich in der Luft befand, fiel ein anderer Mangel des kanadischen Gerätes auf: Es paßte sich nicht gut an die Veränderung des Luftdrucks durch die Höhenunterschiede an. Conn bekam es mit der Angst zu tun, als das Zelt langsam um ihn herum einfiel und sein Bewegungsspielraum noch bedrohlicher eingeengt wurde.

Als das Flugzeug in Kinshasa landete, tauchte in dem grandiosen Notfallevakuierungsplan der Kommission ein weiterer Haken auf: Es stand kein Flugzeug »zur Verfügung«, um den Patienten nach Johannesburg zu bringen.

Johnson, der mittlerweile fuchsteufelswild war, nahm Kontakt mit Vertretern der amerikanischen Botschaft auf, die eine Luftunterstützungsanforderung an die amerikanische Luftwaffe entsandten. Eine C-141-Starlifter machte sich aus Madrid auf den Weg und kam sechs Stunden später in Kinshasa an. Während der langen Wartezeit war die Gruppe wegen der dort herrschenden Furcht vor Ansteckung erneut gezwungen, am Flughafen auszuharren – diesmal in einem verlassenen Hangar. Die Nachmittagshitze war so glühend, daß der Isolator sich aufheizte und bald schon seine eigenen Regenfälle im Innern des Zeltes auslöste.

Obwohl Conn eine Vielzahl von Analgetika bekommen hatte, litt er unter starken Schmerzen, und er hatte über 38° Fieber. Die langen Stunden in dem nassen, sargähnlichen Plastikkokon machten ihn verrückt. Seine Angst erreichte ihren Höhepunkt, als die Ärzte bemerkten, daß Blut aus den winzigen Einstichlöchern tropfte, durch die er intravenös ernährt wurde.

* Die Keystone Kops sind eine bekannte Komikertruppe, die als tölpelhafte Polizisten zwischen 1912 und 1920 in zahlreichen Stummfilmen der Keystone-Studios auftraten. (A. d. Ü.)

Unkontrollierte Blutungen – das war Conn bewußt – waren hämorrhagisch, und Hämorrhagien waren das Schlüsselsymptom von Ebola. Conn mußten daraufhin starke Beruhigungsmittel verabreicht werden.

In dieser Nacht wurde Conn in den Jet der amerikanischen Luftwaffe gelegt und in Richtung Johannesburg geflogen. Wegen einer aufziehenden Sturmfront wurde der Flug in einer großen Schleife über den Atlantischen Ozean umgelenkt. Die Ärzte hatten das Gefühl, Conn würde die Turbulenzen nicht ertragen können, aber dieser Umweg verlängerte ihre Flugzeit um mehrere Stunden.

Das Flugzeug landete schließlich in Pretoria, und Conn wurde für den letzten Abschnitt nach Johannesburg in ein Flugzeug der südafrikanischen Luftwaffe verlegt.

Als er schließlich aus seinem alptraumhaften Kokon befreit wurde, war Conns gesamter Körper übersät von einem roten masernähnlichen Ausschlag, der normalerweise nicht bei Ebola, sondern bei einigen Machupo- und Marburg-Fällen beobachtet worden war. Conn war sechs Tage lang schwerkrank gewesen, bevor er in ein Krankenhaus kam.

Die Notfallpläne der Kommission waren bei ihrer Erprobung eindeutig fehlgeschlagen. Johnson war zornentbrannt, und die Wissenschaftler, die noch vor Ort arbeiteten, sorgten sich gewaltig.

Hinter den Kulissen traten noch mehr Mißgeschicke auf. Die CDC sandten mit dem Flugzeug ein massives Isolationsbett für Krankenhäuser aus Atlanta, aber als die Kiste in Johannesburg ankam, fehlten zwei ganz wesentliche Komponenten: die Anweisungen für die Montage des Bettes und ein Adapter, der es dem in Amerika hergestellten Gerät (das für 110 Volt und 60 Hz Elektrizität entworfen worden war) ermöglicht, in Südafrika (wo man 220 Volt und 50 Hz Elektrizität benutzte) zu funktionieren.

Außerdem führten frühere Schwierigkeiten bei Conns Transport die CDC-Vertreter dazu, eine Apollo-Raumkapsel zum Einsatz in Südafrika vorzubereiten. Dafür mußte die südafrikanische Armee in einer großangelegten Mobilisierung den Bodentransport der achtzig Tonnen schweren Kapsel ermöglichen. In letzter Minute wurden die Luftbrückenpläne bezüglich der Raumkapsel gestrichen.

Alles in allem benötigte man für die geplante 34stündige Evakuierung in Wirklichkeit über 72 Stunden, und das zu unschätzbaren Kosten für die Regierungen von Zaire, Südafrika und den Vereinigten Staaten.

Als Conns Blut für erneute Untersuchungen eingereicht wurde, konnte man keine Ebola-Viren finden. Noch konnte das südafrikanische Team Beweise für ein anderes dem Menschen bekanntes Pathogen finden.

Auch 20 Jahre später ist die Ursache für Conns Bona-fide-Krankheit immer noch ein Rätsel.

Conn hatte anscheinend ein weiteres neues Virus »entdeckt«.

IX

Don Francis war schon ausgebrannt, bevor er überhaupt zum Team im Sudan dazustieß. Verdammt noch mal, er war ja schon ausgebrannt, bevor er überhaupt nach Harvard kam.

Nachdem er zwei Jahre lang im ganzen Sudan, in Indien und Bangladesch nach Blatternfällen gesucht hatte, war er nun reif für eine Pause. Seit September 1975 arbeitete Francis an der Harvard University an seinem Doktor in Virologie. Mit Erlaubnis der CDC studierte Francis gerade im Labor von Max Essex, als die rätselhaften Geschehnisse um Ebola in einigen zehntausend Meilen Entfernung begannen.

Als die CDC-Vertreter ihn im Oktober 1976 anriefen, fühlte sich Francis zuerst ein wenig geschmeichelt.

Francis hängte ein und suchte seinen Mentor Max Essex auf. Er fand den Yankee wie gewöhnlich über Daten brütend und bat ihn um einen zweiwöchigen Urlaub von seinen Doktorstudien.

Essex war damit einverstanden, Francis zwei Wochen freizugeben; tatsächlich mußte er Don später zu der Fahrt überreden, als nämlich das Ego des jüngeren Wissenschaftlers durch die Erkenntnis verletzt wurde, daß er keineswegs unentbehrlich, sondern nur die letzte Zuflucht der CDC war. Alle anderen auf der Liste der CDC hatten die Aufgabe aus Angst abgelehnt.

Anfang November kursierten völlig übertriebene Gerüchte aus Zaire in den Klatschmühlen der internationalen Virologie, und es erwies sich als zunehmend schwierig, Freiwillige für die Forschungsreise in den Sudan zu finden. Schließlich gab Paul Brès von der WHO seine Suche auf, kaufte ein Ticket von Genf nach Nairobi und beteiligte sich selbst an der Untersuchung. Das WHO-Team in Maridi bestand aus David Smith (vom Gesundheitsministerium in Kenia), Don Francis, Brès, dem Iren David Simpson (von der London School of Hygiene and Tropical Medicine), dem Tierexperten Barney Highton (ebenfalls vom Gesundheitsministerium Kenia) und den sudanesischen Medizinern Babiker El Tahir, Isiaih Mayom Deng und Pacifico Lolik. Die meisten schlossen sich Francis und Simpson im Süden an. Sie hatten sich von Maridi über Nairobi bzw. Juba allein auf den Weg gemacht... nach mehreren Tagen Verzögerung.

Wegen der uralten Kluft zwischen Khartum und den südlichen Provinzen des Sudan beschloß die Bundesregierung, der Epidemie dadurch Einhalt zu gebieten, indem sie den Süden vollständig vom Rest des Landes isolierte. Es handelte sich um eine Art Schadensbegrenzung: Im abgelegenen Süden würden zwar viele Menschen sterben, aber die Krankheit würde wenigstens nicht den dichter besiedelten, muslimischen Norden erreichen. Weder Flugzeuge noch Lastwagen oder andere Fahrzeuge durften in den südlichen Teil des Landes ein- oder ausreisen.

Vier Tage lang bettelten, flehten und schmierten Francis und Simpson sich ihren Weg durch Khartum auf der Suche nach einer Möglichkeit, zusammen mit einigen Tonnen Versorgungsgütern über die Quarantänegrenze hinweg in den Süden bis nach Maridi und N'zara reisen zu dürfen. Simpson, El Tahir und Francis suchten alle westlichen Botschaften auf und baten um Hilfe. Es wurde viel versprochen, aber wenig gehalten. Ein Privatflugzeug zu chartern kam nicht in Frage: Die Beamten aus Khartum und Kenia bestanden darauf, daß das gesamte Flugzeug als Schutz vor Ansteckung bei seiner Rückkehr aus dem Quarantänegebiet verbrannt werden sollte.

Zu guter Letzt fanden sie zwei große britische Lastwagen, die sie beluden und mit zusätzlichen Benzinbehältern füllten. Die vom Pech verfolgte WHO-Crew wußte nicht, daß McCormick N'zara bereits verlassen hatte, als sich Francis schließlich hinter das Steuer eines Lastwagens mit Ziel Maridi klemmte. Es war Regenzeit, und die Straßen hatten sich in schlammige Flüsse verwandelt. Zwölf Stunden lang fuhr das WHO-Team mit Bleifüßen in ihren vierradgetriebenen Lastwagen und erduldete dabei eine einzigartige Schüttelfahrt. Um zwei Uhr morgens kam die erschöpfte Gruppe in der 2000 Einwohner zählenden Stadt Maridi an.

Sie wurden vom Nachtportier des Maridi-Hospitals begrüßt, der die beiden Ärzte des städtischen Gesundheitsdienstes weckte und das müde Team in einem alten britischen Missionsflügel unterbrachte.

Am folgenden Tag ergaben sich weitere Hindernisse in ihrer Untersuchung. Francis, Simpson und El Tahir waren offen erstaunt über das Ausmaß ihrer Probleme. Die über den gesamten Süden verhängte Quarantäne brachte die Region an den Rand einer Hungerkatastrophe. Da die Elefantengrassavanne oft naß und matschig war, blühte dort das Insektenleben. Insbesondere Tsetsefliegen flogen in ganzen Schwärmen herum und infizierten die Tiere und Menschen mit Trypanosomen, welche die Schlafkrankheit hervorriefen. Das Problem war so gravierend, daß die meisten schon vor Jahren damit aufgehört hatten, Tiere zu züchten, und die gesamte Region hing von Fleisch- und Proteinlieferungen aus dem Norden ab. Doch seit dem 30. September, dem Tag, an dem die Quarantäne verhängt worden war, waren keine Lieferungen mehr durchgekommen. El Tahir, der dem Epidemiegebiet am 26. September den ersten offiziellen Besuch abgestattet hatte, konnte deutlich die enormen Schwierigkeiten sehen, welche die Menschen durch die sechswöchige Quarantäne zu erleiden hatten.

Die drei Männer fanden auch heraus, daß die großen Strecken zwischen den Dörfern der Region für vierradgetriebene Fahrzeuge ein unüberwindbares Hindernis darstellten. Einige der Nomadendörfer waren so gut wie unsichtbar, versteckt hinter riesigen Büscheln von Elefantengras und nur über fast unzugängliche Fußwege erreichbar.

Die Bezirkshauptstadt Maridi war ein Verwaltungssitz mit nur unzureichender Versorgung, deren einzig bedeutender Arbeitgeber ein Lehrkrankenhaus war, das von UNICEF-Geldern finanziert wurde. Das Krankenhaus war in einem Lehmgebäude untergebracht, und das Personal bestand aus zwei unterbezahlten Ärzten des Gesundheitsdienstes und 120 Schwestern, die meisten von ihnen Lernschwestern. Ihre gemeinsamen Möglichkeiten und Vorräte beschränkten die Belegschaft des Maridi-Hospitals zum Großteil auf liebevolle Pflege in einem ständigen Kampf gegen Schlafkrankheit, Malaria, bakterielle Meningitis, Septikämie, Rückfallfieber und eine Reihe anderer Tropenkrankheiten. Da Maridi schon lange vom Rest der Welt abgeschnitten war, gab es keine Telefone; man mußte aus diesem Grund mittels eines Funkgeräts über eine Relaisstation Signale nach Juba funken, wo sich ein französischer Wissenschaftler während der Sudan-Untersuchung niedergelassen hatte und als Fernmeldeoffizier diente. Er leitete Nachrichten von und nach Khartum weiter. Mit den Mitgliedern der internationalen Kommission in Zaire bestand keine Kommunikationsmöglichkeit.

Als Francis, Simpson und El Tahir ankamen, waren die beiden Ärzte aus Maridi bereits dabei, ihr Krankenhaus zu schließen. Ein Großteil der Schwestern war entweder schon an dem neuen hämorrhagischen Fieber gestorben, oder sie waren aus Angst davongelaufen und hatten das Virus und die Panik mit sich in die Dörfer getragen. Die Handvoll Schwestern, die geblieben waren, schlossen gerade die normalen Krankenhauseinrichtungen und pflegten die Ebola-Fälle in einem speziell konstruierten Quarantäne-Lehmgebäude.

Simpson und Francis trugen Atemgeräte, Schutzkleidung und Handschuhe, als sie das Krankenhaus untersuchten. Sie waren entsetzt, als sie zum erstenmal mit eigenen Augen Ebola-Fälle vor sich sahen. Weder Francis noch der erfahrenere irische Arzt Simpson hatten jemals etwas gesehen, das sich auch nur annähernd so zerstörerisch auswirkte. Entkräftete, ausgemergelte Männer und Frauen lagen in dem verschmutzten Raum und blickten aus Geisteraugen auf die weißen Männer. Das Virus war so toxisch, daß Haare, Fingernägel und ganze Hautpartien abfielen. Den Überlebenden wuchsen neue Hautschichten.

In den folgenden Tagen befragte Francis, der Epidemiologe der Gruppe, Hunderte von Menschen im Maridi-Gebiet und bediente sich dabei der örtlichen Schullehrer als Übersetzer. Er entnahm unzählige Blutproben und zeichnete den Verlauf und die Ausbreitung der Epidemie auf. Barney Highton bemühte sich, Tiere und Insekten zu fangen in der Hoffnung, das natürliche Reservoir des Ebola-Virus zu entdecken, und El Tahir errichtete ein Labor in dem verlassenen Maridi-Hospital.

Sie entdeckten schon bald, daß die wichtigste Quelle der dauerhaften Verbreitung des Virus die Beerdigungen waren, genauer gesagt, die rituelle Verfahrensweise – ähnlich der von Yambuku –, bei der die Körper vor der Beerdigung gereinigt wurden. Francis befahl, sofort alle Beerdigungen von Ebola-Opfern zu stoppen, und versprach, sein Team würde die Körper auf traditionelle Weise reinigen.

Die Menschen waren wütend, und ihre kollektive Wut brachte die WHO-Untersuchung beinahe zum Scheitern.

»Ich glaube, die wollen uns umbringen«, warnte Francis seine Kollegen. »Ich meine das ernst. Achtet immer darauf, was hinter eurem Rükken vor sich geht.«

Glücklicherweise war einer der Ärzte des Gesundheitsdienstes von Maridi der Sohn eines einflußreichen Stammesältesten, und mit der Unterstützung dieses Mannes konnten sie die Menschen schließlich dazu überreden, ihre Toten nach Maridi zu bringen. Francis, Simpson, El Tahir und Brès brachten die Leichen in diskrete Entfernung vom öffentlichen Auge, zogen ihre Schutzkleidung, Handschuhe und Atemgeräte über und entfernten entsprechend den Stammestraditionen alle unverdauten Nahrungsreste sowie die Exkremente aus den Kadavern. Dazu gehörte auch das Entfernen der Hände und das Entleeren der Ausscheidungsorgane, jedoch keine völlige Ausweidung. Sie entnahmen außerdem sorgfältig Gewebe- und Organproben für eine Laboranalyse.

Das Ende der rituellen Beerdigungsreinigungen und die Schließung des Krankenhauses brachten das Aus für die Maridi-Epidemie; daher fuhren Francis und El Tahir in die noch abgelegenere Stadt N'zara. Dort fand Don Joe McCormicks Nachricht in der Schachtel vor, die sie über die Abfolge der ursprünglichen Ebola-Fälle informierte.

»Hi Don«, stand da zu lesen. »Ich habe Ihren Indexfall gefunden.« Es wurden noch weitere Einzelheiten aufgeführt, und die Unterschrift lautete einfach »Joe«.

N'zara war der Angelpunkt für ein Einzugsgebiet von ungefähr 20000 Menschen. Die meisten davon lebten in Dörfern aus Lehmhütten, die in der umliegenden Savanne und im Dschungel verstreut lagen. Der wirtschaftliche Mittelpunkt von N'zara war eine Baumwollfabrik, in der ungefähr 2000 Männer aus der vor Ort wachsenden Baumwolle mit Hilfe von Maschinen aus dem 19. Jahrhundert Stoffe fertigten. In der Fabrik waren die Bedingungen hart: Das Blechdach verstärkte die quälende äquatoriale Hitze, die Luft war voll von lungenschädigenden Baumwollfasern, und regelmäßig schwärmten Fledermäuse aus dem Dach und füllten Teile der Fabrik mit ihrem übelriechenden Guano. Die schlecht bezahlten Männer arbeiteten in langen, erschöpfenden Schichten.

McCormicks Notiz erklärte, wer der erste Fall der geheimnisvollen Epidemie gewesen war, und listete die Reihenfolge der nachfolgenden Fälle auf. Am 27. Juni – lange vor dem offiziellen Ausbruch der Yambuku-Epidemie – erkrankte ein Mann, der in der Baumwollmühle von N'zara gearbeitet hatte. Er starb am 6. Juli an Hämorrhagie. Bald darauf starben zwei Kollegen, die im Tuchraum der Fabrik tätig waren, derselbe Ort, an dem auch das erste Opfer gearbeitet hatte. Bis Juli zogen sich ungefähr zwei Fabrikarbeiter pro Woche das Virus zu. Bis September hatten sich mehrere Arbeiter und ihre Freunde und Familienangehörigen mit Ebola infiziert, und mindestens 35 waren gestorben.

Zwei Drittel der nachfolgenden Ebola-Fälle in N'zara drehten sich um einen Mann namens Ugawa, der relativ wohlhabend war, weil er N'zaras kulturellen Mittelpunkt, einen Jazzclub, leitete. Die Fabrikarbeiter gaben einen Großteil ihres Verdienstes in Ugawas Club aus, tranken, aßen und erkauften sich die sexuelle Gunst der Barmädchen. Die meisten Fälle der N'zara-Epidemie stammten aus solchen Affären.

Und es war Ugawa, der genug Geld hatte, um ins Krankenhaus von Maridi zu reisen, als er erkrankte. Sobald sich sein Virus im Maridi-Krankenhaus befand, verbreitete es sich wie ein Lauffeuer.

Als das WHO-Team Mitte November in N'zara ankam, klang die Epidemie bereits langsam wieder aus, nachdem ein Drittel der Belegschaft des Maridi-Hospitals erkrankt und 41 davon gestorben waren. Die Epidemie hatte dem Krankenhaus ein Chaos beschert, und viele Angestellte waren geflohen. Beinahe die gesamte erkrankte Belegschaft hatte sich bei der Arbeit infiziert, in erster Linie weil sie den Flüssigkeiten der kranken Patienten ausgesetzt gewesen waren.

Durch das Krankenhauspersonal wurde die Epidemie in den Gemeinden über mehrere Generationen von Überträgern hinweg verbreitet. Spätere Untersuchungen zeigten, daß das N'zara-Virus hochansteckend war und sich seit dem Indexfall über mehr als acht Generationen verbreitet hatte, wie die Wissenschaftler es formulierten. Der Yambuku-Strang dagegen verbreitete sich nie über mehr als vier Generationen. Andererseits war es für die mit dem Yambuku-Virus Infizierten weitaus wahrscheinlicher, daß sie an dieser Krankheit starben.

Am 20. November war die Epidemie anscheinend vorüber. Die Ausbreitung hatte als Ergebnis der Krankenhausschließung und der Veränderungen in den Begräbnisriten ein Ende gefunden. Francis faßte seine Liste aller Fälle zusammen: 284 Ebola-Fälle, 151 Todesfälle, davon alle außer vier Fällen entweder in N'zara oder in Maridi. Wie McCormick in seinem Bericht an die Kommission (von dem Francis im Sudan nichts wußte) angedeutet hatte, schien das sudanesische Virus weniger tödlich. Während über 90 Prozent der im Yambuku-Ausbruch infizierten Menschen starben, verlief nur etwa die Hälfte der sudanesischen Fälle (53 Prozent) tödlich.

Das Zentrum der Epidemie von Maridi war das Krankenhaus, wo sich annähernd die Hälfte der wegen anderer Erkrankungen eingelieferten Patienten die Krankheit zuzogen (93 von 213 Patienten) und die Zahl der Opfer unter der medizinischen Belegschaft hoch war.

In N'zara jedoch schien das Virus irgendwie aus der Baumwollfabrik zu stammen, und das WHO-Team verwendete viel Zeit und Aufmerksamkeit auf dieses Gebäude, wo zu jeder Stunde des Tages annähernd eintausend Männer arbeiteten. Die frisch gepflückte Baumwolle kam am einen Ende des Gebäudes herein und wurde von Raum zu Raum zu Ballen fertiger Baumwolle weiterverarbeitet.

Bluttests zeigten, daß die höchste Infektions- und Sterblichkeitsquote unter den 24 Männern, die im Tuchraum arbeiteten, herrschte: vier Todesfälle und fünf nichttödliche Fälle bei einer gesamten Infektionsrate von 38 Prozent. Francis und Highton durchkämmten den Raum auf der Suche nach einem Tier oder Insekt, das das Ebola-Virus trug. Sie hatten keine Möglichkeit, die Tiere in N'zara zu untersuchen, daher arbeiteten sie blind, fingen alles, was sich bewegte, entfernten die lebenswichtigen Organe und legten sie in flüssiges Nitrogen ein. Schließlich gelangten die Organe in Pat Webbs Labor in Atlanta, wo sie die notwendigen Untersuchungen durchführte, um herauszufinden, ob irgendein Tier oder Insekt ebolainfiziert war.

Der Tuchraum war übersät von Fledermäusen, Ratten, Baumwollkäfern, Spinnen und zahlreichen Insekten. Im Dezember übermittelte

Webb dem WHO-Team beunruhigende Nachrichten: *Keine* der Tierproben enthielt das Ebola-Virus.

Daher blieb der Ursprung der N'zara-Epidemie ein Geheimnis.

Nachdem Francis bereits weit mehr als die geforderten zwei Wochen im Epidemiegebiet verbracht hatte, wollte er nun unbedingt zurück nach Harvard. Die CDC kabelten jedoch nach Khartum die Anweisung an Don, im Sudan zu bleiben. Erst zur Weihnachtszeit kehrte Francis nach Boston zurück, voller Bitterkeit gegenüber den CDC-Chefs, die seine zukünftigen Beziehungen zu dieser Organisation prägen sollten. Er handelte eine Verlängerung seiner CDC-Befreiung aus und beendete die Forschungsarbeiten für seinen Doktortitel.

Zu dieser Zeit befand sich Joe McCormick bereits wieder in Sierra Leone und errichtete sein primitives Lassa-Labor. Karl Johnson war nach Atlanta zurückgekehrt. Monate später erfüllte sich endlich Pat Webbs langgehegter Wunsch nach Exotik: Sie meldete sich freiwillig, um McCormicks Lassa-Untersuchungen in Sierra Leone zu unterstützen.

Joel Breman kehrte nicht zu seiner Untersuchung der Schweinegrippe in Michigan zurück. Vielmehr widmete er weitere zwei Jahre Forschungsarbeiten in Afrika den CDC und der WHO. Er beteiligte sich an der Suche nach Fällen von Affenpocken, einer Art Virus ähnlich dem der Blattern, das in Menschen die Krankheit, aber selten den Tod hervorruft.

Die WHO wollte sichergehen, daß es ungefährlich war, die Impfkampagne gegen die Blattern zu beenden: Es war unbedingt nötig, daß Breman herausfand, ob wilde Affen Formen von Blatternviren in sich trugen, die für Menschen tödlich waren.[20]

Ende der siebziger und Anfang der achtziger Jahre wurde eine ständig zunehmende Zahl von menschlichen Affenpockenfällen gemeldet: von null vor 1970 bis zu 35 Fällen im Jahr 1983. Die meisten traten in den Regenwäldern von Zaire auf.[21] 1984 fand man allein in Zaire 214 Fälle.[22]

Es zeigte sich, daß die meisten Affenpockenfälle in – ja – in der Bumba-Zone von Zaire in den Dörfern um Yambuku auftraten.[23] Alle möglichen Tiere, die in den Dschungeln um das Bumba-Gebiet lebten, wiesen Affenpockenviren auf: Totenkopfäffchen, Baumaffen, Schimpansen und Antilopen. Aber am Ende kamen die Wissenschaftler zu dem Schluß, daß das Regenwaldvirus dem Blatternvirus genetisch nicht nahe genug stand, um eine Bedrohung für die menschliche Bevölkerung darzustellen, und das Affenpockenvirus verbreitete sich so uneffizient von Mensch zu Mensch, daß unter dem *Homo sapiens* niemals Epidemien auftraten.[24]

Breman bestand darauf, daß die Tiere und die Menschen, die er in Äquatorialafrika während der Affenpockenkampagne untersuchte – insbesondere die in der Bumba-Zone –, auch auf eine Ebola- und Marburg-Virusinfektion getestet würden. Annähernd zehn Jahre nach Beginn der Untersuchung hatte man immer noch keine infizierten Tiere gefunden, obwohl eine Handvoll Fledermäuse, die im weit entfernten Kamerun entdeckt worden waren, antikörperpositiv testeten und daher früher einmal Ebola ausgesetzt gewesen sein mußten.

Das Geheimnis, woher Ebola kam, verfolgte in den kommenden Jahren die meisten von denen, die an den Yambuku- und N'zara-Untersuchungen beteiligt gewesen waren. Guido van der Gröen verbrachte Jahre damit, in Hochsicherheitslaboratorien in den Vereinigten Staaten, der Sowjetunion und Europa geduldig nach Hinweisen auf den Ursprung von Ebola im Virus selbst zu suchen. Er war entschlossen, das Geheimnis des Organismus zu lösen, dem er und Karl Johnson den Spitznamen Andromeda-Strang gegeben hatten.

Er nahm 1979 an zwei Expeditionen ins Yambuku-Gebiet teil, schloß sich Bremans Affenpockensuche an und testete zahllose Tiere auf der Suche nach dem natürlichen Reservoir des tödlichen Virus.

1980 entdeckte David Heymann, der ebenfalls auf das Ebola-Geheimnis fixiert war, daß Pygmäen, die in den dichten Regenwäldern von Kamerun lebten, Antikörper gegen Ebola besaßen. Das wies darauf hin, daß sie einmal dem Virus ausgesetzt gewesen waren. Er bat Pat Webb und Guido van der Gröen um Unterstützung, und das Trio verbrachte zwei Monate unter den Pygmäen von Kamerun.

Die großen weißen Fremden fanden die afrikanischen Pygmäen bemerkenswert offen für die Suche. Sie erklärten sich bereit, ihre eindrucksvollen Jagdfertigkeiten einzusetzen und alle möglichen Tiere für die Wissenschaftler zu erjagen, damit diese sie testen konnten. Van der Gröen führte an über 3000 Tieren von 100 verschiedenen Spezies – von einem Meter langen Giftschlangen bis zu Schimpansen – Immunofluoreszenztests durch.

Webb und Heymann fanden schließlich heraus, daß 15 Prozent der Pygmäen Antikörper gegen Ebola besaßen. Das war der Beweis: Welches Tier auch immer als Reservoir für das tödliche Virus diente, es lauerte in den dichten Regenwäldern dieser Region. Aber keine von van der Gröens sorgfältig konservierten Tierproben war infiziert.

Noch später setzte Joe McCormick seine Suche fort. Er testete Tiere in den Regenwäldern von Westghana. Da sich herausstellte, daß das natürliche Reservoir der Affenpocken Totenkopfäffchen waren, fing und testete McCormick diese Äffchen. Und er fand ein Totenkopfäffchen, das Antikörper gegen Ebola hatte. Aber es trug das Virus nicht in sich.

Die Quelle dieser beiden schrecklichen tödlichen Viren – Marburg und Ebola – ist bis heute ein völliges Geheimnis.

»Es besteht der starke Verdacht, daß es sich bei dieser Krankheit um eine Zoonose handelt. Affen scheinen bei diesen Epidemien keine Rolle zu spielen, daher könnten unter Umständen Nagetiere oder Fledermäuse das tierische Reservoir sein«, hieß es in einem der Berichte der internationalen Kommission.[25] Ein späterer WHO-Bericht beklagte, daß »in Afrika keine Kontrollmaßnahmen ergriffen werden können, da die natürlichen Reservoire von Marburg- und Ebola-Viren unbekannt sind«.[26]

Am deutlichsten war wohl eine Feststellung im zweiten Bericht der Kommission: »Wie im Fall des Marburg-Virus ist auch die Quelle des Ebola-Virus völlig unbekannt – mit Ausnahme der simplen Tatsache, daß sein Ursprung in Afrika liegt.«[27] Doch selbst die Annahme, alle Fälle entständen in Afrika, erwies sich in den nächsten Jahren als naiv.

Die Kommission konnte allerdings erklären, wie sich die offensichtlich extrem seltene Krankheit so schnell durch die Bumba-Zone und Maridi verbreiten konnte. El Tahir, der wußte, warum die Ausbreitung einer Krankheit es den örtlichen Behörden erlauben konnte, zukünftige Epidemien auf eine Handvoll Erstfälle zu beschränken und Hunderte von Todesfällen zu vermeiden, formulierte es am besten: »Man muß das Krankenhaus als Epidemievervielfältiger sehen.« Sowohl in Maridi als auch in Yambuku verwendeten die mangelhaft ausgestatteten Kliniken Spritzen mehrere hundert Mal am Tag und injizierten Medikamente von einem Menschen zum anderen, ohne die Nadeln zu sterilisieren. McCormick rechnete aus, daß während der Monate September und Oktober 1976 die Chance, sich das Ebola-Virus von einer einzigen Injektion in den Krankenhäusern von Yambuku und Maridi zuzuziehen, über 90 Prozent lag. 72 der Erstfälle in Yambuku (von insgesamt 103) wurden von nichtsterilen Nadeln verursacht, die im Missionskrankenhaus zum Einsatz kamen. Sureau stellte fest, daß 43 Prozent der Ebola-Opfer im Yambuku-Gebiet, die sich die Krankheit von einem anderen Menschen zuzogen, die Krankheit überlebten, aber nur 7,5 Prozent derjenigen, die mit einer verseuchten Spritze »geimpft« worden waren.

Im Yambuku-Missionshospital fand die Kommission schließlich heraus, daß es sich bei der Mehrheit der frühen Ebola-Fälle um Frauen handelte, die in Zusammenhang mit Schwangerschaftsuntersuchungen zu den Schwestern kamen. Als die Frauen befragt wurden, zeigte sich, daß die wirkliche Anziehungskraft der Mission in einer wundersamen Injektion bestand, nach der sich schwangere Frauen energievoller und zufrieden fühlten.

Es handelte sich um Vitamin-B-Komplex.

Die Kommission kam zu dem Schluß, daß durch Injektionen verursachte Ebola-Infektionen weitaus eher zu einem tödlichen Ende der Krankheit führten, als wenn man sekundär kranken Freunden und Familienangehörigen ausgesetzt war.

Die Schwestern hörten diese Nachricht nicht gern. Sie trauerten immer noch um mehr als die Hälfte ihrer Kolleginnen und Kollegen. Die Missionare konnten den Vorwurf nicht gutheißen, daß gerade die Menschen, die in einem heiligen Kampf gegen einen unbekannten Schrecken ihr Leben geopfert hatten, jetzt als Mittler einer epidemischen Ausbreitung bezeichnet wurden.[28]

X

Kurz vor Weihnachten bereitete Peter Piot sich darauf vor, den Ort zu verlassen, der ihm in über zweieinhalb Monaten beinahe zum Zuhause geworden war. Er hatte den Hochzeitsanzug und die Schuhe, die er bei seiner Ankunft in Kinshasa getragen hatte, schon vor langer Zeit verkauft. Auch seine naive Arroganz war verschwunden. Statt dessen hatte er ein neues Gefühl der Zuversicht, zusammen mit einem gesunden Respekt vor der mikrobiellen Welt.

»Ich habe Dinge gesehen, von denen die meisten Europäer nur in Büchern lesen oder es in Abenteuerfilmen sehen«, erzählte er Schwester Genoveva. »Meine Mutter, eine typische flämische Frau, hat mir immer beigebracht: ›Reden ist Silber, Schweigen ist Gold.‹ Aber ich habe zuviel gesehen, um noch den Mund halten zu können.«

Während der Belgier seine Kisten für die Abreise packte, saß ein anderer junger Abenteurer in Kinshasa und wartete begierig auf seine Chance, in die Bumba-Zone zu reisen. Der amerikanische CDC-Wissenschaftler David Heymann hatte sich, ohne zu zögern, freiwillig gemeldet, um als letzter ausländischer Wissenschaftler in Yambuku eine Art Säuberungsepidemiologie durchzuführen und, vielleicht noch wichtiger, dafür zu sorgen, daß der Rest der Mannschaft die Gelegenheit hatte, zu Weihnachten wieder zu Hause zu sein.

Auf dem Flughafen von Bumba trafen sich Heymann und Piot zum erstenmal, schüttelten sich die Hände und machten sich dann in entgegengesetzten Richtungen auf den Weg. Jahre später arbeiteten die beiden Seite an Seite und versuchten, eine viel größere und tödlichere Epidemie unter Kontrolle zu bringen. Piot erkannte den aufgeregten Blick in Heymanns Augen: Es war der gleiche Blick, der in den jetzt weltverdrossenen Augen des Belgiers gelegen hatte, als er vor so langer Zeit angekommen war.

Als Heymann in Piots Landrover auf der Straße nach Yambuku fuhr, entdeckte er am Straßenrand einige Jungen, die mit selbstgebasteltem Spielzeug spielten. Im ganzen südlichen Afrika stellten Jungen raffinierte Nachbildungen von Autos und Lastwagen aus weggeworfenem Draht her, rollten ihre Spielzeugautos an den Straßen entlang und imitierten die wirklichen Fahrzeuge. Aber Heymann sah, daß diese Jungen aus dem Bumba-Gebiet alle etwas sehr Ungewöhnliches gebastelt hatten: Hubschrauber. Nirgendwo sonst in Afrika hatte Heymann Kinder mit Hubschraubern spielen sehen. Ein Junge, der Heymanns weißes Gesicht die Straße herunterkommen sah, hielt seinen Hubschrauber fröhlich in die Luft und ließ ihn dann auf den Boden fallen. Dabei schüttelte er sich vor Lachen.

»Ich frage mich, was das zu bedeuten hat«, dachte Heymann.

In Bumba bereitete sich Piot – ohne es zu wissen – auf ein weiteres unerwünschtes Abenteuer vor. Er beobachtete wütend den Militärpiloten, der zusammen mit seinen Kameraden lachend Bier in sich hineinschüttete, während die riesige C-130 beladen wurde. Die Quarantäne über Bumba war endlich aufgehoben worden, und Hunderte von örtlichen Händlern und immer noch nervösen Familien stritten sich um einen Platz in dem riesigen Flugzeug zusammen mit ihren Ziegen, Schweinen, Affen, Hühnern und Säcken voller weltlicher Güter. Piot, der angesichts der Aussicht eines Luftausflugs mit betrunkenen Piloten wenig Freude empfand, blieb es überlassen, das Beladen der Maschine zu organisieren.

Piot und einige andere Passagiere luden Dutzende von Kisten in den Frachtraum. Sie hatten keine Ahnung, wie man die schweren Gegenstände gegenüber den leichten am besten plazieren sollte. Die ängstlichen Piloten ließen die Motoren laufen und riefen Piots Gruppe gelegentlich zu, sich doch zu beeilen. Die Männer stellten einen Großteil der leichteren Gegenstände in den vorderen Teil des Flugzeugs und die schwereren Kisten mit den Laborausrüstungsgegenständen in den hinteren Teil. Die Mitte blieb offen für die Passagiere. Mit den wenigen Netzen und Seilen, welche die Piloten ihnen gaben, tat die Gruppe ihr Bestes, um die Fracht zu sichern.

Bis alle Passagiere an Bord waren, Schulter an Schulter gedrängt ohne Sitzgurte, ganz zu schweigen von Sitzen, hatte sich ein Sturm zusammengebraut. Die Piloten steuerten ihr riesiges, schwer beladenes Flugzeug ans Ende der winzigen Landebahn von Bumba, brachten die Motoren auf Touren und donnerten das Rollfeld hinunter. Das Flugzeug rumpelte, stöhnte und bockte – angesichts des großen Gewichts war es nicht in der Lage, an Höhe zu gewinnen.

»O mein Gott!« schrie Piot, als er die Bäume direkt vor ihnen entdeckte. Die Piloten steuerten haarscharf durch eine Lücke und gewannen nur wenige Zentimeter Höhe über den Spitzen der Palmen. Das Flugzeug stieg mehrere Minuten lang regelmäßig, bis es auf ein Luftloch in den stürmischen Turbulenzen traf und plötzlich einige hundert Meter absackte.

Die schweren Kisten im hinteren Teil des Flugzeugs brachen aus ihren Netzen und fielen auf die schreienden Passagiere. Blut spritzte in alle Richtungen, die Menschen brüllten vor Schmerz, und die angetrunkenen Piloten reagierten darauf, indem sie die Maschine hochzogen. Dadurch löste sich auch noch die Fracht im vorderen Teil des Flugzeugs. Piot und seine blutenden und verletzten Mitpassagiere waren zwischen schweren Frachtkisten eingeklemmt, die einige Tausend tödliche Gewebe- und Blutproben von ebolainfizierten Tieren und Menschen enthielten.

In der Überzeugung, sterben zu müssen, dachte Piot nicht an seine Frau oder an sein früheres Leben, sondern an die Epidemie.

»Scheiße«, murmelte er. »Die ganze Arbeit umsonst. Niemand wird jemals die Antwort erfahren.«

Piots Mitreisenden wurde schlecht; einige hatten Quetschungen erlitten, andere gebrochene Knochen. Auf dem Rest des relativ ereignislosen zweistündigen Fluges nach Kinshasa hörten sie über dem Brummen der Maschinen nur das Schluchzen verängstigter und verletzter Passagiere.

Als Peter Piot aus dem letzten einer ganzen Reihe von Flugzeugen in die weihnachtliche Kälte von Antwerpen trat, begrüßte ihn eine offensichtlich schwangere Margarethe. Plötzlich traf ihn das ganze Gewicht dessen, was er seit September hatte durchmachen müssen, und seine zahlreichen Begegnungen mit dem Tod – einige davon tollkühn – wie ein Hammer.

Dennoch hatte er bei seinen Abenteuern »Blut geleckt«, und Piot war niemals wieder über längere Zeit hinweg zufrieden mit dem anscheinend prosaischen Leben der Laborwissenschaft.

Sowohl van der Gröen als auch Piot waren von ihren Abenteuern in Zaire zutiefst beeinflußt, und das in einem solchen Maße, daß sogar Guido, dessen emotionale Beherrschung normalerweise so groß war, daß nur wenige jemals einen Gefühlsausbruch bei dem belgischen Virologen miterlebt hatten, richtiggehend wütend wurde. Van der Gröen zog

Piot kurz nach Weihnachten mit sich und marschierte in das Hauptquartier der Schwestern des Heiligen Herzens von Maria.

»Unser Ziel hier ist die Aufklärung«, teilte der vor Wut schäumende van der Gröen Piot mit, als sie das Büro der Äbtissin dieses Ordens betraten.

Das Treffen begann sehr ruhig. Die beiden Wissenschaftler beglückwünschten die Äbtissin zur katholischen Ausbildung der Kinder im Yambuku-Gebiet – einer Aufgabe, die bis in das Jahr 1935 zurückreichte. Die Männer gratulierten auch zu den wohlgemeinten medizinischen Bemühungen des Ordens, die aus der relativ neuen Erkenntnis stammten, daß ungefähr 50 Prozent der Schulkinder aufgrund von Krankheit ständig dem Unterricht fernblieben. Der Orden versuchte, die Unterrichtsteilnahme zu erhöhen, indem man die Kinder medizinisch versorgte.

Anfang der siebziger Jahre hatten Mitglieder des Ordens mehrere Tage lang an einer medizinischen Grundausbildung im Tropeninstitut von Antwerpen teilgenommen. Das war das ganze Ausmaß ihrer Krankenpflegeausbildung, bevor sie sich in die Praxis wagten.

»Das sind keine Krankenschwestern!« brüllte van der Gröen ganz uncharakteristisch und merkte plötzlich, daß er die verstorbenen Nonnen kritisierte. Dennoch machte er weiter. Er lobte die Vorbildlichkeit und die Hingabe der Nonnen.

»Aber keiner dachte daran, daß Sie auch bereit sein müssen, von Menschen überschwemmt zu werden, wenn Sie eine solche medizinische Einrichtung eröffnen und die Menschen der Region, die keine Unterstützung von der Regierung von Zaire erhalten, kostenlos medizinisch betreuen. Sie müssen in der Lage sein, 300 Injektionen pro Tag zu verabreichen. Wenn Sie etwas bauen, das Sie Krankenhaus nennen, dann müssen Sie logistisch planen, Ressourcen bereitstellen und Ihr Personal entsprechend schulen.«

Van der Gröens Coup de grace war eine Anschuldigung: »Der Preis für Ihren Mangel an Planung war hoch«: Die Hälfte der Toten hatte sich Ebola im Missionskrankenhaus zugezogen.

Piot bestand darauf, daß das Missionskrankenhaus entweder geschlossen oder von einem richtigen Arzt geführt werden sollte. Beide Männer wiesen die Äbtissin warnend darauf hin, daß die Quelle von Ebola niemals gefunden worden war. Das Virus könnte zurückkehren und sich in der Mission erneut ausbreiten, wenn man sich nicht an ihre Anweisungen hielt.

Obwohl ihre Ratschläge sich an die Yambuku-Mission richteten, fragte sich der Orden, nachdem Piot und van der Gröen gegangen waren, wie viele medizinische Einrichtungen von Missionen aller Glaubensrichtungen in den Entwicklungsländern mit einer ähnlich unausgeglichenen Mischung aus hoffnungsvoller Hingabe und erschreckend schlecht ausgebildetem Personal und mangelnder Logistik tätig waren. Die beiden Männer, die lebenslang Freunde blieben – für immer zusammengeschweißt durch ihre gemeinsame Erfahrung in Zaire –, traten hinaus in den eiskalten Januarmorgen in Antwerpen. Ihr Geist und ihre Gespräche waren voller Sorge für die weit entfernten tropischen Dörfer: die Frauen in ihren *Kangas* mit den auf den Rücken gebundenen Babys und die Ehemänner, die mühsam ihren Lebensunterhalt verdienten, indem sie wilde Tiere verkauften, die sie in den dampfenden Regenwäldern gefangen hatten – einem Dschungel, der Ebola verborgen hielt.

Zum folgenden Weihnachtsfest erhielt Pierre Sureau einen Brief von den Schwestern Marcella, Genoveva und Mariette. Er saß in seinem gemütlichen Pariser Appartement und versuchte, sich an die brütende Hitze und die primitive Mission in Yambuku zu erinnern, während er die Grüße der Schwestern las:

»Sehr geehrter Herr Doktor,
wir wünschen Ihnen ein gutes neues Jahr 1978. In diesem Tagen haben wir sehr viel über die Ereignisse des vergangenen Jahres gesprochen und auch über Sie, der Sie uns mit so guten Erinnerungen verließen. Wir möchten Ihnen nochmals von Herzen danken, daß Sie uns zu Hilfe geeilt sind, als andere nicht zu kommen wagten. Im Augenblick verläuft das Leben wieder normal. Ein zairischer Arzt ist hier: Auch er arbeitet mit ganzer Kraft. Vier belgische Freiwillige und eine Schwester sind eingetroffen, um das Krankenhaus wieder aufzubauen. Die Kinder kommen wieder zur Schule und machen viel Lärm. Geht es Ihnen gut? Wir senden Ihnen unsere herzlichsten Grüße.

Schwester Marcella, Schwester Genoveva, Schwester Mariette«

Sureau faltete den Brief liebevoll, steckte ihn zurück in den Umschlag und legte das Schreiben in eine Schachtel mit der Aufschrift »Yambuku«. Sorgfältig verschloß er die Schachtel und stellte sie wieder in einen Schrank.

Erinnerungen an eine Seuche.

6
Die amerikanische Zweihundertjahrfeier
SCHWEINEGRIPPE UND LEGIONÄRSKRANKHEIT

Es gibt Hinweise, daß es im kommenden Herbst eine große Grippeepidemie geben wird. Alle Anzeichen sprechen dafür, daß wir eine Wiederkehr des Grippevirus von 1918 erleben werden, der virulentesten Form der Grippe. 1918 starb eine halbe Million Menschen. Die Vorhersagen lauten, daß dieses Virus 1976 eine Million Amerikaner töten wird.

F. David Mathews, Minister für Gesundheit, Erziehung und Wohlfahrt

I

Das große Ebola-Drama ging 1976 an den Vereinigten Staaten fast unmerklich vorüber, sogar in den Fluren der Centers for Disease Control. Die Nation war beschäftigt, und Afrika lag – im Bewußtsein der Amerikaner – weit weg.

Die Vereinigten Staaten von Amerika waren in ihrem 200. Jahr eifrig damit beschäftigt, ihren Patriotismus zur Freude der Unternehmer mit einer Mischung aus rot-weiß-blauen Souvenirverkäufen, Ausstattungsfilmen aus Hollywood, dic dic großen Momente der Geschichte wiederaufleben ließen, Segelschiffregatten auf dem East River von New York und jeder Menge Prahlereien über die Brillanz der Unabhängigkeitserklärung und der Verfassung zu feiern. Die allgemeine nationale Ablenkung wurde noch erhöht durch eine völlig neue politische Atmosphäre, in der Gerald R. Ford darum kämpfte, sich in den Präsidentschaftswahlen gegen einen so gut wie unbekannten Südstaatenpolitiker namens Jimmy Carter zu behaupten. Eine nationale Seelenerforschung war zugange, und die Amerikaner dachten über die Bedeutung der amerikanischen Niederlage in Vietnam und des Watergate-Skandals der Regierung Nixon nach.

Selbst wenn die Amerikaner sich 1976 nicht in einer isolationistischen Stimmung befunden hätten, wäre ihre begrenzte Aufmerksamkeitsspanne nicht in der Lage gewesen, die Ereignisse von Yambuku zu erfassen, denn sie hatten mehr als genug Schreckensnachrichten über Krankheiten, auf die sie sich konzentrieren konnten. Schließlich war 1976 das Jahr der beiden erschöpfendsten und teuersten Untersuchungen in der Geschichte des öffentlichen Gesundheitswesens der USA: der Schweinegrippekrise und der Legionärskrankheit.[1]

Alles in allem liefen die Schweinegrippe und die Legionärskrankheit auf dieselbe besorgniserregende Kunde für die amerikanische Öffentlichkeit und in geringerem Ausmaß für Kanada, Mexiko, Australien, Neuseeland und Europa hinaus: etwas Neues und Furchteinflößendes war im Kommen, und niemand wußte genau, um was es sich handelte. Den Experten war eines klar: Es war gefährlich. Die Bundesregierung schien in dieser Angelegenheit recht beunruhigt, aber die Experten und die Beamten konnten sich nicht einig werden, was man – wenn überhaupt – tun solle, um die Öffentlichkeit zu schützen. Das alles kostete die Steuerzahler reichlich Geld. In beiden Fällen wich die öffentliche Sorge schließlich der Ungeduld und den Vorwürfen von Inkompetenz, ja sogar Skandalen. Jeder Schritt der Untersuchungen fand unter dem Flutlicht der Fernsehkameras und dem kritischen Blick der Öffentlichkeit statt.

Schließlich tauchte eine der beiden Krankheiten auf, die andere nicht.

Während Karl Johnsons Team die Dörfer der Bumba-Zone auf der Suche nach Ebola-Fällen durchkämmte, wurde das Auftauchen der sogenannten Schweinegrippe vom amerikanischen Gesundheitswesen überwacht – vom unteren Ende der Leiter, den städtischen Beamten, bis hinauf zum Präsidenten der Vereinigten Staaten. Besorgt suchte man in den Akten von Krankenhäusern und Arztpraxen nach Hinweisen.

Es begann im Januar 1976 in Fort Dix, einem Trainingszentrum der amerikanischen Armee in New Jersey. Ein junger, hochmotivierter Rekrut, Soldat David Lewis, fühlte sich benommen, schwindelig und müde und litt unter Fieber und Muskelschmerzen – alles Anzeichen einer Grippe. Mehrere seiner Kameraden waren in dieser kalten, feuchten Woche nach Neujahr ähnlich angeschlagen, und einige suchten Linderung auf der Krankenstation der Basis.

Der 18jährige Lewis war jedoch fest entschlossen, sich in der Grundausbildung hervorzutun. Obwohl er von einem Sanitätsoffizier die Anweisung erhalten hatte, 48 Stunden lang auf seinem Quartier zu bleiben, belud Lewis seinen 50-Pfund-Rucksack und schloß sich seinem Zug auf einem nächtlichen Marsch im bitterkalten Winter von New Jersey an.[2] Der junge Mann zwang sich selbst, trotz hohen Fiebers, weiterzumarschieren, obwohl er weit hinter seinen Kameraden zurückblieb. Nach ein paar Stunden brach er zusammen.

Lewis starb wenige Stunden, nachdem er im Krankenhaus der Basis eingeliefert worden war.[3]

Fast zwei Jahrzehnte später stellten sich die Wissenschaftler immer noch die Frage: »Starb Soldat Lewis, weil er sich mit einem besonders tödlichen, virulenten Strang der Grippe infiziert hatte, oder starb der junge Mann, weil er mitten im Winter an einem nächtlichen Gewaltmarsch mit voller Ausrüstung teilnahm, während er sich auf dem Höhepunkt einer Virämie mit einem nur mäßig gefährlichen Grippestrang befand?«

Sie wußten, die Antwort auf diese grundlegende Frage würde die Interpretation der Ereignisse von 1976 prägen. Lewis war der einzige Amerikaner, dessen Grippetod angesichts seiner Jugend und körperlichen Fitneß in der Grippesaison von 1976/1977 ungewöhnlich zu sein schien. Normalerweise befällt die Grippe jedes Jahr Tausende von Menschen, fordert aber nur das Leben der sehr alten oder derjenigen, die durch andere Krankheiten, die das menschliche Immunsystem belasten, geschwächt sind. Es kommt wirklich äußerst selten vor, daß ein gesunder junger Mensch an der Grippe stirbt. Ein Charakteristikum der großen Grippepandemie von 1918/1919 war die Fähigkeit des Virus, junge Erwachsene und Kinder zu töten.

Ende Januar stand der Sanitätskommandant Colonel Joseph Bartley in Fort Dix einem ausgedehnten Grippeproblem gegenüber: An die 300 Rekruten lagen im Krankenhaus oder in ihren Quartieren. Auf seine Bitte hin erhielt der Laborleiter des Gesundheitsamts von New Jersey, Martin Goldfield, 19 Proben von Rachenspülungen der kranken Rekruten, einschließlich einer Probe, die bei der Autopsie von Soldat Lewis entnommen worden war. Goldfields Labor gab Tropfen der 19 Proben auf nährstoffreiche Petrischalen und ließ die Kulturen wachsen. Sobald die Viruskolonien groß genug waren, um untersucht zu werden, führte Goldfields Team eine Reihe von Antikörpertests durch, um zu bestimmen, welcher Grippestrang die Rekruten von Fort Dix angriff.

Zu jener Zeit wußten Wissenschaftler wie Goldfield, daß das menschliche Immunsystem, wenn es denn erfolgreich eine Grippeinfektion überstanden hatte, Antikörper gegen zwei Proteine erstellte, die von der äußeren Hülle des sphärischen Virus herausragten: Hämagglutinin und Neuraminidase. Das Grippevirus war ansonsten durch einen harten Panzer aus Protein und Fett gut geschützt, der aus zwei Schichten Virushülle bestand: Eine der Schichten bildete sich fast völlig aus der Nemesis des menschlichen Herzens – dem Cholesterin. Aber das Virus war in einer Catch-22-Situation gefangen: Es konnte die Zellen nicht ohne den Einsatz seiner Neuraminidase- und Hämagglutinin-Proteine infizieren und zerstören, und doch beschworen gerade diese Komponenten den normalerweise erfolgreichen Angriff des Immunsystems herauf.

Über 700 dieser Proteine ragten aus der Oberfläche eines jeden Virus heraus. Die langen, stabähnlichen Hämagglutinin-Proteine hatten die Aufgabe, sich an die roten Blutkörperchen anzudocken, eine Zelle mit der anderen zu verbinden und die Bildung von Zellklumpen im Blutstrom zu bewirken. Die Neuraminidase wiederum riß Stücke aus der Zellmembran, die neugeformte Viren umgab, heraus und ermöglichte es den Mikroben auf diese Weise, sich in den Blutstrom zu ergießen.

1976 glaubten die Wissenschaftler, daß die jeweilige Gefahr und Virulenz eines bestimmten Grippestrangs in einer von drei Möglichkeiten lag: im Ausmaß der Hämagglutiniationsfähigkeit, in den funktionalen Fähigkeiten des Neuraminidase-Proteins und in der Immunität des infizierten tierischen oder menschlichen Wirts. Die ersten beiden Faktoren wurden durch die Virusgenetik kontrolliert, der letzte durch die Wirtregulation.

Anders als relativ einfache Viren wie Lassa und Marburg erwies sich die Grippe als von sehr komplexer genetischer Struktur. Lange, einfache Stränge von genetischem RNA-Material winden sich schraubenförmig um sich selbst und formen eine Spirale. Fünf solcher RNA-Spiralen verschrauben sich mit schützenden Proteinen und formen genetische Pakete ähnlich den Chromosomen in menschlichen und tierischen Zellen. Wenn das Virus sich reproduziert, müssen sich die Chromosomen entwirren und ein Duplikat ihrer Proteine und ihrer RNA erstellen. Dabei können sich Teile eines Chromosoms mit einem anderen überlappen. Außerdem können nicht dazugehörige RNA-Teile jener Zelle, in der das Virus sich eingenistet hat, ebenfalls kopiert werden. Daraufhin wird die ganze Bescherung sortiert und wieder zusammengesetzt, um ein intaktes Elternvirus und seine wie Pakete geschnürten, leicht veränderten Nachkommen hervorzubringen.

Aufgrund dieser Komplexität gab es viele Gelegenheiten für einen genetischen Wandel, einige davon tödlich für das Virus, andere tödlich für den angepeilten menschlichen Wirt.

1976 begriffen die Virusspezialisten allmählich, daß die Grippe eine Art mikrobielles Chamäleon ist, das die Jahrtausende so erfolgreich überdauert hat, weil es sich rigoros an eine einzige Maxime hielt: anpassen oder sterben. Wenn dieser konstante Prozeß genetischen Aufmischens nicht ständig neue Arten von Hämagglutinin und Neuraminidase hervorbrachte, würden letztendlich alle Zielpersonen gegen Grippe immun sein, und die Virusspezies würde aussterben. Während die Chance, daß die gesamte menschliche Bevölkerung des Planeten immun gegen ein so seltenes Virus wie Ebola würde, gleich Null war, lag es durchaus im Bereich des Möglichen, daß ein leicht übertragbares, allgegenwärtiges, über den Atem übertragenes Virus wie die Grippe Milliarden von Menschen in weniger als fünf Jahren infizieren, alle anfälligen Personen töten und die Überlebenden der Welt völlig immunisieren konnte.

Globale Pandemien waren tatsächlich ein Charakteristikum der Grippe, die sich über die gesamte aufgezeichnete Menschheitsgeschichte hinwegzieht. Die Eroberung Europas durch Karl den Großen wurde im Jahre 876 durch eine Grippeepidemie verlangsamt, die sich über den ganzen Kontinent ausbreitete und einen Großteil seiner Armee forderte. Viele Grippeepidemien folgten, obwohl man in antiken Berichten Beschreibungen der Grippe und anderer Atemwegserkrankungen nur schlecht voneinander unterscheiden kann. 1580 wurde die Welt jedoch eindeutig von einer riesigen Pandemie heimgesucht – sie folgte den Handelsrouten und frühen Kolonialwegen durch Afrika, Europa und Amerika. Diese Epidemie war so verheerend, daß »einige spanische Städte angeblich so gut wie entvölkert wurden«.[4]

Die Wissenschaftler verfolgten die Geschichtsschreibung der Grippeepidemien des 18. und 19. Jahrhunderts genau und waren so in der Lage, bestimmte Muster zu erkennen. Erstens schien das Virus sich selbst oft genug erfolgreich zu verändern, so daß mindestens einmal im Laufe einer jeden menschlichen Generation ein signifikant anderer Strang auftauchte, der das menschliche Immunsystem umgehen konnte. Normalerweise besaßen die Überlebenden einer großen Pandemie, die Hunderttausende – oder gar Millionen – von Menschen tötete, Antikörper, welche die Neuraminidase- und Hämagglutinin-Proteine dieses Stranges rasch erkennen und neutralisieren konnten. Mehrere Jahre danach unterzog sich die Viruspopulation der Grippe zunehmend Veränderungen, die zu leichten Abwandlungen in den beiden entscheidenden Proteinen führten, jedoch nicht so stark waren, um einen Großteil der immunisierten Menschen für eine Infektion anfällig zu machen.

Die Hämagglutinin- und Neuraminidase-Proteine stellten Antigene bzw. Angriffsziele für die Antikörper des menschlichen Immunsystems dar. Die Grippeviren unterzogen sich kleinen genetischen Veränderungen, und die Antigene »drifteten« ein wenig von ihrer Standardform ab, so daß die Antikörper nicht in der Lage waren, sich ebenso hervorragend anzudocken, wie das bislang der Fall gewesen war. Trotzdem konnten ansonsten gesunde Menschen erfolgreich eine Veränderung der Antigene überwinden und entsprechend angepaßte Antikörper herstellen, welche die Viren nach einem relativ leichten Anfall von Grippe auslöschten. Nur Menschen mit schwachem Immunsystem, beispielsweise alte oder mangelernährte Personen, starben während solcher Epidemien veränderter Antigene an der Grippe.

Bisweilen geschah jedoch etwas viel Ernsteres. Die Antigene veränderten sich nicht nur unwesentlich von ihren ursprünglichen genetischen Blaupausen, sondern mutierten schwerwiegend. Die Hämagglutinin- und Neuraminidase-Proteine waren plötzlich derart verändert, daß sie die menschlichen Antikörper völlig wertlos machten. Wenn die neuen Formen der Proteine dann ebenso hocheffizient waren bei ihrer Aufgabe, Blutzellen zu verklumpen und Löcher in die Zellmembrane zu reißen, war eine verheerende globale Epidemie die Folge.

Obwohl sich die Historiker in den Einzelheiten nicht einig sind, besteht Konsens darin, wann und wo die großen Grippeepidemien in den vergangenen 276 Jahren aufgetreten sind und mit welcher Zerstörungskraft sie unter den Menschen wüteten.[5] Auf Landkarten wurden die Ausbreitungsverläufe der Grippe um die ganze Welt während der großen Pandemien von 1729, 1732, 1781, 1830, 1833 und 1889 verdeutlicht.

Aber es war die verheerende Pandemie von 1918/1919, die Präsident Gerald Ford und seine Berater 1976 am meisten beunruhigte: das Gespenst von weiteren 500000 toten Amerikanern, 21 Millionen Toten weltweit und die Aussicht, daß im kommenden Winter über zehn Prozent der amerikanischen Arbeitskräfte krank zu Bett lagen. Das war das Ausmaß der schlimmsten Pandemie des 20. Jahrhunderts.[6] Sie trat auf, als die Weltbevölkerung noch viel kleiner und die Mobilität der Menschen auf langsame Transportformen wie Dampfschiffe und Lokomotiven begrenzt war. Trotzdem bewegte sich die Epidemie in weniger als fünf Monaten um den ganzen Globus. Die Regierung Ford wußte, daß eine solche Epidemie im Zeitalter der Flugreisen und der Überbevölkerung ungleich verheerender ausfallen konnte.

Die Welt befand sich 1918 im Krieg und führte mit Millionen Soldaten, die vom Ärmelkanal bis zur Krim in verdreckten Schützengräben lagen, weitestgehend einen Bodenkampf. Das Virus scheint die Welt in weniger als zwei Jahren in drei Wellen überschwemmt und mit jedem neuen Angriff an Virulenz gewonnen zu haben. Im Oktober 1918 war seine Kraft so groß, daß es die Menschen mit spektakulärer Geschwindigkeit hinwegraffte. Es gab Berichte über Frauen, die in Coney Island leicht angeschlagen die New Yorker Untergrundbahn bestiegen und tot aufgefunden wurden, als der Zug nur 45 Minuten später im Columbus Circle einfuhr.

Allein in New York starben im Herbst 1918 über 20000 Menschen. Das Virus breitete sich so weit aus, daß Reisende später entdecken mußten, daß ganze Inuit-Dörfer in abgelegenen Teilen von Alaska von der Grippe ausgelöscht worden waren. Autopsien, die von Gerichtsmedizinern in London durchgeführt wurden, zeigten gewaltige Blutungen in den Lungen, schlimmer als alles, was die Ärzte bei den Grippeepidemien von 1873 und 1889 je gesehen hatten.[7]

Die Epidemie beschränkte sich keineswegs auf die kriegführende nördliche Hemisphäre. Die Grippe bahnte sich ihren Weg von Europa in jedes Land des Planeten. Einer von zwanzig Bürgern Ghanas starb zwischen dem 1. September und dem 1. November 1918 an der Grippe.[8] Die Bevölkerung von Westsamoa wurde vom Virus förmlich überwältigt. Während der Monate November und Dezember 1918 zogen sich fast alle 38000 Bewohner von Westsamoa die Grippe zu, und 7500 Menschen – annähernd 20 Prozent der Gesamtbevölkerung – starben.[9]

Die medizinische Wissenschaft hatte keine Erklärung für die Epidemie und konnte den entsetzten Menschen auch keine vernünftigen Ratschläge erteilen. Eine Broschüre des Gesundheitsamtes von Virginia ließ die Öffentlichkeit wissen, daß die Krankheit von »einer winzigen lebenden Pflanze namens Influenza-Bakterium« verursacht werde. Die weniger gelehrte *New York Post* erzählte ihren Lesern, daß »Epidemien Strafen sind, welche die Natur für die Verletzung ihrer Regeln und Gesetze verhängt«. Der bekannte Arzt Albert J. Croft aus Chicago meinte, die Grippe sei keine ansteckende Mikrobe, sondern »eine kleine Menge unter Druck stehendes, starkes Reizgas mit hoher Dichte, das in der Atmosphäre vorkommt, insbesondere bei Nacht«.[10]

Zu den Faktoren, die nach Ansicht prominenter amerikanischer Ärzte für die Grippe von 1918 verantwortlich waren, gehörten Nacktheit, von den Deutschen verseuchter Fisch, Dreck, Staub, schmutzige Pyjamas, die Chinesen, offene Fenster, geschlossene Fenster, alte Bücher (»Halten Sie sich von Bibliotheken fern«) und »irgendein kosmischer Einfluß«.

Traurigerweise sammelte niemand Blut- oder Gewebeproben von den Opfern der Krankheit. Derart wissenschaftliches Vorwärtsdenken war in jenen Tagen einfach nicht üblich. 1976 verfluchten viele Beamte des amerikanischen Gesundheitsministeriums diese Nachlässigkeit und bedauerten es, daß es keine historischen Proben gab, die mit dem Grippekiller von Soldat Lewis verglichen werden konnten.

Die Epidemie von 1918/1919 löste jedoch eine Welle aggressiver Forschung aus, und 1932 führte Richard Shope (Vater von Robert Shope, der drei Jahrzehnte später an der Seite von Jordi Casals an der Yale University forschte) ein Experiment durch, das zu dem Spitznamen »Schweinegrippe« führte: Er entfernte die Nasensekrete von Hausschweinen, die an Grippe litten, und infizierte erfolgreich andere Tiere, indem er die Schweinesekrete auf ihrer Schnauze oder ihren Nasen verrieb. Im folgenden Jahr isolierte das britische Team Wilson Smith, Christopher Howard Andrews und Sir Patrick Playfair Laidlaw das Grippevirus und gab zum erstenmal der Welt die Identität ihres alten Feindes preis. Zwei Jahre später zeigte Shope, daß Menschen, die während der Epidemie von 1918/1919 gelebt hatten, Antikörper gegen dieses Schweinevirus besaßen, daß jedoch Kindern, die nach 1920 geboren wurden, solche Antikörper fehlten.

Shopes Schlußfolgerung, die auch sechs Jahrzehnte später noch die vorherrschende Hypothese darstellte, lautete, daß die große Pandemie von einem Schweinetypus des Grippevirus verursacht worden war. Shope meinte, daß das Virus ursprünglich von einem anderen Tier kam, dann Menschen infizierte und in der Folge vom Menschen auf das Schwein übertragen wurde. Im Schwein fand das Virus einen sicheren Hafen, in dem es jahrelang blieb.[11] 1976 wußte niemand, ob der tödliche Strang in der Schweinepopulation sechs Jahrzehnte lang stabil – und tödlich – geblieben war, obwohl es unwahrscheinlich schien, daß ein solch tödliches Virus sechzig Jahre lang nicht bei mindestens einem Schweinezüchter die Krankheit hervorgerufen haben sollte.

Als Goldfield und sein Team von Wissenschaftlern in New Jersey die Fort-Dix-Proben testeten, hatten sie kein Reagenzglas voll mit dem Grippevirus von 1918 – das hatte niemand. Aber sie besaßen eine Probe von Shopes Schweinegrippe und konnten daher nachweisen, daß einige der Rekruten aus Fort Dix Antikörper besaßen, die Schweinegrippe von Shope neutralisierten. Auf der Basis dieser beiden hypothetischen Gedanken kam Goldfield zu dem Schluß, daß der Fort-Dix-Strang ein ähnliches oder gar dasselbe Virus war, das 1918/1919 weltweit über eine Milliarde Menschen erkranken ließ und über 21 Millionen Menschen tötete.

Die Centers for Disease Control wiederholten in aller Eile die Untersuchungen von New Jersey und bestätigten Goldfields Erkenntnisse. Hypothetisch konnte man davon ausgehen, daß sie die Verbindung zwischen Shopes Schweinevirus von 1935, einer massiven menschlichen Epidemie von 1918 und einigen der Soldaten von Fort Dix, deren Antikörper den Schweinestrang neutralisieren konnten, gefunden hatten. Außerdem gehörten die Grippeviren, die den infizierten Fort-Dix-Soldaten entnommen wurden, zum Grippetyp A, einem von drei Grippeserotypen, die am häufigsten für Pandemien großen Ausmaßes verantwortlich waren. Als die CDC alle »Fingerabdrücke« des Fort-Dix-Virus genommen hatte, zeigte sich, daß es sich um eine Grippe des Typs A, H1 (Hämagglutinin 1) N1 (Neuraminidase 1) handelte. Shopes Schweinegrippevirus gehörte ebenfalls zum Grippetyp A, H1N1.

Im Gegensatz dazu war der weltweit vorherrschende Grippestrang im Frühjahr 1976 der Grippetyp A/H3N2 mit dem Spitznamen A/Victoria/75-Strang, der einige Jahre zuvor zuerst im australischen Victoria aufgetaucht war und dann von Johannesburg bis Minneapolis relativ harmlose Grippeausbrüche ausgelöst hatte.[12]

Das Auftauchen des Fort-Dix-Virus mit dem Spitznamen A/New Jersey/H1N1 verursachte dem amerikanischen Gesundheitswesen beträchtliche Sorgen.

»Mit keiner der verfügbaren wissenschaftlichen Methoden war es möglich, den Shope-Strang vom Strang von 1918 oder vom Fort-Dix-Strang zu unterscheiden«, äußerte Dr. June Osborn annähernd zwei Jahrzehnte später. 1976 war sie eins von sieben Mitgliedern eines Komitees der amerikanischen Food and Drug Administration, das für die Überprüfung aller Schutzimpfungsmaßnahmen der USA verantwortlich war. Osborn, damals Professorin für Medizin an der University of Wisconsin, war und blieb davon überzeugt, daß die gefürchtete Schweinegrippe von 1918 sich durch die Tierpopulation schleuste und im Winter 1976 Soldat Lewis tötete.

Aber Untersuchungen in Fort Dix zeigten, daß nur Soldat Lewis gestorben war und die meisten Krankheitsfälle in der Basis auf den A/Victoria/75-Strang zurückzuführen waren. Außerdem hatte der Feldwebel von Lewis versucht, den jungen Soldaten durch Mund-zu-Mund-Beatmung wiederzubeleben, nachdem er zusammengebrochen war. Einen Monat später erfreute sich der Feldwebel immer noch bester Gesundheit und wies keinerlei Anzeichen der Grippe A/New Jersey/H1N1 auf. Daher mußte man sicherlich Vorsicht walten lassen, bevor man dem neuen Virus große Virulenz und Übertragbarkeit zusprach.

Jedoch testeten mehrere Dutzend Rekruten von Fort Dix positiv auf A/New Jersey/H1N1, und das Risiko war enorm hoch. Wie Gesundheitsbeamte später erklärten, war es einfach zu riskant, sich in den Konsequenzen zu irren oder die Möglichkeit zu leugnen, daß der Tod von Soldat Lewis der Vorbote einer Epidemie war, die jener von 1918/1919 in nichts nachstand, und dann die Nation auf eine solche Katastrophe nicht vorbereitet zu haben. Obwohl im Februar 1976 bereits einige Anzeichen zu Skepsis rieten, wurden sie überschattet von der Furcht, Hunderte oder gar Tausende von Todesfällen heraufzubeschwören durch Gesundheitsbeamte, die sich für die Devise entschieden hatten: abwarten und Tee trinken.

Ein letzter Anstoß, der bei den CDC den Ausschlag gab, gemäß der Annahme, daß die gefürchtete Epidemie vor der Tür stand, zu handeln, kam in Form einer weitverbreiteten wissenschaftlichen Theorie. Einer der bekanntesten Virologen der Welt war Mitte der siebziger Jahre Dr. Edwin Kilbourne von der Mount Sinai School of Medicine in New York. Kilbourne hatte ein Jahrzehnt zuvor nachgewiesen, daß Grippeviren, die ungewöhnlich reich an Neuraminidase-Proteinen waren, sich leichter von Mensch zu Mensch übertrugen. Nachdem die Viren sich in einer menschlichen Zelle in Massen reproduziert hatten, wanderten ihre Chromosomenpakete zur äußeren Membran der befallenen Zelle. Die Wissenschaftler konnten dies unter einem Elektronenmikroskop nachvollziehen, das lange Reihen von dunklen Flecken zeigte, die gegen die Membran drückten und Ausbuchtungen verursachten. Schließlich drückten die Viren hart genug, um einen Zellmembranklecks um ihre innere Hülle und Chromosomen zu ziehen und auf diese Weise eine äußere Schutzhülle zu erschaffen. In diesem Prozeß, Knospung (oder Budding) genannt, ragten die neuen Viren zwar deutlich aus der Zelle heraus, blieben jedoch durch einen »Faden« an der Wirtsmembran angebunden. Kilbourne zeigte, daß die Neuraminidaseproteine des Virus die Haltestricke durchtrennten und die neue Mikrobe freisetzten, die dann in die Lungen, die Nasenflüssigkeit oder Tränen des Erkrankten eindrangen und von dort andere Menschen infizierten. Je größer die Anzahl von Neuraminidasemolekülen, so argumentierte Kilbourne, desto schneller konnten die Viren den »Budding«-Prozeß abschließen und sich ausbreiten.

Im wesentlichen hatte Kilbourne sowohl für die starke Übertragbarkeit als auch für die Virulenz einen möglichen Schlüssel gefunden. Seine These erklärte, warum einige Epidemien Viren hervorbrachten, die den Blutstrom der Infizierten schnell überfluteten und leicht zu globalen Pandemien wurden, während andere nur örtlich begrenzte und leichte Ausbrüche verursachten.[13]

Kilbourne bewies seine Annahme, indem er die Anzahl der Neuraminidase-Proteine auf der Oberfläche des Grippestranges zählte, der für die Grippepandemie von 1957 verantwortlich war – eine recht ernste Welle, welche die Welt überschwemmte und das Leben von schätzungsweise

60 000 Amerikanern forderte. Dieser Strang hatte die höchste Neuraminidase-Konzentration unter allen Grippeviren seit den dreißiger Jahren.

Doch das Auftauchen der Hongkong-Grippe vom Typ A im Jahr 1968 überraschte Fachleute in aller Welt. Obwohl die meisten für den Winter 1968/1969 eine leichte Grippe vorausgesehen hatten, verursachte der Hongkong-Strang eine riesige globale Epidemie, die sich zwar als weniger tödlich als die Pandemie von 1957 erwies, aber weiter verbreitet war. Während der Hongkong-Strang eine beachtliche Antigenveränderung in seinen Hämagglutinin-Proteinen vollzogen hatte, blieb die Neuraminidase-Komponente im Vergleich zu der milden Grippe des Vorjahres unverändert. Die Epidemiologen, von denen die meisten von der Hongkong-Pandemie überrascht wurden, waren von der Fähigkeit des Virus, die kollektive menschliche Intelligenz auszutricksen, ernüchtert.

»Der Epidemiologe muß erkennen, daß Vorhersagen zukünftiger Epidemien eine risikoreiche Sache bleiben«, warnte der anerkannte Harvard-Epidemiologe Alexander Langmuir anläßlich der Hongkong-Pandemie. »Es scheint eine Periodizität zu geben, die mit dem Gleichgewicht von immunen und anfälligen Personen und mit den Mutationen des Virus in Zusammenhang stehen muß. In gewisser Weise ähneln Grippeprognosen Wettervorhersagen. Wie bei Wirbelstürmen kann man Pandemien erkennen, ihren wahrscheinlichen Verlauf vorhersagen und Warnungen herausgeben. Epidemien sind jedoch viel variabler, und das Beste, was man tun kann, ist eine Abschätzung der Wahrscheinlichkeit.«[14]

Dennoch glaubten die meisten Grippeexperten Anfang der siebziger Jahre, daß Grippeepidemien in vorhersagbaren Zyklen auftreten, bei denen die Typ-B- und Typ-A-Viren ihre Antigene in verschiedenen, aber relativ regelmäßigen Zeitabständen verändern. Das wurde am überzeugendsten von Kilbourne vertreten, der hervorhob, daß die großen Antigen-Veränderungen der zweiten Hälfte dieses Jahrhunderts in Zyklen von jeweils zehn Jahren aufgetreten waren: 1947 (H1N1), 1957 (H2N2) und 1968 (H3N2).[15]

Im Februar 1976 verfaßte Kilbourne eine sehr persönliche Stellungnahme für die *New York Times*, in der er vorhersagte, daß eine große Pandemie unmittelbar bevorstünde. Er gründete diese Ansicht auf der Zyklustheorie der Grippezyklen und warnte, daß »all jene, die für die öffentliche Gesundheit verantwortlich sind, am besten ohne weiteres Zögern eine bevorstehende natürliche Katastrophe einplanen«.[16]

Obwohl Kilbourne damit die vorherrschende Meinung der Grippeexperten jener Zeit vertrat, gab es Dissidenten, die der Überzeugung waren, daß Grippezyklen länger oder kürzer sein konnten, in ihrer Länge vom Subtyp abhingen oder völlig zufällig und unvorhersehbar verliefen. Mehrere Wissenschaftler vertraten die Ansicht, daß insbesondere Schweinestränge in Zyklen von 90 bis 100 Jahren auftraten, und sahen eine Wiederholung der Katastrophe von 1918/1919 für die neunziger Jahre voraus.[17] Bluttests von Amerikanern während der Hongkong-Grippepandemie von 1968 zeigten, daß alte Menschen, welche die Grippeepidemie von 1889 überlebt hatten, gegen den Strang von 1968 immun waren. Das schien, zumindest für diesen A-Strang, auf einen Zyklus von ungefähr 80 Jahren hinzudeuten.[18] Schließlich brachte der führende Grippeexperte von Australien, W. I. B. Beveridge, vor, daß die Grippe »ein kapriziöses Virus ist, über das man unmöglich Vorhersagen machen kann«. Beveridge fügte noch hinzu, eine langfristige Betrachtung der historischen Aufzeichnungen zeige, daß Pandemien der einen oder anderen Art in Intervallen von zehn bis 49 Jahren aufgetreten waren. Diese Spannbreite sei zu groß, um eine sichere Basis für die Prognose zukünftiger Ausbrüche darzustellen.[19]

Während sich die Grippe um Fort Dix herum ausbreitete, versammelte sich der Großteil der Grippeexperten dieser Welt anläßlich einer internationalen Grippekonferenz in Rougemont in der Schweiz.[20] Da die anwesenden Wissenschaftler von den Ereignissen, die sich in New Jersey abspielten, nicht die leiseste Ahnung hatten, widmeten sie ihre gesamte Energie vom 26. bis zum 28. Januar der Frage, wie die Menschheit auf eine Grippepandemie wie die von 1918 am besten reagieren sollte.

1947 hatte die Weltgesundheitsorganisation, kurz nach ihrer Gründung, ein Netzwerk von Laboratorien in der ganzen Welt aufgebaut, die gemeinsam an dem Bestreben arbeiteten, alle Veränderungen in Grippemustern zu überwachen. Als sich die Wissenschaftler 29 Jahre später in Rougemont trafen, gab es annähernd einhundert Laboratorien im Grippenetzwerk der WHO, welche die meisten wirtschaftlichen Grenzen der damaligen Zeit sowie die Grenzen des Kalten Krieges überschritten. Diese Laboratorien sammelten regelmäßig Grippeproben von menschlichen Grippeopfern und sporadisch von erkrankten Vögeln und krankem Vieh in der Hoffnung, gefährliche Strömungen in der Grippe zu entdecken, bevor sich Millionen von Menschen weltweit ansteckten.

Durch die Arbeit von Dr. Walter Dowdle von den CDC und Robert G. Webster vom St. Jude Children's Hospital in Memphis war den versammelten Wissenschaftlern klar, daß Enten und andere Wildvögel die Grippe auf ihren Migrationswegen um die Erde trugen und sie über ihre Fäkalien an andere Tiere weitergaben. Die Vogelfäkalien bildeten ein ideales ökologisches Umfeld für die Viren. Die Grippeviren konnten mehr als drei Tage im Freien überleben bzw. in dem Milieu des fäkalienkontaminierten Wassers.

»Es scheint, daß die Grippeviren ständig unter vielen Vogelspezies zirkulieren, ohne eine Panzootika zu verursachen (Epidemie über verschiedene Spezies hinweg). Dies deutet darauf hin, daß die Grippe eine natürliche Vogelinfektion ist, und das vielleicht schon seit Jahrtausenden«, erklärte Webster auf der Konferenz in Rougement.[21] »Die Schlußfolgerung ist einfach. Die Gene aller Grippeviren dieser Welt werden in der Wasservogelpopulation gespeichert, in Seemöwen und Enten, und werden regelmäßig, normalerweise nach einer Neugruppierung, an andere Spezies weitergegeben – darunter auch an den Menschen.«

Die Diskussion in Rougement über geeignete Schutzimpfungsstrategien war im Licht der kurz darauf folgenden Ereignisse vielleicht noch wichtiger. Es gestaltete sich eindeutig schwierig, freiwillige Mitarbeit bei Schutzimpfungskampagnen zu gewinnen. Zwischen 1968 und 1974 wurde das beste Ergebnis bei Grippeimmunisierungen in den Vereinigten Staaten während der Hongkong-Epidemie von 1968 erzielt; jedoch wurden trotz der Schwere der Epidemie nur 10,7 Prozent der Bevölkerung geimpft. 1974 fielen die Schutzimpfungsraten gegen die Grippe in Amerika auf acht Prozent der Gesamtbevölkerung und armselige 17,4 Prozent unter den älteren Mitbürgern, die als besondere Risikogruppe für die Grippe gelten. Sogar in Bundesstaaten wie Kalifornien, wo Grippeimpfungen für Bürger über 65 gratis angeboten wurden, verrottete im Jahr 1975 ein Großteil der Impfstoffvorräte in Lagerhäusern aufgrund eines Mangels an Ärzten und dem fehlenden öffentlichen Interesse an Schutzimpfungen. In Großbritannien unterstützten weniger als zwölf Prozent der Ärzte des National Health Service den Einsatz von Grippeschutzimpfungen für ihre älteren bzw. hospitalisierten Patienten. Am auffallendsten war, daß weniger als sechs Prozent der Londoner Krankenschwestern in den Jahren zwischen 1968 und 1975 damit einverstanden waren, sich selbst einer Schutzimpfung gegen die Grippe zu unterziehen.

Die Konferenz in Rougement kam zu dem Schluß, daß besondere Anstrengungen zur schnellen Auffindung des Virus unternommen werden müßten, sollte sich je eine größere Epidemie am Horizont abzeichnen, damit die großangelegte Herstellung eines Impfstoffs ermöglicht würde. Außergewöhnliche Schritte müßten ergriffen werden, um sich bei dieser Schutzimpfung die massive öffentliche Unterstützung zu sichern – angesichts von 80 Prozent älteren und gefährdeten Bürgern.

»Das wichtigste Ergebnis der nächsten Epidemie kann sehr wohl in der Lektion liegen, die sie uns bietet und die uns bei der Kontrolle sowohl der pandemischen als auch der epidemischen Grippe helfen kann«, erklärte Walter Dowdle auf der Rougement-Konferenz. Er hatte keine Ahnung, daß seine Worte sich bald als prophetisch erweisen würden. Zwei Wochen später zog die Ärzteschaft ernsthaft die Möglichkeit in Erwägung, daß es sich bei dem Fort-Dix-Virus um dasselbe Virus oder einen nahen Verwandten der Killermikrobe von 1918/1919 handelte, und die Ereignisse lösten eine politische Lawine aus. Die Bedrohung nahm mit jeder Woche zu, und die Wissenschaftler waren gezwungen, die Entscheidungsfindung den Politikern zu überlassen, welche die höchst hypothetische Basis aller Schweinegrippemutmaßungen immer weiter in den Hintergrund rückten. Während die ersten wissenschaftlichen und politischen Bekanntgaben sorgfältig auf die sondierende Basis solcher eisigen Vorhersagen hinwiesen, berichteten offizielle Regierungsprognosen nur von Sicherheiten und Absoluta. Dieser Gegensatz zwischen einem sehr zögerlichen hypothetischen Ausblick in der unmittelbaren Folge des Todes von Soldat Lewis und der bundesweiten Mobilisierung Wochen später war so auffallend, daß Dr. Joseph Califano ein Jahr später bei seinem Amtsantritt als Gesundheitsminister unter der neuen Regierung Carter eine Untersuchung in Auftrag gab. Zwei Analytikern der Harvard University wurde eine einfache Frage gestellt, die sie im Winter 1977 beantworten sollten: »Was ist schiefgelaufen?« Richard E. Neustadt hatte unter der demokratischen Regierung von Truman, Kennedy und Johnson der Regierung gedient und gehörte während der Schweinegrippeaffäre zur Fakultät der John F. Kennedy School of Government in Harvard. Dr. Harvey Fineberg trug gleich zwei Hüte: Er besaß sowohl in Medizin wie auch in Jura einen akademischen Grad. Gemeinsam prüften sie 1977 die Ereignisse des vorangegangenen Jahres und versuchten, genau festzuhalten, wann und warum die Ärzteschaft anfing, Skepsis zu zeigen und sich in waghalsige Vermutungen über die Schweinegrippe treiben zu lassen.

»Aus einem einzigen Fall – dem von Soldat Lewis – konnte man gar nichts lernen«, meinte Fineberg siebzehn Jahre später als Dekan der Harvard School of Public Health. »Erst in der großen Stille danach waren genauere Informationen zu erlangen.« Er stellte fest, daß das gesamte Gesundheitswesen im Winter 1976 den Atem angehalten und auf Zeichen einer Ausbreitung der Schweinegrippe gewartet hatte. Diese Zeichen tauchten niemals auf.

»Das Problem war nicht die Überinterpretation der frühen Fälle [in

Fort Dix], sondern die nachfolgenden Äußerungen des Zweifels« an der Möglichkeit einer Verwirklichung des Worst-case-Szenarios, sagte Fineberg. »Meine persönliche Meinung ist, daß es in solchen Fällen oft schwer ist, die Wahrscheinlichkeit von den Folgen zu trennen. In diesem Fall erschienen die Folgen, falls man sich über die Epidemie geirrt hätte, in den Köpfen der Menschen so verheerend, daß es nicht möglich war, sich auf die Frage der Wahrscheinlichkeit richtig zu konzentrieren. Niemand konnte damals oder kann heute die Wahrscheinlichkeit wirklich abschätzen. Unter solchen Umständen liegt die Herausforderung in der Fähigkeit, die Dinge zu unterscheiden, damit man vernünftig darüber sprechen kann. 1976 waren einige Politiker von den möglichen Konsequenzen eines Irrtums einfach überwältigt. Und auf einer höheren Ebene [in der Regierung Ford] wurden die beiden – Wahrscheinlichkeit und Konsequenzen – miteinander vermischt.«

Osborn, die für ihre offene und häufig eloquente Ausdrucksweise bekannt war, teilte diese Sicht 1976 nicht, auch nicht fast zwanzig Jahre später. Sie erzählte ihren FDA-Beraterkollegen, daß es nach den ersten Grippeausbrüchen von 1918 von Frühling bis Sommer eine lange Stille gegeben hatte – eine Stille, der im September die größte Pandemie des frühen 20. Jahrhunderts folgte.

»Die Entscheidung, nichts zu tun, die Entscheidung, eine Pause einzulegen, weil ja auch das Virus eine Pause machte, wäre vollkommen unverantwortlich gewesen«, äußerte Osborn in langen Konferenzschaltungen mit Wissenschaftskollegen.

Aus seiner Sicht als Direktor der CDC sah David Sencer 1976 ebenfalls ein anderes Bild – das sich zwei Jahrzehnte später immer noch von dem Neustadt/Fineberg-Bericht unterschied. Jovial, zurückhaltend und von den meisten CDC-Angestellten während seiner Amtszeit (1966–1977) wohlgelitten, handelte Sencer aus der Überzeugung heraus, es in Fort Dix eindeutig mit Fällen von Schweinegrippe zu tun zu haben, die von Soldat zu Soldat übertragen wurden.[22]

»Die Art der Übertragung ist der Schlüssel«, ließ er die Belegschaft wissen.

Dr. Walter Dowdle, ein sanfter Grippevirologe, der die Welt auf ernste und vorsichtige Weise betrachtete, rief Sencer am ersten Dienstag im Februar spätabends an, um ihm mitzuteilen, daß der Direktor des staatlichen Labors von New Jersey angerufen hatte und behauptete, fünf Fälle der Schweinegrippe entdeckt zu haben. Dowdle schwenkte bei den CDC nur selten die rote Alarmflagge. 48 Stunden später wußte Dowdle Sencer jedoch zu berichten, daß CDC-Wissenschaftler die Schweinegrippefälle bestätigt hatten. Sencer berief sofort ein Treffen der wichtigsten Regierungswissenschaftler aus dem ganzen Land ein, und am Samstag morgen stellte Dowdle in Atlanta die Fort-Dix-Fallberichte vor.

Dowdle legte sorgfältig dar, was geschehen war, und ließ bis zuletzt offen, ob Soldat Lewis an einem Virus gestorben war, der mit dem Schweinestrang von Shope kreuzreagierte. Als Dowdle seinen Bericht mit den Worten »Bei den Isolaten handelte es sich um Schweine« schloß, sackte General Phillip Russels Unterkiefer herunter, und der große, muskulöse Armeearzt beugte sich abrupt nach vorn. Als Leiter der gesamten medizinischen Militärforschung der amerikanischen Streitkräfte trug Russell die Verantwortung für sämtliche Entscheidungen, die Schutzimpfungen von Angehörigen des Militärs betrafen. Er war mit der Geschichte der Epidemie von 1918/1919 vertraut und mit ihrer rasch grassierenden Ausbreitung unter den Soldaten des Ersten Weltkriegs. Russell hatte in dieser Angelegenheit keine Wahl: Die Vereinigten Staaten mußten umgehend eine Schweinegrippeschutzimpfungskampagne initiieren.

Sencer stimmte aus ganzem Herzen zu. Es sei keine Frage der Wahrscheinlichkeit, meinte er, sondern der Krankheitsvorbeugung. Selbst wenn die Wahrscheinlichkeit, daß der Virustyp von 1918/1919 im Herbst 1976 wieder auftauchte, unermeßlich klein war, meinte Sencer, wäre es falsch, nichts zu unternehmen, um das zu verhindern.

»Wir haben die Technologie, wir haben den Beweis der Übertragung«, legte er vor der Gruppe dar. »Es wäre unverantwortlich, jetzt keinen Impfstoff zu entwickeln.«

In ihrer ersten offiziellen Verlautbarung wählten die CDC ihre Worte mit großer Sorgfalt angesichts der Vieldeutigkeit und Zögerlichkeit, die der Interpretation der Fort-Dix-Fälle inhärent waren. Nach stundenlangen Sitzungen mit hohen Beamten der CDC und des Gesundheitsministeriums aus Washington gab die Organisation am 14. Februar den ersten Schweinegrippebericht in ihrer regelmäßig erscheinenden wöchentlichen Veröffentlichung heraus.[23] Man erklärte, daß im vorigen Monat ein kleiner Grippeausbruch in Fort Dix aufgetreten sei, bei dem es einen Todesfall gegeben habe. Elf Blutproben wurden getestet, sieben wiesen auf den relativ harmlosen A/Victoria-Strang; vier ergaben einen A/H1N1-Strang, »ähnlich dem der Schweinegrippe«.

Der Report merkte auch an: »Antikörperprävalenzuntersuchungen beweisen, daß in den letzten Jahren [seit 1970] gelegentliche Infektionen mit dem Schweinegrippevirus unter Menschen aufgetreten sein können, die häufig Kontakt zu Schweinen haben.«

1974 starb ein 16jähriger Junge aus Minnesota, der an Lymphogranulomatose (einer Art Blutkrebs, der zu einer gravierenden Immunschwäche führt) litt – einer Erkrankung, bei der es sich durchaus um Schweinegrippe handeln konnte. Ein Jahr später zog sich ein ansonsten gesunder achtjähriger Junge aus Wisconsin die Krankheit zu, überlebte jedoch dank der Produktion von Antikörpern in seinem Körper, die mit Shopes Schweinegrippevirus aus den dreißiger Jahren kreuzreagierten. Beide Jungen lebten in landwirtschaftlichen Betrieben und hatten Umgang mit Schweinen. Wichtiger noch, in beiden Fällen übertrug sich die Infektion nie auf Klassenkameraden, und obwohl ein Großteil der nächsten Familienangehörigen des Jungen aus Wisconsin bei Untersuchungen Antikörper-positiv testete, erkrankte keiner an der Grippe.

Im Februar räumte die Organisation bereitwillig ein, daß es durchaus eine niedrige Rate an Schweinegrippeinfektionen unter Menschen geben könnte, die mit Hausschweinen lebten, und daß das Vorhandensein von Antikörpern gegen Schweineantigene nicht an sich schon indizierte, daß eine bestimmte tödliche oder leicht übertragbare Form der Grippe in Amerika zugange sei.

Viele Jahre später erstellte die CDC-Grippeexpertin Nancy Cox, die an den Ereignissen von 1976 nicht direkt beteiligt gewesen war, eine Zusammenfassung. Eine Reihe von Beweisen lasse erkennen, daß Menschen, die mit Haustieren lebten und arbeiteten, regelmäßig den Viren, die diese Tiere beherbergten, ausgesetzt waren, einschließlich Strängen der Schweinegrippe. Die große Pandemie von 1889 beispielsweise begann Anfang der achtziger Jahre des vorigen Jahrhunderts als »Husten«-Epidemie unter europäischen Pferden (wahrscheinlich in Rußland). Annähernd 90 Jahre später erwies sich die Hongkong-Grippe von 1968 ebenfalls als fähig, in Experimenten an Pferden »Husten« hervorzurufen.

Cox erklärte später, daß Schweinegrippen besonders beunruhigend seien, weil Schweine in höchstem Maße freizügige Wirte seien und Grippeformen einer großen Bandbreite von Tieren, Vögeln und Menschen beherbergen konnten. Im Schwein teilen verschiedene Grippestränge ihre Gene und rekombinieren sich neu, was zu großen Antigenveränderungen führt.

»In der Rückschau erkennen wir, daß die Schweinegrippefälle auf Bauernhöfen im Jahr 1976 getrennte und isolierte Vorfälle waren und mit dem, was in Fort Dix geschah, nichts zu tun hatten«, erklärte Cox.

Eine Woche nach der ersten Veröffentlichung der CDC im Jahr 1976 gab die Organisation die Entdeckung bekannt, nach der sechs weitere

Soldaten aus Fort Dix mit der Schweinegrippe infiziert waren. Die Gesamtzahl betrug nun zehn Personen (einschließlich des verstorbenen Lewis). Die restliche Epidemie auf der Militärbasis schien das Ergebnis der A/Victoria-Grippe. Es wurde noch ein weiterer landwirtschaftlicher Schweinegrippefall gemeldet, bei dem es sich um einen jungen Mann aus Mississippi handelte, der ebenfalls an Lymphogranulomatose litt und in einer Schweineschlachterei arbeitete.[24]

Großangelegte Bluttests in Fort Dix zeigten bald eine Gesamtzahl von 273 Personen, die Schweinegrippeantikörper besaßen, von denen wiederum 13 auch tatsächlich an der Grippe erkrankten. Unklar war – und blieb es auch in den nachfolgenden CDC-Veröffentlichungen –, wie viele der an Grippe erkrankten Soldaten außerdem noch mit A/New Jersey/76 und A/Victoria/75 infiziert waren. Sogar dreißig Jahre später verfügt die Menschheit über keine Technologie, die klären könnte, welcher Strang für den Ausbruch der Krankheit in einem koinfizierten Patienten verantwortlich ist, obwohl man im allgemeinen davon ausgeht, daß der am stärksten vertretene Strang der pathogene Schuldige ist.

Die CDC befragten die Rekruten von Fort Dix, um herauszufinden, wer in direktem Kontakt mit Schweinen gestanden hatte. Sie fanden 22 Männer, die mit Schweinen zu tun gehabt hatten und Antikörper gegen die Schweinegrippe von Shope besaßen. Die Ermittlungsbeamten testeten daraufhin die Familien dieser 22 Soldaten: Eine Familie erwies sich als antikörperpositiv. Vier von elf Mitgliedern dieser Familie testeten positiv, niemand war erkrankt. Es handelte sich nicht um Farmer, und die der Grippe ausgesetzten Angehörigen waren alle unter 25 Jahre alt. Als 200 Klassenkameraden der Kinder getestet wurden, konnte man keine weitere Ausbreitung der offensichtlichen Infektion feststellen.

Politische Entscheidungen und Handlungen überstürzten sich, obwohl die Untersuchungen in Fort Dix noch lange nicht abgeschlossen waren. Ermittlungsbeamte der Armee und der CDC verbrachten noch einige Wochen damit, die Basis nach Hinweisen auf den Ursprung und die Ausbreitung dieser offensichtlichen Schweinegrippe zu durchkämmen, und kamen letztendlich zu dem Schluß, daß sich nur 155 Rekruten definitiv mit dem Virus infiziert hatten. Weitere 300 Soldaten von Fort Dix hatten sich mit dem A/Victoria/75-Strang infiziert.

Was noch wichtiger war, die Ermittlungsbeamten gelangten zu dem Ergebnis, daß die einzige Zeit und der einzige Ort, den alle mit der Schweinegrippe infizierten Soldaten vor ihrer Erkrankung geteilt hatten, der Anmeldebereich von Fort Dix war. Die Mini-Epidemie hatte, so folgerten sie, irgendwann in der ersten bzw. zweiten Januar-Woche begonnen, als nach den Weihnachtsferien Hunderte neuer Rekruten in die Basis aufgenommen und der Grundausbildung zugewiesen wurden. Im Anmeldebereich erhielten die neuen Rekruten eine ärztliche Untersuchung, Schutzimpfungen und erste militärische Anweisungen.

Der erste der neuen Rekruten, bei dem später eine Schweinegrippeinfektion nachgewiesen werden konnte, kam am 5. Januar im Anmeldebereich an. Er wurde nur als V4 ausgewiesen und klagte am 28. Januar über Beschwerden.

Soldat Lewis durchlief den Anmeldebereich am folgenden Tag. Alle Fälle der Schweinegrippe in Fort Dix traten zwischen dem 12. Januar und dem 8. Februar auf – zu der Zeit, als im Anmeldebereich der größte Andrang herrschte. Die Infektionsinkubationen traten wahrscheinlich Anfang Januar im Anmeldebereich und die ersten Grippefälle zwei bis drei Wochen später auf.

Der einzige andere mögliche gemeinsame Infektionsherd für die 13 Soldaten mit der Schweinegrippe war die medizinische Versorgung der Basis. Alle Männer hatten die Krankenstation wegen diverser gesundheitlicher Probleme aufgesucht, bevor sie an der Grippe erkrankt waren. Unter General Russells persönlichem Kommando suchten Armee-Angehörige sowohl im Anmeldebereich als auch in der Krankenstation nach einer Quelle viraler Verseuchung: Man fand nichts. Es ist jedoch wenig wahrscheinlich, daß Wochen nach den Ereignissen noch irgendein Nachweis viraler Verseuchung an Ausrüstungsgegenständen oder medizinischen Instrumenten zu finden war und auf seine Entdeckung wartete. Daher blieb auch weiterhin die Möglichkeit bestehen, daß der amerikanische Schweinegrippeausbruch von 1976 iatrogen war.

Mitte März nahmen weltweit Grippefälle aller Typen stark ab, selbst in Fort Dix. Der Leiter der CDC-Virusabteilung Dr. Walter Dowdle sagte: »Die Grippe ist in den Vereinigten Staaten signifikant zurückgegangen, und es gibt keinen Beweis mehr für landesweite epidemische Aktivitäten.«[25]

»Anfang März«, schrieb Dowdle sechs Jahre später, »war das einzige Anzeichen einer Schweinegrippeepidemie *auf der Welt* [die Hervorhebung stammt vom Autor] in Fort Dix. Aber die Möglichkeit eines künftigen Schweinegrippeausbruchs konnte nicht von der Hand gewiesen werden. Was nicht von der Hand gewiesen werden kann, muß in Betracht gezogen werden. Die meisten Wissenschaftler waren sich der professionellen Risiken bewußt, die ihnen drohten, wenn sie ein landesweites Immunisierungsprogramm ins Leben riefen und das Virus dann nicht auftauchte. Die meisten waren sich jedoch gleichermaßen ihrer Verantwortung für die Sicherheit der Öffentlichkeit im Falle einer Epidemie bewußt. Es mußte etwas getan werden.«[26]

Am 13. März schloß CDC-Direktor David Sencer ein spezielles Memorandum für seine Vorgesetzten in Washington ab, in dem er in allen Einzelheiten die Hinweise auf einen Schweinegrippeausbruch aufführte und für die Entwicklung und Verteilung von Impfstoffen 134 Millionen Dollar vom Kongreß forderte. In weniger als einer Woche hatte sich das Gerücht von der Schweinegrippe auf dem Capitol Hill verbreitet. Am 18. März war Sencers Memo vom stellvertretenden Gesundheitsminister Dr. Theodore Cooper unterschrieben worden und harrte auf dem Schreibtisch des Gesundheitsministers F. David Mathews auf dessen Aufmerksamkeit.

In dem Memo wurden die folgenden Punkte als Tatsachen, nicht als hypothetische Annahmen unter der Überschrift »Fakten« aufgeführt: Das Virus, das in Fort Dix gefunden wurde, ist »antigenisch verwandt mit dem Grippevirus, das die Ursache der Pandemie von 1918/1919 war und 450000 Amerikaner das Leben kostete«; jeder Amerikaner unter fünfzig Jahren »ist wahrscheinlich anfällig für diesen neuen Strang«; schwere Grippeepidemien »treten ungefähr in zehnjährigen Intervallen auf«.

Nachdem Sencer vier verschiedene Vorschläge für Aktionspläne unterbreitet hatte, empfahl er in seinem Memo eine von der Regierung finanziell unterstützte Massenschutzimpfung, die von den örtlichen Behörden durchgeführt und auf der höchstmöglichen Ebene öffentlich unterstützt werden sollte.

Innerhalb von zwei Wochen raste die von Sencer ausgelöste Lawine einen steilen Hang hinunter und gewann dabei an Größe. Die meisten Abteilungen der Bundesregierung, von den Kongreßberatern bis hin zum Büro für Management und Budget im Weißen Haus, unterschrieben das Memo.

Am 24. März versammelte sich eine außergewöhnliche Gruppe von Wissenschaftlern auf Wunsch von Präsident Ford im Weißen Haus. Edwin Kilbourne, die Erfinder der Polioschutzimpfung, Jonas Salk und Albert Sabin und eine Reihe von Forschern der CDC und anderer Bundesorgane wurden von Ford geradeheraus gefragt: »Sind Sie ebenfalls der Ansicht, daß die Nation einer Schweinegrippeepidemie gegenübersteht und eine Massenschutzimpfung nötig ist?«

In dem Raum gab es keinen Widerspruch.

In dieser Nacht sprach Präsident Ford bei einer vom Fernsehen übertragenen Pressekonferenz zur Nation, an seiner Seite die Abgötter der Immunisierung, Sabin und Salk.

»Ich komme gerade von einer Sitzung über ein Thema von größter Bedeutung für alle Amerikaner«, sagte der Präsident. »Man hat mich informiert, daß die reale Möglichkeit einer Epidemie dieser gefährlichen Krankheit im nächsten Herbst und Winter hier in den Vereinigten Staaten besteht, wenn wir nicht geeignete Gegenmaßnahmen ergreifen... Ich werde daher den Kongreß bitten, noch vor der Sitzungspause im April 135 Millionen Dollar für die Herstellung einer ausreichenden Menge an Impfstoffen zu genehmigen, um jeden Mann, jede Frau und jedes Kind in den Vereinigten Staaten zu impfen.«

Der Kongreß hatte keine andere Wahl, als den Präsidenten zu unterstützen. Die Politiker fürchteten allesamt, für eine gewaltige Anzahl von Todesfällen aufgrund der Grippe verantwortlich zu sein, falls sie sich weigerten. Der ehemalige Mitarbeiter von Senator Edward Kennedy, Arthur Silverstein, sagte, es »gab ein fast unziemliches Rennen« auf Capitol Hill, um der Bitte des Präsidenten um 135 Millionen Dollar für Schutzimpfungen zu entsprechen. Senator Kennedy meinte: »Nichts ist furchterregender für eine Gesellschaft als eine Epidemie.« Er warf sein liberales Gewicht in die Waagschale und unterstützte die Bitte des republikanischen Präsidenten.

Nur zwei Kongreßmitglieder kritisierten das Programm in scharfer Form. Der kalifornische Kongreßabgeordnete der demokratischen Partei, Henry Waxman, und sein Kollege Andrew Maguire aus New Jersey bezeichneten das Programm als »Nepp«, der den Impfstoffherstellern Profite garantieren solle. Der Verbraucherschützer Ralph Nader beschuldigte das Gesundheitsministerium, falschen Alarm ausgelöst und die Gelder der Steuerzahler verschwendet zu haben

Einige Kongreßabgeordnete, die Fords Lage erkannten, beschlossen, die absolute Unterstützung der Grippekampagne durch den Präsidenten auszunutzen, indem sie dem Immunisierungsgesetz eine lange Liste von liberalen Zusätzen hinzufügten und das Gesetz, von dem sie wußten, daß Ford dagegen kein Veto einlegen konnte, um 1,8 Milliarden Dollar aufstockten.

Osborn verfolgte die Pressekonferenz von Präsident Ford währenddessen im Fernsehen und war erbost. Da ihre Zwillingstöchter erst sieben Jahre alt waren, mußte sie gezwungenermaßen per Telefon von Madison in Wisconsin aus arbeiten, anstatt direkt an der Konferenz in Washington teilzunehmen. Osborn konnte nicht glauben, daß der nüchterne, vorsichtige Ansatz, dem all ihre Kollegen bislang zu folgen versuchten, plötzlich zur Seite geschoben werden sollte.

»Jeder weiß doch, daß Salk und Sabin, die beiden berühmtesten Impfstoffexperten der Welt, sich nicht ausstehen können«, erzählte Osborn einem Kollegen bei der FDA, den sie in dieser Nacht telefonisch erreichte. »Keiner von beiden war an dieser Sache auf irgendeine Weise beteiligt. Wenn man sie mit dem Präsidenten auf diese Weise zusammenbringt, kann das nur eine Katastrophe bedeuten.«

Jahre später waren sich sowohl Osborn als auch Sencer einig, daß Fords Pressekonferenz vom 24. März den Wendepunkt markierte, der die vernünftigen Skeptiker zum Schweigen brachte und die Politiker auf den Fahrersitz der Schweinegrippe katapultierte.

Die Unterstützung in Washington wurde immer größer. Da spielten die Pharmabetriebe ihre Trumpfkarte aus und erzählten Präsident Ford direkt, daß ihre Versicherungsträger derart übereilt produzierte Impfstoffe nicht absichern würden. Wenn die Regierung nicht für alle denkbaren Nebenwirkungen des Impfstoffes die Verantwortung übernahm, würden sich die Pharmaunternehmen außerstande sehen, an diesem 135-Millionen-Dollar-Projekt mitzuarbeiten. Lange bevor der Kongreß zustimmte, der Präsident das Bundesgesetz 94–266 unterschrieb und der Grippekampagne Gelder genehmigte, ging schon das Gerücht, daß die Endabrechnung die geforderte Summe um einige Millionen Dollar übersteigen würde. Einige liberale Abgeordnete des Repräsentantenhauses beschuldigten die Pharmaindustrie, die sich weigerte, für die Qualität des Impfstoffes auch nur die geringste Verantwortung zu übernehmen, des Versuchs, nichts weiter als eine Masche abzuziehen und die Steuerzahler um mehrere hundert Millionen Dollar zu melken.

Am 15. April 1976 wurde PL 94-266 jedoch von Präsident Ford in einer vom Fernsehen übertragenen Zeremonie unterzeichnet. Als er seine Unterschrift unter das Gesetz setzte, ließ Ford jeglichen Anflug von Zweifel oder Mutmaßung fallen und äußerte, daß das Fort-Dix-Virus »die Ursache der Pandemie von 1918 und 1919 *war*, die zu über einer halben Million Todesfällen in den Vereinigten Staaten führte«.

Obwohl in den folgenden Monaten Gegenstimmen und Diskussionen in politischen und wissenschaftlichen Kreisen zunahmen, sprachen ein scheinbar kompromißloses Weißes Haus und das öffentliche Gesundheitswesen mit immer größerer Sicherheit von der Wahrscheinlichkeit einer Katastrophe, und jeder Ansatz von Theorien und Mutmaßungen verschwand aus öffentlichen Verlautbarungen. Wut baute sich auf im Frühsommer in Reaktion auf die beharrliche Weigerung der Pharmaindustrie, einen Impfstoff herzustellen, bevor nicht die Bundesregierung sich bereit erklärte, die gesamte Haftung zu übernehmen. Einige Politiker beschuldigten die Industrie, allen Anschein öffentlicher Verantwortung von sich zu werfen, während Firmenvertreter die Kongreßabgeordneten daran erinnerten, daß sie in einem harten, wettbewerbsintensiven freien Markt arbeiten, bei dem Profite (oder zumindest Kostendeckung) überlebenswichtig waren.

Mit einer ganzen Menge mehr Meinungsverschiedenheiten als beim Inkrafttreten von PL 94-266 beschloß der Kongreß schließlich ein Gesetz, das den Herstellern offiziell die Haftung für Schweinegrippeimpfstoffe abnahm und die gesamte rechtliche Schuldhaftigkeit auf die Schultern der amerikanischen Steuerzahler legte. Es wurde am 12. August unterzeichnet, erhielt den Namen *National Swine Flu Immunization Program of 1976* (PL 94–380) und sollte am 1. Oktober in Kraft treten, am selben Tag, für den die CDC den Beginn des nationalen Grippeschutzimpfungsprogramms geplant hatten.

Amerika war daraufhin unwiderruflich in der Pflicht.

Der Sprung von dem Gesetz im April bis zu dem von der Regierung ausgestellten Blankoscheck im August wäre nie geschehen, hätte es im Juli nicht eine einzigartige und völlig unerwartete Reihe von Ereignissen gegeben. Während des Frühlings und im Frühsommer 1976 baute sich gegen die Vorstellung einer Massenepidemie sowohl in wissenschaftlichen wie in politischen Kreisen eine starke Opposition auf.

Mehrere führende Ärzte, insbesondere der Verbraucheranwalt Sidney Wolfe, protestierten lautstark gegen die düsteren Prognosen der Regierung von einer Million toten Amerikanern. Die CDC hätten diese Zahl auf der Basis von 500 000 Toten in den Jahren 1918/1919 berechnet, sie mit dem zwischenzeitlichen Anstieg der amerikanischen Bevölkerung multipliziert und andere Faktoren mit eingerechnet, wie Flugreisen und Verstädterung, die man für Beschleunigungsfaktoren einer durch die Luft übertragenen Mikrobe hielt. Die andersdenkenden Ärzte griffen diese Hochrechnung vehement an. Sie gingen davon aus, daß die medizinische Wissenschaft enorm fortgeschritten sei in ihrer Fähigkeit, Grippe zu diagnostizieren und zu behandeln. Es sei selbst bei einem supervirulenten Strang höchst unwahrscheinlich, daß er im Jahr 1976 noch 21 Millionen Menschen weltweit töten könne. Schließlich, so fügten sie noch hinzu, stammen die meisten durch Grippe verursachten Todesfälle nicht von dem Virus selbst, sondern sekundär von bakteriellen Infektionen, welche die geschwächte Immunverteidigung der grippeinfizierten Lungen ausnutzten. Bakterielle Lungenentzündung konnte 1976 mit einer Reihe von leicht zur Verfügung stehenden Antibiotika mühelos behandelt werden. Obwohl die CDC darauf bestanden (und annähernd 20 Jahre später immer noch darauf bestehen), daß das Virus von 1918/

1919 eine beträchtliche Anzahl von Menschen direkt tötete, ohne sekundäre bakterielle Infektionen, behaupteten viele Ärzte nachdrücklich, daß einige, vielleicht die meisten der Lungenblutungen und tödlichen Herzinfarkte, die 1918 gemeldet wurden, 1976 auf Intensivstationen behandelt werden könnten.

Es wuchs auch die Skepsis gegenüber der grundlegenden Annahme, daß der Fort-Dix-Strang der tödlichen Schweinegrippe von 1918/1919 ähnelte. Es gab keinen Beweis einer Massenausbreitung, und Sanitätsoffizier Bartley aus Fort Dix äußerte gegenüber Philip Boffey von der Zeitschrift *Science*, daß Soldat Lewis noch leben könnte, wenn er sich nicht an diesem langen Marsch mitten im Winter beteiligt hätte. Einige Armeeärzte erzählten ihren zivilen Kollegen insgeheim, es sei möglich, daß sogar die gefürchtete Virulenz des Strangs von 1918/1919 eher eine Frage der Umweltbedingungen als eine genetische Frage gewesen sei. Anstatt die rasche Ausbreitung und die schnellen Todesfälle einem einzigartigen Charakteristikum des Virus zuzuschreiben, bestanden diese Forscher unaufdringlich darauf, daß die Kriegsbedingungen in den Schützengräben des Ersten Weltkriegs – die entsetzliche Überbelegung der Militärlager und der Transport Hunderttausender von Truppen in wie Sardinendosen gefüllten Schiffen, U-Booten und Eisenbahnwaggons in aller Welt – entscheidend zur Verbreitung der Krankheit beitragen hatten.

Dr. E. Russell Alexander, Leiter der Fakultät für öffentliches Gesundheitswesen an der University of Washington, gehörte im Grippe-Beraterstab der CDC zu den Andersdenkenden. Von Anfang an hatte er empfohlen, die Regierung solle keine Massenimmunisierungskampagne durchführen, sondern vielmehr Impfstoffe für einen eventuellen Einsatz bei Auftauchen einer Epidemie lagern. Als im Laufe der Monate keine weiteren Fälle auftraten, bekannten sich immer weitere Kreise zu Alexanders Einstellung.

Zum einen sahen sich die CDC in den Vereinigten Staaten Hindernissen aufgrund von Kontroversen gegenüber, und zum anderen wurde ihre Fähigkeit, ihre Gesprächspartner im öffentlichen Gesundheitswesen anderer Länder zu gewinnen, durch starke wissenschaftliche Zweifel blokkiert. Obwohl die Weltgesundheitsorganisation einer globalen Schweinegrippekampagne bei einem Sondertreffen, das am 7. und 8. April in Genf abgehalten wurde, offiziell ihre Unterstützung gewährte, war diese Unterstützung doch gedämpft und reichte für großangelegte Impfkampagnen nicht aus. Statt dessen schlug die WHO den nationalen Gesundheitsministerien in aller Welt vor, aufmerksam auf ungewöhnliche Grippeausbrüche zu achten, der Liste von Immunisierungen, die älteren Bürgern in den reichen Nationen angeboten wurden, Schweinegrippeimpfstoffe hinzuzufügen und umfangreiche Vorräte des Impfstoffes zu lagern, sobald er verfügbar war. Es schien, daß Russell Alexanders Einstellung außerhalb der Vereinigten Staaten an Rückhalt gewann. Mit Ausnahme von Kanada – dort herrschten immer noch die Argumente der CDC vor.

Am 3. Juli veröffentlichte das renommierte britische Medizinfachblatt *The Lancet* drei Artikel, in denen die amerikanische Kampagne kritisiert wurde. Im ersten Artikel verglichen Mediziner des englischen Harvard Hospital in Salisbury den A/New Jersey-Grippestrang mit zwei anderen Abarten, die in amerikanischen Schweinen gefunden worden waren, sowie mit einem Strang, der damals in England üblich war. Sechs menschlichen Freiwilligen wurden Virusproben injiziert. Die Forscher kamen zu dem Schluß, daß das Fort-Dix-Virus »in seiner Virulenz für den Menschen offensichtlich zwischen einem menschlichen Virus und einem Schweinevirus liegt... Die Schlußfolgerung lautet daher, daß A/NJ/8/76 in seiner gegenwärtigen Form im Menschen weniger virulent ist als bestehende menschliche Grippeviren des Typs A, jedoch ein gut Teil infektiöser und virulenter als zwei Schweinepathogene... die zuvor getestet worden sind.«[27]

In einer begleitenden Abhandlung argumentierte Professor Charles Stuart-Harris von der medizinischen Fakultät der University of Sheffield, daß es »Zeit ist für eine fortgesetzte Neueinschätzung aller Möglichkeiten, nicht für eine Veränderung der Taktik«. Es sei einfach nicht die Zeit für eine Massenimmunisierungskampagne, meinte er, obwohl es klug wäre, den Impfstoff zu horten – für den Fall der Fälle.

Wie eine Gruppe andersdenkender amerikanischer Kollegen schon zuvor geäußert hatte, bestand auch Stuart-Harris darauf, daß es unklug sei, die Pandemie von 1918 mit irgendeinem 1976 möglichen Ausbruch zu vergleichen. Das derzeitige Virus sei einfach nicht so virulent, meinte er, und nirgendwo seien menschliche Lebensbedingungen so ernst wie jene auf den Schlachtfeldern des Ersten Weltkriegs.[28]

Schließlich fegten die Herausgeber von Englands führendem medizinischem Fachblatt die Gefahren, insbesondere des Fort-Dix-Strangs, zur Seite, wenn auch nicht die Gefahren der Grippe im allgemeinen, und kamen, Übles ahnend, zu dem Schluß, daß »die ganze Übung eine wertvolles Training sein würde, falls eines Tages ein wirklich neues Grippevirus A auftauchen sollte«.[29]

In den Monaten Mai, Juni und Anfang Juli konzentrierten sich die

Argumente amerikanischer Regierungskreise nicht darauf, ob man impfen solle oder nicht, sondern auf die Aufgabe, 200 Millionen Einheiten – allein für Amerika – herzustellen und die örtlichen Gesundheitsämter sowie die Öffentlichkeit noch vor dem Herbst zu mobilisieren. Trotz beträchtlicher Schwierigkeiten stimmten am 22. Juni die Schutzimpfungsberaterstäbe von CDC als auch FDA dafür, mit der Schweinegrippekampagne fortzufahren.

»Wir haben keine andere Wahl«, erzählte Osborn ihren Kollegen.

Aber die Pionierarbeiten bei der Schutzimpfung liefen keineswegs gut, und Albert Sabin hatte sich um 180 Grad gedreht und war zu einem lautstarken Gegner der Kampagne geworden. Keines der Produkte schien bei Kindern zu funktionieren; die Impfstoffe erwiesen sich bei jungen Erwachsenen als so schlecht, daß selbst einige Befürworter der Kampagne offen Zweifel äußerten, ob vor Herbstbeginn noch eine akzeptable Formel gefunden werden könne. Niemand war sich sicher, wieviel Grippe-Antigene bzw. menschliche Antikörper notwendig waren, um sich vor einem supervirulenten Virus zu schützen. Ein Unternehmen, Parke-Davis, stellte sogar zwei Millionen Schutzimpfungseinheiten gegen den falschen Grippestrang her.[30]

In der Zwischenzeit setzte die Pharmaceutical Manufacturers Association, die Vereinigung der Pharmaunternehmen, ihren Druck auf den Kongreß und das Weiße Haus fort. Sie drohten, den Impfstoff erst dann herzustellen, wenn sich etwas in der Haftungsfrage bewege. Der Kongreß schmetterte zwei Gesetze ab (HR105050 sowie S3785), die auf verschiedene Weise darauf abzielten, die Impfstoffhersteller von der Haftung zu befreien, indem sie die Last der Bundesregierung zuwiesen.

In dieser Angelegenheit wurde scharf debattiert – sowohl in Leitartikeln in Amerikas führenden Zeitungen als auch in den Hallen des amerikanischen Kongresses. Die Lobbyisten der Pharmaindustrie waren eindeutig besorgt, daß ihr Haftungsschutz zunichte gemacht würde.

Bis zum 2. August 1976.

An diesem Tag zierte Zeitungen in ganz Amerika die Schlagzeile, daß mehrere Männer aufgrund plötzlicher Atemwegserkrankungen gestorben waren, die sie sich offensichtlich während ihrer Anwesenheit auf der American Legion Convention in Philadelphia in der Woche vom 21. bis 24. Juli zugezogen hatten.

II

Nur wenige Gruppen in den Vereinigten Staaten nehmen den Patriotismus so ernst wie die American Legion (Frontkämpferbund der Kriegsveteranen), und anläßlich der Zweihundertjahrfeier des Landes war es mehr als angemessen, daß eine Organisation, die von Veteranen aus dem Zweiten Weltkrieg dominiert wurde, in Philadelphia, der Wiege der Unabhängigkeitserklärung und der Verfassung des Landes, tagte. Im Juli hielten mehrere hundert Mitglieder des Vereins aus Pennsylvania ein Treffen ab, saßen auf Banketten, tanzten und nippten Cocktails in vier Hotels in Philadelphia.

Der Alkohol floß in Strömen in den gastfreundlichen Suiten von dreizehn Kandidaten für Vereinsämter. Umgeben vom Flair des luxuriösen alten Bellevue-Stratford-Hotels wurden in diesen Suiten energisch Hände geschüttelt und kostenlose Drinks ausgeschenkt.

In der zweiten Nacht des Treffens erkrankten zwei Legionäre und zeigten Symptome wie Fieber, Muskelschmerzen und Lungenentzündung. Da es ältere Männer waren, erregten die ersten Fälle noch keinen Alarm.[31]

Innerhalb einer Woche jedoch war das Gesundheitsamt von Pennsylvania überschwemmt mit Berichten von akuten Lungenentzündungen und Todesfällen unter Menschen, die sich während der zweiten Julihälfte in Hotels in Philadelphia aufgehalten hatten. Man zählte schließlich 182 Fälle (78 Prozent davon Männer) und 29 Todesfälle. Nach Abschluß der Zählung stellte sich heraus, daß es sich in fast 82 Prozent der Fälle um Mitglieder der American Legion handelte.

Am 2. August, als etwa 150 Erkrankungen und 20 Todesfälle gemeldet worden waren, gaben die Gesundheitsbehörden von Pennsylvania eine Verlautbarung heraus, die sofort weltweit Schlagzeilen machte. Unter dem Medienspitznamen »Legionärskrankheit« führte die geheimnisvolle Epidemie aus Philadelphia zu einer Eskalation der Panik um die Schweinegrippe.

Die Nachricht traf den Kongreß und das Weiße Haus wie ein elektrischer Schlag, und der Schock veranlaßte die streitlustigen Politiker zu handeln. Verschiedene Gesetzesvorlagen, die den langanhaltenden Stillstand um die Impfstoffhaftung durchbrechen sollten, wurden eiligst vom Repräsentantenhaus und von Unterausschüssen des Senats ausgearbeitet und machten schnell ihren Weg zu voller legislativer Debatte und möglicher Verabschiedung. Aus Angst, die gefürchtete Schweinegrippeepidemie stehe vor der Tür, gingen die politischen Führer Amerikas mit untypischer Schnelligkeit vor.

Als Sencer am 5. August vor dem Unterausschuß für Gesundheit des Senates aussagte, war die Bühne bereitet für eine fast sofortige Genehmigung der Haftungsausschlußgesetzgebung.

Vor Stolz auf die schnelle Reaktion und die gründlichen Untersuchungen seiner CDC-Mannschaft konnte Sencer kaum an sich halten. Sein Büro hatte am Montag vom Ausbruch der Legionärskrankheit erfahren, und schon am Dienstag konnte die CDC-Belegschaft die Grippe als Ursache der mysteriösen Todesfälle definitiv ausschließen. Natürlich wußten sie nicht, *was* die Ursache der Erkrankungen in Philadelphia war. Sencer war erfreut, am Donnerstag – nur vier Tage nach Meldung des Ausbruchs – vor dem Kongreß aussagen zu können und die öffentlichen Ängste zu zerstreuen, es könne sich dabei um die gefürchtete Schweinegrippe handeln.

Der Kongreß war von dieser Neuigkeit keineswegs angetan. Verärgert kehrte er umgehend zu seiner vorherigen streitbaren Haltung zurück. Innerhalb weniger Minuten waren alle Hoffnungen auf eine zügige Verabschiedung des Impfstoffhaftungsgesetzes zerschmettert.

In der folgenden Nacht geriet Präsident Ford in Rage und erklärte sich »zutiefst entsetzt« über den Kongreßbeschluß. Er nahm kein Blatt vor den Mund und ließ die Politiker von Capitol Hill wissen, sie würden persönlich die Verantwortung für Millionen toter Amerikaner tragen, falls die Schweinegrippeepidemie auftreten sollte.

Der Kongreß gab klein bei.

Sechs Tage später unterzeichnete Präsident Ford das bundesweite Schweinegrippeimmunisierungsprogramm von 1976 (PL 94-380). Die Würfel waren gefallen.

In der weitschweifigen Sprache des Gesetzes lag der Keim für die Vernichtung des Schweinegrippeschutzimpfungsprogramms. Obwohl die Politiker, die Pharmaindustrie und die Versicherungsgesellschaften generell der Ansicht waren, das Gesetz würde meisterlich alle noch verbliebenen Hindernisse für die Massenimmunisierung ausschließen, schuf es in Wirklichkeit gefährliche neue Hürden. Wie sich in den kommenden Jahren zeigte, klangen die durch Gesetz 94-380 geschaffenen Probleme im öffentlichen Gesundheitswesen nicht nur in der Grippesaison von 1976/1977 gefährlich nach, sondern bei allen künftigen amerikanischen Impfkampagnen. In einem sehr realen Sinn gereichte die Impfkampagne von 1976 gegen die Schweinegrippe schließlich den Mikroben unseres Planeten zum Vorteil. In dem Gesetz hieß es:

»Die Vereinigten Staaten sind haftbar in bezug auf alle Ansprüche, die nach dem 30. September 1976 eingereicht werden aufgrund von Körperverletzung oder Todesfall nach der Verabreichung von Schweinegrippeimpfstoffen im Rahmen des Schweinegrippeprogramms und die auf eine Handlung bzw. Unterlassung eines Programmteilnehmers zurückzuführen sind, auf dieselbe Weise und in demselben Ausmaß, wie die Vereinigten Staaten bei jeder anderen gegen sie gerichteten Schadensklage haftbar sind.«[32]

Das Gesetz garantierte, daß die amerikanische Regierung in Zusammenhang mit Schweinegrippeschutzimpfungen finanzielle Schadensansprüche begleichen würde; es legte die Verteidigung in die Hände des Generalbundesanwalts; es verbot den Pharmaunternehmen, durch Schweinegrippeimpfstoffe »in größerem Umfang Gewinne« zu erzielen, und es ordnete an, daß jede einzelne Immunisierung von einer schriftlichen Einwilligungserklärung begleitet werden sollte, welche die Risiken und die Vorteile des Produkts »voll erklärt« und von den zu impfenden Personen unterschrieben werden mußte. Um die Impfstoffhersteller zu beruhigen, denen es gar nicht gefiel, keine Profite aus der Schweinegrippe ziehen zu dürfen, ließ das Gesetz einen »vernünftigen Gewinn« für A/Victoria-Grippeimpfstoffe zu – »vernünftig« wurde an keiner Stelle näher definiert. Am Ende spendeten die Pharmaunternehmen A/Victoria- und zweiwertige (A/Victoria plus A/New Jersey-)Impfstoffe der Bundesregierung, aus Sorge, der Kongreß könne zu einem späteren Zeitpunkt eine festumrissene Gewinnspannbreite definieren.

Das führte in den Vereinigten Staaten zu Präzedenzfällen. Obwohl Impfkampagnen vom Punkt des Kaufes bis zur Verteilung in den meisten Ländern der Welt vollständig in der Hand der Regierung lagen, war das in den Vereinigten Staaten eine Rarität. Die Amerikaner wurden normalerweise von ihrem Hausarzt, einer Lernschwester oder einer Krankenschwester in einer öffentlichen Klinik geimpft. Die Rolle der Bundesregierung hatte sich für gewöhnlich darauf beschränkt, die genauen Impfstoffe zu bestimmen (durch die CDC) und deren Reinheit und sichere Herstellung zu gewährleisten (durch die Food and Drug Administration).

Doch nun steckte die amerikanische Regierung bis zum Hals im Impfstoffgeschäft, und die Pharmaceutical Manufacturers Association lehnte sich gemütlich zurück und wartete auf Anweisungen. Ihre etwas über 50 Mitglieder waren frei von aller Sorge um eine mögliche Haftung.

Trotz der Tatsache, daß das CDC-Labor vor dem 5. August die

Schweinegrippe als Ursache der Legionärskrankheit erfolgreich ausschließen konnte, war es für die Männer aus dem Labor schon zu dem Zeitpunkt, als Präsident Ford das Grippeimpfstoffhaftungsgesetz unterzeichnete, offensichtlich, daß die Lösung des Legionärsrätsels furchtbar schwierig werden würde. Obwohl sie rund um die Uhr arbeiteten und jeden wissenschaftlichen Trick einsetzten, den sie kannten, um den Schuldigen zu finden, blieb dieser völlig im dunkeln.

Joe McDade und Charles »Shep« Shepard waren ratlos.

Bis zum 31. August hatte ihr Labor unter Elektronenmikroskopen auf subzellarer Vergrößerungsebene Hunderte von Gewebeproben geprüft. Sie hatten gegenüber einem Dutzend verschiedener Mikroben fluoreszierende Antikörper eingesetzt, um auf diese Weise herauszufinden, ob irgendeiner der Patienten sich mit dem entsprechenden Agens infiziert hatte – einschließlich Chlamydie, Rickettsie, Typhus, Pertussis, Tularämie, Pest, Kokzidiose, Histoplasmose, Marburg, Lassa, Grippe und Choriomeningitis. Sie suchten nach fünfzehn verschiedenen Arten von Hefepilzen und zwei Arten von Mycoplasma. Das Team hatte auch versucht, Viren zu isolieren, indem es Hühnereier, Affenzellen, menschliche Zellen, Meerschweinchen und Mäuse mit Blutproben der Patienten infizierte.

Der Mikrobiologe McDade und der Arzt und Wissenschaftler Shepard führten an Blut- und Gewebeproben Standardtests durch mit dem Ziel, die verantwortliche Mikrobe zu bestimmen. Sie gaben verschiedene Antibiotika in die Kulturen, erzielten jedoch keine konsistenten Ergebnisse. Sie versuchten mit Standardfärbemitteln die Bakterien unter Mikroskopen zu visualisieren und sahen nichts.

Also änderten sie ihre Taktik. Sie gaben Blutproben in Reagenzgläser mit Antikörpern gegen alle möglichen verschiedenen Mikroben und suchten nach Verklumpungsreaktionen, die darauf hinwiesen, daß eine positive Reaktion erfolgt war. Mit dieser Methode hatten sie bereits über 26 verschiedene Mikroben getestet und Ende August auch verschiedene Grippearten, Q-Fieber (Balkangrippe), Mumps, Masern, Adenoviren und eine Reihe extrem seltener Krankheiten.

Also versuchten sie es mit einer anderen Taktik.

Proben aus Lunge, Leber und Nieren verstorbener Legionäre wurden radioaktiven Analysen auf Schwermetallvergiftung (durch Merkur, Arsen, Thallium, Nickel, Kobalt – insgesamt 23 potentiell toxische Metalle) ausgesetzt. In der Hoffnung, ein Pestizid oder eine andere toxische Chemikalie zu finden, hatte das Team bis zum 31. August bereits 300 Gaschromatographien und Massenspektralanalysen durchgeführt.

Hätte man bei irgendeinem dieser Tests einen Schadstoff gefunden, wären auf dem Papier, das aus den Analysegeräten ausgespuckt wurde, große Zacken erschienen. Es gab jedoch keine ungewöhnlichen Zacken.[33]

Das verärgerte McDade, der zwar erst ein Jahr bei den CDC war, aber bereits zehn Jahre Erfahrung in mikrobiologischer Detektivarbeit hinter sich hatte. McDade war sowohl in seiner Arbeit als auch in seinem persönlichen Erscheinungsbild gewissenhaft und ergriff routinemäßig jede nur vorstellbare Vorsichtsmaßnahme gegen eine Verseuchung oder einen Irrtum im Labor. Der bebrillte, blauäugige Wissenschaftler hatte es gern, wenn alles um ihn herum sauber, ordentlich und vorhersehbar war.

In seiner Detektivarbeit sprach McDade von den »Algorithmen der Untersuchung« und wies jedem Hinweis »einen Punkt auf der Matrix« zu. Je nachdem, welcher Hinweis zuerst auf seinen Tisch kam, bewegte sich der Algorithmus in einer bestimmten Richtung über die Matrix. Normalerweise besaß der sorgfältige Wissenschaftler eine Reihe von eindeutigen, epidemiologischen Punkten, die er der Matrix zuwies, bevor auch nur die Blut- oder Gewebeproben zur Untersuchung in seinem Büro eintrafen. Für gewöhnlich dauerte es nicht lange, und McDade entdeckte weitere Matrixpunkte im Labor. Der Algorithmus bewegte sich dann zügig auf seine Vollendung zu.

Aber dieses Paradox der Legionärskrankheit gab keine nützlichen Hinweise für die Matrix her. Der Epidemiologe konnte nicht einmal herausfinden, wie die Menschen erkrankten, geschweige denn, wer der Schuldige sein mochte. Sie konnten die Hinweise auch nicht genügend eingrenzen, um zu sagen, ob der Killer eine Chemikalie oder eine Mikrobe war.

Absolut nichts funktionierte im Labor.

Die Männer der CDC-Laboratorien erkannten allmählich das Ausmaß ihrer Aufgabe.

»Irgend etwas lauert in diesen Hunderten von Gewebe- und Blutproben, die sich in den CDC-Kühlschränken ansammeln«, äußerte Shep gegenüber Sencer, »aber es ist uns nicht möglich, die Suche auf bestimmte Kategorien zu begrenzen. Wir können im Moment nicht sagen, ob wir nach Viren, Bakterien, Pilzen, Parasiten, toxischen Chemikalien oder was immer suchen sollten. Wir brauchen mehr Informationen vor Ort.«

Sencer entsandte zwei große Teams von CDC-Ermittlungsbeamten nach Philadelphia. Eines konzentrierte sich auf die Hotels in Philadelphia, das andere untersuchte die überlebenden Patienten und ihre Familien.

Gerade fertig mit seiner Assistenzausbildung in klinischer Medizin und gerade vier Monate nach seiner außergewöhnlichen Reise nach Yambuku, wo er bei der Ebola-Untersuchung geholfen hatte, schloß sich Dr. David Heymann der Legionärsuntersuchung an. Der schlanke, dunkeläugige und schüchterne Mann dachte Jahre später an 1976 zurück und drückte sein Erstaunen über die »unglaublichen« Erfahrungen aus. Während der zwölf Monate von August 1976 bis Sommer 1977 befand sich der Twen Heymann im Auge eines mikrobiellen Sturms, der über Philadelphia, Yambuku und Kamerun tobte.

Als er Atlanta im August 1977 verließ, um nach Philadelphia zu reisen, hatte der Juniorbeamte der EIS jedoch keine Ahnung, was ihm bevorstand. Er war auch keineswegs vorbereitet auf die öffentliche Panik in Philadelphia, die außergewöhnliche Komplexität des Geheimnisses um die Legionärskrankheit oder die persönlichen Sicherheitsbedenken, die insgeheim wie Ebbe und Flut durch das CDC-Team brandeten.

Panik geht nicht immer Hand in Hand mit Epidemien, noch hat das Ausmaß einer Panik etwas mit dem wirklichen Ernst der Situation zu tun. Tatsächlich zeigt die Geschichte, daß die Reaktion der Bevölkerung selten vorhersehbar, häufig eigenartig und immer Schlüsselmerkmal ist für die Frustration der Krankheitsdetektive, die Veröffentlichungen durchkämmen müssen, um Hinweise auf den Ursprung und die Ursache der Epidemie zu finden. Wo eine heftige Dosis öffentlicher Besorgnis nötig gewesen wäre, wie im Fall der Pandemie von 1918/1919, war die Gleichgültigkeit ein merkwürdig verbreitetes Charakteristikum. Die normalerweise tatkräftige Presse von New York berichtete beispielsweise in jenem Jahr so gut wie gar nicht über die Grippe – bis zu der Woche Ende November, als bereits um die 20 000 Einwohner der Stadt als Opfer der Grippe gestorben waren.[34]

Auf ähnliche Weise rief das Spektrum der neusten globalen Epidemie wenig mehr als ein Schulterzucken bei den meisten Europäern und Nordamerikanern hervor. Eine Gallup-Umfrage im September 1976 zeigte, daß 93 Prozent der Erwachsenen in den Vereinigten Staaten wußten, um was es sich bei der Schweinegrippe handelte, und sich bewußt waren, daß ein Strang dieser Krankheit offenbar Fort Dix befallen hatte, aber weniger als 53 Prozent erklärten sich mit einer Schutzimpfung einverstanden. Die abstrakte Möglichkeit von einer Million amerikanischer Grippetoter schien keine kollektive oder individuelle Panik in den Vereinigten Staaten hervorgerufen zu haben – außer bei einigen Regierungskreisen.

Dagegen war die öffentliche Reaktion auf die 29 Todesfälle in Philadelphia außergewöhnlich stark. Heymann, der von Öffentlichkeitsarbeit und Medien absolut keine Ahnung hatte, sah sich selbst in einem riesigen Goldfischglas arbeiten, jede Bewegung der CDC-Teammitglieder fand unter den ständigen, häufig feindseligen prüfenden Blicken der Bevölkerung des Landes statt. Die genaue Musterung wurde durch die in Philadelphia weitverbreitete Angst vor Ansteckung noch verstärkt.

Formulierungen wie »explosiver Ausbruch«, »geheimnisvolle und schreckenerregende Krankheit«, »Legionärskiller« und »Killerlungenentzündung« füllten die Presseartikel ebenso wie die Äußerungen von Bürgern und Politikern aus Philadelphia vor der Kamera.[35] Da Angehörige der American Legion befallen waren und die Nation während des Vietnamkrieges gespalten war, kamen einige Mitglieder dieser zutiefst konservativen Organisation zu dem Schluß, die Todesfälle und Erkrankungen stünden in Zusammenhang mit einem nicht näher identifizierten linksgerichteten Sabotageakt. Aus Sicht der Linken paßten die Ereignisse in Philadelphia sehr gut zu den damaligen Vermutungen, daß eine nicht kontrollierte chemische Industrie toxische Substanzen auf das amerikanische Volk regnen ließ.

Die CDC-Untersuchung, angeführt von dem Veteranen der Krankheitsdetektive, Dr. David Fraser, suchte an allen Fronten und verwarf nur wenige Theorien, gleichgültig, wie dürftig sie auch waren. Alle Überlebenden der Krankheit und deren Angehörige, soweit vorhanden, sowie über 4400 weitere Legionäre und deren Familien wurden wiederholt befragt. Die Leichen wurden mikroskopisch untersucht und die Krankenhausbelegschaft, welche die erkrankten Hotelgäste behandelt hatte, stundenlang ausgefragt. Die meisten Opfer waren Legionäre bzw. deren Ehefrauen, die ihre Männer zu den Cocktailpartys und Banketten der Veteranentagung begleitet hatten. Es erkrankten auch einige Hotelangestellte, aber anscheinend nicht deren Familienangehörige. Der einzige Hinweis, der alle Fälle miteinander verband, war die Tatsache, daß die Opfer sich in den fünf Hotels in Philadelphia aufgehalten hatten, in denen die Tagung der American Legion stattfand.

Im September verlagerte sich der Schwerpunkt auf die Hotels, in denen die Legionäre und ihre Ehefrauen während der Tagung gewohnt hatten. Heymann und die Hälfte des CDC-Teams waren im Bellevue-Stratford-Hotel untergebracht. Im Laufe der Untersuchung waren sie fast die einzigen Gäste des angesehenen Hotels, eines Wahrzeichens von Philadelphia. Die Geschäftsleitung des Bellevue-Stratford sah sich nicht in der Lage, dem Strom negativer Publizität etwas entgegenzuhalten, und war kaum ein Jahr später gezwungen, das 72 Jahre alte Hotel zu schließen.

Wie die Männer im Labor war auch das CDC-Team vor Ort ratlos. Die Teammitglieder sammelten Luft, Wasser, Erde, Schmutz und Materialproben aus jedem Raum, der im Juli in Hotels von Philadelphia belegt gewesen war. Sie befragten die Angestellten der Hotels und prüften alle Akten von Patienten mit Lungenentzündung in sämtlichen örtlichen Krankenhäusern. Keine der gesammelten Proben schien eine fragwürdige Mikrobe oder eine toxische Chemikalie zu enthalten.

Fraser griff schließlich nach Strohhalmen und schickte Heymann los, um einen Magier zu suchen. Kurz vor der Legionärsversammlung hatten Hunderte von Zauberkünstlern ihre Jahresversammlung im Bellevue-Stratford abgehalten. Heymann hatte die Aufgabe, herauszufinden, ob die Zauberer bei ihren Illusionen irgendwelche ungewöhnlichen Geräte oder Chemikalien benutzt hatten. Die Zauberkünstler hatten jedoch nichts benutzt, was nicht aus der jahrhundertealten Standardtrickkiste der Magier stammte.

In Atlanta nahm Sencer rund um die Uhr Anrufe von jedem entgegen, der eine hilfreiche Theorie hatte. Die meisten Anrufe kamen von »wohlmeinenden Verrückten«, wie Sencer sie nachsichtig nannte, aber einige Bürger brachten plausible Erklärungen vor, die der CDC-Direktor an seine Crew in Philadelphia weiterleitete. Obwohl Sencer deswegen wochenlang nicht durchschlafen konnte, hielt er es für seine Pflicht, sich für Vorschläge der Bevölkerung jederzeit verfügbar zu halten, um die Panik zu ersticken und Beschuldigungen abzuwehren, die CDC würden Ergebnisse verheimlichen bzw. die Untersuchung verschleppen.

Aber die Anschuldigungen kamen trotzdem. Vom Kongreß.

Am 27. Oktober veröffentlichte der Unterausschuß für Verbraucherschutz des Kongresses, der zum Komitee für In- und Auslandshandel des amerikanischen Repräsentantenhauses gehörte, einen Bericht, der nicht nur die Anstrengungen der CDC in Philadelphia verurteilte, sondern die Organisation beschuldigte, ihre eigene Untersuchung zu sabotieren.[36] Unter dem Vorsitz des Kongreßabgeordneten John M. Murphy, eines Demokraten aus Staaten Island, New York, schlug das Komitee mit ungewöhnlicher Gehässigkeit zu. Die CDC würden zuviel Zeit für den Nachweis aufwenden, daß Philadelphia von der Schweinegrippe heimgesucht würde, hieß es in dem Bericht. Im Verlauf der allzu virusorientierten Untersuchung seien Gewebe- und Urinproben verlorengegangen, die hätten beweisen können, daß ein Gift bzw. eine Chemikalie die Erkrankungen verursacht hatte.

»Man scheint einhellig die Meinung zu vertreten, daß das Unvermögen, das Gewebe der Opfer der Epidemie zu retten, aufzubewahren und frei von Schadstoffen zu halten, eindeutig der Grund sei, daß die letzte Lösung der Ursache der Legionärskrankheit vielleicht niemals gefunden wird«, hieß es in dem Bericht vorwurfsvoll. Der Bericht kam außerdem zu dem Schluß, daß ganz oben auf der Liste der potentiellen chemischen Killer Kohlenoxydnickel stand, eine geruchlose, instabile Verbindung, die einige der Symptome, die unter den Legionären zu finden waren, verursachen kann.

Dr. William F. Sunderman Jr. von der medizinischen Fakultät der University of Connecticut untersuchte Mitte September einige Proben vom Lungengewebe der Legionäre und kam zu dem Schluß, daß ungewöhnlich große Mengen von Nickel vorzufinden seien. Aber als der Kongreßbericht veröffentlicht wurde, gab sich ein peinlich berührter Sunderman große Mühe zu erklären, er habe niemals bewiesen, daß die Chemikalie die Todesfälle unter den Legionären verursacht habe, vielmehr habe er Anlaß zu der Vermutung, das Nickel in dem Gewebe stamme in Wirklichkeit von chirurgischen Instrumenten, die bei den ursprünglichen Autopsien verwendet worden waren.[37]

Die CDC-Attacken des Kongreßabgeordneten Murphy wurden jedoch durch das Entkräften der Kohlenoxydnickelhypothese nicht beeinträchtigt, und im Dezember eskalierten seine Anschuldigungen. Er erklärte, es sei unerhört, daß in einem Land, das »angeblich über die fortschrittlichste Technologie der Welt verfügt, wir uns damit konfrontiert sehen, nicht zu wissen, was in Philadelphia geschah«.[38]

Für CDC-Direktor Sencer wurde der Kongreßabgeordnete Murphy, dessen Name und dessen Handlungen bei ihm ungewöhnliche Wutausbrüche provozierten, zu einer quälenden Nemesis. Der Repräsentant von Staaten Island war nach Sencers Ansicht der lebende Beweis dafür, daß man Politikern nicht erlauben sollte, sich in laufende wissenschaftliche Untersuchungen einzumischen. Über ein Jahrzehnt später sprach Sencer mit einem glücklichen Strahlen in den Augen und in unbekümmertem Tonfall über die Anklageerhebung gegen den Kongreßabgeordneten John M. Murphy im Jahr 1981 und seine spätere Verurteilung wegen konspirativer Handlungen und der Annahme von Schmiergeldern im sogenannten Abscam-Skandal.

»Wer andern eine Grube gräbt, fällt selbst hinein«, meinte Sencer.

III

Während sich die CDC im Herbst 1976 unter ihrer Last an Aufgaben mühten, wurde die Öffentlichkeit zunehmend skeptisch hinsichtlich der renommiertesten Organisation des öffentlichen Gesundheitswesens der USA. In einem Jahr, das der Feier des amerikanischen Nationalgefühls gewidmet war, stellte die Öffentlichkeit die »Wir-schaffen-das-schon«-Haltung in Frage, die ihre Kultur seit dem Zweiten Weltkrieg geprägt hatte.

Man schrieb das Jahr 1976, und in den Augen vieler Bürger sowie der politischen Arena schienen die Führer der wissenschaftlichen Gemeinde völlig den Überblick verloren zu haben. Rekordsummen an Steuergeldern, einschließlich der damals atemberaubenden Summe von 135 Millionen Dollar für die Schweinegrippekampagne, wurden für biomedizinische Untersuchungen und für das öffentliche Gesundheitswesen ausgegeben. Dennoch fühlte sich die Nation von verwirrenden medizinischen Bedrohungen umgeben. Eine schwindelerregende Menge normaler Chemikalien schien mit Krebs in Verbindung zu stehen; alles, was die Amerikaner von Herzen gern aßen, spielte anscheinend eine Rolle bei Herzkrankheiten; die lange amerikanische Romanze mit Zigaretten schien dazu bestimmt, Millionen von Menschen in ein frühes Grab zu schicken; die vom Pentagon im Vietnamkrieg eingesetzten chemischen Waffen konnten auch amerikanischen Truppen geschadet haben – sogar ihren Nachkommen.

Und nun konnten die Wissenschaftler nicht geradeaus schießen. Sie zielten mit ihren Waffen fälschlicherweise auf die Schweinegrippe und konnten nicht herausfinden, was die Legionäre getötet hatte.

Viele Kongreßabgeordnete und Angehörige der Presse bedienten sich nun, um die Bemühungen der Regierung gegen die Schweinegrippe zu beschreiben, solch operativer Begriffe wie »Fiasko«, »Debakel«, »Farce«, »Travestie« und »Verschwendung von Steuergeldern«.

Die CDC konnten die plötzliche öffentliche Zurückweisung nur schwer verkraften. Die Organisation war an solche Kontroversen nicht gewöhnt – auch nicht daran, so viele epidemische Krisen gleichzeitig zu jonglieren. Man befand sich bis über beide Ohren in Schwierigkeiten. Das vierköpfige PR-Team ging vollständig in die Defensive und reagierte Tag für Tag auf eine Sturmflut von Anschuldigungen, die aus Hunderten von Quellen auf die CDC herabregneten. Und jeder der ungefähr 300 Wissenschaftler der Organisation, einschließlich den EIS-Nachwuchsbeamten wie Heymann, steckte bis zum Hals in Arbeit.

Anfang Oktober wurden Karl Johnson und Joel Breman zur Ebola-Bekämpfung nach Zaire geschickt. Heymann wurde nach Atlanta zurückgerufen, um die Notfallrettungsoperation zu koordinieren und um sich als »Backup« für das multinationale Team in Yambuku bereitzuhalten. Das Problem der Legionärskrankheit schleppte sich endlos hin und entzog sich einer Lösung durch McDade und Shepard. Die Schweinegrippeschutzimpfungskampagne, die offiziell am 1. Oktober begann, stand weiter unter Beschuß.

Am 11. Oktober brachte die Abendausgabe der *Pittsburgh Post-Gazette* die Nachricht, daß zwei ältere Leute gestorben waren, kurz nachdem sie im Gesundheitsamt des Bezirks Allegheny gegen die Schweinegrippe geimpft worden waren. Innerhalb weniger Stunden schrieben Zeitungen in ganz Amerika in aller Eile ihre Morgenausgaben um, nachdem ihnen diese Nachricht von der Nachrichtenagentur United Press International zugespielt worden war.[39]

Innerhalb von 48 Stunden eskalierte die Geschichte radikal, obwohl insgesamt nur drei Menschen gestorben und alle drei über siebzig Jahre alt waren. Die Reporter führten die Untersuchung. Die CDC blieben dagegen mehrere Tage lang merkwürdig still und vermittelten der Öffentlichkeit den Eindruck, die Journalisten seien die einzigen Profis, die detektivisch an die Fälle herangingen, bzw. die CDC würden etwas Heimtückisches verbergen. Die Vorwürfe strömten weiter: Allen Toten hatte man den Impfstoff der Firma Parke-Davis verabreicht, die zwei Monate zuvor zugegeben hatte, eine ganze Ladung von Impfstoff gegen das falsche Grippe-Antigen hergestellt zu haben. Der Impfstoff bestand aus einer »Rekombination genetischer Elemente«, ein Punkt großer Verwirrung zu jener Zeit; die Todesfälle schienen auch in anderen Städten in ganz Amerika vorzukommen.

»In einer Pittsburgher Todesklinik« lautete die Schlagzeile der *New York Post*. United Press International brachte täglich eine Aufzählung weiterer, vermutlich durch Schutzimpfungen verursachter Todesfälle.

Der Wissenschaftsenthusiast Walter Cronkite, der als Moderator in der amerikanischen Öffentlichkeit so prominent war, daß ihn die Fernsehgesellschaft CBS als »VOG« oder Voice of God (Stimme Gottes) bezeichnete, holte Präsident Ford am 13. Oktober vor die Kameras und gab dem führenden Politiker zur besten Sendezeit eine Plattform, auf der er seine Meinung vorbringen konnte, daß 215 Millionen Amerikaner die Schauergeschichten ignorieren und sich impfen lassen sollten – ebenso wie er und First Lady Betty Ford es am folgenden Tag während eines Fototermins tun würden.

Zwei Tage später stand jedoch die nationale Immunisierungsstrichliste erst bei 40 Millionen. Das war zwar die beste Immunisierungsrate innerhalb von zwei Wochen in der Geschichte der USA, konnte aber kaum als Anlaß zur Freude unter jenen dienen, die immer noch an eine Wiederholung der Pandemie von 1918/1919 glaubten. Schließlich hatte die Grippe bis zum 16. Oktober 1918 bereits Millionen von Amerikanern getötet. Die Versammlung internationaler Grippeexperten in der Schweiz war nur fünf Monate zuvor zu dem Schluß gekommen, daß ein Minimum von 85 Prozent der Hochrisikobevölkerungsgruppen geimpft werden mußte, um den Schutz der Gesellschaft vor einer analogen Epidemie zu gewährleisten.

Obwohl die Organisation schwer darum kämpfte, dem Fortschritt der Kampagne einen positiven Schub zu geben, verzweifelten viele CDC-Insider insgeheim, und Militärbeamte erklärten offen, das weniger als zufriedenstellende Ergebnis sei der Beweis, daß das amerikanische Volk nicht auf angemessene und zeitgerechte Weise reagieren würde, sollte eine feindliche Macht biologische Waffen gegen das Land einsetzen.

Die CDC versuchten, der Wirkung der Todesfälle aus Pittsburgh mit einer Analyse der statistischen Beziehung zwischen öffentlichen Kampagnen jeglicher Art und Herztoten unter der älteren Bevölkerungsschicht zu begegnen. Ihre Schlußfolgerung: Die drei Todesfälle waren statistische Anomalien, keine Ereignisse, die durch den Impfstoff hervorgerufen worden waren.

»Personen, die sich in der [Pittsburgher] Klinik einer Schutzimpfung unterzogen hatten, starben in einer Quote von 5/100000 pro Tag im Gegensatz zu der in Pennsylvania zu erwartenden Quote von 17/100000 pro Tag bei Personen von 65 Jahren und darüber«, belegten die CDC-Wissenschaftler.[40] Das FDA testete nach den Todesfällen in Pittsburgh den Parke-Davis-Impfstoff umgehend und erklärte ihn für schadstofffrei.

Mitte Dezember war die Zahl der Todesfälle und Erkrankungen, die angeblich mit der Schweinegrippeschutzimpfung in Zusammenhang standen, auf 283 gestiegen – über die Hälfte davon begrenzte sich auf Kopfschmerzen oder leichtes Fieber.[41] Zwei Monate später berichtete die Organisation, daß der Herbst 1976 eine ungewöhnlich krankheitsfreie Zeit gewesen sei. Die Anzahl der Todesfälle aufgrund von Lungenentzündungen und Grippe nahm den tiefsten Punkt seit 1972 ein. Dieser erstaunliche Rekord war nicht der Schutzimpfungskampagne zuzuschreiben; vielmehr war er das Ergebnis einer völligen Abwesenheit des Grippevirus in Nordamerika.[42]

Daher waren sich langhaarige Hippies und kurzgeschorene Geschäftsleute zumindest in einer Sache einig: Den Schweinegrippeimpfungen war nicht zu trauen.

Ein Jahr später fing Präsident Jimmy Carters taktloser Bruder Billy die Stimmung am anschaulichsten ein, als er verkündete, wenn er »schon zu Tode kommen solle«, dann doch lieber durch Alkohol als durch eine Schweinegrippeinjektion.[43]

Am 2. November verlor Gerald Ford seinen Kampf um die Präsidentschaft. Das Volk wählte Jimmy Carter, einen liberalen Demokraten und Gouverneur von Georgia. Die bereits demoralisierte Bundesgesundheitsgemeinde hatte nun für ihre Bemühungen kein Zugpferd mehr. Weniger als fünf Millionen Amerikaner ließen sich nach dem 1. November freiwillig impfen, und so gut wie keiner mehr, nachdem man vom Guillain-Barré-Syndrom erfuhr.

IV

Der erste Fall des Guillain-Barré-Syndroms tauchte während der dritten Novemberwoche in Minnesota auf. Arme und Beine eines Mannes wurden einige Tage nach seiner Grippeimpfung zunehmend schwach, seine Reflexe verschlechterten sich, schließlich hörten sie ganz auf. Er verlor jegliches Gefühl in Händen und Füßen und war sozusagen völlig gelähmt. Sein Arzt diagnostizierte die Erkrankung korrekt als Guillain-Barré-Syndrom, und da er eine Verbindung mit der Grippeimpfung vermutete, meldete er den Fall den CDC-Beamten.

Die französischen Neurologen Jean Alexander Barré und Georges Guillain hatten die Krankheit, die extrem selten vorkam, normalerweise reversibel war und gelegentlich tödlich verlief, in den zwanziger Jahren entdeckt. Das Guillain-Barré-Syndrom stand für gewöhnlich nicht in Zusammenhang mit einer anderen Krankheit. Für Guillain-Barré gab es weder Ursache noch Behandlung; es konnte auch niemand erklären, warum einige Menschen sich völlig erholten, nachdem sie ungefähr einen Monat lang gelähmt gewesen waren, einige dauerhaft gelähmt blieben und einige wenige an Atemstillstand starben, sobald die neurologischen Symptome ihre Lungen, ihr Herz oder ihr Zwerchfell befielen.

Der ersten Guillain-Barré-Meldung folgten schnell andere, und die CDC ordneten eine aktive Überwachung von Anzeichen des Syndroms in allen fünfzig Bundesstaaten an.

Am 14. Dezember gaben die CDC eine Pressemeldung mit dem Inhalt heraus, daß 30 Personen einen Monat nach ihrer Schweinegrippeschutzimpfung das Syndrom entwickelt hatten; zusätzliche 24 Guillain-Barré-Fälle traten bei Personen auf, die ihre Immunisierung seit mehr als dreißig Tagen hinter sich hatten.

Zwei Tage später gebot Sencer der Schweinegrippekampagne so lange Einhalt, bis weitere Ergebnisse der Untersuchung der Guillain-Barré-Fälle vorlagen.

Am Weihnachtsabend legte die CDC offen, daß in 24 Bundesstaaten 172 Guillain-Barré-Fälle aufgetreten waren. 99 Fälle standen in Zusammenhang mit der Grippeimpfung – sechs davon waren gestorben. Die Fälle umfaßten alle Altersgruppen und Rassen sowie beide Geschlechter, und man konnte keine geographische Häufung von Fällen erkennen.[44] Was ging da vor sich?

Am Neujahrsabend war die Zahl der gemeldeten Fälle sprunghaft auf 526 angestiegen; von diesen hatten 257 Grippeimpfungen erhalten.

Obwohl die CDC-Beamten es mit dem Argument versuchten, daß – wie die drei Herzinfarkte in Pittsburgh – diese Guillain-Barré-Fälle eine normale Rate des Syndroms darstellen, war das amerikanische Volk – und seine Politiker – entsetzt. Ralph Nader und seine Verbraucheraktionsgruppe forderte Sencers sofortigen Rücktritt. In Anhörungen vor dem Kongreß im Laufe des Dezembers erklärte Senator Edward Kennedy die Schweinegrippekampagne für gestorben.

Die CDC fuhren fort, die Verbindung zwischen dem Impfstoff und dem Syndrom herunterzuspielen, obwohl Insider der Organisation bereits zu dem Schluß gekommen waren, daß die Guillain-Barré-Rate unter den gegen die Schweinegrippe geimpften Personen mindestens viermal so hoch war wie in der nichtgeimpften Bevölkerung. Als in den ersten Wochen von 1977 weitere Syndrommeldungen eintrafen, erklärten einige Vertreter der CDC, daß die Publicity zu Hysterie geführt und bundesweit Fälle von psychologisch induzierter Paralyse und Gliederschwäche hervorgerufen hatte. Aber Untersuchungen in verschiedenen Kommunen konnten eine solche Panik nicht bestätigen. Außerdem waren die meisten Fälle von qualifizierten Neurologen diagnostiziert worden.[45]

Als Jimmy Carter offiziell in sein Amt eingeführt worden war und Joseph Califano als seinen Kandidaten für das Amt des Gesundheitsministers benannt hatte, betrug die CDC-Zahl der Guillain-Barré-Fälle bereits über 1100; die Hälfte davon war gegen die Schweinegrippe geimpft worden. Die Fälle stammten aus allen fünfzig Staaten. Es hatte 58 Todesfälle gegeben. Eine Analyse der CDC zeigte eine deutliche Anhäufung von Fällen in den Monaten November und Dezember, direkt nach dem

Höhepunkt der Schweinegrippekampagne. Der durchschnittliche Zeitrahmen zwischen Impfung und ersten Symptomen betrug sechs Wochen. Über fünf Prozent der Fälle verliefen tödlich, und annähernd ein Viertel der unter Guillain-Barré leidenden Personen mußten an Atemgeräte angeschlossen werden.

Die Forscher kamen zu dem Schluß, daß Amerikas normale Guillain-Barré-Rate ungefähr ein Fall pro eine Million Menschen pro Jahr betrug – 1976 eine erwartete Gesamtsumme von ungefähr 215 Fällen. Aber unter den Schweinegrippeimpfstoffempfängern lag die Rate zehnmal höher: ein Fall unter 100 000 Amerikanern.[46]

Über Nacht reichten Anwälte Schadenersatzklagen im Büro des Generalbundesanwalts ein und gaben an, ihre Klienten hätten aufgrund des Schweinegrippenimpfstoffs Erkrankungen verschiedenster Art erlitten. Die Schwemme war so gewaltig, daß das Büro für Management und Budget des Weißen Hauses sich gezwungen sah, am 28. Januar 1977 eine Notzuweisung von 1,2 Millionen Dollar für eine sofortige Bearbeitung von Schadensansprüchen zu genehmigen. Der zum Justizministerium gehörende Anwalt Jeffrey Axelrod und seine Mannschaft von zehn Anwälten arbeiteten mehrere Monate lang in 24-Stunden-Schichten und beeilten sich, die Buchstaben des Haftungsgesetzes des Kongresses vom August 1976 zu erfüllen und zu bestimmen, welche Ansprüche sofort beglichen werden konnten, welche nach Betrug rochen und welche vor Gericht sollten.

Am Ende wurden 4181 Schadensansprüche eingereicht über eine Gesamtschadensumme von 3,2 Milliarden Dollar. Über sechzehn Jahre lang durchliefen die Fälle das Rechtssystem: 1993 waren immer noch drei Fälle offen. Axelrods Team kam letztendlich zu dem Schluß, daß Bona-fide-Fälle von Guillain-Barré-Syndrom unter den Schutzimpfungsempfängern von der Impfung ausgelöst worden waren, und beglichen diese Fälle ohne ein Gerichtsverfahren.

Nach eineinhalb Jahrzehnten Rechtsverfahren beglich die amerikanische Regierung 393 Fälle in Höhe von 37 789 000 Dollar. 1605 Fälle endeten vor Gericht, und dabei wurde in 53 Fällen gegen die Bundesregierung entschieden (über eine Gesamtsumme von 17 Millionen Dollar). Weitere 56 Kläger verloren ihren Rechtsstreit (über eine Summe von 30 683 000 Dollar).

1993 hatte die amerikanische Regierung annähernd 93 Millionen Dollar an Steuergeldern an Kläger wegen der Schweinegrippe ausbezahlt.[47] Obwohl die Haftung der amerikanischen Regierung letztendlich weit unter den düsteren Prognosen von »Hunderten von Millionen Dollar« lag, erwies sie sich in den Augen des Kongresses als groß genug, um einen langanhaltenden Einfluß auf globale Immunisierungsprogramme zu haben. Ein mißtrauischer Kongreß scheute sich daraufhin jahrelang, aus Angst vor einer Wiederholung des Schweinegrippefiaskos, irgendein Bundesimmunisierungsgesetz zu erlassen – und das war nur ein Teil des Immunisierungsproblems.

Die Schweinegrippe hinterließ ihre Spuren auch im Rechtssystem und sorgte für Präzedenzfälle bezüglich Schuldhaftigkeit der Regierung in Fällen großangelegter Bemühungen im öffentlichen Gesundheitswesen. In den kommenden Jahren reichten Anwälte Klagen für ihre Klienten ein und forderten Schadensersatz für alle Arten von Impfstoffen. Sogar die heilige Kuh des öffentlichen Gesundheitswesens – die Polioimpfung – geriet unter Beschuß. In den siebziger und achtziger Jahren verklagten Einzelpersonen die amerikanische Regierung in der Überzeugung, sie hätten sich durch die orale Impfung von 1962 durch Sabin Polio zugezogen. 1993 befand das Bundesbezirksgericht Maryland, daß Einzelpersonen legal das Recht hatten, die Regierung zu verklagen, obwohl die Poliokampagne von 1962 ursprünglich als über dem Gesetz stehend erachtet wurde, weil man sie für einen außergewöhnlich humanitären Akt hielt.

Aus Sicht der Mikroben kam es auf immunisierte *Individuen* nicht an: Das Überleben der Mikroben hing von der Gesamtquote an Immunisierungen in einer Bevölkerung potentieller menschlicher Opfer ab. Wenn ein kritischer Prozentsatz der menschlichen Bevölkerung aufgrund von Schutzimpfungen immun war, konnten die Mikroben nicht länger gedeihen und sich reproduzieren und mußten sich entweder in ein Tierreservoir zurückziehen oder verschwinden.

Niemand wußte 1962 im Fall der Polio, 1976 im Fall der Grippe oder 1993 für die Mehrheit der weltweiten Krankheiten genau, welcher Prozentsatz der menschlichen Bevölkerung geimpft werden mußte, um die Mikroben zu besiegen. Man ging – und geht – von der Annahme aus, daß über 80 Prozent einer Bevölkerung immun sein müssen, um die meisten übertragbaren Mikroben aufzuhalten.

Fürsprecher des öffentlichen Gesundheitswesens begrüßten weltweit das Voranschreiten einer Massenimmunisierung in den fünfziger und sechziger Jahren. Sie hatten das Gefühl, jedes für einige wenige Einzelpersonen mögliche Risiko würde mehr als aufgewogen durch den außerordentlichen Vorteil für die Gesellschaft als ganzer nach einem Sieg über so schreckliche mikrobielle Geißeln wie Polio, Grippepandemien, Diphtherie, Keuchhusten und Typhus. Und zwei Jahrzehnte lang hielten sich in den Vereinigten Staaten – dem Zentrum von über 80 Prozent der weltweiten Impfstoffproduktion – Versicherungsträger, Politiker, Pharmaunternehmen und das Rechtssystem an die Grundregel, daß die Rechte einer immunisierten Gesellschaft jene einer kleinen Zahl von Einzelpersonen überstiegen. Tatsächlich entschieden Gerichte in einigen Bundesstaaten, daß Beamte das Recht hatten, den Widerstand von Familienangehörigen in einigen Fällen zu ignorieren und älteren Bewohnern von Altenheimen und schulpflichtigen Kindern Schutzimpfungen aufzuzwingen.

Die Schweinegrippe goß Eiswasser über das zuvor warme Verhältnis zwischen dem öffentlichen Gesundheitswesen und den individuellen Rechten. Es schuf einen Präzedenzfall, der *alle* Schutzimpfungsbemühungen in den Vereinigten Staaten jahrzehntelang belastete und das Vertrauen der Impfstoffhersteller (und ihrer Versicherungsgesellschaften) nicht nur gegenüber dem amerikanischen Markt, sondern weltweit erschütterte. Viele gaben in den folgenden Jahren die Impfstoffproduktion ganz auf. 1993 stellten nur noch vier amerikanische Pharmaunternehmen – Connaught Laboratories Inc., Lederle-Praxis Biologicals, Merck & Co Inc. und Wyeth-Ayerst – Impfstoffe her.[48]

Anfang 1993 beglich das Justizministerium der Vereinigten Staaten als Ergebnis der Gerichtsentscheidungen fünf Polioimpffälle aus den sechziger Jahren. Jeder Kläger erhielt laut Axelrod eine »siebenstellige Summe«. Die genauen Zahlen wurden von den Gerichten nicht freigegeben.

V

In der zweiten Januarwoche konnte David Sencer deutlich die Schrift an der Wand sehen: Jemand mußte für die gesamte fehlgeschlagene Schweinegrippekampagne die Verantwortung übernehmen, und er war der wahrscheinlichste Kandidat. Niemand in den politischen Kreisen Washingtons dachte dabei an die vielen Siege, die unter seiner Ägide über diverse Krankheiten erzielt worden waren: Pocken, Ebola, der dramatische Rückgang aller Kinderkrankheiten in den Vereinigten Staaten.

»Es wird ein Kopf rollen müssen«, teilte Sencer seiner Belegschaft mit. Während die Zahlen der Guillain-Barré-Opfer anstiegen und die Kongreßabgeordneten nach einem Opferlamm riefen, versuchte Sencer mit aller Kraft, in Atlanta wie gewöhnlich weiterzuarbeiten.

Am Freitag nachmittag, den 14. Januar, saß ein erschöpfter Sencer in seinem Büro und durchkämmte einen Stapel Botschaften von Männern wie seiner Nemesis, dem Kongreßabgeordneten John Murphy. Er hatte es nicht eilig damit, zurückzurufen. Drei seiner engsten Mitarbeiter, Walter Dowdle, Joe McDade und Shep Shepard, streckten ihren Kopf in sein Büro und fragten, ob der Direktor einen Augenblick Zeit für sie hätte.

»Was gibt's?« fragte Sencer, als sich die Männer um seinen Schreibtisch gruppierten.

Dowdle lächelte und meinte: »Shep und Joe haben den Organismus isoliert, der die Legionärskrankheit verursacht.«

»Was!« brüllte Sencer und sprang auf die Füße. Er suchte in den Gesichtern von Shep und Joe nach Bestätigung.

Die beiden nickten, und Shep erzählte dem Direktor: »Es handelt sich um ein Bakterium.«

Sencer griff nach seinem Telefon und rief die höchsten Beamten der CDC, einschließlich PR-Direktor Don Berreth, zu sich.

»Wir sind jetzt alle hier. Wir wollen das sehr sorgfältig durchgehen«, sagte Sencer und sah sich in der Gruppe der Wissenschaftler um, denen er am meisten vertraute.

In allen Einzelheiten erklärten Shepard und McDade, was die Todesfälle in Philadelphia verursacht hatte und wie das mysteriöse Bakterium sechs Monate lang der Entdeckung im Labor hatte entgehen können. Das Bakterium wuchs nicht im Labor, aus Gründen, welche die beiden Wissenschaftler noch bestimmen mußten, aber sie hatten Beweise seiner Existenz und Pathogenizität durch eine Reihe von Experimenten gefunden.

Zuerst hatte McDade Lungenproben von einem der verstorbenen Legionäre entnommen, die Zellen zerdrückt und Proben davon in Hühnereier injiziert. Nachdem die Eier einige Zeit lang inkubiert hatten, zerbrach er die Schalen und entnahm das Eigelb. Das Eigelb wurden dann ebenfalls verrührt und Auszüge in die Fußballen von Meerschweinchen injiziert; die Tiere entwickelten ähnliche Symptome wie die Legionäre.

Die Wissenschaftler entnahmen daraufhin Blutproben von 33 Überlebenden der Krankheit – Proben, die wahrscheinlich Antikörper gegen das verursachende Agens enthielten – und mischten es mit den Isolaten aus dem Eigelb. Tatsächlich – sie reagierten und lieferten damit die Bestätigung: Was immer sich in den Eidottern befand, war das gleiche Agens, das die Krankheit in diesen 33 Menschen verursacht hatte. Umgekehrt zeigten die Eigelb-Isolate keine Antikörper-Reaktionen gegenüber den Blutproben jener Menschen, die nicht erkrankt waren.

McDade erklärte, daß er durch mehrere ungewöhnliche Charakteristika des Bakteriums monatelang ratlos war. Zum einen wuchs es nicht unter typischen Laborbedingungen. Sie hatten Blut- und Gewebeproben der Legionäre versuchsweise in Petrischalen mit einer Standardnährlösung gegeben, in der man Hunderte anderer Bakterienarten wachsen ließ – nichts geschah. »An dieser Stelle dachten wir, wir hätten es mit einem Virus zu tun« erklärte McDade. »Also versuchten wir, es in einer Nährlösung mit Antibiotika zu kultivieren.«

Virologen füllten ihre Kulturen stets mit Antibiotika, um jedwede Chance einer bakteriellen Kontaminierung zu eliminieren. Als sie die für Viren angemessene Lösung benutzen, erklärte McDade, hatten sie genau die Organismen ausgelöscht, nach denen sie suchten. Erst als sie Proben in Eier spritzten, die nicht mit Antibiotika behandelt worden waren, und die Eier als Ersatz für die Petrischalen und die Wachstumslösung benutzten, sahen sie den Beweis, daß lebende Organismen in den Körpern der verstorbenen Menschen hausten.

Ein weiteres Hindernis waren die Mäuse. Eine speziell gezüchtete Art von Mäusen war das am häufigsten verwendete Versuchstier, und im ganzen Herbst 1976 hatten die CDC-Wissenschaftler vergeblich versucht, in den Nagern die Legionärskrankheit hervorzurufen. Erst als sie zu Meerschweinchen übergingen, trugen ihre Bemühungen Früchte. Shepard und McDade waren nun sicher, daß die Mäuse gegenüber dem schwer faßbaren Bakterium immun waren.

Sencer erfuhr, daß seine Männer immer noch nicht wußten, warum die Bakterien in Petrischalen nicht wuchsen. Sie waren nicht in der Lage gewesen, einen Blick auf die Bakterien zu werfen, obwohl sie sicher waren, daß die Bakterien da waren und auf der Oberfläche der Flüssigkeit auf den Objektträgern der Mikroskope schwammen. In der Matrix, sagte McDade, hatten sie eindeutig genügend Hinweise, um die Algorithmen in Bewegung zu setzen. Es schien ihm, daß trotz des Fehlens solcher Matrixpunkte zur Visualisierung der schuldigen Organismen die Männer im Labor genügend Flecke auf der Matrix gefunden hatten, um mit ihrem Finger auf eine bakterielle Quelle der Infektionen zu weisen.

Sencer war sich nicht sicher, was der stets präzise, aber durchgeistigte McDade meinte.

»Es zeigt sich einfach nicht«, erklärte Shepard, »aber ich bin sicher, daß es da ist.«

»Shep, wie sicher sind Sie?« fragte Sencer und lehnte sich zu dem Laborwissenschaftler hinüber.

»Über 95 Prozent«, meinte Shepard. »Aber ich würde gern noch ein paar Experimente durchführen, bevor wir das herausgeben.«

»Völlig ausgeschlossen!« rief Sencer. Er erinnerte die Wissenschaftler daran, daß in der wirklichen Welt, weitab von ihren isolierten Laboratorien, reale Angst herrschte, Wut gegen die CDC, Untersuchungen durch den Kongreß, stündliche Medienanfragen und die ernstzunehmende Verpflichtung, so schnell wie möglich relativ gesicherte Informationen an die Öffentlichkeit zu geben. Berreth schaltete sich ein und beschrieb die Bandbreite der wütenden Presseanfragen, die sein Büro abwehrte.

Shepard wehrte sich gegen die Eile und meinte, ihre Erkenntnisse sollten erst aufgeschrieben und einem Fachblatt zur Veröffentlichung vorgelegt werden. Ja, meinte er, es würde möglicherweise noch sechs bis neun Monate dauern, sei aber nötig, um die wissenschaftliche Glaubwürdigkeit zu untermauern.

»Ich werde Joe McDade nicht dem Hohn seiner Kollegen aussetzen«, erklärte Shepard.

Sencer dachte einen Augenblick über diese Aussage nach, wandte sich dann an Berreth und fragte: »Wie schnell können Sie eine Sonderausgabe vom *Morbidity and Mortality Weekly Report* herausgeben?«

Berreth versicherte seinem Vorgesetzten, daß die CDC-Publikation bis Dienstag erstellt und verschickt werden könnte. Eine Pressekonferenz wäre am Dienstag nachmittag möglich.

»Würde Sie das zufriedenstellen, Joe? Wenn wir all Ihre Daten im *MMWR* veröffentlichen, können Sie den Artikel dann bis nächste Woche verfassen?«

McDade erklärte sich damit einverstanden und eilte davon, um – wie es so seine Art war – jedes nur mögliche Detail bis Dienstag dreimal zu überprüfen. Er rief seine Frau an und warnte sie, daß weder sie noch ihre beiden Kinder in den kommenden vier Tagen viel von ihm sehen würden, da er davon ausging, bis Dienstag auch die Nächte durchzuarbeiten.

Sencer spürte das akute Bedürfnis nach einem Motivationsschub der CDC-Mannschaft und arrangierte für Dienstag, 18. Januar 1977, eine höchst ungewöhnliche Pressekonferenz. Jeder einzelne Angestellte der CDC war dazu eingeladen, ebenso der Generalbundesarzt und Vertreter der Gesundheitshierarchie in Washington.

Nur wenige Stunden vor dem angesetzten Treffen stürmte Shepard in Sencers Büro und verkündete atemlos: »Derselbe Organismus hat die Epidemie von St. Elizabeth ausgelöst!«

Am 27. Juli 1965 waren 62 geisteskranke Patienten, die im psychiatrischen Hospital von St. Elizabeth in Washington einlagen, an Lungenentzündung erkrankt. Innerhalb eines Monats erkrankten weitere 19

Patienten, 14 starben. Insgesamt waren 1,3 Prozent aller Patienten erkrankt, annähernd alle hatte in demselben Flügel des Krankenhauses gelegen. Damals hatten die Behörden das Krankenhaus nach Hinweisen durchkämmt und Hunderte von Blut- und Gewebeproben getestet, aber man fand keine Ursache.[49]

In weiser Voraussicht hatte jemand die Blut- und Gewebeproben aus St. Elizabeth in der Tiefkühlanlage der CDC aufbewahrt, und dort lagen sie elf Jahre lang – bis McDade, der ängstlich bemüht war, seinen Fall bei der Präsentation am Dienstag so überzeugend wie möglich vorzulegen, sich an das ungelöste Geheimnis erinnerte, die alten Proben in Hühnereier injizierte und danach Antikörpertests an den Extrakten durchführte.

»Haben Sie eine Reaktion erhalten?« fragte Sencer.

»Ja. Eindeutig«, strahlte Shepard.

»Tja, schreiben Sie es auf, und wir fügen es der heutigen Ausgabe des *MMWR* hinzu.«

Um drei Uhr nachmittags hatten sich die meisten Angestellten der CDC in Atlanta, vom Hausmeister bis zum Arzt, im Auditorium der Organisation zusammen mit einem ansehnlichen Pressekorps versammelt. Als Shepard und ein erschöpfter McDade ihre Daten vorstellten und die eiligst produzierte Ausgabe des *MMWR* verteilt wurde[50], gab es nicht einmal ein Flüstern. Shepard sagte: »Bitte schalten Sie den Diaprojektor aus« und beendete seine Präsentation. Es folgte ein Moment des Schweigens.

Dann sprang der angesehene Virologe Alex Langmuir auf die Füße und rief: »Shep, das war großartig!« Applaus und eine Flut von Pressefragen folgten, alles unter den wachsamen Augen eines grinsenden Sencer, der zufrieden war, erfolgreich seine Mission erfüllt zu haben – nämlich seine Mannschaft vor Politik und Öffentlichkeit abzuschirmen, während sie sich dem Geschäft der Wissenschaft widmeten. Sencer freute sich diebisch.

VI

Sencers süße Rachegefühle dauerten jedoch nicht allzu lange an.

Zwei Wochen später hatte David Sencer die zweifelhafte Ehre, der erste Bundesbeamte zu sein, der offiziell im Fernsehen gefeuert wurde. Präsident Carters neuer Gesundheitsminister Joseph Califano führte ihn auf einen Flur des Gesundheitsministeriums hinaus.

»Ich möchte hier und heute etwas Nettes über Sie sagen«, meinte Califano und bat Sencer, einige der neueren Triumphe des CDC zu nennen, die er erwähnen konnte, um den Schlag abzumildern. Aber dann fügte Califano noch hinzu: »Ich werde da in einigen Minuten hineingehen und Ihren Rücktritt verkünden.«

An diesem Abend schaltete ein entmutigter Sencer die Nachrichten im Fernsehen ein und sah in einem Filmbericht Califanos geflüsterte Unterhaltung mit ihm im Flur des Gesundheitsministeriums. Zu diesen Bildern erzählte der Sprecher den Zuschauern, daß sie hier Zeugen von Sencers Entlassung durch Califano wurden.

Jahrelang wurden die Ereignisse um die Schweinegrippe im Jahr 1976 debattiert, analysiert und auf Lehren hin überprüft, die zukünftige Beamte des öffentlichen Gesundheitswesens, Politiker und Mikrobenjäger, die einer potentiellen Pandemie gegenüberstanden, daraus ziehen könnten. Nach mehr als 15 Jahren waren nur wenige Meinungsverschiedenheiten bereinigt worden, und ein Konsens darüber, was schiefgelaufen war, war in der amerikanischen Ärzteschaft nicht zu finden. Ein Jahr nach den Ereignissen schrieb Dr. Arthur Viseltear:

»Die kurze und nicht sehr glückliche Lebensgeschichte des nationalen Schweinegrippeprogramms ist bereits zu einer klassischen Fallstudie der Gesundheitspolitik geworden, denn die strategischen und politischen Elemente sind äußerst eng miteinander verwoben... Wenn man Helden und Schurken in diesem Stück finden will, so findet man sie zweifelsohne; wenn man den Kongreß als eine aussterbende oder leichtfertige Institution sehen will, gibt es Hinweise in Fülle dafür; wenn man die Taten der Regierung und ihrer Wissenschaftler als politisch motiviert und eigennützig interpretieren will, findet man Indizienbeweise, um diese Theorie zu stützen, und wenn man davon ausgehen will, daß die Entscheidung des Präsidenten auf einem wirklichen oder imaginären Vorteil der Zweihundertjahrfeier oder des Wahljahrs basierte, wird man auch für diese These hinreichend Beweise finden. Aber man wird auch Männer und Institutionen finden, wie andere es auch getan haben, die angesichts chronischer Unklarheit eiligst Entscheidungen fällen mußten, bei denen sich bietende Möglichkeiten, Zufall, Verwirrung und Dummheit eine größere Rolle spielten als Gewißheit oder Kalkül.«[51]

Mit drohendem Unterton kam Viseltear zu dem Schluß: »Wenn die Ereignisse von 1976 sich nicht wiederholen sollen, dann täten Kongreß und Regierung jetzt gut daran, diese Fragen sofort anzugehen.«

Neustadt und Fineberg gaben diese Gefühle wieder. Sie räumten ein, daß 1976 unangemessene Entscheidungen gefällt wurden, schrieben jedoch auch:

»Wir können unter den Beamten und Beratern der Bundesregierung von damals keine Schurken finden und sind der Ansicht, daß jeder (wir selbst eingeschlossen) ebenso wie sie gehandelt haben könnte – allerdings kein zweites Mal, wie wir hoffen... Das bleibt unsere Überzeugung. Die entgegengesetzte Gefahr liegt natürlich darin, daß die Lektionen dieses Crash-Programms – buchstäblich – allzu gut gelernt wurden und angesichts der nächsten ungewöhnlichen Bedrohung durch die Grippe in eine Sackgasse führen. Und eines Tages wird es eine solche Bedrohung geben.«[52]

Der ehemalige Kongreßbeamte Silverstein bestand darauf, daß es 1976 keine menschlichen Schurken gab, keine schwerwiegenden Irrtümer in der Beurteilung durch Politik oder das öffentliche Gesundheitswesen. Vielmehr, so sagte er, sei der einzig korrekte Ort für eine Schuldzuweisung das Schweinegrippevirus selbst, das »nicht auftauchte und dieses Programm der präventiven Medizin ›rechtfertigte‹«.

Zu den quälendsten Fragen, die wiederholt von Historikern und Teilnehmern an der Schweinegrippekampagne gestellt wurden, gehörten: Wohin verschwand die Fort-Dix-Grippe? Hätte der Impfstoff die Amerikaner geschützt, wenn es eine Pandemie gegeben hätte? Was hat zu dem Guillain-Barré-Syndrom geführt? Hätte man es verhindern können? Wenn eine größere Pandemie welcher Art auch immer am Horizont auftauchte, würde das amerikanische Volk auf die Beamten des öffentlichen Gesundheitswesens hören?

Die vorherrschende Theorie, auf die man sich in den nachfolgenden Jahren zunehmend einigte, erklärte das Verschwinden der Fort-Dix-Grippe als Folge eines Wettbewerbs. Zahlreiche Virologen vertraten die Ansicht, daß in jedem ökologischen Umfeld zwei sehr eng miteinander verwandte Viren gezwungen wären, um die Wirte zu kämpfen, und das Virus mit der größeren Übertragbarkeit wäre der Sieger. In der Regel konnten Viren nur eine endliche Menge genetischen Materials mit sich tragen, und viele Spezies der winzigen Mikroben opferten eine Reihe genetischer Fähigkeiten für eine andere. Daher könnte ein leicht übertragbares Virus diverse Gene in sich tragen, welche die Fähigkeit, an der Luft oder auf einem Stahltisch am Leben zu bleiben, vererbten, jedoch die Gene opferten, welche die Fähigkeit weitergaben, bestimmte Elemente des menschlichen Immunsystems zu überlisten oder sich in den menschlichen Zellen schnell zu reproduzieren.

Der Vorteil des A/Victoria-Stranges lag wohl auf der Seite der Übertragbarkeit, da er sich schnell in mehreren Zyklen um den Planeten verbreitete; das dauerte jedesmal ungefähr ein Jahr. Das A/New-Jersey-Virus war zwar virulent, wenn es denn die Ursache des Todes von Soldat Lewis war, aber es übertrug sich zweifelsohne nur schwer. Daher argumentierte man, daß sich im Januar 1976 beide Viren auf der Militärbasis in Fort Dix befanden und nach menschlichen Wirten suchten, um sie zu infizieren. In einem solchen Umfeld würde der Wettbewerb das leichter übertragbare A/Victoria-Virus begünstigen.

»Die Tatsache, daß eine Ausbreitung des A/New-Jersey-Virus in der Zivilbevölkerung nicht nachzuweisen war, deutet jedoch auf die Möglichkeit einer ungünstigen Übertragbarkeit hin, ebenso die mangelnde Ausbreitung unter Angehörigen des Militärs«, schrieb Martin Goldfield, der Wissenschaftler vom Gesundheitsamt im Staat New Jersey, der als erster das Fort-Dix-Virus isolierte.[53]

Keiner fand je heraus, welcher Soldat oder Rekrut als erster dem Schweinevirus ausgesetzt war oder warum gerade Soldat Lewis daran starb. Da man nicht wußte, wie und warum sich das Virus unter den Soldaten verbreitete, konnte man auch nur schwer sicherstellen, warum es sich umgekehrt nicht in der Zivilbevölkerung verbreitete. Sogar um die relative Virulenz des A/New-Jersey-Stranges wurde noch jahrelang heiß debattiert, nicht nur, weil eine britische Untersuchung im Frühjahr 1976 das besonders für menschliche Freiwillige gefährliche Virus nicht finden konnte, sondern auch weil die amerikanische Armee entdeckte, daß mehrere der am stärksten erkrankten Schweinegrippepatienten in Fort Dix gleichzeitig mit *Haemophilus influenzae* infiziert waren, einer bakteriellen Erkrankung, die zu Lungenentzündung führen kann.[54] CDC-Untersuchungen aus dem Jahr 1977 zeigten, daß das A/New-Jersey-Virus sich unter Laborbedingungen recht langsam reproduzierte.

1976 versuchten das National Institute of Allergy and Infectious Diseases sowie das FDA das ganze Jahr über vergeblich, eine Impfstoffkombination zu finden, die in jungen Erwachsenen – die etwa im selben Alter waren wie Soldat Lewis – eine schützende Antischweinegrippereaktion hervorrief. Obwohl es damals nicht Thema der öffentlichen Aufmerksamkeit war, hatte die Regierung nie Erfolg damit, einen Impfstoff für junge Erwachsene zu entwickeln, der in den Kreisen von FDA und CDC viel Zuversicht erweckt hätte.

Schließlich kamen die CDC zu dem Schluß, daß der Schweinegrippeimpfstoff am besten bei Erwachsenen wirkte, die vor 1957 geboren waren, einem Jahr, das von einer massiven globalen Grippeepidemie des Typs A heimgesucht worden war. Jene, die diese Epidemie überlebten, schienen 19 Jahre später auf den Schweinegrippeimpfstoff zu reagieren, als ob es sich um eine Wiederholungsimpfung handelte. Für alle, die jedoch nach 1957 geboren waren, war der Impfstoff nie besonders effektiv, und einige Wissenschaftler – insbesondere Dr. Anthony Morris vom Amt für Biologie der FDA – spekulierten offen, daß diese Menschen anfällig wären, wenn der A/New-Jersey-Strang auf die Zivilbevölkerung übergriff.

»Wenn wir eine Zeitreise zurück zum Monat Januar 1976 machen könnten und eine zweite Chance hätten, mit denselben Informationen wie damals eine Entscheidung zu treffen, was würden wir dann tun?« fragte Walter Dowdle.[55] »Wir wissen, daß antigenische Veränderungen nicht notwendigerweise zu Pandemien führen und daß der Impfstoff ein gewisses Risiko in sich trägt. Würden wir mit diesem Wissen überhaupt einen Impfstoff herstellen? Wenn ja, würde man ihn lagern oder ihn der gesamten Bevölkerung, all jenen, die ihn wollen, oder nur bestimmten Zielgruppen innerhalb der Bevölkerung verabreichen? Mit dem Vorteil der Rückschau können wir heute die richtige Entscheidung für 1976 treffen. Aber wie steht es das nächste Mal mit unserer Entscheidung? Es ist höchst unwahrscheinlich, daß die Umstände um die nächste potentielle Pandemie exakt denen ihrer Vorgängerpandemien ähneln.«

Obwohl 1976 beim Umgang mit der möglicherweise auftauchenden Schweinegrippe eindeutig Fehler begangen wurden, konnte man derartige Mängel in den Bemühungen um die Legionärskrankheit nicht erkennen. Nach ihrer dramatischen Ankündigung am 18. Januar 1977 beschlossen Shepard, McDade und der Rest des CDC-Teams, zügig die Frage zu klären, warum das schwierig faßbare Bakterium so schwer zu isolieren war und im Labor kaum wachsen wollte.

Das *Legionella*-Bakterium, wie man es nannte, hatte ganz bestimmte Nahrungsbedürfnisse. Standard-Laborkulturen unterstützten das Wachstum der naschhaften Mikrobe nicht: Es brauchte Ergänzungsstoffe wie Aminosäurezystein, Vitamine, Mineralien und insbesondere Eisen. Das *Legionella* war gewohnt, an Orten zu leben, die man vornehm als »Tümpelschaum« bezeichnete, und zog dunkle, nährstoffreiche, fast anoxische Umgebungen vor. Es lebte auch sehr gern im Zytoplasma größerer einzelliger Organismen.[56]

Aufgrund dieser Bedingungen war der Organismus unter Standardmikroskopen fast unmöglich zu erkennen. Wenn man das Bakterium jedoch mit Silber behandelte, zeigten sich die Organismen ganz deutlich, und Shepard und McDade sahen die langen, runden Stämme des *Legionella*, die sich auf ihren Objektträgern krümmten.

Das epidemiologische Team in Philadelphia bemerkte unterdessen, daß ein Großteil der an der Legionärskrankheit erkrankten Patienten viel Zeit bei den Kandidaten für Führungsämter des Veteranenvereins in den fünf Cocktailsuiten verbracht hatte. Weitere Analysen zeigten, daß das Bakterium im Kühlturm des Bellevue-Stratford-Hotels gedieh. Aus diesem Wasservorrat bezog das Hotel die Kühlung für seine Klimaanlage. Die *Legionella*-Organismen versteckten sich im Biofilm-»Schaum« entlang den Rändern des Kühlturms und wurden während dieses heißen Julis aktiv in die gastfreundlichen Suiten des Hotels gepumpt.

Nicht lange danach traten ähnliche Fälle der Legionärskrankheit in aller Welt auf. Zuerst entdeckten die CDC isolierte Fälle in elf verschiedenen Staaten.[59] Im September 1977 untersuchte die Organisation rührig drei Ausbrüche dieser Krankheit, einen in Ohio[58], einen in Vermont[59], und einen in Tennessee.[60] Die Zahl der Todesfälle bei den Ausbrüchen in Ohio, Vermont und Tennessee sowie bei sporadischen, isolierten Fällen im Jahr 1977 stieg bis Dezember insgesamt auf 32, ungefähr 25 Prozent aller gemeldeten Fälle der Legionärskrankheit.[61]

Im Herbst 1977 brach eine kleine Epidemie der Legionärskrankheit in einem Krankenhaus im englischen Nottingham aus, bei der drei Patienten starben.[62]

Im Sommer 1977 schlug die Legionärskrankheit in einem brandneuen Krankenhaus in einem der wohlhabendsten Stadtteile von Los Angeles zu. Im Wadsworth Medical Center, einem Veteranenkrankenhaus, das zwischen den piekfeinen Stadtteilen Bel Air und Brentwood lag, brach die Krankheit innerhalb eines Jahres aus und befiel ungefähr drei Prozent aller Patienten der Einrichtung. Die Krankheit trat sowohl in der Belegschaft wie auch unter den Patienten auf und forderte 16 Todesopfer.[63]

Ende 1978 hatten Wissenschaftler das *Legionella*-Bakterium in Bodenproben, Teichen, Kühltürmen, wassergetriebenen Kondensatoren, langsam fließenden Bächen, Morast, in verschmutztem und verschlammtem Wasser, auf Bauplätzen und in Dampfturbinen entdeckt. In den kommenden Jahren fanden sie die gefährlichen Organismen in Duschköpfen, Gemüsereinigungsgeräten in Lebensmittelläden, in Saunen, in Brunnen und einer Vielzahl von Luftbefeuchtern und anderen Apparaten, die Wasser in Aerosol vernebeln.

Klinisch gesehen fand man bald heraus, daß die Organismen für Zigarettenraucher, Menschen, die sich von einer Operation erholten, und für

Personen, die unter einer Art von Immunsuppression litten, am gefährlichsten waren. Es schien, als ob das Bakterium mit der Luft eingeatmet wurde, denn niemals wurde es von einem Menschen zum anderen übertragen. Sobald jemand infiziert war, konnte man das *Legionella* nur schwer besiegen, weil es gegen ein weites Spektrum von Antibiotika resistent war.

Nach 1976 änderten sich die Vorschriften für Klimaanlagen. Behörden in aller Welt forderten weitaus strengere Reinigungs- und Hygienevorkehrungen für Kühltürme und große Klimasysteme.

Mit *Legionella* war 1976 eine neue Krankheit beim Menschen aufgetaucht, durch die moderne Erfindung der Klimaanlage aus der uralten Vergessenheit gerissen.

Auf der Internationalen Konferenz zur Legionärskrankheit der CDC im Jahre 1978 wurden mehrere besonders dunkle Aspekte des Bakteriums diskutiert. Die CDC-Wissenschaftler eröffneten, daß man die Organismen in Leitungswasser, in Duschköpfen und anderen angeblich sauberen Wasserquellen gefunden hatte. Eine Leitungswasserstudie zeigte, daß *Legionella* über ein Jahr lang in dem Biofilm der Leitung überleben und noch in infektiöser Form auftauchen konnte, sobald der Hahn voll aufgedreht wurde. Das Bakterium gedieh in eiskalten Temperaturen ebenso gut wie in dampfend heißen. Selbst destillierte Wasserproben enthielten gelegentlich eine kleine Anzahl von *Legionella*-Organismen.

Ein Team von Wissenschaftlern des Denver Veterans Administration Medical Center war besonders vorausschauend und prophezeite, daß das Bakterium auch ein Chlorreinigungsverfahren überleben könnte. »Die Restmenge an Chlor, die für eine normale Wasserreinigung empfohlen wird (0,2 Teile pro Million), reicht nicht aus, um das *Legionella*-Bakterium zu töten, wenn es in hoher Konzentration vorhanden ist«, schrieb die Gruppe.[64]

Der Bakteriologe Mortimer Stall von der University of California in Davis warnte, daß die Erde und das Wasser dieses Planeten voller Organismen waren, die man noch nicht identifiziert hatte; viele davon könnten wie *Legionella* eines Tages angemessene Lebensumstände vorfinden, um als menschliche Pathogene aufzutauchen. Pflanzenbakterien wie *Serratia* und *Pseudomonas* konnten bekanntermaßen Krankheiten beim Menschen hervorrufen, fügte er hinzu, und es wäre arrogant von der Menschheit, anzunehmen, sie hätte alle mikrobiellen Feinde aus Flora, Meer und Erde bereits entdeckt.

»Die Existenz einer ambilateralen Schädlichkeit zwischen Pflanzen und Tieren wird im allgemeinen nicht erkannt, obwohl ich mehr als 200 bakteriologische und mykologische Proben gesammelt habe, hauptsächlich in der ›fraglichen‹ Kategorie«, teilte Stall der internationalen Konferenz 1978 mit. »Es scheint daher, daß ambilaterale Schädlichkeit eine signifikante Bedeutung für das ›Auftauchen‹ von ›neuen‹ Infektionskrankheiten hat... da die Fähigkeit einer pflanzlichen Mikrobe, einem Tier auf welche Weise auch immer zu schaden (oder umgekehrt), darauf hindeutet, daß das ›Auftauchen‹ eines ›neuen‹ Pathogens gar nicht so weit hergeholt ist!«

Die CDC schätzten, daß jedes Jahr ungefähr 2000 bis 6000 Menschen an der Legionärskrankheit starben, wahrscheinlich schon seit Jahrzehnten – mit Sicherheit seit der Ankunft der Klimaanlagentechnologie und lange davor durch sanitäre Installationen. Vor dem dramatischen Ausbruch in Philadelphia waren diese Fälle einfach in die Kategorie »Lungenentzündung unbekannter Ätiologie« eingestuft worden.

Angesichts dieser Erkenntnisse beendete der Medizinhistoriker Robert Hudson von der University of Kansas die internationale Versammlung mit einer besonders furchteinflößenden Rede. Nachdem Hudson die Seuche des Schwarzen Todes im mittelalterlichen Europa beschrieben hatte, warnte er: »Wenn wir davon ausgehen, daß unser Wissen über die existierenden mikroskopischen Pathogene mangelhaft ist, müssen wir notwendigerweise auch von der Möglichkeit ausgehen, daß zumindest die großen Epidemien der Vergangenheit zurückkehren könnten.... Es besteht die Möglichkeit, daß ein tödlicher und weit verbreiteter Organismus auftaucht, der sich leicht von Mensch zu Mensch überträgt und sich allen uns zur Verfügung stehenden therapeutischen und präventiven Methoden entzieht. Die Vorfälle von Philadelphia bleiben beunruhigend, weil sie die sehr realen Grenzen unserer Fähigkeiten auf der Suche nach einer offenbar neuen mikrobiellen Krankheit zeigen«, schloß Hudson. »Wenn wir das öffentliche Vertrauen angesichts zukünftiger ernster Epidemien nicht verlieren wollen, ist es wichtig, unsere Grenzen auch weiterhin zu sehen. Die Ärzteschaft muß sich durch die Vorfälle um die Legionärskrankheit nicht gedemütigt fühlen, aber es ist durchaus angemessen, wenn wir uns demütig fühlen.«[65]

Die amerikanische Ärzteschaft fühlte sich durch die Ereignisse von 1976 gekränkt und blickte zum erstenmal Ende des 20. Jahrhunderts mit einem vagen Gefühl des Unwohlseins in die Zukunft.

7
N'zara

LASSA, EBOLA UND DIE WIRTSCHAFTS- UND SOZIALPOLITIK DER ENTWICKLUNGSLÄNDER

Eine Verbesserung der Gesundheit erfolgt wahrscheinlich, in der Zukunft ebenso wie in der Vergangenheit, durch eine Veränderung der Lebensbedingungen, die zu Krankheiten führen, und nicht durch einen Eingriff in den Mechanismus der Krankheit, nachdem sie bereits aufgetreten ist.

Thomas McKeown, 1976

Die Mikrobe ist nichts; das Terrain ist alles.

Louis Pasteur

Während seine Kollegen sich in Atlanta mit dem Schaden durch die Schweinegrippekontrolle herumschlagen mußten, war Joe McCormick es zufrieden, endlich die Gelegenheit zu haben, seine mehrere tausend Pfund schwere Laborausrüstung auszupacken und sein abgelegenes Lassa-Fieber-Forschungslabor in Sierra Leone zu errichten. Es war nicht leicht gewesen, seine Ausrüstung mit dem Schiff von Atlanta nach Freetown zu bringen und dann weiter mit diversen Lastwagen auf den nur gelegentlich gepflasterten Straßen nach Segbwema.

Aber endlich war er hier, allein mit der Verantwortung, und ging dem nach, was er am meisten liebte: der Wissenschaft. Monate zuvor, lange vor seinem Umweg in den Sudan, um dort das Ebola-Virus zu suchen, saß McCormick mit Karl Johnson zusammen und umriß seine Strategie für die Lassa-Forschung.

Es gab so viel zu tun.

Er wollte herausfinden, wie weit verbreitet die Lassa-Virusinfektion unter der westafrikanischen *Mastomys*-Rattenpopulation war. McCormick plante, Antikörpertests an Tausenden von Einwohnern Sierra Leones durchzuführen und herauszufinden, wie viele sich jemals mit dem Virus infiziert hatten.

»Wenn ich schon dabei bin, kann ich ebensogut nach Antikörpern gegen Marburg und Ebola suchen. Wäre es nicht ein Hammer, wenn die beiden sich dort finden ließen«, äußerte McCormick gegenüber Johnson kurz vor seiner Abreise nach Zaire.

Pat Webb schloß sich Joe später an, und das gefiel ihm. Sie war eine der besten Laborleute vor Ort, die er je gesehen hatte, und McCormick wußte, er konnte sich auf Webbs Daten verlassen: Sie waren immer zuverlässig. Er schätzte ihre sarkastische, eigenwillige Art, die Welt zu sehen, immer gepaart mit einem großen Gefühl für das Menschliche. Man konnte bei ihr sicher sein, daß es viel zu lachen gab.

Kurz nachdem er sich niedergelassen und mit seiner Labortätigkeit begonnen hatte, erhielt McCormick ein Telegramm von der amerikanischen Botschaft in Freetown. Er wurde darin zu einem hochgeheimen Treffen gerufen. McCormick machte sich auf die mörderische Fahrt von Segbwema nach Freetown und wurde dort informiert, daß seine Anwesenheit in der amerikanischen Botschaft im nahe gelegenen Monrovia in Libera umgehend erforderlich war. Es handelte sich um eine offizielle diplomatische Aufforderung, die von der liberianischen Regierung unter Präsident William R. Tolbert Jr. an die Regierung Carter in Washington weitergereicht worden war. Das amerikanische Außenministerium telegraphierte daraufhin an seine Botschaft in Freetown, daß Liberia McCormick höchstpersönlich angefordert hatte. Und daß er sich besser auf den Weg machen solle.

Als McCormick schließlich bei der amerikanischen Botschaft in Monrovia eintraf, setzte man ihn davon in Kenntnis, daß die Regierung Tolbert, die in Afrikas Flickenteppich aus Bündnispartnern des Kalten Krieges auf seiten der Vereinigten Staaten stand, durch die Ankunft von vier sowjetischen Wissenschaftlern beunruhigt war, die vor kurzem in das Land eingereist waren. Die Sowjets, die sich für die Lassa-Forschung interessierten, waren einige Tage zuvor unangemeldet in Monrovia eingetroffen und forderten ungewöhnliche und im Grunde nicht verfügbare Vorräte wie beispielsweise Tanks mit flüssigem Nitrogen und diverse komprimierte Gase.

Die amerikanische Botschaft berief ein formelles Treffen ein, an dem McCormick, die vier Sowjets und Vertreter der Regierungen Liberias und der Vereinigten Staaten teilnahmen. Einer der Sowjets war zweifelsohne Wissenschaftler: Sasha Kachenko hatte Jahre zuvor mit Karl Johnson an einer Untersuchung hämorrhagischer Fieberausbrüche in Rußland und der Ukraine zusammengearbeitet. Die wahre Identität der anderen drei war weniger klar. Joe war überzeugt, daß es sich zumindest bei einem von den dreien um einen KGB-Agenten handelte. Der Mann hatte offensichtlich nicht die geringste Ahnung von grundlegender Biologie. Nach zwanzig Minuten vager Unterhaltung war klar, daß die Sowjets keinen klaren Plan zur Untersuchung des Lassa-Virus hatten.

»Zur Hölle«, meinte McCormick zu Vertretern der Botschaft, »es klingt, als ob sie einfach nur herumstreifen und Nagetiere sammeln wollten.«

Sobald sie sich außerhalb der Botschaft befanden, weit weg von jeglicher elektronischer Überwachung, bat das sowjetische Team McCormick dringend um Beistand. Sie wollten Lassa-Antikörper, Reagenzien und vor allem Proben des Virus. Sie wollten auch wissen, wie man Lassa-Forschung betreibt.

Davon überzeugt, daß es gefährlich war, Proben eines solch tödlichen Virus an Männer weiterzureichen, die seiner Meinung nach direkt oder auf Umwegen für den sowjetischen Geheimdienst arbeiteten, lächelte McCormick einfach nur und erzählte den Männern beim gemeinsamen Mittagessen, daß alle diesbezüglichen Anfragen schriftlich an den CDC-Direktor in Atlanta eingereicht werden mußten.

In den Jahren 1977 und 1978 gingen sowjetische Forscher McCormick und die CDC ständig um Lassa-Virusproben an. Die CIA verhörte McCormick nach jedem Kontakt mit den Russen. McCormick und der ehemalige CDC-Direktor David Sencer waren davon überzeugt, daß beide Seiten im Kalten Krieg fürchteten, die Gegenseite würde Lassa als Mittel der biologischen Kriegsführung entwickeln. Als Waffe hatte Lassa sicherlich viele wünschenswerte Eigenschaften: eine Sterblichkeitsrate in nichtimmunen Populationen, die über 90 Prozent betrug; außergewöhnliche Virulenz, bei der schon eine winzige Dosis für eine Infektion ausreichte; eine hohe Toleranz des Virus angesichts einer Vielzahl feindlicher Umfelder und vor allem keine eindeutige Behandlungsmethode sowie kein Antidot. Außerdem waren Militärforscher auf beiden Seiten des Eisernen Vorhangs aufgrund der Umstände um Mandrellas Infektion davon überzeugt, daß die tödliche Infektion schon durch Einatmen des Virus erfolgen konnte.[1]

Die Sowjets hatten sich zum erstenmal fünf Jahre zuvor an die amerikanische Regierung gewandt und anläßlich eines Moskau-Besuchs des amerikanischen Außenministers Henry Kissinger um Proben des Lassa-Virus gebeten. Da Kissinger öffentlich im Informationsaustausch zwischen den Vereinigten Staaten und der UdSSR als Teil der andauernden Verhandlungen über nukleare und biologische Waffen zwischen den Regierungen von Nixon und Breschnew völlige Offenheit zugesagt hatte, befahl er den CDC 1972, der Bitte der Sowjets zu entsprechen.[2] Sencer folgte dieser Aufforderung persönlich und brachte eine Phiole mit dem Virus nach Moskau.

Es war den CDC daher in den Jahren 1977 und 1978 nicht klar, warum die sowjetischen Forscher in Liberia weitere Proben des Virus benötigten. Obwohl die Supermächte ein Abkommen unterzeichnet hatten, das ihnen den Einsatz biologischer Waffen und deren Entwicklung untersagte, blieben die CDC den sowjetischen Absichten gegenüber mißtrauisch.

Die sowjetischen Unternehmungen in Afrika waren zwar in den kommenden Jahren weitaus größer als alles, was McCormick und Webb in Sierra Leone mit ihren mageren CDC-Geldern bewerkstelligen konnten, führten jedoch zu nichts. Vier getrennte Teams der Sowjets »wanderten orientierungslos durch einen dichten Nebel«, sagte McCormick zu Webb. Beide CDC-Wissenschaftler hatten das Gefühl, daß eine goldene Gelegenheit für eine bahnbrechende Gemeinschaftsarbeit verloren war. Die Amerikaner konnten nicht in Guinea forschen, weil die Vereinigten Staaten keine diplomatischen Beziehungen zu der linksgerichteten Regierung von Präsident Sékou Touré unterhielten. Ebenso konnten die Sowjets auf der Suche nach Lassa nicht frei durch Senegal, Liberia, Sierra Leone oder Nigeria streifen.

Jahrelang wurde getrennt und häufig isoliert geforscht, und beide Supermächte schlossen letztendlich ihre westafrikanischen Lassa-Laboratorien. Die Afrikaner waren dabei die wirklichen Verlierer. Auf McCormicks Drängen hielten die CDC eine gemeinschaftliche Lassa-Forschung mit Sierra Leone aufrecht und bis 1990 hin und wieder auch mit Nigeria. Die sowjetischen Bemühungen endeten 1984 völlig nach einem Putsch in Guinea. Sie hinterließen kein bemerkenswertes wissenschaftliches Erbe.[3]

Während die Zeit Ende der siebziger Jahre verstrich, war sich McCormick nicht einmal sicher, ob seine Anstrengungen in Sierra Leone den Menschen dieses Landes ein dauerhaftes Erbe hinterließen. Obwohl er, Webb und andere CDC-Kollegen eine beeindruckende Menge an Informationen sammelten, hatten sie ungeheure Schwierigkeiten, das neugefundene Wissen in sinnvolle Aktionen umzuwandeln. Das Virus wurde von den *Mastomys*-Ratten übertragen, die in allen Dörfern, Sümpfen und Wäldern Westafrikas heimisch waren. Die Ratten lebten in den Hütten und Häusern. Die Menschen tolerierten die Nager – ja, aßen sie sogar –, und die Ratten urinierten auf gelagertes Getreide und auf die schmutzigen Naturböden. Sobald die Menschen krank wurden, kamen sie in Krankenhäuser, die sich nicht an Hygienevorschriften hielten, um ein Ausbreiten des Virus von Patient zu Patient zu verhindern.

McCormick entnahm Blutproben von Krankenhauspatienten in der

Ostprovinz von Sierra Leone und entdeckte, daß sich jeden Tag bei fünf bis 15 Prozent der erwachsenen Patienten eine Infektion mit dem tödlichen Virus nachweisen ließ. McCormick und seine CDC-Kollegen durchkämmten die entlegenen Dörfer der nördlichen Savannen des Landes und fanden heraus, daß bis zu 40 Prozent der erwachsenen Einwohner einiger Dörfer Antikörper gegen Lassa in sich trugen, was bewies, daß sie zuvor dem Virus ausgesetzt waren. Im ganzen Land testeten annähernd neun Prozent der Einwohner Sierra Leones positiv auf Antikörper gegen das Virus.[4]

Zusammen mit Guido van der Gröen, der damals für das Institut für Tropenmedizin in Antwerpen tätig war, sammelte McCormick alle verfügbaren Blutuntersuchungen und Daten über Lassa aus ganz Afrika für die Weltgesundheitsorganisation. 1977 wurde ein zweiter Typ von Lassa-Viren in *Mastomys*-Ratten in Mosambik entdeckt, und schließlich wurde je einer der beiden Lassa-Stränge im Blut dieser Nagetierspezies in jedem Land gefunden, in dem den Wissenschaftlern eine Genehmigung zur Suche erteilt wurde – von Mosambik und Simbabwe in der südwestlichen Ecke Afrikas bis hinauf nach Senegal und Mali im Nordwesten.

McCormick und van der Gröen ließen die WHO wissen, daß die Bandbreite an Infektionen von Nagetieren und Menschen in Afrika eindeutig zeige, daß die 1969, als Penny Pinneo erkrankte, für außergewöhnlich selten und mysteriös gehaltene Krankheit in Wirklichkeit in den auf dem ganzen Kontinent verstreuten Dörfern ein hochendemisches Problem war.[5]

Wenn eine infektiöse vektorübertragene Krankheit sich so gründlich eingenistet und sein Träger – die Ratte – sich so perfekt an das Zusammenleben mit dem Menschen angepaßt hat, schreibt die klassische Ausbildung im Gesundheitswesen vor, daß zur Verhinderung einer weiteren Ausbreitung der Krankheit nur drei Optionen zur Verfügung stehen: eine Schutzimpfung, eine Heilung oder die Eliminierung des Vektors.

Aber es gab keinen Impfstoff für Lassa, und ein solcher Impfstoff schien auch nicht in Sicht angesichts des mangelnden Interesses der Laboratorien und Pharma-Unternehmen in den wohlhabenden Ländern an entsprechenden Entwicklungsarbeiten. McCormicks ursprüngliche Hoffnung, das Plasma von Menschen, die Lassa überlebt hatten, zu sammeln und damit ein Lager heilenden Antiserums aufzubauen, wurde schnell zerschlagen. Er mußte bald entdecken, daß nur wenige Menschen genügend Antikörper produzierten, um eine voll entwickelte Krankheit in anderen Infizierten vermeiden zu können. Tatsächlich fand er heraus, daß die meisten Menschen nicht einmal eine Immunreaktion hervorbrachten, die stark genug war, um ihre eigene Neuinfektion zu verhindern. Wiederholte Lassa-Fiebererkrankungen kamen ziemlich häufig vor.

In den Dörfern von Sierra Leone war das Fieber auf die eine oder andere Weise immer präsent – seit Jahrtausenden. Die Menschen nahmen an, die meisten Fieberanfälle würden von durch Moskitos übertragenen Krankheiten – Malaria und Gelbfieber – oder durch Zauberei und böse Geister verursacht. McCormick entdeckte, daß ungefähr einer von zehn Fällen hohen Fiebers in den Dörfern vom Lassa-Virus ausgelöst wurde.

Meistens – in über 98 Prozent der Fälle – erholten sich die Menschen vom Lassa-Fieber, aber ihre Krankheit dauerte viele Tage, sogar Wochen. Während dieser Zeit konnten sie nicht arbeiten, und McCormick konnte den enormen wirtschaftlichen Verlust sehen, den die Dörfer durch Lassa erlitten. Wenn die Menschen dagegen im Krankenhaus infiziert wurden, durch Blut-zu-Blut-Verseuchung der medizinischen Ausrüstung, war die Gefahr, zu erkranken und daran zu sterben, ungleich größer: 16 Prozent solcher Infektionen erwiesen sich als tödlich.

McCormick und Webb behandelten Lassa experimentell mit einem neuen injizierbaren Medikament namens Ribavirin. Das Antivirusmedikament hatte sich bereits in der Behandlung einiger anderer Virusinfektionen als wirksam erwiesen, da es die Fähigkeit der Viren, sich zu reproduzieren, blockierte. McCormick und Webb fanden heraus, daß es auch bei Lassa funktionierte, vorausgesetzt, es wurde verabreicht, bevor sich ausgeprägte Symptome entwickelt hatten.

Von Anfang an wußte McCormick jedoch, daß verarmte Länder wie Sierra Leone es sich niemals leisten konnten, genug Ribavirin zu kaufen, ausreichend Krankenhäuser zu bauen und das Personal entsprechend auszubilden, um die Todesfälle durch Lassa-Fieber zu verringern. Während er um eine Lösung kämpfte, einschließlich der Suche nach Möglichkeiten, die *Mastomys*-Ratten zu eliminieren, erkannte McCormick allmählich das Ausmaß des Problems. Wie viele Europäer und Nordamerikaner vor ihm und nach ihm bekam McCormick hautnah das Problem der »Infrastruktur« zu spüren. Jeden Tag wurde seine Einstellung des »Das kriegen wir schon hin« aus dem amerikanischen Mittelwesten auf die Probe gestellt, wenn seine Zeit wieder einmal aufs neue verschwendet wurde durch die Reparatur eines elektrischen Generators, den Wiederaufbau einer von Wasserfluten weggerissenen Brücke, das Stopfen von Löchern in Moskitonetzen, Verhandlungen mit aufgeblasenen Bürokraten über die Aushändigung von unlesbaren Blaupapierkopien eines Dokuments, die Ausbildung kluger, aber ungelernter Helfer in grundlegender Krankenhauspraxis und das Reisen von einer unglaublich abgelegenen Ortschaft zur anderen.

»Manchmal kommt es nur darauf an, ob man weiß, wie viele Holzstämme man braucht, um darauf einen Landrover flußtüchtig zu machen«, erzählte McCormick seinen Kollegen in Atlanta.

Ende der siebziger Jahre lebten vier Millionen Menschen in Sierra Leone – eine polyglotte Mischung aus über zehn Stämmen, mindestens fünf ausgeprägten Sprachgruppen und drei einander feindlich gesinnten Religionen. Die meisten Einwohner von Sierra Leone lebten von der Landwirtschaft, ausgeübt für den Eigenbedarf oder mit minimalen Verkaufserträgen. Der geringe Wohlstand des Landes konzentrierte sich auf die wenigen Menschen, die eine Hand im Management der Diamant- oder Bauxitminen bzw. in der Exportindustrie hatten.

Das durchschnittliche 1977 in Sierra Leone geborene Baby hatte eine Chance von eins zu zehn, eine ganze Reihe von Infektionskrankheiten und chronische Mangelernährung zu überleben und erwachsen zu werden; wenn es das geschafft hatte, durfte es als Mann damit rechnen, bis zum reifen Alter von 41 Jahren zu leben, als Frau sechs Jahre länger. Die Kindersterblichkeit war hoch: 157 von 1000 Babys starben vor ihrem ersten Geburtstag. Für ältere Kinder und Erwachsene, die erkrankten, standen medizinische Einrichtungen nur spärlich zur Verfügung. Weniger als 150 Ärzte, viele von ihnen Ausländer, behandelten die vier Millionen Einwohner von Sierra Leone in unzulänglichen Krankenhäusern und Kliniken im ganzen Land mit nur ungefähr 4000 Betten. Es überrascht daher nicht, daß ein Großteil der Bevölkerung bei traditionellen Kräuterfrauen und Zauberern medizinische Hilfe suchte, anstatt das in Anspruch zu nehmen, was ihnen diese mageren Einrichtungen im westlichen Stil zu bieten hatten.

Obwohl die Briten stolz darauf sind, allen ihren Kolonien den Stempel englischer Zivilisation aufgedrückt zu haben, waren weniger als zehn Prozent der Bevölkerung von Sierra Leone des Lesens und Schreibens mächtig, als das Land 1961 seine Unabhängigkeit erlangte. 1787 zog Großbritannien die Grenzen von Sierra Leone, einem sklavenfreien Staat und einem Land, das zuvor so nicht existiert hatte. Obwohl die Briten bis weit ins 19. Jahrhundert hinein eine aktive Rolle im Sklavenhandel gespielt hatten, war die Regierung aufgrund von Meinungsverschiedenheiten Ende des 18. Jahrhunderts in England selbst gezwungen, entflohenen Sklaven und den Nachkommen gemischtrassiger Paare eine sichere Zuflucht zu bieten. Und aus diesem Grund wurde Freetown gegründet.

Annähernd 200 Jahre später bildeten die kreolischen Nachkommen dieser befreiten Sklaven eine ausgeprägte, wenn auch winzige Minderheit von ungefähr 60000 Menschen in der Bevölkerung und stellten einen Großteil der gut ausgebildeten Elite des Landes. Im ersten Jahrzehnt der Selbstverwaltung lief die von Kreolen dominierte Regierung Sierra Leones weit aus dem Ruder, mit Korruption, Bestechung und Fehlmanagement in allen vom Staat geleiteten Bereichen der Gesellschaft. Straßen, Schulen und Krankenhäuser verkamen, Neubauten beschränkten sich auf die drei wichtigsten Städte des Landes – Freetown, Bo und Kenema –, und das Überleben in den Dörfern wurde noch schwieriger.

Als McCormick und Webb ihr abgelegenes Lassa-Labor errichteten, hatte Sierra Leone gerade eine zehnjährige Phase politischer Instabilität und Gewalt hinter sich. Die Ein-Parteien-Republik war bei dem Internationalen Währungsfonds, der Weltbank und anderen, im wesentlichen britischen Gläubigern so schwer verschuldet, daß die jährlichen Staatseinnahmen nicht den Menschen und Projekten, die landesweit verzweifelt Geld brauchten, zugute kamen, sondern für Zinszahlungen an Geldgeber in London, Genf, New York und Paris weitergeleitet wurden.

Unglücklicherweise stand Sierra Leone damit nicht allein. Der Mangel an elementarer Infrastruktur – wie Straßen, Schulen, Krankenhäuser, Transport- und Versorgungsrouten, Elektrizität und Telefonsysteme – behinderte ganz Afrika. Politische Instabilität und Korruption, die mit Militarismus und elitären oligarchischen Regierungsformen Hand in Hand zu gehen schienen, entzogen den einstmals stolzen Agrargesellschaften von Casablanca bis Kapstadt das Lebensblut.

Während die wohlhabenden Nationen große Anstrengungen unternahmen für den Aufbau einer Infrastruktur in Lateinamerika und Teilen von Asien, schien man eine solche Verpflichtung Afrika gegenüber nicht zu fühlen. Der durch Kolonialismus, Ressourcenausbeutung, Sklaverei und kulturelle Zerstörung verwüstete Kontinent litt nun als Folge davon an Hunger, und die Menschen starben an so vielen verschiedenen Infektionskrankheiten, daß es sogar exzellenten Ärzten oft unmöglich war, definitive Ursachen zu bestimmen, die zum Tod ihrer Patienten geführt hatten. 26 der 70 ärmsten Länder der Welt lagen in Afrika. In den meisten dieser Länder lag die tägliche Kalorienzufuhr des Durchschnittsmenschen unter dem, was man für die Gesundheit als lebensnotwendig erachtete.[6]

Mehrere Faktoren, die weit außerhalb der Kontrolle selbst der am besten geführten Entwicklungsländer lagen, erstickten die Wirtschaft der ärmsten Länder dieser Welt. Wissenschaftler aus dem Westen wie Karl Johnson, Joe McCormick, Pat Webb, Pierre Sureau und Uwe Brinkmann spürten ständig, wie frustrierend es war, in der sogenannten Dritten Welt zu arbeiten. Obwohl die Misere für die armen Nationen nichts Neues war, überraschten und verstörten Ursache und Wirkung oft die wohlmeinenden Ausländer.

Dieses Paradigma ständiger Armut wurde für McCormick und andere wie ihn in dem Augenblick offensichtlich, wenn einige Teile wichtiger Maschinen den Geist aufgaben: ein Auto, ein Generator, eine Zentrifuge, ein Mikroskop, ein Autoklav oder ein Atemgerät. Selten konnte man jemanden finden, der die defekten Geräte reparierte, denn derartige Spielereien der wohlhabenden Nationen waren einfach zu selten, als daß sie eine Dienstleistungsindustrie im afrikanischen Land am Leben erhalten konnte. Daher verbrachten Wissenschaftler wie McCormick oft Stunden unter der Motorhaube ihres Landrovers und versuchten, den Grund für die Fehlfunktion der Maschine zu finden.

Sobald beispielsweise der fehlerhafte Keilriemen gefunden war, bestand der nächste Schritt darin, einen Ersatz ausfindig zu machen. Wenn kein anderer Landrover zur Verfügung stand, den man für Ersatzteile ausweiden konnte, mußte McCormick einen neuen Kcilriemen bestellen, der für eine gewaltige Summe aus London herangeschafft werden mußte. Da McCormick in US-Dollar zahlte, konnte er die britischen Exporteure für den benötigten Keilriemen bezahlen: Ein Einwohner von Sierra Leone, dessen Leones weniger wert waren als 0,08 US-Dollar, verfügte nicht über eine Währung, die irgendein britischer Exporteur akzeptieren würde.

Selbst mit dem Vorteil harter Devisen – »4-X« wie man sie umgangssprachlich nannte – in Form von amerikanischen Dollar hatten McCormicks Schwierigkeiten, sich einen neuen Keilriemen zu besorgen, erst begonnen. Sobald das gewünschte Teil am Hafen oder Flughafen von Freetown eintraf – und bis dahin hatte McCormick schon eine enorme Summe für den Kauf und den Transport aufgewendet –, wurde es mehrere Tage oder Wochen lang in einem regierungseigenen Lager eingeschlossen, während der Amerikaner sich durch ein Labyrinth an bürokratischem Papierkram und Zollgebühren arbeitete. Wenn auch nur ein einziges Blatt Papier für ungenau gehalten wurde, konnte es sein, daß McCormick seinen Keilriemen niemals in die Hand bekam.

Während dieser Zeit lag der Keilriemen, dessen Wert in jedem afrikanischen Land im Jahr 1977 unermeßlich hoch war, in einem schlecht bewachten Lagerhaus und wartete nur darauf, gestohlen zu werden.

Dieses Szenario war nicht auf Sierra Leone oder auf Afrika beschränkt. Es war vielmehr in den siebziger Jahren in fast allen armen Nationen der Erde gang und gäbe, und das blieb so bis weit in die neunziger.

Während die Bevölkerung explodierte, die Staatsschulden anwuchsen und die politische Instabilität zunahm, suchten die ärmsten Länder der Welt nach Möglichkeiten, um an Devisen zu kommen, die es ihnen ermöglichten, die lebensnotwendigen Güter für einen Aufbau der Infrastruktur zu kaufen, wie Generatoren, Material zum Bau von Autobahnen und Krankenhausausstattungen. Jene Länder, die für den Westen wertvolle Bodenschätze besaßen, förderten Bauxit, Kupfer, Diamanten, Gold, Silber sowie andere Erze und Edelsteine in irrsinniger Geschwindigkeit und verkauften die Fördergüter im Austausch gegen starke ausländische Währungen oder Gold. Wenn dem Boden bzw. dem Wasser des Landes keine kostbaren Güter entnommen werden konnten, suchten die Regierungen nach Wegen, um ihre Landwirtschaft, ihre Forstwirtschaft und ihre Fischgründe auszunehmen für teure ausländische Dollar, Pfund, Franc, Yen oder Mark.

Bald schon mußten sie jedoch feststellen, daß die Käufer all ihrer Güter weitaus besser organisiert waren als die unzähligen miteinander konkurrierenden Verkäufer. Die Käufer setzten die Preise fest, und während der siebziger Jahre schwankten die weltweiten Preise für die meisten Ressourcen wild auf und ab. Mais, Reis, Kaffee, Kakao, Weizen, Zukker, Bananen – alle klassischen Exporternten aus den Entwicklungsländern – wurden Jahr für Jahr für radikal variable Preise verkauft.[7] Diese Fluktuationen machten es diesen Ländern fast unmöglich, ihre eigene wirtschaftliche Entwicklung zu planen.

Trotz solcher Marktirregularitäten fuhren die Weltbank, der Internationale Währungsfonds und wichtige Entwicklungshilfegeber auf beiden Seiten des Eisernen Vorhangs fort, Investitionen in großangelegten Projekten wie riesigen Staudämmen für Wasserkraftwerke, internationalen Flughäfen oder Containerhäfen zu finanzieren und zu fördern. Solche Projekte, die oft nach dem Staatsoberhaupt des Empfängerlandes bzw. einem politischen Helden benannt wurden, sprachen den Nationalstolz und das Prestigegefühl der politischen Führer sowohl im Geber- wie im Empfängerland an.

Sie hatten jedoch für gewöhnlich keinerlei verbessernde Wirkung auf die Gesundheit des Durchschnittsbürgers, und allzuoft verschlechterten sie die Lebensbedingungen noch und gaben den Mikroben weitere Vorteile.

So war beispielsweise in den siebziger Jahren die Mangelernährung überall in den am wenigsten entwickelten Teilen der Welt ein weitverbreitetes und zunehmend ernsthaftes Problem und nahm auch danach an Dringlichkeit nicht ab, ja es gab auf dem Weg zur Jahrtausendwende sogar gelegentlich Hungerkatastrophen. Zu den Zellen des menschlichen Körpers, die am meisten von einer ununterbrochenen Nährstoffzufuhr abhängen, gehören die des Immunsystems. Die meisten davon leben selbst unter idealen Bedingungen nur wenige Tage. Wenn die Zufuhr an Nährstoffen abnimmt, geht diesen lebenswichtigen Zellen buchstäblich der Stoff aus, sie können ihre lebenswichtige Aufgabe, gegen Krankheiten anzukämpfen, nicht länger durchführen oder sterben im schlimmsten Fall ab. Wenn dem Körper auch die Nahrungsressourcen fehlen, um Ersatzzellen zu schaffen, wird die Immundefizienz schließlich so akut, daß so gut wie jede pathogene Mikrobe zu einer tödlichen Krankheit führen kann.

Dennoch drehten sich in den sechziger und siebziger Jahren die wirtschaftlichen Veränderungen in den meisten armen Ländern in erster Linie darum, ein Anbausystem für den Export aufzubauen. Ungeachtet ihrer politischen Neigungen wiesen die Regierungen in der Hoffnung auf Devisen noch mehr erstklassiges Agrarland dem Anbau von Früchten und Getreide zu, die für den Export gedacht waren. Die Folge war ein Abfall der Inlandsproduktion an Nahrungsmitteln und höhere Lokalmarktpreise für Getreide, Gemüse, Milchprodukte und Fleisch.

Die amerikanischen Kritiker Frances Moore Lappé und Joseph Collins, die entdeckten, daß fünf Konzerne 90 Prozent aller internationalen Getreideverkäufe kontrollierten, vier Konzerne das Monopol auf 90 Prozent des weltweiten Bananenhandels besaßen und ein einziger multinationaler Konzern 80 Prozent des Weltmarkts an Mais sowie Soja- und Erdnußöl besaß, warnten, daß »multinationale Agrargeschäftskonzerne heute ein gewaltiges globales landwirtschaftliches System schaffen, indem sie die Kontrolle über alle Phasen der Produktion – vom landwirtschaftlichen Betrieb bis zum Verbraucher – in der Hand haben. Wenn sie Erfolg haben, können sie wie die Ölmultis durch Monopolpraktiken Vorräte und Preise auf einer weltweiten Basis manipulieren.«[8]

Anfang der siebziger Jahre formten die ärmsten Länder der Welt in den Vereinten Nationen einen Wahlblock namens »Gruppe der 77«. Sie wollten eine offene Diskussion über eine weltweite Wirtschaftsreform erzwingen und ihre Stimmen dazu einsetzen, eine »strategische Solidarität« gegen die multinationalen Konzerninteressen der wohlhabenderen Länder zu formen.

Obwohl die Gruppe der 77 die Aktivitäten der Vereinten Nationen jahrelang recht wirksam störte und einschneidende personelle Veränderungen im gesamten System bewirkte, veränderte sie grundlegend nichts am Gang der Ereignisse im Export von Anbaugütern und in der Nahrungsmittelverteilung. Im allgemeinen ignorierten die kapitalistischen Regierungen des Westens die Forderungen der Gruppe der 77 wo immer möglich, und wenn nötig fanden sie wirksame Gegenargumente. Die beiden wichtigsten Gegenargumente lauteten, daß erstens der Nahrungsmittelmangel eher der anwachsenden Bevölkerungsmenge zuzuschreiben sei als dem Muster der weltweiten Nahrungsmittelverteilung und daß zweitens Restriktionen der Aktivitäten multinationaler Konzerne nicht nur unfair gegenüber diesen Firmen und ihren Aktionären wären, sondern auch kontraproduktiv. Angesichts feindlicher Restriktionen würden die Firmeninvestoren die ärmsten Länder völlig ausklammern.

In der angespannten Atmosphäre des Kalten Krieges in den siebziger Jahren waren alle Debatten über die Weisheit und Fairneß diverser Strategien zur Entwicklungshilfereform deutlich polarisiert, und es war für die Länder fast unmöglich, einen unabhängigen, eigenständigen Kurs in Richtung Fortschritt zu navigieren. In kapitalistischen Kreisen und in den führenden Organisationen der Welt herrschte allgemein die Ansicht, daß die Nationen sich zuerst zu modernisieren hatten und industrielle Kapazitäten sowie beträchtliche Verbrauchergruppen entwickeln mußten. Die Vorteile einer wirtschaftlichen Modernisierung würden schließlich die ganze Gesellschaft erfassen und zu einer Verbesserung der Erziehung, des Transportwesens, des Wohnungsbaus und des Gesundheitswesens führen.

Die härtesten Vertreter der Modernisierung zitierten den Wiederaufbau Europas nach dem Zweiten Weltkrieg durch den Marshall-Plan und die Wirksamkeit des MacArthur-Plans beim Aufbau von Japan. Sie waren der Überzeugung, ein gemeinsamer Weg in Richtung auf den freien Markt des industriellen Kapitalismus wäre ideal, um den Lebensstandard und die Gesundheit eines Volkes zu erhöhen.

Stalinistische Modernisten vertraten gleichfalls die Ansicht, daß in erster Linie die industrielle Entwicklung kommen müsse und erst an zweiter Stelle der soziale Fortschritt. In der Sowjetunion und im Ostblock wurden riesige Stahl- und Eisengießereien glorifiziert und die Arbeiter als starke, gesunde Menschen dargestellt. Laut offiziellen sowjetischen Statistiken, die der Weltgesundheitsorganisation in den siebziger Jahren vorgelegt wurden, war so gut wie jede nur vorstellbare Infektionskrankheit dank der kommunistischen Politik im Abklingen oder ganz verschwunden. Es wurde in den internationalen Gesundheitsorganisationen zu jener Zeit weithin angenommen, daß es sich bei diesen Statistiken um reine Phantasiegespinste handelte.[9]

Beide Supermächte sowie ihre Verbündeten zogen es vor, solche Projekte finanziell zu fördern, die einen hohen Propagandawert hatten, und die meisten Gelder wurden ganz gezielt eingesetzt. 1978 floß beispielsweise die Hälfte der Gelder der Weltbank an Brasilien, Indonesien, Mexiko, Indien, die Philippinen, Ägypten, Kolumbien und Südkorea.[10] Die Hälfte der nichtmilitärischen Entwicklungshilfe der Vereinigten Staaten ging an zehn strategische Nationen, fünf davon standen außerdem auf der Liste der Weltbank als wichtigste Bezugsberechtigte: Ägypten, Israel, Indien, Indonesien, Bangladesch, Pakistan, Syrien, die Philippinen, Jordanien und Südkorea.[11] 1952 erhielt Afrika aus dem Budget der amerikanischen Auslandshilfe nichts. 1968 war die nichtmilitärische Hilfe der USA für diesen Kontinent nur wenig angestiegen: Mit Ausnahme von Ägypten (das im mittleren Osten als strategisch interessant galt) gingen nur acht Prozent aller nichtmilitärischen Entwicklungshilfe an afrikanische Länder.

Obwohl Einzelheiten der nichtmilitärischen Entwicklungshilfepolitik der Sowjets nur selten offengelegt wurden, kam der Hauptteil ihrer finanziellen Großzügigkeit Kuba, Vietnam, Laos, den Ostblockländern und strategischen Schlüsselpunkten der beiderseitigen Verbündeten im Kalten Krieg zugute, insbesondere Ägypten und Indien.

Von beiden Seiten des Eisernen Vorhangs waren die Geldbeträge der Geldgeber an die armen Länder allzuoft mit prestigeträchtigen Vorzeigeprojekten verbunden: Staudämme, internationale Flughäfen, Universitätskomplexe und tertiäre Krankenhauspflege. Für gewöhnlich wurden kommunale Projekte wie Schulen, medizinische Einrichtungen, Berufsausbildungsprogramme oder öffentliche Gesundheitskampagnen ausgeklammert. Schlimmer noch, die Geldgeber bevorzugten Einmal-Investitionen und verschwanden, wenn es darum ging, ihre Profilierungsprojekte auf lange Sicht zu pflegen. Sogar die Dämme, Flughäfen und riesigen Bauprojekte wurden unter ihrer zuvor glänzend polierten, protzigen Fassade bald schon potentiell gefährlich. Mangels Devisen zur Bezahlung von Ersatzteilen, Dienstleistungen oder Routinewartungen hatten die armen Länder keine Wahl und mußten hilflos zusehen, wie der Belag ihrer Rollbahnen Schlaglöcher und ihre Dämme Risse bekamen, und sie mußten die Treppen benutzen, sobald die Aufzüge ihrer schicken Bürogebäude defekt waren. Über ein Drittel des typischen Entwicklungshilfebudgets wurde durch immer wiederkehrende Kosten aufgezehrt, doch die Geldgeber bestanden darauf, nur neue, prestigeträchtige Programme zu finanzieren.

Die Entwicklungshilfe für diese Länder, die nicht von seiten der Regierungen kam, stammte ausschließlich aus den kapitalistischen und sozialdemokratischen Staaten von Nordamerika und Europa und zielte in erster Linie auf den Erwerb lebenswichtiger Ressourcen. 1977 flossen in Afrika 56 Prozent der privaten Investitionen aus Amerika in die Erdölförderung, 26 Prozent in den Bergbau und sechs Prozent in die Produktion.[12]

In den sozialistischen und nationalistischen Bewegungen und den intellektuellen Kreisen Südamerikas tauchte die Abhängigkeitstheorie der Entwicklungshilfe auf. Überall übten die Anhänger der Abhängigkeitstheorie überzeugend Kritik an den Modernisierungsstrategien des Westens und an dessen Investitionspolitik, vermieden jedoch Fragen in bezug auf sowjetische Aktivitäten und hatten keine einstimmige Meinung hinsichtlich eines alternativen Ansatzes, um den Lebensstandard und die Gesundheit der Menschen der Dritten Welt anzuheben. Sie stellten mehr eine Oppositionskraft dar als ein alternatives Modell der Entwicklungshilfe.

Die meisten dieser Kritiker (allen voran Intellektuelle wie André Gunder Frank, Theotonio dos Santos, Fernando Henrique Cardoso und Enzo Faletto) waren der Ansicht, daß die Annahme von Krediten und Hilfe von multinationalen Konzernen und Banken zu Zyklen immer größerer Abhängigkeit und Verschuldung führten. Angenommen, ein armes Land, das ein Krankenhaus bauen möchte, wendet sich an ein wohlhabendes Land und bittet um Spenden und Kredite. Sobald diese gewährt werden, führt der Bau des Krankenhauses zu einer neuen Abhängigkeit von der Medizintechnik, den Medikamenten und den Maschinen im westlichen Stil. Ersatzteile für amerikanische Röntgengeräte oder französische Autoklave zu kaufen erschöpft die geringen Devisen-Ressourcen des kleinen Landes. Schließlich wird das Krankenhaus eher zu einer Belastung als zu einem Vorteil für die Gesellschaft und verschlingt das Budget des ohnehin bereits überzogenen Kontos des Gesundheitsministeriums. Die Anhänger der Abhängigkeitstheorie argumentierten, daß die armen Nationen auf zweierlei Weise verloren: Sie waren gezwungen, alle Ausrüstungsgegenstände und das gesamte Fachwissen von den reicheren Ländern zu kaufen, und die Produkte, die sie als Gegenleistung produzierten, mußten an dieselben wohlhabenden Nationen zu Preisen verkauft werden, welche die Käufer festsetzten. Die Verfechter der Theorie waren den Ansicht, daß man in dieser Situation einfach nicht gewinnen könne.

Ende der siebziger Jahre erkannten sogar westliche Investoren, daß eine Modernisierung der Dritten Welt nicht automatisch den Lebens- und Gesundheitsstandard der Europäer des 20. Jahrhunderts bringen würde. Anfang der siebziger Jahre hatte sich die amerikanische Agency for International Development auf ein Wachstum des Bruttosozialprodukts (BSP) als wichtigste Maßeinheit für den Erfolg in den Ländern der Dritten Welt konzentriert. 1977 war der Verwaltungsleiter dieser Organisation, John J. Gilligan, gezwungen, diese Strategie umzukehren.

»Dieser Ansatz hatte einige ganz bemerkenswerte Erfolge zu verzeichnen«, sagte er in einer Schlüsselrede:

»Während des letzten Vierteljahrhunderts betrug das BSP pro Kopf in den Entwicklungsländern durchschnittlich drei Prozent – annähernd dieselbe Wachstumsrate wie in den reichen Ländern. Die durchschnittliche Lebenserwartung in den Entwicklungsländern ist von 35 Jahren auf 50 Jahre gestiegen – ein Ausmaß, das in Westeuropa erst zu Beginn des 20. Jahrhunderts erreicht worden war.... Einige Entwicklungsländer haben so hohe Wachstumsraten erzielt, daß unsere Entwicklungshilfe an sie eingestellt wurde und unsere wichtigste Form wirtschaftlicher Interaktion nun im gegenseitigem Handel und in privaten Investitionen besteht.

Diese Gesamtgewinne haben jedoch eine wesentliche Tatsache verschleiert: Während manche Entwicklungsländer ein beachtliches BSP-Wachstum pro Kopf erreicht haben – einige bis zu über sieben Prozent –, haben viele andere nur sehr wenig Fortschritte erzielt. Die Durchschnittszahlen verbergen auch die riesigen Unterschiede darin, wie diverse Gruppen innerhalb der armen Länder von der Entwicklung profitiert haben. Denn in den meisten der weniger entwickelten Länder waren die sogenannten modernen Stadtviertel und große landwirtschaftliche Betriebe die Hauptbegünstigten des Wachstums, während die Stadt- und Landbevölkerung – deren Zahlen schnell gestiegen ist und die in den meisten Entwicklungsländern die Mehrheit formen – im allgemeinen kaum berücksichtigt wurde.«[13]

Die Weltbank betrachtete erst 1975 die Gesundheitsfürsorge als besonderen Teil ihrer Mission. Ihre Gesundheitsabteilung argumentierte erfolgreich, die tröpfelnde Modernisierung würde die akuten Bedürfnisse der Ärmsten der Armen niemals angemessen erfüllen. Zwischen 1975 und 1978 unterstützte die Weltbank 70 gesundheitsbezogene Projekte in 44 Ländern technisch und finanziell und wurde zum weltgrößten

Geldgeber für Projekte dieser Art. Während dieser dreijährigen Phase lieh die Weltbank den armen Ländern 400 Millionen Dollar für medizinische Einrichtungen zur Erstversorgung und zur Moskitokontrolle, 160 Millionen Dollar für Familienplanung und Ernährungsprojekte und 3,9 Milliarden Dollar für Sanitärmaßnahmen.[14]

Am Ende diese Jahrzehnts bewertete die Weltbank ihre Bemühungen erneut und beschloß, ihre Strategie auf eine Finanzierungshilfe zur Entwicklung einer medizinischen Infrastruktur zu verlagern u.a. »für die Förderung angemessener Ernährung, für die Versorgung von Schwangeren und Kindern einschließlich Familienplanung, für die Prävention und Kontrolle endemischer und epidemischer Krankheiten«.[15]

Als sich das 20. Jahrhundert seinem Ende näherte, litt die Mehrheit der Weltbevölkerung immer noch unter Krankheiten aufgrund von unsauberem Wasser – und starb auch daran.[16] Während der siebziger Jahre litt jeder vierte Mensch auf dieser Erde an einer Krankheit, hervorgerufen von Rundwürmern, die man sich über verschmutztes Wasser bzw. verschmutzte Nahrungsmittel zugezogen hatte. Eine Untersuchung der Weltbank fand heraus, daß 85 Prozent der Einwohner von Java von Hakenwürmern befallen waren. Ungefähr 1,7 Milliarden Menschen litten, laut der WHO, jedes Jahr zusätzlich an Parasiteninfektion durch verschmutztes Wasser.[17]

Manchmal konnte ein großes Wasserentwicklungsprojekt dazu führen, daß bestimmte Krankheiten noch häufiger auftraten, da das Projekt die Ökologie vor Ort derart veränderte, daß es für die Mikroben von Vorteil war. Das häufigste diesbezüglich zitierte Beispiel ist der Assuan-Staudamm, in dessen Folge sich die Schistosomiase-Fälle häuften.[18]

Schistosome sind parasitäre Organismen mit einem komplexen Lebenszyklus. In den verschiedenen Phasen seiner Entwicklung wächst der Organismus in Schnecken, auf der Oberfläche von Süßwasserpflanzen und im Menschen. Seine Eier werden mit den menschlichen Fäkalien in Wasservorräte ausgestoßen und von Schnecken an Flüssen und Seen aufgenommen. In den Schnecken werden die Eier ausgebrütet, und die Organismen entwickeln sich in ein Larvenstadium. Diese Larven werden durch die Schnecken zurück in den See oder den Fluß ausgestoßen, wo sie sich auf den Stengeln und Blättern von Unterwasserpflanzen festsetzen, für gewöhnlich entlang dem Ufer. Sobald Menschen, die im Wasser baden, spielen oder arbeiten, gegen die Pflanzen stoßen, dringen die Larven durch ihre Haut in den Blutstrom ein.

Abhängig von der Spezies der Schistosome (*Schistosoma japonicum, S. haematobium, S. mekongi, S. mansoni* oder *S. intercalatum*), machen sich die Larven daraufhin auf den Weg zur menschlichen Leber, zur Milz, in den Harntrakt, zu Nieren, Rektum oder Kolon, wo sie zu Würmern heranwachsen. Die Würmer können unendlich lange im Körper verbleiben und ihre Eier abstoßen, welche die Menschen dann wieder mit ihren Fäkalien in die Wasservorräte abgeben. Dann beginnt der Zyklus aufs neue.

Die Würmer können in den Menschen eine enorme Bandbreite an Krankheiten hervorrufen, von geringfügigen, lokal begrenzten Hautinfektionen und einer so gut wie unbemerkbar leichten Müdigkeit bis hin zu lebensbedrohlichen Herzkrankheiten, Epilepsie, Nierenversagen und bösartigem Krebs in den Organen, in denen sie sich niedergelassen haben. Aufgrund dieser Bandbreite an Symptomen läßt es sich unmöglich feststellen, wie viele Menschen in einem endemischen Gebiet an Schistosomiase leiden: Selbst die Definition der Schistosomiase ist immer noch umstritten.

Angesichts der Unsicherheiten, die der Schistosomiase-Diagnose innewohnen, war es immer schon schwierig, spezielle Richtungen im Vorkommen der Krankheit nachzuweisen. Trotzdem stimmte die Wissenschaft darin überein, daß der gewaltige Assuan-Staudamm die Ökologie des Nils radikal verändert hatte: Der einst unkontrollierte Fluß wurde verlangsamt, die jährliche Überschwemmung verhindert und der riesige Nasser-Stausee erschaffen. Diese Veränderungen führten auch zu einem Wandel in der Schistosomen-Population.

Seit Jahrtausenden hatten die Ägypter in nächster Nähe des Nils gelebt, da der Rest des Landes weitgehend aus Wüste besteht. Daher waren ungeheuer viele Menschen dem veränderten Krankheitsrisiko den Fluß entlang ausgesetzt. Dennoch wurde in keiner Phase der Planung oder des Baus des Assuan-Staudamms in den fünfziger Jahren die Ökologie menschlicher Krankheit berücksichtigt – weder von den ägyptischen Behörden noch von westlichen Finanzinteressen, die das Projekt initiierten, oder von der sowjetischen Regierung, die den Staudamm mit viel Trara vollendete.

Die Verlangsamung des Nils verursachte einen deutlichen Wandel in den Schistosomen-Spezies, die in Ägypten vorherrschten: von *S. haematobium* zu *S. mansoni*. Für das ägyptische Volk bedeutete das einen Wandel von Organismen, die hauptsächlich kleine Kinder angriffen und überwiegend Störungen im Harntrakt verursachten, hin zu Organismen, die in erster Linie junge Erwachsene befielen und häufig zu schweren Störungen der Milz, der Leber, des Kreislaufsystems, des Kolons und des zentralen Nervensystems führten.[19] Ähnliche Veränderungen in der

Schistosomen-Population und den menschlichen Krankheitsbildern folgten dem Bau des Sennar-Dammes im Sudan und des Akosombo-Dammes in Ghana.

Der Einfluß des Assuan-Staudamms auf die Schistosomiase wurde von manchem in Frage gestellt, weil es zum Vorkommen der Krankheit in Ägypten vor dem Bau keine soliden Vergleichsdaten gab. Aber es gab einen zusätzlichen Grund, gewaltige Wasserprojekte erst dann zu errichten, wenn man zuvor ihre potentielle Gefahr für die menschliche Gesundheit abgeschätzt hatte: das Rifttalfieber.

Das Rifttalfieber, das von Moskitos (*Aedes pseudoscutellaris*) übertragen wird, wurde vor 1977 weitgehend als veterinärmedizinisches Problem betrachtet, als eine Krankheit, die in erster Linie Rinder und Schafe befiel, obwohl sporadische Ausbrüche unter Viehzüchtern bekannt waren. Man entdeckte das Rifttalfieber 1930, als ein Ausbruch spontaner Fehlgeburten, Totgeburten und verendender erwachsener Tiere bei Schafen und Rindern in Kenia auftraten.[20] Rifttalfieber-Epidemien traten in ganz Afrika auf, wann immer europäische Haustiere, die gegen das Virus nicht immun waren, auf dem Kontinent eingeführt wurden.[21]

Das Virus führte zu hämorrhagischen Krankheiten ähnlich dem Gelbfieber mit signifikant tödlichen Folgen bei Föten und Neugeborenen. In nichtimmunen Tieren konnte die Wirkung verheerend sein: Intravenöse Injektionen winzigster Mengen des Virus in Labormäuse führten in weniger als sechs Stunden bei 100 Prozent der Versuchstiere zum Tod.[22]

1977, sechs Jahre nach Vollendung des Assuan-Staudammes, bewiesen James Meegan und seine Kollegen von der medizinischen Forschungsgruppe der amerikanischen Marine mit Sitz in Ägypten, daß eine weitverbreitete menschliche Epidemie in Assuan auf das Rifttalfieber zurückzuführen war. Über 200000 Menschen erkrankten, 598 starben an hämorrhagischen Erkrankungen, und die Verluste unter den Haustieren waren so groß, daß es in Ägypten zu einem ernsthaften Fleischmangel kam.[23] Die Wissenschaftler gelangten zu dem Schluß, daß die Epidemie als isolierter Ausbruch unter Haustieren im nördlichen Sudan begann, sich jedoch – entweder durch menschliche Abwanderung oder durch vom Wind weitergetragene Moskitos – auf Assuan ausweitete. Sobald die infizierten Moskitos in Assuan eintrafen, gediehen sie in dem 800000 Hektar großen, vom Damm geschaffenen Schwemmland prächtig. Die Krankheit war zuvor noch nie in Ägypten aufgetreten.

Ähnliche Epidemien des Rifttalfiebers, die in Zusammenhang mit Dämmen standen, traten in den achtziger Jahren in Mauretanien, im Senegal und auf Madagaskar auf, und in den neunziger Jahren kehrte die

Krankheit nach Assuan zurück und führte zu einer gravierenden Epidemie.[24]

Mitte der achtziger Jahre erkannten die wichtigsten Geldgeber, insbesondere die Weltbank, daß die Gesundheitsfrage in engem Zusammenhang mit Dammbauten stand, und verlangte von den Antragstellern für Kredite zur Finanzierung großer Wasserprojekte als Teil des Projektantrags eine Untersuchung auf den Krankheitseinfluß. In allen Fällen wurde jedoch entschieden, daß die Vorteile für die Gesellschaft durch Hydroelektrizität und Überschwemmungskontrolle die potentielle Gefährdung durch Krankheiten überwogen, insbesondere wenn Schritte unternommen wurden, um die medizinische Infrastruktur vor Ort zu verbessern.

1980 kam die Weltbank ein wenig verspätet zu dem Schluß, daß die weltweite Malaria-Ausrottungskampagne fehlgeschlagen war, und fügte dieser Erkenntnis noch hinzu, daß das Vorkommen der Krankheit auf dem indischen Subkontinent in nur vier Jahren um erstaunliche 230 Prozent gestiegen war (1972 bis 1976). Bei den meisten anderen von Vektoren übertragenen Krankheiten, deren Ausrottung man zehn Jahre zuvor noch für ein Kinderspiel gehalten hatte, mußte man nun »einen verblüffenden Anstieg in ihrem Vorkommen im letzten Jahrzehnt« einräumen.[25] Die Schlafkrankheit (Trypanosomiase), die Bilharziose (Schistosomiase), die Flußblindheit (Onchocerciasis) und die Chagaskrankheit hatten allesamt an Häufigkeit zugenommen, oft ausgerechnet in jenen Ländern, die in diesem Zeitraum die Empfänger von Milliarden an Spendengeldern und Krediten in US-Dollar waren.

Etwas stimmte ganz eindeutig nicht. Die führenden Organisationen der Welt waren gezwungen, ihren großspurigen Optimismus der fünfziger und sechziger Jahre zu überdenken. Man mußte Erklärungen finden, Schuldzuweisungen abgeben, Lösungen vorschlagen.

Ende der siebziger Jahre lag die Lösung der Weltbank darin, die armen Nationen zu bedrängen, mehr Geld für primäre Gesundheitsversorgung und Krankheitsvorbeugung auszugeben. Das geschah meistens durch Überzeugungsarbeit. Die Weltbank konnte beispielsweise andeuten, daß »es aufgrund der emotionalen Wirkung von Gesundheitsfragen politisch durchaus attraktiv sein kann, den Wohlstand durch eine von der Regierung zur Verfügung gestellte medizinische Versorgung neu zu verteilen«.[26]

Das amerikanische Maß der Gesundheitsversorgung zu erreichen, selbst als Funktion der jährlichen Pro-Kopf-Ausgaben, wäre jedoch für die meisten der armen Nationen der Welt eine außergewöhnliche Anstrengung. Laut der Regierung Carter kam 1976 in den Vereinigten Staaten auf 600 Menschen ein Arzt; praktisch 100 Prozent der Trinkwasservorräte wurden als frei von Infektionskrankheiten erklärt, die Menschen nahmen durchschnittlich 133 Prozent ihres täglichen Minimalbedarfs an Kalorien zu sich, 99 Prozent der Erwachsenen konnten lesen und schreiben, und 3,3 Prozent des amerikanischen BSP wurden – mit durchschnittlich 259 Dollar pro Kopf – für die medizinische Versorgung ausgegeben.

Im Gegensatz dazu kam in Tansania ein Arzt auf 18490 Menschen, einwandfreies Trinkwasser stand weniger als 40 Prozent der Bevölkerung zur Verfügung, der Durchschnittsbürger nahm nur 86 Prozent des Mindestbedarfs an Kalorien zu sich, 34 Prozent der erwachsenen Bevölkerung waren Analphabeten, und die Regierung gab 1,9 Prozent des BSP – mit durchschnittlich drei Dollar pro Kopf – für die medizinische Versorgung aus. Selbst wenn Tansania den prozentualen Anteil des BSP für die medizinische Versorgung der Bevölkerung verdoppelte und so auf die gleiche Prozentzahl wie in den USA käme, würde das Land immer noch weniger als zehn Dollar pro Jahr pro Bürger ausgeben. Um auf die amerikanische Summe von 259 Dollar pro Bürger zu kommen, müßte die tansanische Regierung so gut wie jedes andere Regierungsprogramm streichen.[27]

»Es ist dumm, sich auf das Geld als das wichtigste Instrument zur Entwicklung zu verlassen, wenn wir nur allzu gut wissen, daß unser Land arm ist,« erklärte der tansanische Ein-Parteien-Staat in seiner historischen Arusha-Erklärung von 1967. »Es ist gleichermaßen dumm, ja tatsächlich ist es noch viel dümmer, wenn wir uns einbilden, daß wir uns von unserer Armut durch ausländische Finanzhilfe befreien könnten, anstatt durch unsere eigenen finanziellen Ressourcen.«

Tansania versuchte, eine Infrastruktur aus vernünftig ausgebildeten Arzthelfern zu schaffen, die in winzigen Beton- oder Lehmkliniken in den Dörfern, in denen ein Großteil der zehn Millionen Einwohner des Landes wohnte, arbeiteten. Zwischen 1967 und 1976 erhöhte die tansanische *Mtu ni Atya Chakula ni Uhai*-Dorfgesundheitskampagne die Anzahl der Mutter-Kind-Kliniken um 610 Prozent und die Anzahl der ländlichen Arzthelfer um 470 Prozent. Es wurden 110 neue medizinische Einrichtungen gebaut (so daß man 1976 auf eine Gesamtzahl von 152 Kliniken im ganzen Land kam). Die Lebenserwartung erhöhte sich in diesem Zeitraum um sieben Jahre und betrug damit 47 Jahre (im Vergleich zu 70 Jahren in Europa im Jahr 1976). Die Säuglingssterblichkeit verringerte sich ebenfalls leicht von 152 von 1000 Babys im Vergleich zu

161 von 1000 Babys im Jahr 1967 (bei einer Säuglingssterblichkeitsrate von 20 pro 1000 Babys in Europa im Jahr 1976).

Die Regierung erkannte das akute Bedürfnis nach Ärzten, baute die Muhimbili Medical School in Daressalam und sandte viele kluge junge Tansanier zu einer medizinischen Ausbildung ins Ausland, in der Hoffnung, die Zahl der Ärzte im Land um ca. 65 pro Jahr zu erhöhen. 1975 betrug die Quote von Arzthelfer zu Patient 1 : 454, aber die Arzt-Patient-Quote hatte sich noch verschlechtert, zum Teil aufgrund einer anti-asiatischen Einstellung. Viele der am besten ausgebildeten Einwohner Ostafrikas waren Inder, die Jahrzehnte zuvor als Vertragsarbeitskräfte von britischen Kolonialisten, die eine bürokratische Klasse brauchten, die lesen und schreiben konnte, ins Land gebracht worden waren. 1972 befahl Ugandas Diktator Idi Amin (der Adolf Hitler offen zu seinem Helden erklärte) allen Asiaten, deren Zahl zwischen 50 000 bis 80 000 lag, das Land sofort zu verlassen, oder sie würden hingerichtet werden. Keine andere afrikanische Regierung schrie auf oder protestierte. Tausende von Indern, von denen die meisten ihr ganzes Leben in Ostafrika verbracht hatten, flohen nicht nur aus Uganda, sondern vom gesamten Kontinent.[29]

Obwohl solche Probleme alle armen Nationen der Welt plagten, waren sie in Afrika – aufgrund der ernstzunehmenden politischen und militärischen Instabilität – besonders brennend. Nirgendwo sonst in der Welt hatten sich Regierungen erst vor so kurzer Zeit aus jahrhundertelanger europäischer Kolonialisierung befreit. Die portugiesischen Kolonien Guinea-Bissau, Angola, Mosambik und Cap Verde erlangten erst Mitte der siebziger Jahre ihre Unabhängigkeit, nach mehr als einem Jahrzehnt blutigen Bürgerkriegs. Im südlichen Teil des Kontinents dauerten Krieg und Instabilität noch so lange an, bis das Schicksal von Rhodesien, Südafrika, Angola und Südwestafrika entschieden war.

Nördlich jener Länder (die schließlich Simbabwe, Südafrika, Angola und Namibia genannt wurden) lag eine Reihe von mehrheitsregierten unabhängigen Staaten, die geschworen hatten, die immer noch von Weißen regierten südlichen Staaten zu boykottieren und die verschiedenen Befreiungsbewegungen zu unterstützen. Zu den Frontstaaten, wie sie genannt wurden, gehörten Tansania, Sambia, Mosambik und in weniger militantem Ausmaß Lesotho und Botswana. Guerillatruppen, welche die zukünftigen Regierungen der Region darstellten, bewegten sich frei in den Frontstaaten, und Lusaka bildete eine Art Kommandoposten für die SWAPO (South-West Africa People's Organization), die ZAPU (Zimbabwe African People's Union) und den südafrikanischen ANC (African

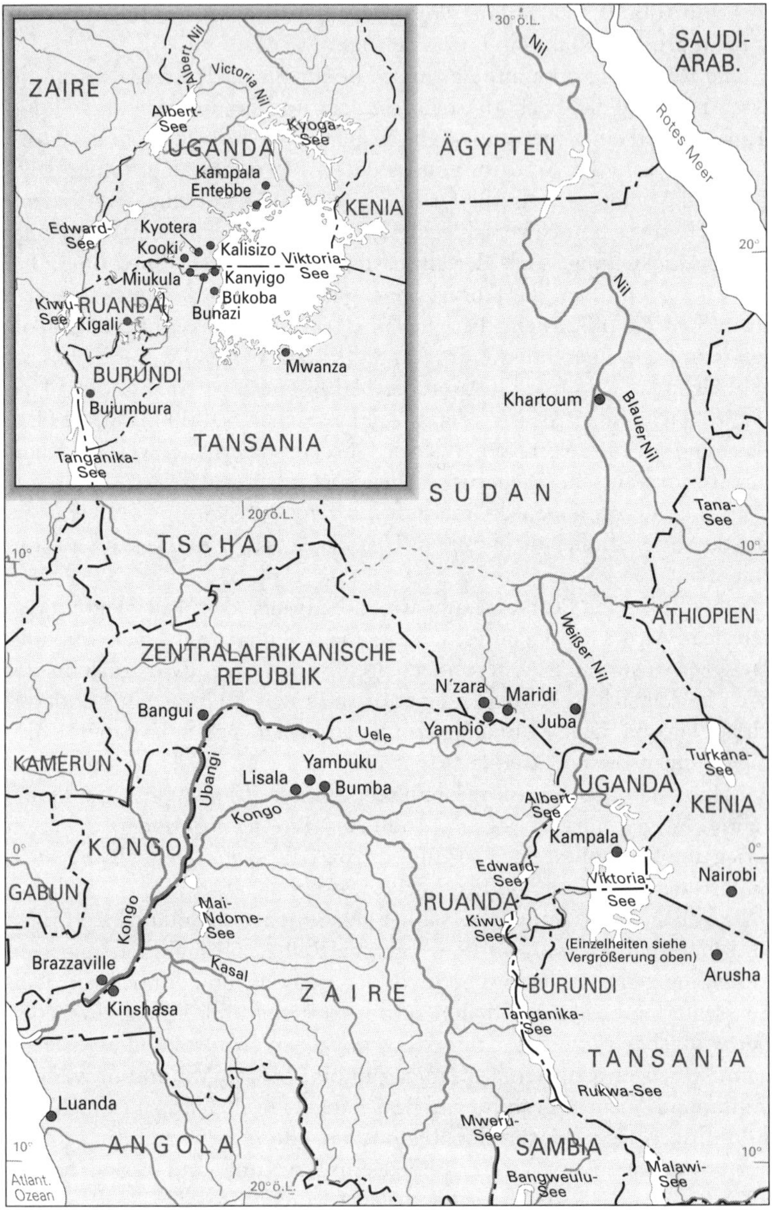

Zentralostafrika

National Congress). Politische Exilanten aus dem unruhigen Süden strömten in die Frontstaaten und erhöhten noch deren bereits akute wirtschaftliche Schwierigkeiten. Außerdem wurde der Handel durch den selbstauferlegten Boykott von Südafrikas Häfen und Märkten schwer gestört.

Anderswo auf dem Kontinent war die zivile Instabilität Legion. Mobutu zerschlug brutal jegliche Opposition in Zaire. Der selbsternannte Kaiser Bokassa regierte die Zentralafrikanische Republik mit solcher Brutalität, daß er schließlich von französischen Luftlandeeinheiten gestürzt und wegen Kannibalismus und Völkermord angeklagt wurde. In einer angeblichen Säuberungskampagne gegen die Korruption rissen junge Elemente des Militärs mit Gewalt die Herrschaft in Ghana an sich. Bürgerunruhen aufgrund von religiösen Differenzen und Stammesstreitigkeiten tobten durch den Sudan, durch Marokko, Äthiopien, Mauretanien, Angola und Ruanda. Ein Großteil der kriegerischen Auseinandersetzungen rührte von den künstlichen nationalen Grenzen her, die von den Kolonialmächten im 17. und 18. Jahrhundert gezogen worden waren und die uraltes Stammesland teilten, Familien trennten und traditionelle Machtstrukturen aufbrachen.

Die Supermächte versuchten ebenso wie die Volksrepublik China, diese scheinbar endlosen Kämpfe zu manipulieren in der Hoffnung, afrikanische Regierungen auf die Vereinigten Staaten, die UdSSR oder China einzuschwören. Als Ergebnis dessen wurden obszöne Geldmengen für die Militär- und Polizeikräfte verarmter Länder ausgegeben. Dieses Geld wurde wiederum von Diktatoren verschwendet, die der einflußreichen Elite ihres jeweiligen Landes im Austausch für tatkräftige Unterstützung »Geschenke« machten, und das kam wiederum den Konten von Waffenhändlern in aller Welt zugute.

Die Gelder wurden eindeutig nicht für die medizinische Versorgung ausgegeben. Man denke nur an die Beispiele von Tansania und Uganda.

1979 feierte Tansania seinen jüngsten militärischen Sieg über Uganda. Obwohl die siebte Pandemie der Cholera[30] auch in Daressalam wütete und tödliche *Vibrio*-Bakterien die offenen Abwasserkanäle, die quer durch die Straßen der Hauptstadt verliefen, verseuchten, wurde nichts anderem außer dem Krieg viel Aufmerksamkeit geschenkt. Hübsche junge Mädchen verkündeten stolz den Sieg auf ihrem Hintern: Sie trugen *Kangas* aus Stoffen, auf denen die frohe Kunde aufgedruckt war. Junge Männer warfen sich in Militäruniformen und schlenderten mit hocherhobenem Kopf auf der Independence Avenue entlang oder vorbei am ANC-Hauptquartier in der Nkrumah Street.

Auf seinem Weg zum Flughafen von Daressalam im April 1979 schaute sich Yusufu Lule besorgt um. Er glaubte, zum letztenmal diese Straßenszenen der Stadt mitzuerleben. Nach jahrelangem Exil war er dabei, die Zügel der Regierung in Uganda zu übernehmen. Obwohl er seit Jahren am Sturz von Idi Amin gearbeitet hatte, flößte ihm die Aussicht auf eine Rückkehr Angst ein.

»Es ist das Chaos. Wir haben eine ganze Generation, die richtig nicht von falsch unterscheiden kann. Jahrelang haben sie ungeheuer viel Brutalität miterlebt – Vergewaltigungen, Mord, Diebstahl, Folter. Ich gehe an einen Ort, wo Moral keine Bedeutung hat«, meinte Lule mit sichtlichem Schaudern.

68 Tage später wurde Lule gestürzt, und Uganda geriet in einen Strudel kurzlebiger und rachsüchtiger Regierungen.

Alles begann 1971, als das ugandische Militär die gewählte Regierung von Milton Obote stürzte und einem halbgebildeten, launenhaften und gewalttätigen Mann namens Idi Amin die Verantwortung für die ungefähr 18 Millionen Menschen des Landes in die Hand gab. Zehn Jahre zuvor hatte man Uganda noch als eines der feinsten Juwelen in der Krone des britischen Reiches bezeichnet: ein üppiges Füllhorn an landwirtschaftlichem Wohlstand mit einer gut ausgebauten Infrastruktur an Kolonial- und Missionsschulen, Krankenhäusern, Straßen und Handelsbeziehungen. Aber Obotes Regierung zeichnete sich auch durch eine Korruption aus, welche die Unruhen schürte und 1971 schließlich zum Militärputsch führte.

Amin zerstörte den Wohlstand der Nation und führte sein Land in eine Hölle, die schlimmer war als alles, was Uganda zuvor erlebt hatte.

1975 verurteilte der Präsident Tansanias, Julius Nyerere, Amin als einen »Unterdrücker, einen schwarzen Faschisten und einen selbsterklärten Bewunderer des Faschismus«. Einige Monate später erklärte Amin, daß aufgrund alten Stammesrechts Teile des Sudans, Kenias und Tansanias eigentlich zu Uganda gehörten. Um seinen Standpunkt zu erhärten, ließ Amin öffentlich eine Gruppe von Studenten aus Kenia, die an den Universitäten von Entebbe und Kampala studierten, hinrichten.

1977 hatte die Regierung Amin sowohl im Inland als auch gegenüber ihren Nachbarn so viele Greueltaten begangen, daß die Westmächte und die Sowjetunion alle diplomatischen und Handelsbeziehungen abbrachen. Als Reaktion auf die britische Verurteilung von Amins Menschenrechtspraktiken, zu der auch die großangelegte Vergewaltigung von Frauen im ganzen Land ebenso wie gemeinschaftliche Hinrichtung Zehntausender von Bürgern aller Altersgruppen gehörten, richtete der Diktator persönlich den anglikanischen Erzbischof Luwum vor den Augen von Hunderten von Zeugen und vor laufenden Fernsehkameras hin.

»Tausende von unschuldigen Einwohnern Ugandas schwammen im Nil, und der Diktator und Schlächter Amin nannte es Unfall«, klagte Radio Tansania am Tag der Hinrichtung von Erzbischof Luwum. »Wenn schwarzafrikanische Staaten die weiße Minderheitsregierung [in Südafrika und Rhodesien] verurteilen, müssen sie auch die Greueltaten, die in den von Schwarzen regierten Staaten begangen werden, verurteilen.«

Anfang 1978 hatte Amin laut der Internationalen Juristenkommission in Genf an die 100 000 Bürger seines Landes hinrichten lassen. Das Handelsabkommen der ostafrikanischen Gemeinschaft von Uganda, Kenia und Tansania war formell aufgelöst und sowohl in Kenia als auch in Tansania der Zustand der Kriegsbereitschaft ausgerufen worden.

Im Oktober 1978 marschierten Amins Truppen im Kagera-Distrikt im Norden Tansanias ein. Kagera, ein ländliches Gebiet an den Westufern des Viktoriasees, besaß keinerlei Industrie, nur eine Kleinstadt (Bukoba) und einige verstreute Dörfer. Die Region war nicht in der Lage, sich gegen Amins umherstreifende Truppen zur Wehr zu setzen. Die Luftwaffe Ugandas ebnete die grünen Hügels Kageras mit Bombenangriffen ein. Truppen folgten, zerstörten die Holzhütten und Lehmbauten der Dörfer von einem Ende Kageras zum anderen. Zwei Monate lang hielten Amins Truppen ein 700 Quadratmeilen großes Gebiet Tansanias besetzt, töteten Hunderte von Bauern, vergewaltigten bewußt die Frauen, um deren Männer zu demütigen, schlachteten einen Großteil des Viehs und trieben an die 40 000 Bauern ins Exil.

Nyerere bat die Organization of African Unity (OAU) und die Vereinten Nationen um Hilfe. Vergeblich.

Im Dezember 1978 erklärte Tansania Uganda den Krieg. Das Land kämpfte zwei Monate lang um die Kagera-Region. Nachdem Tansania Amins Truppen geschlagen hatte, drangen die tansanischen Soldaten zur Hauptstadt Kampala vor.

Am 11. April 1979 wurde die Regierung Amin gestürzt. Idi Amin ging nach Libyen ins Exil, und Tansania setzte Lule als Regierungschef ein.

Der fünfmonatige Krieg zwischen Tansania und Uganda – der gemessen an internationalen Standards kümmerlich war – zerstörte die Infrastruktur Ugandas und Nordtansanias und zerrüttete die Wirtschaft beider Länder. Wegen des Krieges sowie der vorhergehenden Jahre von Amins Gewaltherrschaft benötigte Uganda dringend 2,3 Milliarden Dollar an Aufbauhilfe. Der Krieg beeinträchtigte Kenias Kaffeehandel, der teilweise von ugandischen Kaffeebohnen abhängig gewesen war. Der gesamte Handel in den kleinen, nur von Land umgebenen Staaten wie Burundi und Ruanda war zum Erliegen gekommen.[31]

Als Lules Mitarbeiter die Nationalbank übernahmen, entdeckten sie, daß Uganda mit 250 Millionen Dollar Zinsabzahlungen im Ausland verschuldet war, und weniger als 200000 Dollar wurden in den Tresoren der Nation gefunden. Im Laufe seines sechsjährigen Regimes hatte Amin einfach mehr Geld gedruckt, wann immer die Ressourcen knapp wurden, und die jährliche Inflationsrate somit auf 200 Prozent hochgetrieben. Vor dem Krieg wurde Benzin für 39 Dollar pro Gallone in Kampala verkauft, die Mieten stiegen in einem einzigen Jahr um 41 Prozent, während gleichzeitig das Pro-Kopf-Einkommen absackte.[32]

Lange vor Kriegsausbruch waren die meisten Fachleute aus dem medizinischen Bereich, wenn sie es sich erlauben konnten, aus dem Land geflohen, und die schweren wirtschaftlichen Schwierigkeiten, die durch die Regierung Amin geschaffen worden waren, führten zu einer großangelegten Plünderung aller nicht bewachten Einrichtungen.

Hunger folgte dem Kriegsende und kostete mindestens 50000 Menschen das Leben. Tierschutzorganisationen in aller Welt protestierten, als hungernde Ugander Elefanten, Nilpferde, Elenantilopen, Giraffen, Affen und andere Tiere zu Tausenden abschlachteten und verspeisten.

Zwischen 1975 und 1980 mußte Uganda, dessen gesamte medizinische Infrastruktur zerstört war, Epidemien von Malaria, Lepra, Tuberkulose, Cholera, viszeraler Leishmaniose (Kalaazar) und so gut wie jede vektorübertragene Krankheit erdulden, die dem Kontinent bekannt war.[33] Ein französisches Team fand darüber hinaus Beweise für noch exotischere Krankheiten, als es den Dorfbewohnern im westlichen Uganda Blutproben entnahm. Ebola, Marburg, Lassa, das Westnil-Fieber, das hämorrhagische Krim-Kongo-Fieber und Chikungunya gehörten zu den Viren, die im Blut der Bevölkerung der Region gefunden wurden.[34]

Zwischen 1971 und 1977 gab es in Uganda die schlimmste Masern-Epidemie seit über vierzig Jahren mit hohen Sterblichkeitsraten unter Kindern im ganzen Land. Das Chaos im Land war so groß, daß niemand die Toten zählte. Gonorrhöe blühte in den Amin-Jahren, insbesondere unter den Soldaten. Da das Land über keine Antibiotika mehr verfügte, blieben die meisten Fälle unbehandelt. Routineimpfungen für Krankheiten wie Keuchhusten und Tetanus gab es nicht mehr, und das Vorkommen dieser Krankheiten stieg drastisch an.

Hungernde, kranke Flüchtlinge strömten zu Zehntausenden über die

Grenzen nach Zaire und in den Sudan und schleppten ihre Krankheiten dort ein.

Die Makerere-Universität, einstmals ein herausragendes medizinisches Ausbildungszentrum für Ärzte in Ostafrika, wurde samt Steckdosen und Toilettenkacheln vollkommen ausgeplündert. Ende der siebziger Jahre gab es im ganzen Staat Uganda kein Toilettenpapier mehr, keine Antibiotika, kein Aspirin, keine Sterilisationsapparate, keine Baumwolle, keine Bettwäsche, keine Seife, kein sauberes Wasser, keine Glühbirnen, keine Nahtinstrumente und keine Operationskittel.[35] Es kursierten Gerüchte über Ausbrüche seltsamster Krankheiten, aber es gab niemanden mehr, der diese Behauptungen hätte überprüfen können.

Derart tragische Ereignisse waren in aller Welt zu finden und führten zu Epidemien und Gesundheitskrisen. Von Pol Pots Terrorregime in Kambodscha bis hin zu den vom Kalten Krieg angeheizten Schlachtfeldern in Zentralamerika gaben die ärmsten Länder der Welt ungewöhnlich hohe Geldsummen für innenpolitische Militäroperationen und für Kriege aus. Die Mikroben nützten die kriegszerrüttete Ökologie aus und brandeten in periodischen Epidemien immer wieder auf.

Die Weltgesundheitsorganisation mit nur 1300 Mitarbeitern und einem Budget, das kleiner war als der Betrag, den die Stadt New York jedes Jahr für die Straßenreinigung ausgab, versuchte, diese scheinbar hartnäckigen Probleme des öffentlichen Gesundheitswesens mit gespendeten Impfstoffen, technischer Hilfe und neuen Strategien zu bekämpfen.[36]

Am 12. September 1978 fand im sowjetischen Alma-Ata[37] eine WHO-Konferenz mit Gesundheitsministern aus über 130 Ländern statt. Die Konferenz gab bekannt, was Jahre später als zentrales Dokument in der internationalen Gesundheitsbewegung gefeiert wurde: die Erklärung von Alma-Ata. Teilweise inspiriert durch die vom amerikanischen Generalbundesarzt Julius Richmond formulierten Ziele einer Gesundheitspolitik für 1990, die 1975 systematisch den Zustand von Amerikas Gesundheit umriß und Ziele zur Verbesserung setzte, rief die Erklärung von Alma-Ata dazu auf, daß »bis zum Jahr 2000 alle Menschen dieser Welt eine Ebene der Gesundheit erreicht haben sollen, die es ihnen erlaubt, ein gesellschaftlich und wirtschaftlich produktives Leben zu führen«.

Die zehn Punkte der Erklärung von Alma-Ata definierten Gesundheit als »einen Zustand des völligen körperlichen, mentalen und sozialen Wohlbefindens, nicht nur die Abwesenheit von Krankheit oder Gebrechlichkeit« und erklärte die Gesundheit zu »einem fundamentalen Menschenrecht«. Man verurteilte gesundheitliche Ungerechtigkeiten, brachte die menschliche Gesundheit in Zusammenhang mit der wirtschaftlichen Entwicklung und rief die Regierungen dieser Welt dazu auf, finanziell und geographisch zugängliche medizinische Versorgungseinrichtungen für alle Einwohner ihres jeweiligen Landes zu errichten.

Die Gesundheit zum Menschenrecht zu erklären zwang Fragen der Krankheitskontrolle auf die neue machtvolle Tagesordnung der weltweiten Bürgerrechte. 1976 stimmte die Vollversammlung der UN dafür, die International Covenant on Civil und Political Rights in Kraft zu setzen.[38] Es war die stärkste Verurteilung von Tyrannei, Diskriminierung, Verletzungen der Grundfreiheiten und Ungerechtigkeiten, die jemals von der UN in Kraft gesetzt worden war. Ebenfalls in diesem Jahr verabschiedeten die Vereinten Nationen die Internationalen Klauseln zu wirtschaftlichen, sozialen und kulturellen Rechten[39], die speziell »das Recht jedes Menschen, den höchstmöglichen Zustand an körperlicher und geistiger Gesundheit zu genießen« anerkannten.

John Evans von der Weltbank führte drei gesundheitliche Schlüsselzustände aus, die seiner Meinung nach eng mit der wirtschaftlichen Entwicklung eines Landes verbunden waren: Infektionskrankheiten, Mischphasen und chronische Krankheiten. In den ärmsten, am wenigsten entwickelten Ländern der Erde litt die Mehrheit der Bevölkerung aufgrund von übertragbaren und vektorübertragenen Leiden unter Krankheit und Tod. Laut Evans kam mit Verbesserungen in der wirtschaftlichen Entwicklung eine schmerzliche Mischphase, bei der die ärmeren Mitglieder der Gesellschaft Infektionskrankheiten erlagen, während die wohlhabenderen Stadtbewohner länger lebten, weniger Krankheiten kannten und schließlich an chronischen Krankheiten wie Krebs und Herzkrankheiten starben.

In den meisten hochentwickelten Nationen, meinte Evans, waren die Infektionskrankheiten nicht länger lebensbedrohlich; einige verschwanden sogar vollkommen, die Bevölkerung lebte im allgemeinen bis ins siebte Jahrzehnt und starb dann an Krebs oder Herzkrankheiten. Aus Evans Sicht bedeutete das, daß Infektionskrankheiten für postindustrielle Gesellschaften nicht länger eine signifikante Bedrohung darstellten.

»Wir dürfen nie aufhören, wachsam zu sein«, meinte Richmond, »aber es ist durchaus angemessen, die Ressourcen auf die Vermeidung chronischer Krankheiten zu verlagern. Den politischen Willen vorausgesetzt, können beachtliche Schritte unternommen werden.«

Obwohl die Perspektive der Weltbank einen Großteil der langfristigen Planungen beeinflußte, gab es Stimmen innerhalb der akademischen Gesundheitsgemeinde, die diese Drei-Phasen-Annahme offen in Frage stellten. Niemand bestritt, daß die Heilmedizin große Erfolge erzielt hatte, insbesondere seit den vierziger Jahren, und alle stimmten darin überein, daß die Kontrolle von Krankheiten mit dem Wohlstand einer Gesellschaft zusammenhing, aber Evans' Gegner verwarfen die Vorstellung, daß es zwischen Phasen nationaler Entwicklung und individuellen Fällen einen direkten Zusammenhang gab. Aus ihrer Sicht war die Ökologie einer Krankheit viel komplexer, und Wellen mikrobieller Seuchen konnten leicht auch in Ländern mit enormen Bruttosozialprodukten auftreten. Umgekehrt konnten gut geführte arme Länder sehr wohl Seuchen innerhalb der Bevölkerung kontrollieren.

Die Debatte konzentrierte sich auf eine zweigeteilte Frage: Wann und warum verschwanden die meisten Infektionskrankheiten aus Westeuropa, und welche Relevanz hatte dieser Umstand für die Verbesserung der Volksgesundheit in den ärmsten Ländern im letzten Viertel des 20. Jahrhunderts?

Der Historiker William H. McNeill von der University of Chicago verbrachte Anfang der Siebziger einige Jahre mit der Untersuchung der Auswirkungen, die Epidemien seit dem Beginn der Geschichtsschreibung auf die Menschheit hatten. Dann drehte er die Frage um und untersuchte, welche menschlichen Aktivitäten das Auftauchen der Mikroben verursachten. 1976 sorgte sein Buch *Plagues and Peoples*[40] für eine Sensation in akademischen Kreisen, weil es mit der Kraft historischer Beweise aus vielen Jahrhunderten darlegte, daß die Menschen immer schon eine dramatisch reziproke Beziehung zu den Mikroben hatten. Auf gewisse Weise forderte McNeill seine Mitmenschen dazu auf, sich selbst als kluge Tiere zu sehen, die in einem Meer von Mikroben schwammen – eine Ökologie, die sie nicht sehen konnten, aber eine, die zweifelsohne den Kurs der menschlichen Geschichte beeinflußte.

Wie Evans sah auch McNeill bestimmte Phasen in den Beziehungen der Menschen zu den Mikroben, aber er verband sie nicht so sehr mit der wirtschaftlichen Entwicklung als vielmehr mit der Umwelt einer Gesellschaft in einem bestimmten Augenblick. Er war der Ansicht, daß durch Wasser übertragene parasitäre Krankheiten die menschliche Ökologie dominierten, als die Menschen Bewässerungssysteme in der Landwirtschaft einführten. Weltweite Handelswege erleichterten die Ausbreitung von bakteriellen Erkrankungen wie der Pest. Der Bau von Städten führte zu einem enormen Anstieg der Kontakte zwischen den einzelnen Menschen und ermöglichte die Ausbreitung sexuell übertragbarer Krankheiten und Atemwegsviren.

Auf lange Sicht gesehen, meinte McNeill, suchten pathogene Mikroben Stabilität in ihrer Beziehung zu Wirten. Es war nicht zu ihrem Vorteil, Millionen nichtimmuner Menschen in einer einzigen Dekade zu eliminieren, wie es den Ureinwohnern Amerikas nach der Ankunft von Kolumbus und Cortez geschah. Mit den Europäern kamen Mikroben, gegen welche die Einwohner Amerikas keine natürliche Immunität besaßen. McNeill schätzte: »Alles in allem nahm das Disaster für die Bevölkerung Amerikas ein Ausmaß an, das wir uns nur schwer vorstellen können. Eine Rate von 20 zu eins oder gar 25 zu eins zwischen der vorkolumbianischen Bevölkerung und dem Tiefpunkt der amerikanischen Bevölkerungskurve scheint mehr oder weniger korrekt.«[41]

Das war kein idealer Zustand für die Mikroben, argumentierte er, weil solch massive Sterblichkeitsraten nur wenige Wirte übrigließen, die befallen werden konnten. Nach Jahrhunderten, in denen sie einander bekämpft hatten, waren die Menschen und die meisten Parasiten zu einer Koexistenz gelangt, die für die Menschen zwar nicht bequem war, jedoch nur selten zu Massensterblichkeit führte, meinte McNeill. Dennoch warnte er davor, »daß kein dauerhaftes und stabiles Muster aufgetaucht ist, das die Welt gegen lokale, wenn auch nicht globale destruktive makroparasitäre Exzesse absichert«.

Andere Krankheitshistoriker haben versucht, das Auftauchen von Epidemien mit den sozialen und ökologischen Bedingungen der Menschen zu verbinden[42], aber keiner brachte seine Argumente so klar vor wie McNeill, und das führte zu einer allgemeinen Neubewertung sowohl der historischen Ereignisse als auch der gegenwärtigen Gesundheitspolitik.

Der Nobelpreisträger Sir MacFarlane Burnet fühlte sich als Immunologe ebenfalls verpflichtet, ähnliche Warnungen hinsichtlich der allzu großen Zuversicht der Menschheit zu äußern. Es sei wahr, meinte er, Impfstoffe und Antibiotika hätten die meisten Infektionskrankheiten der nördlichen Hemisphäre kontrollierbar gemacht. Aber, so warnte er, »es ist beinahe eine Binsenwahrheit, daß Aktionen zum kurzfristigen Nutzen des Menschen früher oder später langfristige ökologische oder soziale Probleme mit sich bringen, die unakzeptable Anstrengungen und Ausgaben zu ihrer Lösung erforderlich machen. Die Natur scheint immer auf einen Klimaxzustand hingearbeitet zu haben – ein durch natürliche Kräfte erreichtes, vorläufig stabiles Ökosystem –, und wenn wir versuchen, ein solches Ökosystem neu zu formen, dürfen wir nicht vergessen, daß die Natur uns entgegenarbeitet.«[43]

Es sei klar, was das für die künftigen Strategien impliziere, meinte

Burnet. Man müsse sich zuerst den ökologischen Rahmen der Krankheitsübertragung ansehen. Wenn ihre Ökologie manipuliert werden könnte, ohne dabei einen ungünstigen sekundären Einfluß auf die Umwelt zu schaffen, könne die Mikrobe kontrolliert, sogar ausradiert werden.

René Dubos, der in den siebziger Jahren aufgrund seines umfangreichen Beitrags zur Erforschung von Antibiotika und Tuberkulose in der Zeit vor dem Zweiten Weltkrieg als eine Art in die Jahre gekommener Schutzheiliger der Krankheitsökologie galt, favorisierte ebenfalls eine ökologische Perspektive der Krankheitsentstehung, wies aber einen Großteil der Schuld an Epidemien nicht den Mikroben, sondern dem *Homo sapiens* zu. Aus Dubos' Sicht erwuchsen die meisten ansteckenden Krankheiten aus Bedingungen sozialer Verzweiflung, die von einer Klasse der Gesellschaft einer anderen aufgezwungen wurden. Dubos glaubte, daß die Tuberkulose zum Teil aufgrund der sozialen Bedingungen der Armen während der industriellen Revolution Europas entstand: Überbevölkerung der Städte, Mangelernährung, lange Arbeitszeiten, Kinderarbeit und ein Mangel an frischer Luft und Sonnenschein.

»Die Tuberkulose war tatsächlich *die* gesellschaftliche Krankheit des 19. Jahrhunderts, vielleicht die erste Strafe, welche die kapitalistische Gesellschaft für die skrupellose Ausbeutung der Arbeitskräfte zu zahlen hatte«, meinte Dubos.[44]

Für Dubos war die ungezügelte Modernisierung der Feind der Armen – sie brachte der gesellschaftlichen Elite Fortschritt und die Befreiung von Krankheiten, lieferte jedoch die Armen – insbesondere jene, die in städtischer Verwahrlosung lebten – einem Leben mikrobieller Qualen aus.

»Die größten Schritte zur Verbesserung der Gesundheit wurden im Bereich jener Krankheiten erzielt, die auf soziale und wirtschaftliche Reformen nach der Industrialisierung reagierten«, schrieb Dubos.[45] Er war der festen Überzeugung, daß Infektionskrankheiten auch weiterhin eine große Bedrohung für die Menschheit darstellten, selbst in den wohlhabenden Industrienationen, und er warnte die Ärzte davor, nicht in Selbstgefälligkeit zu versinken angesichts dessen, was er »das Wunder der Gesundheit« nannte.

An der Universität von Birmingham in England führte Thomas McKeown ein Team von Forschern an, die zu der Schlußfolgerung kamen, daß die schnelle Verstädterung zusammen mit Mangelernährung der verantwortliche Schlüsselfaktor für die großen Epidemien in England und Wales vom Mittelalter bis zum Beginn des 20. Jahrhunderts war.

Umgekehrt sprach McKeown es den Verbesserungen im Angebot nahrhafter Lebensmittel für Englands untere Klassen zu, daß zwischen 1901 und 1971 die Sterblichkeit im Land um mindestens die Hälfte sank, und er war der Überzeugung, daß der Einführung der modernen Heilmedizin der Großteil aller Verbesserungen in den Lebensbedingungen vorausgegangen war.[46] McKeown gründete seine Feststellungen auf einer gewissenhaften Untersuchung medizinischer Akten der Behörden von England und Wales, die während dieser Zeit geführt worden waren und die darauf hinwiesen, daß Sterblichkeitsraten bereits vor der Ära der Antibiotika radikal gefallen waren.

Joe McCormick kannte beide Einstellungen, diskutierte bei einem Bier mit CDC-Kollegen darüber und erkannte in beiden ein Körnchen Wahrheit – sowohl in der Haltung der Weltbank als auch in den Überzeugungen der aufgebrachten sozialistischen Verfechter der Abhängigkeitstheorie. Aber all das Kopfschütteln und Theoretisieren würde die Ressourcen, die man zur Beseitigung von Lassa benötigte, nicht verbessern.

Nahezu drei Jahre lang war er durch westafrikanische Dörfer gezogen und hatte Einwohner sowie Ratten auf eine Lassa-Virusinfektion getestet. 1979 war McCormick zu dem Schluß gekommen, daß es sich bei Lassa um eine fest verwurzelte, endemische Krankheit handelte, die jedes Jahr Tausende von Erkrankungen in verschieden starkem Ausmaß verursachte. Die einzige Möglichkeit, Sierra Leone von den Lassa-Erkrankungen der Menschen zu befreien, lag darin, den Kontakt zwischen Ratten und Menschen zu unterbinden – eine Option, die McCormick für durchführbar hielt, falls man Millionen Dollar ausgab, um die ländliche Wohnsituation und die Lage in den Krankenhäusern zu verbessern.

Die Alternative war eine Massenerziehungskampagne, wie man Ratten aus dem Weg gehen und jene Menschen, die an Lassa-Fieber litten, mit Ribavirin therapieren konnte. Diese Möglichkeit bedingte allerdings eine Ribavirin-Bestellung in einem Ausmaß, das sich der verarmte Staat nicht leisten konnte.

Ende Juni 1979 kehrte McCormick zum CDC-Hauptquartier zurück, um Karl Johnsons Amt als Chef der Abteilung Pathogene zu übernehmen. Pat Webb übernahm daraufhin die Verantwortung für das Labor in Sierra Leone. In den kommenden Jahren kehrte McCormick oft in das westafrikanische Land zurück, um das Lassa-Virus weiter zu untersuchen. Er hoffte, Wege zu finden, den Einfluß der Krankheit auf die Entwicklungsländer Westafrikas zu begrenzen.

Kurz nach seiner Rückkehr nach Atlanta bat die Weltgesundheitsorganisation McCormick formell um Hilfe bei der Untersuchung einer verdächtigen Epidemie im Sudan. Man hielt Ebola für den Verursacher.

Laut dem sudanesischen Epidemiologen Osman Zubeir begann der Ausbruch irgendwann Anfang August in N'zara, breitete sich schnell aus und wütete immer noch, als er Mitte September die WHO informierte. Zubeir stellte das Gebiet unter Quarantäne und bereitete eine Überwachungsaktion vor.

McCormick griff sich eiligst die notwendigen Versorgungsgüter und den ersten Assistenten, den er in die Hände bekommen konnte – einen neuen EIS-Beamten, Dr. Roy Baron. Innerhalb weniger Stunden befanden sich die beiden an Bord einer Maschine nach Khartum, und McCormick erteilte Baron eine Schnellfeuerlektion über Ebola, den Sudan, Untersuchungen vor Ort und Selbstschutzmaßnahmen.

Joe zupfte mit erregter Vorfreude an seinem dunkelbraunen Spitzbart. Er genoß diese zweite Chance, die Geheimnisse von Ebola zu ergründen. McCormick zeigte Baron die einzig verfügbaren Landkarten der Region, die noch aus dem Jahr 1955 stammten. Er erzählte von der Schwierigkeit, die Dörfer, die hinter dem drei Meter hohen Sudangras und in den Sümpfen absichtlich versteckt lagen, überhaupt zu finden.

Er vermittelte Baron schnell einen Überblick über die politische und gesellschaftliche Situation. Die Spannungen zwischen den muslimischen Nubiern und Arabern des Nordens und den Animisten und Christen im Süden blieben stark, obwohl seit 1972, als Colonel Jaafar Nimeiri dem Süden bis zu einem gewissen Grad Autonomie gewährt hatte, kein Bürgerkrieg mehr herrschte. Die Regierung Nimeiri bestimmte jedoch auch weiterhin zentral aus Khartum über alle Angelegenheiten, die von nationalem Interesse waren, einschließlich der Krankheitskontrolle.

Seit McCormicks letztem Besuch in der Region während des Ebola-Ausbruchs von 1976 hatten sich die Beziehungen zwischen dem Norden und dem Süden des Sudan wieder verschärft. Die Regierung Nimeiri hatte das Ausmaß der autonomen Herrschaft in Juba schrittweise verringert. Obwohl es 1979 kaum jemandem klar war, befand sich das Land am Rande eines Bürgerkriegs, der aufflammte, als Nimeiri 1983 die Selbstverwaltung des Südens aufhob, und mehr als ein Jahrzehnt andauerte. 1979 waren die sichtbarsten Zeichen des Abgrunds, der zwischen Khartum und Juba klaffte, in den regierungseigenen Einrichtungen des Südens zu erkennen: Klassenzimmer ohne Tische, ohne Bücher und ohne Lehrer, ungepflasterte, häufig unpassierbare Straßen, so gut wie kein Postdienst, keine Elektrizität außerhalb Jubas, und Krankenhäuser, die nur mit matratzenlosen Betten möbliert waren.

24 Stunden nachdem McCormick den Anruf der WHO erhalten hatte, kam er mit Baron im Schlepptau in Khartum an und wurde vom zentralen Gesundheitsamt kurz informiert. McCormick drängte es, sobald als möglich nach N'zara zu kommen. Er ließ Baron in Khartum zurück, um den Lufttransport der Gewebe- und Blutproben nach Atlanta zu organisieren, ein Kommunikationssystem einzurichten und die Wogen in der Hauptstadt zu glätten.

Am nächsten Morgen frühstückte McCormick in Juba und begann dann mit einer nervenaufreibenden dreitägigen Suche nach einem Transportmittel, das ihn nach N'zara bringen konnte. Dem Gebiet, das seit mehreren Tagen unter strikter Quarantäne stand, mangelte es beinahe vollkommen an Benzin für die Handvoll funktionierender Landrover und die uralten britischen Fahrzeuge, welche die gesamte Fahrzeugflotte der örtlichen Regierung darstellten. Außerdem hatten die Menschen von Juba Angst: Keiner war bereit, McCormick in das Epidemiegebiet zu führen.

McCormick setzte jedes Mittel der Überzeugung ein, das ihm zur Verfügung stand, einschließlich Bargeld. Schließlich fand er ein Polizeiflugzeug und einen Piloten, der sich damit einverstanden erklärte, ihn am 22. September nach N'zara zu fliegen. Auf dem gesamten Flug versuchte Joe, dem verängstigten Polizeipiloten gut zuzureden, ihm zu drohen, ihn zu bestechen und Schuldgefühle in ihm hervorzurufen – alles in der Hoffnung, der Pilot würde lange genug in N'zara bleiben, damit er die von McCormick gesammelten Proben wieder zu Baron nach Khartum fliegen konnte.

Schließlich siegten Versprechungen großer finanzieller Belohnung bei der Ankunft in Khartum über die Ängste des Piloten, und sie vereinbarten einen Handel: Der Pilot würde bis zur Morgendämmerung an Bord des Flugzeuges bleiben und mit niemandem in N'zara in Kontakt treten.

Das Flugzeug landete um 17 Uhr 30 auf der Grasrollbahn außerhalb von N'zara. McCormick erinnerte den zitternden Piloten eiligst an die Belohnung, die ihn in Khartum erwartete, sammelte seine Ausrüstung und machte sich auf den Weg, um den ihm zugewiesenen Dolmetscher zu finden.

»Ich habe nur wenige Stunden, und es wird bald dunkel«, sagte McCormick zu dem jungen Schullehrer, der sein Englisch in den Lokaldialekt übersetzte. »Ich muß sofort die Kranken aufsuchen.«

Der Dolmetscher nickte und führte McCormick durch die Ansammlung von Lehmhäusern zu einer runden Hütte am Rande des Dorfes. McCormick zündete seine Kerosinlampe an und schulterte seine Arzttasche. Dann trat er ein.

Als sich seine Augen an das durch seine Lampe nur schwach beleuchtete

Innere der Hütte gewöhnt hatten, sah McCormick etwas, was er später einen »Anblick der Hölle« nannte. Ungefähr zwanzig Männer und Frauen lagen in dem kleinen, dunklen Raum eng aneinandergedrängt auf Grasmatten in einer überwältigenden Atmosphäre aus Hitze und Gestank. Die meisten litten furchtbare, unerträgliche Schmerzen, stöhnten laut oder schrien in wahnsinnigen Visionen. Einige hatte sich die Kleider vom Leib gerissen, weil ihre Haut unermeßlich schmerzte, und lagen dort in nackter Angst.

McCormick holte tief Luft und trat dann auf den ersten Kranken zu. Er wollte von jedem in der Hütte noch vor der Morgendämmerung Blutproben entnehmen und Lebensäußerungen notieren.

Die ganze Nacht lang kniete McCormick, der zu seinem Schutz nur Latexhandschuhe und ein ständig beschlagenes Atemgerät trug, neben den Ebola-Opfern. Er untersuchte sie gründlich, notierte gewissenhaft alle Informationen auf einem Notizblock und entnahm Blutproben.

Kurz nach Mitternacht hatte McCormick die Hälfte seiner Arbeit getan. Er kniete neben einer älteren Frau, die sich im Delirium befand und vor Fieber brannte. Sie schien zu halluzinieren, und McCormick nahm an, daß sein maskiertes Gesicht sie beunruhigte. Sorgfältig setzte er die Lampe auf den Naturboden neben seine Knie, legte eine Abschnürbinde um den Oberarm der Frau und nahm die Kappe der Nadel von einer frischen Spritze ab. McCormick hielt kurz inne, wartete darauf, daß sich die Frau beruhigte, und drückte dann die Nadel in den Arm der Kranken. Gleichzeitig lockerte er die Abschnürbinde.

In dem Moment, als die Nadel in ihre Vene traf, schlug die Frau wild um sich. Die Spritze wurde aus der Einstichstelle herauskatapultiert und landete in McCormicks Daumen. Voller Entsetzen riß er die Nadel heraus, drückte seinen Daumen ab und gab Desinfektionsmittel auf die unsichtbare, mikroskopisch kleine Wunde. Er sah die rasende Frau an, die so krank war, daß sie wahrscheinlich nicht einmal bemerkt hatte, was geschehen war. Dann hielt er seine Uhr an die Lampe.

»Nur noch fünf Stunden bis zum ersten Morgenlicht«, dachte er. Er nahm Haltung an und schob alle Gedanken an den Nadelstich beiseite. McCormick beendete gewissenhaft seine Runde, bereitete alle Proben für den Versand vor und gab sie in einen kleinen Behälter mit flüssigem Nitrogen, den er in einen Koffer mit Trockeneis legte. Dann eilte er los und suchte den Piloten.

Sobald das Flugzeug in der Luft war, gestattete sich McCormick, seine Erschöpfung zu spüren – und seine Angst. Er fragte den Dolmetscher, wo er schlafen könne, und folgte ihm mit seiner Ausrüstung wie ein Zombie zu einer strohgedeckten Hütte. Er langte in seine Tasche und entnahm einen Behälter mit dem kostbaren Ebola-Antiserum, das Joel Breman und Peter Piot vor drei Jahren in Yambuku gesammelt hatten.

»Niemand weiß, ob dieses Zeug wirklich wirkt«, murmelte McCormick, als er sich selbst zwei Einheiten des Plasmas injizierte. Dann griff er nach dem Funkgerät, das er aus Atlanta mitgebracht hatte, funkte Juba an und erhielt das Signal, das nach Khartum weitergeleitet wurde. Sobald er Baron an der Strippe hatte, erzählte er dem jungen Arzt, daß die Proben auf dem Weg waren und der Pilot eine Belohnung erhalten sollte.

»Ach, übrigens, ich scheine mich selbst infiziert zu haben. Ich habe mir gerade etwas Plasma verabreicht, und ich glaube, ich werde eine Zeitlang außer Gefecht gesetzt sein«, ließ er Baron wissen.

Dann schluckte er die einzige Medizin, zu der er angesichts der Umstände wirklich Vertrauen hatte: eine Flasche Scotch.

Zwölf Stunden später, es war später Nachmittag in N'zara, wachte er auf, trat in die 38°-Hitze hinaus und machte eine Bestandsaufnahme der Situation. Es war klar, daß Ebola erneut zugeschlagen hatte. Es war auch offensichtlich, daß er dem Virus ausgesetzt war. McCormick erinnerte sich an seine früheren Erfahrungen mit Ebola und daran, daß es aufgrund der Inkubationszeit des Virus fünf bis sieben Tage dauern würde, bevor er erkrankte. Er hatte daher Zeit genug, der Epidemie auf den Grund zu kommen.

»Ich war nicht in Panik«, erklärte McCormick Jahre später. »Sollte ich Fieber bekommen, plante ich, Alarm zu schlagen, mir ein Flugzeug kommen und mich nach Europa evakuieren zu lassen. Ich stand der Möglichkeit zu sterben schon früher gegenüber, und ich sah einfach keinen Sinn darin, mich in irgendein Krankenhaus zu begeben und jeden in Aufregung zu versetzen, dort herumzusitzen und auf den Ausbruch der Krankheit zu warten und die ganze Zeit an die Arbeit zu denken, die ich eigentlich in N'zara hätte tun sollen.«

Mit einem Schulterzucken fügte er hinzu: »Ich bin ein ziemlich stoischer Midwesterner.«

Trotzdem hatte McCormick nicht den Wunsch zu sterben. In Atlanta warteten sein Frau und seine drei Kinder, zwei bis neun Jahre alt, auf ihn.

In der folgenden Woche rekonstruierte McCormick, dem sich Baron und Zubeir angeschlossen hatten, die Geschichte der N'zara-Epidemie. Sie sammelten weitere Proben und unternahmen Schritte, um den Ausbruch zu stoppen. Die ganze Zeit über hatten sie ständig ein Auge auf die »Todeshütte«, wie McCormick sie nannte, und führten Buch über die Toten, die von ihren Verwandten zur Bestattung geholt wurden.

In der Zwischenzeit war er entschlossen, genügend Patienten so genau zu beobachten, daß er eine umfangreiche Beschreibung der Anzeichen und Symptome der Krankheit zusammenstellen konnte. Die Krankheit schien die Menschen sehr plötzlich zu treffen: Eben konnte der Betroffene noch lachen und selbstgebrannten Schnaps mit einem Freund teilen, im nächsten Augenblick bekam er unerträgliche Kopfschmerzen, brach in Schweiß aus und fühlte sich zu schwach zum Stehen. Es war diese scheinbare Plötzlichkeit, welche die Menschen im Sudan besonders schreckenerregend fanden. In den darauffolgenden drei Tagen der Erkrankung eskalierte die Situation rasch. Die Patienten zitterten vor Kälte, das Fieber stieg über 40,5° Celsius, und jedes Gelenk und jeder Muskel schmerzte so sehr, daß das Ebola-Opfer in keiner Lage bequem liegen oder sitzen konnte. Der Hals wurde so rauh, daß die meisten nicht einmal mehr ihre eigene Spucke schlucken konnten. Essen stand völlig außer Frage.

Am vierten Tag begannen die Blutungen. Die Ebola-Opfer erbrachen Blut, schieden Blut aus, bluteten ausgiebig aus dem Rachen und starrten McCormick aus blutunterlaufenen Augen an.

McCormick erkannte bald, daß der häufig benutzte Ausdruck »die Patienten bluteten zu Tode« im Fall von Ebola nicht zutraf – so gesehen auch nicht für Lassa. Nicht die Blutungen töteten die sudanesischen Ebola-Opfer, stellte er fest, sondern der Schock aufgrund des Flüssigkeitsverlusts. Irgendwie führte das Virus dazu, daß die endothelialen Venenauskleidungen der Patienten zusammenbrachen und Wasser aus dem Blutstrom in das benachbarte Gewebe sickerte. Nahm das vaskuläre Volumen zu, fielen die Patienten in Schock. Sobald die Flüssigkeiten in den Blutstrom der Patienten gelangten, führte das zum Tod durch Lungenödeme, da die durchlässigen Venen die Luftwege der Lungen mit Flüssigkeit überfluteten.

McCormick behandelte die Patienten mit Yambuku-Plasma und erzielte gemischte Ergebnisse: Einigen ging es besser, andere zeigten keinerlei Reaktion auf das vermeintliche Antiserum. Er war nicht überzeugt, daß es etwas nützte, und das erhöhte die Besorgnis, die er sich über seinen eigenen Zustand erlaubte.

Eines Nachmittags sah er, wie die alte Frau aus der Todeshütte durch N'zara schlenderte, einen mit Wasser gefüllten Topf auf ihrem Kopf und eindeutig voller Energie. McCormick war wie elektrisiert. Die CDC-Bluttestergebnisse, die kurz darauf aus Atlanta telegraphiert wurden, zeigten, daß sie als einzige unter den Menschen in der Todeshütte nicht infiziert war. Woran immer sie gelitten hatte, Ebola war es nicht.

Joe McCormick hatte sich zu keiner Zeit mit dem tödlichen Virus infiziert.

Die Tage vergingen, und die Menschen von N'zara kamen zu dem Schluß, daß die seltsam aussehenden Weißen mit ihren merkwürdigen Gesichtsmasken besondere Kräfte zu haben schienen. Sie beobachteten, was sie taten, und führten ihre Anweisungen, die Sinn zu machen schienen, aus. Der wichtigsten Anweisung folgten sie allerdings nicht: »Bringt eure Kranken und Toten ins Krankenhaus nach N'zara.« Und das aus gutem Grund.

Anscheinend stellte das Krankenhaus, wie es das drei Jahre zuvor bei dem ersten Ebola-Ausbruch der Fall gewesen war, den Mittelpunkt der Epidemie dar. Kurz bevor McCormick, Baron und Zubeir ankamen, waren zwei Krankenschwestern im Krankenhaus an Ebola gestorben. Offenbar hatten sie sich die Krankheit von Patienten geholt. Die Menschen wußten: Viele kamen ins N'zara-Krankenhaus, nur wenige kamen wieder heraus.

Das zweite und weit schwierigere Problem war das Schicksal der Toten. 1976 hatte Don Francis die religiösen Bedenken der Menschen zerstreut, indem er die rituellen Bestattungspraktiken selbst durchführte, aber die Epidemie von 1979 war viel zu umfangreich für McCormick, um die inneren Organe aus allen Leichen zu entnehmen – insbesondere da diese Organe zweifelsohne mit Viren verseucht waren.

Also kam er auf eine neue Idee: Alle, die an einem Begräbnis teilnahmen, sollten Atemmasken, Handschuhe und Operationskittel tragen und die Begräbnisvorbereitungen selbst durchführen. Im Austausch für diesen Schutz ließen die Verwandten McCormick für gewöhnlich Blut- und Gewebeproben aus den Leichen entnehmen.

Tag für Tag durchkämmten Zubeir und McCormick das hohe Sudangras auf der Suche nach versteckten Dörfern und verhandelten über die Kranken und Toten. Es war ein Vorgang voller kultureller Schwierigkeiten für beide Seiten, aber für gewöhnlich waren sie erfolgreich.

Innerhalb eines Monats hatte das Team die Krankheit unter Kontrolle und war in der Lage, Khartum eine Aufhebung der Quarantäne über das Gebiet zu empfehlen: nicht einen Augenblick zu früh, da es in der gesamten Provinz kein Benzin mehr, fast keine Nahrungsmittelreserven und nicht einmal medizinische Versorgungsgüter gab. Bald wäre eine Hungersnot ausgebrochen.

Als das Team die Ereignisse vom Sommer 1979 rekonstruierte, entdeckte es viele Parallelen zum Ausbruch von 1976. Sie waren aber immer noch nicht in der Lage, den Ursprung des Virus zu klären. Wieder einmal handelte es sich beim ersten Fall um einen Mann, der in der heruntergekommenen Baumwollfabrik aus der Kolonialzeit gearbeitet hatte, in der es vor riesigen Schwärmen von Fledermäusen und einer gewaltigen Anzahl von Insekten nur so wimmelte. Er war am 2. August erkrankt und drei Tage später im Krankenhaus von N'zara verstorben.

Drei Familienangehörige des Mannes, die ihn gepflegt hatten, wurden ebenfalls krank. So auch der Mann, der im N'zara-Krankenhaus im Bett neben ihm gelegen hatte. Eine Frau, die häufig auf dieser Station verkehrte, um ihren kranken Ehemann einige Betten neben dem ersten Mann entfernt zu pflegen, bekam ebenfalls Ebola. Auch die beiden Krankenschwestern der Station infizierten sich mit dem Virus.

Alle weiteren Erkrankungen befielen die Familienangehörigen dieser ersten fünf Fälle oder enge Freunde, welche die Kranken pflegten bzw. deren Bestattung vorbereiteten. Alle Infektionen konnten auf direkten Blut- oder Flüssigkeitskontakt zwischen einem Ebola-Opfer und einem anderen zurückgeführt werden. Die besten Schwestern – jene, die ihren Patienten die aufmerksamste Pflege angedeihen ließen – waren fünfmal gefährdeter, sich zu infizieren, als ihre gleichgültigeren Kolleginnen.

Das Team konnte 56 Ebola-Fälle ausfindig machen, viele davon versteckt im hohen Gras. 65 Prozent der Infizierten waren gestorben.

Obwohl es McCormick offensichtlich schien, daß irgendein ebolaübertragendes Tier – ein Insekt vielleicht – in der Baumwollfabrik lauerte, erwies sich keine der Tierproben, die er zu den CDC schickte, als ebolapositiv. Ihre Unfähigkeit, das Ebola-Reservoir zu finden, bekümmerte McCormick jahrelang, nagte ständig an ihm, wann immer er sich an die Ereignisse in N'zara erinnerte. Er sagte stets jedem, der fragte: »Wahrscheinlich sind es die Fledermäuse. Wir müssen da einfach rein und noch einige von ihnen fangen, dann werden wir das Virus finden.«

Da sie das Ebola-Reservoir nicht identifizieren und die Verursacher aus der menschlichen Ökologie des N'zara-Gebiets nicht eliminieren konnten, vermutete McCormick, daß isolierte Fälle der Krankheit immer wieder auftauchen würden.

»Aufgrund der kulturellen und sozialen Strukturen im Sudan, bei denen der Kontakt mit Schwerkranken auf wenige Erwachsene in einem relativ abgegrenzten Umfeld beschränkt ist, werden sporadische Fälle der Ebola-Viruserkrankung wenig Einfluß auf die Gemeinschaft als Ganzes haben«, schrieb das Team und faßte so seine Erkenntnisse zusammen.[47] »Bei diesem Ausbruch schien jedoch das Krankenhaus nach der Aufnahme des Index-Patienten der Brennpunkt für die Verbreitung der Infektion auf mehrere Familien zu sein.«

Wie auch bei Lassa waren schlecht geführte Krankenhäuser, die unter extrem kümmerlichen Verhältnissen arbeiten mußten, die Vervielfältiger der mikrobiellen Invasionen. Was ansonsten eine individuelle, auf ein oder zwei Ebola-Fälle begrenzte Erkrankung hätte sein können, wurde im Krankenhausumfeld mit seiner unsterilen Ausrüstung und den an zahlreichen Patienten mehrfach benutzten Nadeln um ein vielfaches vergrößert. Das N'zara-Krankenhaus konnte sich keine Matratzen für die Stahlbetten leisten und auch kein Penicillin – man konnte nicht erwarten, daß jede einzelne Plastiknadel weggeworfen wurde, nur weil sie zuvor schon einmal benutzt worden war.

McCormick konnte nicht mit einer Lösung aufwarten. Wieder einmal schien die Eliminierung einer Krankheitsbedrohung untrennbar verbunden mit der Wirtschaft und der Entwicklung. Die Armut des südlichen Sudan übertraf alles, was McCormick zuvor gesehen hatte, und er hatte wenig Grund zu der Hoffnung, daß irgendeine Regierung oder Institution mit dem dafür nötigen Kleingeld es für politisch klug halten würde, einem so gottverlassenen Teil des Planeten beizustehen.[48] Dennoch war McCormick sicher, daß Ebola und andere gefährliche Krankheiten auch weiterhin die ärmsten Länder der Erde heimsuchen würden und ständig Gefahr liefen, zu Epidemien zu explodieren, von denen einige eines Tages an den Ufern der reichsten Länder des Planeten angespült werden könnten.

Aus solcher Armut heraus gingen von der afrikanischen Serengeti bis zu den ausgebrannten Mietern der Bronx bald mikrobielle Invasionen aus, die McCormicks Prophezeiung wahr werden ließen.

8
Revolution

GENTECHNIK UND DIE ENTDECKUNG DER ONKOGENE

Der Mensch ist in die Natur eingebettet. Die neueste biologische Forschung hat dies zu einem noch dringlicheren Fakt des Lebens gemacht. Das neue, gravierende Problem wird darin bestehen, mit der aufkommenden, sich intensivierenden Erkenntnis fertig zu werden, wie stark wir mit allem verbunden sind. Die alten, festgefahrenen Ansichten, die die meisten von uns über unsere ganz besondere Vorherrschaft besitzen, werden zutiefst unterminiert.

Lewis Thomas, 1975

Wissenschaftler am Massachusetts Institute of Technology haben die Synthese des ersten vom Menschen gemachten Gens, das in einer lebenden Zelle voll funktionsfähig ist, vollendet.

Pressemitteilung des Massachusetts Institute of Technology, 30. August 1976

Die Revolution trat mit einer solch erstaunlichen Geschwindigkeit ein, daß nur wenige Beteiligte voll einzuschätzen wußten, was überhaupt geschehen war. Das kollektive Bewußtsein von Wissenschaft und Medizin veränderte sich mit dem Blinzeln des historischen Auges und drängte jene, die sich nicht anpassen konnten, über Nacht in die Vergessenheit. In weniger als fünf Jahren wurde jeder Aspekt von Biologie und Medizin so gründlich erschüttert, daß Studenten der Naturwissenschaften, die danach studierten, dachten, es wäre schon immer so gewesen. Die Aufregung war weltweit von den Fluren der Weltbörse bis zu den Regierungshallen zu spüren.

Gerade als die nach dem Zweiten Weltkrieg entstandene hoffnungsvolle Stimmung, die Mikroben könnten durch die Wissenschaft besiegt werden, nachzulassen schien, entdeckte die Menschheit die Gentechnik.

Als die Wissenschaft lernte, wie man des genetische Material von Pflanzen, Tieren und Mikroben – die DNA und die RNA – manipuliert, öffnete sich eine völlig neue Welt. Plötzlich schien es möglich, die Geheimnisse der Mikroben zu entschlüsseln, auf der molekularen Ebene zu verstehen, wie das menschliche Immunsystem seine mikroskopisch kleinen Feinde zerstörte (oder eben nicht zerstörte), und radikal neue Waffen im Krieg gegen die Krankheit zu finden.

Wieder einmal durchdrang Optimismus die biologische Forschung. Wieder einmal sahen Wissenschaftler kühne Siege über alles mögliche voraus – vom Krebs bis zur Malaria. Die Geschwindigkeit der Entdekkungen seit den frühen siebziger bis in die achtziger Jahre war schwindelerregend, selbst für jene, die damit begonnen hatten.

»Bis 1966 hat mich nichts groß überrascht«, erklärte Sir Francis Crick 1983 in einem Interview. »Aber danach, tja, die letzten zehn Jahre haben mich enorm überrascht. Wir hatten ja keine Vorstellung. Keine Ahnung.«

Der englische Wissenschaftler drehte sich um und nickte seinem amerikanischen Kollegen James Watson zu, der mit Cricks Einschätzung, ohne zu zögern, übereinstimmte. Zusammen hatten sie 1953 an der Universität von Oxford mit der unwissentlichen »Hilfe« der Röntgenkristallographin Rosalind Franklin die Beziehungen zwischen einem sehr großen und seltsamen Molekül, der Desoxyribonukleinsäure, und der menschlichen Genetik entdeckt. Sie bewiesen, daß die DNA den genetischen Code des Lebens enthielt, eine Entdeckung, für die man den beiden Männern den Nobelpreis für Medizin verlieh.[1]

Als Watson 30 Jahre später über die dadurch initiierte Revolution nachdachte, meinte er: »Nichts von dem hätte man voraussagen können. Heute kann man sich nur schwer vorstellen, daß es noch schneller gehen könnte. Aber das Tempo wird sich noch steigern. Geheimnisse werden enthüllt. Alles kann heute experimentell angegangen werden, und Probleme, die wir heute nicht einmal erahnen können, werden in weniger als einem Jahrzehnt identifiziert und gelöst sein.«

Seine Prophezeiung erwies sich als bemerkenswert akkurat. Globale Computerverbindungen in riesigem Ausmaß sowie Faxgeräte wurden zur bevorzugten Methode, die Aufregung biologischer Entdeckungen einander mitzuteilen. Das Tempo wurde so schnell, daß Mitte der achtziger Jahre die meisten Forscher die Veröffentlichung ihrer Erkenntnisse in einem Fachblatt eher als historische Verpflichtung betrachteten statt als vorrangige Methode zur Information ihrer Kollegen. Bis die Ergebnisse veröffentlicht wurden, waren die meisten Molekularbiologen in ihren Laboratorien bereits zwei oder drei Experimente weiter.

Seit Anfang der siebziger Jahre hatten die Wissenschaftler an Methoden gearbeitet, DNA und RNA in ihre Einzelteile zu zerlegen, um herauszufinden, was genau verschiedene Teile des genetischen Codes denn eigentlich kontrollierten. Man hatte festgestellt, daß nahezu alle lebenden Systeme über einen Reparaturmechanismus verfügten, um beschädigte DNA auszubessern. Darüber hinaus wußte man, daß irgend etwas in der DNA regulierte, wann beispielsweise die Gene für das Wachstum der Finger an- und wann sie abgeschaltet wurden. Man spürte auch, daß die Fehlfunktionen solcher genetischen Signale im Kern der Ursache für Krebserkrankungen lagen, weil die Tumorzellen sich so verhielten, als ob all ihre inneren Strategiemechanismen außer Kontrolle geraten wären.

Die Wissenschaftler erkannten bald, daß die Welt der DNA überreich war an spezialisierten Proteinen, die sich geschäftig an der länglichen Sequenz des lebenswichtigen Moleküls auf- und abbewegten und eine Myriade von Aufgaben wahrnahmen: vom Herausschneiden eines einzigen defekten Nukleotids bis hin zum Kopieren eines ganzen DNA-Moleküls oder Chromosoms. Diese Proteine, die selbst gemäß der Anweisung der DNA erstellt wurden, waren der Schlüssel zur Regulation des gewaltigen genetischen Codes. Wie Schaltsignale in einer riesigen Computerdatenbank, welche die gewünschten Informationsbits gewährleisten, zeigten sich diese Proteine auf dem VDT-Bildschirm, wenn – und nur wenn – der menschliche Benutzer sie sehen wollte. Insbesondere eine Gruppe namens Restriktionsenzyme stellte sicher, daß Gene nur dann aktiviert wurden, wenn sie benötigt wurden, nur dann ausgeschnitten, wenn sie Schwierigkeiten verursachten, nur dann eingesetzt, wenn es nötig war, und sie ansonsten als stille Informationen in den DNA-Datenbanken lagerten.

Die weltbesten Molekularbiologen waren kollektiv zu der Schlußfolgerung gekommen, daß der beste Weg, den DNA-Code zu entziffern, darin bestand, diese Regulationsproteine absichtlich zu manipulieren und zu sehen, welche Auswirkung die Entfernung dieses oder jenes Stücks der DNA auf das Virus, das Bakterium oder die Zelle, die es kontrollierte, hatte. Wissenschaftler wie Stanley Cohen und Paul Berg von der Stanford University erstellten Gruppen dieser Proteine, mischten sie mit DNA und beobachteten die Ergebnisse. Berg und Cohen fanden bald heraus, wie man einzelne winzige Stücke der DNA mit der Präzision eines Molekularchirurgen entfernt. Sie lernten auch, wie man Gene in die DNA-Sequenzen einbaut, indem man die DNA öffnet, das gewünschte Segment einfügt und dann zuläßt, daß sich die DNA rekombiniert und das neue Gen inkorporiert.[2]

Ende 1973 hatte Berg eine bahnbrechende Idee: Er gab Gene in harmlose Viren, ließ die Viren Zellen infizieren und schleuste auf diese Weise die Gene ein. Diese Gene konnten dann in die DNA der Zelle rekombiniert werden. Das war besonders leicht bei Bakteriophagen – Viren, die Bakterien infizierten –, die experimentelle Gene in bekannte, einfache Organismen wie das *Escherichia-coli*-Bakterium trugen. Berg konnte vor seinem geistigen Auge bereits sehen, wie man eines Tages genetische Mangelkrankheiten mit solchen Methoden behandelte.

Bergs Idee, mittels Viren ausgewählte Teile genetischer Information in die DNA der Zellen zu tragen, funktionierte nicht nur, sondern verursachte einen internationalen Umbruch in der Biologie. Innerhalb eines Jahres setzte jeder Molekularbiologe, der die notwendigen Chemikalien und Viren in die Hände bekam, die Methoden der Gentechnik ein, um das Leben im Reagenzglas zu studieren. Doch Berg befürchtete, daß seine eigenen Experimente, bei denen er mittels SV40 Affenviren-Gene in die *E.-coli*-Bakterien integrierte, gefährlich sein könnten. Daher veranstaltete er 1974 ein Treffen mit Biologen aus aller Welt, um geeignete Sicherheitsvorkehrungen für ihre Versuche zu erstellen.

Während einige Kritiker die Gentechnikforschung auch weiterhin als gottlos oder gefährlich bezeichneten, war der Fortschritt nicht aufzuhalten – wie eine Lokomotive, welche die Rocky Mountains herunterdonnert. Was man 1976 für experimentell hielt, war 1979 Routine. Die SV40-Experimente, die Berg und Cohen 1974 Sorgen bereitet hatten, gehörten 1980 zur praktischen Ausbildung für Abschlußstudenten. Der Begriff »Gentechnik« verlagerte sich von einer fast schrulligen Beschreibung einer Handvoll Experimente, die in einigen ausgewählten Laboratorien Mitte der siebziger Jahre durchgeführt wurden, zu einem Etikett, das in den achtziger Jahren einer globalen Multimilliardendollar-Industrie aufgedrückt wurde.

Für die Krankheitsdetektive stellte diese Revolution einen zwiespältigen Segen dar: Auf der einen Seite bot sie neue Werkzeuge, um die mikrobiellen Geheimnisse zu lösen, andererseits war auch sofort offensichtlich, daß die Gelder – die den Parasitologen oder Erforschern von Infektionskrankheiten niemals großzügig zur Verfügung gestanden hatten – nun noch spärlicher fließen würden, da sich die Ressourcen auf die molekulare Suche konzentrierten.

Aufgeweckte, junge Wissenschaftler folgten der Aufregung – und dem Geld. Warum auch nicht? 1976 war es eindeutig ein gut Teil verführerischer, die Gelegenheit zu ergreifen und beispielsweise nach der Promotion als einer von 24 jungen Forschern in den MIT-Laboratorien des Nobelpreisträgers Har Gobind Khorana das erste, voll funktionsfähige, vom Menschen gemachte Gen herzustellen, als sich einem Team anzuschließen, das mit altmodischen Lichtmikroskopen die Zahl von Malariasporozoiten in einem Moskito zählte.

Doch was die Mikrobenjäger lernten, wenn sie ihre neuen, ausgefeilten genetischen Manipulationsfertigkeiten auf ihren Fall anwendeten, erhöhte nur ihre Besorgnis. Bald entdeckten sie, daß die Mikroben Gene miteinander teilen konnten, was sie zu noch beeindruckenderen Feinden des Menschen machte. Viele Viren, von denen man das früher nicht gedacht hatte, konnten Krebs verursachen, manche Mikroben besaßen die Fähigkeit, das menschliche Immunsystem chemisch zu ihrem Vorteil zu manipulieren, und es gab Viren, die sich jahrelang in der menschlichen DNA verstecken konnten.

Barbara McClintock stellte als erste fest, daß sich genetische Signale bewegen und mobil sein und in dem schicksalsbestimmten Erscheinungsbild eines Organismus Veränderungen bewirken konnten. In den vierziger und fünfziger Jahren, lange bevor Watson und Crick das Bindeglied zwischen den Genen und der DNA-Struktur entdeckten, untersuchte McClintock Maispflanzen im Cold Spring Harbor Labor auf Long Island, New York. Sie zeigte, daß Gene sich auf einem Mais-Chromosom von einer Position zu einer anderen bewegen und radikale Veränderungen im Erscheinungsbild der Maiskörner verursachen konnten. Die Ursache dieser Unterschiede waren nicht per se ererbte Gene, sondern die Bewegung bzw. Sprunghaftigkeit dieser Gene. Diese beweglichen Gene wurde Transposone genannt.[3] Erst Jahre später erkannte man schließlich die volle Auswirkung von Barbara McClintocks Pionierleistung, und sie erhielt 1990 den Nobelpreis für Medizin.

Ein Jahrzehnt nachdem McClintock Transposone im Mais entdeckt hatte, zeigte Joshua Lederberg, daß Bakterien bewegliche DNA-Teile besaßen, welche die Fähigkeit zur Antibiotikaresistenz übermittelten. In den siebziger Jahren, als Berg und Cohen die Methoden der Gentechnik erfanden, erkannten Wissenschaftler in aller Welt, daß bestimmte bakterielle genetische Merkmale ganz allgemein von einer Position zur anderen innerhalb eines Chromosoms der Zelle oder zwischen Bakterien sprangen. Das waren keine seltenen Vorkommnisse. Tatsächlich schien es, daß die Genetik auf der bakteriellen Ebene weit entfernt war von dem rigiden Kopieren, das man sich weniger als zehn Jahre zuvor vorgestellt hatte, und mehr einem Scrabblespiel ähnelte, bei dem jeder Organismus mit einer begrenzten Menge an Buchstabensteinen oder Genen geschaffen wurde, aber diese Steine entsprechend einer Reihe von Regeln herumjonglierte, was zu einer riesigen Vielfalt an verschiedenen Wörtern führte.[4]

Diese Scrabble-Steine an beweglichen Genen konnten in Form von separaten DNA-Paketen auftreten, die sich entlang dem bakteriellen Genom – McClintocks Transposonen – bewegten. Es konnte sich um einmalige Gene handeln, die fast zufällig zu springen schienen und »springende Gene« genannt wurden, oder es waren hochstabile DNA-Ringe, die Plasmide genannt wurden und die im Zytoplasma des Bakteriums still darauf warteten, zu biochemischen Reaktionen stimuliert zu werden.

Es wurde auf alarmierende Weise deutlich, daß die Mikroben dieses ständige Spiel des genetischen Scrabble auf vielfältige Weise zu ihrem Vorteil einsetzten. Bakterien konnten sich gelegentlich einem Prozeß der sexuellen Konjugation unterziehen und Teile ihrer Membran ausstrekken, um eine andere Membran zu berühren und Plasmide, Transposone oder springende Gene auszutauschen – einschließlich jener Gene, die eine Antibiotikaresistenz übermitteln.

Wenn die Menschen das Scrabble-Spiel im Labor zu ihren Gunsten manipulieren konnten, konnten die Mikroben das in der wirklichen Welt natürlich auch. Es stellte keinen großen intellektuellen Sprung dar, von springenden Bakteriengenen beispielsweise auf die Sicht von Viren als schwerbepackte Transposone zu schließen, die in der Lage waren, die genetischen Ressourcen der bakteriellen oder gar menschlichen Zellen, in die sie eingedrungen waren, zusammenzutreiben.

Das typischste Beispiel von Lederbergs Vorstellung einer genetischen Verkettung wurde von Howard Temin an der Universität von Wisconsin in Madison und von David Baltimore vom Massachusetts Institute of Technology entdeckt: Retroviren. Diese winzigen RNA-Viren waren einzigartig, denn sie verschafften sich Zugang zu Zellen und erstellten umgekehrte Spiegelkopien ihrer RNA (die im Vergleich zum normalen Ablauf rückwärts lief), um so eine DNA-Version ihrer Gene zu produzieren. Dann beuteten sie die verwundbaren Positionen entlang der DNA des Wirtes aus und fügten sich selbst wie ein Transposon in das genetische Material der Zelle ein. Die Retroviren erzielten diesen Erfolg durch den Gebrauch eines einzigartigen Enzyms namens reverse Transcriptase, das die spiegelverkehrte Umschreibung der RNA-Gene des Virus zur DNA des Wirts vollführte.

Kurz nach der Entdeckung der Retroviren stellten die Wissenschaftler Robert Huebner und George Todaro vom National Cancer Institute eine Theorie auf, mittels der sie die Fähigkeit dieser Viren, Krebs zu verursachen, zu erklären suchten. Sie behaupteten, daß es entlang tierischen Chromosomen Positionen gab, an die Transposone selten andockten und bei denen eine Virus-Insertion zu einer zellularen Katastrophe führen konnte. Laut ihrer Hypothese wurden die zellularen Segmente der DNA aktiviert, wenn ein Retrovirus sich in der Nähe bestimmter Wirt-Gene einfügte. Die Zelle wuchs dann wild und völlig unkontrolliert – ein Kennzeichen von Krebs. Huebner und Todaro schlossen ihre Theorie mit der Namensgebung dieser speziellen, für Viren anfälligen zellulären DNA-Positionen ab: »Onkogene«.

Baltimore glaubte an Onkogene. Er glaubte auch, daß Retroviren in der Lage waren, sich selbst gleich neben diesen Onkogenen dauerhaft in eine tierische Keim-DNA einzufügen und in dieser Form mittels Spermien oder Eiern an die nächste Tiergeneration weitergereicht zu werden. Auf diese Weise, folgerte er, konnten viral verursachte Krebsformen vererbt werden. Das war der Fall bei Brustkrebs in Mäusen und bei Mammakarzinomviren. Baltimore sah mit Vorbehalt voraus, daß menschliche Retroviren gefunden würden, die entsprechend der Theorie von Huebner und Todaro zelluläre Onkogene auslösten.

Baltimore, der sich 1975 den Nobelpreis mit Howard Temin und Renato Dulbecco, einem anderen führenden Mikrobiologen, geteilt hatte, konzentrierte seine Aufmerksamkeit weitgehend auf die Rolle der Retroviren und die traditionelleren RNA-Viren im Krebs.

»Was ist Krebs?« fragte er 1978.[5] »Diese Frage ist der Kern der derzeitigen Bemühungen, diese Krankheit zu kontrollieren. Die am leichtesten zu manipulierenden Modellsysteme für eine diesbezügliche Untersuchung waren die virusinduzierten Krebsformen. Daß Viren in Tieren Krebs verursachen, ist eine Tatsache, daß sie es auch in Menschen tun, ist weniger gesichert, aber wahrscheinlich.«

Temin und Baltimore, die unabhängig voneinander arbeiteten, hatten bereits gezeigt, daß zwei Retroviren in Tieren Krebs verursachten: das Rous-Sarcom-Virus (in Hühnern) und das Rauscher-Maus-Leukämie-Virus. Andere tierische Retroviren konnten aufgrund ihrer Fähigkeit, in die DNA der Zelle einzudringen und sie zu unterbrechen, nachweislich mit Krebs in Verbindung gebracht werden: Avian-Leukosis-Virus (Leukämie in Hühnern), Moloney-Leukämie-Virus (in Mäusen), Kirsten-Sarcom-Virus (in Mäusen), Gibbonaffen-Leukämie-Virus, Kuh- und Katzen-Leukämie-Viren, Visna-Virus (in Schafen), Mammakarzinomviren (in Mäusen) und eine Reihe sogenannter Schaumviren (die man in Affen, Katzen und Rindern fand).

Angesichts dieser Entdeckungen sagte Joshua Lederberg, daß der einzig vernünftige Weg, diese Viren zu betrachten, in der Erkenntnis liege, daß »ebenjene Essenz des Virus die fundamentale Verkettung mit der genetischen und metabolischen Maschinerie des Wirts ist«.[6]

Anfang der achtziger Jahre entdeckten die Gentechniker, daß diese genetischen Verkettungen in Hunderten von Varianten bewußt manipuliert werden konnten, und die Wissenschaftler konnten auf diese Weise lernen, welche Aufgaben einer bestimmten Gensequenz normalerweise oblagen, indem sie diese Sequenz bewegten, ausschalteten, aktivierten oder mutierten. Das war möglich, indem man in die Zellen künstlich konstruierte Plasmide einfügte oder indem man die Gene an Bakteriophagen anfügte – winzige Viren, die Bakterien infizierten.[7]

In Kalifornien suchten Michael Bishop und Harold Varmus nach den Onkogenen. In ihren Laboratorien an der University of California in San Francisco bildeten der langhaarige, bärtige Michael Bishop und sein größeres, schlankeres und bebrilltes Gegenstück Harold Varmus ein Mutt-and-Jeff-Team*, das sich auf das Rous-Sarcom-Virus konzentrierte. Dieses Virus war ein derart potentes krebsverusachendes Agens, daß alle Hühnermuskelzellen in Petrischalen innerhalb von 24 Stunden nach der Infektion in Krebszellen verwandelt werden konnten. Forscher an der Rockefeller University hatten zuvor entdeckt, daß das Virus ein Gen enthielt, das sie *src* (für »sarcoma«) nannten und das die Tumortransformation in den infizierten Zellen zu bewirken schien.

Zwischen 1976 und 1983 entdeckten Bishop und Varmus, daß *src* tatsächlich ein potentes krebsverursachendes Virusprodukt war – das fast perfekte Duplikat eines Gens, das normalerweise in Hühnern vorkam. Um die beiden zu unterscheiden, sprachen Bishop und Varmus vom viralen Onkogen *v-src* und vom normalen zellulären Onkogen *c-src*.[8] Die beiden energiegeladenen jungen Forscher fragten sich daraufhin, wie stark das *c-src*-Onkogen in der Tierwelt vertreten war. Zur Überraschung vieler entdeckten sie bald schon *c-src* in der DNA von anderen Vögeln, Tieren, Insekten und Menschen.[9]

Warum sollten sich Menschen und Hühner ein gemeinsames Gen teilen – und ausgerechnet eines, das Krebs verursacht? Varmus und Bishop fanden schnell heraus, daß es sich bei *c-src* um die genetische Blaupause zur Herstellung eines Proteins handelte, das zu der inneren Auskleidung der Zellmembran gehörte. Dort agierte es als Kinase-Enzym und veränderte vorbeikommende Proteine chemisch, indem es den spezifischen

* Populärer Comicstrip von Bud Fisher um den baumlangen Pechvogel Mutt und den kleinen Jeff, der zwischen 1907 und 1957 erschien. (A. d. Ü.)

Aminosäuren Phosphat-Ione hinzufügte. Das veränderte radikal die biochemische Wirkung des Proteins, und die Folgen waren so gravierend, daß so gut wie jeder Aspekt der Zellstruktur und der Zellaktivität beeinträchtigt wurde. Diese Entdeckung »ließ die Biochemiker erschauern«, sagte Bishop.[10] Man hatte schon lange erkannt, daß so gut wie jede wesentliche Aktivität in den menschlichen bzw. tierischen Zellen von Phosphorylierung beeinflußt wurde.

Andere Forscher entdeckten schnell, daß dasselbe Muster auf eine Vielzahl von krebsverursachenden Retroviren zutraf: Die Gene, welche die Viren trugen, konnten Onkogene nachahmen, die man in der DNA aller Tiere, Menschen und sogar Insekten fand. Diese Onkogene kontrollierten sehr starke Enzyme, die Hunderte verschiedener lebenswichtiger Proteine im Innern der Zellen verändern und die Zellen dazu bringen konnten, sich in Krebszellen zu verwandeln.

»Die Gene der Retroviren nehmen Grundzüge an, die denen, die wir springende Gene nennen, sehr ähnlich sind«, erklärte Varmus. »Sie haben auch Mechanismen entwickelt, um herumzukommen, neue Gene aufzusammeln, Mutationen auszulösen – und evolutionäre Veränderungen durchzuführen.«

Varmus wies nach, daß die retroviralen Gene entlang dem zellulären Genom besser »sprangen«, als es die »Durchschnitts-Onkogene« in der Zelle konnten. Sie hatten die Fähigkeit, sich selbst in die Wirt-DNA einzufügen, sich zusammen mit der Wirtszelle zu reproduzieren und – wie Varmus es formulierte – »Gott-weiß-was-noch zu tun«.

Wissenschaftler stellten die Hypothese auf, daß die Onkogene normalerweise nur zu einer bestimmten Zeit in der Entwicklung des Tieres aktiviert wurden. Wenn beispielsweise ein Fötus heranwächst, könnte eine solch wilde zelluläre Aktivität den Schlüssel für seine Entwicklung vom befruchteten Ei zum Baby darstellen.[11]

Bishop entwickelte die Hypothese, daß diese Onkogene »als Tastatur agierten, auf der viele verschiedene Karzinogene spielen können, seien es Chemikalien, Röntgenstrahlen, die verheerenden Auswirkungen des Alterns, sogar die Viren selbst. Mit der Entdeckung, daß nur eine begrenzte Anzahl von Genen in den Zellen beeinträchtigt wurden, war es ganz natürlich, sie als Tastatur zu sehen, auf der viele verschiedene Krebsursachen spielen. Es ist keine endlose Tastatur – es ist eine Tastatur, die vielleicht weniger Tasten hat als die Tastatur eines normalen Klaviers. Darauf entsteht Krebs – die Melodie, wenn Sie so wollen. Ein Feind wurde gefunden – er ist ein Teil von uns –, und wir verstehen allmählich, wie er angreift.«

Die Entdeckung der Onkogene führte unter den Krebsexperten in aller Welt zu einem neuen Denken und veranlaßte viele, sich zum erstenmal zu fragen, wie viele menschliche Tumore von Mikroben verursacht werden.

Tatsächlich entdeckten 1979 Forscher am amerikanischen National Cancer Institute (NCI), dem Krebsinstitut in Tokio und der Universität von Kioto ein Retrovirus, das im Menschen Krebs verursacht. Dr. Robert Gallo und seine Kollegen vom NCI fanden Beweise für ein Virus in den T-Zellen (den krankheitsbekämpfenden weißen Blutkörperchen) eines 28jährigen schwarzen Amerikaners, der 1979 aus seiner Heimat Alabama nach Bethesda in Maryland gereist war, um sich einer experimentellen Krebsbehandlung zu unterziehen. Die NCI-Gruppe fand schnell zwei weitere Personen, die an einem T-Zellen-Lymphom litten und von einem Virus infiziert schienen: eine Immigrantin aus der Karibik und ein Weißer, der viel in der Karibik und in Asien gereist war.

Zwei Jahre zuvor hatte Kiyoshi Takatsuki, ein Epidemiologe im Krebsinstitut in Tokio, Gruppen von Menschen entdeckt, die auf den äußeren japanischen Inseln lebten und anscheinend Krebs hatten, der die T-Zellen ihres Immunsystems betraf.[12] Die japanischen Forscher nannten die Krankheit T-Zellen-Leukämie bei Erwachsenen oder ATL (für Adult T-cell Leukemia). Gallos Labor isolierte das Virus und nannte es HTLV (Human T-cell Leukemia Virus) – menschliches T-Zellen-Leukämie-Virus.[13] Die Gruppe um Gallo identifizierte auch die Existenz eines Onkogens im HTLV-Virus, das der Mikrobe die Fähigkeit verleiht, Leukämie hervorzurufen.[14] Versuche einer Zusammenarbeit zwischen den japanischen und amerikanischen Forschern gingen schief, und Yorio Hinuma und Mitsuaki Yoshida von der Universität in Kioto verkündeten die Entdeckung eines anderen Virus in den japanischen Leukämie-Patienten, den sie ATLV bzw. Erwachsenen-T-Zellen-Leukämie-Virus nannten.[15]

Schließlich führte Mitsuaki Yoshida 1980 eine Untersuchung des Krebsinstituts in Tokio durch, die ATLV und HTLV miteinander verglich und sie für identisch befand. Man konnte außerdem nachweisen, daß die japanischen Affen (*Macaca fuscata*), die indonesischen Rhesusaffen und die afrikanischen Meerkatzen, die in Kenia gefangen und in Deutschland in Gefangenschaft gehalten wurden, Antikörper gegen ATLV/HTLV hatten und daß das Virus – oder eine Affenversion des menschlichen Virus – im Käfig von einem Tier zum anderen übertragen werden konnte.[16] Diese Erkenntnisse warfen mehrere Fragen auf, schrieben die Forscher, einschließlich der Frage: »Sind Affen das natürliche Reservoir von ATLV? Ist ATLV vom Affen auf den Menschen durch einen bestimmten Vektor übertragbar? Was ist der Modus der infektiösen Übertragung von ATLV in Affen?«[17] Diese Erkenntnisse und die Fragen, die sie aufwarfen, fanden in den nachfolgenden Jahren bei anderen Krankheiten ein Echo.

Im folgenden Jahr, 1981, entdeckte David Golde von der University of California in Los Angeles (UCLA) einen Patienten, der an einer bestimmten aggressiven Form von Blutkrebs litt – der Haarzellen-Leukämie, so genannt, weil die beschädigten weißen Blutkörperchen unter dem Mikroskop »haarig« erschienen. Golde entdeckte, daß irgend etwas in dem Blut seines Patienten in der Lage war, die »haarige« Wirkung in menschlichen T-Zellen-Lymphozyten, die im Labor gezüchtet wurden, hervorzurufen. Golde nannte die Zellinie des Patienten MO.[18]

Mehrere Wissenschaftler fragten sich, warum Goldes Zellinie so gut in Reagenzgläsern wuchs, da es bis dahin fast unmöglich gewesen war, T-Zellen im Labor zu züchten. Robert Gallo und Irvin Chen von der UCLA waren beide der Ansicht, daß die Fähigkeit, im Labor zu wachsen, plus dem Beweis, daß »etwas« in den MO-Zellen andere menschliche Lymphozyte verändern konnte, darauf hinwiesen, daß ein infektiöses krebsverursachendes Agens beteiligt war.

Die Jagd hatte begonnen.

Chen entdeckte ein zweites krebsverursachendes Retrovirus in den MO-Zellen, das HTLV-II genannt wurde (Gallos erstes Virus erhielt den neuen Namen HTLV-I).[19] Chen kam jedoch zu dem Schluß, daß HTLV-II kein Onkogen hatte und daß das krebsartige Verhalten der MO-Zellen von einer defekten Form des Virus verursacht wurde, die als Ergebnis der Kulturbedingungen im Labor entstanden war. Diese Erkenntnis wurde innerhalb weniger Wochen in drei anderen Laboratorien bestätigt.[20]

Die Auswirkungen dieser Erkenntnisse waren verblüffend. Das amerikanische National Cancer Institute verlagerte seine Ressourcen umgehend auf die Krebsvirologie und ermutigte Wissenschaftler, nach anderen krebsverursachenden menschlichen Viren zu suchen und das Bindeglied zwischen Onkogenen und Mikroben weiter zu erhellen.

»Wir haben die Onkogene gefunden. Wir haben die Sequenzen dieser Onkogene bestimmt. Und wir haben gelernt, daß wir diese Gene normalerweise in unseren menschlichen Genomen haben. Das ist sowohl furchteinflößend als auch aufregend«, meinte Dr. Vincent De Vita, 1981 Direktor des National Cancer Institute. »Wir haben eine Milliarde Dollar in die virale Onkologieforschung gesteckt. Jim Watson fragte mich, ob das nützlich gewesen sei oder nicht. Welchen Wert würde ich dieser

Sache beimessen? Jeder Pfennig, den wir bislang dafür zugewiesen oder ausgegeben haben, war es wert. Wir hatten eine Dividende, die jede Vorstellungskraft überstieg.«

In diesem Jahr erteilte De Vita die Anweisung, daß sich alle Arbeiten im Frederick-Labor der NIH auf die Suche nach den Bindegliedern zwischen Viren, Onkogenen und Krebs zu konzentrieren hätten. Dank der neuen molekularbiologischen Technologie war es nun möglich, eine solche Suche mit vernünftigen Aufwand schnell und effizient durchzuführen. So konnte beispielsweise ein bekanntes DNA- oder RNA-Segment des HTLV-I herangezogen werden, um in allen möglichen tierischen und menschlichen Zellen schnell nach der Anwesenheit seiner genetischen Partner zu suchen.

Die Vorstellung, Krebs könne die Folge einer Ansteckung sein, war ganz außerordentlich, insbesondere angesichts der Tatsache, wie hart Krebspatienten und Wissenschaftler jahrhundertelang gegen genau diese Vorstellung angekämpft hatten. Seit die Medizin gelernt hatte, Krebs eindeutig zu diagnostizieren, waren die Opfer der Krankheit gefürchtet. Vorurteil und Scham gingen oft Hand in Hand mit den biologischen Schrecken einer Krebserkrankung.

Die kulturelle Perspektive hatte sich in den sechziger Jahren allmählich verändert. Die Öffentlichkeit erkannte die Verbindung zwischen Krebserkrankungen und einer Vielzahl von chemischen Giften, insbesondere jenen, die im Tabakrauch enthalten waren. Die Angst vor einer Ansteckung verschwand und wurde ersetzt durch Befürchtungen und eine beträchtliche Menge Wut gegenüber den Quellen der chemischen Karzinogene.[21] Mitte der siebziger Jahre hatten die meisten westlichen Länder Regierungsstellen geschaffen, die das Ziel hatten, das Ausmaß solcher chemischen Karzinogene unter anderem in Nahrungsmitteln, Wasser, Pestiziden, Kraftfahrzeugemissionen, Industrieabfällen, Baumaterialien und Luftverschmutzung zu überprüfen, zu regulieren und zu kontrollieren.

Während sich die Molekularbiologen auf Onkogene und Retroviren konzentrierten, war der politische Einfluß und die Verbrauchermacht der Umweltbewegung recht beachtlich geworden, insbesondere in Nordamerika und den skandinavischen Ländern. Das erklärt Michel Bishops Zögern, die Rolle der Viren bei der Verursachung von menschlichen Krebserkrankungen allzu stark hervorzuheben. Seine »Tastatur«-Metapher für das Ansprechen von Onkogenen durch eine Vielzahl von Karzinogenen – Hormonen, Chemikalien und Mikroben – war ein wichtiger Weg, um den früheren Schwerpunkt auf den chemischen Ursprüngen von Krebserkrankungen mit der neuen Erkenntnis von viralen Mechanismen der Pathogene zu versöhnen.

In den kommenden Jahren versuchten die Epidemiologen zu verstehen, wie solche Viren verbreitet wurden, wer beispielsweise HTLV-I an wen weitergab. Japanische und deutsche Forscher entdeckten Antikörper gegen HTLV-I in afrikanischen Affen und Schimpansen ebenso wie bei Jägern aus Kenia.[22] Schnell wurde deutlich, daß HTLV-I-Infektionen von Menschen sich nicht nur auf Bevölkerungsgruppen in Japan[23] und in der Karibik[24] beschränkten, sondern auch in Surinam[25] und Italien[26] vorkamen.

Der Virologe Bernard Fields von der Harvard Medical School, der versuchte, Untersuchungen solcher viralen Krankheitsauslöser gleichzeitig auf der Mikro-Ebene im Labor und auf der Makro-Ebene in Kliniken durchzuführen, fragte sich, wie relevant all diese springenden Gene für die menschliche Gesundheit waren. Er verglich Viren mit Raumschiffen auf ihrem Flug durch eine feindliche Umwelt. Ihre Nutzlast – die virale DNA oder RNA, voll mit all ihren springenden Genen und ihrem Transposon-Potential – war in einem Zufuhrsystem versteckt, das in Fields Analogie Antriebs- und Navigationssysteme und eine Schutzkapsel beinhaltete, die in der Lage war, dem Virusäquivalent des heißen Wiedereintritts eines Apollo-Raumschiffs in die Erdatmosphäre zu widerstehen. Um Zugang zu den Zielzellen im menschlichen Blutstrom, in Leber, Gehirn oder welchem Organ auch immer zu erlangen, dessen Infektion seine Aufgabe war, mußte das Virus zuerst durch ein bemerkenswert feindliches Territorium hindurch: die Haut, die Auskleidung des Darmes, die Schleimbarrieren im Fortpflanzungstrakt, die Schutzauskleidungen von Nase, Mund und Lungen und die Blut/Gehirn-Barriere, die den Eingang zum zentralen Nervensystem blockiert. Fields versuchte, die Sorgen über die neu entdeckten Viren im Rahmen zu halten und erklärte, daß selbst die winzigste Mikrobe sterben würde, wenn sie radikal mutierte, denn sie würde während des Vorgangs der Mutation ihre lebenswichtige Ladung und ihr Zufuhrsystem beschädigen.

Einige wenige Wissenschaftler konzentrierten ihre Aufmerksamkeit auf den Ursprung solcher Viren. Gallo brachte zum Beispiel die Hypothese vor, daß die HTLV-I- und HTLV-II-Viren ihren Weg um die Welt entlang den Schiffahrtsrouten suchten, die zuerst von Magellan und den Sklavenhändlern befahren wurden. Er und Yamamoto bestätigten, daß die Viren von afrikanischen Affen stammten, irgendwie auf die menschliche Bevölkerung übergesprungen seien und dann mittels sexueller Übertragung unter Sklaven um die Welt getragen wurden.[27] Eine alternative Theorie besagte, daß das Virus ursprünglich aus Afrika kam und von portugiesischen Seeleuten im 16. Jahrhundert zu den Häfen von Kiuschu gebracht wurde.[28]

Einige Monate bevor die Entdeckung des HTLV-II öffentlich bekanntgegeben wurde, hielten das amerikanische National Cancer Institute und das Krebsinstitut von Tokio 1982 ihre jährliche Japanisch-Amerikanische Krebskonferenz ab und konzentrierten sich dabei auf HTLV-I. Die Japaner hatten Probleme, den Pool der HTLV-I-Forscher auf die sieben Teilnehmer zu beschränken, die zu dieser Elitekonferenz zugelassen waren. Die Forschung an HTLV-I war in Japan mit über einem Dutzend riesiger Laboratorien, die das Problem wissenschaftlich angingen, regelrecht explodiert.

Für die Amerikaner galt das genaue Gegenteil. Außer Gallo und seiner Mannschaft am National Cancer Institute schenkte niemand HTLV-I viel Aufmerksamkeit, und viele führende Krebsexperten belächelten im Januar 1982 geringschätzig die Bedeutung des Virus. Da das Treffen unter Vorsitz der Amerikaner stattfinden sollte, hatte das National Cancer Institute Mühe, einen Vorsitzenden für die Versammlung zu finden, der wenigstens in den Grundzügen mit den krebsverursachenden Retroviren vertraut war. Das Institut wählte den Harvard-Virologen Myron »Max« Essex aus, der weltweit als Experte für das Katzenleukämievirus (FeLV) galt, ein Retrovirus, das bei Katzen Krebs verursacht.[29] Der in Rhode Island geborene Yankee war sowohl ausgebildeter Tierarzt als auch Mikrobiologe. Während des japanisch-amerikanischen Treffens war Essex bereits der neu ernannte Vorsitzende der Abteilung für Krebsbiologie an der medizinischen Fakultät der Harvard-Universität.

Im Laufe der Konferenz wurde deutlich, daß die Japaner HTLV-I in fieberhafter Geschwindigkeit untersuchten und in der Offenlegung der Beziehung zwischen dem Virus und der Entstehung der Haarzellen-Leukämie beeindruckende Erfolge erzielt hatten.

Gallo war nicht glücklich.

»Ich kann nicht einmal die Leute in meinem eigenen Labor für die Arbeit an diesem Virus interessieren«, teilte Gallo Essex mit. »Niemand in den Vereinigten Staaten nimmt diese Sache ernst, und die Japaner arbeiten wie die Verrückten daran. Sie werden uns abhängen.«

Essex räumte ein, daß das Spektrum sowie die Qualität der Daten, welche die verschiedenen japanischen Wissenschaftler vorgestellt hatten, recht gut waren. Gallo lehnte sich zu Essex hinüber und sah ihm ernst in die Augen.

»Max, du mußt da einsteigen.«

Essex protestierte. Sein Labor stecke bereits bis zum Hals in der Arbeit an anderen krebsverursachenden Viren, insbesondere FeLV und Hepatitis B[30], die zu Lebertumoren führten. Doch schließlich überzeugte ihn Gallos Hartnäckigkeit.

Essex setzte die Hilfsmittel, die sein Labor für das Studium der Reaktionen des T-Lymphozyts auf das Katzenvirus entwickelt hatte, dazu ein, um die Frage zu beantworten, wie das menschliche Immunsystem auf HTLV-I reagierte. Bald konnte er, wie schon im Fall von FeLV bei Katzen, nachweisen, daß Menschen, die mit HTLV-I infiziert waren, über ein anomales Immunsystem verfügten. Ihre T-Zellen wurden unterdrückt bzw. die Anzahl der T-Zellen war mangelhaft, was insgesamt zu einer Unfähigkeit des Immunsystems führte.[31]

Forscher vom Krebsinstitut in Tokio zeigten, daß 100 Prozent der japanischen Inselbewohner mit Haarzellen-Leukämie sich mit HTLV-I infiziert hatten. Etwa zwölf bis 15 Prozent der erwachsenen Einwohner des Gebiets waren infiziert, ohne jedoch an Krebs erkrankt zu sein: Sie litten jedoch an einer Reihe von Störungen des Immunsystems.

Essex war überzeugt, daß diese auffallenden Ähnlichkeiten zwischen HTLV-I und FeLV auf eine entfernte Zeit hinwiesen, in der die Viren zwischen den Wirtspezies wanderten. Er war auch überzeugt, daß Hepatitis-B-Viren in verschiedenen Tierspezies alle von einem gemeinsamen Vorfahren stammten: Die Gene des menschlichen Virus waren zu über 40 Prozent identisch mit jenen eines zu Leberkrebs führenden Virus, das ausgerechnet in Murmeltieren vorkam.[32]

Später sollte sich zeigen, daß in beiden Spezies das Virus fast alle heptazellulären Karzinome verursachte, möglicherweise 100 Prozent solcher Tumore in Murmeltieren und etwa 90 Prozent davon im Menschen. Weltweite Kontrollen brachten schließlich zutage, daß von den Millionen Menschen, die sich mit dem Hepatitis-B-Virus infiziert hatten, ungefähr 15 Prozent als Folge davon chronisch krank waren und etwa fünf Millionen von ihnen jedes Jahr an Leberkrebs erkrankten.[33] Bei Hepatitis B handelt es sich natürlich nicht um ein Retrovirus, aber um ein großes Virus, dessen genetisches Material in DNA-Segmenten organisiert ist. Die Wissenschaftler hatten keine Ahnung, auf welche Weise das Virus Krebs verursachen konnte, und es gab keine eindeutige Verbindung zwischen Hepatitis B und allen bekannten Onkogenen.

1980 fanden sich auch fundierte Hinweise, die einige DNA-Viren mit Krebserkrankungen beim Menschen in Verbindung brachten. Schon in den sechziger Jahren war Denis Burkitt, einem britischen Arzt, der in Uganda arbeitete, aufgefallen, daß eine bestimmte Form von Lymphomen in Ostafrika extrem häufig vorkam und daß seine Verbreitung in der menschlichen Bevölkerung bestimmten Gruppenmustern zu folgen schien: Ganze Familien oder Dörfer waren in einem Gebiet befallen, während in einem nahe gelegenen Dorf so gut wie keine Krebsfälle auftraten. Er stellte die Hypothese auf, daß die Krankheit von einem übertragbaren Virus verursacht wurde.[34] Die britischen Forscher Michael Epstein und Y. M. Barr entdeckten eine neue Form des Herpesvirus in Zellen von Burkitts Lymphom-Patienten.[35] Der Tumor wurde Burkitts Lymphom getauft, das Virus Epstein-Barr-Virus oder EBV. Wie Hepatitis B war auch das EBV ein relativ großes DNA-Virus, und die Wissenschaftler konnten keine unmittelbare Erklärung finden, auf welche Weise es die Lymphome hervorrief. Ganz ähnlich stand das menschliche Papillomvirus mit Genitalkrebs in Verbindung, insbesondere dem Zervikalkarzinom.[36]

Obwohl vieles in bezug auf die Verbindung zwischen Viren und Krebs im dunkeln blieb, lautete 1982 ein akzeptierter Lehrsatz der Biologie, daß Viren direkt oder möglicherweise durch intermediäre Chemikalien oder Wirt-Gene zu Veränderungen in den Zellen führen konnten, die als Merkmale von Krebserkrankungen galten. Es wurde auch allgemein angenommen, daß solche Viren erst im Laufe vieler Jahre zu klinisch nachweisbaren Symptomen bei den von ihnen infizierten Menschen oder Tieren führten. Daher tauchte das Bild von den *langsamen* Viren auf – ein Bild, das die Epidemiologen als extreme Herausforderung empfanden, denn der Nachweis, daß eine Bevölkerungsgruppe aufgrund eines Virus, dem sie vor zehn oder zwanzig Jahren ausgesetzt war, an Krebs erkrankte, gestaltete sich extrem schwierig.

Die bemerkenswerten genetischen Ähnlichkeiten zwischen den Onkogenen, die in allen Tieren, Menschen und sogar Insekten gefunden wurden, schien in der Fauna des Planeten eine weitverbreitete gemeinsame Verletzlichkeit zu signalisieren. Wenn es dem Virus möglich war, beispielsweise einen Affen zu infizieren und die Onkogene des Affen geschickt zu aktivieren, konnte es dann nicht auch mit bestimmten evolutionären oder schnellen Mutationen die Fähigkeit erlangen, in menschliche Zellen einzudringen und die beinahe identischen Onkogene des *Homo sapiens* zu aktivieren?

Angesichts des Schneckentempos, in dem sich die Entwicklung der von solchen Viren hervorgerufenen Krankheiten vollzog, und der Fähigkeit einiger Viren, sich in der DNA von Tieren oder Menschen zu verstekken, waren diese Mikroben extrem schwer nachzuweisen.

Wie viele mochte es in der Natur noch geben?

Wie viele Krebsformen wurden wohl von Viren verursacht? Gab es auch noch andere Krankheiten, die direkt vor den Augen der Ärzteschaft von langsamen Viren hervorgerufen wurden?

In kürzester Zeit machten die Wissenschaftler auf ihrer kollektiven Suche eine furchterregende Entdeckung.

9
Mikrobenmagneten
STÄDTISCHE KRANKHEITSZENTREN

... Wenn also jemand in eine Stadt kommt, die er nicht kennt, so muß er sich genau überlegen, wie ihre Lage zu den Winden und zum Aufgang der Sonne ist. Denn es bedeutet nicht dasselbe, ob eine Stadt nach dem Nordwind oder ob sie nach dem Südwind zu liegt, und auch nicht, ob sie nach Sonnenaufgang oder Sonnenuntergang gelegen ist. Das muß man sich so gut wie möglich überlegen; ferner wie es mit den Gewässern steht, ob die Menschen sumpfiges und weiches Wasser trinken oder hartes, das von felsigen Höhen fließt, oder salziges und schwerverdauliches. Weiter die Beschaffenheit des Bodens, ob er kahl und wasserarm ist oder dichtbewachsen und bewässert, und ob das Gelände in einer Mulde liegt und stickig ist oder hochgelegen und kalt. ...
Hiervon ausgehend muß man sich jede Einzelheit überlegen. Wenn nämlich jemand das richtig erkannt hat, möglichst alles oder doch das meiste, so werden ihm, wenn er in eine ihm unbekannte Stadt kommt, weder die einheimischen Krankheiten verborgen bleiben, noch wie das Leibesinnere der Bewohner beschaffen ist. Dann wird er bei der Behandlung der Krankheiten nicht ratlos sein und keine Fehler machen, was wahrscheinlich geschehen wird, wenn man dies nicht vorher weiß und nicht jedes einzelne vorher durchdacht hat. Nach einiger Zeit aber wird er auch sagen können, was für allgemeine Krankheiten während des Jahres in der Stadt sommers oder winters herrschen werden und welche Krankheiten für jeden einzelnen infolge eines Wechsels seiner Lebensweise zu befürchten sind.

Hippokrates, Über Lüfte, Gewässer, Örtlichkeiten,
ca. 400 v. Chr.[1]

I

6000 Jahre vor Christi Geburt gab es weniger Menschen auf der ganzen Erde, als heute in New York und Tokio leben. Die ungefähr 30 Millionen prähistorischen Bewohner waren in den wärmeren Teilen des Planeten über eine gewaltige Fläche verstreut, und nur wenige von ihnen wagten es jemals, sich weit von ihrem Geburtsort zu entfernen. Nach den wenigen archäologischen Informationen und wissenschaftlichen Vermutungen, die uns zur Verfügung stehen, stammten die mikrobiellen Bedrohungen in erster Linie von Parasiten in ihren Lebensmitteln und in ihrem Wasser oder wurden von lokalen Insekten übertragen.

In den nachfolgenden 4000 Jahren wuchs die menschliche Bevölkerung langsam an. Die Menschen sammelten sich in der Nähe von Flüssen, Meereshäfen und überall dort, wo reiche Nahrungsmittelressourcen zur Verfügung standen. Handelsrouten kamen auf und verbanden die aufstrebenden städtischen Zentren. Die Bewohner dieser Städte wurden reich durch die Erträge der Kaufleute und durch die Steuern, die sie von ihren ärmeren Untertanen auf dem Lande erhoben.

Um 2000 v. Chr., als die Ägypter aufhörten, Pyramiden zu bauen, gab es mehrere Städte mit jeweils Tausenden von Einwohnern: Memphis, Theben, Ur – die religiösen bzw. politischen Hauptstädte großer Reiche. 60 v. Chr. rühmten sich die riesigen Reiche von Rom und China ihrer Stadtzentren, in denen Zehntausende von Menschen lebten und die als die Angelpunkte von Handel und Kultur für die 300 Millionen Einwohner des Planeten dienten.

Im Jahre fünf vor Christus verbrauchten Roms eine Million Einwohner 6000 Tonnen Getreide pro Woche. Nach dem Fall des Römischen Reiches gab es 1800 Jahre lang keine Stadt mehr, die so groß war – erst dann wurde London zur größten Metropole aller Zeiten.[2]

Städte boten den Mikroorganismen eine Vielzahl von Gelegenheiten, die sie in ländlicher Umgebung nicht vorfanden. Je mehr Vertreter des *Homo sapiens* pro Quadratkilometer, desto mehr Möglichkeiten für die Mikroorganismen, von einem menschlichen Pechvogel zum anderen überzuspringen. Die Menschen reichten die Erreger jeden Tag und jede Minute auf hunderterlei Weise an andere Menschen weiter: Wenn sie einander berührten oder sich gegenseitig ins Gesicht atmeten, wenn sie Nahrungsmittel zubereiteten, Fäkalien oder Urin in Gewässer mit Mehrfachgebrauch abgaben, wenn sie zu fernen Orten reisten und die Mikroben mit sich nahmen, wenn Zentren sexueller Aktivität eingerichtet wurden, die es den Mikroben erlaubten, sich einer neuen Methode der Übertragung zu bedienen, wenn sie gewaltige Mengen an Abfall produzierten, die den Nagetier- und Insektenvektoren als Nahrung dienen konnten, wenn sie als Brutplätze für krankheitsübertragende Moskitos Flüsse stauten oder unwissentlich Regenwasser-Zisternen benutzten und wenn sie auf Epidemien auf hysterische Weise reagierten und auf diese Weise die hartnäckigen Mikroben auch noch unterstützten.

Kurz gesagt, Städte waren der Himmel auf Erden für die Mikroben oder, wie es der britische Biochemiker John Cairns formulierte, »die Friedhöfe der Menschheit«.[3] Die verheerendsten Geißeln der Vergangenheit erlangten nur dann ein schreckliches Ausmaß, wenn die Mikroben die städtischen Zentren erreichten, wo die Bevölkerungsdichte umgehend jede kleinere Ansteckung, die vielleicht in der Provinz ihren Ursprung hatte, vervielfachte.

Kriegsführung, Handel, die gelegentliche Notwendigkeit, in Zeiten hoher Steuern oder von Hungersnöten örtliche Bauernaufstände niederzuwerfen, religiöse Pilgerfahrten und die verführerischen Verlokkungen, welche die Städte abenteuerlustigen, jungen Menschen boten, gewährleisteten, daß immer neue Zyklen mikrobieller Invasionen die Stadtbewohner heimsuchten, die normalerweise keine schützende Immunität besaßen.

Unter der armen Bevölkerung einer Stadt war den Mikroben eine erfolgreiche Übertragung sicher, und jede Stadt hatte ihr eigenes Getto, in dem unterernährte, immunschwache Menschen auf engstem Raum in völliger Verwahrlosung lebten. Städtische Armut und Krankheit gingen Hand in Hand. Nicht nur aufgrund mangelhafter Ernährung war das Immunsystem der Menschen geschwächt, sondern auch aufgrund ihrer Lebensbedingungen. Wenn die römischen Patrizier wegen der Bakterien in ihren Aquädukten gelegentlich an Ruhr litten, kamen die Plebejer weiter unten auf der gesellschaftlichen Leiter – aufgrund der zusätzlichen bakteriellen Belastung durch die verseuchten Abwässer der Patrizier – mit Garantie in den Genuß einer doppelten Menge an Bakterien.

Die Lebenserwartung der Bevölkerung im alten Rom war viel kürzer als die eines Bürgers des Reiches im ländlichen Mittelmeerraum oder in Nordafrika. Nur ungefähr einer von drei römischen Bürgern erlebte das reife Alter von 30 Jahren, im Vergleich zu 70 Prozent seiner ländlichen Mitbürger. In der Stadt wurde so gut wie keiner achtzig Jahre alt, wogegen ungefähr 15 Prozent der Landbevölkerung dieses hehre Ziel erreichten.[4]

Antike Stadtbewohner erkannten einige dieser besonderen Gefahren. Die Berichte reichen 2000 bis 4000 Jahre zurück und erzählen von Seuchen, die von Läusen, Wanzen und Zecken übertragen wurden – alle mit Krankheiten verbundenen Insekten, welche die Autoren anführten, kamen in der beengten Wohnsituation der Städte weitaus häufiger vor.

Obwohl das Verständnis der antiken Autoren von der Beziehung zwischen Insekten und speziellen Krankheiten konfus war, wandte man im antiken Ägypten, Griechenland, Rom, Indien und China die Aufmerksamkeit auf das Insektenproblem. Galen in Athen und Herodot in Rom erkannten eine Verbindung zwischen der Ausweitung der Städte ins Marschland hinein und der Zunahme von Malaria.[5] Chinesische Aufzeichnungen, die ins Jahr 243 v. Chr. zurückreichen, sprechen ebenfalls von gewaltigen Epidemien, die Millionen Menschenleben forderten und die jedesmal von den Städten in Chinas ausgedehntem Reich ausgingen.[6]

Auf der Basis der historischen Berichte aus Griechenland, Rom, Europa und dem vorkolumbianischen Amerika versuchten sich Gelehrte des 20. Jahrhunderts an der Deutung, welche Krankheiten die antiken Stadtzentren plagten. Während des Peleponnesischen Krieges von 430 v. Chr. brach beispielsweise in Athen eine verheerende Epidemie aus, die wahrscheinlich von zurückkehrenden Soldaten eingeschleppt wurde. Thukydides schrieb: »Keiner hat je von einer Geißel gehört, die sich so zerstörerisch auf das menschliche Leben auswirkt. Die Ärzte mußten sie behandeln, ohne ihr Wesen zu kennen, und man mußte die höchsten Sterblichkeitsraten hinnehmen.«

Man hielt die Epidemie, von der Thukydides sagte, sie habe jeden Athener erkranken lassen und fast die Hälfte aller Einwohner getötet, später entweder für Typhus, Pest oder Blattern.[7] Hunderte von großen weltweiten Pandemien folgten. Die vier Krankheiten, die für William McNeill und andere Medizinhistoriker der siebziger Jahre in den vergangenen 2000 Jahren aus der Ökologie der Städte einen besonderen Nutzen gezogen haben, waren Lungenpest, Lepra (Hansen-Krankheit), Tuberkulose und Syphilis. So weit man es den historischen Aufzeichnungen entnehmen konnte, waren diese vor dem Bau der Städte kaum – wenn überhaupt – bekannt, und alle vier nutzten die für Städte typischen Lebensbedingungen der Menschen zu ihrem Vorteil aus.

Die Welt hat mindestens zwei große Pandemien der Beulen-/Lungenpest miterlebt – einer Krankheit, die vom *Yersinia-pestis*-Bakterium verursacht wird. Das Bakterium wird von Fliegen auf Nagetiere übertragen, insbesondere auf Ratten. Obwohl das Bakterium niemals völlig eliminiert wurde, traten die idealen ökologischen Bedingungen für seine rasche Verbreitung unter dem *Homo sapiens* nur einige Male in der Geschichtsschreibung auf. Sobald das *Y. pestis* in den menschlichen Blutstrom gelangte, entweder durch eine Fliege, einen Rattenbiß oder indem das Bakterium eingeatmet wurde, bahnte es sich schnell seinen Weg in das lymphatische System. Dort tötete das Bakterium eine gewaltige Anzahl von Zellen und führte so zur Bildung von häufig grotesken Pusteln und mit Eiter gefüllten Beulen. Die Bakterien, die in diesen infizierten Stellen produziert wurden, wanderten dann zur Leber, zur Milz und ins Gehirn, verursachten die hämorrhagische Zerstörung der Organe und führten zu dem »verrückten« Verhalten, das im Mittelalter für einen Eingriff des Satans gehalten wurde.

Im 20. Jahrhundert traten gelegentlich Pestfälle auf[8], aber lange bevor die Menschheit die Antibiotika erfand, hatte die Krankheit bereits aufgehört, als Pandemie eine Bedrohung darzustellen.

Ungefähr 1346 begann in den Steppen der Mongolei der Schwarze Tod: Infizierte Fliegen befielen Millionen von Nagetieren, die wiederum menschliche Behausungen auf der Suche nach Nahrung durchkämmten. Warum die Krankheit gerade in diesem Jahr auftauchte, wurde niemals klar, obwohl Wissenschaftler in den achtziger Jahren spekulierten, daß das Wetter eine Explosion der Nagetierbevölkerung begünstigt habe. Die Krankheit bahnte sich ihren Weg schnell durch Asien, übertragen von Fliegen, die sich in den Fellen der Pelzhändler, den Decken und der Kleidung von Reisenden und dem Fell der Nagetiere versteckten, verpackt in den Karawanen und Schaluppen, die zwischen den Kontinenten kreuzten. Gerüchte einer asiatischen Geißel gingen ihrer Ankunft in Europa voraus, und es hieß, daß Indien, China und Kleinasien buchstäblich übersät wären von Leichen.[9] Die chinesische Bevölkerung sank von 123 Millionen Menschen im Jahr 1200 auf 65 Millionen im Jahr 1393, wahrscheinlich aufgrund der Pest und der nachfolgenden Hungersnot.

Die Pest erreichte im Herbst 1347 an Bord eines italienischen Schiffes, das von der Krim zurückkehrte, den wohlhabenden europäischen Handelshafen Messina auf Sizilien. Sofort machte sie sich die Ökologie der Stadt zunutze. Ratten vom Pestschiff schlossen sich der zahlreichen örtlichen Nagetierpopulation an. Die Kranken vom Schiff gaben die Bakterien direkt an die Bürger Messinas weiter und atmeten die tödlichen Mikroben mit ihren letzten Atemzügen aus.

Während sich die Seuche über Europa und Nordafrika ausbreitete, sah jede Stadt die Ankunft der Pest voraus und versuchte, sich durch eine Vielzahl von Maßnahmen selbst zu schützen. Reisenden wurde der Zutritt verwehrt, und die Zugbrücken wurden hochgezogen, um die wohlhabenden Städter vor den weniger glücklichen Bauern abzuschotten. Man führte großangelegte Säuberungsaktionen und eine offene Abschlachtung von Zehntausenden von Juden und angeblichen Teufelsanbetern durch. Allein die Stadt Straßburg schlachtete auf grausame Weise 16 000 seiner jüdischen Mitbürger, denn ihnen gab man die Schuld an der Ausbreitung des Schwarzen Todes.[10]

Wer keine Sündenböcke hatte, gab die Schuld an der Seuche seinem eigenen Mangel an Frömmigkeit. Die Bruderschaft der Flagellanten bestand aus christlichen Männern, die sich täglich selbst bis an den Rand des Todes kasteiten, um für ihre Sünden zu büßen, die für die Krankheit verantwortlich sein sollten. In ganz Europa schlugen diese Männer sich selbst mit Lederpeitschen, an denen kleine Eisenspitzen befestigt waren – angefeuert von einer krakeelenden Menge aus Aristokraten und Bauern gleichermaßen.

Die eingeschüchterte Bevölkerung Europas tat alles außer dem, was sie vielleicht hätte retten können: sich der Nagetiere und Fliegen ihrer Städte zu entledigen. Die Städte fielen nicht nur, weil die Ratten befallen waren, sondern auch aufgrund der hohen Bevölkerungsdichte und der hygienischen Verhältnisse. Man hielt Baden für gefährlich, und nur wenige Europäer wuschen sich überhaupt jemals – ein fruchtbarer Boden für Fliegen und Läuse.

Die Lungenform der Pest, die sich auf dem schwach bevölkerten Land nur selten ausbreitete, grassierte in den dicht besiedelten mittelalterlichen Städten wie ein Lauffeuer. Sobald sich die von Ratten übertragene Beulenform der Pest eingenistet hatte, tauchten auch schon Lungenpestfälle auf, und diese Krankheit verbreitete sich mit erschreckender Geschwindigkeit.

Jede Stadt blieb vier oder fünf Monate lang im Griff der Krankheit, bis alle anfälligen Ratten und Menschen dahingerafft waren. Die Überlebenden sahen sich dann Hungerkatastrophen und einem wirtschaftlichen Zusammenbruch gegenüber, verursacht durch den einschneidenden Mangel an Arbeitskräften.

Die Zahl der täglichen Todesfälle war schwindelerregend: 400 in Avignon, 800 in Paris, 500 in Pisa. In Wien wurden 600 Leichen pro Tag bestattet oder verbrannt und in Grivry in Frankreich 1500 an einem Tag. Am Ende hatte London, wo vor der Pest 60 000 Menschen gelebt hatten, 35 000 Einwohner verloren. Die Hälfte von Hamburg und zwei Drittel von Bremens Bevölkerung waren gestorben. Die meisten Historiker glauben, daß mindestens ein Drittel der Gesamtbevölkerung Europas (20 bis 30 Millionen) zwischen 1346 und 1350 an der Pest starb.[11] Die höchsten Pro-Kopf-Verluste traten stets in den Städten auf.

In den nachfolgenden Jahrhunderten gab es zahlreiche Ausbrüche der Pest in den Städten Europas, Asiens und des Mittleren Ostens, doch nur wenige breiteten sich dank Quarantäne und schrittweisen Verbesserungen in den Hygienebedingungen über die Städte hinaus aus.

1665 wurde London von der Großen Pest heimgesucht, einer *Yersinia*-Epidemie, die innerhalb eines Jahres über 100000 Menschenleben forderte. Die Epidemie begann ein Jahr zuvor, wahrscheinlich in der Türkei, und wurde von Handelsschiffen nach Amsterdam und Rotterdam und von dort im Winter 1664/1665 nach London geschleppt. Im Sommer dieses Jahres starben jeden Tag bis zu 3000 Menschen.

Die königliche Familie sowie die Aristokratie flohen beim ersten Anzeichen der Pest und residierten auf dem Lande. Die Einwohner von London, der größten und am dichtesten besiedelten Stadt der Welt, blieben sich selbst überlassen. Sie lebten in strohgedeckten Reihenhäusern aus Ziegeln oder Holz – eine Ökologie, die für Ratten den Himmel auf Erden darstellte.

Daniel Defoe machte sich eine Generation später Gedanken über die Pest und empfahl den städtischen Behörden für die Zukunft:

»...niemals darf eine Seuche wie diese, die in der Tat höchst gefährlich ist für eine Ansammlung von Menschen, eine Million Menschen in einer Stadt so eng aufeinander finden, wie das zuvor der Fall war... Die Pest ist wie ein großes Feuer. Wenn nur einige wenige der betroffenen Häuser einander berühren, kann man diese wenigen Häuser isolieren; oder wenn es in einem einzigen oder – wie wir es nennen – einzeln stehenden Haus beginnt, kann man nur dieses einsame betroffene Haus abbrennen. Aber wenn die Pest in einer eng bebauten Stadt beginnt und vorankommt, dann steigert sich ihr Zorn: sie wütet über den ganzen Ort und verschlingt alle, die sie erreicht.«

Kurz nach dem Abebben der Pest wurde London 1666 von einer gewaltigen Feuersbrunst heimgesucht, die einen Großteil der Stadt verschlang. McNeill glaubt, das Große Feuer habe die Große Pest beendet, denn es brannte die Strohdächer nieder, die daraufhin durch Ziegel und Schieferplatten ersetzt wurden.

Die Lepra, wie sie damals genannt wurde, kostete nur einen Bruchteil der Menschenleben, die von der Pest eingefordert wurden, war aber nicht weniger gefürchtet. In ihrer ganzen Geschichte war die Lepra mehr wegen ihrer entstellenden und verkrüppelnden Wirkung auf den menschlichen Körper als wegen ihrer schleichenden Fähigkeit zu töten gefürchtet.

In den siebziger Jahren gaben jene, die diese bakterielle Krankheit von den Jahrhunderten an Schrecken und Vorurteilen, die mit dem Wort »Lepra« verbunden waren, endgültig trennen wollten, der Lepra den Namen Hansen-Krankheit (benannt nach Armauer Hansen, der 1873 die erste definitiv differentielle Diagnose der Krankheit erstellte).

In der zweiten Hälfte des 20. Jahrhunderts entfachte sich ein Streit über das Alter der *Mycobacterium-leprae*-Organismen und darüber, wie lange sie diese signifikante Krankheit im Menschen schon verursachten. Obwohl die Bibel von alten Hebräern spricht, deren entstellende Krankheit oft mit Lepra übersetzt wurde, findet sich in den normalerweise sehr gewissenhaften Aufzeichnungen der ägyptischen Schreiber kein Hinweis darauf. Auf der Suche nach Hinweisen auf Knochenschäden, die von den Bakterien hervorgerufen wurden, untersuchte man zahlreiche Skelette, aber nirgendwo in der Welt fand sich ein Beleg aus der Zeit vor dem Jahr 500 n. Chr., als lepröse Knochen in den Friedhöfen von Kairo, Alexandria und Teilen von England und Frankreich beigesetzt wurden.

Europa wurde von dieser zuvor unbekannten Krankheit förmlich überschwemmt.[12] Die Lepra schien dem Aufstieg der europäischen Städte im Mittelalter zu folgen und erreichte um das Jahr 1200 ihren Höhepunkt. Keiner war sich damals oder ist sich heute sicher, wie genau die wählerischen, schleichenden Organismen von einem Menschen zum anderen weitergereicht wurden. Es erforderte offenbar engen Kontakt, kann jedoch unter dem damals völlig nichtimmunen *Homo sapiens* ursprünglich auch leichter übertragen worden sein. Sobald *M. leprae* in den Körper eines Menschen eingedrungen war, griff es die Nerven- und Hautzellen der kühlen Extremitäten an, machte sie taub und schwach und zerstörte sie oft infolge nicht gefühlter Verletzungen. Die Entstellungen – ein Ergebnis des Verlusts von Fingern, Zehen, Ohren, Nasen und anderen äußeren Körperteilen – machten die »Leprösen« zum Ziel von Stigmatisierung und Angst.

1980 besaßen die meisten der fünf Milliarden Menschen der Erde Antikörper gegen *M. leprae*, was bewies, daß sie irgendwann einmal den Bakterien ohne offensichtliche Schäden ausgesetzt waren.

Aber im mittelalterlichen Europa forderte die Lepra eine hohe Zahl an Opfern und schien sich in den überfüllten Städten schnell auszubreiten. In den achtziger Jahren stellten einige Biologen die These auf, daß bestimmte Faktoren, die für das mittelalterliche Stadtleben einzigartig waren, bei der Ausbreitung des Mykobakteriums halfen, einschließlich der lebenslangen Scheu vor dem Baden, der Vorliebe für Wolle anstatt für Baumwolle und der Gewohnheit, das Nachtlager zu teilen, um sich warm zu halten.

Wie auch immer, die europäische Lepra starb aus mit dem Schwarzen Tod von 1346. Niemand ist sich sicher, warum das so war, aber man nimmt im allgemeinen an, daß der Schwarze Tod die Bevölkerungsdichte der Städte senkte und somit die Mensch-zu-Mensch-Kontakte verringerte. Es ist auch denkbar, daß das Immunsystem der Überlebenden der Pest für ein breites Spektrum an Bakterien einschließlich *Yersinia* und *M. leprae* weniger anfällig war. Umgekehrt waren jene, die für Lepra anfällig waren, möglicherweise auch weniger in der Lage, einer Reihe anderer bakterieller Angriffe zu widerstehen.

An die Stelle der Lepra trat die Tuberkulose, die sich das Chaos in den Städten nach der Pest zunutze machte. Anders als das Lepra-Bakterium war *M. tuberculin* wahrhaft antik, und eindeutige Beweise dafür, daß es den *Homo sapiens* befallen hatte, datieren auf mindestens 5000 Jahre vor unserer Zeitrechnung zurück.[13] Die Krankheit wurde von allen antiken Schriftkulturen beschrieben, außer denen in Amerika, und archäologische Beweise von Knochenschäden reichen noch weiter zurück als die schriftlichen Beschreibungen der »Schwindsucht«, »Auszehrung«, »Phthisis« oder »Tuberkulose«, wie sie genannt wurde. Der wahre Einfluß der Krankheit wurde allerdings erst nach dem Schwarzen Tod spürbar, als laut den Theorien, die in den achtziger Jahren populär waren, die Tuberkulose-Organismen die ökologische Nische im Menschen, die *M. leprae* hinterließ, ausbeuteten. Ein städtisches Umfeld war für die Übertragung der Tuberkulose nicht erforderlich, war jedoch eindeutig vorteilhaft.

Der Anstieg der europäischen Tuberkulose erfolgte nicht plötzlich. Wie die Lepra waren auch die Tuberkulose-Organismen wählerisch, wuchsen langsam und führten oft erst nach monatelanger oder jahrelanger Infektion zu dem offenen und hoch ansteckenden Ausbruch der Krankheit. Während die schnell wachsenden Pestbakterien einen Menschen innerhalb weniger Stunden töten konnten, wurden die meisten Angehörigen des *Homo sapiens* von *M. tuberculin* erst nach jahrelangem entkräftendem Siechtum dahingerafft.

Andererseits konnten die Bakterien durch Tropfeninfektion übertragen werden und auf diese Weise alle Menschen, die ein enges Quartier mit einem Infizierten teilten, erreichen. In den achtziger Jahren wußten die Wissenschaftler, daß die Infektion nicht unbedingt zu Krankheit oder Tod führte: Nur bei einem von zehn infizierten Menschen brach die Krankheit schließlich aus, und ohne die Behandlungsmethoden des 20. Jahrhunderts starb ungefähr die Hälfte der Infizierten.[14]

Die Lebensbedingungen in den Städten Europas vom 15. bis zum

17. Jahrhundert waren ideal für die Übertragung von *M. Tuberculin*, insbesondere während des Winters, wenn es üblich war, alle Fenster zu schließen und sich um eine Wärmequelle zu versammeln. Die mikroskopisch kleinen Tropfen, die von einem Tuberkuloseopfer ausgeatmet wurden, flogen ständig durch das Haus.

Der Haushalt ergriff eventuell Maßnahmen, um die sichtbaren Tropfen durch Husten oder Niesen des Tuberkulosekranken zu vermeiden, aber die waren eigentlich harmlos. Um sich im menschlichen Körper festzusetzen, mußte sich das Bakterium in Tropfen befinden, die klein genug waren, um durch die Barrieren des oberen Atemtraktes hindurchzugelangen. Solche winzigen Tropfen konnten sich lange in der Luft halten, tagelang auf den Luftströmen schweben und lebende, infektiöse Tuberkuloseviren in sich tragen.[15]

Es gab nur eines, was die Europäer des 17. Jahrhunderts hätten tun können, um das Risiko einer Tuberkulose-Infektion im Haushalt zu verringern: die Fenster öffnen. Ein guter Luftzug konnte 63 Prozent der herumschwebenden infektiösen Partikel, die jeden Tag von einem kranken Bewohner ausgeatmet wurden, hinausfegen, und das ultraviolette Licht der Sonne hätte alle Organismen getötet, die es erreichte.[16]

Die mittelalterlichen Europäer hatten diese Wahl im Winter jedoch nicht, besonders nicht in den nördlichen Breiten. Gerade für die ärmeren Stadtbewohner war es unvorstellbar, im Winter die Fenster zu öffnen, da Brennmaterialien selten und extrem teuer waren. Mit dem Holz Europas hatte man die Städte gebaut.

Die Quoten der Tuberkulose stiegen langsam, aber stetig. Die am schwersten betroffenen Städte waren auch die größten, insbesondere London. Als London von der Großen Pest heimgesucht wurde und nachfolgend von dem Großen Feuer, litt einer von fünf Bürgern aktiv an Tuberkulose. Und diesmal beendete die Pest die mykobakterielle Epidemie nicht: Die Quoten der Tb stiegen weiterhin, noch lange nach Ende der Pest von 1665.

Als europäische Forscher und Kolonialisten sich auf den Weg nach Amerika machten, trugen sie das tödliche Mykobakterium mit sich und fügten es der Last der Tuberkulose hinzu, die bereits seit Jahrhunderten die indianische Bevölkerung dahinraffte.[17] Als die Vereinigten Staaten vom Bürgerkrieg zerrissen wurden, hatte sich die Tuberkulose in den Städten des Nordens, insbesondere in Boston und New York, schon fest verankert.

Zwischen 1830 und dem Beginn des Bürgerkriegs erreichten die Lebenserwartung und Sterblichkeitsraten den Stand von London. 1830 betrug Bostons jährliche Sterblichkeitsrate grob geschätzt 21 von 1000 Einwohnern bei einer Gesamtbevölkerung von 52000 Bürgern – halb soviel wie in London zu jener Zeit. 1850 hatte sich die Sterblichkeitsrate von Boston an die von London fast angenähert und traf 38 von 1000 Einwohnern. Die Tuberkulose war nicht der einzige dafür verantwortliche Faktor, aber sie leistete einen wesentlichen Beitrag. Die Fälle von Schwindsucht, wie sie genannt wurde, stiegen in Massachusetts von Jahr zu Jahr auf 40 Prozent zwischen 1834 und 1853.[18]

Die alten Familien von New York, Philadelphia und Boston stöhnten ungläubig angesichts des Anstiegs der Einwohnerzahlen ihrer Städte, der zunehmenden Verdreckung und der ansteigenden Krankenraten. Die Einwanderung, die industrielle Revolution, überfüllte Slums, keine öffentliche Wasserversorgung, Moralverfall, kein Abwassersystem – das waren nur einige der Faktoren, denen die Stadtväter die Schuld an der Krise gaben.

Die Krise der Städte der westlichen Welt erreichte zwischen 1830 und 1896 ihren Höhepunkt, als Europa und Nordamerika unter verheerenden Pandemien von Cholera litten, die sich in erster Linie mittels der stinkenden Wasser- und Abwasser-»Systeme« der Städte verbreitete. Die Ärzte jener Zeit verstanden nicht, warum Quarantäne bei Cholera nicht funktionierte, daher flohen die Reichen üblicherweise beim ersten Anzeichen der gefürchteten Durchfallkrankheit aus den Städten und überließen das gewöhnliche Volk sich selbst. Es dauerte Jahrzehnte, bevor die Wissenschaftler beweisen konnten, daß die Cholera durch ein Bakterium verursacht wurde, das mittels verseuchter Lebensmittel und verseuchten Wassers in den menschlichen Körper eindrang und durch Fäkalien infizierter Personen in das Wasser gelangte.

Die Anzahl der Cholera-Opfer im 19. Jahrhundert infolge von Ausbreitungswellen der Krankheit war erstaunlich: zehn Prozent der Bevölkerung von St. Louis innerhalb einer dreimonatigen Epidemie im Jahr 1849[19]; 500000 Einwohner von New York City im Jahr 1832; 8605 Einwohner von Hamburg in drei Sommermonaten im Jahr 1892; 15000 Einwohner und Hadsch-Pilger in Mekka und an die 53000 Einwohner von London im Jahr 1847. Die Tragödie von Mekka wiederholte sich während des Hadsch von 1865, als 30000 Pilger starben.

Obwohl die Behörden von New York keine Ahnung hatten, wodurch die Cholera hervorgerufen wurde, gaben sie, von der Epidemie im Jahr 1832 entsetzt, die Schuld dem Schmutz und Dreck in der Stadt. Es folgten Reformen. Das Croton-Aquädukt brachte zum erstenmal sauberes

Trinkwasser, verschlammte Straßen wurden gepflastert, und die heruntergekommenen Slums wurden langsam modernisiert. Daher forderten nachfolgende Cholera-Wellen weniger Opfer.

Das war jedoch in den meisten anderen Städten nicht der Fall. Die Verbindung zwischen städtischer Verschmutzung und Krankheit blieb unter den Stadtvätern Thema hitziger Debatten. Die Tatsache, daß Cholera und andere epidemische Krankheiten – einschließlich der Tuberkulose – die meisten Opfer ohne Ausnahme unter den verarmten Bewohnern der Weltmetropolen fanden, schien nur die Überzeugung der Mächtigen von Moskau bis Madrid zu verstärken, daß die »Unmoral« der unteren Klassen die Wurzel der Krankheit sei.

Während der verheerenden Cholera-Epidemie im Jahr 1849 in London konnte der Arzt John Snow nachweisen, daß die Cholera durch Wasser übertragen wurde, indem er den Griff an der Pumpe in der Broad Street entfernte, der einzigen Wasserquelle für den verarmten und von der Cholera heimgesuchten Stadtteil. Natürlich kam daraufhin die lokale Epidemie zum Stillstand.

Die Behörden waren jedoch nicht überzeugt. Daher zeichnete Snow während der Londoner Epidemie von 1854 die Cholera-Fälle auf einer Karte ein und machte sich auf die Suche nach deren Wasserversorgung. Er zeigte, daß jene Stadtteile mit wenig Cholerafällen ihr Wasser von der oberen Themse erhielten, während die cholerabefallenen Stadtviertel ihr Wasser aus der unteren Themse bezogen, in der die menschlichen Fäkalien von stromaufwärts enthalten waren.

Snow konnte die Behörden nicht von der unmittelbaren Notwendigkeit überzeugen, die Wasserversorgung gründlich zu reinigen, aber die Epidemien der Cholera und anderer vernichtender Krankheiten führten in allen Industrienationen zu Verbesserungen in der städtischen Hygiene. Bürgerinitiativen zu Sanitärproblemen entstanden in vielen Städten, Müll- und Abwasserversorgungspraktiken verbesserten sich dramatisch, Plumpsklosetts im Freien wurden durch Toiletten in den Häusern ersetzt, und »Reinlichkeit« kam gleich nach »Frömmigkeit«.

Viele städtische Krankheiten, einschließlich der Tuberkulose, nahmen in den Städten der nördlichen Hemisphäre ungefähr zur selben Zeit ab, wie diese Sozialreformkampagnen entstanden. Außer diesen Veränderungen in der physikalischen Umwelt wurde das Leben der Stadtbewohner auch durch politische und christliche Reformbemühungen verbessert, wie die Abschaffung der Kinderarbeit, die Errichtung eines öffentlichen Schulsystems, die Verkürzung der Arbeitswoche für Erwachsene, die Gründung eines öffentlichen Gesundheitswesens, den Bau von Krankenhäusern und den »Boosterism«, die optimistische Reklame hinsichtlich Fragen der Hygiene.

Auf dem Höhepunkt der industriellen Revolution, bevor solche Reformen flächendeckend griffen, war das Leben in den Städten so ungesund geworden, daß die Geburtsraten noch *unter* den Sterblichkeitsraten lagen. Für eine Stadt wie London bedeutete das, daß die Kinder- und Erwachsenenarbeitskraft von nahezu einer Million Menschen nur aufrechterhalten werden konnte, indem man frische Arbeitskräfte vom Lande rekrutierte. Bis 1900 waren die Geburtsraten in die Höhe geschnellt, die Sterblichkeitsraten stark gefallen, und die Lebenserwartung war beträchtlich angestiegen. Fast alle ansteckenden Krankheiten – einschließlich der Tuberkulose – waren beständig gesunken und hatten einen erstaunlich niederen Stand erreicht, noch bevor Heilbehandlungen oder Impfstoffe entwickelt wurden. In England und Wales fiel beispielsweise die Zahl der Opfer durch Tuberkulose vom Höhepunkt von 3000 pro einer Million Einwohner in den Jahren 1848 bis 1854 auf 1268 Todesfälle pro einer Million Einwohner im Jahr 1901 und bis auf 684 pro Million im Jahr 1941, kurz bevor die Antibiotika-Behandlung zur Verfügung stand.[20]

Ein ähnliches Muster fand sich bei den Infektionskrankheiten, insbesondere der Tuberkulose, in den Vereinigten Staaten. Im Jahr 1900 tötete die Tb ungefähr 200 von 100000 Amerikanern, die meisten davon Einwohner der größten Städte des Landes. 1940, kurz vor der Einführung der Antibiotika-Therapie, war die Tuberkulose als Todesursache vom zweiten Platz auf den siebten Platz gefallen und forderte noch 60 Tote von 100000 Einwohnern.[21]

1970 wurde die Tuberkulose nicht länger als Geißel für die Städte der industrialisierten Welt betrachtet.[22] Die Weltgesundheitsorganisation schätzte damals, daß ungefähr drei Millionen Menschen jährlich an der Krankheit starben und es ungefähr zehn bis zwölf Millionen aktive Tb-Fälle gab. Durch die Antibiotika-Therapie war die Sterblichkeitsrate auf 3,3 Tote von 100000 Tb-Fällen gesunken. Die meisten Neuinfektionen traten nicht in den Industriestädten des Nordens auf, sondern in Dörfern und Städten der Entwicklungsländer. Die Ökologie der Mikrobe hatte sich geographisch verlagert, konzentrierte sich dennoch weiterhin auf die Städte.[23]

Man stufte den enormen Rückgang der Tuberkulose in der nördlichen Hemisphäre als großen Sieg ein, obwohl die Krankheit immer noch durch Afrika, Asien und Südamerika tobte.

Warum dieser offensichtliche Sieg über eine Mikrobe erzielt worden war – welche spezifischen Faktoren der Tuberkulose eine Abfuhr erteilt hatten –, wurde von den sechziger bis in die neunziger Jahre hinein heftig debattiert. Eine Lösung der Debatte hätte zweierlei Vorteile gehabt: Sie hätte den Gesundheitsämtern geholfen, Probleme in ihren Städten vorherzusehen und so ein Auftauchen bzw. Wiederauftauchen von Infektionskrankheiten in Zukunft zu verhindern, und sie hätte den Stadtplanungen der Dritten Welt als Anleitung gedient, indem sie beleuchtet hätte, welche der Ausgaben aus den ständig sinkenden Staatsgeldern den positivsten Einfluß auf die öffentliche Gesundheit hatten.

Aber das Wasser war schlammig. Der britische Forscher Thomas McKeown argumentierte, daß die Ernährung der Schlüsselfaktor sei – eine verbesserte Ernährungsweise bedeutete, daß die arbeitende Bevölkerung eine größere Widerstandskraft gegen Krankheiten hätte.[24] René Dubos war sich ebenso sicher, daß man der Abschaffung der horrenden Arbeitsbedingungen von Männern, Frauen und Kindern während der industriellen Revolution sowie dem verbesserten Wohnungswesen den Dank für den Rückgang der Tb zuzuschreiben habe.[25]

Die Medizinhistorikerin und Ärztin Barbara Bates von der Universität von Kansas behauptete, daß die kühnen Tb-Kontrollprogramme des frühen 20. Jahrhunderts, die durch die Entdeckung des *M.-tuberculin*-Bakteriums durch den deutschen Wissenschaftler Robert Koch 1882 ausgelöst worden waren und eine Zwangsquarantäne in Sanatorien zur Folge hatten, wenig oder gar keinen Einfluß auf den Rückgang der Krankheit ausübten.[26]

Bates war der festen Ansicht: »Das Ziel der Vorbeugung mußte sich ständig Kompromissen beugen. Ärzte entließen häufig immer noch infizierte Patienten, und Männer und Frauen mit übertragbaren Krankheiten verließen die Institutionen gegen den Rat der Mediziner. Anstatt eines Systems, das heilte und Krankheiten vorbeugte, hatte die Gesellschaft eines errichtet, das einige Bedürfnisse kranker und abhängiger Menschen erfüllte und den Familien manche Bürde der heimischen Pflege abnahm. Es verringerte zwar die Angst der Öffentlichkeit vor Infektionen, nicht jedoch die tatsächliche Bedrohung. Diese unvorhergesehenen Ergebnisse wuchsen aus politischen, sozialen und ökonomischen Transaktionen, in denen das medizinische Verständnis der Tuberkulose nur eine untergeordnete Rolle spielte.«[27]

Eine andere Möglichkeit, eine Antwort auf die Frage zu finden, welche Faktoren entscheidend waren für den Rückgang der Tb in Europa, bestand in der Untersuchung dieser Krankheit in einem Bereich, der im 20. Jahrhundert einem ähnlichen Wandlungsprozeß unterlag wie derjenige während der industriellen Revolution von Nordeuropa einhundert Jahre zuvor. Südafrika genügte diesen Ansprüchen und war ein guter Ort, um die Hypothesen von McKeown, Dubos und anderen zu testen: Die europäischen Nachfahren im Land hatten einen Lebensstandard und ein Krankheitsmuster, das analog war zu dem ihrer Gegenparts in der nördlichen Hemisphäre. Aber die afrikanischen und indischen Einwohner litten unter ausgeprägter wirtschaftlicher und gesellschaftlicher Not. Ihre Existenz war den heruntergekommenen Lebensbedingungen der Londoner Arbeiterklasse in den fünfziger Jahren des vorigen Jahrhunderts erstaunlich ähnlich.

Trotz Antibiotika und Heilmedizin sowie dem wissenschaftlichen Wissen um die Übertragung von Bakterien wuchs in Südafrika die Zahl der Todesopfer durch Tuberkulose zwischen 1938 und 1945 auf 88 Prozent an. In Kapstadt stieg die Zahl um 100 Prozent, in Durban um 172 Prozent und in Johannesburg um 140 Prozent. In den ländlichen Gebieten lagen die aktiven Tb-Erkrankungen und Todesfälle trotz Armut und Hunger in keiner der untersuchten Gruppen jemals über 1,4 Prozent. Aber in den Städten waren 1947 Tuberkulosequoten bis zu sieben Prozent durchaus üblich. Annähernd alle Tb-Fälle betrafen die schwarze und sogenannte farbige Bevölkerung des Landes.

Der Schlüssel für den Anstieg der Tb schien nicht im Gesundheitswesen zu liegen, denn in jenen Jahren hatte sich wenig geändert. Auch die Ernährung der schwarzen Südafrikaner hatte sich kaum verändert – sie war seit Jahrzehnten unzureichend.

Die Antwort war anscheinend im Wohnungswesen zu finden. Von 1935 bis 1955 vollzog sich Südafrikas eigene industrielle Revolution, nachdem das Land zuvor weitgehend eine Agrargesellschaft gewesen war. Wie schon ein Jahrhundert zuvor in Europa mußten dafür billige Arbeitskräfte in die Großstädte gebracht werden. Aber Südafrika hatte einen zusätzlichen Faktor in seinem sozioökonomischen Paradigma: die Rassendiskriminierung. Die rekrutierten Arbeitskräfte waren entweder Schwarze oder Farbige, denen vom Gesetz vorgeschrieben wurde, in speziell für sie ausgewiesenen Gebieten zu wohnen und einen Paß bei sich zu führen, in dem ihr Mobilitätsspielraum angegeben war. Die Regierung förderte für weiße Bürger der aufblühenden Städte ein ehrgeiziges Wohnungsbauprogramm, aber der von der Regierung finanzierte Wohnungsbau für schwarze Stadtbewohner sank in dieser Zeit der Städteexplosion um 471 Prozent.[28]

In den siebziger Jahren traten in Südafrika 50000 neue Tuberkulosefälle pro Jahr auf, und die von der Apartheidsregierung kontrollierten

Gesundheitsämter äußerten die Ansicht, die Schwarzen hätten eine bislang noch nicht identifizierte genetische Empfänglichkeit für diese Krankheit. 1977 ließ die Regierung viele ihrer schlimmsten Tb-Statistiken verschwinden, indem sie neue Wohngrenzen für Schwarze errichtete. Das Tb-Problem »verschwand«, als Hunderttausende von schwarzen Bewohnern der damals ausufernden Städte gezwungen wurden, in die sogenannten Homelands umzusiedeln bzw. ihre städtischen Slumsiedlungen als außerhalb der Jurisdiktion der Städte liegend erklärt wurden und daher auch als außerhalb des Überwachungsnetzes.[29]

Wenn das südafrikanische Paradigma entsprechend weit ausgelegt wurde, dann stützte es die Theorien von Dubos und bestätigte die menschliche Armut als ökologischen Schlüsselfaktor, der die Übertragung von *M. tuberculin* begünstigte. Es stützte allerdings nicht die zweite Annahme von Dubos über die Rolle der Arbeitsbedingungen.

Die Städte der wohlhabenden Industrienationen und der soviel ärmeren Entwicklungsländer hatten eines gemeinsam: Sie waren der ideale ökologische Nährboden für das Auftauchen sexuell übertragbarer Krankheiten, insbesondere der Syphilis. Die Menschen hatten überall Sex, gleichgültig wo sie lebten, aber die Städte schufen völlig neue Möglichkeiten. Die bloße Bevölkerungsdichte des *Homo sapiens* zusammen mit der Anonymität städtischen Lebens garantierte eine größere sexuelle Aktivität und Experimentierfreude. Seit uralten Zeiten waren die Stadtzentren der Nabel der Lasterhaftigkeit in den Augen all jener, die in Kleinstädten und Dörfern lebten.

Häuser mit männlichen und weiblichen Prostituierten und Aktivitäten, die die bessere Gesellschaft häufig als »pervers« bezeichnete, wie Homosexualität, Orgien, sogar religiös sanktionierte sexuelle Akte, waren in den alten Städten in Ägypten, Griechenland, Rom, China und den Hindu-Reichen ebenso üblich wie unter den Azteken und den Mayas. Die Doppelmoral der Keuschheit im eigenen Heim und des riskanten Verhaltens in der Anonymität der nächtlichen Städte reicht bis zum Beginn der Geschichtsschreibung zurück.

Es war daher überraschend, daß die Syphilis erst 1495 epidemische Ausmaße annahm, als die Krankheit unter Soldaten ausbrach, die für den französischen König Karl VIII. im Krieg gegen Neapel kämpften. Innerhalb von zwei Jahren hatte sie sich in aller Welt verbreitet. Die Syphilis schien den *Homo sapiens* als etwas völlig Neues zu treffen, denn im 15. und 16. Jahrhundert schlug sie weitaus heftiger und tödlicher zu als zu Beginn des 20. Jahrhunderts.

Die Syphilis wurde von einem spirochäten – d.h. spiralförmigen –

Bakterium namens *Treponema pallidum* hervorgerufen, demselben Organismus, der die Hautkrankheit Frambösie bei Kindern verursacht. Beweise der Existenz von Frambösie reichen eindeutig bis in die Antike zurück, doch auf die Syphilis gibt es vor dem 15. Jahrhundert keinerlei Hinweise.

Im 20. Jahrhundert wurden mehrere Theorien aufgestellt, um dieses Rätsel zu lösen. Die offensichtlichste Lösung war, den amerikanischen Indianern, Christopher Columbus und seiner Mannschaft die Schuld zuzuschieben. Die Reise der Spanier im Jahr 1492 nach Amerika und ihre nachfolgende Rückkehr in die Heimat paßte zeitlich zu dem Ausbruch der Syphilis 1495 während der französisch-italienischen Kriege. Daher schien unter den Umständen die Schlußfolgerung ganz natürlich, daß die Syphilis ursprünglich von den amerikanischen Ureinwohnern stammte, an die spanischen Seeleute weitergegeben und nach Spanien getragen worden war.

Es gab jedoch zwei Haken an dieser These. Zum einen war Frambösie eine uralte Krankheit auf beiden Kontinenten und wurde durch Hautkontakte von Mensch zu Mensch übertragen. Wenn die Frambösie also auf jedem Kontinent existierte, war das Potential für Syphilis weltweit zweifelsohne präsent gewesen.

Zweitens raffte die Syphilis die amerikanischen Indianer im 15. Jahrhundert mit einer Vehemenz dahin, die der Kraft ihres Angriffs auf die Nordafrikaner, Asiaten und Europäer in nichts nachstand. Wenn die Syphilis in Amerika zuvor bereits endemisch gewesen wäre, hätten die amerikanischen Indianer zumindest teilweise Immunität dagegen entwickelt.

Die wahrscheinlichste Erklärung für das offensichtlich plötzliche Auftauchen der Syphilis stammte Ende der sechziger Jahre von dem Arzt und Anthropologen Edward Hudson, der erklärte, die Syphilis sei eine Krankheit »fortgeschrittener Zivilisationen«, wohingegen Frambösie »eine Krankheit der Dörfer und der Naturvölker sei«.[30] Aus Hudsons Sicht konnte die Spirochäte die Ökologie von Dörfern am besten ausbeuten, indem sie sich die ständigen Riß- und Schnittwunden an den Beinen von Kindern zunutze machte sowie den engen Bein-an-Bein-Kontakt junger Menschen, die sich in ländlichen Schuppen und Hütten ihre Schlafstatt teilten.

Nachdem die Spirochäte sich unter der Haut eingenistet hatte, produzierte sie nur eine lokale Infektion, die schließlich abheilte. Eine Übertragung war nur während einiger Wochen möglich, in denen die Wunde noch offen war und der Haut-zu-Haut-Kontakt es dem Organismus erlaubte, von einem Menschen zum anderen überzuspringen. Das geschah am leichtesten unter Kindern, die zusammen spielten oder schliefen.

Die sexuelle Übertragung der Spirochäte erforderte jedoch eine weitaus komplexere menschliche Umwelt, in der viele Hunderte oder Tausende von Menschen jeden Tag miteinander intim verkehrten und ein großer Prozentsatz der Bevölkerung mit einer Vielzahl von Partnern regelmäßig sexuellen Kontakt hatte.

Andere Theorien des 20. Jahrhunderts gingen noch weiter, argumentierten, daß die sexuell übertragbaren Mikroben *nur* in einer Population von *Homo sapiens* oder Tieren auftauchen konnten, in der eine kritische Menge – vielleicht sogar eine genau definierbare Menge – von Erwachsenen der Population regelmäßig sexuellen Verkehr mit mehr als einem Partner hatte. Sie erklärten, daß in einer rigiden Gesellschaft, in der jeder Erwachsene nur mit einem einzigen, lebenslangen Gefährten Sex hat, eindeutig eine extrem geringe Wahrscheinlichkeit besteht, daß die *Treponema*-Spirochäte die Gelegenheit findet, sich von der Hautkontakt-Frambösie zur sexuellen Syphilis zu wandeln.

In Städten, in denen gesellschaftliche Tabus weniger durchsetzbar oder respektiert waren, bestand umgekehrt eine weitaus größere Möglichkeit multipler Partnerbindungen und daher der sexuellen Weitergabe von Krankheiten.

Infolge des Schwarzen Todes erlebte ein Großteil von Europa im 14. Jahrhundert zwei bis drei Generationen von Chaos und Gesetzlosigkeit. Der Tod hatte in den Machtstrukturen der Städte viele Opfer gefordert, und auf vielen Gebieten eilten die gierigsten und korruptesten Überlebenden herbei, um die Lücke zu füllen.

»Die Verbrechensraten schnellten in die Höhe, Gotteslästerung und Kirchenraub waren an der Tagesordnung, die Regeln der sexuellen Moral wurden verhöhnt, die Jagd nach Geld wurde zum Lebensinhalt und Lebensziel der Menschen«, schrieb Ziegler.[31] Die Welt war plötzlich voller Witwen, Witwer und heranwachsender Waisen; niemand fühlte sich noch an die Regeln der jüngsten Vergangenheit gebunden. Die Frömmigkeit hatte bei ihren geliebten Freunden und Verwandten versagt – ja die höchsten Sterblichkeitsraten fanden sich unter den Priestern. Nach allem, was wir wissen, dauerten diese Wirren in Europa noch jahrzehntelang an.

Man kann sich für das Auftauchen der Syphilis hypothetisch das folgende Szenario vorstellen: Die Spirochäte war endemisch, seit uralter Zeit weltweit verbreitet und führte normalerweise bei Kindern zu Frambösie. Aber bei seltenen Gelegenheiten – auch das wieder seit prähistorischer Zeit – wurde sie sexuell übertragen und führte zu Syphilis.[32] Diese Gelegenheiten traten derart selten auf, daß sie niemals korrekt diagnostiziert wurden und leicht für andere Leiden, welche die Menschen zu Krüppeln machten, gehalten wurden – wie beispielsweise Lepra. Aber mitten in dem Chaos und der vergleichsweisen Zügellosigkeit, die dem Schwarzen Tod folgte, wurde die notwendige kritische Menge von multiplen Partnerschaften in europäischen Städten erreicht, und das erlaubte es dem Organismus, innerhalb von zwei bis drei menschlichen Generationen in ganz massivem Ausmaß in Form von Syphilis aufzutreten.

Ende des 20. Jahrhunderts gab es ähnliche Debatten über das Auftauchen anderer sexuell übertragbarer Krankheiten – Diskussionen, die leichter zu lösen gewesen wären, wenn die Fragen in bezug auf das plötzliche Auftauchen der Syphilis im 15. Jahrhundert schon geklärt worden wären.

II

1980 gab es fünf Milliarden Menschen auf dem Planeten; 1925 waren es dagegen nur 1,7 Milliarden Menschen gewesen.

Die Städte wurden zum Angelpunkt für Arbeit, Träume, Geld und Glamour, ebenso zu Magneten für Mikroben.

Der einst gänzlich landwirtschaftlich ausgerichtete *Homo sapiens* wurde zu einer im Übermaß verstädterten Spezies. Überall gehörten die Stadtkulturen der Welt bis 1980 auch zu den reichsten, und die reichsten Bürger wohnten für gewöhnlich – mit der bemerkenswerten Ausnahme von China – in den größten Städten bzw. in deren Vororten.

Angetrieben durch den offensichtlichen wirtschaftlichen Druck, war die globale Verstädterung nicht mehr aufzuhalten und vollzog sich atemberaubend schnell.

1980 lebten weniger als zehn Prozent der Bevölkerung Frankreichs auf dem Lande; zu Beginn des Zweiten Weltkriegs waren es noch 35 Prozent gewesen. Die Anzahl französischer Bauernhöfe fiel zwischen 1970 und 1985 von fast zwei Millionen auf weniger als 900 000.[33]

In Asien lebten im Jahr 1955 nur 270 Millionen Menschen in Städten. 1985 waren es 750 Millionen, und die Zahl soll im Jahr 2000 auf über 1,3 Milliarden steigen.[34]

Weltweit nahm die Prozentzahl der Menschen, die in Städten lebten, ständig zu, und von weniger als 15 Prozent im Jahr 1900 sollte sie im

Jahr 2010 über 50 Prozent betragen.[35] Ungefähr 60 Prozent dieses außergewöhnlichen Wachstums der Städte war auf die in den Städten geborenen Kinder zurückzuführen; 40 Prozent der neuen Städter waren junge Erwachsene vom Lande bzw. Einwanderer, die aus den armen Ländern in die Großstädte der wohlhabenden Nationen zogen.[36]

Die drastischsten Veränderungen vom Land zur Stadt vollzogen sich in Afrika und Südostasien, wo im Laufe der zweiten Hälfte des 20. Jahrhunderts unaufhörlich ganze Wellen von Menschen in die Städte schwappten. Einige Städte verdoppelten sich in nur zehn Jahren.[37]

Die Masse dieser massiven menschlichen Bevölkerungswelle flutete in eine Handvoll sogenannter Megacities – städtische Zentren, in denen mehr als zehn Millionen Menschen lebten. 1950 gab es zwei Megacitys: New York und London. Beide hatten ihre beeindruckende Größe in weniger als fünf Jahrzehnten erreicht und waren nur um weniger als zwei Millionen Menschen pro Jahrzehnt gewachsen. Obwohl das Wachstum schwierig war und für die Stadtplaner eine endlose Reihe von Problemen darstellte, waren beide Länder wohlhabend und in der Lage, die notwendige Ausweitung von Dienstleistungen wie Wohnungsbau, Kanalisation, Trinkwasserversorgung und Transportwesen zu finanzieren.

1980 gab es jedoch zehn Megacitys: Buenos Aires, Rio de Janeiro, São Paulo, Mexico City, Los Angeles, New York, Peking, Shanghai, Tokio und London. Sogar für das wohlhabende Tokio war es schwierig, die Bedürfnisse seiner explosionsartig gestiegenen Bevölkerung zu erfüllen, die von nur 6,7 Millionen im Jahr 1950 auf 20 Millionen im Jahr 1980 hochgeschnellt war.

Das war jedoch erst der Anfang. Man prognostizierte ein ständiges Wachstum der Städte, und bis zum Jahr 2000 sollten 3,1 Milliarden Exemplare des *Homo sapiens* in zunehmend überfüllten Städten leben – die Mehrheit davon eingepfercht in 24 Megacitys, die überwiegend in den ärmsten Ländern der Welt lagen.[38]

In den achtziger Jahren trat ein beachtlicher Wandel ein, und die meisten Länder mit dem größten Bevölkerungswachstum gehörten gleichzeitig zu den ärmsten Ländern der Welt. Sie waren in schwerer Bedrängnis angesichts der großen Herausforderungen an Gesundheitsversorgung und Dienstleistungen, die durch diese außergewöhnliche Eskalation der Nachfrage in den Städten auf sie zukamen.

Die Weltgesundheitsorganisation kam zu dem Schluß, daß »urbanes Wachstum kein Zeichen wirtschaftlichen Fortschritts ist, wie in dem Beispiel der Industrienationen, sondern zu einem Hindernis für den ökonomischen Fortschritt werden kann: Die Ressourcen, die notwendig sind, um die zunehmende Nachfrage nach Einrichtungen und Dienstleistungen der öffentlichen Hand zu befriedigen, gehen dem Potential produktiver Investitionen an anderer Stelle in der Wirtschaft verloren.«[39]

Laut der Weltbank nahmen die Städte Afrikas in den siebziger und achtziger Jahren um zehn Prozent pro Jahr an Größe zu – das stellte das schnellste proportionale Wachstum von Städten in der Weltgeschichte dar.

1970 kamen in Amerika auf jeden Landbewohner drei Städter. Im Jahr 2010 würde das Verhältnis vier zu eins betragen. Derselbe Wandel wurde für Europa vorausgesehen – sowohl für West- als auch für Osteuropa. In einigen Ländern Asiens sollten bis zum Jahr 2010 fünf Städter auf je einen Landbewohner kommen.

In den siebziger und achtziger Jahren verursachte das Gewühl in den Städten ernsthafte Wachstumsprobleme, die sich direkt auf die menschliche Gesundheit auswirkten, selbst in den wohlhabenderen Nationen. Japan, das schnell zu einem der zwei oder drei wohlhabendsten Länder des Planeten wurde, litt unter den zunehmenden Bedürfnissen Tokios. 1985 verfügten weniger als 40 Prozent der Wohnungen in der Stadt über eine angemessene Kanalisation, und Tonnen unbehandelter menschlicher Fäkalien landeten im Meer.[40]

Hongkong, ein Zentrum des Wohlstands in der chinesischsprechenden Welt, schüttete jeden Tag eine Million Tonnen unverarbeiteter Fäkalien in das Südchinesische Meer. Das nahegelegene Taiwan konnte nur 200 000 der 20 Millionen Einwohner mit einer Abwasserkanalisation versorgen, zwei Drittel davon lebten in den vier größten Städten des Landes.

Aber für die ärmsten Entwicklungsländer erwies sich die schwere Aufgabe, die sich ständig vergrößernde städtische Ökologie für Menschen sicher und nicht zu einem Paradies für Mikroben zu machen, als unlösbar. Außer einer Handvoll ostasiatischer Staaten, die starke industrielle Kapazitäten entwickelten (z. B. Südkorea, Malaysia, Singapur), hatten die Entwicklungsländer 1980 einfach nicht das nötige Kleingeld.

Außer vor wachsenden Staatsschulden standen die Entwicklungsländer vor einem ständigen Kapitalentzug durch das Abzahlen von Entwicklungskrediten, die sie in den sechziger und siebziger Jahren erhalten hatten, und vor der Investition in neuere Einkommensquellen. Für einige Länder war diese Last einfach zu schwer, und sie versuchten, ihre Multimilliarden-Dollar-Kredite neu zu verhandeln oder sich ihnen zu entziehen.

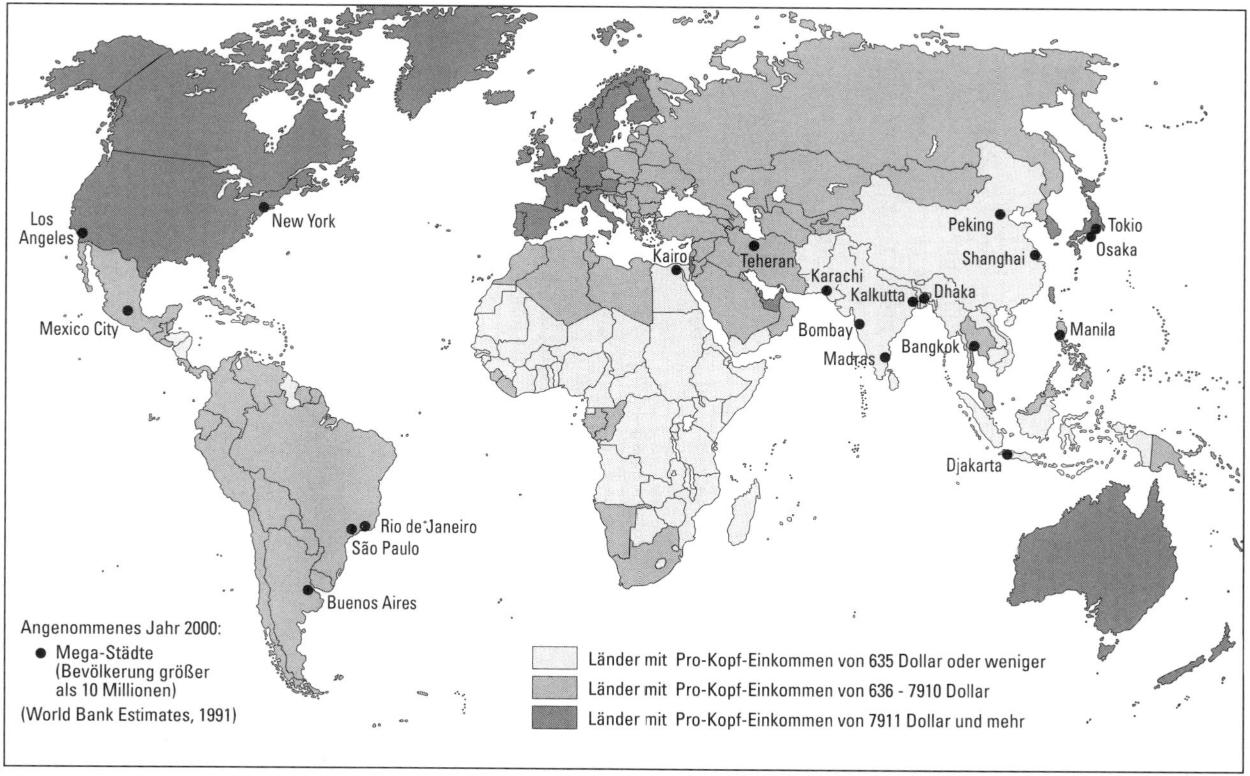

Globale Pro-Kopf-Einkommen

Der Kapitalentzug wurde zu einer regelrechten Ausblutung. 1980 erhielten die lateinamerikanischen Länder kollektiv von ihren ausländischen Gläubigern – Großbanken, dem Internationalen Währungsfonds und der Weltbank – ungefähr elf Milliarden Dollar mehr, als sie durch Kapitaltransfer an die wohlhabenden Länder an Zinsen zurückzahlen mußten. 1985 verloren diese Staaten durch Kapitaltransfer nach Nordamerika und Europa 35 Milliarden Dollar pro Jahr mehr, als sie an Krediten und Investitionen erhielten.[41]

Afrika schwankte ebenfalls unter der Last von Schulddiensten und Kapitaltransfer, obwohl das Ausmaß in Dollar nicht so hoch war wie in Lateinamerika. 1979 ging Margaret Thatcher, die neu gewählte Premierministerin von Großbritannien, diese Sorgen ganz offen an – in einer Rede anläßlich der Commonwealth-Konferenz, die in jenem Jahr im sambischen Lusaka abgehalten wurde. Die anwesenden Minister aus den ärmsten der ehemaligen Kolonien Englands hofften, daß Frau Thatcher ihre Hand voller Pfundnoten ausstrecken würde, aber sie bot nur die traurige Nachricht, daß das einst so große Empire selbst den ökonomischen Druck spürte. Kurz gesagt, es war weltweit an der Zeit, den Gürtel enger zu schnallen.

Die Lage in den Städten verschlechterte sich. Einige ähnelten bald ihren übervölkerten Vorgängern im Europa des 19. Jahrhunderts. Mitte der achtziger Jahre streiften 100 Millionen seit kurzem obdachlose Erwachsene durch die Straßen der Städte in den Entwicklungsländern, und mindestens 100 Millionen verlassene Straßenkinder trieben sich nachts herum. Die Hälfte der Stadtbewohner in den Entwicklungsländern, die *nicht* als obdachlos eingestuft wurden, lebten in Barackensiedlungen und Slumgebieten, die unter anderem über kein sicheres Trinkwasser verfügten. Vierzig Prozent waren ohne sanitäre Einrichtungen und ohne öffentliche Kanalisation. Ein Drittel lebte in Gebieten, in denen es keine Müllentsorgung oder Spermüllsammlungen gab.

Wie schon im alten Rom war es gesünder, in den Dörfern und Kleinstädten der Entwicklungsländer zu bleiben – selbst während Dürreperioden und Ernteausfällen –, als in den schmutzigen, schwerfälligen Metropolen zu leben. Die Chance, daß ein Durchschnittskind aus einem typischen Stadtslum eines Entwicklungslandes vor seinem fünften Geburtstag an einer vermeidbaren Infektionskrankheit starb, war 40mal höher als bei einem typischen Landkind im selben Staat.[42]

Katastrophen und der sehr reale Nährboden, den diese den Mikroben boten, waren allgegenwärtig. Die Straßen von Kairo wurden im Dezember 1982 von Abwässern überflutet, die an einigen Stellen knietief standen. Die Überschwemmung dauerte einen Tag um den anderen an, während die Behörden verzweifelt versuchten, die Ursache herauszufinden.[43]

Die meisten Ägypter waren über 4000 Jahre lang von einer einzigen Wasserquelle abhängig gewesen – dem Nil. Die jährlichen Überschwemmungen des Flusses trugen einen Großteil der menschlichen Sünden in Form von Abfall und ausgelaugter Erde mit sich und ließen eine dicke Schicht frischen, fruchtbaren Schlamms zurück.

Aber der Bau des Assuan-Staudammes hatte zusammen mit der außergewöhnlichen Bevölkerungsexplosion Ägyptens die majestätische Größe des Nils zerstört. Der Nil floß jetzt langsam und vorhersehbar und füllte sich mit Schlamm, Düngemitteln (die die Bauern jetzt benötigten, weil sie nicht länger die hervorragende Erde von den jährlichen Nilüberschwemmungen bekamen), Fäkalien – sowohl behandelten wie unbehandelten – und Industrieabwässern. Wissenschaftler sahen das bevorstehende Verschwinden der Frischwasserlagunen im Nildelta von Alexandria voraus, einen Anstieg im Meeresspiegel des Mittelmeers und ernsthafte gesundheitliche Gefahren aufgrund einer chemischen und biologischen Umweltverschmutzung des Nils. Sie stellten fest, daß es angesichts von Kairos Wachstumsrate nichts gebe, was getan werden könne, um eine zukünftige Umweltkatastrophe und ein Desaster im öffentlichen Gesundheitswesen zu vermeiden.[44]

1978 schätzte die Weltbank 79 Prozent der Häuser in Addis Abeba als »ungeeignet für die Unterbringung von Menschen« ein. Ein Viertel der Häuser der Stadt verfügte nicht über Toiletten.

Ein Viertel der Einwohner von Bangkok hatte 1980 laut der Weltbank keinen Zugang zu medizinischer Versorgung. Im Dharavi-Slum von Bombay, in dem damals über 500 000 Menschen wohnten, waren die Lebensbedingungen so entsetzlich, daß 75 Prozent der Frauen an chronischer Anämie litten, 60 Prozent der Bevölkerung mangelernährt waren, pädiatrische Lungenentzündung fast alle Kinder befallen hatte und sich die meisten Bewohner gastrointestinale Störungen aufgrund von Parasiteninfektionen zuzogen. 1980 betrug die Lebenserwartung in Jakarta nur 50 Jahre, einige Jahre weniger als auf dem Land. 1980 lebten 88 Prozent von Manilas Bevölkerung in heruntergekommenen Bauten aus wiederverwendeten Holzbrettern, Pappkarton, Blech oder Bambus. Vierzig Prozent der 827 000 Einwohner von Nairobi hausten 1979 in Unterkünften, die so verkommen waren, daß die von ihnen bewohnten Stadtviertel absichtlich in keine offizielle Straßenkarte aufgenommen wurden.[45] Die Flut von Menschen, die in die sudanesische Hauptstadt

Khartum strömten, führte Anfang der achtziger Jahre zu Epidemien von Malaria, Durchfallerkrankungen, Anämie (wahrscheinlich durch Malaria hervorgerufen), Masern, Keuchhusten und Diphtherie. In der Elfenbeinküste waren die Tuberkulose-Erkrankungen auf dem Land im Jahr 1980 auf 0,5 Prozent gefallen – eine Erfolgsgeschichte. In der Hauptstadt Abidjan betrug die Tb-Quote allerdings drei Prozent und nahm weiter zu.[46]

Diese und Hunderte anderer Beispiele von städtischer Armut und den damit einhergehenden Erkrankungen wurden durch chronische Mangelernährung in großem Umfang noch unterstützt. Außer in Hungerzeiten, Dürreperioden und bei anderen Naturkatastrophen – oder der von den Menschen selbst verursachten Katastrophe des Krieges – hatten die Landbewohner sogar in den allerärmsten Ländern normalerweise Zugang zu einer Vielzahl von Nahrungsmitteln, einschließlich Proteinen. Wenn sie jedoch in die Stadt zogen, mußten die Menschen Lebensmittel kaufen, die von anderen produziert und vermarktet wurden. Ein nicht ausreichendes Einkommen zum Kauf von Gütern aller Art zwang die Armen in den Städten, ohne adäquate Lebensmittel auszukommen. Selbst wenn das Land über viele Lebensmittel verfügte, konnten die meisten seiner Stadtbewohner als Ergebnis ihrer Verelendung mangelernährt sein. Das trug natürlich zu einer Schwächung ihres krankheitsbekämpfenden Immunsystems bei.[47]

III

1980 tauchten mehrere bislang ländliche Parasitenerkrankungen zum erstenmal als Epidemien in Städten auf.

Uwe Brinkmann war nach seiner Abreise aus Deutschland aufgrund der Lassa-Episode an die London School of Tropical Medicine and Hygiene gewechselt und reiste auf der Suche nach Fällen von Onchozerkiasis oder Flußblindheit, einer Krankheit, die von Kriebelmücken übertragen wurde, durch ganz Westafrika. Zwei Jahre lang zogen Uwe, seine ebenfalls als Forscherin tätige Frau Agnes und ihr jüngster Sohn hauptsächlich in Ghana und Togo von Dorf zu Dorf, erforschten die Krankheit und brachten den Dorfbewohnern bei, wie man sie vermeiden konnte.

Von dort machte sich Brinkmann auf, das öffentliche Gesundheitswesen im Jemen und in Sierra Leone zu untersuchen, die Schistosomiase im Kongo und in Mali sowie die Onchozerkiasis und Zystizerkose in Zentralamerika.[48]

1982 schloß sich Brinkmann der medizinischen Fakultät von Harvard an. Er hatte verstörende Beweise dafür gefunden, daß die Parasitenkrankheiten, die er und andere Wissenschaftler weltweit in den Dörfern und landwirtschaftlichen Gegenden der Entwicklungsländer so erfolgreich eingedämmt hatten, jetzt die Städte befielen – häufig in veränderter Form.

Zystizerkose wurde normalerweise von Bandwürmern hervorgerufen, die sich in unzureichend gekochtem Schweinefleisch und einigen anderen tierischen Fleischsorten fanden. Die Würmer befielen zahlreiche Organe im menschlichen Körper – im schlimmsten Fall infizierten sie das Gehirn. Brinkmann mußte jedoch feststellen, daß in der Beziehung zwischen Mensch und Parasit in Mexico City – damals die am schnellsten wachsende Megacity der Welt – eine Veränderung aufgetreten war. Die Menschen zogen sich die Würmer nicht durch rohes Fleisch zu, was sie sich, wie sich herausstellte, auch gar nicht leisten konnten. Vielmehr hatte der Parasit aus der für ihn überaus günstigen Ökologie Nutzen gezogen, die der stark verschmutzte Fluß Tula bot, die wichtigste Frischwasserquelle der Stadt. Zehntausende von Menschen, die flußabwärts vom städtischen Abwassersystem in den heruntergekommenen Vororten der Megastadt wohnten, waren mit dem gefährlichen *Taenia-solium*-Parasiten infiziert.[49]

1980 hatte sich der Bandwurm bis nach Los Angeles durchgeschlagen, eingeschleppt von Immigranten aus Asien und Zentralamerika. Ungefähr 500 Fälle von Zysterzerkiose wurden zwischen 1973 und 1983 in vier Krankenhäusern in Los Angeles behandelt. Die meisten Erkrankten hatten sich in ihren Heimatländern infiziert oder während einer Reise durch endemische Gebiete. Aber mindestens zwölf Menschen hatten sich die Krankheit in Los Angeles zugezogen, und Zufallsstichproben zeigten, daß sich ungefähr 0,5 Prozent der getesteten Bevölkerung mit Bandwürmern infiziert hatten.[50]

Der *Ascaris*-Spulwurm war ein weiterer Parasit, der die Städte heimsuchte. Im Ruhestadium konnten die *Ascaris*-Eier in der Erde über zehn Jahre lang in infektiöser Form überleben. Menschen und Schweine infizierten sich, wenn sie verseuchten Staub einatmeten, durch oralen Kontakt mit schmutzigen Händen oder durch die Verdauung ungewaschener Lebensmittel, die auf verseuchtem Boden wuchsen. Sobald sich die Eier im menschlichen Verdauungstrakt befanden, reiften sie zu Würmern heran, die daraufhin zahlreiche Organe verwüsteten, einschließlich des gesamten Verdauungstraktes, der Leber, des Blinddarms, der Bauchspeicheldrüse, sowie Herz und Lungen. Der Mensch schied daraufhin weitere parasitäre Eier aus und kontaminierte dadurch den lokalen Boden. Vor den siebziger Jahren hielt man diesen Kreislauf ausschließlich für ein Phänomen des Landlebens, ein Problem von Dörfern.

In den siebziger Jahren infizierten sich jedoch in Dakar ein Drittel der Slumbewohner mit dem Parasiten, den sie sich innerhalb der Stadtgrenzen zugezogen hatten, während nur drei Prozent der Landbevölkerung an der Krankheit litten.[51] Gleichzeitig wuchs die örtlich zugezogene *Ascariasis* im südafrikanischen Kapstadt drastisch an und zeichnete für fünfzehn Prozent aller Notaufnahmen von akuten Bauchschmerzen verantwortlich.[52]

Die Schistosomiase tauchte in den siebziger Jahren in Daressalam (Tansania), Harare (Zimbabwe), Kinshasa (Zaire), São Paulo und Belo Horizonte (Brasilien) auf.

Die Chagaskrankheit – verursacht von den *Trypanosoma*-Protozoen und übertragen durch eine Vielzahl von Insekten – war in allen Städten Lateinamerikas zu finden. Die *Trypanosoma*-Organismen konnten Enzephalitis und schwere Herzkrankheiten hervorrufen. Sie zogen durch die aufblühenden Städte des Kontinents und infizierten bis zu 60 Prozent der gewöhnlichen Hauswanzen. Schließlich fanden die *Trypanosoma* einen direkteren Weg, um die Menschen zu infizieren: Die Protozoen umgingen den Insektenvektor und drangen in die Blutbanksysteme ein. Mitte der achtziger Jahre waren die Infektionsraten in den Blutbanken horrend hoch: sechs Prozent in Buenos Aires und bis zu 20 Prozent in anderen argentinischen Städten, 15 Prozent in Brasiliens Hauptstadt Brasília und erstaunliche 63 Prozent im bolivianischen Santa Cruz.[53]

Jahrhundertelang hatten die Sandfliegen mit ihren spitzen Rüsseln die menschliche Epidermis durchstochen, antikoagulierende Chemikalien injiziert und genug Blut herausgesogen, um sich aufzublähen. 1824 fügten die Fliegen von Jessore in Bengalen diesem Vorgang etwas Neues hinzu und injizierten zusammen mit dem Antikoagulant Parasiten.

Die winzigen Einzeller *Leishmania donovani* schwammen im Blutstrom von Kaufleuten aus Jessore, von Händlern, die zu Besuch weilten, von Frauen und Kindern. Bald griff Kalaazar (wie man die Krankheit nannte) die Bauchvenen von Menschen in allen Städten entlang des Ganges an und führte zu tödlicher Lungenentzündung und Dysenterie. Solche Krankheiten mochten schon jahrhundertelang aufgetreten sein, isoliert und unbemerkt. Aber der Ausbruch von 1824 traf einen wichtigen Handelsknotenpunkt und erlangte sofort die Aufmerksamkeit der britischen Kolonialherren, die damals den Subkontinent kontrollierten.

Eine andere Welle der von Sandfliegen übertragenen Kalaazar schlug

1918 im indischen Assam zu und tötete über 200000 Menschen. Ein weiterer Ausbruch traf die Region im Jahr 1944.[54]

Bald tauchten Leishmaniase hervorrufende Organismen in verschiedenen Spezies von Fliegen auf, die in den Städten Lateinamerikas und des indischen Subkontinents hausten, und riefen sowohl Kalaazar als auch kutane bzw. hautinfizierende Formen der Krankheit hervor. Verschiedene Faktoren schienen beim Auftauchen der städtischen Form von Leishmaniase einen Beitrag zu leisten, einschließlich der weitverbreiteten DDT-Sprühaktionen zur Malariakontrolle. Wann immer die Sprühprogramme gestrichen wurden, weil entweder die Moskitopopulation wirksam unter Kontrolle gebracht worden war oder weil finanzielle Sparmaßnahmen der Regierung dazu zwangen, tauchte die Fliegenpopulation auf und füllte die ökologische Nische, welche die konkurrierenden Moskitos hinterlassen hatten.[55]

Das Auftauchen der Sandfliegen infolge der Malaria-Ausrottungskampagne war oft drastisch. In Groß- und Kleinstädten in ganz Lateinamerika fielen die Insekten in Schwärmen ein und suchten die Städte oft zum erstenmal in der Geschichte der Menschheit heim. Selbst wenn die lateinamerikanischen Sandfliegen in den Städten zuvor frei von Parasiten gewesen waren, sammelten sie jetzt die Mikroben auf, wenn sie sich in den Städten im ganzen Kontinent an den frisch zurückgekehrten Goldsuchern vom Amazonas gütlich taten.

Der indianische Kalaazar-Strang war in der Lage, Hunde und Haustiere ebenso wie Menschen zu infizieren, und bot so ein ständiges Reservoir für die Anwesenheit der Mikrobe. 1980 hatten Wissenschaftler in Kolumbien und Brasilien in deren Groß- und Kleinstädten dasselbe Phänomen entdeckt – in erster Linie unter Schoßhunden und Hühnern.

Ki denga pepo heißt auf suaheli »plötzlich von einem Geist in Besitz genommen«. Der Ausdruck wurde von Ostafrikanern verwendet, um eine von Moskitos übertragene Krankheit zu beschreiben, welche die Menschen plötzlich überfiel und schreckliche Kopf- und Augenschmerzen sowie ein schmerzhaftes Anschwellen der Gelenke verursachte.

Als die Krankheit 1780 über Philadelphia hinwegfegte, gab Dr. Benjamin Rush ihr angesichts der schmerzenden Gelenke den Namen »Knochenbrecherkrankheit«. Mitte des 19. Jahrhunderts wurde die Krankheit in ganz Amerika endemisch.

Bis dahin hatte sie auch ihren endgültigen Namen – Dengue, eine spanische Adaption des Suaheli-Wortes *denga*. In den meisten Fällen handelte es sich beim Denguefieber nicht um eine lebensbedrohliche Erkrankung, obwohl es für die Betroffenen mit Sicherheit eine schreckliche Erfahrung war. Die Krankheit wurde durch vier verschiedene Stränge des Dengue-Virus hervorgerufen – eines Vetters der Gelbfiebermikrobe. Die Dengue-Viren wurden von Moskitos übertragen, insbesondere dem weiblichen *Aedes aegypti*.

Als Länder in aller Welt Anfang des 20. Jahrhunderts Ausrottungskampagnen gegen *A. aegypti* durchführten, um die Erde vom Gelbfieber zu befreien, hörten die Dengue-Ausbrüche praktisch auf. In den vierziger Jahren blieb es um Dengue angenehm still.

Dann, im Jahr 1953, wurde die Stadt Manila von einer anscheinend neuen Form von Dengue heimgesucht, die zu blutenden petechialen Hautausschlägen führte – stecknadelkopfgroße rote Flecke mit Durchbruchblutungen –, zu Schockzuständen und hohem Fieber. Die Krankheit schien tödlicher als jeder vorherige Dengue-Ausbruch und wurde vom Virusstrang Dengue-2 verursacht.[56]

Fünf Jahre später suchte das Dengue-Blutfieber, wie man die neue Krankheit nannte, Bangkok heim und führte zu 2297 Erkrankungen – in erster Linie unter Kindern – und 240 Todesfällen. Untersuchungen von menschlichen Blutproben aus der Vergangenheit zeigten, daß verschiedene Dengue-Viren die Bewohner von Bangkok ohne großen Schaden seit 1950 befallen hatten, aber die Bevölkerung war vor dem Zweiten Weltkrieg niemals mit Dengue-2 infiziert gewesen. Nach dem ersten Ausbruch in der Stadt im Jahr 1958 hielt sich die Dengue-Blutfieberepidemie jedoch fünf Jahre lang in der Stadt, und schließlich waren 10 367 Menschen daran erkrankt und 694 gestorben.[57]

Dr. Scott Halstead, ein Medizinforscher der US-Armee und zu jener Zeit im Militärlabor in Bangkok stationiert, schloß sich mit dem thailändischen Mikrobiologen Charas Yamarat zusammen, um den Ursprung der offenbar neuen tödlichen Krankheit herauszufinden. Sie erkannten, daß wie beim Gelbfieber der *A.-aegypti*-Moskito, der den Dengue-2-Virus übertrug, ein völlig verstädtertes Insekt war. Diesem *A. aegypti* mangelte es an den aggressiven Charakteristika wilder Dschungelmoskitos, und er konnte nur in der Nähe von Menschen gedeihen, legte seine Eier in offene Behältnisse mit Frischwasser und reifte im menschlichen Dunstkreis heran.

Als die Männer die Krankenakten der Infizierten, die unter akutem Dengue-Blutfieber litten, genauer untersuchten, entdeckten sie, daß annähernd alle Opfer kurz vor dieser Erkrankung einem anderen, milderen Dengue-Strang ausgesetzt gewesen waren. Obwohl diese Erstinfektionen wenig oder gar keine Krankheitssymptome zeitigten, sensitivierte dies das menschliche Immunsystem für die spätere Ankunft von Dengue-2.

Wenn die Menschen starke Antikörper-Immunreaktionen gegen ein Virus entwickeln, sind sie für gewöhnlich vor einem künftigen Auftauchen der Mikrobe geschützt. Aber Dengue-2 hatte die außergewöhnliche Fähigkeit entwickelt, sich der menschlichen Antikörper zum eigenen Vorteil zu bedienen. Sobald die menschlichen Antikörper an der äußeren Hülle des Dengue-2-Virus andockten, spielte die Mikrobe Verstecken und ließ die Antikörper ihre Signale an die größeren Makrophagen des Immunsystems übermitteln. In einem Vorgang, der normalerweise für Mikroben tödlich war, umschlossen daraufhin die Makrophagen das Virus, aber anstatt zu sterben, erlangte Dengue die Kontrolle über die wichtigsten Killerzellen des Immunsystems.

Auf diese Weise umging Dengue-2 die Verteidigungsmechanismen des Immunsystems und verschaffte sich Zutritt zu jedem Organ des Körpers – mittels der Makrophagen, die dem Virus als Trojanische Pferde dienten. Bei dem verzweifelten Kampf des Immunsystems, diese hinterlistigen Eindringlinge zu besiegen, wurden verschiedene biochemische Reaktionen ausgelöst, die zu hohem Fieber – fast 42° Celsius – führten, zu Krämpfen, einem klassischen allergieähnlichen Schockzustand und zum Tod.[58]

Das neue Muster der Dengue-Krankheit verbreitete sich durch ganz Südostasien. Es wurde von ständig wachsenden Horden der *A. aegypti* übertragen sowie einer anderen Spezies, der *A. albopictus*, auch unter dem Namen Tigermoskitos bekannt. Anders als die *A. aegypti* waren die *A.-albopictus*-Insekten robuste Kreaturen, die sich nicht nur an die Koexistenz mit dem *Homo sapiens* angepaßt hatten, sondern auch an eine große Bandbreite von Warmblütern, die in den Städten gediehen – sogar an Ratten.

In den fünfziger und sechziger Jahren tauchten die Dengue-Arten 1, 2 und 3 sporadisch in Amerika auf[59], aber die *A.-aegypti*-Kontrollprogramme waren stark genug, um Epidemien zu vermeiden. Trotzdem blieben die Viren in der Region präsent, insbesondere in der Karibik, und die Moskitos wurden niemals völlig ausgelöscht.

Die Bühne war bereit, und Dengue betrat in dem Moment die Szene, als ein Nachlassen der Moskito-Abwehrprogramme es der *A.-aegypti*-Population erlaubte, die kritische Menge zu erreichen.

Im Mai 1981 erlebte Havanna die schlimmste Dengue-Blutfieberepidemie, welche die Welt bis dahin erlebt hatte. Die Epidemie tobte über sechs Monate lang, führte zu mindestens 344 000 Erkrankungen, über 116 000 Krankenhauseinlieferungen und 158 Todesfällen. Auf ihrem Höhepunkt im Juli erkrankten jeden Tag an die 11 000 Einwohner Havannas. Die Epidemie kostete die kubanische Regierung 103 Millionen Dollar an Kontrollmaßnahmen und medizinischer Versorgung – eine gewaltige Summe für ein Volk von zehn Millionen Menschen, deren Pro-Kopf-Einkommen in jenem Jahr unter 1500 Dollar lag.

Havanna hatte zwei Millionen Einwohner und weniger als 25 000 Krankenhausbetten. Die Stadt wurde in die Knie gezwungen. Über 10 000 medizinische Helfer mußten zusammengetrommelt werden, um in Vollzeit Dengue zu behandeln und Kontrollmaßnahmen durchzuführen – nicht nur in Havanna, sondern schließlich im ganzen Land. Annähernd zehn Prozent der Einwohner von Havana litten zwischen Mai und September 1981 an einer symptomatischen Dengue-2-Infektion.

Als Forscher die Einwohner der Stadt nach einer früheren Infektion mit Dengue testeten, entdeckten sie, daß die Halstead-Yamarat-Theorie von Serieninfektionen und einer Täuschung des Immunsystems korrekt war: 44,5 Prozent der Städter von Kuba besaßen Antikörper gegen Dengue-1 als Ergebnis einer äußerst leichten Epidemie des Virus, die 1977 unmerklich über die Insel gezogen war und wenig mehr als eine natürliche Massenimmunisierung der Bevölkerung bewirkt hatte.

Aber das reichte schon aus.

Als Dengue-2 Havanna traf, fand es die Einwohner der Stadt sensibilisiert und bereit, dem Immunsystemtrick zu erliegen.[60]

Die kubanische Epidemie sandte Schockwellen durch die medizinische Gemeinschaft Amerikas. Ein Jahr zuvor waren zwei Einwohner von Laredo, Texas, am Dengue-Blutfieber erkrankt, übertragen von infizierten *A.-aegypti*-Moskitos, die in der Stadt nachgewiesen wurden und bewiesen, daß die Viren ihren Weg bis nach Nordamerika gefunden hatten.[61]

Im Oktober 1982 wurde das indische Neu-Delhi von einer Massenepidemie von Dengue-Blutfieber heimgesucht, bei der über 20 Prozent der 5,6 Millionen Einwohner erkrankten. Die Weltgesundheitsorganisation mußte mit Bedauern bekanntgeben, daß Versuche, die Ausbreitung von Dengue-2 seit seinem ersten Auftauchen in Manila im Jahr 1953 zu vereiteln, gescheitert waren und das Virus nun in den Großstädten von Burma, Thailand, Laos, Vietnam, Ostindien und Sri Lanka endemisch war.

In den achtziger Jahren verzeichnete Duane Gubler aus dem CDC-Labor in San Juan auf Puerto Rico mit beträchtlicher Sorge das ständige Ansteigen von Dengue in allen seinen Spielarten in den Städten und Ortschaften Lateinamerikas. Jedes Jahr nahm die Zahl der Krankenhauseinweisungen zu, infizierte Moskitos weiteten ihr Territorium aus, und das Schreckgespenst einer städtischen Dengue-Katastrophe in der Hemisphäre wurde immer bedrohlicher. 1990 war er zu der Schlußfolgerung gezwungen, daß Dengue in Lateinamerika endemisch war.[62]

Ein Schlüsselfaktor in der Ausbreitung der Dengue-Bedrohung in Amerika war die Ankunft von *A. albopictus* auf dem Kontinent im Jahr 1985. An Bord einer Ladung gebrauchter Reifen voller Wasser, die aus Japan kamen und in Houston, Texas, runderneuert werden sollten, konnten diese extrem aggressiven Moskitos – die in der Lage waren, sowohl Dengue- als auch Gelbfieber zu übertragen – sofort die scheuen einheimischen Moskitoarten in den Vereinigten Staaten ausstechen. Innerhalb von zwei Jahren taten sich die *A.-albopictus*-Tigermoskitos in 17 amerikanischen Städten am menschlichen Blut gütlich.[63]

»Die Anwesenheit von *albopictus* erhöht drastisch die Wahrscheinlichkeit, daß exotische Viren in die Städte Amerikas eingeschleppt werden«, erklärte Gubler. »Die Tigermoskitos ernähren sich von allem. Sie können beispielsweise das Blut einer Ratte aufsaugen, dann weiterfliegen und einen Menschen anzapfen.«

Gubler warnte, daß Dengue nicht das einzige Virus war, das *A. albopictus* zu verbreiten drohte: Die weiblichen Moskitos waren in der Lage, in ihrem Inneren ein breites Spektrum an Viren zu beherbergen – einschließlich Arten, die bislang nur in anderen Säugetieren gefunden wurden und im Menschen noch nicht bekannt waren. Im Gegensatz dazu ernährte sich das wählerische *A. aegypti* fast ausschließlich von Menschenblut und konnte daher nur dem Menschen bekannte Krankheiten verbreiten.

»In dieser Angelegenheit betreiben wir ein Krisenmanagement, mehr nicht«, meinte Gubler wütend. »Wir warten einfach, bis es eine Krise gibt, und schreiten dann erst ein. Wir hätten das vorhersehen können. Wir hätten auf der Hut sein müssen. Aber es gab nie genug Geld; die Überwachung war einfach nicht gegeben.«

Als Tom Monath sich aufmachte, die Ereignisse nachzuvollziehen, die zu der globalen Verbreitung des Dengue-Blutfiebers in den Städten geführt hatten, kam er zu dem Schluß, daß jeder historische Vorstoß der Mikroben und ihrer Moskitovektoren ein direktes Ergebnis menschlicher Aktivitäten war. Monath arbeitete fünf Jahre nach seiner Entdekkung, daß Ratten das Lassa-Virus in Westafrika übertrugen, immer noch im CDC-Labor in Fort Collins in Colorado. Nun durchforschte er historische Aufzeichnungen und neuere Laborberichte nach Hinweisen in bezug auf Dengue.

Er kam zu dem Schluß, daß der Zweite Weltkrieg für das Auftauchen des von *A. aegypti* übertragenen Denguefiebers in Asien verantwortlich war. Massive menschliche Wanderbewegungen, Luftbombardements, überfüllte Flüchtlingslager und die kriegsbedingte Unterbrechung aller Moskitokontrollbemühungen sorgten für ein beispielloses Aufwogen der *A.-aegypti*-Population: Der Moskito war 1945 stärker vertreten als jemals zuvor in der Geschichte des Planeten. Die Moskitos waren in der Lage, wassergefüllte Bombenkrater als Brutstätten zu nutzen und Blut aus Millionen menschlicher Kriegsopfer zu saugen, deren Häuser zerstört und die daher nachts nicht länger vor den hungrigen Insekten geschützt waren.

Schnelle Truppenbewegungen mittels Flugzeugen sowie massive Flüchtlingsbewegungen ließen die verschiedenen Dengue-Arten in neue Ökosphären gelangen – übertragen von Menschen, die sich ihrer Infizierung nicht bewußt waren. Beinahe über Nacht wurden Gebiete wie die Philippinen, die jahrhundertelang nur einen einzigen Dengue-Strang kannten, der die Menschen und Insektenpopulationen befiel, von allen vier Dengue-Typen überrannt. Im Laufe des Zweiten Weltkriegs landeten japanische, europäische und amerikanische Truppen auf philippinischem Boden, nachdem sie zuvor in anderen, vom Dengue-Fieber heimgesuchten Teilen Asiens stationiert gewesen waren, wie Burma, Thailand, Indonesien, den Inseln im Pazifik und China. Die Soldaten trugen die verschiedenen Dengue-Stränge in ihrem Blut – Stränge, die von den philippinischen *A.-aegypti*-Moskitos aufgesogen wurden.

Nach einigen Jahren der Zirkulation unter Menschen und Moskitos in Manila war der Immunsystemzyklus bereit, der für die akuten hämorrhagischen Symptome und das Schocksyndrom von Dengue-2 notwendig war. Solche Serieninfektionen von Dengue-Typ zu Dengue-Typ wären vor dem Zweiten Weltkrieg nicht möglich gewesen, folgerte Monath, weil nur in wenigen Gebieten Asiens – wenn überhaupt – Dengue-Fieber von mehr als einer Art endemisch war.

Der Koreakrieg und der Vietnamkrieg schufen weitere Gelegenheiten für Moskitobrut und Dengue-Überkreuzbefruchtung. Am Ende des Vietnamkonflikts im Jahr 1975 war das Dengue-Fieber aller vier Arten in den Städten der Region endemisch. Die kubanische Epidemie von 1981 folgte interessanterweise einer intensiven Kooperation zwischen Vietnam und Kuba, bei der Fachleute für professionelle Ausbildung und Aufbautätigkeiten in Vietnam ausgetauscht worden waren.

Als Dengue in den sechziger Jahren in Lateinamerika eintraf, gab es in der westlichen Hemisphäre eine Ökologie, die *A. aegypti* wie schon in Asien begünstigte – eine Folge der enormen Immigrationswellen in die Großstädte jener Region. Die Lebensbedingungen in den Favelas und Slums in Städten wie São Paulo, Rio de Janeiro, Caracas und Santiago ähnelten – aus Sicht der Moskitos – denen in Asien während des Krieges. Der große Umfang an kommerziellem Luftverkehr in den siebziger Jahren, so folgerte Monath, erleichterte die Verbreitung von Menschen, deren Körper noch nicht symptomatische Infektionen von Dengue-1, -2, -3 und -4 inkubierte. Sobald sie in den Städten Lateinamerikas ankamen und ihr Dengue-Fieber ausbrach, übertrugen diese Menschen die vier Dengue-Viren an die lokalen Moskitos und schließlich an andere Stadtbewohner.

Als das Dengue-Blutfieber in den Straßen von Havanna ausbrach, waren die Viren in Manila so fest verwurzelt, daß bereits Millionen erkrankt waren und Epidemien – insbesondere unter Kindern – ein alljährlich wiederkehrendes Charakteristikum unter den Städtern auf den Philippinen wurde. 1981 kehrte Dengue jedes Jahr kurz nach Beginn der Regensaison so regelmäßig wie ein Uhrwerk nach Manila zurück; Zehntausende von Kindern zogen sich das Dengue-Blutfieber zu, und 15 Prozent dieser Kinder starben.

Vor dem Zweiten Weltkrieg war das nicht der Fall gewesen. Aber 1980 gehörte Dengue in Asien zu den häufigsten Kinderkrankheiten. Und so blieb es auch.

Alles in allem schätzte Uwe Brinkmann 1981, daß ungefähr 300 Millionen Stadtbewohner in den Entwicklungsländern ständig unter entkräftenden Krankheiten litten – aufgrund von chronischen Parasiteninfektionen infolge periodischer viraler Epidemien wie beispielsweise Dengue. Und obwohl die Vorbeugungskosten durch großangelegten Wohnungsbau, Kanalisation, Trinkwasseraufbereitung, Insektenkontrolle und Verbesserung der Müllentsorgung für die Regierungen der armen Länder scheinbar entmutigend hoch waren, argumentierte Brinkmann, daß der Preis des Nichtstuns weitaus höher liege. Behandlungen für parasitäre Erkrankungen waren, gemessen an dem Standard der Dritten Welt, entweder extrem teuer – zum Beispiel 240 Dollar für die Behandlung von Leishmaniase –, oder es gab gar keine. Da nur wenige dieser Länder sich eine Behandlung ihrer Bürger leisten konnten, war der wirkliche Preis ein noch größerer Trend zur Verstädterung der zuvor ländlichen Krankheiten und der schreckliche Blutzoll, den sie an menschlichem Leben und an Produktivität einforderten.

Tragischerweise erwiesen sich die Ereignisse in den achtziger Jahren als weitaus schlimmer, als Brinkmann sich das vorgestellt hatte.

10
Ferner Donner

SEXUELL ÜBERTRAGBARE KRANKHEITEN UND JUNKIES

Die Snake-Pit-Razzia zeigt einmal mehr das häßliche Spielchen, das die Heteros mit den Schwulen spielen – sie treiben sie in den Untergrund, regelmäßig vom Gewissen der Stadt gezüchtigt, veranlassen sie zu befangenen, paranoiden Einstellungen, zwingen sie schließlich zu einem offen erklärten Befreiungskampf, um ein für allemal klarzustellen, daß Schwulsein weder eine Perversion noch tuntig, noch krank, noch weibisch, noch dumm ist. Schwulsein ist gut.

The Village Voice, New York 1970

I

Gegen Mitternacht am 27. Juni 1969 hielt Deputy Inspector Seymour Pine von der New Yorker Polizei eine Einsatzbesprechung mit seinen Männern vom Sittendezernat. Unter dem Vorwand der Verletzung der Ausschanklizenz wollten sie eine Bar in der Christopher Street 53 in Greenwich Village schließen.

Es war eine Schwulenbar, und Razzien wie diese waren seit Jahrzehnten Routine beim »Sitten«-Dezernat von New York. Obwohl selten legal, trieben diese Razzien erfolgreich zahlreiche Treffpunkte für Homosexuelle in den Ruin und verschreckten viele heimlich schwule Männer und lesbische Frauen, die befürchteten, als sexuell Abartige im Strafregister der Polizei geführt zu werden.

Wie schon viele Male zuvor stieg Pines Undercover-Team aus seinen Zivilfahrzeugen und schlenderte durch die Christopher Street vorbei am Lion's Head – einer Bar für Heterosexuelle, wo es häufig wild zuging – zum Stonewall.

Mit militärischer Präzision umstellten die Männer die Schwulenbar. Pine betrat das Lokal und legte der Geschäftsführung die Papiere vor, in denen die Schließung angeordnet wurde: Die Routineschließung des Stonewall begann. Ein Kunde nach dem anderen wurde auf die Christopher Street geführt, wo sie sich übertrieben für die sich ansammelnde Menge von Schaulustigen aus Greenwich Village produzierten – Hippies, Schwule, Künstler, die Bewohner von New Yorks berüchtigtstem und ausgefallenstem Stadtviertel. Die Stimmung war ruhig, sogar spielerisch.

Bis fünfzehn grüne Mannschaftswagen auftauchten.

Innerhalb von wenigen Minuten gab es einen regelrechten Aufstand, bei dem die Schwulen aus dem Village gegen die Polizei kämpften, die Kunden des Stonewall aus der Haft befreiten und die unmittelbare Nachbarschaft zum »Home of the Queens« (Homo-Hochburg) erklärten. Der Aufruhr dauerte das ganze Wochenende an, häufig begleitet von ausgelassenem Leichtsinn.

Montag morgen war allen Beteiligten – sowohl den Aufständischen als auch der Polizei – klar, daß etwas Bemerkenswertes geschehen war. Über Nacht tauchten neue politische Schwulenorganisationen auf, nicht nur in New York, sondern auch in anderen Zentren des kosmopolitischen Amerika, vor allem in San Francisco und in Los Angeles.[1]

»Die Nächte von Freitag, 27. Juni 1969, und Samstag, 28. Juni 1969, werden in die Geschichte eingehen. Zum erstenmal gingen Tausende homosexueller Männer und Frauen auf die Straße, um gegen die unerträgliche Situation zu protestieren, die in New York seit vielen Jahren existierte – vor allem die Mafia-Kontrolle (oder Syndikat-Kontrolle) der Schwulenbars der Stadt in Absprache mit bestimmten Elementen der Polizei von New York«, stand in einem Faltblatt einer Gruppe zu lesen, die sich selbst die »Homophile Jugendbewegung« nannte und die Schwulen der Stadt aufrief, vom Mob kontrollierte Bars zu boykottieren und ein Ende der Polizeirazzien zu fordern.

Innerhalb weniger Tage erschienen überall im Village Aufkleber, die mit schonungsloser Offenheit für »Schwule« wie »Normalos« gleichermaßen konstatierten: »Glaubst du, die Homosexuellen proben den Aufstand? Da kannst du deinen süßen Arsch drauf verwetten.«

Die Schwulenbewegung explodierte wie Champagner aus einer gut durchgeschüttelten, frisch entkorkten Magnumflasche. Die Politik der Bewegung reichte bei vielen nicht weiter als zu einem offenen, unverfrorenen Herzeigen ihrer zuvor verheimlichten schwulen Sexualität. Gruppen von Schwulen in New York und San Francisco standen jedoch auf und erklärten nicht nur öffentlich, schwul zu sein, sondern auch ihr Recht auf ihre Sexualität, und die beiden Städte wurden zu Magneten, die all die lange unterdrückten Homosexuellen aus den Kleinstädten Amerikas anzogen, ja aus der ganzen Welt.

Die Städte, so schien es, hatten mehr als nur wirtschaftliche Möglichkeiten anzubieten.

Ein Jahr nach der »Stonewall-Revolte« führten homosexuelle Aktivisten im New Yorker Central Park einen Erinnerungsmarsch durch. Die Teilnehmerzahl wurde von der *New York Times* auf 20000 Menschen geschätzt. Am selben Tag marschierten 1000 schwule Männer durch Los Angeles und etwa 100 durch San Francisco.

Ein drahtiger junger Aktivist aus Brooklyn namens Marty Robinson produzierte sich an jenem Tag im Central Park für ein Fernsehteam, starrte dann jedoch plötzlich herausfordernd in die Kamera und sagte, die Parade »macht jeden Politiker in Stadt und Land darauf aufmerksam, daß die Homosexuellen sich nicht länger verstecken werden«.

Niemand konnte sich an diesem Tag im Jahr 1970 vorstellen, daß nur acht Jahre später der 27. Juni in allen Städten der Welt als der Gay Liberation Day gefeiert werden sollte und eine Menschenmenge von über 375000 durch San Francisco und weitere Zehntausende durch die Straßen von Washington, Los Angeles, Miami, New York und Chicago ziehen würden. Es gab sogar kleine Sympathiekundgebungen in Paris, London, Amsterdam und Berlin. 1978 mobilisierte die amerikanische Schwulenrechtsbewegung massive Protestdemonstrationen gegen eine frühere Schönheitskönigin, die sich zur Sprecherin der extremen Rechten gewandelt hatte: Anita Bryant. Die offene »prochristliche« Bryant war zur führenden Fürsprecherin sowohl für den Konsum von Orangensaft aus Florida als auch für den Entzug der hart erkämpften Bürgerrechte, die in einigen Städten, darunter vor allem San Francisco, den Homosexuellen gewährt worden waren. Der Führer der Schwulen in San Francisco, Harvey Milk, rief alle Homosexuellen des Landes auf, am 27. Juni 1978 in die Stadt zu kommen und an der Parade des Gay Liberation Day teilzunehmen, um dadurch Anita Bryant und anderen Gegnern der Schwulenrechte »eine Botschaft zukommen zu lassen«. Und das taten sie.

1978 waren die Schwulen in San Francisco eine einflußreiche politische Kraft. Laut dem bekannten Schwulenchronisten der Stadt, Randy Shilts[2], übertraf die Zuwanderung von Schwulen nach San Francisco zwischen 1969 und 1978 sogar noch die beim Goldrausch von Kalifornien. Die Einwohnerzahl wuchs um 30000 schwule Männer an. Zwischen 1979 und 1988 kamen in San Francisco pro Jahr zusätzlich 5000 schwule Neubürger hinzu. Im November 1978 erlangte die amerikanische Schwulenrechtsbewegung die dubiose Berühmtheit, die allen basispolitischen Bewegungen zufällt, deren Führer aufgrund ihrer Überzeugungen ermordet werden. Harvey Milk, damals der erste gewählte

Beamte der Stadt, der sich offen zu seinem Schwulsein bekannte und Mitglied des Aufsichtsamts war, wurde in seinem Büro zusammen mit Bürgermeister George Moscone erschossen. Der Mörder war ein weiteres Mitglied des Aufsichtsamtes: der ehemalige Polizist Dan White, der später eine leichte Strafe bekam aufgrund seines einfallsreichen Antrags auf vorübergehende Unzurechnungsfähigkeit, verursacht durch übermäßigen Verzehr von Süßigkeiten (»Hostess Twinkies«). Die Tatsache, daß die Geschworenen die sogenannte »Twinkie«-Verteidigung akzeptierten, wurde von den Schwulen als obszönes Schauspiel von Homophobie interpretiert.

Milks Ermordung verband das politische Schicksal der Schwulenrechtsbewegung in den Vereinigten Staaten fest mit anderen Bürgerrechtsbewegungen. Wenn die Amerikaner afrikanischer Abstammung Analogien zwischen ihrem Bürgerrechtskampf und dem der Homosexuellen auch zurückwiesen – und es gab starke Proteste gegen einen Vergleich zwischen Martin Luther King Jr. und Harvey Milk oder zwischen der Stonewall-Revolte und Rosa Parks Weigerung, sich in den für Schwarze vorbehaltenen hinteren Teil des Busses zu setzen –, so hatte diese Zurückweisung wenig Auswirkung auf die jugendliche Begeisterung der schwulen Aktivisten.

Eine Partyatmosphäre durchdrang Ende der siebziger Jahre die Schwulengemeinden von San Francisco und New York und in geringerem Ausmaß von Montreal, Los Angeles, Washington, Paris, London, Berlin und Amsterdam. Nacht für Nacht füllten sich die Stadtviertel der Schwulen mit jungen Männern, die entschlossen waren, die verlorene Zeit aufzuholen, und mit solcher Eile durch ihre Verabredungen hasteten, daß Nettigkeiten – wie der Name des Partners – schon einmal übersehen werden konnten.

»Es war eine ekstatische Schlamperei«, sagte Bobbi Campbell später über diese Tage – und Nächte. Campbell war Mitglied der Sisters of Perpetual Indulgence, der »Schwestern der immerwährenden Zügellosigkeit«, einer Gruppe von launigen Tunten, die im Nonnenhabbit an allen wichtigen öffentlichen Ereignissen von San Francisco teilnahmen. Wie Tausende andere fand er viel Zeit, sich an diesem Massentrubel zu beteiligen.

Weltweit waren die siebziger Jahre eine Zeit sexueller Befreiung und sexueller Experimente für die jungen Erwachsenen – heterosexuelle ebenso wie schwule. Sie strömten in die modernen Metropolen von Nairobi bis Amsterdam auf der Suche nach Aufregung und der Anonymität des Nachtlebens in den Städten. Die Pille nahm den jungen Frauen die

Sorge um eine ungewollte Schwangerschaft, und zum erstenmal in der Geschichte schien die praktische Erforschung der Heterosexualität narrensicher. In Europa und Nordamerika zogen die schwulen Männer den größten Vorteil aus dem neuen Klima; in den Entwicklungsländern, insbesondere in Afrika, waren es junge Heterosexuelle. Von Londons feinem West End bis zur Innenstadt von Abidjan war der Nexus all dieser Aktivität ein neues sexuelles Milieu: die Disco. In Bars in aller Welt trank man oder tanzte zu elektronischer Musik, die Augen auf der Suche nach potentiellen Partnern. In der häufig harten, entfremdenden Atmosphäre großer, unfreundlicher Städte boten Discos sofortige Intimität. Wenn auch eine potentielle Gefahr darin lag, die Disco mit einem Fremden zu verlassen, so konnte das nur den sexuellen Reiz dieses Abenteuers erhöhen. Und für Millionen Frauen, insbesondere in den Entwicklungsländern, bot diese neue Atmosphäre die häufig einzige mögliche Quelle eines unabhängigen Einkommens: Prostitution.

Schließlich tauchten Ende der siebziger und in den achtziger Jahren in allen Entwicklungsländern neue Muster männlicher Beschäftigung auf. Junge Männer, durch Ehe und Familie an ihre Dörfer oder Kleinstädte gebunden, pendelten zur Arbeit in die Großstädte. Jeden Montagmorgen gab es vom Land einen Massenexodus nach Nairobi, Harare, Bombay, Loma und Abidjan, wo die Männer in billigen Pensionen oder Arbeiterbarracken bis Freitagabend blieben und dann fürs Wochenende in ihre Dörfer zurückkehrten. Für viele setzte ein Disco-Zyklus ein: In den Nächten sammelten sie in der Stadt junge Frauen auf – Prostituierte oder nicht –, und am Wochenende kehrten sie zu ihren Ehefrauen zurück.[3]

Derlei Dinge hatte es in den Städten schon zuvor gegeben. In den Tagen von Aristoteles und Plato war Athen so voll von (homosexuellen und heterosexuellen) Aktivitäten, daß sogar die Götter Orgien feierten. Aber die Skala wechselnder Partnerschaften Ende des 20. Jahrhunderts war beispiellos. Über fünf Milliarden Menschen lebten auf dem Planeten, von denen eine ständig steigende Prozentzahl in Großstädten wohnte; Luftreiseverkehr und Massentransportsysteme erlaubten es den Menschen in aller Welt, in jede Stadt ihrer Wahl zu reisen; die Massenjugendbewegung befand sich auf ihrem Höhepunkt und forderte unter anderem sexuelle Freiheit; ein feministischer Geist wehte in einem Großteil der Industrienationen und unterstützte die sexuelle Freiheit von Frauen; der ganze Planet war angefüllt mit Menschen unter 25 Jahren – es konnte keinen Zweifel geben, daß Umfang und Ausmaß dieser weltweiten sexuellen Energie in den Städten beispiellos waren.

»Warum müssen Tunten so verdammt viel ficken? Es scheint, als ob wir nichts anderes zu tun hätten... Wir tun nichts, außer in unserem Getto zu leben und zu tanzen und Drogen zu nehmen und zu ficken«, stöhnte ein erschöpfter Darsteller in *Faggots*, einem Theaterstück des schwulen New Yorker Autors Larry Kramer.

Obwohl der emotionale Preis all dieser anonymen Sexualität für viele Ende der siebziger Jahre auf der Hand lag, war das mikrobielle Opfer nur den wenigen Beamten des öffentlichen Gesundheitswesens ersichtlich, die ihre Aufmerksamkeit explizit darauf richteten. Man konnte es allzu leicht übersehen.

1980 waren die meisten Amerikaner und Westeuropäer im Durchschnitt bemerkenswert gesund – im Vergleich zu früheren Generationen oder zu den Menschen der südlichen Hemisphäre. In diesem Jahr konnten annähernd 100 Prozent aller Todesfälle in den Vereinigten Staaten auf chronische Krankheiten, Unfälle, Selbstmord oder Altersschwäche zurückgeführt werden.[4]

Angesichts dieser Tatsache wurden nur 34 Prozent der Gelder der National Institutes of Health in den Vereinigten Staaten für die Skala von Problemen ausgegeben, zu denen die Infektionskrankheiten gehörten. Das Budget der NIH für die Vorbeugung und Kontrolle von Infektionskrankheiten war 1980 gegenüber 1969–1976 um 16 Prozent gefallen.[5]

Diese Umschichtung der Ressourcen schien angesichts der Sterblichkeitsstatistiken absolut angemessen. Sexuell übertragbare Krankheiten waren in allen Industrienationen seit der Entdeckung der Antibiotikabehandlung von Syphilis und Gonorrhöe drastisch zurückgegangen. In den zwanziger Jahren starben jedes Jahr 9000 Amerikaner an Syphilis, und 60000 Kinder kamen bereits mit den Spirochäten infiziert auf die Welt. Kurz vor Einführung der Antibiotika im Jahr 1940 waren noch 13000 Amerikaner an Syphilis gestorben. Nachdem die Antibiotikabehandlung ab 1949 zur Verfügung stand, starben weniger als 6000 Amerikaner an Syphilis, und alle Zeichen wiesen auf einen beständigen Rückgang, da die Mediziner den Einsatz der Medikamente verbesserten und immer mehr Infizierte sich einer Behandlung unterzogen. Niemand hielt es daher für unangemessen, das Budget zur Kontrolle von Geschlechtskrankheiten von 18 Millionen Dollar im Jahr 1949 rigoros auf nur drei Millionen Dollar bundesweit im Jahr 1955 zu kürzen.

1970 erlagen weniger als 0,02 von 10000 Amerikanern – oder zwei aus einer Million – der Syphilis. Die Sterblichkeitsrate bei Gonorrhöe war ebenfalls gesunken, und die meisten Ärzte hielten beide Krankheiten für leicht heilbar und daher für kontrollierbar.[6]

1975 trat jedoch der Leichtsinn eines solch übergroßen Vertrauens zutage: Das Vorkommen der Gonorrhöe verdreifachte sich in den Vereinigten Staaten zwischen 1965 und 1975, die Syphilis-Fälle vervierfachten sich. Anfang der achtziger Jahre zogen sich in den Vereinigten Staaten jedes Jahr über 2,5 Millionen Menschen Gonorrhöe zu, und die Syphilis stand hinter Gonorrhöe und Windpocken an dritter Stelle der Infektionskrankheiten.[7]

Obwohl nur wenige Amerikaner in der postantibiotischen Ära an Gonorrhöe starben, war es keine harmlose Krankheit. Sie trug zu Infektionen der Eileiter und Eierstöcke bei, zu denen bei Frauen auch die Adnexitis (Pelvic Inflammatory Disease, PID) gehörte, bei der das Risko einer Totaloperation und der Unfruchtbarkeit bestand. Ungefähr 20 Prozent der 850 000 Frauen, die sich zwischen 1977 und 1980 jedes Jahr in den Vereinigten Staaten PID zuzogen, litten an der Krankheit als Folge einer zugrundeliegenden Gonorrhöe-Infektion.

Eine Frau, die PID offenbar ohne anhaltende Auswirkungen überlebte, litt aufgrund der Schädigungen ihres Fortpflanzungstrakts durch die Infektion zehnmal eher an einer nachfolgenden ektopischen Schwangerschaft – die lebensbedrohend sein konnte. Die Rate der ektopischen Schwangerschaften in den Vereinigten Staaten stieg von 19 300 Fällen im Jahr 1971 auf 42 000 im Jahr 1978. Nicht nur die Zahl der ektopischen Schwangerschaften stieg, sondern auch die Wahrscheinlichkeit, daß eine Schwangerschaft von dieser gefährlichen Komplikation betroffen wurde. 1970 waren nur etwas über vier von 1000 Schwangerschaften in den Vereinigten Staaten ektopisch; ein Jahrzehnt später waren es 13,5 von 1000 Schwangerschaften – die Zahl hatte sich vervierfacht.[8]

Schließlich wurden ungefähr 15 Prozent aller Frauen, die an PID litten, unfruchtbar – entweder als Folge einer Eierstockinfektion oder einer Hysterektomie aufgrund fortgeschrittener, lebensbedrohlicher Krankheiten. Einer von fünf PID-Fällen erforderte eine Einweisung ins Krankenhaus. 1978 näherten sich die Schätzungen der durch PID entstandenen – direkten und indirekten – Kosten in den Vereinigten Staaten bereits der Milliarden-Dollar-Grenze. Mitte der achtziger Jahre betrugen die direkten und indirekten medizinischen Kosten durch PID in den Vereinigten Staaten mehr als 2,6 Milliarden Dollar pro Jahr, und Wissenschaftler sagten angesichts eines offensichtlich außer Kontrolle geratenen Anstiegs im Vorkommen des Syndroms und seiner zugrundeliegenden Geschlechtskrankheit voraus, daß die Kosten für die Gesellschaft 1990 über 3,5 Milliarden Dollar betragen würden.[9]

Andere Mikroben konnten ebenfalls zu PID führen, einschließlich des *Chlamydia-trachomatis*-Bakteriums, das 1983 an die drei Millionen Neuinfektionen pro Jahr unter amerikanischen Erwachsenen verursachte. Wie bei der Gonorrhöe nahmen die *Chlamydia*-Fälle in den Vereinigten Staaten in den siebziger und achtziger Jahren ständig zu. Das Risiko beider Infektionen stieg direkt proportional zur Zahl der wechselnden Sexualpartner in einem bestimmten Zeitraum.[10]

1976 trat eine drastische Wende ein, welche die Situation der sexuell übertragbaren Krankheiten noch verschlimmerte.

Am 27. August 1976 meldeten die CDC, daß zwei Personen – eine in Maryland, die andere in Kalifornien – sich mit einem offenbar neuen, mutierten Strang der Gonorrhöe infiziert hatten, der mit Penicillin nicht zu behandeln war. Bei genauerer Untersuchung durch die CDC fand man heraus, daß *Neisseria gonorrhoeae* ein Enzym herstellte, das Penicillin zerstörte. Der Strang wurde Penicillinase produzierende *Neisseria gonorrhoeae* genannt, kurz PPNG.[11]

Im Oktober hatten die CDC zehn weitere Fälle der penicillinresistenten Gonorrhöe entdeckt und alle bis auf einen der Fälle in den USA auf eine kürzliche Reise nach Ostasien zurückgeführt – entweder durch die Erkrankten selbst oder durch ihre Sexualpartner. Zur selben Zeit berichteten die Gesundheitsbehörden in der englischen Hafenstadt Liverpool, daß in ihrer Stadt in den vorausgegangenen acht Monaten vierzig Fälle von PPNG aufgetreten seien.[12]

Anfang 1977 gingen PPNG-Meldungen aus den gesamten Vereinigten Staaten ein; ein Drittel der Fälle betraf Angehörige der amerikanischen Streitkräfte, die vor kurzem aus Asien zurückgekehrt waren – insbesondere von den Philippinen.[13] Sowohl die Luftwaffe als auch die Marine besaßen riesige Stützpunkte auf den Philippinen, umgeben von dichtbevölkerten Ansiedlungen von Zehntausenden von Menschen, die darauf brannten, sich ein paar US-Dollar zu verdienen. Um beide Stützpunkte herum blühte vor allem die Prostitution, und auf dem Schwarzmarkt wurde Penicillin an Bordelle und an die Huren verkauft.

Umfragen auf den Philippinen ergaben, daß es sich bei ungefähr 40 Prozent aller Gonorrhöe-Fälle in den Städten nahe den amerikanischen Stützpunkten um PPNG handelte. Die Hälfte aller amerikanischen Soldaten, die auf den Philippinen stationiert und an Gonorrhöe erkrankt war, hatte sich mit PPNG infiziert.

»Es scheint unwahrscheinlich, daß die Bemühungen, das Auftauchen der Penicillinase produzierenden Gonokokken zu kontrollieren, mehr erreichen werden als eine Verzögerung der weltweiten Ausbreitung«, folgerte ein Plenum der amerikanischen National Institutes of Health im Jahr 1977.[14]

In derselben Woche, in der die CDC die Verbindung zu den Philippinen veröffentlichten, meldeten sie auch den Fall eines Mannes aus Georgia, der an einer neuen Art von Gonorrhöe litt, die sich gegenüber zwei der meistgebräuchlichen Medikamente gegen die Krankheit als resistent erwies: Spectinomycin und Ampicillin. Die CDC durchforsteten über 9000 Gonorrhöe-Isolate, die vor 1976 im ganzen Land gesammelt worden waren, und fanden keinen Hinweis auf einen spectinomycinresistenten Strang in den Vereinigten Staaten vor Februar 1977. Allerdings existierte ein solcher Strang in Dänemark, wo 1976 zwei Fälle entdeckt worden waren.

Im Mai 1977 hatte man den penicillinresistenten PPNG-Strang in siebzehn Ländern entdeckt, und alle Fälle aus Nordamerika und Europa konnten entweder auf die Philippinen oder auf Westafrika zurückgeführt werden. In den Vereinigten Staaten traten in diesem Jahr 150 PPNG-Fälle auf, die meisten davon in New York, und bei drei der Fälle drehte es sich um Mikroben, die dreifach resistent waren – gegen Penicillin, Ampicillin und Spectinomycin. Die CDC warnten, daß die Ärzte den Einsatz von Antibiotika bei Gonorrhöe-Patienten sehr sorgfältig zu handhaben hätten, oder »die Wahrscheinlichkeit, daß PPNG gegen Spectinomycin resistent wird, nimmt zu«.[15]

Innerhalb von vier Jahren war die Behandlung von Gonorrhöe ungeheuer kompliziert geworden. Man mußte sich nicht nur um PPNG und spectinomycinresistente Mikroben sorgen, es gab auch einen Strang, der gegenüber der gesamten Tetracyclin-Familie von Antibiotika resistent war.[16] Bald wüteten die Mikroben unter Schwulen sowie unter schwarzen und spanischen heterosexuellen Männern in den Städten der Vereinigten Staaten.[17]

Herpes simplex Typ I oder HSV-I war immer schon eine allgegenwärtige Kinderkrankheit gewesen, seit man in der Lage war, die Wundstellen (Herpes labialis), die es produzierte, zu diagnostizieren. Über 90 Prozent der älteren Bewohner von Nordamerika und Europa besaßen im Jahr 1980 Antikörper gegen HSV-I; das zeigte, daß sie sich irgendwann in ihrem Leben einmal mit dem Virus infiziert hatten. Aber die Infektionsrate unter Kindern nahm in den Industrienationen in den fünfziger und sechziger Jahren ab – aufgrund verbesserter persönlicher Hygiene und der Erkenntnis, daß Herpeswunden ansteckende Viren übertrugen.

Als Folge des Rückgangs des normalerweise kaum gefährlichen HSV-I war Herpes simplex Typ II (HSV-II) in der Lage, mehr Menschen als zuvor zu infizieren. HSV-I gab dem Infizierten die Gelegenheit, Antikörper zu produzieren, die mit HSV-II bis zu einem bestimmten Grad über Kreuz reagierten und so einen gewissen Schutz gegen das gefährlichere Virus boten.

HSV-II wurde in erster Linie sexuell zwischen Menschen übertragen. Das Virus hatte mehrere Charakteristika, die es ihm erlaubten, in einer sexuell aktiven menschlichen Population leicht seinen Weg zu machen.[18] Es konnte die Nervenzellen infizieren und sich jahrelang relativ ruhig im Wirt verstecken. Zu einer bestimmten Zeit – möglicherweise Jahrzehnte nach der Infektion – konnten die Viren aus diesen Nervenzellen auftauchen, Tausende von Kopien von sich selbst reproduzieren und schmerzhafte Wundstellen an den Genitalien, am Mund oder Anus des infizierten Menschen hervorrufen. In solchen Zeiten wurden an diesen Stellen Millionen von Herpes-Viren ausgeschüttet, und die Chance der Weitergabe an einen Sexualpartner war extrem hoch – unter bestimmten Umständen annähernd 100 Prozent.

HSV-II trat für gewöhnlich unter Teenagern und Erwachsenen auf, und vor den siebziger Jahren gab es in erster Linie unter Prostituierten und ihren Kunden aktive Fälle der Krankheit.[19] Aber 1981 zeigte eine Umfrage unter jungen Erwachsenen der Mittelklasse in Toronto, daß 15 Prozent mit dem Genitalherpes-Virus infiziert waren. Eine Studie in Seattle kam zu dem Schluß, daß annähernd die Hälfte der Homosexuellen der Stadt und ein Viertel der Frauen in den ärmeren Stadtvierteln ebenfalls infiziert waren.

Zwischen 1966 und 1981 verneunfachte sich die Zahl der Amerikaner, die von ihren Ärzten auf Genitalherpes behandelt wurden.

Eine ähnliche Eskalation fand sich in Großbritannien, Israel, Thailand, Neuseeland und in ganz Westeuropa, wo die Behandlung von HSV-II in Krankenhäusern zwischen 1975 und 1982 pro Jahr insgesamt um zwölf Prozent stieg.[20]

Forscher entdeckten, daß das Virus im Ruhezustand jahrelang in der Auskleidung der Gebärmutter von Frauen verharren konnte und nur dann zu einer Schädigung führte, wenn die Frauen schwanger wurden. Dann konnte es eine Fehlgeburt herbeiführen oder an den Fötus weitergegeben werden und schmerzvolle Infektionen am gesamten Körper des Neugeborenen hervorrufen.[21] Die Behandlung der Neugeborenen erforderte intensive Pflege[22], und in vielen Fällen verlief die Krankheit tödlich.

Trotz öffentlichen Alarms stieg das Vorkommen der HSV-II-Infektionen drastisch an und erreichte 1986 immerhin 60 Prozent aller erwachsenen Männer in den wichtigsten Städten der USA.[23]

In den siebziger Jahren meldeten Forscher einen ähnlichen Anstieg bei praktisch jeder anderen Mikrobe, die sexuell übertragen wurde. Der Cytomegalovirus, kurz CMV, wurde zunehmend im Blut oder im Genitalbereich von Männern und Frauen gefunden, die Kliniken für sexuell übertragbare Krankheiten in den Vereinigten Staaten aufsuchten. 1980 hatten bis zu 25 Prozent der Frauen, die in solchen Kliniken untersucht wurden, aktive CMV-Infektionen der Cervix.[24]

Weicher Schanker, eine bakterielle Erkrankung, die zu Geschwüren im Rektum und an den Genitalien führt, war weniger häufig als die anderen wichtigen sexuell übertragbaren Krankheiten, aber die Wundstellen dienten als »Eingangspforten« für den Zutritt anderer Mikroben in den menschlichen Körper, wie ein Gesundheitsbeamter es einmal formulierte. Der weiche Schanker hatte 1975 den tiefsten Stand in der amerikanischen Geschichte erreicht, als den Bundesbehörden weniger als 500 Fälle gemeldet wurden. Aber fast unmittelbar danach gab es eine Trendwende, und zahlreiche Ausbrüche traten in Orlando, New York, Boston, Philadelphia, Dallas, Los Angeles und anderen amerikanischen Städten auf. 1987 hatten sich die jährlichen Schanker-Fälle in den USA verzehnfacht. Es gab über 5000 Meldungen pro Jahr – der Stand von 1950.

Wie bei Gonorrhöe und Chalmydia mutierte das Schanker-Bakterium – *Haemophilus ducreyi* – infolge der Antibiotika-Behandlung. Auf mobilen Plasmiden, die von einem *H. ducreyi* zum anderen weitergereicht werden konnten, befanden sich Gene, welche die Mikroben gegen Ampicillin, Sulfonamide, Chloramphenicol und Tetracyclin resistent machten. Infolgedessen wurde die Behandlung des weichen Schankers Mitte der achtziger Jahre zunehmend schwierig.[25]

1982 erläuterte Handsfield, warum die Medizin in den Vereinigten Staaten im Umgang mit der Zunahme sexuell übertragbarer Krankheiten so langsam war:

»...im Gefolge des Zweiten Weltkriegs und der Entdeckung des Penicillins gelangten viele Ärzte und Beamte der Gesundheitsämter zu der Überzeugung, daß Syphilis und Gonorrhöe, damals die wichtigsten bekannten Formen sexuell übertragbarer Krankheiten in den Vereinigten Staaten, in Kürze völlig abgeschafft sein würden. Man hatte daher weitgehend das Gefühl, daß das Problem ohne weiteres in die Hände der Kliniken für Geschlechtskrankheiten gelegt werden konnte. Viele Privatärzte waren ganz zufrieden mit dieser Vorgehensweise, da sie dadurch mehr oder weniger davon befreit wurden, sich mit Krankheiten zu befassen, die in starkem Maße für ›unschön‹ gehalten wurden und welche die Ärzte vor das schwierige und oft heikle Problem stellten, den sexuellen Kontakten ihrer Patienten nachzuspüren. Die öffentlichen Kliniken erhielten jedoch den Status zweiter Klasse und litten ständig unter Geld- und Personalmangel, was auch für die Gesundheitsämter galt. Gleichzeitig wurde die Bedeutung der sexuell übertragbaren Krankheiten an den medizinischen Fakultäten radikal unterbewertet: Da das Problem ›unter Kontrolle‹ war, machte es offensichtlich keinen Sinn, die Ärzte im Umgang damit auszubilden. Ganze akademische Abteilungen der ›Syphilogie‹ wurden geschlossen, und die Venerologie wurde sowohl von der medizinischen Forschung als auch von der medizinischen Ausbildung getrennt. Die meisten medizinischen Fakultäten in den USA boten jetzt nur noch wenige Vorlesungen über Geschlechtskrankheiten an, normalerweise während des vorklinischen Ausbildungsjahres, und nur eine Handvoll boten überhaupt irgendeine klinische Ausbildung an.«[26]

Zwischen Ende der sechziger Jahre und Anfang der achtziger Jahre nahmen die meisten sexuell übertragbaren Krankheiten auch in westeuropäischen Ländern zu, aber dank schneller Aktionen der Gesundheitsbehörden konnten Epidemien von amerikanischem Ausmaß verhindert werden. In Großbritannien feierte die Syphilis 1968 ein Comeback, aber eine sofortige nationale Kontrollkampagne schränkte das Vorkommen unter Heterosexuellen bis 1978 signifikant ein. Die Ausbreitung der Syphilis unter Homosexuellen ging jedoch unvermindert weiter. Die britischen Kontrollbemühungen erwiesen sich als weniger erfolgreich bei Gonorrhöe, die nach 1957 in allen sexuell aktiven demographischen Gruppen ständig anstieg.

Kein Land hatte in der Kontrolle der Ausbreitung von Genitalherpes Simplex viel Glück. Zwischen 1970 und 1984 schnellten die Herpes-Fälle in Großbritannien von 4000 pro Jahr auf über 20000 in die Höhe. Andererseits war der weiche Schanker 1980 aus den meisten europäischen Ländern so gut wie verschwunden.[27]

In den Entwicklungsländern waren die sexuell übertragbaren Krankheiten mindestens ebenso ausgeprägt wie in den Vereinigten Staaten. *Pelvic Inflammatory Disease* war immer häufiger der Grund für einen Besuch beim Gynäkologen, insbesondere in Afrika. 1980 war PID die Ursache für 30 Prozent aller gynäkologischen Besuche in ugandischen Städten, 26,5 Prozent in Sambia, 30 Prozent in Äthiopien, 30 Prozent in Nigeria, 40 Prozent in Kenia und 44 Prozent in Zimbabwe.[28] Ektopische Schwangerschaften stiegen ebenfalls an und waren in einigen Ländern für ein Drittel aller Todesfälle im Wochenbett verantwortlich.[29]

Die meisten PID-Fälle konnten entweder auf Gonorrhöe oder Chlamydia zurückgeführt werden, beide waren in den meisten Städten der Entwicklungsländer außer Kontrolle. Gonorrhöe war Anfang der achtziger Jahre derart häufig antibiotikaresistent geworden, daß eine wirkungsvolle Dosis hundertmal höher sein mußte als 1950. In einigen Ländern Asiens handelte es sich bei über der Hälfte aller Fälle um PPNG, und die Stränge, die gegen mehr als ein Antibiotikum resistent waren, nahmen ständig zu.

Die Verbreitung von Gonorrhöe unter jungen Erwachsenen war Anfang der achtziger Jahre hoch. Die meisten Fälle wurden aus Uganda gemeldet, wo 40 Prozent der Frauen, die Familienplanungskliniken in Entebbe und Kampala aufsuchten, infiziert waren. Im nahe gelegenen Nairobi in Kenia hatten sich 64 Prozent der schlechtbezahlten Straßenhuren infiziert, und ein Viertel der hochklassigen Prostituierten Nairobis trugen das Bakterium in sich.

Die Syphilis-Raten waren unter Frauen, welche die Familienplanungskliniken aufsuchten, unterschiedlich hoch – von einem niedrigen ein Prozent in Saudi Arabien bis zu 35 Prozent in Khartum. Unter den Prostituierten in den meisten Entwicklungsländern trat die Syphilis extrem häufig auf, eine Rate von 50 bis 75 Prozent war ganz normal.

Die Chalmydia-Raten unter schwangeren Frauen waren ebenfalls alarmierend hoch. Im ländlichen Südafrika war beispielsweise nur ein Prozent der Frauen infiziert, aber in Johannesburg und in Kapstadt fand man Quoten von über zwölf Prozent. Kenia meldete ein Chlamydia-Vorkommen von 29 Prozent. Fidji führte weltweit, dort waren 45 Prozent der getesteten schwangeren Frauen mit Chlamydia infiziert.

Die Zahlen erzählten eine Geschichte. Sie sprachen eine Warnung aus, die weitestgehend unbeachtet blieb.

II

1978 sehnte sich Dr. Subhash Hira nach Veränderung. Seit er seine medizinische Ausbildung in Baroda, Indien, beendet hatte und in Bombay arbeitete, fühlte sich der junge Arzt ruhelos. Die beruflichen Möglichkeiten für einen ehrlichen Doktor mit einer Ausbildung in westlicher Medizin waren begrenzt, außer er verfügte über Familienvermögen, mit dem er sich eine Praxis einrichten konnte. Es war schwer, Positionen zu finden, die einem jungen Arzt im Staatsdienst die Chance boten, dem bürokratischen Würgegriff des Gesundheitsministeriums zu entgehen.

Daher konnte ihn die sambische Regierung leicht dafür gewinnen, ein neues nationales Programm zur Kontrolle von Syphilis, Gonorrhöe und anderen sexuell übertragbaren Krankheiten – die »Scham-Krankheiten« – zu leiten.

Als Hira in Lusaka ankam, fielen ihm sofort all die jungen Menschen auf, die unverheiratet waren oder sich Samstag nachts nicht an ihre Ehegelübde gebunden fühlten. Die Stadt explodierte vor Neuankömmlingen, und Unterkünfte waren knapp. Die Männer waren den Frauen zahlenmäßig überlegen; viele waren Guerillas, die dafür kämpften, die Regierungen in Rhodesien, Südafrika oder Namibia zu stürzen.

1978–1979 arbeitete Hira in einem bescheidenen Schlackenstein-Büro in der Universitätsklinik, Sambias bedeutendster medizinischer Einrichtung. Er entwarf ein Programm zur Kontrolle sexuell übertragbarer Krankheiten mit dem Ziel, Fallberichte zu sammeln, und plante, die »Scham« durch Vorbeugung und Behandlung zu ersetzen.

Er überwachte auch eine kleine Gruppe von Einwohnern Lusakas, um das Vorkommen sexuell übertragbarer Krankheiten zu ermitteln, was die alte Kolonialregierung Nordrhodesiens niemals getan hatte und dem die nachkolonialen sambischen Gesundheitsbeamten angesichts der Krisen durch Malaria, Mangelernährung und tödlichen Kinderkrankheiten wie Masern keine weitere Beachtung geschenkt hatten.

Hira konnte nicht wissen, welchem Trend seine gesammelten Zahlen folgen würden, aber sie waren schon für sich genommen bedenklich. Die Syphilis wütete regelrecht. Sie war für 19 Prozent aller Fehlgeburten verantwortlich, und 32 aus 1000 Neugeborenen in Lusaka waren infiziert, von denen 16 unmittelbar vor oder nach der Geburt starben.[30]

14 Prozent der Frauen von Lusaka, die in Kliniken für Familienplanung oder Schwangerschaftsberatung getestet wurden, hatten Syphilis; ungefähr elf Prozent hatten Gonorrhöe. Chlamydia und weicher Schanker waren ebenfalls weit verbreitet, und Hira vermutete, daß die Quoten aller vier sexuell übertragbaren Krankheiten bei den jungen Männern noch höher lagen.

Außerhalb Lusakas und in den dicht besiedelten Gebieten um die Kupferminen von Sambia kamen diese Krankheiten relativ selten vor, aber Hira stellte fest, daß viele Arbeiter in den Städten im Urlaub zu ihren Ehefrauen in die Dörfer auf dem Lande zurückkehrten. Er fragte sich, wie lange es dauern würde, bevor sexuell übertragbare Krankheiten auch die Dörfer heimsuchten. Und wieviel Zeit wohl verstreichen würde, bevor die vielen tausend Freiheitskämpfer die in Lusaka erworbenen Mikroben in ihre Heimatländer schleppten.

1980 richtete Hira eine Testklinik für sexuell übertragbare Krankheiten an der Universitätsklinik ein. Bald war sie völlig überlaufen. Männer und Frauen, einige davon hielten ihre Kinder im Arm, warteten mehr von Scham geplagt als von dem vertrauten Ärgernis des »Schlangestehens«. Einige warteten stundenlang, während Hira und seine Assistenten verzweifelt versuchten, mit einem Teelöffel ein leckgeschlagenes Boot vom Wasser zu befreien.

Weit entfernt im schneebedeckten Michigan prüfte Dr. June Osborn Anträge auf Fördergelder der National Institutes of Health für Untersuchungen sexuell übertragbarer Krankheiten. Zu Beginn ihrer NIH-Beratertätigkeit hatte sich Osborn (wie die meisten amerikanischen Forscher auf diesem Gebiet) auf das unter Heterosexuellen verbreitete Herpes simplex konzentriert, aber 1979/1980 fiel ihr etwas Beunruhigendes auf: Alle sexuell übertragbaren Krankheiten nahmen mit einer Quote von ungefähr einem Prozent pro Jahr in der Bevölkerung zu, aber mit unglaublichen zwölf Prozent pro Jahr unter schwulen Männern.

»Ich fürchte, wir haben es hier mit einer neuen Ökosphäre zu tun«, erzählte Osborn ihren NIH-Kollegen. Wo immer es große Schwulengemeinden gab, trat auch ein signifikanter Unterschied in den Krankheitsraten auf, insbesondere für Syphilis, Gonorrhöe und Hepatitis B.

Eine der erschreckendsten Erkenntnisse drehte sich für Osborn um den *Entamoeba-histolytica*-Parasiten. Normalerweise wurde er in Lebensmitteln und im Wasser dicht besiedelter Gebiete in den Entwicklungsländern gefunden, nur selten in den Vereinigten Staaten. Ende der siebziger Jahre tauchte er jedoch in den Därmen schwuler Männer in New York, San Francisco, Los Angeles und einigen anderen Städten auf. In den Entwicklungsländern war *E. histolytica* endemisch. Die Parasiten formten Zysten im Darm, die zu offenen Geschwüren führten, aus denen weitere Organismen ausgeschüttet wurden, von denen einige bis in die Leber gelangten und dort schwere Schädigungen hervorriefen.

Als die Meldungen von *E.-histolytica*-Ausbrüchen unter schwulen Männern eskalierten, waren Osborn und andere Beamte des öffentlichen Gesundheitswesens ernsthaft besorgt. Am Ende des Jahrzehnts waren über 20 Prozent der amerikanischen Schwulen mit *E. histolytica* infiziert – fünf Jahre zuvor hatte sich noch niemand in Amerika damit angesteckt. Glücklicherweise war der mikrobielle Strang, der in den USA wütete, nicht besonders virulent, und die meisten Männer hatten nur wenige oder gar keine Symptome.

Aber die Dinge entwickelten sich schnell – »zu schnell«, meinte Osborn – für die NIH-Forschungsplaner. Die durchgängig heterosexuellen Forscher meist mittleren Alters konnten sich einfach nicht vorstellen, was zu dieser Zeit unter den Schwulen in Amerika vor sich ging.

»Jedesmal, wenn wir einen NIH-Besuch vor Ort unternahmen, hatte sich die Definition von ›wechselnden Sexualpartnern‹ geändert. Zuerst waren es zehn bis zwanzig Partner pro Jahr. Das war 1975«, klagte Osborn. »Dann, 1976, waren es fünfzig Partner pro Jahr. 1978 sprachen wir von hundert Sexualpartnern pro Jahr, und heute [1980] benutzen wir den Begriff, um fünfhundert Sexualpartner in einem einzigen Jahr zu beschreiben.«

Osborn kam zu dem Schluß: »Ich bin wirklich überwältigt. Vielleicht eine Spur ungläubig, aber wirklich überwältigt.«

Erste Übersichten von 1980, die nur Osborns NIH-Gremium und den Bundesbehörden im CDC vorlagen, zeigten, daß CMV sich schnell unter schwulen Männern verbreitete. 1981 informierten die CDC die Ärzte im ganzen Land über eine weitere beispiellose neue Epidemie unter schwulen Männern – dem Cytomegalovirus. Ausgedehnte rektale Übertragungen von CMV unter Erwachsenen hatte es noch nie gegeben.

Meldungen seltener Krankheiten unter schwulen Männern gingen von den Gesundheitsbehörden aus Kanada und aus westeuropäischen Städten ein. Paris, Amsterdam, London, Rom, Madrid, Montreal, Toronto, Kopenhagen – wohin auch immer die Forscher ihre Augen richteten –, der Trend war immer der gleiche.

»Wir müssen diese Ökologie im Auge behalten«, warnte Osborn. »Da geschieht etwas Beunruhigendes.«

Für die glücklichen Teilnehmer an der schwulen Befreiungsbewegung handelte es sich um die Ökologie der sexuellen Befreiung. Gewissermaßen der Preis, den man für die neugefundene Freiheit zahlen mußte.

»Ich rechnete mir aus, daß ich – seit ich im Jahr 1973 sexuell aktiv geworden war – über dreitausend verschiedene Sexualpartner in Saunas, Clubs, Hinterzimmern, Fleischbeschaukneipen und Cafés aufgerissen habe«, schrieb der schwule Popsänger Michael Callen. »Als Konsequenz davon litt ich unter den folgenden sexuell übertragbaren Krankheiten, unter einigen mehr als unter anderen: Hepatitis A, Hepatitis B, Hepatitis non-A/non-B, Herpes simplex Typ I und II, Geschlechtswarzen, Amebiase einschließlich Lamblia intestinalis und Entamoeba histolytica, Ruhr und Salmonellen, Syphilis, Gonorrhöe, unspezifischer Urethritis, Chalmydia, Cytomegalovirus(CMV)- und Epstein-Barr-Virus(EBV)-Mononukleose. Und schließlich unter Kryptosporidiose.«[31]

Ein weiterer Faktor in der Verbreitung von Krankheiten war ein

Wechsel in der Kultur der Homosexualität. In der Vergangenheit war das Rollenspiel ein typisches Kennzeichen. Einige Männer waren stets die passiven Empfänger im Analverkehr und andere ständig die Aggressoren.[32] Aber innerhalb der Kultur der schwulen Befreiung war ein solches Rollenspiel verpönt, ja sogar tabu, und immer mehr Männer nahmen beide Rollen ein. Das veränderte die Ökologie des Analverkehrs für die Mikroben und ließ eine schnellere epidemische Verbreitung von Krankheiten zu. Wenn John beispielsweise eine Woche lang die passive Rolle einnimmt und sich von Sam rektal Gonorrhöe zuzieht, ist das Risiko, daß John die Mikrobe in der Folgewoche an Charlie weitergibt, größer, wenn er die aggressive Rolle spielt. Würde John jedoch der Passive bleiben, könnte sein Partner von der Gonorrhöe verschont bleiben. Wenn also ein Mann 500 Sexualpartner im Jahr hatte, konnte er sich von nur einem seiner 250 aggressiven Partner eine außergewöhnlich seltene Mikrobe zuziehen und sie dann an 250 Männer weitergeben, bei denen er die aggressive Rolle einnahm. Das Potential für eine schnelle Verbreitung wurde weiter erhöht durch den Mangel an einem starken Immunsystem im analen/rektalen Bereich. Daher konnte ein Mann ein schwaches Mikrobensignal 250fach vervielfältigen und so für eine Epidemie sorgen.

Keine dieser Einzelheiten homosexuellen Verhaltens war jedoch für die Wissenschaftler des öffentlichen Gesundheitswesens im Jahr 1980 angenehmes intellektuelles Terrain. Während sie in die Schaubilder sexuell übertragbarer Krankheiten die steigenden Kurven unter den Schwulen Nordamerikas und Europas einzeichneten und bei ihren Konferenzen neue Trends diskutierten, wollten nur wenige Wissenschaftler über die »neue Ökologie« sprechen. Das war beunruhigend und politisch unsicher.[33]

Don Francis hatte in Harvard seinen Doktor in Virologie gemacht und arbeitete nun wieder für die CDC in Phoenix, Arizona. Das Hepatitis-B-Virus blieb seine größte Sorge, und er hatte den alarmierenden Anstieg des Virus unter schwulen Männern keineswegs übersehen. 1980 hatte er eine Schar schwuler Männer aus den ganzen USA rekrutiert, die sich damit einverstanden erklärten, regelmäßig auf Hepatitis B untersucht zu werden. Francis hoffte, durch die Beobachtung dieser 6875 Männer, von denen die meisten in San Francisco lebten, die Dynamik der Ausbreitung der Mikrobe innerhalb der homosexuellen Bevölkerungsgruppe ermitteln zu können.

Francis war zu einem der führenden Experten für Hepatitis B geworden. 1979 hatte er bei der Untersuchung eines Ausbruchs in Indien geholfen, verursacht von Injektionen von hepatitisverseuchten menschlichem Immunoglobulin an 325 Personen.[34] Von 1978 bis 1983 hatte er an drei anderen Untersuchungen nosokomialer Übertragung des Virus teilgenommen: bei einem Zahnarzt aus Baltimore, der das Virus an sechs Patienten weitergegeben hatte[35], einem Kieferorthopäden aus Connecticut, der über einhundert Patienten zwischen 1978 und 1979 infizierte[36], und einem Gynäkologen aus Mississippi, der drei Frauen infizierte, an denen er zwischen 1979 und 1980 Operationen durchgeführt hatte. In allen drei Fällen endete die Übertragung mit dem routinemäßigen Einsatz von Gummihandschuhen.[37]

Das war für Francis der Beweis, daß das Hepatitis-B-Virus, anders als das über Lebensmittel übertragene Hepatitis A, in erster Linie durch Blut-zu-Blut-Kontakte übertragen wurde. Und daß der Kontakt durch eine Schicht Latex völlig vermieden werden konnte.

Für Francis schien das Grund genug, um schwulen Männern den Gebrauch von Kondomen nahezulegen, aber ein solcher Aufruf war den CDC nicht geheuer, die sich bei Geschlechtskrankheiten immer noch an das alte Muster hielten, Fälle zu erkennen, mit allen Betroffenen Kontakt aufzunehmen und jeden mit Antibiotika zu behandeln.

Aber Hepatitis B war ein Virus; es konnte mit Medikamenten nicht wirksam behandelt werden. Dic Kontaktaufnahme mit Sexualpartnern war eindeutig unmöglich, wenn der Erkrankte zahlreiche anonyme Sexualpartner hatte. Francis sah keine Alternative außer der Vorbeugung, um die Übertragung des Virus aufzuhalten. Man mußte entweder eine physische Barriere schaffen (Kondome) oder für Immunität sorgen (Schutzimpfung). 1980 verfolgte er aktiv beide Ansätze, und in seiner üblichen schroffen, aber aufrichtigen Weise machte er sich Feinde unter den altehrwürdigen Bürokraten und Venerologen im CDC. Francis war jedoch ein Mann mit einer Aufgabe. Er neigte zu Ungeduld und Einzelgängertum und wurde zunehmend unverblümter in Sachen Hepatitis-B-Vorbeugung. Auf der Basis seiner Laborarbeit mit Max Essex und Untersuchungen, die er an den Ureinwohnern Alaskas und ihren Parallelepidemien von Leberkrebs und Hepatitis B durchgeführt hatte[38], war Francis davon überzeugt, daß die eskalierende Hepatitis-Epidemie unter schwulen Männern auf eine drohende Seuche von Leberkrebs unter Homosexuellen hinwies. Francis zeigte, daß die Ausbreitung durch den Gebrauch von Kondomen aufgehalten werden konnte.[39] Es war bekannt, daß einer von zehn Erwachsenen, die sich frisch Hepatitis B zugezogen hatten, zum chronischen Überträger des Virus wurde, andere jahrzehntelang potentiell infizierte und sie dem Risiko von Leberkrebs aussetzte.[40]

1978 schätzten Forscher der Regierung, daß es ungefähr 200000 Hepatitis-B-Träger in den Vereinigten Staaten gab, aber als die Epidemie unter Schwulen San Francisco, New York, Washington, Los Angeles, Miami, Paris, London und andere Schlüsselstädte traf, wurde klar, daß die Zahlen reine Spekulation waren.[41] Ende 1981 schätzten Beamte des Gesundheitsamtes in San Francisco, daß 73 Prozent aller schwulen Männer in der Stadt entweder Hepatitis B »haben oder hatten«, und der Arzt Pat McGraw rechnete sich aus, daß mindestens 1000 schwule Männer – ungefähr einer von fünfzig der bekennenden schwulen Bürger der Stadt – Überträger waren.[42]

Im CDC-Hauptquartier lasen Dr. Harold Jaffe und Dr. Jim Curran die Feldberichte, die über die Hepatitis B eingingen, und sie erkannten, daß alle jungen, sexuell aktiven Amerikaner – insbesondere Homosexuelle – 1980 einem weitaus größeren Risiko ausgesetzt waren, sich eine sexuell übertragbare Krankheit zuzuziehen, als ihre Vorgänger nur ein Jahrzehnt zuvor. Der Trend, so fühlten sie, wies auf den Verlust der geringen Kontrolle, welche die Gesundheitsämter über die Mikroben von sexuell übertragbaren Krankheiten immer noch zu haben glaubten, und sie versuchten, ihren Fall sowohl intern in der CDC als auch auf medizinischen Konferenzen vorzutragen.

Jaffe kehrte von solchen Konferenzen immer fuchsteufelswild zurück. Nur wenige Ärzte oder Wissenschaftler teilten seine Besorgnis, und viele entgegneten ihm noch 1980 öffentlich, daß »wirklich kein weiterer Bedarf an einem Spezialfach für Infektionskrankheiten« in der Medizin besteht.

Jaffe, 34 Jahre alt, paßte gut zu Curran, der gerade 36 geworden war. Jaffe hatte ein wenig von der Leidenschaftlichkeit des Nordostens, Curran war ein klassischer Fall für die im Mittelwesten typische Unterkühltheit. Ende 1978 war Curran vom Ohio University College of Medicine, wo er als Professor für vorbeugende Medizin gelehrt hatte, zur CDC gestoßen. Er stand der Forschungsabteilung für die Kontrolle von Geschlechtskrankheiten der CDC vor.

Currans zurückhaltende Art und sein extrem anspruchsvolles Auftreten führten viele Menschen zu der irrigen Schlußfolgerung, er sei von der konservativen, geradlinigen Sorte. Doch bereits lange bevor er zur CDC gekommen war, hatte Curran erkannt, daß der altmodische Ansatz bei der Kontrolle von Geschlechtskrankheiten – ja schon das Wort »Geschlecht« – veraltet war. Er favorisierte neue Ansätze für ein Problem, von dem er offen zugab, daß es außer Kontrolle geraten war.

Wie Jaffe, Francis und Osborn erkannte auch Curran, daß unter den schwulen Männern einiger Städte mit großen homosexuellen Gemeinden etwas Einzigartiges im Gange war. Er versuchte, die Ärzte – die Michael Callen »clap doctors« (»Tripperärzte«) nannte –, ihre Patienten und die Schwulenorganisationen zu warnen. Aber alle hatten viel zuviel Spaß. Außerdem wollten sich die Schwulen nach so vielen Jahrzehnten schlechter Behandlung durch sämtliche Regierungsstellen und Ärzteorganisationen – einschließlich der offiziellen Einstufung als Geisteskranke durch die American Psychiatric Association in den fünfziger Jahren – nicht noch einmal von Bürokraten sagen lassen, sie hätten zurückzustecken.

III

1980 war der 30jährige Greggory Howard seit dreizehn Jahren heroinabhängig. Howard lebte von seiner Familie getrennt und gehörte zu einer Gruppe von Heroinsüchtigen, die mitten in dem unglaublichen Elend der ausgebrannten Häuser von Newark lebten.

Kurz nach dem Aufstand von 1967 hatte sich Greggory Howard, damals in der ersten Klasse der High-School, zum erstenmal Heroin in die Venen gespritzt. Seine herzliche Persönlichkeit und seine guten Noten versprachen, daß er einmal den berüchtigten Slums von New Jersey entkommen und ein besseres Leben führen könnte.

»Das Leben war gut zu Greggory«, erzählte Howard und spricht dabei von sich selbst wie immer in der dritten Person. »Ja, das war es. Das war es wirklich. Meine Eltern machten alles richtig, sie waren sehr gut zu mir. Aber Greggory mußte einfach... mußte einfach abdriften.«

1967 erreichten die Rassenunruhen in den Vereinigten Staaten ein noch nie gekanntes Ausmaß. Die Bürgerrechtsbewegung war von höflichen Sitzdemonstrationen und Friedensmärschen zu offener Aggression übergegangen, als ihre Führer den Schwerpunkt vom tiefen Süden in den industrialisierten Norden verlegten. Mitte der sechziger Jahre waren die Rassenunruhen zum Pulverfaß geworden.

Newark entzündete sich 1967. Häuserblock um Häuserblock ging in Flammen auf bei den Gefechten, die sich die Bewohner der städtischen Slumgebiete mit der Polizei und der Nationalgarde lieferten. Panzer patrouillierten durch die Straßen.

Greggory hatte Angst und hielt sich von den Auseinandersetzungen fern, aber in ihm wuchs das Gefühl von Fatalität und Hoffnungslosigkeit. Danach machte er es sich zur Gewohnheit, die Prince Street und Hamilton entlang zu gehen und sich die verkohlten Reste anzusehen, in denen einst seine Freunde, Lehrer und Verwandten gewohnt hatten. Und er versuchte zum erstenmal Heroin. Eine seiner früheren Freundinnen spritzte es sich bereits, und es schien ihr zu gefallen, high zu sein. Warum sollte er es also nicht einmal versuchen?

Nun schrieb man das Jahr 1980. Howards Nase war gebrochen, eine häßliche Narbe lief im Zickzack über seine linke Wange, und er ging ruckartig – all das verdankte er den Prügeln durch Dealer, Gauner und Rowdys. Die Venen, die noch nicht verschwunden waren, standen kurz vor dem Kollaps bzw. einer Embolie aufgrund der vielen tausend Nadelstiche, die er sich in Arme, Hals und Schenkel gerammt hatte. Howards Leber war durch Hepatitis ruiniert.

Um nicht wegen Besitz von Drogen-Utensilien verhaftet zu werden[43], trug Howard selten Heroin oder die notwendigen Gerätschaften bei sich – den Kocher, die Abschnürbinde, die Spritze und die Nadeln, die notwendig waren, um die Droge vorzubereiten und zu injizieren. Wie die meisten Junkies von der Straße hatte Howard immer einen Vorrat an kleineren Straßendrogen, deren Besitz keine Straftat war: Valium, Marihuana, eine Vielzahl von »Beruhigungsmitteln«, die ihm halfen, zwischen den Heroinrauschzuständen relativ ruhig zu bleiben. Wenn er genügend Bargeld hatte, ging Howard zu Dealern in Wohnungen, verlassene Gebäude, Seitenstraßen, geparkte Autos oder Parkanlagen und setzte sich einen Schuß mit den Utensilien, die ihm der Dealer oder ein anderer Junkie gaben.

»Eines Tages geh ich auf Entzug«, pflegte Howard zu sagen und starrte dabei high, wie er war, auf die vielen hundert leeren Grundstücke von Newark – das Erbe von 1967.

Heroin, Kokain, Amphetamine und eine Menge anderer Drogen, die am hellichten Tag problemlos in den meisten amerikanischen und europäischen Großstädten gekauft werden konnten, waren für das öffentliche Gesundheitswesen nicht immer eine Katastrophe gewesen. 1980 stellten sie jedoch zweifellos eine Krise dar – eine Chance, eine neue Ökologie für die Mikroben.

Die Anonymität der Städte bot Schutz für illegale Aktivitäten. Die Bevölkerungsdichte sorgte für einen ständigen Strom an Konsumenten, sogar für selbstzerstörerische Produkte. Die Entfremdung gewährleistete, daß es immer Menschen gab, die bereit waren, ihre Gesundheit, ihren Wohlstand und ihr Selbstwertgefühl einzutauschen für etwas, das ihren Geist zu anderen Orten transferierte – sei es Alkohol, Valium oder Heroin.

Sobald ein zwei Pfund schweres Paket reinen Heroins Newark er-

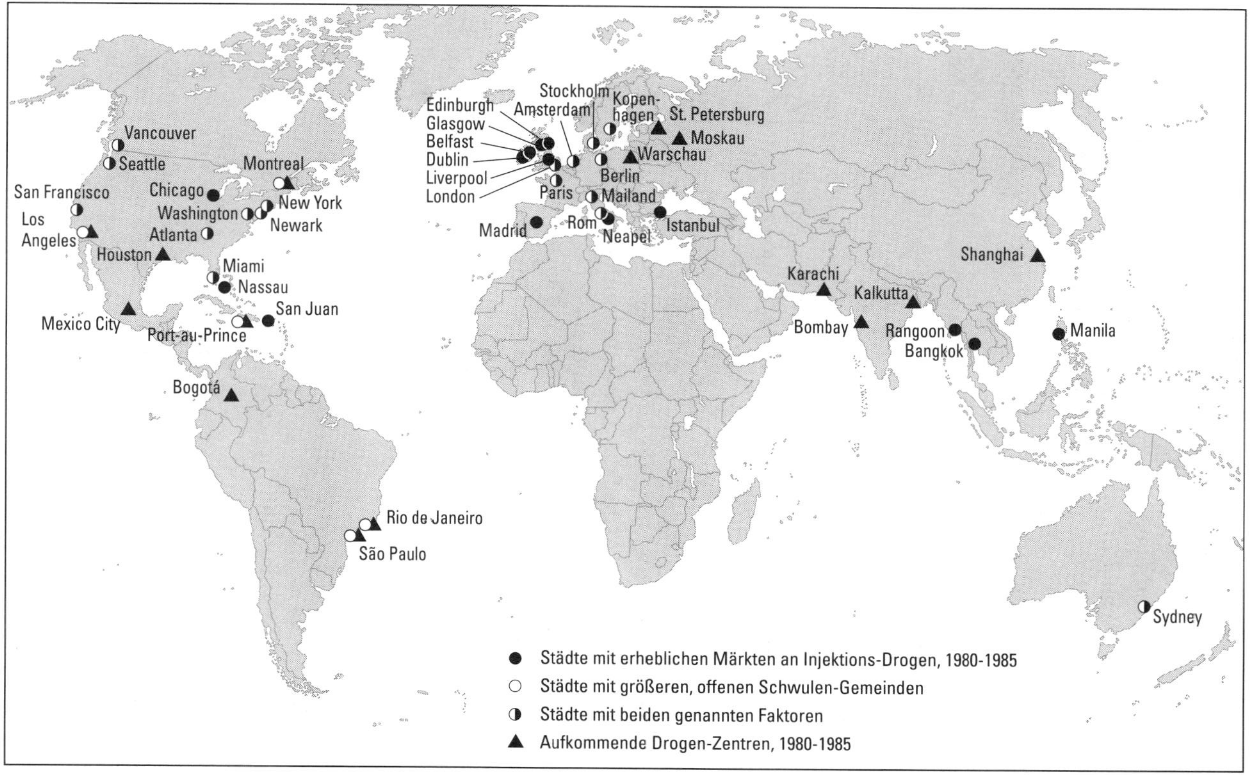

Die wichtigsten Schwulen-Gemeinden und Zentren des Gebrauchs von Injektions-Drogen, 1980er Jahre

reichte, wurde es mit irgendeiner anderen Chemikalie um 90 oder 95 Prozent »verschnitten« oder »gestreckt«. Dadurch bekam der Großhändler annähernd 200 Pfund (90 Kilo) Heroin in Straßenqualität, das er an die Einzelhändler verhökern konnte. Der Einzelhändler konnte die Droge nochmals verschneiden, um sein Profitpotential zu erhöhen. Daher bestand Greggory Howards täglicher Drogenrausch aus einer Lösung von zwei bis 15 Prozent Heroin. 1974 brachte die Ernte von einem halben Hektar Opiumfeld, bis sie in Newark ankam, über 40 Millionen Dollar ein.[44]

Die Profite des Opium/Morphium/Heroin-Netzwerkes waren am größten, wenn die Risiken polizeilicher Verbote oder Eingriffe durch Konkurrenten niedrig waren. Großstädte mit Elendsvierteln boten ein ideales Umfeld, insbesondere wenn sie in der Nähe von Seehäfen oder internationalen Flughäfen lagen. Wenn hohe Verkaufsraten in den von Verbrechen heimgesuchten Stadtzentren aufrechterhalten werden konnten, bestand keine Notwendigkeit, die Aufmerksamkeit der Polizei in Kleinstädten oder beschaulichen Vororten zu erregen. In den Elendsvierteln, wo die meisten Menschen der Polizei feindlich gegenüberstanden, konnten die Einzelhändler so gut wie ungestraft operieren. Wenn die Kinder aus den Vororten Heroin wollten – und 1980 wollten das viele von ihnen –, konnten sie in die Stadt fahren und sich einen Vorrat zulegen.[45]

Trotz Milliardenausgaben der Bundespolizei seit 1969, als sich der amerikanische Kongreß für einen »großangelegten Angriff« gegen das Heroinproblem entschied, war die Zahl der Heroinsüchtigen in den Vereinigten Staaten von 55 000 im Jahr 1955 auf 1,5 Millionen im Jahr 1987 angestiegen, und man fand sie, ungeachtet der Rasse, an jedem Ort, der eine regelmäßige Versorgung mit der Droge ermöglichte.[46] In New Jersey, dem Bundesstaat von Greggory Howard, gab es 1980 Heroinsüchtige jeder Rasse, jeden Alters und jeder wirtschaftlichen Herkunft, obwohl die Mehrheit aus weißen Männern zwischen 25 und 35 Jahren bestand. Ungefähr 40 Prozent der Heroinabhängigen hatten eine Anstellung. Die meisten waren mehrmals auf Entzug gegangen – und waren mehrmals gescheitert.[47]

Die Heroinszene in den Städten war ideal für Dutzende verschiedener Mikroben. Die Drogenabhängigen hatten für gewöhnlich ein angeschlagenes Immunsystem – aufgrund der Auswirkungen der Narkotika, der ständigen Injektion von Blutzellen anderer Menschen mittels gemeinsam benutzter Spritzen und wegen zahlreicher Komponenten, mit denen die Droge gestreckt wurde.

Einerseits hatten sie ihre Antikörperreaktionen überreizt, hervorgerufen durch all die Immunsystemstimulatoren wie beispielsweise die Zellen anderer Menschen. Viele testeten daher positiv auf rheumatoide Faktoren und andere Kennzeichen eines Systems, das so überreizt war, daß es unter Umständen Antikörper gegen sich selbst produzierte. Diese Autoimmunität konnte zur Unfähigkeit des Körpers führen, wirkliche mikrobielle Bedrohungen von lebenswichtigen menschlichen Zellen zu unterscheiden.[48]

Andererseits verhielt sich ein Großteil der phagozytischen Zellen des Immunsystems von Junkies, die normalerweise die Aufgabe hatten, Bakterien und andere Eindringlinge aufzunehmen und zu zerstören, alarmierend gleichgültig. Und das T-Zellen-System, das aus Zellen bestand, die normalerweise den Rest des Immunsystems auf das Vorhandensein potentieller Bedrohungen aufmerksam machte, war ernsthaft dysfunktional, teilweise weil einige Lymphozyten Rezeptoren für Opiate besaßen und vom Heroin direkt gedämpft wurden.[49]

Als Ergebnis fanden die Mikroben das Umfeld des Körpers eines Heroinsüchtigen weniger feindlich als das eines gesunden *Homo sapiens*.

Die normale Lebensführung eines Drogenabhängigen bot ebenfalls einzigartige Gelegenheiten für die Weitergabe der Mikroben von Mensch zu Mensch. Die meisten Süchtigen teilten sich ihr Fixerbesteck mit anderen. Wenn ein Süchtiger Heroin oder eine andere Droge injizierte, wurde ein Teil seines Blutes in die Spritze gesogen, wenn er sie aus der Vene zog. Wenn der Junkie beispielsweise mit *Staphylokokken*-Bakterien infiziert war, wurden diese Mikroben dabei ebenfalls in die Spritze gezogen.

Die *Staphylokokken*-Bakterien brauchten dann nur noch die genetisch erworbene Fähigkeit, dem Umfeld zu trotzen, in dem die Spritze ruhte, wenn sie nicht in Gebrauch war. Das konnte einige Stunden im Freien bei nächtlichen Temperaturen in Newark unter Null bedeuten – allzu harte Bedingungen für die meisten Organismen. In einer feucht-heißen Nacht im August in einer mit Wasser gefüllten »Reinigungsschale« zu liegen hielten die Mikroben allerdings für eine äußerst günstige Ökologie. Am bequemsten war der »Schießstand«, bei der ein Junkie seine verseuchte Spritze sofort an den nächsten weiterreichte.

Nadeln halfen den Mikroben, die vielfältigen Barrieren zu umgehen, die ihnen die Menschen in ihrer Haut, ihren Nasenlöchern und in ihren Lungen entgegenstellten, und direkt in den Blutstrom zu gelangen. Selbst Organismen mit schwachen »Liefersystemen«, wie Bernard Fields sie nannte, konnten im Heroin-Ökotop aufblühen.

Außerdem lebten viele Heroinsüchtige in akutem Elend, aßen wenig, prostituierten sich für das Drogengeld und nahmen eine Vielzahl von zusätzlichen Rauschmitteln, von denen jedes auf seine Weise die Ökologie des *Homo sapiens* auf eine Weise veränderte, die für die Mikroben äußerst zuträglich war.

1929 brach in Kairos Innenstadt Malaria aus, verursacht durch *Plasmodium falciparum* und aufgrund des Nadeltausches von örtlichen Drogenabhängigen. Ende der dreißiger Jahre gab es in New York eine ähnliche durch Heroin verursachte Malaria-Epidemie, und sie erreichte unter den Drogenabhängigen ein derart hohes Ausmaß, daß sie als endemisch eingestuft wurde. Sechs Prozent der Gefängnisinsassen von New York zeigten damals Anzeichen einer Malaria-Infektion – alle waren Junkies. 136 New Yorker starben in jenen Jahren an Malaria, keiner von ihnen war von einem Moskito gestochen worden.[50] Die Epidemie fand ein Ende, als die Heroin-Einzelhändler aus Sorge, ihre Kunden zu verlieren, ihrem gestreckten Heroin Chinin beigaben.

Die »Güte« solcher Händler wurde jedoch mehr als wettgemacht durch die routinemäßige Verseuchung der Heroinprodukte als Ergebnis schlechter chemischer Verarbeitung oder des Gebrauchs von mikrobenverseuchten Substanzen, um die Droge zu strecken.[51]

Zahlreichen Arten von Mikroben gelang es, die Heroin-Ökologie erfolgreich auszubeuten. Zwischen 1969 und 1974 bemerkten beispielsweise die Ärzte am Allgemeinkrankenhaus in San Francisco einen Anstieg der Endokarditis – einer lebensbedrohlichen Infektion des Herzens. In 17 von 19 Fällen handelte es sich bei den Betroffenen um Drogensüchtige. Der verantwortliche Organismus war das *Serratia-marcescens*-Bakterium. Trotz tatkräftiger Antibiotika-Behandlung starben 68 Prozent. Untersuchungen der Krankenakten bis zurück ins Jahr 1963 zeigten keine früheren Fälle einer durch *S. marcescens* induzierten Endokarditis in San Francisco, was bewies, daß es sich um eine neue mikrobielle Bedrohung handelte.[52]

Endokarditis wurde in heroingeplagten Städten weltweit zunehmend zum Problem. Bakterien und Pilze traten über schmutzige Nadeln in den Blutstrom ein und kolonisierten die Herzklappen sowie andere Teile dieses lebenswichtigen Organs. In den meisten Fällen erwies sich die Antibiotika-Therapie als fruchtlos. Vor 1976 gab es in New York solche Endokarditis-Ausbrüche unter Drogenabhängigen, verursacht durch *Staphylokokken*, *Enterokokken*, *Candida* und *Pseudomonas*. Auch Chicago, Helsinki, Seattle, Washington, San Francisco und Detroit erlebten Ausbrüche aufgrund dieser Organismen als auch aufgrund von *S. marcescens*.

Bakterielle Infektionen und Pilzinfektionen aller Art wurden unter Junkies Mitte der siebziger Jahre so häufig, daß viele begannen, sich prophylaktisch selbst mit Antibiotika zu behandeln. In vielen Städten in Europa, Asien und den Vereinigten Staaten entwickelte sich im Tandem mit dem Heroinhandel ein Antibiotika-Schwarzmarkt, der den Heroinsüchtigen eine Vielzahl von Antimikrobenmitteln bot. Aber der Gebrauch dieser Medikamente war kontraproduktiv, weil die Vorräte des Schwarzmarkts nur sporadisch zur Verfügung standen und selten eine dauerhafte Antibiotikaversorgung gewährleisteten.

Drogenabhängige wurden daher zum idealen Nistplatz für antibiotikaresistente Organismen. Aus Sicht des öffentlichen Gesundheitswesens beschränkte sich das Problem auf die Süchtigen, die in den siebziger Jahren zunehmend unter antibiotikaresistenten Bakterien litten und starben.

1982 nahmen Junkies in Boston und Detroit, wann immer sie konnten, Schwarzmarkt-Methicillin, um bakterielle Infektionen zu vermeiden. Es tauchten Stränge der Bakterien auf, die zwei verschiedene Arten von übertragbaren methicillinresistenten Genen besaßen.[53] Als die infizierten Heroinsüchtigen ins Krankenhaus eingewiesen wurden, ging der neue resistente *Staphylokokkus* namens MRSA auf die Belegschaft und an andere Patienten über.

Auch die Tuberkulose lauerte im Heroin-Ökotop. Die Gesundheitsbehörden in den meisten Industrienationen hielten die Geißel Tb der vorantibiotischen Ära für besiegt, und in absoluten Zahlen aktiver Fälle war sie in den siebziger Jahren zweifelsohne drastisch gesunken. Aber in New Yorker Krankenhäusern entdeckte Dr. Lee Reichman 1979 einen Trend, der unbemerkt geblieben war: Tb-Fälle unter den armen Schwarzen von Harlem tauchten mit einer Quote von 406,6 pro 100 000 Einwohner auf, die sich keine Drogen spritzten. Unter den süchtigen Einwohnern von Harlem litten erstaunliche 3740 von 100 000 Menschen an aktiver Tuberkulose.[54]

Es schien schon 1979 vernünftig, die Hypothese aufzustellen, daß sich die Tuberkulose unter Angehörigen der Heroinszene der wohlhabenden Nationen ausbreitete, obwohl die Krankheit aus der Allgemeinbevölkerung verschwunden war. Das begründete die Sorge, daß Jahrzehnte der Tb-Kontrolle hinfällig sein könnten, wenn eine bestimmte Bevölkerungsgruppe aktiv infizierter Individuen sich selbst überlassen bliebe.

Tatsächlich hatte Reichman große Schwierigkeiten, ein medizinisches Fachblatt zu finden, das 1979 bereit war, seine Erkenntnisse zu veröffentlichen, und die Abhandlung wurde mehrmals zurückgewiesen –

nicht weil die Studie inhaltliche Fehler gehabt hätte, sondern weil die Zeitschriften eine hohe Anzahl von aktiver Tb unter Junkies einfach nicht für so wichtig hielten.

Reichman war 1979 der festen Überzeugung, daß sich die Junkies gegenseitig mit Tb infizierten. Leider verachteten fast alle Kulturkreise auf der Welt Drogenabhängige und hielten sie für gefährliche Kriminelle, bedauernswert schwache Individuen, schmutziges Gettogesindel, gefährlich wirre Charaktere oder für vom Teufel besessene Perverse. Die mikrobiellen Bedrohungen solcher Menschen wurden im allgemeinen ignoriert. Annähernd jedes Rechtssystem stufte einige, wenn nicht gar alle Aktivitäten im Zusammenhang mit Drogen als Straftat ein.

Junkies waren Ausgestoßene; sie standen in beinahe jeder Kultur auf Erden am unteren Ende der gesellschaftlichen Totempfähle.

Außerdem verabscheuten Ärzte im allgemeinen die Arbeit mit abhängigen Patienten, weil die Betroffenen selten die Wahrheit über die Aktivitäten sagten, die ihre Gesundheit beeinträchtigten, sich häufig nicht an die Anweisungen der Ärzte hielten, die ihnen verschriebenen Medikamente auf der Straße weiterverkauften und bei jeder sich ihnen bietenden Gelegenheit Nadeln und Medikamente aus den Krankenhäusern und Kliniken stahlen, die sie aufsuchten. Ärzte, die sich dafür entschieden, sich auf die Behandlung und die Erforschung der besonderen gesundheitlichen Probleme von Drogensüchtigen zu spezialisieren, litten oft unter der Verunglimpfung ihrer Kollegen, und reiche Privatkrankenhäuser wollten weder mit drogenabhängigen Patienten noch mit den Ärzten, die sich um sie kümmerten, etwas zu tun haben.[55]

Infolgedessen waren nur wenige Fachleute 1980 in der Lage zu bemerken, was in der Heroinökologie vor sich ging.

Eine Möglichkeit, wie Drogenabhängige legal Geld für den Kauf von Narkotika erwerben konnten, waren Blutspenden an Krankenhäuser und Blutbanken – eine Vorgehensweise, die Mitte der achtziger Jahre in den meisten Industrienationen verboten wurde, aber bis in die neunziger Jahre hinein in den Entwicklungsländern üblich war. Die meisten Blutbanken weltweit testeten 1980 ihre Produkte nicht auf mikrobielle Verseuchung.

Gegen Ende der siebziger Jahre mischten neue Spieler in der internationalen Drogenszene mit: Südamerikanische Kokain-Kartelle traten auf, welche die Kakaoblätter aus Bolivien, Kolumbien und Peru zu einem kraftvollen weißen Pulver machten. Kokain konnte inhaliert und mußte nicht injiziert werden; daher sprach es eine andere gesellschaftliche Klasse an. Es schien »clean«, und der Kokainrausch führte zu einer Welle der Energie anstatt zu einer Entkräftung, wie es bei Opiaten der Fall war. Und es war sehr teuer.

1980 hatte Kokain in einigen Städten Spitzenweine als begehrtes Rauschmittel für gesellschaftliche Aufsteiger ersetzt. Seine Popularität war so groß, daß Wirtschaftsführer ebenso wie Popstars, Gesellschaftsdamen, Literaturgrößen und Leistungssportler ganz offen über ihre Vorliebe für Kokain sprachen. Artikel über Popgrößen, die schnell 20 000 bis 100 000 Dollar durchbrachten, um ihre Kokainsucht zu stillen, füllten die Klatschspalten.

Nur wenige Mikroben waren in der Lage, die Ökologie des pulverförmigen Kokains wirksam auszubeuten. Das Pulver war trocken und säurehaltig – ein Umfeld, das für die meisten Organismen feindlich war. Nur wenige Süchtige konnten sich die Art von langfristigen Gewohnheiten leisten, die man bei Heroinabhängigen sah und die ein langsames Wachstum und eine Mutation der Mikroben über mehrere Generationen von Bakterien, Pilzen oder Viren hinweg erlaubten. Einige Menschen spritzten sich allerdings das Kokain, und die Mikroben konnten so eine neue Ökonische ausnutzen, welche die meisten Vorteile der Heroinumgebung bot.

1980 fand sich Don Francis mitten in einem Ausbruch eines neuen Stranges von Hepatitis B, der sich unter Kokainabhängigen in New Bern in North Carolina ausbreitete. Der Ausbruch schien unter den jugendlichen Söhnen und Töchtern der besseren Familien der Stadt begonnen zu haben, die sich aus einer pubertären Laune heraus Kokain spritzten. Bald folgten ihnen weniger betuchte Gleichaltrige, die entdeckt hatten, daß die Injektion der teuren Droge weit mehr brachte, als wenn man sie schnupfte.

Als Francis nach New Bern gerufen wurde, um die CDC-Untersuchung zu leiten, waren zehn der Teenager bereits an den plötzlich auftretenden Hepatitis-B-Infektionen ihrer Leber gestorben, und viele andere waren krank. Das Virus wurde natürlich durch die gemeinsam benutzten Spritzen übertragen. Francis war äußerst erstaunt, wie schnell diese Kinder erkrankten und starben. Die ansonsten gesunden Jugendlichen »fielen um wie die Fliegen«, erzählte Francis Kollegen im CDC. Er vermutete, daß es sich um ein »Zwei-Phasen-Phänomen« handelte: Es befand sich noch irgendeine andere Mikrobe in den Kindern – möglicherweise ebenfalls durch die Nadeln übertragen –, die zusammen mit dem Hepatitis-Virus agierte und zu einer Krankheit führte, die tödlicher war als die jeder Mikrobe für sich.

Francis injizierte Hepatitis, das er dem Blut der infizierten Teenager aus New Bern entnommen hatte, in Schimpansen, aber die Tiere erkrankten nicht. Wochenlang versuchte er, andere Versuchstiere zu infizieren – ergebnislos. Am Ende war Francis zum Aufgeben gezwungen. Die Teenager aus New Bern starben nicht länger, als sie aufhörten, sich Kokain zu injizieren, und es gab keinen Hinweis, daß die geheimnisvollen Mikroben ihren Weg über die eng begrenzte Kokain-Ökonische der Stadt in North Carolina hinaus gefunden hatten.

Francis, der nicht wußte, was da draußen lauerte und nur darauf wartete, ein ideales ökologisches Umfeld zu finden und zuzuschlagen, ärgerte sich maßlos.

Als er die Akten über den Fall von New Bern schloß, beutete eine weitere Mikrobe die einzigartige Ökologie in den Städten dreier Kontinente aus.

11
Hatari: Vinidogodogo
»Ein sehr, sehr kleines gefährliches Ding«

DER URSPRUNG VON AIDS

Jeder weiß, daß Seuchen Wege finden, immer wieder in der Welt aufzutauchen; dennoch können wir nur schwer an eine Seuche glauben, die aus heiterem Himmel über uns hereinbricht.

Albert Camus, *Die Pest*, 1948

Und das war der Tag, an dem wir es wußten, o je! Auf der Welt gibt es eine neue Krankheit, und sie heißt AIDS. Ich dachte, das wird mit Sicherheit der größte Kampf, den wir je zu bestehen hatten. Ganz sicher werden viele sterben. Und zweifellos werden wir frustriert sein und nicht helfen können. Aber ich dachte auch, die Amerikaner werden bald eine Behandlungsmethode finanzieren. Das wird nicht ewig dauern.

Dr. Jayo Kidenya, Bukoba, Tansania, 1985

Einleitung

Greggory Howard stand vor einem häßlichen Ziegelsteingebäude und beobachtete, wie Junkies hineingingen und ehemalige Süchtige herauskamen.

Howard hatte Methadon schon zuvor ausprobiert – wer hätte das nicht? Man konnte es in harten Zeiten, wenn die Polizei die örtlichen Dealer aushob oder wenn der Nachschub, woher auch immer, nicht nach Newark gelangt war, problemlos auf der Straße kaufen.

Aber heute würde er durch diese Tür gehen und sich für das Methadon-Programm einschreiben. Der Schuß letzte Nacht war der letzte.

Das hatte er natürlich früher auch schon gesagt, aber diesmal hatte Howard genug von den Prügeleien, Verhaftungen und davon, aus schmutzigen Gassen hinauf zu den Sternen zu schauen. Er war krank, und er war es leid, krank zu sein. Er wollte, daß es sich »wieder gut anfühlte, Greggory zu sein«.

Im Essex Substance Abuse Center (dem Zentrum für Drogenmißbrauch in Essex) begrüßten ihn fluoreszierendes Licht und Eisenstäbe. Howard wäre beinahe wieder ausgerückt. Aber dann entdeckte er die Dixie Cups, die Einwegbecher. Methadon wurde auf der Straße nicht in diesen Einwegbechern verkauft, aber er hatte schon davon gehört. Es war so gut wie unmöglich, einen Papierbecher mit neon-pinkfarbener Flüssigkeit zu stehlen und ihn auf der Straße zu verkaufen. Man mußte ihn vor Ort austrinken, unter dem gleißenden Licht und den Augen der Beamten.

Howards Körper zitterte in Erwartung dieses pinkfarbenen Ersatzrausches.

Er trat an das mit Eisenstäben vergitterte Fenster und erklärte, daß er mit seiner Heroinsucht brechen wolle.

Dreitausend Meilen entfernt rückte Bobbi Campbell in San Francisco sein Nonnenhabit zurecht. Campbell und seine Freunde vom *Fruit Punch*, einer Schwulen-Talkshow im Radio, waren die Sisters of Perpetual Indulgence. Die ungefähr ein Dutzend Schwestern warfen sich für jedes gute öffentliche Forum ihre Ordenstracht über und lärmten. Der gut aussehende, schwarzhaarige Andy legte seine übliche Zurückhaltung ab und schwang einen Rosenkranz, während er laut die Schönheit schwuler Liebe verkündete. Der große, dünne Charlie tanzte im Kreis und sang »I Enjoy Being a Girl«. Fred mit dem lichten Bart und den Koteletten, die aus dem Habit, der sein Gesicht umrahmte, hervorlugten, schuf endlose, witzige Gesänge, in denen er katholische Moralpredigten verulkte.

Bobbi, der noch die Abschlußklasse an der University of California in Berkeley besuchte und bereits eine Ausbildung zum Krankenpfleger absolviert hatte, war der Grünschnabel der Gruppe. Er wollte, daß Schwulsein 1981 spielerisch und fröhlich war. Es machte nichts, daß die ernsthaften, politischen Kämpen für die Rechte von Schwulen von den überschwenglichen Tunten peinlich berührt waren. Pfleger Campbell, »Soeur im Fummel«, nannte sich selbst Schwester Florence Nightmare.

Alles an dieser Vollzeitparty namens San Francisco kam Campbell märchenhaft vor. Zugegeben, jeder, den er kannte, schien über Gebühr von einer bizarren Krankheit nach der anderen heimgesucht zu werden, aber wenn alles so viel Spaß machte, wen kümmerte es dann?

In Manhattan machte Michael Callen Musik: Disco-Tanzmusik, schwule Liebesballaden, Choräle. Auch er genoß zutiefst diese Tage der Befreiung.

»Promiskuitiv« war für den 26jährigen Callen ein besonderes Wort. Gemäß der gängigen Logik jener Tage war es befreiend, offen sein Recht auf Sex mit einem Mann zu erklären; daher »schien es, daß *mehr Sex noch befreiender* war«.

Wie viele, wenn nicht gar wie die meisten aus der explodierenden Masse schwuler Männer in Manhattan hatte Callen eine Kleinstadt in Amerika verlassen, um der bedrückenden Enge seines Geburtsortes in Ohio zu entkommen. Er war als strenger Methodist erzogen worden; daher sang der schlanke, unsportliche Junge im Kirchenchor und versuchte, dazuzugehören. Aber heimlich verschlang er Literatur über Homosexualität, das meiste davon von heterosexuellen Psychologen geschrieben. Er kam zu zwei Schlußfolgerungen: Wenn Homosexualität eine Krankheit war, dann war er krank, und der beste Ort, um »krank« zu sein, war New York.

Im Alter von siebzehn Jahren kam er in Manhattan an, und bald entdeckte er die Schwulen-Clubs und Sexpaläste. Mit Ausnahme einer ständigen Beziehung zu einem schwulen Polizisten, die mehrere Monate gedauert hatte, bestand Callens Leben zwischen 1972 und 1981 aus einer endlosen Reihe sexueller Affären und anonymer Begegnungen – gut über einhundert pro Jahr.

Tausende von Meilen und ebenso viele kulturelle Sprünge entfernt, an den Ufern des Viktoriasees, hatte Noticia eine anständige Anstellung als Sekretärin für einen Geschäftsmann aus Bukoba gefunden. Zugegeben, sein winziges Geschäft gab nicht viel her, und ihre Bezahlung war selbst für tansanische Maßstäbe recht bescheiden, aber die Arbeit war ehrlich, und sie konnte ihre Rechnungen bezahlen.

Nachdem sie ein Jahr lang in Mombasa und Nairobi als Prostituierte gearbeitet hatte, war die Arbeit als Sekretärin gar nicht so schlecht. Sie hatte Ende 1979 ihr Dorf Nganga verlassen, als offensichtlich wurde, daß ihre Familie sich niemals von der Schande erholen würde, daß sie von einem ugandischen Besatzungssoldaten vergewaltigt worden war. Jetzt wollte sie kein Mann mehr heiraten.

Noticia konnte sich von diesem Status der Ausgestoßenen nur befreien, wenn sie Nganga verließ. Sie war dem Beispiel vieler anderer Mhaya-Frauen aus der Kagera-Provinz gefolgt und hatte sich auf die lange, schwierige Reise mit dem Dampfschiff über den Viktoriasee und dann Hunderte von Meilen über Land an den türkisfarben schillernden Indischen Ozean gemacht.

In Mombasa, Kenias Hafenstadt am Meer, erfüllte Noticia für sehr wenig Geld die sexuellen Bedürfnisse von drei oder vier Männern pro Tag. In den Sofia-Town-Slums von Nairobi ging es ihr später etwas besser. Sie verdiente mehr Geld als in Mombasa und sparte genug, um nach Bukoba zurückkehren und ein neues, unabhängiges Leben beginnen zu können.

Noticia war eine schüchterne junge Frau, und ihre Stimme war so weich wie Seide. Ihre hohen Wangenknochen und ihr würdevolles Auftreten waren für die Männer von Bukoba wie Honig für Bienen. Sie baten sie, mit ihnen in die Disco zum Tanzen zu gehen, Safari-Bier zu trinken und ihren Schmeicheleien zu lauschen.

Noticia sah hoffnungsvoll in die Zukunft.

Tausend Meilen weiter südlich gingen Dr. Subhash Hira und seine Belegschaft im Lehrkrankenhaus der Lusaka-Universität bei einem Routinetreffen ihre Aufzeichnungen durch. Es war die erschreckende Liste sexuell übertragbarer Krankheiten: Syphilis, Gonorrhöe, Chlamydia, weicher Schanker und ähnliches. Einer von Hiras Assistenten wies darauf hin, daß eine Frau auf der Station an einem ungewöhnlichen Fall von Gürtelrose litt: eine zähe, möglicherweise besondere Art von Herpes.

Hira wies alle an, auf solche Dinge zu achten, und die Besprechung ging weiter.

I

Im Herbst 1980 befand sich Dr. Michael Gottlieb in seinem Büro an der medizinischen Fakultät der University of California, als ein Kollege ihn fragte, ob er sich einmal einen besonders ungewöhnlichen Fall von Atemwegserkrankung ansehen wolle. Kurz darauf saß ein zerbrechlicher 33jähriger Mann in einem der Privatzimmer der ambulanten Klinik.

Gottlieb war erschüttert von der augenscheinlichen Schwere der Erkrankung dieses Mannes. Er untersuchte den Patienten sorgfältig: bleich, fast aschfahl, extrem dünn, beinahe eine klassische Anorexia, den Mund voll weißem »Hüttenkäse«, Anzeichen einer Pilzinfektion, unkontrollierbarer Husten und offenbar starke Schmerzen in der Lunge. Es sah nach einer Lungenentzündung aus, aber es war außerordentlich selten, daß ein Weißer seines Alters sich die Krankheit in Los Angeles derart heftig zuzog.

Gottlieb ordnete eine Bronchoskopie an ebenso wie ein Ausschaben der Wundstellen im Mund. Die Sputumproben wurden ins Labor geschickt. Die Ergebnisse erstaunten ihn: *Pneumocystis-carinii*-Pneumonie oder PCP füllte die Lungen des jungen Mannes. PCP wurde durch parasitische Protozoen verursacht und fand sich fast ausschließlich unter Neugeborenen auf Intensivstationen, bei todkranken Krebspatienten und/oder älteren Menschen in Altenheimen oder anderen Gemeinschaftsunterkünften. Obwohl fast jeder einige *Pneumocystis* im Körper trug, hielt man die Organismen normalerweise für harmlos, weil sie vom Immunsystem wirksam in Schach gehalten wurden. Die typischen PCP-Patienten hatten ein außergewöhnlich schwaches Immunsystem und standen in engstem Kontakt mit anderen immunschwachen Menschen.

Eines war klar: Es war ungewöhnlich, wenn nicht unvorstellbar, daß dieser ansonsten gesunde Mann PCP haben sollte.

»Das ist ein Warnsignal, aber wofür?« fragte Gottlieb Kollegen von der UCLA. »Dieser Patient hatte bislang nichts, das ihn für Pneumozystose prädestinierte. Es macht einfach keinen Sinn.«

Das Labor berichtete auch, daß die weißen Wundstellen im Mund des Patienten von *Candida-albicans*-Pilzen verursacht wurden, die sexuell übertragen werden konnten. Noch eine andere sexuell übertragbare, normalerweise harmlose Mikrobe wurde im Blut des Patienten gefunden: das Cytomegalovirus.

Gottlieb nahm alles sorgfältig auf, erfuhr aber wenig, was zur Erklärung der Krankheit des Patienten diente. Zugegeben, der Patient war homosexuell und hatte an einigen sexuell übertragbaren Krankheiten gelitten, aber Pneumozystose wurde nicht durch den Sexualverkehr weitergegeben, und keine der drei Infektionen, die in ihm tobten, führte in gesunden Erwachsenen zu Krankheiten. Es machte einfach keinen Sinn.

Als Gottlieb Bluttests durchführte, wurde das Geheimnis noch mysteriöser: die Fähigkeit des jungen Mannes, Antikörper zu produzieren, schien intakt, aber es war so gut wie keine T-Zellen-Reaktion vorhanden. Den T-Zellen, einer Untergruppe der Lymphozyten, oblag eine Reihe lebenswichtiger Funktionen bei der Reaktion auf Infektionen. Dazu gehörte es, den Eindringling zu identifizieren und dem Rest des Immunsystems zu signalisieren, sich gegen die Mikrobe zu verteidigen. Ohne ein intaktes T-Zellen-System konnte kein höheres Tier – sei es eine Maus, ein Hund oder ein *Homo sapiens* – hoffen, dem Eindringen von etwas normalerweise so Gutartigem wie *Pneumocystis* zu widerstehen.

Im März mußte der Patient ins Krankenhaus eingeliefert werden. Gottlieb und sein Team von der UCLA probierten eine Vielzahl von experimentellen und unüblichen Medikamenten an ihm aus, einschließlich der antiparasitären Medikamente Trimethoprim-Sulfamethoxazol und Pentamidin und dem Antivirusmittel Acyclovir. Der Patient starb am 3. Mai 1981; bei der Autopsie fand man Pneumocystis in beiden Lungenflügeln.

Die knappe Litanei des medizinischen Berichts konnte nie und nimmer die Dramatik von Krankheit und Tod dieses Patienten erfassen. Für

Gottlieb war es eine erschütternde Erfahrung gewesen, mit uncharakteristischer Hilflosigkeit beobachten zu müssen, wie ein Organ nach dem anderen im Körper des Patienten versagte, scheinbar von infektiösen Wellen überwältigt.

Selbst wenn dies Gottliebs einziger Fall dieser Art gewesen wäre, hätte er sich gezwungen gefühlt, das Geheimnis für eine wissenschaftliche Überprüfung in einem obskuren medizinischen Fachblatt zu dokumentieren.

Aber es war nicht der einzige Fall.

Ein Allgemeinmediziner aus Los Angeles mit einer ansehnlichen Klientel von Schwulen hatte seit Ende 1979 unter seinen Patienten zahlreiche Fälle von langanhaltender Müdigkeit entdeckt, die an Mononukleose erinnerte. Die meisten der müden Schwulen von Dr. Joel Weisman hatten sich mit dem normalerweise harmlosen Cytomegalovirus infiziert.

Im Januar 1981 verschlechterte sich der Zustand eines Patienten von Weisman signifikant. In nur wenigen Wochen waren die Lymphknoten des 30jährigen Mannes bemerkenswert angeschwollen. Außerdem hatte er über 15 Kilo Gewicht verloren und eine ausgeprägte *Candida*-Infektion entwickelt. Sein Fieber stieg jeden Tag auf über 40 Grad.

Im Februar wurde klar, daß sich der Zustand des Mannes trotz einer Amphotericin-B-Antipilzbehandlung nicht verbesserte. Weisman wies ihn in die Uniklinik der UCLA ein. Er und Gottlieb diskutierten den Fall ebenso wie andere scheinbar seltsame Infektionskrankheiten unter örtlichen Homosexuellen. Als Weismans Patient im April außerdem PCP bekam, fürchteten die Ärzte, einem Muster auf der Spur zu sein.

Bis zu diesem Zeitpunkt hatte Gottlieb drei andere homosexuelle Patienten mit PCP in Behandlung. Keiner von ihnen sprach auf die Behandlung an.

Die Ähnlichkeiten waren verblüffend: Alle fünf Männer waren Weiße, schwul, zur Zeit der PCP-Diagnose zwischen 29 und 36 Jahre alt, litten an PCP sowie an *Candida*- und Cytomegalovirus-Infektionen, hatten abnormale Immunreaktionen, berichteten von mehrfach wechselnden Sexualpartnern und hatten gelegentlich Amylnitrat-»Popper« als sexuelles Stimulans benutzt.

Einer gab zu, sich Drogen gespritzt zu haben.

Die »Popper« faszinierten Weisman, weil er wußte, daß der Gebrauch von kardiovaskulären Stimulanzien seit kurzem eine Modeerscheinung in den gesamten Vereinigten Staaten war. Die Männer glaubten, das Reizmittel würde ihren Orgasmusrausch erhöhen und ihre Lust vergrößern.

Gottlieb verfaßte eine kurze Meldung, die er an die CDC-Abteilung für sexuell übertragbare Krankheiten schickte, wo Dr. Mary Guinan sie interessant genug fand, um sie Jim Curran vorzulegen. Sie diskutierten die Übereinstimmungen, und da sie wußten, daß eine Reihe von sexuell übertragbaren Krankheiten unter den Schwulen epidemisch waren, spekulierten sie, ob diese Meldung auf irgendeine der vielen Mikroben zurückzuführen sei, die zu jener Zeit unter dieser Bevölkerungsgruppe wüteten. Guinan wies darauf hin, daß Anforderungen für Pentamidin, ein Anti-PCP-Medikament, das Ärzte über ihr Büro anforderten, von den üblichen 15 Anforderungen pro Jahr in den ersten fünf Monaten des Jahres 1981 auf 30 gestiegen waren.

Curran beschloß, Gottliebs Bericht in der CDC-Veröffentlichung *Morbidity and Mortality Weekly Report* zu bringen, und am 5. Juni 1981 lasen amerikanische Ärzte zum erstenmal von einem merkwürdigen neuen Gesundheitsproblem unter homosexuellen Amerikanern.

Dem Aufsatz von Gottlieb und seinen Kollegen aus Los Angeles folgte ein Artikel des Herausgebers Curran.

»Das Auftreten von Pneumozystose in diesen fünf zuvor gesunden Personen ohne eine klinisch ersichtliche, zugrundeliegende Immunschwäche ist beunruhigend. Die Tatsache, daß es sich bei diesen Patienten ausnahmslos um Homosexuelle handelte, weist auf eine Verbindung zwischen einem Aspekt der homosexuellen Lebensführung oder auf eine sexuell übertragbare Krankheit und *Pneumocystis*-Pneumonie in dieser Bevölkerungsgruppe hin...

Alle oben genannten Beobachtungen deuten auf die Möglichkeit einer zellular-immunen Fehlfunktion in bezug auf eine weitverbreitete Gefährdung hin, die Personen für opportunistische Infektionen wie Pneumozystose und Candidiase prädestiniert.« [1]

Am 1. Juli 1981 eröffnete Dr. Paul Volberding die erste Krebsklinik am Allgemeinkrankenhaus von San Francisco. Volberding hatte seine Assistenzzeit noch nicht allzu lange hinter sich und war erfreut, zum Leiter der Onkologie im bedeutendsten öffentlichen Krankenhaus der Stadt, das auch als Lehreinrichtung für die medizinische Fakultät der University of California in San Francisco diente, ernannt zu werden. Er entschied sich für Schwester Gayling Gee, eine erfahrene Pflegekraft, deren Personalakte in einer seltenen Kombination sowohl von ihren Fähigkeiten in der Verwaltung als auch bei der Patientenbetreuung zeugte.

Kaum hatte die Klinik offiziell eröffnet, als eine Krankenschwester von einer anderen Station Gee die Akten eines mittellosen Krebspatienten gab, der bereits von mehreren Ärzten des Krankenhauses untersucht worden war. Alle Ärzte waren von dem Fall verblüfft. Gee sah sich die Diagnose an: Kaposi-Sarkom.

»Davon hab ich noch nie gehört«, meinte Gee.

»Tja, schaut es euch an«, erwiderte die andere Schwester. Bald darauf untersuchten Gee und Volberding einen dünnen jungen Mann mit flehenden Augen. Er hatte seine Runde bei den Ärzten gemacht und die Verwirrung gesehen, die sein Fall hervorrief. Er hatte Angst.

Volberding sah sich die purpurfarbenen Flecken am Körper des Mannes an. Diese Endotheliome – außer Kontrolle geratenes Wachstum auf der Oberfläche vaskulärer Netze der Haut – waren eine Form von Krebs, die in den Vereinigten Staaten extrem selten vorkam, obwohl sie in einigen Teilen Afrikas recht häufig war.

»Womit verdienen Sie Ihren Lebensunterhalt?« wollte Volberding wissen und fragte sich, ob giftige Chemikalien die Tumore erklären könnten.

»Ich bin Stricher«, sagte der Mann. »Können Sie mir helfen?«

Volberding wußte nicht, was er darauf antworten sollte.

Vier Tage später veröffentlichten die CDC einen Bericht, der das Kaposi-Sarkom, PCP und Homosexualität miteinander in Verbindung brachte.[2] Darin wurden 26 Fälle von schwulen Männern in Kalifornien und New York beschrieben. Alle hatten sich eine seltene Krebsart zugezogen, die in den Vereinigten Staaten für gewöhnlich nur unter älteren Männern gefunden wurde – aber sie waren im Durchschnitt erst 39 Jahre alt. Acht der Männer waren an Krebs oder anderen Infektionen gestorben, die meisten erlagen innerhalb eines Jahres nach der Diagnose ihrem Leiden. Alle bis auf einen waren Weiße; die eine Ausnahme war ein Schwarzer. Alle waren schwul. Es lag keine Information vor, ob sich einer der Betroffenen Drogen spritzte.

Die CDC berichteten darüber hinaus, daß die Anzahl der PCP-Fälle stieg. Waren es in Gottliebs Bericht einen Monat zuvor noch fünf Fälle gewesen, betrug die Gesamtzahl nun 15, alle in Kalifornien.

Dem Dermatologen Alvin Friedman-Kien aus New York ist es zu verdanken, daß eine Verbindung zwischen Hautkrebs und früheren PCP-Meldungen geknüpft wurde. Er hatte zusätzliche fünfzehn Fälle von Kaposi-Sarkom dokumentiert, als der Bericht der CDC veröffentlicht wurde. Das bedeutete, daß mindestens 41 schwule Männer in New York, Los Angeles und San Francisco an Kaposi-Sarkom litten und weitere fünfzehn an einer *Pneumocystis*-Lungenentzündung.

Eine Durchsicht der Krankenakten im Bellevue Hospital in New York zeigte, daß dort kein Mann unter fünfzig in den letzten zehn Jahren mit Kaposi-Sarkom diagnostiziert worden war. Plötzlich gab es 33 solcher Fälle in New York.[3] San Francisco hatte zwei Fälle, obwohl die Krankenakten der fünf größten Krankenhäuser in den vergangenen zehn Jahren niemals Kaposi bei Männern unter 65 aufgewiesen hatten.

»Es ist unklar, warum diese Krankheit zu diesem Zeitpunkt unter den Schwulen ausgebrochen ist«, meinte Dr. John Gullet vom St. Francis Hospital in San Francisco. »Im ganzen Land arbeiten Wissenschaftler mit größter Dringlichkeit an diesem Thema. Vielleicht haben wir es mit einem neuen virulenten Strang des CMV [Cytomegalovirus] zu tun. Das wäre die plausibelste Erklärung.«

Er fügte hinzu, daß der Patient, den er wegen Kaposi behandelte, »keine T-Zellen besitzt. Null. Niente«.

Curran, Guinan und Harold Jaffe waren überzeugt, daß etwas Ernstes vor sich ging, aber ihnen standen für eine Untersuchung in großem Umfang keine ausreichenden Mittel zur Verfügung. Curran richtete einen Appell an den CDC-Direktor Dr. Bill Foege, der gegen die neue Regierung von Ronald Reagan und ihre Budgetstreichungen einen aussichtslosen Kampf führte. Reagan wurde im November 1980 durch das Versprechen, die Bundesbürokratie zu attackieren, an die Macht geschwemmt. Er hatte gelobt, die Ausgaben auf allen Gebieten – außer beim Militär, bei der Polizei, dem Space-Shuttle-Programm und einer Handvoll anderer Bereiche – zu kürzen. Er hatte auch versprochen, die Steuern zu senken und ein Gesetz für die umfassendsten Steuersenkungen in der Geschichte der USA zur Billigung durch den Kongreß einzureichen.

Als Curran um Gelder für eine großangelegte Untersuchung des geheimnisvollen Ausbruchs unter Homosexuellen bat, wurde ihm gesagt, daß massive Kürzungen im CDC-Budget zu erwarten seien. Das Weiße Haus baute zu dieser Zeit eine Lobby für die Steuerkürzungspläne auf, die am 29. Juli verabschiedet werden sollten. Reagans Budget-Schlächter David Stockman legte den Leitern der Bundesabteilungen täglich Memos vor, in denen er auf all die Gebiete hinwies, in denen sich angeblich Fett und Budgetverdopplungen angesammelt hatten. Direktoren wie Foege mußten diese Memos ernst nehmen.

Um Currans Budget zu schützen, nahm Foege die Epidemiologie-Gruppe aus der Abteilung für sexuell übertragbare Krankheiten, die einschneidende Budgetkürzungen zu erwarten hatte, heraus und versteckte sie in seinem eigenen Budget, für das er unumschränkte Handlungsfreiheit hatte, unter dem Namen »Arbeitsgruppe zum Kaposi-Sarkom und zu opportunistischen Infektionen«. Er versicherte Curran, daß diese Maßnahme die zugegebenermaßen armseligen Gelder vor der Axt von David Stockman eigentlich schützen sollte. Niemand im Weißen Haus wußte, was Kaposi war, bis man es erforschte und erfuhr, daß es eine Krebsform unter älteren Männern war – Reagans Wählern.

Curran wurde diskret zum Direktor der insgeheim geschaffenen Arbeitsgruppe gemacht. Er verfügte über ein Budget von weniger als 200000 Dollar und über 20 Mitarbeiter, die meisten ausgeliehen von anderen Programmen.[4] Das gesamte CDC-Budget betrug 1981 nur 288 Millionen Dollar.[5]

In der Zwischenzeit hatte es Gayling Gee mit ihrem Kaposi-Patienten alles andere als leicht. Heimatlos zog er von einer Bruchbude in San Francisco zur anderen. Der junge Stricher kratzte jeden Morgen genug Geld zusammen, um sich eine Tasse Kaffee, ein Doughnut und die Busfahrt zum Krankenhaus leisten zu können.

»Helfen Sie mir, Gayling«, flehte er. »Ich weiß nicht, was ich tun soll.«

Er war zu schwach für eine Berufstätigkeit, und er fiel durch die Maschen des sozialen Netzes jener Zeit. Gee hatte keine Ahnung, wie sie ihm helfen sollte.

Im August wies Volberding ihn in die onkologische Station ein; bald darauf war er tot.

Sie hatten kaum Zeit zu trauern. Volberding und Gee nahmen drei weitere Schwule mit derselben merkwürdigen Krebserkrankung auf, und an anderer Stelle im Krankenhaus behandelte Dr. Constance Wofsy eine ständig ansteigende Zahl von *Pneumocystis*-Fällen.[6]

Ende August lagen den CDC 107 Meldungen über Kaposi-Sarkom, PCP oder beides bei 95 Homosexuellen, sechs Heterosexuellen, fünf Männern von nicht näher definierter sexueller Orientierung und einer Frau vor.

»Was immer es ist, es wird nicht von allein wieder verschwinden. Und es handelt sich nicht um isolierte Fälle«, erzählte Jaffe seinen Kollegen in der CDC-Arbeitsgruppe. Curran und Don Francis, der das Team aus seinem Labor in Phoenix unterstützte, waren sich sicher, daß irgendein infektiöses Agens dafür verantwortlich war. Aber Jaffe war noch nicht bereit, »Popper« oder andere Faktoren der Schwulenszene auszuschließen. Bei zwei Ärztekongressen hatte er aufklärende Fakten über die sexuellen Praktiken in der Schwulenszene erfahren sowie von den schnell anwachsenden, zumeist ungemeldeten Fällen einer Krankheit, bei der es sich um eine radikale Immunschwäche zu handeln schien.

»Da tut sich etwas Schreckliches«, meinte Jaffe. »Etwas wirklich Schreckliches.«

Als der gesetzte, verheiratete, heterosexuelle Arzt nach San Francisco, Los Angeles und New York reiste, um die Lage vor Ort zu begutachten, entdeckte er eine für ihn unvorstellbare Welt. Die Ärzte in diesen Städten, die sich auf die Behandlung von Schwulen spezialisiert hatten, erzählten ihm, daß die neue Krankheit in Zusammenhang mit Praktiken in Badehäusern stünde. Von ihnen erfuhr Jaffe Dinge wie »Fist-fucking«, »Anilingus« und eine Vielzahl stimulierender Drogen, die allesamt, so erklärten die Mediziner, bei der merkwürdigen Krankheit eine Rolle spielen konnten. Die Ärzte versicherten Jaffe, daß dies die sexuellen Praktiken einer ausgeprägten, aber sexuell sehr aktiven Minderheit unter den Schwulen seien – einige davon hatten über 200 Partner pro Jahr.

Dr. Selma Dritz vom Gesundheitsamt in San Francisco war eine der wichtigsten Quellen für Jaffe. Seit 1974 hatte sie die Eskalation sexuell übertragbarer Krankheiten unter den Schwulen der Stadt aufgezeichnet. Von den ungefähr 75 000 Bürgern pro Jahr in San Francisco, die in den siebziger Jahren die städtische Klinik für Geschlechtskrankheiten aufsuchten, handelte es sich in 80 Prozent der Fälle um Schwule, sagte Dritz. Zwischen 1974 und 1979 hatte sie eine schwindelerregende Zunahme an Krankheiten unter Homosexuellen beobachtet: Amebiase war um 250 Prozent gestiegen; Lambliasis-Infektionen von einem Fall im Jahr 1974 auf 85 Fälle 1979 hochgeschnellt; die Hepatitis-A-Meldungen hatten sich verdoppelt, Hepatitis B verdreifacht. 1979 waren zwanzig Prozent nach dem Zufallsprinzip getesteter Homosexueller von San Francisco Gonorrhöe-Überträger, vielleicht zehn Prozent übertrugen Herpes simplex, und ein kleinerer Prozentsatz hatte sich mit Syphilis infiziert.[7]

Die meisten sexuell aktiven Schwulen, die in Städten wie New York und San Francisco lebten, gingen nicht zu heterosexuellen Ärzten – sie hatten ihre eigenen Mediziner. Als die Erkenntnisse von Dr. Dritz in einem führenden wissenschaftlichen Magazin erschienen, war die medizinische Welt der Schwulen fast ebenso getrennt vom Rest der Welt wie die Schwulengemeinde insgesamt. Sogar Venerologen wie Jaffe hatten kaum eine Ahnung von den profunden biologischen Ereignissen, die sich in der schwulen Bevölkerungsgruppe abspielten. Als fortschrittliche Ärzte wie Selma Dritz ihm die Augen öffneten, war Jaffe erschüttert: Was, wenn diese neue Krankheit durch ein sexuell übertragbares Agens verursacht wurde?

Im August war der CDC-Soziologe Bill Darrow absolut davon überzeugt, daß die seltsame, tödliche Erkrankung durch eine sexuell übertragbare Mikrobe hervorgerufen wurde. Er war aufgrund der Beweislage darüber hinaus der Ansicht, daß andere Faktoren wie »Popper« und

»Fist-fucking« keine direkte Rolle bei der Krankheit spielten. Aber er mußte es beweisen.

Im Spätsommer 1981 drängte Darrow seinen Kollegen, den Epidemiologen Andrew Moss von der University of California in San Francisco, sich an der Untersuchung zu beteiligen. In diesem Herbst trafen sich Darrow und Jaffe mit Moss in der Hoffnung, er könnte den CDC Zugang zu Forschungsdaten aus San Francisco verschaffen.

Moss hörte zu, stellte eine Menge Fragen und überdachte die Implikationen für San Francisco. 1983 schätzten die führenden schwulen Führer der demokratischen Partei, daß ihre Wählerschaft bei einer Gesamtbevölkerung von 650000 Einwohnern 70000 Menschen umfaßte. Wenn eine sexuell übertragbare Mikrobe in einer so großen schwulen Bevölkerungsgruppe losgelassen war, lag das Potential für eine Katastrophe auf der Hand.

In seiner typisch mechanischen Art gab der in England geborene Moss Vorschläge und Kommentare ab. Er scheute sich weder, sexuelle Themen anzuschneiden, noch zierte er sich wie viele andere seiner wissenschaftlichen Kollegen.

»Hast du deine Hausaufgaben in Mathematik gemacht, Bill?« fragte Moss, wie er sich später erinnerte.

»Worauf willst du hinaus?« meinte Darrow.

»Schau, wir haben Männer in der Stadt [San Francisco], die innerhalb von zwölf Monaten ungefähr 300 andere Männer ficken. Okay? Also, laß uns der Argumentation zuliebe annehmen, nur fünf Prozent der Schwulen hätten mehrfach wechselnde Sexualpartner. Das sind ungefähr 2750 Männer, die – laß uns von fünf Jahren ausgehen – 300 Partner pro Jahr haben. Das ergibt 4125000 sexuelle Begegnungen in fünf Jahren. Selbst wenn nur zehn Prozent der Ausgangsgruppe – sagen wir 275 von ihnen – sich damit infiziert haben, was immer das auch sein mag, wären es immer noch 412500 sexuelle Begegnungen in fünf Jahren. Wenn wir von einer Übertragungsrate ausgehen von, naja, sagen wir von nur einem Prozent, um ganz zurückhaltend vorzugehen, bedeutet das immer noch, daß 4125 Männer in San Francisco infiziert sind«, folgerte Moss.

Darrow konnte erfolgreich das Interesse von Moss wecken, und innerhalb weniger Wochen diskutierte der englische Epidemiologe mit Volberding über die Möglichkeit, eine Übersicht über die Krankheitsfälle unter den Schwulen zu erstellen.

Obwohl Volberding es öffentlich niemals zugeben würde – schließlich hatte er den hippokratischen Eid abgelegt, der ihn verpflichtete, alle Patienten ungeachtet ihrer Erkrankung zu behandeln –, war er besorgt:

Schließlich handelte es sich um eine ansteckende Krankheit. Er hatte bis zu diesem Zeitpunkt eine ganze Anzahl von Patienten gesehen und war Zeuge ihres langsamen, qualvollen Todes geworden. Volberding war zu dem Schluß gelangt, daß dies »die schlimmste Krankheit ist, die ich mir vorstellen kann«.

Er wollte sich nicht anstecken oder sich für die Sicherheit von Gayling Gee oder anderen Angestellten im Allgemeinkrankenhaus von San Francisco verantwortlich fühlen müssen. Verfahrensweisen wie beispielsweise die Bronchoskopie, um auf Pneumozystose zu testen, regelmäßige Bluttests und Hautbiopsien brachten ihn und seine Belegschaft in Kontakt mit den Körperflüssigkeiten der Patienten.

»Ich habe zwei Kinder zu Hause«, dachte Volberding häufig, gestattete sich jedoch niemals, den Satz innerlich zu beenden.

Volberding hatte den Tod unter seinen vorwiegend älteren Patienten auf der Onkologie oft gesehen. Alle Ärzte kannten Tricks, um vom Leid ihrer Patienten genügend emotionale Distanz zu wahren und das Risiko zu vermeiden, emotional gelähmt zu werden und nicht länger praktizieren zu können. Es war nicht schwer, wenn der Patient fünfzig Jahre älter war als der Arzt. Aber die meisten Männer mit dieser Krankheit waren – wie Volberding – Weiße der Mittelklasse, die in den sechziger Jahren aufs College gegangen waren. Je mehr Zeit Volberding mit den Sterbenden verbrachte, desto mehr Gemeinsamkeiten entdeckte er mit ihnen. Es war nicht schwer, Angst zu haben.

In den folgenden Monaten, ohne Worte des Trostes durch die CDC oder die National Institutes of Health, führten Volberdings Ängste bisweilen zu einem Anruf bei einem Kollegen in Boston. »Verdammt, ich habe Fieber. Glaubst du, ich habe mich angesteckt?«

Volberding war nicht der einzige. Die meisten Ärzte, die 1981-1982 Kaposi/PCP-Patienten behandelten, sorgten sich sehr um ihre persönliche Sicherheit, ebenso wie um die Gesundheit ihrer Mitarbeiter. Aber die Mehrzahl machte weiter, überwand ihre Furcht, hielt sich an ihren hippokratischen Eid und behandelte die Patienten. Erst 1984 wurde eine Studie finanziert, um die Risiken für das Pflegepersonal zu ermitteln. Um die Ängste zu zerstreuen, gaben die CDC am 5. November 1982 eine Liste mit Empfehlungen von Sicherheitsmaßnahmen für Pflege- und Laborpersonal heraus. Darin hieß es, daß die bereits bestehenden Maßnahmen für Hepatitis B ausreichend seien. Aber Hepatitis-B-Infektionen schnellten unter dem Pflegepersonal in die Höhe, und nur wenige trösteten sich mit den für beide Krankheiten »ausreichenden« Sicherheitsmaßnahmen.[8]

In Antwerpen verfolgte Peter Piot aufmerksam alle Berichte über das neue Kaposi/PCP-Syndrom. Er gewann Erkenntnisse, die ihm kalte Schauer über den Rücken laufen ließen.

Seit seinem Einstieg in die globale Krankheitserforschung in Yambuku hatte Piot enge Verbindungen zu Afrika und den USA aufrechterhalten. Anders als die meisten seiner belgischen Kollegen hielt Piot die Amerikaner nicht für grob und vulgär – er mochte sie sogar. Er konnte sich beim besten Willen nicht vorstellen, die neokolonialistische Einstellung gegenüber Afrikanern einzunehmen, die unter Belgiern 1981 noch so stark verbreitet war. Wann immer er das Geld auftreiben konnte, kehrte Piot für weitere Fortbildungsmaßnahmen nach Amerika zurück und reiste zu Forschungszwecken nach Afrika.

Deshalb verursachten die CDC-Meldungen im Sommer 1981 in ihm ein Gefühl des Unbehagens und des Wiedererkennens. Seit 1978 war er an der Erforschung sexuell übertragbarer Krankheiten in Ostafrika beteiligt gewesen, und viele Afrikaner suchten seine belgischen Einrichtungen zur Diagnose auf, wenn sie an einer ungewöhnlichen Erkrankung litten. Gottliebs Bericht über die *Pneumocystis*-Fälle unter Schwulen in Los Angeles erinnerten Piot an den griechischen Fischer, den er 1978 in Antwerpen behandelt hatte.

Der Mann hatte Ende der siebziger Jahre von der zairischen Seite aus kommerziell im Tanganjika-See gefischt. Als er nach Antwerpen zur Behandlung kam, stand er an der Schwelle des Todes und konnte nur wenig über seine medizinische Vorgeschichte äußern. Die Autopsie war so erstaunlich, daß sich Piot Jahre später immer noch lebhaft an alle Einzelheiten erinnerte.

Der Fischer schien Ende Dreißig zu sein, ein äußerlich gesunder Mann. Aber als Piot den Leichnam öffnete, empfing ihn Gestank und der Anblick von »absoluter und völliger Verrottung«. Jedes Organ, jeder Knochen, das gesamte Gewebe waren mit einer Art Mykobakterium bedeckt. Als Piot aus Proben davon in seinem Labor eine Kultur züchtete, konnten weder er noch einer seiner Kollegen den Organismus identifizieren. Was immer es war – dieses seltsame Mykobakterium tötete in Reagenzglasuntersuchungen keine menschlichen Zellen, und der Fischer hätte eigentlich nicht daran sterben dürfen.

Piot hatte in Afrika den möglichen künftigen Wert solcher Geheimnisse gelernt. Er etikettierte sorgfältig die Blut- und Gewebeproben des Fischers und fror sie ein.

Piot fragte sich, ob möglicherweise eine neue tödliche, sexuell übertragbare Krankheit in vielen Teilen der Welt aufgekommen war, versteckt unter Schichten von Vernachlässigung, Rassismus und Armut und möglicherweise maskiert durch andere Krankheiten. Er ging Akten von anderen seltsamen Fällen durch, die ihm seit 1978 in seinem Labor begegnet waren, und fand drei weitere bizarre Todesfälle unter Afrikanern, die in Belgien Hilfe gesucht hatten. Obwohl alle drei junge Erwachsene waren (darunter eine Frau), erlagen sie wie der Fischer seltsamen, plötzlich auftretenden Infektionen durch Organismen, die normalerweise nur immunschwache Menschen angriffen: Kryptokokkenmeningitis, andere seltsame Mykobakterien und Pneumozystose.

Alle drei Patienten waren ebenso wie der Fischer aus Zaire nach Antwerpen gekommen. Und sie starben alle vor 1980. Piot fragte sich, ob es da eine Verbindung gab zwischen dem, was die Homosexuellen in Kalifornien tötete, und diesen zairischen Todesfällen.

Ende 1981 fühlte sich Michael Callen lausig. Er war müde, hatte Fieber und litt unter Inkontinenz. Callen suchte Hilfe bei einem praktischen Arzt in Greenwich Village, der in schwulen Kreisen als guter »Tripperarzt« bekannt war: Dr. Joseph Sonnabend.

Der in Südafrika geborene Sonnabend hatte jahrelang in New York als Arzt gearbeitet und klinische Experimente durchgeführt. Er war für seine brüske, offene Art bekannt. Im Dezember 1981 ließ Sonnabend Callen wissen, daß seine Krankheiten auf eine zugrundeliegende Immunschwäche zurückzuführen seien. Sonnabend war nicht in der Lage, die Ursache dafür zu benennen, aber er entschied sich, aggressiv alle anderen Organismen zu behandeln, die aus Callens quälendem Zustand einen Vorteil ziehen wollten, und verordnete ihm eine prophylaktische Therapie mit Trimethoprim, um PCP zu verhindern.

Erst sechs Monate später wurde Callen offiziell als GRID-Fall diagnostiziert – Gay-Related Immunodeficiency Disease (Immunschwächekrankheit bei Homosexuellen).

Sonnabend bat Callen, an einer Studie teilzunehmen, um seine Hypothese zu testen, daß die neue Krankheit direkt mit Promiskuität in Verbindung stand. Sonnabend hatte den ständigen Anstieg an Infektionskrankheiten unter den Schwulen in New York beobachtet, und er ahnte, daß sie einer immer größeren Anzahl von Mikroben ausgesetzt waren, die zu einer Art Überlastung des Immunsystems führten, das daraufhin verrückt spielte und sich selbst zerstörte.

Um seine Hypothese zu testen, teilte Sonnabend seine schwulen Patienten in drei Gruppen relativer Promiskuität ein: Monogamie, weniger als fünfzig Partner pro Jahr und Männer, die wie Callen Hunderte von sexuellen Begegnungen pro Jahr hatten. Er schickte die Blutproben der

Männer an die Universität von Nebraska, wo Dr. David Purtilo sie durch einen fluoreszenzaktiven Zellsorter laufen ließ, der bestimmte Immunsystemzellen trennte und zählte.

Die Untersuchung brachte heraus, daß in einigen Männern eine bestimmte Klasse der T-Zellen namens CD4 oder T-Helferzellen so gut wie nicht vorhanden waren. Diese Zellen aktivieren normalerweise den Verteidigungsmechanismus des Körpers an dem Ort einer Infektion und koordinieren die Reaktionen, um den Blutstrom von den eindringenden Organismen zu befreien. Ohne die CD4-Zellen hatte es das Immunsystem schwer, alle Mikroben abzuwehren.

Purtilos Daten zeigten, daß die Männer mit den am häufigsten wechselnden Sexualpartnern die niedrigsten CD4-Zahlen aufwiesen, während die monogamen Teilnehmer der Untersuchung über eine normale Anzahl von T-Helferzellen verfügten.

Diese Erkenntnis veranlaßte Sonnabend und Callen, eine Warnung an die Schwulen von New York auszusprechen, daß weitere Promiskuität tödlich sein könnte. Der New Yorker Theaterautor Larry Kramer schloß sich ihren Warnungen an und rief zu einer Verlangsamung auf der sexuellen Überholspur auf. Alle drei Männer ernteten empörte Aufschreie und wurden als »anti-schwule Tunten« denunziert, als Homophobe, Panikmacher und Narren.

Trotz der Verleumdungen waren die drei nicht mundtot zu kriegen. Sonnabend ließ seine Patienten einfach wissen: »Sie ficken sich zu Tode.« Callen und Kramer versuchten, Wege zu finden, um die Augen ihrer schwulen Mitstreiter für die Wirklichkeit zu öffnen.[9] Im Spätsommer 1981 berief Kramer ein Treffen von gleichgesinnten schwulen Aktivisten in Manhattan ein. Eine Handvoll Männer kam, um seine Bitte um Gesundheitsmaßnahmen anzuhören. Man trieb Geld auf und wählte einen Namen für die neue Organisation: Gay Men's Health Crisis (GMHC). Der erste öffentliche Auftritt der Gruppe in der Stadt erfolgte durch die Schwulenpresse und durch Faltblätter, die auf Fire Island verteilt wurden, einem Erholungsgebiet, in das die endlosen Schwulenpartys von Manhattan in den feucht-heißen Sommermonaten zogen.

Sie wurden rundweg ignoriert.

Im Herbst bemerkte Bobbi Campbell einige purpurfarbene Flecken auf seiner Haut. Er hatte von der sogenannten Schwulenseuche gehört. Das sah ganz nach der Krankheit aus, von der er gelesen hatte.

Campbell suchte den Arzt Marcus Conant von der University of California in San Francisco auf. Conant hatte als erster Arzt der Stadt das Kaposi-Sarkom (KS) an einem jungen Homosexuellen gesehen. In seinem leichten Südstaatenakzent bestätigte Conant Campbells schlimmste Befürchtungen, und bald schon schloß sich das jüngste Mitglied der Sisters of Perpetual Indulgence Paul Volberdings ständig größer werdenden Klientel im Allgemeinkrankenhaus von San Francisco an.

Fast umgehend wandte Campbell sich an die Öffentlichkeit. Er erklärte sich selbst zum »KS-Posterjungen« und trug einen kanarigelben Button mit der Aufschrift »Ich werde überleben!« Er gab allen Medien Interviews, die an der Misere eines ständig anwachsenden Pools von Bürgern San Franciscos interessiert waren.

Wie Callen und Kramer in New York begann Campbell den anderen Schwulen Vorsicht zu predigen, obwohl er die Promiskuität nicht grundsätzlich verdammte und selbst weiter die Clubs der Stadt aufsuchte. Er war der Ansicht, um die Schwulen von der Gefahr in ihrer Mitte zu überzeugen, müsse er nur auf seine entstellenden, wenn auch schmerzlosen, purpurfarbenen Tumore zeigen und sagen: »Siehst du das?«

Zu Beginn der Weihnachtsfeiertage 1981 prüften Wissenschaftler der CDC und zahlreicher amerikanischer Gesundheitszentren die Daten über das, was sie GRID genannt hatten, Gay-Related Immunodeficiency Disease (Immunschwächekrankheit bei Homosexuellen). Die Krankheit war im Jahr 1981 in 270 bekannten Fällen aufgetreten, die meisten Betroffenen – jedoch nicht alle – waren junge homosexuelle Männer.

Vor allem zwei Symptome zeichneten das GRID-Syndrom aus: Kaposi-Sarkom und *Pneumocystis-carinii*-Pneumonie. Aber auch andere seltsame Erkrankungen wurden beobachtet: Mundsoor, verursacht durch *Candida*-Pilzinfektionen, ausgeprägte Herpes-simplex-II über den ganzen Körper, Blutverseuchung durch aktive Cytomegaloviren mit unbekannten Auswirkungen, Mononukleose durch das Epstein-Barr-Virus, deutliches Anschwellen der Lymphknoten, radikale Infektionen im Magen- und Darmbereich durch *Entamoeba histolytica*, Durchfall und Verdauungsprobleme, verursacht durch den *Cryptosporidium*-Parasiten, ähnliche Symptome, verursacht ausgerechnet durch das *Mycobacterium avium*, ein Tuberkulosebakterium, das man normalerweise in Hühnern fand, gallopierende Infektionen des *Cryptococcus*-Pilzes in vielen Organen, außer Kontrolle geratene bakterielle Infektionen mit weitverbreiteten Organismen wie *Staphylococcus aureaus*, *Escherichia coli* und *Klebsiella*.

Eine oder mehrere davon töteten schließlich viele, wenn nicht die meisten der Patienten. Eine New Yorker Untersuchung von Schwulen mit Kaposi stellte fest, daß die Hälfte innerhalb von zwanzig Monaten nach der Diagnose starb[10], und es gab düstere Spekulationen, daß das merkwürdige Syndrom sich als fast universell tödlich erweisen könnte.

Autopsien zeigten, daß die jungen Opfer schwere Organschädigungen aufwiesen. Eine ungeheure Gewebemenge war nekrotisch. Mikroben aller Arten – Bakterien, Pilze und Viren – waren eingedrungen, und es schien, als ob jedes Organ kolonisiert und geschädigt worden war. Ein Großteil des schlimmsten Schadens wurde von Mikroben verursacht, die für Menschen normalerweise völlig harmlos waren.[11]

Die einzig mögliche Erklärung war ein völliger Zusammenbruch ihres Immunsystems.

Gottliebs Gruppe an der UCLA untersuchte sorgfältig das Immunsystem von vier Schwulen mit PCP. Sie setzten dabei Techniken ein, die 1981 zur Routine geworden waren. Zuerst stellten sie die Fähigkeit des Immunsystems ihrer Patienten fest, Antikörperreaktionen gegenüber einer Vielzahl von Organismen zu erzeugen. Dann bewerteten sie das Maß von Antikörper produzierenden B-Lymphozyten im Blutstrom. Unter Berücksichtigung aller Fakten schienen die Männer über normale Antikörper- und B-Zellen-Reaktionen zu verfügen. Das bedeutete, daß sich die Waffen des Immunsystems, die spezialisierte Antikörper-Proteine herstellten, die speziell für die Erkennung und den Angriff ganz bestimmter Ziele zugeschnitten waren, in einem intakten Zustand befanden. Aber die T-Zellen des Immunsystems dieser Männer zeigten ein völliges Durcheinander, und das Chaos verschlimmerte sich, je stärker die Männer erkrankten.

1981 begannen die Immunologen gerade, die außergewöhnliche Komplexität der Immunreaktion von T-Zellen kennenzulernen, und die Techniken für die Trennung der verschiedenen T-Zellen waren brandneu. Dr. Len Herzenberg von der medizinischen Fakultät der Stanford University hatte nur einige Jahre zuvor den fluoreszenzaktivierten Zellsorter (oder FACS) erfunden, der die verschiedenen Arten von Blutzellen trennte. Die Forscher konnten ihn entweder einsetzen, um eine reine Zellpopulation für eine Untersuchung zu erhalten oder um zu zählen, wie viele Zellen eines bestimmten Typs in einer Blutprobe vorhanden waren.

Verschiedene Arten von T-Zellen – die zu den weißen Blutkörperchen gehören – besaßen auch verschiedene Proteine, die aus ihren Oberflächen herausragten und dazu dienten, ihre Funktion zu erkennen zu geben und an andere Komponenten des Körpers anzupassen. Jede einzelne Zelle – von denen des Herzmuskels bis zu den Neuronen im Gehirn – trug solche

Proteinerkennungszeichen auf ihrer Oberfläche, und das erlaubte es den Zellen, einander zu »sehen« und zu »erkennen«. Ohne solche »Sicht-« und »Erkennungsmerkmale« konnte eine Ansammlung aus Milliarden von Zellen sich nicht zu der komplexen Einheit organisieren, die eine Magnolie, einen Leoparden oder ein menschliches Wesen ausmachte.

Anfang der siebziger Jahre hatten die Immunologen begonnen, verschiedene Proteinkennzeichen zu identifizieren, die sich auf der Oberfläche von T-Zellen befanden. Sie erkannten, daß diese Kennzeichen Zellgruppen unterschieden, die in Reaktion auf eine mikrobielle Invasion völlig verschiedene Aufgaben zu erfüllen hatten. Das ließ sich verdeutlichen, indem man im Labor Antikörper gegen ein bestimmtes T-Zellen-Kennzeichen herstellte, an diesen Antikörpern ein fluoreszierendes Molekül befestigte und sie alle in einem Reagenzglas vermischte. Wenn die Zellen eines bestimmten Typs in einer Blutprobe waren, sammelten sich die fluoreszierenden Antikörper in Gruppen auf deren Oberfläche, und die Wissenschaftler konnten die Zellen sehen und mittels eines Fluoreszenzmikroskops zählen. Das war ein mühseliges Verfahren, und es dauerte Tage, um die markierten Zellen in der Blutprobe eines Patienten zu zählen.

Der fluoreszenzaktivierte Zellsorter reduzierte die Dauer des Zählvorgangs auf eine Sache von wenigen Minuten. Man ließ die vorbereitete Blutprobe Tropfen für Tropfen an einem Laserstrahl vorbeirinnen. Der Laser schleuderte die fluoreszierenden Zellen heraus, lenkte sie in ein separates Reagenzglas und zählte sie dabei gleichzeitig.

Diese und andere Pioniertechniken versetzten die Immunologen in die Lage, eine Gruppe von T-Zellen von einer anderen zu unterscheiden, und bis 1981 hatten sie die elegante Komplexität des Immunsystems schätzen gelernt. Hunderte von eindeutig unterschiedlichen Zellarten, die von winzigen ungebundenen Lymphozyten bis zu riesigen, relativ stationären Makrophagen reichten, waren notwendig, um eine eindringende Mikrobe zu erkennen, sich an dem Übeltäter festzusetzen, um die Aufmerksamkeit anderer Komponenten des Immunsystems zu erregen, sekundäre und tertiäre Verteidigungslinien zu signalisieren und schließlich den Eindringling zu vertilgen und zu zerstören. Sobald der Feind geschlagen war, mußten andere Zellen des Immunsystems die Attacke beenden und die Reaktionen abschwächen, sonst würde das gesamte System überreagieren und eigene menschliche Zellen zerstören.

Ein Großteil der Arbeit, die Kräfte des Immunsystems zum Angriff auf die Mikroben zu koordinieren, oblag den T-Helferzellen, die Markierungen namens CD4 trugen. Die Aufgabe, die Attacke zu beenden und die aufgeregten T-Helferzellen zu beruhigen, fiel den sogenannten T-Suppressorzellen zu, die CD8-Markierungen trugen.

Als Gottlieb an der UCLA, Henry Masur und sein Team am New York Hospital in Manhattan und Frederick Siegals Gruppe am Mount Sinai Hospital in Manhattan die Immunreaktionen der Zellen ihrer GRID-Patienten prüften, entdeckten sie, daß das Verhältnis von CD8 zu CD4 völlig entgleist war: Die meisten Patienten hatten zu viele CD8 und zu wenige CD4. Außerdem schien die langsame Abnahme von CD4-Zellen mit dem sich verschlechternden Zustand der Patienten übereinzustimmen.

Als Folge davon schienen die Patienten nicht in der Lage, angemessen auf die meisten Sekundärinfektionen zu reagieren. Ihnen fehlten alles in allem weiße Blutkörperchen, und sie waren nur in radikal vermindertem Maße fähig, auf fremde Mikroben zu reagieren. In einigen Fällen waren die Reaktionen der GRID-Patienten auf solche Dinge wie *Candida* oder Streptokokkengifte mehr als 150 000mal langsamer als normal. Nach den Messungen im Labor besaßen die Immunsysteme einiger Patienten *keinerlei* Fähigkeit, irgendeine Form von eindringenden Mikroben zu töten.

Die Entdeckung einer so schwerwiegenden Immunschwäche erklärte zweifelsohne, warum diese Männer von normalerweise seltenen oder gutartigen Mikroorganismen dahingerafft wurden. Aber die Lösung des einen Geheimnisses vertiefte nur ein anderes: Warum war das geschehen?

Mehrere führende Forscher waren davon überzeugt, daß das Cytomegalovirus oder CMV der Schuldige sei. Sie hatten die außergewöhnlich rasche Zunahme an aktiven CMV-Fällen unter den Schwulen beobachtet, die in weniger als einem Jahrzehnt von weniger als zehn Prozent auf über 94 Prozent unter den Homosexuellen des Landes hochgeschnellt waren.[12] Aber es war nichts Besonderes daran, daß das CMV unter den Schwulen verrückt spielte, und bei dem Virus handelte es sich um eine ganz normale pädiatrische Infektion, die in Kindern niemals zu so ernsthaften Störungen des Immunsystems geführt hatte. Einige stellten die Theorie auf, eine CMV-Superinfektion – aufgrund des Umstands, dem Virus wiederholt ausgesetzt gewesen zu sein – würde zu dem seltsamen, tödlichen Syndrom führen.

Masur räumte ein, daß in einigen Fällen eine CMV-Superinfektion aufgetreten sein mochte, aber er warnte: »Bei Patienten mit Anzeichen einer Cytomegalovirus-Infektion ist es unklar, ob der Virusprozeß der Ursache der Immundepression vorausging oder ob er das Ergebnis einer Reaktivierung infolge der ursprünglichen Immunsuppression war. Uns sind keine früheren Daten bekannt, die darauf hinweisen, daß Immunsuppression unter Homosexuellen häufig aufgetreten ist.«[13]

Sonnabend und einige andere New Yorker Ärzte unterstützten die Multifaktortheorie: die Annahme einer mikrobiellen Überlastung. Sie gingen von der Theorie aus, daß schwule Männer einfach zu vielen Mikroben aller Arten ausgesetzt gewesen waren.

Im Herbst 1981 gaben Bill Darrow und ein Team von CDC-Forschern eine Studie über eine Umfrage unter 4212 Schwulen heraus. Die Männer hatten einen Fragebogen ausgefüllt und zurückgesandt, den die Bundesbehörde durch die National Gay Task Force hatte verteilen lassen. Die Studie konnte nicht nachweisen, wie repräsentativ die Antworten für die Schwulen insgesamt waren (ein gewaltiger Nachteil), aber die daraus gewonnenen Erkenntnisse über sexuell übertragbare Krankheiten, nach denen die Männer befragt wurden, waren verblüffend: Pediculosis, Gonorrhöe, Urethritis, Geschlechtswarzen, Krätze, Herpes, Syphilis und Hepatitis B. Bei allen acht Krankheiten lagen die Quoten erster und weiterer Infektionen signifikant höher als bei heterosexuellen Männern und kamen viel häufiger vor als in einer CDC-Studie, die nur fünf Jahre zuvor durchgeführt worden war. Als Darrows Team auswertete, was die Schwulen einem solchen Risiko ausliefern mochte, fanden sie heraus, daß Männer, die stets die anal-rezeptive Rolle spielten, einem größeren Infektionsrisiko ausgesetzt waren.

Als Darrows Gruppe ihre Erkenntnisse in einem Schaubild darstellte, war die Sache klar. Bei allen acht Krankheiten schnellte das Vorkommen mit einem Anstieg der gemeldeten Sexualpartner über die gesamte Lebenszeit in die Höhe. Bei einem schwulen Mann, der in seinem Leben zwölf Sexualpartner hatte, bestand ein achtprozentiges Risiko, sich Gonorrhöe zuzuziehen. Aber ein Mann mit 1000 Sexualpartnern in seinem Leben hatte ein 75prozentiges Risiko.

Ein ähnliches Bild zeigte, daß das Risiko, sich eine sexuell übertragbare Krankheit zuzuziehen, abhängig war von der Bevölkerungsdichte der Heimatstadt des Betroffenen. Die CDC sahen dadurch weiter die Vermutung erhärtet, daß die Anzahl wechselnder Sexualpartner im Leben der Schlüsselfaktor war, da Einwohner von Kleinstädten weniger Gelegenheit hatten, neue schwule Verbindungen einzugehen.[14]

Der biographische Risikofaktor schien auf eine kumulative Wirkung hinzudeuten. Da die Männer jahrelang übermäßig Mikroben ausgesetzt waren, machte sie das zunehmend anfällig für Krankheiten. Die Anhänger der Theorie einer Überlastung durch sexuell übertragbare Krankheiten folgerten daher, daß GRID dann auftauchte, wenn die lebenslang angesammelte Wirkung von Krankheiten eines Schwulen einen kritischen Punkt überstieg, jenseits dessen das Immunsystem versagte.

Ein ernstes Problem bei dieser Perspektive lag in den zunehmenden Hinweisen, daß GRID übertragbar war. Wie konnte eine Fehlfunktion des Immunsystems ansteckend sein?

»Die Tatsache, daß diese Krankheit zuerst bei homosexuellen Männern auftauchte, ist wahrscheinlich nicht auf einen Zufall zurückzuführen«, schrieb Gottlieb. »Sie deutet auf ein sexuell übertragbares infektiöses Agens hin oder auf ein gemeinsames Umfeld, das bei der Pathologie des Zustands der Immunschwäche eine kritische Rolle spielt.«[15]

Der einzige Umweltfaktor, der ernsthaft in Betracht gezogen wurde, war Amylnitrat – die »Popper«, die einige Männer in den Saunaclubs benutzten. Obwohl viele Schwule und auch viele Ärzte davon ausgingen, daß die oft beschriebene leichte Immundepression, die durch Nitrate hervorgerufen werden konnte, die tiefe Störung erklärte, die bei GRID auftrat, wurde dieses Argument von den meisten Wissenschaftlern auf diesem Gebiet als nicht zwingend betrachtet.

Es gab natürlich einen fundamentalen Fehler bei dem Versuch, GRID auf der Basis von Faktoren zu enträtseln, die für die große schwule Gemeinde in den USA einzigartig waren: Schwule waren nicht die einzigen Menschen, die an der geheimnisvollen neuen Krankheit litten und starben.

Frederick Siegal entdeckte bei einer Durchsicht seiner eigenen medizinischen Akten, daß sein erster Mount-Sinai-GRID-Patient eine 30jährige schwarze Frau aus der Dominikanischen Republik war, die 1979 an schwerer Immunschwäche und damit verbundener Lungenentzündung starb. Sie war eindeutig kein schwuler Mann, und ihr Ehemann war es offenbar auch nicht. Sie war eine arme Hausfrau mit zwei Kindern und hatte keine Vorgeschichte als Prostituierte, Drogenabhängige oder sonst etwas, das das tödliche Chaos ihrer T-Zellen hätte erklären können.[16]

In Masurs erstem Pool aus elf GRID-Patienten in New York gab es drei heterosexuelle Heroin- bzw. Methadonabhängige, einen heterosexuellen Kokainsüchtigen und zwei Homosexuelle, die sich Heroin spritzten. Mit anderen Worten, bei über der Hälfte der Männer in der ersten New Yorker Gruppe war eher Drogensucht denn sexuelle Aktivitäten der verantwortliche Faktor. Der Begriff »Immunschwächekrankheit bei Homosexuellen« traf ganz eindeutig nicht auf die vier heterosexuellen Drogensüchtigen zu, auch nicht die Theorie der Kausalität, die sich auf das Verhalten und die Infektionen unter den Elementen der schwulen Bevölkerungsgruppe mit den meisten Sexualpartnern konzentrierte.

In Europa wurden 1981 ebenfalls einige Fälle unter Schwulen verzeichnet. Insgesamt waren es 36, die Hälfte davon in Frankreich. Der erste französische GRID-Fall wurde im Juli von Dr. Willy Rozenbaum vom Claude-Bernard-Hospital in Paris entdeckt, aber Rozenbaum verband die seltsamen Symptome, unter denen der Mann – ein schwuler Steward – litt, erst dann mit den in Amerika beschriebenen Fällen, als sein Patient einen Monat später an PCP erkrankte.[17]

Zwischen 1978 und Anfang 1982 hatte GRID das Immunsystem von mindestens 310 Männern und einer Handvoll Frauen in den Vereinigten Staaten und Europa zerstört und 180 von ihnen getötet. Anscheinend war es übertragbar. Dennoch hatte es wenig Interesse oder Besorgnis geweckt (mit Ausnahme von einer Handvoll Beamter des öffentlichen Gesundheitswesens), selbst unter den Bevölkerungsgruppen, die offensichtlich zu den gefährdetsten Risikoträgern gehörten. Im Finanzjahr 1981 betrugen die amerikanischen Bundesausgaben für die GRID-Forschung der CDC und in geringem Umfang in den National Institutes of Health weniger als 200 000 Dollar.

Das Finanzjahr 1982 (das am 1. Oktober 1981 begann) verhieß Jim Curran ein GRID-Budget von 2 050 000 Dollar, obwohl die Dollars noch in keinem Budget der Organisation wirklich existent waren, und 25 Wissenschaftler, von denen die meisten vorübergehend von anderen CDC-Programmen abgezogen werden mußten. Darrow verfolgte die sexuellen Kontakte bekannter GRID-Fälle in dem Versuch, den Beweis für die Übertragbarkeit der Krankheit zu erhärten. Guinan und Jaffe führten Gegentests in medizinischen und schwulen Kreisen durch, listeten Theorien und Spekulationen auf, während sie gleichzeitig nach beweiskräftigen Daten suchten.

Obwohl Jaffe die Meldungen von GRID unter Junkies für Beweis genug hielt, daß das Syndrom von einem übertragbaren Agens verursacht wurde, konnte er sich dessen nicht sicher sein. Die meisten heroinsüchtigen GRID-Patienten waren schon tot, als die örtlichen Ärzte die Arbeitsgruppe für Kaposi-Sarkom und opportunistische Infektionen benachrichtigten; daher konnte Jaffe die Männer nicht befragen und die Möglichkeit ausschließen, daß sie vielleicht auch homosexuell waren, aber gezögert hatten, den Ärzten ihre sexuellen Neigungen mitzuteilen.

Curran war überzeugt, daß es sich bei GRID um eine Infektionskrankheit handelte, aber er war viel diplomatischer als die meisten Männer und Frauen in seinem Team. Er wußte, nur äußerst solide Beweise würden die Nation davon überzeugen, Schritte einzuleiten, um die Epidemie aufzuhalten. Er drängte sein Team, weiterzusuchen.

In der Zwischenzeit wehrte er scheinbar endlose Gegentheorien ab, die meisten davon stammten aus schwulen Kreisen und von ihren Ärzten.

»Sie wollen anscheinend ständig andere Gründe untersuchen«, äußerte Curran bisweilen. »Viele Leute in der Schwulenszene finden es schwer, die Vorstellung zu akzeptieren, daß es eine neue sexuell übertragbare Krankheit gibt. Und viele Heterosexuelle denken, es handele sich um eine reine Schwulenseuche.«

Curran kämpfte auch an der Finanzfront.

Er, der Direktor der Abteilung für Infektionskrankheiten, Walter Dowdle, und Foege verbrachten viele Stunden damit, mit den Budgetzahlen und den Personallisten der CDC zu jonglieren in einer verzweifelten Suche nach Geldern und Wissenschaftlern. Zu den Programmen, denen sie in den ersten 18 Monaten nach dem Ausbruch Gelder und Personal raubten, gehörten die Hepatitisüberwachung, die Tollwutkontrolle, die Untersuchung der Langzeitwirkungen der Legionärskrankheit, Wirksamkeitsversuche bei der Grippeschutzimpfung, Joe McCormicks Lassa-Forschung in Afrika, andere Programme in Sachen sexuell übertragbare Krankheiten, Labormittelbudgets und die Tuberkulosekontrolle.[18] Ende 1981 erstellte Curran ein Minimalbudget für die Bedürfnisse seines Teams in den folgenden sechs Monaten und kam dabei auf 833 800 Dollar. Diese bescheidene Summe rief Widerspruch bei einigen Mitgliedern des Teams hervor, insbesondere bei Don Francis, der das Gefühl hatte, es wären weitaus größere Beträge nötig. Foege und Curran hielten die Zahlen jedoch für wasserdicht und vernünftig. Der CDC-Direktor brachte die Forderung dem stellvertretenden Gesundheitsminister Dr. Edward Brandt Jr. in Dezember und Januar viermal vor.

Er erhielt eine Abfuhr.

Im Frühjahr 1982 stieg die Zahl der Opfer rasant an, und Curran und Jaffe waren davon überzeugt, daß unter der sichtbaren Spitze der PCP/Kaposi-Fälle ein gewaltiger Eisberg lag. Sie wußten, es mußte eine asymptomatische Phase der Krankheit geben, und sie hatten bereits Meldungen erhalten von einer offensichtlichen Prodromphase mit geschwollenen Lymphknoten und Müdigkeit. Curran hatte kein Geld, um ständige Beobachter in den Städten einzusetzen, welche die meisten Fälle meldeten: Miami, San Francisco, Los Angeles und New York. Er hatte kein Geld für ein aktives Überwachungsprogramm, um herauszufinden, wie weit verbreitet die Krankheit in den Vereinigten Staaten wirklich war. Er konnte keine Fallkontrolluntersuchung der verschiedenen Bevölkerungsgruppen, die an der Krankheit zu leiden schienen, finanzieren. Und nur durch solche Untersuchungen konnte die Organisation wirklich mit

Glaubwürdigkeit sagen, wie die Krankheit übertragen wurde, von wem und an wen.

Currans Ton in Memos und Briefen wurde zunehmend klagender.

Im April 1982 warnte Curran den Unterausschuß für Energie und Wirtschaft im Repräsentantenhaus, der die Finanzen der CDC kontrollierte, daß »dieses Problem größer wird... und einige sehr, sehr umfangreiche Studien werden wahrscheinlich notwendig sein, um die Geschichte des Syndroms zu rekonstruieren. Die Rolle, die die CDC in diesen Untersuchungen spielen... muß erst noch bestimmt werden.«

Obwohl Foege Curran innerhalb des Gesundheitswesens unterstützte und wiederholt mit den Vorgesetzten um Gelder stritt, war er bei den Politikern vom Capitol Hill vorsichtig. In Anhörungen vor dem Kongreß kämpfte er darum, seine Organisation vor größeren Kürzungen durch die Hand der Schlächter des Weißen Hauses zu beschützen, und weigerte sich, die Feindseligkeiten hinter den Kulissen der CDC zur Sprache zu bringen.

»Wie schon in der Vergangenheit, wenn es gesundheitliche Notstände gab, mobilisieren wir einfach Ressourcen von anderen Teilen der Organisation«, teilte Foege den Prüfungsbeamten des Kongresses mit. »Wenn wir einen Punkt erreichen, an dem wir das nicht länger tun können, dann werden wir natürlich wiederkommen und um zusätzliche Gelder bitten, aber im Moment ist das die Art und Weise, wie wir damit umzugehen beabsichtigen.«

Der Virologe Gary Noble gehörte zu Currans Team. Er versuchte, ein Labor zu errichten, in dem er Blut- und Gewebeproben von Patienten untersuchen konnte, um Beweise für ein neues Virus zu finden. Er verbrachte einen Großteil seiner Zeit damit, Memos zu schreiben und um Spenden von entbehrlichen Geräten, Tischen und Stühlen aus anderen CDC-Laboratorien zu bitten.[19]

Don Francis in Phoenix war fuchsteufelswild. In dem Augenblick, als er vor Monaten von PCP-Fällen in Los Angeles hörte, hatte Francis seinen ehemaligen Mentor von Harvard, Max Essex, angerufen. Francis dachte schon im Juni 1981, daß die Krankheit von einem Virus verursacht wurde, obwohl er keine Vorstellung hatte, welcher Mikrobe man die Schuld dafür geben konnte. Essex bestätigte, daß es vernünftig sei, hypothetisch von einer viralen Kausalität auszugehen.

Von 1981 bis 1983 arbeitete Francis in Phoenix an Blutproben, die von Atlanta kamen, und setzte Noble hinsichtlich des im wesentlichen nichtexistenten GRID-Labors der CDC schwer unter Druck.

»Sie müssen die Ressourcen eben stehlen«, pflegte Francis zu sagen.

»Sie müssen ein Unternehmertyp werden, ein Milo-Minderbinder-Typ«, sagte er und bezog sich dabei auf Joseph Hellers *Catch-22*. »Schnorren Sie!«

Noble bot an, die Virusuntersuchungen an Francis abzutreten.

»Kommen Sie, Gary. Ich bin in Phoenix, zweitausend Meilen weit weg. Das ist lächerlich«, erwiderte Francis. Schließlich stimmte er jedoch zu, jeden Monat nach Atlanta zu reisen, um die Fortschritte zu überwachen und beim »Schnorren« zu helfen.

Im Laufe des Jahres 1982 organisierten sich die Leute, die sich die meisten Sorgen über GRID machten. In Paris formte eine Gruppe von Ärzten, Wissenschaftlern und schwulen Aktivisten die französische Arbeitsgruppe AIDS.[20] Ziel war es, die Ursprünge der französischen Fälle zurückzuverfolgen und die Ursache für GRID zu ermitteln. Nachdem man bereits bemerkt hatte, daß es sich bei mehreren der frühen Fälle um Schwule handelte, die in die USA gereist waren, folgte die Gruppe ursprünglich der Vermutung, daß die Ursache für GRID ein übertragbares Agens war, das aus der Schwulenszene von Amerika stammte.

In New York war Kramers GMHC-Gruppe eifrig damit beschäftigt, ein Benefizmusical vorzubereiten, von dem sie sich genug Geld erhofften, um für die wachsende Anzahl Kranker zu sorgen, erzieherische Flugblätter zu veröffentlichen und sie in Schwulenbars und Clubs zu verteilen und eine Lobby zu bilden für die Erforschung der Krankheit, die sie für wirklich schreckenerregend hielten.

San Franciscos Ärzte und Patienten organisierten sich ebenfalls. Weitsichtige schwule Politiker, die eine führende Rolle in der Demokratischen Partei spielten, taten sich mit Dr. Marcus Conant zusammen und gründeten eine Organisation, die nach drei Namensänderungen als San Francisco AIDS Foundation bekannt wurde. Auf den Stationen 5B und 86 von San Franciscos Allgemeinkrankenhaus schufen Volberding und Gee die erste Krankenhauseinrichtung der Welt, die ausschließlich der Pflege von GRID-Patienten gewidmet war. Volberding suchte Kaposi-Freiwillige, die bereit waren, experimentelle Medikamente einzunehmen, und schuf sich im Blick auf Forschungsgelder eine Lobby in den National Institutes of Health.

Aber nirgends flossen die Gelder in Strömen. GRID-Forscher mußten Anfang 1982 weltweit die Pfennige zusammenkratzen und aus anderen wissenschaftlichen Programmen Gelder abzweigen, um ihre detektivischen Bemühungen zu bezahlen, zu denen sie sich gezwungen sahen.

Obwohl Moss nicht über zugewiesene Forschungsgelder verfügte, bereitete er auf Darrows Drängen im Winter 1982 eine Studie über das

Vorkommen von GRID vor, die ihm ein Gefühl dafür vermitteln sollte, wie viele Schwule in San Francisco sich GRID oder eine Art von »GRID-Vorstufe« bereits zugezogen hatten.

Moss brachte zusammen mit seinen Kollegen Peter Bacchetti und Michael Gorman von der University of California in San Francisco Selma Dritz' GRID-Information in eine wissenschaftlich zulängliche Form. Sie erstellten einen Fall-Index nach Postleitzahlen, legten auf eine Karte von San Francisco, eingeteilt in Postleitzahlenbezirke, die Informationen des Statistischen Bundesamts der USA für 1980 und teilten den Zonen Zahlen von ledigen Männern über 15 Jahren zu. Die Postleitzahlenbezirke mit den meisten ledigen Männern lagen in und um den Castro-Distrikt von San Francisco, dem Nabel der städtischen Schwulenszene – die Mehrheit der GRID-Fälle in den Akten von Dr. Dritz aus dem Gesundheitsamt stammten aus denselben Stadtvierteln.

Die Gruppe um Moss kam zu drei beunruhigenden Schlußfolgerungen: »Das Vorkommen [von GRID] in San Francisco folgt einem epidemischen Muster«, das Vorkommen unter allen ledigen Männern der Stadt lag bei 102 von 100000, aber das Vorkommen unter den ledigen Männern im Castro-Viertel bei 285 pro 100000.[21]

»Heiliger Strohsack, das ist viel!« Moss teilte Kollegen bei einer Seminarpräsentation im April 1982 die Daten mit. Er fühlte einen Knoten in seiner Brust, als er diese Zahlen weiter projizierte.

»Wir sehen hier, daß ungefähr drei von tausend Schwulen in San Francisco bereits an dieser Krankheit leiden«, erklärte Moss. »Wenn wir nun davon ausgehen, daß die Krankheit von einem übertragbaren Agens verursacht wird, und wir ebenfalls annehmen, daß diese Drei-pro-Tausend-Quote von ungefähr null im Jahr 1977 ziemlich schnell angestiegen ist, dann können wir davon ausgehend weitere Berechnungen anstellen. Und das sieht ungefähr so aus.«

Auf der vertikalen Achse der Graphik waren die Prozentzahlen der infizierten Schwulen eingetragen. Auf der horizontalen Achse die Jahre von 1977 bis 1985.

Die Linie fing bei null Infizierten im Jahr 1977 an und stieg dann in einem über 45 Grad liegenden Winkel auf fünf Prozent Infizierte im Jahr 1978, auf ungefähr 15 Prozent 1979 und über 40 Prozent der schwulen Bevölkerung, die zu diesem Zeitpunkt *bereits infiziert waren.* Die Gruppe saß in dem Raum, sah das Schaubild an – und wollte es nicht glauben.

Für 1985 sah Moss voraus, daß drei von vier Schwulen in San Francisco infiziert wären, wenn – wie ein Großteil der in diesem Raum versammelten Wissenschaftler glaubte – die Ursache ein sexuell übertragbares Agens war. Falls nichts getan wurde, um diesem Horror Einhalt zu gebieten.

Es wurden zwar skeptische Fragen gestellt, aber Moss war als hervorragender, sorgfältiger Epidemiologe bekannt.

Moss hatte insgeheim gehofft, jemand würde in seiner Studie einen kritischen Fehler entdecken und zeigen, daß sie allzu drastisch und übertrieben sei. Als ein solcher Fehler nicht gefunden wurde, war Moss emotional erschüttert und bekam »paranoide Anfälle« und Alpträume. Er lag nachts wach und versuchte, die Vision Zehntausender sterbender Männer zu verdrängen, einige von ihnen zweifellos seine Freunde und Kollegen. Die Studie war politisch gesehen ein heißes Thema, und die acht neuen Teammitglieder aus Wissenschaftlern und Medizinern, die – einschließlich Moss – unter Volberdings Anleitung arbeiteten, wußten nicht, wie sie die Erkenntnisse am besten veröffentlichen sollten. Sie hatten das Gefühl, die Schwulenszene sollte die Daten so schnell wie möglich bekommen; daher ließen Moss und Bacchetti diskret Kopien der unveröffentlichten Schaubilder den Führern der schwulen Elite von San Francisco zukommen: Mitgliedern der demokratischen Clubs von Harvey Milk und Alice B. Toklas.

Die Informationen wurden erst annähernd ein Jahr später offiziell freigegeben, als Conant die Ergebnisse der Studie in einer Rede vor Ärzten in New York darstellte. Veröffentlicht wurde sie erst am 23. April 1983.

Moss war politisch gewieft und zynisch genug, um zu erkennen, daß die leidenschaftlichste Wählerschaft des amerikanischen Präsidenten aus rechtsgerichteten religiösen Moralisten bestand, und er vermutete, daß seine düsteren Ausblicke in Washington keine große Reaktion hervorrufen würden.

Sein Worst-case-Szenario verwirklichte sich. Obwohl San Francisco und die kalifornische Gesetzgebung Forschungsgelder für die sich entwickelnde Epidemie freigaben, trafen Bitten um Geld in Washington und Bethesda auf taube Ohren.

»Das ist ein Alptraum!« sagte Moss. »Der Himmel fällt uns auf den Kopf, wir wissen es. Du sagst ihnen, daß er fällt, aber keiner hört zu.« Er verglich die Suche nach Geld damit, »einem Brontosaurier in San Francisco auf den Schwanz zu schlagen und zu beten, daß die neurale Botschaft am Tier hinauf schließlich bis zu dem birnengroßen Hirn in den NIH und HHS [US Department of Health and Human Services] dringt.«

1982 schlug Moss ständig weiter auf den Schwanz ein, während er mit seinen Forschungen fortfuhr – mit oder ohne Forschungsgelder.[22]

In New York war Dr. David Sencer, der 1977 gezwungen wurde, sein Amt als Direktor der CDC niederzulegen, als Leiter des Gesundheitsamtes unter Bürgermeister Edward Koch tätig. Sencer hatte immer noch Kontakt zu alten Mitstreitern in Atlanta, und er wußte um ihre Vermutung, daß GRID infektiös und nicht nur auf Schwule beschränkt sei. Im März 1982 berief Sencer ein Treffen von New Yorker Ärzten ein, die am stärksten an der GRID-Forschung beteiligt waren.

»Was wollen Sie und was brauchen Sie?« fragte Sencer.

Seine Zuhörer wollten Antworten auf ein Rätsel, dessen Lösung teuer war. Was verursacht GRID? Wer ist in New York daran erkrankt, und welche Bevölkerungsgruppen sind gefährdet? Wie wird GRID übertragen? Welche Behandlung sollte man den Patienten zukommen lassen? Besteht das Risiko, daß Ärzte und Schwestern sich GRID von ihren Patienten zuziehen – ist es hoch ansteckend?

Sencer erklärte sich damit einverstanden, Kontakt mit dem Direktor der National Institutes of Health, Dr. James Wyngaarden, aufzunehmen und dringend Gelder für die Suche nach Antworten zu fordern. Er versicherte Bürgermeister Koch, daß die CDC sich sehr um erhöhte Aufmerksamkeit für das Problem bemühte, um dem bereits arg gebeutelten städtischen Schatzamt größere Ausgaben zu ersparen.

Die NIH waren allerdings nicht davon überzeugt, daß GRID so dringend die oberste Priorität eingeräumt werden müsse. Wyngaarden war vom Weißen Haus ernannt worden, ebenso wie sein Vorgesetzter, Ministerialdirektor Brandt. Wie überzeugend die Beweise einer gefährlichen Epidemie auch sein mochten, sie würden im Weißen Haus wahrscheinlich keine Punkte machen, da es sich ja scheinbar nur um eine Geschlechtskrankheit unter Schwulen handelte.

Die von Reagan ernannten Beamten im gesamten Gesundheitsapparat reflektierten das Bemühen der Regierung um eine extrem konservative Interpretation der Gesundheitspolitik. Der entschiedene Abtreibungsgegner Dr. C. Everett Koop wurde zum Generalbundesarzt ernannt. Ministerialdirektor Brandt war ein Fürsprecher der Rechtsprechung auf Landesebene, der glaubte, daß die sensibelsten Gesundheitsfragen – wie zum Beispiel die Vorbeugung von Geschlechtskrankheiten – am besten vor Ort gehandhabt wurden anstatt auf der Bundesebene. Als Gesundheitsminister wählte Reagan einen Republikaner der goldenen Mitte, Dr. Richard Schweiker. Schweikers Vertreter war Dr. Robert Windom, ein ultrakonservativer Arzt aus Florida, der durch seine Radiosendung *Ask Dr. Bob*, die sich in konservativen Kreisen überaus großer Beliebtheit erfreute, dafür prädestiniert war, bei führenden Berühmtheiten Finanzmittel für die Präsidentschaftskampagne von Reagan 1980 locker zu machen. CDC-Direktor Foege, ein enger Verbündeter des früheren Präsidenten Jimmy Carter, wurde schon bald durch James Mason ersetzt, einen Mormonen-Arzt, der von dem konservativen Senator von Utah, Orrin Hatch, stark unterstützt wurde.

Im Weißen Haus umgab sich Reagan mit innenpolitischen Beratern, die sogar Schweiker und Brandt noch für allzu liberal hielten und die ihre politischen Wurzeln in extrem konservativen religiösen und politischen Gruppierungen hatten.

Koop schrieb später: »Die Reagan-Revolution brachte Amerikaner zu Macht und Einfluß, deren Politik und persönliche Überzeugungen wie geschaffen waren für eine Antipathie gegenüber Homosexuellen.«[23] In den Augen des Weißen Hauses war die GRID-Situation so empfindlich, daß die Epidemie ganz und gar nicht ignoriert wurde (wie viele Kritiker klagten), sondern im Gegenteil wichtige Insider fast von Beginn der Reagan-Ära an versuchten, alle Bundesaktionen in dieser Angelegenheit unter strenger, zentralisierter Kontrolle zu halten. Koop wurde beispielsweise strikt verboten, öffentlich *irgendeine* Feststellung über die neue Krankheit zu treffen, obwohl er Generalbundesarzt war und daher logischerweise Sprecher für die bundesweite Epidemiekontrolle. Über fünf Jahre vergingen, bevor Koops Knebel gelockert wurde. Ein CDC-Budgetentwurf und eine Auflistung der finanziellen Bedürfnisse, in Reaktion auf eine Anfrage durch den Kongreß erstellt, wurden vom Büro von Minister Schweiker blockiert, und die Demokraten mußten erst im Kongreß mit einer zwangsweisen Vorladung drohen, bis sie den Bericht Ende 1982 erhielten. Beamte wie Wyngaarden von den NIH, Mason von den CDC und Brandt vom HHS wußten, daß man von ihnen erwartete, alle möglichen kontroversen Kommentare zu diesem Thema zuerst mit dem innenpolitischen Strategierat im Weißen Haus zu klären.[24]

Mit der Zeit überraschten einige der von Reagan ernannten Beamten Beobachter an beiden Enden des politischen Spektrums durch ihre Unabhängigkeit im Denken und Handeln. Viel war davon 1982 in der Regierung Reagan allerdings nicht zu spüren.

Kaum überraschend führte der Brief von David Sencer an Wyngaarden nicht zu der prompten Aktion, die er und Bürgermeister Koch erwartet hatten. Es dauerte über drei Monate, bevor die NIH die ersten Antragsformulare für GRID-Studien herausgaben (am 13. August 1982), und ein ganzes Jahr, bevor der Auswahl- und Vergabeprozeß abgeschlossen war. Schecks für die ersten formalen Forschungsstipendien an Grundlagenforscher wurden erst am 1. Mai 1983 ausgestellt.[25]

Forscher an der Front warnten, daß kostbare Zeit verlorenginge und die Krankheit sich ausbreite. Die NIH leiteten offiziell einen Großteil des Interesses an GRID zur CDC weiter. Auf Sencers dringende Bitte hin schlug Wyngaarden dem Leiter des New Yorker Gesundheitsamtes vor, ein Jahr auf die nächste jährliche Vergaberunde der NIH zu warten. Als ein interner NIH-Bericht, unterschrieben vom Direktor des National Cancer Institute, dringend die Gründung einer gemeinsamen NIH/CDC-Arbeitsgruppe empfahl, um die geheimnisvolle Krankheit zu untersuchen, erwiderte Wyngaarden kühl: »Die NIH tragen zwar keine direkte Verantwortung für eine Kontrolle des Ausbruchs, doch ist es offensichtlich, daß eine Epidemie dieser Art andere bedeutende wissenschaftliche Chancen bieten mag... Ich hoffe, die NIH werden keine sich bietende Gelegenheit versäumen, einen Beitrag zu leisten...«[26]

Auf dem Jahrestreffen der American Public Health Association im Sommer 1982 klagte der Präsident der Vereinigung, Dr. Stanley Matek, daß die CDC nunmehr gezwungen seien, »ein Loch zu stopfen und ein anderes aufzureißen... das eine Loch ist derzeit der Geldmangel für Geschlechtskrankheiten und andere lebensbedrohliche Gesundheitsprobleme.«

Zu dieser Zeit hatten die CDC für ungefähr 13 Monate GRID-Forschung etwas unter einer Million Dollar bezahlt.

In ungefähr derselben Zeitspanne – oder etwas weniger – hatten die CDC neun Millionen Dollar für die Untersuchung des Todes von 29 Legionären in den Jahren 1976 bis 1977 ausgegeben, über eine Million Dollar für die Untersuchung des Ebola-Fiebers in Zentralafrika, mindestens 135 Millionen Dollar für die Schweinegrippeuntersuchung und -schutzimpfung. Ende 1982 verteidigte Brandt die Regierung Reagan und wies darauf hin, daß zwischen Juni 1981 und Dezember 1982 insgesamt 5,5 Millionen Dollar an Bundesgeldern der GRID-Forschung gewidmet waren, verteilt an die CDC, die NIH und die Food and Drug Administration.

Das besänftigte die Kritiker allerdings nicht.

»Ich habe keinerlei Zweifel, wenn die Krankheit unter Amerikanern norwegischer Abstammung oder unter Tennisspielern ausgebrochen wäre, anstatt unter Schwulen, wäre die Reaktion der Regierung und der Ärzteschaft anders gewesen«, klagte der einflußreiche Demokrat und Kongreßabgeordnete Henry Waxman aus Kalifornien. »Ich möchte besonders deutlich werden, was den politischen Aspekt des Kaposi-Sarkoms angeht. Diese schreckliche Krankheit befällt Angehörige einer der stigmatisiertesten und diskriminiertesten Minderheiten. Die Opfer sind keine typischen Amerikaner. Es sind Schwule – in erster Linie aus New York, Los Angeles und San Francisco. Die Legionärskrankheit suchte eine Gruppe von vorwiegend weißen, heterosexuellen Mitgliedern mittleren Alters der American Legion heim. Die Ehrbarkeit der Opfer brachte einen Grad an Aufmerksamkeit und einen Umfang an Geldmitteln für Forschung und Behandlung, der weitaus größer war, als er den Opfern des Kaposi-Sarkoms bislang zur Verfügung gestellt wurde. Ich möchte den Gegensatz zwischen der ›beliebteren‹ Legionärskrankheit – die viel weniger Menschen befiel und weitaus seltener tödlich war – und dem Kaposi-Sarkom hervorheben. Die Gesellschaft bewertet nicht den Ernst der Krankheit, sondern die gesellschaftliche Akzeptanz der davon Betroffenen.«[27]

Angesichts von über 500 diagnostizierten GRID-Fällen in Amerika, einer offensichtlichen Sterblichkeitsrate von 50 Prozent und keinerlei Anzeichen, daß die Epidemie spontan nachlassen würde, war die geheimnisvolle Krankheit durch und durch politisiert worden. Schlachtlinien wurden gezogen. Die Wissenschaftler und Ärzte des öffentlichen Gesundheitswesens waren gezwungen – viele gegen besseres Wissen –, sich für eine Seite zu entscheiden. Im Lauf der Zeit wurde die Situation immer schlimmer, die Antagonismen nahmen zu.

Schweinegrippe und Legionärskrankheit waren mit Sicherheit politisierte Epidemien, aber die Wissenschaftler, die dabei an der Front arbeiteten, waren zum Großteil von den Streitereien abgeschirmt worden, und man ließ sie ihre Untersuchungen in Ruhe durchführen. Es mangelte ihnen auch nie an ausreichenden Ressourcen. Hätte es sich bei GRID beispielsweise um eine tödliche Verseuchung eines kommerziellen Lebensmittels gehandelt, so wäre das CDC-Mandat gegenüber der Öffentlichkeit völlig eindeutig gewesen: Rückruf des Produkts, öffentliche Warnungen in allen Medien sowie Identifikation und Desinfektion der Verseuchungsquelle.

Doch wie sollte man GRID 1982 angemessen angehen?

Curran und Jaffe hatten das Gefühl, ein wesentlicher Bestandteil ihrer Arbeit sei es, die Schwulenszene zu warnen. In öffentlichen Diskussionsveranstaltungen in New York, San Francisco und Los Angeles etikettierten die CDC-Wissenschaftler GRID als »eine beispiellose Epidemie in der Geschichte der amerikanischen Medizin«, und sie drängten die schwulen Amerikaner, ihre kollektive Verleugnung aufzugeben. Curran verwies auf Bill Darrows Daten, die zeigten, je aktiver ein Mann sexuell war, desto größer war sein Risiko, sich GRID zuzuziehen.

In der Zwischenzeit hatte Darrow seit Monaten die üblichen Soziologietechniken eingesetzt, die er in seinen 21 Jahren bei den CDC schon auf andere Krankheiten angewendet hatte. Er versuchte, die ätiologische Rolle der »Popper«, des »Fist-fucking« und anderer äußerer Faktoren zu widerlegen und zu beweisen, daß GRID durch ein infektiöses Agens verursacht wurde. Er suchte nach einer nicht widerlegbaren infektiösen Verbindung zwischen Menschen, die an der Krankheit litten.

Ein entscheidender Hinweis ging am 6. März 1982 ein, als das Gesundheitsamt von Los Angeles einen Anruf von einem Schwulen erhielt, der zuvor von CDC-Beamten befragt worden war – wie Dutzende anderer GRID-Opfer, in der Hauptsache in Kalifornien und New York. Der Mann rief aus einem Krankenhaus aus Los Angeles an, wo sein Partner soeben an GRID gestorben war.

»Da sind jetzt gerade noch zwei andere hier im Krankenhaus mit dieser Krankheit, und ich weiß, sie hatten Sex mit meinem Partner«, erzählte der Mann.

Der Anruf wurde an Dr. David Auerbach weitergeleitet, einem EIS-Trainee der CDC mit Sitz in Los Angeles. Auerbach traf sich Stunden später mit dem Informanten und hörte eine sexuelle Saga, die im Oktober 1979 begonnen hatte, als fünf zuvor nicht miteinander bekannte schwule Paare sich einen Tisch bei einem Benefizbankett teilten.[28]

Der Informant und sein Freund hatten, wie die anderen vier Paare, eine langjährige, aber nicht monogame Beziehung.

Im Sommer 1980 gab eines der Paare ein Grillfest im Garten und lud ein Paar ein, das sie bei dem Benifizbankett getroffen hatten. Diese beiden Männer brachten einen schwulen Stricher mit. In dieser Nacht hatten alle fünf Männer Sex miteinander. Etwas später verkehrte der Partner des Informanten sexuell mit einem Teilnehmer der Grillfete.

Zwei Monate darauf erkrankten zwei Mitglieder des Grillquintetts an *Pneumocystis*-Lungenentzündung. Einige Wochen zuvor hatte der Partner des Informanten die typischen Kaposi-Sarkom-Flecke auf seiner Haut entdeckt.

Die Sterbedaten der drei Männer waren 6. Oktober 1981, 6. Februar 1982 und 6. März 1982.

»Sechs-sechs-sechs, verstehen Sie?« fragte der Informant. »Sechs-sechs-sechs!«

Bewegt von dem biblisch-unheilvollen Zusammentreffen der Sechser-Reihe hatte der Mann beim Gesundheitsamt angerufen.

Auerbach telefonierte mit Darrow in Atlanta, der die nächste Maschine nach Los Angeles nahm.

Mehrere hektische Tage lang kreuzten Auerbach und Darrow durch Los Angeles und Orange County und befragten die acht überlebenden GRID-Patienten von den neunzehn Fällen, die in den beiden Bezirken vor April 1982 diagnostiziert worden waren. Um Informationen über die elf Verstorbenen zu bekommen, suchten die CDC-Beamten Familienmitglieder, Ex-Partner und Freunde auf. Viele verweigerten eine Zusammenarbeit, aber innerhalb von zwei Wochen hatten die Wissenschaftler solide Informationen über die sexuellen Verbindungen von neun der Männer.

Am 7. April hatten Darrow und Auerbach festgestellt, daß zwei Mitglieder der Grillparty 1979 und 1980 Sex mit zwei weiteren GRID-Fällen aus Los Angeles hatten – mit Männern, die ansonsten noch nicht mit dem Rest der Gruppe in Verbindung gebracht worden waren.

Als sie an diesem Frühlingstag durch Los Angeles kreuzten, geschah etwas Unheimliches. Zwei miteinander nicht bekannte Männer mit GRID erwähnten unabhängig voneinander einen gutaussehenden frankokanadischen Steward, mit dem sie Sex gehabt hatten. Der Zufall war erstaunlich.

Die CDC-Beamten waren noch »verblüffter«, wie sie sagten, als »am selben Tag der Begleiter eines dritten Falls in Los Angeles aussagte, daß sein Zimmerpartner sexuelle Kontakte mit zwei Freunden ebendieses Falls von außerhalb Kaliforniens [Kanada] hatte«.

Obwohl Darrow und Auerbach sich große Mühe gaben, die Anonymität der Männer, die sie während ihrer Untersuchung 1981-1982 befragten, zu wahren, und sogar alle Fotografien und identifizierende Unterlagen vernichteten, ließ jemand aus dem Umfeld der Wissenschaftler den Namen des Kanadiers an den Reporter Randy Shilts vom *San Francisco Chronicle* durchsickern.

Gaetan Dugas wurde nach seinem Ableben geschmäht und gekreuzigt und fälschlicherweise als der Mann gebrandmarkt, der persönlich GRID in Nordamerika verbreitet habe.[29] 1985 hing Dugas' Foto in einer Klinik für sexuell übertragbare Krankheiten am Lehrkrankenhaus der Lusaka-Universität in Sambia mit der Unterschrift: »Der Mann, der die Epidemie auslöste«. Da vier ihrer GRID-Fälle aus Los Angeles Dugas als ihren Sexualpartner angegeben hatten, wiesen die CDC-Beamten den Kanadier als »Patient Zero« aus. Das wurde später fälschlicherweise als Anzeichen einer primären, auslösenden Rolle von Dugas interpretiert.

Darrow flog am folgenden Tag nach New York, um Dugas zu befragen. Sein Arzt, Alvin Friedman-Kien, hatte zugestimmt, die beiden einander vorzustellen, wenn Gaetan zur Untersuchung käme.

Darrow war überrascht von Dugas' Freimütigkeit und seinem großspurigen Auftreten. Obwohl Dugas einige Kaposi-Läsionen hatte, schien er nicht weiter besorgt. Er sagte, er fühle sich wohl. Und er freue sich schon auf die sexuellen Begegnungen in den Dutzenden von Städten, in die er in den folgenden Wochen fliegen sollte.

Dugas breitete nüchtern seine sexuelle Krankengeschichte vor Darrow aus. Ende 1978 – innerhalb von Darrows Untersuchungszeit – hatte Dugas im Schnitt 250 sexuelle Begegnungen pro Jahr. Dugas schätzte, daß er zwischen Dezember 1978 und April 1982 mit ungefähr 750 Männern sexuell verkehrt hatte. Er ging davon aus, daß er in seinem ganzen Leben, seit er 1972 aktiv geworden war, über 2500 Sexpartner hatte.

Während dieser Zeit hatte Dugas an Krankheiten gelitten, die erst im Juli 1981 als GRID diagnostiziert wurden. 1979 schwollen seine Lymphknoten merklich an, und er hatte das Gefühl, an einer schweren Grippe zu leiden. Einige Monate später erkrankte er an *Pneumocystis*-Lungenentzündung und wurde in Kanada ins Krankenhaus eingeliefert. Seit Anfang 1981 litt Dugas am Kaposi-Sarkom, und ab Juli 1981 wurde er von dem Dermatologen Friedman-Kien behandelt.

Mary Guinan von den CDC hatte Dugas im Sommer 1981 befragt, und seine Geschichte befand sich bereits in den Akten der Organisation, als Darrow Dugas bat, alle seine Sexpartner aufzulisten, an die er sich erinnern konnte. Dugas hatte die Namen der meisten seiner Club-Partner niemals erfahren, aber er war in der Lage, die vier zu bestätigen, die Darrow und Auerbach in Los Angeles entdeckt hatten, sowie 68 weitere, einschließlich vier New Yorkern, deren Fälle Darrow dann zu einer Gruppe von Männern führten, die in den Sommermonaten von 1979 und 1980 auf Fire Island Partys gefeiert hatten.

Im Juni 1982 hatten Darrow und Auerbach genügend Indizienbeweise gesammelt, um 40 schwule GRID-Opfer zu einem lockeren sexuellen Netzwerk zu verbinden, das New York, Atlanta, Houston, Miami, San Francisco und Los Angeles umspannte. Darrow legte seine Beweise Curran, Jaffe und anderen Mitgliedern der Arbeitsgruppe vor.[30] Curran und Jaffe waren aufgrund der Beweise davon überzeugt, daß es sich bei GRID um eine sexuell übertragbare Infektionskrankheit handelte, und sie veröffentlichten den Teil für Los Angeles sofort im *Morbidity and Mortality Weekly Report*.

Aber war es das?

Auerbach und Darrow dachten, sie hätten es mit einer Krankheit zu tun, die von der Infektion zügig zum Auftreten von Symptomen und Tod voranschreitet. Da sie sich auf die letzten Sexualpartner der befragten

Männer konzentrierten, bekamen die Wissenschaftler den Eindruck, daß beispielsweise acht Mitglieder der von ihnen untersuchten Gruppe 1979 oder 1980 von Dugas infiziert worden waren und im Schnitt nach zehn Monaten Symptome entwickelten. Sie kamen zu dem Schluß, daß GRID eine neue Krankheit sei und das kausative Agens sich erst seit 1978 in den USA befand.

Später wurde jedoch klar, daß die Latenzphase der Krankheit bei schwulen Männern im Schnitt bei über zehn Jahren lag und insbesondere gesunde Weiße der Mittelklasse in den ersten sieben bis 14 Monaten nach der Infektion fast niemals so ernste Symptome wie das Kaposi-Sarkom oder PCP entwickelten, wie Darrow und Auerbach angenommen hatten.[31]

Trotzdem standen die Fälle – mit Dugas im Zentrum – so perfekt miteinander in Verbindung, daß nach Ansicht von Darrow und dem gesamten CDC-Team die Krankheit auf ein sexuell übertragbares Agens zurückzuführen war. Auf der Basis dieser Erkenntnisse drängte der klinische Forscher Lawrence Corey von der University of Washington im September, dem Gebrauch von Kondomen mehr Aufmerksamkeit zu schenken, um die Übertragung sexuell übertragbarer Krankheiten zu vermeiden[32], aber Curran zögerte, sich gegen die Gegner der Geburtenkontrolle in Reagans einflußreichem Beraterkreis zu stellen, ohne eindeutigere Beweise, daß GRID von einem sexuell übertragbaren Agens verursacht wurde.

Erschwert wurden die Bemühungen, GRID-Fälle zu verknüpfen, durch zunehmende Beweise, daß auch nichtschwule Personenkreise erkrankten. Mitte 1982 war die Arbeitsgruppe davon überzeugt, daß Junkies sich die Krankheit ebenfalls zuzogen. Nur eine Minderheit von ihnen war schwul, und bei einigen handelte es sich um heterosexuelle Frauen. Während bei Schwulen ein einzigartiges Risiko für das Kaposi-Sarkom zu bestehen schien, schlug ein anderes wesentliches Symptom der neuen Krankheit – die Pneumozystose – bei einem großen Spektrum von Menschen zu. Einer von vier Männern mit PCP war heterosexuell, berichteten die CDC im Juni, und von 152 Fällen, die von Currans Team genauestens untersucht wurden, waren 26 heterosexuelle Männer und acht heterosexuelle Frauen. 21 der 34 Heterosexuellen waren Junkies.[33]

Einen Monat später berichteten die CDC, daß eine Krankheit, die mit GRID identisch schien, unter Haitianern ausgebrochen war. 34 Fälle wurden unter jungen Männern und Frauen verzeichnet, die in Miami und New York lebten. Darüber hinaus verwies der Bericht auf elf Fälle von Kaposi-Sarkom, die in Port-au-Prince auf Haiti diagnostiziert worden waren. Die meisten Betroffenen waren Heterosexuelle, die sich niemals Drogen gespritzt hatten. Zusätzlich zu den opportunistischen Infektionen, die man unter schwulen GRID-Patienten bereits bemerkt hatte, litten die haitianischen Patienten unter schwerer Tuberkulose und Toxoplasmose-Infektionen.[34] Alle haitianischen Patienten in New York und Miami waren erst vor kurzem durch Auswanderung der Armut und der rigiden politischen Unterdrückung Haitis entflohen. Die meisten fürchteten, deportiert zu werden, wenn ihre Krankheit bekannt würde.

Die CDC wurden im Herbst 1981 von den haitianischen Fällen informiert, als Dr. Margaret Fischl und George Hensley Fälle im Jackson Memorial Hospital in Miami entdeckten und Dr. Sheldon Landesman meldete, daß er solche Fälle im Kings County Hospital in Brooklyn behandele. Jaffe entsandte den belgischen CDC-Arzt Alain Roisin, der Kreolisch sprach, nach Port-au-Prince, und Roisin konnte bestätigen, daß die Fälle identisch waren mit jenen, die Fischl und Landesman gemeldet hatten.

Ein unbeabsichtigtes Ergebnis der CDC-Meldung aus Haiti war eine neue Runde an Schuldzuweisungen. Vielleicht, so spekulierte der Arzt Bruce Chabner vom National Cancer Institute öffentlich, wurde die Krankheit von einem »haitianischen Virus« verursacht, das von Homosexuellen in die Vereinigten Staaten eingeschleppt worden sei. Es wurde angedeutet, daß die Ferieninsel in der Karibik Ende der siebziger und Anfang der achtziger Jahre zu einem Lieblingsrefugium schwuler Amerikaner geworden war. GRID, so meinten einige Wissenschaftler, könne sogar seinen Ursprung in Haiti haben.[35]

Einige nordamerikanische Forscher, die mit der Situation in Haiti vertraut waren, verwiesen darauf, daß die meisten haitianischen Männer aufgrund der gesellschaftlichen Stigmatisierung homosexuelles Verhalten ablehnten und daß alle haitianischen Fälle auf heimliche Homosexualität zurückzuführen seien. Die Tatsache, daß es sich bei einem signifikanten Prozentsatz der haitianischen GRID-Patienten um Frauen handelte, wurde bequemerweise ignoriert.[36]

Darrow wußte aus seinen Untersuchungen des schwulen GRID-Netzwerks der sexuellen Verbindungen, daß mindestens einer der New Yorker Männer als Steward arbeitete (nicht Dugas) und regelmäßig nach Haiti flog. Ein anderer Mann von der Ostküste erwähnte, die Insel im Urlaub besucht zu haben. Dr. Friedman-Kien, der zahlreiche Schwule behandelte, erzählte Jaffe, daß viele Männer aus New York in Haiti ihren Urlaub verbrachten, weil man in dem verarmten Land, in dem der Durchschnittslohn pro Arbeitstag unter zwei Dollar lag, Sex für weniger als fünf Dollar kaufen konnte.

Im Hinblick auf die Junkies wußten die CDC, daß es sich 1981 bei mehreren Fällen um Männer handelte, die sowohl schwul als auch drogensüchtig waren. Diese scheinbar getrennten Gruppen überlappten sich an einigen Stellen, und Jaffe zeichnete für sich ein Bild dessen, was er nun nicht länger für eine Serie, sondern für eine Epidemie hielt – Kreise von verschiedener Größe, die sich überlappten, wo immer Menschen mehr als eine Art von Verhalten, die sie dem Risiko der Krankheit aussetzte, teilten.[37]

Da bis zu diesem Zeitpunkt kein kausatives Agens für GRID entdeckt worden war, rief das einzigartig hohe Vorkommen der Krankheit unter den Angehörigen einer bestimmten Gruppe von Immigranten böses Blut hervor. Dieser Zustand verschlimmerte sich mit der Zeit, angespornt durch eine – wie es die Haitianer erlebten – rassistische Verurteilung ihrer Kultur, ihrer Lebensweise und ihrer individuellen Person. Leider war es nicht das letzte Mal, daß eine Nation und ihre Bewohner sich ungerechtfertigterweise als Quelle der neuen Krankheit beschuldigt sahen; tatsächlich blieben solche Schuldzuweisungen über ein Jahrzehnt lang ein Merkmal der Epidemie.

Während die führenden Bundesbeamten noch über die Bedeutung der Entdeckung von GRID unter Haitianern nachdachten, tauchte die Krankheit bei drei Männern auf, die mit der genetischen Blutgerinnungskrankheit namens Hämophilie geboren waren. Da sie an ständigem Blutverlust litten, hatten diese Männer mehrere Injektionen von Faktor-VIII-Blutgerinnungskonzentrat erhalten. Die drei Männer waren zwischen 29 und 62 Jahre alt und kamen aus Teilen des Landes, die man bis dahin für epidemiefrei gehalten hatte: Denver in Colorado, Westchester in New York und aus einer Kleinstadt im Nordosten von Ohio.[38]

Faktor VIII wurde aus dem gesammelten Blut Tausender von Spendern hergestellt; daher waren Menschen mit Hämophilie besonders anfällig für Verunreinigungen in der Blutversorgung. Ein typischer Operationspatient benötigte sechs Einheiten Transfusionsblut von höchstens sechs Spendern. Aber Männer mit Hämophilie waren jedesmal, wenn man ihnen Faktor VIII injizierte, dem Blut Tausender von Menschen ausgesetzt. Es überrascht daher nicht, daß unter ihnen eine hohe Rate an Krankheiten herrschte, die über das Blut übertragen werden – wie beispielsweise Hepatitis.

Die CDC trafen sich am 27. Juli mit der National Hemophilia Foundation, dem amerikanischen Roten Kreuz und der Food and Drug Administration. Man kam gemeinsam zu dem Entschluß, eine strenge Überwachung zu starten.

Im Dezember waren alle drei der ersten Hämophilie/AIDS-Patienten tot.

Ja, AIDS!

Im August hatten die CDC in aller Stille den Begriff GRID fallenlassen und den Namen der Krankheit in Acquired Immune Deficiency Syndrome (akquiriertes Immundefekt-Syndrom) geändert, um die Erkenntnis zu verdeutlichen, daß es sich nicht nur um eine Krankheit schwuler Männer handelte.

Fünf weitere Amerikaner mit Hämophilie zogen sich im Jahr 1982 AIDS zu, einer von ihnen ein siebenjähriger Junge. Im Herbst 1982 erfuhr Currans Team, daß Dr. Arthur Ammann, ein Kinderarzt an der medizinischen Fakultät der University of California in San Francisco, ein Baby mit PCP behandelte. Der 20 Monate alte Patient hatte bei seiner Geburt mehrere Transfusionen erhalten.

AIDS befand sich in der Blutversorgung der USA. Die CDC schlossen ihren Bericht mit den folgenden Worten:

»Von den 788 definitiven AIDS-Fällen unter Erwachsenen, die den CDC bislang gemeldet wurden [10. Dezember 1982], gehören 42 (5,3 %) zu keiner bekannten Risikogruppe (d.h., es sind keine aktiven Homosexuellen, Suchtkranken, die sich Drogen spritzen, Haitianer oder Hämophile). Zwei Erkrankte erhielten Blutprodukte innerhalb von zwei Jahren vor dem Ausbruch ihrer Krankheit und stehen derzeit unter Beobachtung.

Angesichts dieses Berichts und weiterer Meldungen von AIDS unter Personen mit Hämophilie A muß man sich die Frage über die mögliche Übertragung von AIDS durch Blut und Blutprodukte stellen.«[39]

Für die Ärzte waren das beunruhigende Nachrichten. Zu jener Zeit kauften die meisten amerikanischen Blutbanken und Blutfaktorfabrikanten Plasma, und Drogenabhängige und Alkoholiker, die eine schnelle Mark machen wollten, waren erstklassige »Zehn-Dollar-Spender«, wie man sie nannte (obwohl sie 100 Dollar pro Spende bekamen). Der New Yorker Mediziner Frederick Siegel rief sofort dazu auf, Blut- und Plasmakäufe zu beenden, und erteilte schwulen Männern den dringenden Rat, ihr Blut nicht zu spenden.

Der Aufruf verpuffte ungehört.

Eine Woche nachdem die Organisation ihren Blutbericht veröffentlicht hatte, teilten die CDC mit, daß vier weitere Babys und Kleinkinder definitiv AIDS hatten und achtzehn an verdächtiger Immunschwäche litten. Keines dieser Kinder hatte eine Bluttransfusion erhalten, aber die meisten Mütter dieser Kinder hatten entweder AIDS oder gehörten zu einer der bereits definierten Risikogruppen der Krankheit. Von den 13 Müttern, die für die Untersuchung befragt wurden, spritzten sich acht Drogen, eine war sowohl Junkie als auch Prostituierte, und zwei kamen aus Haiti. Die Kinder stammten alle aus Gebieten, die offensichtlich von AIDS heimgesucht wurden: San Francisco, New York und Newark.

»Die Übertragung eines ›AIDS-Erregers‹ von der Mutter auf das Kind, entweder in utero oder während der Geburt, könnte den baldigen Ausbruch der Immunschwäche bei diesen Kleinkindern erklären«, schrieben die CDC-Wissenschaftler.[40]

In San Francisco gebar Mrs. Profit, wie man sie nannte, zwei Kinder in den Jahren 1981 und 1982; beide hatten AIDS. Mrs. Profit war eine Prostituierte, die in San Franciscos hartem Tenderloin District arbeitete. Sie litt selbst in fortgeschrittenem Stadium an AIDS, als das Team von Dr. Dritz sie Ende 1981 aufspürte. Damals sprach Mrs. Profit bereits ziemlich unzusammenhängend, und die Ärzte kamen später zu dem Schluß, daß sie an AIDS-Dementia litt.

Mrs. Profit war nicht in der Lage, Moss, Dritz und anderen Forschern, die sie ausfragten, viel zu helfen. Obwohl die weiße Frau als Prostituierte arbeitete, kam Moss zu dem Schluß, daß sie sich durch ihre Gewohnheit, Drogen zu spritzen, infiziert hatte. Oder über ihren extrem verschlossenen und ebenfalls AIDS-kranken Ehemann, einen Heterosexuellen, der sich weigerte, den Wissenschaftlern Informationen zu geben.

Zu Beginn des neuen Jahres verzeichneten die USA den tausendsten offiziellen AIDS-Fall. Die CDC-Wissenschaftler gingen davon aus, daß die wirkliche Zahl weitaus höher lag.[41]

Ende 1982 hatten die CDC jeden Aspekt der Epidemiologie von AIDS festgenagelt – außer einem: die Identifizierung der kausativen Mikrobe. Man wußte, sie war infektiös, sie befand sich in der Blutversorgung des Landes, konnte von schwulen Männern gegenseitig durch sexuellen Verkehr und von Müttern auf ihre Babys übertragen werden, und sie tauchte unter Junkies auf, die ihre Spritzen teilten.

Obwohl sich die CDC in dieser Angelegenheit irrten, hatte die Organisation bereits Beweise einer heterosexuellen Übertragung von AIDS. Mit Ausnahme von fünf Fällen erhielten alle 55 Heterosexuelle unangemessenerweise das Etikett »Haitianer«. (Eine Nationalitätszuweisung kam nicht einer Übertragungsart gleich.) Bei den fünf anderen mutmaßlichen heterosexuellen Fällen handelte es sich um Frauen, deren ständige Sexualpartner männliche Junkies waren.[42]

Es blieben zwar noch Rätsel offen, aber die wesentlichen epidemiologischen Umrisse waren nun bekannt, und es konnten Entscheidungen über Maßnahmen des öffentlichen Gesundheitswesens ergriffen werden, um eine Ausbreitung der Epidemie zu verhindern.

Dennoch blieben ein Jahrzehnt später viele der Vorsichtsmaßnahmen, die im Januar 1983 offensichtlich schienen, unverwirklicht. Es gab zahlreiche Verzögerungen. Die Menschen starben weiter, und die Epidemie breitete sich weiter aus.

II

Obwohl die Mikroben keine Politik kennen und Menschen aller ideologischen Richtungen sich mit dem für AIDS verantwortlichen Erreger infizieren konnten, war 1983 jeder Aspekt der AIDS-Forschung, AIDS-Kontrolle und AIDS-Behandlung zutiefst politisiert worden.

In Sachen AIDS schien jede Organisation und jede Institution ihre eigenen langjährigen Protokolle gegenüber Infektionskrankheiten zu brechen. Städtische Gesundheitsämter, die Angst hatten, schwulen Wählern oder Bürgerrechtlern vor den Kopf zu stoßen, verfügten nur widerwillig eine Schließung der Clubs, trotz eindeutiger Beweise, daß viele – vielleicht die meisten – der Homosexuellen, bei denen zu jener Zeit AIDS diagnostiziert wurde, zugaben, regelmäßig Clubs besucht zu haben. Clubbesitzer, die Angst hatten, ihre Kunden zu verprellen, stimmten nur unter gesetzlichem Druck zu, Schilder aufzuhängen, die vor den mit schnellem Sex verbundenen Risiken warnten. Schwulenrechtsbewegungen in den ganzen Vereinigten Staaten spalteten sich politisch wegen der Frage, wieviel Panik und Aktivität angemessen seien.

Die Verwaltungsleiter der Blutbanken gaben öffentlich das Lippenbekenntnis ab, sie würden sich um die Sicherheit der Blutversorgung sorgen, aber insgeheim ließen sie Regierungsbehörden wissen, daß nur unter unerschwinglich hohen Kosten Schritte zur Produktsicherung unternommen werden konnten. Das National Heart, Lung and Blood Institute teilte dem Kongreß mit, daß es nicht die Absicht hatte, Untersuchungen zur Sicherheit der nationalen Blutversorgung vor Ende 1984 zu finanzieren. Eine ernsthafte Studie über die nationale Blutversorgung wurde erst am 20. September 1984 gestartet.[43]

Im Herbst 1982 traf sich die National Hemophilia Foundation (NHF) mit Vertretern der Blutindustrie und vom Staat angestellten Wissenschaftlern in der Hoffnung, Wege zu finden, um die Sicherheit der Produkte, die von ihren Mitgliedern verwendet wurden, zu gewährleisten. Sie stießen wiederholt auf die Forderung nach Beweisen, nach Daten, nach irgendeiner Verbindung zwischen den Blut- und Plasmavorräten der Nation mit der Krankheit, unter der Hämophile und Transfusionsempfänger litten. Nur das CDC-Team unterstützte von ganzem Herzen den Ruf der NHF nach Taten.

Auf Drängen der NHF und der CDC fand am 4. Januar 1983 eine Konferenz in Washington mit führenden Vertretern der Blutindustrie und Beamten der Food and Drug Administration statt. Man diskutierte die erste Handvoll AIDS-Fälle aufgrund von Transfusionen und Blutkoagulierungsfaktoren. Bruce Evatt, Curran und Francis von der CDC hofften, die Blutindustrie zu überzeugen, Schritte zu unternehmen, um die Möglichkeit einer Übertragung von AIDS im Blut – durch welches Agens auch immer – herabzusetzen, und so nicht nur die Amerikaner zu schützen, die an Hämophilie litten oder sich einer Operation unterziehen mußten, die eine Transfusion erforderte, sondern auch die Millionen von Menschen in aller Welt, die sich auf Blutprodukte aus den USA verließen, dem weltgrößten Blutexporteur.[44] Vorsichtige Schätzungen des US-amerikanischen Anteils an der Blutindustrie beliefen sich auf 150 Millionen Dollar pro Jahr. Vier amerikanische Firmen beherrschten den Markt: Bacter Travenol Laboratories Inc., Alpha Therapeutic Corporation, Armour Pharmaceutical Co. (eine Gesellschaft des Revlon-Kosmetikkonzerns) und Cutter Laboratories. Der amerikanische Blutmarkt, von kommerziellen und gemeinnützigen Interessen kontrolliert, wurde vorsichtig auf ungefähr 250 Millionen Dollar pro Jahr geschätzt.[45]

Weniger konservative Schätzungen der globalen Blutindustrie, zusammengestellt von dem Pulitzerpreisträger Gilbert Gaul vom *Philadelphia Inquirer,* veranschlagten die Umsätze der amerikanischen Firmen und Blutbanken auf zwei Milliarden Dollar und auf über 60 Prozent der weltweiten Verkäufe von rund sechs Millionen Litern Plasma pro Jahr.[46]

Zwischen 1971 und 1980 verdoppelte sich der Einsatz von Blutprodukten in den Vereinigten Staaten aufgrund eines Anstiegs der Operationen als auch durch die Vervollkommnung der Verfahren für die Isolation und Herstellung von Faktor VIII und IX, den Koagulationsmitteln, die aus genetischen Gründen bei Hämophilen am häufigsten eingesetzt wurden.[47] Operative Innovationen setzten die Blutversorgung unter beispiellosen Druck. Eine Transplantation konnte beispielsweise über 150 Vollblut-Einheiten für einen einzigen Patienten erfordern. 1980 wurden in den Vereinigten Staaten knapp über elf Millionen Einheiten Blut gesammelt. 1982 war diese Zahl auf 12,6 Millionen gestiegen, und ungefähr vier Millionen Amerikaner erhielten in diesem Jahr Blutprodukte.

Bis auf zwei Prozent wurde die gesamte Blutversorgung des Landes freiwillig gespendet. Plasma war eine ganz andere Sache. Es dauerte drei Stunden, um Plasma zu spenden. In dieser Zeit wurde das Blut des Spenders aus dem Körper heraus in eine Zentrifuge geleitet, um das wässrige Plasma vom Blut zu trennen. Die Zellen wurden dann zurück in den Körper des Spenders geführt. Da es ein anstrengendes, unbequemes Verfahren war, stammte ein Großteil des Plasmas weltweit von bezahlten »Spendern«, und die Vereinigten Staaten kauften auf diese Weise mehr Plasma als jedes andere Land der Welt. Rechtlich konnten in den Vereinigten Staaten Personen ihr Plasma zweimal pro Woche verkaufen oder bis zu 60 Liter im Jahr – das war die vierfache Menge des von der WHO empfohlenen Maximums für eine individuelle »Spende«.

Für eine Plasmaspende erhielt man normalerweise um die 25 Dollar, und die meisten »Spender« waren Stammkunden: vom Pech verfolgte Menschen, die in den örtlichen Krankenhäusern und den für Publikumsverkehr geöffneten Plasmazentren regelmäßig eine schnelle Mark machten.

In den USA wurden weniger als 240000 Einheiten Vollblut gekauft, und weniger als zehn Prozent bzw. 24000 dieser Einheiten waren möglicherweise mit irgendeiner der Dutzenden von Mikroben verseucht, von denen man wußte, daß sie unter Junkies übertragen wurden. Die Chance, daß ein Blutempfänger 1982 sich beispielsweise mit Hepatitis B infizierte, lag weit unter 1:11997600.[48] Da keiner wußte, welche Mikrobe AIDS verursachte, war es 1983 nicht möglich, auszurechnen, wie wahrscheinlich es war, sich durch eine Transfusion mit einer einzigen Einheit Blut zu infizieren.

Aber die Gerinnungsfaktoren waren Proteine, die in extrem winzigen Mengen im Plasma gefunden wurden, und etwa 5000 Einheiten Plasma[49] waren für eine ausreichende Menge an Faktor-VIII- oder IX-Konzentrat erforderlich, um eine schwere Blutung bei einem Hämophilen zu beenden. Das erhöhte das Risiko beträchtlich: Die Chance, Hepatitis zu bekommen, lag bei mindestens 1:3000. Hämophile hatten bei jeder Faktor-Injektion ein relativ hohes Risiko, sich mit irgendeiner Mikrobe zu infizieren.

Die Schätzung 1:3000 basierte auf der Annahme, daß nur eine äußerst geringe Zahl von bezahlten Spendern selbst infiziertes Blut hatte. Schwule waren 1982 nicht weniger altruistisch beim Blutspenden als

Heterosexuelle. Wenn man vorsichtig davon ausging, daß vier Prozent aller Blutspender schwul waren und zehn Prozent von ihnen ein über das Blut übertragbares Agens in sich trugen, bedeutete das, daß bis zu 47000 Einheiten bzw. 0,003 Prozent der von Amerikanern gespendeten – unbezahlten – Blutversorgung verseucht waren. Wieder nur ein minimales Risiko für Menschen, die nur eine oder zwei Einheiten Blut erhielten, aber eine beträchtliche Gefahr für Hämophile.

Nachträgliche Tests mit der Blutversorgung zeigten später, daß 1978 mindestens eine Ladung von Faktor VIII mit dem AIDS-Agens verseucht war. Sie wurde in diesem Jahr an bis zu 2300 Männer und Buben mit Hämophilie verteilt.[50]

Das Risiko für Menschen mit der genetischen Blutgerinnungskrankheit war eng verbunden mit ihrem Bedarf an regelmäßigen Injektionen, die zwischen 25000 bis 65000 internationale Einheiten (IE) des kristallisierten Proteinpulvers pro Jahr umfaßten. Eine durchschnittliche Behandlungsampulle entsprach 100 IE. Daher war der typische Hämophile jährlich dem Blut von 1250000 bis 3250000 Menschen ausgesetzt. Schwere Fälle von Hämophilie konnten den Einsatz von Produkten erfordern, die von 13555000 Bluteinheiten pro Jahr stammten. Bei dieser Menge konnte sogar eine außergewöhnlich seltene Mikrobe, die nur bei einem von drei Millionen Amerikanern gefunden wurde, eine ernsthafte Bedrohung darstellen.[51]

Der weitverbreitete, nicht für Notfälle vorgesehene Einsatz von Faktor VIII und IX begann weltweit erst 1975, als der amerikanische Kongreß für die Herstellung und den Vertrieb des Produktes mit der Verabschiedung des Gesetzes zum Hemophilia Diagnostic and Treatment Center Program finanzielle Anreize schuf. 1982 hatten 75 Prozent aller Hämophilen bereits abnormale Leberwerte aufgrund von Hepatitis(A oder B)-Infektionen, und über 90 Prozent von ihnen waren dem Virus ausgesetzt gewesen.

Obwohl die Blutindustrie mittels Hitzetechnik lebende Mikroben aus dem Blut eliminierte, das sie zur Herstellung von Albumin, einem anderen menschlichen Proteinprodukt, einsetzten, unterzogen sie die Gerinnungsfaktoren keiner Hitzebehandlung. Eine Vielzahl von Gründen dafür wurde vorgeschoben, aber es lief letztendlich alles auf die geringe Größe des Marktes für Hämophilieprodukte hinaus, auf die zusätzlichen Kosten für die Sterilisation und auf den Mangel an Studien, welche die Verläßlichkeit in Fällen von Faktor VIII und IX zeigten. 1980 kostete eine einzige Faktor-VIII-Dosis den Patienten ungefähr 90 Dollar.

1987 waren Hitzebehandlung und andere Blutsicherungstechniken allgemein üblich, und dieselbe Dosis von Faktor VIII kostete über 1000 Dollar. 1989 gaben Hämophilie-Patienten im Durchschnitt über 50 000 Dollar pro Jahr aus. Trotz der mehr als zehnfachen Erhöhung der Kosten blieb die Industrie recht gesund, und Hämophile in den Vereinigten Staaten, Europa und Japan wurden weiterhin mit der lebensrettenden Komponente versorgt.

Schätzungsweise 26 000 Amerikaner – die meisten von ihnen junge und postadoleszente Männer – litten 1983 an Hämophilie. Ihre Lebenserwartung hatte sich aufgrund von Faktor VIII und IX radikal erhöht; vor 1970 konnten nur wenige hoffen, älter als 25 zu werden, im Schnitt blieb es bei 11,2 Jahren. 1980 wurden Hämophile jedoch durchschnittlich 38 Jahre alt.

Als Curran, Evatt und Francis sich mit Vertretern der Blutindustrie und der FDA im Januar 1983 trafen, standen ihnen beklagenswert wenige Daten zur Verfügung, um auf die Dringlichkeit von AIDS zu pochen. Aber sie wußten, wie schnell Hepatitis B die Blutversorgung durchdrungen hatte, und die Statistiken über Infektionen unter Hämophilen waren allen im Raum Anwesenden bekannt.

Es wurden mehrere Optionen diskutiert, einschließlich einem vor kurzem entwickelten Hepatitis-Test, der in Blutproben direkt die Anwesenheit des Virus (Kernantigen) aufspüren konnte. Evatt argumentierte, daß viele Menschen mit AIDS – weit über 50 Prozent – einmal eine Hepatitis-B-Infektion hatten, und der Einsatz eines solchen Tests könnte die Gefahr, sich AIDS durch Blutprodukte zuzuziehen, drastisch mindern.

Die Vertreter der Blutbanken protestierten, daß die epidemiologische Verbindung zwischen Hepatitis B und der Ursache von AIDS nicht so eindeutig sei, wie Evatt es darstelle. Außerdem, so merkten sie an, seien viele wissenschaftliche Autoritäten der Ansicht, daß die Krankheit überhaupt nicht von einem infektiösen Agens verursacht würde, sondern von »Poppern« oder einer bestimmten »Lebensweise«. All jene, die bereit waren, die Annahme zu akzeptieren, daß AIDS nur eine einzige infektiöse Ursache habe, glaubten nur widerstrebend, daß es einen asymptomatischen Trägerzustand der Krankheit geben könne, der nicht mit einem einfachen Symptom-Fragebogen ausgeschlossen werden konnte. (Natürlich gab es einen solchen asymptomatischen Zustand bei den meisten durch Blut übertragenen Krankheiten.) Schließlich behaupteten sie, daß eine solche Testreihe teuer sei und zusätzliche Kosten von zwei bis fünf Dollar pro Bluteinheit bedeute, die sie gezwungenermaßen an die Verbraucher weitergeben müßten.

Francis verlor die Geduld. Er schlug auf den Tisch und erhob die Stimme, beschuldigte die Vertreter der Blutbanken einer gefühllosen Mißachtung der Gesundheit von Millionen Amerikanern.[52] Das Treffen endete in äußerst gereizter Stimmung und mit gegenseitigen Anschuldigungen.

Am Ende traf die Gruppe nicht einen einzigen Beschluß. Die freiwilligen Maßnahmen, die Dr. Frederick Siegel sechs Monate zuvor vorgeschlagen hatte, wurden von einigen Mitgliedern der Industrie akzeptiert: Man siebte aktiv schwule, drogenabhängige und haitianische Spender aus.[53]

Am 25. März 1983 empfahl Ministerialdirektor Brandt formell – ordnete es jedoch nicht an –, »Interimsmaßnahmen, um die Empfänger von Plasma, Blut und Blutprodukten so lange zu schützen, bis spezifische Larbortests entwickelt worden sind, um Blutproben auf AIDS zu untersuchen«.

Die drei empfohlenen Maßnahmen lauteten: die Spender darüber zu unterrichten, wer besser nicht spenden sollte, die Blutentnahmekräfte darin zu schulen, wie man eine für AIDS typische Krankengeschichte unter Spendern erkennt, und Systeme zu errichten, um vermutlich durch AIDS verseuchtes Blut zu lagern und zu entsorgen.

Der Rat an die Schwulen, kein Blut mehr zu spenden, war relativ einfach und wurde von der Schwulenpresse auch weitgehend übernommen. Aber Junkies davon abzubringen, ihr Blut und ihr Plasma zu verkaufen, war so gut wie unmöglich. Solange jemand bereit war, es zu kaufen, waren sie nur allzu willig, es auch zu verkaufen.

Überzeugt, daß ein Hepatitis-Kernantikörpertest, so unvollkommen er auch sein mochte, Hämophilen einen lebenswichtigen Teilschutz bieten könnte, fuhr die NHF bis weit in das Jahr 1983 hinein fort, eine Lobby bei der FDA zu schaffen. Seltsamerweise verringerte die Regierung Reagan zu einer Zeit, in der sowohl Hepatitis-Viren als auch die Ursache für AIDS in der amerikanischen Blutversorgug steckten, radikal den Gesamtumfang der Food and Drug Administration und reduzierte unter anderem die Größe der Belegschaft, welche die Blutindustrie überwachen sollte, um 25 Prozent. Im Frühjahr 1983 verkündete der FDA-Leiter Frank Young eine 50prozentige Kürzung der Zahl seiner Qualitätskontrollinspektionen der Blutindustrie durch seine Behörde. Erst fünf Jahre später wurden die Nachwirkungen von Youngs Entscheidung überprüft, und während dieser Zeit war dieser Industriezweig drastisch angewachsen. Allein das amerikanische Rote Kreuz hatte sein Blutprogramm um über 150 Prozent erweitert. Daher waren 1988, als die FDA ihre Strategie neu überdachte, die meisten Blut- und Plasmasammlungen sowie Verarbeitungseinrichtungen seit drei oder vier Jahren nicht inspiziert worden.

Die CDC und die FDA konnten sich 1983 in Sachen Blutversorgung nicht einigen, und Ministerialdirektor Brandt stellte sich generell auf die Seite des FDA-Ansatzes: »Abwarten und Tee trinken«. Im November erhob die wissenschaftliche Abteilung der National Hemophilia Foundation die Forderung, daß die Plasma-Industrie den Hepatitis-B-Kernantikörpertest einsetzen solle, um so viele Verunreinigungen wie möglich auszuschließen.

Das Blutproduktberatungskomitee der FDA war mit einem Treffen in Bethesda im Dezember 1983, bei dem die Forderung der NHF diskutiert werden sollte, einverstanden. Aber die Vertreter der Industrie versammelten sich insgeheim am Vorabend der FDA-Sitzung und einigten sich auf eine Hinhaltetaktik: Sie würden die Gründung einer von ihren Wissenschaftlern dominierten Arbeitsgruppe fordern, die mehrere Monate damit verbringen sollte, die Bluttestfrage zu prüfen, um schließlich der FDA mitzuteilen, es sei unmöglich, einen Konsens zu erreichen.

Genau das geschah dann auch: Im Mai 1984 ließ die Arbeitsgruppe der FDA die Behörde wissen, daß über den Einsatz des Hepatitis-Tests, um mögliche Träger von AIDS auszusieben, einfach keine Einigung erzielt werden könne. Daher blieb ein Großteil der weltweiten Blut- und Plasmaversorgung in den ersten vier Jahren der Epidemie unsterilisiert und ungetestet.

Für Junkies wie Greggory Howard gab es 1983 kaum Informationen über die neue Krankheit. Keine einzige Regierungsstelle verteilte Broschüren oder Aufklärungsunterlagen an die geächtetste Bevölkerungsgruppe des Landes. Die Junkies hatten keine Ahnung, daß einige Wissenschaftler sie davon abhalten wollten, Blut und Plasma zu »spenden«. Howard hatte noch nie von AIDS gehört. Er und Zehntausende andere Süchtige wie er wußten nur, daß »etwas anderes«, eine weitere gesundheitliche Schikane da draußen lauerte. Und es gab Gerüchte von anderen Junkies, die krank wurden, öffentliche Hospitäler aufsuchten und verschwanden.

Die beiden Bundeseinrichtungen, die mit der Gesundheit von Menschen wie Greggory Howard umgehen sollten, schienen im Januar 1983 völlig uninteressiert am AIDS-Problem. Weder die Alcohol, Drug Abuse, and Mental Health Administration (ADAMHA) noch das National Institute on Drug Abuse (NIDA) forderten vor Mitte 1983 Gelder vom Kongreß zur AIDS-Forschung, und kein Amt führte vor Ende 1984 irgendeine Untersuchung zur Übertragbarkeit der Krankheit mittels Spritzen durch.

Der auffälligste Mangel an Interesse fand sich jedoch bei den National Institutes of Health in Bethesda. Obwohl eine Handvoll Wissenschaftler innerhalb der NIH, insbesondere am National Cancer Institute, ihre allgemeinen Forschungsgelder dazu nutzten, das AIDS-Problem versuchsweise anzugehen, zeigte die Behörde als solche keine große Begeisterung dafür, das AIDS-Geheimnis zu entschlüsseln.

»AIDS ist die Haupttodesursache bei Männern zwischen dreißig und vierzig in San Francisco. Wir brauchen mehr Geld«, sagte Dr. Donald Abrams in seinem winzigen Büro auf der Station 86 des Allgemeinkrankenhauses von San Francisco, wo er und Volberding die zunehmenden AIDS-Fälle der Stadt behandelten. Der junge Onkologe wählte seine Worte mit Bedacht. Er wies auf die Aktenstapel vor sich, voller handschriftlicher und getippter Seiten.

»Wir haben von unseren Patienten haufenweise Daten gesammelt. Allerdings haben wir keinen Computer, um die Daten zu analysieren. Wo liegt also der Sinn all dieser hochkarätigen [T-Zellen-]Tests, wenn wir sie nicht zusammenbringen und veröffentlichen können?«, wollte Abrams wissen. »Das ist ein in der Geschichte der Medizin einzigartiges Problem. Wir bekommen ständig zu hören: ›Das Geld ist auf dem Weg.‹ Von diesem kommunalen Büro oder von jener Landes- oder Bundesstelle. Aber das Geld taucht nie auf. Die Realität sieht so aus, daß wir hier Tag für Tag mehr Patienten haben, die von unserer Klinik Antworten hören wollen.«

Abrams war zwar erst Anfang Dreißig, aber nach 18 Monaten der Zusammenarbeit mit Volberding am AIDS-Problem sah er erschöpft aus. Seine Stimme war matt, sein Körper bleiern.

Andrew Moss besaß so etwas wie einen Aktivistengeist und war daher in der Lage, etwas mehr Energie aus seinem Team und sich selbst herauszuholen. Die Gruppe um Moss hatte es sich in winzigen Büros am Ende der Station 86 bequem gemacht und versuchte, der Epidemie einen epidemiologischen Sinn zu geben. Moss hatte das Gefühl, daß der einzig vernünftige Ansatz darin lag, AIDS-Fälle mit demographisch ähnlichen Fällen nicht an AIDS erkrankter schwuler und heterosexueller Männer in San Francisco zu vergleichen und sie eine bestimmte Zeit lang zu beobachten, um zu sehen, welche Faktoren sie dem Risiko der Krankheit aussetzten.

Das würde allerdings teuer werden.

Zehn Menschen arbeiteten mit Moss zusammen – nicht einer von ihnen erhielt für die AIDS-Forschung auch nur einen einzigen Cent. Einige hatten sich, entsetzt darüber, wie viele Opfer die Epidemie forderte, freiwillig gemeldet. Selbst Moss war technisch gesehen ein Freiwilliger, da seine gesamten Finanzmittel eigentlich für die Gehirntumor- und Hodenkrebsforschung ausgewiesen waren.

»Guerilla-Wissenschaft« nannte es Moss, nur halb im Scherz. »Man sieht eine Krise, und man tut einfach, was man tun muß, und kümmert sich später darum, woher man das Geld dafür nimmt.«

Von Anfang an hatte Curran versucht, innerhalb der NIH Interesse am GRID/AIDS-Problem zu wecken. Im Herbst 1981 ging er nach Bethesda, um alle damals über die Krankheit, ihre Opfer und die noch offenen Forschungsprobleme bekannten Fakten aufzuzeichnen. Robert Gallo hörte Currans Flehen, wie auch mehrere andere wichtige NIH-Forscher. Obwohl viele dachten, daß die Lage für Homosexuelle recht ernst war, hielten nur wenige den Ausbruch für eine faszinierende Frage der Grundlagenforschung. Üblicherweise überließen die NIH-Wissenschaftler epidemische Problemlösungen den CDC.

Erst ein Jahr später, als Curran mit einem neuen quälenden Problem der Grundlagenforschung zurückkehrte, nahmen die Wissenschaftler in Bethesda die Herausforderung an.

»Wir haben Beweise, daß ein neues infektiöses Agens in die Blutversorgung eingedrungen ist«, ließ Curran sie wissen. »Und es produziert, in erster Linie über T-Zellen-Veränderungen, eine schwere Immunschwäche.«

Das hörte sich für Gallo, der sofort an das HTLV-I-Virus dachte, das er vor kurzem entdeckt hatte, nach einem erschreckenden Rätsel an.[54] Er wußte, das Virus verursachte Störungen im Immunsystem sowie Krebs, jedoch nichts, was den Symptomen der AIDS-Patienten glich. Gallo fragte sich nach Currans Rede nachdenklich, ob die geheimnisvolle Krankheit von einer neuen Art des HTLV verursacht wurde.

Später telefonierte Gallo mit Max Essex in Harvard, der durch Don Francis mit dem AIDS-Problem vertraut war. Das Labor von Essex hatte schon vor längerem nachgewiesen, daß das Leukämie-Virus bei Katzen die T-Zellen-Aktivität bei den Tieren veränderte, und er hatte erste Beweise, daß HTLV-I die Funktion der T-Zellen auf ähnliche Weise unterbrach.[55] Essex arbeitete mit Curran und Francis zusammen, der Blutproben zur genauen Untersuchung an das Harvard-Labor schickte. Im Juni 1982 lief in Harvard eine ernsthafte Untersuchungsreihe auf der Suche nach der Ursache von AIDS.

Gallo führte ebenfalls eine AIDS-Untersuchungsreihe durch.

Nach reiflicher Gewissensprüfung hinsichtlich der möglichen Anstekkungsgefahr für seine Belegschaft kam Gallo zu dem Schluß, daß die Epidemiologie des geheimnisvollen Agens auf eine Übertragung über das Blut, nicht über die Luft hinwies. Im Mai 1982 wies er sein Laborpersonal an, das Virus aus Blutproben von AIDS-Kranken zu züchten.

Einige Monate zuvor hatte ein anderes NIH-Team mit der Suche nach der Verbindung zwischen dem Kaposi-Sarkom und den »Poppern« begonnen. Jim Goedert, Bill Blattner und Dean Mann untersuchten 15 schwule New Yorker und unterzogen ihren Amylnitratverbrauch sowie den Zustand ihres Immunsystems einem Vergleich. In der Untersuchung wurde festgestellt, daß bei fünf der sieben Männer, die keine »Popper« benutzten, Hinweise auf eine Immunsystem-Fehlfunktion vorlagen, im Vergleich zu fünf von acht »Popper«-Benutzern. Man fand auch heraus, daß die CMV-Infektionsgeschichten in beiden Gruppen identisch waren. Die Gruppe kam zu dem Schluß, daß Amylnitrat wahrscheinlich keine Rolle bei der Krankheit spielte, obwohl die Droge die Immunfunktion verändern konnte.[56]

Im National Institute of Allergy and Infectious Diseases, einer Unterabteilung der NIH, untersuchte ein Team von Wissenschaftlern unter Leitung von Dr. Anthony (Tony) Fauci, Dr. Henry Masur und Dr. Cliff Lane das Wesen der Immunsystemfehlfunktionen bei AIDS-Kranken. Die NIAID-Forscher entdeckten, daß schwule Männer mit AIDS zusätzlich zu den T-Zellen-Anomalien ernste Probleme in ihren B-Zellen-Systemen hatten: Obwohl sie zahlreiche B-Zellen vom hochaktivierten Antikörper produzierenden Typ hatten, fehlten andere Arten von B-Zellen, manche sogar völlig. Das NIAID-Team kam zu dem Schluß, daß das B-Zellen-System die Bedrohung durch eine Mikrobe zwar erkannte, aber aufgrund einer massiven Störung im T-Zellen-System nicht in der Lage war, mit jener Kontrolle und Präzision zu reagieren, die üblich waren, wenn beide Bereiche des Immunsystems ordnungsgemäß funktionierten.[57]

Unter großem Tamtam kündigten die NIH am 25. April 1983 an, daß sie schon bald 240000 Dollar an externe Laboratorien zu Forschungszwecken freigeben würden. Eine Woche später meldeten die NIH sechs zusätzliche Forschungsstipendien für eine Vielzahl von Institutionen. Das Geld – insgesamt weniger als zwei Millionen Dollar – sollte Untersuchungen zur Immunologie, Behandlung, Genetik, Pädiatrie und Krebsform von AIDS finanzieren.

Volberdings Gruppe erhielt beispielsweise die erste Rate für eine fünfjährige 526229-Dollar-Studie von Prä-AIDS-Symptomen und immunologischen Profilen. Zwei Wochen nach der NIH-Ankündigung schrieben Volberding und elf Teammitglieder einen Brief an Margaret Heckler, die neu ernannte Gesundheitsministerin (Schweiker hatte am 1. Januar 1983 sein Amt niedergelegt). In dem Brief dankten sie Hecklers Ministerium für die Forschungsmittel, stellte jedoch fest, daß es nur die Hälfte der Summe war, die das Team aus San Francisco ursprünglich gefordert hatte.

»Diese Summe ist unrealistisch, wenn wir signifikante Fortschritte bei der Ursachenforschung dieser Krankheit erzielen sollen«, schrieb die Gruppe. »Darüber hinaus sind wir aufgrund der Angst vor einer Ausbreitung des AIDS-Agens nicht in der Lage, uns die Laborausrüstung mit anderem Laborpersonal zu teilen. Daher können wir mit unserer Arbeit erst dann fortfahren, wenn uns die Mittel zur Verfügung gestellt werden, um neue Ausrüstungsgegenstände zu erwerben.«[58]

Mitte 1983 war jeder Aspekt der AIDS-Forschung in den Vereinigten Staaten zu einer parteipolitischen Angelegenheit geworden. Die Republikaner verteidigten generell das Forschungstempo und die Finanzausgaben, während die Demokraten die Regierung Reagan an allen Fronten angriffen. Die Situation polarisierte sich irreparabel, als der Krieg der Worte im Kongreß zunehmend emotional und feindselig wurde. Das von den Demokraten beherrschte Repräsentantenhaus forderte wiederholt einen Notfallstatus für die AIDS-Forschung. Und der von den Republikanern kontrollierte Senat sowie das Weiße Haus versuchten, die AIDS-Ausgaben niedrig zu halten. Im Sommer und Herbst 1983 tauschten die beiden Parteien bei Anhörungen vor dem Kongreß Beleidigungen aus und versuchten, die Kontrolle der AIDS-Debatten an sich zu reißen.

»Sie [die Demokraten] versäumen es, eine ›angemessene‹ Finanzierung zu definieren«, schrieb eine Gruppe von zehn prominenter Kongreßabgeordneten der Republikaner.[59] »Darüber hinaus sollten vorübergehende Geldzuweisungen zur Linderung des AIDS-Problems nicht als permanent betrachtet werden... Schließlich sind die Empfehlungen [der Demokraten] für ein unabhängiges Gremium, um eine umfassende Strategie in Reaktion auf AIDS zu entwerfen, als unnötig zurückzuweisen.«

Ted Weiss, der Repräsentant von New York, führte den Gegenangriff der Demokraten und verurteilte »die unentschuldbaren und gewissenlosen Lücken in den Bemühungen der Regierung bei der Lösung dieser Krise«. Er beschuldigte die Regierung Reagan, die Zuteilung von Forschungsgeldern für das, was er »das Gesundheitsproblem Nummer eins der Nation« nannte, absichtlich zu verzögern oder zu streichen.

Medizinische Forschungsgelder waren an sich keine parteipolitische

Angelegenheit in den Vereinigten Staaten. Der Republikaner Nixon fing den Krieg gegen Krebs an, die Demokraten Johnson und Carter förderten die Finanzierung der Krebs- und Herzforschung, und in Notfällen – wie bei der Legionärskrankheit, der Schweinegrippe, dem Ebola-Fieber – fanden sich schnell Ressourcen, ungeachtet dessen, welche Partei gerade den Kongreß und das Weiße Haus kontrollierte.

Aber AIDS war einzigartig. Es berührte jeden Nerv, der die Amerikaner polarisierte: Geschlecht, Homosexualität, Rasse (Haitianer), christliche Familienwerte, Drogensucht und Rechte und Sicherheit des einzelnen gegenüber denen des Kollektivs.

Von den 1200 AIDS-Fällen, die im März 1983 weltweit bekannt waren, gab es nur eine Handvoll außerhalb der Vereinigten Staaten und Haitis.[60] Die politischen Dimensionen der Epidemie wurden in anderen Ländern erst offensichtlich, als der Umfang ihrer jeweiligen Ausbrüche groß genug war, um die geheimnisvolle Krankheit in den Blick des öffentlichen Interesses zu rücken.

Bei den CDC konnten jene, die dafür verantwortlich waren, die Ursache von AIDS zu finden – Gary Noble und Don Francis –, immer noch nicht genügend Dollar und Ausrüstungsgegenstände zusammenkratzen, um angemessene Laborexperimente durchzuführen. Der offensichtlichste Weg, ein infektiöses Agens nachzuweisen, würde darin liegen, Blutproben der menschlichen Patienten in Laboraffen zu injizieren. Wenn daraufhin AIDS in den Tieren auftrat, wäre das der Beweis, daß sich im Blut der Patienten ein infektiöses Agens befand. Der umgekehrte Fall traf jedoch nicht zu: Wenn die Tiere nicht erkrankten, konnte das an einer Immunität der nichthumanen Spezies gegenüber der für Menschen ansteckenden Mikrobe liegen.

Aber die CDC hatten kein Geld für eine Primatenforschung. Im August 1982 injizierten Francis und Noble das Blut der Patienten in vier Krallenaffen und warteten. Und warteten. Monate vergingen, und den Krallenaffen ging es glänzend. Francis versuchte, die Tiere erneut mit Blut eines anderen Patienten zu injizieren. Und wieder warteten sie.

Francis bat auch um andere Tiere, insbesondere um die seltenen und teuren Schimpansen, aber die CDC hatten nicht einmal die Einrichtungen, um große Primaten sicher und angemessen unterzubringen. In einem gemeinsamen Projekt mit dem regionalen Primatenzentrum der Emory University vor den Toren Atlantas begann das Tierforschungsprogramm der CDC erst im Frühjahr 1983, wenn auch bescheiden, mit zwei Schimpansen und einem Dutzend Rhesusmakakken. Eineinhalb Jahre später warteten die CDC-Wissenschaftler immer noch auf eine körperliche Reaktion bei den Tieren, denen sie verseuchtes menschliches Blut injiziert hatten.[61]

Die NIH besaßen eine riesige Primateneinrichtung in San Antonio, Texas (Southwest Foundation for Biomedical Research). Dort wurde Anfang 1983 zwei Schimpansen infiziertes menschliches Blut injiziert, was zu einer raschen Veränderung der T-Zellen und zu einer Lymphadenopathie führte.

In Paris hatte die Groupe de travail français sur le SIDA (die französische AIDS-Arbeitsgruppe) alle Umweltfaktoren wie »Popper« beinahe von Anfang an ausgeschlossen, da die Geschichte der französischen Patienten so eindeutig einer infektiösen Spur folgte. Der erste beobachtete Fall war ein Steward, der sich anscheinend auf einer seiner vielen Reisen in die Vereinigten Staaten infiziert und die Infektion an Sexualpartner in Frankreich weitergereicht hatte. Tatsächlich waren häufige Besuche in den USA ein so auffallendes Kennzeichen von europäischen AIDS-Fällen unter Schwulen[62], daß das Auftauchen zweier Ausnahmen – französische Homosexuelle ohne Verbindungen nach Amerika – eine Anmerkung in einem führenden medizinischen Fachblatt Europas zur Folge hatte.[63]

Einer der energievollsten französischen Wissenschaftler war Jacques Liebowitch, ein Arzt und Immunologe, der seine Fälle mit fast so viel Körpereinsatz wie Sprache vorbrachte. Er gestikulierte heftig, lief hin und her, sprang auf die Beine und ließ sich wieder auf seinen Stuhl fallen. Der gutaussehende junge Liebowitch hatte die Angewohnheit, zu einer intellektuellen Schlußfolgerung zu gelangen und dann entschlossen an ihr festzuhalten. Er versuchte so lange, andere davon zu überzeugen, bis die Daten ihm entweder recht oder unrecht gaben. Für Liebowitch waren die faszinierendsten europäischen AIDS-Fälle nicht die der schwulen Männer – er meinte, das sei einfach die amerikanische Situation, die sich auf europäischem Boden verankere. Er war vielmehr an den gelegentlichen afrikanischen und haitischen Patienten interessiert, die er und andere europäische Ärzte seit kurzem sahen.[64]

1982 brachte Liebowitch die Hypothese vor, daß AIDS eine Viruskrankheit afrikanischen Ursprungs sei, die zu Krankheit und Tod führte, indem sie, wie er es formulierte, »das Immunsystem völlig ausbrannte«. Er drängte seine französischen Medizinerkollegen dazu, ihre Akten nach neueren bizarren Immunschwächefällen unter in Afrika geborenen Einwohnern Frankreichs oder unter französischen Bürgern, die Afrika bereist hatten oder dort wohnten, durchzugehen. Er gelangte weiterhin zu der Ansicht, daß die haitischen Fälle eine karibische Form des afrikanischen Phänomens darstellten, deren Verbindung in Reisen zwischen französischsprachigen afrikanischen Ländern und Haiti lag.

In Belgien arbeitete Peter Piot hart an einer sehr ähnlichen Hypothese. Von dem Augenblick an, da er von den ersten PCP-Fällen in Los Angeles hörte, hatte Piot die Möglichkeit in Betracht gezogen, daß AIDS ähnlichen Krankheiten unter Afrikanern zugrunde liege, die in Belgien wohnten. Dieser Ansicht war auch Dr. Nathan Clumeck, ein bescheidener Arzt, der am St.-Pierre-Universitätskrankenhaus in Brüssel arbeitete. Von 1982 bis 1983 behandelte er fünf Zairer der Oberschicht, die entweder in Belgien lebten oder in die ehemalige Kolonialmacht gereist waren, um ihre schwere Immunschwäche behandeln zu lassen.[65]

Diese afrikanischen Fälle wichen eindeutig stark von dem Verlauf der AIDS-Ereignisse ab, wie sie von den Amerikanern definiert wurden: Keiner war schwul, spritzte sich Drogen oder hatte Haiti besucht. Über ein Drittel waren Frauen. Alle Beweise deuteten darauf hin, daß AIDS vor kurzem aus Afrika, Haiti oder den Vereinigten Staaten auf den europäischen Kontinent eingeschleppt worden war. Die amerikanische Einfuhrmethode konzentrierte sich auf Blutprodukte und schwule sexuelle Übertragung, während die afrikanischen und haitischen Fälle sich um ein heterosexuelles Muster der Krankheit zu drehen schienen. Ungeachtet der Übertragungsart sprach jedoch alles stark für ein, wie die französische Groupe de travail es nannte, »übertragbares Agens, das nun in Europa Fuß gefaßt hat«.[66]

Die Mikrobe sei heterosexuell ebenso übertragbar wie homosexuell, erklärten die europäischen Ärzte. Die meisten Mitglieder der Groupe de travail unterstützten die Annahme, daß es sich bei AIDS um eine Viruserkrankung handle.

Frankreich besaß keine Finanzbürokratie wie die NIH zur Vergabe von wissenschaftlichen Forschungsgeldern. Es verfügte vielmehr über ein elitäres System, das den Großteil der biomedizinischen Forschung des Landes dem angesehenen Pasteur-Institut in Paris zuteilte. Obwohl sich das Pasteur-Institut in Größe oder Wohlstand kaum mit dem riesigen amerikanischen Wissenschaftsapparat messen konnte, hatte es bei einem Notfall einen eindeutigen Vorteil: Einzelne Wissenschaftler mit »Festanstellung« konnten Forschungen in fast jede Richtung anregen, ohne einer bürokratischen Superstruktur Rede und Antwort stehen zu müssen. Obwohl dies weniger demokratisch war als die amerikanische Methode, gestattete das Pasteur-System der wissenschaftlichen Elite des Landes absichtlich enorme Kreativität und Flexibilität. Den führenden Krankenhäusern in Paris – Claude Bernard, Raymond Poincaré,

St. Louis, Pitié-Salpetrière – stand es frei, mit den Wissenschaftlern des Pasteur-Instituts zusammenzuarbeiten. 1982 hatte sich eine lockere AIDS-Zusammenarbeit zwischen Dr. Françoise Brun-Vézinet vom Claude-Bernard-Krankenhaus, Willy Rozenbaum vom Pitié-Salpetrière und einer Gruppe des Pasteur-Instituts unter Leitung des Virologen Luc Montagnier entwickelt.[67]

Am 3. Januar 1983 entfernte Rozenbaum einen vergrößerten Lymphknoten aus dem Hals des AIDS-Patienten Frédéric Brugière, eines Schwulen, der in die Vereinigten Staaten gereist war. Das kostbare Gewebe wurde eiligst in das Labor von Montagnier gebracht, wo die Virologin Françoise Barré-Sinoussi es analysierte. Am 25. Januar ließ Barré-Sinoussi Montagnier wissen, daß sie Beweise von Aktivitäten reverser Transcriptase in Brugières Zellen entdeckt hatte.

Nur ein Wesen auf dem Planeten nutzte bekanntermaßen das Reverse-Transcriptase-Enzym: Retroviren. Die winzigen RNA-Viren nutzten das Enzym, um Spiegelbilder des genetischen Materials ihrer RNA zu produzieren und eine DNA-Version von sich selbst zu erschaffen, die in die Gene der Tierzellen, die sie infizierten, eingefügt werden konnten.

Zwei menschliche Retroviren waren zu jener Zeit bekannt – HTLV-I und HTLV-II. Ein Großteil der weltweiten Forschung an ihnen wurde in Robert Gallos Labor am National Cancer Institute betrieben. Montagnier nahm ursprünglich an, die Aktivitäten der reversen Transcriptase wiesen darauf hin, daß AIDS von einem dieser beiden Retroviren verursacht wurde, und in seinen Labor-Notizen für Januar vermerkte er Barré-Sinoussis Erkenntnisse unter der später ausradierten Überschrift »HTLV-I«.[68]

Montagnier rief Gallo Anfang Februar 1983 an und beschrieb die Befunde von Barré-Sinoussi. Es begann eine stürmische Zusammenarbeit/Konkurrenz zwischen den beiden Laboratorien. Im Laufe dieses Monats fand Gallos Labor ebenfalls Aktivitäten der reversen Transcriptase in Labor-Isolaten von Zellen, die Männern mit AIDS entnommen worden waren.[69] Gallo war zutiefst davon überzeugt, daß sein ursprünglicher Gedankengang, den er im Jahr zuvor in einem schicksalhaften Telefonat mit Max Essex formuliert hatte, auch weiterhin akkurat blieb: AIDS wurde entweder von HTLV-I oder einem seiner engen Verwandten verursacht.

»HTLV ist endemisch in der Karibik und scheint relativ häufig in Afrika, und natürlich hat AIDS irgendeine Verbindung mit der Karibikinsel Haiti und dem Kaposi-Sarkom, das man herkömmlicherweise in Afrika findet«, schrieb Gallo im August 1983 im *Journal of the Ameri-*

can Medical Association.[70] Gallo gab zu, daß keine AIDS-Fälle in Japan aufgetaucht waren, wo das HTLV-I endemisch war. Gallo fragte: »Könnte es sich bei dem Leukämie hervorrufenden Virus [HTLV-I] um eine Variante des immunsuppressiven Virus handeln? Wir wissen es nicht. Aber wenn dem so ist, ist es eine sehr subtile Variante mit einer geringfügigen antigenischen Differenz.«

Während Gallos und Montagniers Gruppen hektisch versuchten, die HTLV-Verbindung zu finden, schuftete Jay Levys winziges Team von Wissenschaftlern in San Francisco, nur mit einigen tausend Dollar von der kürzlich gegründeten AIDS-Arbeitsgruppe der Universitäten von Kalifornien unterstützt.[71] Trotz der mageren Ressourcen hatte Levy einen Schlüsselvorteil gegenüber Bethesda und den Pariser Forschern: einen so gut wie unbegrenzten Zugang zu einer großen und kooperativen Population von AIDS-Patienten. Während Montagnier mit Proben eines einzigen solcher Patienten kämpfte, Gallo mit einer Handvoll, standen Levy Blut- und Gewebeproben von über 40 Schwulen aus San Francisco zur Verfügung. Aus seinem gewaltigen Forschungspool konnte Levy die Patienten nach dem Zufallsprinzip auswählen und so jegliche unabsichtliche Befangenheit vermeiden, die aus einer Überinterpretation der Daten, die nur von einem oder zwei Patienten stammen, resultieren kann. Es dauerte mehrere Jahre, bevor die Bedeutung von Levys zufällig ausgewählten Proben offensichtlich wurde.

Levy und sein Kollege John Ziegler von der University of California in San Francisco erstellten die Theorie, daß »AIDS selbst eine opportunistische Infektion ist. Sie führt nur bei den Menschen zur Krankheit, die durch Hepatitis B, Cytomegalovirus, Parasiten oder andere immunsuppressive Faktoren bereits immunkomprimiert sind.«[72]

Sie sahen den AIDS-Krankheitsverlauf in recht komplexen Begriffen. Weil ihre gesamte Patientenpopulation 1983 aus schwulen, sexuell aktiven Männern bestand, dachten sie wahrscheinlich, AIDS sei der letzte Schritt in einem vielphasigen Prozeß, der mit einem Angriff aufs Immunsystem durch eine Vielzahl anderer Viren begann – insbesondere Cytomegalovirus und Epstein-Barr-Virus – und mit dem Eindringen des bislang unentdeckten »AIDS-Virus« in den Körper des Betroffenen endete.

Levy postulierte, daß »das Virus sich selbst zu einer so genauen Nachbildung des Immunsystems – einer bestimmten Komponente des Immunsystems – mutiert, daß es schließlich sich selbst angreift, wenn das System versucht, das Virus zu attackieren«.

Das Ergebnis, meinte Ziegler, sei eine große Autoimmunität oder Selbstzerstörung des Immunsystems, bei dem mächtige Kräfte des B- und

T-Zellen-Systems irrtümlicherweise den Verteidigungsmechanismus des Körpers angriffen. Levy vermutete, daß das beobachtete Ungleichgewicht der T-Zellen bei AIDS-Patienten das direkte Ergebnis eines solchen Vorgangs sei.

Andere Wissenschaftler sahen die gleichen Daten von AIDS-Patienten, gelangten allerdings zu ganz anderen Schlußfolgerungen. Einige hatten das Gefühl, AIDS sei einfach eine neue Form des Hepatitis-B-Virus[73] oder einer unbekannten Verunreinigung des Hepatitis-Impfstoffs, mit dem erste experimentelle Versuche an schwulen Amerikanern durchgeführt worden waren.[74]

Eine Vielzahl anderer Theorien zur Ursache von AIDS überschwemmte die populärwissenschaftliche und die Fachliteratur Anfang der achtziger Jahre. Die meisten Veröffentlichungen teilten einen fundamentalen Fehler: Sie versuchten, die Existenz der Krankheit einzig auf der Basis von Beobachtungen in der amerikanischen Schwulenszene zu erklären, und ignorierten widersprüchliche epidemiologische Beweise, die von einer umfassenderen Sicht auf alle Menschen, die sich AIDS zuzogen, stammten. Die Mehrzahl der Vermutungen, die glaubwürdige Wissenschaftler vorbrachten, wurden im Labor oder auf epidemiologischer Ebene einer gewissenhaften Prüfung unterzogen. Wenn sich die Vermutungen dabei als lückenhaft erwiesen, zogen die ursprünglichen Verfechter sie entweder zurück oder erweiterten sie.

Aber wie schon bei so vielen früheren Epidemien gab es Zeloten, die ihre Kritiker mit konspirativen Begriffen verleumdeten und lange nachdem sich ihre Daten als falsch erwiesen hatten, noch darauf bestanden, daß die von ihnen identifizierte AIDS-Kausalität korrekt war. In einigen Fällen hatten ihre öffentlichen Verlautbarungen eine starke Wirkung auf das Verhalten von Menschen, die einem potentiellen Risiko für AIDS unterlagen.

Zu den ersten AIDS-Theorien, welche die größte Aufmerksamkeit erhielten, gehörte die Vermutung, daß es sich bei dieser Krankheit um Syphilis handelte oder daß die Syphilis als Co-Faktor für eine andere Mikrobe agierte.[75] Viele Ärzte bestanden trotz gegenteiliger Daten auch weiterhin darauf, daß die für die Schwulenszene einzigartigen schnelllebigen Praktiken – einschließlich »Popper«, »Fist-fucking« und der Verwendung von Steroidenhautcremes – der Schlüssel seien.[76] Ein Team aus Neuseeland vertrat die Ansicht, AIDS würde durch dasselbe winzige überzählige Protein-Element hervorgerufen, das man damals für die Ursache der Schafräude hielt.[77]

Zwei amerikanische Wissenschaftler waren 1983 umstritten – wurden jedoch bis in die neunziger Jahre hinein vom *New York Native* wegen ihrer Theorie gefeiert, AIDS würde durch das afrikanischen Schweinefieber (African Swine Fever; ASFV) verursacht.[78] ASFV war ein ernsthaftes veterinärmedizinisches Problem und infizierte eine Vielzahl von unterschiedlichen Schweinezellen. ASFV-Infektionen beim Menschen kamen äußerst selten vor, konnten jedoch zu Fieber und Störungen des Immunsystems führen. Die Forscher, welche die Hypothese der AFSV/AIDS-Verbindung aufstellten, führten eine Überlappung von Ereignissen an, die ihrer Meinung nach eine anormale Form der Mikrobe schufen: ein ASFV-Ausbruch unter Schweinen auf Kuba und Haiti im Jahr 1978, der ihrer Meinung nach Teil einer CIA-Aktion war, um die Regierung Castro durch die Vernichtung der Viehbestände zu destabilisieren, eine Massenflucht von beiden Inseln zu den Vereinigten Staaten im Jahr 1980 und der angebliche Verzehr mangelhaft gekochten Schweinefleisches durch Homosexuelle aus New York während ihres Urlaubs auf Haiti.[79]

Wieder andere waren der Überzeugung, AIDS würde durch bestimmte »Faktoren« in den Blutprodukten verursacht, die von Hämophilen eingesetzt wurden.[80] Umgekehrt argumentierten einige, daß all die Fälle, die angeblich mit der Blutversorgung in Verbindung standen, einfach falschverstandene Krankheiten anderer Art seien.[81] Man ignorierte den Beweis, daß Empfänger von Blutprodukten in den Industrienationen sich AIDS zuzogen und daß, wenn man die Spender aufspüren konnte, sie für gewöhnlich AIDS hatten.[82]

Eine Untersuchung der Tulane University unter Hämophilen und ihren Ehefrauen im Jahr 1983 zeigte drei entscheidende Punkte im Zusammenhang mit der Kausalitätsdebatte: 1. Das AIDS unter Hämophilen war genau dieselbe Krankheit wie AIDS unter Schwulen; 2. aber in der Anamnese der hämophilen Patienten gab es keine AIDS-Faktoren, wie man sie bei Schwulen voraussetzte; und 3. einige der Männer schienen die Krankheit an ihre Frauen weitergegeben zu haben. Die Forscher kamen zu dem Schluß, daß »chronische Infektionen mit einem durch Blutprodukte übertragbaren Agens die wahrscheinlichste Quelle der verzeichneten Abnormitäten ist. Da hämophile Patienten im allgemeinen anderen Risikofaktoren, die zuvor impliziert wurden, nicht ausgesetzt sind, sollten sich künftige Studien... zur Ursache« von AIDS nicht ausschließlich auf »Personen mit unüblicher Lebensführung« konzentrieren.[83]

Die CDC gaben 1983 gemischte Botschaften heraus. Am Schluß ihrer ersten begrenzten Fallkontrolluntersuchung an 50 AIDS-kranken

Schwulen äußerten die Forscher der Organisation, daß sie »die Möglichkeit... ungesetzlichen Drogenmißbrauchs nicht ausschließen können«, und »bestimmte Aspekte ihrer Lebensführung« wurden mit AIDS in Zusammenhang gebracht. Obwohl das CDC-Team niemals den Punkt der Lebensführung als *verursachend* beschrieb, lasen viele Angehörige der Schwulenszene heraus, daß »Popper« und ähnliches die Ursache seien.[84]

In der Zwischenzeit ließen Francis und Dr. Martha Rogers vom CDC-Labor verlautbaren, daß außer überdurchschnittlich hohen Werten an CMV und Epstein-Barr-Viren die Schwulen mit AIDS nichts in ihrem Körper hatten, das ihre tödliche Krankheit erklären würde. »Wir schlagen vor, daß künftige Labortests konzipiert werden, um ein infektiöses Agens zu identifizieren, das im Blut oder mit peripheren Blutleukozyten frei zirkulieren kann und das auch in Rektalsekretionen, Samen oder anderen Sekreten homosexueller Männer gefunden werden könnte.«[85]

Mitten in der Verwirrung veröffentlichte der Physiker John Maddox, Herausgeber von Englands bedeutendstem Wissenschaftsjournal *Nature*, im April einen Artikel mit der Überschrift »Kein Grund zur AIDS-Panik«.[86]

»Es besteht jetzt die ernste Gefahr, daß die Panik über die Krankheit, die von Medizinern akquiriertes Immundefizienzsyndrom genannt wird (wenig hilfreich, daher kurz AIDS), aus dem Ruder läuft«, schrieb er. »Denn die Kennzeichen dieses früher nicht bekannten und *möglicherweise nichtexistenten* [Betonung durch die Autorin] Zustands sind so alarmierend, daß die Versuchung, ihn als eine Krankheit einer dekadenten Gesellschaft darzustellen – eine Art Endzeitversion des Schicksals von Sodom und Gomorrha –, fast unwiderstehlich ist.« Maddox verurteilte die »pathetische Promiskuität der Homosexuellen« und nannte sie »die offensichtlichste Bedrohung der öffentlichen Gesundheit«.

Maddox tat AIDS als eine Krankheit ab, die unter weniger als tausend Menschen auftrat, von denen 70 Prozent Homosexuelle waren. Er erteilte den Panikmachern eine Abfuhr und fügte hinzu, daß »die Krankheit – was immer ihr Grund sein mag – gnädigerweise weder besonders ansteckend... noch sicher in ihren Auswirkungen ist«.

Im Gegensatz dazu arbeiteten im Frühjahr 1983 Curran, Francis und Max Essex von Harvard zusammen an einem Alarmruf in Form eines Artikels, der im *Journal of the National Cancer Institute* veröffentlicht werden sollte. Ihre Absicht war es, in deutlichen Worten zu sagen, daß AIDS durch ein infektiöses Agens hervorgerufen wurde. Sie nannten HTLV-I als einen der möglichen Kandidaten für die Ursache von

AIDS.[87] Essex hatte bereits Beweise, daß viele AIDS-Patienten mit HTLV-I infiziert waren.

»Wir untersuchten 75 Patienten mit AIDS, die von den CDC zu uns geschickt wurden«, erklärte Essex im Mai. »Die Patienten wurden in zwei Gruppen eingeteilt: Kaposi und Pneumozystose. Unter diesen 75 Patienten... zeigten zwischen einem Viertel und einem Drittel Anzeichen, daß sie früher einmal dem HTLV ausgesetzt waren.«

Essex fügte hastig hinzu: »Ich sollte noch die Möglichkeit unterstreichen, daß das HTLV mit dieser Krankheit nichts zu tun hat und daß das HTLV opportunistisch einige der AIDS-Patienten infiziert, jedoch nicht alle.«

Gallo war begeistert. Essex hatte Beweise, die auf seinen persönlichen Kandidaten als den AIDS-Verursacher hinwiesen. Gallos Laborbelegschaft hatte soeben HTLV-I aus den weißen Blutkörperchen dreier AIDS-kranker Schwuler aus New York isoliert. Bei einer Untersuchung an 33 AIDS-Patienten im New York Hospital fand Gallos Gruppe HTLV-I in den T-Zellen von zwei Männern. Zusammen schienen diese Befunde nach Sicht von Gallo stark darauf hinzuweisen, daß HTLV-I oder ein naher Verwandter AIDS verursachten.

Die vier Artikel von Essex und Gallo wurden zusammen in der Zeitschrift *Science* veröffentlicht, außerdem eine Studie von der Gruppe des Pasteur-Instituts, die von einer offiziellen Pressemitteilung des amerikanischen Gesundheitsministeriums von jenem Tag als Studie über die »Isolation eines HTLV-verwandten Virus aus einem homosexuellen Patienten mit dauerhaften, mehrfachen Lymphadenopathien und Beweisen von Infektionen, bei denen die Gefahr auf AIDS besteht« beschrieben wurde.[88]

Das zeigte die französische Studie jedoch nicht. Ganz und gar nicht.

Am 4. Februar 1983 beobachtete Charles Dauguet vom Pasteur-Institut Dutzende von sphärischen Viren, die aus Frédéric Brugières T-Zellen herausragten. Obwohl sowohl die mysteriösen Viren unter Dauguets Mikroskop als auch HTLV-I sphärisch waren, schienen sie dem französischen Wissenschaftler dennoch nicht identisch. Wichtiger noch, Montagniers Gruppe war nicht in der Lage, eine starke Kreuzaktivität zwischen den Antikörpern gegen Gallos HTLV-I-Virus und gegen diese AIDS-verbundene Mikrobe herzustellen. Sie gingen davon aus, daß die beiden Viren einige genetische Ähnlichkeiten aufwiesen, aber eindeutig verschiedene Arten von Viren darstellten.

Trotzdem hatte Montagnier auf Gallos Drängen hin die folgende Passage in seinen Artikel eingefügt: »Wir kommen vorläufig zu dem Schluß, daß dieses Virus ebenso wie alle vorigen HTLV-Isolate zu einer Familie von T-lymphotropen Retroviren gehören, die im Menschen horizontal übertragen werden und bei mehreren pathologischen Syndromen, einschließlich AIDS, involviert sein können.«

Im Sommer 1983 bemühten sich die beiden konkurrierenden Laboratorien, das scheinbare AIDS-Virus in Zellkulturen zu züchten, aber die Viren wuchsen nur gut in menschlichen T-Zellen, die sie dabei töteten. Daher waren in nur wenigen Tagen alle Zellen in einer Kultur tot, ebenso wie die schwer faßbaren Viren. Barré-Sinoussi und Chermann versuchten eine Vielzahl erfolgloser Strategien, um die Viren zu züchten. Schließlich, in den Hundstagen im Sommer 1983, fand Montagniers Team heraus, daß der Trick darin bestand, alle drei Tage viral infizierte (auf der Oberfläche schwimmende) Flüssigkeit von den Zellen, die in Anwesenheit der T-Zellen-Stimulatoren Interleukin-2 und Phytohämagglutinin gewachsen waren, an frische T-Zellen weiterzureichen und diesen Vorgang mehrere Wochen lang immer und immer wieder zu wiederholen. Schließlich bekam man eine Petrischale bis zum Rand voll mit Viren.

In der Zwischenzeit wuchs die Panik in Nordamerika.

Obwohl die absolute Zahl an gemeldeten AIDS-Fällen in Kanada und den Vereinigten Staaten immer noch bei unter 2000 lag, nahm die Dimension der Epidemie zu. Dr. James Oleske von der New Jersey Medical School of Medicine in Newark und Dr. Arye Rubinstein von der Albert Einstein School of Medicine in der Bronx behandelten Babys und Kleinkinder, die sich AIDS von ihren Eltern geholt zu haben schienen. Oleske behandelte elf solcher Kinder, Rubinstein 25.[89] Alle Kinder hatten ein Elternteil, das entweder Drogen spritzte, vor kurzem aus Haiti oder der Dominikanischen Republik eingewandert oder »promisk« war, wie die Ärzte es nannten.

»Keines der Kinder, die wir gesehen haben, war sexuell mißbraucht worden oder hatte ungesetzliche Drogen erhalten«, sagte Oleske im Mai 1983. »Daher liegt es auf der Hand, daß ›normale‹ Menschen, wenn Sie so wollen, AIDS bekommen können.«

Rubinstein stimmte zu und fügte noch hinzu, daß die meisten der Kinder das vermutliche AIDS-Virus wahrscheinlich von ihren Müttern während der Schwangerschaft oder bei der Geburt bekommen hatten, aber »wir finden einzelne Immunschwächen bei anderen Mitgliedern [der Familien, die seine Gruppe untersuchte]. Das könnte ein Hinweis darauf sein, daß das übertragbare Agens auch auf unterschiedliche Weise zugezogen werden kann: nicht nur transplazentar, nicht nur sexuell, nicht nur durch das gemeinsame Benutzen von Spritzen.«

Anfang 1983 beschrieb eine gemeinsame Studie der CDC und des

Montefiore Medical Centers in New York zwei Frauen mit AIDS, die keine anderen Risikofaktoren hatten als ihre Ehe mit daran erkrankten Männern.[90] Im Mai hatte Dr. Neil Steigbigel von Montefiore fünf weitere Fälle von scheinbar heterosexueller Übertragung entdeckt.

»Wir haben jetzt das Gefühl, dies zeigt, daß AIDS als Bedrohung betrachtet werden sollte für die Gesundheit der gesamten Bevölkerung, nicht nur für männliche Homosexuelle, Junkies, Haitianer oder Hämophile«, erklärte Steigbigel damals. »Natürlich ist es furchteinflößend, es mit einer potentiell tödlichen Krankheit zu tun zu haben. Eine potentiell tödliche Geschlechtskrankheit, die in... der Allgemeinbevölkerung Fuß gefaßt hat.«

Andere Studien bestätigten, daß die sexuelle Übertragung des geheimnisvollen AIDS-Agens im Sommer und Herbst 1983 grassierte.

Auf vielfache Weise kamen die alarmierendsten Nachrichten für die Mitglieder der AIDS-Arbeitsgruppe der CDC von den Süchtigen, die sich Drogen spritzen. Curran, Jaffe, Francis, Guinan, Darrow und all die anderen des öffentlichen Gesundheitswesen beschäftigsten sich verbissen mit sexuell übertragbaren Krankheiten, und dennoch waren sie überrascht, sogar geschockt über das, was sie über die sexuelle Schnellebigkeit der Schwulenszene erfuhren. Vor AIDS waren sie in bezug auf die Junkie-Szene ähnlich unwissend gewesen. Sie hatten nichts gewußt über all die Jahre, in denen Greggory Howard und Tausende wie er ihr »Fixerbesteck« in gemeinsamen Verstecken hinterlegten, nichts über die angeblich verlassenen Gebäude, in denen der Drogenhandel blühte.

Als Drogenfahnder aus New York und Newark den wachsenden Kreis der amerikanischen AIDS-Wissenschaftler mit den hoffnungslosen Einzelheiten der Drogensucht vertraut machten, trafen die Erkenntnisse Curran und seine Kollegen wie ein Hammer: Man konnte über die theoretische Wahrscheinlichkeit, sich mit AIDS mittels sexueller Übertragung anzustecken, streiten, aber wenn man es in seinen Blutstrom injizierte, schien eine Infektion garantiert.

Bald erfuhr die CDC-Gruppe von den »Schußgalerien«, wo Junkies sich für Geld von einem Dealer spritzen lassen konnten, der dieselbe Nadel und Spritze bei Dutzenden – ja sogar Hunderten – von Kunden pro Tag benutzte. Experten wie Dr. Don Des Jarlais, der ein Drogenrehabilitationsprogramm in Manhattans Beth Israel Hospital leitete, erzählten den CDC-Wissenschaftlern, daß nur wenige Süchtige 1983 sich mit einer Droge begnügten: Die meisten waren süchtig nach zwei, drei oder mehr Drogen, häufig einschließlich Kokain, Alkohol, Amphetaminen, Barbituraten, Valium und anderen Benzodiazepinen. Nach Jahren periodischen Heroin-»Hungers« aufgrund von Polizeiaktionen oder Manipulationen durch den Großhandelsmarkt hatten sich erfahrene Süchtige angepaßt, indem sie ihre eigene Droge mischten. Ein »Cocktail«, um den Tag zu beginnen, einen weiteren, um die felsigen Klippen zu umschiffen, wenn der erste Schuß nachließ, und noch einen, um den Junkie in ein vorübergehendes Paradies zu katapultieren.

Die CDC-Wissenschaftler lernten, daß es extrem naiv war, Junkies in Stereotype zu pressen oder anzunehmen, daß irgendeine einzelne Verhaltensweise den ins Bodenlose reichenden Zuwachs an AIDS unter den Junkies erklären könne. Die Vielfalt individueller Muster unter den Drogensüchtigen reichte von Lethargie bis zu Hyperaktivität. Diese Menschen waren niemals leicht zu untersuchen und auch nicht leicht zu erziehen.

»Wir wissen einfach nicht, was wir aus alldem machen sollen«, erklärte Curran. »Wir können uns nicht erklären, warum fast alle AIDS-Fälle in New York und New Jersey im Umfeld intravenöser Drogeneinnahme auftreten, während die meisten AIDS-Fälle an der Westküste – über 90 Prozent – unter schwulen Männern zu finden sind. Wir verstehen diese Verteilung wirklich nicht.«

»Sie müssen nur die Straße entlanggehen«, erklärte Howard. »Greggory weiß, was vorgeht.«

Howard versuchte, bei Methadon zu bleiben, aber es war hart. Die Klinikbelegschaft behandelte die Junkies wie Tiere, sagte er, und es war oft fraglich, was unangenehmer war: während des Drogenentzugs die Hosen vor einem ungeschlachten Klinikwachmann herunterzulassen und zu versuchen, in einen Plastikbecher zu pinkeln, damit der Urin auf Heroin getestet werden konnte, oder hektisch nach einer noch brauchbaren Vene zu suchen, um sie für einen finster blickenden Dealer freizulegen, der daraufhin die Nadel bis zum Anschlag hineinstieß, die Abschnürbinde öffnete und sich dem nächsten Kunden zuwandte, während man selbst in einen Scheintodzustand fiel.

Obwohl Howard im Herbst 1983 noch nicht viel über AIDS wußte, war er ein Experte in der Lebensführung der Süchtigen und Junkies. Er hätte dem CDC-Team aufklärende und beunruhigende Geschichten erzählen können, wenn sie sich die Mühe gemacht hätten, ihn zu fragen. Aber das taten sie nicht. Curran wußte, daß sein Team in Sachen Junkies ratlos war, und er bemühte sich sehr, Forschungsprojekte bei den Organisationen zu initiieren, die eigentlich bei derlei Dingen ganz vorn sein sollten, insbesondere die NIDA (National Institute on Drug Abuse). Aber unter der Regierung Reagan war die NIDA mehr darum bemüht, das Drogenproblem aus der Welt zu schaffen, als die Junkies am Leben zu halten.

Wenn ihn jemand gefragte hätte, so hätte Howard den Wissenschaftlern der Regierung dieselben Dinge gesagt, die er jedem anderen sagte, der ihn danach fragte. »*Wieviel* Greggory nimmt«, sagte Howard, »*wenn* er was nimmt und *wie* er es nimmt, hängt immer davon ab, *was* er nimmt. So einfach ist das.«

Wenn das auf nichts weiter als Heroin hinauslief – was selten vorkam –, reichten eine oder zwei Injektionen pro Tag mit seinen persönlichen Sachen aus. Wenn er jedoch Heroin mit Beruhigungsmitteln wie Alkohol oder Barbituraten und Aufputschmitteln wie Kokain oder Speed mischte, wurde es komplizierter.[91] Heroin konnte stundenlang wirken, aber der Kokainrausch dauerte nur Minuten. Wenn sich ein Junkie eine hohe Dosis Speed gespritzt hatte, konnte er zwei oder drei Tage lang durch die Straßen von Newark laufen, barfuß und ohne Nahrung oder Schlaf, außer er brachte sich mit schweren Beruhigungsmitteln wie Valium oder Barbituraten wieder runter. Beide wirkten schneller, wenn die Pillen mit hochprozentigem Alkohol hinuntergespült wurden.

Daher, erklärte Howard, während er durch die vertrauten Slums von Newark schlenderte, befahl die Droge, was er jeden Tag machte, wie oft die Nadel in die Vene drang, wessen Nadel es war und wie viele andere sie noch benutzten.

Die CDC wollten Studien unter Drogenabhängigen, sobald irgendein AIDS-Test zur Verfügung stand. Wenn die Drogenexperten recht hatten, gab es unter den Junkies ein größeres AIDS-Vorkommen als unter den Schwulen. Aber Zugang zu den Drogenabhängigen zu finden, insbesondere jenen, die nicht auf Methadon oder in Rehabilitationsprogrammen waren und nicht in Drogengettos lebten wie Howards Nische in Newark, würde sich extrem schwierig gestalten. Die größte Herausforderung lag darin, Junkies zu finden, die gleichzeitig eine Mittelklasse-Existenz führten und heimlich ihrer Sucht frönten.

Auch ohne solche Daten war die Sorge groß, daß AIDS sich seinen Weg in die Allgemeinbevölkerung über süchtige Prostituierte oder Sexualpartner von Süchtigen, die sich Drogen spritzten, bahnen würde. Bei den Meldungen über heterosexuelle Übertragung – außer jenen, die fälschlicherweise als »haitische Fälle« gekennzeichnet wurden – herrschten weibliche Sexualpartnerinnen von männlichen Drogenabhängigen zahlenmäßig vor.

Weitere schwere Sorgen bereiteten der CDC Meldungen aus zwei amerikanischen Zentren für Primatenforschung in Kalifornien[92] und

Massachusetts[93] über das Auftreten einer Krankheit unter ihren Affen, die AIDS bemerkenswert ähnlich war. Obwohl diese für die Allgemeinbevölkerung keine besondere Bedrohung darstellten, fürchteten die Wissenschaftler, daß dieses neue, für Menschen tödliche Virus, was immer es auch war, erst vor kurzem von Affen übertragen worden war. Wenn dem so war, dann konnten nur wenige Menschen eine natürliche Immunität gegenüber der Affenmikrobe besitzen – wenn überhaupt ein Mensch.

Je mehr das öffentliche Bewußtsein für die Ausbreitung der Epidemie wuchs, desto mehr wuchs auch die Panik. Polizisten in San Francisco forderten und erhielten speziell entworfene Gesichtsmasken und Handschuhe zu ihrem Schutz bei Wiederbelebungsversuchen oder zur »Handhabung potentiell gefährlicher« Bürger. Ein Müllmann aus New York hatte Angst, er könne sich infizieren, wenn er einen Müllbeutel hochnahm, aus dem eine Spritze ragte. Ebenfalls in New York wurde das städtische Gesundheitsamt von Anrufen ängstlicher Bürger überschwemmt, die wissen wollten, ob es noch sicher sei, einen Waschsalon mit schwulen Männern zu teilen, und ob das Virus über Sitze oder Handläufe in der U-Bahn oder auf öffentlichen Toilettensitzen übertragen werden konnte.[94]

In Europa verglichen hochrespektable, normalerweise vorsichtige Wissenschaftler AIDS mit der Pest.[95]

In der amerikanischen Schwulenszene tobte ein großer kulturpolitischer Kampf. Viele Männer hatten ehrlich Angst und veränderten radikal ihr Verhalten. Clubs in San Francisco meldeten im Mai 1983 beispielsweise 40 bis 60 Prozent Umsatzeinbußen.

Aber am 27. Juni – dem Gedenktag des Stonewall-Aufruhrs, der jetzt als Gay Freedom Day gefeiert wurde – hallten kämpferische Schreie durch die Regierungshallen in San Francisco und New York. Jene, die über AIDS am meisten besorgt waren, fürchteten, die Partyatmosphäre und das ausgelassene Feiern in den Clubs, das seit 1969 vorgeherrscht hatte, sei im Jahr 1983 zu gefährlich. Gegner der Clubrestriktionen machten sich über diese Einstellung lustig und bezichtigten sie als eine von der Regierung inspirierte Paranoia, welche die schwule Befreiungsbewegung ersticken sollte.

Der Leiter des Gesundheitsamts von San Francisco, Mervyn Silverman, und sein Kollege in New York, David Sencer, waren zwischen zwei Fronten gefangen, gezwungen, über das Schicksal der örtlichen Sexshops und Clubs zu entscheiden, während die Gegenseite in der Schwulenszene politische Drohungen ausstieß. Die Schlacht blieb über zwei Jahre lang hitzig, und keiner der beiden leitenden Beamten im

Gesundheitswesen dieser Städte überlebte politisch. Schließlich wurden die Einrichtungen geschlossen, obwohl bis in die neunziger Jahre Schwulenclubs zu später Stunde heimlich ihre Tore öffneten, wenn auch illegal.

»Es ist irgendwie deprimierend«, meinte Silverman erschöpft, nur wenige Tage vor der Gay-Pride-Parade und dem Stonewall-Gedenktag, an dem über 300 000 Feiernde in San Francisco erwartet wurden. »Da hat man Menschen, die sich vor AIDS fürchten. Aufgrund ihrer Angst gehen sie in Clubs und beteiligen sich an hochgefährlichem Sex, um ihren Streß zu lindern. Es ist sehr, sehr paradox.«

Clubbesitzer Hal Slate, Inhaber des Cauldron, bestätigte Silvermans Beobachtung. »Wir befinden uns in einer Catch-22-Situation und haben es jetzt mit einem außergewöhnlich hohen Maß an Streß und Angst und der Konfrontation mit dem Tod zu tun. All das umgibt eben jenen Mechanismus, den wir als ein Mittel erachten, um uns bei unserer Angst und unserem Streß zu helfen«, bekräftigte Slate.

Obwohl über die Gefahren von AIDS belehrt, besuchte Bobbi Campbell weiterhin die Clubs. Er und Michael Callen hatten eine neue Selbsthilfe- und politische Aktionsgruppe namens PWA – People With AIDS – ins Leben gerufen. Bobbi hatte mehrere Freunde sterben sehen, und im Frühling änderte er seinen selbstverliehenen Titel als KS-Poster-Boy in den AIDS-Poster-Boy 1983 um. Er hatte auch mehr als acht schwere opportunistische Infektionen überstanden, war mehrmals in örtlichen Krankenhäusern eingelegen und bekam allmählich Angst.

Einige Monate zuvor hatte Campbell einen engen Freund namens John gepflegt, der schließlich an AIDS starb.

»Als ich ihn auf der Intensivstation sah, mit den Röhren in seiner Nase, war ich entsetzt«, sagte Campbell. »Entsetzter als damals, als ich selbst im Krankenhaus lag. Manchmal konnte ich leugnen, daß ich krank war. Aber ich konnte es nicht länger leugnen, als ich ihn da liegen sah. Ich konnte mich selbst dort liegen sehen und andere, die ich liebte.

John und ich haben uns unterhalten, ich ging, und nach ungefähr einer Woche war er tot. Ich weinte und weinte, ging los und betrank mich. Und ich sagte mir: ›Ich bin am Leben, verdammt! Ich bin am Leben!‹ Ich bin am Leben, und ich will das für mich verwirklichen. Ich sehe dem Tod ins Gesicht, aber solange ich nicht tot bin, bin ich verdammt noch mal am Leben.«

Die Feierlichkeiten zum Gay Freedom Day fanden in New York und San Francisco statt, und die Clubs blieben offen. Obwohl es das größte derartige Fest in der amerikanischen Geschichte war, konnten die Teilnehmer die Veränderung spüren. Wer konnte noch zweifeln, daß die

Party vorüber war, wenn ganze Gruppen von AIDS-Kranken in der Parade mitmarschierten – oder in Rollstühlen geschoben wurden?

Warnschilder wurden in Schwuleneinrichtungen aufgehängt, Schüsseln mit kostenlosen Kondomen in Schwulenbars und -hotels aufgestellt. Broschüren des Gesundheitsamts wurden verteilt, in denen den Männern geraten wurde, Safer Sex zu praktizieren, und die Welt bezeugte alles über das Fernsehen. Elegante Tunten, Dykes on Bikes, Whores Against Wars, die Sisters of Perpetual Indulgence, das schwule Softball-Team aus San Diego, der Harvey Milk Democratic Club, Women Against Imperialism und viele andere fotogene schwule Gruppen füllten die Mattscheiben, während nüchterne Sprecher den seltsamen Kontrast zwischen solcher Ausgelassenheit und einer Epidemie anmerkten.

Die Fernsehberichterstattung zündete einen Gegenschlag. Reverend Billy Graham schrie hinaus, daß »AIDS ein Gottesurteil ist«. Der Fernsehpfarrer und Führer der Moral Majority, Jerry Falwell, verurteilte die »perverse Lebensführung« und äußerte in einer landesweit ausgestrahlten Fernsehpredigt: »Wenn die Regierung Reagan nicht ihr gesamtes Gewicht gegen diese mittlerweile im ganzen Land verbreitete schwule Seuche wirft, habe ich das Gefühl, daß Präsident Reagan heute in einem Jahr persönlich die Schuld auf sich nehmen muß, weil er dieser schrecklichen Krankheit gestattet hat, sich unter der unschuldigen amerikanischen Öffentlichkeit auszubreiten.«

»AIDS ist Gottes Strafe«, beendete Falwell seine Predigt. »Die Schrift sagt eindeutig: Wenn wir die Gesetze Gottes brechen, ernten wir die Früchte dessen in unserem Fleisch.«

Bobbi Campbell verurteilte kurz darauf die religiösen Führer vor dem Verwaltungsrat von San Francisco.

»Ich halte mich nicht für einen Sünder, und ich glaube nicht, daß dies Gottes Wille ist!« rief der AIDS-Poster-Boy. »Ich bin wütend auf Senator Jeremiah Denton aus Alabama, der sagte: ›Ach, laßt doch die Tunten sterben.‹ Ich bin wütend auf die Menschen, die uns entlassen und uns auf die Straße setzen. Wir stecken in einer Krise, und wir brauchen Unterstützung, keinen Haß.«

Einige Wissenschaftler klagten, eine »Seuche der Angst« mache die Bemühungen zunichte, die Viruspest rational unter Kontrolle zu bringen.[96]

In der Zwischenzeit erhitzte sich auch der wissenschaftliche Konkurrenzkampf. Geschützt von einem Großteil der öffentlichen Aufregung, entfachten die Laboratorien von Jay Levy, Luc Montagnier und Robert

Gallo ihre eigene Kontroverse aufgrund ihrer Eile, das AIDS verursachende Virus zu entdecken. Obwohl keine weiteren Beweise zur Unterstützung der Theorie ans Licht kamen, fuhr Gallo öffentlich weiter fort, HTLV-I zum wahrscheinlichsten Verdächtigen zu erklären, und legte sogar ausgearbeitete Schemata für die Evolution und globale Ausbreitung des Virus vor.[97]

Doch sowohl Levy als auch Montagnier waren sich gegen Ende des Sommers sicher, daß HTLV-I *nicht* die Ursache für AIDS war.[98]

Im September eskalierten die Feindseligkeiten zwischen der französischen und Gallos Gruppe von der Ebene der Rivalität, die unter konkurrierenden Laboratorien üblich ist, zu etwas deutlich Schlimmerem, als sowohl Gallo als auch Montagnier bei einer Virologenkonferenz in den Cold Spring Harbor-Laboratorien in New York eine Rede hielten. Gallo stellte seine Argumente für die Rolle des HTLV-I bei der Krankheit vor und erhielt höflichen Applaus von seinen Kollegen. Montagnier jedoch ließ eine Bombe platzen und verkündete fünf wesentliche Erfolge. Zuerst, sagte er, war ein neues Virus entdeckt worden (wie er es in seinem früheren Artikel in *Science* angedeutet, das er nun aber eindeutig identifiziert hatte). Es hatte den Namen LAV, lymphadenopathieassoziiertes Virus, erhalten. Zweitens, LAV wurde erfolgreich gezüchtet aus den Zellen von fünf Patienten in einem Vorstadium von AIDS, mit stark vergrößerten Lymphknoten, und von drei Patienten mit AIDS (einem Schwulen, einer haitischen Frau und einem Hämophilen). Außerdem hatte LAV die Neigung, T-Zellen zu infizieren, insbesondere Helferzellen, die CD4-Rezeptoren auf ihrer Oberfläche hatten. Mittels eines speziellen Suchtests hatte Montagniers Gruppe nachgewiesen, daß in 63 Prozent aller AIDS-Fälle im Vorstadium und 20 Prozent aller vollausgebildeten AIDS-Fälle Antikörper gegen LAV gefunden wurden. Montagnier ging davon aus, daß die geringere Antikörperreaktion in bereits Erkrankten an der Zerstörung ihres Immunsystems durch das LAV-Virus lag.

Schließlich bestand er darauf, daß alle Formen der Analyse von LAV zeigten, daß das Virus keineswegs ein naher Verwandter von HTLV-I war, sondern vielmehr ein Mitglied der Familie der Lentiviren, zu denen auch eine Anzahl langsam tötender veterninärmedizinischer Krankheiten wie die Visna-Infektion bei Schafen und die Pferdeanämie (Equine Infectious Anemia; EIAV) gehörten.

Es folgte ein extrem kontroverser 30minütiger Austausch zwischen Montagnier und Gallo. Die Kontroverse beschäftigte sie und die Wissenschaft insgesamt über ein Jahrzehnt. Gallo stellte seinem französischen Rivalen acht Fragen, wie es bei einem solchen Treffen sein Recht war.

Gallo bestand auch zehn Jahre später noch darauf, daß er mit seinen Fragen nur die Inkonsistenzen oder Schwächen aufzeigen wollte, die vielleicht weiterer Untersuchungen bedurften. Montagnier jedoch hielt Gallos Bemerkungen für grob unhöflich und beleidigend und hatte das Gefühl, der Amerikaner werfe ihm unmißverständlich den Fehdehandschuh ins Gesicht. Andere Wissenschaftler im Raum waren entsetzt über die ungewöhnlich unverhohlene Konkurrenz. Gallos Richtung in seinen Fragen zielte darauf, die verursachende Rolle von LAV zu diskreditieren oder, wenn das nicht gelang, Montagniers Feststellungen zu unterminieren, daß LAV ein Lentivirus sei anstatt ein Verwandter der HTLV-I-Familie.

In den folgenden zwölf Monaten entstand daraus ein Rennen auf die Ziellinie, bei dem die drei Laboratorien Nettigkeiten – sogar Virusproben – austauschten, während sie einander mit Haut und Haaren bekämpften. Bis zu dem Augenblick, an dem er die Ziellinie überschritt, lange nachdem Montagnier die LAV-Erkenntnisse verkündet hatte, bestand Gallo weiterhin darauf, daß HTLV-I die wahrscheinliche Ursache von AIDS sei, und seine Bemühungen, das zu beweisen, wurden von der CDC – vertreten durch Harold Jaffe, Don Francis, Jim Curran und anderen Mitgliedern der AIDS-Arbeitsgruppe – zustimmend unterstützt.[99]

Essex verfolgte weiterhin einen Mittelkurs. Er fand zwar Antikörper-Beweise, daß zehn bis zwölf Prozent der AIDS-Kranken auch mit HTLV-I infiziert waren, unterstrich jedoch ständig, daß »wir sicherlich keinen Beweis dafür haben, daß dieses Agens AIDS verursacht«.

Als das Jahr 1984 sich näherte, dachte Andrew Moss darüber nach, daß »es einen enormen PR-Boom hinsichtlich HTLV gegeben hatte, das eine Menge Menschen für das AIDS-Agens hielten. Es hatte sich herausgestellt, daß dem nicht so war. Ich glaube, dieses Jahr drehte sich im wesentlichen um PR, Finanzierung und Politik. Mir scheint, die Geschichte der Erforschung der AIDS-Epidemie besteht aus einer langen Reihe von Wissenschaftlern, die forschten, bevor eine Finanzierung entstand. Die Wissenschaftler machten das meistens durch Schwarzarbeit, und indem sie das benutzten, was sie hatten.«

Moss schmunzelte und rollte seine Augen beim Anblick des neuen Computers auf seinem Schreibtisch im Büro. Dann fügte er mit einem Seufzer hinzu: »Genau das haben wir getan – wir schlugen uns ein ganzes Jahr lang um Gelder. Jetzt, wo die Gelder zugeteilt wurden, werden viele Leute endlich in der Lage sein, richtig zu forschen.«

Obwohl zumindest er über eigene Forschungsgelder – wenn auch in geringem Umfang – verfügte, war Moss weiterhin wütend. Er war sich sehr wohl bewußt, daß sich seine Vorausschau bezüglich der AIDS-Opfer unter den Schwulen in San Francisco bewahrheitete, und es war ihm nicht wohl dabei. Er wußte, daß er, ein Epidemiologe und Statistiker mit einer Ausbildung in Stanford und der London School of Economics, jetzt die Aufgabe hatte, die Leichen zu zählen. »Tja, wenn Sie Zahlen wollen: In San Francisco gab es im Jahr 1907 eine richtige Pest, und sie rief Hysterie hervor, weil sechzig Menschen starben. Nun werden wir dieses Jahr über einhundert AIDS-Tote in San Francisco zu beklagen haben, und im nächsten Jahr [1984] werden es zwischen zwei- und dreihundert AIDS-Tote sein. Das ist wirklich eine sehr große Menge. Es ist für mich, offen gesagt, unvorstellbar, daß wir als Gesellschaft einer solchen Aussicht gegenüberstehen und darüber nicht beunruhigt sind – doch es ist ja die Epidemie einer stigmatisierten Gruppe von Menschen.«

In Atlanta beendete Jim Curran das Jahr ebenfalls damit, die Toten zu zählen: 2042 kumulierte AIDS-Fälle waren seit Mai 1981 gemeldet worden, und 1283 waren bereits tot. Er sagte voraus, daß die Epidemie sich 1984 weiter ausbreiten würde, wenn auch nicht in dem schnellen Tempo von 1983.

Am 7. April 1984 veröffentlichte die Pasteur-Gruppe Einzelheiten zu einigen der Fälle, die Montagnier sieben Monate zuvor in Cold Spring Harbor beschrieben hatte, ebenso wie Beweise, daß LAV in der französischen Blutversorgung war.[100] Diese Offenbarung führte zu keinerlei Aktionen von seiten der französischen oder amerikanischen Blutindustrie. Es brachte jedoch die CDC dazu, codierte Blutproben an das Pariser Labor zu schicken, wo schnell das Urteil gefällt wurde: 90 Prozent der Proben, die – wie die CDC später bestätigten – von AIDS-Patienten stammten, reagierten positiv auf Antikörper gegen LAV.

»Ich glaube, es sieht sehr gut aus«, erklärte ein offensichtlich erregter Don Francis. »Die französische Arbeit ist sehr aufregend.«

Dr. Malcolm Martin vom National Institute of Allergy and Infectious Diseases, nur einen Steinwurf von Robert Gallos Labor entfernt, war noch überschwenglicher und erklärte, LAV »ist im Moment der sicherste Tip in der Stadt«.

Gallo und Essex waren noch nicht überzeugt.

»Ich denke, HTLV muß im Augenblick als der führende Kandidat betrachtet werden«, erzählte Essex dem *Wall Street Journal*.[101] Er deutete an, daß bald Beweise aus Gallos Labor zu erwarten wären. Gallo wollte dazu keinen Kommentar abgeben, aber »informierte Kreise im Umfeld von Gallo« ließen die *Washington Post* wissen, daß eine große Ankündigung bevorstünde.

Und so war es auch. Am 23. April 1984 berief die Gesundheitsministerin Margaret Heckler eine Pressekonferenz in dem Büro der Organisation in Washington ein, um die Entdeckung des Virus, das AIDS verursachte, anzukündigen. Sie war nicht dort, um ein Loblied auf die französischen Bemühungen zu singen, sondern um den Sieg des National Cancer Institute zu verkünden. Mit Gallo an ihrer Seite verkündigte Heckler: »Heute fügen wir der langen Ehrenliste amerikanischer Medizin und Wissenschaft ein weiteres Wunder hinzu.«

»Die heutige Entdeckung stellt den Triumph der Wissenschaft über eine schreckliche Krankheit dar«, behauptete Heckler und sah die Entwicklung einer AIDS-Schutzimpfung innerhalb von fünf Jahren voraus.

Gallos Gruppe hatte in AIDS-Kranken ein Retrovirus entdeckt und es HTLV-III genannt. Die Gruppe hatte eine Zell-Verbindung geschaffen, die anders als das im Pasteur-Institut gebräuchliche System in Anwesenheit des Virus permanent wachsen konnte. Daher brauchte sein Team nicht wochenlang Transferflüssigkeiten von einer Petrischale in die andere zu geben, um eine Virusprobe zu bekommen. Die Zellinie, genannt HT, könnte mühelos als Basis für einen schnellen AIDS-Bluttest dienen, sagte Gallo, weil es nun möglich war, große Mengen von Viren für einen Antikörper-Suchtest beim Menschen zu gewinnen.

Die Gallo-Gruppe war sich des früheren französischen LAV-Befunds bewußt und war unsicher, ob es sich bei HTLV-III und LAV um verschiedene Mikroben handelte. Es sei, meinten sie, unmöglich, das sicher zu sagen, weil das mangelhaft charakterisierte französische Virus »noch nicht für eine wirkliche Isolation auf eine permanent wachsende Zellinie übertragen worden ist«.[102]

Gallo sah voraus, daß ein AIDS-Impfstoff »innerhalb von zwei Jahren verfügbar ist«.

In Reaktion auf die Gerüchte, daß das Pasteur-Institut und die französische Presse Gallos Salbung als »Entdecker des AIDS-Virus« nicht gerade wohlwollend aufgenommen hatten, erzählte Gallo dem *Journal of the American Medical Association*, daß »es niemals gegeben hat, nicht gibt und niemals geben wird einen Kampf oder eine Kontroverse zwischen uns und der französischen Gruppe«.[103]

In den kommenden Monaten präsentierten die französischen und amerikanischen Laboratorien in ihren Forschungsunterlagen Berge von Darstellungen und Gegendarstellungen, um die ätiologische Rolle von LAV oder HTLV-III zu unterstützen. Da die Gruppe vom National Cancer Institute eine virusproduzierende HT-Zellinie entwickelt hatte, konnte sie schnell Blutproben auf die Infektion untersuchen – mit einem einfachen Antikörpertest namens ELISA (enzymverbundener immunoabsorbierender Test). Im November 1984 wurde der ELISA-Test von Forschern in den Vereinigten Staaten und in Europa eingesetzt, um Blutproben auf die Infektion zu testen und Blutspenden experimentell zu sieben.[104]

Im November und Dezember hatte man sowohl LAV als auch HTLV-III in den Laboratorien geklont und auf genetischer Ebene analysiert.[105]

Jay Levys Gruppe verkündete bald darauf die Entdeckung eines weiteren Retrovirus namens ARV (AIDS-related Virus) bei Schwulen mit AIDS.[106] Die Gruppe hatte zu diesem Zeitpunkt die Mikrobe ebenfalls bereits geklont und analysiert.[107]

Im Dezember erklärten britische Forscher, die mit LAV und HTLV-III eine Reihe von immunologischen Tests durchgeführt hatten, daß die beiden »eine einzige Virus-Spezies« seien und T-Zellen infizierten, indem sie sich an die CD4-Rezeptorproteine andockten, die von den Helferzellen und einigen Arten von Makrophagen abstanden.[108]

Im Februar 1985 waren alle drei Viren genetisch vollständig sequenziert worden, und man hatte etwas recht Kurioses offengelegt: HTLV-III und LAV unterschieden sich in weniger als dem üblichen einen Prozent – einer Menge, die man menschlicher Unganuigkeit zuschreiben konnte. Mit anderen Worten, meinte Montagnier, »sie sind identisch«. Das implizierte, daß während all jener Monate des Wettbewerbs und des Austauschs von Proben etwas mit Gallos Viruskulturen geschehen war. Sie waren möglicherweise von dem Pasteur-Virus verseucht worden.

Im Gegensatz dazu unterschied sich Levys ARV eindeutig: Sechs Prozent der genetischen Sequenz waren anders als bei LAV und HTLV-III.[109] Nur wenig Ähnlichkeit wurde zwischen HTLV-III/&LAV/ARV-Sequenzen und HTLV-I oder HTLV-II gefunden. Aber wie Montagnier über ein Jahr zuvor gesagt hatte, war das auch zu erwarten gewesen: Das AIDS-Virus war ein enger Verwandter von bekannten Lentiviren, die langsam zum Tod führende Immunsystemstörungen in Pferden, Schafen und Ziegen hervorriefen.

Dr. Flossie Wong-Stahl zeigte in ihrer Zusammenarbeit mit Gallo bald darauf, daß das AIDS-Virus unter natürlichen Umständen der Infektion rasch mutierte, und es war *in der Natur* nicht möglich, einen Kontinent entfernt zwei verschiedene Viren zu finden, die sich genetisch weniger als ein Prozent unterschieden.

Schließlich zeigte sich, daß Levys ARV, das aus Proben von Schwulen aus San Francisco nach dem Zufallsprinzip gewonnen wurde, ein ursprüngliches natürliches Isolat war und eindeutig zeigte, was unter ahnungslosen Menschen zirkulierte. Im Gegensatz dazu hatten HTLV-III und LAV – die ja dasselbe Agens waren – während all der Manipulationen, denen sie bei den Versuchen ausgesetzt waren, um sie in den Laboratorien in Paris und Bethesda zu züchten, signifikante genetische Veränderungen durchgemacht. Es war insofern kein »natürliches Virus«, wie die Zeit zeigen würde, als seine äußere Schlüsselhülle nur teilweise Ähnlichkeit mit wilden Viren trug.

HTLV-III, LAV und ARV wurden umbenannt in HIV – Human Immunodeficiency Virus (menschliches Immunschwächevirus). Ein Großteil der amerikanischen Laborforschung im kommenden Jahrzehnt basierte auf HTLV-III, ein Großteil der französischen auf LAV, und alle ersten Impfstoffbemühungen zielten auf den HTLV-III/LAV-Laborstrang: ein falsches Ziel, wie die Zeit zeigte. Levys ARV wäre eine weitaus klügere Entscheidung gewesen.

Nachdem HIV gefunden worden und ein Bluttest auf Antikörper gegen das Virus entwickelt worden war, sahen die Wissenschaftler im Januar 1985 optimistisch in die Zukunft. Sie glaubten, alle offenen epidemiologischen, pathologischen und virologischen Fragen über AIDS nunmehr schnell lösen zu können. Impfstoff und wirksame Behandlungsmethoden seien in greifbare Nähe gerückt, dachten sie.[110]

III

Am Anfang nannte man es »*Julianas Krankheit*«.

Es wurde zuerst Anfang 1983 im Dorf Lukunya an der ugandischen Grenze bemerkt.

Ein gutaussehender ugandischer Händler war durch das Dorf gezogen und hatte Stoffe mit einem Muster namens Juliana für die *Kangas* der Frauen verkauft. Ein Mädchen aus dem Dorf, das kein Geld hatte, gab dem Fremden im Austausch für einen *Kanga* Sex. So hielten es auch andere Frauen, die ein Auge auf die wunderschönen Juliana-Stoffe geworfen hatten.

Einige Monate später wurde das erste Mädchen krank; sie verlor ihren Appetit, konnte keine Nahrung bei sich behalten und litt ständig an Durchfall. Das beschämte sie sehr. Nichts versteinerte die Mhaya aus dem Norden Tansanias mehr, als wie ein Baby zu sein und die Ausscheidungen ihres Körpers nicht kontrollieren zu können. In wenigen Wochen wurde sie immer schwächer und mußte anderswohin verbracht werden. Bevor sie starb, erkrankten zwei weitere Frauen, ebenfalls mit Juliana-Stoffen bekleidet, an der seltsamen Krankheit.

Die Menschen von Lukunya kamen zu dem Schluß, der Ugander sei ein Hexer und die Juliana-Stoffe hätten böse Kräfte. Um die Juliana-Krankheit zu besiegen, mühten sich die Heiler, den Fluch des Fremden aufzuheben.

Die Menschen hatten allen Grund, gegenüber den Ugandern mißtrauisch zu sein. Sie litten immer noch unter deren Invasion durch die Truppen Idi Amins im Jahr 1978 und Tansanias Krieg mit Uganda von 1979. Während dieser Zeit waren Tausende von tansanischen Soldaten in die Dörfer geströmt und hatten dort wochenlang biwakiert. Bis zu 6000 tansanische Soldaten waren in Dörfern stationiert, in denen normalerweise weniger als 1000 Menschen lebten.

Wissend, wieviel böses Blut es zwischen den Mhaya aus Tansania und den Ganda aus Uganda gegeben hatte, waren die Menschen nicht überrascht, daß ihre traditionellen Heiler nicht in der Lage waren, den mächtigen Fluch aufzuheben, und daß die Zahl der Toten weiter anstieg.

Innerhalb eines Jahres hatte sich der Fluch auf die Nachbardörfer Kanyigo, Bukwali, Kashenye und Bunazi ausgebreitet. In den Dorfkliniken taten die medizinischen Helfer die Krankheit zuerst als gerechte Strafe dafür ab, sich mit »unredlichen Händlern von der anderen Seite der Grenze« eingelassen zu haben. 1984 tauchten jedoch Fälle der Juliana-Krankheit in Dr. Jayo Kidenyas Krankenhaus in Bukoba, der Hauptstadt des Kagera-Distrikts, und im Ndolage-Missionskrankenhaus auf der anderen Seite des Distrikts auf. Die Ärzte in Bukoba waren überzeugt, daß es sich bei der Krankheit um etwas Neues handelte. Keine ihrer Behandlungsmethoden konnte den erschreckend schnellen Verfall aufhalten. Kidenya war erstaunt, daß die Erwachsenen wie Kinder starben und immer schwächer wurden, wie bei einem Kleinkind mit Masern, das dazu noch an einer Mangelernährung leidet. Einige Patienten hatten hartnäkkige virale und bakterielle Infektionen, die mit Kidenyas kleiner Auswahl an Antibiotika nicht behandelt werden konnten. Gerüchte von um sich greifendem Hexenwerk breiteten sich in der Kagera-Region aus, und Kidenya fühlte sich gezwungen, das Juliana-Geheimnis zu lösen.

Er hatte wenige Ressourcen für medizinische Detektivarbeit. Das mittellose tansanische staatliche Krankenhaus, das er führte, machte *unyenyekevu*, Bescheidenheit, erforderlich und minderte die Erwartungen aller, die sich unter seinem Blechdach mühten, einschließlich Kidenyas. Zehn Jahre zuvor hatte der zurückhaltende, begeisterte Anhänger von Präsident Julius Nyereres Ujamaa-Programm im schneebedeckten Bukarest studiert und gedacht, ein europäischer Titel in Medizin würde ihm einen respektablen Posten im Muhimbili Hospital in der Hauptstadt sichern.

Aber jetzt war er hier, gezwungen, sein mageres Gehalt durch Wochenendlandwirtschaft aufzubessern. Er lebte am Viktoriasee, in einem Gebiet, das unter den Verwüstungen des Krieges litt. Ironischerweise konnten die ungefähr 10000 Bewohner von Bukoba die ugandische Hauptstadt Kampala leichter erreichen als das weit entfernte Daressalam.

Kidenya und seine Frau, eine Krankenschwester, hatten Heimweh nach ihrem Heimatland im tiefen Süden, wo die sanften Kisuaheli-Konsonanten von der Zunge rollten. Kidenya fühlte sich nicht besonders wohl an seinem fernen Außenposten und wartete ungeduldig auf das wöchentliche Dampfschiff aus Mwanza, das ihm seine Post und Krankenhausvorräte brachte.

Allzu häufig kam es jedoch so gut wie leer an. Händler hatten die Ladung auf der 1000 Meilen langen Reise von Daressalam geplündert. Die daraufhin oft erneut aufgegebenen Bestellungen – elektrischer Generator, Kühlschrank für Impfstoffe, lange überfällige Vorräte an sterilen Spritzen, Penicillin und Operationsausrüstung – kamen ebenfalls niemals an.

Im Februar oder März 1984 bemerkten Kidenya und seine Belegschaft, daß mehrere ihrer Patienten genitale Geschwüre hatten, die auf normale Behandlung nicht ansprachen.

»Das ist höchst merkwürdig«, äußerte Kidenya gegenüber seinem Arzthelfer Justhe Tkimalenka, der ihm bereitwillig zustimmte und ihm anvertraute, er habe Angst vor den neuen Patienten: Es sei nicht richtig, wenn Menschen an Geschwüren in der Genitalgegend stürben.

Kidenya gab zu, daß auch er Angst hatte.

»Das sind schreckliche genitale Geschwüre«, erklärte Kidenya später einem Besucher. »Sehr tief. Sehr erschreckend. Wir behandeln diese Menschen auf Schanker, aber sie reagieren nicht. Sie bekommen langandauernden Durchfall und haben ständig Fieber. Alle haben enorm an Gewicht verloren – die schwersten Fälle, die wir in diesem Krankenhaus bei Erwachsenen jemals gesehen haben.«

Kidenya, Tkimalenka und der stämmige Chirurg des Krankenhauses, Clint Nyamuryekunge, durchsuchten die Krankengeschichten auf Hinweise. Nyamuryekunge, der vor kurzem seine Ausbildung an der Muhimbili Medical School abgeschlossen hatte, war davon überzeugt, daß das Rätsel mit wissenschaftlichen Methoden gelöst werden konnte. Nyamuryekunge war so affektiert und aggressiv, wie Kidenya zurückhaltend war. Er war der Überzeugung, sie bräuchten nur einen guten Pool an Seuchenkranken, um sie mit einer Gruppe von normalen Patienten mit Geschlechtskrankheiten zu vergleichen.

Kidenya nahm mit den Direktoren anderer Krankenhäuser im Kagera-Distrikt Kontakt auf – ein schwieriges Unterfangen in einem Landstrich ohne Telefon. Er mutmaßte recht schnell, daß jeder von ihnen Fälle seltsamer, tödlicher Geschlechtskrankheiten zu verzeichnen hatte, und übermittelte die Nachricht, sie nach Bukoba zu bringen.

Im September 1984 brachte ein Dorfsanitäter an einem einzigen Tag fast zwei Dutzend Patienten nach Bukoba, und Kidenya befahl, von allen Blut- und Stuhlproben zu entnehmen. Untersuchungen der Proben mit Mikroskopen und speziellen Farbstoffen zeigten gar nichts. Die Patienten erzählten alle eine ähnliche Geschichte von einer jungen Barfrau in ihrer Stadt, welche die Juliana-Krankheit an die Männer gab, die damit wiederum ihre Frauen ansteckten.

Die drei Ärzte kratzten ihre mageren Finanzmittel zusammen und finanzierten Nyamuryekunge eine Reise in die Hauptstadt. Er trug die Blutproben und alle verfügbaren Informationen über die Patienten bei sich und reiste tagelang mit dem Schiff, dem Lastwagen, im Bus und im Auto nach Südosten. Schließlich erreichte er die Muhimbili Medical School, wo seine früheren Professoren die Proben untersuchten, die Krankenblätter lasen und über das Wesen der Juliana-Krankheit diskutierten. Am Ende stimmten sie nur in einer Sache überein: Keiner konnte den Mikroorganismus finden, der die Krankheit verursachte. Das bedeutete, es mußte etwas Neues sein.

Dr. Fred Solomon Mhalu, der Chefmikrobiologe der Universität, hatte kürzlich den Kampf des Landes gegen die Cholera geführt und war für die Ausbildung der künftigen Pathologen von Tansania verantwortlich. Er schlug Nyamuryekunge vor, die medizinische Bibliothek aufzusuchen. »Diese Juliana-Krankheit erinnert mich an etwas, das ich über Amerika gelesen habe«, meinte er.

Der junge Chirurg fand Gottliebs Beschreibung von *Pneumocystis-carinii*-Pneumonie-Fällen unter Männern in Los Angeles, die CDC-Berichte über das akquirierte Immundefizienzsyndrom in Haiti, die Liste der Symptome im *New England Journal of Medicine* und Beweise einer neuen Retrovirus-Entdeckung in den Laboratorien in den Vereinigten Staaten und Frankreich in *Science*. Er verglich sorgfältig die Symptome der Kagera-Patienten und die Muhimbili-Laborbefunde von ihren Proben mit den Beobachtungen in den medizinischen Fachblättern aus Amerika.

Sie stimmten perfekt überein – mit Ausnahme der Patienten, um die es sich drehte: Kagera hatte keine Homosexuellen, Junkies oder Hämophile auf Faktor VIII. Dr. Mhalu schlug vor, Nyamuryekunge solle sich auf die Informationen über die haitischen Fälle konzentrieren.

Berstend vor Informationen, machte sich Nyamuryekunge auf den langen Weg zurück nach Bukoba, wo er Kidenya und Tkimalenka an seiner Entdeckung teilhaben ließ.

»An diesem Tag wußten wir es«, erinnerte sich Kidenya später. »O ja! Es gibt eine neue Krankheit auf dieser Welt, und sie heißt AIDS.«

Die drei Ärzte wurden sich bewußt, daß ihre Schlacht gegen dieses neue Virus hoffnungslos war. Selbst in dem medizinisch hochentwickelten New York starben alle Patienten.

Kidenya erinnerte sich später, daß ihn diese Nachricht wie ein Todesurteil für sein Volk traf.

»Ich dachte, sicherlich ist dies der größte Krieg, den wir je geführt haben. Sicherlich werden viele sterben. Und sicherlich werden wir frustriert sein, werden nicht helfen können. Aber ich dachte auch, die Amerikaner werden bald eine Behandlungsmethode finden. Das wird nicht ewig dauern.«

Das war im Januar 1985.

Über ein Jahr kämpften die drei, um andere tansanische Ärzte davon zu überzeugen, daß AIDS in ihr Land gekommen war.

»Wir sagten ihnen, sie sollten wachsam sein, es gibt AIDS in Tansania«, erinnerte sich Nyamuryekunge. »Aber das verursachte einen Aufruhr. Die Ärzte weigerten sich, uns zu glauben. Sie sagten: ›Woher wißt ihr, daß diese Leute AIDS haben? Ihr habt doch kein gutes Labor! Ihr verwechselt das wohl mit Diabetes mellitus! Ihr könnt doch gar nicht sicher sein! Ihr schlagt falschen Alarm.‹«

Die Ärzte aus Bukoba hatten keine Möglichkeit, zu beweisen, daß es sich bei der Juliana-Krankheit um AIDS handelte. Die Mediziner drängten daher das Gesundheitsministerium, den Bluttest für AIDS aus Amerika zu besorgen, damit der Streit beigelegt werden könne.

Nach einem offiziellen Hilferuf an die CDC wurden Nyamuryekunges Proben nach Atlanta verschifft, wo Jim Currans Team schnell bestätigte, daß sie tatsächlich das menschliche Immunschwächevirus enthielten. Curran war überrascht, AIDS an einem so ländlichen und abgelegenen Platz wie Kagera zu finden, und entsandte sofort den CDC-Ermittler Don Forthal nach Tansania.

Forthals Besichtigung des Regierungskrankenhauses von Bukoba begann mit der ambulanten Klinik, den Immunisierungsräumen, dem Mutter/Kind-Beratungszentrum und der Säuglingsstation – Einrichtungen, die sehr einfach, aber sauber waren. Aber als er die allgemeinmedizinische Station betrat, wurden die Schwierigkeiten, denen sich Kidenyas Team täglich gegenübersah, offensichtlich. Jedes spartanische Stahlrahmenbett war belegt. In dünnen Matratzen und befleckten Laken erschöpfte sich für die meisten Patienten die ganze Bequemlichkeit. Der Geruch verunreinigter Laken füllte die Luft und wetteiferte um die Aufmerksamkeit der Sinne mit dem Stöhnen und den gemurmelten Konversationen, die von den dicken Ziegelwänden vielfach zurückgeworfen wurden. Die zerfetzten Fliegenfenster, welche die Patienten vor Malaria-Moskitos schützen sollten, flatterten in der Morgenbrise.

»Ich konnte nicht glauben, was ich sah«, berichtete Forthal später. »In nur sieben Tagen sah ich vielleicht 24 oder 25 Patienten, alle verdammt AIDS-krank. Gar kein Zweifel. Alle in diesem einen kleinen Bukoba-Krankenhaus. Diese Patienten waren so viel schlimmer dran als amerikanische AIDS-Fälle. Die Krankheit ist da drüben anders. Sie wurden vor meinen Augen zusehends schwächer. Ich konnte in nur sieben Tagen schon einen Unterschied bei diesen Menschen erkennen.«[112]

Kidenya zeigte später einem Erkundigungen einziehenden amerikanischen Journalisten die ganze Bandbreite der Kagera-Krise. Auf der allgemeinmedizinischen Station saß eine Frau steif auf einem Bett und preßte ein kleines Bündel an sich. Sie sah gut genährt aus, wirkte jedoch ruhelos und depressiv. Ihre Augen waren blicklos. Kidenya trat auf sie zu und sagte: »*Jambo, mama. Habari gani?*« Vorsichtig hob er das Bündel hoch. Die Frau schenkte dem keine Beachtung und wehrte sich auch nicht, als Kidenya das winzige Stoffbündel auseinanderwickelte und ein plötzlich schreiendes, ausgemergeltes Baby bloßlegte. Die Augen der Kleinen schienen riesig, und ihre Gliedmaßen stachen wie Schemen heraus, ruderten schwach und ziellos.

»Das ist Mangelernährung«, sagte Kidenya. »Dieses Kind sieht wie ein Jahr alt aus, ist aber in Wirklichkeit drei Jahre alt. Seine Mutter kommt aus Uganda. Monatelang haben sie und ihr Kind gehungert. Die Frau hat sich jetzt erholt, aber für das Kind ist es viel schlimmer.«

»Wie Sie sehen können«, sagte Kidenya, »haben wir hier viele Probleme. AIDS ist nur eines davon.« Er machte eine Pause, und während die Mutter das jetzt verstummte Kind langsam wieder einwickelte, fügte er nachdenklich hinzu: »Die Wahrheit ist, ich weiß es nicht – vielleicht haben wir es hier auch mit AIDS zu tun. Wir haben keine Testmöglichkeit, daher wissen wir es nicht. Das Kind spricht auf die Behandlung nicht an.«

Der Besucher wurde zu einem Flügel geführt, der vom Rest des Krankenhauses abgesondert war: eine lange, weiße Reihe von separaten Zellen, wie eine Reihe von Schuhschachteln oder Betonbunkern.

Dr. Kidenya, dem sich nun Tkimalenka angeschlossen hatte, führte den Besucher in eine der Zellen, in der ein überwältigender Gestank herrschte. Zwei Frauen lagen in der Zelle, eine von ihnen auf dem Boden, eingewickelt in uralte Laken, die mit ihren eigenen Ausscheidungen verschmutzt waren. Bei diesem Anblick tauschten Kidenya und Tkimalenka einige Worte in Kisuaheli, und der Arzthelfer trat hinaus und gab einer Krankenschwester ein Zeichen.

»Diese beiden Damen haben HTLV«, sagte Kidenya und benützte den Begriff HTLV als Codewort vor den Patientinnen. Das Wort AIDS rief einen solchen Schrecken hervor, daß viele sich selbst umbrachten, wenn sie diese Diagnose hörten. Normalerweise schluckten sie dafür Pestizide wie Thiodan. Dutzende von Bürgern Kageras sollten angeblich den schnellen Thiodan-Ausweg in den Tod gewählt haben, und die Geschäfte vor Ort waren nicht in der Lage, der plötzlich gestiegenen Nachfrage nach dem Gift zu entsprechen.

Kidenya zeigte auf die junge Frau, die ruhelos auf ihrem Bett saß, und sagte: »Wie Sie sehen, ist ihr Haar glatt, leicht gerötet und dünn. Zweifelsohne siecht sie dahin. Ein sehr trauriger Anblick.«

Kidenya fragte die junge Frau nach ihrem Namen

»Noticia«, antwortete sie.

Er fragte sie, ob sie dem Besucher ihre Geschichte erzählen wolle.

»*Jambo. Karibou*«, sagte Noticia und bemühte sich, freundlich zu lächeln. Ihre lange Antwort in Kisuaheli wurde in einem stillen, flachen monotonen Stil vorgebracht, ganz untypisch für den tansanischen Gebrauch der Sprache. Kidenya hörte geduldig ihrer Krankengeschichte zu. Sie war ein Skelett. Ihre Lippen waren voller Geschwüre, und kleine offene Wunden überzogen ihre Haut. Dennoch konnte man erkennen, daß Noticia einmal eine bemerkenswert gutaussehende Frau gewesen war.

Als sie zu Dr. Kidenya sprach, wurden ihre Augen glasig. Sie wußte, daß sie sterben würde. Vögel zwitscherten im Hintergrund, und man konnte hören, wie die Krankenhausköche ganz in der Nähe über einem offenen Feuer Yamwurzelbrei in einem Topf rührten. Noticia sprach angesichts des Lärms so leise, daß sich Kidenya hinunterbeugte und sein Ohr an ihren Mund hielt.

Ihre Krankheit hatte einige Monate zuvor begonnen, erklärte Noticia. Sie hatte einen Abszeß an ihrem Hals bemerkt. Später erschienen ähnliche purpurfarbene Flecken auf ihrem ganzen Körper. Sie streckte ein knochiges Bein unter der Decke hervor und nickte schwach in dessen Richtung. Der Blick des Besuchers fiel auf etwas, was nach einem Kaposi-Sarkom-Tumor auf ihrer Wade aussah.

Noticia nahm einen tiefen Atemzug und fuhr fort.

»Ich wurde sehr schwach. Ich bekam Fieber, meine Brust spannte sich, und ich mußte husten.« Wie um diesen Punkt zu unterstreichen, räusperte sich Noticia, und ein Hustenanfall folgte.

»Anfangs dachte sie, sie hätte Tb«, erläuterte Kidenya später, während Noticia sich ausruhte. »Wir behandelten sie zuerst auf Tb, und sie reagierte auch. Aber dann, nach einem Monat, kehrte der Husten zurück, und sie bekam große Schwellungen an ihrer Zervix.«

Noticia flüsterte etwas auf kisuaheli, und Kidenya übersetzte es für den Besucher: »Sie sagt, sie wußte, daß es nicht Tb war. Sie ist jetzt 23 Jahre alt, aber sie fühlt sich wie hundert. Sie ist schwach, ihre Glieder können ihren Körper nicht mehr tragen. Sie möchte am liebsten die ganze Zeit schlafen.«

Mit offensichtlichem Widerwillen erzählte Noticia von ihren Reisen nach Kenia, ihrer Tätigkeit in Sofia Town und der Typistinnenstelle, die sie vor kurzem aufgeben mußte, weil sie zu schwach war, um auf die Tasten zu drücken.

Als Noticia endete, sprach Tkimalenka leise zu der reglosen Gestalt, die auf dem Boden lag, dann wechselte er ihr Laken. Noticia beobachtete ihn ängstlich und schien erleichtert, als Tkimalenka ihr versicherte, daß die andere Patientin noch am Leben war.

Außerhalb der Zelle äußerten sich Kidenya und Tkimalenka übereinstimmend, daß beide Frauen noch vor Ende der Woche tot sein würden.

Das schaurige Bild wiederholte sich von einer Zelle zur anderen. Jene, die bereit waren, über ihr Leben vor AIDS zu sprechen, deckten ein gesellschaftliches Muster auf: Die meisten Männer waren ehemalige Kämpfer im ugandisch-tansanischen Krieg und/oder Vertreter und Schmuggler, die regelmäßig die Grenzen der Region überschritten, um mit ihren Kollegen in den Nachbarländern Handel zu treiben; die meisten Frauen hatten zu irgendeiner Zeit als »Disco Girls«, als Barfrauen oder Prostituierte gearbeitet, und mehrere waren, wie Noticia, außerhalb des Kagera-Distrikts gereist, um ihrer Tätigkeit nachzugehen.

Mythen waren stets die Begleiter aller Geschichten in den Dörfern um den Viktoriasee, den Albert-, Edward- und Kivu-See. Ob die Menschen aus Uganda, Kenia, Tansania, Burundi, Ruanda oder Zaire stammten, sie alle erzählten Anfang 1985 Geschichten von verhexten Stoffen, der Juliana-Krankheit oder »Schlank-Krankheit« und von den Hexen, »Huren« oder Besuchern, welche die Krankheit eingeschleppt hatten. Die Mhaya-Frauen, die von den Männern der Region als besonders schön empfunden wurden, nannte man häufig auch Prostituierte, und im örtlichen Kisuaheli-Dialekt war das Wort *Mhaya* austauschbar mit dem Wort *Kahaba*, Prostituierte.

»Ein Aspekt dieser Aussage ist ganz richtig«, sagte Tkimalenka vom Stamm der Mhaya. »In Daressalam findet man Prostituierte aus allen Regionen. Es ist aber nur fair, wenn man sagt, daß die Mehrheit der Prostituierten aus dieser Region stammt. Aber die Menschen, die sterben, gehören nicht alle zum Stamm der Mhaya. Wir können also nicht davon ausgehen, daß AIDS eine Krankheit der Mhaya ist.«

Dennoch behaupteten die jungen Männer von Bukoba, AIDS würde von Frauen verbreitet.

»Die Menschen wissen über die Mädchen Bescheid und haben Angst vor ihnen«, schrie der 28jährige Henry, um sich bei der Musik in der Disco von Bukoba verständlich zu machen. Henry war Junggeselle und erklärte, er habe »nicht die Absicht, zu heiraten. Ich suche zwar nach einem Mädchen, aber ich weiß nicht, welche Mädchen AIDS haben und welche nicht. Ich habe große Angst, weil AIDS den Tod bedeutet, wissen Sie. Es gibt kein Gegenmittel. Vielleicht warte ich mit dem Heiraten noch so lange, bis man AIDS heilen kann.«

Die Frauen, von denen die meisten jetzt die Discos boykottierten, sagten mit ebenso großer Überzeugung, daß die Überträger der Juliana-Krankheit stets die Männer seien.

»Ich weiß, daß mein Freund auch andere Frauen trifft, wenn er hierhin oder dorthin reist«, erklärte eine junge Hotelangestellte. »Aber was kann ich schon tun? Wenn er nach Hause kommt, ist er so hübsch, und ich berühre ihn und sage ›Ach, mein Schatz‹, und alles ist vergeben.«

Die Tansanier von Kagera bestanden eisern darauf, daß die Krankheit aus Uganda kam, und mit der gleichen Sicherheit zeigten die Rakai-Bewohner auf der anderen Seite der Grenze mit dem Finger auf die Tansanier. Die meisten Menschen wußten nicht, was ein Virus ist – dafür gibt es kein Wort in Kisuaheli. Die größte Annäherung findet sich in *Vinidogodogo* – »ein sehr, sehr kleines gefährliches Ding«. Aber sie wußten, daß das Böse existierte und von Hexen und Zauberern manipuliert werden konnte, die damit ihren Feinden Schaden zufügten. Es war daher anzunehmen, daß die neue Krankheit von alten Feinden stammte.

Kidenya, Nyamuryekunge und Tkimalenka wiesen diesen Aberglauben von sich und suchten nach handfesten Tatsachen. Sie zählten die Kranken und die Toten und waren sich darüber im klaren, daß ihre Gesamtsumme nur einen Bruchteil der wirklichen AIDS-Zahlen darstellte. Die Dorfbewohner wußten, daß die Krankheit unheilbar war, und daher ersparten sie sich den anstrengenden Fußmarsch in das Distriktkrankenhaus. Trotzdem hatte es Ende 1985 in den Krankenhäusern des Kagera-Distrikts 206 AIDS-Fälle gegeben, 35 Menschen waren in den Hospitälern verstorben. Kidenya vermutete, daß sie ungefähr fünf bis zehn Prozent der Fälle zu Gesicht bekamen.

Die Blutproben, die Forthal von den Einwohnern sammelte, wurden in den CDC analaysiert und zeigten, daß von den ersten 100 Patienten, die von den Ärzten als symptomatisch diagnostiziert worden waren, 41 Prozent Antikörper gegen HTLV-III/LAV besaßen.

Besondere Sorge bereitete Kidenya und Nyamuryekunge die Entdekkung, daß AIDS-Kranke in den vorhergehenden zwei Jahren fünfmal häufiger eine Reihe von Injektionen bekommen hatten als andere Patienten in ihrem Krankenhaus.

Kidenya war besorgt, weil AIDS in Amerika mittels schmutziger Spritzen übertragen wurde, die von Drogensüchtigen benutzt wurden. Die örtliche Gewohnheit bestand aus wirtschaftlicher Notwendigkeit heraus darin, Spritzen und Nadeln so oft wiederzuverwenden, daß die Spitzen an Wetzsteinen geschärft werden mußten, damit sie in die menschliche Haut eindringen konnten. Das war auch Brauch in seinem eigenen Krankenhaus. Kidenya sagte: »Im Moment gehen wir davon aus, daß das Problem in unseren Kliniken nicht so groß ist. Unsere Leute wissen, daß sie zumindest versuchen müssen, sauber zu sein. Aber sehen Sie, es gibt eine andere Art von Drogenlieferant, einen Injektionisten. Für uns sind diese Menschen sehr schwer zu finden. Sie verstecken sich in den Feldern und wer weiß wo sonst noch. Aber sie haben irgendwann einmal eine Spritze in die Hand bekommen und vielleicht auch einige Antibiotika. Ohne irgendein medizinisches Wissen verkaufen sie Injektionen. Daher gehen die Menschen zu ihnen. Und mit Sicherheit machen sich all diese Injektionisten keine Gedanken darüber, sterile Nadeln zu verwenden.«

Das Problem hatte sich noch verschlimmert, seit die Dorfbewohner von AIDS gehört hatten. Sie wußten, daß lizenzierte Ärzte diese Krankheit nicht heilen konnten, daher wandten sich all diejenigen, die vermuteten, an der Juliana-Krankheit zu leiden, an die »Injektionisten«, die wie die Schlangenölquacksalber aus dem Wilden Westen Amerikas behaupteten, ihre Mittel könnten alles heilen.

Um seinem Besucher das wahre Ausmaß des AIDS-Problems im Kagera-Distrikt zu zeigen, handelte Kidenya privat mit dem regionalen Parteiführer eine Ration Benzin aus und organisierte eine Reise in den

Norden an die ugandische Grenze. Der erste Zwischenstopp auf der umständlichen, schlammigen Fahrt war die Bunazi-Landklinik, deren Belegschaft ausschließlich aus Arzthelfern und Hebammen bestand. Der leitende Arzthelfer veranstaltete eine Führung und verlieh jedem Betonloch einen illustren Titel wie »Kinderstation« oder »Säuglingsstation«. Aber nur wenige Räume verfügten über Betten, es gab keinen Operationsraum, und die Apotheke bestand aus kaum mehr als Chloroquin und Aspirin. In einem kleinen Nebenraum hielt eine Frau einige Blätter Papier in der Hand, auf jedem einige Informationen über die Patienten. Ein Mann beugte sich über ein Mikroskop und untersuchte Blut-, Urin- und Stuhlproben. Der Raum verfügte sonst über keinerlei Ausstattung.

»Das ist unser Pathologielabor«, erklärte der Arzthelfer. Als er das sagte, fegte eine Windbö alle Proben und Papiere auf den Lehmboden. Der Arzthelfer führte seine Besucher zu der allgemeinmedizinischen Station für Männer. Wie auch in Bukoba wurde der Begriff AIDS niemals verwendet, aber zwei Männer wurden als mutmaßliche HTLV-Fälle ausgewiesen. Beide waren Veteranen, husteten tuberkulös und lagen offensichtlich im Sterben. Der Arzthelfer erklärte, daß solche Fälle normalerweise nach Bukoba verlegt würden, aber es gab kein Benzin für den Lieferwagen. Auf die Frage, wie viele AIDS-Fälle er von Bunazi nach Bukoba geschickt habe, antwortete der Arzthelfer: »Nur sechs.«

Nach den Spritzen befragt, wies der Arzthelfer auf einen kleinen kerosinbetriebenen Autoklav, der mehrere Stahlspritzen und andere Gegenstände enthielt, die auf ihre Sterilisation warteten.

Nach einer weiteren Stunde auf der Schlammstraße kamen sie in ein kleines Dorf an der ugandischen Grenze. Das Gebiet war im Jahr 1978 annähernd zwölf Monate lang von ugandischen Truppen belagert gewesen. Dann hatten dort tansanische Soldaten während ihrer Schlacht gegen die Regierung von Idi Amin biwakiert. Das Dorf trug die Narben des Krieges: Einschußlöcher in den Wänden, verlassene rostige Fahrzeuge, das völlige Fehlen irgendwelcher wertvollen Vorräte.

Tkimalenka parkte vor dem einzigen Gebäude in der winzigen Ortschaft, das keine Einschußlöcher aufwies. Eine strahlende, energische junge Frau trat aus dem bescheidenen Gebäude mit dem Blechdach heraus, erkannte Tkimalenka, grinste und rief: »*Karibou, Bwana! Jambo!*«

Sie drängte die Gruppe ins Innere, wo drei große, armselige Betonräume sichtbar wurden, als sich ihre Augen an die Dunkelheit gewöhnt hatten. In einem standen drei Betten ohne Matratzen. »Die Matratzen haben sie im Krieg mitgenommen«, sagte die Sanitäterin des Dorfes. Im zweiten Raum gab es kein Mobiliar, aber von der Decke hing eine starke Kordel. »Hier haben wir die Babys gewogen, um zu sehen, ob es ihnen gutging. Das war, bevor jemand die Waage gestohlen hat, die an der Kordel hing.« Der dritte Raum war ihr Büro. Er enthielt einen Holzstuhl, einen kleinen Stahlschreibtisch und ein leeres Holzregal.

»Das ist mein Büro«, meinte sie stolz. »Hier halte ich mich über die Gesundheit von allen Dorfbewohnern auf dem laufenden.«

Auf ihrem Schreibtisch stand eine 30 cm lange Stahlschachtel. Als sie den Deckel öffnete, wurden zwei Glasspritzen, zehn Nadeln und eine tote Fliege sichtbar, die in einer stinkenden Brühe lagen.

»Setzen Sie diese Spitzen ein?« fragten die Besucher.

»Ja, wenn wir etwas zu spritzen haben. Im Moment haben wir nichts. Aber manchmal haben wir Impfstoffe für die Kinder oder Antibiotika. Doch, ja, ich benutze sie«, antwortete die junge Frau.

Sie beschrieb, wie sie ihre Ausrüstung sterilisierte. Mangels Elektrizität und Kerosin konnte sie keinen Autoklav einsetzen. Sie hatte auch keinen Alkohol, um die Nadeln abzuwischen. Vor einer Injektionsrunde hängte sie einen Stahltopf mit Wasser an einen Dreifuß über ein Holzfeuer im Freien, kochte die Ausrüstung, ließ sie abkühlen und injizierte, was immer gerade an Impfstoffen oder Medikamenten vorhanden war. In einer solchen Situation war es normalerweise nicht möglich, die Nadeln zwischen den einzelnen Patienten zu sterilisieren, erklärte sie, aber sie konnte sicherstellen, daß die Nadeln von einem Einsatz zum nächsten gesäubert wurden. Stolz auf ihre Arbeit und auf das höfliche Lächeln in Kidenyas Gesicht, dankte die junge Frau anmutig der Gruppe für ihren Besuch. Als die junge Frau später außer Hörweite war, gab Kidenya zu, daß ihn dieser Sterilisationsprozeß beunruhigte.

Zurück in Bukoba, sprach die Gruppe über die Implikationen eines solch ernsten Mangels an Spritzen. Wenn ein Kind im Dorf sich mit dem AIDS-Virus infizierte, konnten an einem einzigen Tag einer Masern-Impfkampagne alle Kinder im Vorschulalter angesteckt werden.

»Ja, ja, das ist sehr schlecht. Aber wie steht es mit der Blutversorgung?«

Nyamuryekunge verlagerte seinen massigen Körper im Stuhl und erinnerte die Gruppe daran, daß er Chirurg war. »Es ist überaus schwierig für mich, weil wir keinen AIDS-Bluttest haben.« Keinen konnte die Aussicht, verunreinigtes Blut bei Transfusionen einzusetzen, mehr beunruhigen als einen Chirurgen – angesichts der Tatsache, daß so gut wie alle Operationen einen Blutverlust zur Folge haben, der ersetzt werden muß, um die Genesung des Patienten zu garantieren. Dennoch kostete ein einziger Bluttest mehr als die jährlichen Pro-Kopf-Ausgaben Tansanias für die medizinische Versorgung von weniger als drei Dollar.

»Sehen Sie, wenn ich eine elektive Operation – keine Notoperation – habe, diese Operation jedoch eine Transfusion erfordert, dann bin ich nicht besonders scharf darauf, diese Operation durchzuführen«, sagte Nyamuryekunge. »Aber wenn der Patient eine Notoperation benötigt, stirbt er entweder gleich oder in fünf Jahren an AIDS. Also verabreiche ich in einem solchen Fall das Blut. Ich rette jetzt das Leben und bete, daß das Blut nicht mit dem Virus infiziert ist.«

Kidenya seufzte und äußerte seine Hoffnung, daß die Schritte, die sie unternahmen, um die Menschen von Kagera über die Krankheit zu informieren, der Epidemie bald Einhalt gebieten würden. Oder daß die Amerikaner in absehbarer Zeit ein Heilmittel fänden.

»Es bedrückt mich, einen AIDS-Patienten zu behandeln. Es bedrückt mich wirklich. Was immer ich ihm auch gebe, ich weiß doch, daß es dem Patienten nicht helfen wird«, sagte Kidenya. »Ich habe keine Angst davor, mich anzustecken, aber mich bedrückt das Wissen, was immer ich auch tue, welches Buch ich auch immer lese, es ist sinnlos. Das Herz findet keine Ruhe. Manchmal habe ich das Gefühl, daß diese Krankheit unsere Patienten zu sehr quält. Mir wäre eine Krankheit lieber, die schneller tötet. Diese tötet allzu langsam. Der Patient will dich sehen, verlangt deine Hilfe – Hilfe, die du ihm nicht geben kannst.«

Mr. Rutayuge, der drahtige ältere Verwalter des Krankenhauses, hörte zu. Es war seine Aufgabe, Vorräte aus Daressalam zu bestellen und dann verbissen darum zu kämpfen, daß sie Bukoba intakt erreichten. Jetzt konnten ihm die Ärzte nicht sagen, was er bestellen sollte. Nichts, sagten sie, würde helfen. In seinem Distrikt starben so viele, daß Rutayuge begann, ihre Namen in die Bücher einzutragen, in denen er einst Vorratsgüter und Einnahmen aufgeführt hatte.

»So lange sind die jungen Menschen herumgerannt und haben nicht auf die Älteren gehört. Selbst vor dem Krieg mit Uganda rannten einige von ihnen herum. Verrückt! Sie hören nicht auf die alten Wege. Nach dem Krieg war es schlimmer. Discos, Prostituierte, Babys, so viele Babys!« Rutayuges zerbrechlicher Körper zitterte, er schien gegen die Tränen anzukämpfen. »Jetzt sagen einige der Älteren zu ihnen: ›Seht, wir haben es euch gesagt! Jetzt seid ihr krank. Ihr zahlt für euer Herumrennen.‹«

Rutayuge schien ein praktischer Mann zu sein, nicht die Art, die normalerweise philosophisch oder grimmig wurde. Er war ein Krankenhausverwalter, der Tag für Tag Wege fand, um die medizinischen Vorräte für eine ländliche Klinik zu erneuern, die wochenlang, vielleicht monatelang »offiziell« nichts erhalten hatte. Ohne Budget, aber mit zahlreichen leidenden Patienten, verhandelte Rutayuge mit Händlern aus Uganda, Ruanda, Burundi, sogar aus dem entfernten Kenia, und tauschte einheimische Güter gegen Benzin, Verbandsmaterial, Streptomycin, Laken, Bettpfannen, Schmerztabletten für die Sterbenden, Impfstoffe für die Jungen und Aspirin für den Rest.

Er sah auf seine gespenstischen Bücher und sagte: »Es gibt keine Zukunft. Das ist das Ende der Welt. Wie kann es eine Welt ohne junge Menschen geben?«

Bukobas Qual war dem Rest der Welt kaum bekannt. Lange nachdem Forthal zu den CDC zurückgekehrt war und die scheinbar merkwürdige Information bestätigte, daß sich eine große ländliche Epidemie in Zentral- und Ostafrika entwickelte, lebte ein voreingenommenes Dogma fort und beherrschte die Wahrnehmung der Welt von AIDS: daß es eine Krankheit sei, die man in erster Linie unter Schwulen und Junkies finde, daß alle afrikanischen Fälle in den Großstädten auftauchten und daß die Heterosexualität von AIDS in Afrika auf »spezielle kulturelle Faktoren« zurückzuführen sei, wie beispielsweise rituelle Beschneidung und Klitorektomie.

Einige der irrigen Auffassungen ergaben sich aus der Art, wie sich die Nachricht von Afrikas Epidemie entwickelte. Andere waren auf weniger entschuldbare Faktoren zurückzuführen wie beispielsweise Rassismus.

Vor der Entdeckung von HIV und der Entwicklung von Bluttestkits wurden mehrere Fälle von AIDS unter Afrikanern in Europa als symptomatisch diagnostiziert, insbesondere in Belgien und Frankreich.[113] Im November 1983 traten 22 Prozent aller europäischen AIDS-Fälle unter Menschen auf, die ursprünglich aus Schwarzafrika stammten.

Lange bevor der Antikörpertest kommerziell zur Verfügung stand, isolierte die Pasteur-Gruppe LAV aus dem Blut eines Ehepaares aus Zaire, das in Paris lebte. Man kam zu dem Schluß, daß »es starke Beweise für eine endemische Ausbreitung von AIDS in Zentral- und Äquatorialafrika gibt«.[114]

Aber es waren die Belgier, insbesondere Peter Piot und Nathan Clumeck, welche die Verbindung zwischen AIDS und Afrika am aggressivsten verfolgten. Beide Männer behandelten in Belgien AIDS-Patienten aus Zaire und Ruanda, und sie glaubten ernsthaft, daß sich in den beiden Ländern große Epidemien ausbreiteten.[115] Clumeck und seine belgischen Kollegen suchten einen Weg, um möglichst schnell herauszufinden, was in Ruanda vor sich ging. Im Oktober 1983 sandten sie Fragebögen an alle Ärzte, die für das Centre Hospitalière de Kigali arbeiteten – der wichtigsten medizinischen Einrichtung der Hauptstadt. Darin beschrieben sie die Symptome von AIDS und fragten, ob solche Patienten aufgenommen worden waren. Mit den Antworten in der Hand reisten sie im Januar 1984 nach Kigali und führten an 26 Patienten, deren Symptome am eindeutigsten der CDC-Definition von AIDS entsprachen, T-Zellen-Tests durch: jede Kombination von Pneumozystose, Kaposi-Sarkom, Aufbrauchkrankheit, Dementia, chronisch hohes Fieber und Sekundärkrankheiten aufgrund typischer nichtvirulenter Mikroben wie Kryptokokken und Cytomegalovirus.

Nach vier Wochen in Kigali kehrten Clumeck und seine Kollegen nach Brüssel zurück. Sie waren überzeugt, daß »AIDS in den Städten Zentralafrikas endemisch sein könnte«.[116]

Anfang 1983 wohnte Peter Piot einer Konferenz über sexuell übertragbare Krankheiten in Seattle bei und entdeckte Jim Curran im Publikum. Piot wußte, daß Curran für die amerikanischen AIDS-Anstrengungen verantwortlich war, also eilte er zu ihm und bat ihn einen Moment beiseite.

»Schauen Sie, wir haben AIDS-Fälle aus Zaire in Brüssel«, erzählte Piot Curran. »Und ich glaube, sie haben sich die Krankheit alle in Zaire geholt. Ich bin auf der Suche nach Geldern. In Belgien will niemand eine solche Untersuchung finanzieren.«

Piot schlug vor, nach Zaire zu reisen und das potentielle AIDS-Problem des Landes zu untersuchen. Curran blieb unverbindlich und erklärte, daß sein Büro schon völlig überlastet sei mit dem Versuch, den amerikanischen Skeptikern zu beweisen, daß die neue Infektionskrankheit überhaupt existierte.

Also wandte sich Piot an Dr. Richard Krause, den damaligen Direktor des National Institute of Allergy and Infectious Diseases in Bethesda, und richtete an ihn dieselbe Bitte. Krause bot ihm ein kleines wissenschaftliches Stipendium unter der Voraussetzung an, daß der Belgier Dr. Thomas Quinn von der NIAID mit nach Zaire nahm. Piot stimmte eifrig zu – im Bewußtsein der Dringlichkeit und nachdem er bereits über ein Jahr um Forschungsgelder ersucht hatte.

Krause glaubte fest, daß GRID ein Beispiel für die Art von neu auftauchenden Krankheiten war, vor denen er den amerikanischen Kongreß schon lange gewarnt hatte. Er legte Wert darauf, nach Antwerpen zu fliegen, um sich im September 1983, kurz bevor Piot und Quinn nach Zaire aufbrechen sollten, mit Piot zu treffen.

An diesem Treffen im September in Antwerpen nahmen auch der

CDC-Leiter der Sondergruppe Pathogene, Joe McCormick, und die CDC-Laborexpertin Sheila Mitchell teil. Piot war keineswegs erfreut. Nachdem Curran ihn Monate zuvor ignoriert hatte, war ihm das offenbar neugefundene Interesse der Organisation an AIDS in Afrika zuwider, und er hatte das Gefühl, McCormick versuche, sich in seine Untersuchung »einzuklinken«.

McCormick versicherte, von Piots Antipathie überrascht zu sein, und erklärte, er habe seit Monaten eine Untersuchung in Zaire geplant. Seine Anwesenheit in Antwerpen erfolge auf Bitten von Krause, der erkannt hatte, daß Quinn, der zwar viel Erfahrung mit AIDS in den Vereinigten Staaten hatte, aber noch nie in Afrika gewesen war, eine solche Untersuchung unmöglich allein handhaben konnte. Und obwohl Piot ein Veteran der Ebola-Untersuchung von 1976 war, hatte er keine formellen Verbindungen zur Regierung Mobutu.

Nur McCormick war von der Regierung Zaires eingeladen worden – eine formelle Bitte um eine AIDS-Untersuchung war von McCormicks altem Freund Kalisa Ruti, dem Chefberater des Gesundheitsministers, gestellt worden. Außerdem war McCormicks afrikanische Forschungserfahrung äußerst umfangreich, und seit seiner Begegnung mit Ebola im Jahr 1979 im Sudan hatte Joe ständig hämorrhagische Krankheiten auf diesem Kontinent und im Labor untersucht. Er hatte beispielsweise erreicht, daß die Menschen, die in der Haut-Ogooué-Region von Gabun, einem Regenwaldgebiet, lebten, routinemäßig auf Ebola untersucht wurden, und sechs Prozent dieser Bevölkerungsgruppe besaßen Antikörper gegen das Virus.[117] Er und Karl Johnson hatten RNA-Karten der 1976er Stränge von Ebola in Zaire und dem Sudan vervollständigt und bewiesen, daß McCormicks ursprüngliche Vermutung korrekt war: Bei den Mikroben handelte es sich um zwei verschiedene Viren, die durch einen unglaublichen Zufall gleichzeitig an zwei Orten auftauchten.[118]

Auf ihrem Flug nach Kinshasa stritten die amerikanischen und europäischen Wissenschaftler darüber, wem die Leitung der Untersuchung in Zaire zufallen sollte. Piot war der Meinung, daß die gesamte Mission in seinem Labor in Antwerpen begonnen hatte, und bestand darauf, daß die Reise daher unter seiner Leitung stattzufinden habe. Er bemerkte auch, daß Quinn ähnlich wie er über McCormicks Anwesenheit keineswegs erfreut war. In den kommenden Jahren tauchten derartige Spannungen zwischen Wissenschaftlern, die nicht aus Zaire stammten, jedoch in diesem afrikanischen Land Forschungen durchführten, bei fast jeder Untersuchung auf und trugen zu den Schwierigkeiten beim Verständnis der Tiefe und des Wesens der zentralafrikanischen Epidemie bei.

Als die Wissenschaftler in Kinshasa eintrafen, stellten sie fest, daß das Gesundheitsministerium und die Ärzte der Universität von Kinshasa und dem Mama Yemo Hospital unbedingt erfahren wollten, ob einige der seltsamen Krankheitsfälle, die sie unter ihren Patienten sahen, auf AIDS zurückzuführen waren. Das Team, offiziell von Piot angeleitet, machte sich sofort an die Arbeit, identifizierte mögliche AIDS-Fälle im Krankenhaus, bestätigte deren Infektion im Labor und ermittelte, wie sich die Krankheit in Kinshasa ausbreitete. Die schwierigste Aufgabe – die T-Zellen eine nach der anderen auf dem Objektträger unter dem Mikroskop zu zählen – fiel Sheila Mitchell zu, deren Fähigkeit, ein provisorisches Labor zu errichten und unter extrem schwierigen Bedingungen glänzend zu arbeiten, von allen zairischen, belgischen und amerikanischen Männern, die an der Untersuchung beteiligt waren, gelobt wurde.

Der wichtigste der zairischen Ärzte war Dr. Kapita Bila Minlangu, der das AIDS-Problem seines Landes bereits erkannt hatte. Während der ersten Tage ihrer Untersuchung identifizierten Quinn, McCormick und Piot mögliche AIDS-Fälle auf den Mama-Yemo-Stationen – die meisten davon waren von Kapita bereits erkannt worden. Zusätzlich zu den Patienten, die auf den Stationen lagen, hatte Kapita seit mehreren Monaten medizinische Informationen über merkwürdige Fälle gesammelt, die durch seine Einrichtung liefen.

Zwei Dinge fielen sofort ins Auge: Viele der Patienten in den Mama-Yemo-, Ngaliema- und Kinoise-Krankenhäusern litten an AIDS, und Frauen und Männer waren gleichermaßen betroffen. Beide Erkenntnisse verblüfften die ausländischen Wissenschaftler, deren Sicht der Krankheit vom amerikanischen und europäischen AIDS-Modell geformt worden war.

Obwohl die Ursache der Krankheit noch im dunkeln lag und keine ausreichenden Bluttestkits zur Verfügung standen, hatte Mitchell kaum Schwierigkeiten, die meisten der mutmaßlichen AIDS-Fälle zu bestätigen, da viele der Patienten überhaupt *keine* T-Helferzellen hatten.

Insgesamt 38 AIDS-Fälle wurden gefunden und mittels Zählen der T-Helferzellen bestätigt: 53 Prozent waren Männer, 47 Prozent Frauen. Erstaunliche 26 Prozent der Patienten starben während der drei Wochen der Untersuchung, und die ausländischen Wissenschaftler beobachteten das gleiche unheimliche Phänomen, das schon Forthal in Bukoba erlebt hatte: Die Patienten wurden fast stündlich kränker und starben vor ihren Augen. Der durchschnittliche Patient zeigte nur etwa zehn Monate lang Symptome, und alle Erkrankten hatten während dieser kurzen Zeit über zehn Prozent ihres gesamten Körpergewichts verloren.

Als McCormick ihre Krankengeschichte mit denen von Kontrollfällen verglich (Patienten, die eindeutig nicht aufgrund von AIDS einlagen), fand er heraus, daß die AIDS-Patienten Kinshasa viel öfter verlassen hatten, daß sie entweder geschieden oder ledig waren und im vorangegangenen Jahr mehr als einen Sexualpartner hatten – das zwölfmonatige Mittel unter den AIDS-Fällen waren sieben Sexualpartner.

Man fand keinerlei Hinweise auf Drogeninjektionen oder Homosexualität. Aber sie fanden heterosexuelle Gruppierungen, die auf ähnliche Weise miteinander in Verbindung standen wie Bill Darrows Schwule in Los Angeles. Sie entdeckten sogar, daß einige der Menschen im Mama Yemo Hospital mit Personen sexuell verkehrt hatten, die auf der Liste der belgischen AIDS-Fälle standen. Das zeigte, daß das sexuelle Netz zwischen Afrika und Europa so komplex und ausgedehnt sein konnte wie das unter den schwulen Amerikanern, das von Darrow entdeckt worden war. Einige der zairischen Frauen waren Prostituierte, andere waren die monogamen Ehefrauen der Männer, die Sex mit Prostituierten hatten.

Als die ausländischen Wissenschaftler Zaire verließen, hatten sie keinerlei Zweifel, daß das, was sie beobachtet hatten, eine heterosexuelle Epidemie war, und Piot und McCormick, die beide sexuell übertragbare Krankheiten in Afrika untersucht hatten, waren zutiefst besorgt. Sie wußten, daß Syphilis, Gonorrhöe, Schanker, Chlamydia und Candida in den meisten nichtarabischen Ländern Afrikas wüteten, obwohl keine dieser Mikroben vor der europäisch-arabischen Kolonialisierung und der Sklavenhandelära auf dem Kontinent existiert hatte. Die beiden Wissenschaftler fürchteten, daß AIDS diesem Muster rascher Ausbreitung folgen und schnell den ganzen Kontinent überziehen würde.

Die zairisch-europäisch-amerikanische Gruppe schrieb die Ergebnisse ihrer Untersuchung auf und reichte das Papier dem *New England Journal of Medicine* ein. Der Artikel wurde zurückgewiesen, weil die ärztliche Prüfungskommission des Blattes nicht glauben konnte, daß die Krankheit heterosexuell war, und davon ausging, daß das Team eine andere Art der Übertragung übersehen habe bzw. einen ungewöhnlichen afrikanischen Brauch, durch den die Krankheit verbreitet werden konnte. Sie erhielten ähnliche Zurückweisungen von einem Dutzend anderer medizinischer und wissenschaftlicher Fachblätter. Die Ergebnisse aus Zaire blieben fast ein Jahr lang unveröffentlicht – ein Jahr, in dem die Kidenya-Gruppe verzweifelt zu verstehen suchte, was die Menschen in Bukoba tötete, und ein Jahr, in dem AIDS überall in Ost-, Zentral- und Südafrika unerkannt auftauchte. Schließlich erschien die Studie, nach mehrmaliger Überarbeitung, im Juli 1984 im britischen Fachblatt *The Lancet.*[119]

Wenn Dr. Subhash Hira gewußt hätte, daß die Existenz von AIDS im Nachbarstaat Zaire im Oktober 1983 nachgewiesen worden war, hätte ihm das sicherlich geholfen, denn die Klinik für sexuell übertragbare Krankheiten in Lusaka war voller geheimnisvoller Leiden. Er hatte einen stetigen Anstieg an besonders aggressiven Herpes-Zoster-Fällen bemerkt, seit der erste annähernd zwei Jahre zuvor entdeckt worden war.

Ende 1983 behandelte Hira Patienten, die an bizarren Fällen von Lungenentzündung, Tuberkulose und Herpes starben. Hira hörte ein Glöckchen läuten und durchforstete die französischen und amerikanischen AIDS-Meldungen in der Universitätsbibliothek. Obwohl er die Symptome in den Beschreibungen aus San Francisco, New York und Paris widergespiegelt sah, wußte Hira, daß niemand in Sambia sich Drogen spritzte, und Homosexualität kam so selten vor, daß man sie unter den Bemba, Ndebele und den 35 anderen ethnischen Gruppen des Landes als praktisch nicht existent betrachten konnte.

Dennoch verfolgte Hira die Hypothese, daß AIDS in Sambia Fuß gefaßt hatte. Er ließ seine Belegschaft alle Herpes-Zoster-Fälle in seiner Klinik seit 1980 zählen, und das Ergebnis veranlaßte ihn, mit dem sambischen Gesundheitsminister Dr. Evaristo Njelesani zu sprechen.

Hira ließ Njelesani im Frühling 1983 wissen, daß die Herpes-Zoster-Fälle in Lusaka sich zwischen 1980 und 1982 verzehnfacht hatten.

»Das sieht mir sehr nach AIDS aus«, äußerte Hira gegenüber Njelesani, der sowohl beeindruckt als auch besorgt war.

»Wie können wir da sicher sein?« wollte der Minister wissen. Hira deutete an, daß die Amerikaner möglicherweise eine Möglichkeit hätten, seine Patienten zu testen. Njelesani befahl Hira, sich an die entsprechenden Gruppen in den Vereinigten Staaten mit der Bitte um Zusammenarbeit zu wenden.

Aber es dauerte annähernd ein Jahr, bevor Hira eine Antwort bekam. Erst gegen Ende 1984 beendeten die Forscher am amerikanischen Walter-Reed-Armeehospital in Washington die Suche nach HTLV-III in den Blutproben von 20 mutmaßlichen AIDS-Fällen aus Lusaka: Das Virus wurde in 18 davon gefunden.

Sobald Hira die Ergebnisse mit der Post erhielt, eilte er in Njelesanis Büro. Minister Njelesani studierte die Walter-Reed-Laboranalyse, faltete das Papier wieder zusammen und steckte es in seine Jackentasche. Er befahl Hira, sofort eine nationale AIDS-Kampagne zu organisieren und alle Aktivitäten direkt mit seinem Ministerbüro zu koordinieren. Njelesani setzte von Anfang an eine strenge Regel: kein Wort an die Presse. Der Gesundheitsminister fürchtete, das AIDS-Vorkommen in Sambia würde maßlos übertrieben und so den Tourismus und die Wirtschaft des Landes beeinträchtigen. Er war beunruhigt durch die in den amerikanischen und europäischen Fachblättern (wenn auch noch nicht so weit verbreitet in der Tagespresse) angestellte Spekulation, die darauf abzielte, in Afrika läge der Ursprung des AIDS-Virus.

»Wir haben viele Viren nach Afrika gebracht, die für die Menschen dort gefährlich waren, und jetzt bekommen wir von ihnen einige Retroviren zurück«, erklärte Luc Montagnier gegenüber einem ausländischen Journalisten in Paris. »Das ist nicht falsch, nur eine Tatsache. Auch der Ursprung des Menschen liegt in Afrika, daher überrascht es nicht, daß viele alte Viren in diesem Teil der Welt zu finden sind. Kein Land sollte sich davor verstecken. Man kann dem nicht entfliehen. Das sind Tatsachen.«

Joe McCormick hatte keine Schwierigkeiten, die Gesundheitsbehörden in Zaire und Belgien davon zu überzeugen, AIDS ernst zu nehmen. Die Behörden in Kinshasa waren begeistert von McCormicks Vorschlag, ein gemeinsames belgisch-zairisch-amerikanisches AIDS-Forschungszentrum im Land zu errichten. McCormicks Kopfschmerzen begannen erst, als er nach Atlanta zurückkehrte, wo Curran eine langfristige AIDS-Studie in Zaire begrüßte und der scheidende CDC-Direktor Bill Foege ebenfalls begeistert davon war, Reagans neuernannter CDC-Direktor James Mason der Idee jedoch nicht begeistert gegenüberstand. Auf Foeges Drängen wandte sich McCormick direkt an den Ministerialdirektor im Gesundheitsministerium, Brandt.

»In Zaire gibt es ein Eins-zu-eins-Verhältnis der Geschlechter bei AIDS-Fällen«, sagte McCormick zu Brandt. »Das beweist, daß AIDS eine heterosexuelle Krankheit sein kann und ist.« Brandt weigerte sich strikt, McCormick zu glauben, und beharrte darauf, daß einige Faktoren in Zaire übersehen worden seien. AIDS, so insistierte Brandt, sei einfach keine heterosexuelle Krankheit.

Es dauerte über ein Jahr, bevor die leitenden Beamten im öffentlichen Gesundheitswesen unter der Regierung Reagan die Vorstellung akzeptierten, daß AIDS in Afrika in erster Linie heterosexuell verbreitet wurde. Die Regierung erkannte niemals voll an, daß das Virus auch in den Vereinigten Staaten heterosexuell übertragen werden konnte. Tatsächlich tobte der Streit über die heterosexuelle Übertragbarkeit des Virus und die Anwendbarkeit der afrikanischen (sprich: schwarzen)

Erfahrung auf den euro-amerikanischen (sprich: weißen) Kontext während der gesamten achtjährigen Regierung Reagan bis weit in die Amtszeit seines Nachfolgers George Bush hinein.

Die euro-amerikanische Wissenschaftsgemeinde war im Hinblick auf die Interpretation der afrikanischen AIDS-Fälle und der heterosexuellen HIV-Übertragung ähnlich geteilt, und diese Spannung dauerte bis in die neunziger Jahre an. Weil AIDS zuerst unter schwulen Amerikanern entdeckt worden war, bestanden viele Wissenschaftler und Politiker darauf, daß die Übertragungsart des Virus streng auf die zuerst in den Vereinigten Staaten beobachteten Fälle begrenzt sei – Analverkehr, Drogenkonsum über Spritzen, Verunreinigung von Blutprodukten und durch »Haitianer«.

Aber natürlich gab es heterosexuelle Übertragungen von AIDS in Amerika, Europa und Haiti – in jedem geographischen Ort auf dem Planeten, den HIV infiltriert hatte. Unter den allerersten AIDS-Fällen, die in New York gemeldet wurden, waren heterosexuell übertragene Infektionen.

Einige Beamte des Gesundheitswesens, die der Regierung Reagan kritisch gegenüberstanden, meinten insgeheim, daß ein unterschwelliger Rassismus in der Debatte herrschte: Fast alle heterosexuellen Fälle, die bis Mitte 1984 weltweit gemeldet wurden, betrafen entweder Personen, die in Afrika lebten oder afrikanischer Abstammung waren. In Europa und in den Vereinigten Staaten handelte es sich bei fast allen eindeutig identifizierten Fällen heterosexueller Übertragung, die den Behörden bis Mitte 1984 gemeldet wurden, um Schwarze oder Latinos; die meisten waren Immigranten oder Besucher aus afrikanischen Ländern, der Dominikanischen Republik, Haiti und Puerto Rico.

Ein wohlgemeinter Versuch, Beweise für eine heterosexuelle Übertragung des Virus zu sammeln, konzentrierte sich bewußt auf Afrika. Im wesentlichen verfolgten europäische und nordamerikanische Forscher die Prioritäten ihrer Heimatländer, die sie auch einem Großteil ihrer afrikanischen Forschung zugrunde legten.

Jacques Liebowitch spiegelte jedoch ein Gefühl wider, das für die AIDS-Forscher jener Zeit typischer war, als er sagte: »Wir konzentrieren uns auf Zaire... [und untersuchen] die Menschen, die nicht in eine der bekannten Risikogruppen, wie beispielsweise Homosexuelle, passen.«[120]

Joe McCormick hatte ursprünglich keine solche Absicht für das Projekt SIDA[121], wie das gemeinsame zairisch-amerikanisch-belgische Forschungsprojekt genannt wurde, und die Ärzte aus Kinshasa waren auch nicht besonders daran interessiert, wertvolle Ressourcen für einen Beweis verschwendet zu sehen, den ihre Krankenakten bereits verdeutlichten: insbesondere den Beweis, daß AIDS in ihrem Land eine Krankheit Heterosexueller war. Curran und McCormick beschlossen, das Projekt SIDA zu einem ernsthaften afrikanischen AIDS-Forschungszentrum zu machen, das jene Fragen beantworten sollte, die für die Afrikaner wichtig waren. Curran begann sofort, Gelder zusammenkratzen und dabei sorgfältig Brandts Büro zu umgehen, während McCormick versuchte, den richtigen CDC-Wissenschaftler für diese Aufgabe zu finden.

Die Gründung des Projekts SIDA vollzog sich leise in Atlanta und Kinshasa, während die meisten euro-amerikanischen Forschungsbemühungen in Afrika sich weiterhin auf zwei Punkte konzentrierten: heterosexuelle Übertragung und die Bandbreite der afrikanischen Epidemie. Sobald der Pasteur-Gruppe ein grober LAV-Test zur Verfügung stand, arbeitete sie zusammen mit McCormick, Piot und Quinn an der Analyse der Blutproben, die in Krankenhäusern in Kinshasa gesammelt worden waren. Sie bestätigten, daß 97 Prozent der Patienten, die Dr. Kapita als AIDS-krank diagnostiziert hatte, Antikörper gegen LAV (HIV) besaßen. Was noch viel beunruhigender war: Auch viele der Kontrollfälle verfügten über Antikörper, was darauf hinwies, daß es einen asymptomatischen Zustand der Krankheit gab und daß die Infektion in Zaire viel weiter verbreitet war, als es anfänglich den Anschein hatte. Sieben Prozent der scheinbar nicht AIDS-kranken Patienten, die aufgrund nichtinfektiöser Leiden im Krankenhaus lagen, erwiesen sich als antikörper-positiv, ebenso fünf Prozent der Mütter, die 1980 auf der Wöchnerinnenstation des Mama-Yemo-Krankenhauses lagen. Darüber hinaus erwies sich ein Serum, das man 1977 von einer geheimnisvoll erkrankten Frau in der Mama-Yemo-Wöchnerinnenstation entnommen hatte, die im Jahr 1978 offenbar an Immunschwäche starb, ebenfalls als positiv auf LAV-Antikörper.

Sowohl die Infektionsrate unter Erwachsenen in Kinshasa als auch das offensichtliche Alter der zairischen Epidemie rechtfertigten ernsthafte Besorgnis. Im Gegensatz dazu schien die französische Gesamtrate von mutmaßlichen LAV-Infektionen 1983 unter 0,3 Prozent zu liegen.[122] Die Pasteur-Gruppe erhielt zu jener Zeit auch Blutproben aus anderen afrikanischen Ländern und hatte Beweise für ähnlich alarmierende Zahlen von LAV-(HIV-)Infektionen unter der Allgemeinbevölkerung von Ruanda und der Zentralafrikanischen Republik.

In den Winterferien 1983 ging Jonathan Mann in Albuquerque ans Telefon. Joe McCormick – ein Wissenschaftler, den Mann sehr bewunderte, aber niemals getroffen hatte – stellte sich selbst vor und kam gleich zur Sache.

»Wie würde es Ihnen gefallen, in Afrika zu arbeiten?«

Mann war verblüfft. Aber der CDC-Epidemiologe und Beulenpestexperte mit Sitz in New Mexico hörte höflich zu, als McCormick beschrieb, was er in Kinshasa gesehen hatte.

Obwohl Jon und Marie-Paule Mann drei kleine Kinder hatten und keiner von ihnen jemals in einem Entwicklungsland gelebt hatte, bedurfte es nicht viel, um die Familie davon zu überzeugen, nach Kinshasa zu ziehen. Für die Pariserin Marie-Paule bedeutete es, wieder ihre Muttersprache sprechen zu können, und die Kinder freuten sich auf das Abenteuer. Mann selbst erkannte mit beträchtlicher Aufregung die wissenschaftliche Bedeutung einer solchen Arbeit.

Curran, der schon lange von Manns Arbeit beeindruckt gewesen war, freute sich sehr über diese Wahl. Mann hatte ein Talent dafür, im Umgang mit der Presse heikle politische Angelegenheiten zu handhaben, das er während seiner Zeit in New Mexico unter Beweis gestellt hatte. Letztgenannte Fähigkeit zeigte sich vom ersten Tag an, als der in Boston geborene Jon Mann in dem Bundesstaat eingetroffen war und sich der öffentlichen Sorge angesichts eines Falls von Beulenpest gegenübersah – dieses Talent würde für die kommende Aufgabe entscheidend sein. Die häufig angespannten Beziehungen zwischen den Regierungen der Vereinigten Staaten und Zaire und die konkurrierenden Interessen von AIDS-Forschern in aller Welt, die selbst sehr darauf bedacht waren, die afrikanische Epidemie zu untersuchen, würden Manns Talent auf eine harte Probe stellen.

Im März 1984 befanden sich McCormick und Mann in Kinshasa und arbeiteten mit Dr. Kapita, Dr. Nzila Nzilambi, Dr. Ngaly Bosenge, Dr. Kalisa Ruti und anderen zairischen Wissenschaftlern zusammen, um das Projekt SIDA auf die Beine zu stellen. McCormick agierte als Manns Mentor und vermittelte ihm im Laufe eines Monats soviel er konnte von den zairischen Dialekten, Bräuchen und politischen Gepflogenheiten. Außerdem zeigte er ihm, wie man die Rolle eines fremden amerikanischen Experten richtig spielt, der in einem postkolonialen, verarmten Land arbeitet, dem es an einer grundlegenden Infrastruktur fehlt.

Mann lernte seine Lektionen gut – vielleicht zu gut aus der Sicht anderer ausländischer Wissenschaftler und von Vertretern der Presse. Er sprach nie mit Außenstehenden, ohne zuerst seine Kommentare mit dem zairischen Gesundheitsministerium abzusprechen, und er wehrte ausländische Forscher ab, die es versäumten, mit dem Projekt SIDA zu dessen

Bedingungen zusammenzuarbeiten. An erster Stelle dieser Bedingungen stand die Bereitschaft, mit zairischen Wissenschaftlern als Gleichgestellte zusammenzuarbeiten und sich an die Presse- und Veröffentlichungsauflagen zu halten, welche die Regierung Zaires aufgestellt hatte.

»Ich sage Ihnen alles, was Sie wissen wollen«, pflegte Mann zu allen Anrufern zu sagen, die nicht aus Zaire stammten. »Sie müssen allerdings mit einem Brief der zairischen Regierung zu mir kommen. Ohne diesen Brief werde ich überhaupt nicht mit Ihnen sprechen.«

Zehn Jahre später sprachen einige rivalisierende Wissenschaftler immer noch verbittert über Manns Strategie beim Projekt SIDA. Sie behaupteten, er habe sie aus Zaire ausgeschlossen und die AIDS-Epidemie des Landes wie seinen persönlichen »Spielplatz« behandelt. Die zairischen Wissenschaftler hatten jedoch nichts als Lob für Mann, ebenso wie für Piot. Das Projekt SIDA erwies sich als die fruchtbarste AIDS-Untersuchung auf dem Kontinent von 1984 bis zu seinem Ende infolge des Bürgerkriegs in Zaire im Jahr 1991.

Während die meisten anderen Regierungen Afrikas entweder über das Ausmaß ihrer jeweiligen Epidemien verwirrt waren und sich immer noch in einer rudimentären Phase der Erforschung vor Ort befanden oder sich aus einem Gefühl von Nationalstolz und wirtschaftlicher Sorge heraus absichtlich in Schweigen hüllten, war Zaire ganz offen. Eine unglückselige Nebenwirkung dieser Offenheit der Regierung war eine Reihe von falschen internationalen Annahmen, die über ein Jahrzehnt lang existierten: daß AIDS definitiv in Zaire begonnen habe und daß alle anderen AIDS-Ausbrüche auf einen Ursprung in Zaire zurückverfolgt werden könnten.

Während Dr. Mann die Verantwortung trug, gehörten dem Projekt SIDA auch Dr. Henry Francis und Dr. Tom Quinn vom National Institute of Allergy and Infectious Diseases an. Zusammen mit ihren zairischen Kollegen führte das Team Studien über das HIV-Vorkommen durch, die zeigten, daß 1985 die Infektionsrate unter der Bevölkerung von Kinshasa ungefähr ein Drittel so hoch war wie unter Schwulen in San Francisco und daß multiple heterosexuelle Partner, medizinische Injektionen mit nichtsterilen Spritzen und Reisen ins Ausland die wichtigsten Risikofaktoren waren.[123]

Als die Dimension der weltweiten AIDS-Epidemie immer mehr anwuchs, organisierten die CDC die erste internationale AIDS-Konferenz, die im April 1985 in Atlanta tagte. Ungefähr 2000 Wissenschaftler und Reporter aus 30 Nationen nahmen an der düsteren Versammlung teil, bei der das Ausmaß dessen, was man zu diesem Zeitpunkt bereits für eine Pandemie hielt, offenbar wurde.

Obwohl die Konferenz in Atlanta richtigerweise Aufmerksamkeit auf Afrikas Notlage lenkte, stellte sich später heraus, daß fast alle Annahmen und die Daten, auf denen diese Annahmen basierten, falsch waren. Während sich die Wissenschaftler in Atlanta versammelten, tauchte AIDS *tatsächlich* in Zentralafrika auf, jedoch nicht auf einem der vorgestellten Wege und auch nicht in dem erschreckenden, auf der Konferenz beschriebenen Ausmaß.

Auf der Tagung erklärte Luc Montagnier, Bluttests von Proben, die 1970 in Kinshasa entnommen worden waren, zeigten, daß einer unter 220 Männern und Frauen damals schon Antikörper gegen LAV (HIV) besaß; 1980, so behauptete Montagnier, wäre einer von zehn Erwachsenen Kinshasas antikörperpositiv gewesen. Er erzählte den versammelten Wissenschaftlern, daß AIDS sich in den afrikanischen Haushalten auf nichtsexuellem Wege übertrage. Robert Gallo bezweifelte die Behauptung der häuslichen Übertragung, stimmte jedoch damit überein, daß AIDS in Afrika wütete, und merkte noch an, daß 65 Prozent der Kinder in Uganda positiv auf Antikörper gegen HTLV-III (HIV) testeten.

Nathan Clumeck meldete, daß 88 Prozent der weiblichen Prostituierten im ruandischen Kigali Antikörper gegen HIV hatten – 1982 waren erst bis zu 70 Prozent der Blutproben von örtlichen Prostituierten infiziert. Unter der Bevölkerung, meinte Clumeck, herrschte Ende 1984 eine Infektionsrate von neun Prozent.[124]

Dr. Robert Biggar vom amerikanischen National Cancer Institute meldete, daß Infektionen mit sowohl HTLV-I- als auch HTLV-III-(HIV-) Viren extrem verbreitet seien in ganz Kenia, selbst in entlegenen ländlichen Gebieten.

Auf der Basis von HTLV-III-Antikörper-Tests bei Blutproben, die von den CDC zwischen 1982 und 1984 anläßlich verschiedener medizinischer Studien (nicht zu AIDS) in Kenia gesammelt wurden, behauptete Biggar, daß über die Hälfte der Bevölkerung Kenias zu irgendeiner Zeit mit dem AIDS-Virus infiziert worden war und annähernd ein Drittel Antikörper gegen HTLV-I habe. Die stärksten Reaktionen, sagte er, fänden sich unter den nomadischen Turkana in Nordkenia; annähernd 80 Prozent von ihnen seien mit dem AIDS-Virus infiziert.[125] Biggar behauptete auch, daß bis zu 15 Prozent der Kinder, 20 Prozent der Erwachsenen und 25 Prozent der älteren Bevölkerung in dem entlegenen Kivu-Distrikt mit HTLV-III infiziert seien.[126] Er erzählte Reportern, daß über die Hälfte der jungen Frauen, die 1984 auf der Wöchnerinnenstation der Universitätsklinik von Lusaka getestet wurden – 55 Prozent, um genau zu sein –, Antikörper gegen HTLV-III (HIV) hatten.

Ein ähnlich erschreckendes Ausmaß der Infektion in Afrika wurde von einem Team gemeldet, das mit Robert Gallo arbeitete. Auf der Basis von HTLV-Antikörpertests bei gelagerten Blutproben, die vom National Cancer Institute in den Jahren 1972 und 1973 bei Schulkindern in Uganda als Teil einer Lymphoma-Untersuchung von Burkitt gesammelt worden waren, kam das Team zu dem Schluß, daß 66 Prozent der Kinder mit HTLV-III (HIV) infiziert waren – *annähernd ein Jahrzehnt bevor überhaupt irgend jemand wußte, daß AIDS existierte.* Die Blutproben waren in der entlegenen Westnil-Region von Uganda entnommen worden, einem Gebiet voll winziger Dörfer, die mitten in Sümpfen und heftigen Regenfällen lagen.[127]

Schließlich bezogen sich Max Essex und seine Harvard-Kollegin Phyllis Kanki auf die kürzliche Entdeckung eines Virus bei gefangenen Rhesusmakakken in amerikanischen Primatenzentren, das eine AIDS-ähnliche Erkrankung in den Affen hervorrief. Das Virus wurde STLV-III (mac) genannt oder Simian T-Lymphotropic Virus Typ III (Makakken). Das Virus würde mühelos in menschlichen T-Zellen wachsen. Ein zweites Virus, genannt STLV-III (agm), wurde auf der Konferenz angekündet. Essex erklärte, es werde bei der Hälfte aller getesteten wilden afrikanischen Grünen Meerkatzen gefunden.[128] Essex meinte vor der Versammlung, es sei vernünftig, von der Annahme auszugehen, daß AIDS als Krankheit unter afrikanischen Affen begann und erst vor kurzem, durch unbekannte Mittler, die menschliche Bevölkerung befallen habe.

Obwohl sich der Kern fast aller dieser schlagzeilenträchtigen Meldungen später als falsch erweisen würde, hinterließen sie einen Eindruck: Die Welt war überzeugt, daß Afrika Zeuge einer älteren, weitverbreiteten Epidemie wurde, die bei Affen begonnen hatte und sich auf Menschen aller Altersstufen auf dem Kontinent durch heterosexuelle Übertragung und einige bislang noch ungeklärte »häusliche« Praktiken ausbreitete.

Für die drei einsamen Afrikaner, die bei dieser »internationalen« Konferenz anwesend waren – Kapita und Nzila vom Projekt SIDA und Zaires Gesundheitsminister Pangu Kaza Asila –, war vieles von dem, was in Atlanta gesagt wurde, zutiefst beleidigend. Dr. Mann hatte zwar darauf bestanden, daß die CDC die Anreise zur Konferenz für die zairischen Wissenschaftler bezahlten, aber er war auch besorgt, daß einer der drei unabsichtlich etwas zu den aggressiven nordamerikanischen Pressevertretern sagen könnte, das zu unangenehmen Nachwirkungen in Kinshasa führen könnte. Keiner der Zairer hatte es jemals mit westlichen Journalisten zu tun gehabt, daher wurde Peter Piot gebeten, stets bei ihnen zu bleiben.

Obwohl Kapita, Pangu und Nzila beunruhigt waren durch die Anspielung, AIDS sei Afrikas dubioses Geschenk an den Rest der Welt, brachten sie es fertig, ihren Ärger für sich zu behalten, bis eine amerikanische Journalistin an sie herantrat und fragte: »Wir haben alle gehört, wie Max Essex hier sagte, AIDS habe als Krankheit unter afrikanischen Affen begonnen. Sagen Sie mir, Herr Doktor, ist es wahr, daß Afrikaner Sex mit Affen haben?«

Kapita kochte. Die drei Zairer gaben vor, die Frage nicht verstanden zu haben, obwohl Englisch eine der vier oder fünf Sprachen war, die sie recht flüssig beherrschten.

»Peter, *s'il vous plaît, que est-ce qu'elle a dit?*« wandte Kapita sich an Piot in der Hoffnung, die Journalistin würde den Versuch, eine Antwort zu bekommen, aufgeben. Piot war wütend. Er flüsterte eine Warnung auf französisch: »*Ne répond pas.*« Aber Kapita bat Piot, seine Antwort auf die seiner Meinung nach ungeheuerlich unhöfliche und entwürdigende Anfrage zu übersetzen.

»Madame, ich weiß nicht, worüber Sie sprechen«, meinte Kapita. »So etwas tun wir nicht. Aber ich glaube, daß man in Europa Filme produziert, in denen Frauen Sex mit Hunden haben. Ich habe auch gehört, daß Sie in den Vereinigten Staaten all diese Hunde als Haustiere halten und daß Sie manchmal, naja, Sie wissen, was ich meine...«

Es war nicht das letzte Mal, daß die ausgezeichneten afrikanischen Wissenschaftler von Ausländern – sowohl wissenschaftlichen Kollegen als auch Journalisten – über eine Vielzahl angeblicher sexueller und kultureller Praktiken ausgefragt wurden, die einige Amerikaner und Europäer für die Erklärung von Afrikas nicht auf Homosexuelle beschränkter AIDS-Epidemie hielten.

»Sie können anscheinend einfach nicht akzeptieren, daß man das Virus übertragen kann, indem man einen Penis in eine Vagina steckt«, rief Piot auf der Konferenz in Atlanta. »Das verstehe ich einfach nicht. Diese Menschen sollen doch schließlich Wissenschaftler sein. Würde mir bitte jemand erklären, warum ein Virus von einem Penis in einen Anus wandern sollte, nicht aber von einem Penis in eine Vagina? Diese Menschen sind verabscheuungswürdig!«

Piot wußte besser als irgend jemand auf der Konferenz – außer vielleicht Kapita, Nzila, Pangu und Mann –, daß die weltweite Medienberichterstattung über die Feststellungen durch Gallo, Essex, Montagnier, Biggar und andere westliche Wissenschaftler eine lähmende Wirkung auf die AIDS-Forschung in Afrika haben würde. Er war überzeugt davon, daß viele afrikanische Regierungen auf diese Schuldzuweisung mit einem Abbruch der wenigen Forschungsprojekte, die sie zu Beginn der AIDS-Epidemie in ihren Ländern durchgeführt hatten, reagieren würden.

Piot saß auf einer Treppe im Konferenzzentrum und versuchte, seine Gedanken zu sammeln. Er konnte nur mit dem Kopf schütteln und murmeln: »Das ist eine Katastrophe.«

Die Lage verschlimmerte sich nach der Konferenz in Atlanta noch. Während die westlichen Wissenschaftler weiterhin mit dem Finger auf Afrika zeigten, zahlten die Führer des Kontinents – wie Piot es vorausgesehen hatte – es ihnen mit gleicher Münze heim.

»Afrikanische AIDS-Berichte sind eine neue Form von Haßkampagne«, meinte Kenias Präsident Daniel arap Moi verächtlich.

»Wenn die Wissenschaftler keine Heimat für das Virus finden können, ist Afrika nicht die Lösung für ihr Dilemma«, stellte Kenias Gesundheitsminister Peter Nyakiamo in einer Rede vor dem Parlament seines Landes fest.

»Es gibt keinerlei Hinweise darauf, wo die Krankheit begann«, erklärte Dr. Fakhry Assad, Direktor des Programms für übertragbare Krankheiten der Weltgesundheitsorganisation. »Die Krankheit, wie wir sie kennen, tauchte hier zur selben Zeit auf wie in den Vereinigten Staaten.«[129]

Der anklagende AIDS-Finger traf das verarmte Afrika in einer besonders schwierigen Zeit. Große Kriege und Aufstände tobten vom Mittelmeer bis zum Kap Horn – die meisten davon stellvertretende Schlachten des Kalten Krieges, angeheizt durch rivalisierende Interessen der Industrienationen. Darüber hinaus hatte in mehreren afrikanischen Ländern Anfang der achtziger Jahre ein Militärputsch stattgefunden, der die ohnehin knappen Ressourcen für Militärausgaben beanspruchte, in der Regel auf Kosten der Ausgaben für das Gesundheits- und Bildungswesen.[130]

Zusätzlich litten mehrere Länder unter dem Griff der schlimmsten Dürreperiode des 20. Jahrhunderts, insbesondere Mali, Mauretanien, Mosambik, Sambia, Äthiopien, Somalia, der Sudan und Kap Verde. Wissenschaftler gingen davon aus, daß die Dürre und die daraus resultierende Hungerkatastrophe und die massiven Flüchtlingswellen auf Strukturveränderungen im globalen meteorologischen Muster zurückzuführen seien, möglicherweise aufgrund der globalen Erwärmung. Sie waren der Ansicht, die Sahel-Wüstenzone im nördlichen Teil des Kontinents werde sich ausweiten und Millionen von Hektar an früher landwirtschaftlich nutzbarem Land fordern.

Peter Usher, UN-Berater in Kenia, sagte, es bestehe die große Gefahr, daß Afrikas Dürrekatastrophe wirklich etwas Neues sei und sich noch verschlimmere. »Was bedeuten könnte, daß Afrika trockener wird und die künftigen Konsequenzen noch ernster werden, als sie es jetzt bereits sind«, meinte Usher.

Bradford Morse, Chefverwalter des UN-Büros für Noteinsätze in Afrika, bestätigte, daß mindestens 20 afrikanische Länder 1984 und 1985 einer ernsten Dürreperiode und Hungerkatastrophe gegenüberstanden und mindestens 30 Millionen Afrikaner als Folge davon hungern müßten. Darüber hinaus, so sagte er, wären mindestens zehn Millionen Dürreflüchtlinge unterwegs. Sie hatten ihr Heim in der Sahel-Zone auf der Suche nach Nahrung verlassen.

»Das ist das größte derartige Phänomen in der Geschichte der Menschheit«, erklärte Morse.

Der äthiopische Klimaexperte Workineh Degefu warnte, daß sich der Kontinent – ob fundamentale Veränderungen in der Atmosphäre des Planeten und im Muster des Wetters stattfanden oder nicht – unaufhörlich auf einen immer größen werdender Bedarf nach Ressourcen zubewege, da die Bevölkerung stetig zunehme und die Nachfrage nach Ackerland und Feuerholz ansteige. Wie in den dreißiger Jahren im amerikanischen Mittelwesten führe Überackerung zu Bodenerosion und Staubstürmen und verwandele ein einst fruchtbares, wildes Land in landwirtschaftlich nicht nutzbares Ödland.[131]

Führende afrikanische Politiker wußten, daß die Welt an ihrer Dürre und ihrem Hunger nicht besonders interessiert war. Die Krise begann Ende der siebziger Jahre, zog jedoch erst 1985 globales Interesse auf sich, als afrikanische Journalisten es schließlich fertigbrachten, einen Film über die äthiopische Katastrophe im britischen Fernsehen auszustrahlen, und infolgedessen eine Gruppe von Rock-Künstlern ein 17stündiges Benefizkonzert namens »Live Aid« veranstaltete, das gleichzeitig in 152 Ländern ausgestrahlt wurde und 70 Millionen Dollar für die Afrikahilfe einbrachte.

Die afrikanischen Politiker waren wenig erfreut über die Aufmerksamkeit, die ihrer AIDS-Situation zuteil wurde, insbesondere da sie keine Ahnung hatten, wie ernst es wirklich war. Wenige, wenn überhaupt jemand, glaubten 1985, daß AIDS an Bedeutung je das Ausmaß von Hunger und Dürre, der Malaria-Epidemie der Region oder der allgemeinen wirtschaftlichen Nöte annehmen könnte.

Njelesani in Sambia war wütend, daß Robert Biggar der internationalen Presse die Ergebnisse der in seinem Land durchgeführten Bluttests mitgeteilt hatte, ohne zuvor die Daten mit den Wissenschaftlern in Lusaka abzuklären. Anderswo auf dem Kontinent sprachen sich immer mehr Menschen gegen ausländische Forscher aus: gegen »Safari-Wissenschaftler«, die einige Tage in ein Land reisten, möglicherweise auch einige Wochen, mit Koffern voller Blutproben wieder abreisten und ihre Erkenntnisse in führenden medizinischen Fachblättern veröffentlichten, ohne zuerst die Daten und Interpretationen mit einheimischen Wissenschaftlern abzuklären.

Ein Gefühl der Entmutigung legte sich über die aufblühende afrikanische AIDS-Forschung.

Nathan Clumeck und seine belgischen Kollegen beschlossen, im Herbst 1985 eine Konferenz über AIDS in Afrika durchzuführen – in Brüssel. Anfang des Sommers protestierten einige führende afrikanische Politiker dagegen und meinten, sie würden nicht nach Europa reisen, um über Afrika zu diskutieren, schon gar nicht, solange die Amerikaner und Europäer Afrika weiterhin die Schuld für den Ursprung der AIDS-Epidemie gaben. Schließlich zogen Zaire und Burundi all ihre für die Konferenz in Brüssel eingereichten Papiere wieder zurück; das SIDA-Projekt folgte kurz darauf, und die CDC schlossen sich Zaire an und zogen ihre Unterstützung und ihre Vorträge von der Konferenz zurück.

Eine zweite, konkurrierende Konferenz wurde von den CDC und der WHO vier Wochen vor der Konferenz in Brüssel in Bangui, der Hauptstadt der Zentralafrikanischen Republik, organisiert.

Kurz vor dem Treffen in Bangui veröffentlichte Robert Biggars Gruppe eine Untersuchung, die unabsichtlich den ersten Hinweis auf ernste Fehler gab, die den Wissenschaftlern bei der Abschätzung des Umfangs der afrikanischen Epidemie unterlaufen waren. Biggars Team bemerkte, wie seltsam es doch schien, daß die früheren HTLV-III-(HIV-) Bluttests das höchste Infektionsvorkommen in abgelegenen Gebieten nachgewiesen hatten, wo niemand an offenem AIDS zu leiden schien. Daher war Biggars Gruppe im Mai 1984 in den Kivu-Distrikt von Ostzaire gereist, hatte Blutproben von 250 Krankenhauspatienten entnommen und sie in den amerikanischen Labors des National Cancer Institute auf Antikörper gegen HTLV-I, HTLV-II, HTLV-III (HIV) und *Plasmodium-falciparum*-Malaria getestet. Sie fanden heraus, daß ungefähr 80 Prozent der Menschen Antikörper gegen Malaria hatten und viel weniger positiv auf die drei HTLV-Viren reagierten. Dieselbe Altersgruppe – sogar dieselben Menschen –, die am stärksten gegen Malaria reagierten, reagierten auch auf einen oder alle drei HTLV-Viren.[132]

Bald war klar, daß die ersten HTLV-Tests nutzlos waren, wenn man sie am Blut von Menschen durchführte, die chronisch mit Malaria,

Leishmaniase oder anderen Parasiten infiziert waren, die alle etwas produzierten, was man in der Laborfachsprache »klebrige Enden« nannte. Bei den ersten HTLV-Tests wurde verdächtiges Blut mit Antikörpern auf eines der Viren – angenommen HTLV-III (HIV) – gemischt. Wenn sich Viren im Blut des Patienten befanden, formten die Antikörper mit den Viren Komplexe, die sich an der Testoberfläche absetzten und nach dem Ausspülen erkannt werden konnten. Aber parasitisch infiziertes Blut – insbesondere Malariablut – formte nichtspezifische »klebrige« Komplexe, die sich auch nach dem Ausspülen noch an die Testoberflächen klammerten. Daher zeigten die ersten HTLV-III- (HIV-)Tests immens hohe Zahlen von fälschlicherweise positiven Befunden.

Angesichts der Tatsache, daß so gut wie jeder, der in Schwarzafrika lebte, chronisch irgendwelche Malariaparasiten in seinem Blut hatte, überraschte es, daß erste AIDS-Forscher nicht Befunde erlangten, nach denen jeder einzelne Afrikaner als AIDS-Träger ausgewiesen wurde. Statt dessen fanden sie 50 bis 90 Prozent angeblicher Infektionsquoten. Die Entdeckung des HTLV-Testfehlers bedeutete, daß alle Schätzungen über afrikanische Infektionsraten für AIDS und HTLV-I auf der Basis dieser Testreihe durch und durch falsch waren.

In einigen afrikanischen Ländern tauchte 1985 eine ernste AIDS-Epidemie auf, aber sicherlich nicht in der Größenordnung, wie auf der Konferenz in Atlanta angekündigt. Die Schätzungen des SIDA-Projekts – Infektionsraten von knapp unter zehn Prozent in einigen Bevölkerungsgruppen von Kinshasa – basierten auf LAV-Antikörpertests, die für das Problem der »klebrigen Enden« weniger anfällig waren und sich als relativ zuverlässig erwiesen.

Mitten in den übertriebenen Berichten gab es einige entscheidende, aber weniger drastische Untersuchungen, die nicht gleich soviel Aufmerksamkeit erhielten. Die wichtigste darunter war eine englisch-sambisch-ugandische Studie über eine offenbar neue Krankheit, die im Rakai-Distrikt von Uganda aufgetaucht war, dem Grenznachbarn des tansanischen Kagera-Distrikts. Die sogenannte »Schlank-Krankheit« führte zu dramatischem Gewichtsverlust und überwältigender Müdigkeit und erwies sich schließlich in allen Fällen als tödlich. Die Forscher setzten bei 42 Patienten der »Schlank-Krankheit« einen verbesserten britischen HTLV-III-(HIV-)Test ein und fanden bei 34 Personen AIDS-Antikörper. Sie entdeckten auch, daß 17 Prozent der gesunden ugandischen Kontrollpersonen antikörperpositiv waren. Das deutete darauf hin, daß es sich bei AIDS und der »Schlank-Krankheit« um dasselbe Leiden handelte.

Sie waren der Ansicht, daß die »Schlank-Krankheit« in Uganda etwa zur selben Zeit auftauchte wie die »Schwulenseuche« in Kalifornien und New York. Es gab sicherlich keinen Hinweis darauf, daß AIDS in Afrika endemisch war. Daher basierte die Schuldzuweisung an Afrika als Ursprungsort von AIDS eindeutig nicht auf vorhandenen Tatsachen.[133]

Man spekulierte, daß die zufälligen Reaktionen in den frühen HTLV-Tests auf Retroviren und Malaria darauf hinwiesen, daß das Virus von Moskitos übertragen werden könnte. Das löste nicht nur in Afrika eine Panik aus, sondern auch in allen anderen Teilen der Welt, in denen die *Anopheles*-Insekten heimisch waren. Mitglieder des SIDA-Projekts und Currans Gruppe bei den CDC versuchten, dieser Sorge zu begegnen, indem sie darauf hinwiesen, daß die meisten Opfer von Malariamoskitos kleine Kinder waren, die keine Vorkehrungen trafen, um sich selbst vor den Insekten zu schützen, und gegen die Parasiten noch nicht immun waren. Dagegen betrafen über 95 Prozent aller bekannten AIDS-Fälle Erwachsene.[134]

Diese epidemiologische Argumentation reichte jedoch nicht aus, um die Spekulationen über die Moskitos einzudämmen, und in den achtziger Jahren kam die Sorge, Insekten könnten das Virus übertragen, immer wieder auf, insbesondere bei jenen, welche die heterosexuelle Ausbreitung von AIDS-Erkrankungen an Orten wie Belle Glade (Florida), Haiti, Brasilien und Indien wegreden wollten.[135]

Als sich afrikanische, amerikanische und europäische Wissenschaftler im Oktober 1985 in Bangui trafen, waren zahlreiche Antipathien spürbar. Französisch-amerikanische Spannungen wurden deutlich, als die Pasteur-Gruppe und ihre Verbündeten ohne viel Umschweife behaupteten, Gallos Gruppe habe nicht nur den Dank für die Entdeckung des AIDS-Virus gestohlen, sondern wahrscheinlich auch das Virus selbst. Einige Belgier waren wütend über den angedrohten Boykott ihres bevorstehenden Treffens in Brüssel. Die Afrikaner waren in unterschiedlichem Maße über die westliche Darstellung ihrer Epidemie erzürnt.

Joe McCormick, der das Treffen in Bangui organisiert hatte, stellte sicher, daß die Vertreter aller Standpunkte eingeladen wurden, und drängte Assad von der WHO, in seiner Diskussionsleitung entschieden vorzugehen. In McCormicks Vorstellung trugen die Rivalitäten und die Wut nur zu einer Ausbreitung der Epidemie und zu ihrem Auftauchen in neuen Gebieten bei. Er wollte, daß die Konferenz in Bangui vier Dinge bewerkstelligte: den Groll aller in Worte zu fassen, ein wirklich apolitisches Gefühl für die Ausmaße der Pandemie zu bekommen, eine geeignete diagnostische Definition von AIDS zu erstellen, die in den armen Ländern in Ermangelung von Bluttesteinrichtungen benutzt werden konnte, und Prioritäten für die künftige Forschung – insbesondere in Afrika – zu setzen.

Auf McCormicks heimlicher Tagesordnung stand, Assad vom Umfang der AIDS-Krise in Afrika zu überzeugen, mit dem Ziel, ein spezielles Programm der Weltgesundheitsorganisation zu kreieren. Nach Joe machten die politischen Auswirkungen einer fehlgeleiteten AIDS-Forschung und die daraus resultierenden Spannungen die WHO zur einzigen Alternative für die internationale Führung der Pandemiekontrolle.

Auf seinem Weg nach Bangui kam Max Essex durch Kinshasa, wo er sich mit Jonathan Mann traf und ihm erzählte, daß er für die Existenz zweier verschiedener AIDS-ähnlicher Viren bei afrikanischen Affen zusätzliche Beweise hatte – Beweise, die seiner Meinung nach den afrikanischen Ursprung der Krankheit bewiesen.

»Sag davon in Bangui nichts«, meinte Mann. »Die bringen dich um. Man wird beleidigt sein. Es wäre eine Katastrophe.«

Internationale Politik, Empfindsamkeiten gegenüber Rassismus, Nationalismus – all das war neu für Essex. Sogar Jahre später konnte Essex nicht verstehen, warum seine Bemerkungen von Atlanta in Afrika einen solchen Aufruhr verursacht hatten, und ihm war nicht klar, warum Mann ihn drängte, sich in Bangui selbst Redebeschränkungen aufzuerlegen. Aber Essex wußte, daß Mann in Zaire lebte und solche Dinge wohl eher verstand; daher war er damit einverstanden, sich seine Anmerkungen bis zur Konferenz in Brüssel aufzusparen.

In der Zwischenzeit war Essex eine langfristige Zusammenarbeit mit Dr. Souleymane M'Boup von der Scheik-Anta-Diop-Universität im senegalesischen Dakar eingegangen. Die Wissenschaftler, die mit Essex und M'Boup in diesem westafrikanischen Land arbeiteten, erforschten die Beziehung zwischen den AIDS-Viren bei Affen und beim Menschen. Essex, der immer noch glaubte, daß alle HTLV-Viren – einschließlich HIV – eng verwandt waren, suchte auch nach Beweisen eines T-lymphotropen Virus (STLV) und nach HTLV-I-Infektionen im Senegal.[136]

Mann hatte andere Sorgen. Er war zutiefst beunruhigt von dem, was sich im Jahr zuvor durch amerikanische und europäische »Safari-Wissenschaftler« in Afrika abgespielt hatte und was er für »schlechte« Wissenschaft hielt. Während sich das SIDA-Projekt ernsthaft bemühte, zairische Techniker auszubilden und umfassend mit den Kollegen aus Kinshasa zusammenzuarbeiten, schienen die meisten anderen Amerikaner und Europäer hinsichtlich einer Zusammenarbeit nur Lippenbekenntnisse abzulegen.

»Aus schlechter Zusammenarbeit folgt schlechte Wissenschaft«, erklärte Mann. »Nehmen Sie einmal an, eine Gruppe von Ausländern würde an irgendeinen Ort im amerikanischen Mittelwesten reisen, einige Krankenhäuser aufsuchen, Blutproben sammeln und dann nach Hause fliegen. Kurz darauf wird, ohne zuvor Rücksprache mit ihren angeblichen Partnern im Mittelwesten zu halten, eine Abhandlung in einem wichtigen internationalen Medizinfachblatt veröffentlicht, in der es heißt, 30 Prozent aller Erwachsenen im Mittelwesten seien HIV-positiv«, erläuterte Mann. »Das wäre schon schlimm genug – es handelt sich schon auf den ersten Blick um schlechte Wissenschaft, weil auf die ganze Bevölkerung auf der Basis isolierter, möglicherweise einzigartiger Fälle hochgerechnet wird. Aber nehmen Sie weiter an, die Wissenschaftler fänden heraus, daß ihr Test völlig falsch war. Sie haben Mist gebaut. Vielleicht betrug die wirkliche Infektionsrate in diesen Krankenhäusern im Mittelwesten nur zwei oder drei Prozent. Glauben Sie ehrlich, diese Menschen im Mittelwesten würden den Wissenschaftlern das verzeihen? Warum erfolgt keine Entschuldigung? Warum haben sich die National Institutes of Health nicht entschuldigt? Die amerikanische Regierung? Wann und wo wird dieser Fehler berichtigt?«

Es gab niemals eine formelle Entschuldigung gegenüber den betroffenen afrikanischen Regierungen, weder von westlichen Regierungen noch von wissenschaftlichen Institutionen. Die meisten Fachblätter, welche die Behauptungen über Moskitoübertragung und durch Afrika tobendes AIDS veröffentlicht hatten, druckten niemals einen formellen Widerruf oder eine Entschuldigung. In einigen wenigen Fällen erschienen Monate nach der ersten Veröffentlichung winzige Korrekturen, die dem Blick der Weltpresse und der wissenschaftlichen Gemeinschaft entgingen.

»Wir können uns nicht wie die Götter im Olymp benehmen, wenn wir in Entwicklungsländern arbeiten«, bekräftigte Mann. »Wir können nicht ungestraft alles veröffentlichen, ohne ein Gefühl der Verantwortung für die Menschen, die wir untersuchen.«

Diese und andere Sorgen wurden auf der Konferenz in Bangui in Worte gefaßt, und somit erfüllten sich McCormicks Absichten für das Treffen. Westliche Wissenschaftler hatten die Gelegenheit, abstrakte Konzepte wie »infrastrukturelle Entwicklung« oder »ökonomisch verursachte Prostitution« hautnah zu erleben, wenn aus dem Wasserhahn in ihrem Hotelzimmer kein Wasser kam oder Prostituierte sie in den Aufzügen in den besten Hotels der Zentralafrikanischen Republik tätschelten.

»Das wichtigste Hindernis im Verständnis der afrikanischen AIDS-Epidemie und ihrer Kontrolle ist der Mangel an Ausbildung [vor Ort] und an Kommunikations- und Analysemitteln«, sagte McCormick. Die Wissenschaftler aus dem Westen, von denen die meisten zum erstenmal in ihrem Leben auf dem afrikanischen Kontinent waren, hatten die Gelegenheit, aus erster Hand die Gültigkeit von McCormicks Bemerkungen zu erfahren, wenn sie versuchten, mit ihren Büros in Amerika oder Europa zu telefonieren oder Batterien für ihre Kurzwellenradios zu kaufen.

Auch Assad wollte, daß die Vertreter der afrikanischen Regierungen auf der Konferenz ihre Vorbehalte überwanden und sich der Realität von AIDS stellten. Er forderte, daß die Vertreter jedes einzelnen Landes den Konferenzteilnehmern mitteilten, wie viele AIDS-Fälle in ihrem Land diagnostiziert worden waren und wie hoch die vermutete Infektionsrate lag. Bei der ersten Runde im Saal wichen die meisten Vertreter afrikanischer Länder aus – einige leugneten jegliches Wissen über AIDS-Fälle in ihrem Land. Assad erklärte daraufhin der Gruppe: »Sie sind nicht ehrlich. Das weiß ich, ich war dort, ich habe AIDS-Fälle in Ihrem Land gesehen.«

Assad drohte, WHO-Lieferungen von Cholera-Impfstoffen und anderen lebenswichtigen Gütern in jene Länder zu stoppen, die sich nicht frei und offen äußerten. Am folgenden Tag lieferten die meisten afrikanischen Repräsentanten Zahlen, obwohl jeder wußte, daß kein Land über ein epidemiologisches Überwachungssystem verfügte, das alle Bürger erfaßte, und daß die Zahlen über AIDS-Epidemien in diesen Regionen viel zu niedrig lagen.

Ruanda berichtete, es habe seit 1983 319 AIDS-Fälle gegeben, 86 bei Kleinkindern. Kenia sprach von zehn Fällen, vier davon Ausländer. Zaire zitierte die Daten des SIDA-Projekts, bei denen in Kinshasa von einer Klinikinfektionsrate bei Schwangeren und ihren ungeborenen Kindern von ungefähr sechs Prozent ausgegangen wurde. Sambia meldete 143 Frauen, die in den Tagen vor der Bangui-Konferenz im Lehrkrankenhaus der Universität von Lusaka niedergekommen waren; siebzehn davon seien mit HIV infiziert, ebenso 15 ihrer Babys.

Assad wurde zu einem Konvertiten der AIDS-Sache und schloß sich sofort McCormicks Meinung an, daß ein spezielles Epidemie-Projekt ins Leben gerufen und von der WHO koordiniert werden müsse. McCormick legte Assad sein privates Anliegen vor. Er wünschte sich ein Büro in Genf, das als internationale Sammelstelle für AIDS-Informationen und technisches Wissen dienen konnte. Hinter diesem Büro sollte die Macht der WHO stehen, damit es in multinationale wissenschaftliche Dispute eingreifen konnte.

Assad erklärte sich sofort damit einverstanden und bat Joe, diese Aufgabe zu übernehmen, aber McCormick hatte andere Pläne.

»Da gibt es jemanden, den ich Ihnen gern vorstellen würde«, sagte er.

Später machte McCormick Assad mit Mann bekannt, und noch vor dem Ende der Bangui-Konferenz hatte Mann zugestimmt, Direktor eines neuen globalen AIDS-Programmes zu werden. In den nächsten sechs Monaten pendelte er zwischen Genf und Kinshasa hin und her und versuchte, das Überleben des SIDA-Projektes sicherzustellen und gleichzeitig das neue globale AIDS-Projekt ins Leben zu rufen. Es war gerade genug Geld in Assads Budget vorhanden, um Manns Flugtickets und eine Teilzeitsekretärin zu bezahlen. Manns Gehalt wurde immer noch von den CDC überwiesen.

Die SIDA-Projektgruppe fand bald die Erklärungen für weitere irreführende Informationen, die damals in Atlanta aufgetaucht und über westliche Medizinfachblätter verbreitet worden waren. Die scheinbaren Fälle einer Haushaltsübertragung in Afrika stellten sich als Ergebnis einer Mutter-Kind-Übertragung während der Schwangerschaft, des Geburtsvorgangs, von Blutübertragung und dem Stillen der Neugeborenen heraus.[137] Der außergewöhnlich schnelle AIDS-Tod, der in der Region um den Viktoriasee beobachtet wurde, traf auf Kinshasa nicht zu, wo bei zairischen Männern und Frauen – wie unter schwulen Amerikanern – AIDS ein jahrelanger asymptomatischer Infektionszustand vorauszugehen schien.[138]

Ältere Kinder (im Alter von zwei bis 14 Jahren) infizierten sich durch nichtsterile Spritzen, die sowohl in Krankenhäusern als auch von illegalen »Injektionisten« verwendet wurden, und durch Bluttransfusionen bei der Behandlung von Anämie, die durch Malaria hervorgerufen wurde.[139]

Auf ähnliche Weise waren die sechs Prozent seropositiver Fälle, die unter dem Personal des Mama-Yemo-Hospitals entdeckt worden waren, nicht das Ergebnis einer weiten Ausbreitung innerhalb der Einrichtung, sondern die Folge verseuchter Bluttransfusionen, vielfach wechselnder Sexualpartner unter Heterosexuellen und nichtsteriler medizinischer Injektionen.[140]

Biggar, Njelesani und andere amerikanische und sambische Wissenschaftler gaben gemeinsam eine Studie heraus, in der die HIV-Infektionsquoten in den Krankenhäusern Lusakas neu bewertet wurden – unter Zuhilfenahme des neuen britischen HTLV-III- (HIV-)Tests. Sie fanden heraus, daß die seropositiven Infektionsquoten – weit entfernt von Biggars früherer Schätzung von 55 Prozent unter der Bevölkerung Sambias – 1985 unter Patienten in Hiras Klinik für sexuell übertragbare Krankheiten in Wirklichkeit 29 Prozent betrugen. Auf der Wöchnerinnenstation waren 8,7 Prozent der Frauen infiziert; unter den Krankenhausangestellten herrschte eine Infektionsrate von 19 Prozent.[141] Aber selbst die neuen, niedrigeren Zahlen gehörten zu den höchsten Infektionsraten der Welt. Ohne eine Heilung oder Schutzimpfung in Sicht konnte Njelesani außerdem für die Zukunft ein schreckliches Anwachsen der Kurve von Sambias Epidemie vorhersehen.

Nur wenige Nachrichten über die afrikanische Debatte von 1983 bis 1986 oder die Ausbreitung von AIDS über den Kontinent erreichten das abgelegene staatliche Krankenhaus in Bukoba. Dr. Kidenya und Dr. Nyamuryekunge kämpften mit ihren tansanischen Kollegen immer noch eine Schlacht um ihre Glaubwürdigkeit, als sich aus dem gesamten Kontinent führende Persönlichkeiten des Gesundheitswesens in Bangui trafen. Ihr Krankenhausverwalter trug weiter die Namen der Toten in sein Bestellbuch ein.

Als im Januar 1986 der erste Schnee vor seinem Büro in Genf fiel, dachte Fakhry Assad über das Treffen in Bangui nach.

»Die neun [afrikanischen] Länder[142], die offiziell an dem Treffen teilnahmen, sagten alle: ›Was können wir schon tun? Wir sind wie gelähmt. Wir haben keine Infrastruktur, keine Behandlungsmethode, keine Aufklärung. Wir haben nichts zu geben.‹ Das war von den Menschen draußen vollkommen übersehen worden«, sagte Assad. »Offengestanden, wenn man einfach sagte: ›Klärt eure Menschen in Sachen Sex auf‹, wie viele würden das wirklich glauben? Man muß ernstzunehmende Sero-Untersuchungen haben, Interviews, um das Problem vor Ort zu bewerten. Und selbst wenn man eindeutige Beweise für eine Epidemie findet, mit welchen Mitteln soll die Aufklärung stattfinden? Über das Radio? Aber wer hat schon Transistoren? Wenn einem Land die Mittel zur Verfügung stehen, eine Krankheit zu kontrollieren, wird es das auch tun. Aber hier kann man [angesichts von AIDS] nur sagen: ›Ich habe ein Problem, und ich weiß nicht, wie ich es lösen soll.‹«

Diejenigen, die am Kampf gegen AIDS am stärksten beteiligt waren, erkannten jetzt, daß die Mikrobe die erste Runde gewonnen hatte und in Ausbrüchen auf mindestens drei Kontinenten in der Bevölkerung des *Homo sapiens* erfolgreich auftrat – von den Heroinsüchtigen in amerikanischen Gettos bis zu den heterosexuellen Neurochirurgen in Kinshasa, von Michael Callen und Bobbi Campbell bis zu Noticia.

Das Virus war von einer Epidemie zu einem *endemischen* Zustand in Schlüsselgruppen der gesamten Weltbevölkerung übergegangen. Es hatte die Kräfte der Wissenschaft besiegt, obwohl nur ein Jahrzehnt zuvor öffentliche Gesundheitsplaner zuversichtlich ihre Budgets für sexuell übertragbare Krankheiten gekürzt hatten.

Als Assad in seinem Büro in Genf über diese Situation grübelte, war Campbell bereits tot, Callen kämpfte eine weitere Schlacht gegen opportunistische Infektionen, Noticias Leiche lag in einem Bananenwäldchen in ihrem Heimatdorf begraben, und Greggory Howard wanderte durch die Straßen von Newark, predigte über AIDS vor Junkies, die um brennende Mülleimer herumstanden und sich wärmten, und sagte zu ihnen: »Ich habe HIV wegen meiner Drogensucht.«

»Ich höre ihm zu, weil er einer von uns ist«, sagte ein großer, dünner Amerikaner afrikanischer Abstammung, der sich selbst als »homosexueller Junkie« bezeichnete. Howards Fan gestikulierte wild, um seine Ansichten zu bekräftigen: »Er sagt die Wahrheit, Mann. Wir wissen doch alle, daß dieses AIDS ein Killer ist. Besonders für uns Schwarze. Das ist so, Mann, das ist echt so.«

IV

Aufgrund dieser Erbschaft an Schuldzuweisungen, Anklagen und Übertreibungen hinsichtlich AIDS in Afrika war es in den achtziger Jahren unmöglich, eine unpolitische, »rein wissenschaftliche« Diskussion über die Ursprünge des menschlichen Immunschwächevirus zu führen. Erst als Mirko Grmek von der Sorbonne 1989 sein Buch über dieses Thema in Frankreich veröffentlichte[143], löste sich die Diskussion allmählich aus den Fesseln der früheren Schuldzuweisungen. Dennoch herrschte bis in die neunziger Jahre hinein eine ganz entschieden befangene Atmosphäre in akademischen und politischen AIDS-Kreisen, sobald es um die Ursprünge der globalen Pandemie ging. Die offizielle Haltung der Weltgesundheitsorganisation, die von Assad zuerst 1985 öffentlich bekanntgegeben wurde, blieb noch bis 1994 die Position der Organisation: AIDS tauchte gleichzeitig auf mindestens drei Kontinenten auf.

Nur wenige Wissenschaftler schlossen sich dieser Meinung an. Sie nahmen sie für das, was sie war – ein politischer Kompromiß. Öffentlich bekannten sie sich allerdings zu der WHO-Haltung, denn es war politisch viel zu gefährlich, das nicht zu tun. In den achtziger Jahren gab es viel zu viele anklagende Finger, als daß sich 1990 irgend jemand das Gefühl erlauben konnte, die Frage nach den Ursprüngen von AIDS könne von völliger intellektueller Freiheit umgeben sein.

»Die Debatte über die Ursprünge wird daher weitergehen«, schrieb die kanadische Analytikerin Renée Sabatier 1988.[144] »Es ist wahrscheinlich optimistisch zu hoffen, daß diese Debatte ohne ständige Schuldunterstellungen geführt wird und ohne die ständige Überzeugung anderer, daß ihnen Schuld unterstellt wurde. Wissenschaftlern, Politikern und den Medien würde es gleichermaßen gut anstehen, sich bei diesen Diskussionen in Zurückhaltung zu üben, da Schuldzuweisungen die Bemühungen zur AIDS-Kontrolle bereits ernsthaft behindern.«[145]

Einige Wissenschaftler mieden das Thema und meinten lapidar: »Tja, es kommt eigentlich nicht darauf an. AIDS ist jetzt da, die Pandemie breitet sich über den ganzen Planeten aus. Wir sollten uns mit dem Hier und Jetzt beschäftigen. Die Vergangenheit ist vorbei.«

Oder wie der sambische Präsident Kenneth Kaunda es 1987 ausdrückte: »Wichtiger als das Wissen, woher die Krankheit kam, ist das Wissen, wohin sie geht.«

Doch nur wenige Forscher glaubten das von ganzem Herzen. Wenn AIDS im Zeitalter der Gentechnik, der Antibiotika, einer hochentwikkelten Biochemie und globaler Telekommunikation weltweit so erfolgreich auftauchen konnte, welche anderen Mikroben würden sich dann in Zukunft ähnlicher Bedingungen bedienen? Wenn die Menschheit hoffen sollte, die nächste große Seuche zu verhindern, war es lebenswichtig, die Ursprünge dieser Seuche zu verstehen.

Sobald der HIV-Antikörpertest für die Untersuchung von Blutproben perfektioniert und somit das Problem der »sticky sera«, der klebrigen Enden, beseitigt worden und sobald die Definition der Symptome von AIDS in Bangui erstellt worden war, wurde es möglich, zurückzusehen und sich zu fragen, wann und wo AIDS vor seiner Entdeckung in Kalifornien im Jahr 1981 aufgetreten war.

Angesichts der Anzahl an Sexualpartnern, die viele Schwule hatten, bevor sie sich mit HIV infizierten, hielt man es für beinahe ausgeschlossen, die Epidemie in dieser Bevölkerungsgruppe zeitlich zurückzuverfolgen. Die Forscher konnten niemals wissen, wer wen wann mit dem Virus infizierte.[146]

Die eindeutigsten Spuren waren die der AIDS-Fälle unter den Hämophilen, weil die Blutbank-Aufzeichnungen und das gelagerte Plasma es den Forschern erlaubten, einige Infektionen mit HIV-positiven Spendern in Verbindung zu bringen und den Infektionen ein zeitliches Datum zuzuordnen.

Um sich vor möglichen Anklagen von Leuten zu schützen, die sich HIV als Ergebnis einer Transfusion oder durch den Gebrauch von Plasmaprodukten zugezogen hatten, zerstörten leider viele europäische und amerikanische Krankenhäuser absichtlich alte Aufzeichnungen und Blutproben. Nach amerikanischem Recht waren sie verpflichtet, derartige Aufzeichnungen und Proben nur fünf Jahre lang aufzubewahren, und 1986 begannen Krankenhäuser und Blutbanken im ganzen Land damit, systematisch ihre Unterlagen aus der Zeit vor 1982 dem Reißwolf zu überantworten und Computerdisketten zu löschen. Die amerikanische Regierung gestattete eine solche Zerstörung im großen Stil und machte sich so an der Eliminierung einer bedeutenden Reihe von Hinweisen auf das AIDS-Geheimnis mitschuldig.

CDC-Studien von HIV/Blut-Verbindungen in Los Angeles zeigten jedoch, daß das früheste Datum einer HIV-Infektion bei einem Mann, der verseuchte blutkoagulierende Produkte erhielt, das Jahr 1978 war. Es handelte sich jedoch um einen isolierten Fall – der Großteil aller Blutproduktinfektionen in den Vereinigten Staaten trat zwischen 1983 und 1984 auf.[147]

Es ist verführerisch, angesichts der außergewöhnlich hohen Zahl von Spendermikroben, denen Hämophile jedes Jahr ausgesetzt waren, zu der Schlußfolgerung zu gelangen, daß HIV entweder in Nordamerika vor 1978 gar nicht existierte oder so selten vorkam, daß zufälligerweise selbst Personen, die sich Produkte injizierten, die von einer Mischung des Blutes von über 300000 Menschen pro Jahr stammten, sich nicht damit infizierten. Der weitverbreitete Einsatz von Faktor VIII und IX im eigenen Heim war jedoch erst ab 1975 möglich; daher ist es vorstellbar, daß HIV vor 1975 jahrzehntelang in den amerikanischen Blutspendern vorkam, jedoch so selten war – sagen wir einer von einer Million Amerikanern –, daß das Risiko der nachweisbaren Weitergabe an Blutprodukte, was dann auch zum Ausbruch der Krankheit führte, erst dann sehr wahrscheinlich wurde, als 26000 Hämophile sich routinemäßig selbst mit Koagulationsfaktoren spritzten, die aus dem Plasma von Zehntausenden von Spendern pro Jahr gewonnen wurden.

Eine Studie des amerikanischen National Institute of Drug Abuse fand heraus, daß Serum von Junkies aus den Jahren 1971 und 1972 positiv auf Antikörper gegen HTLV-III (HIV) reagierte. Ungefähr 1129 Proben, die von 238 Personen stammten, die damals aus anderen Gründen untersucht worden waren, wurden erneut mit dem Abbott-ELISA-Test auf HTLV-III (dem Standardtest) geprüft: Ungefähr zehn Prozent erwiesen sich als positiv. Die potentiell infizierten Proben, die aus den gesamten

Vereinigten Staaten stammten, wurden mit einer präziseren Methode – der Western-Blot-Technik – neu getestet. Vierzehn zeigten sich positiv, eine Infektionsrate von 1,2 Prozent.[148]

Der Virologe William Haseltine vom Dana-Farber-Krebsinstitut an der Harvard University führte bei 1979 Blutproben von New Yorker Junkies Testreihen durch: 30 Prozent, so sagte er, reagierten positiv auf Antikörper gegen HTLV-III (HIV). »Es waren die Drogensüchtigen, nicht die Schwulen, die damit anfingen«, erklärte Haseltine.[149] Der Wissenschaftler aus Boston veröffentlichte seine Daten über die Drogensüchtigen von New York nicht, was von jenen Forschern scharf kritisiert wurde, die zu der Zeit eng mit den Heroin- und Kokainsüchtigen dieser Stadt arbeiteten.

Trotzdem mußte die Annahme, daß die AIDS-Epidemie in Nordamerika unter Schwulen begonnen hatte, mit Vorsicht betrachtet werden: Selbst in Michael Gottliebs ursprünglicher Gruppe von fünf schwulen Männern, die an Pneumozystose litten – die Studie, die der Welt zuerst die Anwesenheit einer neuen Krankheit vor Augen führte –, hatte einer der Männer eine Vorgeschichte von Drogenkonsum über Injektionen. Henry Masurs erster Bericht im Jahr 1981 über AIDS in New York beschrieb elf Fälle; bei fünf davon handelte es sich um Junkies; einer war nicht nur schwul, sondern spritzte sich auch Drogen. Zu den ursprünglichen vier Fällen in San Francisco gehörten Mrs. Profit und ihr Ehemann – beide spritzten sich Drogen. Schwule Amerikaner gönnten sich in den siebziger Jahren auch nicht seltener als andere Bevölkerungsgruppen Rauschmittel – einige Studien stellten sogar fest, daß sich Schwule zwei- oder dreimal häufiger Drogen spritzten, und Harold Jaffes früheste Darstellung des Epidemieschaubilds lenkte die Aufmerksamkeit auf eine Anzahl Männer in den Jahren 1981 bis 1983, deren Vorgeschichte beide Aktivitäten umfaßte.

Darrows Forschung zeigte, daß die sozialen Bedingungen für das Auftauchen und die Ausbreitung von HIV Ende der siebziger Jahre in der Schwulenszene der Vereinigten Staaten und Europas ideal waren, insbesondere weil diese Bevölkerungsgruppe sehr mobil und sexuell außergewöhnlich aktiv war.

»Wir fanden heraus, daß zu den frühesten Fällen Schwule gehörten, die international reisten«, schrieben Darrow und seine Kollegen.[150] »Man kann unmöglich daraus schließen, daß einer dieser Männer dafür verantwortlich ist, das Virus in die Vereinigten Staaten gebracht zu haben. Das Virus kann durchaus auch auf andere Weise aufgetaucht oder eingeschleppt worden sein. Unser Ziel ist es nicht, die Quelle zu finden und Schuld zuzuweisen, wir wollen vielmehr aufzeigen, daß die Bedingungen Mitte der siebziger Jahre eine einzigartige Gelegenheit für die Einführung und Übertragung einer heimtückischen und höchst fatalen Viruserkrankung boten.«

Schon bevor der HIV-Bluttest zur Verfügung stand, kamen Ärzte in St. Louis zu dem Schluß, daß die bizarre Erkrankung und der Tod eines Fünfzehnjährigen, der 1968 von ihnen behandelt worden war, auf AIDS zurückzuführen sei.[151] Der Junge war in St. Louis geboren und aufgewachsen, hatte diese Region niemals auf Reisen verlassen, war schwarz und gab zu, »mehrere Jahre« heterosexuell aktiv gewesen zu sein. Die Ärzte waren nicht in der Lage, seine medizinischen Probleme zu lösen, einschließlich sich rasch entwickelnder *Candida*-Infektionen, die sein Lymphsystem zerstörten, Kaposi-Sarkomen und plötzlich auftretenden Infektionen durch den Epstein-Barr-Virus und das Zytomegalovirus.

»Obwohl einige behaupten, AIDS sei auf dem amerikanischen Kontinent und in den Vereinigten Staaten erst kürzlich importiert worden, deuten die typischen Merkmale am Beispiel unseres in Amerika geborenen Patienten darauf hin, daß das Syndrom zumindest teilweise endemisch ist und bereits über zehn Jahre vor Ausbruch der gegenwärtigen Epidemie auftrat«, folgerten die Forscher.

1987 legten Wissenschaftler Beweise vor, daß das Blut von »Robert R.« – wie der Fall von St. Louis genannt wurde – Antikörper gegen HIV enthielt, was darauf hindeutete, daß das Virus bereits 1968 in den Vereinigten Staaten präsent war.

»Wenn ein Virus, das mit HIV verwandt ist, in den Vereinigten Staaten, Afrika oder sonstwo seit mehreren Jahrzehnten präsent ist, kann die Tatsache, daß es nicht schon früher als Epidemie ausgebrochen ist, entweder eine kürzlich aufgetretene genetische Veränderung des Virus widerspiegeln und/oder soziokulturelle Faktoren im Hinblick auf Sexualpraktiken oder die Anzahl von Sexualpartnern«, schrieben die Forscher.[152]

1959 starb ein 48jähriger Seemann in New York an Pneumozystose und offensichtlicher Immunschwäche. Der Mann war in Haiti geboren und viel gereist. Obwohl seine Blutproben dreißig Jahre später für eine Untersuchung nicht mehr zur Verfügung standen, erkannten die Forscher nachträglich, daß der Matrose an AIDS gestorben war.[153]

In Europa konnten Mitte der achtziger Jahre mehrere zuvor unerklärliche Todesfälle AIDS zugeschrieben werden. Zu ihnen gehörte auch die dänische Chirurgin Margrethe Rask, die lange in abgelegenen Landstrichen von Zaire gearbeitet hatte und 1977 an akuter Immunschwäche und Pneumozystose gestorben war[154], sowie ein weitgereister norwegischer Seemann, der 1966 verstorben war. In den darauffolgenden zehn Jahren starben auch dessen Ehefrau und eines seiner drei Kinder – das 1967 auf die Welt gekommen war – an einer Immunschwäche. Spätere Bluttests zeigten, daß die drei Antikörper gegen HIV besaßen.[155]

Schon davor wurden in Europa zahlreiche ungelöste Fälle von augenscheinlicher Immunschwäche gemeldet; der am deutlichsten mit AIDS in Verbindung zu bringende Fall betraf einen ebenfalls weitgereisten Seemann, der im September 1959 im englischen Manchester starb; 1983 diagnostizierten seine Ärzte den Fall nachträglich als AIDS.[156]

Alle verfügbaren Beweise deuteten darauf hin, daß die sichtbar gewordene AIDS-Epidemie um 1979 gleichzeitig in den Vereinigten Staaten und Haiti begann. Eine Übersicht über 1328 Krebsbiopsien, die in Port-au-Prince zwischen 1968 und 1977 durchgeführt worden waren, zeigte keinerlei Kaposi-Sarkom-Diagnosen. Doch zwischen Juni 1979 und November 1981 wurden ein Dutzend Fälle der seltenen Krebsart in der haitischen Hauptstadt diagnostiziert.[157] Ein französisches Forschungsteam testete 211 Blutproben, die 1983 haitischen Immigranten in Cayenne, Französisch-Guyana, entnommen worden waren. Sie verwendeten sowohl den Standard-ELISA-HTLV-III-(HIV-)Antikörpertest als auch zur Bestätigung den Western-Blot-Test und entdeckten, daß 2,7 Prozent der Männer und 4,9 Prozent der Frauen Antikörper gegen das Virus besaßen. Alle HIV-positiven Haitianer befanden sich seit mindestens zwei Jahren in Guiana, einige sogar seit 1974.[158] Keiner der in Guyana Geborenen testete positiv.

Unter den ursprünglichen 66 AIDS-Diagnosen bei Haitianern, die entweder im Osten der Vereinigten Staaten oder in Port-au-Prince lebten, erkrankten vor 1981 nur neun eindeutig, acht im Jahr 1980 und einer 1979.[159]

Laut einer Theorie zur Erklärung des relativ hohen und frühen Vorkommens von AIDS in Haiti war das Land der unglückliche Empfänger der amerikanischen Epidemie, eingeschleppt von Schwulen, die dort Urlaub machten und sich die Dienste einheimischer Strichjungen erkauften. Ein Gegenargument lautete, daß die Schwulenepidemie in Haiti ihren Ursprung nahm. Wieder vermutete man die Verbindung zwischen männlichen Prostituierten und wohlhabenden schwulen Urlaubern aus Nordamerika.[160]

Es gab zwei Erklärungen für das frühe Aufkommen von HIV in Haiti. Die erste, vorgebracht von Robert Gallo und Professor Yamil Khouri von der Kennedy School of Government Public Health an der Harvard

University, sah eine Verbindung zwischen Zaire und Haiti. Zaire importierte zwischen 1960 und 1975 annähernd 10 000 Haitianer jährlich für kurzfristige Werkverträge. Laut der Theorie von Gallo und Khouri existierte HIV zu dieser Zeit bereits in Zaire und wurde von heimkehrenden Vertragsarbeitern nach Haiti eingeschleppt.[161]

Wenn Peter Piot über die Ursprünge der globalen Epidemie nachdachte, fiel ihm stets der griechische Fischer ein, den er 1978 behandelt hatte. Als der ELISA-Test zur Verfügung stand, testete Piot das Blut des Fischers und konnte bestätigen, daß der Mann, der einen Großteil seines Lebens damit verbracht hatte, im Tanganjika-See von Zaire zu fischen, tatsächlich an AIDS gestorben war.

1984 stellten Piot und andere Forscher fest, daß drei bis vier Prozent der Frauen, die 1980 in den Krankenhäusern von Kinshasa niederkamen, Antikörper gegen das Virus besaßen. In Nairobi war 1982 noch keine der Schwangeren infiziert. 1984 betrug die Infektionsrate unter ihnen immer noch nur zwei Prozent, sagte Piot und folgerte, daß »AIDS in Kenia um 1982 oder 1981 Fuß faßte. Auf jeden Fall später als in Zentralafrika.«

Zwischen 1981 und 1984 schnellten die Infektionsraten unter den ärmsten Prostituierten Nairobis von vier Prozent auf über 59 Prozent in die Höhe und bekräftigten die Annahme, daß Kenias Epidemie neu war und immer noch boomte. Die höchsten Infektionsraten in Kenia fanden sich unter den kürzlich eingewanderten Prostituierten aus Uganda und Tansania.[162]

Beweise aus Ländern um das äquatoriale Zentrum von Afrika – Zimbabwe, Sambia, Mosambik, dem Süden Tansanias – glichen denen von Kenia: AIDS schien sich aus der Region um den Viktoriasee ausgebreitet zu haben und erreichte die umliegenden Gebiete kurz nach 1980.[163]

Dr. Jeff Luande, Leiter des tansanischen Tumorzentrums in Daressalam, verfolgte aufmerksam die Kaposi-Sarkom-Fälle in seinem Land. Er arbeitete sich zeitlich durch die Krankenblätter zurück, und dabei wurde laut Luande deutlich, daß die Veränderungen unter den Krebspatienten irgendwann im Jahr 1982 stattfanden. Patienten aus dem Norden des Landes, insbesondere aus Bukoba, fanden sich zur Behandlung von Krebs ein, der durch zahlreiche Infektionskrankheiten kompliziert wurde, insbesondere durch die zuvor seltene Pneumozystose.

Luande, der an der Harvard University Medizin studiert hatte, war in der Behandlung Krebskranker äußerst erfahren, und seinen Worten zufolge war es sicher, daß die Art von Kaposi-Sarkom, die er 1980 zu sehen bekam, sich von kleinen Anfängen zu einer ausgeprägten Krankheit entwickelte, die sich von der endemischen afrikanischen Form dieser Hautkrebsart unterschied. Das traditionelle KS, sagte er, zeigte sich in harten runden Knoten auf Armen und Beinen, die sich im Laufe von mehreren Jahren vergrößerten und immer dunkler wurden. Es handelte sich zweifelsohne um eine Oberflächenerkrankung der Haut, die ganz allmählich bösartig wurde und relativ leicht unter Kontrolle zu halten war.

Aber die neue Form des KS breitete sich sehr rasch aus, und statt harter Knötchen war das AIDS-KS fleckig, von hellerer Farbe, relativ weich und schmerzlos für die Patienten. Die Läsionen waren selten rund, vielmehr wie »eine Spindel« geformt, sagte er. Und die AIDS-KS-Tumore fanden sich überall am Körper – nicht nur auf Armen und Beinen. Luande war besonders fasziniert, so viele Patienten mit KS-Läsionen um die Lymphknoten zu sehen. Er bestand darauf, daß diese Art von Kaposi-Sarkom »eine andere, neue Krankheit« sei.

Ähnliche Veränderungen im Kaposi-Sarkom wurden auch anderswo in Afrika entdeckt. In Kinshasa verdreifachte sich die Zahl der KS-Krebskranken zwischen 1970 und 1984. Die Fallberichte der neuen, aggressiven Form von KS verachtfachten sich allein 1981. Sambia und Uganda meldeten ebenfalls einen beunruhigenden Anstieg bei der Anzahl der aggressiven KS-Fälle im Jahr 1982.[164]

Auf der Basis der Seroepidemiologie – Nachweise aus Bluttests – schienen sich die höchsten afrikanischen Infektionsraten vor 1984 auf den Äquator zu konzentrieren, mit Breitengrad-Bandbreite von ungefähr fünf Grad nach Norden und zehn Grad nach Süden. Im Längengrad schien das Epizentrum von 15 bis 35 Grad zu reichen. Die geographische Ausbreitung umfaßte daher eine weitgehend tropische Region, zu der Teile von Angola, Zaire, Uganda, Ruanda, Burundi, Tansania und Sambia gehörten.

Die höchsten Infektionsraten in der Region fanden sich unter weiblichen Prostituierten – am häufigsten unter Frauen, die ursprünglich aus der Region östlich des Viktoriasees stammten.

Dr. Kapita aus Zaire faßte diese Erkenntnisse 1986 in einer Rede anläßlich der zweiten internationalen AIDS-Konferenz in Paris mit den Worten zusammen: »Etwas Dramatisches hat sich 1975 ereignet.« Vor diesem Jahr waren aggressive Fälle des Kaposi-Sarkoms so selten, daß man sie für exotisch hielt; seit 1975 verdoppelten sich jedoch jedes Jahr die Fälle aggressiver KS, die in Kinshasa diagnostiziert wurden. Vor 1975 war die Zytomegalie in Zaire ebenfalls selten; danach stieg auch sie jedes Jahr dramatisch an, erläuterte Kapita.

Dr. Kapita konnte diese Ereignisse nicht erklären. Er konnte nur wiederholen, daß »1975 etwas geschehen war«.

Jay Levy aus San Francisco, der mit italienischen und amerikanischen Wissenschaftlern zusammenarbeitete, testete eine Vielzahl verschiedener Blut- und Gewebeproben, die zwischen 1964 und 1975 in Zentralafrika gesammelt worden waren, und fand *keinen* Beweis für HIV-Infektionen. Die Proben stammten aus Tunesien, Algerien, Uganda, Zaire, Kamerun und aus dem Senegal.

»Unsere Daten, ebenso wie epidemiologische Untersuchungen in Afrika, deuten darauf hin, daß das AIDS-Virus nicht prävalent war und sich auf dem Kontinent erst vor kurzem ausbreitete«, folgerte Levys Gruppe. »Daher scheint HIV in Afrika ungefähr zu derselben Zeit aufgetaucht zu sein wie in den Vereinigten Staaten.«[165]

Wenn menschliche Faktoren der Schlüssel zum Auftauchen von HIV waren, gab es offensichtlich Ereignisse in den Vereinigten Staaten und Europa, die zu einer plötzlichen viralen Ausbreitung in oder um 1975 beigetragen haben könnten: die schwule Clubszene, ein rascher Anstieg an Süchtigen, die sich Drogen spritzen, die internationale Ausweitung der Blutproduktindustrie. Weniger klar war, welche sozialen Faktoren zu dieser Zeit in Zentralafrika eine Rolle gespielt haben könnten.

Die Zeit zwischen 1970 und 1975 war in einigen Teilen Zentral- und Südafrikas durch Guerillakämpfe, Bürgerkriege, Stammeskonflikte, Massenfluchtbewegungen und auffallend brutale Diktatoren geprägt. Solche Zwistigkeiten könnten den historischen Verlauf von HIV sowohl direkt als auch indirekt beeinflußt haben. Die meisten afrikanischen Militärkonflikte waren von geringer Intensität: Die Waffen und Strategien waren eher für schleppende Guerilla-Operationen typisch als für die konventionellen oder Nuklearkriege der nördlichen Hemisphäre. Die gegnerischen Kräfte versuchten einander gleichzeitig ökonomisch, politisch, gesellschaftlich, spirituell und militärisch zu schaden. Das forderte häufig erschreckend viele Opfer unter Zivilisten.

In diesen schleppenden, wenig intensiven Kriegen konnten die Verbrechen des Krieges nicht anonym ausgeführt werden. Der Feind hatte ein Gesicht. Soldaten plünderten Dörfer und unterwarfen die Zivilisten ihren Regeln. Brutalität und Vergewaltigung wurden die Begleiter legitimerer Formen des Kampfes.

Was dabei herauskam, waren mehrere Verhaltensweisen der Menschen, die sich für sexuell übertragbare Mikroben als vorteilhaft erwiesen: zunehmend wechselnde Partner (ob freiwillig oder nicht), Hungersnöte oder Mangelernährung, die das Immunsystem belasteten,

Fluchtwanderungen in großem Ausmaß aus entlegenen Gebieten in sichere zentrale Gebiete mit Nahrungsmittelversorgung, ansteigende Prostitution und Verringerung oder Vernichtung der medizinischen Versorgung.[166]

Zwischen 1970 und 1975 war Schwarzafrika das Opfer so vieler Auseinandersetzungen, daß es den Wissenschaftlern schwerfiel, ein »Worst-case«-Ereignis herauszugreifen, dem man die Schuld für die plötzliche Geißel HIV geben konnte. Es war für den Kontinent eine Phase erschrekkender Instabilität. Die ehemaligen portugiesischen Kolonien (Angola, Mosambik, Kap Verde, Guinea-Bissau) erhielten erst 1975 die Selbstverwaltung; Bürgerkriege und Revolutionen wüteten durch den Süden Afrikas (Südafrika, Namibia, Angola, Mosambik, Zimbabwe), und gefährliche Despoten herrschten brutal in mehreren Nationen und manipulierten die Konflikte zwischen den Volksgruppen, insbesondere in der Zentralafrikanischen Republik, in Uganda und Zaire. Nicht zuletzt stand die gesamte Region in Konflikt mit der einzigen wirtschaftlich mächtigen Nation des Kontinents, dem Apartheid-Staat Südafrika.

Wahrscheinlich war keine Krise so akut wie die von Uganda. Idi Amins ruchlose Herrschaft war Anfang der siebziger Jahre unangefochten und absolut. Die damit einhergehende massive gesellschaftliche und wirtschaftliche Auflösung ist ausreichend dokumentiert. Über 45 000 Asiaten wurden aus dem Land ausgewiesen, Zehntausende schwarzer Ugander suchten in den Nachbarländern Asyl, so gut wie alle ausländischen Investoren und Fachkräfte flohen aus dem Land, und Amin – hungrig nach weiterer territorialer Kontrolle in Afrika – führte das Land in den Bankrott, indem er auf dem offenen Weltmarkt Waffen kaufte.

Die Regierung Amin druckte immer mehr Geld, und so wurde die offizielle Währung wertlos. Die Märkte verlagerten sich von den alten Stadtzentren in die entlegenen Gebiete, in denen der Schmuggel blühte. Winzige Fischerdörfer am Viktoriasee wurden über Nacht zu geschäftigen Schmuggelhäfen. Als Geschäftszweig kam die Prostitution gleich hinter dem Schwarzmarkt.[167] Die meisten Frauen hatten in ihrem Leben nur zwei Wahlmöglichkeiten: Babys bekommen und ohne die Hilfe von Männern, Vieh oder Maschinen Nahrungsmittel anpflanzen oder zu Schwarzmarktpreisen Sex gegen Geld zu tauschen.

Nirgends war die Lage schlimmer als im Rakai-Distrikt entlang der Grenze zu Tansania. Ein riesiges Gitterwerk aus Schlammstraßen, Bordellen und Schmuggelzentren durchzog das Gebiet, durch das ein ständiger Strom von Lastwagen mit Fracht für Kenia, Tansania, Ruanda, Burundi und Zaire rollte.

1979 wurde Amin gestürzt, aber die Krise ging auch unter Präsident Milton Obote weiter. Es gab Hungersnöte, insbesondere in der Westnil-Region von Norduganda. Schätzungsweise 300 000 Menschen waren bereits aus diesem Gebiet vor Amins Brutalität geflohen. Sie hatten sich als unwillkommene Gäste im Osten Zaires, in Ugandas Rakai-Distrikt und im Süden des Sudan niedergelassen. Als sich die Ernährungslage noch verschlimmerte, wuchs der Flüchtlingsstrom zu einer gewaltigen Welle an, und bei der Volkszählung 1983 stellte sich heraus, daß 57 Prozent der früheren Bewohner der Region entweder tot oder fortgezogen waren.

Die Hungerkatastrophe breitete sich 1982 in den Süden Ugandas aus – insbesondere in die Rakai- und Mbarara-Distrikte –, und ethnische Spannungen führten zu Gewalttaten. Zusammenstöße in diesen Gebieten zwischen Ortsansässigen und Zehntausenden von Flüchtlingen (die nicht nur aus dem Norden Ugandas, sondern auch aus Ruanda stammten, um den dortigen politisch motivierten Massakern zu entgehen) trieben sogar die Schwarzmarktwirtschaft ins Chaos.

Annähernd alle sozialen und politischen Unruhen Afrikas hatten multilaterale Verästelungen, und mehrere dienten als Ersatzkonfrontationen des Kalten Krieges zwischen den Vereinigten Staaten und der Sowjetunion. Die Regierungen dieser Regionen waren ebenso wie die Aufständischen bis an die Zähne bewaffnet, und sogar lokale Stammeskriege wurden zunehmend hochtechnisiert und kosteten im Laufe des Jahrzehnts immer mehr Menschenleben. Die Opfer unter den Zivilisten waren groß – und es gab nicht nur Tote und Verletzte, sondern auch gesellschaftliche Auflösung, Heimatlosigkeit, Hunger und Flüchtlingswellen.[168]

Die Antwort auf die Frage, welcher dieser Aufstände beim Auftauchen der AIDS-Epidemie in Afrika eine Rolle gespielt haben könnte, schien eine einschüchternde Aufgabe zu sein. Neben so offensichtlich drastischen Ereignissen gab es langfristige und eskalierende Phänomene, wie rasches Bevölkerungswachstum, noch raschere Verstädterung und gewaltige Armut.

McCormick überdachte das Problem der Entschlüsselung: Ihn interessierte, was hinsichtlich des HIV im Jahr 1975 geschehen war, wenn überhaupt etwas geschehen war, und entschied, daß der leichteste Schritt wohl darin bestand, die alten Glasbehälter mit dem Blut der Yambuku- und N'zara-Epidemien aus den Tiefkühlgeräten der CDC zu holen und sie auf HIV-Antikörper zu testen.

Er entdeckte, daß 0,8 Prozent (fünf von 659) der Blutproben, die 1976 um Yambuku herum gesammelt worden waren, HIV-infiziert waren. Die Infizierten waren zwischen neun und fünfzig Jahre alt; bei drei Personen handelte es sich um Frauen, bei zwei weiteren um Männer. Ein ähnliches Ergebnis fand sich bei Serumproben, die er 1979 im südlichen Sudan gesammelt hatte und bei denen knapp unter einem Prozent Antikörper gegen HIV aufwiesen.[169] McCormick wählte den in Belgien geborenen CDC-Epidemiologen Dr. Kevin De Cock für die Arbeit vor Ort aus, und Anfang 1985 machte sich De Cock auf die schwierige Reise nach Yambuku – diesmal nicht auf der Suche nach Ebola, sondern nach HIV.

Seine Aufgabe bestand darin, die fünf Menschen zu finden, die 1976 HIV-positiv waren, und frische Blutproben zu entnehmen. Er wollte auch repräsentative Blutproben aus diesem Gebiet für eine generelle HIV-Analyse durch die CDC entnehmen.

De Cock mußte feststellen, daß die ortsansässigen Zairer es satt hatten, ständig gepiekt und getestet zu werden. Die Unannehmlichkeiten, von Dutzenden von Ausländern untersucht zu werden, waren im kollektiven Gedächtnis nach neun Jahren immer noch frisch. Der Ort hatte eine quälende, unheimliche Atmosphäre, in der die Erinnerung an die schreckliche, furchterregende Seuche von 1976 immer noch in der Luft hing. De Cock wurde zu den Gräbern geführt, und man zeigte ihm die Reihen jener Familienangehörigen, die einer nach dem anderen begraben wurden, als Ebola durch das Dorf fegte. Jeder Erwachsene teilte die Zeit der Weltgeschichte in die Zeit »vor Ebola« und alle Ereignisse seit dem Herbst 1976 in die Zeit »nach dem Virus« ein.

Er fand zwei der Personen, die 1976 HIV-positiv waren. Der Mann und die Frau mittleren Alters waren gesund, testeten jedoch immer noch HIV-positiv. Die Anzahl der T-Zellen bei der Frau schien normal, der Mann hatte abnormal wenig T-Zellen.

Die anderen Personen, die 1976 HIV-positiv testeten, waren inzwischen gestorben, alle Opfer einer Krankheit, die AIDS gewesen sein könnte. Bei einer der Toten handelte es sich um eine Frau, die von 1972 bis 1976 als »freie Frau« in Kinshasa gelebt hatte und erst kurz vor dem Ebola-Ausbruch nach Yambuku zurückgekehrt war. Eine »freie Frau« oder *femme libre* war eine zairische Beschönigung für eine Prostituierte.

Das allgemeine Vorkommen HIV-positiver Personen im Yambuku-Gebiet war 1985 das gleiche wie 1976: knapp unter einem Prozent.[170] Obwohl das Virus allgegenwärtig war, hatte es in Yambuku niemals eine AIDS-Epidemie gegeben.

Als McCormick, De Cock und ihr zairischer Kollege Nzila die Daten analysierten, gelangten sie zu einer Reihe von Schlußfolgerungen: HIV war schon seit langem in abgelegenen Gebieten von Zentralafrika präsent und infizierte eine kleine Zahl von Menschen. Die gesellschaftlichen Gepflogenheiten des traditionellen Dorflebens begrenzten die Ausbreitung des HIV und anderer sexuell übertragbarer Krankheiten, folgerten die Wissenschaftler, da außereheliche und voreheliche Verbindungen verurteilt wurden und in der klaustrophobischen Atmosphäre der winzigen Gemeinden, die in Äquatorialafrika verstreut lagen, praktisch nicht zu verbergen waren.

»Die Stabilität der HIV-Infektionen im ländlichen Zaire über einen langen Zeitraum hinweg steht in krassem Gegensatz zu der epidemischen Ausbreitung des Virus in afrikanischen Großstädten«, schrieben sie. »Unsere Erkenntnisse weisen darauf hin, daß das traditionelle Landleben in der Äquatorgegend nur ein geringes Risiko für eine HIV-Infektion birgt. Die Auflösung der traditionellen Lebensweise und die Veränderungen in der Gesellschaft und im Verhalten der Menschen, die diese Verstädterung begleiten, könnten wichtige Faktoren bei der Ausbreitung von AIDS in Zentralafrika sein.«

Um ihre Schlußfolgerungen zu bekräftigen, daß nämlich Verstädterung und die sie begleitende Untergrabung traditioneller sexueller Tabus und Lebensweisen der Schlüssel für das Auftauchen von HIV in Afrika sei, führten die CDC und die Wissenschaftler des SIDA-Projekts eine einzigartige Untersuchungsreihe durch: Sie entnahmen Blutproben von Menschen, die entlang dem Kongo-Strom lebten und arbeiteten, Zaires Entsprechung einer Superautobahn für die Verschiffung von Gütern und Reisenden. Auf diese Weise hofften sie, dem sozialen Muster der Virus-Verbreitung nachspüren zu können.

Sie fanden ein deutliches Muster in der HIV-Ausbreitung, das von Wirtshäusern am Ufer ausging, in denen die männlichen Bootsführer und die reisenden Vertreter ihre Nächte in Gesellschaft von Prostituierten verbrachten. Am östlichsten Abschnitt des Flusses, unterhalb des Yambuku-Gebiets, waren nur sehr wenige Flußanwohner, einschließlich der Prostituierten, infiziert. Aber je weiter südwestlich man auf dem Kongo fuhr, je näher man Kinshasa kam, desto höher stieg das Vorkommen von HIV-Infektionen unter den *femmes libres*, den Bootsführern, den Vertretern und den Ortsansässigen an. Die höchste Infektionsrate fand sich am Flußende, in Kinshasa.

»Auf mancherlei Weise können Stadtzentren Ökosysteme sein, in denen sich Infektionskrankheiten vervielfachen«, schlossen sie.[171] »Das scheint in verschiedenen afrikanischen Städten mit HIV geschehen zu sein. Wir ziehen aus unserer Untersuchung die Schlußfolgerung, daß sich AIDS in Zentralafrika nicht einfach deshalb ausgebreitet hat, weil das Virus präsent war, da in einem entlegenen Gebiet das Vorkommen von HIV-Infektionen über einen Zeitraum von zehn Jahren niedrig geblieben ist. Ein Wechsel in der Interaktion zwischen dem Agens, dem Wirt und der Umgebung ist gewöhnlich notwendig, damit sich eine Epidemie entwickeln kann. Wir gehen in diesem Zusammenhang davon aus, daß soziale Veränderungen, einschließlich der Auswirkungen von Verstädterung und Bevölkerungsbewegungen, in unserem Versuch, die sich verändernden Muster von Krankheiten zu verstehen, berücksichtigt werden müssen.«

Doch die Einsicht, warum die Aktivitäten der Menschen mit der Anwesenheit und Ausbreitung von HIV in Zentralafrika vor 1981 in Verbindung standen, beantwortete nicht die Frage, wann und wo das Virus zum erstenmal aufgetaucht war. Der Manchester-Fall aus dem Jahr 1959 sprach für die Anwesenheit von HIV irgendwo auf der Route des Matrosen um den Planeten, und diese Präsenz reichte annähernd drei Jahrzehnte zurück. Aber wie lange hielt es sich schon in Afrika auf?

Die Gruppe um Max Essex in Harvard testete zusammen mit wissenschaftlichen Teams von der Emory University in Atlanta, der Duke University in North Carolina und der University of Washington in Seattle 1213 Plasmaproben, die zwischen 1959 und 1982 in Zaire, im Kongo, in Südafrika und Mosambik gesammelt worden waren: Eine Probe aus dem Jahr 1959 testete wiederholt positiv auf Antikörper gegen HIV. Sie war einer Person (Geschlecht unbekannt) entnommen worden, die 1959 in der Kolonialstadt Leopoldville wohnte. Leopoldville wurde in Kinshasa umbenannt, als Patrice Lumumba an die Macht kam; die Probe von 1959 erhielt die Bezeichnung »Leopoldville-Strang«.[172]

Die Debatte, wann und wo das menschliche Immunschwäche-Virus auftauchte, wurde von zwei weiteren Entdeckungen entscheidend beeinflußt: Affen der Alten Welt trugen HIV-ähnliche Viren in sich, Affen der Neuen Welt dagegen nicht, und es gab eine zweite Spezies des AIDS-Virus, kurz HIV-2, die anscheinend nur in Afrika vorkam.

Die Entdeckung von AIDS-Viren bei Affen datierte auf die frühen Tage der Erkennung der menschlichen Epidemie zurück, als die Wissenschaftler am Primatenforschungszentrum im kalifornischen Davis Ähnlichkeiten bemerkten zwischen den Krankheitssymptomen bei Schwulen und jenen bei vier seltsamen Krankheitsausbrüchen unter den Affen ihrer Forschungseinrichtung. Der erste Ausbruch trat 1969 auf und dauerte sechs Jahre. In dieser Zeit erkrankten 42 Makakken an Lymphomen und einer Reihe von opportunistischen Infektionen, die mit einer schweren T-Zellen-Immundepression in Zusammenhang standen. Zwei weitere Ausbrüche unter Makakken, die an Immunschwäche litten, traten zwischen 1976 und 1978 in der kalifornischen Einrichtung auf.[173]

Die Krankheit, die AIDS oder Simian-AIDS genannt wurde, konnte experimentell hervorgerufen werden, indem man das Blut zweier sterbender Affen in vier gesunde Rhesusaffen injizierte, die getrennt voneinander untergebracht waren. Alle injizierten Tiere erkrankten, einige entwickelten Hautflecken ähnlich dem Kaposi-Sarkom.[174] Die kalifornische Arbeit wies auf zwei Dinge hin: Die Krankheit war übertragbar, sie konnte in dafür empfänglichen Tieren experimentell hervorgerufen werden, und sie existierte – zumindest unter Makakken, die in Gefangenschaft lebten – seit 1969.[175]

Wie an früherer Stelle in diesem Kapitel beschrieben, entdeckten Forscher der Harvard University und des New England Regional Primate Center im Jahr 1985 zwei Simian-AIDS-Viren, die ihre gefangenen Tiere infiziert hatten. Die Viren wurden SIVmac (ehemals STLV-IIImac) und SIVagm (STLV-IIIagm) genannt. Während SIVmac für Makakken gefährlich zu sein schien, fand die Gruppe von Max Essex heraus, daß die meisten Grünen Meerkatzen aus Afrika SIVagm anscheinend ohne nachteilige Folgen in sich trugen.[176]

Im März 1986 gab es eine Neuauflage des französisch-amerikanischen Disputs über die HIV-Entdeckung, als die Harvard-Gruppe um Essex und Montagniers Gruppe vom Pasteur-Institut aufgrund der Entdekkung einer zweiten Spezies des menschlichen AIDS-Virus aufeinanderprallten. Von Essex kurz HTLV-IV genannt und LAV-II von Montagnier, fanden sich diese Viren ausschließlich in Westafrika.[177]

Fast sechs Jahre lang stritten die beiden Laboratorien darüber, wer als erster das zweite AIDS-Virus entdeckt hatte (das schließlich HIV-2 genannt wurde), wie gefährlich das Virus für den Menschen war und in welcher Beziehung es zu den Affenviren stand.

Das Virus der Harvard-Gruppe fand sich im Blut von gesunden senegalesischen Prostituierten, und die Immunreaktionen der Betroffenen auf SIVagm und HTLV-IV waren gleich stark.[178] Essex erklärte sein neues Virus zum »missing link« und bekräftigte, daß es mit dem Affenvirus eng verwandt und harmlos für Menschen sei. Zwischen Februar 1985 und Januar 1987 analysierte die Gruppe von Essex Serumproben, die man 4248 Westafrikanern entnommen hatte, und sie entdeckte HIV-2-Infektionsquoten von null bis 19,8 Prozent unter weiblichen Prostituierten. Keine oder nur sehr wenige Infizierte waren krank, und Essex stellte fest, daß HIV-2 »ein harmloser Vorläufer von HIV-1« sein könnte, das jenen, die das westafrikanische Virus in sich tragen, Immunität gegen AIDS verleiht.[179]

Es folgte eine Schlacht, bei der Montagniers Gruppe warnte, ein neues tödliches Virus würde sich schnell über Westafrika verbreiten, und das Labor von Essex darauf bestand, daß die Mikrobe im Grunde harmlos sei.

»Wir glauben, daß wir dem Heraufdämmern einer neuen Epidemie gegenüberstehen, die auf ein Virus zurückzuführen ist, das wie HIV-1, das AIDS-Virus, aussieht, aber anders ist und AIDS hervorrufen kann«, sagte François Clavel vom Pasteur-Institut. »Es gibt eine Epidemie von HTLV-IV oder HIV-2, wie Sie wollen, die sich schnell über Westafrika ausbreitet. Und sie wird von AIDS begleitet.«

Montagnier kündigte 1987 an, daß seine Gruppe 30 Personen behandelt hatte, die mit HIV-2 infiziert waren. 17 davon waren an AIDS gestorben. »Das Virus ist zellularpathologisch für T4-Zellen«, sagte Montagnier.

Schließlich stellte sich heraus, daß beide Gruppen recht und unrecht hatten. Essex' engste Kollegen in Harvard und in Gallos Labor führten eine genaue genetische Analyse von HTLV-IV und SIVmac durch und kamen zu dem Schluß, daß die Viren nicht nur enge Verwandte, sondern sogar *identisch* waren. Es sei anzunehmen, folgerten sie, daß im Labor von Essex eine Verunreinigung aufgetreten war, die zu einer Vermischung von menschlichen Proben und denen von Affen geführt hatte.[180] Essex und Kanki veröffentlichten schließlich in diesem Punkt ein Zugeständnis und räumten ein, daß ihr HTLV-IV im wesentlichen mit einem bestimmten Makakken-Strang von SIV identisch sei, der bei einem Tier im New England Regional Primate Center gefunden worden war und von dem sich Proben im Harvard-Laboratorium befanden. Aber Jahre später war Essex selbst immer noch nicht davon überzeugt, daß es sich tatsächlich um einen Irrtum aufgrund einer Verunreinigung gehandelt hatte.

»Es gibt überhaupt keinen Grund, SIV und HIV-2 für verschiedene Viren zu halten. Man hält die Tollwut auch nicht für einen anderen Virus, wenn sie bei Fledermäusen oder Hunden oder Menschen auftaucht. Man hält die Enzephalitis bei Pferden auch nicht für einen anderen Virus, wenn sie bei Moskitos oder Vögeln oder Pferden auftritt. Aber aus irgendeinem Grund denken diese Leute bis in alle Ewigkeit, daß es sich hier um zwei völlig verschiedene Viren handelt, und sie nennen den einen SIV bei Affen und den anderen HIV-2 beim Menschen«, erläuterte Essex.

Montagniers Labor erntete Lob für die Entdeckung von HIV-2, aber es irrte sich hinsichtlich der Letalität des Virus. Im Laufe der Zeit wurde deutlich, daß HIV-2, wie Essex und Kanki behauptet hatten, weitaus weniger virulent und möglicherweise weniger infektiös war als HIV-1.[181] Im Senegal verfolgte M'Boup HIV-2 neun Jahre lang und kam zu dem Schluß, daß dieses Virus älter und weniger gefährlich war und hauptsächlich bei weiblichen Prostituierten mittleren Alters vorkam.

Im Lauf der achtziger Jahre verbesserte sich die Technologie zur Analyse genetischen Materials, und es wurde möglich, all die verschiedenen AIDS-Viren bei Affen und Menschen zu vergleichen, Nukleotid für Nukleotid, und festzustellen, wo Ähnlichkeiten und wo Unterschiede existierten. Mit Hilfe solcher Techniken konstruierten die Wissenschaftler allmählich den Stammbaum der Viren: geradlinige Evolutionsabstammungen. Im Kern dieser Technik, die den Namen Molekularepidemiologie oder Archeoepidemiologie erhielt, stehen einige Schlüsselannahmen: Je ähnlicher sich zwei virale genetische Sequenzen sind – je höher ihre Homologie, wie die Wissenschaftler es formulierten –, desto größer die Wahrscheinlichkeit, daß sie sich einen nicht allzu entfernten gemeinsamen Vorfahren teilen oder daß ein Virus vom anderen abstammt, denn genetische Divergenzen erfordern Zeit; der unterschiedliche Umfang viraler Variationen konnte als ein Prozeß von Jahren oder Jahrhunderten angesehen werden; es gab bestimmte genetische Merkmale, die so wesentlich waren für das Überleben von HIV und SIV, daß sie über viele Virus-Generationen erhalten wurden, und es war unwahrscheinlich, daß die Evolution von einem für Menschen infektiösen Virus zu einem Affenvirus fortschritt; daher begann der Stammbaum mit SIV.

Jede dieser Annahmen wurde mit der Zeit in Frage gestellt, aber der grundlegende Ansatz überstand die Kritik und behielt bis in die neunziger Jahre hinein seine Gültigkeit.

Gallos Labor setzte diese Techniken ein, um die genetischen DNA-Sequenzen von SIVagm, HIV-1 und den Strang der Pasteur-Gruppe, HIV-2, zu entschlüsseln. Sie entdeckten, daß die beiden menschlichen Viren (HIV-1 und HIV-2) ungefähr 43 Prozent genetische Homologie teilten. Mit anderen Worten, sie unterschieden sich mehr, als sie sich ähnelten. SIVagm und HIV-1 waren ebenfalls ungefähr 43 Prozent homolog. Aber SIVagm und HIV-2 teilten 72 Prozent ihrer genetischen Sequenzen.[183]

Die Gruppe von Vanessa Hirsch an der Georgetown University in Washington fand eine Homologie von 91,4 Prozent bei den Umschlaggenen von SIVagm und SIVmac.

Eine gemeinsame Studie von HIV-2, SIVagm, SIVmac und HIV-1 des

Pasteur-Instituts und des New England Regional Primate Center bestätigte die Erkenntnisse von Georgetown und zeigte, daß SIV und HIV-2 enge Verwandte sind und über 75 Prozent Homologie teilen. Im Gegensatz dazu teilt HIV-1 mit den anderen Viren nur 40 Prozent Homologie.

In bezug auf HTLV-IV, den Virus von Essex, kam das Team aus Paris und Boston zu dem Schluß, daß es sich dabei um eine »laborbedingte Verunreinigung« handelte: SIVmac.[184] Beatrice Hahn, die damals mit Robert Gallo zusammenarbeitete, gab bekannt, daß STLV-III und HTLV-IV zu »99 % identisch sind. Wir glauben daher, daß es sich um dasselbe Virus handelt.«[185]

Die Wissenschaft erkannte weltweit, daß sie ein Problem hatte, solange der Schwerpunkt auf der Analyse von Affen lag, die in Gefangenschaft aufgezogen oder untersucht wurden. Die Tiere kamen unter diesen Umständen in unnatürlich engen Kontakt mit anderen Affenspezies, die sie in der Wildnis niemals sehen würden. Unter solchen Bedingungen waren Krankheiten und Verunreinigungen üblich.

Der Schlüssel lag in der sehr schwierigen Aufgabe, vernünftige Proben von wilden Primaten zu entnehmen und zu testen. Ein japanisches Wissenschaftsteam tat genau das: Es testete so viele wilde Grüne Meerkatzen in Afrika, daß es ihm gelang, SIVagm definitiv zu einem Bona-fide-Wildvirus zu erklären, das in ungefähr der Hälfte aller wilden Grünen Meerkatzen auf dem afrikanischen Kontinent gefunden wurde, jedoch nicht unter den asiatischen Affen.[186] Dasselbe Team sequenzierte das Virus ihrer wilden Affen und wies nach, daß es sowohl mit HIV-1 als auch mit HIV-2 gleichermaßen ähnlich/unähnlich war. Das bedeutete, daß keiner der beiden menschlichen Viren direkt von SIVagm abstammte: Vielmehr waren beide zur selben entfernten Zeit aus dem Affenvirus entstanden, wahrscheinlich über einige Mittlertiere.

Die Entdeckung eines anderen AIDS-Virus bei Affen half, das Bild zu klären. Das japanische Team fand heraus, daß wilde Mandrill-Affen ein weiteres Virus in sich trugen, SIVmnd. Dieses Virus teilte dieselbe Prozentzahl an genetischer Homologie mit SIVagm, HIV-1 und HIV-2. Das ergab einen weiteren fernen Punkt irgendwo auf dem AIDS-Stammbaum.[187]

Schließlich fanden sich Viren in Schopfmangaben (SIVsm1 und SIVsm2), in Stummelschwanzmakakken (SIVstm), Cynomolgus-Affen (SIVcyn) und Schimpansen (SIVcpz). Sorgfältige Untersuchungen der genetischen Sequenzen dieser und anderer HIV-Viren ergaben, daß bestimmte Stränge von HIV-2 und SIV sich so ähnlich waren, daß die Wissenschaftler zu der Ansicht kamen, es seien über die Spezies hinweg nach dem Zweiten Weltkrieg Übertragungen aufgetreten; einige waren überzeugt, daß in den neunziger Jahren Affen/Mensch-Übertragungen immer noch vorkamen, wenn auch selten.[188]

Der tragische Beweis, daß sich auch Menschen mit SIV infizieren konnten, fand sich in einem Memo vom 2. Juli 1992 aus dem Büro der NIH-Direktorin Bernardine Healy. Zwei amerikanische Labortechniker hatten sich infolge von Bissen, Nadelstichen und Kratzwunden bei der Arbeit mit Makakken bzw. deren Gewebe infiziert. Ein Labortechniker zeigte erste Symptome einer HIV-2-Erkrankung. Nach genetischen Analysen des SIV-2-Stranges, der bei einem der Techniker gefunden wurde, stimmte dieser annähernd vollkommen überein mit einem Strang, der sich bei einer Schopfmangabe fand. Die Wissenschaftler, welche die genetische Analyse durchführten, kamen zu dem Schluß: »Unsere Erkenntnisse bestätigen sowohl die Annahme, daß dieses Lentivirus zoonotische Infektionen hervorrufen kann, als auch die Hypothese, daß HIV-2 sich ursprünglich aus SIV entwickelte.«[189]

Schließlich gelangte man zu einer Einigung. Das Makakken-Virus (SIVmac) und HIV-2 waren sich so ähnlich, daß einige Wissenschaftler ein neues Bezeichnungssystem für die beiden einführten: HIV-2/SIVmac.

1989 testete ein Team von Forschern unter Leitung von Beatrice Hahn von der University of Alabama in Birmingham 372 Dorfbewohner in Liberia, die im entlegenen Norden des Landes lebten, sowie 944 Angestellte der riesigen Firestone-Gummiplantage. Drei Personen waren HIV-1-positiv, fünf trugen HIV-2 in sich. Genaue genetische Analysen der beiden HIV-2-Stränge, die bei den liberianischen Männern gefunden wurden, zeigten eine signifikante Homogenität zwischen dem örtlichen menschlichen Virus und den beiden Affenviren: SIVsm und SIVmac. Tests wilder Schopfmangaben an der Elfenbeinküste und in Liberia zeigten, daß zehn Prozent der Tiere SIVsm in sich trugen. Das SIVsm-Virus besaß Teile genetischer Informationen, die sonst ausschließlich in HIV-2 gefunden wurden.

Die Forscher kamen zu dem Schluß, daß das in wilden Mangaben gefundene SIVsm, das ausschließlich auf *gefangene* Makakken beschränkte SIVmac und HIV-2 alle Angehörige einer »einzigen, wenn auch genetisch vielfältigen Gruppe von Viren sind. Obwohl die evolutionären Ursprünge und Übertragungsmuster der Virusgruppe noch bestimmt werden müssen, gibt es zunehmend Beweise, daß die Schopfmangabe das natürliche Reservoir ist und daß es sich bei der menschlichen Infektion wahrscheinlich um Zoonose handelt (eine Krankheit, die unter natürlichen Bedingungen von Tieren auf den Menschen übertragbar ist).«[190]

Hahn folgerte, daß SIVsm wahrscheinlich ein Virus der Schopfmangabe war, das zuerst Rhesusäffchen infizierte, wenn die Spezies gemeinsam in Primatenforschungseinrichtungen oder zoologischen Anlagen untergebracht waren. Wahrscheinlich habe sich das in den vorangegangenen 20 Jahren ereignet. HIV-2, erklärte Beatrice Hahn, bilde sich aus dem Mangaben-Virus heraus. Sie stellte fest, daß die Übertragung von SIVsm vom Mangaben auf den Menschen ein Ereignis war, das seit Jahrzehnten regelmäßig auftrat und auch in den Neunzigern immer noch vorkam als Folge von Kratzwunden, Bissen oder Kontakt mit dem Blut bei Menschen, die in Westafrika Tiere jagten, gefangene Mangaben transportierten oder die Affen schlachteten und ihr Fleisch für den menschlichen Verzehr zubereiteten.[191]

Sollten die Affen SIVsm schon in den Tagen vor der Kolonialisierung in sich getragen haben, waren gelegentliche menschliche Kontakte und HIV-2-Fälle vom Senegal bis Äthiopien denkbar. Aber seit Beginn des Kolonialismus wurden die Regenwaldnischen der Mohrenaffen immer mehr zerstört, und das Verbreitungsgebiet der Tiere schrumpfte auf den tropischen Regenwald in Zentral- und Westafrika zusammen, insbesondere in den Ländern Kongo, Kamerun, Gabun, Liberia, Elfenbeinküste, Sierra Leone, Guinea, Ghana, Burkina Faso und Senegal. Das postkoloniale Verbreitungsgebiet der Schopfmangaben stimmte genau mit dem Auftreten des menschlichen HIV-2 überein.

1993 entnahm das Naturkundemuseum der Smithsonian Institutes in Washington Teile der DNA von gelagertem Affengewebe in den Archiven des Museums. Sie entdeckten, daß 57 Prozent der Proben von gefangenen wilden Schopfmangaben, die bis in das Jahr 1896 zurückreichten, einen SIVsm-Strang in sich trugen, der praktisch identisch war mit dem, der 1971 und 1981 bei Proben von wilden Tieren gefunden worden war. Die Studie bewies, daß das Affenvirus, das im wesentlichen dasselbe war wie HIV-2, seit mindestens einem Jahrhundert in Afrika vorkam.

Das warf eine entscheidende Frage auf: Warum war die menschliche Krankheit – das durch HIV-2 hervorgerufene AIDS – nicht schon vor 1980 ausgebrochen?

In dem Muster der HIV-2-Ausbreitung beim Menschen gab es eine bemerkenswerte epidemiologische Ausnahme: die Pygmäen. Seit Jahrmillionen lebte das Volk der Pygmäen in den dichten Regenwäldern von Kamerun, Kongo und der Zentralafrikanischen Republik. Sie überlebten als die kundigsten Dschungeljäger des Kontinents. Affenfleisch gehörte schon immer zum Speiseplan dieses Volkes, und die Pygmäen – insbesondere die männlichen Jäger – kamen regelmäßig in Kontakt mit den Affen, meistens bei Kämpfen.

Dennoch zeigten Bluttests auf freiwilliger Basis unter den Pygmäen keine Fälle einer HIV-2- oder HIV-1-Infektion. Sowohl die CDC (David Heymann und Pat Webb) als auch die Pasteur-Gruppe (Françoise Brun-Vézinet) testeten Blutproben, die Ende der siebziger Jahre und erneut in den achtziger Jahren Pygmäen entnommen worden waren, und fanden keine HIV-Träger. Das schien darauf hinzuweisen, daß der zoonotische Fluß von HIV-2/SIVsm relativ neu war und mit irgendeinem Aspekt der städtischen Lebensweise in Zusammenhang stand.[192] Die Wissenschaftler stellten die Theorie auf, bei HIV-2 handele es sich möglicherweise um ein Virus, das jahrzehntelang zwischen Menschen und Affen hin- und hergewandert war und sich niemals ausreichend gut entwickelt hatte, um sich der Herausforderung zu stellen und eine der beiden Spezies zu infizieren. Sie folgerten, daß HIV-2, SIVsm, SIVmac und vielleicht auch andere Affenviren auf gewisse Weise einen großen, fließenden genetischen Pool darstellten, zu dem eine ganze Reihe von Primaten – einschließlich des *Homo sapiens* – in Westafrika gehörten. Im Gegensatz dazu war HIV-1 ein genetisch so spezialisierter Menschenkiller geworden, daß die Wissenschaftler Schwierigkeiten hatten, Laboraffen mit dem Virus zu infizieren, und nicht in der Lage waren, AIDS in deutlicher Ausprägung in den nichtmenschlichen Primaten hervorzurufen.[193]

Als sich die Beweise für die ursprüngliche These von Essex und Kanki häuften, daß nämlich HIV-2 weniger virulent als HIV-1 sei (obwohl sie sich irrten, was die Harmlosigkeit von HIV-2 betraf), begannen die Forscher, mit aller Kraft nach evolutionären Hinweisen zu suchen. Natürliche Träger der verschiedenen SIV wurden von den in ihnen befindlichen Viren nicht geschädigt, und SIVagm war beispielsweise nur gefährlich, wenn es von einer afrikanischen Grünen Meerkatze auf einen anderen Affen überging.

Wenn also HIV-2 von den beiden AIDS-Viren das ältere und höher entwickelte war, dann müßte es eigentlich viele Menschen geben, die es ohne nachteilige Auswirkungen in sich trugen. Essex, Kanki und M'Boup glaubten, daß dies der Fall sei, und ihre senegalesischen Untersuchungen zeigten zweifelsfrei, daß weit über drei Viertel aller HIV-2-positiven Menschen in diesem Land gesund waren.

1989 entdeckte eine deutsche Forschungsgruppe eine absolut gesunde Frau aus Ghana, die einen zuvor nicht identifizierten Strang von HIV-2 in sich trug, der nur 76 Prozent genetische Homologie mit SIVsm aufwies. Die Gruppe bestätigte, daß der ghanesische HIV-2-Strang etwas darstellte, das noch weiter in der evolutionären Kette zurückreichte – möglicherweise ein gemeinsamer Vorfahr anderer HIV-2, SIVmac und SIVsm.

»In unserem evolutionären Stammbaum ist HIV-2alt [der ghanesische Strang] eng verwandt mit diesem gemeinsamen Ahnen und mit Zweigen, die weiter zurückreichen als die SIVsm/SIVmac und die HIV-2-Prototypen«, erläuterte die Forscherin Ursula Dietrich vom Chemotherapeutischen Forschungsinstitut in Frankfurt. »Es ist immer noch nicht klar, ob der Wirt eines gemeinsamen Ahnen der HIV-2/SIVsm/SIVmac-Gruppe ein Mensch oder ein Affe war... Da gefangenen Affen in den sechziger Jahren [bei Impfstoffstudien] menschliches Material injiziert wurde, kann eine künstliche Übertragung vom menschlichen Wirt auf den Affen aufgetreten sein. Es ist daher möglich, daß SIVagm und SIVmac im Grunde menschliche Viren sind. Darüber hinaus könnte die Entdeckung von HIV-2alt, einem Virus beim Menschen, der evolutionär älter ist als SIVsm, darauf hinweisen, daß *alle Subtypen der HIV-2/SIVsm/SIVmac-Gruppe ursprünglich vom Menschen stammen.*«[194]

Im Lichte dieser Entdeckungen wurden mehrere Übertragungswege von HIV-2 vom Menschen auf den Affen vorgebracht, darunter die Gewebekulturforschung in Europa und Nordamerika in den sechziger Jahren, bei der Affenzellen und menschliche Zellen absichtlich gemischt oder menschlichen Zellen in gefangene Affen injiziert wurden, und der allgemeine Export von Affen in alle Welt sowie der Kontakt dieser Tiere mit Menschen auf zwei oder mehr Kontinenten.[195]

Die meisten Argumente und Anschuldigungen wie auch der Großteil der wissenschaftlichen Aufmerksamkeit konzentrierte sich jedoch auf das tödlichere HIV-1. Dort war die Lage weitaus undurchsichtiger.

Erst 1990 wurde ein Affenvirus gefunden, das eine signifikante Homologie mit HIV-1 aufwies – bei Schimpansen. Ein Team vom Pasteur-Institut unter Leitung von Simon Wain-Hobson entdeckte SIVcpz in zwei von 83 wilden Schimpansen, die in Gabun getestet wurden. Als die Pariser Gruppe eine Molekularanalyse des SIVcpz-Virus durchführte, fand sie heraus, daß das Virus mehreren HIV-1-Strängen erstaunlich ähnelte und mit HIV-2 und allen anderen bekannten SIV nur entfernt verwandt war.[196]

Im Fall der beiden wichtigsten Regulatorgene der Viren, die entscheidend für die Fähigkeit der Mikroben sind, in die Zellen zu gelangen und sich zu reproduzieren (mit der Bezeichnung *gag* und *nef*), besaßen die Schimpansenviren und HIV-1 eine 75prozentige Homologie. Da innerhalb aller weltweit bekannten HIV-1-Stränge große genetische Gruppen oft voneinander um etwa 30 Prozent abwichen, war das Gabun-Schimpansenvirus dem HIV-1 so ähnlich, wie die verschiedenen Subtypen von HIV-1 einander ähnelten.

Ein weiterer SIV-Schimpansenstrang wurde in Kamerun gefunden, und er besaß eine nur 50prozentige Homologie zu dem Gabun-Strang der Pasteur-Gruppe. Das war überaus erstaunlich, bis die Forscher einen bizarren HIV-1-Strang unter Bewohnern von Kamerun mit dem Namen ANT70[197] oder Typ O entdeckten. Er unterschied sich in starkem Maße von allen anderen HIV-1, war jedoch fast identisch mit dem neuen Schimpansenvirus.[198]

1987 beschloß das Los Alamos National Laboratory der amerikanischen Regierung in der Absicht, der Verwirrung Herr zu werden und den knospenden genetischen Informationen verschiedener AIDS-Viren auf der Spur zu bleiben, einen Teil seines recht eindrucksvollen Supercomputers einem speziellen GenBank-AIDS-Projekt zur Verfügung zu stellen. An seiner Spitze verfolgte Dr. Gerald Myers die decodierten Sequenzen von allen AIDS-Viren bei Affen und Menschen auf der ganzen Welt. Darüber hinaus wurde die GenBank zum Lager für die genetischen Sequenzen von Tausenden anderer Organismen ebenso wie der Entdekkungen des Human Genome Project, eines internationalen Projekts, um den gesamten Inhalt der 23 Chromosomenpaare des *Homo sapiens* zu entziffern.

Mit Hilfe des Computers zum Sichten der Sequenzen nach Mustern und Ähnlichkeiten war die GenBank-Gruppe in der Lage, Virus für Virus einen Stammbaum zu konstruieren. Mit PCR (programmgesteuerten Anforderungsausgaben) und computerisierten Telekommunikationssystemen, die es den Wissenschaftlern erlaubten, ihre Erkenntnisse einander und der GenBank zur gleichen Zeit zukommen zu lassen, wuchsen die AIDS-Virusdaten innerhalb von sechs Jahren auf über 170 Sequenzen und erreichten somit ein Ausmaß, dessen Informationen für Myers und seine Kollegen statistisch gesehen höchst signifikant waren.

Als die gesammelten HIV-1-Daten vom Computer analysiert wurden, tauchten sechs ausgeprägte Untereinheiten oder »Claden« auf. Innerhalb der Claden unterschieden sich die Typen von HIV-1 um weniger als 20 Prozent. Die Claden wurden mit den Buchstaben A bis F klassifiziert, und die Wissenschaftler erkannten sofort, daß sich die verschiedenen HIV-Subtypen in eindeutigen geographischen Gebieten konzentrierten.

Typ A wurde beispielsweise in Zentralafrika und Indien gefunden. Es war logisch, daß eine zentralafrikanische Virusfamilie sich auf den Weg nach Indien machte, da Zehntausende von Indern in Afrika lebten und regelmäßig auf den indischen Subkontinent reisten. Typ B war die einzige HIV-Clade, die sich in Nordamerika fand. Sie wurde auch in Peru, Europa, Brasilien, im Süden Thailands und in mehreren Landstrichen Afrikas entdeckt.

Die tödlichste Clade – die Menschen mit erschreckender Effizienz zu töten schien – war Typ D, der sich fast ausschließlich in Afrika, in der Region um den Viktoriasee, in Ruanda, Uganda und Tansania fand.

Innerhalb der Claden gab es sog. Quasispezies – Schwärme von HIV-Typen, die man für gewöhnlich in einzelnen AIDS-Patienten fand und die sich genetisch weniger als zehn Prozent voneinander unterschieden.

Zwischen den sechs Claden, welche die GenBank-Gruppe entdeckt hatte, bestand 1992 durchgängig eine Variation von 30 Prozent.

Als die GenBank-Gruppe die Virusstränge untersuchte, die in einem bestimmten geographischen Gebiet über eine Reihe von Jahren gesammelt worden waren, konnte sie erkennen, daß HIV-1 sich mit einer Gesamtrate von einem Prozent pro Jahr entwickelte – oder mutierte.[199] Wenn man von der Annahme ausging, daß die einprozentige Rate seit seinem Auftauchen ein bestimmendes Merkmal des Virus war, würde das bedeuten, daß die Claden einen gemeinsamen HIV-Vorfahren hatten, der nur 30 Jahre zuvor existiert hatte, möglicherweise um das Jahr 1962 herum. Nach zehn Jahren einer geradlinigen Mutation hatte sich der HIV-Stammbaum plötzlich ausgebreitet und die sechs ausgeprägten Claden-Abstammungslinien gebildet.

Myers nannte das den »Big Bang« und verwendete absichtlich den Ausdruck, mit dem Physiker den Augenblick beschreiben, als die Dichte des Universums eine kritische Masse erreichte und eine unvorstellbar gewaltige Explosion verursachte, die all die nuklearen Subpartikel und die Masse hervorbrachte, die man heute kennt. Etwas bescheidener erläuterte Myers, daß irgendwann Anfang der siebziger Jahre ein biologisches Ereignis eintrat, das zu dem plötzlichen und explosiven Auftauchen von dem führte, was für HIV-1 bis dahin ein fast gerader evolutionärer Weg gewesen war. Myers konnte nur spekulieren, wann und wo dieses Ereignis – was immer es auch sein mochte – aufgetreten war.

Die Beobachtung der GenBank-Gruppe, daß Anfang der siebziger Jahre »etwas Explosives« geschehen war, beruhte auf viraler Genetik, traf jedoch interessanterweise zufällig mit der Erkenntnis überein, die das SIDA-Projekt und Kapita, basierend auf der Epidemiologie der Krankheit in Zentralafrika, gewonnen hatten: Gegen 1975 fand in der Region eine radikale Veränderung statt.

Die Gruppe von Beatrice Hahn war ebenso wie das Team von der University of California in San Diego unter Leitung von Russell Doolittle davon überzeugt, daß das menschliche Virus ein entfernter Nachkomme in der Abstammungslinie war, die mit SIV in afrikanischen Grünen Meerkatzen begonnen hatte. Da alle sieben Spezies der afrikanischen Grünen Meerkatzen das Virus ohne Schaden in sich trugen und einige Tiere, die in der Wildnis über 1000 Meilen voneinander entfernt lebten, identische SIV-Stränge besaßen, war sich Beatrice Hahn sicher, daß das Virus seinen Ursprung in dem gemeinsamen Vorfahren aller afrikanischen Grünen Meerkatzen hatte – einer Spezies, die theoretisch vor über 10 000 Jahren die Regenwälder des Kontinents bewohnte.

Ein Schönheitsfehler war jedoch, daß die afrikanischen Grünen Meerkatzen in der Karibik SIVagm in den neunziger Jahren *nicht* in sich trugen. Die Tiere stammten alle von zwei Meerkatzen ab, die von spanischen Seeleuten im 16. Jahrhundert aus Afrika zu den Inseln gebracht worden waren. Wenn SIVagm ein uraltes Virus war, das seit Jahrhunderten die Hälfte aller Affen in der Wildnis infizierte, schien es nur logisch, daß auch 50 Prozent ihrer karibischen Nachfahren infiziert sein müßten. Desrosieres führte aus, daß man die Situation in der Karibik auch auf einen simplen Vorläufereffekt zurückführen könne: Wenn alle afrikanischen Grünen Meerkatzen in der Karibik wirklich von zwei wilden Affen abstammten, könnte der reine Zufall dazu geführt haben, daß die spanischen Seeleute ein uninfiziertes Paar afrikanischer Tiere ausgesucht hatten.

Wenn SIVagm der ultimative Vater aller SIV/HIV-Viren war, schienen die Abstammungsereignisse zwischen dem Affenvirus und HIV-1 selten und geheimnisvoll. Die einzige HIV-1-Clade, die in Myers »Big Bang«-Theorie nicht hineinpaßte, war Typ O, die westafrikanische Gruppe, zu der der ANT70-Strang gehörte, der dem SIVcpz verblüffend ähnlich war. Hahn und Myers vermuteten, daß die Typ-O-Clade lange vor dem Rest der HIV-1 erschienen war, vielleicht Jahrzehnte zuvor.

Doolittles Gruppe ging zeitlich noch weiter zurück und verglich die HIVs und SIVs mit anderen sogenannten Lentiviren. Sie zeigten, daß – wie Doolittle es formulierte – »HIV und das Visna-Virus [bei Schafen] sich ungefähr so ähnlich sind wie ein Durchschnittspilz einem *Homo sapiens*«.

Dennoch war HIV dem Schafvirus ähnlicher als HTLV-1 und HTLV-II, das Gallo, Essex und viele andere amerikanische Wissenschaftler einst für den wahrscheinlichsten Kandidaten für die Ätiologie von AIDS oder den Urahnen des AIDS-Virus gehalten hatten.[200]

Die fortschrittlichen Techniken zur Suche und Analyse von viralen Genen, versteckt in menschlichen Blut- oder Gewebeproben, die im Jahr 1990 verfügbar waren, veranlaßten einige Wissenschaftler, sich die ältesten HIV-1-antikörperpositiven Proben noch einmal vorzunehmen und neu zu analysieren, um festzustellen, ob die betroffenen Personen wirklich mit dem AIDS-Virus infiziert waren.

Wie sich herausstellte, enthielt die »Robert R.«-Probe, die 1968 in St. Louis entnommen worden war, *keine* HIV-Viren. Ebenso war es bei den Proben aus Zaire aus dem Jahr 1970, die das Pasteur-Institut getestet hatte. Diese Personen starben offensichtlich nicht an AIDS. Der »Leopoldville-Strang« von 1959 war von den amerikanischen Wissenschaftlern nicht mehr aufzufinden und konnte daher nicht bestätigt werden.

Die PCR-Daten schienen Myers Annahme, daß HIV-1 nach 1970 einem umwälzenden Ereignis ausgesetzt war, zu bestätigen – davor war es entweder harmlos oder für Menschen praktisch nicht infektiös.

Im Labor von Dr. David Ho in New York (dem Aaron Diamond AIDS Research Laboratory) wurden zur Untersuchung der Proben, die 1959 von dem Matrosen in Manchester entnommen worden waren, PCR-Techniken eingesetzt. Der Matrose hatte sich tatsächlich infiziert, und der in seinem Gewebe gefundene HIV-1-Strang – der gewissenhaft Paraffin-Histologieblöcken entnommen wurde, die 35 Jahre zuvor im Krankenhaus von Manchester hergestellt worden waren – paßte perfekt zur Typ-B-Clade. Ho kam zu dem Schluß, daß der Matrose aus Manchester mit einem Virus infiziert war, der »wie ein derzeitiger europäischer HIV-1-B-Typ-Strang aussieht«.

Das schien Myers Big-Bang-Theorie über den Haufen zu werfen. Myers hatte jedoch das Gefühl, bei dem Matrosen handele es sich um eine Abweichung: »Der überwiegende Teil der Beweise spricht immer noch für ein explosives Ereignis Mitte der siebziger Jahre«, erklärte er. Außerdem beharrte er darauf, daß das HIV-1-Virus relativ neu sei, mit Sicherheit erst wenige Jahrzehnte, keineswegs Jahrhunderte alt.

Ho und eine Reihe anderer Virologen stimmten dem nicht zu und meinten, HIV-1 sei »ein uraltes Virus«, das in geringem Umfang seit Jahrhunderten im Menschen existierte. Wenn es in den siebziger Jahren zu einem explosiven Ausbruch gekommen war, wie alle epidemiologischen Beweise anzeigten, so lag das an menschlichen Eingriffen, nicht an biologischen Veränderungen im Virus selbst.[201]

Wie könnten diese menschlichen Eingriffe ausgesehen haben?

Zum einen mußten sie gleichzeitig auf mindestens zwei Kontinenten stattgefunden haben: Afrika und Nordamerika. Obwohl der Matrose aus Manchester den Typ-B-AIDS-Strang schon 1959 in sich trug, konnte er sich auf seinen Reisen in die Vereinigten Staaten oder Kanada infiziert haben. Es gibt keinerlei Hinweise, daß er auch nach Zentralafrika gekommen war. Anfang der achtziger Jahre handelte es sich bei allen ursprünglichen europäischen AIDS-Fällen direkt oder indirekt um Kontakte in Nordamerika oder Afrika.

Wenn eine der explosiven Epidemien der anderen vorangegangen war – die in Afrika oder die in Nordamerika –, konnte es sich nur um wenige Jahre gehandelt haben, vielleicht auch nur um wenige Monate.

Im Lichte dieser Dualität suchten viele Menschen iatrogenische Erklärungen für das Auftauchen von HIV-1 oder glaubten an eine Verschwörung. Eine Theorie besagte, daß HIV-1 den *Homo sapiens* mittels Impfstoffen befiel. Ganz oben auf der Liste Verdächtiger stand eine Herstellungscharge von Lebendimpfstoffen gegen Polio, die aus den Nierenzellen von afrikanischen Grünen Meerkatzen gewonnen wurden.[202] Die Impfstoffe aus dieser Herstellungscharge kamen zwischen 1957 und 1960 in Zaire, Ruanda und Burundi weitflächig zum Einsatz. Ein anderer Polio-Impfstoff, der von Lederle 1977 verteilt wurde, stand in Verdacht, »C-Typ-Partikel« zu enthalten, die später einige Kritiker zu AIDS-Viren erklärten. 1992/1993 wurde in den Vereinigten Staaten ein wissenschaftliches Gremium gebildet, um die verfügbaren Proben früher Polio-Impfstoffe zu prüfen ebenso wie die Sicherheit und Labortechniken, die Polio-Pioniere der späten fünfziger Jahre verwendet hatten. Nach einer sorgfältigen Untersuchung kam man zu dem Schluß, daß die Polio-Impfstoffe HIV-frei waren.[203]

Es gab mehrere andere Gründe, die Hypothese von den Polio-Impfstoffen zu verwerfen. Zum einen waren HIV-1 und SIVagm auf genetischer Ebene nur entfernt verwandt; daher schien es unwahrscheinlich, daß in weniger als 20 Jahren Viren, die ursprünglich aus den Zellen von afrikanischen Grünen Meerkatzen stammten, ungefähr 60 Prozent ihrer Nukleotide mutierten und nun HIV-1 produzierten.[204]

Eine weitere Theorie, der gemäß eine Reihe verunreinigter Polioimpfstoffe 1977 von amerikanischen Homosexuellen angeblich zur Behandlung von Herpes benutzt wurde, was in Wirklichkeit die Quelle von AIDS sei, konnte schon deshalb verworfen werden, weil der Impfstoff nicht mit AIDS verseucht war und weil das Timing nicht stimmte. 1977 war eindeutig viel zu spät. Außerdem wurde der Impfstoff 1977 in weiten Teilen der Bevölkerung eingesetzt, die daraufhin kein AIDS entwikkelten – beispielsweise bei polnischen Schulkindern.

Zwei weitaus ausgefeiltere Theorien zum Impfstoffursprung der AIDS-Epidemie wiesen die Schuld der globalen Kampagne zur Ausrottung der Pocken zu. Die erste Version der Pocken-Theorie wurde von der *Times* in London 1987 unterstützt. Man behauptete, seit langem latente, uralte HIV-Infektionen würden aktiviert, wenn man sich gegen Pocken impfen ließ. Es konnte keine Verbindung zwischen HIV und der Pocken-Kampagne nachgewiesen werden, und fünf Jahre später stand die Zeitung an der Spitze einer internationalen Kampagne, welche die Rolle von HIV bei AIDS generell anzweifelte.

Die zweite Variante der Pocken-Theorie, zu deren Hauptfürsprechern eine Anti-Gentechnik-Gruppe namens Foundation for Economic Trends und eine Organisation von Vivisektionsgegnern aus Los Angeles gehörten, behauptete, daß Pockenviren, die auf Kuhzellen gezüchtet wurden, in Reagenzgläsern mit dem Leukämievirus bei Rindern (BLV) rekombinierten und HIV produzierten.[205] Genetische Sequenzanalysen der Pocken und BLV-Viren deuteten allerdings darauf hin, daß es – weder absichtlich noch durch irrtümliche Rekombination der beiden – unmöglich wäre, etwas hervorzurufen, was HIV auch nur im entferntesten ähnelte.

Trotzdem behauptete 1985 Dr. John Seale, ein pensionierter Arzt aus London, daß das AIDS-Virus mit absoluter Sicherheit das Ergebnis gentechnischer Versuche sei – ein willkürlich herbeigeführtes Ergebnis von Experimenten in biologischer Kriegsführung, die von der amerikanischen Armee in Fort Detrick in Maryland durchgeführt wurden.

»Ich bin völlig davon überzeugt, daß es von Menschenhand stammt«, erklärte Seale.

In einem Leitartikel, der von der Royal Society of Medicine veröffentlicht wurde[206], behauptete Seale, HIV sei das Ergebnis einer absichtlichen Mischung von Teilen der genetischen Sequenzen von BLV, Visna (von Schafen), zwei anderen Lentiviren, die man in Pferden und Ziegen findet, und HTLV-I.

»Für mich sieht das wie ein rekombiniertes Virus aus«, erklärte Seale, und er fügte noch hinzu: »Wir klagen die Retrovirologen als Gruppe an, dieses Virus erschaffen zu haben.«

Als Beweis für seine Behauptungen zitierte Seale die Arbeit des sowjetischen Wissenschaftlers S. Drozdov von der sowjetischen Akademie für medizinische Wissenschaften in Moskau. Drozdov und andere sowjetische Wissenschaftler wurden ihrerseits von dem pensionierten Ostberliner Wissenschaftler Jacob Segal von der Humboldt-Universität beeinflußt. Segal verfaßte einen Bericht, der in ganz Osteuropa gelesen wurde und in dem es hieß, das AIDS-Virus sei 1977 in Fort Detrick aus einer beabsichtigten Mischung von Visna-Viren und HTLV-I hergestellt worden. Obwohl Segals Bericht über ein Jahr lang Thema heimlicher Diskussionen innerhalb des sowjetischen Blocks gewesen war, wurde er öffentlich zuerst 1986 auf dem Gipfeltreffen der Blockfreien Staaten verteilt, das im September in Harare in Zimbabwe stattfand. In den nachfolgenden Monaten erregten die Berichte von Segal und Seale internationale Aufmerksamkeit, insbesondere in den Entwicklungsländern.[207]

Der 76jährige Segal behauptete, das Opfer von CIA-Schikanen zu sein. Er sagte, in seinem Besitz befänden sich Dokumente, die beweisen würden, daß amerikanischen Strafgefangenen so lange verschiedene experimentelle Kombinationen von Visna-Viren und HTLV-I injiziert worden waren, bis die perfekte tödliche Form HIV gefunden wurde – er weigere sich aber, diese Dokumente herauszugeben. All dies, sagte er, ereignete sich 1977.

Daß solch ausgefeilte Formen des Klonens 1977 noch gar nicht erfunden waren, schien Segal kaltzulassen. Die Ansicht von Segal/Seale, daß AIDS das Ergebnis eines finsteren CIA-Planes war, fand Beifall von vielen Gruppen, insbesondere in den afrikanischen Ländern, die sich als zu Unrecht Beschuldigte sahen und die den amerikanischen Wissenschaftlern die Schuld am Ursprung von AIDS gaben. Ein beliebtes sowjetisches Cartoon stellte einen amerikanischen Wissenschaftler dar, der ein Reagenzglas voller Hakenkreuze für ein Bündel Banknoten tauscht, das ihm ein General anbietet. Zu Füßen der beiden liegen Leichen.

Im Zuge einer Kampagne gegenseitiger Schuldzuweisungen streute das amerikanische Innenministerium 1987 ein detailliertes Dementi aus und behauptete, der KGB hätte die ganze Kampagne erfunden, um die Glaubwürdigkeit der amerikanischen Regierung in den Entwicklungsländern zu untergraben.[208] Jahre später, nach dem Fall der Berliner Mauer, entschuldigte sich die sowjetische Akademie der Wissenschaften formell für die Anschuldigung und gab zu, daß der KGB sie initiiert habe.

Eine andere Theorie der absichtlichen Rekombination stammte von dem Vivisektionsgegner Dr. Robert Strecker aus Los Angeles, der 1987 viele Anhänger gewann, als er behauptete, die CIA habe auf der Basis einer BLV-Verbindung das AIDS-Virus hergestellt.

»Das AIDS-Virus wurde hergestellt, indem man BLV und Visna-Viren von Tieren in den Menschen kreuzte und diese Mischung in menschlichen Gewebezellen wachsen ließ. Das ergab dann AIDS. Das ist gar nicht so schwierig«, behauptete Strecker in einer Rede anläßlich einer Wohltätigkeitsveranstaltung vor wohlhabenden Bewohnern Nord-Hollywoods.

Auf die Frage, warum so etwas Ungeheuerliches getan wurde, antwortete Strecker, die CIA »wollte es, um Krebs zu machen«.

»Warum sollten sie Krebs herstellen wollen?« wurde er gefragt.

»Fragen Sie sie, ich weiß es nicht. Ich weiß es wirklich nicht! Jeder will wissen, warum, warum, warum! Ich kann Ihnen nur sagen, wie sie es getan haben. Ich kann Ihnen nicht sagen, warum – das müssen Sie schon selbst herausfinden«, schloß Strecker.

Obwohl Seale, Segal und Strecker von der AIDS-Szene recht schnell verschwanden, wurden sie in aller Welt durch andere ersetzt, die in dem offenbar plötzlichen Auftauchen von HIV etwas schrecklich Heimtückisches, Absichtliches, ja Verschwörerisches sahen. Die Schwulenzeitschrift *The New York Native* unterstützte jahrelang die Vorstellung, AIDS sei durch die CIA verursacht worden in der Absicht, die Landwirtschaft von Kuba durch das Freisetzen des afrikanischen Schweinefiebervirus – ihrer Ansicht nach die wahre Ursache von AIDS, nicht HIV – zu vernichten. Jahre später ließ dieselbe Zeitschrift die afrikanische Schweinefiebertheorie fallen und behauptete statt dessen, bei AIDS und dem chronischen Müdigkeitssyndrom handle es sich um dieselbe Krankheit, beide verursacht von HHV-6, einem herpesähnlichen Virus. Ein Veteran des Vietnamkrieges, der in St. Cloud in Minnesota lebte, widmete Jahre seine Lebens der Aufgabe, Briefe und Faltblätter zu versenden, in der Dioxine als die Ursache von AIDS bezeichnet wurden: Wieder war eine Verschwörung im Gange, in deren Verlauf eine massive Vertuschung des weltweiten Einsatzes von Agent Orange und der Vergiftung des Planeten durch die petrochemische Industrie angeblich die weißen Blutkörperchen der Menschheit zerstörten. 1986 behauptete die nordkoreanische Regierung, daß AIDS – natürlich durch die CIA – in südkoreanischen Laboratorien erschaffen worden war, mit dem Ziel, das nordkoreanische Volk auszulöschen. Die Tatsache, daß 1986 so gut wie kein Koreaner AIDS hatte, wurde ignoriert.

Die britischen Astronomen Sir Fred Hoyle und Chandra Wickramasinghe verkündeten 1986, daß das AIDS-Virus aus dem Weltraum stamme.

Der Virologe Peter Duesberg von der University of California in Berkeley ließ die Frage nach dem Ursprung von HIV völlig beiseite und erklärte, es sei egal, woher HIV komme. Das Virus habe nichts mit AIDS zu tun, sagte er. Duesberg behauptete, daß AIDS keine Infektionskrankheit sei und auch nicht mit einem Virus in Verbindung stehe: Die Krankheit, die man im allgemeinen AIDS nannte, habe es seit dem Anfang aller Zeiten gegeben, erscheine jedoch in den achtziger Jahren »epidemisch«, weil die Menschen sich Drogen spritzten, Nitrite schnupften, Amphetamine einnahmen, Parasitenkrankheiten bekamen, die die Wissenschaftler »AIDS« nannten, und weil die Menschen, wie er es formulierte, einen »selbstzerstörerischen, schwulen Lebenswandel« führten.[209]

»Es würde mir nichts ausmachen, damit infiziert zu werden, solange es sich um ein reines Virus handelt, ohne den anderen Schrott, denn ich bin der festen Überzeugung, daß es nicht die Ursache von AIDS ist«, erklärte Duesberg.

Während Duesbergs Theorien Punkt für Punkt von Wissenschaftlern in aller Welt auseinandergenommen wurden, war die Anziehungskraft, die hinter seinen Ideen stand, auf die Öffentlichkeit sehr groß, zum Teil deswegen, weil darin angedeutet wurde, daß solche Dinge wie ständiger Kondomgebrauch nicht nötig wären. Und weil die Schuld, an einer tödlichen Krankheit zu leiden, ganz einfach dem Opfer zugeschoben werden konnte – dem Menschen, der einen »schlechten Lebenswandel« führte und somit seine Krankheit verursachte.[210]

Obwohl die Beweise für HIV als Ursache von AIDS, für die Bona-fide-Existenz einer Pandemie von infektiöser Immunschwäche, die evolutionäre Verbindung von HIV zu einer Familie von Affenviren und für den kürzlichen weltweiten Ausbruch in großem Umfang überwältigend waren, führte die kollektive Verleugnung zusammen mit historisch bedingten Gruppenverfolgungen weiter dazu, daß dunkle Verschwörertheorien unterstützt wurden. Das auffallendste Beispiel hierfür lieferten die Forscher Stephen Thomas und Sandra Crouse Quinn von der University of Maryland. Zwischen 1988 und 1990 führten sie eine öffentliche Meinungsumfrage unter der schwarzen Arbeiterschaft und dem Mittelstand in Vororten von Washington, Atlanta, Charlotte (North Carolina), Kansas City (Missouri), Tuscaloosa (Alabama) und in Maryland durch. Unter 999 befragten Angehörigen von Kirchengemeinden kreuzten 65 Prozent bei dem Satz »Ich glaube, daß AIDS eine Form des Völkermords an der schwarzen Rasse ist« entweder »Ja« bzw. »Weiß nicht« an. Annähernd 40 Prozent von schwarzen College-Schülern aus Washington stimmten dem Satz zu: »Ich glaube, es ist etwas Wahres an den Meldungen, daß das AIDS-Virus in Laboratorien zur Entwicklung von biologischen Waffen hergestellt wurde.«[211]

Man griff nach Strohhalmen, um eine spektakulär tragische und explosive Krankheit zu erklären, die eigentlich gar nicht hätte auftreten sollen und die nur ein Jahrzehnt zuvor von Politikern und Ärzten stolz für »historisch« erklärt worden war. Die Menschheit konnte die sich schnell ausbreitenden neuen Mikroben nicht objektiv betrachten und ihren Ursprung erkennen. Wie Marburg, Ebola, Lassa, Machupo, die Grippe von 1918/1919 und eine Vielzahl anderer Viren, die in diesem Buch beschrieben werden, schienen HIV und SIV plötzlich aus dem Nichts aufzutauchen – vom Himmel gefallen, wie Hoyle es formulierte, obwohl sie in Wirklichkeit in verschiedenen Formen in der Natur seit Jahrzehnten oder Jahrhunderten existierten.

»Affenviren haben sich in Affen parallel zu menschlichen Viren entwickelt«, sagte Joe McCormick 1987 bei einer Diskussion über den Ursprung von AIDS. »Das Virus gab es seit langer Zeit im Menschen. Ich glaube, seit ziemlich langer Zeit in Afrika. Ich bin überzeugt, daß eine ganze Familie dieser Viren ... sich gemeinsam entwickelt hat.«

Viren hatten sich allgemein als erstaunlich anpassungsfähige Mikroben gezeigt – fähig, sowohl ihre »Nutzlast« als auch ihre »Liefersysteme« (wie Bernard Fields sie nannte) zu ändern, um Veränderungen in der sie umgebenden Tierwelt auszunutzen. Wenn eine potentielle Wirtsspezies sich signifikanten ökologischen Veränderungen unterzog, wirkte sich der Druck des Auswahlprozesses auf die Viren aus. Jene Spezies, die dem *Homo sapiens* auf dem Evolutionsstammbaum am nächsten standen, nämlich Schimpansen und Gorillas, schienen unter dem Zahn der Zeit am meisten gelitten zu haben – ihre Population hatte sich über die Jahrtausende stark verringert. Ökologisch eingeschränkt durch ihre Ernährungsweise, mußten Schimpansen und Gorillas in Nischen leben, die in oder nahe bei tropischen Regenwäldern oder Übergangsgebieten vom Wald zur Savanne lagen. Als die Wälder verschwanden, schrumpfte die Größe ihrer Nischen. Auch die Affen mußten unter der Zerstörung ihres Lebensraumes durch die Hand des *Homo sapiens* leiden; viele Spezies hatten seit der Ankunft der europäischen und arabischen Sklavenhändler über die Hälfte ihres ursprünglichen Territoriums verloren.

Zwei Schlüsselmerkmale von Affenpopulationen, die sich trotz der Verkleinerung ihres Habitats gut entwickelten, waren ihre Fähigkeit, sich an den Druck durch den *Homo sapiens* anzupassen, sowie ihr Gruppenverhalten über alle Spezies hinweg. Die zähen afrikanischen Grünen Meerkatzen waren sehr geschickt darin, Lebensmittelvorräte der Menschen zu plündern und kühn deren Häuser auszurauben.

In der Wildnis lebten viele Affen, gelegentlich auch Schimpansen, die in gemischten Gruppen umherzogen. Das funktionierte gut, solange die verschiedenen Spezies innerhalb dieser gemischten Gruppen eine unterschiedliche, nichtkonkurrierende Ernährungsweise hatten. Der Vorteil war klar: Ein größeres Rudel bot größeren Schutz vor Raubtieren und konnte eine begrenzte Ökologie effizienter ausnutzen.[212]

Aus der Sicht der Mikroben öffnete die Verkleinerung des Lebensraums der Primaten sowie das Umherziehen in gemischten Gruppen die Möglichkeit einer Kreuzübertragung von einer Spezies zur anderen unter drei oder mehr Affen/Schimpansen-Spezies. In einer solchen Umgebung hatten verschiedene SIV-Stränge reichlich Gelegenheit, von immunen Wirten auf anfällige Affen überzuspringen. Eine immune Spezies, die in der Nähe des *Homo sapiens* lebte, wie die afrikanischen Grünen Meerkatzen, hatte vermutlich als SIV/HIV-Träger gedient, der die Viren zwischen gemischten Affengruppen und dem Menschen hin- und hertragen konnte.

Das war natürlich reine Spekulation. Niemand konnte mit Sicherheit behaupten, wie sich die Immunschwächeviren zoonotisch unter den Affen im alten Afrika bewegten.

Der Lentivirenexperte Dr. Matthew Gonda vom National Cancer Institute war der Ansicht, daß die Biologie keine substantielle Rolle in der plötzlichen Explosion von HIV gespielt hatte, das, wie er sagte, »seit Tausenden von Jahren existierte«. Vielmehr »liegt der Schlüssel in der Demographie Afrikas«.

In diese Kerbe schlug auch Dr. Anthony Pinching von der St. Mary's Hospital Medical School in London. Er behauptete, daß »HIV in der menschlichen Population in entlegenen ländlichen Gebieten seit geraumer Zeit präsent gewesen sein, ja sogar Krankheiten verursacht haben kann – und dennoch ist es unentdeckt geblieben. Es kann in der Folge einer Wanderbewegung dieser Menschen an andere übertragen worden sein, insbesondere in den Städten Afrikas. Die darauffolgende Verbreitung reflektiert die existierenden Formen sexuellen Kontakts in diesen Städten...« Die neue Saat wurde so auf dem bereits existierenden Boden menschlichen Verhaltens ausgestreut.

»Wenn die Länder Afrikas Zugang zu den Ressourcen gehabt hätten, die den USA Mitte der siebziger Jahre zur Verfügung standen, hätten wir AIDS [damals] als sexuell übertragbare Krankheit erkannt«, erklärte Pinching.[213]

Abraham Karpas von der Cambridge University hatte das Gefühl, daß menschliche Verhaltensweisen der Schlüssel seien, dennoch gab er in erster Linie dem weitverbreiteten Einsatz nichtsteriler Spritzen in Afrika die Schuld, der »zusammen mit den Antibiotika aufkam. Da es die ersten Antibiotikagenerationen nur als injizierbares Medikament gab, wurden Nadel und Spritze untrennbar mit ihrer therapeutischen Wirkung verbunden. Selbst heute noch stellen Injektionen die bevorzugte Behandlungsmethode in Afrika und anderen Ländern dar.«[214]

Im nachhinein betrachtet waren die gesellschaftlichen Bedingungen zwischen 1975 und 1980 reif für das Auftauchen und die Ausbreitung eines Virus, selbst eines extrem seltenen. Man nehme nur das Beispiel von HTLV-I und HTLV-II. Die Viren wurden ungefähr zur selben Zeit entdeckt, als man zum erstenmal die AIDS-Epidemie bemerkte, und beide wurden für extrem seltene Mikroben beim Menschen gehalten, die fast ausschließlich in entlegenen Winkeln der *Homo-sapiens*-Population zu finden waren. Studien aus dem Jahr 1980 zeigten, daß weniger als ein Prozent der Bevölkerung von Europa, Japan und Nordamerika mit HTLV-I infiziert war. Doch die Infektion Hämophiler schritt in den Vereinigten Staaten rasch voran: 1981 trug einer von neun Hämophilen in Georgia HTLV-I in sich und einer aus sechs Hämophilen aus New York.[215] HTLV-I zeigte sich in bestimmten Gegenden von Japan, im Karibikbecken, in Melanesien und Afrika endemisch, und Immigranten aus diesen Gegenden trugen das Virus in neue Regionen. 1993 hatten sich fünf Prozent der Erwachsenen im New Yorker Stadtteil Brooklyn mit HTLV-I infiziert – ein Jahrzehnt zuvor waren es noch 0,01 Prozent.[216]

Wie HIV wurde auch HTLV-I mit homosexueller Übertragung in Verbindung gebracht. In Trinidad war das Infektionsrisiko für schwule Männer beispielsweise siebenmal höher als für heterosexuelle Männer, und bis zu 15 Prozent der Schwulen aus Trinidad testeten 1986 HTLV-I-positiv.[217]

Ganz ähnlich war es bei HTLV-II, das man zuerst unter Indianern (in den Vereinigten Staaten, Panama und Kolumbien) entdeckte und außerhalb dieser Bevölkerungsgruppe für äußerst selten hielt. Doch 1989 entdeckte eine Gruppe der University of California in Los Angeles unter Leitung von Irvin Chen das HTLV-II-Virus in 21 von 121 Junkies aus New Orleans in Louisiana.[218] Studien unter Süchtigen in Miami (Florida) und Newark (New Jersey), die sich Drogen spritzten, wiesen ähnliche HTLV-II-Infektionsraten auf und zeigten, daß die Stränge, die in den drei Städten gefunden wurden, genetisch weniger als sechs Prozent variierten, was darauf hindeutete, daß sie in den Junkies an den drei so weit entfernten Orten erst vor kurzem aufgetaucht waren.[219]

Ursprung und Verbreitung der HTLV-Viren waren nicht besonders umstritten und hätten bei der Arbeit mit HIV als nützliche Vorlage dienen können. Die HTLV-Viren waren uralt – wahrscheinlich älter als HIV –, dennoch schienen sie sich außerhalb einiger isolierter Bevölkerungsgruppen erst Ende der siebziger oder Anfang der achtziger Jahre radikal ausgebreitet zu haben. Analysen historischer Blutproben zeigten, daß diese rasche Ausbreitung kein Artefakt der Entdeckung war. Die Faktoren für das Übergreifen der Viren aus diesen isolierten Gruppen auf größere Bevölkerungsschichten waren offensichtlich: der Gebrauch und das Teilen von Fixerbesteck, häufig wechselnde Sexualpartner (sowohl homosexuelle als auch heterosexuelle), Blutprodukte und Transfusionen.

Wahrscheinlich läßt sich unmöglich genau feststellen, welcher Faktor (bzw. welche Faktoren) auf dem Weg von HIV-1 die größte Rolle spielte – von einem obskuren Virus, das 1976 beispielsweise weniger als ein Prozent der ländlichen Bevölkerung von Yambuku und N'zara und zur selben Zeit ungefähr 0,1 Prozent isolierter Personen in Europa und Nordamerika infizierte, bis hin zu der explosionsartigen globalen Pandemie, die 24 Monate später drohte bis zum Jahr 2000 an die 20 Millionen Erwachsene und über eine Million Kinder zu töten. Joe McCormicks Hinweis, »sich die Menschen anzusehen«, erwies sich als hilfreich.

»Wir Menschen haben uns das selbst angetan«, äußerte McCormick. »Das ist keineswegs moralistisch, sondern eine Tatsache.«

In Afrika spielten ohne Zweifel viele Faktoren eine Rolle dabei, das ansonsten seltene Vorkommen von HIV zu vervielfachen. Die epidemiologischen Aufzeichnungen sprechen für ein gehäuftes Auftreten irgendwo am Ostufer des Viktoriasees und der Region im Nordwesten Zaires. Entscheidende Daten, die helfen könnten, das AIDS-Rätsel dieser Region zu lösen, wurden niemals gesammelt, zweifelsohne aus politischen und logistischen Gründen: In der Gleichung fehlen repräsentative Blutproben von Veteranen des Krieges zwischen Tansania und Uganda, von weiblichen Opfern von Vergewaltigungen während dieses Krieges und von der ersten Welle von weiblichen Prostituierten, die aus dem kriegszerrütteten Gebiet auf der Suche nach einem Lebensunterhalt in nahe gelegene Städte zogen.

Trotzdem ist man versucht, wie viele Ärzte aus dem Bukoba- und Rakai-Distrikt den Schluß zu ziehen, daß der Krieg beim Auftauchen von HIV-1 in Zentralafrika eine entscheidende Rolle spielte.[220]

Die wichtigen Lastwagenrouten für den Frachtverkehr zwischen den Hafenstädten im Osten wie Daressalam und Mombasa ins Landesinnere nach Ruanda, Burundi, Uganda und Ostzaire führten alle durch das ehemalige Kriegsgebiet. 1990 wurde die Verbindung zwischen diesen Lastwagenrouten und der Ausbreitung von HIV mittels Bordellen und *femmes libres* entlang den Straßen ausführlich dokumentiert. Schließlich sprachen das außergewöhnlich hohe Vorkommen von HIV-1-Infektionen in dem Gebiet ebenso wie das Vorkommen der besonders tödlichen D-Clade des Virus für eine besonders lebhafte Epidemie.

Die nach dem Krieg erfolgte Ausbreitung der Prostituierten und Lastwagenfahrer aus der Region führte zur zweiten Ausbreitungswelle der HIV-1-Epidemie in Zentralafrika.

Das Auftauchen von HIV-1 in Nordamerika wurde fast sicher von den überlappenden Bevölkerungsgruppen der Junkies und der Schwulen vorangetrieben, aber auch hier fehlten die entscheidenden Daten. Es war nicht möglich, in die Zeit vor 1975 in New York, San Francisco, Miami, Newark und Los Angeles zurückzugehen und zu bestimmen, in welcher Gruppe sich zuerst signifikante HIV-1-Infektionsquoten zeigten.

Bemerkenswert war jedoch die Tatsache, daß Schwule in den siebziger Jahren die medizinischen Systeme in Amerika und Europa sehr aktiv nutzten aufgrund der hohen Quoten an sexuell übertragbaren Krankheiten und des vergleichsweise hohen Einkommens, das ihnen in vollem Umfang Zugang zur medizinischen Versorgung erlaubte. Mehrere überregionale und lokale Untersuchungen wurden in den siebziger Jahren unter den Schwulen in den USA durchgeführt. Viele von Amerikas herausragenden Ärzten und Pflegern waren selbst schwul. Dennoch wurde die HIV-Epidemie in dieser Bevölkerungsgruppe erst 1981 entdeckt.

Im Gegensatz dazu stand die Bevölkerungsgruppe der Junkies im allgemeinen außerhalb des medizinischen Systems, selbst in Ländern mit einem staatlichen Gesundheitswesen. Süchtige, die sich Drogen spritzten, frequentierten in erster Linie die Notaufnahmen und sogenannte Straßenkliniken. Wie schon zuvor bemerkt, hielt die Ärzteschaft Junkies für schwierige, sogar verachtenswerte Patienten, und nur wenige Ärzte beschäftigten sich in den siebziger Jahren intensiv mit der gesundheitlichen Entwicklung dieser Gruppe. Es war zweifelsohne ein leichtes für isolierte frühe AIDS-Fälle unter den Junkies, unbemerkt zu bleiben.

Der Mangel an »fossilen Viren«, wie Gerald Myers sie nannte, insbesondere in Westeuropa und Nordamerika, war allzu gravierend, als daß das Rätsel des Matrosen aus Manchester von 1959 gelöst werden konnte. Handelte es sich bei ihm, wie Myers vermutete, um eine Abweichung? Oder lagen in den fünfziger Jahren die europäischen Winkel mit niedriger HIV-Endemie in Häfen entlang seiner Routen?

Wenn das HIV in den siebziger Jahren aus Afrika gekommen war, mußten die Wissenschaftler erklären, warum nur die Typ-B-Clade des Virus nach fünfzehn Jahren Epidemie in Europa und Nordamerika zu entdecken war. Und warum HIV-2 noch auf keinem der beiden Kontinente zu finden war.

Es fehlten auch Daten hinsichtlich der erstaunlichen Übereinstimmung von HIV-2-Vorkommen und Gebieten früherer portugiesischer

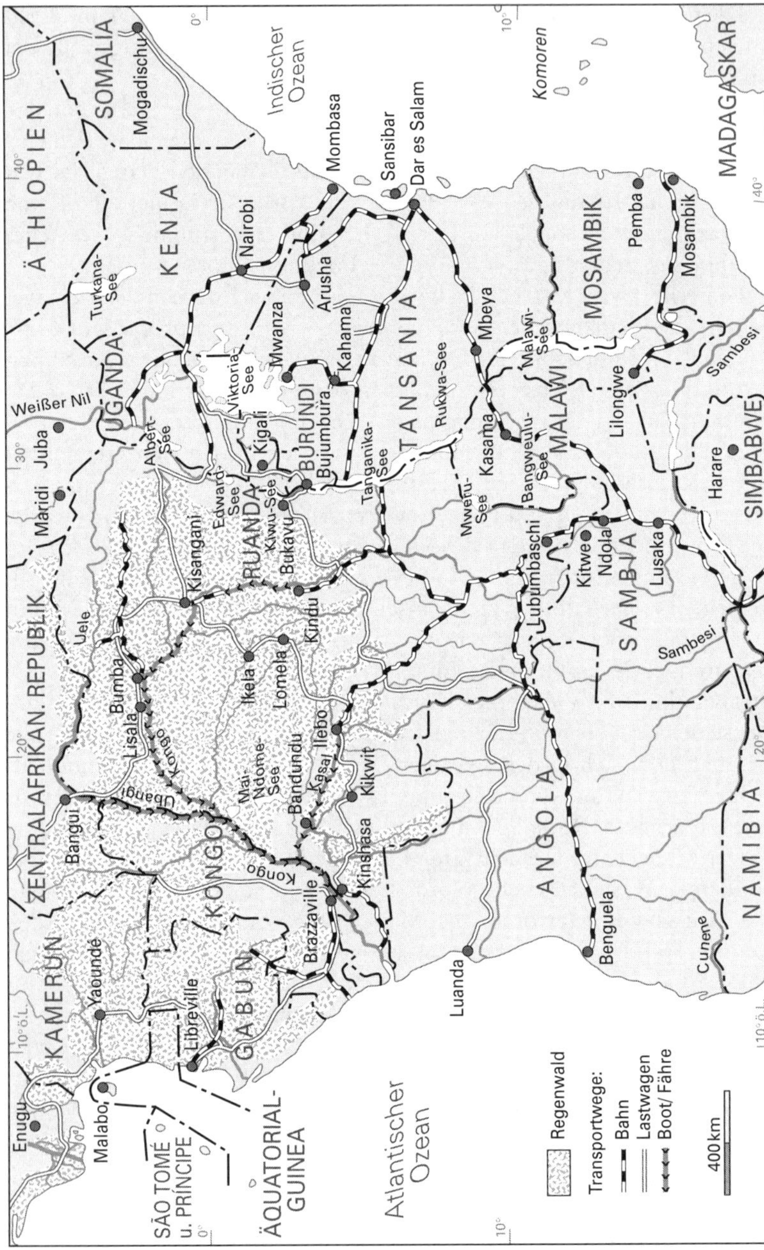

Afrika südlich der Sahara

Kolonialisierung (Angola, Mosambik, Guinea-Bissau, Sao Tomé und Principe). In Ostafrika fand man HIV-2 ausschließlich in Mosambik, und ehemalige westafrikanische Kolonien hatten das höchste HIV-2-Vorkommen. Es wäre hilfreich gewesen, wenn jemand portugiesische und afrikanische Veteranen der Kolonialkriege zwischen 1965 und 1975 systematisch getestet hätte, um herauszufinden, ob sich diese Soldaten mit dem Virus infiziert und es verbreitet hatten.

Damit ein obskures, über das Blut übertragenes Virus seinen Weg in große Segmente der Weltbevölkerung finden konnte, mußte eine entscheidende Vervielfältigung stattgefunden haben. Etwas Neues und Umwerfendes mußte geschehen sein, das die uralte homöostatische Beziehung zwischen Mensch und Mikrobe grundlegend verändert hatte. Idealerweise boten sich der mikrobiellen Population bei einer solchen Vervielfältigung mehrere günstige Gelegenheiten, in denen sie sich schnell außerhalb ihrer herkömmlichen Nische verbreiten konnte.

Zwischen 1970 und 1975 bot die Welt HIV eine erschreckende Liste von Ausdehnungsmöglichkeiten: Die Zahl der häufig wechselnden Sexualpartner erhöhte sich drastisch unter den Schwulen in Nordamerika und Europa und unter den Heterosexuellen in afrikanischen Städten; Spritzen wurden zu medizinischen Zwecken in großem Umfang auf dem afrikanischen Kontinent eingeführt und dann so spärlich nachgeliefert, daß die ständige Wiederverwendung an Hunderten, gar Tausenden von Menschen notwendig wurde; der Heroinkonsum schoß in den Industrienationen zusammen mit dem von Amphetaminen und Kokain in die Höhe; Wellen verschiedener sexuell übertragbarer Krankheiten überschwemmten diese Länder, verringerten den Widerstand des einzelnen gegen Krankheiten und schufen genitale und anale Pforten für den Eintritt des Virus; der globale Blutmarkt explodierte zu einem Multimillionen-Dollar-Industriezweig; die Primatenforschung wurde ausgedehnt, und Regierungen in aller Welt wandten dem Problem den Rücken zu in der Überzeugung, daß die Zeit von Seuchen und Pestilenz vorüber seien.

Obwohl HIV-1 im Mittelpunkt der Aufmerksamkeit einiger der bedeutendsten Wissenschaftler in der zeitgenössischen Biomedizin auf mindestens vier Kontinenten stand, konnte 1994 keiner eine Zeit, einen Ort oder ein Schlüsselereignis nennen, das für das Auftauchen von HIV-1 verantwortlich war.

Die menschlichen Faktoren, die für die Ausdehnung verantwortlich waren und für die rasche Ausbreitung einer isolierten Infektion bis zu mehreren Ausbrüchen und später zu einer Epidemie sorgten, verstand man sehr wohl. Die Weltgesundheitsorganisation war in der Lage, diese

Faktoren wiederholt in Broschüren nachzuzeichnen, und die Generalvollversammlung der UN verabschiedete Resolutionen, in denen die Faktoren für das gesellschaftliche Auftauchen von HIV aufgeführt wurden.

Dennoch fand das Virus ständig anfällige Vertreter der Spezies *Homo sapiens* in aller Welt, denn die menschlichen Faktoren, die für die Ausbreitung des Virus verantwortlich waren, widersetzten sich einer Veränderung. Die Regierungen der Länder, in denen AIDS noch keinen Zugang gefunden hatte, leugneten selbstgefällig die Verbindung solcher Verhaltensweisen mit der unvermeidbaren Ankunft des Virus. In einem Land nach dem anderen fand AIDS bei seiner Ankunft ideale Bedingungen für eine rasche Ausbreitung vor, und die Politiker waren nicht bereit, unpopuläre Schritte zu unternehmen, um die Bedrohung anzuerkennen und somit möglicherweise den Kurs der Epidemie zu ändern.

Jonathan Mann verstand, wie die Menschheit der Mikrobe half und ihr Vorschub leistete – es war seine wichtigste Lektion, und er erlernte sie ironischerweise an einem der gemütlichsten, sichersten und keimfreiesten Orte dieses Planeten.

12
Weibliche Hygiene – weitestgehend aus der Sicht der Männer

DAS TOXISCHER-SCHOCKSYNDROM

Im allgemeinen ist die adaptive Beziehung zwischen Mikroorganismus und Wirt nur für den präzisen Umstand wirksam, unter dem sich die Adaption entwickelte – ein Umstand, der die physiologische Normalität für den betroffenen Wirt darstellt. Jede Abweichung vom normalen Zustand kann das Gleichgewicht stören und zu Krankheit führen.

René Dubos, 1961

Ich habe eine Verpflichtung gegenüber den Frauen, vorsichtig zu sein, zuallererst Kochs Postulat zu beweisen und dann – und erst dann – den Frauen von Amerika zu sagen, was sie tun sollten.

Dr. Michael Osterholm, 1981

Im Sommer 1982 saß Dr. Michael Lange wütend auf dem Podium der GRID-Konferenz in New York und beklagte die mangelnde Beachtung und die nur spärlich fließenden Forschungsgelder der amerikanischen Regierung. Trotz 177 gemeldeten GRID-(AIDS)-Toten erhielt das Geheimnis seiner Meinung nach so gut wie keine Aufmerksamkeit. Dagegen hatte das Toxic Shock Syndrome (das Toxischer-Schocksyndrom), das, wie er sagte, nur 85 Frauen in vier Jahren das Leben gekostet hatte, Schlagzeilen gemacht, nationale Aufmerksamkeit erlangt und reichlich Bundeszuschüsse bekommen.

Dieser Vergleich war kaum geeignet, die weiblichen Gesundheitsvertreter als Fürsprecherinnen für die GRID-Sache zu gewinnen. Obwohl es sicherlich zutraf, daß die Sterblichkeitsquote relativ gering war, umgaben Kontroversen jeden Aspekt der hitzigen Untersuchung zur Ursache des Toxic Shock Syndrome, der Pathogenese der Krankheit und der Ergreifung von möglichen Maßnahmen, um weitere Fälle zu vermeiden. Annähernd zwei Jahre lang befanden sich die amerikanischen Frauen im Griff einer nationalen Angst, die durch die Verwirrung auf den höchsten Ebenen des öffentlichen Gesundheitswesens entzündet wurde.

Während die Ursache von AIDS innerhalb von zweieinhalb Jahren nach Entdeckung der neuen Krankheit geklärt wurde, führte das Auftauchen des Toxic Shock Syndrome (TSS) in den USA zu einer nationalen Debatte über seine Ätiologie und Pathogenese, die über ein Jahrzehnt andauerte. Erste Schritte, die Gesundheitsbeamte einleiteten, um die Ausbreitung von TSS zu begrenzen, wurden unter Beschuß genommen und als »hirnverbrannt« und verdreht attackiert.

Soviel war sicher: Die weiblichen Vertreter des *Homo sapiens* hatten monatliche reproduktive Zyklen, in denen sich ein nährstoffreiches Endometrium im Uterus aufbaute, das bereit war, befruchtete Eier zu empfangen. Sobald das Ei implantiert war, diente das Endometrium als blutreiche Plazenta, die den wachsenden Fötus nährte. Erfolgte keine Implantierung eines Eies, wurde das neue Endometrium aus dem Uterus ausgestoßen und verließ den Körper der Frau durch die Vagina. Der blutige Ausstoß dauerte normalerweise zwischen zwei bis sechs Tagen, und so lange bluteten auch die Frauen.

So war es schon seit den ersten Tagen des *Homo sapiens* gewesen. Und seit Beginn der menschlichen Zivilisation hatten Frauen – und Männer – Wege gesucht, das blutige Problem der Menstruation zu lösen. Einige uralte Kulturen lösten diese Frage gesellschaftlicher Peinlichkeit und unansehnlichen Blutens, indem sie alle menstruierenden Frauen aus der Öffentlichkeit verbannten. Versteckt in einer speziellen Hütte oder in ihrem eigenen Haus, verbrachten die Frauen ihre Periode weitab von den Männern. Eine solche Lösung war für die meisten Kulturen jedoch ökonomisch untragbar, da die Frauenarbeit, wenn auch selten als gleichwertig mit der Arbeit von Männern erachtet, dennoch zu wichtig war, um einfach drei oder vier Tage pro Monat ausfallen zu können.

Daher ersannen die Frauen kluge Lösungen für das Blutungsproblem: Vor über 40 Jahrhunderten benutzten die Frauen in Sumer medizinische Tamponvorrichtungen aus Baumwollfusseln, in den ersten ägyptischen Dynastien stellten Frauen windelähnliche Papyruswickel her, die Römerinnen führten sich wollene Ballen in ihre Vagina ein, und japanische Frauen rollten im Mittelalter Papierröhren in ihre Vagina. Die amerikanischen Frauen des 19. Jahrhunderts benutzten Stoffreste, windelähnliche Vorrichtungen aus Tuch und selbstgerollte Baumwollstücke.[1]

Keine dieser einfallsreichen Methoden war eine ideale Lösung für das Blutungsproblem, und als die Frauen im 20. Jahrhundert begannen, in die Arbeitswelt der Industrie und in die Büros zu strömen, rückte die häufig peinliche weibliche Hygienefrage an die vorderste Front. 1936 erfand ein Arzt aus Denver namens Earle Haas eine »Röhre-in-einer-Röhre« aus Pappe und mit komprimierter Baumwolle, die einen heraushängenden Faden umgab. Das Ganze war so zusammengestellt, daß die äußere Röhre in die Vagina eingeführt werden konnte und die innere Röhre als Kolben agierte, der den komprimierten Baumwollpfropfen hochschob. Durch den heraushängenden Faden konnte der Baumwollpfropfen leicht entfernt werden.

Alles in allem war es ein schlauer Einfall, der sofort auf Interesse stieß, trotz des weitverbreiteten Aufschreis über die Unmoral einer solchen Gerätschaft. Es hieß, das Einführen des Tampons würde die weiblichen Erregungsnerven stimulieren und zu zügelloser Masturbation führen. Man behauptete auch, Tampons würden das Hymen zerreißen und somit den Beweis der Jungfräulichkeit bei Mädchen zerstören.

Aber Haas hatte keinerlei Probleme, sein Patent an die Firma Tampax in Palmer, Massachusetts, zu verkaufen, die sofort mit der Herstellung begann. Es war eine Sensation: Innerhalb einer Generation benutzten die meisten menstruierenden Frauen in Nordamerika Tampons, und 90 Prozent aller Tampon-Benutzerinnen verließen sich auf eine einzige Marke – auf Tampax. Eine Reihe kleinerer Hersteller kämpfte in den Vereinigten Staaten, Kanada und in Europa nach dem Zweiten Weltkrieg um Marktanteile. 1960 wurden Tampons überall dort benutzt, wo die Frauen sich den Erwerb leisten konnten.

Mehrere hundert Millionen Frauen verwendeten in ihrem reproduktiven Leben Milliarden von Tampons. Und obwohl die Geschichte zeigte, daß die anderen Ansätze gegenüber dem Blutungsproblem stets auch mit einem erhöhten Risiko an Infektionskrankheiten in Verbindung gebracht wurden, gab es für den Verkauf von kommerziellen Tampons nicht mehr Bestimmungen als für den Verkauf von Handwerkerbedarf oder Seife. In den Vereinigten Staaten überprüften weder Bundes- noch Länderbehörden die Tamponherstellung, und die Produkte wurden zu keiner Zeit Sicherheitstests unterzogen.

Anfang der siebziger Jahre sah sich Tampax ernsthaften Wettbewerbern gegenüber. Vier multinationale Konzerne brachten Tamponprodukte auf den Markt mit dem Ziel, ihren Anteil am gewaltigen Markt der jungen Frauen zu gewinnen, die während des Baby-Booms nach dem Zweiten Weltkrieg in Amerika geboren worden waren.

Der Wettbewerb wurde zu einer wilden Schlacht, als die National Association of Broadcasters den langen Bann auf die Werbung von Tampons in Radio und Fernsehen aufhob und bald darauf auch die Zeitschriften folgten und eindeutige Anzeigen für Menstruationsprodukte akzeptierten. 1975 gaben alle fünf US-Tampon-Hersteller jedes Jahr Millionen von Dollar für die Werbung aus. Die Schlüsselbotschaften an die Frauen konzentrierten sich auf zwei Dinge: Tragekomfort und Sicherheit. Die Firmen fanden nur wenig Möglichkeiten, den Tragekomfort der alten Papptampons zu verbessern, obwohl einige Plastikapplikatoren als Alternative anboten.

Sicherheit war der Schwachpunkt von Tampax, denn gleichgültig wie sorgfältig eine Frau auch sein mochte, es gab stets demütigende Vorfälle, wenn der alte Tampon seine Aufgabe nicht erfüllte. Die Firma Playtex ging dieses Problem an, indem sie parfümierte Tampons herstellte und sie mit dem Werbeslogan anpries: »Wenn Sie ein Tampon tragen, machen Sie sich normalerweise keine Gedanken über den Geruch. Vielleicht sollten Sie das aber?« Das implizierte, daß winzige, unsichtbare, undichte Stellen durch die scharfen olfaktorischen Sinne von Kollegen, Freunden und Partnern immer noch wahrgenommen werden konnten.

Diese neuen Produkte wurden auf dem Markt zugelassen, ohne irgendeinen Sicherheitsnachweis erbringen zu müssen – weder für die Plastikeinführgeräte noch für die Duftstoffe. Als Folge einer Kampagne von Planned Parenthood warnte Playtex mit Aufklebern auf den Schachteln ihrer parfümierten Tampons, daß die Chemikalien bei einigen Frauen zu Reizungen oder Beschwerden führen könnten.[2] In der Zwischenzeit eskalierte der Wettbewerb in der Tampon-Industrie.

Neue Mitstreiter in diesem Marktsegment ließen ihre Marketing-Analytiker herausfinden, wie man die Schwächen in dem langen Monopol von Tampax besser ausbeuten konnte, und die einhellige Antwort lautete »Absorption«. Dank der feministischen Herausforderung an männliche Domänen belegten amerikanische Frauen jetzt Tätigkeitsfelder, die nie zuvor oder nur äußerst selten für ihr Geschlecht offen waren. Keine Frau, die als leitende Polizeibeamtin, bei der Feuerwehr, als Managerin in einer Bank oder als Nachrichtensprecherin im Fernsehen eine der ersten ihres Geschlechts war, konnte sich die Peinlichkeit des Blutungsproblems erlauben.

Der erste Durchbruch bei der Absorption kam 1974 aus den Laboratorien von Procter & Gamble, wo Ingenieure ein Produkt erfanden, das nicht auf Baumwolle und Pappe basierte, sondern auf Polyesterfasern und Plastik. Dutzende Arten natürlicher Stabilisationsfasern waren zuvor in die Baumwolle gemischt worden, um die Absorption zu erhöhen und die Form des Tampons in der Vagina beizubehalten. In den fünfziger Jahren wurde angeblich Asbest eingesetzt.[3]

Procter & Gambles Einsatz von synthetischen Fasern veränderte jedoch das gesamte Bild, denn es bot den Technikern fast unbegrenzte Variationsmöglichkeiten bei der Form und der relativen Absorptionsfähigkeit von Tampons. Sie konnten quasi kleine Schwämme herstellen, die von Polyester mit niedriger Dichte bis zu superabsorbierenden Synthetikfasern mit sehr hoher Dichte reichten.

Wie schon bei der Einführung von Parfüm und Plastikapplikatoren in die vaginale Ökologie durch die Firma Playtex stellte keine Behörde oder medizinische Organisation die Einführung petrochemischer Abfallprodukte in die nährstoffreiche Umgebung in Frage. Wieder waren keine Sicherheitstests erforderlich. Statt dessen brachten alle fünf Wettbewerber rasch ähnliche synthetische Produkte auf den Markt. Die gesamte Industrie erklärte den Inhalt von Tampons zum Firmengeheimnis.

Zu den synthetischen Materialien, die in kommerziellen superabsorbierenden Tampons zwischen 1979 und 1981 zum Einsatz kamen, gehörten Polyurethan, Polyester, Collagen, Polyvinylalkohol, Zelluloseazetat und Carboxymethylcellulose.

1979 brachte Procter & Gamble ein Tampon auf den Markt, das aus hochkomprimierten Bändern von wechselweise Polyester und Carboxymethylcellulose bestand. Das Produkt war, wie sein Name Rely schon andeutete, etwas, bei dem sich die Frau darauf verlassen konnte, daß peinliche blutige »Unfälle« ausgeschlossen waren, da die synthetische Zusammensetzung fähig war, annähernd 20mal soviel Flüssigkeit aufzusaugen wie ihr eigenes Gewicht, und sie dehnte sich aus, um die Form der Vagina anzunehmen und sie auszufüllen.

Mit einem riesigen Werbe-Feldzug wurde Rely auf den nordamerikanischen Markt geworfen und gewann schnell genügend Popularität, um das Gleichgewicht der Kräfte unter den Tamponherstellern radikal zu ändern. Die Vorstellung, daß ein Tampon stundenlang – die ganze Nacht lang – ohne Angst vor unangenehmen Zwischenfällen getragen werden konnte, war für die jungen Konsumentinnen extrem attraktiv. Andere Hersteller übten sofort Vergeltung und brachten neue, superabsorbierende Synthetikprodukte auf den Markt.

Der Einfluß auf die genitale Ökologie der Frauen wurde sofort ersichtlich, da die neuen Tampons in der Lage waren, mehr Flüssigkeit zu absorbieren, als die meisten Frauen überhaupt jemals in ihrer Vagina hatten.[4] Wenn die Tampons so sehr anschwollen, daß sie die Vaginalwände berührten, machte die Trockenheit die normalerweise von Schleim überzogenen Bereiche verletzlich. Wenn eines der neuen Tampons lange genug in der Vagina verblieb – sagen wir fünf oder sechs Stunden –, haftete es an den Vaginalwänden an, und wenn es entfernt wurde, blieben Überreste synthetischen Materials zurück.[5] Einige Frauen schmerzte es, wenn sie die neuen Tampons entfernten, weil die haftenden Teile der Tampons sogar Zellen aus den Vaginalwänden herausrissen. Wieder andere benötigten medizinische Hilfe, um Tampons zu entfernen, die zu sehr angeschwollen und nun zu groß waren, um in einem Stück aus der Vagina entfernt zu werden.

Obwohl niemand die Einführung von Rely und den konkurrierenden synthetischen Produkten offiziell hinterfragte, gab es Studien, die als Warnung vor dem Einfluß der neuen Tampons auf die vaginale Ökologie hätten dienen können. Untersuchungen an Hasen zeigten beispielsweise, daß sterilisierte Tampons aus Collagen, Polyurethan, Polyvinylalkohol oder Zelluloseazetat zu Läsionen und Ulzerationen im Epithelialgewebe der Vagina führen. Darüber hinaus sank das Wachstum neuer Zellen im Epithelium signifikant: um 18 bis 29 Prozent bei Collagen und um 84 bis 100 Prozent bei anderen Fasern.[6] Eine weitere Studie aus dem Jahr 1979, die nicht als Tamponforschung beabsichtigt war, fand heraus, daß Carboxymethylcellulose (CMC) als idealer Filter für bakterielle Gifte diente. Insbesondere bemerkten die Forscher, daß CMC hervorragende Arbeit leistete bei der Filterung von Giften, die durch das Staphylokokkenbakterium entstanden.[7]

Von dem Augenblick an, da superabsorbierende Tampons auf den Markt kamen, wurden Berichte von vaginalen Ulzerationen, Läsionen und Rißwunden veröffentlicht.[8]

Im Januar 1980 verständigte Dr. Jeffrey Davis vom Gesundheitsamt in Wisconsin die CDC in Atlanta, daß möglicherweise etwas Gefährliches zugange war: Er hatte einen plötzlichen Anstieg an Toxic-Shock-Syndrome-Fällen in dem Bundesstaat bemerkt.[9] Am 15. Juli 1979 wurde eine junge menstruierende Frau in die Notaufnahme eines Krankenhauses in Madison, Wisconsin, eingeliefert; sie stand unter Schock. In den darauffolgenden Monaten wurden sechs weitere TSS-Opfer in Krankenhäusern in Madison behandelt. Bei allen Erkrankten handelte es sich bis auf einen Fall um menstruierende Frauen: Die Ausnahme war ein 36jähriger Mann. Madison war die größte Collegestadt in Wisconsin, voller junger, eben der Pubertät entwachsener Menschen. Alle TSS-Patienten waren weiß und ansonsten gesund. Seltsamerweise hatten sie sich mit *Staphylococcus aureus* infiziert.

1977 hatte ein Kinderarzt aus Denver, James Todd, gemeldet, daß er sieben Kinder im Alter von acht bis 17 Jahren auf eine akute lebensbedrohliche Krankheit behandelt hatte, die er Toxic Shock Syndrome nannte. Die Kinder hatten sich zwischen 1975 und 1977 mit einem Bakterium, *S. aureus*, infiziert, das sich auf ungewöhnliche Weise der Körper bemächtigt hatte und ein Gift in den Blutstrom der Kinder abgab.[10] Das unidentifizierte Gift führte bei den Kindern zu einer ganzen Reihe von Symptomen: Fieber über 39°, diffuser roter Ausschlag auf dem ganzen Körper, Absterben und darauffolgende Abstoßung von Hautzellen, ein signifikanter und gefährlicher Abfall des Blutdrucks, Erbrechen, Durchfall, Muskelschmerzen, Nierenversagen, Leberversagen, erhöhte Blutkoagulation und Blutplättchenformung, geistige Verwirrung und Verlust des Bewußtseins.

Eine von Todds Patientinnen war ein 15jähriges Mädchen, das unter schweren vaginalen Eiterungen litt und sich zwei Tage lang im Schockzustand befand. Obwohl sie letztlich überlebte, stand das junge Mädchen acht Tage lang an der Schwelle des Todes, verlor regelmäßig das Bewußtsein und büßte aufgrund von Gangränen zwei Zehen ein. Ihre Vaginaleiterung enthielt einen Strang von *S.-aureus*-Bakterien, der aus zwei Gründen bemerkenswert war: Er war genetisch gegen die gesamte Penicillin-Klasse von Antibiotika resistent, und er schien ein einzigartiges Toxin abzugeben.

Zwei von Todds Patienten hatten weniger Glück als das Mädchen: Ein Junge starb, und ein anderer bekam eine »Schocklunge«, die eine Laparotomie und Wiederbelebungsmaßnahmen erforderte.

»Wir gehen davon aus, daß es sich bei dem Toxic Shock Syndrome um eine neue Krankheit in Zusammenhang mit Staphylokokken-Toxinen handelt«, schrieb Todds Gruppe und fügte hinzu, daß »die akute Erkrankung, die wir beschrieben haben und Toxic Shock Syndrome nennen, vor allem ältere Kinder zu befallen scheint«.

Todd durchforstete die medizinische Literatur nach Hinweisen in der Hoffnung, Beweise zu finden, daß schon zuvor jemand eine so schwere Reaktion auf eine Staphylokokken-Infektion gezeigt hatte. Er entdeckte den seltsamen Bericht über ein zwölfjähriges Mädchen in New York, das 1927 scheinbar an Scharlach erkrankt war. Aber es handelte sich nicht um Scharlach. Es konnte auch kein Scharlach sein, denn das Mädchen hatte sich mit Staphylokokken-Bakterien infiziert, nicht mit den Streptokokken, die für den hellroten Ausschlag verantwortlich waren, an dem man Scharlach erkannte.[11] Damals hatte Dr. Franklin Stevens vom Columbia University College of Medicine and Surgery in Manhattan das kranke Mädchen behandelt, dessen Fieber über 40° stieg. Ihr Körper war übersät mit »erdbeer-ähnlichen roten Flecken«, schrieb Stevens, und das Kind klagte über Schmerzen in seinem Schenkel: die Folge einer unbekannten Verletzung. Als der Eiter aus der Wunde entnommen wurde, war er voller Staphylokokken-Bakterien.

Der New Yorker Arzt traf bald auf zwei weitere seltsame, von Staphylokokken verursachte Scharlachfieberfälle bei zwei achtjährigen Jungen. Ebenso wie Todd im Jahr 1978 war Stevens dieses Vorkommen rätselhaft, und er marschierte auf der Suche nach Hinweisen in die medizinische Bibliothek von Columbia. Er fand einen Bericht aus dem Jahr 1899 über Experimente an Hasen, durchgeführt von dem deutschen Arzt von Lingelscheim. Der deutsche Wissenschaftler rief in den Tieren Scharlach hervor, indem er ihnen *S. aureus* spritzte.

14 Jahre später, im Jahr 1941, kämpften Dr. Henry Aranow und Dr. W. Barry Wood drei Monate lang um das Leben eines 15jährigen Mädchens, das ebenfalls an Scharlach litt, wieder aufgrund von *S. aureus*. Die Symptome des Mädchens aus Baltimore schienen mit denen bei Stevens' zwölfjährigem Mädchen aus New York und Todds 15jährigem Mädchen aus Denver perfekt übereinzustimmen. Wie auch das Mädchen in New York im Jahr 1927 klagte das Mädchen aus Baltimore über Schmerzen in ihrem Schenkel, hatte tagelang über 40° Fieber und »Erdbeer«-Flecken auf ihrer Haut. Wie bei dem kranken Mädchen von Todd eiterte auch das Mädchen aus Baltimore aus ihrer Vagina, und der Eiter erwies sich im Labor als voll mit Staphylokokken.[12]

Mitte der siebziger Jahre bemerkte der japanische Kinderarzt Tomisaku Kawasaki ein weiteres merkwürdiges Syndrom bei Kindern – eine Staphylokokkeninfektion, die zu Hautabstoßungen und dem Verlust von Fingern und Zehen führte.[13] Todd hatte keine Ahnung, ob das Kawasaki-Syndrom, wie man es später nannte, eine Form derselben Krankheit war, die er unter Kindern in Denver fand. Sicherlich gab es Unterschiede. Für die japanischen Kinder bestand ein viel höheres Risiko, Herzinfektionen zu erleiden, während Todds Kinder eher in Schock fielen. Darüber hinaus waren die japanischen Kinder sehr viel jünger als die von Todd. Andererseits tauchte das Kawasaki-Syndrom in Japan etwa zu der Zeit auf, als Todd die TSS-Fälle in Denver bemerkte.[14]

In der Zwischenzeit meldete der Epidemiologe Dr. Andrew Dean aus Minnesota, daß er 1979 fünf TSS-Fälle behandelt hatte. Sowohl die Fälle in Wisconsin als auch in Minnesota betrafen Teenager und Erwachsene, von denen ungefähr 95 Prozent Frauen waren.

Kurz nach Neujahr 1980 gaben die CDC eine Warnung an die Ärzte heraus, daß ein offenbar neues Syndrom aufgetaucht war, bei dem es sich um einen uralten Organismus handelte – *S. aureus*.

Im Februar 1980 gingen aus dem ganzen Land Anrufe ein, und die

CDC beschlossen, eine Arbeitsgruppe unter Leitung der CDC-Mitarbeiter Dr. Bruce Dan, Dr. George Schmid und Dr. Kathryn Shands zu bilden, um dem Phänomen nachzugehen. Dan leitete die epidemiologische Detektivarbeit, Shands die Laboranalyse der Staphylokokkenstränge, die man von TSS-Opfern gesammelt hatte, und Schmid führte die Gruppenaktivitäten an.

Im Mai 1980 bestätigte die Bundesbehörde 43 weitere Fälle von Toxic Shock Syndrome, und es tauchten einige Gemeinsamkeiten auf.[15] Am auffallendsten war, daß es sich bei 95 Prozent der Fälle um Frauen handelte, und wiederum 95 Prozent der Frauen menstruierten zu der Zeit, als sie TSS bekamen. In den meisten Fällen schlug TSS am zweiten oder dritten Tag ihrer Periode zu.

Das Rennen zur Lösung des Toxic-Shock-Geheimnisses war eingeläutet, und von Anfang an war die Untersuchung von wissenschaftlichen Dolchstößen, Rivalitäten, Beleidigungen und Kontroversen belastet – die meisten ausgetragen im hellen Scheinwerferlicht vor laufenden Fernsehkameras und den Blitzlichtern der Fotografen. Es drangen nur wenige unabhängige Informationen an die Öffentlichkeit.

Eine der ersten Kontroversen betraf die Definition der CDC des Toxic Shock Syndrome, die von Shands und Todd im Februar 1980 entwickelt wurde. Obwohl sie im Laufe des Jahres Revisionen erfuhr, blieb die grundlegende Falldefinition die eines akuten Syndroms mit hohem Fieber, scharlachartigen Fieberausschlägen, Hautabstoßungen, signifikant niedrigem Blutdruck und mindestens drei der folgenden systemischen Symptome: Durchfall und Erbrechen; Muskelschmerzen, vaginale Infektionen oder Halsinfektionen, Nierenfunktionsstörungen, Leberversagen, Desorientierung oder Verwirrung.[16] Die CDC würden sich ausschließlich auf derart akute Fälle konzentrieren, behaupteten Kritiker, daß sie den großen Pool der Menschen außer acht ließen, die an einer milderen Form der Krankheit litten, und daher würden sie das ganze Ausmaß des Auftauchens von etwas, was sehr wohl ein neuer Strang von Staphylokokken sein konnte, unterschätzen.

»Wir verwenden eine epidemiologische Falldefinition, keine klinische«, meinte Dr. Michael Osterholm, Epidemiologe aus Minnesota, diplomatisch. »Das bedeutet, wir lassen eine Menge Fälle aus. Aber es bedeutet auch, daß alle Fälle, die wir benennen, wirklich echt sind. Der Kompromiß liegt darin, daß es keine Möglichkeit gibt, die grundlegende wissenschaftliche Frage zu beantworten, warum diese Menschen ein akutes Schocksyndrom entwickelten, während andere, die sich mit Staphylokokken infizierten, nur geringe oder gar keine Symptome zeigten.«

Unter den ersten 100 Fällen, die den CDC gemeldet wurden, wählte die Behörde 43 aus, die der rigiden Definition von TSS entsprachen. Das bedeutete, daß 57 Fälle unerforscht blieben – einige davon hätten sich zweifelsohne als mildere Ausbrüche einer Staphylokokkeninfektion erwiesen. Als das öffentliche Aufsehen zunahm, nahm auch die Zahl scheinbarer TSS-Fälle zu, die außerhalb der CDC-Definition lagen.

Im Sommer 1980 erhöhte sich die Zahl der gemeldeten TSS-Fälle ständig und stieg zwischen Januar 1975 und Oktober 1980 auf 408 Meldungen. Unter diesen 408 Fällen waren 14 Männer. Die Männer hatten sich die Krankheit natürlich auf anderem Wege zugezogen als über Tampons. Bei ihnen handelte es sich um Anomalien. In fünf Jahren waren 394 Fälle bei Frauen aufgetreten, 40 davon waren gestorben. Ungefähr 95 Prozent dieser Frauen hatten zu der Zeit menstruiert, und 100 Prozent benutzten Tampons.

Die Meldungen in den Nachrichten waren erschreckend. »Teenager stirbt durch Tampon-Gebrauch. Einzelheiten auf Seite 11!«; »Überlebende des Toxic Shock Syndrome erzählt ihre Geschichte. Heute abend in *Eyewitness News*«; »CDC warnen Frauen vor Tampon-Gebrauch. Bleiben Sie dran!«

Die meisten amerikanischen Frauen reagierten mit einem Gefühl der Hilflosigkeit. Wie konnte etwas, das ein so wesentlicher Bestandteil ihres Lebens geworden war, sich als potentiell tödlich erweisen?

Der Staphylokokkenstrang, der für TSS verantwortlich war, zeigte sich genetisch gegen alle Antibiotika der Penicillin-Klasse resistent. Viele der akuten Fälle hatten zuvor mildere Formen der Krankheit erlitten, was darauf hinwies, daß es eine Art kumulativen Effekt gab. In dem Maße, wie die Laboratorien in Minnesota, Wisconsin und der CDC auf der Basis der seit neuestem zur Verfügung stehenden Technologie sicher sein konnten, hatten sich die letzten TSS-Fälle alle mit demselben Staphylokokkenstrang infiziert. Es gab absolut keinen Beweis für die Übertragung der Mikrobe von einem Menschen zum anderen. Die Ausbrüche schienen sich auf bestimmte geographische Gebiete der Vereinigten Staaten zu konzentrieren, vor allem auf Staaten im Mittelwesten wie Wisconsin und Minnesota.

Laut den CDC drehte es sich bei den meisten weiblichen TSS-Fällen um superabsorbierende Tampons. Im September 1990 gaben die CDC den dritten Bericht heraus[17], in dem sie mit dem Finger auf die Rely-Tampons zeigten. In einer Kontrolluntersuchung von 42 TSS-Opfern und einer weiteren Gruppe von Tampon-Benutzerinnen ohne TSS fanden die CDC heraus, daß 71 Prozent der TSS-Opfer Tampons der Marke Rely verwendet hatten. Andere Marken zeigten ein signifikant niedrigeres Vorkommen von TSS: 19 Prozent der Fälle hatten Playtex benutzt, fünf Prozent Tampax, zwei Prozent Kotex und zwei Prozent OB. Die CDC wiesen darauf hin, daß der »Konsum von Rely-Tampons offenbar in gleichem Maße zunahm wie das Vorkommen von TSS«.[18]

Die CDC-Untersuchung fand auch heraus, daß ein Drittel der TSS-Opfer schon zuvor in Verbindung mit ihrer Menstruation an milderen Symptomen gelitten hatten. Die Behörde stellte fest, daß »Tampons einen Beitrag leisten. Vielleicht übertragen sie die Organismen bei der Einführung vom Finger oder dem Introitus in die Vagina, vielleicht schaffen sie eine günstige Umgebung für das Wachstum des Organismus oder die Herstellung des Toxins, ungeachtet der Art und Weise, wie der Organismus eingeführt wurde, oder vielleicht traumatisieren sie den Vaginalschleim und erleichtern somit eine lokale Infektion mit *S. aureus* oder eine Absorption des Toxins von der Vagina.«

Obwohl die CDC überzeugt waren, daß Rely der Bösewicht im TSS-Spiel war – und Procter & Gamble vor der Veröffentlichung am 19. September über die Erkenntnisse der Behörde auch informiert hatte –, waren sich die Bundeswissenschaftler bewußt, daß Epidemiologen auf Länderebene in Minnesota und Wisconsin über Beweise verfügten, die ihren Fall schwächten. Osterholms Gruppe hatte alle weiblichen TSS-Fälle untersucht, die in Minnesota seit Anfang 1979 aufgetreten waren, und mußte feststellen, daß nur 35 Prozent Rely verwendeten. Obwohl im Vergleich zu Frauen, die nicht an TSS litten (35 Prozent gegenüber 18 Prozent), mehr TSS-Opfer Rely verwendet hatten, waren die Raten dennoch signifikant niedriger als jene, die von den CDC gemeldet wurden.

Am 22. September, nur wenige Tage nach der CDC-Veröffentlichung, nahmen Procter & Gamble Rely freiwillig vom Markt. Sie gingen sogar noch einen Schritt weiter: Zusammen mit der Food and Drug Administration startete die Firma eine massive Werbekampagne, in der sie den Frauen riet, ihr Produkt *nicht* zu verwenden. Die Kampagne, die am 6. Oktober begann, lief in ganz Amerika im Fernsehen und im Radio und erschien vier Wochen lang in über 1200 Zeitungen. Die FDA drängte in der Zwischenzeit die Frauen dazu, ihre Vorräte an Rely zu entsorgen, und rief das Produkt aus Läden im ganzen Land zurück.[19]

Procter & Gamble wollten zu den Kosten der Kampagne keine Stellung nehmen, aber es waren eindeutig über zehn Millionen Dollar. Der Fall war beispiellos. Ein FDA-Vertreter meinte inoffiziell: »Wir sind es nicht gewohnt, beim Rückruf eines Produkts vom Markt eine so starke Unterstützung von einem Unternehmen zu erhalten. Und wir haben noch nie erlebt, daß eine Firma freiwillig Millionen von Dollar ausgibt, um die Leute zu bitten, ihr Produkt *nicht* zu kaufen.« Procter & Gamble konnte allerdings auch kein reiner Altruismus zugesprochen werden. Die Firmensprecherin Marjorie Bradford meinte: »Procter & Gamble stellen über 88 Markenartikel für Haushalts- und Hygienebedarf her. Wir müssen unseren Ruf bewahren, sichere und wirksame Produkte herzustellen.« Bradford erwähnte nicht, daß ein halbes Dutzend Klagen von Rely-Konsumentinnen eingereicht worden waren.

Zusammen mit der FDA führte das Unternehmen Hunderte von Marktumfragen durch und testete ihre »Nehmen-Sie-unser-Produkt-nicht«-Anzeigen bei Frauen in Einkaufszentren in ganz Amerika. Laut der FDA übermittelten die Anzeigen zu 97 Prozent erfolgreich zwei Botschaften: Nehmen Sie nicht Rely, und vermeiden Sie alle Tampons, bis das Toxic-Shock-Geheimnis gelöst ist.

Die »Verzichten-Sie-auf-Rely«-Kampagne fand nicht bei allen Anklang. In ihren Anzeigen zitierte Procter & Gamble die CDC mit den Worten: »Frauen können das Risiko einer TSS-Infektion fast völlig ausschließen, wenn sie keine Tampons benutzen. Frauen, die auf Tampons nicht verzichten wollen, können das Risiko minimieren, wenn sie die Tampons während der Menstruation häufig wechseln.« Die anderen Hersteller waren fuchsteufelswild und erwarteten große Verluste bei ihren Tamponumsätzen. Tampax veröffentliche Anzeigen in der *New York Times* und im *Washington Star*, in der sie Rely anprangerten und ihr Produkt als gesunde Alternative anpriesen.

Der amerikanische Verband der Gynäkologen, in dem ein Großteil der 23 000 Frauenärzte des Landes vertreten war, gab in der ersten Oktoberwoche eine Warnung an alle Frauen heraus: Verzichten Sie auf Tampons – auf *alle* Tampons.

Insgeheim zeigten sich einige Wissenschaftler, die nicht für die CDC arbeiteten, aber an der Untersuchung der TSS-Fälle beteiligt waren, angesichts der Position der Behörde gegenüber Rely und Tampons im allgemeinen besorgt. Osterholm sagte: »Wir hatten in Minnesota vor einigen Jahren einen Hepatitis-A-Ausbruch unter Menschen, die Hot dogs aßen. Wir führten in aller Schnelle strenge Maßnahmen gegen die Hot dogs durch. Doch dann stellte sich heraus, daß der Schuldige die Würztunke war. Man muß bei diesen Querverbindungen sehr vorsichtig sein.«

Am 8. Oktober veröffentlichten die CDC eiligst die Ergebnisse einer kleinen TSS-Studie aus Utah, welche die Vorwürfe gegen Rely weiter zu erhärten schien.[20] Die Studie verglich den Tampon-Gebrauch von 29 Frauen aus Utah, die zwischen 1979 und 1980 TSS bekommen hatten, mit dem Verhalten von 91 Frauen in den entsprechenden Altersgruppen, die nicht an TSS erkrankt waren. 60 Prozent der TSS-Fälle hatten Rely genommen, im Vergleich zu nur 23 Prozent der Kontrollgruppe.

Ralph Naders Health Research Group in Washington war keineswegs glücklich. Die Verbraucherorganisation und ihr leitender Arzt, Dr. Sidney Wolfe, waren überzeugt, daß die Bundesregierung mit der Tamponindustrie allzu nachsichtig umging und die weibliche Öffentlichkeit einer Gefahr aussetzte. Wolfe kritisierte einen Teil der Botschaft aus den FDA/Procter & Gamble-Anzeigen scharf, insbesondere die Feststellung, daß »Tampons nicht zu TSS führen«.

»Das tun sie allerdings!« bekräftigte Wolfe. Er war fest davon überzeugt, daß der Angriff der CDC auf Rely gerechtfertigt war, und beklagte, daß die Anzeigen von Procter & Gamble nicht zufriedenstellend waren. Obwohl 97 Prozent der Frauen aus dem Werbespot im Fernsehen die richtige Botschaft erhielten, legten laut den meisten Marktumfragen nur 89 Prozent die gedruckten Anzeigen der Firma korrekt aus.

Unter dem Druck der Health Research Group hielt die FDA im Oktober eine öffentliche Anhörung zu TSS ab. Nachdem eine Reihe von Zeugenaussagen von Frauengruppen sowie medizinischen und wissenschaftlichen Organisationen zu Wort gekommen waren, gaben die CDC die erste Reihe von Tampon-Bestimmungen heraus.

Es war das erste Mal, daß eine Bundesbehörde versuchte, die Sicherheit von Tampons zu regulieren.

Die FDA befahl den Tampon-Herstellern, ihren Produktschachteln Anweisungen beizufügen, in denen TSS erklärt und gesunde, sichere Wege des Tampongebrauchs vorgestellt werden sollten. Obwohl sich die Behörde nicht sicher war, wie ein »gesunder und sicherer Gebrauch« aussehen könnte, war man sich allgemein einig, daß ein häufiger Wechsel der Tampons – mit kurzer Einsatzdauer – von entscheidender Bedeutung war. Die Hersteller wurden außerdem angewiesen, alle Bestandteile ihrer Tampons und Applikatoren auf den Produktschachteln aufzulisten. Ebenfalls gut sichtbar auf den Schachteln mußten die Hersteller die verschiedenen verfügbaren Tampon-Größen aufzeigen und darauf hinweisen, zu welcher Kategorie der Inhalt gehörte. Die FDA klassifizierte Tampons neu – als medizinische Geräte der Klasse drei –, und das machte zum erstenmal Sicherheitstest vor der Markteinführung erforderlich.

Angesichts zunehmender Klagen und steigender Sterblichkeitsraten fügte sich die Tampon-Industrie ohne die üblichen Firmenproteste, die eine Eskalation der FDA-Bestimmungen normalerweise begleiten.

Die Rely-Tampons waren kaum vom Markt, als vier Wochen später Osterholm eine Welle von TSS-Fällen in Minnesota meldete. Osterholm dachte nochmals über seine frühere Untersuchung nach, bei der sich gezeigt hatte, daß nur 34 Prozent der TSS-Fälle Rely verwendet hatten. Er war der Ansicht, die CDC hätten im September die falsche Schlußfolgerung gezogen.

»Keine andere Marke zeigte derart signifikante Unterschiede, daher ragt Rely heraus. Aber das erklärt nur ein Drittel der Fälle – was ist mit den anderen zwei Dritteln?« äußerte Osterholm im November. »Wir sind der Meinung, daß bei *allen* Tampons ein Risiko besteht.«

Osterholm bezeichnete Tampons als »Multiplikator« und fügte noch hinzu: »Wenn wir Tampons als die Schuldigen ausweisen, dann heißt das, daß es auch etwas in Verbindung mit dem Gebrauch von Tampons sein könnte.«

Todd war ebenfalls beunruhigt.

»Alle unsere [Denver-]Fälle traten auf, bevor Rely in Colorado auf den Markt kam«, sagte Todd. »TSS wird nicht durch Tampons verursacht. Absolut nicht. Was wir über TSS nicht wissen, ist um ein Vielfaches mehr als das, was wir wissen. Sie können in jeder Kneipe mindestens zwölf Theorien über die Ursachen von TSS aufschnappen. Ich glaube fast, TSS ist eine Krankheit auf der Suche nach einem [bakteriellen] Toxin.«

In Reaktion darauf erklärte Schmid von der CDC, daß er und die Behörde zu ihrer Rely-Studie standen. »Das Timing für die Veröffentlichung dieser Information war von besonderer Bedeutung. Man handelt, so schnell man kann, auf der Grundlage der eigenen Erkenntnisse«, sagte er und fügte noch hinzu, daß Wolfe und andere Aktivisten die Behörden stets beschuldigt hatten, nicht mit adäquater Eile vorzugehen.

Ende November stimmte Schmid jedoch bereitwillig zu, daß der Schwerpunkt von der Kritik an den Tamponmarken verlagert werden müsse zu der Suche nach den wahren Ursachen von TSS. Ende Dezember räumten CDC-Vertreter ein, daß »jetzt alle Tamponmarken unter Verdacht stehen« – ebenso wie Tamponalternativen, beispielsweise Meeresschwämme. Zwei TSS-Fälle waren im Herbst unter Frauen aufgetaucht, die aus Angst, sich die Krankheit über Tampons zuzuziehen, zu der damals schicken Alternative in Form von natürlichen Schwämmen übergewechselt waren.

FDA-Vertreter gingen von der Annahme aus, daß Tampons als »Wachstumsmedium« dienten, und erklärten, wenn ein Tampon längere Zeit in der Vagina verblieb, dann »ist das nicht hilfreich«. In den fünf Jahren vor dem Auftauchen von TSS zielte der wichtigste Werbeslogan der konkurrierenden Hersteller auf immer größere Zeitspannen von »Freiheit« ab – Freiheit von der Sorge um durchlässige Stellen durch den Einsatz von superabsorbierenden Faserstoffen. Infolgedessen verlängerten die Frauen den Zeitraum, in dem sie ein einziges Tampon benutzten, laut den CDC von geschätzten ein bis drei Stunden auf durchschnittlich 6,8 bis 7,2 Stunden.

Wie viele örtliche Gesundheitsbeamte war Dr. Betty Agee vom Los Angeles County Health Department aufgefallen, daß auch nach der Rücknahme von Rely vom Markt weiterhin neue TSS-Fälle auftraten. Sie sah keine Verbindung zu den einzelnen Marken, welche die Frauen benutzten, sondern erkannte »ein wiederkehrendes Muster bei superabsorbierenden Tampons«. 60 Prozent der Fälle im Bezirk Los Angeles betrafen *nicht* Rely, sondern die superabsorbierenden Tampons von Playtex, sagte Agee.

In Connecticut, wo Rely niemals verkauft worden war, gab es bei allen vier anderen Tampon-Marken einen bemerkenswerten Anstieg von TSS unter menstruierenden Frauen. In Kalifornien, wo Rely im Mai 1979 auf den Markt kam, begann die Welle von TSS-Fällen 1977 und hing, wie die örtlichen Behörden erklärten, *nicht* mit einer bestimmten Marke zusammen, sondern mit der Einführung von hochabsorbierenden Produkten aller Hersteller.[21]

Es gab drei mögliche Erklärungen für den offensichtlich statistischen Zusammenhang zwischen TSS bei Frauen und superabsorbierenden Tampons: Wie bei der Rely-Verbindung konnte es sich um einen irreführenden Indikator in bezug auf einige bislang noch unentdeckte zugrundeliegende Mechanismen handeln; etwas in den neuen synthetischen Produkten konnte das Wachstum der Staphylokokken fördern[22], oder die superabsorbierenden Produkte wurden einfach zu lange in der Vagina belassen und dienten als eine Art Petrischale für das bakterielle Wachstum.[23]

Anfang Oktober brachte Dr. Keith White, Direktor des American College of Obstetrics and Gynecology, TSS mit Carboxymethylcellulosefasern in Verbindung, die in einigen superabsorbierenden Tampons benutzt wurden. Solche Faserstoffe, bekräftigte er, führten zu einer anormalen Austrocknung der Vagina sowie zu winzigen Rißwunden in den Vaginalwänden, durch welche die Staphylokokken in den Blutstrom eintraten. Eine Paralleltheorie besagte, daß die Carboxymethylcellulose auch den Umfang der Staphylokokkenpopulation vergrößerte, indem sie als chemische Zuckerquelle für die Bakterienkolonien diente.[24]

In den CDC-Laboratorien war Shands jedoch nicht in der Lage, Staphylokokkenbakterien allein auf CMC-Faserstoffen wachsen zu lassen. Wissenschaftler der Laboratorien des National Institute of Occupational Safety and Health in Cincinnati konnten nachweisen, daß die Faserstoffe, die einfach nur mit CMC, das als Gleitmittel diente, überzogen waren, die Vaginalreizung wahrscheinlich sogar verringerten. CMC, sagten sie, sei auch in den meistverkauften Augentropfen enthalten, und es gab keine Meldungen über ein erhöhtes Konjunktivis-Vorkommen bei deren Gebrauch.

Darüber hinaus gab es einen fundamentalen Irrtum in den Theorien, die faserstoffbedingte Rißwunden mit TSS in Verbindung brachten: Die Bakterien mußten nicht in den Blutstrom eintreten, um TSS hervorzurufen. Wenn die Bakterien in den Blutstrom gelangten, zeigte sich eine andere Krankheit: Septikämie. Das Toxic Shock Syndrome entstand, wenn die Bakterien die Schleimhaut kolonisierten und tödliche Toxine abgaben. Die Toxine bestanden aus winzigen Molekülen, die auch ohne Schnittwunden, Kratzer, Geschwüre oder andere Verletzungen der Vaginalwände mühelos ihren Weg in den Blutstrom fanden. Wenn die Faser-Riß/Blutstrom-Theorie der Krankheit korrekt wäre, würde das zu einer ganz anderen Krankheit führen.

Ende 1980 prüfte die Gruppe aus Wisconsin ihre TSS-Fälle. Mit zwei Ausnahmen handelte es sich stets um menstruierende Frauen, die nach Januar 1979 erkrankt waren. Sie fanden heraus, daß *S. aureus* aus dem vaginalen Eiter von drei Vierteln der TSS-Opfer gezüchtet werden konnte[25], aber nur von 2,6 Prozent der zufällig ausgewählten gesunden Frauen, die eine Familienplanungsklinik in Wisconsin aufsuchten.[26]

»Wenn sich ein neuer Strang von *Staphylococcus aureus* mit dem Potential, ein unidentifiziertes Toxin zu produzieren, entwickelt hat, scheint es wahrscheinlich, daß Bedingungen in der Vagina einiger menstruierender Frauen, die Tampons benutzten, das Wachstum des Organismus, die Produktion des Toxins oder die Absorption des Toxins fördern«, schrieb die Gruppe aus Wisconsin.

Am 30. Januar 1981 jubelten die CDC. Sie erklärten, es habe ein signifikanter Rückgang an TSS-Fällen stattgefunden, von 119 Fällen im August auf 37 Fälle im Dezember. Die Behörde schrieb die schnelle Kontrolle der Epidemie ihrem schnellen Vorgehen gegen Rely zu.

Aber die Gesamtstatistik bot ein weniger optimistisches Bild. Zwischen Januar 1975 und Oktober 1980 waren insgesamt 408 TSS-Fälle und davon 40 Tote gemeldet worden. Am 30. Januar 1981 war die Gesamtzahl auf 941 Fälle und 73 Tote angestiegen. Kritiker meinten, das öffentliche Aufsehen, das Rely umgab, hätte nur zu einem scheinbaren

Rückgang Ende November/Anfang Dezember beigetragen. Die Rücknahme von Rely vom Markt sei nur ein kurzes Aufblinken auf dem gesellschaftlichen Radarschirm. In Wirklichkeit, hieß es, würden ängstliche Frauen in belegbaren Zahlen Tampons den Rücken kehren – *allen* Tampons. Tampax meldete 25prozentige Umsatzeinbußen als Folge der achtwöchigen massiven Anzeigenkampagne von Rely/FDA, und andere Tamponhersteller sprachen von rückläufigen Verkaufszahlen zwischen 15 und 25 Prozent.

»Es war eindeutig falsch, Rely vom Markt zu nehmen«, sagte Todd im Januar.[27] »Wenn ich Procter & Gamble wäre, würde ich die FDA auf 75 Millionen Dollar verklagen!«

Hinter den Kulissen tobte eine wilde Schlacht zwischen den Wissenschaftlern der CDC und anderen Wissenschaftlern über die Frage, wie *genau* die Verbindung zwischen Tampons, *S. aureus* und dem Toxic Shock Syndrome aussah. Öffentlich zeigten CDC-Vertreter Vertrauen in ihrer Haltung bezüglich Rely. Aber insgeheim waren sie weitaus weniger sicher.[28]

»Wir wissen nur, daß mit Blut vollgesogene Tampons das bakterielle Wachstum unterstützen«, sagte Shands von den CDC. Der CDC-Wissenschaftler Dan räumte privat ein, daß der Staphylokokkenstrang, der für TSS bei menstruierenden Frauen verantwortlich war, neu zu sein schien. Und er gab zu, daß es sehr wohl Hinweise gab, welche die Annahme eines einzelnen Wissenschaftlers von der UCLA, Patrick Schlievert, unterstützten. Schlievert hatte behauptet, daß der neue Staphylokokkenstrang ein tödliches Toxin produzierte, anders als alle, die zuvor in den Bakterien entdeckt worden waren.

Aber öffentlich schmähten die CDC-Wissenschaftler ebenso wie Jim Todd den Immunologen Schlievert und beschuldigten ihn, vor den Augen der Öffentlichkeit bizarre Theorien zu spinnen, es zu versäumen, seine Arbeit in anerkannten wissenschaftlichen Magazinen zu veröffentlichen, und die Aufmerksamkeit der Medien für seinen persönlichen Ruhm zu suchen. Im Mittelwesten, wo TSS die meisten Opfer forderte, trafen Schlieverts Theorien allerdings genau ins Schwarze, so daß die Forscher in Minnesota den Immunologen bald darauf aus dem sonnigen Kalifornien lockten und ihn davon überzeugten, 1982 an der medizinischen Fakultät der University of Minnesota einen Posten zu übernehmen.

Schlievert machte sich an die TSS-Forschung, zwei Jahre bevor die CDC im Januar 1980 die Existenz einer neuen Krankheit bekanntgaben. Ein Arzt aus Pennsylvania behandelte einen seltsamen Fall, der dem Kawasaki-Syndrom ähnelte – vielleicht auch Scharlach –, und Hilfe brauchte. Er schickte die Blutproben der Patientin nach Los Angeles zu Schlievert. Der Immunologe isolierte ein zuvor unbekanntes Streptokokkengift aus dem Blut der Patientin und nannte die Substanz »pyrogenes Exotoxin« – fieberverursachendes Gift, abgegeben von einem Bakterium.[29]

Schlievert war überzeugt, daß er über die molekulare Ursache sowohl von Scharlach als auch vom Kawasaki-Syndrom gestolpert war, und machte sich an die Arbeit, die Wirkung des pyrogenen Exotoxins an Mäusen und Hasen zu testen.[30]

Während die CDC sich darauf vorbereiteten, gegen das Rely-Tampon von Procter & Gamble vorzugehen, isolierte Schlievert eifrig pyrogenes Exotoxin aus den Blut- und Schleimproben von TSS-Patientinnen und schickte sie zu Osterholm nach Minnesota. Er bestätigte die Präsenz des Toxins und warnte Osterholm davor, die Tampon-Verbindung weiterzuverfolgen, obwohl es wahrscheinlich eine gab, welche die Aufmerksamkeit von dem wirklichen Problem ablenkte: Staphylokokkengift. Auch in den Proben aus Los Angeles, die seinem Labor von Agee geschickt worden waren, konnte Schlievert pyrogenes Exotoxin nachweisen.

Die CDC-Wissenschaftler waren offen skeptisch. Sie stimmten zwar mit Schlieverts Annahme überein, daß der TSS-Staphylokokkenstrang ein neues oder außergewöhnlich seltenes Toxin herstellte, aber Bruce Dan und Kathryn Shands waren über die Entdeckung des pyrogenen Exotoxins alles andere als begeistert.

»Es muß noch mehr Arbeit getan werden, um zu beweisen, daß es sich bei Schlieverts Kandidaten tatsächlich um das Toxin handelt«, erklärte Shands. Es gebe, sagte sie, mehrere Anwärter für das TSS-Toxin.

Schlievert, ein junger, aggressiver Akademiker und Wissenschaftler, reagierte mit der Art von Selbstsicherheit, die fälschlicherweise oft als Arroganz ausgelegt wird. »Ich befinde mich längst nicht mehr in dem Stadium, die Ursache der Krankheit herausfinden zu wollen«, erklärte er. »Es ist mir egal, was die CDC sagen.«

Schlievert hatte das Toxin isoliert und nachgewiesen, daß es die Krankheit bei Tieren hervorrief. Dann machte er sich daran, Kochs Postulat zu beweisen. Benannt nach Robert Koch, dem Nobelpreisträger von 1905, forderte das Postulat den experimentellen Beweis, um den kausalen Zusammenhang zwischen einer bestimmten Mikrobe und einer bestimmten Krankheit zu erhärten. Um zu beweisen, daß ein Organismus oder ein Erreger eine Krankheit tatsächlich *verursachte*, verlangte Koch (der die Ursache der Tuberkulose entdeckt hatte) von den Wissenschaftlern, die Anwesenheit des Erregers in jedem einzelnen Krankheitsfall zu identifizieren, den Organismus zu isolieren und ihn (oder sein Toxin) im Laboratorium wachsen zu lassen. Außerdem mußte nachgewiesen werden, daß die im Labor gezüchteten Proben die Krankheit verursachten, wenn sie in Tiere injiziert wurden. Daraufhin war der Organismus bzw. das Toxin erneut von den kranken Versuchstieren zu isolieren.

Schlievert isolierte Toxin von TSS-Patientinnen und injizierte es in Hasen. Innerhalb weniger Stunden entwickelten die Hasen das klassische Toxic Shock Syndrome, zusammen mit hohem Fieber, signifikant niedrigem Blutdruck und Schleimabsonderungen von *S. aureus*. Dann war er in der Lage, aus dem infizierten Schleim der Hasen das Toxin erneut zu isolieren. Zwei Wochen später injizierte Schlievert den wieder genesenen Hasen subkutan das Toxin ein zweites Mal. Die Hälfte der Tiere bekam einen scharlachähnlichen Fieberausschlag.

Als Schlievert die verschiedenen Komponenten des Immunsystems der Hasen auszählte, fand er heraus, daß die Zahl der T-Zellen nach den ersten Toxin-Injektionen in die Höhe schnellte. Vier Tage nach der Injektion waren die Tiere immer noch krank. Die Antikörperproduktion (insbesondere von IgM) war niedrig, die Gesamtzahl ihrer weißen Blutkörperchen allerdings 2½mal höher als normal. Es schien, daß die Suppressor-T-Zellen, die es in erstaunlicher Fülle gab, die Antikörper-Reaktionen der Hasen unterdrückten.

Am zehnten Tag hatte das Toxin die meisten T-Zellen der Hasen zerstört, und Schlievert entdeckte eine Flut der antikörperproduzierenden B-Zellen-Population. Insbesondere IgG-Antikörper überschwemmten den Blutstrom auf der Suche nach ihren Toxin-Zielen. Am zwölften Tag war das Blut der Hasen voll mit eng verbundenen Komplexen aus Antikörpern und Toxin-Molekülen – einige davon klebten immer noch an den T-Zellen, in die sie eingedrungen waren.

Das Immunsystem reagiere darauf äußerst verwirrt, sagte Schlievert. Es hielt die T-Zellen ebenso wie das Toxin für seinen Feind und begann sich selbst zu zerstören. Das Ergebnis war eine Autoimmunkrankheit.

Auf der Basis dessen, was er bei Hasen und Mäusen sah, stellte Schlievert die folgende Hypothese für die menschliche Krankheit auf: Eine Form des *S. aureus* grassierte in den Vereinigten Staaten (und 1981 aufgrund von Fallberichten auch in Schweden und Kanada), der Strang besaß eine Reihe von Genen, die das pyrogene Exotoxin A kodierten; eine Erstinfektion führte zu einer milden Form einer grippeähnlichen Krankheit, die der CDC-Definition von TSS oder dem Kawasaki-Syndrom nicht entsprach; dieser erste Ausbruch setzte jedoch eine Ereigniskette im Immunsystem in Bewegung, welche die Patientin sensibilisierte; nach einer zweiten oder dritten Runde des Staphylokokken-Toxins verfiel das Immunsystem der Betroffenen in den Selbstzerstörungsmodus, und das nicht mehr bekämpfte Toxin rief das Toxic Shock Syndrome hervor.

In Schlieverts Modell war der menstruelle Zyklus das ideale Vehikel für einen derartigen bakteriellen Mechanismus. Eine Frau konnte während einer menstruellen Periode für Staphylokokken sensibilisiert werden und sich erholen, aber das Bakterium blieb in ihrer Vagina. Mit der nächsten Menstruation tauchte die bakterielle Population wieder auf – zweifelsohne gefördert von dem idealen Nährboden eines Tampons. Das unangemessen sensibilisierte Immunsystem zerstörte sich daraufhin selbst.

In Schlieverts Vorstellung war das Modell so eindeutig nachweisbar, daß er akkurat den präzisen Symptomumfang voraussehen konnte, den er in einem Hasen hervorrufen würde, basierend auf der eingesetzten Toxinmenge und dem Dosierungsplan bei Injektion der Tiere.

»Tampons sind nur ein passiver Nebenfaktor bei dieser Krankheit«, sagte Schlievert. »Die Krankheit kann von ganz normalen Feld-, Wald- und Wiesenstaphylokokken hervorgerufen werden. Aber vor fünf Jahren [1975] ist in den USA ein neuer Staphylokokkenstrang aufgetaucht.«

Der neue Staphylokokkenstrang war nicht nur gegen die Antibiotika der Penicillin-Klasse resistent, sondern gab auch in einigen Dingen, die das klassische Staphylokokkus beherrschte, eine sehr schlechte Figur ab: Rote Blutzellen zerstören, Beulen auf der Haut hervorrufen und Fettsäuren im menschlichen Körper aufbrechen war nicht seine starke Seite. Es hatte allerdings den Anschein, daß der neue Strang besonders schnell wuchs – 100- bis 2500mal schneller als normale Staphylokokkenbakterien.

»Die [Tampon-]Industrie hätte niemals ein sicheres Produkt herausgeben können, nachdem dieser Strang erst einmal aufgetaucht war«, erklärte Schlievert. »Die Krankheit wird auch ohne Tampons nicht verschwinden. Sie braucht nur ein nährstoffreiches Umfeld. Wenn man heute den gesamten Tampongebrauch im Lande aufhebt, paßt sich der Organismus eben an. Er wird einfach irgendwo anders wieder auftauchen.«

Die Bestätigung der Theorie des Immunsystemaufbruchs fanden Schlievert und Osterholm in den Autoimmunerkrankungen einiger TSS-Überlebender. Osterholm hatte eine Patientin in Minnesota, die fünf

Wochen lang an akutem Toxic Shock gelitten hatte; einige Wochen nach ihrer Genesung bekam die Patientin Lupus, eine klassische Autoimmunkrankheit. An der UCLA erkrankte eine andere TSS-Überlebende derart schwer an Lupus, daß ihre Milz – das Organ, das die B-Zellen produziert – entfernt werden mußte. Eine Umfrage unter zwölf anderen TSS-Überlebenden aus Los Angeles zeigte, daß 75 Prozent von ihnen Antikörper gegen ihre eigenen Zellen herstellten.

Auf der Grundlage von Dosierungsstudien bei Hasen rechnete Schlievert aus, daß ein einziges Milligramm des pyrogenen Exotoxins ausreichte, um einen 110 kg schweren Menschen zu töten. Dem Blut einer Frau, die an TSS gestorben war, entnahm Schlievert über zehn Milligramm des Toxins.

Ende 1980 war Schlievert tief frustriert. Er hatte seine Daten an die CDC geschickt, er hatte mit Vertretern von Gesundheitsämtern in vier Bundesstaaten kooperiert, und er hatte seine Daten mit Todds Gruppe in Denver geteilt; dennoch begegneten die Bundeswissenschaftler seinen Erkenntnissen immer noch mit Vorbehalten. Todd beschuldigte Schlievert der Effekthascherei und erzählte neugierigen Reportern, daß »Patrick sich beruhigen und seine Erkenntnisse veröffentlichen muß. Sonst wird ihn niemand ernst nehmen.«

Schlievert versuchte, seine Untersuchungsergebnisse zu veröffentlichen, aber *Science*, das *New England Journal of Medicine* und das *Journal of Infectious Disease* hatten im November 1980 seinen Aufsatz entweder abgelehnt oder Schlievert wissen lassen, daß sie zu *keiner* TSS-Studie etwas veröffentlichten.

»Es muß jetzt wirklich etwas geschehen«, sagte Schlievert. »Diese Situation ist für mich unerträglich. Ich muß das, was ich tue, verteidigen. Das sollte nun wirklich nicht nötig sein. Sie [die CDC] wollen mir nicht sagen, was sie tun, aber sie fordern, daß ich ihnen über jede Einzelheit Bericht erstatte.«

Im Januar 1981 berief Todd ein nationales Wissenschaftsforum ein, um den Disput zu beenden. Im Laufe der Zeit war der Arzt aus Denver von Schlieverts Daten zunehmend überzeugt. Er wurde zu einem Konvertiten.

Das Institute of Medicine (eine Abteilung der angesehenen National Academy of Sciences in Washington) hielt daraufhin eine TSS-Konferenz ab und zeigte jene Gebiete auf, auf denen Konsens bzw. Disput herrschte und auf denen weitere Untersuchungen nötig waren.[31] Schlievert und Dr. Dan von den CDC erklärten sich schließlich einverstanden, daß Laborforschungsprotokolle den Streit beenden könnten. Schlievert verschickte ein »Kochbuch«, wie er es nannte, in dem er seine Methoden beschrieb, um das Toxin zu isolieren und seine Rolle bei TSS zu beweisen. Die CDC wiederum sandten Schlievert eine Reihe von kodierten Blutproben und verschiedenen Staphylokokkensträngen und teilten ihm im voraus nicht mit, welche von TSS-Patientinnen stammten. Bis März waren sie alle durchgetestet, und das CDC-Team veröffentlichte zusammen mit Schlievert die Entdeckung von TSST-1 – Toxic Shock Syndrome Toxin-1.[32]

Obwohl das CDC-Team und Schlievert jetzt »auf derselben Seite des Zaunes« standen, wie es der UCLA-Wissenschaftler formulierte, herrschte immer noch Bitterkeit. Schlievert, Todd und Osterholm hatten alle das Gefühl, daß sie Nachteile erleiden mußten, weil sie den CDC öffentlich widersprochen hatten, und sie bedauerten die Neigung der CDC, gegenteilige Ansichten zu unterdrücken.

Das Toxic Shock Syndrome erschien immer seltener auf den Titelseiten der überregionalen Zeitschriften und in den Nachrichten, aber das Problem verschwand nicht. Die CDC veröffentlichten 1982[33], 1983[34] und 1984[35] weitere Meldungen über Fälle des Toxic Shock Syndrome. Die Zahl der Fälle nahm ab, und das epidemiologische Muster verlagerte sich kontinuierlich von dem Paradigma von 1980, in überwältigendem Maße eine Erkrankung menstruierender Frauen zu sein, zu einer allgemeineren Krankheit, die ein weites Spektrum der Gesellschaft erfaßte, Männer und Frauen gleichermaßen.

Im April 1984 waren den CDC insgesamt 2509 Fälle des Toxic Shock Syndrome gemeldet worden, 110 (oder fünf Prozent) verliefen tödlich. Von den 2295 Fällen bei Frauen handelte es sich in 89 Prozent der Fälle um menstruierende Frauen. 93 Prozent aller Fälle (weiblich und männlich), die 1980 auftraten, waren menstruierende Frauen, diese Zahl fiel 1983 auf 71 Prozent.

Mit den Jahren wurde deutlich, daß das höchste Vorkommen von TSS unter Personen skandinavischer und deutscher Abstammung zu finden war, wahrscheinlich aufgrund einer einzigartigen genetischen Anfälligkeit für Staphylokokkeninfektionen. Das erklärte die geographische Anhäufung in den USA in Bundesstaaten wie Wisconsin und Minnesota, wo Generationen zuvor vor allem Skandinavier und Deutsche eingewandert waren.[36] Außerhalb der Vereinigten Staaten fanden sich die höchsten TSS-Raten in Schweden, Dänemark und Deutschland. TSS-Fälle waren bis 1984 allerdings auch in jedem Bundesstaat der Vereinigten Staaten, ebenso wie in Kanada und den meisten westeuropäischen Ländern, in Japan, Australien, Neuseeland, Israel und Südafrika aufgetreten.

Eine sorgfältige CDC-Untersuchung des Tampon-Gebrauchs unter 285 Frauen, die sich zwischen 1983 und 1984 die Krankheit zugezogen hatten, zeigte, daß die Saugfähigkeit der Tampons in engem Zusammenhang mit dem Risiko einer TSS-Infektion stand, der chemische Inhalt der Tampons dagegen nicht.[37]

Als die VLI Corporation aus Irvine in Kalifornien im Juli 1983 einen neuen empfängnisverhütenden Vaginalschwamm (namens Today) auf den US-Markt warf, gingen bei der FDA fast umgehend Berichte über TSS-Fälle in Verbindung mit dem Produkt ein. Bei Today traten die meisten Fälle an den Tagen zwischen den Tagen auf, und das Risiko für eine Frau, sich die Krankheit zuzuziehen, während sie den Schwamm trug, war vierzigmal höher als bei einer nicht menstruierenden Frau, die das Produkt nicht benutzte. Der Schwamm sollte 24 Stunden getragen werden; während dieser Zeit diente er wahrscheinlich ebenso wie superabsorbierende Tampons, die nicht solange getragen wurden, als Hort des Staphylokokkenwachstums.[38]

Der Bericht des Institute of Medicine hatte empfohlen, daß Frauen superabsorbierende Tampons vermeiden sollten. Wolfes Gruppe bat die FDA 1982, die Tampon-Hersteller gesetzlich dazu zu verpflichten, die Saugfähigkeit ihrer Produkte in einem standardisierten Rahmen anzugeben. Wolfes Gruppe wollte den vor kurzem entwickelten Syngyna-Saugfähigkeitstest als Standardnorm einsetzen.[39]

Im folgenden Jahr erarbeitete die FDA eine Vereinbarung mit den Herstellern: Auf den Tamponschachteln erschienen zwei TSS-Mitteilungen. Die erste lautete: »WARNUNG: Tampons werden mit dem Toxic Shock Syndrome (TSS) in Verbindung gebracht. TSS ist eine seltene, aber ernsthafte Erkrankung, die zum Tod führen kann.« Darüber hinaus wurden die Angaben »junior Saugfähigkeit«, »normale Saugfähigkeit«, »supersaugfähig« und »super plus saugfähig« standardisiert, und auf allen Schachteln erschienen Schaubilder, in der ihre Beziehung zur Blutabsorption verdeutlicht wurde.[40]

Das Toxic Shock Syndrome stellte bis in die neunziger Jahre hinein weiterhin ein Problem in den Industrienationen dar. 1990 wurde die Infektion eindeutig mit operativen Eingriffen, Tampongebrauch und Hautverletzungen in Verbindung gebracht.[41]

Klinisch gesehen gab es immer mehr Beweise für Schlieverts ursprüngliche Hypothese einer toxinverursachten Fehlfunktion des Immunsystems. So bekamen in der Grippesaison 1985/1986 neun Personen in Minnesota als Komplikation der Grippe TSS; fünf davon starben. Die Opfer waren zwischen fünf und 56 Jahren, und keiner der Fälle konnte mit Tampons oder Menstruation in Verbindung gebracht werden.

Die Ärzte waren in der Lage, *S. aureus* aus dem Hals und der Nase der

TSS-Opfer zu isolieren, und der bakterielle Strang war äußerst fruchtbar in der Herstellung sowohl von TSST-1 als auch eines anderen Staphylokokkengiftes, Enterotoxin B. Die Wissenschaftler vermuteten, daß die Grippeinfektion zu einer Hals- und Nasenreizung führte. Die Patienten infizierten sich wahrscheinlich mit Staphylokokken, indem sie mit ihren verseuchten Händen ihre Nase schneuzten oder ihre Hände beim Husten über den Mund hielten. Alle, die akutes TSS entwickelten, waren dem Organismus wahrscheinlich schon zuvor ausgesetzt gewesen; das hatte ihr Immunsystem sensibilisiert. Oder die Grippe hatte bereits das Immunsystem schwer verwüstet, und das Staphylokokkentoxin nutzte einfach den Vorteil einer gefährlichen Situation.[42] Ärzte in Virginia meldeten einen ähnlichen Fall, bei dem ein durchtrainierter, gesunder 18jähriger Junge nach einer Grippe an TSS starb. Sie warnten, daß »ein neu erkanntes Syndrom von postgrippalem Toxic Shock Syndrome möglicherweise aufgetaucht ist«.[43]

Jim Todd, der mittlerweile Schlieverts TSS-Hypothese voll akzeptierte, untersuchte den Einsatz von Corticosteroiden bei der Behandlung von Toxic-Shock-Patienten. Wenn Schlievert recht hatte, wäre es von Vorteil, TSS-Opfern Steroide zu verabreichen, weil die Chemikalie die Immunreaktion dämpfte. Todd verglich 25 TSS-Patienten, die Steroide während ihrer Krankheit erhalten hatten, mit 20, denen man keine Steroide verabreicht hatte. Den Steroidempfängern ging es viel besser, sie erholten sich schneller von TSS und litten nicht so lange an fieberhafter Hypertension.[44]

Tomisaku Kawasaki, der seit 1967 an dem Syndrom, das seinen Namen trug, gearbeitet hatte, war keineswegs davon überzeugt, daß das Toxic Shock Syndrome unter Erwachsenen das gleiche war wie die Krankheit, die er ursprünglich an japanischen Kindern beobachtet hatte. Mitte der achtziger Jahre wurde das Kawasaki-Syndrom weltweit jedes Jahr bei Tausenden von Kindern diagnostiziert[45], in erster Linie unter Kleinkindern. Für die meisten Kinder war die Krankheit relativ harmlos, aber bei einem kleinen Prozentsatz von Fällen wurde das Syndrom extrem gefährlich, da sich Aneurysmen in den Koronararterien entwickelten und zum Tod durch Herzinfarkt führten.

Personen, die sich mit Staphylokokken infizierten, indem sie verseuchte Spritzen benutzten, um sich entspannende Drogen zu injizieren, standen unter einem hohen Risiko, endokardialen Herzinfarkten zu erliegen. Aneurysmen der Koronararterien waren unter solchen erwachsenen Patienten nicht zu finden, jedoch konnte man Gehirnaneurysmen (zerebral oder systemisch) beobachten.[46]

Schlievert und die Anhänger seiner Hypothese waren fast sicher, daß das Kawasaki-Syndrom nichts weiter war als die Reaktion immunschwacher Kleinkinder auf das gleiche oder ein ähnliches bakterielles Toxin, das TSS in Erwachsenen hervorrief. Er überredete Kawasaki, ihm kodierte Blutproben von Kindern zu schicken, die am Kawasaki-Syndrom oder anderen Erkrankungen litten. Daraufhin wendete Schlievert seinen TSST-1-Test an, um die Proben zu bestimmen, die von den Kindern mit der geheimnisvollen Krankheit stammten. Schlievert identifizierte mit seinem TSST-1-Antikörpertest korrekt die Hälfte der Kawasaki-Fälle und nicht etwa einen der Kontrollfälle.

Um Kochs Postulat zu beweisen, mußte Schlievert jedoch zeigen, daß TSST-1-Injektionen das Kawasaki-Syndrom bei Tieren hervorrufen konnten – ein Ziel, das er bis 1994 noch nicht erreicht hatte.

In Zusammenarbeit mit Forschern vom National Jewish Center for Immunology and Respiratory Medicine in Denver und dem New England Medical Center in Boston zeigte Schlievert 1993, daß das Kawasaki-Syndrom zumindest bei einigen Kindern mit dem TSST-1-Toxin verwandt war. 16 Kinder mit Kawasaki wurden verglichen mit 15 Kindern, die an Fieber und Ausschlägen aufgrund anderer Erkrankungen litten. Man fand Bakterien, die TSST-1 abgaben, in Blut- bzw. Schleimabstrichen von 13 der 16 Kawasaki-Patienten, im Vergleich mit nur einem in der Kontrollgruppe. Das Toxin regte das Wachstum einer speziellen Population von T-Zellen bei den Kindern mit Kawasaki (VB2 + T-Zellen) an; ein solch zellularer Populationsanstieg ließ sich in der Kontrollgruppe nicht beobachten.[47]

Die Kawasaki-Studie von 1993 bot weitere Hinweise auf eine andere Beobachtung von Schlievert: daß nämlich der Strang von *S. aureus*, der TSST-1 produzierte, genetisch einzigartig war und vor 1975 keine signifikante Rolle im Krankheitsvorkommen des Menschen gespielt hatte.

Ein Test an Dutzenden von Proben TSS-produzierender Bakterien von verschiedenen geographischen Herkunftsorten zeigte, daß sie alle Nachkommen eines einzigen Klons von Staphylokokken waren.[48] Sie produzierten nicht nur das Killer-Toxin, der neue Strang von Staphylokokken war offenbar in bezug auf die Aminosäure Tryptophan abhängig von seinen Wirten. (Normale Staphylokokken stellen ihr eigenes Tryptophan her.)

In Zellkulturen im Labor sah der neue Strang sogar für das bloße Auge anders aus: Normale Staphylokokkenkolonien gedeihen auf roten Blutkörperchen und scheinen goldfarben, aber der neue Strang schien unfähig, Blutzellen von Menschen oder Rindern zu verdauen, und die Kolonien waren weiß oder ausgebleicht.

Der neue Strang wuchs bis zu 10 000mal schneller als normale Staphylokokkenkolonien und setzte massive Mengen von TSST-1-Gift frei, ebenso wie Enzyme, die ihn gegenüber Penicillin, Ampicillin und anderen Mitgliedern der Penicillin-Klasse von Antibiotika immun machten.

In Labortests erwiesen sich TSST-1 und fünf andere Toxine von verschiedenen Staphylokokkensträngen als die potentesten T-Zellen-Stimulatoren, die jemals gefunden wurden.[49] In schneller Folge konnte das Immunchaos, das sie produzierten, zu einer riesigen Erweiterung in der CD4-T-Zellenpopulation führen (derselben Population, die vom AIDS-Virus zerstört wird). Das wiederum führte zu Sekretionen von CD4-verwandten Chemikalien, die hohes Fieber, Schock und Ausschlag hervorriefen. Wenn Versuchstiere oder Menschen dem Toxin ständig neu ausgesetzt wurden, wie das bei vielen menstruierenden Frauen der Fall war, die an immer heftigeren monatlichen Ausbrüchen des Bakteriums litten, konnte diese Überstimulation von CD4-T-Zellen zu einem Aufbrauchsyndrom, Anorexie und chronischer Überproduktion von Schlüsselchemikalien des Immunsystems führen.[50]

Aufgrund dieser drastischen immunologischen Wirkung bezeichnete man TSST-1 auch als »Superantigen« – ein außerordentlich potenter Immunsystemstimulator, fähig, eine Kaskade von Aktivitäten innerhalb des Systems auszulösen.

Mit ausgefeilten molekularbiologischen Methoden, die Ende der achtziger Jahre entwickelt wurden, konnten verschiedene Wissenschaftler zeigen, daß die einzigartigen genetischen Eigenschaften im Hinblick auf die Virulenz des Toxic-Shock-Staphylokokkenstranges ebenso wie auf seine Unfähigkeit, rote Blutzellen zu konsumieren und Septikämie zu produzieren, zusammengefaßt als kontinuierliches Segment auf der bakteriellen DNA verankert waren. Außerdem war dieses Segment der DNA mobil – es konnte sich entlang dem bakteriellen Chromosom bewegen.[51] In den meisten Fällen ließ es sich entweder entlang dem Gen für die Produktion von Tryptophan nieder oder, weniger häufig, bei jenem Gen, das für die Herstellung einer weiteren wichtigen Aminosäure verantwortlich war, die gelegentlich in TSST-1-Strängen fehlte: Tyrosin.[52]

Die Fähigkeit des Stranges, Penicillin zu trotzen, war auf ein weiteres transposables DNA-Segment zurückzuführen, das zur Produktion von Beta-Lactamase führte, einem Enzym, das Penicillin für das Bakterium unschädlich machte. Dieses penicillinresistente genetische Segment wurde zuerst in Staphylokokken beobachtet kurz nach der Einführung von Penicillin in die klinische Medizin Nordamerikas und Europas, und man wußte, daß es sich in der mikrobiellen Welt als Plasmid bewegte.[53]

Die beiden Transposone (TSST-1 und Beta-Lactamase) schienen in dem neuen Stapyhlokokkenstrang verbunden zu sein. TSST-1 war in einem Staphylokokkenbakterium niemals ohne Beta-Lactamase zu finden, und ihr Ausdruck schien gleichzeitig zu sein.

Das bot eine verführerische Schlußfolgerung: Vielleicht folgte der Ausbruch des Toxic Shock Syndrome einem einzigartigen genetischen Ereignis, bei dem irgendwann in den siebziger Jahren unter ökologischen Umständen, die für das Wachstum dieses Organismus und eine rasche Multiplikation ideal waren, ein Plasmid, das beide Gene trug, in ein *S.-aureus*-Bakterium absorbiert worden war.

Es war verführerisch, zu glauben, daß ein falscher Gebrauch von Penicillin-Antibiotika dafür verantwortlich war. Weil die Giftgene und jene, die für die Antibiotika-Resistenz verantwortlich sind, zusammen auf einem Plasmid getragen zu werden schienen, konnte der Selektionsdruck, der durch das Penicillin entstand, die Mutation verursacht haben. Das war natürlich reine Spekulation. Der Nachweis, daß sich ein solcher Vorfall tatsächlich ereignet hatte – noch weniger wann und wo –, war unmöglich.

Doch der neue Strang tauchte auf, und sein Debüt rief eine starke menschliche Reaktion hervor. Ein Multimillionen-Dollar-Industriezweig wurde aufgerührt, menstruierende Frauen waren entsetzt, Wissenschaftler stritten, und die Glaubwürdigkeit zweier amerikanischer Behörden – der FDA und der CDC – war in Frage gestellt.

Wie schon bei HIV und so vielen anderen Mikroben trug die neue toxische Mikrobe den Sieg davon. Trotz der hektischen (wenn auch ineffektiven) Bemühungen des *Homo sapiens* konnte die Mikrobe in der Welt des Menschen erfolgreich eine biologische Nische auftun und sich dort dauerhaft niederlassen.

1994 stand das Toxic Shock Syndrome immer noch auf der Liste der menschlichen Pathogene, und obwohl er nicht länger Thema von gerichtlichen Klagen und der Schlagzeilen war, verursachte der neue *S.-aureus*-Strang in den neunziger Jahren fast so viele Infektionen, Erkrankungen und Todesfälle wie im Jahr 1983. Obwohl Rely seit über einem Jahrzehnt nicht mehr auf dem Markt ist und Tamponschachteln mit einer Vielzahl von Warnungen versehen sind, erkranken menstruierende Frauen immer noch an TSS, insbesondere jene, die superabsorbierende Produkte verwenden.

Man konnte sich nur mit der Tatsache trösten, daß die Krankheit, wenn sie schnell erkannt und behandelt wurde, heilbar war. Das TSST-1-Bakterium war zwar resistent gegen Penicillin-Antibiotika, jedoch anfällig für andere Medikamente.

Wenigstens bis heute.

13
Die Rache der Mikroben oder »Erfindet einfach weiter neue Medikamente«

MEDIKAMENTENRESISTENTE BAKTERIEN, VIREN UND PARASITEN

Betrachten Sie den Unterschied in der Größe einiger der winzigsten und der größten Kreaturen dieser Erde. Ein kleines Bakterium wiegt nur ungefähr 0,00000000001 Gramm. Ein Blauwal wiegt ungefähr 100 000 000 Gramm. Dennoch kann ein Bakterium einen Wal töten... Die Anpassungsfähigkeit und Vielseitigkeit der Mikroorganismen im Vergleich zum Menschen und anderen sogenannten »höheren« Organismen ist derart groß, daß sie zweifelsohne noch lange nachdem wir und der Rest unserer Mitbewohner die Bühne auf immer verlassen haben, das Gesicht der Erde kolonisieren und verändern werden. Mikroben, nicht Makroben, beherrschen die Welt.

Bernard Dixon, 1994

I

Wie das Toxischer-Schocksyndrom zeigte, befand sich die bakterielle Welt in einem Zustand ständiger Evolution und Veränderung. Die Mutationsfähigkeit der Bakterien, zusammen mit ihrer Fähigkeit, genetische Trümpfe in einem mikroskopischen Kartenspiel weiterzureichen und miteinander zu teilen, schien dem *Homo sapiens* ständig schlechtere Karten zu bescheren.

Die Staphylokokken kannten eine Menge Tricks, die weit über das Toxic Shock Syndrome hinausreichten. Trotz des Zeitalters der Antibiotika blieben Staphylokokkeninfektionen potentiell tödlich. 1982 konnten weniger als zehn Prozent aller klinischen Stapyhlokokkenfälle mit Penicillin geheilt werden – eine drastische Verlagerung seit dem Jahr 1952, in dem noch annähernd 100 Prozent der Staphylokokken anfällig für Penicillin waren. Die meisten Stränge der Bakterien erreichten ihre Penicillin-Resistenz auf die gleiche Weise wie der TSST-1-Strang: indem sie das Beta-Lactamase-Plasmid in ihre DNA absorbierten. Sobald das Plasmid vollständig in das bakterielle Genom aufgenommen und von einer Generation der Mikroben an die nächste weitergereicht worden war, mußten die Ärzte mit ansehen, wie ihre Patienten nicht länger auf die Behandlung ansprachen.[1]

Glücklicherweise standen alternative Medikamente zur Verfügung, die sich nicht des Beta-Lactamase-Mechanismus bedienten, um die Staphylokokken zu neutralisieren; daher brachen die Ärzte nicht in Panik aus. Sie gingen Ende der sechziger Jahre *en masse* von Penicillin zu Methicillin über, und obwohl einige Krankenhäuser in Paris, London und in den Vereinigten Staaten Fälle scheinbarer Methicillinresistenz meldeten, war das Gesamtergebnis positiv. Wieder einmal konnte die Menschheit die Staphylokokken in die Flucht schlagen.

Doch Anfang der achtziger Jahre tauchten klinisch bedeutsame Staphylokokkenstränge auf, die nicht nur gegen Methicillin resistent waren, sondern auch gegenüber seinen antibiotischen Vettern wie beispielsweise Naficillin. So starb im Mai 1982 ein Baby auf der Säuglingsstation des an die University of California in San Francisco angeschlossenen Moffitt-Hospitals an einem Strang, der gegenüber Penicillin, Cephalosporin und Naficillin resistent war. Der mutante Strang war drei Jahre lang im Krankenhaus und im Ort umgegangen, hatte eine Krankenschwester der Säuglingsstation infiziert und dann seinen Weg zu drei Babys gefunden. Das Krankenhaus konnte weitere Fälle nur durch rigide Maßnahmen verhindern: Das Personal der Station und die Babys wurden aggressiv mit Antibiotika behandelt, gegen welche die Bakterien anfällig waren; die Station wurde für neue Patienten geschlossen, alle organischen Materialien, auf denen die Staphylokokken Fuß fassen konnten (Gummiüberzüge auf den Geräten, Vorhänge, Laken usw.), wurden neu beschafft, und die gesamte Einrichtung wurde mit Desinfektionsmitteln gereinigt.

Das war leider kein isolierter Vorfall. Das Auftreten resistenter Bakterien in Krankenhäusern war Anfang der achtziger Jahre nichts Ungewöhnliches, insbesondere auf Stationen, die immunschwache Patienten beherbergten: Menschen mit schwersten Verbrennungen, Frühgeburten, Krebskranke im Endstadium, Rekonvaleszenten von schweren Operationen und Patienten auf der Intensivstation.

Ausbrüche des methicillinresistenten *Staphylokokkus aureus* (MRSA) nahmen in den achtziger Jahren an Umfang und Häufigkeit weltweit zu.[2] 1990 stellte MRSA für Krankenhäuser rund um den Globus eindeutig eine ökonomische und medizinische Krise dar. Das Vorkommen von

MRSA-Infektionen und -Todesfällen nahm ständig zu und breitete sich von den großen städtischen Krankenhäusern aus, bis es schließlich die Kliniken in den Vororten und Behandlungseinrichtungen auf dem Lande erreichte.[3]

1992 waren annähernd 15 Prozent aller Staphylokokkenstränge in den Vereinigten Staaten methicillinresistent. Bei annähernd 40 Prozent dieser Stränge, die von Patienten in großen amerikanischen Krankenhäusern isoliert wurden, handelte es sich um MRSA. Gravierende MRSA-Probleme zeigten sich bald auch in abgelegenen Lokationen, vom ländlichen Äthiopien[4] bis hin zu Perth in Australien.[5] 1993 blieb nur ein absolut sicherer Staphylokokken-Killer übrig: Vancomycin.[6] Und selbst die Verläßlichkeit von Vancomycin war in Gefahr, da einige Ärzte die Existenz von MRSA-Strängen meldeten, die mit dem letzten verfügbaren Anti-Staphylokokken-Medikament nicht so leicht geheilt werden konnten.[7]

Die Verlagerung von billigen Penicillinen zu Methicillin erhöhte die Kosten für die medikamentöse Behandlung eines typischen Patienten um etwa das Zehnfache. Der Wechsel zu Vancomycin bedeutete, sich auf eines der teuersten Antibiotika auf dem Markt zu verlegen. Für die wohlhabenden Länder war es eine Belastung, aber nicht unerschwinglich. Die erhöhten Kosten lagen allerdings jenseits der Möglichkeiten ärmerer Nationen, und einige Staphylokokkeninfektionen waren daher praktisch nicht mehr zu behandeln.

Staphylokokken waren überall: Der *Homo sapiens* trug sie ebenso in seinem Körper wie viele Haustiere der Säugetierklasse. Meistens wurden die Staphylokokken mittels Handschlag von einem Menschen zum anderen übertragen oder ein Hobbygärtner zog sie sich zu, während er den Boden für ein Tulpenbeet auflockerte. Sie waren harmlos für das menschliche Immunsystem. Wenn die Bakterien jedoch per Zufall auf eine Wunde, einen Hautriß, auf eine Brandwunde oder einen immunschwachen Menschen trafen, konnte die Infektion für den Organismus der Mikroben extrem vorteilhaft sein.

Das erklärte, warum Krankenhäuser und Kindertagesstätten ein besonders fruchtbarer Boden für die Mikroben zu sein schienen. Alle Angestellten – Schwestern, Ärzte, Sanitäter, Erzieherinnen – konnten als mobile Einheiten die Mikroben von einem potentiellen menschlichen Wirt zum anderen tragen. Die große Mehrheit der hospitalisierten Patienten hatte Operationswunden oder litt an Erkrankungen, welche die ganze Aufmerksamkeit ihres Immunsystems in Anspruch nahmen, und die Kleinkinder in den Kindertagesstätten hatten fast ausnahmslos viele

Kratzer, Schnitte, laufende Nasen, ungewaschene Hände und schmutzige Gesichter.

Die Menschen in den wohlhabenden Nationen erkannten das Problem und eigneten sich standardisierte Antibiotikapraktiken an, verabreichten die Medikamente beispielsweise allen Patienten vor der Operation, um Infektionen nach der Operation zu vermeiden. Kleinkinder bekamen bei allen Arten von Infektionen fast routinemäßig Antibiotika.

Dennoch hielten die Mikroben durch und widerstanden den prophylaktischen Maßnahmen ebenso wie den Behandlungsmethoden mit Antibiotika. 1992 unterzogen sich in den Vereinigten Staaten an die 23 Millionen Amerikaner einer Operation. Fast jeder von ihnen erhielt vor der Operation Antibiotika. Bis zu 920000 von ihnen erkrankten nach der Operation an einer bakteriellen Infektion, die Mehrheit aufgrund von Staphylokokken, insbesondere MRSA.[8]

Außerhalb von Kindertagesstätten und medizinischen Einrichtungen erfolgten die gefährlichsten Staphylokokkeninfektionen entweder zufällig durch Kontakt zu Kranken (die gegen Krebs, AIDS, Herzkrankheiten usw. kämpften) oder durch Kontakt zu Süchtigen, die sich Drogen spritzten. In einer dänischen Untersuchung von 1986 bis 1989 waren ungefähr sieben Prozent der in der Öffentlichkeit erlangten schweren MRSA-Infektionen das Ergebnis eines gemeinsamen Gebrauchs verseuchter Spritzen: Diese Quote lag in vielen US-amerikanischen Innenstädten bei über zehn Prozent.[9]

Superstränge von Staphylokokken, die gegenüber einer Unmenge potentieller Medikamente resistent waren, galten 1990 als ganz normal. Ein australisches Forschungsteam behandelte beispielsweise einen Patienten, der sich mit einem Strang infiziert hatte, der gegen Kadmium, Penicillin, Kanamycin, Neomycin, Streptomycin, Tetracyclin und Trimethoprim resistent war. Da jedes dieser Medikamente sich eines bestimmten biochemischen Mechanismus bediente, der auch von zahlreichen verwandten Medikamenten eingesetzt wurde, war der australische Staphylokokkenstrang in unterschiedlichem Ausmaß resistent gegen ungefähr 31 verschiedene Medikamente.[10]

In einer Reihe von Laborversuchen wiesen die Australier nach, daß diese unterschiedlichen Resistenzfähigkeiten auf verschiedenen Plasmiden weitergegeben wurden, die separat von einem Bakterium zum anderen gelangen konnten. Die üblichste Methode war die Konjugation: Ein Bakterium streckte einfach sein Zytoplasma aus und gab die Plasmide an seinen Partner weiter.

Mit Hilfe von genetischen Fingerabdrücken mittels PCR-Techniken verfolgte ein Team von Forschern des New Yorker Gesundheitsamts über 470 MRSA-Stränge zurück und entdeckte, daß alle MRSA-Bakterien von einem Strang abstammten, der zuerst 1961 im ägyptischen Kairo aufgetaucht war. Am Ende des Jahrzehnts fanden sich Nachkommen dieses Stranges in New York, New Jersey, Dublin, Genf, Kopenhagen, London, Kampala, Nairobi, Ontario, Halifax, Winnipeg und Saskatoon. Ein Jahrzehnt später tauchten sie weltweit auf.[11]

Glücklicherweise waren die Staphylokokken gegenüber Vancomycin nicht resistent.

Jedenfalls bis jetzt noch nicht.

Die Staphylokokken waren nicht der einzige bakterielle Organismus, der sich erfolgreich der Plasmide, springender Gene, mobiler DNA, der Mutationen und des konjugativen Teilens von Resistenzfaktoren bediente, um alle Medikamente zu besiegen, die der *Homo sapiens* ihnen entgegenstellte.[12] 1993 hatten fast alle üblichen pathogenen Bakterienspezies ein gewisses Maß an klinisch bedeutsamer Medikamentenresistenz entwickelt. Über zwei Dutzend dieser aufgetauchten Stränge stellten für die Menschheit eine lebensbedrohliche Gefahr dar und hatten einen Großteil der zur Verfügung stehenden Antibiotika-Behandlungen ausgetrickst.[13]

»Die zunehmende Resistenzhäufigkeit weist auf die Notwendigkeit einer stärkeren Partnerschaft zwischen klinischer Medizin und öffentlichem Gesundheitswesen hin«, schrieb der CDC-Direktor für bakterielle Forschung, Dr. Mitchell Cohen, 1992.[14] »Wenn die derzeit wirksamen antimikrobiellen Mittel nicht erfolgreich bewahrt werden können und die Übertragung medikamentenresistenter Organismen nicht eingeschränkt wird, dann kann sich die postantimikrobielle Ära schnell wieder einer Zeit nähern, in der unheilbar Kranke auf den Stationen für Infektionskrankheiten liegen.«

Richard Krause, leitender Wissenschaftler bei den NIH, bezeichnete die bakterielle Situation als »eine Epidemie mikrobieller Resistenz«. Es schien, daß Ende der achtziger Jahre überall auf der Welt neue Bakterienstränge auftauchten, und ihre Zuwachsraten beschleunigten sich von Jahr zu Jahr. Allein in den Vereinigten Staaten führte dieser Anstieg zusätzlich zu geschätzten 200 Millionen Dollar pro Jahr an Arztrechnungen aufgrund des Bedarfs nach immer exotischeren – und teureren – Antibiotika und des längeren Krankenhausaufenthalts der Patienten wegen aller möglichen Infektionen – von der Streptokokkenhalsinfektion bis zur lebensgefährlichen bakteriellen Lungenentzündung. Zusammen mit den Kosten für die verlängerte Krankenhauspflege betrug die geschätzte Kostenerhöhung aufgrund von antibiotikaresistenten Organismen jährlich über 30 Milliarden Dollar.[15] Obwohl dieser Trend in riesigen Krankenhauskomplexen der Großstädte begonnen und weitgehend ältere und schwerkranke Patienten betroffen hatte, erreichte er bis 1990 durch die Bank ein universelles Ausmaß, bedrohte alle Altersstufen, gesellschaftlichen Klassen und geographischen Ansiedlungen des *Homo sapiens*.

Jim Henson – der berühmte Erfinder der Muppet-Puppen – starb im Frühjahr 1990 an einer weiteren, angeblich heilbaren bakteriellen Infektion. Ein offenbar neuer mutierter Streptokokkenstrang schlug zu, der gegen Penicilline resistent war und Gene für ein Killer-Toxin besaß, die dem ähnelten, das Patrick Schlievert im *S.-aureus*-Strang des Toxischer-Schock-Syndroms entdeckt hatte.

Tatsächlich war es Schlievert, der 1989 als erster den neuen Organismus entdeckte[16] und die Krankheit Strep-A verursachtes TSLS (Toxic-Shock-ähnliches Syndrom) nannte. Als Henson starb – nur ein Jahr nach der Entdeckung von TSLS –, waren tödliche TSLS-Fälle bereits aus Kanada, England, Skandinavien, Deutschland, aus mehreren Orten der Vereinigten Staaten und aus Neuseeland gemeldet worden.[17] Darüber hinaus zeigten Streptokokkenstränge aller Typen eine zunehmende Antibiotika-Resistenz. Anfang der siebziger Jahre waren die Antibiotika, insbesondere Erythromycin und Penicillin, fast universell wirksam gegen Streptokokken, und das Auftauchen von Komplikationen in Verbindung mit Streptokokken, wie zum Beispiel akuter fieberhafter Gelenkrheumatismus und Impetigo, waren Zeichen falscher medizinischer Pflege, nicht eines Versagens der Antibiotika.[18]

Laut dem Antibiotika-Experten Dr. Harold Neu von der Columbia University war 1941 eine Dosis von 10000 Einheiten Penicillin pro Tag über einen Zeitraum von vier Tagen mehr als genug, um eine durch Streptokokken verursachte Atemwegsinfektion zu heilen. Damals handelte es sich bei den meisten Streptokokkeninfektionen in den Vereinigten Staaten um Streptokokken vom Typ A, und die lebensbedrohlichste Komplikation einer Streptokokkeninfektion war Scharlach.

Dieser Streptokokkenstrang A erwies sich als besonders anfällig gegenüber Penicillinen und anderen üblichen Antibiotika, und er verschwand völlig von der klinischen Bühne. Amerikanische und europäische Medizinstudenten der sechziger Jahre konnten nur aus Büchern erfahren, wie diese einst so verbreitete Krankheit mit dem Namen Scharlach aussah.

Nachdem ihre ökologischen Widersacher aus dem Feld geräumt waren, tauchten schnell zähe Streptokokken-B-Stränge auf, in erster Linie unter Neugeborenen. Ende der siebziger Jahre waren Streptokokken B die gefährlichste lebensbedrohliche Krankheit auf den Säuglingsstationen der Industrienationen, und 75 Prozent aller Infektionen bei Babys unter zwei Monaten verliefen trotz aggressiver Behandlung mit Antibiotika tödlich.[19]

Ende der achtziger Jahre kehrte mit dem Auftauchen des machtvollen Stranges, der Jim Henson tötete, Streptokokkus A zurück. Während Streptokokkus B weiterhin die Säuglingsstationen der Welt dominierte, befiel Streptokokkus A Menschen aller Altersgruppen, und dies ohne ersichtliches Muster einer Anfälligkeit unter den Wirten. Aber 1992 erforderte dieselbe Krankheit 24 Millionen Einheiten von Penicillin pro Tag und konnte trotz einer solch radikalen Behandlung immer noch tödlich verlaufen.[20]

Noch ernsthafter war das Auftauchen des virulenten, hochgradig antibiotikaresistenten Stranges von *Streptokokkus pneumoniac* oder Pneumokokkus. Die Bakterien lebten normalerweise in den menschlichen Lungen ohne Schaden für den *Homo sapiens*. Wenn jedoch ein Mensch einen Strang *S. pneumoniae* inhalierte, der sich von dem unterschied, den er in seinen Lungen trug, war das Immunsystem des Betroffenen möglicherweise nicht in der Lage, die Organismen unter Kontrolle zu halten. Alles, was das Immunsystem des Wirts schwächte, konnte zu einer Explosion der Pneumokokkenpopulation führen.

In den Jahren nach der Einführung von Penicillin tauchten Stränge auf, die gegen die üblichen Antibiotika resistent waren. Eltern und Kinderärzte bemerkten beispielsweise in den achtziger Jahren, daß Ohrinfektionen und Hörverlust unter Kleinkindern aufgrund von Otitis zu einem drängenden Problem zu werden schienen. 1990 war ungefähr ein Drittel aller Ohrinfektionen bei Kleinkindern auf Pneumokokken zurückzuführen, und annähernd die Hälfte dieser Fälle stammte von Strängen, die gegenüber Penicillin resistent waren.[21]

Anfänglich war die bakterielle Resistenz unvollständig. Das bedeutete, daß einige der Organismen durch die Penicillin-Behandlung zerstört wurden, die Ohren der Kinder sich klärten und sowohl Eltern als auch Ärzte der Ansicht waren, die Krankheit sei vorüber. Aber nicht alle Pneumokokken der Kolonie im Ohr des Kindes waren tatsächlich zerstört worden. Mit der Zeit multiplizierten sich die überlebenden Mikroben, und nach einigen Wochen schmerzten die Ohren der Kinder wieder. Wenn die Eltern die Reste des Penicillins aus ihren Medizinschränken holten und das Kind erneut behandelten, sahen sie möglicherweise wieder einen Fortschritt in der Genesung. Aber diesmal war die *S.-pneumo-*

niae-Kolonie resistenter, weniger Bakterien wurden von den Medikamenten zerstört, und Otitis kehrte schnell und heftig zurück.

Die alte *S.-pneumoniae*-Geißel, das akute rheumatische Gelenkfieber, bei dem die Bakterien das menschliche Bindegewebe kolonisieren, war 1970 aus den westlichen Industrienationen praktisch verschwunden. Akuter rheumatischer Gelenkrheumatismus war eine gefährliche Krankheit, befiel normalerweise Kinder im Alter von fünf bis fünfzehn Jahren, führte zu arthritisähnlichen Schmerzen in den Gelenken und zu einer potentiell tödlichen Infektion des Herzens. In der Zeit vor den Antibiotika litten die Überlebenden aufgrund des Schadens durch die Bakterien oft ihr Leben lang an Herzkrankheiten und arthritischen Problemen.[22]

1985 brach akutes rheumatisches Gelenkfieber unter weißen Mittelstandsbürgern von Salt Lake City in Utah aus. In nur drei Jahren (zwischen 1982 und 1985) schnellte das Vorkommen der Krankheit um das achtzigfache in die Höhe, und bei annähernd einem Viertel der Patienten trat die Krankheit trotz aggressiver antibiotischer Therapie wieder auf.[23] Dem Ausbruch von Gelenkrheumatismus in Salt Lake City folgte eine steigende Zahl solcher Krankheitsfälle in den gesamten Vereinigten Staaten, und dieser Zuwachs ging bis 1994 weiter.[24]

Ungefähr zur selben Zeit, als die Ärzte in Salt Lake City versuchten, die plötzliche Welle von Gelenkrheumatismus zu verstehen, bemerkten Mediziner in Oklahoma eine auffallende Zunahme an Fällen von mehrfach resistenten Pneumokokkeninfektionen. Am schwersten wurden bei dem Ausbruch in Oklahoma die armen schwarzen Stadtbewohner betroffen – die Gesamtquote der Streptokokkenpneumonie unter Schwarzen lag um 60 Prozent höher als unter den Weißen. Die Krankheit schlug unter den ärmsten Bewohnern des Bundesstaates und unter den älteren Mitbürgern in Pflegeheimen am heftigsten zu. Über 15 Prozent der an Pneumonie Erkrankten starben.[25]

Natürlich waren Krankheiten wie akutes rheumatisches Gelenkfieber, Streptokokkenpneumonie und allgemeine Infektionen der Atemwege durch Streptokokken bei Kleinkindern in den armen Ländern der Welt niemals ganz verschwunden – oder auch nur signifikant verringert worden. Streptokokkeninfektionen der oberen Atemwege und der Lungen bei Kleinkindern blieben bis 1990 in den Entwicklungsländern eine der Hauptursachen für Krankheit und Tod. Die Weltgesundheitsorganisation schätzte 1992, daß jedes Jahr ungefähr zwei Milliarden Kinder an akuten Atemwegsinfektionen litten. 4,3 Millionen starben als direkte Folge davon. Ungefähr 800 000 der alljährlichen Todesfälle waren auf neonatale bakterielle Infektionen zurückzuführen, hauptsächlich durch

S. pneumoniae oder *Haemophilus influenzae.*[26] Insgesamt wurden 80 Prozent der Todesfälle durch bakterielle Lungeninfektionen der Kinder verursacht[27], die restlichen waren das Ergebnis einer Virusinfektion (Masern, synzytialer Atemwegsvirus, Grippe und Keuchhusten).

In den armen Ländern mußten die Vorbeugung und die Behandlung von Atemwegserkrankungen bei Kindern mit mageren Ressourcen, den zur Verfügung stehenden Antibiotikavorräten und wenig oder überhaupt keiner Laborunterstützung zur Identifizierung der Organismen in den Lungen der Kinder behandelt werden. Daher bestimmten Mediziner den Krankheitsprozeß nicht über die daran beteiligten Organismen, sondern nach dem Erscheinungsbild der infizierten Teile des Körpers und nach der Schwere dieser Infektionen. Im allgemeinen verliefen – die normalerweise viralen – Infektionen des oberen Atemtraktes milder, während eine starke Inanspruchnahme der Lungen eine potentiell tödliche bakterielle Erkrankung signalisierte.[28]

1990 kam die Weltgesundheitsorganisation zu dem Schluß, es sei in den Entwicklungsländern strategisch am sinnvollsten, stets davon auszugehen, daß alle Lungenentzündungen unter Kindern auf bakterielle Infektionen zurückzuführen und die Kinder in Ermangelung von Laborbeweisen für eine Streptokokken- oder *H.-influenzae*-Infektion mit Penicillin zu behandeln seien.[29] Studien in Indien, Nepal und Papua-Neuguinea zeigten, daß die präventive Behandlung akuter Atemwegsinfektionen mit Antibiotika die Höhe der Kindersterblichkeit in den Testgebieten um mehr als ein Drittel verringerte.[30] Noch auffallender: Es gab auch eine 36prozentige Reduktion der Kindersterblichkeit aufgrund anderer Ursachen. Die Vorbeugung bzw. Behandlung von Atemwegsinfektionen bei Kindern heilte nicht nur die Infektionen der Lungen, sondern darüber hinaus eine Reihe anderer sekundärer Kinderkrankheiten.[31]

Das war die gute Nachricht.

Die schlechte Nachricht war, daß Penicilline und andere Antibiotika keinen Vorteil für Kinder mit milden, für gewöhnlich viralen Atemwegsinfektionen boten gegenüber den üblichen rezeptfreien Hausmitteln.[32] Antibiotika haben keine Wirkung auf Viren.

»Unsere Ergebnisse zeigen, daß es für den Einsatz von Ampicillin zur Behandlung milder ARI [akuter Respirationstrakt-Infektion] unter indonesischen Kindern keine Rechtfertigung gibt«, schrieb ein Team von der University of Indonesia. »Diese Praktik ist sowohl teuer als auch potentiell schädlich, und sie liegt nicht im Interesse der Mediziner, des Gesundheitsministeriums oder des indonesischen Volkes.«[33]

Die Hauptgefahr lag natürlich darin, daß die Dorfsanitäter, denen es an Ausbildung und Laborunterstützung fehlte, bei Erkrankungen nicht korrekt Virus kontra Bakterium und mild kontra akut unterschieden und die Antibiotika überdosierten. Das wiederum würde unter anderem das Auftauchen antibiotikaresistenter *S. pneumoniae* fördern.

Aufgrund dieser Praxis beim Einsatz von Medikamenten tauchten sowohl in den wohlhabenden als auch in den armen Ländern bald wieder überall in der Welt antibiotikaresistente Pneumokokkenstränge auf. Einige waren fähig, sechs verschiedenen Klassen von Antibiotika gleichzeitig zu trotzen.[34] In den neunziger Jahren hatten *S.-pneumoniae*-Stränge alle aminoglycosidartigen Antibiotika, Chloramphenicol, Erythromycin und alle Medikamente des Penicillin-Typs ausgetrickst. Den Ärzten standen kaum noch Optionen zur Verfügung, und die Epidemiologen sorgten sich, wann in diesen bakteriellen Spezies zum erstenmal eine Vancomycin-Resistenz auftauchen würde.

Genetische Analysen der verschiedenen neu mutierten *S.-pneumoniae*-Stränge boten einige Hinweise auf ihren Ursprung. Ein mehrfach resistenter Strang (mit der Bezeichnung 23F) tauchte zuerst 1978 in einem spanischen Krankenhaus auf. Er war äußerst resistent, außer gegen Erythromycin. Dieses Merkmal wurde von dem Organismus übernommen, als er durch einen infizierten Menschen nach Ohio getragen wurde. Nachfolgend verbesserte das Bakterium seine Fähigkeit, dem feindlichen Ökosystem des Menschen, das voller Medikamente war, zu trotzen, und die Nachkommen des Organismus fanden ihren Weg nach Südafrika, Ungarn, Großbritannien, dann wieder zurück nach Spanien und erneut in den amerikanischen Mittelwesten. 1992 war es möglich, jeden bekannten Typ von *23F S. pneumoniae* auf einen einzigen mutierten Klon zurückzuverfolgen, der in den siebziger Jahren in Spanien entstanden war.[35]

Das Alptraum-Beispiel war der *S.-pneumoniae*-Typ 19A, der im Mai 1977 im südafrikanischen Durban auftauchte. Fünf kleine Kinder erkrankten an dem neuen Strang, während sie aus anderen Gründen im King Edward III Hospital lagen; drei starben. Der 19A-Strang wurde im Labor getestet, und man entdeckte, daß er gegenüber einer gewaltigen Liste von Medikamenten resistent war: Penicillin, Ampicillin, Cephalothin, Carbenicillin, Streptomycin, Methicillin, Cloxacillin, Erythromycin, Clindamycin, Gentamicin, Folsäure, Chloramphenicol und Tetracyclin.[36] Die Ärzte in Durban erkannten, wie sinnlos die übliche Antibiotika-Therapie war, und gingen in ihrer Behandlung zu Rifampin plus Folsäure über. Obwohl sich die Organismen in bestimmtem Maß als resistent gegen Folsäure erwiesen, waren sie anfällig für Rifampin.

Doch der neue mutante Strang konnte nicht in Zaum gehalten werden. Einen Monat nachdem das erste Baby in Durham erkrankt war, wurde ein dreijähriger Junge in Johannesburg wegen Herzbeschwerden ins Krankenhaus eingeliefert. Dort zog er sich eine Lungenentzündung aufgrund einer Infektion mit Streptokokken 19A zu und erholte sich erst nach über sechs Wochen Behandlung mit einer Vielzahl von Antibiotika. Bald war offensichtlich, daß diese Supermikrobe in den Krankenhäusern Dutzende von Kindern und Angestellten infiziert hatte, und die gesamte Masern-Station war überschwemmt von der mutierten Mikrobe. Drei der Masern-Patienten starben an der 19A-Pneumonie.

Es wurden rigorose Kontrollmaßnahmen ergriffen, einschließlich der Behandlung aller infizierten Krankenhausangestellten mit hohen Dosierungen von Rifampin und einer Desinfektion der Kinderstationen in Johannesburg und Durban. Trotzdem wurde 19A niemals ausgelöscht; das mutierte Bakterium tauchte im Laufe der Jahre regelmäßig wieder auf. Die Untersuchung von sechs Krankenhäusern in Johannesburg ergab, daß sich 1978 die Hälfte aller Patienten mit Lungenentzündung, verursacht durch den 19A-Strang, infiziert hatte. An 15 Prozent aller Lungenentzündungen in Durban war in diesem Jahr ebenfalls 19A beteiligt.[37]

Der Bakteriologe Alexander Tomasz von der Rockefeller University in New York führte später eine genetische Analyse des 19A-Stranges durch und machte »eine erstaunliche Entdeckung«, wie er es nannte. Der Durban-Strang paßte zu einem Strang, der zehn Jahre zuvor bei einem kleinen Jungen gefunden worden war, der in einem entlegenen Dorf auf Papua-Neuguinea lebte. Durch Wege, die Tomasz niemals genau nachzeichnen konnte, fand das bizarre Bakterium ein Jahrzehnt später seinen Weg nach Südafrika und von dort nach Spanien, Ungarn, England, den USA und schließlich um die ganze Welt.

»Der Punkt ist, daß all diese Bakterien auf einen einzigen Klon zurückgeführt werden können«, sagte Tomasz. »Es begann alles mit einem einzigen transformierten Bakterium.«[38]

Durch den Druck der Antibiotika verbesserten die Mikroben noch ihre Fähigkeit, den Medikamenten zu trotzen. Tomasz entdeckte, daß *S. pneumoniae* – ebenso wie die meisten anderen Bakterien – in der Absorption von Plasmiden nicht sehr effizient war. Aber sie kompensierten diesen Mangel, indem sie die DNA gierig ausplünderten. Tomasz erwischte sie mit seiner Kamera und seinem Mikroskop in flagranti, wie sie willkürlich lange Stränge von DNA verschlangen. Infolgedessen veränderten sie die biochemische Zusammensetzung ihrer Zellwände so radikal, daß er sagte: »Wir müssen sie wirklich für eine neue Spezies halten.«

In ihrer DNA fand Tomasz eine große Anzahl von Genen, die nicht dort hingehörten – es handelte sich überhaupt nicht um Pneumokokken-Gene.

Ein solches Entstehen von Medikamentenresistenz wurde für gewöhnlich durch sozialen und wirtschaftlichen Mangel hervorgerufen.[39] Arme Menschen in aller Welt behandelten sich viel öfter selbst mit Medikamenten, kauften Antibiotika auf dem Schwarzmarkt und in vielen Ländern über die Ladentheke oder besorgten sich Restbestände von Verwandten. Ohne die oft teuren Ärzte konsultieren zu können und in Ermangelung kostspieliger Tests, mit denen die Medikamentensensitivität der Bakterienstränge, mit denen sie sich infiziert hatten, bestimmt werden konnte, waren die Armen der Welt gezwungen, zu erraten, welches Medikament die Krankheit, die ihre Kinder bzw. sie selbst befallen hatte, heilen könnte.

Dieser Zustand garantierte, daß ein beträchtlicher Prozentsatz der menschlichen Bevölkerung Petrischalen auf zwei Beinen war, welche die idealen Bedingungen für eine beschleunigte Mutation, natürliche Auswahl und Evolution der Bakterien schufen.

Wohin man auch blickte – Spanien[40], Südafrika, die Vereinigten Staaten, Rumänien, Pakistan, Brasilien oder wo auch immer – das Grundprinzip war überall gleich: Überdosierung oder falscher Gebrauch von Antibiotika, besonders bei Kleinkindern und Krankenhauspatienten, führte zum Auftauchen eines resistenten mutierten Organismus.[41]

Das Grundproblem beim Antibiotika-Ansatz zur Kontrolle der pathogenen Bakterien lag in der Evolution. Lange bevor der *Homo sapiens* die Chemikalien entdeckte, hatten Hefe, Pilze und rivalisierende Bakterien bereits Antibiotika hergestellt und die Mischung auf ihrem neu beanspruchten Revier verteilt, um sicherzustellen, daß rivalisierende Spezies nicht in ihre Nische eindringen konnten.

Die Rivalen hatten natürlich seit langem Möglichkeiten entwickelt, um schnell zu mutieren und derartigen chemischen Attacken zu trotzen. Daher stellten die Rivalen immer wieder neue Chemikalien her, ihre Feinde mutierten erneut, und dieser Zyklus wiederholte sich über die Jahrtausende unzählige Male. Die Menschen beschleunigten einfach diesen natürlichen Prozeß, indem sie Milliarden Mikroben gleichzeitig Medikamenten aussetzten, die aus natürlichen Chemikalien gewonnen wurden. Sie taten das mit weniger tödlicher Wirksamkeit als ihre mikrobiellen Konkurrenten auf ihren uralten mikroskopisch kleinen Schlachtfeldern.

Häufig boten die genetischen Veränderungen, denen sich die Mikroben zwecks Sieg über die Antibiotika unterzogen, zusätzliche unerwartete Vorteile und vergrößerten die Fähigkeit der Bakterien, erheblicheren Temperaturschwankungen standzuhalten, mehr Elemente des Immunsystems des Wirts auszutricksen oder die Zellen ihres Wirts mit größerer Sicherheit zu vernichten.

Dieses Muster, das sich bei den Staphylokokken und Streptokokken fand, ließ sich auch bei anderen gefährlichen Mikroben feststellen.[42] Die vom *Mycobakterium leprae* verursachte Lepra konnte vor 1977 mit dem Antibiotikum Dapson mühelos behandelt werden. Doch in diesem Jahr tauchte in Äthiopien ein dapsonresistenter Strang dieses Bakteriums auf.[43] Obwohl Dapson bei der Behandlung von Lepra das bevorzugte Medikament blieb, machte Resistenz das Antibiotikum zunehmend problematisch. Innerhalb von zehn Jahren war die Lage ernst geworden, und ein hoher Prozentsatz der *M.-leprae*-Stränge in aller Welt widerstand dem Medikament: 37 Prozent in Chingleput (Indien), 39 Prozent in Dakar (Senegal) und Paris (Frankreich), über 30 Prozent der Stränge in Guadeloupe, Martinique und Neukaledonien, ein Viertel der Fälle in Fujian (China) und über die Hälfte aller *M. leprae* in Schanghai und Jiangsu (beide China).[44] In der Folge tauchte in aller Welt eine Resistenz gegen das alternative Medikament Rifampin auf, und in Äthiopien gab es einen Patienten, dessen Lepra-Erkrankung überhaupt nicht mehr behandelt werden konnte; der Strang, an dem er litt, war unangreifbar.[45]

Gonorrhöe war ebenfalls immer schwerer zu behandeln. In den siebziger Jahren hatte die Gonorrhöe eine weitverbreitete Penicillin-Resistenz entwickelt und Mitte der achtziger Jahre auch eine Unanfälligkeit gegenüber Spectinomycin.[46] Die nächsten Medikamente waren daher Cefoxitin und Tetracyclin, und die Behandlung war derart kompliziert, daß spezielle Anweisungen durch die CDC und die WHO nötig wurden.[47] Zusätzlich zu der Penicillin-Resistenz, welche die Plasmide der *N.-gonorrhoeae*-Stränge Ende der siebziger Jahre erlangt hatten, nahm die Gonorrhöe um 1985 auch ein Plasmid an, das ihm die Fähigkeit verlieh, Tetracyclin zu widerstehen.[48]

Daher empfahl die New Yorker Academy of Medicine 1989, daß Ärzte ihren Gonorrhöe-Patienten das Antibiotikum Ceftriaxon spritzen und ihnen oral Doxycyclin verabreichen sollten.[49] Ceftriaxon war nicht nur beträchtlich teurer und nur als Injektionsmittel erhältlich, sondern auch ein schwefelhaltiges Medikament, auf das viele Menschen (in den Vereinigten Staaten bis zu 20 Prozent) allergisch reagierten.

1990 setzten Mediziner in aller Welt Ciprofloxacin, Ceftriaxon oder ein anderes Mitglied der Quinolon-Antibiotikagruppe ein, um Gonorrhöe zu behandeln, und sie hielten die Medikamente für überaus wirksam. Aber 1992 meldeten australische Ärzte, daß die Medikamente weniger wirksam waren bei der Behandlung von Patienten, die kurz zuvor Südostasien bereist hatten. Durch Mutationsveränderungen der Zellwand war *N. gonorrhoeae* für alle Quinolon-Medikamente weniger leicht zu durchdringen, und wieder einmal manövrierte es eine weitere Methode menschlicher Verteidigung aus. Einige resistente Fälle tauchten auch in England auf – wieder unter Menschen, die kurz zuvor Südostasien bereist hatten.[50] Wahrscheinlich hatte die weitverbreitete Verfügbarkeit von Antibiotika auf dem Schwarzmarkt in weiten Teilen Südostasiens zu dem selektiven Auftauchen von quinolonresistenter Gonorrhöe beigetragen.

Für die Menschen in den armen Ländern am gefährlichsten war die Resistenz gegen Antibiotika bei jenen Bakterien, die Erkrankungen der Eingeweide und Durchfall verursachten. 1991 hatten 80 Prozent der Menschen, die in den ärmsten Ländern der Erde lebten, keine sanitären Einrichtungen für die Entsorgung ihrer Exkremente. Sogar in einigermaßen entwickelten Ländern – Nationen mit einer Mittelschicht und ein wenig Industrie – mangelte es ungefähr der Hälfte der Menschen an Toiletten und Kläranlagen.[51] Unter solchen Umständen war es den Mikroben, die durch Wasser oder Nahrung übertragen wurden, ein leichtes, in die Wasserversorgung einzudringen, von einem Menschen verdaut zu werden, in seinem Darmtrakt zu wachsen und zu gedeihen und dann über die menschlichen Fäkalien wieder in die Wasserversorgung der Bevölkerung abgegeben zu werden.

Es überrascht nicht, daß Durchfallerkrankungen zu den Haupttodesursachen unter Kleinkindern in armen Ländern gehörten. 1991 schätzte die Weltgesundheitsorganisation, daß 3,2 Millionen Kinder jedes Jahr vor ihrem fünften Geburtstag als Opfer von Durchfallkrankheiten starben.

Ob die neuen antibiotikaresistenten Pathogene zuerst in den Industrienationen oder in den armen Ländern auftauchten, machte unter dem Strich keinen Unterschied: Die meisten Opfer der Mikroben fanden sich unter den ärmsten, schwächsten Kindern dieser Welt. Als resistente Stränge die Behandlungskosten in die Höhe trieben und den Einsatz teurer Antibiotika notwendig machten, hatten die Ärzte in den armen Ländern keine Wahl: Sie mußten die Medikamente rationieren und unter den Patienten Prioritäten setzen.

Anfang der sechziger Jahre wurde Ruhr als erstes Durchfallbakterium resistent gegen Penicilline. Ohne antibiotische Behandlung tötete *S. dy-*

senteriae bis zu 20 Prozent der erkrankten Kinder und bis zu 15 Prozent der Erwachsenen. Selbst die weniger gravierenden Formen der Ruhr (*S. flexneri*, *S. sonnei* und *S. boydii*) konnten bei bis zu zehn Prozent der Erkrankten zum Tode führen. Die natürliche Immunität gegen die Organismen war gering – fast die Hälfte der Ruhr-Überlebenden litt unter immer wiederkehrenden Ausbrüchen der Krankheit.

Im September 1983 wurde eine Hopi-Frau mittleren Alters, die in dem Reservat ihres Volkes in Arizona lebte, mit Ruhr eingeliefert. Die Ärzte erkannten bald, daß sie an einem völlig neuen mutierten Strang der Mikrobe litt, der gegen Ampicillin, Carbenicillin, Streptomycin, Trimethoprim, Sufamethoxazol, Sulfisoxazol und Tetracyclin resistent war. Es stellte sich heraus, daß die Frau seit langem unter Infektionen des Blasentraktes litt, gegen die sie mindestens drei Jahre lang immer wieder Trimethoprim und Sulfamethoxazol genommen hatte.

Ihre inneren Organe waren eine Brutstätte für resistente Bakterien geworden. Die wiederholt Antibiotika-Angriffen ausgesetzten Mikroben teilten gemeinsame Resistenzplasmide. Ganze Kolonien von *Escherichia coli* waren offenbar bereits in Besitz eines Plasmids, das resistente Gene gegenüber Trimethroprim und Sulfamethoxazol enthielt, und sie teilten das Plasmid mit den Ruhr-Bakterien im Verdauungstrakt der Hopi-Frau.[52] Obwohl die Gesundheitsämter 1987 taten, was sie konnten, um die Ausbreitung dieser Supermikrobe zu verhindern, wurden bis zu 21 Prozent aller Ruhr-Infektionen unter den Hopi und den in der Nähe lebenden Navajo durch diesen mutanten Strang verursacht. 1986 wurden im ganzen Land sieben Prozent aller Ruhr-Infektionen von diesem Superstrang verursacht, und ein Drittel aller Fälle war auch gegen Ampicillin resistent.

Im kanadischen Ontario war die Resistenz der Ruhr 1990 noch höher; acht von zehn an diesem Organismus erkrankten Personen hatten sich mit resistenten Strängen infiziert. Die *Hälfte* aller Ruhr-Infektionen wurde von Bakterien verursacht, die gegen *vier oder mehr Antibiotika* resistent waren.[53]

Wieder wirkte sich eine solch mehrfach resistente Ruhr am verheerendsten in den ärmsten Nationen der Welt aus. Als zum Beispiel ein neuer mehrfach resistenter Strang das afrikanische Burundi erreichte, sah sich das Gesundheitsministerium des Landes nicht in der Lage, genügend Devisen zu beschaffen, um entsprechende Medikamente von den Pharmaunternehmen der Industrienationen zu erwerben. Infolgedessen starben zahllose Menschen an der Ruhr.[54]

Zwischen 1960 und 1993 erlangten auf ähnliche Weise mehrere andere Darmbakterien – Spezies, die den Verdauungstrakt des Menschen infizierten – die komplexen genetischen Fähigkeiten, um dem Waffenarsenal des *Homo sapiens* zu trotzen. Dazu gehörten *E. coli*, Klebsiella, *Proteus*, Salmonellen, Serratia marcescens, *Pseudomonas*, *Enterococcus faecium*, *Enterobacteraceae* und die Cholera. 1990 war die Lage überaus ernst, insbesondere in den armen Ländern, denen es an ausreichenden Ressourcen oder Kapital mangelte, um die unhygienischen Bedingungen abzuschaffen, die für die Weitergabe der Mikroben vom Menschen an die Wasserversorgung und von der Nahrung an den Menschen verantwortlich war.[55]

Salmonellen waren die Hauptursache für Lebensmittelvergiftungen, und sie fanden sich im Waldorf-Salat, der in Restaurants der vornehmen Upper East Side von Manhattan serviert wurde, ebenso wie hinter der Grenze an den Taco-Ständen entlang den *caminos* zum mexikanischen Juárez.[56] 1993 waren sie eine im wesentlichen nicht zu behandelnde Durchfallkrankheit, da kein bekanntes Antibiotikum fähig schien, die drei bis vier Tage der Agonie einer typischen Salmonelleninfektion beim *Homo sapiens* zu verringern.[57] Glücklicherweise verursachte die Mikrobe selten etwas Gefährlicheres in ihren menschlichen Wirten als Kopfschmerzen, akute Bauchschmerzen, Durchfall, Schwindelgefühle und Dehydration.

Eine der beunruhigendsten Aussichten für die Ärzte in aller Welt war das Auftauchen eines vancomycinresistenten *Enterococcus faecium* und *faecalis* um 1988. Da Vancomycin die einzig verbliebene verläßliche Behandlungsmethode für Staphylokokken- und Streptokokkeninfektionen war, gab es die große Sorge, daß resistente Enterokokkenbakterien ihre Resistenzgene mit den anderen, ansonsten nicht zu behandelnden Mikroben teilen könnten.

»Es ist noch nicht geschehen, aber jeder geht davon aus, daß es geschehen wird«, sagte Bill Jarvis, Bakteriologe bei den CDC.

Ein solcher bakterieller Strang, wenn er denn auftauchte, würde praktisch unheilbar und extrem gefährlich sein, denn er würde nicht nur spezielle Gene zur Resistenz gegen Medikamente besitzen, sondern auch Gene für eine erhöhte Virulenz.

Ärzte und Wissenschaftler, die nicht in der Bakteriologie arbeiteten, gingen in den neunziger Jahren im allgemeinen davon aus, daß – wie schon zuvor – eine andere Klasse von Antibiotika entwickelt und das Problem gelöst werden würde.

Aber sie irrten sich.

»Wir haben nichts parat. Und es ist auch nichts in Vorbereitung.

Wenn wir Vancomycin verlieren, stehen wir mit den Staphylokokken wieder da, wo wir in den dreißiger Jahren standen«, erklärte Jarvis. Das gleiche galt für die Streptokokken.

»Das wäre ein regelrechter Alptraum«, prophezeite Bill Jarvis.

Der Alptraum begann 1988 ganz langsam mit ersten Meldungen über vancomycinresistente *E.-faecium*-Stränge aus aller Welt. Für gewöhnlich tauchten sie zuerst in Krankenhäusern auf.[58]

Eine Handvoll Krankenhauspatienten in New Yorker Hospitälern erkrankte im Jahr 1988 an vancomycinresistenten Strängen: Ihre Fälle waren isoliert, und es gab keinen Beweis einer bakteriellen Ausbreitung an andere Patienten oder an die Bevölkerung. Zwischen September 1989 und März 1991 tauchten jedoch vancomycinresistente Enterokokkenstränge in zwanzig verschiedenen Krankenhäusern in New York auf. Eine Untersuchung der ersten 100 Fälle aus New York zeigte, daß 98 Prozent der Personen sich während ihres Krankenhausaufenthalts infiziert hatten; zwei zogen sich die Infektionen anderweitig zu.

42 der 100 Patienten starben. Nicht zu behandelnde Enterokokken waren die direkte Ursache für den Tod von 19 Erkrankten und trugen in den übrigen Fällen zum Tod bei. Bei den meisten Toten handelte es sich um ältere Menschen.

Durch Molekularstudien an den Bakterienproben von 21 Patienten fanden Forscher des Gesundheitsamts von New York in ihren Laboratorien heraus, daß 19 gegenüber *allen* zur Verfügung stehenden Medikamenten resistent waren. Personen, die sich mit den superresistenten Strängen infiziert hatten, entwickelten auch viel schneller eine voll ausgebildete Blutkrankheit (Septikämie).[59]

1994 waren in allen großen Krankenhäusern im Großraum New York Fälle von vancomycinresistenten Enterokokken aufgetreten, und die Infektionskontrolle war zum drängendsten Problempunkt für medizinische Einrichtungen im gesamten Osten von New Jersey, in New York und in den angrenzenden Vorortgemeinden geworden.[60] Ähnlich ernste Ausbrüche von vancomycinresistenten Supermikroben wurden aus London[61], Sheffield (England)[62] und Ancona (Italien)[63] gemeldet.

Eine CDC-Studie in den wichtigsten amerikanischen Krankenhäusern stellte fest, daß 1994 ungefähr 7,9 Prozent aller gemeldeten Enterokokken-Infektionen auf vancomycinresistente Stränge zurückzuführen waren. Auf den Intensivstationen des Landes, wo das Risiko einer Infektion am höchsten war, zeichneten vancomycinresistente Stränge 1989 für nur 0,4 Prozent aller Enterokokkeninfektionen verantwortlich und für 13,6 Prozent im Jahr 1993. Das höchste Vorkommen dieses Problems fand sich in Krankenhäusern in New York, in denen 8,9 Prozent aller Enterokokkeninfektionen von vancomycinresistenten Strängen stammten.[64]

In amerikanischen Krankenhäusern wurde das Auftauchen von Super-Enterokokken durch Praktiken erleichtert, die es den Organismen erlaubten, sich schnell von einem anfälligen Menschen zum anderen auszubreiten: elektronische Thermometer[65], Katheter und Operationsinstrumente[66], intravenöse Geräte, mechanische Ventilation und Überdosicrung von Antibiotika des Cephalosporintyps.[67] Letzteres erhöhte das Risiko einer Enterokokkeninfektion im Krankenhaus, weil die Antibiotika des Cephalosporintyps auf Enterokokkenbakterien keine Wirkung hatten, aber die Kolonien rivalisierender Mikroben zerstörten und den behandelten Menschen auf diese Weise besonders anfällig machten.

Ende 1993 gingen Meldungen über vancomycinresistente Enterokokkeninfektionen aus aller Welt ein. Wissenschaftler der CDC und der WHO warteten besorgt auf das scheinbar Unvermeidbare – den Austausch der *vanA* oder anderer Resistenzplasmide von *E. faecalis* oder *E. faecium* mit Staphylokokken oder Streptokokken. Experimentell war das schon geschehen. Europäische Wissenschaftler hatten bewiesen, daß diese mikrobiellen Spezies dazu fähig waren.[68] Jetzt konnte man nur noch warten, bis die Natur ihren Lauf nahm.[69]

Der menschliche Verdauungstrakt bot eine ideale Ökologie für solche mikrobiellen Vorgänge wie einen Plasmidaustausch, da er dicht besiedelt war mit Dutzenden von Spezies – sowohl pathogenen als auch hilfreichen – kommensaler Organismen. Es leben mehr Bakterien auf einem einzigen Quadratzentimeter menschlichen Darms, als es Menschen auf dem gesamten Planeten gibt. Mehr Mikroben kolonisieren jeden Bereich des menschlichen Körpers, als menschliche Gewebezellen vorhanden sind.

Wie jeder weiß, der jemals Antibiotika genommen hat, vollbringen viele mikrobielle Bewohner des Darmtrakts nützliche Aufgaben. Während sie zu ihrem eigenen Nutzen Nahrung verdauen, helfen die Bakterien bei der Aufgabe, Fette, Zucker, Proteine und unerwünschte Chemikalien, die regelmäßig durch den menschlichen Körper strömen, aufzuspalten. Bei ihrer Abwesenheit gestaltet sich die menschliche Verdauung schwierig, ist oft ein schmerzvoller Prozeß, wie man an Verstopfung, Krämpfen und Blähungen sieht, die häufig infolge der Antibiotikabehandlung auftreten. Die Antibiotika zerstören das Gleichgewicht sowohl der kommensalen als auch der pathogenen Mikroben.

Nicht lange nach der Einleitung der medizinischen Revolution durch die Antibiotika vollzog sich eine gleichermaßen radikale Veränderung in der Veterinärmedizin und der Viehhaltung. Teures Vieh lebte länger, wenn seine Krankheiten mit Antibiotika behandelt wurden. Eine prophylaktische Behandlung schien noch mehr Sinn zu machen, und bald schloß die Tierhaltung routinemäßige Antibiotikabehandlungen von Hühnern, Rindern und Milchkühen ein. Die Regale mit Fleisch, Geflügel, Eiern und Milchprodukten wurden voller durch die Antibiotikabehandlung der Tiere.

Auf den ersten Blick ergab das Sinn. Warum eine Salmonellen-Vergiftung aufgrund von mangelhaft gekochtem Fleisch riskieren, wenn es möglich war, den Körper des Schlachtviehs lange vor der Schlachtung zu sterilisieren? Warum nicht die Transportmöglichkeiten ungekühlter Eier verlängern, indem man sie oder die Hennen mit Antibiotika vollpumpte?

Natürlich war es ebenso wahrscheinlich, daß die Mikroben im Darm einer Kuh wie im Verdauungstrakt eines *Homo sapiens* Gene tauschten und um die Antibiotika herum mutierten. Daher gab es zusätzlich zu den fünf Milliarden Menschen auf dem Planeten, die Antibiotika nahmen, Milliarden von Kühen, Hühnern, Schweinen, Rindern, Schafen, Enten und anderem Vieh, denen diese Chemikalien prophylaktisch oder zur Behandlung verabreicht wurden, und das verdoppelte den globalen Auswahlprozeß der bakteriellen Populationen.

In den siebziger Jahren zeigte Dr. Stuart Levy von der Tufts School of Medicine in Boston, daß hohe Antibiotika-Dosierungen bei Hühnern zum Auftauchen von resistenten Salmonellensträngen führten, die sowohl im Fleisch als auch in den Eiern der Tiere gefunden werden konnten.[70] Nur durch gründliches Abkochen konnten die mutierten Organismen sicher zerstört werden, bevor die Menschen die Geflügelprodukte konsumierten.[71]

Eine niederländische Studie zeigte 1990, daß durch den Gebrauch von teuren Fluoroquinolon-Antibiotika bei Hühnern und Eiern Stränge der Darmbakterien *Campylobactr jejeuni* und *C. coli* auftauchten, die im Menschen gegenüber diesen Medikamenten resistent waren.[72] Zwei Jahre später meldeten spanische Ärzte, daß die Hälfte aller ungekochten Hühner im Land Stränge der Bakterien enthielt, die gegenüber Fluoroquinolon resistent waren. 1989 hatte die spanische Gruppe von solchen resistenten Strängen in willkürlich getesteten menschlichen Stuhlproben praktisch keine Nachweise gefunden; 1993 enthielt die Hälfte aller Proben die resistenten *C. jejeuni/coli.*[73] Dieselbe spanische Gruppe hatte 1988 entdeckt, daß der Gebrauch von Chloramphenicol bei Schweinen zum Auftauchen eines Stranges resistenter *Yersinia enterocolitica* führte, die ihren Weg zu Menschen fanden, die Schweinefleisch aßen.[74]

Im Februar 1983 wurde ein nachdenklich stimmender Erfolg erzielt. Michael Osterholm entdeckte in Minnesota, daß ein *niedriger* Einsatz von Antibiotika in Vieh zu einem Auftauchen mutierter Bakterien führte und nachfolgend zu menschlichen Erkrankungen.[75] Michael Osterholm vom Gesundheitsamt Minnesota sowie Mitch Cohen und Scott Holmberg von den CDC hatten kurz zuvor durch ihre umstrittenen Untersuchungen des Toxischer-Schocksyndroms die gerissenen Methoden der Mikroben kennengelernt, und sie waren bereits auf der Hut vor auftauchenden Bakterien, als Krankenhäuser im ganzen Bundesstaat eine Zunahme an *Salmonella-newport*-Lebensmittelvergiftungen meldeten.

»Das liegt eindeutig außerhalb der Norm«, sagte Holmberg. »*Newport* ist ein Bakterium aus dem Süden. Hier oben sieht man es nie.«

Das *S.-newport*-Bakterium wurde fast ausschließlich in Tieren und Lebensmitteln gefunden, die typisch waren für die subtropischen Länder entlang dem Golf von Mexiko. Dennoch tauchte es bei Dutzenden von Menschen im eiskalten Klima von Minnesota auf; einige Personen erkrankten akut. Der bakterielle Strang, der in ihren Körpern gefunden wurde, war resistent gegen Penicillin, Ampicillin, Carbenicillin und Tetracyclin.

Die Patienten, die sich 1983 bei dem Ausbruch in Minnesota infizierten, erkrankten viel schwerer als üblich: Sechs von ihnen mußten über eine Woche in Krankenhäusern verbringen, mehrere hatten blutigen Stuhl, und alle litten mindestens an einem der folgenden Symptome: hohes Fieber, Durchfall, Bauchkrämpfe, Schüttelfrost und Erbrechen.

Die Forscher suchten zuerst in den Medizinschränken der Opfer nach verseuchten oder anomalen Antibiotika, aber das führte zu nichts. Daher wandten sie sich den Küchen der Patienten zu in der Hoffnung, etwas Ungewöhnliches im Eßverhalten dieser Personen zu finden. Aber sie fanden nur die absolut typische Ernährungsweise für Minnesota: viel Fleisch, Kartoffeln, Milchprodukte, Eier, Gefrierprodukte und abgepackte Imbißnahrung.

Nach einigen Monaten frustrierter Suche schickte Osterholm ein offizielles Memo an seine Kollegen in den Nachbarstaaten und bat um Hinweise und Vorschläge. Beamte aus South Dakota riefen umgehend an – sie hatten fünf Fälle; in North Dakota gab es einen. Und das gemeinsame Bindeglied zwischen den Fällen aus den drei Bundesstaaten war plötzlich offensichtlich: Alle Betroffenen hatten kurz vor ihrer Erkrankung Hamburger gegessen.

Osterholm, Holmberg und Cohen verfolgten die Hamburger-Transporte zurück zu einer Viehherde, die in dem Gebiet gegrast hatte, wo die Krankheitsfälle in South Dakota auftauchten. Von dort wurden die 105 Rinder in den Süden Minnesotas transportiert und am 8. Januar 1983 geschlachtet. 59 Rinderkadaver wurden am 10. Januar für den Einzelhandelsverkauf in einem Verpackungszentrum in Nebraska weiterverarbeitet und an Rindergroßhändler in Minnesota und Iowa verschickt. Von dort wurden sie an die Supermärkte in der Region verteilt. Die Untersuchungsbeamten schätzten, daß 40000 Pfund verseuchtes Rindfleisch, hauptsächlich in Form von Hamburgern, schließlich nach Minneapolis gelangten und eine unüberschaubare Menge die Märkte in North und South Dakota und in Iowa erreichte.

Es stellte sich heraus, daß die Herde mit antibiotikaversetztem Tierfutter gefüttert worden war – in einer Dosierung, die weit unter den gesetzlichen Richtlinien lag und die man für vollkommen sicher gehalten hatte. Mit der Zeit entwickelte sich eine Resistenz bei den Salmonellen, mit denen die Rinder infiziert waren. Die meisten der schwer erkrankten Menschen hatten aufgrund anderer Probleme wie Halsentzündungen Antibiotika eingenommen, als sie das verseuchte Hamburgerfleisch aßen. Die ersten Antibiotika hatten den Körper von vielen anderen Mikroben befreit und ein weit offenes, konkurrenzloses Feld für die *S.-newport*-Kolonisierung geschaffen.

In einigen wenigen Fällen gaben diese Menschen ihre mit dem Hamburger aufgenommenen Salmonellen mittels Krankenhausinstrumenten oder im Haushalt an andere weiter.[76]

Levy hatte das Gefühl, daß der Minnesota-Fall den Widersinn bewies, der darin lag, den menschlichen Gebrauch von Antibiotika in den Vereinigten Staaten und in den meisten Industrienationen weiter zu regulieren, aber einen praktisch zügellosen Verkauf der Medikamente an die Landwirtschaft, die Veterinärmedizin und einen Großteil der menschlichen Bevölkerung zu erlauben, da nur in wenigen Ländern für den Kauf von Antibiotika ein Rezept erforderlich war.[77]

Trotz dieser und einer ganzen Reihe anderer Beispiele[78] für eine Übertragung von antibiotikaresistenten Bakterien durch Fleisch, Milch- und Geflügelprodukte auf menschliche Konsumenten hielten die amerikanische Food and Drug Administration sowie ihre Kollegen in Europa und der Europäischen Gemeinschaft (unter dem Maastrichter Vertrag) es nicht für nötig, Maßnahmen zu ergreifen, die den Einsatz von Antibiotika bei Tieren beschränkten. Regierungsstellen unternahmen nur zögerlich Schritte, um den Wettbewerbsplatz ihres Landes auf den landwirtschaftlichen Märkten der Welt nicht negativ zu beeinflussen.

Eines der deutlichsten und besorgniserregendsten Beispiele für eine Übertragung von mutanten Bakterien über die Spezies hinweg, von Tieren auf Menschen, war *Escherichia coli*. Die Bakterien waren allgegenwärtige, stabförmige, mikroskopisch kleine Kreaturen, die in den Eingeweiden aller Menschen und vieler anderer Säugetiere gefunden wurden. In den meisten Fällen und bei den meisten Menschen waren sie harmlos. Es gab keinen mikroskopischen Organismus, den man besser kannte als *E. coli*, da er seit den vierziger Jahren bei der Mehrheit der weltweiten molekularen und zellularen biologischen Forschung im Mittelpunkt stand. Wissenschaftler arbeiteten gern mit *E. coli*, weil die ganze komplexe Maschinerie des Lebens dort zu studieren war, verpackt in einer berechenbaren tubenförmigen Struktur, die sich fast wie ein Uhrwerk alle 120 Minuten ausstreckte und seine DNA verdoppelte. Sie teilte sich in der Mitte, und – voilà – es gab zwei *E. coli*. Die zähen Bakterien vollbrachten diese Reproduktionsleistung bereitwillig in den Laboratorien und verdoppelten ihre Gesamtpopulation alle zwei Stunden.

Natürlich waren die Bakterien in der Lage, in den menschlichen Eingeweiden ähnliche Reproduktionsleistungen zu vollbringen. Wenn sie von dem Immunsystem des Wirts nicht entdeckt wurden oder wenn sie zu einem besonders virulenten Strang gehörten, der dazu neigte, starke Toxine zu produzieren, verursachten die Bakterien Durchfall und Erbrechen. Dieser Fall trat normalerweise bei Kleinkindern auf, deren Immunsystem noch nicht voll entwickelt war, und die Krankheit war besonders gefährlich bei mangelernährten oder anderweitig schwerkranken Kleinkindern.

1982 tauchte etwas Neues auf: *E. coli* 0157 : H7. Es handelte sich um einen offenbar neuen Organismus, der in der Lage war, gefährliche Blutungen in Kolon, Darm und in den Nieren von Menschen aller Altersstufen hervorzurufen. Und er trat plötzlich in mehreren amerikanischen Bundesstaaten auf, wie aus dem Nichts.[79]

Zehn Jahre später lagen die Einzelheiten des Auftauchens von 0157 : H7 immer noch im dunkeln, nicht jedoch sein Ursprung: Die meisten Fälle waren auf verseuchtes Fleisch zurückzuführen. Wie bei den meisten *E.-coli*-Strängen in den achtziger Jahren war 0157 : H7 in gewissem Maße resistent gegen Ampicillin und Tetracyclin. Wichtiger noch, die mutierten Bakterien schienen die Fähigkeit erlangt zu haben, ruhrähnliche Toxine herzustellen. Studien an Dutzenden von auftauchenden Bakterienspezies zeigten, daß die Gene für die Antibiotika-Resistenz und Virulenz oft in demselben Bereich der Mikroben-DNA saßen und sich gemeinsam von einem Organismus zum anderen bewegen konnten. Daher hatte derselbe Selektionsdruck, der zum Auftauchen der Resistenz führte – in diesem Fall durch Einsatz von Antibiotika bei Schlachtvieh –, auch eine größere Virulenz hervorgerufen.

Durch Mißbrauch von Antibiotika sowohl im landwirtschaftlichen als auch im medizinischen Bereich nahmen *E.-coli*-Stränge aller Arten in den siebziger und achtziger Jahren rasch eine weite Resistenzbandbreite an.[80]

Stuart Levy zeigte 1989, daß *E. coli* mühelos von Schweinen und Kühen auf Menschen überging, die in einem landwirtschaftlichen Betrieb lebten und arbeiteten. Der Resistenzfaktor selbst konnte sich von *E. coli* bei einem Schwein auf Bakterien übertragen, die höhere Tiere, einschließlich des Menschen, infizierten.[81]

1991 gab es in der Apfelanbauregion von Massachusetts einen kleinen Ausbruch von *E.-coli*-0157:H7-Infektionen, die bei 27 Personen zu ernsthaften Erkrankungen führten, von denen zehn in Krankenhäuser eingeliefert werden mußten. Alle Fälle traten zur Zeit der Apfelernte im Herbst auf. Es zeigte sich, daß die Bakterien aus dem örtlichen Apfelmost stammten. Die Äpfel für diesen Most kamen von Bäumen, die mit Mist gedüngt worden waren. Man nahm daher an, daß der Mist Exkremente von Tieren enthielt, die mit 0157:H7 infiziert waren.[82]

Die Bühne war bereit für eine Katastrophe im öffentlichen Gesundheitswesen.

Im Januar 1993 erkrankten über 500 Menschen im Bundesstaat Washington schwer, nachdem sie Hamburger gegessen hatten, die in 93 Filialen der Schnellimbißkette Jack-in-the-Box zubereitet worden waren. 50 der Hamburger-Konsumenten entwickelten das *E.-coli*-hämorrhagische Syndrom, und vier von ihnen – allesamt Kleinkinder – starben. Verursacher war *E. coli* 0157:H7, das in den Rindern und in den Hamburgern war.[83]

Drei Monate später gab es einen kleineren Ausbruch in einem Sizzler-Restaurant in Grants Pass, Oregon. Fünf Kunden wurden mit *E. coli* 0157:H7 in Krankenhäuser eingeliefert.

Prompt betrat die Politik den Schauplatz. Verbraucherschutzgruppen und -vereine forderten, die amerikanische Regierung solle Schritte unternehmen, um die Sicherheit der Öffentlichkeit zu gewährleisten. Sie behaupteten, daß sich jedes Jahr über 25 Millionen Amerikaner eine Lebensmittelvergiftung zuzogen; 6000 würden *E. coli* 0157:H7 zum Opfer fallen. Die Regierung Clinton reagierte darauf mit einer Erhöhung der Fleischinspektionen. Aber die Regierung unternahm keine Schritte, um zur Quelle des Problems vorzustoßen: dem unregulierten Einsatz von Antibiotika bei Schlachtvieh.

II

Viele Bakterien waren in der Lage, sich angesichts von Antibiotika und anderen Bedrohungen zu ihrem Vorteil der Sporenbildung zu bedienen. Wie Pflanzensamen fielen sie in »Tiefschlaf«, verhärteten ihre Zellwände zu einem fast undurchdringlichen Zustand und warteten ab. Unter günstigen Bedingungen reaktivierten sich die Bakterien, und ihre Zellwände wurden wieder durchlässig. Einige Formen von Resistenz machten sich jene Gene der Bakterien zunutze, die bei einer Bedrohung der Mikrobe Sporenbildung auslösten, oder schufen zur Zeit der Sporenbildung eine noch weniger anfällige Zellwand.

Unter solchen Bedingungen konnten die Mikroben unbeschadet in Lösungen treiben, die speziell zu ihrer Zerstörung entwickelt wurden. Desinfektionsmittel wie Reiniger auf Chlor- und Ammoniakbasis, Seifen, Fungizide (ja, Pilze konnten auch Sporen bilden), extrem salzige oder säurehaltige Lösungen, sogar große Hitze – die zähen sporenbildenden Mutanten überstanden alles.[85]

1992 hatte eine Anzahl von Organismen, einschließlich Stränge der Cholera, *E. coli* und der Bakterien der Legionärskrankheit, mittels solcher sporenbildender Mechanismen und anderer Mittel eine gewisse Resistenz gegen Chlor entwickelt. »Resistenz« ist vielleicht das falsche Wort – »teilweise Toleranz« kommt der Sache näher, weil die Mikroben in der Lage waren, Dosierungen von Chlor zu überleben, die ihre Spezies normalerweise zerstörten. Um angesichts solcher Mikroben sicheres Trinkwasser zu gewährleisten, waren höhere Dosierungen von Chlor notwendig.

Als auf dem Höhepunkt der Choleraepidemie von 1991 der Wasserversorgung von Lima in Peru mehr Chlor beigegeben wurde, gab es kaum Einwände. Doch in den wohlhabenden Vereinigten Staaten, wo die öffentliche Angst vor Krebs die Sorge wegen Infektionskrankheiten bei weitem übertraf, senkten Tausende von Gemeinden Ende der achtziger und Anfang der neunziger Jahre ihre Chlorbeigaben. Obwohl vieles darauf hindeutete, daß die wahren chemischen Karzinogene chlorierte

Schadstoffe waren wie Polychlorbiphenyl (PCB) oder Dioxin, richtete sich der Zorn der Öffentlichkeit gegen den gesamten Einsatz von Chlor, auch bei sanitären Einrichtungen.[86] Greenpeace, der Environmental Defense Fund und andere führende Umweltschutzorganisationen waren der Ansicht, die Chlorbestandteile würden im menschlichen Körper Fette ansammeln, und das Krebsrisiko steige mit jedem Mal, da der Körper erneut Chlor ausgesetzt würde.[87]

Das drängte die Regierung – von der Gemeindeverwaltung bis zur bundesstaatlichen Ebene – in die Enge und zwang sie dazu, einen Ausgleich zu schaffen zwischen der Begrenzung von Karzinogenen in der Umwelt und der Bedrohung durch Infektionskrankheiten. Zu der Zeit, als chlorresistente Stränge auftauchten, standen die Regierungen unter dem Druck, den sanitären Einsatz von Desinfektionsmitteln zu senken.

Der erste Warnschuß der Mikroben kam im Januar 1987 am West Georgia College in Carrollton (Georgia). In Rekordzahlen erkrankten Schüler und Schülerinnen an akuter Gastroenteritis aufgrund von *Cryptosporidium*, einem winzigen einzelligen Parasiten. Kaum größer als die meisten Bakterien[88], verursachte *Cryptosporidium* schmerzhafte intestinale Infektionen und schweren Durchfall.

Das ländliche Carroll County, mit einer Bevölkerung von nur 64900 Menschen, erlebte in weniger als einem Monat 13000 Fälle von Kryptosporidiose. Jeder Haushalt, der sein Wasser über die zentrale Wasserversorgung bezog, war betroffen. Die Wasserversorgung von Carrollton entsprach den Bundesrichtlinien zur Reinhaltung des Wassers, und die Forscher waren sich zu jener Zeit nicht sicher, warum der Ausbruch aufgetreten war.[89]

Zwei Bundesbehörden, deren Ansichten hinsichtlich Chlor-Einsatz in den Kommunen gelegentlich in Widerspruch standen – die Umweltschutzbehörde und die Centers for Disease Control –, hatten passive Überwachungssysteme vor Ort. Keine Behörde führte eine aktive Untersuchung durch, keine suchte verstärkt nach Fällen von Verseuchung oder vom Auftauchen neuer resistenter Mikrobenstränge. Das Problem blieb dem jeweiligen Bundesstaat sowie den Gemeindeverwaltungen überlassen. Die Qualität der örtlichen Überwachungsaktivität variierte gewaltig von Bundesstaat zu Bundesstaat; einige Staaten hatten überhaupt kein System installiert.

Sogar diese zugegebenermaßen schwachen Daten auf Bundesebene zeigten jedoch, daß es Probleme gab. Zwischen 1991 und 1992 wurden den Bundesbehörden 34 Ausbrüche der Krankheit in Zusammenhang mit Trinkwasser gemeldet. Bei 27 Prozent der Fälle wurden die mikrobiellen Verseucher identifiziert, 68 Prozent blieben ungelöste Rätsel. Die Hälfte der Fälle drehte sich um eine identifizierte Fehlfunktion oder um einen Mangel in der örtlichen Wasserbehandlung oder im Reinigungsverfahren, aber bei sechs Prozent der Fälle konnten die Ermittlungsbeamten nicht herausfinden, wie das Wasser verseucht wurde.[90]

Die beteiligten Schlüsselmikroben waren *Giardia*, *Cryptosporidium*, Hepatitis A und die Ruhr. Zehn der Ausbrüche traten in Gemeinden auf, deren Chlorreinigung adäquat war, in einigen der Fälle lag ein Mangel in der Wasserbehandlung vor, und mikrobiell verseuchte landwirtschaftliche Abwässer gerieten in die Wasserversorgung. Obwohl *Giardia* seit Anfang der siebziger Jahre der vorherrschende mikrobielle Schadstoff im amerikanischen Trinkwasser war, zogen 1992 die Kryptosporidiosefälle mit denen von Lambliasis gleich. *Cryptosporidium* fand sich im allgemeinen bei Kühen und in deren Exkrementen.

Bei mindestens drei Ausbrüchen entsprachen die örtlichen Wasserversorgungseinrichtungen den vorgegebenen Normen in vorbildlicher Weise. Sie setzten angemessene Mengen von Chlor ein, hielten das Wasser in einer Geschwindigkeit in Bewegung, die es den sporulierten Bakterien unmöglich machte, schützende Koloniegruppen zu formen und sich an feste Oberflächen zu klammern, und sie lenkten das Wasser durch wirksame Filtersysteme.

Dennoch versagte das System.

»Es deutet alles darauf hin, daß ein substantieller Anteil der Durchfallkrankheiten, der nicht im Rahmen von Epidemien auftritt, in Zusammenhang steht mit dem Konsum von Wasser, das allen derzeitigen Wasserqualitätsstandards entspricht«, erkannten die CDC. Die Behörde war auch zu der Schlußfolgerung gezwungen, daß »*Cryptosporidium*-Oozysten gegen Desinfektionsmittel auf Chlorbasis resistent sind«.

Der eindeutigste Beweis für die Unwirksamkeit von Chlor fand sich in dem plötzlichen Auftauchen der Legionärskrankheit, der Kryptosporidiose und der Lambliasis unter Menschen, die chlorierte Schwitzbäder, Swimmingpools und öffentliche Badeanlagen benutzten.[91]

Im April 1993 erkrankten ungefähr 400 000 Einwohner von Milwaukee (Wisconsin) an Kryptosporidiose, und die AIDS-Kranken der Stadt mußten in ihrem Trinkwasser eine tödliche Bedrohung sehen, da ihr Immunsystem die Mikrobe nicht kontrollieren konnte. Die Schuld an dem Problem wurde einer Kombination aus chlorresistentem *Cryptosporidium* und einer Abnahme der Filterwirksamkeit aufgrund absinkender Wasserstände zugewiesen, die der Flüssigkeit ungewöhnlich hohe Partikelmengen bescherten. Die amerikanische Umweltschutzbehörde zeigte später in Laboruntersuchungen, daß der Strang aus Milwaukee *tatsächlich von Clorox leben konnte.*

Im Juli 1993 mußten ungefähr 35 000 Einwohner von New York auf abgekochtes Wasser umsteigen, als man *E. coli* 0157 : H7 in ihrer Wasserversorgung entdeckte. Das Bakterium überlebte die Chlorbehandlung und ein mangelhaftes Filtersystem. Die Einwohner der Hauptstadt der USA und umliegender Vororte im Bundesstaat Virginia waren gezwungen, im Dezember 1993 eine Woche lang ihr Wasser abzukochen, da aufgrund derselben Faktoren *Cryptosporidium* seinen Weg in die Wasserversorgung von Washington gefunden hatte. Auf ähnliche Weise war 1993 in Cabool (Missouri) die Wasserversorgung trotz Chlorbehandlung mit *E. coli* 0157 : H7 verseucht; drei ältere Einwohner der Stadt starben daran.[92]

In einer Übersicht über die Wassersysteme Amerikas kam der Natural Resources Defense Council, eine Bürgerinitiative, zu dem Schluß, daß annähernd eine Million Amerikaner jährlich aufgrund von verunreinigtem Wasser erkrankten und 900 daran starben. Die Organisation listete 250 000 Verletzungen von Bundesgesetzen in bezug auf Trinkwasser im ganzen Land auf.[93] Annähernd 83 Prozent der Wasserversorgung des Landes – vor allem in Kleinstädten und ländlichen Gebieten – wurden von Landes- und Bundesbehörden praktisch nicht kontrolliert, behauptete die Organisation.

Die präzisen Mechanismen, die *Cryptosporidium*, *Legionella*, *E. coli* und andere Organismen einsetzten, um dem Chlor zu trotzen, waren noch nicht vollständig bekannt, aber es lagen Hinweise vor, daß einige Mikroben membrane Pumpsysteme benutzten, um sich möglicher antimikrobieller Angriffe zu erwehren. Spezielle Proteine, welche die schützende Membran einer Mikrobe umspannten, griffen sich unerwünschte Chemikalien, die erfolgreich eingedrungen waren, zogen sie durch die Membran und pumpten das Chlor, das Antibiotikum, das Reinigungsmittel oder andere Stoffe wieder hinaus, bevor die Chemikalien Schaden anrichten konnten. Es war mühsam für eine Mikrobe, sich eines Gifts zu entledigen, denn es erforderte molekulare Energie, eine Pumpe zu bedienen. Aber es funktionierte, und wenn das Überleben auf dem Spiel stand, war der Energieaufwand ein kleiner Preis dafür. Bakterien, Pilze und Parasiten bedienten sich solcher Pumpen, um sich von allem zu befreien – von Antibiotika bis zu Arsen, von Zink bis zu Chlor.[94]

Anfang der neunziger Jahre erkannten Ärzte in aller Welt die Grenzen ihres alten Waffenarsenals und wechselten wieder zu neuen Klassen antimikrobieller Medikamente. Regierungsbehörden von Johannesburg bis

Oslo bemühten sich, neu auftauchende resistente Organismen zu entdecken, bevor sie zu Epidemien führten. Pharma-Unternehmen suchten nach radikal neuen Wegen, die Mikroben anzugreifen.

»Uns geht langsam bei einer Reihe dieser Infektionen die Munition aus«, warnte der Nobelpreisträger Joshua Lederberg.[95] »Patienten sterben, weil uns in vielen Fällen keine funktionierenden Antibiotika mehr zur Verfügung stehen.«

Obwohl er neu auftauchende Viren für eine viel bedeutendere Bedrohung für die Menschheit hielt, sorgte sich Lederberg um den beklagenswerten Zustand der Entwicklung neuer Antibiotika und Desinfektionsmittel. Dieses Problem sei, so sagte er, »mehr von organisatorischer, politischer und kultureller Natur als von technischer. Es ist ein Rennen gegen die Mikroben.«

Mit der Ankunft der PCR-Technologie richtete sich eine Menge wissenschaftlicher Aufmerksamkeit auf den Versuch, zu verstehen, wie Bakterien solche Resistenz- und Virulenzfähigkeiten erlangen. Durch molekulare Detektivarbeit konnten die Wissenschaftler mobile DNA-Einheiten von einer Mikrobe zur anderen zurückverfolgen.

»Bakterien sind schlauer als Menschen«, erkannte Dr. Harold Neu von der Columbia University.

»Mikroben finden ständig neue Wege, um die Antibiotika zu umgehen, mit denen wir sie bombardieren«, erklärte Dr. George Jacoby von der medizinischen Fakultät der Harvard University. »Sie passen sich an, und dann kommen sie mit Vehemenz zurück.«[96]

Zu den Tricks, welche die Bakterien im allgemeinen einsetzen, um sich auszubreiten oder hilfreiche Gene zu absorbieren, gehören Plasmide, sexuelle Konjugation, Transposone innerhalb ihrer eigenen Genome und Mutationen an einer einzigen Stelle ihrer DNA. Die Welt, so zeigte sich, war übervoll mit höchst mobilen DNA-Segmenten. Bakterien waren erschreckende Plünderer. Es schien unmöglich, die Spur von all den neu entdeckten Plasmiden und mobilen DNA-Teilen zu verfolgen, obwohl die Weltgesundheitsorganisation 1993 Verträge mit Forschungsgruppen abschloß, die das versuchten.

Thomas O'Brien, dessen Labor an der medizinischen Fakultät von Harvard zu jenen gehörte, die sich für die WHO der Aufgabe unterzogen, die Plasmide dieser Welt zu katalogisieren, erklärte 1992, daß die Welt nicht so sehr einer Krise der Antibiotikaresistenz gegenüberstand als einer »Epidemie der Plasmide«.

Auf der molekularen Ebene standen den Mikroben mannigfaltige Möglichkeiten zur Verfügung, um jedes Antibiotikum auszutricksen.[97]

Im Verdauungstrakt eines Tieres befand sich eine ansehnliche Suppe aus Plasmiden und Resistenzfaktoren. Einige boten den Mikroben die Blaupausen für die Herstellung chemischer Pumpen – mikroskopische Rausschmeißer, welche die Klientel vor unerwünschtem Gesindel schützten –, welche die Antibiotika aus der Zelle freisetzten. Die Bakterien waren ungeheuer gut darin, etwas zu umgehen, und veranstalteten selten offene Gegenattacken, indem sie Enzyme herstellten, die die Antibiotika zerstörten. Vielmehr paßten sie sich an die neue, chemische, mit Antibiotika gesättigte Umgebung an, indem sie stärkere Membranwände bauten oder das veränderten, was immer das Medikament durch einen biochemischen Prozeß beeinflussen sollte. Wenn beispielsweise ein Medikament wie Tetracyclin entworfen wurde, um eine Proteinsynthese im Bakterium bei den kleineren Ribosomen der Mikroben zu beeinträchtigen, veränderten die Bakterien einfach die anfälligen Proteinfaktoren, damit der Anfälligkeitspunkt für das Medikament nicht länger existierte.

Jedesmal, wenn der *Homo sapiens* einen molekularen Steckschlüssel erfand, um einige wesentliche bakterielle Funktionen zu unterminieren, veränderten die gerissenen Mikroben einfach die anfällige Zusammensetzung zu einer Schraube mit Kreuzschlitz.

Die meisten dieser mächtigen Verteidigungswaffen existierten wahrscheinlich schon seit Äonen in den Mikroben und in einzelnen Tier- oder Pflanzenzellen. Sie leisteten den Organismen einen Dienst, der weit über die Resistenz gegen Antibiotika oder die Erlangung größerer Übertragbarkeit und Tödlichkeit hinausreichte. Beispielsweise konnten so unterschiedliche Arten wie Hefepilze, menschliche Krebszellen und Malariaparasiten allesamt eine ähnliche Reihe von Genen verarbeiten – namens *mdr* oder *pgp* –, die Blaupausen für Membranpumpen lieferten. Der Hefepilz verwendete die erlangte Fähigkeit, um Pheromone (oder externe Hormone) herauszupumpen, die einen Hefepilz zum anderen zogen. Menschliche Krebszellen verwendeten die Gene, um die Medikamente der Chemotherapie abzustoßen. *Plasmodium falciparum* nutzte diese genetischen Merkmale, um sich des Chlors zu entledigen.[98]

Plasmide spielten nicht nur in der Evolution von Bakterien eine Rolle, sondern möglicherweise bei allen Spezies dieses Planeten. Ihre Wanderung unter den Mikroben selbst oder von den Mikroben zu Pflanzen und Tieren hielten viele Wissenschaftler lange Zeit bei Adaption und Veränderung für ganz entscheidend.[99]

Die Akquisition einer Reihe genetischer Charakteristika mag sehr wohl von kaskadenartiger Wirkung gewesen sein und zu völlig neuen Fähigkeiten in der Mikrobe geführt haben. Beispielsweise hatte ein Plasmid, das die Gene für eine Neomycin-Kanamycin-Resistenz trug, auch einen Teil eines Gens für Bleomycin-Resistenz. *E. coli*, das dieses pRAB2-Plasmid, wie es genannt wurde, absorbierte, erlangte nicht nur die Fähigkeit, diesen Antibiotika zu trotzen, sondern wurde auch generell stärker. Zusammen mit der Bleomycin-Resistenz kam die genetische Fähigkeit, rasch genetische Schäden an der DNA zu reparieren. Mit dieser Fähigkeit konnte *E. coli* länger leben und litt weniger unter schädlichen Mutationen.[100]

Plasmide und Transposone hatten auch einen gewissen Einfluß auf ihren eigenen Ausdruck, sobald sie Zugang zu einer Zelle erlangt hatten. Viele enthielten Gene namens Introne, die mit der mobilen DNA in den Genomen der Organismen interagierten. Einige besaßen regulative Gene, die sowohl ihre eigenen Plasmid- oder Transposongene sowie Schlüsselgene im mikrobiellen Chromosom an- und abschalten konnten.[101]

Auf diese Weise bewegte sich die DNA nicht nur zwischen verschiedenen bakteriellen Spezies, sondern auch zwischen ganzen Familien von Organismen: zwischen Bakterien und Hefepilzen, zwischen Pflanzen und Bakterien, zwischen komplexen Parasiten und den Zellen ihrer Wirte.[102]

Es erforderte nur einen sehr kleinen logischen Sprung, um zu der Schlußfolgerung zu kommen, daß Retroviren wie HIV, HTLV und der Leukämievirus bei Katzen ursprünglich einmal Transposone waren. Mit der Zeit eigneten sich diese Teile mobiler Gene (in Form von RNA anstatt DNA) verschiedene regulative Gene von den Mikroben an, in denen sie lebten. Im Laufe von Generationen erlangten sie genügend genetische Finesse, um in der Lage zu sein, harte schützende Schalen bzw. Umschläge herzustellen, in denen sie in ihrer RNA sicher leben konnten. Das gab ihnen, in Bernard Fields Ausdrucksweise, sowohl eine Ladung als auch ein Liefersystem und ließ sie zu Viren werden.[103]

Obwohl seit den vierziger Jahren Dutzende verschiedener Typen von Antibiotika gegen Bakterien und einige Parasiten in Gebrauch gewesen waren, standen der Menschheit nur sehr wenig Antivirusmittel zur Verfügung. Wie schon der Fall bei den Medikamenten, die sich gegen Bakterien richteten, war die Resistenz ein gravierendes Problem kurz nach Einführung der wichtigsten Antivirusmittel: Acyclovir, Ribavirin, Amantadin, Foscarnet, Ganiclovir und die HIV-Medikamente.

1981 hatte die amerikanische Genitalherpes-Epidemie in einem Großteil der Welt krisenhafte Ausmaße angenommen. Daher gab es viel Aufregung, als das Gerücht aufkam, es gebe ein Medikament, das die Krankheit heilen könne. Acyclovir, entwickelt von der Pharmafirma Burroughs-Wellcome, war ein ungeheurer Erfolg.[104] Das Medikament konnte verhindern, daß latente Herpesviren ausbrachen und zu genitalen Krankheiten, Herpes labialis, Zoster und einer Vielzahl anderer Störungen führten. Sowohl in Pillenform wie als Creme brachte Acyclovir den Herpes-Opfern Erleichterung und wurde als Revolution begrüßt, ebenso wie Penicillin vier Jahrzehnte zuvor.[105] Aber sogar in den ersten vielversprechenden Studien bemerkten die Ärzte, daß eine Unterbrechung in der Acyclovir-Anwendung sofort – in weniger als 24 Stunden – zu einer Herpeswelle führte und bezeichnenderweise bei den Patienten eine schwerere Erkrankung hervorrief als bei Kontrollpersonen, die Placebos benutzten. Das wies auf zwei Dinge hin: Das Medikament war nicht in der Lage, mehr zu bewirken, als den Virus zu zwingen, sich in den Nervenzellen zu verstecken, und es konnte den selektiven Druck auf die Viruspopulation erhöhen, was zu noch virulenteren Pathogenen führte.

Die lebensbedrohlichste Herpeserkrankung war die Enzephalitis aufgrund einer Infektion des Gehirns. Ende der achtziger Jahre meldeten Ärzte in aller Welt schreckliche Herpes-Enzephalitis-Rückfälle bei ihren Patienten nach dem Ende der Acyclovir-Anwendung.[106]

Lange bevor Acyclovir von der FDA grünes Licht für den kommerziellen Verkauf in den Vereinigten Staaten erhielt, sprachen Ärzte, die den Forschungsarbeiten nahestanden, öffentlich über ihre Sorgen hinsichtlich der Resistenz. Einige waren auch besorgt über die chemische Ähnlichkeit zwischen Acyclovir und anderen käuflichen Antivirusmitteln und erklärten, daß »die Möglichkeit einer Überkreuz-Resistenz zumindest beunruhigend ist«.[107]

Trotz der Sorge über das Auftauchen hochresistenter Herpesviren setzten die Chirurgen das Medikament fast sofort als postoperative Prophylaxe ein, ebenso wie sie das seit langem mit Antibiotika getan hatten[108], insbesondere bei Patienten, die sich Transplantationen und anderen Operationen unterzogen, die eine gezielte Immunsuppression erforderlich machten.[109]

Die Wissenschaftler wußten seit langem, daß manche Herpesviren – möglicherweise weniger als eines von zehn Millionen – von Natur aus gegen Acyclovir genetisch resistent waren. Das bedeutete, noch bevor Acyclovir erfunden wurde, hatten einige Viren die ihnen innewohnende Fähigkeit, die Therapie auszutricksen.[110] Forscher zeigten bald, daß resistente Stränge, sobald sie einmal im menschlichen Körper aufgetaucht und sich dort eingerichtet hatten, es jahrelang aushalten konnten – mit der oder ohne die fortgesetzte Anwendung von Acyclovir.[111]

Auf der molekularen Ebene gab es für die Herpesviren verschiedene Möglichkeiten, eine Resistenz gegen Acyclovir zu entwickeln, und es war klar, daß einige Mutationen, die in klinischer Umgebung beobachtet wurden, neu waren – d. h., das Virus mutierte während der Anwendung von Acyclovir. In vielen Fällen wurden die Viren mit einer simplen Punktmutation resistent – eine winzige Veränderung in ihrer DNA. Die erfolgreichsten genetischen Veränderungen waren jene, die zwei entscheidende Enzyme beeinflußten: DNA-Polymerase, mit dem das Virus Kopien seiner selbst erstellte, und Thymidin-Kinase, eine Chemikalie, die auch entscheidend war für die virale Replikation. Mutationen in diesen Enzym-Genen kosteten die Viren eine Menge: Sie wurden zwar resistent, aber auf Kosten von Übertragbarkeit und Virulenz. Dieser Tauschhandel wurde teilweise durch das Vermischen der mutanten Viren mit normalen Viren, die immer noch die starken Gene besaßen, ausgeglichen. Daher konnten beispielsweise in menschlichen Nervenzellen versteckte Viruspopulationen vor den Medikamenten und dem Immunsystem geschützt werden, bis sie aktiviert wurden und ihre schützende neurale Abgeschiedenheit aufgaben. Die normalen Viren besaßen Gene, die diesen Austrittsvorgang erlaubten und das Immunsystem abwehrten, während die weniger virulenten Mutanten darauf vorbereitet waren, Acyclovir zu überleben.

1992 warnten britische Wissenschaftler: »Es besteht die Möglichkeit, daß [acyclovir-]resistente Stränge von Herpes simplex mit epidemischem Potential eines Tages auftauchen und die Wirksamkeit dieses Medikaments reduzieren werden. Die Zeitskala für das Auftauchen einer solchen Resistenz ist ungewiß.«[112]

Die epidemische Acyclovir-Resistenz schien für die meisten Beobachter letztendlich unvermeidlich: Die Frage war nur, wann und wo. Die Antwort, so stellte sich heraus, war AIDS. Aufgrund der sich überlappenden epidemiologischen Risiken von AIDS und vielen Herpesviren litten Menschen, die gegen die erste Krankheit ankämpften, oft an schrecklichen Ausbrüchen der zweiten. AIDS-Ärzte begannen Ende der achtziger Jahre Patienten, die zuvor an Herpeskrankheiten gelitten hatten, prophylaktisch Acyclovir zu verabreichen oder gelegentliche Ausbrüche von Herpes über längere Zeit mit diesem Medikament zu behandeln. Es war daher keine Überraschung, als 1989 virulente acyclovirresistente Mutanten unter AIDS-Patienten auftauchten.[113]

1990 erkrankte ein ansonsten gesunder 27jähriger Amerikaner an Genitalherpes. Da sein Fall nicht auf die normale Acyclovir-Behandlung reagierte, wurde der junge Mann an den Arzt Stephen Straus von den

National Institutes of Allergy and Infectious Diseases überstellt, einen langjährigen Acyclovir-Experten. Straus behandelte den kranken Mann mit immer höheren Dosierungen von Acyclovir und hörte schließlich mit der Behandlung der Infektion auf, als er toxische Werte erreichte, die sechsmal höher als normal lagen.

Es war das erste Mal, daß Straus einen solchen Fall bei einem ansonsten immunologisch gesunden Erwachsenen sah. Der Patient hatte sich nicht mit dem AIDS-Virus infiziert und war zuvor nicht krank gewesen oder operiert worden. Der Patient, ein Schwuler, hatte 1990, in dem Jahr, als er sich infizierte, drei Sexualpartner. Einer der Partner war sowohl mit HIV als auch mit dem mutanten Herpesvirus infiziert. Straus glaubte, daß der Herpes-Mutant sich zuerst in dem immunschwachen HIV-positiven Mann entwickelt hatte und dann sexuell auf den unglückseligen 27jährigen übertragen worden war.[114] Der neue Mutant war außerordentlich gefährlich, weil er seine Virulenz *nicht* gegen Ausdauer eingetauscht und verloren hatte. Außerdem besaß der Mutant die Fähigkeit, einem anderen Antivirusmittel zu trotzen: Ganciclovir. Es handelte sich um ein mehrfach resistentes, vollpathogenes Virus, das sexuell übertragen werden konnte.

»Ich vermute, daß er [der mutante Strang] häufiger auftreten wird. Die Häufigkeitszunahme ist allerdings unklar«, erklärte Straus.[115]

HIV-positive Amerikaner und Europäer wurden mit einem pharmazeutischen Füllhorn behandelt, das ihnen half, einen mikrobiellen Ansturm nach dem anderen zu überleben. Viele Betroffene nahmen gleichzeitig mehr als ein Dutzend verschiedene Medikamente. Außerdem wechselten Ärzte, die Herpesinfektionen bei ihren AIDS-Patienten nicht mit Acyclovir kontrollieren konnten, häufig zu Medikamenten, die zur Behandlung anderer Viruserkrankungen gedacht waren. Ganciclovir und Foscarnet wurden beispielsweise in erster Linie zur Behandlung von Zytomegalie (CMV) eingesetzt, die häufig unter HIV-positiven Personen auftrat. Als immer öfter gemeldet wurde, daß Acyclovir versagt hatte, wechselten viele Ärzte zu den zwei Anti-Zytomegalie-Medikamenten.[116]

Leider tauchte unter Zytomegaloviren, die HIV-positive Personen infizierten, schnell eine Resistenz sowohl gegen Ganciclovir als auch gegen Foscarnet auf. Es war, als ob eine Seuche von ansteckender Immunsuppression eine ganze Reihe von Mini-Epidemien viraler Resistenz förderte.

CMV-Resistenz gegenüber Ganciclovir oder Foscarnet schien 1992 eine unvermeidliche Folge längerer Anwendung von beiden Medikamenten bei HIV-positiven Personen zu sein. Ärzte mußten das Bedürfnis nach Kontrolle von Herpes und milden Zytomegalie-Infektionen in den frühen Phasen von HIV ausgleichen gegenüber der Notwendigkeit, etwas in Reserve zu haben, das in den letzten Phasen von AIDS immer noch wirkt – etwas, gegen das die Mikroben nicht resistent wären. Eine signifikante Prozentzahl langjähriger AIDS-Überlebender erblindete, Opfer der Zytomegalie-Retinitis, wenn die Virusstränge in ihrem Körper eine Resistenz gegen beide Medikamente entwickelten.[117]

Wie schon bei der Acyclovir-Resistenz in Herpesviren wurde die Anfälligkeit der Zytomegaloviren gegenüber Ganciclovir und Foscarnet durch eine einzige Punktmutation im DNA der Viren erreicht – entweder im Code für DNA-Polymerase oder für eine wichtige Kinase.[118] Die Schlußfolgerung lag sehr nahe, daß gemeinsame Mutationsschauplätze für hochdivergente Virustypen existierten. Tatsächlich meldeten 1993 Ärzte aus den gesamten USA *sowohl* bei Herpes simplex als auch bei Zytomegalovirus-Populationen eine Foscarnet-Resistenz. Die Resistenz war von klinischer Bedeutung, und in einigen Fällen litten die Patienten auch unter Acyclovir-Resistenz. Die Ärzte hatten dann keine guten Behandlungsoptionen mehr.[119]

Die Entscheidung über die Anwendung dieser Medikamente wurde durch Hinweise kompliziert, daß herpesartige Viren die Aktivierungssignale innerhalb der HIV-Genome direkt stimulieren konnten, was zu mehr AIDS-Viren führte. Die mikroskopische Partnerschaft zwischen den viralen Spezies, die zuerst in Versuchsreihen im Reagenzglas entdeckt wurden, bestätigte sich 1993 in einer Untersuchung an sechs Schwulen in Los Angeles, die gleichzeitig mit Herpes simplex-1 und HIV infiziert waren. Die beiden viralen Spezies stimulierten einander nicht nur, sie teilten auch ihr zellulares Heim und vermischten sich so gründlich, daß eine Art hybrider Virus – teils HIV, teils HSV-1 – entstand.[120]

Am berüchtigtsten für seine Medikamentenresistenz war das menschliche Immunschwächevirus selbst. Schon in dem Moment, da Azidothymin oder AZT (Handelsname: Zidovudin) zur Anwendung bei AIDS-Patienten eingeführt wurde, war klar, daß die große Chance ihrer Nützlichkeit durch die Fähigkeit des Virus limitiert war, in eine resistente Form zu mutieren. Anfänglich ging man davon aus, daß sich erst nach zwei oder drei Jahren einer AZT-Anwendung bei AIDS-Patienten eine Resistenz zeigen würde, doch dann stellte sich heraus, daß einige Stränge fast sofort, nachdem man sie dem Medikament aussetzte, resistent wurden. Und es gab Hinweise, daß AZT-resistente HIV-Stränge von einem Menschen zum anderen übertragen werden konnten.[121]

Die Ärzte folgten den Beispielen, die es angesichts wirkungsloser Antibiotika bereits für die Behandlung von Bakterien gab: Sie fügten andere Medikamente hinzu, entweder in Serie oder in Kombination mit AZT. Als Alternativen oder Ergänzungen zu AZT wurden ddI (Dideoxyinosin), ddC (Dideoxycytidin), Nevrapin, FLT (Deoxyfluorothymidin), Zalcitabin, 3TC (3-Thiacytidin) und Carbovir (Didehydrodideoxyguanosin) eingesetzt.

Gegen alle drei entwickelten sich Resistenzen.

Diese Medikamente teilten sich ein gemeinsames Ziel: das Schlüsselenzym, das HIV einsetzte, um eine DNA-Kopie seines RNA-Genoms herzustellen, die reverse Transcriptase. Wie Howard Temin Ende der achtziger Jahre gezeigt hatte, war HIV eine der mutationsfähigsten Mikroben dieses Planeten. Und der Schlüssel zu seiner Mutationsfähigkeit war das Reverse-Transcriptase-Enzym. Hilfreiche Mutationen konnten jahrelang existieren und sogar von einem menschlichen Wirt zum anderen weitergegeben werden.[122]

Es war keine Überraschung, daß bald HIV-Stränge gefunden wurden, die gegenüber AZT plus anderen Antivirusmitteln oder einer Kombination aus ddI, ddC und anderen mehrfach resistent waren.[123] Die Lage war so ernst, daß der Leiter des Allgemeinkrankenhauses von San Francisco, Dr. Merle Sande, auf einer Konferenz der National Institutes of Health in einer absichtlich dramatischen Geste seine Hände in die Luft warf und bellte: »Wir brauchen bessere Medikamente!«[124]

Solche Gefühle hegten auch all die Ärzte, die versuchten, Grippeinfektionen bei akut erkrankten älteren Personen zu behandeln, die sich mit amantadin- oder rimantadinresistenten Strängen des Virus infiziert hatten.[125]

Kurz gesagt, es schien, daß die Viren – aufgrund ihrer raschen Reproduktionsraten und der ihnen in hohem Maße innewohnenden Mutationsfähigkeit – noch wahrscheinlicher als Bakterien Wege finden würden, die Medikamente zu umgehen, mit denen die Menschen sie bombardierten. Mehrere Medikamente zu verabreichen oder Medikamente über längere Zeiträume in höheren Dosierungen anzuwenden konnte das Auftauchen von bakteriellen Strängen, die unbehandelbar waren, nicht verhindern. Warum glaubten Pharma-Unternehmen und Mediziner, daß solche müden alten antimikrobiellen Taktiken die Viren besiegen könnten?

»Sie dürfen nicht erwarten, daß die Ärzte sich über das öffentliche Gesundheitswesen Sorgen machen«, tat Mark Lappé an einem sonnigen Frühlingsnachmittag in seinem Büro an der University of California in

Berkeley seine Meinung kund. Man schrieb das Jahr 1981, und Lappés Buch *Germs That Won't Die* war eben herausgekommen. Noch niemand hatte damals von AIDS, von medikamentenresistenten klinischen Viren oder chlorresistenten *Legionella* gehört.

»Es fällt schwer, den umfassenderen Blick an eine Medizin heranzutragen, die von einem Tag zum anderen lebt. Das ist wirklich eine Tragödie. Sie können einen Arzt nicht verklagen, weil er die Ökosphäre verletzt, aber Sie können ihn verklagen, wenn er es versäumt hat, ein Antibiotikum zu geben, das Ihrer Meinung nach die Überlebenschance eines Patienten vergrößert hätte. Das ist wirklich ein Dilemma«, sagte Lappé.

Ein Jahrzehnt bevor die Resistenzkrise von der allgemeinen Wissenschaft anerkannt wurde, erklärte er, daß Medizin und öffentliches Gesundheitswesen sich in einem Konflikt über das durch Medikamente verursachte Auftauchen neuer Mikroben befanden – einem Konflikt, der nicht so leicht zu lösen war. Es sei die Aufgabe der Ärzte, erklärte Lappé, je nach Patient eine individuelle Entscheidung zu treffen. Die Aufgabe der Ärzte war es, *individuelle* Krankheitsfälle zu heilen.[126] Im Gegensatz dazu erforderte die Aufgabe des öffentlichen Gesundheitswesens eine gesamtökologische Perspektive der Krankheit: Einzelpersonen verloren sich im Kampf der Mikroben gegen die Menschheit.

Lappé sah 1980 in den amerikanischen Krankenhäusern nicht das Wunder der modernen Medizin – Herztransplantationen, künstliche Kniegelenke, Computertomographie. Lappé sah Krankheit, Mikroben und Mutationen.

»Es ist unglaublich«, meinte Lappé. »Wenn Sie in ein Krankenhaus kommen, stehen Ihre Chancen, sich während Ihres Krankenhausaufenthalts eine Infektion zuzuziehen, die Sie noch nie zuvor hatten, 4 : 100. In einigen Krankenhäusern sogar 1 : 10. Was Sie sich in diesem Krankenhaus holen, wird viel schlimmer sein als das, womit Sie sich zu Hause infizieren könnten. Es sind die ausdauerndsten Organismen, die Sie sich vorstellen können. Sie können in Reinigungsmitteln überleben. Sie können sogar auf einem Stück Seife leben. Gegen diese Organismen treten wir im Endspiel an.«

Lappé beklagte die unsachgemäße Anwendung von Antibiotika als »Experimente, die ständig an Menschen vollzogen werden und echte, pathogene, neue Organismen erschaffen«. Gelegentlich warnte er vor der ernsten Gefahr einer globalen ökologischen Krise – eine Perspektive, die Kritiker 1981 als entsetzlich übertriebene Darstellung des Problems abtaten:

»Leider spielten wir der natürlichen Welt einen üblen Streich, als wir die Kontrolle über diese [natürlichen] Chemikalien ergriffen und sie auf eine Weise perfektionierten, die die ganze mikrobielle Situation in den Entwicklungsländern veränderte. Heute gedeihen Organismen, die in der Natur nie zuvor existierten. Wir haben sie ausgewählt. Wir haben Organismen, die wahrscheinlich ein Zehntel aller menschlichen Erkrankungen in der Vergangenheit verursachten und heute die Ursache von zwanzig, dreißig Prozent aller auftretenden Krankheiten sind. Wir haben durch den Einsatz von Antibiotika das ganze Angesicht der Erde verändert.«

In den neunziger Jahren, als die öffentlichen Gesundheitsbehörden und die Ärzte nervös beobachteten, wie ihre antimikrobiellen Hilfsmittel hinfällig wurden, war Lappés Buch bereits vergriffen. Alles, was er 1981 vorhergesagt hatte, war 1991 eingetroffen.

III

Für die Entwicklungsländer hatte der Zugang zu den noch verläßlichen Antibiotika bei der Behandlung aller möglichen Erkrankungen – von alltäglichen Staphylokokkeninfektionen bis zu Tuberkulose und Cholera – in den neunziger Jahren krisenhafte Ausmaße angenommen. 1993 schätzte die Weltbank, daß für eine gesundheitliche Mindestversorgung in den Entwicklungsländern eine jährliche Pro-Kopf-Ausgabe von acht Dollar erforderlich war. Doch die meisten der am wenigsten entwickelten Länder konnten es sich nicht leisten, mehr als zwei bis drei Dollar pro Person und Jahr für die gesamte Gesundheitspflege auszugeben.[127] Bei den über 100000 Medikamenten auf dem Weltmarkt (5000 aktive Bestandteile) war es schon mal möglich, daß Regierungsplaner den Überblick verloren über ihre wichtigsten Bedürfnisse und unwichtige Medikamente kauften anstatt jene, die für das Überleben ihres Volkes eigentlich notwendig gewesen wären. Es war schwindelerregend, wie weit der Zugang zu Medikamenten global auseinanderklaffte: Der durchschnittliche japanische Bürger gab 1990 412 Dollar für pharmazeutische Produkte aus, der typische Amerikaner 191 Dollar; in Mexiko waren es pro Jahr nur 28 Dollar, in Kenia weniger als vier Dollar pro Jahr und in Bangladesch und Mosambik im Jahr durchschnittlich gerade mal zwei Dollar.

In den wohlhabenden Ländern und in den Ländern mit mittlerem Einkommen wurden Milliarden von Dollar für Antibiotika und Antivirusmittel gebraucht und mißbraucht. Auch in den wohlhabenden Nationen tauchten resistente Stränge auf. Aber die armen Nationen, die nicht in der Lage waren, sich alternative Medikamente zu leisten, mußten den höchsten Preis dafür bezahlen.

»Die Entwicklung neuer Antibiotika ist überaus kostspielig«, schrieb A. J. Slater, Forscher bei Burroughs-Wellcome. »Diese Antibiotika allein in den Ländern der Dritten Welt anzubieten kann sich finanziell niemals lohnen; außerdem gehen weltweit nur ungefähr 20 Prozent aller Verkäufe von pharmazeutischen Produkten an Länder der Dritten Welt. Daher sinkt das Interesse der Industrie, Medikamente ausschließlich oder hauptsächlich für die Märkte in solchen Ländern zu produzieren.«[128]

Einige arme Länder versuchten, die steigenden Kosten für Medikamente und die mikrobielle Resistenz zu kompensieren, indem sie selbst pharmazeutische Produkte herstellten und vertrieben. Auf dem Reißbrett erstellte die jeweilige Regierung eine Liste von den rund einhundert wichtigsten Medikamenten und beschloß, welche davon (unter Umgehung des Patentrechts und unter einfachsten Herstellungsbedingungen) in ihrem Land hergestellt werden könnten. Dann machte sie sich daran, diese Mittel zu produzieren. Die Herstellung vor Ort wurde übernommen von einer parastaatlichen Firma im Besitz der Regierung, einem Privatunternehmen oder – in den meisten Fällen – einer örtlichen Einrichtung, die in Partnerschaft mit einem großen multinationalen Pharmakonzern arbeitete oder seine Tochterfirma war.

Obwohl eine derartige Vorgehensweise von allen relevanten UN-Organisationen und schließlich auch von der Weltbank voll unterstützt wurde, hielt man sie für eine direkte Bedrohung für eine Handvoll Firmen, die den Weltmarkt für Medikamente fest im Griff hatten. Die Pharmaceutical Manufacturers Association mit Sitz in den USA, die ungefähr 65 amerikanische Firmen im Medikamenten- und Biotechnikbereich und ungefähr 30 ausländische multinationale Konzerne repräsentierte, war strikt gegen eine solche Politik. Im allgemeinen hatten die Firmen – von denen alle aus Nordamerika, Europa oder Japan stammten – das Gefühl, daß Regulationen vor Ort, Herstellungs- und Vermarktungsrestriktionen oder Werbeeinschränkungen ihr Recht auf einen freien Markt beeinträchtigten.[129]

Angesichts der Tatsache, daß diese Firmen einen Großteil der Rohmaterialien kontrollierten, die zur Herstellung von Medikamenten nötig waren, und der Kauf solcher Materialien harte Währungen (Devisen) erforderte, sahen sich die meisten armen Länder der Welt außerstande, die Strategie der örtlichen Antibiotikaproduktion in Gang zu setzen.[130]

Zu einer Zeit, als alle möglichen Formen von Bakteriämien in den ärmsten Nationen der Erde im Ansteigen begriffen waren – insbesondere in Schwarzafrika[131] –, waren die Regierungen kaum dafür ausgerüstet, bereits produzierte Medikamente zu kaufen bzw. selbst herzustellen.

Für den Mangel an wirksamen, erschwinglichen Antibiotika kann gerechterweise den multinationalen Medikamentenherstellern nicht alle Schuld zugeschoben werden: Auch innenpolitische Probleme der armen Länder waren dafür verantwortlich. Die Verteilung der Medikamente war in vielen Ländern horrend unzulänglich. In den Entwicklungsländern schafften die meisten wichtigen Medikamente es niemals von der Hauptstadt und den Großstädten hinaus in die bedürftigen Kommunen. Im Durchschnitt mußten, laut Weltbank, 60 bis 70 Prozent der Einwohner eines armen Landes mit weniger als einem Drittel der Vorräte an Medikamenten auskommen.

Ein vielleicht klassischer Fall einer Verteilungskrise betraf nicht die Antibiotika, sondern ein Antiparasitenmittel. Anfang der achtziger Jahre erfand der multinationale Merck-Konzern mit Sitz in den USA ein Medikament namens Ivermectin, das die Flußblindheit – verursacht durch einen im Wasser übertragenen Parasiten, *Onchocerca volvulus* – heilen konnte. Ungefähr 120 Millionen Menschen lebten in Gebieten, die von der Onchozerkiasis heimgesucht wurden, die meisten davon in Westafrika. Die WHO schätzte, daß 1988 mindestens 350 000 Menschen infolge des Parasitenschadens erblindeten.

Es war daher ein außerordentlicher Segen für die Regierungen der betroffenen Länder und die WHO, als Merck 1987 in beispielloser Weise ankündigte, sie würden – umsonst – Ivermectin an die WHO zur Verteilung in den bedürftigen Ländern spenden. Keine Pharmafirma hatte jemals eine solche Großzügigkeit gezeigt, und die WHO begrüßte die Tat von Merck sofort als beispielhaft für die gesamte Pharmaindustrie.

Aber fünf Jahre nach dem kostenlosen Ivermectin-Programm hatten weniger als drei Millionen der geschätzten 120 Millionen Angehörigen der Risikogruppe das Medikament erhalten. Die Kosten waren nicht das Problem. Infrastrukturelle Schwierigkeiten bei Transport und Verteilung, Militärputsche, Korruption vor Ort[132], Mangel an medizinischer Infrastruktur in ländlichen Gebieten und andere organisatorische Hindernisse zwangen die WHO und Merck, 1992 insgeheim zuzugeben, daß der Plan, die Welt von der Flußblindheit zu befreien, möglicherweise scheitern würde.[133]

Die Weltbank und viele unabhängige Wirtschaftswissenschaftler meinten, daß solche Probleme so lange andauern würden, bis die Entwicklungsländer eine nationale Gesundheitsfinanzpolitik verfolgten[134] – eine entmutigende Vision angesichts der Tatsache, daß die wohlhabendste Nation der Welt, die Vereinigten Staaten, erst 1994 auf eine solche Politik einschwenkte. Die Pharmaindustrie vertrat die Ansicht, die Entwicklungsländer hätten sich auf beklagenswerte Weise unfähig gezeigt, qualitativ hochwertige Medikamente in erschwinglicher Massenproduktion herzustellen. Mangel an gut ausgebildetem Personal vor Ort, Überregulation und Bürokratie, Korruption und Mangel an Devisen für den Großhandelseinkauf von Vorräten und Rohmaterialien wurden als Gründe für die Unzulänglichkeit der Entwicklungsländer aufgeführt. Restriktionen hinsichtlich des multinationalen Zugangs zu örtlichen Märkten wären zum Scheitern verurteilt, bekräftigte die Pharmaindustrie, und würden die Situation nur verschlimmern, indem der Bevölkerung notwendige Medikamente vorenthalten wurden.[135]

Aus der Sicht der Entwicklungsländer bestand die einzige Sorge der Pharmaindustrie und der westlichen Regierungen, die sie unterstützten, in dem Streben nach Profit, und sie würden alles tun, was in ihren Augen dazu diente, ihr Monopol auf dem globalen Medikamentenmarkt zu behalten. Zu solchen Praktiken, klagten sie, gehörten Bestechung örtlicher Mediziner und Gesundheitsbeamter, Manipulation der Preisstrukturen, um örtliche Konkurrenten auszuschalten, aggressive Werbung für unwesentliche Medikamente in Städten, ferner die Taktik, verbotene Medikamente oder Medikamente von schlechter Qualität auf die Märkte der Dritten Welt zu schütten sowie Rohmaterialien und Medikamente während örtlicher Epidemien zurückzuhalten, und schwindende ausländische Hilfe an Länder, deren Medikamentenpolitik für allzu restriktiv erachtet wurde.[136]

Während all dieser Anklagen und Gegenklagen vertiefte sich die Krise in vielen Teilen der Welt. Laut Weltbank gab man auf der Erde im Jahr 1990 330 Milliarden Dollar für pharmazeutische Produkte aus, davon entfielen 44 Milliarden Dollar auf die Entwicklungsländer. Die Mehrheit der Weltbevölkerung hatte 1990 keinen Zugang zu wirksamen, erschwinglichen Antibiotika.

Als die Welt 1991 einer Tuberkulose-Krise gegenüberstand, fiel plötzlich auf, daß der globale Vorrat an Streptomycin ausgelaufen war. Das zweitälteste Antibiotikum im kommerziellen Gebrauch wurde von keiner Firma mehr hergestellt. Unpatentiert, billig und nur in den Entwicklungsländern notwendig, bot es keine signifikante Profitmarge für potentielle Produzenten. Als die medikamentenresistente Tuberkulose in diesem Jahr in amerikanischen Großstädten auftrat, sah sich die Food and Drug Administration gezwungen, die Pharmaindustrie möglichst schnell wieder zur Herstellung von Streptomycin zu bewegen.

IV

Nicht nur die Bakterien und Viren erlangten in den letzten Jahrzehnten des 20. Jahrhunderts neue Resistenzkräfte.

»Es scheint, als hätten wir in der Malaria heute einen viel größeren Feind als noch vor ein paar Jahren«, stellte Dr. Wen Kilama fest. Der geschäftsführende Direktor des National Institute for Medical Research in Tansania war 1986 frustriert und wütend. Er und seine Vorgänger hatten gewissenhaft alle Malaria-Kontrollmaßnahmen befolgt, die von Experten aus wohlhabenden, kühlen Ländern entworfen worden waren. Aber nach Jahrzehnten, in denen sie bis zu 70 Prozent des gesamten Jahresbudgets im Gesundheitswesen für die Malariakontrolle ausgegeben hatten, mußte Kilama 1986 ein gravierenderes Problem lösen als seine Vorgänger im Jahr 1956.

»Bei über zehn Prozent der Krankenhauseinlieferungen handelt es sich um Malaria«, erklärte Kilama. »Ebenfalls bei zehn Prozent all unserer ambulanten Patienten. Die Sterblichkeitsrate ist sehr hoch, und es ist eindeutig so, daß die Malaria heute viel ernster ist als je zuvor.«

Zehn Jahre zuvor waren die ersten Fälle von chloroquinresistenten *Plasmodium-falciparum*-Parasiten in Tansania aufgetaucht. 1986 erwies sich die Mehrheit der Malariafälle im Land gegenüber der weltweit wirksamsten Behandlungsmethode als resistent. Wie fast jeder Erwachsene im Land litt Kilama seit seiner Kindheit unter Malaria-Anfällen, glücklicherweise war er in den Tagen erkrankt, bevor die Chloroquin-Resistenz auftauchte. Die natürliche Immunität gegenüber Malaria unter den Überlebenden wie Kilama war gering, und wann immer er unter Streß stand, litt er erneut unter Malaria-Fieberanfällen.

»Wer in diesem Land nicht chronisch an Malaria leidet, muß schon ein sehr außergewöhnlicher Mensch sein«, meinte Kilama.

Obwohl Kilama von Tansania sprach, hätte er damit ebensogut die meisten Länder Afrikas, Indochinas, des indischen Subkontinents, der Amazonasregion Lateinamerikas, einen Großteil von Ozeanien und des südlichen China meinen können. Die Mehrheit der Weltbevölkerung lebte 1986 in oder nahe bei Gebieten mit endemischer Malaria.

Seit den Tagen, als einige Optimisten sich aufgemacht hatten, die Malaria zu bekämpfen in der Hoffnung, die Parasiten vom Angesicht der Erde zu vertreiben, hatte sich die globale Situation signifikant verschlechtert. Tatsächlich starben 1990 viel mehr Menschen an Erkrankungen in Zusammenhang mit Malaria als 1960.

Die Pan American Health Organization und die brasilianische Regierung hatten die Malariafälle in diesem Land 1960 erfolgreich fast auf Null gebracht. 1983 wurden in Brasilien 297 000 Menschen mit Malaria in Krankenhäusern behandelt; die Zahl verdoppelte sich bis 1988. Trotz des weitverbreiteten Einsatzes von DDT und anderen Pestiziden gediehen die *Anopheles-darlingi*-Moskitos im Amazonasgebiet und ernährten sich von Hunderttausenden nichtimmuner Städter, die auf der Suche nach Gold und Edelsteinen in die Region strömten. Die Situation war völlig außer Kontrolle.[137] 1989 traten elf Prozent aller Malariafälle der Welt außerhalb von Afrika auf – in Brasilien.[138]

Eine Untersuchung der Malariaparasiten aus dem Blut von annähernd 200 brasilianischen Patienten zeigte 1987, daß 84 Prozent der Amazonas-Isolate chloroquinresistent waren, 73 Prozent waren resistent gegenüber Amodiaquin, und annähernd alle Isolate zeigten ein gewisses Maß an Resistenz gegenüber Fansidar (Sulfadoxin/Pyrimethamin). Nur ein damals zur Verfügung stehendes Medikament blieb gegen die Malaria in Brasilien wirksam: Mefloquin.[139]

1990 entfielen über 80 Prozent der weltweiten Malariafälle auf Afrika, 95 Prozent aller Malariatoten starben auf dem afrikanischen Kontinent. Bis zu einer halben Milliarde Afrikaner litt jedes Jahr mindestens an einem ernsthaften Malaria-Anfall, und normalerweise erhielt jeder Mensch jährlich ungefähr 200 bis 300 Moskitobisse. Bis zu einer Million afrikanischer Kinder starben jedes Jahr an der Krankheit.[140] Auf dem gesamten Kontinent versagten die wichtigsten Medikamente.

Die ersten gemeldeten Fälle unter weißen Touristen traten zwischen 1978 und 1979 auf Safari-Exkursionen in Tansania und Kenia auf.[141] Schon 1981 nahm die Wirksamkeit von Chloroquin unter Kindern in Kenia ab, die in hochendemischen Malariagebieten lebten, und höhere Dosierungen des Medikaments waren nötig, um die Krankheitssymptome aufzuheben.[142] Innerhalb von zwei Jahren tauchten wirklich resistente Parasiten in Kenia auf, und Labortests zeigten, daß 65 Prozent der *P.-falciparum*-Parasiten ein gewisses Maß an Chloroquin-Resistenz besaßen.[143]

1984 trafen Meldungen über Malaria-Todesfälle, die vorher mit Chloroquin behandelt worden waren, oder Patienten, bei denen trotz Einnahme des Medikaments keine Besserung eintrat, vom gesamten afrikanischen Kontinent ein: aus Malawi[144], Namibia[145], Sambia[146], Angola[147], Südafrika[148], Mosambik[149] und verstreut dazwischenliegenden Orten. Die für die Planung zuständigen Beamten des öffentlichen Gesundheitswesens beobachteten die Situation nervös und fragten sich, wie lange Chloroquin – das beste und erschwinglichste aller Antimalariamittel – seinen Nutzen als Medikament wohl noch behalten würde.

Kilama und seine Kollegen in anderen afrikanischen Ländern versuchten es mit Moskitokontrollen, aber die Insekten erlangten schnell ihre eigene Resistenz gegenüber Pestiziden. Sie versuchten, die Moskito-Brutstätten in Wassernähe zu eliminieren, aber wie Kilama es formulierte: »Was kann man schon tun, wenn diese Kreaturen Tausende von Nachkommen in einer Pfütze ausbrüten können, die so groß ist wie der Fußabdruck eines Nilpferds? Während der Regenzeit kann man absolut nichts tun.«

Kilamas Belegschaft testete regelmäßig Kinder, die in den nordäquatorianischen Gebieten von Tansania lebten, auf Chloroquin-Resistenz, und sie beobachteten mit Entsetzen, wie die Parasiten, die für das Medikament anfällig waren, zwischen 1980 und 1986 *logarithmisch* abnahmen. Außerdem wurden isolierte Fälle von Mefloquin- und Pyrimethamin-Resistenz aus dem ganzen Land gemeldet.[150]

Die CDC entwickelten eine simple Testausrüstung, mit der vor Ort die Medikamentenresistenz überprüft werden konnte und die 1985 in Afrika großzügig verteilt wurde. Sofort entwickelte sich ein Muster auftauchender Resistenz. Das Problem begann entlang dem Küstengebiet von Ostafrika, insbesondere in Sansibar, Mombasa und Daressalam. In diesen Gebieten könnten zwei Faktoren eine Rolle gespielt haben: eine höchst mobile asiatische Bevölkerungsgruppe, die regelmäßig nach Indien und in andere Regionen mit resistenter Malaria reiste, sowie die relativ hohe Verfügbarkeit von Chloroquin sowohl über legale als auch über Schwarzmarktkanäle. Von dort breitete sich die Resistenz entlang den äquatorialen Reiserouten aus, die Händler aus Kenia, Tansania, Malawi, Sambia, Zaire, Burundi, Ruanda und Uganda miteinander verband – dieselben Handelsrouten, die auch mit der Ausbreitung der AIDS-Epidemie in der Region in Verbindung gebracht wurden. Das Problem breitete sich schließlich von Addis Abeba bis Kapstadt, vom Senegal bis Madagaskar aus.[151]

Untersuchungen der neu auftauchenden *P.-falciparum*-Stränge zeigten, daß die Resistenz der Mutationen – sobald einmal vorhanden – ein dauerhaftes Merkmal der parasitären Linie blieb. Die Resistenzmechanismen beinhalteten mehrere verschiedene Gene: Eine teilweise Unanfälligkeit konnte das Ergebnis einer einzigen Mutation sein, völlige Resistenz die Folge von zwei oder mehr Mutationen. Wo immer einzeln mutierte, teilweise resistente Stränge auftauchten, folgten sehr bald schon völlig resistente Mutanten.

Die Mutanten schienen in Laborkulturen schneller zu wachsen als normale *P. falciparum*; das deutete darauf hin, daß sie sich möglicherweise eine Art von Virulenzvorteil angeeignet hatten.

Schließlich kreuzte die Resistenz nicht nur in den Regionen auf, in denen große Mengen Chloroquin verabreicht wurden, sondern auch unter Menschen, die das Medikament nur selten einnahmen. Das war ein Hinweis darauf, daß Mutation und Auftauchen keinen großen Selektionsdruck erforderlich machten. Es warf auch ernsthafte Fragen auf, welche Strategie die Regierungen verfolgen sollten, um den Nutzen des kostbaren Medikaments zu bewahren.[152]

1990 war die Chloroquin-Resistenz in den meisten Malariagebieten Afrikas eher die Regel als die Ausnahme. Darüber hinaus fiel den Ärzten auf, daß chloroquinresistente Stränge von *P. falciparum* in gewissem Maße resistent gegenüber einer Behandlung mit Chinin oder Chinidin zu sein schienen, wahrscheinlich aufgrund der chemischen Ähnlichkeiten der drei Medikamente.[153]

Zwischen 1988 und 1990 tauchte eine scheinbar neue Krankheit auf – Fälle von tödlicher Zerebralmalaria unter Erwachsenen in Ost- und Zentralafrika. Personen, die während ihrer Kindheit ein gewisses Maß an Immunität erlangt hatten, litten plötzlich als junge Erwachsene an Fieberanfällen und geistig verwirrtem Verhalten, hervorgerufen durch eine parasitäre Infektion des Gehirns. Die Plötzlichkeit von Ausbruch und Tod in solchen Fällen war verblüffend.

In den meisten Fällen hatten die Opfer der zerebralen Malaria ihr Erwachsenenleben in Städten verbracht, weit weg von den Dörfern ihrer Kindheit und den täglichen Angriffen der blutsaugenden Moskitos. Einmal im Jahr kehrten sie vielleicht in ihre alten Dörfer zurück, um Verwandte zu besuchen; dann waren sie wieder den Parasiten ausgesetzt. Soweit es die Parasiten betraf, waren diese Städter, obwohl Afrikaner, gegenüber Malaria nicht weniger anfällig als weiße Touristen. Die Immunität gegenüber *P. falciparum* verschwand innerhalb von zwölf Monaten – oder weniger –, wenn man den Parasiten nicht regelmäßig ausgesetzt war. Es gab keine absolut schützende Immunität gegen Malaria – ganz anders als bei der lebenslangen Immunität infolge einer Pocken-Schutzimpfung.

Die Sterblichkeitsquoten unter jungen Erwachsenen nahmen zu, ebenso die ökonomischen Kosten. Die Weltbank schätzte 1993, daß der Verlust produktiver Arbeitskräfte aufgrund von Malaria die afrikanische Wirtschaft innerhalb von zwei Jahren 1,8 Milliarden Dollar kosteten – eine schwindelerregende Summe für derart arme Länder.[154]

Die Sterblichkeit aufgrund von Malaria erreichte 1993 in Afrika einen historischen Höhepunkt.

»Man schätzt, daß die zerebrale Malaria heute für eine Sterblichkeitsquote von über 20 Prozent der Malariafälle verantwortlich ist, sogar in Städten... Mortalität und Morbidität aufgrund von Malaria, wie in bestimmten Ländern beobachtet, scheinen zuzunehmen. So stiegen beispielsweise die gemeldeten Todesfälle aufgrund von Malaria in Zaire 1984 um 2,1 Prozent, 1986 um 4,8 Prozent, 1988 um 5,8 Prozent. Der prozentuale Anteil an Malariatoten in Zaire stieg von 29,5 Prozent 1983 auf 45,6 Prozent 1985 und auf 56,4 Prozent aller Todesfälle im Jahr 1986«, berichtete die American Association for the Advancement of Science.[155]

Resistenzen gegenüber Chloroquin, Mefloquin, Fansidar, Chinin, Trimethoprim und Chinidin stiegen allesamt rasch an, und einige Gegenden (insbesondere in Zaire) meldeten, daß praktisch alle Malariafälle 1990 von chloroquinresistenten Strängen verursacht wurden.

Uwe Brinkmann, damals an der Harvard School of Public Health, beobachtete den stetigen Anstieg an Malariafällen, Resistenzen und Todesfällen, und 1991 errechnete er den Tribut, den die neu auftauchenden *P.-falciparum*-Stränge in Afrika forderten – sowohl direkt medizinisch als auch indirekt gesellschaftlich. Er sah voraus, daß die Malaria 1995 die meisten schwarzafrikanischen Länder ein Prozent ihres jährlichen BSP kosten würde.[156]

Für 1995 sah Brinkmanns Gruppe in Ruanda voraus, daß »die direkten Kosten der Malaria die Pro-Kopf-Ausgaben [des Gesundheitsministeriums] weit übersteigen werden«. Das führte zu der offensichtlichen Frage: Was tut eine Gesellschaft, wenn ihre Malarialast alle verfügbaren Krankenhausbetten, Medikamente, Mediziner und Finanzen übersteigt?

Bei den CDC widmeten Kent Campbell, Joel Bremen und Joe McCormick ihre Aufmerksamkeit Ende der achtziger Jahre vollkommen dem Malariaproblem – da tauchte eine neue Schwierigkeit auf.

»Was ist Malaria?« wollte Campbell wissen. »Wenn eine Population generell infiziert ist und regelmäßig erkrankt, was genau ist die Krankheit, die wir Malaria nennen?«[157]

Das war keine rein akademische Frage. Ende der achtziger Jahre erlebten die CDC-Wissenschaftler und ihre afrikanischen Kollegen ein gefährliches neues Malariamuster auf dem Kontinent. Kleinkinder, die an Fieberanfällen litten, bekamen automatisch von ihren Eltern Chloroquin – in staatlichen Kliniken oder auf dem Schwarzmarkt leicht zu besorgen. Die Kinder erholten sich von ihrem Fieber, aber die teilweise resistenten Parasiten blieben in ihren Körpern. Die Kinder waren nicht in der Lage, eine starke Immunreaktion aufzubauen, und litten an erneuten schweren Ausbrüchen von Malaria, erhielten wiederum Chloroquin oder Chinin und beherbergten die Parasiten weiter. Mit der Zeit erreichte die Parasitenmenge in ihrem Blut ein kritisches Maß und führte zu einem signifikanten Schaden bei ihren roten Blutkörperchen.

Nur ein Jahrzehnt zuvor waren alle afrikanischen Kinder in ihren ersten Lebenswochen schwer an Malaria erkrankt und waren entweder daran gestorben oder hatten sie überlebt. Von da an waren sie als Erwachsene nicht länger ernsthaft in Gefahr. Doch dank der Chloroquin-Behandlung überlebten Ende der achtziger Jahre Zehntausende – vielleicht Millionen – von afrikanischen Kindern dieses erste Malariafieber, erkrankten jedoch in ihrem späteren Leben im Alter von zwischen sechs Monaten und neun Jahren an lebensbedrohlicher Anämie. Der einzige Weg, das Leben eines solchen Kindes zu retten, bestand in Transfusionen – gewaltige Mengen nichtmalariaverseuchtes Blut so schnell wie möglich in seinen Körper zu pumpen.

1985 führte man im Mama Yemo Hospital in Kinshasa ungefähr 1500 solcher Transfusionen bei Kindern durch; ein Jahr später stieg diese Zahl auf 6000.

Ende 1986 litt eines von drei Kindern, die ins Mama Yemo eingeliefert wurden, an einem chloroquinresistenten Strang.

Zu der Zeit kletterte AIDS bei Kindern in Kinshasa sprunghaft in die Höhe.

Bei einer Anämiekrise kam es im Wettlauf um das Leben eines Kindes auf Sekunden an. Selbst wenn eine arme afrikanische Klinik die Hilfsmittel besaß, um gespendetes Blut zu testen, hatte sie nicht die Zeit dazu. Normalerweise griffen sich die Ärzte einen Verwandten, dessen Blutgruppe paßte, und pumpten das Blut direkt vom Spender in das Kind. Eine Untersuchung von 200 Kindern, die auf diese Weise im Mama Yemo 1986 Blut erhalten hatten, zeigte, daß 13 Prozent sich infolgedessen mit HIV infiziert hatten.

»Die Ärzte wußten, daß sie AIDS übertrugen«, erklärte Campbell. »Aber sie versuchten, das Überleben dieser Kinder sicherzustellen. Es ist ein Glücksspiel, genau das ist es. Sie sahen Tag für Tag, wie die Kinder starben, daher trafen sie die klinische Entscheidung, das sei das Beste, was sie tun könnten.«[158]

In Feldversuchen in Malawi prüfte David Heymann, ob es möglich war, die Medikamente so einzusetzen, daß entweder die Parasiten aus den schwangeren Frauen entfernt wurden, und somit die Gefahr zu verringern, daß Babys infiziert auf die Welt kamen, oder daß die mütterliche Immunität so sehr erhöht wurde, daß die Mütter mit der Muttermilch starke Antikörper an die Babys weitergaben. Es kostete über zehn Dollar an Antimalariamitteln, um alle Parasiten aus dem Körper einer schwangeren Frau zu entfernen – zu teuer in Ländern, die weniger als drei Dollar pro Kopf und Jahr für die gesamte medizinische Versorgung ausgaben.[159] Den Neugeborenen Chloroquin oder Chinin zu verabreichen war sinnlos, denn Joe McCormick hatte in Kenia nachgewiesen, daß das durchschnittliche Baby bzw. Kleinkind, das in ostafrikanischen Dörfern lebte, *pro Monat* 50- bis 80mal von infektiösen Moskitos gebissen wurde. Andere Untersuchungen zeigten, daß die Hälfte aller infektiösen Bisse zu Malariafällen führte.

Zur selben Zeit erweiterte sich das Territorium der *Anopheles*-Moskitos. Für gewöhnlich waren die Moskitos nur innerhalb einer sehr begrenzten Temperatur und Höhe flexibel; idealerweise zogen sie tropische Meereshöhe vor. Aber als die bloße Dichte der menschlichen Bevölkerung anstieg und massive Zahlen von immunschwachen Menschen zwischen ländlichen und städtischen Gebieten hin- und herzogen, machten sich die Moskitos kühn auf den Weg zu Neuland. Heymann war zum Beispiel Zeuge der Ausbreitung von Malaria in Ruanda, wo seit Jahrhunderten die Krankheit und die *Anopheles*-Moskitos auf die tiefliegenden, dicht besiedelten Gebiete begrenzt waren. Ebenso mußte er in Swaziland beobachten, wie die Obstkonservenindustrie mit Sitz im Tiefland die Menschen aus den abgelegenen Hochlandgebieten des Landes anzog, wo die *Anopheles*-Moskitos nicht auftraten. Sie wurden zur Arbeit in den Konservenfabriken im malariaverseuchten Tiefland angeworben. Da sie keine Immunität besaßen, jedoch mit medikamentenresistenten Parasiten konfrontiert wurden, starben die Menschen aus dem Hochland in großer Anzahl. Die wenigen, die Glück hatten und überlebten, trugen die Parasiten in ihrem Blut mit in die Berggemeinden, wo örtliche Moskitos die Mikroben aufnahmen, während sie sich von den Wanderarbeitern nährten.

Im benachbarten Malawi beobachtete Heymann in den achtziger Jahren, wie das Vorkommen von chloroquinresistenter Malaria und die Zahl von Malariatoten ständig anstiegen. 1980 waren weniger als fünf

Prozent aller Einlieferungen von Kindern in Krankenhäuser auf akute Anämie zurückzuführen; 1986 hatte sich diese Prozentzahl verdreifacht.[160]

Im CDC-Hauptquartier in Atlanta versuchte Campbell immer noch, die Antwort auf seine fundamentale Frage zu finden: Was ist Malaria? Einen Großteil ihrer Kindheit waren praktisch alle Afrikaner mit den Parasiten infiziert – stellte das Malaria dar? Eindeutig nicht, beschloß er. War es Malaria, wenn ein infiziertes Kind Fieberanfälle bekam? Wieder entschied Campbell, daß die Antwort negativ ausfallen mußte, da viele Erkrankungen bei Kleinkindern zu Fieber führen konnten. Die Anwesenheit von Malariaparasiten bedeutete nicht notwendigerweise, daß gerade diese Mikroben für das Fieber des Kindes verantwortlich waren.

»Außerdem«, sagte Campbell, »können wir nicht weiterhin jedes Fieber so behandeln, als sei es Malaria, weil die Liste an Medikamenten kürzer wird.« Er wußte jedoch, daß innerhalb von 24 bis 48 Stunden ein scheinbar mildes Fieber nach einem einzigen Reproduktionszyklus der Parasiten in den roten Blutkörperchen den Tod bedeuten konnte.

Die Antwort auf diese Fragen wurde für Campbell zur Besessenheit ebenso wie für die andern alten CDC-Hasen in Sachen Afrika: Joel Bremen, Joe McCormick und David Heymann. Campbell ging in Genf und London, in Oxford und Harvard von einer Gruppe von Malariaexperten zur anderen, sprach vor Unterausschüssen des amerikanischen Kongresses und auf Sitzungen mit dem Gesundheitsministerium der Elfenbeinküste und stellte stets dieselbe grundlegende Frage: Was ist Malaria?

Wohin er sich auch wandte, die Frage wurde zuerst ungläubig aufgenommen – wie konnte der angeblich führende Malariaexperte Amerikas eine so dumme Frage stellen? Campbell war es gleichgültig, ob er naiv klang. Der große, schlacksige Marathonläufer streckte seine langen Beine aus, und auf eine Art und Weise, die an Jimmy Stewarts durchtriebene, fälschlich bescheidenen Charaktere erinnerte, wiederholte er seine Frage im langsamen Dialekt der Menschen aus Tennessee. Stets verließen die Experten diese Treffen mit einem Kopfschütteln und stellten dann dieselbe Frage: Was ist Malaria?

Viele andere Krankheitszustände zeichneten sich durch die Anwesenheit von Antikörpern gegen eine bestimmte Mikrobe aus. Leichtes Unwohlsein, Fieber und Schwindelgefühle konnten der Grippe zugeschrieben werden, wenn Antikörper gegen die Grippe im Blut des Kranken gefunden wurden. Aber auch hier sah Campbell, aufgrund der seltsamen und fließenden Natur der Immunität gegen die Parasiten, Schwierigkeiten mit der Malariadefinition.

Wenn Malariaparasiten in den menschlichen Blutstrom durch den Rüssel einer weiblichen *Anopheles* injiziert wurden, dann in Form von kleinen Sporozoiten. Die Sporozoiten hatten eine einzigartige Umhüllung; sie besaßen eine Reihe von bestimmten Protein-Antigenen. In jeder Phase im nachfolgenden Lebenszyklus der Parasiten – Schizonten und Merozoiten – trugen die Organismen noch andere Reihen von Antigenen auf ihrer Zellmembran. Da in den verschiedenen Phasen des Parasitenwachstums verschiedene Reihen von Antikörpern notwendig waren, befand sich das menschliche Immunsystem in einer äußerst mißlichen Lage. Es konnte Antikörper gegen eine Phase herstellen, nicht aber gegen eine andere. Oder es konnte eine T-Zellen-Reaktion gegen eine der Phasen aufbauen oder gegen gar keine Phase.

Die Sporozoitenphase der Malaria rief eine besonders seltsame Immunreaktion hervor: Es konnten Millionen von Antikörpern durch den Blutstrom eines Menschen treiben, die sich sogar an die Sporozoiten anklammerten, und dennoch starb der Betroffene an Malaria. Eine wichtige Studie wurde an erwachsenen Einwohnern Kenias durchgeführt, die vermutlich »immun« waren, weil sie die andauernden Bisse verseuchter Moskitos überlebt hatten. Die Freiwilligen erhielten eine hohe Dosis von Chloroquin und Fansidar (Primethamin/Sulfadoxin), um ihren Körper von den Parasiten zu befreien, und man führte eine Messung der Menge ihrer Antisporozoiten-Antikörper durch. Dann wurden die Personen 98 Tage lang aufmerksam beobachtet.

Am Ende der Untersuchung hatten sich 72 Prozent der angeblich immunen Erwachsenen neuerlich mit *P.-falciparum*-Parasiten infiziert. In einer ähnlichen Studie infizierten sich 100 Prozent der untersuchten Kleinkinder innerhalb von 98 Tagen neu.[161] Es gab *keinen* Zusammenhang zwischen der Wahrscheinlichkeit einer Neuinfektion und der Menge an Antimalaria-Antikörpern in dem Blut der Versuchspersonen.[162]

Labortests und Tierversuche zeigten, daß T-Zellen-Reaktionen entscheidend waren, um die Sporozoiten zu kontrollieren, insbesondere die einer T-Zellen-Klasse namens CD4.[163] Das Problem bei diesen T-Zellen-Reaktionen war, daß sie für gewöhnlich sehr spezifisch waren – sie konnten einen Malariafeind nur dann erkennen, wenn auf der Oberfläche der Sporozoiten ein ganz bestimmtes Antigen vorhanden war. Die Spannweite der T-Zellen-Reaktionen war so eng, daß die T-Zellen die Malariainvasion nicht erkennen und keine wirksame Immunreaktion aufbauen konnten, wenn auch nur ein einziger Aminosäurebaublock in den Proteinen, die von der Oberfläche der Sporozoiten herausragten, anders war. Solche Besonderheiten wurden Epitope genannt, und jedes Malariaepitop konnte von einem einzigen Gen – oder auch nur einem winzigen Teil eines Gens – in der DNA der Parasiten kodiert werden. Das hieß, daß eine winzige Mutation ausreichen konnte, um es den Malariaparasiten zu erlauben, die menschlichen T-Zellen-Immunreaktionen zu umgehen.[164]

Demzufolge konnte es sein, daß ein Mensch, dessen T-Zellensystem fähig war, Malariaparasiten aus Bujumbura im Jahr 1989 zu kontrollieren, nicht in der Lage war, die Malaria in Kinshasa oder Brasilien oder Thailand in den Griff zu bekommen.[165] Wenn die Person Bujumbura verließ und zwölf Monate später zurückkehrte, konnten ihre T-Zellensysteme möglicherweise die neuen Stränge in der Hauptstadt von Burundi nicht erkennen.[166]

Diese Erkenntnisse verstärkten in Kent Campbell das Gefühl von Verblüffung. Die Parasiten brachten es trotz der Existenz von Proteinen auf ihren Oberflächen, die dem Immunsystem eindeutig Alarm signalisierten[167], fertig, alle Verteidigungsmechanismen des Wirts zu umgehen, und nur eine außergewöhnlich hohe Dosis von Antimalariamedikamenten konnte die Mikroben vertreiben.

Angesichts der ansteigenden mikrobiellen Resistenz gegenüber Antimalariamitteln waren sogar die Medikamente in zunehmendem Maße unfähig, den menschlichen Körper von Parasiten zu befreien.

Seltsamerweise gelangte Campbell im Laufe der Zeit zu der Schlußfolgerung, daß es gut war, wenn man in einem Gebiet mit endemischer Malaria lebte und ständig einige Parasiten im Körper trug. In Abwesenheit der Parasiten gab es bald überhaupt keine Immunität mehr.[168] Wenn einige Malariasporozoiten in der Leber oder Merozoiten in den roten Blutkörperchen vorhanden waren, stellte der Körper IgG-Antikörper her. Mit etwas Glück waren genügend Antikörper und aktivierte T-Zellen präsent, um eine Situation der Verträglichkeit zu schaffen: Jede Kreatur tolerierte die andere. Die Parasiten fanden sich mit den ständigen Attacken des Immunsystems ab, und der Mensch brachte es meistens fertig, die Infektion einer Reihe von roten Blutkörperchen und Hepatozyten zu akzeptieren.

Wieder einmal fragte der hartnäckige Campbell: »Was ist Malaria?« Wenn es nicht dieser Zustand chronischer Infektion war, der gelegentlich aus dem Gleichgewicht geriet und zu Fieber und Schüttelfrost führte, wie definierte sich dann die Krankheit, von der die WHO sagte, sie habe 1990 über 300 Millionen Menschen heimgesucht und 3,5 Millionen von ihnen getötet?

Campbell erinnerte seine Malariakollegen gern an die alte britische Kolonialgeißel, das Schwarzwasserfieber. Die Briten fanden heraus, wie man Chinin mit Wasser mischt und die Bitterkeit mit Bombay-Gin überdeckt. Das Ergebnis – Gin and Tonic – wurde schließlich zur Prophylaxe der britischen Armee gegen Malaria eingesetzt. Aber eine Überdosierung von Chinin, sowohl medizinisch als auch in Gin-and-Tonic, führte zu einer neuen Krankheit: Schwarzwasserfieber. Die Opfer urinierten eine schwarze Flüssigkeit, bekamen hohes Fieber, fühlten sich miserabel und starben in vielen Fällen – 25 bis 50 Prozent von ihnen.

Es dauerte Jahrzehnte, bis die britischen Ärzte herausfanden, daß das Schwarzwasserfieber eine iatrogene Krankheit war. Nach wiederholten Malariaepisoden, die jedesmal mit einer höheren Dosis Chinin behandelt wurden, erkrankten die nichtimmunen Europäer an etwas, was sie für eine weitere Infektionskrankheit hielten. Wissenschaftler erkannten schließlich, daß Chinin die Ursache des Schwarzwasserfiebers war. Eine Überdosierung des starken Medikaments zur Bekämpfung der Malaria führte dazu, daß sich das Chinin direkt an die Membran der roten Blutkörperchen klammerte. Die herausragenden Chinin-Moleküle zogen die Aufmerksamkeit des Immunsystems auf sich, das seine Umklammerung der roten Blutkörperchen als Anzeichen einer fremden Invasion mißinterpretierte. Antikörper und T-Zellenkiller griffen die mit Chinin versehenen roten Blutkörperchen an und zerstörten sie. Die am Schwarzwasserfieber sterbenden Patienten waren daher die Opfer ihrer eigenen medizinischen Versuche, die Malaria zu heilen.

Anfang der achtziger Jahre zeigten Forscher im Ansatz, daß Chloroquin auch einen schädlichen Einfluß auf das menschliche Immunsystem haben konnte. Versuchsreihen in Reagenzgläsern zeigten, daß das Medikament die Fähigkeit des Immunsystems behindern konnte, einige Bedrohungen zu erkennen und angemessene Antikörperreaktionen zu stimulieren.[169]

1983 starb eine freiwillige Helferin des amerikanischen Friedenskorps bei ihrer Arbeit in Kenia an Tollwut, obwohl die 23jährige zuvor gegen diese Krankheit geimpft worden war. Da sie sich einige Monate vor ihrem Tod einer Malariaprophylaxe mit Chloroquin unterzogen hatte, wollten die CDC-Forscher untersuchen, ob die hemmende Wirkung des Medikaments auf die Zellen des Immunsystems in Reagenzglasstudien ähnliche Aktivitäten bei Menschen beeinträchtigten.

1984 testeten CDC-Forscher in acht Ländern die Immunsysteme von freiwilligen Helfern des Friedenskorps und verglichen die Reaktionen auf Tollwut-Schutzimpfungen unter Chloroquin-Anwendern mit den

Reaktionen von jenen, die das Medikament nicht einnahmen. Chloroquin in der empfohlenen prophylaktischen Dosis verringerte eindeutig die Fähigkeit der Freiwilligen, nach einer Schutzimpfung Antikörper gegen Tollwut herzustellen. Drei Monate nach der Schutzimpfung hatten die Chloroquin-Anwender ungefähr halb so viele Antikörperreaktionen gegen Tollwut wie jene Freiwilligen des Friedenskorps, die das Medikament nicht nahmen.[170]

Obwohl niemand genau wußte, wie Chloroquin funktionierte – inwieweit es Malaria begrenzte oder die Immunreaktion dämpfte –, war sich Campbell 1990 sicher, daß das Medikament auf die Parasiten wenig oder gar keine direkte Wirkung hatte.[171]

»Es behandelt das Fieber, ohne die Parasiten direkt anzugreifen«, sagte Campbell.[172] Er kam zu dem Schluß, daß das Malaria-Anämie-Syndrom unter Kindern, das in den neunziger Jahren Afrika überschwemmte, iatrogen war, ebenso wie die AIDS-Epidemie bei derselben Altersgruppe aus den Jahren, in denen schwerkranken Kindern Blut in Nottransfusionen verabreicht wurde. Ersteres war eine Krankheit, die auf eine Überdosierung mit Chloroquin zurückzuführen war, die AIDS-Epidemie auf den Einsatz HIV-infizierten Blutes.

Die Parasiten entwickelten eine Teilresistenz gegenüber Chloroquin, und das Medikament senkte die Immunreaktion der Kinder. Obwohl Chloroquin das Fieber der Kinder senkte, tat es nichts, um die Schädigung der roten Blutkörperchen zu verlangsamen. Die Hämoglobinmenge der Kinder nahm trotz aller Behandlungen ständig ab, bis so wenige brauchbare Hämoglobinmoleküle übrig blieben, daß die Körper der Kinder förmlich nach Sauerstoff hungerten.[173]

Bei dem Anämie-Syndrom, erklärte Campbell, handelte es sich nicht um Malaria. Wie das Schwarzwasserfieber war es eine vom Menschen gemachte Krankheit – das Ergebnis unsachgemäßer Anwendung eines Antimalariamittels.

Als *unsachgemäß* wurde übrigens genau die Vorgehensweise definiert, die von der Weltgesundheitsorganisation empfohlen worden war. Über zwei Jahrzehnte lang forderte die WHO afrikanische Gesundheitsbeamte dazu auf, Mütter, die in endemischen Gebieten lebten, dazu anzuhalten, bei Fieberanfällen von Kleinkindern stets auf Malaria zu schließen und ihre Kinder in solchen Fällen sofort mit Chloroquin zu behandeln.

Aus all dem gelangte Campbell zu zwei Schlußfolgerungen:

»Das Leben kann nicht in die Richtlinien aus Genf gepreßt werden« und »Malaria ist eine Krankheit, die auf Antimalariamittel reagiert«.

Die Definition der Malaria lautete daher, daß es eine Krankheit war, deren Existenz durch ihre Umkehrung aufgrund medikamentöser Behandlung bewiesen wurde.[174] Zumindest in Afrika verwandelte sich die Krankheit in ein anderes Syndrom, wenn sie resistenzbedingt nicht länger auf die Chloroquin-Behandlung reagierte.

1992 empfahlen Forscher des Gesundheitsministeriums von Malawi einen Strategiewechsel, nachdem sie zu dem Schluß gekommen waren, daß die WHO-Empfehlungen unzureichend waren und die CDC-Analyse ihre Situation besser widerspiegelte. Malawi wurde das erste afrikanische Land, das auf Chloroquin verzichtete.

Glücklicherweise hatte Afrika noch Optionen. Obwohl es auch gegen andere Antimalariamittel Resistenzen gab, waren diese nicht so weit verbreitet, und es standen daher alternative Medikamente zur Verfügung, die allerdings beträchtlich teurer waren.[175]

In Südasien jedoch, wo die Chloroquin-Resistenz zuerst in den fünfziger Jahren auftauchte[176], waren die Malariaparasiten oft mehrfach resistent gegen *alle* verfügbaren Medikamente.

Obwohl die meisten Malariafälle in Asien von den weniger gefährlichen *P.-vivax*-Parasiten stammten, war die bloße Dichte parasitentragender Moskitopopulationen im tropischen Südasien weitaus größer als in Afrika mit der *Anopheles gambiae* und *P. falciparum.* Darüber hinaus hatten viele asiatische Länder schon in den fünfziger Jahren einen lebhaften Schwarzmarkthandel mit Pharma-Produkten und/oder offizielle Verkäufe von Antimalariamitteln über Rezept. Und schließlich waren in einigen asiatischen Gebieten sowohl *P. falciparum* als auch *P. vivax* vorhanden und schufen eine gemischte Malariapopulation.

Nach den ersten Labormeldungen von chloroquinresistenten Strängen in Asien dauerte es nicht lange, und erfolglose Behandlungsmethoden wurden mit auftauchenden Mutanten in Zusammenhang gebracht. 1962 erkrankten beispielsweise drei Mediziner eines amerikanischen Forscherteams, die im Westen Kambodschas arbeiteten, schwer an Malaria, obwohl sie prophylaktisch Chloroquin eingenommen hatten. Eine Analyse des kambodschanischen *P.-falciparum*-Stranges sowie des malaiischen Stranges zeigte, daß sie nicht nur gegen Chloroquin resistent waren, sondern auch gegen Pyrimethamin und Proguanil.[177]

Ein Forscherteam der National Institutes of Health testete die Resistenzfähigkeit gegen Medikamente von mehreren kambodschanischen und malaiischen *P.-falciparum*-Strängen, indem sie Proben bei Gefangenen der Bundesstrafanstalt in Atlanta, US-Bundesstaat Georgia, injizierten. Auf diese ethisch fragwürdige Weise (wegen des starken Potentials zur Nötigung unter den sogenannten Freiwilligen in einer solchen Forschungsumgebung) zeigten die NIH-Wissenschaftler, daß nur einer der sechs asiatischen Stränge 1963 noch auf Chloroquin ansprach und drei Stränge gegenüber allen vier der führenden Antimalariamitteln der damaligen Zeit (Chloroquin, Proguanil, Mepacrin und Pyrimethamin) resistent waren.[178]

Ein Jahrzehnt später – immer noch fünf Jahre bevor die ersten resistenten Parasiten in Ostafrika auftauchten – war die Chloroquin-Resistenz in Thailand, Burma, Bangladesch, Indien, Indonesien, den Philippinen, Kambodscha, Sri Lanka, Malaysia, Vietnam, Australien, Laos, Japan, Singapur, Papua-Neuguinea, den Solomon-Inseln, Vanuatu und China weit verbreitet.[179]

Um dem Trend in Richtung auf eine universelle Chloroquin-Resistenz des *P. falciparum* in Asien zu begegnen, empfahl die WHO die Anwendung von mehreren Medikamenten gleichzeitig. Der Hintergedanke, der dem damaligen Ansatz an die Antibiotika-Resistenz bei Bakterien entsprach, war der, daß eine auftauchende Resistenz mit dem gleichzeitigen Einsatz anderer Medikamente zunichte gemacht werden könnte, von denen eines mit Sicherheit die mutanten Stränge zerstörte.[180]

Aber es dauerte nicht lange, und die mehrfache Resistenz breitete sich unter den *P.-falciparum*-Parasiten aus. In der Folge des ausgedehnten gesellschaftlichen Zusammenbruchs, eines Massenexodus von Flüchtlingen und der Völkermordkampagne durch die Roten Khmer tauchte ein neuer Malariastrang in Kambodscha auf, der sowohl gegen Chloroquin als auch gegen Fansidar noch resistenter war. Der mutante Strang schlug in einem Flüchtlingslager an der kambodschanisch-thailändischen Grenze zu und führte zu einer Massenerkrankung. Die CDC reagierten mit der Empfehlung, in dieser Region von der üblichen Chloroquin-plus-Fansidar-Standard-Behandlung gegen Malaria zu einer Kombination aus Chinin und Tetracyclin überzuwechseln.[181]

Während derselben Zeit entwickelten viele der *Anopheles*-Moskitos, welche die Malariaparasiten in Asien übertrugen, eine Resistenz gegen DDT und machten die Insektenkontrolle dadurch schwieriger und teurer. Einige der Insekten breiteten ihr Territorium aus und tauchten in Ökosystemen auf, die man zuvor für ihre Brut und Nahrungsaufnahme als ungeeignet erachtet hatte.

Noch besorgniserregender war es, daß sich das Verhältnis von *P. falciparum* gegenüber seinem weniger gefährlichen Vetter *P. vivax* Mitte der siebziger bis Mitte der achtziger Jahre vielerorts verlagerte. In Indien, wo es sich bei über 90 Prozent aller Malariafälle im Jahr 1976 um die mildere *P.-vivax*-Form gehandelt hatte, waren 1989 nur noch 65 Prozent

P. vivax zuzuschreiben; die restlichen stammten von *P. falciparum*. In Sri Lanka, wo *P. falciparum* praktisch nicht existiert hatte, waren 1990 annähernd die Hälfte aller Krankheitsfälle auf die gefährlicheren Parasiten zurückzuführen. In Burma schnellte die Prozentzahl von *P. falciparum* von 60 Prozent sprunghaft auf mehr als 90 Prozent hoch.[183]

Eine der großen Tragödien betraf Nepal, einst die Erfolgsstory von Amerikas früheren Bemühungen, die Malaria auszurotten. Zwischen 1950 und 1970 wurde die Malariaquote in Nepal um außerordentliche 99 Prozent gesenkt, von zwei Millionen Krankheitsfällen und 300000 Todesfällen pro Jahr auf 25000 Erkrankungen und weniger als 200 Tote. Doch 1985 hatte sich das Malariavorkommen verdoppelt, und die Sterblichkeitsquote war aufgrund der Parasitenresistenz gestiegen. Ähnliche Muster waren im gesamten Süden und Westen Asiens zu finden.[184]

Während des Vietnamkrieges erfand die U.S.-Armee Mefloquin, und Anfang der achtziger Jahre wurde es als Alternative zu Chloroquin an Zivilisten getestet. 1987 hatte Mefloquin die meisten anderen Antimalariamittel ersetzt und war in weiten Teilen Asiens zum gefragtesten Medikament geworden. Es war ein hochwirksames Medikament und bot minimale Toxizität zu einer Zeit, in der in Asien kein anderes Mittel einen Schutz gegen *P. falciparum* zu garantieren schien.[185]

1986 tauchten entlang der kambodschanisch-thailändischen Grenze Malariastränge auf, die gegen Mefloquin allein und in Kombination mit 'Chloroquin und Fansidar resistent waren. Darüber hinaus gab es in dem befallenen Gebiet plötzlich Stränge, die weniger auf Chinin ansprachen und einige Malariafälle unbehandelbar machten. 1990 war die Heilungsquote durch Mefloquin in Thailand von 98 Prozent auf 71 Prozent gefallen. Im folgenden Jahr wurde Halofantrin, das einzig verbliebene Medikament auf dem Markt, *das in diesem Land noch niemals benutzt worden war*, in Thailand aufgrund einer *P.-falciparum*-Resistenz nahezu nutzlos.[186]

Als der neue mefloquinresistente *P.-falciparum*-Strang auftauchte, befand sich Kambodscha im Bürgerkrieg. Eine 16000 Mann starke Friedenstruppe der Vereinten Nationen stand bereit, um in das Gebiet einzudringen, und 360000 Flüchtlinge kampierten entlang der Grenze in Thailand und warteten auf ihre bevorstehende Rückführung. Es war ein günstiger Augenblick für die Mikrobe.

Der neue Strang war resistent gegen Chloroquin, Fansidar, Mefloquin und deren chemische Vettern. Das ließ nur noch zwei Medikamente übrig: Chinin und Tetracyclin. Keines war ideal. Chinin war für die Prophylaxe nicht gut geeignet und Tetracyclin nicht für die Behandlung.

Im März 1992 schätzte die WHO, daß über die Hälfte aller Malariafälle in Kambodscha von dem neuen Strang stammten. Eine Kontrolle schien unmöglich, da der jahrelange Bürgerkrieg das öffentliche Gesundheitswesen des Landes vernichtet hatte. Das kambodschanische Büro zur Malariakontrolle, soweit es existierte, ging davon aus, daß 1991 in dem Land ungefähr 10 000 Menschen an der neuen Malaria starben. Die Beamten räumten allerdings ein, daß es sich dabei um eine sehr konservative Schätzung handelte.

In ihrem Labor in der Harvard School of Public Health arbeitete Dyann Wirth zwischen 1992 und 1993 in fieberhaftem Tempo. Sie wollte versuchen, Hintergründe der Mutation des neuen Stranges zu verstehen und eine Möglichkeit zu finden, ihn zu zerstören. Sie kam zu dem Schluß, daß die Parasiten ein langes, einzigartiges Protein produziert hatten, das in ihrer Membran saß. Wenn ein Medikament in das Umfeld der Parasiten drang, agierte das Protein als Pumpe und schöpfte die Chemikalien aus dem *P. falciparum* heraus. Obwohl man einen solchen Mechanismus zuvor schon bei der Chloroquin-Resistenz entdeckt hatte, waren Wirth und andere Wissenschaftler überzeugt, daß der neue Strang eine Pumpe hatte, die so gut wie alle Antimalariamittel entsorgen konnte.[187]

Die Beweise für eine solche Pumpe waren überzeugend. Ein Medikament für Herzkrankheiten namens Verapamil, das die Zellmembran für das Kalziumpumpen blockierte, konnte die Medikamentenresistenz umkehren. Einige Wissenschaftler drängten die WHO, Medikamente freizugeben, die Verapamil und Chloroquin kombinierten: Ein Medikament legte die Pumpen lahm, das andere hielt die Parasiten auf. Forscher sahen Beweise für solche Pumpen in Versuchsreihen in Reagenzgläsern: Wenn sie resistente Malaria mit nichtresistenter Malaria verglichen, fanden sie an der *Außenseite* der resistenten Parasitenstränge 40- bis 50mal mehr Chloroquin.

Der Pumpmechanismus wurde genetisch durch mindestens zwei sogenannte *mdr*-(Mehrfachresistenz-)Gene kontrolliert. Niemand wußte, wie die Malariaparasiten an *mdr*-Gene gekommen waren – solche Gene waren zuvor nur in den Krebszellen von Säugetieren gefunden worden, welche die Medikamente der Chemotherapie herauspumpten. Trotzdem war Wirth davon überzeugt, daß *mdr*-Gene in den superresistenten Mikroben nicht nur präsent waren, sondern sich auch vervielfachten und daß die Parasiten riesige Mengen dieser Pumpen herstellten.

»Sobald diese Art von Mechanismus auftritt, bedeutet es, daß eine Resistenz auftreten wird, noch bevor das Medikament überhaupt erfunden werden kann«, erklärte Wirth.

Es lag nahe, daraufhin zu der Schlußfolgerung zu gelangen, daß der Pumpmechanismus für das immer schnellere Tempo der Resistenz verantwortlich war. Obwohl die Chloroquin-Resistenz zuerst in den fünfziger Jahren auftauchte, blieben Chloroquin und die meisten anderen anfänglichen Antimalariamittel weltweit noch jahrzehntelang wirksam. Aber in den achtziger Jahren tauchten Resistenzen in außergewöhnlichem Tempo auf, anscheinend von dem Moment an, als die Medikamente in einigen asiatischen Landstrichen eingeführt wurden, insbesondere in Thailand und Kambodscha. Die meisten früheren mutanten *P.-falciparum*-Stränge waren das Ergebnis einer offenbar zufälligen Punktmutation, und diese Stränge waren gegen jeweils immer nur ein Medikament resistent. Aber Ende der achtziger Jahre schien Indochina von mehrfachresistenten Parasiten geradezu überschwemmt zu sein.

Vielleicht, so flüsterten Malariaexperten nervös, bot die Anwesenheit eines Pumpmechanismus den Parasiten eine Möglichkeit, schnell neue Medikamente auszutricksen, indem sie ihre Pumpen präzise auf jedes neue Mittel abstimmten. Wenn dem so war, würde sich der Trend zur Resistenz nur verschlimmern und beschleunigen, wann immer Malariaparasiten auf dem Globus solche Pumpen entwickelten.[188]

Nach vierzig Jahren wirksamen, problemlosen Einsatzes fiel Ärzten in Papua-Neuguinea, die mit *P.-vivax*-Parasiten infizierte Patienten behandelten, 1989 auf, daß Chloroquin diese Art von Malaria nicht länger heilte.[189] Obwohl es bei *P. falciparum* fast von Anfang der Chloroquin-Revolution an Resistenzprobleme gegeben hatte, war *P. vivax* für das Medikament stets anfällig geblieben.

Malariaexperten hatten gehofft, daß die *P.-vivax*-Fälle in Papua-Neuguinea nichts anderes waren als ein merkwürdiger Zufall – vielleicht sogar ein Versagen aufgrund unsachgemäßer Behandlungsmethoden –, doch 1993 tauchten chloroquinresistente *P.-vivax*-Stränge in Indonesien (Irian Jaya) auf.[190] Da *P. vivax* einem komplizierteren Lebenszyklus in den menschlichen Wirten folgte und weitaus länger in der Leber blieb, unterschied sich die Anfälligkeit des Parasiten gegenüber Medikamenten von der des *P. falciparum*.

»Es gibt keinen eindeutigen Ersatz für Chloroquin«, erklärten die Forscher.[191]

»Wir befinden uns in einer Krise«, erklärte der Parasitenexperte Tore Godal von der WHO. »Die Situation ist wirklich alarmierend.«

Nur ein alternatives Medikament blieb noch übrig. Seit über 2000 Jahren hatten chinesische Kräuterkundige Malaria mit Extrakten vom süßen Wermut, der *Artemisia-annua*-Pflanze, behandelt – die in China

Quinghao heißt. Die Chemikalien der Pflanze waren lange Zeit zur Fiebersenkung eingesetzt worden. 1972 isolierten chinesische Wissenschaftler erfolgreich die verantwortlichen Chemikalien aus Qinghao und gaben ihr den Namen Qinghaosu (oder alternativ Arteether und Artemether). In den achtziger Jahren beobachteten die WHO und das Walter Reed Army Institute of Research die rasche Zunahme der Medikamentenresistenz in der gesamten Malariawelt. Die beiden Organisationen taten sich zusammen und führten Untersuchungen an den Medikamenten durch. 1994 kündigte die WHO unter viel Tamtam die Beendigung erfolgreicher Feldversuche des Medikaments in Vietnam an.

Die WHO besaß das Patent. Und kein Pharmaunternehmen war daran interessiert. Kritiker fragten sich, warum die WHO ein solches Mammutprojekt auf sich nahm, angesichts der Tatsache, daß anderswo bereits synthetische, leicht veränderte Versionen des Wirkstoffs entwickelt wurden.[192]

In der Zwischenzeit sprachen WHO-Vertreter offen über die Notwendigkeit, das chinesische Medikament vor den gesellschaftlichen Bedingungen in Südostasien zu »schützen«, die zu dem Niedergang von Chloroquin, Halofantrin, Mefloquin, Chinin, Fansidar, Proguanil und allen anderen Antimalariamitteln geführt hatten. Ende 1993 infizierte sich ein französischer Tourist im westafrikanischen Mali mit einem Strang von *P. falciparum*, der gegen *alles* resistent war, einschließlich dem neuen chinesischen Medikament. Forscher entdeckten vier Stränge von *P. falciparum* in Mali, die gegen Qinghaosu resistent waren, obwohl das Medikament in diesem Land noch keineswegs weit verbreitet war.[193]

Insider wie Brinkmann und Campbell waren skeptisch. Sie hatten die Bedingungen in den asiatischen Malariaregionen aus der Nähe gesehen und verstanden, wie sich die Moskitos und Parasiten ausbreiteten. Sie zweifelten, daß ohne starken politischen Willen in den Schüsselländern das Medikament geschützt werden könnte.

Der politische Wille war Mangelware. Und die Biologie arbeitete gegen das öffentliche Gesundheitswesen.

Zehn Prozent von Südostasien waren Regenwald, einschließlich sechzehn besonders ausgeprägten Waldarten. Die Malaria in der Region war eine Waldmalaria, das bedeutete, die üblichen Moskito-Kontrollmaßnahmen waren unwirksam. Wie konnte man DDT in einen nassen, feuchtwarmen, dichten Tropenwald sprühen?

Mindestens 30 größere Arten von Moskitos übertrugen die Malaria in Asien, viele davon ernährten sich von einer ganzen Reihe anderer Tiere ebenso wie vom Menschen. Diese Moskitos hatten sich angepaßt, brüteten und ernährten sich in jedem nur möglichen Waldstück Asiens: in einem Bambusstrunk voller Regenwasser, in einem Bewässerungskanal, in Dschungeltümpeln, in Pfützen mit schlammigem Wasser, in den Fußspuren marschierender Soldaten, in Fußabdrücken von Elefanten, in den Abdrücken von Wagenrädern, in Reisfeldern und Lagunen.

Diese zähen Insekten waren in den meisten Höhengraden von Südasien verbreitet. Sie nährten sich zu allen Tages- und Nachtzeiten von Menschen. Viele waren gegenüber den wichtigsten Pestiziden resistent, und die meisten waren »wilde Moskitos«, das bedeutete, daß sie sich von offenen Plätzen und menschlichen Wohnstätten fernhielten und die Sicherheit des dichten Blätterwerks im Tropenwald vorzogen.

Menschen, die in Waldgebieten lebten oder arbeiteten, wurden ständig von Moskitos gebissen. Seit Jahrhunderten existierte mittels der Moskitos ein ökologisches Gleichgewicht zwischen den Menschen und den Parasiten. Ein großer Prozentsatz der Menschen starb im Kleinkindalter an der Krankheit, aber die Überlebenden, die jeden Tag von den Moskitos, welche die Parasiten in ihr Blut injizierten, »schutzgeimpft« wurden, waren immun oder – wie Kent Campbell es formulierte – tolerant.

Bemühungen, die Malaria auszurotten, störten dieses Gleichgewicht empfindlich. Zeitweise eliminierten erfolgreiche Moskitokontrollprogramme die täglichen »Schutzimpfungen«, und sofort verschwand die Immunität. Die prophylaktische Anwendung von Antimalariamitteln hielt die Krankheit in Schach, senkte aber auch die Immunität. In den ständig wiederkehrenden Phasen des Medikamentenmangels konnten Wellen von Malariafällen beobachtet werden.

Die weiblichen Moskitos, die sich gierig von einer Vielzahl von Lebewesen (von Reptilien bis Menschen) ernährten, nahmen alle möglichen Arten von Mikroben aus dem tierischen Blut in sich auf. Verschiedene Stränge von Malariaparasiten hausten gleichzeitig in den Eingeweiden des Insekts, und es gab Hinweise auf einen genetischen Austausch und Mischungen zwischen den verschiedenen Mikroben im Innern der Moskitos.

Entomologen waren sich sicher, daß die ungefähr 30 identifizierten Arten von Malaria übertragenden Moskitos nur einen kleinen Prozentsatz aller Insekten in den asiatischen Wäldern darstellten, die in der Lage waren, als Vektoren für die Parasiten zu dienen. Es war jedoch in derart dichtbewaldeten Ökosystemen extrem schwierig, Insekten zu studieren und taxonomisch zu identifizieren.

»Malaria ist eine ökologische Krankheit«, schrieb der indische Wissenschaftler V. P. Sharma.[194]

Menschen in diesen Regionen waren in den siebziger, achtziger und neunziger Jahren höchst mobil. Krieg und Bürgerunruhen, religiöse Verfolgungen, wirtschaftliche Notwendigkeit und Naturkatastrophen führten dazu, daß viele Millionen Familien und einzelne Arbeiter von einem Land zum anderen zogen. Über eine halbe Million Kambodschaner lebten allein in den achtziger Jahren als Flüchtlinge. Die indonesische Regierung verpflanzte 1990 annähernd sieben Millionen Menschen, um bewaldete, vorgelagerte Inseln zu kolonisieren.

Mit diesen Massenbewegungen kam auch das große Risiko einer Malaria-Infektion. Die meisten der Wanderarbeiter kamen entweder aus Regionen ohne Malaria und besaßen keinerlei Immunität oder sie reisten zwischen Gegenden, die von völlig unterschiedlichen Parasitensträngen bzw. -spezies bewohnt wurden. Wenn sich eine große Gruppe solch immunschwacher Vertreter des *Homo sapiens* entlang einem bewaldeten Gebiet ansiedelte, wuchs die Moskitopopulation an, und bald wütete die Malaria.

Kriege und Bürgerunruhen wie der Vietnamkrieg oder der lange Aufstand der Roten Khmer in Kambodscha führten nicht nur zu Massenwanderungen der Menschen, sondern störten die Ökologie auch direkt auf eine Weise, die für die Moskitos von Vorteil war. Bombenkrater voller Regenwasser, verlassene wassergetränkte Militärfahrzeuge und ähnliche Überbleibsel des Krieges schufen ideale Brutstätten für die Insekten. Als Asiens Bevölkerung in den achtziger Jahren sprunghaft anstieg, drängten verzweifelte Menschen in die Wälder, rodeten und brannten ihren Weg, um landwirtschaftliche Nutzflächen zu schaffen. Ein öffentliches Gesundheitswesen und medizinische Versorgungssysteme waren in weiten Teilen von Asiens bewaldeten Gebieten nicht existent, weil die Bewohner für gewöhnlich arm waren, sich meistens auf Wanderschaft befanden und zunehmend an Orten wohnten, die zuvor nicht von Menschen besiedelt waren.

In vielen Regionen war die Folge eine eklatante Überdosierung von Antimalariamitteln. Erwachsene und Kinder schluckten gleichermaßen alles, was sie sich leisten konnten, in dem Versuch, sich selbst zu schützen oder zu heilen. Schlecht ausgebildete Sanitäter verteilten großzügig Medikamente an jeden, der im Verdacht stand, an Malaria zu leiden.

»Ich habe noch nie eine so gering ausgeprägte medizinische Infrastruktur gesehen, nicht einmal in Afrika«, erklärte der äthiopische Malariaexperte Awash Teklehaimont, wissenschaftlicher Berater der WHO für Indochina. »Chloroquin-Injektionen werden offen durchgeführt, auf Marktplätzen, von Quacksalbern und vor den Augen der Polizei«, fügte er hinzu und bezog sich dabei auf Kambodscha im Jahr 1992. Die dortigen Ärzte verdienten nur fünf Dollar im Monat, und da war es wohl nicht verwunderlich, daß die Regale der staatlichen Kliniken stets leer zu sein schienen, der Schwarzmarkt dagegen keinen Mangel an Nachschub hatte.

Wenn es einen einzigen Brennpunkt für all diese gesellschaftlichen, ökologischen und medizinischen Interaktionen gab, einen Ort, an dem resistente Stränge am häufigsten auftauchten, dann war es die Region an der Grenze zwischen Thailand und Kambodscha, in der vor allem Edelsteine gefördert wurden. Auf der thailändischen Seite gab es Schwadronen unterbezahlter Polizisten und Soldaten, die angelegentlich beiseite sahen, wenn Glücksritter illegal in die Region einreisten, und die gleichermaßen gierig waren, diese Männer bei der Ausreise zu fassen, um einen Anteil der Rubin- und Smaragdernte für sich abzuzweigen. Auf der kambodschanischen Seite war es die Pol-Pot-Armee der Roten Khmer, die einen Prozentsatz des Edelsteinertrags für sich beanspruchte, um ihren Aufstand zu finanzieren.

Als die Gerüchte vom leichten Zugang zu einem Vermögen sich in den achtziger Jahren verbreiteten, strömten Männer aus ganz Asien in die Region: Inder, Burmesen, Thailänder, Kambodschaner, Laoten, Vietnamesen, Chinesen. Sie bewegten sich verstohlen, mieden die Grenzpatrouillen, die Polizei, die Soldaten und natürlich die Gesundheitsbehörden. Die Region, in der sie operierten, war von dichtem Regenwald überwachsen, in dem mehr als ein Dutzend verschiedener Arten wilder, *falciparum* übertragender Moskitos lebten.

»Das ist eine bemerkenswerte Situation«, sagte Uwe Brinkmann, nachdem er die Arbeiter in der Edelsteinförderung eine Zeitlang beobachtet hatte. »Den ganzen Tag sitzen oder kauern sie in den Strömen und Flüssen, die im Zickzack den Regenwald durchschneiden. Feuchtheißer Dampf steigt auf – man kann sich diese Hitze gar nicht vorstellen. Die Männer tragen keine Schutzkleidung, und sie stehen den ganzen Tag in Brutstätten von Moskitos und durchsieben das Wasser und den Schlamm nach Edelsteinen. Nachts schlafen sie in offenen Hütten.«

Diese Glücksritter erwiesen sich als die besten Kunden für den Schwarzmarkt mit Antimalariamitteln. Sie kauften alles und benutzten alles, um die Krankheit in Schach zu halten. Meistens wendeten sie die Medikamente unsachgemäß an und förderten so die Entwicklung resistenter Stränge.[195]

Es ist keine Überraschung, daß sich dort Mehrfachresistenzen entwikkelten. 1983 heilte die gemeinsame Anwendung von Mefloquin und

Fansidar 96,7 Prozent aller Malariafälle in dem Edelsteinfördergebiet. 1990 heilte dieselbe Medikamentenmischung weniger als 21 Prozent aller Fälle. Praktisch hieß das: Malaria, die man sich in diesem Gebiet zuzog, war nicht heilbar.

Männer, die sich in diesem Gebiet Malaria zuzogen, aber nicht zu krank waren, um zu reisen, taten ihr Bestes, um sich durch die Reihen von Polizisten, Armeen und Grenzwachen zu schleichen und nach Hause zu gelangen, im Arm die Reichtümer, die sie aus den Khmerflüssen ergattert hatten. Aber sie trugen die Tragödie mit sich, denn in ihrem Blut lauerten resistente Parasiten, die bald schon von den Rüsseln hungriger Moskitos von Bangladesch bis Nepal aufgesogen wurden. Daher die epidemische Ausbreitung.

Trotz der Ausgabe von Milliarden Dollar durch die Regierungen[196], die Vereinten Nationen und zahlreiche Organisationen aus dem Westen war die Malaria 1994 in Asien völlig außer Kontrolle.

1977 hatte die WHO schließlich alle Hoffnung aufgegeben, die Malaria auszurotten. 1978 stellte sie eine globale Strategie vor, bei der die Malariakontrolle mit primärer Gesundheitsfürsorge verbunden wurde. Doch in Ermangelung eines adäquaten Primärversorgungssystems in den meisten betroffenen Gebieten versagte auch diese Strategie.

1992 mußte die WHO widerstrebend zugeben, daß es keine globale Strategie zur Malariakontrolle gab. Vielmehr mußte jedes Ökosystem in den endemischen Regionen seinen eigenen individuellen umweltschützenden und gesellschaftlich zugeschnittenen Handlungsplan entwickeln. Was in der afrikanischen Savanne funktionierte, würde in einem Sumpfgebiet oder einem asiatischen Mahagoniwald mit Sicherheit unwirksam sein.

Die WHO hatte die Ökologie entdeckt.

Die amerikanische Regierung war der ständigen Fehlschläge müde und wütend über die herrschende Korruption bei den Bemühungen um Malariaschutzimpfungen[197] und beschloß daher 1993, ihre finanzielle Unterstützung der Malariakontrolle drastisch zu kürzen. Die amerikanischen Bundesausgaben sanken von 1987 bis 1990 kontinuierlich, und im Winter 1993 lagen sich die beiden Bundesbehörden darüber in den Haaren, ob sie die finanzielle Unterstützung von ausländischen Malariaprogrammen völlig streichen sollten oder nicht.[198]

Angesichts der Krise in Südostasien konnte Teklehaimont nicht anders, als sich Sorgen über sein Heimatland Äthiopien zu machen. 1992 erlebte Äthiopien die schlimmste Malariaepidemie in der Geschichte des *Homo sapiens*, bei der in weniger als sechs Monaten über 20000 Menschen von den Parasiten getötet wurden. Mindestens zehn Prozent der Fälle waren chloroquinresistent, und die Opfer stammten aus allen Altersgruppen. Als Teklehaimont selbst Haushalte in einem Gebiet aufsuchte, in dem 13 000 Menschen lebten, zählte er 759 Tote.

Und diese schreckliche Epidemie trat nur aufgrund einer Chloroquin-Resistenz auf.

Was würde geschehen, wenn die mehrfachresistenten Parasiten aus Kambodscha nach Afrika gelangten? Teklehaimont geriet ins Grübeln.

14
Verdritteweltlichung

DAS ZUSAMMENSPIEL VON ARMUT, SCHLECHTER UNTERBRINGUNG, GESELLSCHAFTLICHER VERZWEIFLUNG UND KRANKHEIT

Die Mitgliedsstaaten dieser Verfassung erklären in Übereinstimmung mit der Charta der Vereinten Nationen, daß die nachfolgenden Prinzipien die Grundlage für Glück, harmonische Beziehungen und Sicherheit aller Menschen darstellen:

– Gesundheit ist ein Zustand völligen körperlichen, geistigen und sozialen Wohlbefindens, und nicht nur die Abwesenheit von Krankheit oder Gebrechen...

– Ungleiche Entwicklung in verschiedenen Ländern in der Förderung von Gesundheit und Krankheitskontrolle, insbesondere bei übertragbaren Krankheiten, ist eine allgemeine Gefahr.

Verfassung der Weltgesundheitsorganisation,
22. Juli 1946

Schwere Wolken mit dunkelroten Rändern bedeckten den Himmel über dem Äquator und verdunkelten die grelle Mittagssonne. Es war stickig heiß, und die Luft war so feucht, daß Ströme von Kondenswasser sich mit dem Schweiß auf der Haut mischten. Drei Männer schoben mühsam ein Fahrrad den Berg hinauf, auf der schweren Lehmstraße mit tiefen Rillen von den zwei oder drei Fahrzeugen, die seit gestern von Bukoba in Richtung Uganda hier vorbeigefahren waren.

Eingewickelt in weißen Stoff und Elefantengras, lag ein etwa eineinhalb Meter langes Bündel quer über den Griffen. Das düstere Trio zog entlang einem ständigen Strom von Fußgängern, von denen die meisten riesige Bündel auf ihren Köpfen oder einen gewaltigen Nil-Flußbarsch über ihren Schultern trugen. Die Fische waren so groß, daß ihre schlammbedeckten Schwänze auf der Straße schleiften.

Jedesmal, wenn die Männer auf eine tiefe Rille trafen, hielt einer sorgfältig das Bündel fest, während die anderen beiden das Rad kräftig anschoben. Fußgänger, die erkannten, was sich in dem Bündel befand, gingen ihnen aus dem Weg, starrten sie an und hörten auf, zu lachen oder zu plaudern. Sogar die wilden kleinen Jungen, welche die Schule schwänzten und den Schmugglern halfen, ihre Waren über die Grenze nach Uganda zu bringen, wurden still, als sie die Last auf dem Fahrrad sahen.

Die Reise wurde leichter, als die Männer ein Plateau erreichten und von der Straße auf einen ausgetretenen Fußweg abbogen. Ihr Weg führte in Windungen durch einen grünen Bananenhain; gelegentlich kamen sie an einer strohgedeckten Lehmhütte vorbei. Die Bewohner grüßten mit einem Kopfnicken oder einem leisen »Jambo«; Kinder eilten an die Seite ihrer Mütter, starrten mit weit aufgerissenen Augen auf das Fahrrad und seine Last. Das Trio ging weiter, und Gruppen von Menschen sammelten sich, nahmen speziell gewickelte Bündel auf den Arm, riefen die Kinder herbei und schlossen sich an. Bald hatte sich eine Prozession aus einigen Dutzend Bewohnern von Kanyigo formiert.

In der Ferne konnte man das Wehklagen hoher Frauenstimmen hören. Die Prozession näherte sich den traurigen Klängen, und ein Kind, das am Wegesrand stand, sah das Fahrrad und rannte voraus, um die anderen von ihrer Ankunft zu informieren. Das Wehklagen hörte plötzlich auf, und einen Augenblick lang hörte man nur das Zwitschern der Vögel am Viktoriasee und menschliche Schritte auf Lehm.

Die Dorfbewohner von Kanyigo erreichten eine kleine Lichtung, die umgeben war von Bananenbäumen. Auf der einen Seite stand ein rundes, strohgedecktes Haus. Am anderen Ende der Lichtung gruben einige Männer abwechselnd ein großes Loch in den Lehmboden. In der Mitte der Lichtung stand ein 35jähriger Mann mit einem durchgeknöpften Hemd, dunklen Baumwollhosen und einer leuchtend bunt bedruckten Schärpe. Als das Fahrradtrio näher kam, zog der Mann fünf kleine Kinder im Alter zwischen zwei und sieben Jahren an sich, von denen jedes ebensolche Schärpen wie er trug.

Ohne Worte zu wechseln, grüßte das Trio den Mann und seine Kinder, still wickelten sie ihr Bündel aus dem Elefantengras und trugen es in die Hütte. Als sie eintraten, ging das Klagen der Frauen im Innern wieder los. Lautstärke und Höhe waren zuerst schmerzlich unangenehm, und einige der versammelten Kinder, die mit derartigen gesellschaftlichen Ritualen noch nicht vertraut waren, preßten ihre Hände über die Ohren. Ihre Mütter schnalzten mißbilligend mit der Zunge. Die Kinder nahmen gehorsam die Hände herunter und starrten mit offensichtlicher Angst auf ihre Altersgenossen mit den Schärpen.

Die Familien gingen nacheinander auf den Vater und die Kinder zu.

Sie flüsterten ihren Gruß, senkten ihre Köpfe, boten ihre Geschenke, manchmal ihre Tränen, gelegentlich eine Umarmung an.

Einige der Erwachsenen traten in die Hütte, standen einen Augenblick still, während ihre Augen sich an die Dunkelheit gewöhnten, und schritten dann durch den überfüllten Raum, um sich auf den sauberen Naturboden zu setzen. Sie saßen in konzentrischen Kreisen um das eineinhalb Meter lange Bündel, das von dem Fahrradtrio schweigend auf den Boden gelegt wurde. Eine ältere Frau verlor gelegentlich die Kontrolle, jammerte laut und schlug so wild mit den Armen um sich, daß ihre Freundinnen gezwungen waren, sie festzuhalten.

AIDS hatte ein weiteres Leben in Kanyigo gefordert. Die 32jährige Frau, die nun auf dem Boden lag, eingewickelt in Stoff und Elefantengras, hinterließ einen Ehemann und fünf Kinder.

»Vor vier Monaten hatte sie plötzlich Bauchschmerzen bekommen«, erzählte der Witwer. »Daher ging sie zu dem Ort, in dem sie geboren wurde, ins übernächste Dorf, um bei ihrer Familie zu bleiben. Sie hatte keinen Appetit. Sie aß überhaupt nichts mehr. Wir versuchten, sie dazu zu bringen, Tee zu trinken und Brot zu essen. Wir mußten es ihr regelrecht aufzwingen. Aber es war zwecklos. Um elf Uhr gestern morgen brach sie zusammen und starb.«

Der Mann sprach mit monotoner Stimme, zu ergriffen, um Gefühle auszudrücken. Er sah auf seine Kinder herab, die stoisch an seiner Seite standen und ihre Tränen unterdrückten, seine Augen flogen über sie hinweg und hefteten sich dann auf den *Mzungu*, der zu Besuch war. Er sah den Amerikaner einen Moment an, bevor er sprach.

»Es ist viel Arbeit für mich, sie zu ernähren, mich um sie zu kümmern und meine Arbeit zu tun. Warum nehmen Sie nicht die Kinder? Ich gebe sie Ihnen.«

I

Jonathan Mann war schrecklich aufgeregt. Zugegeben, es gab eine Reihe von Dingen, die immer noch schiefgehen konnten – von diplomatischem Nasenbluten bis hin zu politischem Mumpitz. Aber er und seine energiegeladene – und gerissene – Truppe vom Global-AIDS-Programm der Weltgesundheitsorganisation hatten diesen Tag monatelang sorgfältig vorbereitet und strategisch geplant.

»Wir betreten Neuland«, versicherte Mann dem internationalen Pressekorps. »Wir werden 1988 zu dem Jahr machen, in dem wir die Kurve des AIDS-Virus umkehren.«

Und da saß er, seine Krawatte gerade, sein Haar wie gewöhnlich aus der Stirn zurückgekämmt, in einem eleganten, in Europa geschneiderten Anzug, mit dem Flair eines französischen Diplomaten und nicht eines CDC-Epidemiologen. Er schaute auf die größte Versammlung von Gesundheitsministern, die je zusammengefunden hatte. Repräsentanten von 148 Nationen saßen vor ihm in dem riesigen Queen-Elizabeth-II-Konferenzzentrum in London, 117 waren Gesundheitsminister oder das entsprechende Äquivalent ihres Landes. Mit einer Ausnahme war jede wichtige Nation durch den politisch wichtigsten Gesundheitsbeamten des Landes vertreten: Jonathan Mann schämte sich, daß die Ausnahme ausgerechnet sein Heimatland war. Die Regierung Reagan wollte AIDS immer noch nicht oberste Priorität einräumen und entsandte Dr. Robert Windom, der auf der Machtleiter zwei Stufen unter Gesundheitsminister Otis Bowen stand.

Noch nie in der Geschichte hatten sich die wichtigsten Gesundheitsbeamten der Welt zusammengefunden, um eine Epidemie zu diskutieren. Keine Seuche – weder Malaria noch Pocken, Gelbfieber oder Pest – hatte je eine solche diplomatische Aufmerksamkeit erfordert. Ungefähr 700 Delegierte und 400 Journalisten waren an diesem eiskalten Januarmorgen im Jahr 1988 ebenfalls in der Londoner Halle anwesend, um die Gipfelkonferenz der Gesundheitsminister zur Entwicklung von Programmen zur AIDS-Prävention zu verfolgen. Jonathan Mann hatte das Gefühl, daß es ein Bravourstück für sein Programm, für die WHO und für Millionen machtloser AIDS-Kranker war.

Mann hoffte inständig, seine Botschaft an die führenden Gesundheitspolitiker der Welt übermitteln zu können: AIDS breitet sich aus, wenn es in Ihrem Land noch nicht aufgetaucht ist, dann wird es das noch tun, außer Sie planen jetzt, folgen unseren Empfehlungen, klären Ihre Bevölkerung auf und begrüßen Kondom-Programme als Präventionsstrategie.

Am 26. Januar 1988 waren der Weltgesundheitsorganisation offiziell 75 392 AIDS-Fälle gemeldet worden. Doch diese Zahl war eine sträfliche Untertreibung der wahren Dimensionen dieser Pandemie: Die meisten Nationen verfügten nicht über ein richtiges System, um solche Statistiken zu sammeln und aufzuzeichnen. Mann erwähnte taktvollerweise nicht vom Podium aus, was jeder im Publikum wußte: daß nämlich viele Nationen aus politischen und ökonomischen Gründen absichtlich das Ausmaß ihrer Epidemie verheimlichten. Solch delikate Fragen würden später behandelt werden, bei privatem Armdrücken und im voraus geplanten strategischen Konfrontationen zwischen einzelnen Ministern.

Mann zeigte die verschiedenen Möglichkeiten auf, mit denen sich das

AIDS-Virus von einem Menschen zum anderen ausbreitete. In den von ihm so bezeichneten Muster-I-Ländern, wie Nordamerika und Westeuropa, verbreitete sich AIDS in erster Linie durch den gemeinsamen Gebrauch von Nadeln unter Suchtkranken, die sich Drogen spritzten, und sexuell unter Schwulen. In Muster-II-Ländern wie den afrikanischen Staaten war AIDS eine heterosexuell übertragene Krankheit.

Obwohl er in der Wahl seiner Worte in der Öffentlichkeit sehr vorsichtig war, bereiteten Mann die Muster-III-Länder in London die größten Sorgen. Asien, der kommunistische Block, der im wesentlichen muslimische Mittlere Osten und ein Großteil der Pazifikregion hatten nur ein sehr geringes AIDS-Vorkommen. Einige dieser Länder meldeten in aller Aufrichtigkeit keine Fälle der Krankheit, und einige andere Länder berichteten akkurat, daß es nur eine Handvoll von Fällen in ihren Ländern gebe, bei denen es sich durchweg um Ausländer handele oder um Bürger, die sich HIV während eines Auslandsaufenthalts zugezogen hätten. In diesen Muster-III-Ländern konnten die relativ wenigen Fälle gleichermaßen von heterosexuellen oder homosexuellen Kontakten, von Spritzen oder von Bluttransfer stammen.

Mit anderen Worten, Muster III stellte das Potential für die künftige weltweite AIDS-Epidemie dar. Es bestand immer noch die Möglichkeit, daß Maßnahmen des öffentlichen Gesundheitswesens HIV erfolgreich daran hindern konnten, in der Mehrheit der Weltbevölkerung aufzutauchen.

Viele der politischen Führer aus Muster-III-Ländern hatten natürlich die Bedrohung eines HIV-Imports bereits erkannt und ihre eigenen Schritte eingeleitet, um das zu verhindern. Jedoch waren Mann und seine Truppe, zu der auch der »Pocken-Held« Daniel Tarantola gehörte, von vielen der AIDS-Gegenmaßnahmen einiger Länder erschreckt. Insgeheim hatte Tarantola bereits Monate damit verbracht, in alle Welt zu fliegen mit der Absicht, viele der Minister, die jetzt in der Konferenzhalle in London saßen, davon zu überzeugen, daß AIDS auch nicht im geringsten den Pocken ähnelte. Es gab keinen Impfstoff, den man Einwanderern und Besuchern vorschreiben konnte. Das Virus zeigte sich jahrelang nicht symptomatisch – vielleicht über ein Jahrzehnt lang – und war selbst für den Infizierten selbst nicht zu erkennen. Darüber hinaus waren die AIDS-Bluttests nicht narrensicher.

»Was wollen Sie tun, jeden Immigranten fünf- oder sechsmal im Jahr testen, jeden Austauschstudenten einmal die Woche? Wenn Sie glauben, Sie könnten das Virus mit Gesetzen oder Tests aus Ihrem Land fernhalten, dann irren Sie sich«, ließ Tarantola die Gesundheitsbeamten wissen.

Jonathan Mann hatte Angst, daß die Welt ein Flickenteppich von repressiven Gesundheitsregimen wurde mit Gesetzen, die das Ziel verfolgten, sowohl das Virus als auch seine potentiellen Träger – Schwule, Afrikaner, Prostituierte, Drogensüchtige, arme Immigranten – auszugrenzen. Er fürchtete, daß dadurch Bevölkerungsgruppen, die weltweit bereits am Rand der Gesellschaft standen, noch weiter ausgeschlossen würden – auch aus der medizinischen Versorgung und von aller Hoffnung auf Krankheitskontrolle. Tatsächlich konnten Restriktionen mit dem Ziel, einzelne Bevölkerungsgruppen, die dem größten Risiko einer HIV-Infektion ausgesetzt waren, zu kontrollieren, genau das Gegenteil bewirken und die gesellschaftlichen und wirtschaftlichen Lebensbedingungen, die sie dazu trieben, ein risikohaftes Verhalten an den Tag zu legen, noch verschärfen. Einfacher gesagt, er war sicher, daß dieser Augenblick in London ein Angelpunkt war. An diesem Punkt konnte entschieden werden, ob ein Auftauchen von HIV in den meisten Ländern durch Aufklärung der ortsansässigen Bevölkerung verhindert werden oder durch repressive Gesetzgebung nur vorübergehend aufgehalten werden konnte.

»Unsere Chance, die durch diese Gipfelkonferenz so eindeutig in den Mittelpunkt gerückt wurde, ist wahrhaft historisch«, erklärte Mann seinem vornehmen Publikum. »Wir leben in einer Welt, die von einer unbezähmten destruktiven Kraft bedroht ist, und dennoch teilen wir die Vision eines kreativen Potentials – persönlich, national und international. Dieser Traum ist nicht neu – aber die Umstände und die Gelegenheit sind einzigartig für unsere Zeit. Das globale AIDS-Problem spricht wortreich von dem Bedürfnis nach Kommunikation, danach, Informationen und Erfahrungen zu teilen und uns gegenseitig zu unterstützen. AIDS zeigt uns wieder einmal, daß Schweigen, Ausgrenzung und Isolation – von einzelnen Menschen, Gruppen oder Nationen – eine Gefahr für uns alle heraufbeschwört.«

Obwohl diese Worte mit donnerndem Applaus und stehenden Ovationen aufgenommen wurden, wußte Mann, daß viele von denjenigen, die laut in die Hände klatschten und höflich zustimmend nickten, zu Hause eine Politik der zwangsweisen Quarantäne von HIV-positiven Personen, eskalierende Repressionen gegen Homosexuelle, sogar die öffentliche Hinrichtung von AIDS-Opfern unterstützen würden.

Als Wissenschaftler wußte Mann, daß die Männer und Frauen, die zu ihm auf dem Podium hochsahen, sein Lächeln und seine höfliche öffentliche Bescheidenheit studierend, durch und durch Politiker waren. Sie mochten die Titel von Gesundheitsbeamten tragen, aber ihr Modus operandi war weniger der des Labors oder Krankenhauses als der des Ausmanövrierens, des Intrigierens und der Machtspiele in den Parlamenten und den inneren Kreisen um ihre Präsidenten. Was die Minister hier in London öffentlich äußerten, war mindestens ebenso für die Ohren in ihren Heimatländern bestimmt wie zum Wohl jeder globalen Bemühung, die Pandemie zu stoppen.

Solche Beschränkungen hatten Mann und seine Truppe des Global Programme on AIDS (GPA) vorausgesehen und daher monatelang hart an der Vorbereitung dieses Augenblicks gearbeitet. Die lebenslangen und nur gelegentlich abtrünnigen WHO-Veteranen Tarantola und Manuel Carballo zeigten Mann, wie er sich in dem Labyrinth und der häufig byzantinisch anmutende Bürokratie der Vereinten Nationen zurechtfinden konnte. Der aus der Schweiz stammende Amerikaner Tom Netter, der viele Jahre damit verbracht hatte, für die Associated Press über den Aufstieg von Solidarnosz und den Fall des Kommunismus in Polen zu schreiben, plante jede Begegnung der GPA mit den internationalen Medien. Der in Spanien geborene Carballo, der jede Nische und jeden Winkel der Weltgesundheitsorganisation sogar noch besser kannte als der geschäftsführende Direktor der WHO, Halfdan Mahler, fand innerhalb der Bürokratie die wenigen potentiell einflußreichen Personen, welche die Dringlichkeit der AIDS-Epidemie verstanden.

»An diesem Ort schreiben die Menschen DRINGEND! auf Anforderungsformulare für den Nachschub an Bleistiften«, wunderte sich Mann. »Die Vorstellung eines wirklich bedrohlichen Notfalls hat hier so gut wie keine Bedeutung.«

Carballo war völlig seiner Meinung. Als er der GPA-Truppe beitrat, war das einer der glücklichsten Tage in seinem Leben. Er fühlte sich neu aufgeladen, an der Spitze seiner Leistungsfähigkeit, und er war wirklich begeistert von seiner Arbeit, möglicherweise zum erstenmal in seinem Leben.

Dieses Gefühl teilten sie alle: die amerikanischen Epidemiologen Jim Chin und David Heymann, der venezulanische Biologe José Esparza, der britische Gesundheitsexperte Roy Widus, Tarantola, Mann und die ein Dutzend Wissenschaftler und Öffentlichkeitsexperten, die zur Beratung der GPA mit Spezialverträgen nach Genf kamen. Gemeinsam erfüllten sie eine Mission: einer weiteren Ausbreitung von AIDS Einhalt zu gebieten. Und wie Heymann und Tarantola es zuvor bei ihren Bemühungen, die Pocken zu stoppen, gehandhabt hatten, waren diese Männer bereit, jede UN- und WHO-Regel so weit wie möglich auszulegen, um die Pandemie zu beenden. Sie waren Besessene. Untereinander beherrschten sie mindestens fünfzehn Sprachen in Wort und Schrift. Sie teilten eine Kameradschaft, die ganz untypisch war für die normalerweise opportunistische Karrieristenatmosphäre, welche die meisten Programme der Vereinten Nationen beherrschte.

Als Jonathan Mann Kinshasa verließ, um im November 1986 in Genf die Zügel in die Hand zu nehmen, verfügte er über ein Arbeitsbudget in Höhe von fünf Millionen Dollar, eine Teilzeitsekretärin und drei Epidemiologen, die von anderen Programmen ausgeliehen worden waren. Manns eigenes Gehalt wurde immer noch von den amerikanischen Centers for Disease Control bezahlt.

Als er im Januar 1988, weniger als zwei Jahre später, zur Gipfelkonferenz nach London reiste, befehligte der vierzigjährige Mann ein ausgedehntes AIDS-Programm, eine umfangreiche Belegschaft und ein Budget von über 50 Millionen Dollar. Für 1989 waren ihm 92 Millionen Dollar zugesagt worden. Das war für die bürokratischen Gepflogenheiten der WHO ein meteorhafter Aufstieg.

Nichts davon blieb Manns Kollegen bei der WHO, die andere Programme leiteten, verborgen. Mit dem Neid von Aschenputtels Stiefschwestern beobachteten sie, wie die Aschenmagd all die Aufmerksamkeit und Liebe des Prinzen auf dem Ball erhielt.

Es fiel auf, daß Mann einen einzigartigen Zugang zu dem geschäftsführenden Direktor Mahler hatte und das Büro des Chefs betreten konnte, ohne zuerst die üblichen Sprossen der zwischengelagerten Beamten erklimmen zu müssen. Es fiel auf, daß Mahler immer öfter auf AIDS zu sprechen kam und AIDS mit jeder Rede höher auf dem WHO-Totempfahl der Prioritäten ansetzte. Es fiel auf, daß amerikanische, kanadische und westeuropäische Devisen nach Genf strömten, die speziell für die GPA gedacht waren. Und daß Dr. Jonathan Mann, dieser internationale bürokratische Spätzünder, fast täglich auf den Titelseiten der führenden Zeitungen und Zeitschriften von Tokio bis Casablanca erschien, war auch nicht zu übersehen.

Während Mann, Tarantola, Heymann, Carballo und der Rest der AIDS-Truppe ihr Bestes taten, um in der Öffentlichkeit ein starkes Bewußtsein für die weltweite Dringlichkeit und Mobilisierung zu wecken, köchelte die Eifersucht in den Hallen des riesigen WHO-Komplexes in Genf. In der gewaltigen gewölbten Lobby des WHO-Hauptsitzes versammelten sich die Experten für Cholera, Malaria, Durchfallkrankheiten, Schistosomiasis, Gesundheitspolitik, Polio und Schutzimpfungsentwicklung in diskreten Gruppen an der Glaswand, die über drei Stockwerke reichte und einen herrlichen Blick auf den Genfer See und den Montblanc bot. Sie flüsterten. Sie zitierten die AIDS-Statistiken des Programms – die bescheidenen Zahlen der in zu geringem Maße gemeldeten Fälle – und fragten sich, warum die neue Krankheit Anspruch auf so viele Ressourcen und Beachtung haben sollte, wenn andere Mikroben mehrere Millionen Menschen töteten. Ihnen fiel auf, daß Mann und einige andere Mitglieder des Programms Amerikaner waren, und sie versicherten sich gegenseitig, daß all die Aufmerksamkeit *nur* deswegen zustande kam, weil AIDS Homosexuelle in New York und San Francisco tötete.

Selbst das erhöhte ihren Neid: Sie bewunderten die Geschicklichkeit und die Energie der schwulen Aktivisten in Amerika und Europa, die in der WHO unablässig Lobbying betrieben, wohl wissend, daß Choleraopfer in Bangladesch oder kambodschanische Malariapatienten niemals in der Lage sein würden, für sich ähnliche Kampagnen zu starten.

Mann und seinem Team war das Gerede hinter ihrem Rücken entweder nicht bewußt, oder sie entschieden sich, es zu ignorieren. Wie auch immer, wenn man sie direkt nach einem Vergleich zwischen einzelnen WHO-Verpflichtungen fragte, wie beispielsweise Malaria kontra AIDS, antwortete die Gruppe, daß alle globalen Gesundheitsprogramme finanziell zu schlecht ausgestattet seien und daß auch nicht ein Dollar oder Yen an AIDS-Geldern auf Kosten anderer medizinischer Programme beschafft werden sollte.

Sie erinnerten Kritiker höflich daran, daß AIDS eine neu auftauchende Epidemie war, die *per definitionem* mehrere Millionen von Opfern fordern würde, wenn man sie nicht umgehend aufhielt. In dieser Hinsicht genoß Mann die volle Unterstützung des geschäftsführenden Direktors.[1]

Die Mannschaft des Global Programme on AIDS diskutierte ganz bewußt untereinander die inhärenten Widersprüche zwischen den Erfordernissen bei einem Notfall, wenn eine neu auftauchende Krankheit aufgehalten werden mußte, und der essentiellen Natur des Systems von WHO und der Vereinten Nationen. Obwohl Ebola, Marburg, Lassa und andere Notfälle rasch die Aufmerksamkeit der WHO erlangt hatten, konnten sie für die Aktion gegen AIDS nicht als Modelle dienen. Zum einen war jede von ihnen als scheinbar örtlich begrenzter Notfall aufgetreten. Zweitens brannten sie zumindest teilweise von allein aus. Drittens führten die Mikroben bei den Infizierten fast unmittelbar zur Krankheit und hatten eine alarmierende Sterblichkeitsrate zur Folge; es konnte also für die Bevölkerung oder ihre Regierungen keinen Zweifel geben, daß wirklich ein Notfall vorlag. Viertens konnten ganz simple Maßnahmen wie die Versorgung mit sterilen Spritzen die Primärausbreitung der Krankheiten verhindern.

Im Gegensatz dazu trat HIV fast gleichzeitig auf drei Kontinenten auf und zeichnete sich schnell am medizinischen Horizont von wenigstens 20 verschiedenen Nationen ab. Es gab nicht nur kein Anzeichen, daß AIDS von selbst ausbrennen könnte, die Wissenschaftler konnten auch keine Hinweise auf die berühmte glockenförmige Kurve der Ausbreitung von Infektionskrankheiten finden.[2] HIV verursachte nicht sofort Krankheit und Tod, sondern war im Gegenteil ein langsamer Gegner, der sich tief in den Lymphknoten der Menschen versteckte, häufig über ein Jahrzehnt lang, bevor er nachweisbare Infektionen hervorrief. Infolgedessen konnte eine Gesellschaft bereits Tausende infizierter Bürger haben, bevor die Alarmglocken geläutet wurden, und selbst wenn die ersten AIDS-Fälle auftauchten, war ihre Zahl klein genug, daß sich die Regierungen beruhigt und sicher fühlen konnten, wenn sie das scheinbar geringfügige Problem ignorierten. Verleugnung war eine allzu einfache Reaktion auf AIDS.

Außerdem konnte eine Regierung nicht mit einfachen Maßnahmen AIDS Einhalt gebieten. Anders als bei Ebola, Marburg, der medikamentenresistenten Zerebralmalaria oder Lassa traf HIV bestimmte gesellschaftliche Faktoren. Es handelte sich um eine sexuell übertragbare Krankheit. AIDS wurde mit Homosexualität, häufig wechselnden Partnern und Drogenmißbrauch in Verbindung gebracht und spielte das öffentliche Gesundheitswesen gegen die religiösen Einrichtungen und die moralischen Säulen der Gesellschaft aus.

Kurz gesagt, AIDS war leicht zu ignorieren und nur schwer als Gefahr zu erkennen.

Die Weltgesundheitsorganisation war sich der beunruhigenden Aspekte von AIDS überaus bewußt und wählte ursprünglich den ersten Weg – sie ignorierte die auftauchende Krankheit.[3] Von 1981 bis Ende 1986 hörte man aus Genf kaum ein Flüstern über AIDS. Als Mann und seine Crew anfingen, jede Alarmglocke zu läuten, die sie erreichen konnten, war HIV bereits erfolgreich aufgetaucht und hatte in allen Großstädten Nordamerikas und Westeuropas, ebenso wie in den meisten Städten Schwarzafrikas, vollen epidemischen Status erreicht.

Die GPA-Truppe hielt es, bildlich gesprochen, für gerechtfertigt, den AIDS-Alarm mit der vollen Kraft ihrer Lungen herauszubrüllen.

Aber Schreien, buchstäblich oder bildlich, reichte innerhalb der Weltgesundheitsorganisation einfach nicht aus. Mahler mochte zustimmen, aber seine Untergebenen und Beamte an anderer Stelle im System der Vereinten Nationen taten das nicht. Statt dessen war im gesamten System der Vereinten Nationen »Schreien« das ausschließliche Recht der

Vollversammlung und des Sicherheitsrats. Die peripheren UN-Organisationen sollten sich nur abrackern.[4]

Die GPA-Truppe bürstete gegen den Strich der Bürokratie und ging dabei sowohl mit Eile als auch mit Bedacht vor. Sie beschloß eine Strategie zur AIDS-Kontrolle, bei der die Impfstoff- und Medikamentenerforschung, die in einigen wichtigen reichen Nationen bereits eingeleitet war, zwar ermutigt, nicht aber mit Begeisterung aufgenommen wurde. Ein Heilmittel war nicht in Sicht, und sie hatten das Gefühl, daß sich das Programm am besten auf die Vorbeugung gegen eine weitere HIV-Ausbreitung konzentrierte. Obwohl Einzelheiten erst viel später ausgearbeitet wurden, betonte die GPA 1987 die Notwendigkeit nationaler AIDS-Programme in den einzelnen Ländern – Programme, welche die Massenaufklärungskampagnen über die Krankheit koordinierten. Gesellschaftliches Bewußtsein war der erste Schritt – das war Tarantolas Aufgabe. Um ein weiteres Ausbreiten von HIV zu verhindern, war es absolut notwendig, daß sämtliche Blutbanken in den einzelnen Ländern frei von HIV waren, Ärzten und Pflegepersonal sterile Spritzen zur Verfügung standen und Menschen, die sich mit HIV infiziert hatten, sorgfältig beraten werden konnten, damit sie das Virus nicht an andere weitergaben. Die Beratung war die Aufgabe von Carballo. Anti-AIDS-Programme mußten nicht nur innerhalb der einzelnen Länder, sondern weltweit koordiniert werden.

Das vielleicht wichtigste Ziel für Jonathan Mann war das Bedürfnis, die Atmosphäre von Diskriminierung und Vorurteilen zu eliminieren, die jeden Aspekt von AIDS umgab.

»Diskriminierung treibt AIDS nur in den Untergrund«, bekräftigte Mann wiederholt. »Die Epidemie verschwindet dadurch nicht, sie ist nur schwerer zu entdecken und entfremdet sich weiter vom öffentlichen Gesundheitswesen. Wenn Sie AIDS in den Untergrund treiben, garantieren Sie nur seine Ausbreitung.«

Mit diesen vagen Grundsätzen im Kopf ging das Programm nacheinander jede der internationalen Körperschaften an, deren Unterstützung die GPA-Truppe für unbedingt notwendig hielt. Am 15. Mai 1987 verabschiedete die 40. Weltgesundheitsversammlung, die Legislative der WHO, das Global Programme on AIDS.[6] Das gab der GPA Mandat, Macht und das Siegel der Bestätigung. In den folgenden Monaten sammelten Mann und sein Team weitere politische Unterstützung und bekamen formelle Zusagen auf der Gipfelkonferenz der Europäischen Gemeinschaft in Venedig. Am 26. Oktober 1987 tat Jonathan Mann etwas, was kein WHO-Funktionär in seiner Position jemals getan hatte: Er hielt eine Rede vor der Vollversammlung der Vereinten Nationen.

Zum erstenmal in der Geschichte der Vereinten Nationen wurde eine Resolution zu einer bestimmten Krankheit verabschiedet und formell die Führung der WHO im Krieg gegen AIDS anerkannt.[7]

In den nächsten drei Monaten bereitete die Belegschaft des Programms sorgfältig den Gipfel in London vor, arbeitete die Strategie zur Kontrolle der auftauchenden Pandemie weiter aus, sammelte Daten zum Ausmaß der Epidemie und beobachtete sorgfältig alle Aktivitäten der Regierungen in aller Welt im Zusammenhang mit AIDS. Obwohl das Team laut alle Versuche beklagte, AIDS durch eine Gesetzgebung gegen HIV-positive Personen oder Angehörige gesellschaftlicher Gruppen mit dem höchsten Infektionsrisiko in Schach zu halten, mußten die Mitglieder der GPA hilflos mitansehen, wie 81 Nationen solche Gesetze verabschiedeten.[8] Das neue Jahr und die Gipfelkonferenz in London rückten immer näher, trotzdem diskutierten zehn weitere Regierungen die Verabschiedung ähnlicher Gesetze. Die internationale Stimmung wurde zunehmend vergiftet.[9]

Im Mittleren Osten wurden zwischen 1986 und 1987 in einigen islamischen Ländern harte Gesetze erlassen, die eine Weigerung, sich HIV-Tests zu unterziehen, oder »promiskuöses« Verhalten mit Gefängnis bestraften.

In Westeuropa verurteilte die EG wiederholt alle Bemühungen, Reisen, Arbeit oder andere Freiheitsrechte der HIV-Infizierten einzuschränken. Trotzdem standen Gesetze und Verurteilungen unmittelbar bevor.

Nur vier Tage vor der Eröffnung des Londoner Gipfeltreffens der Gesundheitsminister am 22. Januar 1988 wurde der Amerikaner Gene Meyer von britischen Behörden unter Zwangsanwendung daran gehindert, das Vereinigte Königreich zu betreten. Es war das zweite Mal, daß Meyer solche Probleme mit britischen Behörden hatte: Im September 1987 hatten Einwanderungsbeamte am Gatwick Airport in London in der Annahme, Meyer sei homosexuell, seine Tagebücher gelesen, Hinweise auf medizinische Tests gefunden und daraus geschlossen, daß er AIDS habe. Daraufhin wurde der Mann für »medizinisch unerwünscht« erklärt. Meyer durfte schließlich am 22. Januar 1988 einreisen, als ein peinlich berührter Gesundheitsminister Einspruch einlegte und die Anordnung der Einwanderungsbeamten widerrief.

Es gab Widersprüche zwischen den EG-Rufen nach Offenheit und den Bemühungen einiger westeuropäischer Regierungen, die sich insbesondere gegen Afrikaner richteten. Belgien, Westdeutschland, Griechenland, Finnland und Spanien erließen neue Gesetze oder interpretierten bestehende Gesetze im Gesundheitsbereich neu, um HIV-positive Ausländer, die eine Arbeitserlaubnis oder Studentenausweise beantragten, ausweisen oder ihnen ein Visum verweigern zu können. In der Praxis richteten sich diese Restriktionen in erster Linie gegen Afrikaner und im Fall von Deutschland gegen Türken.

Deutschland stellte für das Global Programme on AIDS und den Rest der Europäischen Gemeinschaft eine Reihe einzigartiger Herausforderungen dar. Einerseits war Deutschland eines der ersten Länder, das auf AIDS mit einer nationalen Aufklärungskampagne reagierte, 1985 an die 27 Millionen Faltblätter über die Krankheit verteilte und den Gebrauch von Kondomen empfahl.

Andererseits wurde ein schwuler pensionierter Hauptmann der US-Armee, der in Nürnberg lebte, von den deutschen Behörden im Februar 1987 verhaftet und angeklagt, seine Erkrankung wissentlich an seine Sexualpartner weitergegeben zu haben. Er wurde schließlich schuldig gesprochen und zu vier Jahren Haft verurteilt. Kurz darauf wurde ein deutscher Homosexueller unter ähnliche Anklage gestellt. Als die AIDS-Panik in Bayern zunahm und die Öffentlichkeit Verhaftungen laut und klar befürwortete, verkündete Bayerns Innenminister August Lang, daß alle Prostituierten, Anwärter auf Stellungen im öffentlichen Dienst, Drogensüchtige, Einwanderer, Gefangene und Ausländer, die eine Verlängerung ihrer Aufenthaltsgenehmigung beantragten, sich HIV-Bluttests zu unterziehen hätten. Einige Tage später wurden in München Pläne laut, alle HIV-positiven öffentlichen Angestellten zu entlassen.

Die bayerischen Aktionen erhielten erstaunlich viel Zuspruch von anderen, normalerweise liberaleren deutschen Bundesländern. Innenminister Friedrich Zimmermann sah sich veranlaßt, den Bundesgrenzschutz anzuweisen, allen mit AIDS infizierten Ausländern die Einreise zu verweigern.[10] Die Europäische Gemeinschaft war empört. Vertreter der EG bezeichneten die deutsche Vorgehensweise als eindeutige Verletzung der EG-Prinzipien vom Recht auf Freizügigkeit in Europa.

Im November 1987 erklärte der Präsident des Bundesgerichtshofes, Gerd Pfeiffer, daß es ohne einen HIV-Impfstoff bald nötig sein würde, Infizierte mit einer Tätowierung zu versehen und unter Quarantäne zu stellen. Das letzte Mal hatte Deutschland Tätowierungen und Quarantäne gegen seine Einwohner während des Zweiten Weltkriegs benutzt, als »Außenseiter«, Juden und andere »Unerwünschte« in Konzentrationslager gesteckt und umgebracht wurden. Es überrascht daher nicht, daß Pfeiffers Ankündigung Schockwellen in der ganzen Welt hervorrief.[11]

Der Ostblock und die Sowjetunion stellten für Mann und seine Kollegen ein besonderes Problem dar, weil die kommunistischen Staaten im allgemeinen behaupteten, kaum – oder keine – AIDS-Fälle zu haben, und dabei wollten sie es auch belassen.

Die Sowjetunion hatte lange geleugnet, überhaupt Kenntnis von AIDS-Fällen unter ihren Einwohnern zu haben. Ende 1987 wurden dort Erlasse herausgegeben, die von den meisten Ausländern Tests forderten. KGB und Polizei erhielten die Befugnis, bei sowjetischen Bürgern HIV-Tests anzuordnen – Weigerung wurde mit Gefängnis bestraft.[12]

Anderswo in der kommunistischen Welt stachen zwei Nationen eindeutig hervor: Kuba und China.

Kein Land der Welt erließ ein so breites Band von Maßnahmen gegen AIDS wie Kuba. Zwischen März 1986 und Januar 1988 führte die kubanische Regierung laut Angaben des Gesundheitsministeriums 1534993 HIV-Tests durch. Man wollte jeden Bürger und alle Ausländer außer Touristen testen, d.h. 10,4 Millionen Menschen.[13]

Im Januar 1988 hatte die kubanische Regierung 174 HIV-positive Personen identifiziert und sie unter lebenslange Quarantäne gestellt. Bei mehreren der infizierten Personen handelte es sich um erst kürzlich zurückgekehrte Veteranen des Bürgerkriegs in Angola, bei dem kubanische Militärberater in der Verteidigung der Regierung in Luanda eine entscheidende Rolle gespielt hatten. Über 300000 Kubaner waren zwischen 1975 und 1987 aus Angola zurückgekehrt. Mindestens seit 1983 gab es in Angola HIV-1, das zu AIDS führte.

Auch in der Volksrepublik China gab es Praktiken, die der GPA Sorgen bereiteten. Anfang Dezember 1986 ordnete die chinesische Regierung Zwangstests für alle ausländischen Studenten an; doch in Wirklichkeit wurde das Edikt mit dem größten Nachdruck bei Amerikanern und Afrikanern ausgeführt.[14] Studenten, die den Tests nicht nachkamen, wurde die Einreise verweigert, oder sie wurden deportiert. Die Zwangstestsliste hatte sich 1987 auf alle Ausländer erweitert, die länger als ein Jahr in China bleiben wollten, und auf alle Chinesen, die aus dem Ausland zurückkehrten.

Als die Gesundheitsminister der Welt sich zum AIDS-Gipfel in London trafen, hatte China bereits über 10000 ausländische Studenten getestet, 20000 heimkehrende chinesische Studenten und Tausende von ausländischen Geschäftsleuten: alle in weniger als vier Monaten. Darüber hinaus gab die chinesische Regierung strikte Gesetze gegen »ungesetzliche sexuelle Kontakte mit Ausländern« heraus; dazu gehörten alle Arten unehelichen Geschlechtsverkehrs. Alle Ausländer, die bei derartigen Beziehungen mit chinesischen Bürgern erwischt wurden, konnten deportiert werden. Die Regierung ordnete an, daß die Einladung von Chinesen in das eigene Hotelzimmer – ungeachtet dessen, was in dem Raum wirklich geschah – als Verletzung dieses Gesetzes zu betrachten sei.

Asien bereitete der Weltgesundheitsorganisation besondere Sorgen, obwohl AIDS in den meisten Gebieten noch nicht aufgetaucht war. Wer mit den gesellschaftlichen und medizinischen Praktiken im überwiegenden Teil der Region vertraut war, für den gab es keinen Zweifel, daß das Virus den Kontinent mühelos überschwemmen konnte. Der Generaldirektor der WHO war Mitte 1987 derart besorgt, daß er die bei den Vereinten Nationen üblichen diplomatischen Nettigkeiten beiseite ließ, die es verboten, ein Land beim Namen zu nennen, wenn man Alarm schlug. Mahler sah voraus, daß eine »immense Katastrophe« über Asien dräute, wenn der Kontinent es nicht fertigbrachte, AIDS in den Griff zu bekommen, und er bezeichnete Indien, Bangladesch, Thailand, Indonesien und die Philippinen als die Länder mit dem größten Risiko. Mahler verletzte die UN-Schicklichkeit jedoch nicht so weit, daß er auch noch die Gründe nannte, warum er diese Länder hervorhob, aber WHO-Vertreter äußerten privat tiefe Sorgen über den schnell wachsenden Heroinmarkt und die zunehmende Prostitution in den Städten jener Länder.

Einige der in Frage kommenden Länder schienen den Wahrheitsgehalt von Mahlers Bemerkungen zu erkennen und reagierten aggressiv. Die Art ihrer Reaktion bereitete der WHO jedoch Sorgen.

Thailand hatte beispielsweise einen blühenden Sex- und Prostituiertenhandel. Die Prostitution und die »Unterhaltungsdienste« bildeten seit langem eine wichtige Devisenquelle des Landes und waren während des Vietnamkrieges enorm angestiegen, da Thailand als offizielle R & R-Zone (»Ruhe und Rekreation«) der amerikanischen Streitkräfte ausgewiesen war. Bei Kriegsende entsprachen die Einnahmen Thailands aus dem Sexhandel einem Viertel der Einnahmen aus dem Reishandel.[15] Die thailändische Regierung wollte auf die potentiellen Probleme in einem so lukrativen Geschäftszweig keine Aufmerksamkeit lenken und ignorierte alle Bitten der WHO, im ganzen Land AIDS-Aufklärungskampagnen durchzuführen und den Gebrauch von Kondomen zu empfehlen. Statt dessen versuchte Thailand, das Virus zu unterdrücken oder zu ignorieren, verhaftete einige HIV-positive Ausländer und stellte männlichen und weiblichen Prostituierten, die Touristen bedienten, sogenannte »AIDSfrei«-Zertifikate aus.

Indien hielt AIDS ebenfalls für ein ausländisches Problem und weigerte sich, irgendeine Form der AIDS-Aufklärung im Land durchzuführen. Ende 1986 gab es in Indien Gesetze, die von allen ausländischen

Studenten HIV-Tests verlangten. Wie in so vielen anderen Ländern wurden diese Gesetze fast ausschließlich – und oft brutal – gegenüber afrikanischen Studenten durchgesetzt.

Trotz solcher Maßnahmen zeigten Mitte 1987 einzelne Umfragen unter weiblichen Prostituierten in Indien, daß AIDS bereits im Land aufgetaucht war. Als die Zahl der dokumentierten AIDS-Fälle in Indien 1987 stieg, erklärte das Gesundheitsministerium, daß dafür in erster Linie ausländische Studenten und Touristen verantwortlich seien, wie auch »ausländische Priester, die an christlichen Versammlungen teilnehmen«.

Ende 1987 hatte die Angst vor Ausländern mit AIDS ein solches Ausmaß erreicht, daß Dorfbewohner in Goa über eine Gruppe deutscher Touristen herfielen und sie wegen ihrer angeblich schmutzigen ausländischen Verhaltensweisen mit Dung beschmierten.

Andere asiatische Länder reagierten mit ähnlichen ausländerfeindlichen Gesetzen und Aktionen, vor allem Japan, Südkorea, Indonesien, Malaysia und Singapur.

Das Team vom Global Programme on AIDS mühte sich redlich, die führenden asiatischen Politiker zu überzeugen, daß eine solche Strategie nur die Bemühungen behinderte, das Auftauchen einer enormen AIDS-Epidemie auf dem Kontinent zu verhindern. Aber die asiatischen Nationen wiesen darauf hin, daß ihre Strategien sich doch ganz korrekt nach jener der mächtigsten Nation auf der Erde richteten, dem Heimatland von Jonathan Mann, dem Land, das weltweit die AIDS-Forschung anführte, der Nation mit der größten Zahl offiziell gemeldeter AIDS-Fälle: den Vereinigten Staaten von Amerika.

Die Entscheidung der Regierung Reagan, eine Politik zu verfolgen, bei der AIDS mittels Instrumenten der Rechtsprechung kontrolliert werden sollte, war ein riesiger Dorn in Jonathan Manns Fleisch. Zu einer Zeit, als die GPA die öffentliche Aufklärung zum wichtigsten Hilfsmittel erklärte, um eine Ausbreitung von HIV zu verhindern, war die amerikanische Regierung gespalten über die Entscheidung, daß *keine* Form der steuerlich finanzierten AIDS-Aufklärung erlaubt werden sollte. Und die Spannungen im Weißen Haus spiegelten nur eine stark polarisierte Reaktion gegenüber der AIDS-Epidemie unter der Bevölkerung Amerikas wider. Im ganzen Land war das Volk 1986 aufgespalten zwischen jenen, die eine vorurteilsfreie Aufklärung über die Epidemie unterstützten, und jenen, die HIV-positive Personen und Angehörige der bekannten Risikogruppen durch irgendwelche Mittel vom Rest der Gesellschaft absondern wollten.

Im Laufe des Jahres 1987 wurden über 350 legislative Fragen in Zusammenhang mit AIDS von Politikern in den einzelnen Bundesstaaten der USA debattiert; die meisten zielten auf Einschränkungen der Aktivitäten HIV-positiver Personen ab oder auf obligatorische Tests verschiedener Bevölkerungsgruppen.

Im Juni 1987 rief Howard Phillips, der im Weißen Haus über Einfluß verfügte, weil er den Vorsitz einer mächtigen rechtsgerichteten Gruppe namens Conservative Caucus innehatte, nach einer Reihe von Bundesgesetzen, die »jedem Krankenhaus, jedem Privatunternehmen, jedem Grundstückseigner, jeder Schule... das Recht gibt, die Menschen [auf HIV] zu testen, die ihre Einrichtungen nutzen wollen«. Und er sagte, daß »Quarantäne etwas ist, worüber wir nachdenken sollten«.

Im Mittelpunkt des Angriffs standen Homosexuelle, Menschen mit »unmoralischem Lebenswandel«, Drogensüchtige und Sünder – die vorgeblichen Boten des vom Virus bestimmten Untergangs. Wie ihre islamischen Gegenparts im Mittleren Osten waren viele christliche Politiker in den Vereinigten Staaten davon überzeugt, daß AIDS eine religiöse Botschaft übermittelte, eine Epidemie ist, der man am wirkungsvollsten durch moralische Tugend Einhalt gebietet.

Das Jahr 1987 war einzigartig in der neueren amerikanischen Geschichte. Zum erstenmal traten christliche Moralisten gegeneinander in Nationalwahlen an, und eine Krankheit erlangte den dubiosen Status einer alles entscheidenden Frage in einzelstaatlichen, bundesstaatlichen, ja sogar in den Präsidentschaftswahlen.

Ronald Reagans zweite Amtszeit im Weißen Haus sollte erst im Januar 1989 enden, aber die Kampagne für die Wahl im November 1988 begann außergewöhnlich früh. Sein Vizepräsident wollte diesen Job als nächster antreten, aber George Bush war keineswegs der aussichtsreichste Kandidat. Mit dem Gefühl, daß die nationale Stimmung schwankend war und kein einziges Thema bzw. kein einziger Kandidat bislang einer großen Unterstützung sicher sein konnte, standen mehr als ein Dutzend Männer im Frühling 1987 mit scharrenden Füßen bereit, um das Amt zu übernehmen – ein ganzes Jahr vor der ersten Runde der geplanten Vorwahlen. Bis zum Wahltag im November 1988 nahm AIDS eine herausragende Stelle in ihren Kampagnen ein.

Pat Robertson, Baptistenpfarrer und Gründer des Fernsehsenders Christian Broadcasting Network, trat in den Vorwahlen der Republikaner gegen Vizepräsident George Bush an. Robertson behauptete, daß die Wissenschaftler »offen lügen«, wenn sie erklärten, HIV könne heterosexuell übertragen werden, und er versicherte, daß Kondome als Schutz vor einer Infektion nutzlos seien. Er unterstützte das Recht der Arbeitgeber auf Entlassung und der Hausherren auf Kündigung all jener Personen, die mit dem Virus infiziert waren. Er erzählte seinen christlichen Anhängern, daß sie an einem »heiligen Krieg« gegen Ausschweifung und Dekadenz beteiligt seien, die seinen Worten nach die Wurzel von AIDS waren.[16]

Die Moral Majority, eine politische Gruppe christlicher Fundamentalisten unter Leitung von Reverend Jerry Falwell, hatte schon lange behauptet, daß AIDS der Zorn Gottes gegen Homosexuelle sei. 1987 war die Organisation, die in der Präsidentschaftswahl zuvor Ronald Reagan unterstützt hatte, unsicher, ob sie Reagans rechtmäßigen Erben unterstützen sollte. AIDS war ein Grund für diese Unsicherheit, da die Organisation das Gefühl hatte, George Bush könne vor der »AIDS Lobby«, wie die geduldigen Advokaten genannt wurden, klein beigeben und eine sexuell ausgerichtete Aufklärung über die Krankheit zulassen. Die Gruppe lehnte sogar AIDS-Forschung mit Bundesmitteln ab.

»Ich erkenne den Willen, unsere Steuergelder für eine Forschung auszugeben, die es den kranken Homosexuellen erlaubt, ihre perversen Praktiken wieder aufzunehmen, ohne Rechenschaft ablegen zu müssen«, erklärte der Direktor der Moral Majority, Ronald S. Godwin.

In seiner ersten wichtigen Rede zur AIDS-Epidemie, die er am 2. April 1987 vor dem College of Physicians in Philadelphia hielt, versicherte Präsident Reagan der Nation – zum erstenmal –, daß AIDS ihm Sorgen bereite und er es für den »Staatsfeind Nr. 1« halte.

»Die Rolle der Bundesregierung muß sein, Erziehungsberechtigten akkurate Informationen über die Krankheit zu liefern. Wie diese Informationen genutzt werden, liegt an den Schulen und den Eltern, nicht an der Regierung«, erklärte Reagan. »Aber wir wollen ehrlich zu uns selbst sein. AIDS-Information kann nicht das sein, was einige ›wertneutral‹ nennen. Lehren uns Medizin und Moral nicht die gleiche Lektion im Hinblick auf einen Schutz vor AIDS?... Ich denke, daß Abstinenz in einem Großteil der Erziehung gefehlt hat.«

Die Kommentare des Präsidenten reflektierten den ständigen Disput in seiner Regierung über eine angemessene Taktik zur AIDS-Kontrolle und Prävention des Auftauchens von HIV in den geographischen und demographischen Teilen des Landes, zu denen das Virus bislang noch keinen Zugang gefunden hatte. Reagans Generalbundesarzt, Dr. C. Everett Koop, sprach sich für eine offene Diskussion über Enthaltung, die AIDS-Epidemie und Safer Sex in den Schulen des Landes aus. Aber Reagans Erziehungsminister William Bennett wehrte sich vehement gegen solche Pläne und befürwortete statt dessen Pläne, HIV-Infizierte durch obligatorische HIV-Tests aller Krankenhauspatienten, Antragsteller auf eine Heiratserlaubnis, Gefängnisinsassen und Ausländer, die um ein Einwanderungsvisum nachsuchten, zu identifizieren und zu kontrollieren.[17]

Vizepräsident Bush versuchte eine Gradwanderung in seinen beiden Rollen als Berater von Reagan und Präsidentschaftskandidat. Er entschied sich für die Wähler von rechts und verlangte zwangsweise HIV-Tests für Heiratswillige und öffentliche Kennzeichnung von Infizierten.

Zwischen dem 1. und dem 5. Juni 1987 kam es in Washington zur Krise. Über 10000 Wissenschaftler, Ärzte und Reporter reisten zur dritten Internationalen AIDS-Konferenz in die Hauptstadt des Landes.

In dem riesigen Konferenzraum des Hilton-Hotels suchten Wissenschaftler nach Plätzen, schützten ihre blinzelnden Augen vor dem gleißenden Licht der Fernsehkameras, die wechselweise helle Bereiche schufen und dunkle, unheimliche Schatten warfen. Um die Peripherie sammelten sich Gruppen von Aktivisten, in schwarzen Jeans und schwarz-weißen T-Shirts mit den Act-Up-Slogans (»Mach dich bemerkbar«). Die Halle war angefüllt mit nervöser Energie, welche die meisten ausländischen Wissenschaftler verwirrte. Vier Tage lang wurden sie Zeuge einer einzigartigen amerikanischen Übung in Demokratie und Konfrontation, die einige abscheulich, andere inspirierend fanden.

Der Generalbundesarzt C. Everett Koop, in der gestärkten weißen Uniform des staatlichen Gesundheitsdienstes, hielt die programmatische Rede. Er sah mit ehrlicher Überraschung auf das Meer begeisterter Wissenschaftler und Aktivisten. Was als höflicher Empfang begann, schwoll zu einem beinahe hysterischen Jubeln, Singen, Schreien und Mit-den-Füßen-Trommeln an. Damit signalisierten Tausende von Aktivisten und amerikanischen Wissenschaftlern ihre Unterstützung für Koops abweichende Position innerhalb der Regierung Reagan. Koop war verblüfft. Nur zwei Jahre zuvor hätten ihn die meisten Menschen in diesem Raum wegen seiner eisernen, häufig radikalen Ablehnung der Abtreibung mit Buhrufen von der Bühne gejagt. Aber jetzt begrüßten sie ihn als Helden, ganz anders als alles, was der in Brooklyn geborene 71jährige Arzt jemals erlebt hatte.

»Hören Sie auf! Sie bringen mich in Verlegenheit!« rief er, und wie gehorsame Schulkinder verstummte die Menge, setzte sich hin und benahm sich.

Als der Präsidentschaftskandidat George Bush auf das Podium trat, standen die Aktivisten dagegen schweigend auf und drehten dem Vizepräsidenten ihren Rücken zu. Viele hielten Transparente hoch, auf denen die Politik der Regierung Reagan verurteilt wurde. Vor laufenden Kameras und den aufflammenden Blitzlichtern der Fotografen standen Hunderte von Wissenschaftlern einer nach dem anderen auf und drehten dem Vizepräsidenten der Vereinigten Staaten wie die Aktivisten ihren Rücken zu.

Am letzten Tag der Konferenz nahmen amerikanische und französische Wissenschaftler gemeinsam auf dem Podium Platz und kritisierten nicht nur die Politik der Regierung Reagan scharf, sondern die aller Regierungen auf der Welt, deren Vorgehen, wie sie sagten, »auf irrationalen Ängsten basiert anstatt auf wissenschaftlichen Erkenntnissen«. Sie drängten Wissenschaftler, eine Petition zu unterschreiben, die zum Ende der diskriminierenden Politik von HIV-Tests aufrief, zum Ende der Immigrations- und Reisebeschränkungen für HIV-Infizierte und aller anderen Formen, die sie für repressive Ansätze in der AIDS-Kontrolle hielten.

»AIDS ist ein Prüfstein für die Politik, für den Rassismus, für die Bigotterie«, erklärte Jonathan Mann den Konferenzteilnehmern. »Wir sehen eine zunehmende Welle der Stigmatisierung in aller Welt. AIDS ist eine Bedrohung für die globale Freizügigkeit geworden. Menschen in aller Welt suchen Antworten – einfache Antworten –, während sich die Pandemie ausbreitet. Man spricht sich für Sexkarten, Tätowierungen, Quarantäne, Polizeilisten, Deportationen, Häuserverbrennungen und die Inhaftierung ausgewählter Bevölkerungsgruppen aus. Wie unsere jeweilige Gesellschaft HIV-positive Personen behandelt, stellt unsere kollektive moralische Stärke auf die Probe. Diese Prüfung wird in den kommenden Jahren immer schwerer werden.«

Obwohl Manns Ausführungen an diesem Tag in Washington donnernden Applaus erhielten und von den Medien in alle Welt übertragen wurden, war die Botschaft, die viele mächtige Politiker dieser dritten Internationalen AIDS-Konferenz entnahmen, eine ganz andere. Sie sahen schreiende Homosexuelle, die Staatsmännern keinen Respekt entgegenbrachten, und aufmüpfige Wissenschaftler, die es wagten, ihnen zu sagen, wie sie regieren sollten. Das gefiel ihnen ganz und gar nicht.

Zwei Wochen nach Ende der AIDS-Konferenz stimmte der amerikanische Kongreß einstimmig – 96 gegen 0 – für obligatorische HIV-Tests bei allen Anwärtern auf eine legale Einwanderung in die Vereinigten Staaten.[18] In derselben Woche unterzeichneten die Gouverneure dreier Bundesstaaten – Minnesota, Texas und Colorado – Gesetze, die es örtlichen Behörden erlaubten, HIV-positive Personen, die aufgrund ihrer sexuellen Aktivitäten vermeintlich eine Bedrohung der Gesellschaft darstellen, auf unbestimmte Zeit unter Quarantäne zu stellen.

Im Sommer 1987 tobten Debatten durch die legislativen Versammlungen auf gesamtstaatlicher und bundesstaatlicher Ebene über einen restriktiven oder einen aufklärenden Ansatz zur Kontrolle der AIDS-Ausbreitung. Im Herbst tat sich einiges im amerikanischen Kongreß, und es gab eine Eskalation wegen der Präsidentschaftswahlen. Im Oktober stimmte der amerikanische Senat fast einstimmig – 94 zu 2 – dafür, alle Bundesgelder für die AIDS-Aufklärung unter Homosexuellen zu streichen. Zur Debatte stand ein Comicbuch, entworfen von einer New Yorker Männergruppe, in dem graphisch gezeigt wurde, wie Männer mitten in der AIDS-Epidemie sicheren Sex miteinander haben können.

»Die christliche Ethik hat von mir verlangt, etwas zu tun«, äußerte der republikanische Senator Jesse Helms. Er war der Ansicht, diese Comicbücher würden die Sodomie in Amerika fördern. »Ich nenne die Dinge beim Namen, und ein Perverser ist ein Perverser. Diese Sache ist so obszön, so abstoßend, daß ich Schwierigkeiten habe, hier zu stehen und darüber zu sprechen. Ich könnte mich übergeben.«

Als sich die Gesundheitsminister der Welt zwei Monate später in London trafen, gab es in den Vereinigten Staaten eine Bundesgesetzgebung, die allen ausländischen Studenten, Einwanderern, langfristigen Besuchern, dem Personal und den Anwärtern des Militärs, dem diplomatischen Korps und den Anwärtern für den amerikanischen Jugendarbeitsdienst, den sog. Job Corps, HIV-Tests auferlegte. Die Einreise in die Vereinigten Staaten konnte allen Personen, die nicht die amerikanische Staatsangehörigkeit besaßen und HIV-positiv waren, untersagt werden, und obwohl sich Bush in einer Rede gegen eine Diskriminierung AIDS-Kranker und HIV-positiver Anwärter auf Positionen im auswärtigen Dienst, im Militär oder beim Job Corps ausgesprochen hatte, wurde ihnen vom Gesetz eine Anstellung verwehrt.

Vor dem Londoner Treffen hatte die GPA-Truppe alle legalen und politischen Aktivitäten im Umfeld von AIDS geprüft und war zu dem Schluß gekommen, daß sie in Zeitlupe viele derselben gesellschaftlichen Reaktionen beobachten konnten, die dem Auftreten der Pest im Europa des 14. Jahrhunderts gefolgt waren. In beiden Fällen gab es drei unterschiedliche gesellschaftliche Epidemien innerhalb der größeren biologischen Epidemie.

Mit dem ersten Auftauchen der Mikrobe – Pestbakterie oder HIV – stellte sich als erstes Verleugnung in allen Schichten der Gesellschaft ein. Man neigte dazu, die mikrobielle Bedrohung zu ignorieren oder anzunehmen, daß nur »sie« – eine ausgeprägte Untergruppe der Gesellschaft – in Gefahr wären. Die Mikroben nutzten ein solches Leugnen zu ihrem Vorteil und breiteten sich rasch aus, während die Menschen keinen Versuch unternahmen, durch ihr persönliches oder kollektives Verhalten irgendeinen Übertragungsweg der Organismen zu blockieren.

Die zweite gesellschaftliche Epidemie war die Angst. Irgendein Ereignis in der biologischen Epidemie schockierte plötzlich die Gesellschaft, riß die Menschen aus ihrem Zustand der Verleugnung und aktivierte einen Zustand des Gruppenterrors. Im Europa des 14. Jahrhunderts war es oft der Pesttod eines beliebten Klerikers oder eines örtlichen Adligen oder der plötzliche Tod eines Kindes in der Öffentlichkeit, der zur Panik führte. Die zeitliche Abfolge war schnell: Pestinfizierte Ratten konnten am Dienstag in einer Stadt ankommen, die ersten menschlichen Toten gab es im Hafenviertel am Donnerstag oder Freitag, und ein fesselndes Ereignis konnte in der Mitte der Folgewoche eine um sich greifende Panik auslösen.

Aber AIDS ist ein langsamer Killer, und die biologische Epidemie entfaltete sich in jedem Land über eine Spanne von vielen Monaten oder Jahren. Daher konnte die erste Phase, die der gesellschaftlichen Verleugnung, über ein Jahrzehnt andauern. Die Angst konnte ebenfalls jahrelang schwelen und zu allen möglichen panischen Reaktionen und unangemessenen Aktivitäten führen. So wurde beispielsweise das Haus zweier HIV-positiver hämophiler Kinder in Florida in Brand gesteckt.

Das GPA-Team wußte, daß die gesellschaftliche Angst vor der Epidemie schließlich einem Zustand der Repression weichen würde. Von Angst hervorgerufene Reaktionen der Regierungen waren für gewöhnlich irrational – man griff die Opfer der Krankheit an, anstatt die Mikroben. Während der Pest führten solche von Angst verursachten Repressionen zu einem großangelegten Gemetzel an Juden und an Frauen, die man der Hexerei anklagte. Obwohl es als Reaktion auf AIDS noch keinen offenen Völkermord gegeben hat, war sich Manns Team sicher, daß bei Fehlen einer starken politischen Führung, von der die Bevölkerung zur Rationalität angehalten wird, die Epidemie bei einigen Völkern gewalttätige Konsequenzen haben kann.

Als HIV in weiteren Teilen der Welt auftauchte, hoffte Mann, einen Weg zu finden, um diese Kette sozialer Epidemien zu unterbrechen, die Regierungen aus der Phase der Verleugnung herauszuholen, bevor sie es mit einer Epidemie zu tun hatten, oder – wenn das nicht funktionierte – eine Gesellschaft von der Angst weg und hin zu wirksamer Aktion zu bewegen – statt zu Repressionen, die aus der Panik erwuchsen. Die GPA-Gruppe wußte, daß sie Neuland betrat. Nur wenige Kulturen in der Geschichte der Menschheit hatten jemals weise oder rational auf eine große Epidemie reagiert, und die Lektionen, die aus AIDS zu lernen waren, konnten im Kampf gegen alle möglichen künftig auftretenden Mikroben eingesetzt werden. Sie suchten nach Antworten.

In Nigeria untersuchte Dr. F. Soyinka 1987 die gesellschaftliche Reaktion auf AIDS. Nigeria hatte nur sehr wenige Krankheitsfälle, da es weitab vom afrikanischen AIDS-Epizentrum lag. Trotzdem wußten Soyinka und andere Ärzte, daß es nur eine Frage der Zeit war, bis HIV seine Opfer in Nigeria fordern würde; daher lancierten sie monatelang eine massive Kampagne im Fernsehen, im Radio und in den Zeitungen, um die Öffentlichkeit zu warnen. Am Ende der Kampagne führte Soyinka eine Umfrage unter den Einwohnern von Lagos durch.

Er war unangenehm davon überrascht, daß »85 Prozent glaubten, AIDS sei eine Krankheit des weißen Mannes. Sie glaubten, man könne es sich nur zuziehen, wenn man Sex mit einem Weißen hat«.

Eine in 35 Nationen durchgeführte Gallup-Umfrage aus dem Jahr 1987 zeigte, daß 96,5 Prozent der Befragten zwar von AIDS gehört hatten, aber die meisten sich nicht darüber im klaren waren, wie gefährlich das Virus ist, wie man sich infiziert und durch welche Aktivitäten man einer Gefahr ausgesetzt wird. Ganz ähnlich zeigten Umfragen der CDC Jahr für Jahr, daß fast jeder erwachsene Amerikaner von AIDS gehört hatte und wußte, daß es von einem Virus verursacht wird, aber die Hälfte dachte, man könne sich infizieren, wenn man Blut spendet, wenn man von einem Insekt gebissen wird und/oder wenn man eine öffentliche Toilette benutzt.

In der ganzen Welt herrschte eine besorgniserregende Verwirrung über Mythos und Realität von AIDS und führte entweder zu einer weiteren Verleugnung oder zu einer in höchstem Maße übertriebenen Furcht.

Ein komplizierender Faktor für AIDS und andere sexuell übertragbare Krankheiten ist die fast universelle Ablehnung von Kondomen. In der ganzen Welt hatten die Männer das Gefühl, Kondome würden ihr Vergnügen verringern, und die Frauen hatten hinsichtlich des Kondom-Gebrauchs wenig oder gar nichts zu sagen. Niemand sprach gern über Kondome beim Geschlechtsverkehr, und für eine Frau konnte es gefährlich sein, von ihrem Liebhaber oder Ehemann zu verlangen, ein Kondom zu tragen: Es gab zahlreiche Berichte über Männer, die ihre Ehefrauen oder Partnerinnen aufgrund einer solchen Bitte verprügelt hatten.

Untersuchungen der Verhaltensweisen von Schwulen in San Francisco zeigten, daß entscheidend für den Einsatz individueller Schutzmaßnahmen – wie der ständige Gebrauch von Kondomen – ein hohes Maß an Angst war, ausgelöst durch das Miterleben des Leidens und des AIDS-Todes eines engen Freundes, Verwandten oder Liebhabers. Ähnlich zeigte sich auf einer gesellschaftlichen Skala, daß viele Kulturen erst dann in der Lage waren, sich dem AIDS-Problem zu stellen, wenn die Zahl der Opfer so hoch anstieg, daß mehr als zehn Prozent aller Erwachsenen aus erster Hand Zeuge der schrecklichen Krankheit geworden waren.

Aber das ist inakzeptabel. Wie konnten Jonathan Mann, das GPA-Team, die Weltgesundheitsorganisation oder die Bewohner des Planeten sich zurücklehnen und eine gewaltige Zahl von Opfern abwarten, bis sie wirksame Maßnahmen ergriffen? Wie konnten sie den Mikroben erlauben, an einem geographischen oder kulturellen Ort nach dem anderen aufzutauchen, Zehntausende von Menschen zu infizieren, langsam – über einen Zeitraum von Jahren – zu sichtbarer Krankheit und zum Tode zu führen und für die Gesellschaft *endemisch* zu werden, bevor Schritte eingeleitet wurden, um eine *Epidemie* abzuwenden?[19]

Studien in aller Welt zeigten das Ausmaß des Problems. Beispielsweise waren 1987 mehr als fünf Prozent der Erwachsenen von Brazzaville am Kongo mit HIV infiziert, und die als solche erkennbare AIDS-Todesquote war mittlerweile sogar für den beiläufigen Beobachter offenkundig. Dennoch stellte der Forscher Marc Lallemont fest, daß schwangere Frauen in der Stadt sich in einem »fast völligen Zustand der Verleugnung befinden, vielleicht der umfassendste, den ich jemals gesehen habe«. Lallemont befragte Hunderte von Frauen, die zu pränatalen Untersuchungen örtliche Kliniken aufsuchten, und entdeckte, daß über die Hälfte von ihnen davon überzeugt war, AIDS werde von Moskitobissen verursacht, und dies trotz zahlloser Aufklärungskampagnen der Regierung, die genau das Gegenteil besagten und vor der sexuellen Übertragbarkeit der Krankheit warnten.[20]

1986 startete die britische Regierung eine der profiliertesten AIDS-Aufklärungskampagnen, die es auf der ganzen Welt gegeben hat. Bei dieser Aktion schienen die meisten Bedingungen für einen Erfolg vorhanden zu sein: der hoch angesiedelte politische Wille, die Ressourcen, Zugang zu einem nationalen Fernsehsender und hohes Medieninteresse. Dennoch wurde die Kampagne schließlich als Flop bewertet, da sie zwar das AIDS-Bewußtsein und die Angst erhöhte, es aber nicht schaffte, die falsche öffentliche Auffassung von den Übertragungswegen des Virus oder die allgemeine Verachtung für HIV-Infizierte anzukratzen.[21]

Anscheinend hatte keine Regierung der Welt ein Rezept gefunden, die weitere Ausbreitung von HIV zu unterbinden, sobald die Epidemie endemisch geworden war.[22]

Manuel Carballo vom Global Programme on AIDS meinte, daß die

Epidemie Forscher in aller Welt dazu zwang, die Wirksamkeit einer ganzen Batterie von Standardwaffen des öffentlichen Gesundheitswesens einzuschätzen – und neu einzuschätzen –, in der Hoffnung, daß etwas anderes außer der abschreckenden Sterblichkeitsquote Einzelpersonen und Regierungen dazu bewegen konnte, rationale Schritte zu unternehmen, um sich vor dem Virus zu schützen.

»Die AIDS-Bemühungen werden besonders dadurch erschwert«, sagte Carballo eines Nachmittags kurz vor dem Londoner Gipfel, »daß jene, die das größte Risiko haben, diejenigen sind, die von den traditionellen Werten ihrer Kultur entfremdet sind. Sie mußten sich eine neue Kultur erfinden. Sie finden ihre Freunde in Bars und Clubs. Und in ihren Beziehungen ist nichts stabil.«

Ohne gesellschaftliche Stabilität waren diese Menschen nur schwer zu erreichen – ob es sich um Schwule handelte, die Bars in San Francisco frequentierten, um Wanderarbeiter in Mexiko, um frisch urbanisierte junge Frauen in Kinshasa, um burmesische Prostituierte in Bangkok oder um Junkies in der Bronx. Solche Menschen waren den traditionellen Werten ihrer jeweiligen Kultur zutiefst entfremdet, lebten häufig getrennt von ihren Familien und fanden keine normalen Arbeitsplätze.

In den sechziger Jahren schrieb René Dubos ausgiebig über die besondere Anfälligkeit für Mikroben unter jenen Menschen, die ein Leben in Armut führen. Die Geschichte zeigte wiederholt, daß sich die Mikroben mit wenigen Ausnahmen die Schwachpunkte wirtschaftlich Benachteiligter zunutze machten: chronische Mangelernährung, Prostitution, Alkoholismus, zu hohe Bevölkerungsdichte, unzureichende Sanitäranlagen und unzumutbare Arbeitsbedingungen.

Carballo und seine Kollegen erkannten, daß noch mehr hinter dieser mikrobiellen Anfälligkeit steckte, als die klassischen gesellschaftspolitischen Argumente, die von Dubos vorgebracht wurden, nahelegten. Wenn Information der Schlüssel zum Selbstschutz war, dann gab es Abstufungen in der Anfälligkeit von Vertretern des *Homo sapiens*, die zwar in der wirtschaftlichen Klassenzugehörigkeit verwurzelt sein, aber auch von gesellschaftlicher Entfremdung herrühren konnten. Menschen, die von der vorherrschenden Gesellschaftsschicht, in der sie leben, als Ausgestoßene behandelt werden, kann der Zugang zu lebenswichtigen Informationen oder zu medizinischer Versorgung verschlossen sein. Wenn die Mehrheit der Gesellschaft eine bestimmte Subgruppe verachtet, kann deren Ausgrenzung zum Risikofaktor werden, argumentierte Carballo, und das sei mindestens ebenso entscheidend wie eine verseuchte Spritze.

Carballo sah einen Zusammenfluß bestimmter gesellschaftlicher Faktoren im Auftauchen von HIV in einer Gesellschaft: Ausgrenzung, gesellschaftliche Entfremdung, Armut und Diskriminierung. Für ihn bildeten sie eine gesellschaftliche Brücke, über die HIV von einer Gesellschaft in die andere gelangte.

Die AIDS-Forscherin Renée Sabatier vom Panos-Institut formulierte es so: »Ich glaube, es besteht die sehr reale Gefahr, daß wir als [Welt-] Gesellschaft geteilt werden in jene, die in der Lage waren, sich rechtzeitig zu informieren, und in jene, die zu spät informiert wurden. In jene, die Zugang zu Information und medizinischer Versorgung haben, und in jene, die das nicht haben. In jene, die in der Lage sind, sich zu ändern, und in jene, die das nicht können. Ich glaube, es besteht die reale Gefahr, daß die Hälfte von uns zu AIDS-Voyeuren wird, die herumstehen und zusehen, wie andere sterben.«

Am 28. Januar 1988 verabschiedete der Londoner Gipfel die 15-Punkte-Deklaration der GPA, die von den Regierungen und den Wissenschaftlern Offenheit und Freimütigkeit forderte, sich gegen eine Diskriminierung in Zusammenhang mit AIDS stellte, nationalen Aufklärungskampagnen als Mittel, die Ausbreitung von AIDS einzuschränken, oberste Priorität einräumte und die Rolle der GPA bei der internationalen Koordination unterstrich. Mann und Mahler betrachteten das als Triumph.[23]

Doch während sie noch in die Kameras lächelten und die Deklaration unterschrieben, wurde bereits die Saat des Fehlschlags gesät. Die Deklaration äußerte sich nicht direkt zu Quarantäne, Einwanderungspolitik oder erzwungenen Deportationen. Die Delegierten beim Gipfel waren zu dem Schluß gekommen, daß in diesen entscheidenden Fragen zwischen den 149 Nationen keine Einigung erzielt werden konnte. Schlimmer noch, Repräsentanten der wichtigsten Länder – wie China und die UdSSR – spotteten offen über die Versuche der GPA, Aufklärungskampagnen den restriktiven Maßnahmen vorzuziehen. Chinas Delegierter leugnete die Existenz von Homosexuellen, Drogenabhängigen und Prostituierten in seinem Land und beharrte daher darauf, daß AIDS für die Volksrepublik keine Bedrohung darstellen könne. Der sowjetische Gesundheitsminister Jewgenij Chasow bestand darauf, daß die genetische Überlegenheit der Slawen sein Volk gegen das Virus immun mache.

Trotz der Bemühungen der GPA breitete sich die Pandemie unerbittlich aus, tauchte immer erst in Bevölkerungsgruppen auf, die an der äußeren Peripherie der Gesellschaft lebten. Mann, Tarantola, Carballo und der Rest des GPA-Teams reisten im Zickzackkurs über den Planeten, lebten ständig im Jetlag, während sie hektisch versuchten, die zwanghafte Verbindung von HIV-Vorkommen und gesellschaftlicher Leugnung, Angst oder Repression zu beseitigen.

Mit jedem neuen Tag des Jahres 1988 war Mann mehr davon überzeugt, daß das Auftauchen der Krankheit eine Bürgerrechtsfrage ist, im engsten rechtlichen Sinn des Wortes. Der Arzt und Wissenschaftler hatte sich zwar nie zuvor mit internationalen Menschenrechtsgesetzen auseinandersetzen müssen, dafür aber einige von denen, die mit ihm arbeiteten – vor allem Katarina Tomasevski, Juristin und Expertin für Fragen des Gesundheitswesens, die als Beraterin für die GPA tätig war. Tomasevski führte Mann in das internationale Menschenrecht ein, und Mann wiederum verfaßte immer mehr GPA-Veröffentlichungen zu strategischen Fragen wie internationale Freizügigkeit, HIV-Tests bei Flüchtlingen, Zugang zu medizinischer Versorgung für Prostituierte und Verhinderung der Diskriminierung von Homosexuellen – alles wichtige Instrumente der Menschenrechte.[24] Tomasevski zeigte, daß ein Großteil der Regierungsmaßnahmen, welche die GPA widerwärtig fand – wie die Deportation von HIV-positiven Afrikanern aus asiatischen Ländern nach erzwungenen Tests und Inhaftierung –, Verletzungen internationaler Rechtsabmachungen darstellte, mit denen sich die Anstoß erregenden Nationen zuvor einverstanden erklärt hatten.

In den Vereinigten Staaten dokumentierte Larry Gostin, Anwalt der von Boston aus arbeitenden American Society of Law and Medicine, sorgfältig die erstaunliche Zunahme von Urteilen in Zusammenhang mit AIDS sowie die Präzedenzfälle. Auch er hatte das Gefühl, daß grundlegende Maximen internationaler Menschenrechte und nationaler Bürgerrechte verletzt oder ausgehöhlt wurden.[25]

Während das Team des Global Programme on AIDS immer offener über die Verbindung sprach, die es zwischen der Verletzung von Menschenrechten und der Ausbreitung von HIV erkannte, bauten sich Wut und Eifersucht überall um sie herum auf. Einige Kritiker ließen gegenüber dem internationalen Pressecorps Andeutungen fallen über die »linke Gruppe in Genf«. Zu Mahlers hochrangigsten Beratern gehörten Männer, die kein Geheimnis aus ihrem Gefühl machten, daß die GPA eine »homosexuelle Politik« vertrete. Die Menschenrechte waren zwar in den meisten anderen Organisationen der Vereinten Nationen ein Thema ernsthafter Diskussionen, hatten jedoch bei der Weltgesundheitsorganisation nie viel Aufmerksamkeit erregt.

»Die Menschenrechtspolitik der WHO zeichnete sich durch ihre Zusammenhanglosigkeit, Zersplitterung und Inkonsistenz aus. Wir sind wirklich erst in Richtung Menschenrechte marschiert, als sie uns quasi aufgedrückt wurden«, sagte Sev Fluss, Menschenrechtsexperte der WHO. AIDS brachte die Menschenrechte auf die WHO-Liste der vorrangig zu behandelnden Angelegenheiten, aber auch Hinweise in der Londoner Deklaration, Diskriminierung und Ungleichbehandlung zu verbieten, trugen dazu bei.

»Mediziner denken bei Menschenrechten an Folter und so weiter. Sie denken dabei nicht an das, was sie selbst tun. Und sicherlich denken sie nicht an das verfassungsmäßige Recht auf medizinische Versorgung«, erläuterte Fluss.

»Als AIDS zuerst auftauchte, war unsere Reaktion katastrophal«, fuhr Fluss weiter fort. »Wir dachten, es sei wie Ebola und Marburg, die wieder verschwanden, ohne zu einer globalen Epidemie zu führen. Ein kurzes Aufblitzen am Nachthimmel. Dafür haben wir AIDS gehalten.«

Aber schon 1983 erließen zehn Länder Gesetze, die speziell auf AIDS abzielten, und Fluss hielt es für recht bemerkenswert, daß eine neue Krankheit zu so vielen Gesetzen führte. Als die GPA ins Leben gerufen wurde, hatten 21 weitere Länder wichtige AIDS-Gesetze erlassen, und Fluss besaß ein Büro, das als WHO-Abteilung für medizinische Rechtsprechung ausgewiesen war. Doch die HIV-Pandemie breitete sich weiter aus – über all diese Gesetze, über nationale Grenzpatrouillen, HIV-Testzentren und die angebliche genetische Überlegenheit einiger Menschen hinweg. In den einzelnen Ländern breitete sie sich auf neue Bevölkerungsgruppen aus, fand ihren Weg von den Städten in die ländlichen Gebiete und überquerte Klassenschranken. Zwischen den Ländern überwand sie – außer Kondomen – praktisch jedes Hindernis, das die Menschen ihr in den Weg stellten, und zweifelsohne auch jede legislative Schranke.

II

1988 stellten westliche Wirtschaftswissenschaftler und afrikanische Politiker offen die Frage: »Wird diese Epidemie Afrikas Entwicklung verlangsamen oder sogar zerstören? Ist es möglich, daß AIDS alle Entwicklungsprogramme zunichte machen wird, die wir in den letzten drei Jahrzehnten aufgebaut haben?«

Die Krankheit, deren Bekämpfung erst vor so kurzer Zeit der Liste der internationalen Menschenrechte hinzugefügt worden war, wurde allmählich auch zur makroökonomischen Frage, die sowohl die steuerliche als auch die gesellschaftliche Entwicklung der ärmsten Länder der Welt bedrohte. Es schien zu schrecklich, um darüber nachzudenken, dennoch war es offensichtlich unvermeidbar, daß die globale AIDS-Pandemie sehr wohl die ärmsten Länder dieser Erde noch viel ärmer machen konnte. Nach Jahren des Kampfes gegen den Status eines Dritte-Welt-Landes konnten diese Nationen nun auf einer Welle der »Verdrittewelt-lichung« wieder zurückfallen.

Mead Over von der Weltbank leistete bahnbrechende Arbeit in der Erforschung des ökonomischen Einflusses von AIDS in Afrika, und seine Arbeiten wurden zwischen 1988 und 1993 in großem Maße durch die Forschung von Wirtschaftswissenschaftlern, mathematischen Modell-Theoretikern und Epidemiologen in den Vereinigten Staaten, in Großbritannien, Frankreich und bei der WHO ergänzt.

Over begann seine Kalkulationen mit mehreren Schlüsselannahmen: erstens, daß afrikanische Nationen bereits schwer verarmt in die AIDS-Ära eintraten. So betrug beispielsweise 1987 das Bruttosozialprodukt pro Kopf in den Vereinigten Staaten 16 690 Dollar, in Tansania dagegen 290 Dollar und in Zaire nur 170 Dollar.

Zweitens stand kein afrikanisches Land nur einer einzigen Epidemie gegenüber. Seit den siebziger Jahren war eine ganze Reihe neuer Mikroben aufgetaucht und hatte den Kontinent überschwemmt: medikamentenresistente Malaria, medikamentenresistente Tuberkulose, urbanisiertes Gelbfieber, Rifttalfieber und Wellen von Masern-Epidemien, um nur einige zu nennen. Das bedeutete, daß die medizinischen Systeme der afrikanischen Länder bereits bis an ihre Grenzen belastet waren. Angesichts der kargen Ressourcen in der Gesundheitsversorgung – im Durchschnitt ein bis zehn Dollar pro Kopf und Jahr – gefährdete jede zusätzliche Last ernsthaft die Lebensfähigkeit der gesamten nationalen medizinischen Systeme.

Das Problem wurde erschwert durch die scheinbare Synergie zwischen den mikrobiellen Epidemien. Wo immer AIDS endemisch wurde, folgte ihm die Tuberkulose auf dem Fuße. Eine Epidemie entfachte eine andere: Malaria und HIV nährten einander ebenso wie Zytomegalie, Epstein-Barr-Virus, Syphilis, Gonorrhöe, Schanker und eine Reihe anderer. Obwohl niemand über eine detaillierte empirische Erfassung dieser Beziehungen verfügte, war es in ganz Afrika eindeutig, daß Welle um Welle von Infektionskrankheiten einander beeinflußten und die Gesundheitssysteme und die Wirtschaft der betroffenen Nationen weiter belasteten.

Eine dritte Annahme lautete, daß AIDS einzigartig schwerwiegende Auswirkungen haben würde aufgrund der Personen, die in Afrika die vorrangigsten Ziele der Mikrobe bildeten. Untersuchungen auf dem gesamten Kontinent zeigten, daß zu den am schwersten betroffenen gesellschaftlichen Gruppen die gut ausgebildete urbane Elite gehörte. Das waren junge Erwachsene, die an den Universitäten von Boston, Oxford, Moskau und Paris studiert und sich die notwendigen Fertigkeiten angeeignet hatten, um ihr jeweiliges Heimatland aus der postkolonialen Stagnation herauszuführen hin zu Wohlstand und infrastruktureller Ordnung. Aber sie gehörten auch zu den wenigen Afrikanern, die ein frei verfügbares Einkommen besaßen und es sich leisten konnten, das sorgenfreie Nachtleben in Städten wie Kinshasa, Nairobi, Harare und Yaoundé zu genießen. Lange bevor jemand von AIDS hörte, hatte sich die gut ausgebildete Elite des Kontinents in den Discos, Bordellen und Nachtclubs in Afrikas glitzerndem nächtlichen Ambiente unwissentlich infiziert. Für die Wirtschaftswissenschaftler, die das menschliche Leben in produktiver Leistung maßen, bedeutete das, daß Afrikas Zukunft durch AIDS besonders schwer in Mitleidenschaft gezogen würde.

Eine vierte Überlegung war die vertraute Natur der Epidemie. In Afrika schienen ganze Familien zu sterben, die Last jedes Überlebenden wuchs durch das Bedürfnis, für die Kranken zu sorgen und das sinkende Familieneinkommen zu kompensieren, das durch den Tod jener Erwachsenen, die den Lebensunterhalt der Familie bisher verdient hatten, verursacht wurde. In einigen der am schwersten betroffenen Gebiete, wie der Region um den Viktoriasee, führte die Zerstörung der Familien zum wirtschaftlichen Kollaps ganzer Dörfer. Mit der Zeit konnte das eine Wirkung gleich der Wellenbewegung durch alle Schichten der regionalen Ökonomie ausüben.

Alle wirtschaftlichen Voraussagen mußten mit Schätzungen über den Umfang und das voraussichtliche Ausmaß der momentanen Epidemie eines Landes beginnen. Niemand, einschließlich jener, welche die AIDS-Statistiken aus den einzelnen Ländern meldeten, glaubte jedoch, daß die offiziell gemeldeten Zahlen dem wirklichen Ausmaß der HIV-/AIDS-Epidemien in den Entwicklungsländern nahe kamen. Wie sah die Wirklichkeit aus?[26]

Einige afrikanische Länder hielten noch bis 1990 akkurate Informationen über das Ausmaß ihrer jeweiligen Epidemie zurück, besonders wenn empfindliche Gruppen – wie das Militär – hohe Infektionsraten zu verzeichnen hatten. Wieder andere Länder wanden sich im Griff von Hungersnöten, Bürgerkriegen und politischer Instabilität, was eine Erfassung aller Erkrankten praktisch unmöglich machte. Und alle afrikanischen Länder waren behindert durch große infrastrukturelle Probleme, die eine Diagnose, Behandlung und Meldung von AIDS-Opfern erschwerten.[27]

Die HIV-Infektionsquoten einiger Bevölkerungsgruppen hatten 1988 bereits schwindelerregende Höhen erreicht und nahmen bis 1993 absolut erschreckende Ausmaße an, als beispielsweise in einigen Untersuchungen festgestellt wurde, daß in wichtigen afrikanischen Städten über 40 Prozent der Frauen im reproduktionsfähigen Alter das Virus in sich trugen.[28]

Sogar ohne solide Schätzungen der Epidemie sahen Wirtschaftswissenschaftler, welche die afrikanische Pandemie aufmerksam verfolgten, bereits im Januar 1988 voraus, daß finanziell schwere Zeiten auf den Kontinent zukamen: Flickenteppiche kleinerer Hungersnöte[29], »eine wirtschaftliche Katastrophe« infolge der direkten AIDS-Pflegekosten, der Kosten für die HIV-Tests[30], durch den Jahresbedarf an Kondomen[31], AZT und anderen Medikamenten für opportunistische Infektionen (wenn derartige Pharmaprodukte überhaupt zur Verfügung standen) und durch den Verlust an Netto-Produktivität in Industrie und Landwirtschaft aufgrund verstorbener Arbeitskräfte. Sie warnten, daß AIDS eine »globale Unterschicht« neben den zuvor bereits verarmten Menschen der Weltgemeinschaft erschaffen würde.[32]

Laut einer Studie der Weltbank und Informationen von Kontaktstellen in Tansania und Zaire waren die direkten AIDS-Kosten – Medikamente, Krankenhauskosten, Pflegepersonal – in den afrikanischen Ländern im Vergleich zu den Vereinigten Staaten sehr niedrig, schon aufgrund der Unterschiede in der Verfügbarkeit solcher Ressourcen und der niedrigeren Arbeitskosten. Man schätzte, daß die direkten Gesamtkosten pro Individuum mit HIV in Großbritannien bei über 20000 Dollar lagen und im amerikanischen Gesundheitswesen im Durchschnitt bei über 50000 Dollar.[33] Im Gegensatz dazu gab Zaire für den durchschnittlichen Patienten weniger als 600 Dollar an direkten AIDS-Kosten aus und Tansania ungefähr 800 Dollar.[34]

Wenn die Forscher allerdings verschiedene afrikanische Krankheiten in bezug auf den Verlust an produktiven Lebensjahren – wirtschaftlich signifikante Lebensjahre für die Gesellschaft insgesamt – verglichen, rangierte die HIV-Infektion ungefähr auf der gleichen Stufe wie andere große Geißeln: Sichelzellenanämie, Geburtsschäden und Neugeborenentetanus. Wie sah der Geldwert dieser verlorenen produktiven Lebensjahre aus? Die Gruppe schätzte, daß das durchschnittliche Leben eines Zairers, das an AIDS verlorenging, 1985 in Dollar gemessen einen Gesamtwert von 3230 Dollar hatte. Der Verlust in Tansania wurde entsprechend mit 5316 Dollar beziffert.

Als man diese Werte mit dem nationalen Bruttosozialprodukt pro

Kopf verglich, errechnete sich, daß ein typischer zairischer AIDS-Toter mit 19 Jahren BSP pro Kopf gleichzusetzen war, ein Tansanier ungefähr mit 18,3 Jahren. Wenn solche Zahlen mit den Tausenden oder Zehntausenden Toten in der epidemischen Zukunft der beiden Länder multipliziert wurden, war klar, daß das Ergebnis für diese bereits erschreckend armen Länder der finanzielle Ruin bedeuten konnte.[35]

Aber eine solche Analyse hat ihre Grenzen, weil sie davon ausgeht, daß Kosten und Werte stagnieren. In einer lebendigen Wirtschaft vervielfachen sich die Kosten jedoch mit der Zeit, da der Druck auf die Familien und Arbeitsplätze sich aufgrund der vielen Todesfälle erhöht: Ihr gemeinsamer Einfluß ist größer als die Summe der Einzelteile. Zwar konnte eine Bauernfamilie beispielsweise in der Lage sein, den Produktivitätsverlust nach dem Tod eines Erwachsenen zu kompensieren, aber nach zwei oder drei Todesfällen war es nicht länger möglich, den Boden zu pflügen oder die Ernte einzuholen, vor allem in Gebieten, in denen es keinerlei landwirtschaftliche Maschinen gab.

Aus der Sicht von Mead Over bestand die eigentliche Krise in dem Verlust von gut ausgebildeten und professionellen Arbeitskräften. Eine Nationalbank in einem Land wie Zaire wurde normalerweise von einer Handvoll gut geschulter Männer geleitet, ohne einen Überschuß an Arbeitskräften, aus denen man Ersatz auswählen könnte. Viele Berufstätige in der Generation der 25- bis 40jährigen in Afrika waren die ersten in der Geschichte ihres Kontinents, die sich Fachwissen aneignen konnten. Der Kolonialismus war noch nicht lange abgeschafft, und so war das nicht überraschend, aber es machte die Wirtschaft der meisten schwarzafrikanischen Länder angesichts einer sich ausbreitenden Epidemie außergewöhnlich anfällig.

»Die indirekten Kosten sind 20mal so wichtig wie die direkten Kosten, weil AIDS die Menschen in ihren produktiven Jahren befällt. Das ist das eigentliche Problem. Ich glaube, die Auswirkungen der indirekten Kosten auf ein typisches ostafrikanisches Land könnten in den nächsten zwanzig Jahren zu einer um zwei oder drei Prozent verringerten Wachstumsrate der nationalen Wirtschaft führen, von ihrem heutigen Standpunkt aus bis nahezu null Prozent«, sagte Over. »Das bedeutet ein Nullwachstum des Bruttosozialprodukts. Das ist ein Worst-case-Szenario. Wir sehen am Horizont also eine Bedrohung.«

Die wirkliche Frage lautete, ob die AIDS-Epidemie möglicherweise die eifrigen Bemühungen der Dritten Welt zerstören würde, sich aus dem Zustand ständiger Armut und Krankheit zu politischer Stabilität und wirtschaftlichem Wachstum zu erheben. Nachdem wohlhabende Nationen Milliarden von Dollar für Entwicklungshilfe und Darlehen ausgegeben hatten – und sich in den Entwicklungsländern gewaltige Schuldenberge angesammelt hatten –, begannen einige der ärmsten Nationen der Welt gerade erst, das Blatt zu wenden.

Jonathan Mann hielt es für entscheidend, die Entwicklungsfrage in den Griff zu bekommen, nicht nur weil das an sich wichtig war, sondern weil solide empirische Antworten auf die ökonomische Frage höchstwahrscheinlich auf die Untersuchungen von Programmen zur AIDS-Prävention auf internationaler, nationaler und lokaler Ebene einen großen Einfluß hätten.

Diese Aufgabe fiel Jim Chin von der GPA zu. Ein Jahr zuvor hatte Chin für den Staat Kalifornien ein Programm für Infektionskrankheiten geleitet und ein bequemes, wenn auch langweiliges Routineleben in Berkeley geführt. Dort hatte er ungefähr 400 Leute unter sich und verfügte über ein Jahresbudget von 65 Millionen Dollar. 1989 jedoch stand der vorsichtige Amerikaner vor der beachtlichen Aufgabe, das Schicksal eines ganzen Kontinents vorherzusehen. Mit einer Belegschaft von insgesamt fünf Personen und einem winzigen Stück des 90-Millionen-Dollar-Budgets der GPA schuftete Chin schwer in seinem vollgestopften Büro in Genf. Von Natur aus ein liebenswerter, geselliger Mensch, näherte sich Chin seiner neuen Aufgabe mit Bedacht und Zurückhaltung und hielt seine Schätzungen bewußt niedrig, um später nicht beschuldigt zu werden, zu hoch »gepokert« zu haben.

Chin arbeitete mit dem tansanischen Wissenschaftler S. K. Lwangwa zusammen und entwickelte Modelle, mit denen sich erstens bestimmen ließ, wie viele nicht gemeldete AIDS-Fälle es derzeit in Afrika gab, zweitens, wie groß das Ausmaß des derzeitigen AIDS-Vorstadiums, die HIV-Epidemie, war, und drittens, wie hoch die Wachstumsquoten der Epidemie und ihre künftigen Sterblichkeitsziffern ausfallen könnten.

1989 veröffentlichten die beiden eine Studie, die für ein typisches ost- bzw. zentralafrikanisches Land, das sich bereits im Griff einer ernsten AIDS-Epidemie befand, vorhersah, daß bis 1991 einer von fünf Einwohnern an einer HIV-Infektion leiden werde.[36]

»Und das ist noch vorsichtig geschätzt«, sagte Chin. »Diese Hochrechnung basiert auf einer konservativen Reihe von Annahmen. Es könnte noch viel schlimmer kommen. Unsere konservativste Schätzung lautet, daß es 1991 in Afrika 575 000 neue AIDS-Fälle geben wird, mit einer kumulativen Gesamtquote von über 800 000 Fällen.«

Mann saß Chin zur Seite und hörte aufmerksam zu, dann meinte er düster, daß die neunziger Jahre noch viel schlimmer würden.

»Ich wäre gern optimistisch«, erklärte Mann, »aber ich glaube, wir müssen realistisch sein. Erst das Jahr 1985 führte uns vor Augen, daß AIDS ein globales Problem war. In der Rückschau werden die Historiker wahrscheinlich sagen, es dauerte zu lange. Wir stehen ständig Situationen gegenüber, in denen die Wirklichkeit unser Fassungsvermögen weit übersteigt. Es ist legitim, die Frage zu stellen: ›Sind wir in der Lage, klar genug zu sehen? Oder ist der Horror, wenn wir in die Zukunft schauen, sogar für uns zu groß?‹«[37]

1990 waren Chins Schätzungen noch düsterer. Er vermutete, daß sich acht bis zehn Millionen Menschen infiziert hatten, vielleicht fünf Millionen davon in Afrika. Seine neue Schätzung war die erste von vielen Zahlenkorrekturen nach oben.[38]

Als im Juli 1990 die erste überarbeitete Vorhersage von der WHO veröffentlicht wurde, waren Jonathan Mann und ein Großteil seiner GPA-Truppe verschwunden. Sie hatten einen Machtkampf innerhalb der Organisation in Genf verloren, und Mann hatte ein sehr gespanntes Verhältnis zu dem neuen WHO-Generaldirektor Hiroshi Nakajima. Manns Feinde innerhalb der WHO waren Legion: Für all die Monate, in denen sie grün vor Neid den meteorhaften Aufstieg des amerikanischen Emporkömmlings beobachtet hatten, erhielten sie endlich Genugtuung.

Dem japanischen Arzt Nakajima, der das Asien-Büro der WHO während der Zeit geleitet hatte, als sich die mehrfachresistente Malaria über die südliche Halbkugel ausbreitete, behagte weder Manns Bild in der Öffentlichkeit noch das marktschreierische AIDS-Programm. Er teilte die Ansichten jener, die sich lange schon spöttische Kommentare über die GPA in den Fluren der WHO zugeflüstert hatten. Nakajima vertrat die Ansicht, alle Programme sollten in Übereinstimmung mit festgesetztem WHO-Protokoll geleitet werden. Das war eine vernünftige Erwartung, nur: Das festgesetzte Protokoll sah nichts vor für die Eventualitäten, die eine sich schnell ausbreitende weltweite Epidemie mit sich brachte.

An Manns Stelle setzte Nakajima einen anderen amerikanischen Arzt, Michael Merson, der den überwiegenden Teil seines beruflichen Lebens für die WHO in Genf gearbeitet und Programme für Atemwegs- und Durchfallerkrankungen geleitet hatte. Merson kannte das WHO-Protokoll.

Ein unglücklicher politischer Kampf folgte, bei dem herausragende Gestalten in der weltweiten AIDS-Kontrolle sich entweder für oder gegen Mann, Merson oder Nakajima aussprachen, und jede professionelle Position verfolgte einen anderen Ansatz gegenüber der Pandemie.

Während Mersons ersten sechs Monaten als Leiter der GPA erhöhte die Gruppe ihre Schätzungen vom Umfang der globalen Pandemie dreimal. Im September 1990 betrug die offizielle WHO-Schätzung der kumulativen AIDS-Fälle 1,2 Millionen, von denen es sich in 400 000 Fällen um Neugeborene und Kleinkinder handelte. 90 Prozent von ihnen lebten in Schwarzafrika. Und die neue Projektion der WHO für das Jahr 2000 ging weltweit von 25 bis 30 Millionen HIV-Infizierten aus.

Mit wachsender Sorge über die Verdritteweltlichung, die AIDS über Afrika bringen konnte, tat sich Peter Piot mit Mead Over zusammen. Sie führten eine systematische Analyse der relativen Kosten von HIV im Vergleich zu anderen, besser bekannten Krankheiten durch. Nachdem sie sorgfältig die Pro-Kopf-Last hinsichtlich der verlorengegangenen produktiven und gesunden Lebensjahre berechnet hatten, kamen Piot und Over zu dem Schluß, daß die direkten Kosten der Behandlung von HIV, auch ohne AZT und andere teure Medikamente, die in Nordamerika und Westeuropa zur Verfügung standen, die Kosten aller anderen bekannten Krankheiten in Afrika weit überstiegen.[39]

Die Wirkung war in einigen schwarzafrikanischen Ländern schon deutlich zu spüren. So befand sich beispielsweise Malawis gesamtes Gesundheitssystem in ernster Gefahr, unter der Last von HIV zu kollabieren, und führende Persönlichkeiten im nationalen Gesundheitswesen wandten sich 1990 verzweifelt an die WHO, die Weltbank, U.S. AID und andere westliche Organisationen mit der Bitte um Gelder.[40]

Als Afrikas führende Politiker begannen, die düsteren wirtschaftlichen Implikationen in den AIDS-Studien der WHO und der Weltbank zur Kenntnis zu nehmen, tauchten schon Kritiker auf, die behaupteten, die wohlgemeinten Analysen würden die Auswirkung der Epidemie weit unterschätzen. Die Krankenschwester Eunice Muringo Kiereini aus Kenia, Vorsitzende der regionalen WHO-Arbeitsgruppe für Krankenpflege und Geburtshilfe, behauptete, daß die Studien die spezielle wirtschaftliche Rolle, die Frauen und Kinder in Afrikas Wirtschaft spielten, nicht berücksichtigten. Seit dem Beginn der Massenverstädterung Afrikas waren es die jungen Männer des Kontinents, die ihre Farmen und ihre Dörfer verließen, um sich in den Städten Arbeit zu suchen. Nur wenige Frauen aus den Dörfern hatten die Möglichkeit, aus ihrem traditionellen Lebensstil auszubrechen. Als Folge davon waren in vielen Teilen Afrikas ganze Dörfer von Frauen aller Altersgruppen, Kindern und älteren Männern bevölkert, von denen viele zu schwach zum Arbeiten waren. Die jungen Männer kehrten regelmäßig zu ihren Ehefrauen und Kindern zurück, aber ihr Leben führten sie anderswo.

Daher hielten die Frauen und Kinder Afrikas die afrikanische Landwirtschaft aufrecht, erklärte Kiereini.

»Frauen sind von den internationalen strukturellen Ungerechtigkeiten, die in der Dritten Welt vorherrschen, am schwersten betroffen«, führte Kiereini aus.[41] »Die meisten afrikanischen Länder hängen von Einnahmen aus Exporten von ein oder zwei landwirtschaftlichen Produkten wie Kakao, Tee, Kaffee usw. ins Ausland ab. Der Handelsaustausch mit diesen Produkten ist zutiefst im Ungleichgewicht zugunsten der reichen Länder. Die Preise sind extrem niedrig und unstabil, und der Markt wird von ausländischen Interessen kontrolliert. Ein Land versinkt in dieser Situation noch tiefer in die Armut. Es stimmt, wenn man sagt, daß Frauen und Kinder, die 80 bis 90 % der Arbeitskraft aufbringen, am Ende des Tages erschütternd wenig Geld bekommen. Das wenige Geld, das man ihnen zahlt, wird ausschließlich von Männern kontrolliert. Daher sind Frauen und Kinder im Teufelskreis der strukturellen Armut gefangen. In dieser Situation steht nur wenig oder gar kein Geld zur Verfügung, um die grundlegenden Bedürfnisse der Familie zu erfüllen.«

Obwohl in einigen Teilen von Afrika Frauen weniger wert waren als Vieh – wie sich an den vorherrschenden Brautpreisen und der Aussteuer zeigte –, waren doch sie es, in deren Händen die Zukunft des Kontinents lag: nämlich die Ernte und die Kinder. Wenn sich die Ehemänner in den Städten HIV zuzogen und das Virus bei ihren regelmäßigen Besuchen im Dorf an ihre Ehefrauen weitergaben, tauchte AIDS in ländlichen Gegenden auf, denen es vollkommen an medizinischer Versorgung und gesellschaftlichen Hilfssystemen mangelte. Die betroffenen Frauen bearbeiteten die Erde weiter mit ihren Hacken, ihre Babys auf dem Rücken, bis ihr von AIDS zerstörter Körper zusammenbrach. Und mit jeder Frau, die stirbt, nimmt Afrikas landwirtschaftliche Produktivität – um ein kaum wahrnehmbares Maß – weiter ab. Die kumulative Last dieser Verringerung, warnte Kiereini, könnte im Jahr 2000 für einige Länder gravierender sein als der Verlust ihrer professionellen Elite. Das Sterben von Afrikas Landarbeiterinnen kann, so warnte sie, zu einem akuten Lebensmittelmangel führen.

Sogar nichtinfizierte, gesunde afrikanische Frauen wurden durch die AIDS-Epidemie aus ihrer produktiven Rolle in der Landwirtschaft herauskatapultiert. In den meisten afrikanischen Ländern haben Frauen, sowohl unter traditionellen wie unter modernen Gesetzen, praktisch keine Grundrechte. Sie sind juristisch gesehen das Eigentum ihres Mannes, ebenso wie seine Kühe oder Ziegen.

Wenn der Ehemann starb, ging sein Eigentum nicht an seine Ehefrau, sondern an seine Verwandten über. Die Felder, welche die Witwe bestellt hatte, wurden zu einer neuen Einkommensquelle für die Schwiegerleute. Die Witwe und die Kinder waren nun heimatlos, hatten oft nicht einmal Kleider zum Wechseln und mußten eine neue Überlebensquelle finden.

Kurzfristig wirkte sich dieser Prozeß kaum, wenn überhaupt, auf das Dorf und die Gesamtwirtschaft aus, weil die Schwiegerleute weiterhin die Ernte einbrachten. Doch als sich die Epidemie ausbreitete und sogar die Schwiegerleute infiziert wurden, sah sich Afrika einer beispiellosen ländlichen Unterklasse verzweifelt verarmter, häufig hungernder Frauen und Kinder gegenüber. Es war offensichtlich, daß die kumulative Last dieser notleidenden Witwen eines Tages die verfügbare Arbeitskraft der erbenden Schwiegerleute übersteigen würde und einen Rückgang in der Getreideproduktion verursachen wird.

Schlimmer noch, eine der wenigen Überlebensoptionen, die den Witwen blieb – vielleicht die einzige Möglichkeit, ihre Kinder zu ernähren –, war die Prostitution. Daher waren durch AIDS verarmte Frauen zu einem Leben gezwungen, das praktisch garantierte, daß auch sie an der Krankheit starben.[42]

1991 verlagerte sich das Verhältnis der Geschlechter unter den AIDS-Kranken in Afrika, und es gab höhere Infektionsraten bei den Frauen. Forscher von der University of California in San Francisco untersuchten 19- bis 37jährige Frauen in Kigali, Ruanda. Ein Drittel der nach dem Zufallsprinzip ausgesuchten Frauen war HIV-positiv. Sogar unter Frauen, deren Risiko einer HIV-Infektion man zuvor für äußerst gering gehalten hatte, weil sie ihr Leben lang monogam gewesen waren, betrug die Infektionsrate 20 Prozent. An derselben Gruppe zeigte sich auch, daß viele Frauen in Ruanda an AIDS starben, aber nicht in die nationalen Statistiken Eingang fanden, weil ihre Symptome nicht zu der an Männern orientierten WHO-Definition der Krankheit paßten. Die Forscher gingen davon aus, daß das wahre Ausmaß von AIDS unter afrikanischen Frauen zwei- bis dreimal so hoch war wie in den diagnostizierten Zahlen.[43]

Josef Decosas von der kanadischen International Development Agency erklärte, die Frauen des Kontinents seien gefangen in »einer epidemiologischen und demographischen Falle«, aus der sie ohne größere gesellschaftliche Anerkennung nicht befreit werden können. Decosas behauptete, jede Hoffnung, die zerstörerische Epidemie Afrikas zu verlangsamen, bevor sie einen Großteil des Kontinents in den finanziellen Ruin treibe, sei unentwirrbar verbunden mit einer Verbesserung des Ansehens von Afrikas Frauen.[44]

Forscher der FAO, der Ernährungs- und Landwirtschaftsorganisation der Vereinten Nationen mit Sitz in Rom, versuchten, die Auswirkungen zu kalkulieren, die AIDS auf die landwirtschaftliche Produktion Afrikas hat. Ihre genaueste Schätzung lautete, daß Afrikas Gesamtarbeitskraft – in erster Linie Frauen – bis zum Jahr 2010 um 25 Prozent verringert sein würde.[45]

Ein weiterer Faktor, der zu den Schätzungen der sozioökonomischen Kosten von AIDS hinzukam, war die ständige geographische Ausdehnung der Epidemie. Obwohl jeder führende Politiker auf dem Kontinent 1989/1990 wußte, was die Krankheit verursachte und welche gesellschaftlichen Maßnahmen eine Ausbreitung verhindern könnten, unternahmen erschreckend wenige von ihnen Schritte, um ihr Volk vor einem Ausbruch von HIV in ihrer Mitte zu warnen. Südafrika blieb beispielsweise bis Ende der achtziger Jahre vor einem signifikanten HIV-Auftreten bewahrt. Es gibt keine Hinweise, daß das Virus in diesem Land vor 1986 existierte, und in den ersten drei Jahren war es fast ausschließlich eine Krankheit schwuler Weißer, die Europa und Nordamerika bereist hatten.

Doch 1989 tauchte HIV unter der schwarzen Bevölkerung Südafrikas auf. Im Hinblick auf die Wanderarbeiter zog die Mikrobe Vorteile aus der Apartheidpolitik: Männer aus dem ganzen Land ebenso wie aus den nahe gelegenen Staaten Swasiland, Mosambik und Malawi erhielten eine Arbeitserlaubnis in den Gold- und Diamantenminen, durften jedoch ihre Ehefrauen und Kinder nicht mitbringen. Sie lebten in heruntergekommenen Baracken und besuchten die Bordelle in den Minenstädten, wann immer sie konnten. Jede Prostituierte wurde zu einer AIDS-Multiplikatorin.

1991 schätzten Experten vor Ort, daß bis zu 400000 schwarze Südafrikaner, meistens Männer, HIV-positiv sein könnten. Angesichts der Tatsache, daß die Infektionsquote unter Schwarzen zwei Jahre zuvor wahrscheinlich bei Null gelegen hatte, stellte das eine höchst explosive Wachstumsrate dar.[46]

Ähnlich erlebte Äthiopien, dem die AIDS-Geißel lange erspart blieb, zwischen 1991 und 1993 eine gewaltige Zunahme von Fällen. Noch 1986 hatte es im Land keinen Hinweis auf HIV innerhalb seiner Grenzen gegeben. Im Februar des nächsten Jahres wurde der erste AIDS-Fall in Addis Abeba diagnostiziert. 1992 schätzten Experten vor Ort, daß über 800000 Äthiopier infiziert waren; die höchste Infektionsrate – fast 15 Prozent – fand sich unter dem Militär.[47]

Roy Anderson und sein Team vom Imperial College in London prognostizierten, daß AIDS in 53 afrikanischen Ländern – einschließlich einiger nördlich der Sahara – »den Umfang der Bevölkerungswachstumsraten innerhalb weniger oder mehrerer Jahrzehnte umkehren würde«.[48]

Mit anderen Worten, die Epidemie würde wahrscheinlich die Bevölkerungsexplosion übertrumpfen, obwohl die Zuwachsraten unter der Bevölkerung in den afrikanischen Ländern zu den höchsten der Welt zählen, und für einige Länder könnte das schließlich sogar ein negatives Bevölkerungswachstum bedeuten.

Die Weltbank sah in den am schwersten betroffenen Gebieten Afrikas zwei unmittelbare Folgen von AIDS voraus: eine radikale Verlangsamung der nationalen Bruttosozialprodukte und eine harte Konkurrenz um die wenigen medizinischen Ressourcen.

Letzteres war bereits der Fall und führte zu der Sorge, daß im Gefolge von AIDS sekundäre und tertiäre Epidemien auftauchen könnten, weil die Länder nicht länger die Ressourcen haben, um andere bakterielle, virale und parasitäre Mikroben zu kontrollieren. Angesichts der Tatsache, daß HIV/AIDS vor 1984 weniger als ein Prozent der mageren Gesundheitsbudgets des Kontinents monopolisiert hatte, war der Trend zu einer Ressourcenabsorption durch die AIDS-Epidemie besorgniserregend.

Die Weltbank schätzte 1991, daß HIV/AIDS über vier Prozent von Tansanias Gesundheitsbudget einforderte, obwohl weniger als zehn Prozent aller AIDS-Fälle einer medizinischen Versorgung in Krankenhäusern bedurften. Aber die Situation war anderswo noch schlimmer: AIDS fraß sieben Prozent von Malawis Gesundheitsbudget, neun Prozent in Ruanda, zehn Prozent in Burundi und erstaunliche 55 Prozent von Ugandas Gesundheitsbudget.[49]

Anfang 1991 sahen Ärzte in Sambia voraus, daß HIV/AIDS die Malaria in absehbarer Zeit abhängen und unter den Gründen für eine Einlieferung in die Krankenhäuser des Landes an erster Stelle stehen würde.[50] Einen Monat später meldeten Ärzte in Lusaka, daß HIV/AIDS tatsächlich die Malaria überholt hatte und bei 80 Prozent der Bettenbelegungen in den Krankenhäusern der Stadt als Ursache angeführt wurde. Die Barclays Bank klagte über radikal gestiegene Fehlzeiten, weil Angestellte auf AIDS-Beerdigungen gingen oder wegen eigener Erkrankung fehlten. 1992 verlangten Busunternehmen die Buchung für Fahrten zu einem Begräbnis mehrere Tage im voraus, da es lange Wartelisten gab. Die Kupferproduktion, Sambias und Zaires wichtigste Einnahmequelle für Devisen, nahm aufgrund von verstorbenen Arbeitskräften und AIDS-Krankheitsfehltagen langsam ab. 1990 produzierten die beiden Länder 800000 Tonnen Kupfer für den Export, 1993 waren es nur noch 600000. Die Lebensversicherungsgesellschaften in Zimbabwe und Südafrika standen vor dem Bankrott, als die Forderungen in Zusammenhang mit AIDS immer höher stiegen. Die Kaffeeproduktion sank in dem am schwersten betroffenen Rakai-Distrikt von Uganda zwischen 1991 und 1993 um fünf Prozent. Große Tabakfarmen in Zimbabwe verteilten Kondome an ihre Arbeiter in der Hoffnung, so eine Arbeitskrise zu vermeiden.

Das Statistische Bundesamt der USA half seinen Amtskollegen in Afrika bei dem Versuch, die AIDS-Auswirkungen auf die Bevölkerung zahlenmäßig zu erfassen. Anfang 1994 gab das Amt bekannt, daß die Neugeborenen- und Kindersterblichkeit in Sambia um 15 Prozent höher lag als noch 1984. Da die Kindersterblichkeitsquoten weltweit als Maßstab für die Entwicklung eines Landes angesehen wurden, bedeutete die Erkenntnis für Sambias Gesamtstatus, daß die Entwicklung seit der Zeit vor 1980 umgekehrt worden war. Ähnliche Erkenntnisse galten für Malawi und Uganda.

Nach einem Streit mit WHO-Generaldirektor Nakajima schloß sich Mann der Fakultät der Harvard School of Public Health in Boston an und gründete die Global AIDS Policy Coalition. Zusammen mit seinen früheren GPA-Kollegen Tom Netter und Daniel Tarantola organisierte Mann eine weitere Analyse des Umfangs und der Zukunft der AIDS-Pandemie. Die Schätzungen der Coalition, die auf der Delphi-Umfragetechnik basierten[51], waren weitaus düsterer als die der WHO.

Sie schätzten, daß sich 1992 weltweit 12,9 Millionen Menschen mit HIV infiziert hatten. Davon litten 2,7 Millionen bereits an AIDS.

Bis zum Jahr 2000 werden laut der Global AIDS Policy Coalition mindestens 38 Millionen Menschen mit HIV infiziert sein, aber »es ist realistischer, davon auszugehen, daß diese Zahl weitaus höher liegen wird, möglicherweise bei 110 Millionen«.

Nach diesem Szenario würden zwischen 1980 und dem Jahr 2000 rund 25 Millionen Menschen an AIDS sterben.[52]

Andersons Gruppe in London sah eine schreckliche Zukunft für jene afrikanischen Länder voraus, in denen HIV 1990 in der Bevölkerung bereits endemisch geworden war. Wenn nicht ein Impfstoff entwickelt oder ein wirksames Mittel zur Kontrolle der weiteren Ausbreitung der Mikrobe gefunden würde, könnten die HIV-Infektionsquoten innerhalb von 45 Jahren nach dem Auftauchen des Virus in einer afrikanischen Gesellschaft bei 80 Prozent der sexuell aktiven Bevölkerung liegen. Gemäß diesem Modell würden acht von zehn Erwachsenen, die im Jahr 2020 in der Region um den Viktoriasee lebten, entweder AIDS haben, bereits daran gestorben sein oder HIV-positiv testen, sofern HIV während der Feindseligkeiten zwischen Uganda und Tansania in diesem Gebiet (1977–1979) erstmals aufgetaucht war.

1993 schätzte das Entwicklungshilfeprogramm der Vereinten Nationen, daß Afrikas HIV-/AIDS-Epidemie den Kontinent bereits an die 30 Milliarden Dollar gekostet hat (direkte und indirekte Auswirkungen zusammengenommen).[53] Die Weltbank sprach davon, daß viele afrikanische Länder »katastrophal kostspieligen Konsequenzen« gegenüberstehen.[54]

Im Frühjahr 1994 lieferte das Statistische Bundesamt der USA die bis dahin schrecklichste Prognose für Afrika. Auf der Basis der neuesten Seroprävalenzdaten sah das Amt voraus, daß im Jahr 2010 in sechzehn Ländern *121 Millionen weniger Menschen* leben werden, als es ohne AIDS der Fall gewesen wäre. Diese Länder – Brasilien, Burkina Faso, Burundi, die Elfenbeinküste, Haiti, Kenia, Kongo, Malawi, Ruanda, Sambia, Tansania, Thailand, Uganda, Zaire, die Zentralafrikanische Republik und Simbabwe – haben auch mit einer radikalen Abnahme der Gesamtzuwachsrate ihrer Bevölkerung, steigender Neugeborenen- und Kindersterblichkeit und sinkender Lebenserwartung zu rechnen.[55]

Die Lebenserwartung wird in mehreren Ländern voraussichtlich drastisch fallen: In Uganda hätte ohne AIDS eine durchschnittliche Lebenserwartung von 59 Jahren im Jahr 2010 bestanden. Mit AIDS fällt diese Prognose auf nur 32 Jahre. Die Lebenserwartung in Haiti wird wahrscheinlich von prognostizierten 59 Jahren auf 44 Jahre fallen. In der Zwischenzeit stieg die Quote vorzeitiger Todesfälle bereits Anfang der neunziger Jahre aufgrund von AIDS an und soll sich im Vergleich zu den Quoten von 1985 noch verdoppeln.

Die Hoffnung liegt nun auf den Kindern Afrikas, der nächsten Generation des Kontinents an potentiellen Bankkaufleuten, Anwälten, Wirtschaftswissenschaftlern, Landwirten, Finanzgebern und Strategen. Aber Untersuchungen in Sambia, Zaire und Malawi zeigten, daß viele AIDS-Waisen bald nach dem Tod ihrer Mutter starben, obwohl die Kinder selbst nicht infiziert waren. Die Ursachen der Todesfälle waren zahlreich und fielen für gewöhnlich unter den kindermedizinischen Sammelterminus »Auszehrung«. Eine ganze Reihe dieser Kinder war nicht umfassend gegen Masern, Polio und andere verbreitete Krankheiten geimpft. Die meisten waren unterernährt. Und viele siechten ohne ihre Mütter dahin; es mangelte ihnen an der Liebe und Aufmerksamkeit eines anderen Erwachsenen.

»Es besteht kein Zweifel, daß AIDS das wirtschaftliche und gesellschaftliche Netz vieler Kulturen zu verändern droht, und das kann den Entwicklungsprozeß beeinträchtigen«, äußerte der Vertreter Ugandas bei den Vereinten Nationen, James Baba, im Dezember 1991. »Das größte Problem, das AIDS heute darstellt, ist der Umstand, daß es dadurch immer mehr Waisen gibt, deren Zahl für die traditionelle Gesellschaft langsam zuviel wird. Die traditionell ausgedehnten Familiensysteme, die einst solche Waisenkinder aufnahmen und versorgten, sind durch den schieren Umfang des Problems bis an ihre Grenzen belastet. Infolgedessen zerbricht das ausgedehnte traditionelle Familiensystem. Die gesellschaftlichen und wirtschaftlichen Kosten dafür sind einfach zu hoch.«[56]

Die amerikanische Agency for International Development bediente sich mathematischer Modelle, um die Auswirkung auf die Anzahl der Waisenkinder in Ostafrika einzuschätzen. Allein für das Jahr 2015 sahen die Wissenschaftler der U.S. AID voraus, daß 2,4 Millionen Mütter an AIDS sterben werden. Jede läßt im Durchschnitt drei Waisenkinder zurück. Daher ist es denkbar, daß es *in einem einzigen Jahr* 7,2 Millionen AIDS-Waisen in Ostafrika geben wird.[57] Andere Studien prognostizierten 355 Millionen AIDS-Waisen in Zentral- und Ostafrika bis zum Jahr 2000 bzw. bis zu elf Prozent aller Kinder der Region bis zum Alter von 15 Jahren.[58]

In der Zwischenzeit prophezeite das Statistische Bundesamt der USA für mehrere afrikanische Nationen düster einen Anstieg in der Neugeborenen- und Kindersterblichkeit, der sowohl auf direkte AIDS-Todesfälle als auch auf Vernachlässigung der verwaisten Kinder nach dem Tod der Eltern aufgrund dieser Krankheit zurückzuführen sei. Hart erkämpfte Verbesserungen bei diesen beiden wichtigsten Indizes für nationale Entwicklung würden sich in Luft auflösen. 1994, verlautbarte das Amt, hatte Sambia im Vergleich zu 1984 bereits eine schwindelerregende 15prozentige Zunahme der Kindersterblichkeit erleben müssen, und Malawi, Uganda und Zaire sahen sich annähernd ähnlich hohen Zunahmen gegenüber.[59]

»Die Vorstellung eines Krieges gegen AIDS mit dem Ziel, HIV zu stoppen, hat ernsthafte Schwachpunkte und sollte verworfen werden«, schrieb Decosas.[60] »Die meisten Regionen dieser Welt haben bereits eine ausgedehnte HIV-Epidemie. Diese Epidemie erfordert gesellschaftliche Reaktionen, die von einer Überprüfung der Gesetzgebung bis zu einem Umdenken der nationalen Pläne zur industriellen Entwicklung reichen. Sie erfordert auch dringend neue Programme, neue Ansätze und einige radikale Reformen in der medizinischen Versorgung und im öffentlichen Gesundheitswesen.«

Für die wenigen erschöpften Erwachsenen von Kanyigo waren all diese Prognosen und umstrittenen Zahlen zu Afrikas zukünftigen AIDS-Opfern, den Produktivitätsverlusten und den verlassenen Waisenkindern nur die Handzeichen abstrakter Menschen, die an noch flüchtigeren, imaginären Orten wie Washington, London und Genf wohnten. Aber es war nichts Surreales an AIDS oder den Tragödien, die es bereitete. Eine schlimmere Vorstellung, sagte der Dorfälteste von Kanyigo, Cosmos Bilasho, stellte die Zukunft dar: Wie kann es eine Zukunft geben, wenn heute niemand mehr da ist, um die Kinder großzuziehen?

III

Als der Zug den Bahnhof in Rom verließ, warf Subhash Hira rasch noch einen Blick auf den Flur und stellte sicher, daß er und seine indischen Kollegen immer noch alle Koffer, Taschen, Einkaufstüten und Umhängebeutel besaßen, die sie schon so viele tausend Kilometer mit sich geführt hatten. Es war der natürliche Reflex eines erfahrenen Reisenden der Dritten Welt.

Körperlich hatte sich Hira mit den Jahren wenig verändert. Er trug die gleiche – wenn nicht identische – runde Drahtgestellbrille, die er 1978, dreizehn Jahre zuvor, bei seiner Ankunft in Lusaka getragen hatte, als er die Leitung über Sambias Programm für sexuell übertragbare Krankheiten übernommen hatte. Außer einigen grauen Haaren war Hira nicht besonders gealtert: Er verfügte immer noch über unerschöpfliche Energie.

Aber innerlich war Subhash Hira ein völlig anderer Mensch. Er hatte Sambias schreckliche AIDS-Epidemie verfolgt, und das hatte ihm ein Stück seiner Seele genommen und Narben auf seinem Herzen hinterlassen. Er seufzte viel und schien das erst zu bemerken, als jemand fragte: »Hira, was ist los?«

»Menschen, die in der Zeit nach der Pest geboren wurden, konnten sich nie vorstellen, wie es damals gewesen ist«, erzählte Hira über die Fahrgeräusche des Zuges hinweg. »Als AIDS in Sambia ausbrach, sagte man mir: ›Sie sehen hier die Beulenpest des Mittelalters, und in zehn Jahren werden Sie ebenso viele Massengräber sehen.‹ Ich hielt das für eine Übertreibung. Wie konnten wir auch nur an dreißig bis vierzig Prozent HIV-Seropositivität denken? Vor sechs Jahren, 1985, waren es nur drei Prozent der schwangeren Frauen in Lusaka.«

Hira sah aus dem Fenster auf die herrliche Landschaft der Toskana, aber er schien nichts wahrzunehmen. Vor seinem inneren Auge sah er die Stationen im Lehrkrankenhaus der Universität von Lusaka. Während er sprach, lauschten Hiras indische Kollegen mit sorgenvollem Gesichtsausdruck. Sie waren alle auf dem Weg zur siebten Internationalen AIDS-Konferenz in Florenz, wo sie hofften, eine Diskussion über das Auftauchen von HIV in Asien entfachen zu können.

»Ich werde bald wieder nach Hause ziehen, nach Bombay«, meinte Hira mit einem vorsichtigen Lächeln. Er hatte dem Heimweh, das er all diese Jahre in Lusaka verspürt hatte, nie entfliehen können. Die Umstände seiner Rückkehr waren alles andere als ideal. Aber wenn er seine vier Kollegen ansah, zwei Frauen im Sari und zwei Männer in Anzügen nach westlichem Schnitt, erhellte sich Hiras Gesicht. Offensichtlich befriedigte ihn die Vorstellung, mit seinen Landsleuten zu arbeiten.

Aber sein Lächeln erlosch bald, und mit gedämpfter Stimme erklärte er: »AIDS ist nach Indien gekommen. Ich muß alles tun, was in meiner Macht steht, um sicherzustellen, daß das, was ich in diesen letzten zehn Jahren in Lusaka gesehen habe, sich in Bombay oder Kalkutta, in Delhi oder Madras nicht wiederholt. HIV taucht überall in Indien auf. Es könnte bereits zu spät sein. Ja, es könnte schon zu spät sein.«

Und das war es auch. 1991 war HIV bereits in mehreren Volksgruppen Asiens aufgetaucht. Dr. I. S. Gilada, Direktor der Indian Health Organization mit Sitz in Bombay, schätzte, daß in seiner Stadt 100 000 weibliche Prostituierte infiziert waren und zwei Millionen im ganzen Land, mit den höchsten Quoten – bis zu 70 Prozent – unter Indiens tamilischen Frauen, die als Prostituierte in Bombay arbeiteten. Dr. Jacob John vom Christian Medical College in Vellore schätzte, daß ein Drittel der weiblichen Prostituierten in dieser indischen Stadt HIV-positiv waren, ebenso wie sechs Prozent der Männer, die in Kliniken für sexuell übertragbare Krankheiten getestet wurden.

Jim Chin von der WHO ging 1991 davon aus, daß insgesamt ungefähr 250 000 Inder infiziert waren, und fügte, für ihn typisch, hinzu: »Das ist eine bewußt niedrig gehaltene Schätzung.«

In Asiens wohlhabendsten Ländern blieb AIDS ein Fremder. Eine landesweite Untersuchung von Blutspendern in Japan ergab 1991, daß die Infektionsquote weniger als 0,002 Prozent betrug; Japan schien praktisch frei von HIV. Auch in Singapur gab es Mitte 1991 laut Dr. Roy Chan von der AIDS-Kommission der Stadt nur acht HIV-Infektionen.

Doch überall dort, wo große Armut herrschte, schien sich HIV in Asien lange vor 1991 Zutritt verschafft zu haben.

Kurz vor der Eröffnung der siebten Internationalen AIDS-Konferenz in Florenz im Juni 1991 veröffentlichte Jim McDermott, Arzt und demokratischer Abgeordneter für den Bundesstaat Washington, das Ergebnis einer AIDS-Studie, die er für das amerikanische Repräsentantenhaus durchgeführt hatte. Der Bericht kam zu erschreckenden Erkenntnissen hinsichtlich der Pandemie in Asien und veranlaßte viele Politikerkollegen, insgeheim ihrer Sorge Ausdruck zu verleihen, daß McDermott die Situation absichtlich übertrieben habe, um Auslandshilfe lockerzumachen. Mit der Zeit sollte sich jedoch zeigen, daß McDermotts Bericht das Ausmaß der Pandemie in Asien unterschätzt hatte.[62]

Nachdem McDermott auf Ersuchen von Tom Foley, dem Vorsitzenden des Repräsentantenhauses, durch Indien, Thailand und die Philippinen gereist war, gelangte er zu der Schlußfolgerung, daß »Asien der schlafende Riese einer weltweiten AIDS-Epidemie ist«. Er schätzte, daß im Juni 1991 ungefähr eine Million Inder bereits mit HIV infiziert waren, und im Jahr 2000 würden in Indien und Thailand zusammen zwölf Millionen infizierte Bürger leben. McDermott sah voraus, daß Asiens Epidemie möglicherweise innerhalb von nur fünf Jahren die Epidemie in Afrika überholt haben könnte.

Wie konnte die Mikrobe trotz all dieser Frühwarnungen, Prognosen und klaren Beweise der Katastrophe, die AIDS über Afrika brachte, Asien derart überwältigen? Warum hatte die Menschheit nicht erfolgreich das Auftauchen von HIV auf diesem Kontinent verhindert? Noch im Herbst 1989 zeigten stichhaltige Umfragen unter thailändischen Junkies und Prostituierten Infektionsraten von unter 0,04 Prozent – anscheinend unbedeutend. Doch innerhalb von nur zwölf Monaten war die Infektionsrate unter Prostituierten in Chiang Mai von 0,04 Prozent auf über 70 Prozent hochgeschnellt. In nur 20 Monaten nach seinem Auftauchen hatte das Virus sich epidemieartig ausgebreitet und wurde unter Schlüsselbevölkerungsgruppen in Thailand endemisch. Hier war HIV in der Geschichte der globalen Epidemie am schnellsten aufgetreten.

Wie konnte das geschehen? Als Wissenschaftler und Experten des öffentlichen Gesundheitswesens den Weg des Virus durch Asien nachzeichneten, erhielten sie Beweise für die früheren Theorien der GPA, daß Menschenrechtsverletzungen, Armut und das Verhalten des *Homo sapiens* eine entscheidende Rolle beim Auftauchen der Krankheit spielten. Tatsächlich war der *einzige* Weg, das erstaunlich rasche Auftreten von HIV in Thailand zu verstehen, die Einsicht in die enge Verbindung zwischen gesellschaftlichen, politischen, biologischen und wirtschaftlichen Faktoren.

Die AIDS-Geschichte Afrikas wiederholte sich tragischerweise in Asien. Man hatte die Lektionen nicht gelernt. Wie viele afrikanische Länder versuchten auch viele Nationen in Asien, das Virus mit Gesetzen aus dem Weg zu räumen, indem sie die Aktivitäten und die Freizügigkeit von potentiellen Trägern einschränkten. Als das zu scheitern schien, weigerten sich die Regierungen einfach, das Virus in ihrem Land zur Kenntnis zu nehmen, und bestraften Ärzte und Spezialisten, die öffentlich AIDS-Alarm schlugen. Offizielle AIDS-Zahlen, die der Weltgesundheitsorganisation gemeldet wurden, spiegelten die Versuche der meisten Regierungen wider, den Einfluß von AIDS herunterzuspielen.[63]

Während der letzten Wochen von 1987 wurde in Manila eine Konferenz zum Thema »AIDS in Asien« abgehalten, zum Teil mit Unterstützung der WHO. Nur wenige Fälle der Krankheit waren zu der Zeit in irgendeinem Land Asiens aufgetaucht – mit einer Ausnahme, und dieses Land wurde in erster Linie von Kaukasiern bewohnt: Australien. Obwohl Australien geographisch gesehen am Rande des Pazifik liegt, halten die meisten Asiaten das Land und seine Epidemie für europäisch. Aber Dr. John Dwyer, der onkelhafte Direktor der AIDS-Forschung an der University of South Wales in Sidney, tat sein Bestes, um die Anwesenden auf der Konferenz in Manila davon zu überzeugen, daß die Pandemie kommen werde, und sie würde Asien nicht wie Europa heimsuchen, sondern wie Afrika.

Dwyer erinnerte seine Kollegen in aller Deutlichkeit daran, daß Syphilis, Gonorrhöe und andere sexuell übertragbare Krankheiten sich in ganz Asien schnell ausbreiteten, daß die weibliche Prostitution in fast allen wuchernden Zentren des Kontinents und die männliche Prostitution in mehreren Städten um sich griffen, daß Opiumraucher diese Droge und ihre Pfeifen zugunsten von Heroin und Spritzen aufgaben und daß viele Teile von Asien unter großer Armut und Unterernährung leiden und mit Afrika vergleichbar sind.

Zu Indiens ersten AIDS-Fällen gehörten Empfänger verseuchter amerikanischer Blutprodukte, die von Cutter Biological hergestellt worden waren, einem Unternehmen mit Sitz in Kalifornien, und Empfänger von Anti-RhD-Impfstoffen der indischen Firma Bharat Serums and Vaccine Ltd.[64]

Zwischen 1985 und 1989 testete der indische Council of Medical Research über zwei Millionen Menschen und fand 764, die das Virus in sich trugen – bei der Hälfte von ihnen handelte es sich um weibliche Prostituierte. Ende 1989 schnellte die Infektionsquote in die Höhe. Eine Untersuchung in Bombay zeigte, daß 4,9 Prozent der weiblichen Prostituierten der Stadt infiziert waren.[65] Als Belege für die Anwesenheit des Virus in Indien zunahmen, wurden im Bundesstaat Maharashtra Gesetzesvorschläge eingereicht, die den Geschlechtsverkehr mit Ausländern verbieten sollten. Obwohl die Gesetzesvorschläge abgewiesen wurden, spiegelten sie die zu jener Zeit in der indischen Gesellschaft vorherrschende Stimmung wider.

Die Aufklärungsmaßnahmen waren äußerst mangelhaft. Eine repräsentative Umfrage unter indischen AIDS-Patienten im Jahr 1989 zeigte, daß sogar sie nichts von der Krankheit gehört hatten. Nur vier Prozent gaben an, vor ihrer Erkrankung von AIDS gehört zu haben; die meisten hatten lange nach ihrer Diagnose immer noch keine Ahnung, um was es sich bei dieser Krankheit eigentlich handelte. Ein wichtiger Faktor, der bei der Unwissenheit eine Rolle spielte, war das Analphabetentum – 94 Prozent der Befragten waren nicht in der Lage, die wenigen AIDS-Broschüren oder die Artikel in den Zeitungen, die in Indien veröffentlicht wurden, zu lesen.[66]

Mitte 1990 war die Infektionsquote unter den Prostituierten in Bombay auf zehn Prozent gestiegen, und 5,6 von 1000 Blutspendern der Stadt trugen das Virus in sich. Der Direktor des indischen Medical Research Council, Dr. A.S. Paintal, schätzte, daß Bombays Infektionsquoten solche Ausmaße erreicht hatten, daß jeden Tag 100000mal mit HIV-positiven weiblichen Prostituierten sexuell verkehrt wurde.[67] Eine Klinik für sexuell übertragbare Krankheiten in Bombay konnte unter Prostituierten Infektionsquoten von 40 Prozent feststellen.

Gleichzeitig stieg die Infektionsquote unter den Blutspendern auf ein Prozent, und Indien erlebte die ersten Fälle von HIV unter Junkies. 62 Heroinsüchtige in Manipur tauchten im April 1990 in Veröffentlichungen der Regierung auf. Die Sorgen über die Blutversorgung wuchsen, als eine Regierungsuntersuchung 510 HIV-positive Blutspender im Bundesstaat Gujerat ausmachte. Unter ihnen waren 430 »professionelle Spender« – Menschen, die so arm waren, daß sie von den mageren Einkünften lebten, die sie erzielten, indem sie regelmäßig ihr Blut verkauften. Trotz solch klarer Beweise der Präsenz der Mikrobe in der nationalen Blutversorgung wurden mit Erlaubnis der indischen Regierung 1991 weniger als fünf Prozent aller kommerziellen Blutprodukte auf HIV untersucht. Diese Zahl änderte sich auch 1992 nicht sehr.

Die Daten über HIV-Infektionsquoten verharmlosen Indiens Krise stark, weil die Personen mit dem höchsten Risiko 1991 die Tests bewußt vermieden. Sie mieden die Tests, weil allgemein bekannt war, daß in Manipur ungefähr 100 HIV-positive Menschen permanent in Isolation gehalten wurden, angekettet an ihre Betten und ohne soziale Kontakte.[68] Das trieb potentiell infizierte Menschen weiter in den Untergrund, weit weg vom öffentlichen Gesundheitswesen.

Eine Gruppe, die in der Lage war, dieses Mißtrauen zu überwinden, waren die Mitarbeiter des Choleraprogramms der Regierung, das unter den Armen Indiens großen Respekt genoß. Ihre Umfrage von 1991 in Manipur zeigte, daß erstaunliche 80 Prozent der Heroinsüchtigen HIV-positiv waren.

Die Mikrobe hatte wieder einmal »Glück« gehabt. Als Burma, einstmals die reichste Nation in Südostasien, 1987 von der Weltbank den Status des am wenigsten entwickelten Landes der Erde erhielt, verwandelte sich der traditionelle Opiumhandel gerade in einen Heroinmarkt. Es war nicht länger nötig, rohe Opiumpaste nach Marseille oder andere europäische Hafenstädte zu transportieren, um sie zu Heroin verarbeiten zu lassen und somit den Profit Burmas zu schmälern. Mit der Verlagerung der Opiumverarbeitung stand Heroin plötzlich zum Konsum vor Ort zur Verfügung. Innerhalb des sogenannten Goldenen Dreiecks – Burma, Südchina und Laos – überstieg die Opium- und jetzt die Heroinproduktion den Marktanteil, den in den sechziger Jahren die Türkei und Afghanistan gehalten hatten.

In Manipur an der Grenze zu Burma lockte das plötzlich verfügbare weit stärkere Heroin Opiumsüchtige wie Fliegen zum Honig. Nadeln waren jedoch kaum zu haben.

HIV zog auf der Heroinwelle in Manipur ein. Ehemalige Opiumraucher experimentierten ungeschickt mit Abschnürbinden, Kochern und Spritzen, sammelten sich in Gruppen, um nicht nur ihre Kenntnis zu teilen, wie man high wird, sondern auch das dazugehörige Fixerbesteck. In weniger als 16 Monaten stieg die Zahl der Opiumraucher, die auf Heroin umstiegen, von weniger als zehn Prozent mit unter einem Prozent HIV-Seroprävalenz auf über 95 Prozent der Junkies, die sich den reinsten und stärksten Stoff der Welt fixten. Und 80 Prozent von ihnen trugen zu der Zeit auch HIV in sich.[69]

Erstaunt über die Geschwindigkeit, mit der HIV durch Indien marschierte, brachten die Weltgesundheitsorganisation 20 Millionen Dollar und die Weltbank 100 Millionen Dollar für die höchstdotierte AIDS-Aufklärungskampagne auf, die jemals eingeleitet wurde. Doch von Anfang an schien das Projekt unter keinem guten Stern zu stehen, da Politiker in ganz Indien ihm die Unterstützung versagten und einige indische Bundesländer sich rundweg weigerten, an dem Projekt teilzunehmen. Gerüchte von Unrichtigkeiten, sogar Bestechung im Gesundheitswesen kamen auf. Ein Beispiel: Die Regierung zögerte, dem politischen Granatfeuer entgegenzutreten, das ihr von der gesamten Wirtschaft Indiens entgegenschlagen würde, sollten die ausländischen Hilfsmittel ausschließlich außerhalb des Landes ausgegeben werden. Daher erwarb sie über eine Milliarde schadhafte Kondome von einem örtlichen Hersteller und erhöhte daraufhin die Preise auf hochwertige Importprodukte.

»Wir sitzen auf einem Vulkan. Wir werden damit nicht umgehen können«, sagte die AIDS-Forscherin Geeta Bhave aus Maharashtra. Sollten all die Hunderttausende von HIV-Fällen zu AIDS werden, sagte sie voraus, würde Indiens Gesundheitssystem kollabieren.

Sogar HIV-2, das man zuvor fast ausschließlich in Westafrika gefunden hatte, tauchte in Indien auf. Im Juni 1993 meldeten Kliniken für sexuell übertragbare Krankheiten in Tamil Nadu, Bombay und Goa, daß zwei bis drei Prozent ihrer Patienten diese zweite Art des AIDS-Virus in sich trugen.

Deutsche Forscher untersuchten die Genetik von HIV-1- und HIV-2-Virussträngen, die in verschiedenen Teilen Indiens gefunden wurden, und entdeckten weitere Beweise für ein erst kürzliches Auftauchen des Virus im Land und für seine außerordentlich rasche Ausbreitung. Gleichgültig, wohin sie sahen, überall fanden sie infizierte Inder, und es gab kein Anzeichen dafür, daß die Ausbreitung des Virus sich wie in Nordamerika und Europa geographisch konzentrierte.

Die HIV-1-Stränge waren alle recht ähnlich und paßten eng zu einem Strang des Virus, der in Südafrika gefunden worden war. Angesichts der großen Anzahl von Menschen indischer Abstammung, die in Südafrika lebten und häufig zurück nach Indien reisten, war dies nicht überraschend. Aber es war erstaunlich, erklärten Forscher, so wenig genetische Unterschiede zwischen HIV-1-Strängen in Bombay, Goa, Manipur und anderen Orten zu entdecken, die durch Tausende von Meilen getrennt waren.

»Wir schließen daraus, daß diese [HIV-1-]Stränge in Indien erst vor kurzem eingeführt wurden und sich *sehr* schnell ausgebreitet haben«, erklärte das deutsche Forschungsteam.[70]

HIV-2 zeigte ebenfalls wenig genetische Vielfalt in Indien, was wiederum darauf hinwies, daß sich das Virus erst seit kurzer Zeit im Land befand. Außerdem schienen alle HIV-2-Stränge von einem gemeinsamen Vorfahren abzustammen, und das war ein Indiz dafür, daß eine einzige infizierte Person das Virus von Westafrika eingeschleppt hatte. Die Ausbreitung des Virus innerhalb der indischen Gesellschaft nach dem ersten Auftauchen vollzog sich außerordentlich schnell.

Indem sie Anfang 1993 die Inzidenzquote von HIV-1 und HIV-2 in ganz Indien mit dem Maß an genetischer Vielfalt in den verschiedenen viralen Strängen verglichen, schätzte das Forschungsteam aus Frankfurt, daß Indiens Epidemie um eine Million Neuinfektionen pro Jahr anwuchs. Wenn die Schätzung des Kongreßabgeordneten McDermott von einer Million infizierten Indern 1991 korrekt war und sich die in Frankfurt geschätzte Zuwachsquote bewahrheitete, würde die älteste bis heute erhaltene Kultur der Erde im Jahr 2000 ungefähr zehn Millionen HIV-Fälle haben.

Natürlich kann man nicht erwarten, daß eine Epidemie im Laufe der Zeit stets mit einer gleichbleibenden Quote ansteigt, denn je mehr Menschen in einer Gesellschaft infiziert sind, desto größer wird das Potential zusätzlicher Infektionen. Daher wuchsen auch die Zuwachsquoten mit der Zeit. Als Vertreter der WHO Indiens AIDS-Programme planten, zögerten sie, zur künftigen Epidemie des Landes präzise Zahlen anzugeben. Sie waren jedoch in der Lage, die Zuwachsquoten mit denen von Afrika zu vergleichen: Während der Anstieg von Afrikas Pandemie in den neunziger Jahren mit einem sanften Winkel nach oben geht, schnellte Indiens Prognose in einem 60°-Winkel steil nach oben.

»AIDS droht die Welt leerzufegen«, sagte Mboya Okeyo, AIDS-Arzt aus Kenia. »Zuerst Afrika, dann Indien, dann Südostasien. Und dann – wer weiß?«

1993 kehrte Subhash Hira nach Bombay zurück. Er hatte das Auftauchen von AIDS in Sambia beobachtet und war nun entschlossen, alles in seiner Macht Stehende zu tun, um den Vormarsch des tödlichen Virus in seinem Heimatland zu verlangsamen.

Wenn Indiens Epidemie schon galoppierte, dann bewegte sich die von Thailand mit Lichtgeschwindigkeit. Untersuchungen des thailändischen Gesundheitsministeriums zeigten, daß die HIV-Infektionsquoten in fast jedem Bereich der Gesellschaft 1989 weit unter 2,5 Prozent lagen. 18 Monate später waren zweistellige Infektionsquoten im ganzen Land die Norm.[71]

Etwas besonders Eigenartiges und Besorgniserregendes geschah in Thailand: Zwei getrennte Linien von HIV-1 tauchten auf, jede befiel völlig unterschiedliche Bevölkerungsgruppen. Unter den Heroinsüchtigen in Bangkok tauchte ein B-Klasse-Virus auf, das genetisch einem typisch amerikanischen HIV ähnelte. Ein ganz anderes HIV, das sehr einem virulenten Virus aus Uganda ähnelte, zeigte sich bei den Prostituierten und der heterosexuellen Bevölkerung Thailands. Die beiden Stränge bewegten sich auf unterschiedlichen Wegen durch das Land, und noch 1993 gab es keinen Beweis für eine Überkreuz-Mischung ihres genetischen Materials.[72]

Daher hatte Thailand, biologisch gesehen, zwei getrennte Epidemien, und beide wuchsen in beispiellosen Quoten.

Die Situation in Thailand zeigte, wie unsinnig es war, die Bedrohung durch eine auftauchende Mikrobe auf der Basis einer anfänglich kleinen Zahl von Fällen einfach abzutun. Und sie zeigte wieder einmal die Verknüpfung von Menschenrechten und dem Auftauchen von Mikroben, die bis dato der betroffenen Gesellschaft fremd waren. Zu Anfang der Epidemie unternahm die thailändische Regierung einige äußerst harte Schritte, die in aller Welt von Befürwortern eines harten Kurses begrüßt wurden. Eine spezielle HIV-Quarantäne-Einheit wurde im Lard-Yao-Gefängnis von Bangkok eingerichtet. Als Tests im Juni 1989 zeigten, daß bis zu 44 Prozent der weiblichen Prostituierten in Chiang Mai HIV-positiv waren, erließ die Regierung Verordnungen, mit denen scharf gegen die Bordelle durchgegriffen wurde. Als die Infektionsquoten unter den Heroinsüchtigen hochschnellten, befahl die Regierung der thailändischen Polizei, rücksichtslos gegen den Drogenhandel und die Junkies vorzugehen. Infizierte Ausländer wurden deportiert.

Thailand unternahm auch positive Schritte, die von der WHO viel Lob erhielten, einschließlich der Einrichtung des ersten nationalen HIV-Überwachungsprogramms in den Entwicklungsländern. Insofern das Gesundheitsministerium den Umfang der HIV-Infektionen in wichtigen Untergruppen der thailändischen Gesellschaft sorgfältig und kontinuierlich beobachtete, konnte es sich auf dem laufenden halten über die aufblühende Epidemie des Landes.[73] Möglicherweise war das Auftauchen von HIV in Thailand das weltweit am besten dokumentierte.

Trotz dieser Bemühungen verbreitete sich das Virus mit Rekordgeschwindigkeit durch diese südostasiatische Nation, in erster Linie über die enorme Sex-Industrie. Als Gerüchte über die neue Seuche aufkamen, ergriffen nur wenige Thailänder Maßnahmen, um sich zu schützen. Verleugnung, erklärte der thailändische Gesundheitsbeamte Dr. Chai Podhista 1992, war das Problem Nummer eins.

»Bei uns in Thailand gibt es ein Sprichwort«, erklärte Podhista. »Es heißt: Wenn du die Leiche im Sarg nicht siehst, vergießt du keine Träne. Die schnelle Ausbreitung des Virus ist möglich – und wird ignoriert –, weil es noch kein Massensterben gegeben hat. Und das wird es auch erst in einigen Jahren geben. Hunderttausende von Menschen infizieren sich alle gleichzeitig mit einer schleichenden Seuche. In einigen Jahren, wenn sie alle AIDS bekommen, wird die ganze thailändische Nation in einen Schock fallen.«

Anfang 1990 initiierte eine Reihe von nichtstaatlichen Organisationen eine beeindruckende AIDS-Aufklärungskampagne, insbesondere unter weiblichen Prostituierten, und Ende 1990 benutzten über 90 Prozent der Prostituierten, die in Chiang Mai arbeiteten, Kondome. Doch für die Mehrheit der Frauen war es zu spät: Sie waren bereits infiziert.[74]

Im entscheidenden Moment seines Auftauchens in der thailändischen Gesellschaft kam HIV ein gesellschaftlicher Umstand zugute: menschliches Chaos. Im Februar 1991 fand in Thailand ein Aufstand statt, und eine Militärjunta gelangte an die Macht.[75] Alle AIDS-Programme fanden ein abruptes Ende, und fast alle ausländischen Hilfsgelder, einschließlich denen zur HIV-Kontrolle, wurden gestrichen. Die AIDS-Programme lösten sich auf, und das Militärregime reagierte auf die HIV-Bedrohung mit für Juntas typischen Repressionen: Razzien in Bordellen, das Schließen aller solcher Häuser, die keine angemessenen Bestechungsgelder bieten, und das Aufsammeln aller Kinder und angeblicher Sklaven, ausländischer Männer und Frauen, die in den Puffs arbeiten.

Während dieser Zeit zeigten sich kaum sichtbare Veränderungen im sexuellen Appetit der männlichen Kunden. Ausländische Sextouristen strömten weiterhin aus aller Welt nach Thailand, vor allem aus Japan[76] und Deutschland. Und örtliche Thai-Männer zeigten keinerlei Anzeichen für eine abnehmende Libido. Eine Umfrage aus dem Jahr 1989/1990 zeigte, daß in diesem Jahr über ein Viertel der nach dem Zufallsprinzip befragten thailändischen Männer auch außerhalb ihrer Ehe Sex hatten, die meisten mit männlichen oder weiblichen Prostituierten.[77] Ein Jahr später ließ sich noch kein sichtbarer Wandel beobachten, und beim Zwangseinzug zum thailändischen Militär gaben über 97 Prozent der 21jährigen Rekruten an, regelmäßig Bordelle besucht zu haben.

Als sich immer mehr Prostituierte Thailands infizierten und die Sorge über AIDS zunahm, begannen Bordellbesitzer damit, Jungfrauen und junge Mädchen zu rekrutieren. Dadurch konnten sie ihrer männlichen Klientel Sicherheit verkaufen, obwohl diese Existenz für die Frauen und Mädchen natürlich weiterhin extrem riskant war. Verschiedene Studien zeigten, daß sich zwischen 1991 und 1993 die Demographie von Thailands weiblichen Prostituierten drastisch veränderte, insbesondere im nördlichen Chiang-Mai-Distrikt, der an Burma grenzt. Das Durchschnittsalter der Prostituierten sank (zu ihnen gehörten neun- bis zwölfjährige Mädchen), und die Zahl der burmesischen Frauen, die in den Bordellen arbeiteten, betrug 1993 über 40 Prozent.

Laut Amnesty International und der Human Rights Watch waren fast alle weiblichen Prostituierten aus Burma Sklavinnen – entweder von ihren Eltern an Bordellvermittler verkauft oder durch Ausbildungsverträge angeworben, die sie nicht mehr auflösen konnten, sobald sie sich auf thailändischem Boden befanden. Nur wenige der Mädchen, von denen die meisten zur Zeit ihres Verkaufs oder ihrer Anwerbung keine 18 Jahre alt waren, begriffen, daß sie als Prostituierte arbeiten sollten. Die überwiegende Mehrheit waren Analphabetinnen, sprachen kein Thai und waren bei der Ankunft in ihrer neuen Heimat, den Bordellen, noch Jungfrauen.

Regelmäßig führte die thailändische Polizei in den Bordellen Razzien durch, sammelte die Frauen mit burmesischer Nationalität ein und schaffte sie an die Grenze. Einige der Frauen gewährten den Polizisten, aus Angst vor dem, was sie auf der anderen Seite erwartete, sexuelle Gefälligkeiten im Austausch dafür, daß sie zu ihrem Leben als Prostituierte zurückkehren durften.

Was konnte schrecklicher sein als das Leben einer Sexsklavin, das sie in Thailand führen mußten?

Im September 1988 wurde die burmesische Regierung in einem Putsch gestürzt, der die korruptesten Elemente aus Wirtschaft und Militär an die Macht brachte. Ne Win nahm die Zügel in die Hand und führte einen autoritären Staat, der gnadenlos gegen seine Bürger vorging, während er gleichzeitig unverdrossen die Opium- und Heroinhersteller des Landes beschützte. Das Land, das in Myanmar umbenannt wurde[78], versank im Chaos. Angesichts der Meldungen über Folter und Massenhinrichtungen sowie ökonomischer Hoffnungslosigkeit kam es in ganz Burma 1990 zu Demonstrationen, angeführt von den Anhängern von Aung San Suu Kyi. Obwohl sie die nationalen Präsidentschaftswahlen im Mai 1990 gewann und nachfolgend den Friedensnobelpreis erhielt, wurde Aung unter Hausarrest gestellt. Bis Mitte 1994 blieb sie eine ans Haus gefesselte Gefangene der Militärregierung.

Nach den Wahlen von 1990 verschlimmerten sich die Aktionen der Regierung, und das Land wurde für alle Befürworter der Menschenrechte, die es wagten, ihre Stimme zu erheben, gefährlich. Kein Wunder, daß Burmesen zu Hunderten jeden Tag illegal über die Grenze nach Thailand strömten und bis 1993 schätzungsweise 300 000 immigriert waren. Es überraschte daher auch nicht mehr sonderlich, daß verarmte Eltern bereit waren, ihre Töchter an die Bordellvermittler zu verschachern.

Im April 1992 gab Commander Bancha Jarujareet von der thailändischen Verbrechensbekämpfung bekannt, daß 25 HIV-positive burmesische Bordellmädchen, die seine Offiziere ergriffen und nach Burma deportiert hatten, tot waren. Laut dem thailändischen Polizeioffizier hatten burmesische Beamte den Frauen Zyanid injiziert und ihre Leichen in einen Grenzfluß geworfen als Warnung, daß Burma alle notwendigen Schritte unternehmen würde, um AIDS aus dem Land fernzuhalten.

In Burma wurde Heroin vor Ort produziert und konnte daher mit der international wertlosen burmesischen Währung billig gekauft werden. Spritzen erforderten allerdings Devisen, und der gewalttätige burmesische Staat war zum internationalen Paria geworden, ökonomisch abgeschnitten vom Rest der Welt.[81] 1992 schätzte die WHO, daß die HIV-Infektionsquote unter Junkies in Rangun bei über 76 Prozent lag, aber das war eine sehr konservative Schätzung. Selbst wenn diese Menschen HIV kannten und wußten, wie sich das Virus ausbreitete, selbst wenn sie motiviert waren, sich selbst zu schützen – es war ihnen nicht möglich.[81]

Glücklicherweise hatte das thailändische Volk im Gegensatz dazu einen mutigen Helden, der bereit war, politisch gefährliche Wege einzuschlagen, um die in die Höhe schießende Epidemie des Landes zu verlangsamen. Mechai Viravaidhya arbeitete teils im Gesundheitsministerium, teils außerhalb der Regierung (je nachdem, wer an der Macht war) unermüdlich daran, den Kondomgebrauch zu fördern. Er fühlte sich im Gespräch mit einem Bordellbesitzer in Bangkoks Rotlichtviertel genauso wohl, wie wenn er ein thailändisches Kabinettsmitglied während eines Golfturniers für Prominente unter Druck setzte. Mechai verfolgte energisch eine »Politik des 100prozentigen Kondomgebrauchs«.[81] Aber sogar Mechai wußte, daß die wahre Schlacht verloren war. AIDS war in Thailand bereits endemisch, und 1993 prognostizierte die Regierung, daß im Jahr 2000 drei Millionen Erwachsene (aus einer Gesamtbevölkerung von 25 Millionen Menschen über 14 Jahren) HIV-positiv sein würden.

Wie in Burma und in Indien förderte die Heroin-Connection des Goldenen Dreiecks die HIV-Ausbreitung in Südchina. Obwohl die chinesische Regierung es abstritt, gab es in ihrem Land ein hohes Vorkommen an Heroinsucht, Prostitution und sexuell übertragbaren Krankheiten, das selbst dem beiläufigen Beobachter bereits 1987 ins Auge fiel.[82] Das größte Problem bestand in der südlichen Provinz Yünnan, die an Laos und Burma grenzt und seit langem schon ein Zentrum des Opiumhandels war. Yünnans Drogenhändler hatten wie jene in Burma gelernt, Opium in Heroin umzuwandeln. 1991 war Heroin überall in Yünnan zu haben, Spritzen dagegen nicht. Hier wiederholte sich, was mit Heroinsüchtigen in Manipur und Rangun durch HIV geschehen war, und 1993 schätzte die Weltgesundheitsorganisation, daß bis zu einem Drittel der Heroinsüchtigen in Yünnan infiziert war.[83]

Kaum ein Jahr später gab die WHO bekannt, daß Heroin eine schreckliche HIV-Epidemie in Ho-Chi-Minh-Stadt in Vietnam verstärkte. Unter den Heroinsüchtigen war die HIV-Quote in ungefähr neun Monaten von weniger als zwei Prozent auf über 30 Prozent geklettert.[84]

Wie schon bei der AIDS-Epidemie in Afrika fragten sich Beobachter in Asien laut, ob die Pandemie das berühmte »Wirtschaftswunder« der Region zunichte machen und zu einer »Verdritteweltlichung« führen würde. Wenn die Epidemien vor Ort sich weiter mit der atemberaubenden Geschwindigkeit wie zwischen 1989 und 1993 ausbreiteten, stand zu erwarten, daß Asien noch vor der Jahrhundertwende höhere HIV-Zahlen als Afrika haben würde. Ironischerweise wären die steuerlichen Kosten für Asien größer – nämlich deshalb, weil der Wirtschaftsboom des Kontinents während der achtziger Jahre so beeindruckend gewesen ist. Mit größerem Wohlstand kamen höhere Kosten. Der Dollarwert produktiver Arbeitskraft, der aufgrund von Fehlzeiten und dem Tod von Arbeitern verlorenging, war in Asien (im Vergleich zu Afrika) höher, weil es mehr gut ausgebildete Arbeitskräfte gab und das Einkommen durchgehend höher war. Die direkten medizinischen Kosten waren aufgrund von vorhandenen fortschrittlicheren – und kostspieligeren – Gesundheitssystemen ebenfalls höher.

Dennoch schien es auf den ersten Blick unvorstellbar, daß AIDS den wirtschaftlichen Aufschwung Asiens aufhalten könnte. Nur eine Handvoll von Ländern (die Philippinen, Papua-Neuguinea, Burma und Kambodscha) verzeichneten in den achtziger Jahren ein negatives BSP-Wachstum, und viele asiatische Länder hatten Zuwachsraten, die fünf- bis siebenmal höher waren als die der Vereinigten Staaten und der Schweiz.[85]

Wie schon in Afrika tauchten jedoch in einem Großteil von Asien gleichzeitig andere Krankheiten auf, von denen zu befürchten war, daß sie sich mit HIV/AIDS ergänzen oder Synergieeffekte hervorrufen. Dazu gehörte das Denguefieber, Hepatitis (A, B, C, D und E), mehrfach medikamentenresistente Malaria, Tuberkulose, medikamentenresistente Cholera und praktisch jede bekannte sexuell übertragbare Mikrobe. Obwohl niemand wußte, wie man den additiven oder multiplikativen wirtschaftlichen Einfluß der miteinander verhakten Epidemien zu kalkulieren habe, war – biologisch und epidemiologisch gesprochen – klar, daß eine wechselseitige Verbindung bestand.

Mitte 1993 schätzte die GPA, daß 1,5 Millionen Bewohner von Südasien HIV-positiv waren, die meisten von ihnen Inder oder Thailänder. Insbesondere für Thailand ging die WHO davon aus, daß Ende 1992 rund 450000 Menschen infiziert waren.[86]

Aber die Zahlen der WHO waren mit Sicherheit viel zu niedrig. Neuere Daten zeigten, daß die thailändischen Expansionsquoten der Epidemie sich nicht verlangsamten, wie viele hofften, sondern im Gegenteil alarmierend an Geschwindigkeit zulegten.[87] Die einzige hoffnungversprechende Verlangsamung bei Thailands Seuche fand sich unter den Junkies in Bangkok, die bereitwillig zu sterilen Spritzen griffen, wenn man sie ihnen zur Verfügung stellte.[88]

Mechai Viravaidhya schätzte, daß im Jahr 2000 Thailands kumulativen Zahlen an AIDS-Toten 470000 bis 560000 Erwachsene betragen werden. Wenn man von einem durchschnittlichen Produktivitätsverlust von 22000 Dollar pro verstorbenem Arbeiter ausgeht, könnte das für die thailändische Wirtschaft einen indirekten Verlust von 7,3 bis 8,5 Milliarden Dollar bedeuten. Die direkten Behandlungskosten für die Erkrankten konnten zwischen 61 und 167 Millionen Dollar betragen – bei einem Gesamtjahresbudget des Gesundheitsministeriums von knapp über 40 Millionen Dollar.[89] 1992 kostete ein einziger Tag der AIDS-Hospitalisierung in Bangkok durchschnittlich 298 Dollar und 73 Cent. Thailand befand sich in der unglücklichen Lage, in Medizin und Krankenhauspflege westlichen Standard erreicht zu haben, während seine Bevölkerung immer noch Dritte-Welt-Gehälter verdiente. 1992 sahen thailändische Beamte voraus, daß die Epidemie die Fortschritte des Landes im Gesundheitswesen und in der Medizin zunichte machen würde. Das völlig überforderte System kollabiert unter den wirtschaftlichen Kosten und der schieren Last der AIDS-Fälle.[90]

Die WHO kam in ihrer Prognose sowohl hinsichtlich des Umfangs der Epidemie als auch der indirekten Kosten zu geringfügig anderen Schätzungen und sah bis zum Jahr 2000 für Thailand eine ökonomische Gesamtlast durch AIDS von neun Milliarden Dollar voraus.[91] Die GPA-Gruppe ließ die Vertreter der Weltbank schon im Oktober 1991 wissen, daß sie in Südostasien in der zweiten Hälfte dieses Jahrzehnts einen möglichen Konjunkturrückgang zu erwarten hätten. Diese Sicht wurde vom thailändischen Entwicklungsforschungsinstitut in Bangkok geteilt.[92]

Das Statistische Bundesamt der USA gab düstere Prognosen für Thailand heraus, basierend auf den HIV-Prävalenzquoten von Anfang 1994. Das Amt sah voraus, daß Thailand bis zum Jahr 2010 derart schwere Schäden durch AIDS hinzunehmen haben werde, daß die Wachstumsraten der Bevölkerung auf – 0,8 Prozent (von in der Zeit vor AIDS prognostizierten + 0,9 Prozent) sinken werden. Es werde 25 Millionen weniger Menschen im Land geben, als es ohne AIDS der Fall gewesen wäre. Die Lebenserwartung würde einen Sturzflug machen – von 75 Jahren auf bloße 45 Jahre –, die Kindersterblichkeitsquoten werden sich mehr als verdreifachen (auf ungefähr 110 pro 1000 Neugeborenen), und die allgemeine Sterblichkeitsrate des Landes werde von sechs Toten pro 1000 auf über 22 pro 1000 hochschnellen.[93]

Nachdem für Indien, Burma, die Philippinen und andere Länder Asiens im Griff von HIV einige analoge Wirtschaftsanalysen durchgeführt wurden, gab es 1993 einen klaren Konsens im internationalen Gesundheitswesen, daß die Pandemie auf die Gesundheitssysteme, die Tourismusindustrie und die staatlichen Sozialdienste der am schwersten betroffenen Länder zuallermindest einen »Verdritteweltlichungseffekt« ausüben werde. Worst-case-Szenarios sahen eine klare Abnahme sowohl der landwirtschaftlichen als auch der industriellen Produktivität mit nachfolgender Abnahme des Bruttosozialprodukts voraus.[94] Das Entwicklungsprogramm der Vereinten Nationen und die Asian Development Bank prognostizierten Ende 1993, daß die HIV-Epidemie die allgemeine Armut steigern und bis zum Jahr 2000 in wichtigen Gebieten zu örtlichen Hungersnöten führen werde.

Solch düstere Wirtschaftsvorhersagen, ob sie nun den projizierten Einfluß von AIDS auf Afrika, Asien oder Lateinamerika betrafen[95], sollten stets die Aufmerksamkeit der wohlhabenden Spenderstaaten erwecken. Die Nationen Nordamerikas und Westeuropas – sowie in bescheidenerem Maße Japan und die Sowjetunion – hatten angesichts von Katastrophen immer bereitwillig Geld gegeben, selbst wenn die Menge eher symbolisch denn substantiell war. Wenn das Geld mit Zinsen angeboten wurde, schreckten Afrika und Lateinamerika zurück, aber Asien besaß einen hervorragenden Leumund bei der Rückzahlung seiner Schulden.

In aller Welt stieg die Hoffnung auf ein globales Aus für AIDS, als die Berliner die Mauer einrissen, die ihre Stadt drei Jahrzehnte lang ganz real geteilt hatte. Was unter den Werftarbeitern in Gdansk Anfang der achtziger Jahre begonnen hatte, baute sich jahrelang in Nischen antiautoritären Widerstands von Prag bis Riga, von Wladiwostok bis Berlin langsam auf. Sobald die Berliner Mauer gefallen war, gab es kein Zurück: Ideal und Wirklichkeit des Kommunismus waren tot. Und auf das Ende des Kommunismus folgten die kapitalistische Dominanz und der Sieg des Westens im Kalten Krieg. Die Bedrohung durch eine thermonukleare

Auslöschung schien plötzlich weit weg. Politiker in aller Welt sprachen von einer Friedensdividende. Plötzlich hatte die Welt überschüssiges Geld, behauptete man, und lang vernachlässigte Sozialprogramme konnten jetzt finanziell gefördert werden. Für einen Augenblick in der Geschichte hatte es den Anschein, als ob Menschen in aller Welt bemerkenswert optimistisch wären.

Aber es zeigte sich keine Friedensdividende. Die Menschen, die ihre Hälse reckten und nach ihr Ausschau hielten, sahen nur einen Schatten am Horizont aufziehen. Die Aufregung wich Verzweiflung und Enttäuschung, als sie die schattenhafte Dividende als das erkannten, was sie war: eine internationale Rezession.

Nachdem das Feiern und das Tanzen in den Straßen von Prag und Berlin zu Ende war, warf der Westen einen prüfenden Blick auf das, was hinter der Mauer lag – in der so lange abgeschotteten Welt des Kommunismus. Sie entdeckten, daß die Stalinisten von Usbekistan bis ins Baltikum seit Jahrzehnten die Bücher gefälscht hatten. Der Osten war am Ende.

Schlimmer noch, nachdem der Staat lange jeden Aspekt im Leben seiner Bewohner kontrolliert hatte, waren die Menschen kaum darauf vorbereitet, eine stabile bürgerliche Gesellschaft aufzubauen. Ihre Wirtschaft lag am Boden. Schnell vertrieb Zynismus bei den meisten Europäern das kurze Aufwallen der Begeisterung.

Die Wiedervereinigung Deutschlands wurde am 3. Oktober 1990 unter Festlichkeiten und Feuerwerk vollzogen, aber bis zum Ende dieses Jahres war die offizielle Zahl der Arbeitslosen in der früheren DDR von null auf über 350 000 hochgeschnellt.

Über Nacht wurden die vielen Milliarden Dollar für den Kalten Krieg in einen Marshall-Plan der Neuzeit zugunsten des Wiederaufbaus der ehemaligen kommunistischen Welt umgewandelt. Zehn Milliarden Dollar wurden an einem einzigen Tag allein aus Bonn an die Nationalbank in Moskau überwiesen. Und das war nur einer von vielen Transfers von West nach Ost.

Es gab nicht nur keine Friedensdividende, sondern es folgte auch eine neue langfristige strukturelle Agonie. Sogar die blühende Wirtschaft Asiens mußte schmerzhaft erfahren, daß die Nachfrage nach Fahrzeugen, Elektronik und Konsumgütern in Europa und Nordamerika nachließ.

Während ein Großteil der Welt die Öffnung der Berliner Mauer im Herbst 1989 mit Erstaunen und Begeisterung mit ansah, eilte Hans Seyfarth-Hermann zum Checkpoint Charlie und warf Kondome in die Menge der Ostdeutschen, die in den Westen stürmten. Die verblüfften Ostdeutschen fingen die Päckchen in der Luft auf und betrachteten die vermeintliche Streichholzschachtel. Der Aufdruck in Leuchtschrift lautete: »Sie werden bei Ihrem Besuch in Westberlin viele verführerische Dinge sehen. Genießen Sie alles, aber denken Sie daran, wir haben AIDS.«

In jeder vermeintlichen Streichholzschachtel befand sich ein Latex-Kondom. Es schien, daß die politische Offenheit ihren Preis hatte. Wenn es zutraf, wie die alten stalinistischen Führer behaupteten[96], daß AIDS nicht bis Osteuropa gekommen war, würde der Fall der Mauer mit Sicherheit die politischen Barrieren außer Kraft setzen, welche die Mikrobe angeblich in Schach gehalten hatten.

Seyfarth-Heymann und ein weiterer AIDS-Aktivist, Julian Eaves, befanden sich in der Nacht des 9. November 1989 in einer Berliner Schwulenbar namens »Dark Cellar«. Dort trafen sie auf Deutsche, die einen merkwürdigen Dialekt sprachen. Die beiden entdeckten, daß die Männer aus Sachsen stammten und daß sie in dieser Nacht sehr aufgedreht waren. Eaves erinnerte sich später: »Sie versuchten, das wilde Nachtleben der Großstadt zu genießen.« Eaves und Seyfarth-Hermann erkannten, daß die schwulen Sachsen nichts von AIDS und Safer Sex wußten. Es war ihnen auch die traurige Tatsache bewußt, daß einige Westberliner Schwule, die vom »Latex-Sex« genug hatten, sich die Unwissenheit der Ostler möglicherweise zunutze machen würden.

Die beiden Aktivisten verbrachten den folgenden Tag damit, Hunderte dieser Spezialpäckchen herzustellen und sie später in die Horden von Sachsen und anderen Ostdeutschen zu werfen, die durch Checkpoint Charlie strömten.

»Alles, was neu ist, ist in Ostdeutschland jetzt willkommen«, erklärte Eaves. »Die alten Stigmata wurden über den Haufen geworfen, und alles ist möglich. Wir hoffen, daß Ostdeutschland in allem Weltstandard erreichen wird, außer bei den AIDS-Toten.«

Niemand konnte sich vorstellen, daß nur vier Monate später Prostituierte in Westberlin kurz davorstanden, einen Proteststreik einzulegen wegen der abertausend Konkurrentinnen, die jeden Freitagabend aus dem Osten hereinstürmten, um sich während des Wochenendes wertvolle D-Mark zu verdienen. Begierig nach harter Währung, strömten junge Frauen, von denen die meisten sich nicht für Prostituierte hielten, nach Berlin, um ein paar Freier aufzutun, häufig für nur fünf Mark. Die berufsmäßigen Huren waren erbost, denn die Neulinge verlangten weit weniger als den üblichen Preis, und sie bestanden auch nicht darauf, daß ihre Kunden Kondome benutzten.[97]

Innerhalb von drei Jahren waren die Prostituierten aus dem Osten in allen Rotlichtdistrikten des wohlhabenderen Westens ein gewohntes Bild.

HIV folgte auch den neuen Wegen des Heroins. Die Öffnung der zuvor verschlossenen Grenzen läutete für Elemente der organisierten Kriminalität auf beiden Seiten der ehemaligen Mauer gewinnträchtige Zeiten ein. Insbesondere Polen wurde sowohl zum Zentrum für ein vor Ort produziertes Opiat namens *Kompott* als auch zum Transferpunkt für reines Heroin, das aus anderen Teilen der Welt importiert wurde und für die Verteilung in Zentraleuropa bestimmt war.

Das erste ernsthafte Auftauchen von HIV in Osteuropa ging nicht auf Prostitution oder Heroininjektionen zurück. Es kam vielmehr über Wege, die den tragischen Zustand der Medizin in einem Großteil des kommunistischen Blocks deutlich machten.

Obwohl es seit mindestens vier Jahren isolierte AIDS-Fälle in Rußland gegeben hatte, tauchte HIV wirklich erst im Frühjahr 1988 in Elista auf, der Hauptstadt der Kalmückenrepublik in der Nähe des Kaspischen Meeres. Ein Baby siechte auf der Kinderstation des städtischen Krankenhauses dahin. Es litt an jeder nur vorstellbaren Krankheit. Die Ärzte waren ratlos und nicht in der Lage, zu einer Diagnose zu gelangen, bis einer von ihnen vorschlug, Blutproben des Kindes an Valentin Pokrovsky zu schicken, einem Virologen, der in Moskau AIDS-Forschung betrieb. Pokrovsky bestätigte, daß sich das Kind mit HIV infiziert hatte.

Der Vater des Kindes, so stellte sich heraus, hatte sich 1981 im Kongo aufgehalten, wo er offensichtlich mit HIV in Berührung gekommen war. Er gab das Virus sexuell seiner Ehefrau weiter, die es ihrerseits an das Kind übertrug.

Es kam unter dem Regime von Josef Stalin einem Verrat gleich, öffentlich einen Mangel an lebenswichtigen Versorgungsgütern zuzugeben, und vierzig Jahre nach dem Tod des Diktators zögerten viele sowjetische Bürger immer noch, von den üblichen bürokratischen Wegen abzuweichen und die Aufmerksamkeit auf Produktionsmängel zu lenken. Im Jahr 1988, noch vor den Nachrichten aus Elista, verurteilte der sowjetische Gesundheitsminister Alexander Kondrusew öffentlich den beklagenswerten Mangel des Landes an medizinischen Versorgungsgütern. Er bemängelte besonders, daß die Nation drei Milliarden Spritzen pro Jahr benötigte, jedoch nur 30 Millionen herstellte und keine Spritzen importierte. Einfache Mathematik ließ erkennen, daß jede Spritze im Schnitt 100mal benutzt wurde. Kondrusew warnte, daß dieser Spritzenmangel zur Katastrophe führen könnte.

Bald schon bestätigte sich seine bemerkenswerte Weitsicht.

Das AIDS-Baby im Krankenhaus von Elista wurde von Personal behandelt, das die bei ihm verwendete Spritze benutzte, um Blutproben von anderen Babys der Säuglingsstation zu entnehmen oder ihnen Medikamente zu injizieren. Über drei Monate lang spritzten die Schwestern unwissentlich HIV bei allen Babys und in einigen Fällen auch bei deren Müttern.

Als die Anzahl der AIDS-Babys anstieg, ordneten die überforderten Ärzte aus Elista an, einige der Kleinkinder in ein Krankenhaus nach Wolgograd zu verlegen. Erneut benutzte das Personal gebrauchte Spritzen immer wieder, und bald schon waren auch alle Kinder auf der Säuglingsstation in Wolgograd infiziert.

Diese Vorfälle wurden bis Anfang 1989 geheimgehalten, dann veröffentlichte das russische Gewerkschaftsblatt *Trud* die Geschichte. Laut *Trud* hatte Gesundheitsminister Kondrusew die Ausmaße der Lücke zwischen der Zahl der von Medizinern verabreichten Injektionen und der jährlichen Produktionsquote von sterilen Spritzen in der Sowjetunion enorm unterschätzt.[98] Während führende Politiker in Moskau ihre Injektionen mit sterilen Einmalspritzen erhielten, mußten sich die Massen vor allem in abgelegenen Gegenden auf die Krankenhäuser verlassen, und die litten unter ständigem Versorgungsmangel. Das medizinische Personal in Elista und Wolgograd hatte gar keine Wahl, sie mußten ihre Spritzen 400- oder 500mal benutzen und gelegentlich die Nadeln auf einem Schleifstein schärfen, damit sie mit ihnen überhaupt noch die Haut durchstechen konnten.

Das erinnerte auf erschreckende Weise an die Ereignisse im Yambuku-Hospital im Jahr 1976, als belgische Nonnen eine Handvoll Spritzen Hunderte von Malen pro Woche benutzten und so unwissentlich das tödliche Ebola-Virus verbreiteten. Das geschah jedoch in einer abgelegenen, verarmten Region Zentralafrikas; die Sowjetunion aber gab vor, zu den fortgeschrittenen Industrienationen zu gehören.

Drei Jahre lang notierten die führenden Beamten des sowjetischen Gesundheitswesens die Zahlen ähnlicher Ausbrüche von HIV in Krankenhäusern in Rostow, Astrachan und Stawropol.

Im Juni 1990 ließ Vadim Pokrovsky die Welt wissen, daß 260 Kinder infolge nichtsteriler Nadeln mit HIV infiziert worden waren.[99]

Moskaus zweites Stadtkrankenhaus für Infektionskrankheiten war das AIDS-Behandlungszentrum des Landes, und die Hälfte der Patienten auf seinen Stationen waren Kinder unter fünf Jahren. Als die Angst vor AIDS unter den sowjetischen Ärzten anstieg, wurde nicht nur die Knappheit von Spritzen bekannt, sondern auch die von Latexhandschuhen, sterilen Kathetern, Operationskitteln, der Transfusionsausrüstung, von Zahnbohrern, Sonden und anderen wichtigen medizinischen Geräten. In der neuen Atmosphäre der *Perestroika* sprachen junge Ärzte zum erstenmal offen über die Unzulänglichkeiten in der medizinischen Versorgung der Sowjetunion.

Das Ergebnis war eine um sich greifende Panik in der Öffentlichkeit und ein krasser Rückgang in der Bereitschaft, sich invasiven medizinischen Eingriffen zu unterziehen. Ob in der Zahnarztpraxis oder bei Schutzimpfungen – alle Mediziner bemerkten einen Rückgang an Patienten, insbesondere in den Großstädten, wo die Medien den Verlautbarungen der jungen Ärzte große Aufmerksamkeit schenkten.

Dr. Michail Narkevich, neu ernannter Leiter der AIDS-Aufklärung im Gesundheitsministerium, mußte gezwungenermaßen einräumen, daß die wirtschaftlichen Schwierigkeiten des Landes gravierend seien und eine adäquate Versorgung mit medizinischen Geräten erst 1992 oder 1993 möglich sein würde. 1994 verlangten russische Ärzte noch dringender nach diesen Geräten, die sich immer noch nicht materialisiert hatten.

Bei dem Mangel an adäquaten Hilfsmitteln, um eine HIV-Ausbreitung in medizinischen Einrichtungen zu begrenzen, nahm die Panik weiter zu. Es wurde von Menschen berichtet, die AIDS-Patienten schlugen, und von Pflegepersonal, das sich weigerte, sich Menschen mit dem Virus zu nähern. Das Gesundheitsministerium war 1991 gezwungen, Ärzten und Schwestern, die mit HIV-/AIDS-Patienten arbeiteten, als Ausgleich für die damit verbundenen Risiken höhere Gehälter zu zahlen.

Aber sowjetische Politiker waren mit weitaus drängenderen Problemen als dem Nachschub von Spritzen beschäftigt. Das Land fiel buchstäblich auseinander. Lebensmittelknappheit, Aufstände, separatistische Bewegungen, politische Instabilität und eine Kraftprobe zwischen dem *Glasnost*-Helden Michail Gorbatschow und dem politischen Aufsteiger Boris Jelzin nahmen die nationale Aufmerksamkeit in Beschlag. 1991 existierte die Sowjetunion nicht länger. 1993 bedrohten zwei größere Putschversuche die Stabilität der russischen Republik, und in den meisten früheren Sowjetrepubliken wüteten Aufstände.

AIDS wurde von der Geschichte überschattet. Die Mikrobe breitete sich aus, unbeeinträchtigt von ernsthaften Bemühungen der Menschen, seine Übertragungswege zu beschränken. Prostitution und Drogenmißbrauch traten in das ökonomische Vakuum der gesellschaftlichen Umgestaltung. Kriminelle Elemente gewannen Kontrolle über viele Bereiche des Außenhandels, und Spritzen blieben weiterhin Mangelware.

Ende 1993 war die mikrobielle Szene eindeutig außer Kontrolle. Vor dem Fall der Berliner Mauer betrug die Syphilisrate in Rußland 4,3 Fälle auf 100 000 Menschen pro Jahr. Inmitten des nationalen Chaos beobachteten Gesundheitsexperten eine Syphilisepidemie. In St. Petersburg stieg beispielsweise das Vorkommen der Syphilis zwischen 1989 und 1993 um das Achtfache. Die meisten der Neuinfizierten waren junge, mittellose weibliche Prostituierte. In derselben Stadt war das Vorkommen von Gonorrhöe unter Teenagern 1993 im Vergleich zum Vorkommen von 1976 um 150 Prozent in die Höhe geschnellt. In derselben Bevölkerungsgruppe war das Syphilis-Vorkommen um 400 Prozent gestiegen.

Dr. Nikolai Chaika vom St. Petersburger Pasteur-Institut gab bekannt, daß alle russischen Krankheitsdaten einschließlich der Zahlen von HIV-/AIDS-Fällen aufgrund des »völligen Zusammenbruchs der russischen Medizin« unzuverlässig sind. Das soziale Netz der russischen Gesellschaft löse sich auf, sagte er, und die Menschen würden Verhaltensweisen annehmen, die eine Ausbreitung der Krankheiten praktisch garantierten.

Die »Verdritteweltlichung« hatte eingesetzt. Rußland bewegte sich ebenso wie fast alle anderen ehemaligen Sowjetrepubliken auf der Entwicklungsskala zurück. Es trafen Berichte von allen möglichen Epidemien ein, obwohl die meisten angesichts des Zusammenbruchs des epidemiologischen Überwachungssystems unmöglich bestätigt werden konnten. Im Sommer 1992 wurden Cholera-Ausbrüche aus Machatschkala, Nischni Nowgorod, Krasnodar, Nabereschnie Nischni und Moskau gemeldet. Die Nachrichtenagentur TASS meldete Ausbrüche von Milzbrand unter Bauern in der Altai-Region und von Typhus in Wolgodonsk. Aus Kasachstan wurde ein Fall von Beulenpest gemeldet.[100]

Im März 1993 hielt der Sonderberater von Präsident Boris Jelzin, Dr. A. V. Yablokow, vor dem Sicherheitsrat des Landes eine Rede über den bedenklichen Gesundheitszustand des russischen Volkes.[101] Er legte offen, daß Rußlands »Gesamtverlust an Arbeitskraft aufgrund vorzeitiger Sterblichkeit 1991 2,23 Millionen Menschen pro Jahr betragen hatte... Es ist offensichtlich, daß *eine Vorbeugung gegen Bevölkerungsverluste aufgrund vorzeitiger Sterblichkeit durch sozioökonomisch bedingte Ursachen die wichtigste strategische Maßnahme ist, um die Sicherheit des russischen Volkes zu erhöhen* [Hervorh. v. Yablokow].«

Die Hauptursache für Rußlands massive Todeslast war die Zahl der Selbsttötungen, die zwischen 1991 und 1992 um 20 Prozent stieg. Selbstzerstörung durch Alkohol, Autounfälle durch angetrunkene Fahrer und Mord waren weitere wichtige Gründe für die hohen Todeszahlen.

In der Zwischenzeit, erklärte Yablokow, hatten sich das nationale öffentliche Gesundheitswesen und die Medizin 1991 so weit verschlechtert, daß 70 Prozent aller Schwangerschaften mit ernsthaften Komplikationen verbunden waren, »nur die Hälfte aller Geburten als normal betrachtet werden konnte«, die Anämieraten unter schwangeren Frauen in nur drei Jahren um 61 Prozent gestiegen waren und die Sterblichkeit im Wochenbett fünfmal höher war als die in Westeuropa. Vermeidbare Todesfälle – jene, die direkt dem Medikamentenmangel oder einem Versagen der Medizin bzw. des öffentlichen Gesundheitswesen zugeschrieben werden – waren seit 1990 drastisch angestiegen.

»Darunter fallen alle Formen der Tuberkulose, einige Infektionskrankheiten (Masern, Keuchhusten, Tetanus, Typhus)... Atemwegserkrankungen, Schwangerschaftskomplikationen und Krankheiten der perinatalen Phase«, erläuterte Yablokow.

Die Lebenserwartung in Rußland war 1990 niedriger als 1964 (70,1 Jahre gegenüber 70,4), und die tatsächliche Lebensspanne betrug in einigen Gegenden des Landes nur 44 Jahre.

Separate EG-Studien zur russischen Volksgesundheit zeigten, daß die Tuberkulosequoten drastisch angestiegen waren. In Sibirien gab es 1990 ein Tb-Vorkommen von 43 Fällen auf 100000 Menschen (gemessen am positiven Sputum). 1993 hatte sich dieses Verhältnis auf 94:100000 verdoppelt. In derselben Zeit war Moskaus Tb-Quote von 27:100000 auf 50:100000 hochgeschnellt. Die Hauptursache für diese Eskalation war angeblich der Mangel an Devisen zum Kauf europäischer und amerikanischer Antituberkulose-Medikamente; ohne Behandlung verbreitete eine ständig zunehmende Zahl ansteckender Personen die Krankheit weiter.[102]

Vielleicht das auffälligste Beispiel für die »Verdritteweltlichung« Rußlands waren die Diphtherie-Ausbrüche in St. Petersburg und Moskau im Jahr 1993.

Ein Merkmal der alten Sowjetunion war ihr gewaltiger Erfolg bei der universellen Schutzimpfung und dem daraus folgenden Rückgang im Vorkommen von früheren Seuchen wie Masern, Keuchhusten, Polio und Diphtherie. 1976 betrug die Zahl der diagnostizierten Diphtheriefälle in der UdSSR fast null.

Doch 1990 tauchte die Diphtherie in Rußland wieder auf. Aus St. Petersburg, Kaliningrad, Orlowskaja und Moskau wurden 1211 Fälle gemeldet. Die Epidemie grassierte weiter. Bis weit in das Jahr 1994 hinein wurden neue Fälle und eine ständig wachsende geographische Ausbreitung gemeldet. 1991 gab es annähernd 1900 Diphtheriefälle mit 80 Todesfällen in Rußland. Obwohl diese bakterielle Erkrankung mit Antibiotika behandelt werden konnte, traten aufgrund des beklagenswerten Zustands der medizinischen Versorgung des Landes Todesfälle auf.

Im Sommer 1993, als in einem einzigen Monat aus Moskau und St. Petersburg beinahe 1000 Fälle gemeldet wurden, gab die britische Regierung eine Reisebroschüre heraus, in der sie ihren Bürgern empfahl, sich vor einer Reise in die ehemalige UdSSR erneut schutzimpfen zu lassen. Die Zahlen stiegen weiter: Zwischen Januar und August 1993 erkrankten annähernd 6000 Russen an Diphtherie, 106 Personen starben.[103]

Es hatten von abgelegenen ländlichen und wirtschaftlich wenig entwickelten Gebieten Rußlands massive Zuwanderungen nach Moskau, St. Petersburg und weniger stark nach Kaliningrad und Orlowskaja eingesetzt. Die meisten der Wanderarbeiter waren Wirtschaftsflüchtlinge, die hofften, in den Großstädten des Landes Arbeit zu finden. Laut den Angaben russischer Behörden fanden sie statt Arbeit Obdachlosigkeit, und viele Tausende hausten schließlich unter Elendsbedingungen in den Stationen des öffentlichen Nahverkehrs – in Bahnhöfen und auf Flughäfen. Über 40 Prozent der Diphtheriefälle traten unter diesen Heimatlosen auf.

Die Diphtherie war in den Vereinigten Staaten aufgrund der rigiden Einhaltung der Vorschulimpfung von Kindern mit den sogenannten DTP-Schüssen (gegen Diphtherie, Tetanus und Pertussis) praktisch ausgelöscht worden. Aber DTP-Schüsse waren seit den sechziger Jahren auch in Rußland gewissenhaft verabreicht worden. Nahezu jeder neue Diphtheriefall im Land fand sich bei Personen, die bereits eine Schutzimpfung erhalten hatten.

Die Mediziner kamen zu dem Schluß, daß die Schutzimpfung nicht – wie zuvor angenommen – lebenslang anhielt. Es konnte sein, daß sie nur weniger als fünf Jahre vor der Krankheit schützte. Der Grund, sagten sie, war nicht das Versagen der Schutzimpfung, sondern ihr Erfolg.

Anscheinend hatten 30 Jahre weltweiter Schutzimpfung die Anzahl von Diphtherie-Mikroben auf der Welt drastisch verringert, und die meisten Menschen waren in ihrem Leben dem Bakterium nie auf natürliche Weise ausgesetzt. Das natürliche Ausgesetztsein in den sechziger Jahren wirkte jedoch wie eine Nachimpfung und verjüngte ständig die nachlassende Immunität; das erklärt, warum Gesundheitsbeamte fälschlicherweise zu dem Schluß gekommen waren, die Impfung würde einen lebenslangen Schutz bieten. Aber in den achtziger Jahren hatte das Immunsystem der meisten Menschen Diphtherie niemals erlebt, und eine natürliche Auffrischung fand nicht statt.

In Reaktion auf die weltweite Sorge, daß die russische Epidemie sich auf andere Teile der früheren Sowjetunion, auf die baltischen Staaten oder Skandinavien ausbreiten konnte, kündigte das russische Gesundheitsministerium 1993 einen Fünfjahresplan an, im Rahmen dessen 90 Prozent aller Bürger der Nation erneut geimpft werden sollten. Einige UN-Vertreter stellten insgeheim in Frage, ob die Russen mit dem angemessenen Maß an Dringlichkeit und Eile reagierten: Eine Handvoll von Diphtherie-Fällen wurden im Sommer 1993 bereits aus Finnland und dem Baltikum gemeldet.[104] Wieder andere Skeptiker fragten sich, ob eine Massenschutzimpfungskampagne in Rußland angesichts des akuten Mangels an Spritzen klug wäre. Würde ein solches Projekt – im Hinblick auf die Lektion von Elista – nicht das Auftauchen von Mikroben wie Hepatitis B und HIV, die über das Blut übertragen werden, beschleunigen?

Der Tragödie von Elista gleichen fast bis in die Details die Ereignisse in Rumänien, wo die Regierung des kommunistischen Diktators Nikolai Ceauçescu die Existenz Tausender von Waisen in Heimen geheimhielt – das Erbe eines jahrzehntelangen strikten Banns gegen alle Formen der Verhütung. Außerdem verbarg das Regime Ceauçescus Beweise, daß viele dieser Kinder mit HIV infiziert waren[105], tragische Folge des Gebrauchs verseuchter Spritzen[106] und des primitiven Glaubens, daß die Kinder an Stärke gewinnen würden, wenn man ihnen das Blut von Erwachsenen injizierte.[107]

Als der Eiserne Vorhang sich hob, trat der Dritte-Welt-Status des alten kommunistischen Regimes zutage, ebenso wie die prekären Lebensbedingungen, die sich mitten im infrastrukturellen Chaos noch verschlimmerten. Mit dieser neuen Situation stellte sich die Erkenntnis ein, daß es für das weitere Auftauchen nicht nur von HIV, sondern von allen Arten von Mikroben zahllose günstige Bedingungen gab.

Man mußte allerdings nicht erst hinter dem Eisernen Vorhang, hinter dem Bambusvorhang oder südlich der Sahara suchen, um die mikrobielle Auswirkung der »Verdritteweltlichung« beobachten zu können. Dieser Prozeß lief während der achtziger und Anfang der neunziger Jahre auch in den wohlhabenden Nationen in Nordamerika und Westeuropa ab.

Trotz der AIDS-Epidemie blieben die meisten Vertreter des öffentlichen Gesundheitswesens, die nicht an der Arbeit mit Infektionskrankheiten beteiligt waren, in den achtziger Jahren optimistisch. So sehr, daß die Gesundheit eine Sache der persönlichen Verantwortung wurde. Gesundheitsexperten rechneten die Kosten der Krankheiten zusammen, die durch richtige Ernährungsweise, Sport, Verzicht auf Tabak und illegale Medikamente und Alkohol oder ähnliches zu vermeiden waren, und kamen zu dem Schluß, daß die persönliche Entscheidungsfreiheit hinsichtlich der Gesundheit nicht länger das ausschließliche Recht individueller Wahl sein dürfe. Raucher, so schlossen sie, kosteten den Rest der Gesellschaft Milliarden von Dollar. Ebenso Alkoholiker. Und fette Menschen.

»Die Kosten von Trägheit, Völlerei, alkoholischer Unmäßigkeit, rücksichtslosem Fahren, sexueller Raserei und Tabakgenuß ist jetzt eine nationale und keine individuelle Verantwortung«, schrieb John Knowles, Präsident der Rockefeller-Stiftung. »Es wird als individuelle Freiheit gerechtfertigt – aber die Freiheit des einen in Sachen Gesundheit ist des anderen Last an Steuern und Versicherungsbeiträgen. Ich glaube, daß das Recht auf Gesundheit ersetzt werden sollte durch das Konzept einer individuellen moralischen Verpflichtung, die eigene Gesundheit zu erhalten – eine öffentliche Pflicht, wenn Sie so wollen.« [108]

Befürworter des öffentlichen Gesundheitswesens mahnten jedoch, daß es überaus unfair und unrealistisch sei, arme Amerikaner für ihren Gesundheitszustand verantwortlich zu machen – sie für ihre Unfähigkeit, ideale Lebensmittel zu kaufen, sich die Mitgliedschaft in einem Fitneßclub zu leisten und in allen sexuellen Dingen sowie bei Rauschmitteln Mäßigkeit walten zu lassen, zu verurteilen, wie Knowles es offensichtlich tat. Außerdem warnten sie, daß die medizinischen Triumphe, die solch hehre Appelle an die persönliche Verantwortung ausgelöst hatten, sich als vergänglich erweisen würden. Angesichts zunehmender Verarmung, erklärten sie, würden die alten Geißeln zurückkehren. [109]

Es war nicht nötig, nach Afrika zu gehen, um AIDS-Waisen zu sehen oder ganze Familien, die Seite an Seite begraben wurden. Allein in New York wurden für Ende 1994 rund 30000 AIDS-Waisenkinder erwartet und in Newark über 10000. Das amerikanische Gesundheitsministerium prognostizierte, daß es im Jahr 2000 rund 60000 AIDS-Waisen im Land geben werde. [110] Ebenso wie AIDS das ausgedehnte Familiennetz in einem Großteil von Afrika in Mitleidenschaft zog, belastete es das gesellschaftliche Netz in den ärmsten Gemeinden Amerikas.

Mit jedem Jahr, das mit der AIDS-Epidemie in Amerika verging, wurde die Wirkung auf die ärmsten Stadtviertel des Landes immer gravierender. Die Epidemie traf zusammen mit den Auswirkungen anderer Notlagen – Obdachlosigkeit, Drogenmißbrauch, Alkoholismus, hohe Kindersterblichkeit, Syphilis, Gonorrhöe, Gewalt –, die alle gemeinsam dort die Verzweiflung verstärkten, wo es einst Träume von urbaner Erneuerung gegeben hatte.

Als das Virus seinen Weg in die Armutsviertel fand, wurde die Belastung für die städtischen Krankenhäuser kritisch. Anders als in Kanada und einem Großteil von Westeuropa gab es in den Vereinigten Staaten kein nationales Gesundheitssystem. 1990 waren schätzungsweise 37 Millionen Amerikaner ohne irgendeine Form von öffentlicher oder privater Krankenversicherung. Sie waren zu vermögend, um sich für eine vom Staat finanzierte Gesundheitsfürsorge zu qualifizieren, die für die Alten und die Bedürftigen gedacht war, aber sie waren auch zu arm, um sich eine private Versicherung leisten zu können. So beteten Millionen von Amerikanern einfach darum, nicht zu erkranken. Weitere 43 Millionen Amerikaner waren chronisch unterversichert und besaßen nur einen minimalen Deckungsschutz, der die Familie im Falle einer ernsthaften Erkrankung durch die erforderlichen Selbstkosten und Zuzahlungen in den Bankrott treiben konnte.[111]

Jede Krankheit, von denen die armen Städter Amerikas getroffen wurden, belastete das öffentliche Krankenhaussystem überproportional. Aber AIDS, dessen Behandlung besonders kostspielig und arbeitsintensiv war, drohte der Tropfen zu werden, der das bereits überlastete System zum Überlaufen bringt.[112]

»Wir befinden uns hier mitten in einem Krieg«, erklärte Dr. Emilio Carrillo, Präsident der New York City Health and Hospitals Corporation, die ein Netz von öffentlichen medizinischen Einrichtungen in der Stadt betreibt. »Menschen sind krank und sterben an AIDS, die Tuberkulose wütet, Unterernährung, Drogensucht und andere Krankheiten, deren Ursprung die Armut ist, haben ebenfalls epidemische Ausmaße angenommen, während sich die Gesundheitsfürsorge auf jeder Ebene der Stadtverwaltung, der Landes- und der Bundesregierung Kürzungen gegenübersieht. Nur die Zahl der Kranken und der Menschen, die eine Grundversorgung benötigen, wird nicht gekürzt. Bei ihnen gab es keine Streichungen, keine Abnahme. Sie kommen immer noch zu uns und wollen behandelt werden.«

Eine Umfrage von 1990 unter 100 der größten öffentlichen Krankenhäuser (durchgeführt von der National Association of Public Hospitals) zeigte eine sich verschlechternde Situation in allen amerikanischen Städten und sah den Zusammenbruch dieses Systems, des »öffentlichen Sicherheitsnetzes«, voraus. Eine Mikrobe, die in Amerika nur ein Jahrzehnt zuvor aufgetaucht war, drohte das System über den Haufen zu werfen.

Laut dem amerikanischen öffentlichen Gesundheitsdienst waren 1987 drei Prozent der Frauen, die in den Krankenhäusern von New York Kinder zur Welt brachten, HIV-positiv und ebenso 25 Prozent ihrer Babys. Annähernd zwei Drittel dieser Mütter und ihrer Babys lagen in öffentlichen Krankenhäusern in den Stadtvierteln Brooklyn und Bronx, die überwiegend von Schwarzen oder Latinos bewohnt werden. Im folgenden Jahr kam der Staat New York zu dem Schluß, daß eines von 61 Babys, die innerhalb seiner Grenzen geboren wurden, mit dem Virus infiziert war. Diese Quote war in der Nachbarschaft völlig anders: In den vornehmen, halb ländlichen Gemeinden weit vor den Toren von New York testete 1988 weniger als eines von 749 Neugeborenen HIV-positiv. Aber in den verzweifelt armen Stadtteilen wie der Süd-Bronx war eines von 43 Neugeborenen bzw. 2,34 Prozent infiziert – und jedes einzelne von ihnen kam in einem öffentlichen Krankenhaus zur Welt.[113] Man mußte davon ausgehen, daß sich diese Zahlen noch erhöhen würden, wenn die Epidemie sich demographisch in jüngere, vorwiegend heterosexuelle Bevölkerungsgruppen verlagerte.[114]

Ein signifikanter Prozentsatz der HIV-positiven Bevölkerung war außerdem obdachlos und lebte auf den Straßen amerikanischer Städte. Eine Studie über obdachlose Männer und Frauen in San Francisco aus dem Jahr 1991 stellte unter der Leitung von Andrew Moss fest, daß sich drei Prozent von jenen, die keinen erkennbaren Risikofaktoren für HIV ausgesetzt waren, infiziert hatten. Weitere acht Prozent der Obdachlosen testeten aufgrund von Drogeninjektion, Prostitution oder Sex mit einem Infizierten HIV-positiv. Alles in allem trug mehr als einer von zehn Obdachlosen in San Francisco das Virus in sich.[115]

HIV war nicht die einzige Mikrobe, die ihre Vorteile bei Amerikas urbanen Armen ausnutzte: Hepatitis B (das 1992 für 30 Prozent aller sexuell übertragbaren Krankheiten in Amerika verantwortlich war), Syphilis, Gonorrhöe und Schanker tauchten alle immer seltener unter weißen Schwulen auf, dagegen mit alarmierender, eskalierender Häufigkeit unter den heterosexuellen Armen der Städte, insbesondere unter jenen, die Crack, Kokain oder Heroin einnahmen. 1990 handelte es sich bei zwei Dritteln der Syphilis-Fälle im Staat New York um Schwarze, die in den Schlüsselvierteln der Armut wohnten. Innerhalb dieser Bevölkerungsgruppe waren die männlichen und weiblichen Infektionsquoten gleich.

1993 gab das Gesundheitsamt der Stadt New York bekannt, daß die Lebenserwartung ihrer männlichen Einwohner zum erstenmal seit dem Zweiten Weltkrieg *gesunken* war – von 68,9 Jahren im Jahr 1981 auf 68,6 Jahre im Jahr 1991. Und das, obwohl außerhalb von New York die Lebenserwartung von Männern in diesem Bundesstaat im selben Zeitraum von 71,5 Jahren auf 73,4 Jahre gestiegen war. Wenngleich die zunehmende Zahl von Mordopfern eine Rolle spielte, schrieben die Vertreter der Stadt einen Großteil dieser Abnahme AIDS zu. 1987 war AIDS bereits die Hauptursache vorzeitiger Todesfälle in New York bei Männern aller Rassen und Klassen, und 1988 wurde es außerdem zur Haupttodesursache bei schwarzen Frauen.

Lange bevor AIDS signifikante Todesopfer von Amerikanern forderte, rechnete der Chefchirurg des Harvard Hospital, Dr. Harold Freeman, aus, daß Männer, die in Bangladesch aufwuchsen, eine größere Chance hatten, ihren 65. Geburtstag zu erleben, als schwarze Männer in Harlem, der Bronx oder Brooklyn. Auch hier spielte die Gewalt eine signifikante Rolle in der Gleichung, aber sie war nicht ausschlaggebend dafür, warum eine Bevölkerung von Hunderttausenden von Männern, die in der reichsten Nation der Erde lebten, eine kürzere Lebenserwartung hatten als Männer in einem der ärmsten Dritte-Welt-Länder des Planeten. Die durchschnittliche Lebenserwartung bei schwarzen Männern aus Harlem, die zwischen 1950 und 1970 geboren wurden, betrug nur 49 Jahre. Freeman machte Krankheit, Armut und erschwerten Zugang zu medizinischer Versorgung in erster Linie für die alarmierenden Todesquoten unter jungen Schwarzen verantwortlich.[116]

Lange bevor eine neue Tuberkulose-Epidemie mehrere Städte der USA heimsuchte, waren die Warnzeichen für alle ersichtlich: zunehmende Obdachlosigkeit, Steuerkürzungen im sozialen Bereich, Selbstgefälligkeit des öffentlichen Gesundheitswesens, um sich greifender Drogenmißbrauch und ein Ansteigen anderer Infektionskrankheiten. Das Auftauchen von neuen Strängen mehrfach medikamentenresistenter Tb geschah gleichsam unter Läuten, Pfeifen und Gongschlagen, die der Menschheit als hinreichende Warnung hätten dienen können. Aber die Warnung traf auf taube Ohren.

Während Ronald Reagans Präsidentschaft begünstigte die amerikanische Steuerpolitik die Ausweitung des Investitions- und Geldsektors der Gesellschaft bei gleichzeitigen Kürzungen auf dem Sektor der Sozialdienste. Der Wirtschaftswissenschaftler Paul Krugman vom Massachusetts Institute of Technology schätzte, daß 44 Prozent des Einkommenswachstums in Amerika zwischen 1979 und 1989 auf das reichste eine Prozent aller Familien des Landes fiel oder auf ungefähr 800000 Männer, Frauen und Kinder. Auf der Basis der Daten des amerikanischen Zentralbankrats rechnete Krugman aus, daß der gesamte Wohlstand (der weit mehr beinhaltete als das oben genannte Nettoeinkommen) sich stärker in den Händen der Superreichen des Landes konzentrierte als zu jeder anderen Zeit seit den zwanziger Jahren. 1989 kontrollierte dieses eine Prozent der reichsten Amerikaner 39 Prozent des Wohlstands der Nation.

Mehrere Studien zeigten, daß Ende 1993 über 25 Millionen Amerikaner Hunger litten und unzureichende Mengen an Nahrungsmitteln zu sich nahmen. 1993 war einer von zehn Amerikanern gezwungen, mindestens einmal die Woche vor einer Nahrungsmittelausgabe Schlange zu stehen, in einer Suppenküche zu essen oder durch eine Wohltätigkeitsorganisation an sein Essen zu kommen. Und die Zahl der Menschen, die unterhalb der von der Bundesregierung festgesetzten Armutsgrenze lebten, stieg zwischen 1982 und 1992 dreimal schneller als die gesamte Bevölkerungsgröße. 1992 lebten 14,5 Prozent aller Amerikaner unter Lebensbedingungen, die juristisch als Armut definiert werden. Die meisten waren alleinerziehende Mütter und deren Kinder.[117]

Obwohl es schwierig war, genaue Zahlen zu ermitteln, nahm die Anzahl Obdachloser in Amerika zwischen 1975 und 1993 ständig zu[118], und die Demographie dieser Bevölkerungsgruppe verlagerte sich von dem traditionellen harten Kern älterer männlicher Vagabunden und Alkoholiker zu einer jüngeren, mehr heterogenen und zufälligen Gruppe, zu der viele Militärdienstveteranen, chronisch pflegebedürftige Geisteskranke, schwer Kokain- oder Heroinsüchtige sowie arbeitslose Familien und Einzelpersonen gehörten. Schätzungen des Umfangs der obdachlosen Bevölkerungsgruppe im Land bewegten sich zwischen 200 000 und 2 200 000; die Zahlen basierten auf Kopfzählungen in Notunterkünften und einer Vielzahl von statistischen Ansätzen gegenüber dem Problem.[119]

Noch schwieriger war der Anstieg der Wohnungsdichte in den Städten zu berechnen. Wenn Einzelpersonen und Familien sich zunehmenden Härten gegenübersahen, die zu Obdachlosigkeit führen konnten, zogen sie häufig zu Freunden und Verwandten. Eine Schätzung für die Stadt New York in den achtziger Jahren ging davon aus, daß 35 000 Haushalte im öffentlichen Wohnungswesen doppelt belegt waren; dazu kamen 73 000 doppelt belegte Privathaushalte. Wenn man davon ausgeht, daß jede Familie durchschnittlich aus vier Personen bestand, konnte das bedeuten, daß über 400 000 Männer, Frauen und Kinder in doppelt belegten Wohnungen eingepfercht waren.[120]

Und schließlich zirkulierte ein großer Prozentsatz der armen Stadtbevölkerung jährlich durch das System der Strafrechtspflege. Besonders junge Männer waren häufig in überfüllten Gefängnissen und Haftanstalten inhaftiert. 1982 rief Präsident Ronald Reagan zum Krieg gegen Drogen auf. 1990 saßen allein wegen Drogendelikten mehr Männer in Bundesgefängnissen ein als im gesamten Jahr 1980 für alle Anklagen zusammen. Das Tempo der Errichtung neuer Bundes-, Landes- und

Kommunalgefängnisse schaffte es nie auch nur annähernd, den Bedarf aufgrund der hohen Verhaftungsquoten zu erfüllen. Infolgedessen waren die Gefängniszellen überfüllt, und die Richter ließen Gefangene oft nach kurzer Haftstrafe wieder in die Gemeinschaft zurückkehren. Auch das erwies sich für die Mikroben als vorteilhaft.

Einige Auswirkungen der Mikroben auf diese urbane »Verdrittewelt-lichung« wären zu kontrollieren gewesen, hätte das öffentliche Gesundheitswesen in den USA eine größere Wachsamkeit an den Tag gelegt. Aber auf allen Ebenen – von der Basis bis zur Bundesspitze – befand sich das System Mitte der achtziger Jahre in einem überaus beklagenswerten Zustand. Selbstgefällig geworden nach jahrzehntelangen Siegen über die Mikroben, war das öffentliche Gesundheitswesen, als lächerlicher kleiner Bruder der Schulmedizin und steuerlich durch mehrere Runden von Budgetkürzungen auf allen Ebenen der Verwaltung gleichsam bis auf die Knochen abgenagt, 1990 nur noch ein bloßer Schatten seines früheren Selbst.

Eine Untersuchung des Institute of Medicine stellte fest, daß die Bemühungen zu Gesundheitsvorsorge und Krankheitskontrolle in den Vereinigten Staaten ein Trümmerhaufen waren. Zu den wichtigsten Problemen gehörte »Mangel an Übereinstimmung über den Auftrag des öffentlichen Gesundheitswesens« zwischen verschiedenen Bereichen der Verwaltung und der Forschung, eindeutiges Versagen der Befürworter eines öffentlichen Gesundheitswesens, an »der Dynamik der amerikanischen Politik« erfolgreich teilzunehmen, Mangel an Kooperation zwischen Medizin und öffentlichem Gesundheitswesen, unzulängliche Ausbildung und Führung sowie gravierende Finanzlücken auf allen Ebenen.

»Aus Sicht des Komitees«, schrieben sie, »sind wir unserer Aufgabe als Gesundheitswächter der Nation nicht nachgekommen, und infolgedessen ist die Volksgesundheit unnötigerweise in Gefahr.«[121]

Ein Beispiel für das Durcheinander im öffentlichen Gesundheitswesen, das sich für die Offiziellen in den achtziger Jahren als überaus peinlich erwies, waren die Masern. Ab 1963 stand in den Vereinigten Staaten eine sichere und wirksame Masernschutzimpfung zur Verfügung, und die Fälle der bisweilen tödlich verlaufenden Krankheit nahmen danach unter Kindern ständig ab. 1962 hatten sich eine halbe Million Kinder in den USA die Masern zugezogen; 1977 wurden jährlich weniger als 35 000 Fälle gemeldet, und viele Experten sahen voraus, daß die Krankheit in Kürze praktisch ausgerottet sein werde.

Aber schon 1977 waren Probleme ersichtlich: Viele Kinder, die vor dem vierzehnten oder fünfzehnten Lebensmonat geimpft worden waren, erkrankten später an den Masern, und die Forscher erkannten bald, daß der richtige Zeitpunkt für das Erreichen einer wirksamen Immunisierung entscheidend war. Die Termine für die Schutzimpfung wurden entsprechend angepaßt und landesweit mit Schwung durchgeführt. Die Zahl der Masernfälle im Land nahm daraufhin weiter ab. Das einzig ernsthafte Auftauchen der Mikrobe fand sich in Gemeinden, in denen eine signifikante Zahl von Eltern sich aus religiösen Gründen weigerte, ihre Kinder impfen zu lassen.[122]

Anfang der achtziger Jahre hatten die Vereinigten Staaten einen 99prozentigen Erstimpfungsschutz gegen Masern bei Kleinkindern erreicht, und 1983 traten nur noch 1497 Masernfälle im Land auf.

1985 jedoch kehrte ein 15jähriges Mädchen von einer England-Reise in ihre Heimatstadt Corpus Christi in Texas zurück und bekam prompt einen für Masern typischen Roseola-Ausschlag. Das Virus breitete sich schnell durch ihre High-School und die örtliche Junior High-School aus. 99 Prozent der Schüler waren als Kleinkind mit Lebendimpfstoff gegen Masern geimpft worden, 88 Prozent erhielten auch die empfohlene Wiederholungsimpfung. Trotzdem erkrankten 14 Schüler an Masern.[123]

Bluttests, die während des Ausbruchs an über 1800 Schülern durchgeführt wurden, zeigten, daß 4,1 Prozent der Kinder trotz der Schutzimpfung keine Antikörper gegen das Virus herstellten, und die niedrigsten Raten von Antikörperproduktion fanden sich unter jenen Kindern, die keine Wiederholungsimpfungen erhalten hatten. Alle kranken Teenager fielen in diese Kategorie. Die klare Botschaft lautete: (1) Eine Erstimpfung war bei Fehlen von Wiederholungsimpfungen als Schutz gegen Masern unzureichend, und (2) selbst eine Handvoll anfälliger Personen in einer Gruppe reichte aus, um einen ernsten Ausbruch herbeizuführen.[124]

Die entscheidende Bedeutung des richtigen Zeitpunkts von Schutzimpfung und Wiederholungsimpfung wurde durch Masernausbrüche unter Gruppen von Kindern weiter belegt, deren Erstimpfungsquoten 97 Prozent überstiegen.[125] 1989 stieg die Zahl der Masernfälle in den Vereinigten Staaten beträchtlich. Über 18000 Fälle von Masern traten auf und führten zu 41 Todesfällen, eine zehnfache Zunahme seit 1983. 40 Prozent der Fälle waren junge Menschen, die zwar ihre Erstimpfung bekommen hatten, aber keine Wiederholungsimpfung. Die übrigen waren entweder nie geimpft worden oder ihre Schutzimpfung war zu einem ungünstigen Zeitpunkt erfolgt.

Obwohl einige Kinderärzte und Politiker die Zahlen von 1989 für bedenklich hielten, sah niemand eine Epidemie voraus. Masern-Epidemien betrachtete man 1989 als ein Problem der Dritten Welt.

Aber es kam zur Epidemie. Das Vorkommen von Masern in den Vereinigten Staaten stieg zwischen 1989 und 1990 sprunghaft um 50 Prozent an. Über 27000 amerikanische Kinder, die Hälfte von ihnen unter vier Jahren, zogen sich 1990 die Masern zu; 100 starben an der Krankheit.

Am schwersten betroffen war New York mit 2479 gemeldeten Masernfällen.

CDC-Ermittlungsbeamte waren verblüfft von der Schwere der Erkrankung bei der Epidemie zwischen 1990 und 1991.

»Diese Kinder erkranken viel stärker, und die Sterblichkeitsquoten sind definitiv höher«, sagte Bill Atkinson von den CDC. »Wir wissen nicht, ob es daran liegt, daß der Masern-Strang virulenter ist oder ob die Kinder anfälliger sind.«

Viele der kranken Kinder, insbesondere in New York, waren nie geimpft worden. Sie hatten nicht einmal eine Erstimpfung erhalten, und schon gar keine Wiederholungsimpfung.

»Bei der Mehrheit der Fälle handelt es sich um nichtgeimpfte Kinder«, erklärte Dr. Georges Peter, Vorstand der American Academy of Pediatrics. »Die Masern sind die ansteckendste aller durch Impfung zu vermeidenden Krankheiten. Das Wesen des Problems hat sich eindeutig verändert – es liegt zweifelsohne an der mangelnden Schutzimpfung. Und das ist in Wirklichkeit ein Anzeichen für den Zusammenbruch des öffentlichen Gesundheitswesens, ein Mangel an Zugang zu medizinischer Versorgung.«

Was ging da vor sich? Schickten die Eltern ihre Kinder absichtlich nicht zu den Ärzten? Hatten die Amerikaner plötzlich panische Angst vor Schutzimpfungen?

Die Antwort, so stellte sich heraus, fand sich in der Demographie der Kinder mit Masern. Die überwiegende Mehrheit lebte in Großstädten – New York, Chicago, Houston, Los Angeles –, und es handelte sich neunmal häufiger um Schwarze oder Latinos als um Weiße.

Als die Epidemie auch 1991 weiterging und sich unter Schwarzen und Latinos in New York noch verschlimmerte, war offensichtlich, daß die Mikrobe sich in der Bevölkerungsgruppe armer Stadtbewohner mit fehlendem oder mangelhaftem Zugang zu medizinischer Versorgung erfolgreich ausgebreitet hatte. Diese zugrundeliegende gesellschaftliche Schwäche förderte zwischen 1990 und 1993 auch die Verbreitung von Keuchhusten und Röteln.[126]

1978 erklärte der Generalbundesarzt der USA, daß die Masern bis

1982 aus dem Land ausgerottet sein würden. Es wurde eine ehrgeizige Immunisierungskampagne initiiert. Doch 1988 waren die Armut, der Kollaps der medizinischen Versorgung und das Durcheinander im öffentlichen Gesundheitswesen so akut geworden, daß die Vereinigten Staaten bei den Kinderschutzimpfungen *insgesamt* schlechter dastanden als das kriegszerrüttete El Salvador und viele andere Länder der Dritten Welt.[127]

In einigen innerstädtischen Bereichen – insbesondere in New York – war nur die Hälfte aller Schulkinder geimpft. Für viele der armen Stadtbewohner Amerikas war der einzige Zugang zum öffentlichen Gesundheitssystem die Notaufnahme in den städtischen Krankenhäusern. Die Familien standen viele sorgenvolle, mühselige Stunden in der Schlange der städtischen Notaufnahmen an, weil sie das Gefühl hatten, keine Wahl zu haben: Es gab keine Kliniken oder Privatärzte, die in den Gettos praktizierten, und somit nur wenige alternative Quellen der medizinischen Grundversorgung. Aber nur wenige arme Familien waren bereit, sich damit abzufinden, einen ganzen Tag lang in der Schlange der Notaufnahme anzustehen, nur damit ihre Kinder geimpft wurden, und dadurch auch noch einen Tageslohn zu verlieren.[128]

Weitere Studien der Masernkrise zeigten, daß einige Todesfälle und viele Erkrankungen – in den wichtigsten Krankenhäusern sogar die meisten – gar nicht gemeldet wurden. Die Stadt New York entdeckte bis zu 50 Prozent nicht gemeldeter Fälle in den größten Krankenhäusern der Innenstadt während der Epidemie von 1991. Es war möglich, daß bis zu 5000 Fälle der Krankheit in New York auftauchten, obwohl nur eine halb so große Zahl offiziell gemeldet worden war.[129]

1993 gab der Berater der Weltgesundheitsorganisation Dr. Barry Bloom von der Albert Einstein School of Medicine in der Bronx bekannt, daß die Vereinigten Staaten in der Zahl der Kinderschutzimpfungen noch hinter Albanien, Mexiko und China rangierten.[130]

Auf der Weltgipfelkonferenz der Kinder, welche die Vereinten Nationen im September 1990 veranstalteten, befand sich die Regierung Bush in der zweifelhaften Lage, mangelnde Sorge für das Wohl und das Überleben der Kinder dieser Welt zu beklagen, während sie gleichzeitig hoffte, daß niemand öffentlich bekanntmachen würde, wie wenig sich der Gesundheitszustand von Amerikas armen Kindern von dem der Kinder in einem Großteil von Afrika und Südostasien unterschied.

»Diese Gesellschaft ist so wohlhabend, offensichtlich geht es diesem Land besser als der Dritten Welt. Aber dieses Land sollte sich angesichts der Kindersterblichkeit und Gesundheitsdefizite schämen«, klagte Jim

Weill vom Children's Defense Fund auf der Gipfelkonferenz. »Die USA nimmt den 19. Platz ein bei der Neugeborenensterblichkeit, den 29. Platz bei geringem Geburtsgewicht, den 22. Platz bei der Kindersterblichkeit von Kindern unter fünf Jahren und – vielleicht am erstaunlichsten – den 49. Platz in der Welt bei der Kinderschutzimpfung unserer nichtweißen Kinder. Wir töten unsere Kinder. Wir sollten der Sache in die Augen sehen: Im Hinblick auf die Kinder Amerikas leben wir in der Dritten Welt.«

Nicht nur waren die Städte Amerikas bezüglich der Kinderschutzimpfungen und des Zugangs zu medizinischer Versorgung auf den Stand der Dritten Welt gesunken, die Krankheitsüberwachung und das öffentliche Gesundheitssystem waren außerdem in einen Zustand der Unverantwortlichkeit und des Chaos geraten, der dem in einigen der ärmsten Länder der Welt in nichts nachstand.[131]

Weills Worte waren kaum verklungen, als offizielle Vertreter der CDC schon anmerkten, daß Amerikas öffentliches Gesundheitswesen seine Aufgabe im Umgang mit der Tuberkulose schlechter erfülle als viele afrikanische Länder.

Mehrfach medikamentenresistente Tb trat auf. Es waren Mikroben aufgetaucht, die gegenüber Antibiotika so umfassend resistent waren, daß sie praktisch unangreifbar waren.

Die Tuberkulose erschien in den Vereinigten Staaten nicht plötzlich über Nacht. Im Gegenteil, die neuen mutanten Mikroben hatten schon versuchsweise zahlreiche Vorstöße unter der Bevölkerung des *Homo sapiens* im Laufe mehrerer Jahre unternommen. Es war kein Überraschungsangriff. Fast schien es, als ob die Menschen die zahlreichen Warnsignale absichtlich ignorierten.

Obwohl die Tuberkulose niemals ganz verschwunden war, ging ihr Vorkommen in den Vereinigten Staaten seit den achtziger Jahren des vorigen Jahrhunderts ständig zurück und nahm nach der Einführung der Antibiotikabehandlung einen Rekordtiefstand ein. Das robuste *Mycobacterium tuberculosis* war unmöglich auszurotten, da stets die Hälfte der Weltbevölkerung mit dem Bakterium infiziert war. Für die meisten Menschen war eine *M.-tuberculosis*-Infektion ein harmloses Ereignis: Die Mikrobe wurde vom Immunsystem in Schach gehalten, und der Betroffene erkrankte im Laufe seines Lebens nie.

Im Durchschnitt bestand bei Infizierten eine zehnprozentige Chance, während ihres Lebens aktiv an Tuberkulose zu erkranken, und eine einprozentige Chance, sich eine tödliche Tb-Erkrankung zuzuziehen. Statistisch gesehen waren daher im Jahr 1988 ungefähr zwei Milliarden Menschen mit der Mikrobe infiziert: 200 Millionen würden im Laufe ihres Lebens an Tuberkulose erkranken, zwei Millionen daran sterben.

Aber diese Durchschnittszahlen täuschten über die wahren Risiken von Tb und der weltweit extrem ungleichen Verteilung der Krankheit hinweg.

Seit den ersten Tagen der westlichen Tuberkulose-Forschung hatten Wissenschaftler und Ärzte erkannt, daß die Mikrobe mit der Armut Hand in Hand ging. Obwohl es berühmte Tb-Fälle unter wohlhabenden Bürgern gab, fanden sich weltweit die meisten Opfer der Tuberkulose unter den Armen.

Die Natur der Verbindung zwischen Tb und Armut war im 19. und 20. Jahrhundert heiß umstritten[132], aber die entscheidenden Punkte waren klar. Das *M.-tuberculosis*-Bakterium war wie sein enger Verwandter das *M. leprae*, das zur Hansen-Krankheit führt, eine extrem langsam wachsende Mikrobe, die unter den meisten Umständen entweder ihr Leben lang vom menschlichen Immunsystem angegriffen wurde oder sich versteckte und nicht zur Krankheit führte. Das Bakterium konnte auf eine eifrige Reproduktion und die Bildung einer großen mikrobiellen Kolonie in seinem Wirt und auf einen nachfolgenden Ausbruch der Krankheit immer dann am meisten hoffen, wenn das Immunsystem des Menschen angeschlagen war oder sich ständig neu infizierte.

Geschwächte Immunsysteme gab es immer dann in Hülle und Fülle, wenn der *Homo sapiens* in Armut und Verelendung lebte. Die Unterernährung war ein wichtiger Faktor, obwohl chronische Infektionen mit anderen Mikroben wie tropischen Parasiten, Grippe und Amöben ebenfalls eine Rolle spielten. Jede Erkrankung, die das Immunsystem belastete, stellte für *M. tuberculosis* eine Gelegenheit dar.

M. tuberculosis beutet Anfälligkeiten aus. Es ist ein Opportunist. Über Jahrzehnte hinweg kann es sich still und heimlich in einem *Homo sapiens* verstecken und auf den Augenblick warten, in dem die Verteidigungswälle gesenkt werden, und wenn dann das Immunsystem des Opfers mit Malaria oder Krebs, Hunger oder Lungenentzündung beschäftigt ist, schlägt es zu.

Es ist auch möglich, daß Menschen, die in extrem dichtbesiedelten Unterkünften leben, sich ständig neu mit *M.-tuberculosis*-Bakterien anstecken, die von anderen ausgeatmet werden. Das erhöht ihr Risiko, aktiv zu erkranken, beträchtlich. Darum war Tb historisch so eng mit der Verstädterung und insbesondere mit Slumunterkünften und Massenquartieren verbunden.

Sicherlich hätte vorausgesehen werden können, daß die Ankunft einer neuen Krankheit, die zu einer schweren Immunschwäche führt und arme Bevölkerungsgruppen besonders hart trifft, ein Neuauftauchen der Tuberkulose befördern würde. Ist in solchen Bevölkerungsgruppen bereits lange vor dieser neuen Immunschwäche-Welle eine langsame, stetige Zunahme der Tb-Fälle zu beobachten, scheint ein Neuauftauchen der Tuberkulose praktisch garantiert, es sei denn, das öffentliche Gesundheitswesen ergreift Gegenmaßnahmen.

1947, als man die Antibiotikatherapie bei Tb noch für eine neuartige Behandlungsmethode und Technik zur Krankheitsvorbeugung hielt, wurden in den Vereinigten Staaten 134946 Tuberkulosefälle gemeldet. 1985 hatte der Einsatz von Streptomycin, Rifampin, Isoniazid und anderen Antibiotika zusammen mit einer aggressiven Kampagne des öffentlichen Gesundheitswesens zur Erkennung und Behandlung von Tuberkulose die Anzahl der Fälle in Amerika auf 22201 gesenkt. Weniger als 30000 Amerikaner hatten sich seit 1977 pro Jahr Tuberkulose zugezogen, und bei der Mehrheit der Betroffenen handelte es sich um ältere Bürger europäischer Abstammung, die erst erkrankten, als ihr alterndes Immunsystem die Bakterien nicht länger in Schach halten konnte.

Lange bevor die tatsächliche Zahl der Tb-Fälle anzusteigen begann, verlagerte sich die Demographie der Krankheit. Zwischen 1961 und 1969 traten über 80 Prozent aller aktiven Tb-Fälle in den Vereinigten Staaten unter Menschen auf, die älter waren als 62 Jahre. Die meisten von ihnen konnten mittels einer langfristigen Antibiotikatherapie mühelos behandelt werden, ohne ins Krankenhaus eingeliefert zu werden. Während dieser Zeit gab die amerikanische Bundesregierung 69287996 Dollar für die Tb-Kontrolle aus.[133]

Zwischen 1975 und 1984 nahm die Zahl der aktiven Tb-Fälle unter älteren Amerikanern und Weißen aller Altersstufen rapide ab. Die Zahl der männlichen Weißen mit Tb sank um 41 Prozent, die der weiblichen Weißen um 39 Prozent. Obwohl insgesamt gesehen die Tb-Fälle abnahmen, war die Abnahme unter der nichtweißen Bevölkerung im Gegensatz dazu deutlich langsamer: nur 25 Prozent bei den Männern und 26 Prozent bei den Frauen. Und die Altersverteilung der Fälle hatte sich auch verlagert: 1984 waren nur 29 Prozent über 62 Jahre. In der nichtweißen Bevölkerung war weniger als einer von fünf aktiven Tb-Fällen über 62 Jahre alt, und ganze 20 Prozent waren zwischen 25 und 34 Jahre.[134]

Schon Mitte der siebziger Jahre erkannte Lee Reichman, damals Leiter des Tuberkulosekontrollzentrums in New York, einen signifikanten Anstieg an aktiven Fällen unter Junkies und Obdachlosen in Harlem, die meisten von ihnen junge Männer. Reichmans Versuche, angesichts des neuen Trends Alarm zu schlagen, wurden von einer Ärzteschaft vereitelt, die Tb bereits als historisches Artefakt abgeschrieben hatte.[135]

Es gab noch andere eindeutige Warnungen. Zwischen 1980 und 1986 dokumentierten fünf verschiedene Umfragen die Beziehung zwischen dem Anstieg der Obdachlosigkeit in Amerika und dem Auftauchen von Tb unter jungen Erwachsenen. Eine Ausbreitung der Tuberkulose in den Notunterkünften für Obdachlose wurde nachgewiesen. 1984 war es den CDC klar, daß neue mutante Stränge einer medikamentenresistenten Tuberkulose sich unter den urbanen Wohnsitzlosen ausbreitete.[136] Eine bemerkenswerte Studie von 1980 unter jungen Männern, die in staatlich finanzierten Einzimmerwohnungen für ansonsten Heimatlose in New York lebten, stellte fest, daß 98 von 101 bei Hauttests positiv auf Tb-Infektionen reagierten und 13 bzw. sechs Prozent, gemessen durch eine Laboranalyse ihres Sputums, aktiv erkrankt waren. Diese 13 Prozent trugen eine ansteckende pulmonale Krankheit in sich, das heißt, sie konnten die Mikroben durch ihren Atem an andere weitergeben.[137]

1986 fanden sich annähernd die Hälfte aller in den USA gemeldeten aktiven Tb-Fälle unter Nichtweißen, meistens unter Schwarzen. Es konnte keinen Zweifel geben, daß sich Mitte der achtziger Jahre drastische Änderungen vollzogen. Die Tuberkulose war eindeutig zu jüngeren, in erster Linie schwarzen Menschen und zur Stadtbevölkerung übergegangen. Geographisch hatte sie sich aus Gebieten wie Virginia nach New York, Miami und dort zu einzelnen Stadtvierteln hin verlagert. Die CDC bemerkten die Verlagerung 1986, zufällig das Jahr mit dem ersten Aufwärtstrend an Tb-Fällen, der seit 1953 in den Vereinigten Staaten zu verzeichnen war. Die Behörde glaubte auch, daß »die HIV-Infektion der Hauptgrund für das Ansteigen der Tuberkulose in New York und Florida ist«.[138]

Seit Beginn der AIDS-Epidemie hatten Forscher sowohl in den USA als auch auf Haiti bemerkt, daß unter HIV-positiven Haitianern hohe Quoten von Tuberkulose grassierten. Tatsächlich wurde schon 1982 in Veröffentlichungen festgehalten, daß Haitianer in Port-au-Prince, die an AIDS litten, eher an Tuberkulose starben als an irgendeiner anderen opportunistischen Infektion. Die amerikanischen Beamten nahmen von dieser Beobachtung allerdings kaum Notiz. Wie ihre Kollegen in der ganzen westlichen Welt neigten die amerikanischen Ärzte dazu, das Tb-Risiko für HIV-Infizierte als Dritte-Welt-Problem zu betrachten.

Sie hatten teilweise recht: Die Tuberkulose war in den Entwicklungsländern ein gewaltiges und eskalierendes Problem.

1990 erkrankte Afrikas berühmtester Held der Gegenwart, Nelson Mandela, noch während seiner 26jährigen Haftzeit an akuter Tuberkulose. Er spuckte in dem bitterkalten Winter in Kapstadt Blut und war schwer krank. Damals war Mandela 70 Jahre alt und gehörte in die klassische Risikogruppe für aktive Tuberkulose: Er war alt, lebte in einer viel zu dicht besiedelten Unterkunft und war schwarz. In Südafrika bekamen 15 Prozent der infizierten Schwarzen aktive Tb, im Vergleich zu nur drei Prozent der Weißen – in erster Linie aufgrund unzureichender Unterbringung und mangelhafter medizinischer Versorgung.

Schon 1984 hatten Forscher des SIDA-Projekts in Zaire einen direkten Zusammenhang erkannt zwischen den ansteigenden Tb-Raten in diesem Land und der HIV-Epidemie. Fünf Jahre später gaben das Tb- und das AIDS-Programm der Weltgesundheitsorganisation eine gemeinsame Erklärung heraus, welche die Aufmerksamkeit auf diesen Zusammenhang lenkte und vor ansteigenden Parallelpandemien warnte. Insbesondere merkte der WHO-Report an, daß 60 Prozent aller AIDS-Patienten in Haiti aktive Tb hatten, ebenso wie 20 bis 60 Prozent aller afrikanischen AIDS-Patienten (die Quoten variierten geographisch über den ganzen Kontinent).[139]

Obwohl viele Entwicklungsländer aufgrund der WHO-Empfehlungen rasch Schritte unternahmen, blieben die Vereinigten Staaten und ein Großteil von Westeuropa ungerührt.

Es gab mehrere beunruhigende Facetten an Afrikas neuer Tb-Epidemie – wiederum Hinweise, die den Beamten in den reichen Nationen als Warnung hätten dienen sollen. Einige HIV-positive Patienten schienen nicht nur an aktiver Krankheit nach einer lange schlafenden *M.-tuberculosis*-Infektion zu leiden, sondern auch an einer neuen Infektion. Das wies darauf hin, daß die Krankheit sich ausbreitete und ein erhöhtes Risiko für die Allgemeinbevölkerung darstellen konnte, nicht nur für jene, die mit HIV infiziert waren.[140] Wo es hohe endemische Tuberkuloseraten gab, war Tb »in den Entwicklungsländern die mit Abstand wichtigste opportunistische Krankheit im Zusammenhang mit der HIV-Infektion«, erklärten Forscher von der Elfenbeinküste.[141] HIV-positive Patienten reagierten nicht allzu gut auf die beiden billigsten Antituberkulosemedikamente, Thiacetazon und Streptomycin. Die Medikamente erwiesen sich bei HIV-Infizierten als viermal toxischer, sogar als tödlich. Das stellte im Hinblick auf die Kosten einer Tuberkulosebehandlung enorme Probleme dar.[142] Die relative Schwere der Tuberkulose bei HIV-positiven Menschen variierte nicht nennenswert mit ihrer Phase der HIV-Erkrankung. Tatsächlich war für viele Ärzte die Tuberkulose-Erkrankung eines Patienten der erste Hinweis darauf, daß sie es mit AIDS zu tun haben könnten. Daher war für Hunderttausende – vielleicht Millionen – von Menschen in den Entwicklungsländern, die ihre eigene HIV-Infektion bislang noch nicht erkannt hatten, die Gefahr, an Tuberkulose zu erkranken, besonders hoch.[143]

1990 sahen Gesundheitsexperten in einigen afrikanischen Ländern nicht nur die völlige Niederlage ihrer jahrzehntelangen Bemühungen zur Kontrolle der Tuberkulose voraus, sondern auch die möglicherweise gravierenden wirtschaftlichen Auswirkungen, die den düsteren Schaden, den die AIDS-Epidemie höchstwahrscheinlich verursachen wird, noch verschlimmern würden.[144] An der Wand des Genfer Hauptsitzes des Global Programme on AIDS (GPA) hing ein Schaubild, das die AIDS- und Tb-Epidemien von Burundi, Malawi, Sambia und Tansania aufzeigte. Die beiden Epidemien reisten eindeutig im Tandem, jede nahm in genau derselben Geschwindigkeit zu.

Trotz all dieser Beobachtungen kamen die CDC Anfang 1989 zu dem Schluß, daß das Ziel, die Tuberkulose bis zum Jahr 2010 aus den Vereinigten Staaten zu eliminieren, weiterhin erreichbar blieb und die nationalen Tb-Kontrollbemühungen im wesentlichen nach Plan verliefen.[145]

Im folgenden Jahr änderte sich der Ton der CDC und wurde alarmierend. Eine umfassendere Einschätzung der amerikanischen Tb-Meldungen zeigte nämlich, daß in den achtziger Jahren die Zahl der Tuberkulosekranken um 28 000 Personen angestiegen war. Tatsächlich war die seit 1953 stetige Abnahme der Tb in den Jahren 1984 und 1985 zum Stillstand gekommen, und seitdem waren die Erkrankungen ständig angestiegen. Daher gab es zu Ende des Jahrzehnts in den Vereinigten Staaten fast so viele Fälle der Krankheit wie 1980. Die größte Zunahme fand sich unter innerstädtischen Schwarzen – die Tb-Fälle in dieser Bevölkerungsgruppe schnellten zwischen 1985 und 1990 um 1596 Prozent in die Höhe.[146] Zwischen 1985 und 1991 gab es eine 18,4prozentige Zunahme der Tuberkulosefälle in den Vereinigten Staaten[147], die meisten wurden der HIV-Epidemie zugeschrieben.[148]

Als die Krise eskalierte, gehörte Dr. Karen Brudney zu jenen, die mit Fug und Recht hätten behaupten können: »Ich hab's euch ja gesagt.« Nicht, daß sie das sehr befriedigt hätte. Sie war viel zu überwältigt von ihren eigenen zahlreichen Tuberkulosepatienten und verbrachte viel Zeit damit, die Aufmerksamkeit der Bürokraten des öffentlichen Gesundheitswesens zu wecken. Die nicht nur fachlich versierte Ärztin, die nie ein Blatt vor den Mund nahm, erlangte durch ihre Haltung den Respekt, den sie mit ihrem mageren, drahtigen Frauenkörper ansonsten von den Patienten, mit denen sie es jeden Tag im Lincoln Hospital in der Bronx zu tun hatte, nicht bekommen hätte. Sie sprach ebenso flüssig Englisch, Spanisch oder Französisch wie Kreolisch. Brudney herrschte Drogendealer, Alkoholiker, Diebe und Exsträflinge ebenso barsch und kritisch an wie vorbildliche New Yorker Bürger. Sollte einer von ihnen die weiße Dame in den Dreißigern für eine leichte Gegnerin halten, so steht ihm eine Überraschung bevor.

An einem eisigkalten Wintertag 1992 schritt Brudney in der ambulanten Tb-Klinik des Krankenhauses auf und ab. Sie war hochgradig erregt. Der Warteraum war voller Menschen aller Altersgruppen, die sich mit lauter Stimme hauptsächlich auf spanisch unterhielten oder sich die puertorikanische Seifenoper in dem Fernsehgerät ansahen, das mit zwei Ketten und Schlössern an der Wand befestigt war. Leider war keiner der Männer, Frauen und Kinder, die im Warteraum der Station 10 eingepfercht waren, Brudneys Patient.

Sie ging wütend im Flur der Klinik auf und ab und wich dabei den unzähligen Menschen und Tragbahren mit der Fertigkeit eines erfahrenen Rush-hour-Fahrers aus. Brudney murmelte vor sich hin.

»Die Klinik ist seit einer Stunde geöffnet, und nicht ein einziger Patient ist hier. Wir können von Glück reden, wenn zwei von zwölf Patienten, die sich heute zu ihrem Tb-Checkup hier einfinden sollten, überhaupt auftauchen. Wir haben nur einmal die Woche geöffnet, und sie bekommen ihre Medikamente nur, wenn sie zur Klinik kommen, aber wir haben niemals eine Erfolgsquote, die über 50 Prozent liegt«, erklärte Brudney und warf einen weiteren Blick auf ihre Patientenliste. »Wenn sie nicht auftauchen, bedeutet das, daß sie ihre Medizin nicht nehmen. Und wenn sie ihre Medizin nicht nehmen, sind sie ansteckend.«

Ihre Augen fielen auf einen bestimmten Namen – »Joanne« –, und Brudneys Pferdegesicht verzog sich vor Abscheu.

»Die da! Schrecklich!« stieß Brudney hervor. »Man sollte sie wirklich einsperren. Sie infiziert da draußen Menschen. Sie ist bereits für eine Ansteckung verantwortlich, bei der ein Mensch starb. Und der Strang, den sie in sich trägt, ist mehrfach medikamentenresistent. Wenn sie jetzt hier hereinkäme, wollte ich sie nicht einmal in der Klinik haben, wo sie alle anderen den Mikroben aussetzt. Was zum Teufel würde ich mit Joanne tun, wenn sie hier auftauchte – was sie natürlich nicht tun wird. Wenn ich zwangsweisen Gewahrsam anordnen will, brauche ich hier im Krankenhaus ein Bett. Das ist ein ganzer Tag Arbeit, ein Berg an Papierkram und ein regelrechter Alptraum. Angenommen, ich bekomme wirklich ein Bett, wer bezahlt die Bewachung rund um die Uhr für sie? Und sie wird nicht bleiben, Wache hin oder her. Was soll die Wache tun, sie erschießen? Sie mit Handschellen ans Bett fesseln? Diese Frau trägt einen mutanten Tb-Strang in sich, der praktisch nicht zu behandeln und zu 50 Prozent tödlich ist. Sie verbreitet ihn in ganz New York, und es gibt nichts – *nichts* –, was ich dagegen tun kann«, erklärte Brudney und klappte Joannes Akte zu.

Einige Minuten später schlenderte Vernon, ein 33jähriger Schwarzer, unangemeldet herein. Er hatte keinen Termin, aber was soll's – sonst war ja niemand gekommen. Selbst ein Laie konnte erkennen, daß Vernon an Tuberkulose litt: Bei 1 Meter 90 war er auf 74 Kilo abgemagert, seine Bewegungen waren langsam, aus der Tiefe seiner Lunge kamen regelmäßig schmerzhafte Hustenanfälle, und seine Augen hatten diesen geisterhaften Ausdruck, der sich bei akuter Erkrankung einstellt. Typischerweise kompensierte Vernon seine Krankheit mit einer erzwungenen kinetischen Energie, die man fälschlicherweise für ein Amphetamin-Hoch hätte halten können.

»Du hast wieder an Gewicht verloren, Vernon. Nimmst du deine Pillen?« wollte Brudney wissen.

Vernon erging sich in einer gewissenhaften, langwierigen Beschreibung seiner täglichen Medikamentenroutine. Er behauptete steif und fest, daß er trotz aller Nebenwirkungen und den schmerzhaften Injektionen, die eines seiner vier Medikamente erforderte, wie vorgeschrieben pro Tag alle fünfzehn Pillen einnahm und die eine Injektion über sich ergehen ließ. Brudney rollte mit den Augen, grunzte verächtlich und ließ ihn wissen, daß sie das alles schon einmal von Vernon gehört habe.

»Ich schäme mich nicht«, beharrte Vernon. »Ich gehe damit um. Das tue ich wirklich. Diesmal.«

»Ja, *diesmal*«, erwiderte Brudney. Die Ärztin rief einen Sozialarbeiter herein und erzählte in Vernons Anwesenheit dessen Krankengeschichte. Vernon fügte zwischendurch begeistert Einzelheiten hinzu, anscheinend stolz auf seinen dubiosen Kampf gegen die Tuberkulose. Anfang 1989 wurde Vernon ins Krankenhaus eingeliefert – scheinbar mit Lungenentzündung. Drei Wochen später fällte das Krankenhauslabor ein anderes Urteil: Tuberkulose. Es war zu jener Zeit nichts Besonderes an Vernons *M.-tuberculosis*-Strang; es war die übliche Feld-, Wald- und Wiesen-Tb.

Daher wurde Vernon aus dem Krankenhaus entlassen und angewiesen, sechs Monate lang jeden Tag zwei relativ billige, jedoch extrem wirksame Medikamente einzunehmen: Isoniazid und Rifampin.

»Aber das hast du verbockt, nicht wahr, Vernon?« spöttelte Brudney.

Vernon zuckte mit den Schultern und meinte: »Ich dachte mir, wenn's mir schlechter geht, kann ich ja einfach in die Notaufnahme gehen und mir ein paar Pillen holen.«

Nach einem Jahr der sporadischen, unsachgemäßen Medikamenteneinnahme mutierte Vernons Tuberkulosebakterium und wurde gegen beide Medikamente resistent. Da Vernon schon lange vom Radarschirm des städtischen Gesundheitsamtes verschwunden war, entsandte man Ermittlungsbeamte, um ihn zu suchen.

Doch er blieb verschwunden.

»Ich komme viel rum«, erklärte Vernon und bezog sich dabei vage auf mehrere Notunterkünfte für Obdachlose und die Wohnungen von Freunden und Verwandten.

Dann erlitt er einen schweren Tuberkuloserückfall, und im November 1991 landete er blutspuckend im Lincoln Hospital. 94 Tage lang stand Vernon im Lincoln an der Schwelle des Todes, bis sein Lungenschleim wieder klar wurde.

»Das war schlimm«, sagte Vernon und verwies dann an Brudney für eine Erklärung. Die Tb-Kolonien in seinen Lungen hatten einen harten, verkalkten Hohlraum geschaffen, in dem sie gedeihen und sich vor dem Immunsystem schützen konnten, wie auch vor den vier starken Medikamenten, die intravenös den ganzen Tag, jeden Tag, drei Monate lang in Vernons Blutstrom tropften.

Seit seiner Entlassung aus dem Lincoln Hospital im Januar 1992 hatte Vernon nachts Schweißausbrüche und fühlte sich schlapp. »Aber ich bin am Leben, und das werde ich auch bleiben.«

»Das wirst du, wenn du alle deine Medikamente nimmst«, schimpfte Brudney.

Vernon schwor, daß er jeden Morgen elf Pillen schlucke, die aus drei verschiedenen Antibiotika zusammengesetzt sind. Und er bestand darauf, daß er nach dem Frühstück immer zu Hause sei, wenn die Schwester vom Gesundheitsamt kommt, um ihm Amikacin in die Schulter zu spritzen.

»Mann, das schmerzt vielleicht«, meinte er. »Das sticht, Mann. Es brennt, wenn's reingeht, und es geht langsam rein.«

Brudney war zum erstenmal seit seiner Ankunft ganz einer Meinung mit Vernon.

»Es ist eine Vier-cc-Injektion, und die ist sehr schmerzhaft. Du müßtest das nicht ertragen, wenn du gleich zu Anfang deine Pillen genommen hättest«, sagte sie.

Vernon lebe nun zu Hause in der Süd-Bronx bei seiner Mutter und seinen älteren Geschwistern. Er habe eine Freundin und eine 15 Monate alte Tochter, beide seien bislang frei von Tb. Bis es ihm wieder besser gehe, lebe er von der Wohlfahrt und der Sozialhilfe, er wandte jedoch ein: »Sobald ich diese Tb los bin, werde ich einen Job bei einem Film bekommen, der in Harlem gedreht wird.«

Brudney machte einige Notizen in Vernons Akte, reichte dem Patienten seine Rezepte und schüttelte den Kopf, als er ging.

»Alles, was dieser Mann sagt, ist eine Lüge. Es ist ganz erstaunlich. Jedes einzelne Wort ist gelogen«, erzählte Brudney. »Seit Monaten geht er unter falschem Namen in Obdachlosenheimen ein und aus, damit das Gesundheitsamt ihn nicht finden kann. Und warum? Damit er Drogen dealen kann. Ich weiß nicht, vielleicht verkauft er sogar seine Tb-Pillen auf der Straße. Einige der Patienten tun das.«

Brudney meinte, daß Vernon seit 1989 über 75 Prozent seiner Termine versäumt hatte, viermal im Krankenhaus lag und zweimal unter falschem Namen aufgefunden worden war.

»Damit haben wir es zu tun.«

Zwei Jahre zuvor hatten Brudney und ihr Kollege Dr. Jay Dobkin vom Columbia College of Physicians and Surgeons die Regierungsbeamten gewarnt, daß Männer wie Vernon eine medikamentenresistente Tuberkulose ausbrüteten. Das Paar untersuchte Tb-Behandlungsakten aus dem Harlem Hospital, einer öffentlichen Einrichtung mitten in einer der ärmsten Viertel von New York, das vor über einem Jahrzehnt zuvor von Lee Reichman als eines der Viertel mit dem höchsten Tuberkulosevorkommen in den Vereinigten Staaten identifiziert worden war.[149] 1985 gehörte dieses Viertel auch in Sachen Obdachlosigkeit und Drogenmißbrauch landesweit zu den ersten zehn.

Brudney und Dobkin untersuchten die Akten aller Patienten, die zwischen dem 1. Januar 1988 und dem 30. September 1988 wegen Tuberkulose eingeliefert worden waren. Acht von zehn Patienten waren Männer im Alter von 25 bis 45 Jahren, die Hälfte von ihnen obdachlos, die übrigen als »regelmäßig nichtseßhaft« aufgeführt. Über 80 Prozent der Patienten waren arbeitslos, 79 Prozent waren Alkoholiker und 40 Prozent HIV-positiv.

Über ein Viertel der Patienten – 26 Personen – wurden aufgrund von Tuberkuloserückfällen eingewiesen, was bedeutete, daß sie ihre Medikamente nicht ordnungsgemäß eingenommen hatten. Und erstaunliche 89 Prozent der Patienten verschwanden nach der Entlassung aus dem Krankenhaus und tauchten für die notwendigen Kontrolluntersuchungen und die Verschreibung neuer Medikamente nie wieder auf. Eine Untergruppe der Patienten – Frauen, die süchtig nach Crack waren – befolgte zu 97 Prozent die Tuberkulose-Medikation nicht.

»Innerhalb von zwölf Monaten nach der Entlassung wurden 48 von 178 Patienten (27 %) zumindest einmal erneut mit einer bestätigten aktiven Tuberkulose eingewiesen«, schrieben Brudney und Dobkin.[150] »Fast alle diese Entlassenen standen für Folgeuntersuchungen wiederum nicht zur Verfügung, und 20 % wurden bis zum April 1989 erneut eingewiesen.«

Die beiden Ärzte führten an, daß die Ausgaben der Stadt New York für die Tuberkulosekontrolle im Jahr 1968 rund 40 Millionen Dollar betragen hätten. Über 80 Prozent davon wurden für ambulante Dienste aufgewendet, für die Suche nach Patienten und für die Sicherstellung, daß sie dem vorgeschriebenen Behandlungsplan folgten. Darüber hinaus schoß die Bundesregierung in den siebziger Jahren jährlich 1,4 Millionen Dollar zu den New Yorker Tb-Bemühungen hinzu.

1988 war diese Bundesverpflichtung auf unter 200000 Dollar gefallen, und Beamte der Stadt New York hatten die Ausgaben für die Tuberkulosekontrolle auf weniger als zwei Millionen Dollar im Jahr gesenkt. All dies zu einer Zeit, in der die Patienten hauptsächlich aus Obdachlosen bestanden, deren Spur extrem schwer zu verfolgen war. Annähernd alle Ressourcen verschlangen die Krankenhauskosten, kaum etwas blieb für ambulante Dienste und die Frage, inwieweit die Patienten die Anordnungen auch befolgten.

In der Zwischenzeit hatten die CDC-Labortests die Resistenz von Tuberkulose gegen Antibiotika überwacht und einen eindeutigen Zusammenhang zwischen der Anzahl der Behandlungen gegen Tb und dem Umfang der Resistenz in der tuberkulösen Bakterienpopulation des Patienten herausgefunden. Auf der Basis von Labordaten, die zwischen 1982 und 1986 bei Patienten mit resistenten Tb-Strängen erhoben worden waren, fand sich viermal häufiger eine Isoniazid-Resistenz, wenn die Patienten schon zuvor gegen Tb behandelt worden waren, und dreimal häufiger eine Streptomycin-Resistenz, wenn bereits zuvor behandelt worden war. Das traf auf alle verfügbaren Medikamente zu.

Als die Tuberkulose 1986 erneut in Amerika auftauchte, ließ die Bundesregierung das Programm zur Erforschung der Medikamentenresistenz der CDC sterben. Das erklärte zum Teil, warum die neue Tb-Epidemie den scharfen Augen dieser Wachhund-Behörde entgehen konnte.

Wenn signifikante Zahlen von Tb-Patienten in New York sich, wie Brudney und Dobkin zeigten, nicht an die vorgeschriebenen Medikationstermine hielten, so war, wie die CDC-Erkenntnisse belegen, eine weitverbreitete Medikamentenresistenz praktisch garantiert.

Wann immer sich mehrfach medikamentenresistente Tuberkulose-Stränge von den weitgehend verarmten Obdachlosen aus New York auf ihre Ärzte, ihre Gefängniswärter und ihre Mitpatienten in den Krankenhäusern ausbreiteten, brach Panik aus. Obwohl die ersten Vorkommnisse dieser Art schon 1989 auftraten, kamen Berichte über das volle Ausmaß des Problems und der Zahl der davon betroffenen Pflegekräfte und Patienten erst Anfang 1992 auf.[151] Als die Statistiken von den CDC und dem New Yorker Gesundheitsamt veröffentlicht wurden, rissen sie die Schwestern, Ärzte, HIV-Infizierten und die Allgemeinbevölkerung für kurze Zeit aus ihrer Selbstgefälligkeit.

Im ersten Quartal von 1991 zeigte sich, daß 42,5 Prozent aller neuen Tuberkulosefälle, die man in New York diagnostizierte, von mutanten Strängen verursacht wurden, die gegen die Erstbehandlungsmedikamente Isoniazid und Rifampin resistent waren. Schlimmer noch, 60 Prozent der Rückfälle in den ersten zwölf Wochen des Jahres 1991 waren mehrfach medikamentenresistent. Nirgendwo sonst im Land war das Ausmaß der *M.-tuberculosis*-Resistenz derart extrem. New Jersey und Florida standen landesweit an zweiter und dritter Stelle mit 6,3 bzw. 5,3 Prozent an MMR-Tb (mehrfach medikamentenresistente Tb). Im Durchschnitt handelte es sich landesweit bei 21,5 Prozent aller Tb-Rückfälle um MMR, ebenso wie bei 8,2 Prozent aller Ersterkrankungen.

1989 war New York zum Epizentrum von vier Epidemien geworden, von denen sich jede von der anderen nährte: HIV/AIDS, MMR-Tuberkulose, Heroinabhängigkeit und Cracksucht.

Drei schreckliche Tuberkuloseausbrüche in Krankenhäusern in New York und ein vierter in Miami zogen die Aufmerksamkeit auf die Verbindung zwischen MMR-Tuberkulose und HIV. In allen Fällen befand sich ein Patient mit aktiver medikamentenresistenter Tuberkulose in derselben Klinik bzw. auf derselben Station wie HIV-Patienten, und die immunschwachen Personen waren sowohl für Infektion wie für Tod überaus anfällig. Die Sterblichkeitsquoten unter den neuinfizierten HIV-positiven Patienten lag zwischen 91 und 100 Prozent, die meisten davon starben in weniger als 16 Wochen nach der Infektion.[152]

Die Aussichten für die neuinfizierten HIV-positiven Patienten waren so düster, daß Beamte sie als Personen ansahen, die keine direkte Bedrohung der öffentlichen Gesundheit darstellten: Sie würden das Krankenhaus nicht mehr lebend verlassen. Sie konnten allerdings ein Risikofaktor für jene sein, die sie im Krankenhaus pflegten.[153]

Als Wissenschaftler der CDC, verschiedener New Yorker Institutionen und Forschungszentren aus den gesamten Vereinigten Staaten herausfinden wollten, warum und auf welche Weise die medikamentenresistente Tuberkulose in den USA mehr als 40 Jahre nach der Erfindung der Antibiotika auftauchen konnte, waren sie zu der Schlußfolgerung gezwungen, daß das öffentliche Gesundheitswesen des Landes an allen Fronten versagt hatte.

26 Menschen zogen sich in drei Obdachlosenunterkünften in Boston zwischen Februar 1984 und Februar 1985 Tb zu; zwei starben. Laboranalysen zeigten, daß 14 der Personen sich neu infiziert hatten mit einem Tuberkulosestrang, der gegen Isoniazid und Streptomycin resistent war. Auf der Suche nach der Quelle des Ausbruchs fanden Forscher zwei Kandidaten, beide hatten MMR-Tb. Der erste war ein 33jähriger Alkoholiker, der im Laufe von zehn Jahren immer mal wieder gegen Tb behandelt worden war. Der andere war ein 57jähriger Schizophrener, der seit 1980 zwei Ausbrüche von Tb erlebt hatte.[154] Der Ausbruch zeigte zum einen, daß Tuberkulose sich in Obdachlosenunterkünften leicht ausbreiten konnte, und zum anderen, daß Personen, die sich keiner Therapie unterzogen, zu Überträgern einer chronisch aktiven MMR-Tb werden konnten.

Die größten Schwachstellen im öffentlichen Gesundheitssystem wurden offensichtlich, als ein 32jähriger Mann in Davidson, North Carolina, am 20. April 1984 an mehrfach medikamentenresistenter Tuberkulose starb. Als Grund seines Todes wurde erst drei Monate nach seiner Beerdigung Tb bestätigt: Das North Carolina State Laboratory benötigte mehr als fünf Monate, um die Merkmale einer Medikamentenresistenz im Tb-Strang dieses Mannes nachzuweisen. Zu diesem Zeitpunkt lag der Mann bereits seit vier Monaten zwei Meter tief unter der Erde. Seine Ärzte hatten ihn mit Medikamenten behandelt, die nutzlos waren bei einem Strang, der sich gegen Isoniazid, Rifampin, Ethambutol und Streptomycin als resistent erwies.[155]

Das Versagen des Systems nahm an Peinlichkeit zu, als die Ermittlungsbeamten der CDC enge Freunde des Opfers in North Carolina testeten und entdeckten, daß der Nachbar des Toten seit 1978 an chronischer Tuberkulose litt und diese Krankheit an seine bei ihm wohnende Freundin, ihren Bruder, der in Washington lebte, und einen Saufkumpan weitergegeben hatte. Alle Fälle waren dem Sicherheitsnetz des öffentlichen Gesundheitswesens entgangen, obwohl sie sich in ärztlicher Behandlung befanden. Und alle waren mit den potenten medikamentenresistenten mutierten Bakterien infiziert. Alle männlichen Mitglieder der

Gruppe starben an der Krankheit – nur die Frau überlebte. Der Mann, der offenbar als erster Tuberkulose entwickelt hatte, war Alkoholiker, und die Gruppe verbrachte viele Stunden in einer örtlichen Kneipe, wo sie sich gemeinsam betranken. Weil die Antituberkulosemedikamente sich nicht mit Alkohol vertrugen, befolgten die Personen auch nicht die Anweisungen der Medikation.

Niemand aus dem Gesundheitssystem in Stadt, Bezirk oder Bundesstaat unternahm zwischen 1978 und 1985 Schritte, um die widerspenstigen Patienten aufzuspüren oder sie zur Einhaltung der Medikationsanweisungen zu zwingen.

In den neunziger Jahren waren gefährliche Epidemien von MMR-Tb zuerst in Miami, San Juan (Puerto Rico) und New York zu beobachten, und später im ganzen Land verstreut. Eine rückblickende Analyse des Ausbruchs in New York zeigte, daß er im September 1989 einsetzte und noch bis weit ins Jahr 1994 hineinreichte. In jedem Einzelfall dauerte die Laboranalyse von Schleim- und Gewebeproben der Patienten so lange, daß viele Opfer schon geraume Zeit tot waren, bevor die Ärzte wußten, welche Medikamente diesen bestimmten Tb-Strang im Körper ihrer Patienten zerstören konnten. Im Schnitt betrug die Dauer einer Labordiagnose auf Tuberkulose neun Wochen und die durchschnittliche zusätzliche Laborzeit, um das Muster der Medikamentenresistenz der Bakterien zu bestimmten, noch einmal sechs Wochen. Mit anderen Worten, die Hälfte aller medizinischen Laboratorien in New York benötigte annähernd vier Monate, um eine definitive Diagnose zu erreichen, und viele erforderten eine Laborzeit von insgesamt fünf bis sechs Monaten. Die Laborzeiten in New York galten für das ganze Land als typisch.[156] Obwohl HIV-positive Personen bei diesen Epidemien die anfälligsten Opfer waren, steckten sich auch Pflegekräfte, Gefängniswärter, Angestellte von Obdachlosenunterkünften, HIV-negative Mitpatienten und Verwandte mit dem Mykobakterium an, das sich über die Luft übertrug.[157]

Um Geld zu sparen, hatten Mitte der achtziger Jahre Politiker auf Bundesstaaten- und Bundesebene die Budgets zur Kontrolle und Überwachung der Tuberkulose radikal gekürzt. Bis die Beamten merkten, was los war, leerte die Tb die finanziellen Ressourcen bereits mit erstaunlicher Geschwindigkeit. 1991 kostete die direkte Tuberkulosebehandlung die Vereinigten Staaten 700 Millionen Dollar[158], und die kostspieligen Fälle reichten noch bis ins Jahr 1994 hinein. Im Staat New York betrugen 1991 die unmittelbaren Kosten für Krankenhauspflege aufgrund von Tb über 50 Millionen Dollar.[159] Als Konsequenz der MMR-

Tb-Epidemie in der Stadt New York wurde im Gefängnis auf Rikers Island eine besondere Tuberkulosestation mit 140 Betten gebaut. Die dreijährige Bauzeit verschlang über 115 Millionen Dollar. Für den Bau von luftstromkontrollierten Isolierräumen zur Pflege von Tb-Patienten gaben die öffentlichen Krankenhäuser der Stadt vier Millionen Dollar aus. Zum erstenmal war damit garantiert, daß kein Krankenhausangestellter und kein anderer Patient gezwungen war, die von einem Tuberkulosepatienten verseuchte Luft einzuatmen.

Darüber hinaus mußte die Regierung die Tb-Ausgaben von 17 Millionen Dollar im Jahr 1991 auf 54,9 Millionen Dollar im Jahr 1992 erhöhen; ein Großteil davon ging nach New York.[160] Als alle Kosten der MMR-Tb-Epidemie von 1989 bis 1994 zusammengerechnet wurden, war klar, daß über eine Milliarde Dollar ausgegeben worden waren, um die mutanten Mykobakterien zu bremsen. Die Ersparnis von vielleicht 200 Millionen Dollar an Budgetkürzungen in den achtziger Jahren kosteten Amerika letztendlich eine enorme Summe – nicht nur an direkten Kosten, sondern auch an verlorener Produktivität und natürlich an Menschenleben.

Sogar als die Sorgen des Bundes eskalierten und Tb-Meldungen aus dem ganzen Land eingingen, die zeigten, daß es einen Aufwärtstrend an Tuberkulosefällen gab, kürzten Städte und Kommunen außerhalb New Yorks erstaunlicherweise auch weiterhin ihre Tb-Budgets. Eine Umfrage unter 25 Gesundheitsämtern in Großstädten zeigte, daß zwischen 1988 und 1992 16 von ihnen ihre Tb-Budgets radikal gekürzt hatten.[161] Obwohl die Zahl der Tb-Fälle in diesem Zeitraum in 23 dieser Städte anstieg, die MMR-Tb in praktisch allen Städten zunahm, in fast doppelt so vielen Fällen teuere Krankenhausaufenthalte erforderlich waren und die Länge der durchschnittlichen Behandlungszeit um zwei Monate zunahm, waren Kürzungen in den meisten Stadtverwaltungen an der Tagesordnung.

1993 hatte die MMR-Tb ihren Weg in die Vororte gefunden, wie beispielsweise Long Island und Westchester County vor den Toren New Yorks.[162] Gefängnisse und Haftanstalten im ganzen Land meldeten MMR-Tb-Ausbrüche ähnlich dem auf Rikers Island von 1990/1991. Los Angeles, Chicago, Dallas, Detroit und Miami verzeichneten eine starke Zunahme des Tuberkulose-Vorkommens im allgemeinen und der MMR-Tb im besonderen. Obwohl New York in diesem Jahr erfolgreich sein Tb-Vorkommen senken konnte, blieb es dennoch fünfzigmal höher als der nationale Durchschnitt – der an sich schon miserabel war. Die CDC stellten fest, daß es sich 1993 bei 14,2 Prozent der Tuberkulosefälle des Landes um MMR-Tb handelte.

Außerdem zeigten Umfragen, daß jede Verringerung in der Zahl der gemeldeten Tuberkulosefälle nur als kurze Pause betrachtet werden konnte, solange die zugrundeliegenden Bedingungen, die für das Auftauchen von MMR-Tb verantwortlich waren, unverändert blieben. Dr. Fred Gordin führte beispielsweise 1991/1992 in 17 Bundeseinrichtungen für das National Institute of Allergy and Infectious Diseases eine Studie durch und untersuchte dabei landesweit 4314 mittellose Personen, die sich mit dem menschlichen Immunschwächevirus infiziert hatten. Ungefähr ein Viertel der Personen stammte aus Armenviertel von New York, in erster Linie aus Harlem, der Süd-Bronx und Ost-Brooklyn.

Hauttests bei Einwohnern von New York reagierten zu 28 Prozent positiv auf Tb-Infektion, im Vergleich zu einer landesweiten Infektionsrate unter HIV-positiven Armen von weniger als acht Prozent. Da man lange schon wußte, daß HIV-positive Personen während des belagerten Zustands ihres Immunsystems nicht auf Tb-Hauttests reagierten, ging Gordin einen Schritt weiter. Er führte bei diesen Personen einen Anergie-Test durch mit dem Ziel, eine Hauttestreaktion auf *irgend etwas* zu finden und dann mittels eines mathematischen Modells zu schätzen, welcher Prozentteil der anergischen Patienten sich mit Tuberkulose infiziert hatte.

Das Ergebnis war nach Gordin alarmierend: 51 Prozent der Personen im Gebiet von New York waren Tb-infiziert.

»Die Lage in New York ist wirklich besorgniserregend«, erklärte Gordin. »Wir haben festgestellt, daß ganze 10,2 Prozent der New Yorker Personengruppe bereits Tb haben, und das ist erschreckend. Das würde man eigentlich in einem Entwicklungsland erwarten.«

Zu einer weiteren beunruhigenden Erkenntnis kam man am National Jewish Center for Immunology and Respiratory Medicine in Denver, Colorado. Das Zentrum, kurz National Jewish genannt, wurde zur Jahrhundertwende errichtet, als die Ärzte glaubten, daß frische Bergluft für Tuberkulosekranke heilende Kräfte besitze. 1990 war es das letzte voll funktionsfähige Tb-Sanatorium und Forschungszentrum in den USA. Der dortige Chefarzt Dr. Michael Iseman wurde weithin als der herausragende Experte der Vereinigten Staaten für die Diagnose und Behandlung der Tuberkulose betrachtet, und Ärzte aus dem ganzen Land schickten normalerweise ihre verzweifeltsten Tuberkulosepatienten ins National Jewish.

Es waren in der Tat düstere Nachrichten, als Iseman bekanntgab, daß sogar unter seiner Obhut, im besten Tb-Behandlungszentrum in der gesamten Welt, MMR-Tb extrem tödlich sei. Von 171 Patienten (alle HIVnegativ), deren *M.-tuberculosis*-Stränge gegen Isoniazid und Rifampin resistent waren – und in den meisten Fällen auch gegen andere Medikamente –, zeigten 35 Prozent keinerlei Reaktion auf eine Behandlung mit den verbliebenen, theoretisch wirksamen Medikamenten. Und unter jenen, bei denen anfänglich während Isemans Behandlung eine Besserung eintrat, erlitten viele Rückfälle. Trotz radikaler Behandlungsmethoden, einschließlich der operativen Entfernung der Tb-verseuchten Lungen, erholte sich über die Hälfte der Patienten niemals von der Krankheit – entweder fielen sie in eine Art lebenslangen tuberkulösen Zustand, den Edgar Allan Poe und Charles Dickens so wortreich vor über einem Jahrhundert beschrieben hatten, oder sie starben. Die meisten von Isemans Patienten waren *nicht* HIV-positiv, und der Arzt aus Denver gab der schlechten Wirksamkeit der Antituberkulosemedikamente aus der zweiten und dritten Reihe die Schuld für das magere Ergebnis der Behandlung.[163]

Als MMR-Tb 1991 in den Vereinigten Staaten zuschlug, wurden die CDC überschwemmt von Hilferufen der Bundesstaatenbehörden, die dringend Medikamente der zweiten oder dritten Reihe benötigten. Die Behörde identifizierte 29 Regionen der Vereinigten Staaten (von 59 befragten), in denen ein extremer Mangel an Antituberkulosemedikamenten herrschte. Die amerikanische Regierung überredete multinationale Firmen, rasch ihre Produktionskapazitäten zu erhöhen.[164]

Mehrere Ereignisse nahmen beim Auftauchen der New Yorker MMR-Tb-Epidemie eine Schlüsselrolle ein. Zuerst fiel Präsident Ronald Reagans Kriegserklärung gegen Drogen und der Aufruf zur zwangsweisen Inhaftierung für eine ganze Reihe von Verbrechen in Zusammenhang mit Drogen mit einer gewaltigen Welle an Heroin- und Crackgebrauch in New York zusammen. Studien zeigten, daß es sich bei ungefähr 80 Prozent aller MMR-Tb-Indexfälle in den Jahren 1989/1990 (nicht eingeschlossen die sekundären HIV-positiven Fälle) um Heroinjunkies und Cracksüchtige handelte, von denen viele infolge von Bundes- und Kommunalaktionen ständig in Gefängnissen und Haftanstalten ein- und ausgingen. 1991 wurden ungefähr 295 000 Verhaftungen in New York vorgenommen, von denen 120 000 zur Inhaftierung führten (Tage bis Jahre). Die meisten Insassen der Stadt saßen nur kurze Zeit ein, während sie auf ihre Vernehmung oder ihren Prozeß warteten; daher war aus mikrobieller Sicht der Übergang zwischen dem überfüllten Gefängnisökosystem und der Allgemeinbevölkerung sehr fließend. An jedem einzelnen Tag waren 26 Prozent der weiblichen und 16 Prozent der männlichen Insassen HIV-positiv und boten den

Mikroben einen enormen Pool an ungewöhnlich anfälligen Vertretern des *Homo sapiens*.

Daher wuchs sich in den Gefängnissen der Stadt das, was als isolierte Fälle von MMR-Tb bei einer Handvoll von verstreuten widerspenstigen Tuberkulosepatienten begonnen hatte – Männer und Frauen wie Vernon –, zu einer regelrechten Epidemie aus.[165]

Die gesellschaftlichen Revolutionen, die notwendig wären, um Jahre der Heroin- und Kokaininfiltration im Leben von Hunderttausenden von Amerikanern umzukehren, übertreffen jedwede Vorstellungskraft, ebenso wie die Anstrengungen, die notwendig wären, um all die Obdachlosen angemessen unterzubringen, den Arbeitslosen Arbeit zu verschaffen, den Zyklus der Massenverhaftungen zu beenden und alle anderen gesellschaftlichen Gezeiten aufzuhalten, die einen Großteil der urbanen Armen Amerikas zu einem Leben von erschreckender mikrobieller Anfälligkeit verurteilen. Das öffentliche Gesundheitswesen wandte sich, überwältigt von den gesellschaftlichen Dimensionen der Krise, an die Wissenschaft und bekniete die Forscher, einfachere Lösungen in ihren Laboratorien zu finden.

Vielleicht konnte die »Verdritteweltlichung« von Amerikas Städten nicht aufgehalten werden, aber dem Wiederauftauchen der Tb würde man mit der richtigen Wunderpille möglicherweise Einhalt gebieten können.

Doch die Wissenschaft war erschreckend schlecht vorbereitet, um sich der Herausforderung zu stellen. Die Priorität der Medizinforschung richtete sich schon seit langem auf die chronischen Krankheiten, und erst vor kurzem hatte man eine Infrastruktur für die AIDS-Forschung aufgebaut. Die NIH wurden sozusagen mit heruntergelassenen Hosen überrascht.

Unter dem Eindruck der verzweifelten Hilferufe sowohl von seiten des öffentlichen Gesundheitswesens als auch von der besorgten HIV-positiven Bevölkerungsgruppe berief Dr. Anthony Fauci, Direktor des National Institute for Allergy and Infectious Diseases (NIAID), am 10. Februar 1992 eine Dringlichkeitskonferenz zum Thema Tuberkulose in Bethesda ein. Alle führenden Tuberkulose-Experten Amerikas wurden eingeladen – alle 40 oder 50.

Barry Bloom, ein Tb-Experte der WHO und Forscher an der Albert Einstein School of Medicine in der Bronx, sah sich in dem spärlich besetzten Raum um und sprach Fauci dann direkt an. »Wenn ich Sie wäre, würde ich mich fragen, wie es denn in diesem Land wissenschaftliches Fachwissen zur Tuberkulose geben soll, wenn Sie nur 23 Forschungsstipendien pro Jahr verteilen.«

Fauci räumte ein, daß die gesamten NIH-Ausgaben für die Tb-Forschung nur 3,5 Millionen Dollar pro Jahr betrugen, und fragte: »Ja, aber wenn wir nächstes Jahr 50 Millionen bereitstellen, hätten wir dann das Fachwissen, wären wir in der Lage, so schnell neue Forscher in dieses Forschungsgebiet zu locken?«

Bloom seufzte.

»Stimmt schon, wir kommen nicht so schnell ins Rollen. Es klafft eine Generationenlücke zwischen den Menschen, die etwas über die Krankheit wissen«, meinte Bloom, der selbst in den Fünfzigern war. »Im Grunde wurde alles, was wir über die Tuberkulose wissen, vor 1948 herausgefunden, als die Antibiotika in Gebrauch kamen. Danach kam praktisch alle Forschung zum Stehen. Vollkommener Stillstand.«[166]

Außerhalb von Amerika war die Situation nicht besser. Obwohl die Tuberkulose pro Jahr drei Millionen Opfer forderte, sich jedes Jahr acht Millionen Menschen neu infizierten und Tb in den achtziger Jahren die mit Abstand häufigste Ursache von Todesfällen bei Infektionskrankheiten war, zog diese Krankheit in den Industrienationen wenig wissenschaftliche Aufmerksamkeit auf sich. Vor der amerikanischen MMR-Tb-Epidemie gab es praktisch kein wissenschaftliches Interesse daran, dem größten Killer der Entwicklungsländer nachzujagen. Der Aufschrei wegen der jahrelangen Vernachlässigung, der sich auf dem NIAID-Treffen 1992 Gehör verschaffte, hallte in den Wissenschaftstempeln in London, Tokio, Paris, Genf, Amsterdam, Stockholm, ja weltweit wider.

Sobald Geld in ihre Richtung floß, entdeckten die Wissenschaftler 1992 bis 1994 erfolgreich die genetische Basis von wenigstens einer Art von *M.-tuberculosis*-Antibiotikaresistenz[167], identifizierten 500 genetisch ausgeprägte Tuberkulosestränge in 29 amerikanischen Ausbrüchen zwischen 1991 und 1992[168], entwickelten einfallsreiche Wege, um medikamentenresistente Stränge im Labor mittels Luciferase, einer Chemikalie, die in Glühwürmchen gefunden wird, zu »sehen« und Resistenzgene zum Leuchten zu bringen[169], und sie erkannten, wie die Bakterien es schaffen, sich in den CD4-Zellen des Immunsystems zu verstecken.[170]

Aber diese Schüsse aus dem wissenschaftlichen Kanonenrohr waren nur für lange Belagerungszeiten geeignet. Jeder wußte das. Wenn die auftauchende MMR-Tb-Epidemie aufgehalten werden sollte, mußten Gesundheitsbeamte Methoden einsetzen, die sofort zur Verfügung standen.

Als amerikanische und europäische Experten sich auf die Suche nach erfolgreichen Tuberkulosekontrollprogrammen machten, die es geschafft hatten, das signifikante Auftauchen einer Medikamentenresistenz zu vermeiden, mußten sie peinlich berührt entdecken, daß die besten Bemühungen darum in den ärmsten Nationen stattfanden.[171] In Tansania, im kriegszerrütteten Nicaragua, im Kwazulu-Homeland Südafrikas, in China und sogar mitten im Bürgerkrieg in Mosambik hatte man die Tuberkulose besser im Griff als in den wohlhabenden Ländern.

Brudney und Dobkin verglichen die bedrückend geringe Kooperationsbereitschaft von nur elf Prozent ihrer Patienten im Harlem Hospital mit den Behandlungserfolgen in Nicaragua in demselben Zeitraum (Ende der achtziger Jahre). Sie gelangten zu der verblüffenden Erkenntnis, daß in dem winzigen zentralamerikanischen Land mit einem Pro-Kopf-Einkommen von weniger als 585 Dollar pro Jahr eine weit bessere Tb-Kontrolle erreicht wurde als in New York. Das nicaraguanische Gesundheitsministerium bediente sich einer grundlegenden Strategie: Aktive Tuberkulosefälle wurden aufgespürt und die Personen zwei Monate lang einer sorgfältig überwachten Medikation unterzogen (Isoniazid, Streptomycin oder Thiacetazon). Danach wurde mit geringerer Dosis zehn Monate lang täglich weiterbehandelt. Nicaragua erzielte auf diese Weise eine fast 75prozentige Heilungsrate während des Bürgerkriegs. Dagegen lag der Heilungserfolg in New York bei weit unter 50 Prozent.[172]

Im südafrikanischen Zululand konnten Mediziner zwischen Mitte 1991 und Ende 1992 83 Prozent aller Tuberkulosepatienten erfolgreich behandeln. Sie verloren nur 13 Prozent aus den Augen und hatten nur eine siebenprozentige Sterblichkeitsquote. Dieser Erfolg wurde trotz einer großen örtlichen HIV-Epidemie und heftigen Stammeskonflikten erreicht, die häufig die Sozialdienste vor Ort belasteten. Wie schon in Nicaragua lag der Schlüssel zum Erfolg in einer sorgfältigen Überwachung der Patientenmedikation.[173]

Tansania und Mosambik nutzten ähnliche Methoden einer in den Gemeinden überwachten Medikation, um ihr Tuberkulose-Vorkommen zu sehr geringen Kosten niedrig zu halten. Bevor die ostafrikanischen Staaten von HIV förmlich überrannt wurden, waren die Tb-Quoten besonders gut unter Kontrolle, und die Kooperationsbereitschaft der Patienten lag bei über 80 Prozent. Als jedoch die HIV-Epidemie explodierte, stieg auch das Tuberkulose-Vorkommen. Dennoch konnten beide Länder eine signifikante Ausbreitung von Tb in der HIV-negativen Bevölkerung vermeiden.[174]

Der Medizinökonom Christopher Murray von Harvard erstellte eine Kosten-Nutzen-Analyse der ostafrikanischen Tb-Kontrollbemühungen und kam zu dem Schluß, daß sie mit den Steuergeldern weit besser umgingen als alle Programme in den Vereinigten Staaten. Er tat sich mit Karel Styblo, der die ostafrikanischen Programme entworfen hatte, und Annik Rouillon von der International Union Against Tuberculosis and Lung Diseases zusammen, um weltweit die Erfolgsquoten und die Kosten der Tb-Kontrollprogramme zu bewerten. Die Erkenntnisse des Teams, die Mitte 1991 der Weltbank vorgelegt wurden, waren verblüffend.[175]

»Es gibt kein Land in der Dritten Welt, in dem die Kooperationsbereitschaft der Patienten so schlecht ist wie in New York«, erklärte Murray. »In New York haben wir eine etwa zehnprozentige Kooperationsbereitschaft. In Indien dagegen, wo die Lage ganz schlecht ist, beträgt diese Bereitschaft ungefähr 25 Prozent. China hat 80 bis 90 Prozent. Und in Mosambik trotz Bürgerkriegs 80 Prozent.«

Ein Behandlungserfolg von 80 Prozent oder mehr war in vielen der ärmsten Länder der Welt die Norm.[176]

Kein Tb-Kontrollsystem funktionierte schlechter als das in den Vereinigten Staaten, wenn es darum ging, Tuberkulosefälle zu erkennen[177], diese Fälle erfolgreich zu behandeln und mögliche Kontakte und Ausbreitungswege der Krankheit zu verfolgen.

1992 übernahmen die CDC und das New Yorker Gesundheitsamt quasi die Tuberkulose-Kontrollstrategie der Dritten Welt. Millionen von Dollar wurden zur Ausbildung von Laien ausgegeben, um als Helfer im Direktbeobachtungsprogramm (DOT; Directly Observed Therapy) zu arbeiten[178] und die Kooperationsbereitschaft der Patienten bei der Medikation zu überwachen. Wenn sich die Patienten weiterhin weigerten, sich der Behandlung zu unterziehen, wurde der Gewahrsam in entsprechenden medizinischen Einrichtungen als letzte Möglichkeit herangezogen.[179]

Der Plan trat zu spät in Aktion, um es Dr. Frantz Meedard zu ersparen, daß er sich MMR-Tb von einem seiner Patienten im Metropolitan Hospital in Harlem zuzog. Zu spät, um sein einjähriges Leiden an der nicht diagnostizierten Krankheit zu vermeiden, und auch die 27 Monate einer mehrfachen Medikamententherapie, zu der auch Amikacin-Injektionen gehörten – »so schmerzhaft, daß ich für gewöhnlich heulte«, sagte Meedard. Doch sobald er geheilt war, Ende 1992, ergriff Meedard eifrig die Chance, das DOT-Programm des Harlem Hospital zu leiten. Innerhalb von zehn Monaten hatte er die äußerst beklagenswerte Abwehrhaltung der Krankenhauspatienten durchbrochen, hatte nur acht Prozent seiner Tb-Patienten aus den Augen verloren und 18 Prozent erfolgreich durch das gesamte Medikationsprogramm geführt.

»Wir stehen immer noch schlechter da als ein Großteil der Dritten Welt«, erklärte Meedard Ende 1993. »Aber ich bin fest entschlossen. Ich sage den Patienten: ›Sehen Sie, ich habe es geschafft, und das können Sie auch.‹«

15
Alles zu seiner Zeit

HANTAVIREN IN AMERIKA

Weder die Ratte noch der Mensch haben eine soziale, kommerzielle oder wirtschaftliche Stabilität erreicht. Das ist, entweder vollständig oder bis zu einem gewissen Grade, den Ameisen, Bienen, einigen Vögeln und einigen Seefischen gelungen. Der Mensch und die Ratte sind bisher nur die erfolgreichsten Raubtiere. Sie sind völlig destruktiv für andere Formen des Lebens. Keiner von beiden hat für die anderen Spezies auch nur den geringsten Nutzen.

Hans Zinsser, *Ratten, Läuse und die Weltgeschichte*, 1934

Der Langstreckenläufer Marrill Bahe befand sich am 14. Mai 1993 auf dem Weg zur Beerdigung seiner Freundin, als er plötzlich nach Luft schnappte. Urplötzlich und auf recht dramatische Weise bekam Bahe Fieber, Kopfschmerzen und Atemprobleme. Im Beisein der trauernden Verwandten rang Bahe in dem Wagen auf dem Weg nach Gallup in New Mexico verzweifelt nach Luft.

Wenige Minuten später war der 19jährige Navajo-Sportler tot.

Seine 24jährige Freundin war einige Tage zuvor an einem identischen Anfall plötzlicher Atemnot in einer kleinen Klinik des Indian Health Service (IHS) gestorben, ungefähr 60 Meilen von Gallup entfernt. Und innerhalb einer Woche erkrankten ihr Bruder und dessen Freundin, ebenfalls sportliche junge Navajos, die in Trailern in der Nähe von Bahe wohnten, auf mysteriöse Weise. Die junge Frau starb.

Rasch verbreiteten sich Gerüchte in dem Navajo-Reservat, in dem 175 000 Menschen auf einem Gebiet von sieben Millionen Hektar über vier Staatsgrenzen hinweg lebten – Arizona, New Mexico, Colorado und Utah. Weil sich die Grenzen von vier Bundesstaaten in dieser Region trafen, nannte man sie Four Corners (»Vier Ecken«). In Four Corners wurde manch ein John-Wayne-Western gedreht. Es war umgeben von einer ausgedehnten, kaum besiedeltem Sandsteinlandschaft, die in majestätische Canyons abfiel und sich zu eindrucksvollen Hügelketten und

Berggipfeln auftürmte. Four Corners war ein Ort, an dem die Menschen vom »großen Himmel« sprachen, wenn sie über die psychedelisch eingefärbte Wüste auf das weite Land blickten, das den Horizont berührte.

Bald sprach die ganze Navajo-Nation über den Tod der drei starken jungen Mitglieder ihrer Gemeinschaft, die so plötzlich vergeblich nach Luft gerungen hatten.[1]

Noch bevor Merrill Bahe in die Notaufnahme des Indian Health Centers in Gallup eingeliefert wurde, hatten die Wiederbelebungsversuche in der Ambulanz versagt. Bahes Totenschein enthielt den Vermerk »Dead on Arrival« (DOA): »Tod bei Einlieferung«. Sein Tod schockierte die bereits trauernden Familien und ließ die Ärzteschaft erzittern.

Der behandelnde IHS-Internist Bruce Tempest war über Bahes Jugend und Sportlichkeit erstaunt und erinnerte sich, einen ähnlichen Fall mit einem IHS-Kollegen in einer anderen Navajo-Klinik am Telefon diskutiert zu haben. Als ihm klar wurde, daß es sich bei diesem anderen Fall um Bahes Verlobte handelte, unternahm Tempest drei entscheidende Schritte, die schließlich dazu führten, daß Bahes Tod nicht ein bloßer Routinefall einer unerklärlichen Erkrankung blieb, sondern eine nationale Epidemieuntersuchung auslöste.

Zuerst rief er den bundesstaatlichen Gerichtsmediziner an und machte den forensischen Pathologen auf die Möglichkeit einer übertragbaren Krankheit aufmerksam. Der Gerichtsmediziner von New Mexico, Richard Malore, erklärte diesen Fall sofort als seiner Jurisdiktion zugehörig und ordnete für Bahes Leichnam eine Autopsie an. Dann ging der Beamte über die Straße und beanspruchte gleicherweise den Leichnam von Bahes Verlobten.

Während die Pathologen die Leichen zur Autopsie vorbereiteten, bei der sie am Wochenende nach dem 14. Mai rund um die Uhr arbeiteten, unternahm Tempest den zweiten entscheidenden Schritt und griff erneut zum Telefonhörer. Der Indian Health Service der Navajo war einzigartig, da seine Kliniken über ein Gebiet verstreut lagen, das so groß war, daß die Ärzte niemals die Gelegenheit hatten, einander zu treffen. Aber sie standen ständig in telefonischem Kontakt, und die IHS-Ärzte, die für ihr besonderes Fachwissen bekannt waren, erhielten Dutzende von Anrufen pro Tag von anderen Ärzten, die in Kliniken in Indianerreservaten in Colorado bis hinunter nach Window Rock in Arizona arbeiteten, Hunderte von Meilen südlich.

Tempest, der seit 1967 in dieser Region für den IHS gearbeitet hatte, war bekannt für sein einzigartiges Problemlösungsgeschick in verwirrenden Situationen. Infolgedessen lag auf seinem Schreibtisch in Gallup bereits die Akte einer Navajo-Frau, die auf geheimnisvolle Weise in einer weit entfernten Klinik um Weihnachten herum offenbar an einer ähnlich akuten Atemnot gestorben war, und er hatte bei einem Paar weiterer merkwürdiger pulmonarer Fälle im Frühjahr als Telefonberater gedient.

Jetzt blies er in sein Alarmhorn. Er rief alle behandelnden Ärzte an und bat sie um Einzelheiten über die früheren Fällen von Atemnot.

»Daher war ich am Ende dieses Tages, am Freitag [14. Mai], in der Lage, eine Liste von fünf gesunden jungen Menschen zu erstellen, die an akuter Atemnot verstorben waren«, erklärte Tempest später.

Er bat Dr. Jim Cheek zu sich, Epidemiologe beim Gesundheitsamt von New Mexico und beim IHS. Der Bundesstaat setzte seine Laboratorien in Bewegung, testete die Autopsieproben, prüfte die Krankenakten und suchte nach Hinweisen auf Atemwegserkrankungen, welche die Navajos seit Jahrzehnten heimsuchten: Beulenpest, *Hemophilus*-Influenza, Virus-Pneumonie und Grippe.

Die Autopsie brachte unmittelbar zutage, daß die Lungen von Bahe und seiner Freundin so sehr mit Flüssigkeit gefüllt waren, daß sie doppelt soviel wogen, als man es normalerweise bei jungen Erwachsenen ihrer Größe erwarten würde.

Wenn Tempest oder ein anderer in Four Corners die Fälle nicht bemerkt und nicht sofort bei den richtigen Stellen Alarm geschlagen hätte, wäre diese Miniepidemie unbemerkt geblieben, da waren sich alle einig. Tempest zögerte jedoch nie auch nur einen Augenblick. Auch nicht seine Kollegen im Gesundheitsamt von New Mexico.

Bis zum 16. Mai waren der Gerichtsmediziner und die Laboratorien noch nicht in der Lage, im Autopsiematerial Hinweise auf Grippe oder andere übliche Viren bzw. Bakterien zu finden. Als Tempest am Mittwoch, 19. Mai, Jim Cheek, den Chefepidemiologen des IHS, alarmierte, hatte dieser von einem indianischen Mitarbeiter in seinem Büro bereits Gerüchte von »merkwürdigen Todesfällen« im nordöstlichen Teil des Navajo-Reservats gehört. Cheek hatte dem damals nicht viel Beachtung geschenkt. Der Epidemiologe C. Mack Sewell vom Gesundheitsministerium New Mexico teilte Cheek die vorläufige Schlußfolgerung mit, die besagte, das erste Paar sei an der Lungenpest gestorben.

Isolierte Fälle der Beulenpest waren seit Jahrzehnten sporadisch unter den Navajos aufgetreten, übertragen von wilden Präriehunden. Seit Anfang der siebziger Jahre, als Jonathan Mann das epidemiologische Programm von New Mexico leitete, hatte der Staat ein umfangreiches und wachsames Pestüberwachungsprogramm beibehalten und konnte daher schnell gelegentlich auftretende Fälle aufspüren. Viel seltener kam die

Lungenpest vor, bei der die Bakterien in den Lungen der Opfer wuchsen und durch die Luft von einem Menschen zum anderen übertragen werden konnten.

New Mexico hatte ein außergewöhnliches Pestlabor – möglicherweise das beste der Welt –, und man hatte im Staat mit den Jahren genügend Fälle gesehen, um in der Lage zu sein, schnell eine Diagnose zu erstellen und einen Ausbruch aufzuhalten. Auf der Basis der Symptome von Bahe und seiner Freundin stellten die Beamten des Gesundheitsamtes daher die Hypothese auf, daß die beiden an der Lungenpest gestorben waren.

Das war allerdings nicht die Schlußfolgerung, zu der das Labor gelangte. In den Blut- und Gewebeproben der Opfer fanden sich keine Pestbakterien.

Cheek setzte sein kleines IHS-Team in Bewegung und beschritt drei Wege: Er ließ die Krankenhausakten von weiteren kürzlich an ungeklärter Atemwegsstörung Verstorbenen in der Region durchsehen, startete eine Computersuche nach Chemikalien, die solche Symptome bekanntermaßen verursachten, und veranlaßte eine Untersuchung des Trailers und des Wohnorts von Bahe.

Akute abakterielle Erkrankungen des Respirationstrakts waren jedes Jahr weltweit eine typische Endtodesursache bei Millionen Menschen. Die meisten Fälle, 50 bis 90 Prozent, traten bei älteren Menschen, bei Verbrennungspatienten, bei Opfern von traumatischen Verletzungen und bei anderen Personen auf, bei denen eine klare Ursache für das schnelle Auffüllen der Lungen mit Flüssigkeit auf der Hand lag. Aber in einer Minderheit der Fälle konnte kein offensichtlicher Grund für die Atemnot gefunden werden, und die Ärzte führten solche Todesfälle üblicherweise unter der Bezeichnung »akute abakterielle Erkrankung des Respirationstrakts mit unbekannter Ätiologie«.

Cheeks Team durchforstete die IHS-Akten vom Frühjahr 1993 auf der Suche nach Fällen von akuten abakteriellen Erkrankungen des Respirationstrakts (ARDS) mit unbekannter Ätiologie. Fünf solcher Fälle tauchten auf – und sie überlappten sich mit Tempests Liste. Cheek ließ sie untersuchen.

In der Zwischenzeit vermutete Cheek eine toxische Chemikalie als Ursache für die ersten beiden Fälle. Eine Computersuche zeigte mehrere Möglichkeiten auf. »Eine, die perfekt paßte«, erzählte Cheek, war Phosgen. Von den Deutschen im Zweiten Weltkrieg eingesetzt, konnte Phosgen innerhalb von 24 Stunden nach Einwirkung die Symptome einer akuten abakteriellen Erkrankung des Respirationstrakts verursachen.

Eine Schwesterkomponente, Phosphen, produzierte schnellere Symptome und konnte ebenfalls zu einer akuten abakteriellen Erkrankung des Respirationstrakts führen. Nachdem er ein wenig herumgeschnüffelt hatte, erfuhr der »Krankheitsdetektiv« Cheek, daß Phosgen in den Vereinigten Staaten seit langem verboten und es extrem schwierig war, toxische Mengen der Chemikalie – beispielsweise beim Schweißen, bei dem Spuren des Stoffes produziert werden konnten – herzustellen.

Cheek entdeckte jedoch, daß Phosphen legal zum Einsatz kam, um Präriehunde zu töten. Im Winter hatten CDC-Wissenschaftler in den Laboratorien in Fort Collins, Colorado, vorhergesehen, daß in der Region Four Corners ein Rekordschneefall in der Saison 1992–1993 zu einem Anstieg der Präriehundpopulation im darauffolgenden Frühling führen würde. Und damit, so prognostizierten die Wissenschaftler, wäre auch eine Zunahme der Pest vorprogrammiert. Und dann begruben tatsächlich spektakuläre Schneemassen das ganze Land unter sich. Cheek setzte die Phosphenteile des Puzzles zusammen und dachte: »Aha! Das ist doch schon was. Jemand hat sich an der Ausrottung von Präriehunden versucht.«

Aber seine Begeisterung wurde durch einen Besuch in Bahes Wohnung, einem Trailer, schon bald gedämpft. Er fand keine Anzeichen von Phosphenbehältern, chemischen Spraydosen oder Restchemikalien. Er fand gar nichts Ungewöhnliches in dem leeren Trailer, außer vielleicht eine außergewöhnlich hohe Menge von verstreuten Mäuseköteln. Cheek nahm an, daß die Nager in den Trailer eingefallen waren, nachdem er von den erkrankten Menschen verlassen worden war.

Während er Bahes Trailer durchsuchte und Nagerexkremente, Geschirr, Kleider und andere Artikel zur Untersuchung im Labor einsammelte, ergriff Cheek keine speziellen Vorkehrungen für seine eigene Sicherheit. Es kam nicht auf die Idee, daß das, was die drei Navajos getötet hatte, immer noch in übertragbarer Form präsent sein konnte. Daher trug er keine Atemmaske, keine speziellen Latexhandschuhe, keinen Schutzanzug.

Cheek wunderte sich später über seine Dummheit und sein Glück.

Am 20. Mai lag Cheek eine Liste von zehn verdächtigen Fällen vor, alle aus der Four-Corners-Region. Er war ratlos. Der 35jährige Arzt war erst seit sieben Monaten in New Mexico, und ihm gingen langsam die Einfälle aus. Da er die zwei vorangegangenen Jahre als CDC-Beamter im Epidemic Intelligence Service gearbeitet hatte, rief er den Top-Epidemiologen der CDC an, seinen alten Freund Rob Breimen.

»Ich fragte mich, ob es sich um eine Art Mykoplasma [Bakterium] handeln könnte, weil sie im Labor so schwer zu züchten waren. Ich dachte, daß wir darum vielleicht nichts fanden«, erklärte Cheek später.

Breimen, der schon an früheren Untersuchungen ähnlich rätselhafter Ausbrüche beteiligt war, einschließlich der Legionärskrankheit, zeigte sich fasziniert. Er spekulierte eine Weile, seufzte und versuchte, die Sache als »kleines Problem« abzutun.

Aber soviel er sich auch auf die dringlicheren Punkte auf seinem Arbeitsplan am Samstag konzentrieren wollte, Breimen mußte ständig an Cheeks faszinierendes Rätsel denken, und am Montag, 24. Mai, telefonierte er mit Albuquerque und bat um eine Zusammenfassung der Fälle per Fax.

Am selben Tag sandte das Gesundheitsamt von New Mexico Briefe an alle Ärzte des Bundesstaates, in denen es die geheimnisvolle Krankheit beschrieb und um sofortige Benachrichtigung bat, falls weitere Fälle auftreten sollten.

Am nächsten Tag zeigte Breimen die merkwürdige Liste von zehn mutmaßlichen Fällen akuter abakterieller Erkrankungen des Respirationstrakts einigen CDC-Kollegen, die alle einstimmig der Ansicht waren, daß solch plötzliche Todesfälle unter jungen gesunden Menschen überaus merkwürdig waren.

Die folgende Nacht verbrachte Breimen am Telefon – in einem vierstündigen Konferenzgespräch mit Epidemiologen aus New Mexico und Arizona. Das Trio ging die Einzelheiten von ungefähr 19 mutmaßlichen Fällen in den beiden Bundesstaaten durch – bei denen es sich nicht nur um Navajos handelte. Zwölf waren verstorben. Das Alter der Opfer reichte vom 19jährigen Bahe bis zu einer 58jährigen Frau. Die meisten waren im Monat Mai erkrankt. Das Wochenende vom Memorial Day, dem Heldengedenktag, rückte näher, und die drei Epidemiologen wollten unbedingt herausfinden, ob sie es mit einer richtigen Epidemie zu tun hatten oder nicht – einer Epidemie, die an einem Feiertag, wenn die meisten Wissenschaftler und Ärzte im Staatsdienst in Urlaub waren, plötzlich explodieren konnte.

Am selben Mittwoch ging Louisa Chapman, CDC-Ärztin und Wissenschaftlerin, gerade einige alte Daten zum chronischen Müdigkeitssyndrom durch, als sich ein anonymer Anrufer aus dem Navajo-Reservat telefonisch meldete und dringend um Rat bat. Der Mann war nervös und bezeichnete sich einfach als Zahnarzt. Er wollte wissen, ob er seine Praxis schließen sollte.

»Warum wollen Sie das tun?« fragte Chapman, eine routinierte Wissenschaftlerin, deren jugendliche Gesichtszüge ihre zehnjährige Erfahrung in der Untersuchung von Infektionskrankheiten Lügen straften.

»Naja, junge Menschen fallen im ganzen Reservat tot um«, sagte der panische Zahnarzt und fügte hinzu, daß er sich darüber Sorgen machte, ob das, was die Jugend der Navajos tötete, durch zahnärztliche Behandlungsmethoden übertragbar sein könnte.

»Ich weiß nicht, wovon Sie sprechen«, meinte Chapman und fragte sich, ob sie das Opfer eines anonymen Spinners war.

»Also gut, schalten Sie sofort CNN ein«, sagte der Zahnarzt und legte auf.

Chapman hatte kein Fernsehgerät in ihrem Büro, daher konnte sie sich die Meldung, die den Ausbruch als »Navajo-Krankheit« bezeichnete, nicht ansehen. Statt dessen ging sie nach nebenan und besprach die Situation mit einem Kollegen. Sie entschieden, daß es am vernünftigsten sei, schleunigst über den Computer die Abteilung für Viruserkankungen innerhalb der Behörde über die Nachfrage des Zahnarztes zu informieren. Einige Minuten später befand sich Chapman bereits mitten in dem Four-Corners-Rätsel, als Computermeldungen von anderen CDC-Angestellten und ihrem alten Freund, dem IHS-Epidemiologen Cheek, eintrafen.

Am nächsten Tag, Donnerstag, 27. Mai, machte Chapman ihre regelmäßige Runde im örtlichen Veteranenkrankenhaus, wo sie Dr. Jim Hughes traf, den Direktor des Zentrums für Infektionskrankheiten der CDC. Chapman informierte Hughes über den geheimnisvollen Ausbruch und fügte noch hinzu: »Ich wäre da gern dabei.« Hughes, ein beliebter Chef, der immer versuchte, »die Truppe glücklich zu machen«, lächelte und nickte wohlwollend angesichts Chapmans eifrigem Interesse.

Als Hughes am späten Donnerstag morgen zu den CDC-Büros zurückkehrte, erzählte ihm seine Stellvertreterin, Dr. Ruth Berkelman, daß der Indian Health Service und der Staat New Mexico bei der Lösung des Four-Corners-Geheimnisses formell um die Hilfe der CDC gebeten hatten. Jetzt war das unbestimmt interessante Rätsel, hinsichtlich dessen Louisa Chapman vor nicht einmal einer Stunde ihr Interesse an einer Mitarbeit geäußert hatte, zu einer Angelegenheit von offizieller Dringlichkeit geworden. Doch das wenige, was Hughes wußte, führte ihn zu der Ansicht, daß es ein recht kleines Problem war.

Berkelman, deren Fachgebiet neu auftauchende Krankheiten waren, konnte sich dieser Meinung nicht anschließen.

»Bestimmte Anrufe haben so etwas an sich«, ließ Berkelman ihren Chef wissen. »Man bekommt ein Gefühl für diese Dinge.«

Hughes respektierte Berkelmans Fachmeinung und bat sie, eine

Dringlichkeitssitzung einzuberufen. Während sie noch darüber sprachen, öffneten die Bürger von New Mexico ihre Morgenzeitung, das *Albuquerque Journal*, das die Schlagzeile zierte: »Geheimnisvolle Grippe tötet sechs Menschen im Stammesgebiet.«

Als Louisa Chapman an diesem Donnerstag nachmittag in den Konferenzraum der Abteilung für Infektionskrankheiten trat, war sie verblüfft. In ihren sechs Jahren bei den CDC hatte sie noch nie bei der Untersuchung einer Krankheit so viele hochrangige Beamte und Wissenschaftler in einem Raum gesehen. Sie spürte einen vertrauten Schauer, als ihr Adrenalinspiegel stieg.

Alle Menschen in diesem Raum und die Gruppen, die sie repräsentierten, waren bereits durch eine schwindelerregenden Vielfalt von Epidemien – mehr als die Behörde in ihrer gesamten Geschichte jemals im Laufe von sechs Monaten zu handhaben hatte – bis an die Grenzen ausgelastet.[2]

Das geschah zu einer Zeit, als im Budget der CDC 1994 erhebliche Neuzuordnungen vollzogen wurden. Das Budget war mit 2,2 Milliarden Dollar zwar groß, die Behörde mußte allerdings auch zum erstenmal mehrere ehrgeizige Immunisierungs- und Krankheitsvorbeugungsprogramme durchführen. (Der Name der Behörde wurde in Centers for Disease Control *and Prevention* – Zentren zur Krankheitskontrolle *und -prävention* – geändert, um diese Verlagerung deutlich hervorzuheben.) Infolgedessen waren Hughes und seine Kollegen in leitenden Funktionen überall in den CDC gerade dabei, 518 Stellen in all den Abteilungen zu streichen, die nicht der Vorbeugung dienten – ungefähr sieben Prozent aller Angestellten der Behörde.

C. J. Peters, der das Labor der amerikanischen Armee in Fort Detrick ein Jahr zuvor aufgrund von Budgetkürzungen des Verteidigungsministeriums verlassen hatte, ließ die Teilnehmer der Sitzung wissen, daß die Abteilung der CDC für spezielle Pathogene sich aufgrund ihrer Überlastung bereits einige Wissenschaftler ausborgen mußte, um die Blut- und Gewebeproben zu untersuchen, die aus allen Ecken der Four Corners eintrafen. Alle verdächtigen Proben, die bei den CDC eingingen, wurden zuerst in Hochsicherheitslaboratorien der Stufe P3 und P4 untersucht, bis sie sich für die normalen Forschungseinrichtungen als sicher genug erwiesen.

Im P4-Teil des Sicherheitslaboratoriums der CDC trugen die Wissenschaftler Ganzkörperanzüge mit Atemgeräten, wenn sie mit Tieren arbeiteten oder an den Labortischen Experimente durchführten. Ein Großteil der Zellarbeit wurde in einem luftdichten Kasten aus Glas und

Stahl durchgeführt, an dem dicke Gummihandschuhe befestigt waren, durch welche die Wissenschaftler ihre Hände steckten. Alle Versuchstiere wurden in ähnlich luftdichten Unterkünften gehalten, und die Wissenschaftler ergriffen spezielle Vorsichtsmaßnahmen, um von den Primaten oder Nagern nicht gebissen oder gekratzt zu werden.

Man mußte schon ein ganz besonderer Mensch sein, um unter derart restriktiven und angespannten Verhältnissen arbeiten zu können. Einige P4-Arbeiter verglichen diese Bedingungen mit einem Leben im Weltraum, weil sogar das winzigste unsichtbare Loch in einem Schlauch, Handschuh oder Beatmungsanzug eine tödliche Atmosphäre hereinlassen konnte.

Peter wußte, es würde schwer sein, zusätzliches Personal zu finden, das in der Lage war, in seinen P3-/P4-Einrichtungen zu arbeiten.

Die Sitzungsteilnehmer beschlossen, den Epidemiologen Dr. Jay Butler zusammen mit zwei EIS-Beamten sofort in die Four-Corners-Region zu entsenden. Butler, ein schüchterner, blauäugiger Marathonläufer, hörte am Freitag morgen das erste Mal von den geheimnisvollen Four-Corners-Todesfällen, und schon am Nachmittag war er in Albuquerque. In den wenigen Stunden zwischen dem Treffen und seinem Flug nach New Mexico bereitete Butler sich hastig auf das Unbekannte vor.

Am nächsten Tag, 29. Mai, brütete er über Röntgenbildern und Krankenakten in Albuquerque. Zusammen mit Kollegen vom Gesundheitsamt von New Mexico, Medizinern von der University of New Mexico und vom IHS erstellten Butler und seine zwei Assistenten von den CDC eine Liste mit 25 möglichen Erklärungen für die Todesfälle und hefteten sie an ein großes Schwarzes Brett. Mit ihrer gemeinsamen Erfahrung und ihrem Wissen über seltsame Krankheiten gingen sie sodann daran, einen Großteil der Möglichkeiten auszuschließen.

Um 17 Uhr hatten die vierzig Experten im Raum eine kurze Liste hypothetischer Gründe, zu denen einige unbekannte chemische Toxine, ein neuer virulenter Grippestrang, ein neues Coxiella-(Schaf-)Bakterium, Milzbrand, das hämorrhagische Kongo-Krim-Fiebervirus, das Hantavirus oder »etwas völlig Neues« gehörten. Obwohl die Forscher bislang keine Beweise hatten, daß eine dieser Mikroben oder Chemikalien in Four Corners wütete, paßten alle zu den beobachteten Krankheitsmustern.

Das Muster begann normalerweise mit grippeähnlichen Symptomen: Fieber, Muskelschmerzen, Kopfschmerzen. Nach einiger Zeit, von wenigen Stunden bis zu zwei Tagen, eskalierten diese Symptome zu Husten und Reizungen der Lungen. Diese wurden durch winzige Risse im Kapillarnetzwerk der Lungen verursacht, durch die Flüssigkeit tropfte. Innerhalb weniger Stunden wurden die Patienten hoch hypoxämisch und waren nicht mehr in der Lage, den Sauerstoff aufzunehmen, den sie gierig einatmeten. Mangels Sauerstoff verlangsamte sich das Herz, und bald darauf konnte der Tod eintreten – herbeigeführt entweder durch Herzversagen oder ein Lungenödem.

Butler bemerkte, daß die bei dieser Sitzung anwesenden Ärzte, die solche Fälle persönlich behandelt hatten, vom unabwendbaren Tod ihrer Patienten und der Nutzlosigkeit ihrer medizinischen Bemühungen richtig erschüttert waren.

Während dieses Treffen in New Mexico abgehalten wurde, fand eine ähnliche Sitzung von Experten in Hughes' Büro im CDC-Hauptsitz statt. Breimen und andere Ärzte im Raum gingen die neuesten Krankenberichte durch, die Cheeks Büro in Albuquerque durchgefaxt hatte.

Nach einer einstündigen Diskussion war die CDC-Liste der hypothetischen Gründe für den Ausbruch fast identisch mit der, die in Albuquerque zusammengestellt worden war. Hughes sah keine Möglichkeit einer Eingrenzung. Es beunruhigte ihn, daß zwei völlig unterschiedliche Kategorien – toxische Chemikalien und infektiöse Mikroben – auf der Liste standen. Er erinnerte sich an den Ausbruch der Legionärskrankheit im Sommer 1976, bei dem 59 Teilnehmer einer Tagung in Philadelphia starben. Damals steckte man auch monatelang in einer Unmenge von möglichen Ursachen fest.

Hughes griff nach dem Telefon und rief den Mann an, der 1977 das Rätsel der Legionärskrankheit gelöst und in der Klimaanlage des Hotels ein neues Bakterium namens *Legionella* entdeckt hatte. 30 Minuten später schlenderte Joe McDade in den Raum. Nachdem man ihm einen kurzen Lagebericht gegeben hatte, engte McDade schnell die Möglichkeiten weiter ein.

»Es ist unwahrscheinlich, daß es sich um eine toxische Chemikalie handelt, weil nur wenige Chemikalien Fieber verursachen«, meinte McDade und schlug vor, die Suche auf Mikroben zu konzentrieren.

»Sie müssen einen Algorithmus der Krankheit entwickeln«, erklärte McDade und verwendete Begriffe, welche die meisten Anwesenden von ihm schon früher gehört hatten. »Sie fangen an, indem Sie das ausschließen, was bereits bekannt ist. Und dann arbeiten Sie daran, das Virus zu isolieren. Ich vermute, daß es sich um ein Virus handelt.«

Er schlug vor, daß die Gruppe von C.J. Peters die Patientenproben, die sie aus Four Corners bekommen hatten, auf Antikörper gegen jedes Virus testete, das sie auf Lager hatten.

»Werfen Sie ein großes Netz aus, und warten Sie ab, was sich darin verfängt«, drängte McDade.

Peters war damit einverstanden, brachte jedoch nochmals die dringende Bitte um mehr Personal vor. In den nächsten Tagen stießen »Ausgeliehene« zu den 15 Wissenschaftlern im P3-/P4-Labor hinzu – einige kamen von Bundesbehörden, einige aus anderen Bereichen der CDC.

Während die Mannschaft aus der Abteilung für spezielle Pathogene sich im Hochsicherheitstrakt über den Petrischalen voller Patientenblut und etwa 20 verschiedenen Arten von viralen Reagensmitteln abmühte, hatten Cheek, Butler und die Epidemiologen von New Mexico in der Four-Corners-Region große Schwierigkeiten, von den Freunden und Verwandten der Verstorbenen nützliche Informationen zu erhalten. Die örtliche Presse, die einige Tage zuvor Wind von der Geschichte bekommen hatte, durchkämmte das ganze Navajo-Reservat und stellte Fragen, die viele Einwohner für beleidigend hielten. Außerdem veröffentlichten sie Informationen, die den Navajo, denen viel an ihrer Privatsphäre lag, zuwider waren.

In der Navajo-Kultur ist es noch mehrere Tage nach dem Hinscheiden von Angehörigen tabu, über sie zu reden oder ihre Namen auszusprechen, doch die Reporter taten ihren Job, klopften sofort an die Türen der Verwandten und fragten nach Einzelheiten über das Leben und Sterben von Merrill Bahe und den 18 anderen bekannten Opfern dieser akuten abakteriellen Erkrankung des Respirationstrakts. Die Lage verschlimmerte sich, als eine Zeitung aus Arizona Einzelheiten über einen Patienten veröffentlichte und sich dabei ausführlich auf die Krankenakten des Verstorbenen bezog.

»Natürlich zogen die Menschen daraufhin die Schlußfolgerung, daß [diese Zeitung] ihre Informationen von uns erhalten hatte«, erklärte der IHS-Arzt Dr. Tempest. »Wir versuchten verzweifelt, die ärztliche Schweigepflicht einzuhalten, und die haben einfach das Vertrauen der Öffentlichkeit untergraben. Wir bekamen Druck von beiden Seiten, wurden einerseits beschuldigt, der Presse vertrauliche Informationen zu geben, und andererseits, uns mit den Opfern zu verschwören und Dinge zu vertuschen. Es gab so wenig Vertrauen, daß manche Menschen eine unabhängige Untersuchungskommission forderten.«

Die Situation erreichte ihren Siedepunkt, als einige Beamte und die Medien die geheimnisvolle Erkrankung als »Navajo-Grippe« oder »Navajo-Krankheit« bezeichneten und die Tatsache ignorierten, daß auch Menschen erkrankten, die nicht zum Stamm der Navajo gehörten. Somit versahen sie die Indianer aus Sicht der Navajo mit einem höchst unfairen Stigma.

In der ersten Juni-Woche geriet die Situation außer Kontrolle, als sich antiindianischer Rassismus mit der Angst vor der Krankheit mischte. Die Weißen mieden Geschäfte, die von Navajos geführt wurden, Kinder aus dem Navajo-Reservat durften nicht mit auf eine Klassenfahrt nach Kalifornien, die schon seit langem geplant war, Kellnerinnen trugen angeblich Gummihandschuhe, wenn sie Navajos bedienten, und es gab Gerüchte über Touristen, die durch die Navajo-Hochebene mit Operationsmasken vor dem Gesicht fuhren.[3]

Kurz nach dem Heldengedenktag wurde von Gesundheitsbeamten und Journalisten berichtet, die von wütenden Navajos mit vorgehaltenen Waffen aus dem Reservat gejagt wurden, und Cheek fürchtete, daß die gesamte Untersuchung zusammenbrechen könnte. Cheek, ein Cherokee-Indianer, sympathisierte mit den Navajos und arbeitete eng mit dem IHS-Gebietsdirektor Dr. John Hubbard zusammen, um die Spannungen in der Four-Corners-Region abzubauen. Hubbard, ein Navajo-Arzt, besuchte zusammen mit Cheek ein Treffen des Stammesrats, wo sie ihren Fall vorbrachten. Stammesoberhaupt Peterson Zah versprach volle Kooperation, und Hubbard sicherte zu, es würde keine weiteren Verletzungen der Stammesehre geben. Zah brachte auch eine ungewöhnliche Bitte an die Presse heraus und bat sie, sich von dem Reservat fernzuhalten, bis die Untersuchung abgeschlossen sei.

»Wir beschlossen, Navajos an jedem Schritt der Untersuchung zu beteiligen. Darauf habe ich bestanden«, meinte Cheek, »weil ich diesen Vertrauensverlust spürte, dieses Gefühl, als ob wir [vom Indian Health Service] sie verraten hätten. Man sah uns als Mittelsmänner der Medien, obwohl das nicht stimmte.«

Es folgte eine beispiellose Untersuchung, bei der Stammesangehörige in jeden Aspekt der Untersuchung einbezogen wurden. Medizinmänner und Älteste des Stammes wurden respektvoll konsultiert, und sie gaben den Ermittlungsbeamten zwei wichtige Hinweise: Die Ernte an Pinonnüssen war in diesem Frühjahr besonders groß, ebenso die Mäusepopulation. Die Ältesten erklärten, daß es seit den großen Epidemien von 1918 und 1936 nicht mehr so viele Pinons, Mäuse und Krankheiten gegeben habe. Diese Beobachtung der Stammesältesten veranlaßte Cheek, Butler und andere Ermittlungsbeamte, nach einer Verbindung zwischen der Krankheit und den Mäusen zu suchen.

Durch einen glücklichen Zufall leitete Robert Parmenter von der University of New Mexico eine umfangreiche und langfristige Untersuchung der Sevilleta-Ökologie und der Flora und Fauna der Region, und sein Team von vierzig Wissenschaftlern hatte sich kurz zuvor auf die örtliche Nagetierpopulation konzentriert. Sie waren verblüfft, als sie plötzlichen

Vermehrungszuwachs unter den Weißfußmäusen bemerkten – eine zehnfache Zunahme, die im Mai 1992 begonnen hatte und sich auf ihrem Höhepunkt befand, als die CDC mit ihrer Untersuchung begannen.

Am 2. Juni, als die Zahl der Todesopfer auf zwölf stieg und die der mutmaßlichen Fälle auf 21, stellte Gesundheitsministerin Donna Shalala bei einem morgendlichen Treffen ihrer Beamten die Frage: »Haben wir noch alles unter Kontrolle? Brauchen Sie mehr Ressourcen?«

Als man ihr versicherte, daß die CDC mobil gemacht hatten, bat Shalala darum, regelmäßig informiert zu werden. Sie war darüber besorgt, daß die Navajos unzutreffenderweise als Krankheitsquelle bezeichnet wurden. Shalala erinnerte sich an die frühere, unkorrekte Vermutung, daß AIDS eine »Schwulenkrankheit« sei, und sie warnte ihre Beamten davor, Begriffe zu verwenden, welche die Navajos mit der Krankheit in Verbindung brachten. Sie forderte besondere Vorgaben auf höchster Ebene, um Sensibilität für die Sorgen der amerikanischen Indianer zu zeigen.

Der Gesundheitsminister von New Mexico forderte angesichts der öffentlichen Reaktion auf den Krankheitsausbruch Bundeshilfe an und bat die CDC, einen Experten für Public Relations zu entsenden, der die örtliche Panik und die Presse in den Griff bekommen sollte. Wieder wurde ein beispielloser Schritt unternommen: Der Informationsoffizier der CDC, Bob Howard, flog am 5. Juni nach New Mexico, um alle Presseoperationen zu koordinieren.

Nun gehörten über einhundert Wissenschaftler, Ärzte, Tierfänger und Halbprofessionelle zum Team vor Ort und durchkämmten die Four-Corners-Region – unter ihnen Chapman, Breimen, Childs, Butler und McDade von der CDC sowie Dutzende andere.

Zu diesem Zeitpunkt wußte man auch schon, was die Erkrankungen und Todesfälle verursachte.

Die Laborgruppe von C. J. Peters traf am Donnerstag, 3. Juni, in den frühen Morgenstunden ins Schwarze, als Antikörper gegen eine Familie von Viren namens Hantaviren in Reagenzgläsern mit dem Blut der Patienten eine Kreuzreaktion zeigten. Außerdem fand im Patientenblut, das im P4-Labor sorgfältig Mäusen injiziert wurde, eine noch stärkere Antikörperreaktion gegenüber den Hantavirenreagensmitteln statt. Das bewies, daß der Erreger infektiös war und sich in Mäusen reproduzieren und vervielfachen konnte.

»Daraufhin schossen einige Augenbrauen besorgt in die Höhe«, erinnerte sich Peters. »Sobald wir wußten, worauf wir uns zu konzentrieren hatten, brachten wir die Molekularbiologen ins Spiel.«

Peters' alter Kamerad aus Fort Detrick, Tom Ksiazek – ebenfalls ein Opfer der Kürzungen des Verteidigungsministeriums –, der vor kurzem bei den CDC eingetroffen war, half bei der Koordination der, wie sich herausstellen sollte, schnellsten Identifizierung eines neuen Virus, die jemals während einer Epidemie erzielt worden war. In nur sieben Tagen hatte Ksiazeks Laborteam die Hinweise auf die Hantaviren serologisch eingeengt; nun brauchten sie nur noch exakt zu bestimmen, welcher Virusstrang die Four-Corners-Epidemie verursachte.

Für die genaue Bestimmung des Hantavirusstranges, der für den Ausbruch verantwortlich war, wurden infizierte Wildtiere benötigt – die Reservoire der Mikroben. Peters wußte, nur in einem Tierreservoir würden genügend Viren zu finden sein, um eine Isolation und Identifikation zu ermöglichen. Daher bat Peters an diesem Tag bei einem CDC-Belegschaftstreffen McDade, Breimen, Chapman und andere Wissenschaftler, die sich auf den Weg nach Four Corners machen wollten, ihm reichlich wilde Nager zu schicken. Applaus und Ungläubigkeit folgten. Während manche seiner Kollegen die schnelle Entdeckung der Epidemie-Ursache im Labor begrüßten, waren andere skeptisch. Breimen sagte, alle bekannten Hantaviren führten zu Nierenproblemen, keines zu Atemnot.

»Es paßt nicht«, meinte er und erhielt Unterstützung von den meisten Ärzten im Raum. Alle Teilnehmer der Sitzung, die mit der Geschichte der Hantaviren vertraut waren, äußerten sich skeptisch darüber, wie das Virus – das zuerst in Korea entdeckt worden war – seinen Weg in diese weit im Landesinnern liegende, abgeschiedene Region Nordamerikas gefunden haben sollte.

Peters ließ die Gruppe wissen, daß sein Team aus Molekularbiologen an einer genauen genetischen Analyse des Four-Corners-Virus arbeitete. Er vermutete, es könnte sich als ein neues Virus herausstellen.

»Schauen Sie, wir wissen, daß es da draußen [in der Welt] verschiedene Arten von Hantaviren gibt«, sagte er. »Wir sollten daher nichts von vornherein ausschließen oder voraussetzen. Antikörper zu finden ist nicht genug. Das wissen wir.«

Hantaviren erregten das erste Mal während des Koreakrieges die Aufmerksamkeit der Welt. Zwischen 1951 und 1954 erkrankten über 2500 GIs und eine unbekannte Anzahl koreanischer Soldaten an einer geheimnisvollen Krankheit, die zu Fieberanfällen, Schwäche, Müdigkeit und Nierenversagen führte: 121 GIs starben daran.[5] Forscher der amerikanischen Armee erkannten recht schnell, daß die Krankheit von einem Virus verursacht wurde, das normalerweise in Feldmäusen beheimatet war.

Aber es dauerte über zwanzig Jahre, bevor die Wissenschaftler das Virus – das man Korea-Hanta nannte – erfolgreich aus den Lungen infizierter *Apodemus-agrarius*-Mäuse isolieren konnten. Dr. Karl Johnson, der damals für die amerikanische Armee im Forschungsinstitut für Infektionskrankheiten in Fort Detrick tätig war, arbeitete bei der Entdeckung des Virus mit Dr. Ho Wang Lee von der medizinischen Fakultät der koreanischen Universität in Seoul zusammen. Unter dem Elektronenmikroskop fanden sie die runden Mikroben, die in sauberen Reihen entlang der epithelialen Auskleidung der *Apodemus*-Lungen gelagert waren.[6]

Zum natürlichen Lebensraum der *A. agrarius* gehörten große Teile von Japan, Korea, des Nordosten von China sowie Südost- und Zentralrußland. In Südkorea wurden zwischen 1955 und 1977 über 9000 Hanta-Fälle gemeldet. Davon waren 6,5 Prozent tödlich. Man ging von weitaus mehr Fällen aus und glaubte, sie seien aufgrund ihrer Ähnlichkeit mit milderen und üblicheren Krankheiten wie der Grippe einer Diagnose entgangen.

In den siebziger Jahren wurden in Osteuropa und Asien elf andere Formen von Hantaviren entdeckt, alle in Verbindung mit für gewöhnlich milden Nierenkrankheiten und Sterblichkeitsraten zwischen zehn und 0,1 Prozent aller Infizierten. Die Viren wurden normalerweise von einem wilden Nagetier übertragen, und die Menschen kamen mit den Mikroben über die Haut oder durch das Einatmen vom Kot oder Urin infizierter Tiere in Kontakt.

1977 entdeckte der belgische Forscher Guido van der Gröen, der sein Interesse für hämorrhagische Viren seit der Ebola-Untersuchung in Zaire bewahrt hatte, in seinem Labor am Tropeninstitut in Antwerpen milde Fälle von Muskelschmerzen, Bluthochdruck und Nierenfunktionsstörungen bei Bewohnern seiner Stadt, verursacht von Hantaviren. Der offenbar urbane Virusstrang ähnelte sehr dem zuvor in Schweden[7] entdeckten Strang namens Puumala-Virus, der von Wühlmäusen (*Clethrionomys glareolus*) übertragen wurde, die an Flußufern lebten. Zwischen 1977 und 1986 identifizierte van der Gröen 76 Fälle der Antwerpener Hantaviruskrankheit in Belgien und Frankreich. Er versuchte, örtliche Ärzte zu warnen, da zweifelsohne viele Hantafälle nicht diagnostiziert wurden, weil man sie mit berufsbedingten Rückenproblemen, Grippe oder anderen leichten Erkrankungen verwechselte.[8]

Johnson und Lee, fasziniert von van der Gröens Erkenntnissen über das urbane Hantavirus, testeten Ratten in der Innenstadt von Seoul und fanden heraus, daß die beiden häufigsten Spezies in der Welt – *Rattus rattus* und *Rattus norvegicus* – eine Form des Virus in sich trugen, die sich nur leicht vom koreanischen Hantavirusstrang unterschied. Sie waren überzeugt, daß die Ratteninfektionen erst vor kurzem aufgetreten waren – irgendwann während des Koreakriegs, als die Luftbombardierung die *A.-agrarius*-Feldmäuse aus ihrem natürlichen Lebensraum in die Städte trieb, wo sie sich in Revierkämpfe mit den Ratten einließen und das Virus auf die größeren Nager wahrscheinlich durch Bisse und Pfotenhiebe weitergaben.

Da Korea schnell zu einem der größten Handelspartner von Amerika wurde, fragte sich Johnson, ob infizierte Ratten aus Seoul möglicherweise in die Frachträume von koreanischen Schiffen gelangt und dann in amerikanischen Hafenstädten an Land gegangen waren. 1982 durchkämmten Wissenschaftler der CDC und aus Fort Detrick auf Johnsons Drängen die Hafenbezirke von Baltimore, Houston, Philadelphia, San Pedro und New Orleans auf der Suche nach Ratten. Wohin immer die amerikanischen Wissenschaftler sahen, zeigte sich das Virus aus Seoul sowohl in der schwarzen *R. rattus* als auch in ihrem braunen Vetter *R. norvegicus*.

Im selben Jahr 1982 tat sich Lee mit dem Nobelpreisträger von den NIH, Carleton Gajdusek, zusammen und untersuchte die gewöhnlichen nordamerikanischen Wühlmäuse auf Hantaviren. Sie durchkämmten Gajduseks Grundbesitz in Frederick, Maryland, und fingen örtliche Nager. Die Wissenschaftler fanden einen neuen Strang des Hantavirus – nach dem Ort seiner Entdeckung Prospect-Hill-Virus genannt – und konnten nachweisen, daß er in zwei Spezies der Wühlmäuse beheimatet war, *Microtus pennsylvanicus* und *M. californicus*. Die beiden Wühlmausspezies teilten unter sich ein Territorium auf, zu dem fast ganz Nordamerika gehörte.

Einer der amerikanischen Armeewissenschaftler, den die Beweise von Hantaviren in nordamerikanischen Nagern am stärksten faszinierten, war ein großer, hagerer Mikrobiologe namens James LeDuc. Anfang der achtziger Jahre überlegte LeDuc, daß einige Personen in den Vereinigten Staaten an der Hantakrankheit leiden mußten, wenn das Virus die Hausratten infiziert hatte. Also tat er sich mit anderen Armeewissenschaftlern und Jamie Childs, der damals an der medizinischen Fakultät der Johns Hopkins University tätig war, zusammen und suchte nach Beweisen der Hantakrankheit in Baltimore. Zuerst testeten sie sorgfältig die örtlichen Ratten und entdeckten zu ihrem Erstaunen, daß praktisch jede Ratte, die älter war als zwei Jahre, mit dem Hantavirus infiziert war. Das Team testete daraufhin 1788 Erwachsene, die 1986 entweder ins Johns Hopkins Hospital oder in eine Klinik für sexuell übertragbare Krankheiten in Baltimore eingeliefert worden waren. Vier hatten sich mit dem koreanischen Hantavirus infiziert. Da die Betroffenen nicht außerhalb der Vereinigten Staaten gereist waren, kamen LeDuc und Childs zu dem Schluß, daß sie sich ihre Infektion von örtlichen Ratten zugezogen hatten.[9]

Das brachte LeDuc und Childs auf die Idee, ihre Forschung auf Menschen zu konzentrieren, die an möglicherweise von Hantaviren verursachten Symptomen litten. Sie wußten, daß die Viren in Korea und in Teilen von Europa chronische Leberschäden hervorrufen konnten. Daher testeten sie das Blut von 1766 Personen, die sich am Johns Hopkins einer Eiweißharn-Blutchemie-Analyse unterzogen, und von 254 Patienten für eine Nierendialyse. Sie entdeckten, daß das Serum von 6,5 Prozent der Dialysepatienten, die an einer Nierenkrankheit mit Bluthochdruck litten, auf Antikörper gegen den Seoul-Hantavirus reagierte. Das bewies, daß sie sich infiziert hatten.[10]

LeDuc und Childs fanden auch heraus, daß die gewöhnliche Hausmaus aus Baltimore – *Mus musculus* – das Seoul-Virus in sich trug.

Im August 1986 starb ein mexikanischer Gastarbeiter in der texanischen Stadt Leakey an inneren Blutungen und Nierenversagen. Wissenschaftler der NIH vermuteten, daß ein Hantavirus dafür verantwortlich war, und fingen Nagetiere an Orten, von denen man wußte, daß sich der Verstorbene regelmäßig dort aufgehalten hatte. Sie entdeckten, daß die dortigen Hausmäuse – wieder *M. musculus* – mit einer anderen Art von Hantavirus infiziert waren, die sie daraufhin Leakey-Virus nannten.[11]

1992 war LeDuc davon überzeugt, daß Hantaviren verschiedener Arten bei Nagetieren überall in Nordamerika verbreitet waren, und er glaubte fest, daß sie für die höheren Raten an Bluthochdruck und Nierenkrankheiten unter der armen Bevölkerung in den Städten, insbesondere bei den Schwarzen, verantwortlich waren.[12] Außerdem fürchtete er, daß die Probleme sich verschlimmern könnten, da die Rattenplage in den amerikanischen Innenstädten zunahm. Zwischen 1989 und 1991 nahmen Beschwerden von Bürgern über Rattenbefall in Baltimore um 33 Prozent zu, die städtische Nagetierkontrolle wurde dagegen im selben Zeitraum um 50 Prozent gesenkt. Die entlassenen Mitarbeiter waren aus einem Bundesprogramm bezahlt worden, das nun von der Regierung Bush erheblich gekürzt wurde. Auf ähnliche Weise nahm die Stadt New York zwischen 1989 und 1994 bei den Mitteln zur Nagetierkontrolle signifikante Kürzungen vor, während gleichzeitig die Bundes- und Kommunalförderung von 10,3 Millionen Dollar auf 5,2 Millionen Dollar fiel. Die Bundesgelder wurden 1992 schließlich ganz gestrichen, was die

New Yorker Gesundheitsbeauftragte Dr. Margaret Hamburg dazu veranlaßte, gegenüber den CDC formell ihrer großen Sorge Ausdruck zu verleihen, daß Hantaviren und andere von Nagetieren übertragene Krankheitserreger in Amerikas größter Metropole außer Kontrolle geraten könnten. Trotz der Warnungen der Beauftragten kürzte der neugewählte Bürgermeister von New York, Rudolph Giuliani, Anfang 1994 das Budget der Nagetierkontrolle um weitere 50 Prozent.

Budgetkürzungen im amerikanischen Verteidigungsministerium bedeuteten in den Jahren 1991 und 1992 für die meisten medizinischen Forschungsprogramme der Armee das Ende. Childs, Peters und Ksiazek gingen zu den CDC, und LeDuc arbeitete schließlich für den Hauptsitz der Weltgesundheitsorganisation in Genf. Die Hantavirus-Forschung der Armee wurde radikal eingeschränkt und ließ nur die glücklicherweise produktiven molekularbiologischen Laboratorien von Dr. Connie Schmaljohn und Peter Jahrling in Fort Detrick bestehen, die nun die ganze Last allein zu tragen hatten.

Als Peters und seine CDC-Laborbelegschaft bei dem Four-Corners-Ausbruch Hinweise auf Hantaviren fanden, waren Childs und LeDuc aufgeregt und hingerissen. LeDuc stand täglich in telefonischem Kontakt mit seinen früheren Armeekollegen, bot Anregungen und sammelte Informationen, um sie an interessierte WHO-Wissenschaftler weiterzugeben.

Childs und LeDuc waren die ersten Wissenschaftler, welche die Polymerasekettenreaktion (PCR) für die Diagnose und Erforschung der Hantaviren anwendeten. LeDuc und Childs entwickelten 1991 PCR-Techniken für die Hantavirussuche[13], und Peters' Labor für spezielle Pathogene profitierte 1993 stark von diesem Erbe. Als sich die zweite Gruppe von CDC-Ermittlungsbeamten, angeführt von Breimen und McDade, am ersten Juni-Wochenende nach Four Corners aufmachte, erwarteten Peters, Ksiazek und der PCR-Experte Stuart Nichol ungeduldig die erste Sendung von Nagetierproben, an denen sie eine PCR-Analyse durchführen wollten, um herauszufinden, welche Spezies von Hantaviren den Ausbruch im Südwesten verursachte.

Breimen war hinsichtlich einer Hanta-Verbindung skeptisch, obwohl er erfuhr, daß alle früheren Tierstudien an verschiedenen Hantaviren hohe Konzentrationen der Viren in den Lungen von Nagetieren verzeichneten. Eine Untersuchung von LeDuc und Childs wies sogar darauf hin, daß das Lungengewebe der einzige Ort war, aus dem die Viren während des Gesamtverlaufs einer Mäuseinfektion mühelos extrahiert werden konnten.

Während ihrer ersten 48 Stunden in Albuquerque arbeiteten Breimen und Chapman in aller Eile eine Standardbeschreibung der Krankheit aus und entwickelten Kriterien, um mutmaßliche Fälle von akuten abakteriellen Erkrankungen des Respirationstrakts als mögliche Hantavirusinfektion zu bestimmen. Sie erstellten außerdem Fragebögen, mit denen die Navajo- und CDC-Ermittlungsbeamten bei ihren Befragungen von Tür zu Tür gehen konnten.

Kaum hatte Chapman diese Aufgaben beendet und dabei nicht mehr als vier Stunden in zwei Tagen geschlafen, als sie gebeten wurden, die Wirksamkeit von Ribavirin bei der Behandlung der geheimnisvollen Krankheit einzuschätzen. LeDuc und seine Kollegen hatten das Antivirusmedikament 1987 an Hantapatienten in China getestet und herausgefunden, daß es die Wahrscheinlichkeit, der Krankheit zu erliegen, verringerte, wenn man Ribavirin innerhalb der ersten drei Tage der Krankheit verabreichte. Nach dieser Zeit war nicht mehr eindeutig, ob das Medikament von Nutzen war oder nicht.[14]

Die Mediziner in der Four-Corners-Region suchten dringend nach irgend etwas – selbst nach einem Medikament von zweifelhaftem Wert –, das sie ihren Patienten geben konnten. Außer Ribavirin konnten die Ärzte nur eine gute Krankenhausverwaltung und Dünnschichtchromatographie bieten. Die Sterblichkeitsrate war sehr hoch, allem Anschein nach über 70 Prozent.

Bis zum 7. Juni bestätigten die CDC 24 Fälle der seltsamen Krankheit, zwölf davon führten zum Tode – alle in der Four-Corners-Region.

Die wichtigste Spur, der die Ermittlungsbeamten folgen konnten, waren die Hinweise der CDC-Laboratorien auf Hantaviren, die angesichts der Geschichte solcher Viren auf Nagetierüberträger schließen ließen. Childs, Chapman und der CDC-Ökologe John Krebs gehörten zu den drei Dutzend Ermittlungsbeamten, die zusammen mit Navajo-Trappern und Medizinern überall dort hingingen, wo Menschen erkrankt waren, um Hunderte von Nagetierfallen aufzustellen. Sie hatten zwei Arten von Sprungfeder-Fallen: eine mit einem schweren Stahlkasten, in der so große Tiere wie Waschbären und Stinktiere transportiert werden konnten, und eine kleinere Aluminiumfalle für Mäuse, Präriehunde und ähnliche kleine Nager.

Die Fallensteller mußten vorsichtig sein und es nicht nur vermeiden, mit dem geheimnisvollen Virus, sondern auch mit der Beulenpest in Berührung zu kommen. Trotz einer Temperatur von über 38 Grad trugen sie Atemmasken, Schutzbrillen, Ganzkörperanzüge aus Papier, doppeltbeschichtete Latexhandschuhe und Einmalüberschuhe über dem Schuhwerk. Diese Vorsichtsmaßnahmen konnten sie vielleicht vor dem Staub schützen, der mit den über die Luft übertragbaren Hantaviren verseucht war, aber Chapman sorgte sich mehr darüber, von einer pest-infizierten Fliege gebissen zu werden, die unter ihre Schutzkleidung krabbelte, um an ihre verletzliche Haut zu gelangen. Sie rieb auch großzügig dicke Schichten von Insektenabwehrmitteln auf ihre Haut in dem Wissen, daß sie nicht in der Lage sein würde, die Insekten totzuschlagen, wenn sie erst einmal ihre Handschuhe und ihren Ganzkörperanzug trug.

Wenn eine Falle, in die ein Tier geraten war, geöffnet werden sollte, näherten sich die Wissenschaftler ihr immer mit dem Wind und legten sorgfältig einen Plastikbeutel mit Anästhetikum über den Eingang der Falle. Wenn das Tier in den Beutel fiel, verlor es schnell das Bewußtsein. Später entnahmen die Wissenschaftler Blut- und Gewebeproben, legten diese auf Trockeneis und schickten das Material zur Analyse in die P3-/P4-Laboratorien von Peters.

Es schien, daß die Navajo-Ältesten und Robert Parmenters wissenschaftliches Team recht hatten in bezug auf die riesige Pinonernte und eine überaus große Nagetierpopulation. Nach fünf Jahren schwerer Dürre erlebte die Four-Corners-Region im Winter 1992/1993 schwere Schneefälle in Rekordhöhe, gefolgt von einem außergewöhnlich feuchten Frühling. Selbst im Juni konnten die Wissenschaftler immer noch Grün in der Wüste sehen, und die Pinonbäume waren voll mit Nüssen.

Mit der üppigen Vegetation entwickelte sich auch eine offenbar beispiellose Nagetierpopulation.

Annähernd die Hälfte der Fallen enthielt alle möglichen Sorten von Lebewesen – von Mäusen und Präriehunden bis zu fetten Ratten und geruchsintensiven Stinktieren –, aber weitaus am häufigsten wurde *Peromyscus maniculatus* gefangen, eine braune Maus mit weißem Bauch und weißem Schwanz, großen Ohren und riesigen schwarzen Augen, die tief im Schädel lagen. Aufgrund ihrer braunweißen Färbung wurde die *P. maniculatus* Weißfußmaus genannt.

In ersten Antikörpertests entdeckten die CDC-Ermittler Hinweise auf eine Hanta-Infektion in Weißfußmäusen ebenso wie in zwei anderen *Peromyscus*-Spezies, in zwei Arten von Eichhörnchen, in der gewöhnlichen Hausmaus und in *Neotoma-albigula*-Packratten.

Im Labor jedoch, wo die CDC-Wissenschaftler die PCR-Techniken zur Diagnose dieser Infektionen gerade vervollkommnet hatten, konnte das Virus nur in den Weißfußmäusen gefunden werden. Mit der Zeit bestätigten die CDC-Laboratorien mittels PCR-Techniken die Präsenz des Virus in einem Drittel der ersten 770 *P. maniculatus*, die in der Four-Corners-Region gefangen worden waren, ebenso wie in 19,7 Prozent der *P. truei* (von 314 getesteten) und in 6,9 Prozent der *P. boylii* Mäuse (von 59 getesteten).

Die *P. maniculatus* waren in ihrem Lebensraum nicht auf die Four-Corners-Region beschränkt, ganz im Gegenteil. Diese Weißfußmäuse fanden sich in ganz Kanada bis hinauf zum nördlichen Polarkreis und im Süden der Vereinigten Staaten bis in den Norden Mexikos. Nur die sogenannten Südstaaten der USA schienen nicht zum natürlichen Lebensraum der Weißfußmäuse zu gehören. *P. maniculatus* waren mit anderen Worten die überall gegenwärtigen Feldmäuse in Nordamerika.

Mit diesem Wissen fragten sich Breimen und McDade, wie lange es noch dauern würde, bevor die geheimnisvolle akute abakterielle Erkrankung des Respirationstrakts auch in anderen Bundesstaaten auftauchte.

Am Ende der ersten Juniwoche hatte Peters' Labor auf der Basis der PCR-Analyse bereits die Vermutung angestellt, daß das Virus, das in Four Corners sowohl Menschen als auch *Peromyscus* infizierte, ein neu entdeckter Hanta-Strang war. Mitte Juni waren sie sicher: Bei dem Four-Corners-Virus handelte es sich, wie sie in der wöchentlichen Publikation der CDC schrieben, um »ein zuvor nicht bekanntes Hantavirus«.[15]

Wenn das Virus sich genetisch von zuvor identifizierten Hantaviren unterschied, wurde seine Fähigkeit, im Gegensatz zu allen anderen Hantaviren statt Nierenprobleme akute Symptome des Respirationstrakts zu produzieren, weniger zweifelhaft. Das CDC-Labor verbrachte den restlichen Juni sowie die Monate Juli und August damit, Teile der genetischen Sequenzen des Four-Corners-Virus mit den elf anderen bekannten Hantaviren zu vergleichen. Die Wissenschaftler entdeckten zu ihrer Überraschung, daß das neue Virus die stärkste Überkreuzreaktion mit Prospect Hill zeigte, dem in Wühlmäusen aus Maryland entdeckten Strang, der nie zuvor mit menschlichen Krankheiten in Verbindung gebracht worden war.

»Das überraschte uns«, sagte Ksiazek, »denn in Four Corners hatte man Sterblichkeitsraten von 70 oder 80 Prozent und in Prospect Hill überhaupt keine Erkrankung, welcher Art auch immer.«

Die PCR-Analyse zeigte schließlich einige signifikante Unterschiede in den genetischen Sequenzen der beiden Virusstränge; dennoch blieb Prospect Hill der engste bekannte Verwandte von Four Corners.[16]

Mitte Juli hatte das CDC-Labor über 10000 Proben von Tieren und Menschen zur Analyse erhalten. Ende August lag diese Zahl fast bei

20000. Zu der erdrückenden Last, all diese Proben einfach zu lagern und zu etikettieren, hatten Peters und Ksiazek das Gefühl, sie müßten sich aus den Gefriertruhen in Atlanta die gelagerten Nagetierproben vornehmen, die in früheren Jahren in der Four-Corners-Region für Peststudien gesammelt worden waren. Sie wollten ihr Archivmaterial nutzen für Antworten auf zwei Schlüsselfragen: (1) Ist in diesem Jahr unter den Nagetieren eine Epidemie ausgebrochen oder gibt es unter den Tieren stets ungefähr die gleiche Infektionshäufigkeit? (2) Ist diese plötzliche Infektionsreihe entstanden, weil das Virus vor nicht allzu langer Zeit von einer harmlosen, Prospekt Hill ähnlichen Form zu einer neuen Art mutierte, die in der Lage war, akute abakterielle Erkrankungen des Respirationstrakts zu verursachen?

Die zweite Frage hatte einen rein zufälligen Hintergrund. Hantaviren gehörten zu einer Virusklasse, deren genetisches Material in Form von drei einzelnen RNA-Stücken gespeichert wird. Andere segmentierte RNA-Viren, wie beispielsweise die Grippe, waren dafür bekannt, daß sie regelmäßig mutieren, weil das Kopieren dieser großen RNA-Stücke während der Virusreplikation oft eine recht schlampige Sache war. Ein RNA-Stück konnte mit einem anderen überlappen, und die Gene vermischten sich. Fremde RNA-Teile aus der Zelle, die das Virus infizierte, konnten in die genetische Blaupause des Virus aufgenommen und ihr einverleibt werden. Das Ergebnis war für viele segmentierte RNA-Viren eine Art natürlicher Fehlwurf, bei dem jede Virusreplikation teilweise unterschiedliche Mutationen aufwies.

Im August stand das CDC-Labor viel zu sehr unter Streß, um die Archive sofort durchforsten zu können. Die Fragen mußten für den Augenblick unbeantwortet bleiben.

In der Zwischenzeit schien Tausende von Meilen von Four Corners entfernt, im Osten von Texas, eine Frau an dieser geheimnisvollen Erkrankung des Respirationstrakts (ARDS) gestorben zu sein. Die Epidemie hatte sich ausgeweitet. Nur wenige Stunden später marschierte Dr. Ali Kahn, der eben eine zweijährige postuniversitäre Ausbildung als CDC-Epidemic Intelligence Officer beendet hatte, durch die Stadt Lufkin im Osten von Texas. Er arbeitete mit Ermittlungsbeamten des Landes zusammen, um sicherzustellen, daß alle Hinweise am Todesort richtig eingesammelt wurden und man keinen übersah.

Das Opfer, eine noch junge Großmutter, hatte in einem recht eleganten, sauberen Haus in einer ländlichen Gegend gelebt, nicht weit von der Grenze zu Louisiana entfernt. Weder in ihrem Haus noch in der näheren Umgebung waren Nagetiere zu finden, aber Khan entdeckte verräterischen Mäusekot in einer Hütte hinter dem Haus, in der die Frau Obst und Gemüse gelagert hatte. Ihr Ehemann sagte, sie habe dort viele Stunden verbracht und alle möglichen Sachen eingelegt.

Die Autopsie zeigte, daß sie an einem klassischen Fall von akuter abakterieller Erkrankung des Respirationstrakts mit unbekannter Ätiologie gelitten hatte, und Khan ließ ihre Blut- und Gewebeproben in C. J. Peters' Labor schicken, wo mittels PCR eine Four-Corners-Virusinfektion bestätigt wurde.

In den darauffolgenden vier Wochen befand sich Khan ständig in Flugzeugen auf dem Weg zu mutmaßlichen Hanta-Ausbrüchen in Zusammenhang mit besagten Erkrankungen des Respirationstrakts in Kalifornien, Oregon, Louisiana, Arizona, Utah und Idaho. Sein zweiter Fall betraf eine 51jährige Frau, die »mitten im Nirgendwo in Nevada« lebte, wie Khan es später beschrieb. Sie überlebte ihre Erkrankung dank der »brillanten Behandlung durch ihre ländlichen Hausärzte«, wie Khan später betonte. Laut Aussage der Frau hatte ihre Hauskatze während des ganzen Frühjahrs und Sommers Nagetiere ins Haus geschleppt. An ihrem Wohnort in Nevada hatte es ungewöhnlich viel geregnet, und die meisten Anwohner hatten das Gefühl, die Nagetierpopulation sei außer Kontrolle geraten.

Khans drittes Hantavirusopfer hatte nicht soviel Glück: Diese Frau wohnte in einer abgelegenen Region an der Grenze zwischen Kalifornien und Nevada. Sie starb an der durch Hantaviren hervorgerufenen akuten abakteriellen Erkrankung ihres Respirationstrakts. Khans Team fand infizierte Mäuse auf ihrem Besitz.

Der vierte Fall von Kahn betraf einen Rancharbeiter, der an der nordkalifornischen Küste arbeitete. Auch er starb an akuter ARDS.

Ein Arzt in Oregon informierte die CDC, daß einer seiner Patienten, ein 16jähriger Junge, ein Jahr zuvor an einer ARDS-Erkrankung des Respirationstrakts gestorben war – möglicherweise ein Opfer der Hantaviren. Ende August bestätigte das CDC-Labor, daß sich in der Leiche des toten Jungen Hantaviren befanden.

Ein für Khan besonders emotionaler Fall betraf eine Kollegin: die vielversprechende 27jährige Examenskandidatin Jeanne Messier, die in einem abgelegenen Teil der kalifornischen Sierras ein ökologisches Forschungsprojekt durchführte. Bereits erkrankt, machte sich Messier am 31. Juli auf den Weg zu einer kleinen Klinik in Mammoth Lake, Kalifornien, und wurde sofort mit dem Flugzeug in ein Krankenhaus nach Reno geflogen. Sie verstarb kurz nach der Ankunft. Als die Wissenschaftler ihre Hütte in den Sierras fanden, war diese voll von Mäusen.

Der amerikanische Kongreß schenkte diesen Ereignissen Beachtung. Acht Senatoren, welche die Four-Corners-Bundesstaaten repräsentierten, drängten in den Hundstagen des Monats Juli auf die Verabschiedung eines Gesetzes, das sechs Millionen Dollar an Hilfsgeldern für die Untersuchungen von Bund und Ländern lockermachte. 2,6 Millionen Dollar gingen an die CDC. Einige Mitglieder des Kongresses merkten an, daß eine solche Zuwendung nicht nötig gewesen wäre, wenn die Budgetschlächter des Verteidigungsministeriums nicht zwei Jahre zuvor das Hanta-Programm der Armee gestoppt hätten.[17]

Im August forderten die Behörden in New Mexico von den Wissenschaftlern der USAMRIID zusätzliche Laborhilfe an. Peter Jahrling und Connie Schmaljohn begannen getrennte Projekte, um das seltsame neue Hantavirus, das anscheinend überall in den Vereinigten Staaten auftauchte, zu isolieren. Bald befanden sich die Armeeforscher in Konkurrenz – und später in Rivalität – mit ihren CDC-Kollegen. Sie entdeckten das Virus in der Leiche eines achtjährigen Mädchens aus Mississippi, das an einer Krankheit gestorben war, deren Symptome nicht ganz zu der CDC-Definition der von Hantaviren hervorgerufenen ARDS-Erkrankung paßten, die Breimen und Chapman drei Monate zuvor formuliert hatten. Die CDC weigerten sich, den Mississippi-Fall ihrer wachsenden Liste von Opfern des Four-Corners-Virus hinzuzufügen.

»Die CDC behaupteten, er würde ihre Fallkriterien nicht erfüllen«, erklärte Jahrling später voller Bitterkeit. »Sie können jedoch unseren Beweis nicht widerlegen, daß wir in unserer Zellkultur einen sich reproduzierenden Hantavirus haben.«

Anfang Juni entdeckte ein weiterer wachsamer Landarzt einen der rätselhaftesten Hantafälle, diesmal in Louisiana. Ein 58jähriger Brückeninspektor war plötzlich an einer ARDS-Erkrankung gestorben, und die Mediziner riefen Khan Ende Juli an. Die Ärzte aus Louisiana bezweifelten zwar offen, daß dieser Fall ein weiteres Beispiel für die Four-Corners-Krankheit sein konnte, sie hatten jedoch die Veröffentlichungen im CDC-Bulletin gelesen und waren der Ansicht, Khan sollte erfahren, daß die Symptome übereinstimmten.

Khan war skeptisch. Die *Peromyscus*-Maus war in Louisiana nicht beheimatet, und die Region lag über 200 Meilen von dem Ort im Osten von Texas entfernt, an dem Khan seine erste Untersuchung durchgeführt hatte. Alle Zweifel schwanden jedoch, als Khan die Krankenakte des Patienten las und Peters' Laborgruppe bestätigte, daß die Blutproben antikörperpositiv auf eine Hanta-Infektion reagierten. Die Farm des Opfers war blitzsauber – keine Anzeichen eines Nagetierbefalls. Aber die

Kollegen des Opfers erzählten Khan, daß sie jeden Tag auf Ratten und Mäuse trafen, wenn sie in den unterirdischen Wasserleitungen und Bewässerungsgräben herumkrochen, um die Brücken im Westen Louisianas zu inspizieren.

Als das Labor an dem Virus des Mannes eine PCR-Analyse durchführte, vertiefte sich das Geheimnis: Das Virus paßte nicht zu dem Four-Corners-Strang oder irgendeinem anderen bekannten Hantavirus. Die Kollegen des Brückeninspektors hatten an ihren Arbeitsplätzen die auffallende Weißfußmaus mit dem weißen Bauch nicht gesehen, aber sie waren vielen der großen braunen *Rattus norvegicus* begegnet – der Rattenspezies, in der LeDuc Jahre zuvor in Baltimore den Seoul-Strang der Hantaviren entdeckt hatte.

Ksiazek war einer der wenigen CDC-Wissenschaftler, den diese Entdeckung nicht überraschte.

»Diese Viren sind einander alle recht ähnlich, jedenfalls für Viren. Und alle diese Nager haben gemeinsame Vorfahren. Die genetisch ähnlichsten Viren finden sich in eng verwandten Nagetieren. Ich persönlich glaube, daß dies ein Hinweis auf eine Koevolution von Nagetieren und ihren Trägerviren ist«, erklärte Ksiazek.

Zum Ende des Sommers vermutete Ksiazek, daß in Nordamerika noch viele Stränge der Hantaviren unentdeckt waren und daß in den Vereinigten Staaten viele hundert Fälle von akuten abakteriellen Erkrankungen des Respirationstrakts, von Nierenversagen und Bluthochdruck jedes Jahr von diesen über Nagetiere übertragenen Viren verursacht würden. Die CDC bestätigten bis zum 29. Oktober zwar nur 49 Fälle von besagten Erkrankungen aufgrund von Hantaviren, dennoch war Ksiazek überzeugt, daß diese Fälle nur die winzige Spitze eines gewaltigen Krankheitseisberges darstellten. Eine nachträgliche Analyse zeigte, daß der erste identifizierbare Fall im Juli 1991 aufgetreten war. Seit damals reichte das Alter der Patienten von zwölf bis 69 Jahre, und 62 Prozent von ihnen waren gestorben. Bei der Hälfte der Opfer handelte es sich um Indianer: wahrscheinlich bedingt durch ihre Lebensweise und nicht durch genetische Faktoren.[18]

Im Laufe der Geschichte haben Ratten und Mäuse aus den menschlichen Wanderbewegungen ihren Vorteil gezogen und auf diese Weise Zugang zu neuen Ökologien in aller Welt erlangt. Die Ankunft von *R. rattus* und ihren Verwandten in Amerika liegt zweifelsohne nicht sehr lange zurück, wahrscheinlich weniger als 500 Jahre. Die Nagetiere machten sich als blinde Passagiere auf den Schiffen der europäischen Eroberer und Sklavenhändler auf den Weg zum amerikanischen Festland. Möglicherweise gibt es sie auch auf dem europäischen Kontinent nur um 1200 bis 1500 Jahre länger, nachdem sie mit Handelsschiffen und Karawanen aus dem Mittleren und Fernen Osten gekommen waren.[19]

Angesichts der Tatsache, daß sich diese Nager auf der evolutionären Skala erst seit äußerst kurzer Zeit um die Welt verbreiteten, sollte es nicht überraschen, daß sie Viren trugen, die sich erstaunlich ähnlich waren – ob man sie nun in den Wolgasteppen oder in den Wüstengebieten von Arizona fand. Da die Ursprünge dieser Hantaviren bis zur Anfangszeit der Mäuse- und Rattenevolution zurückverfolgt werden konnten, schien es nur logisch, davon auszugehen, daß eine sorgfältige Untersuchung von *Rattus*-, *Peromyscus*- und *Mus*-Verwandten in aller Welt noch mehr Hanta-Stränge ans Licht bringen würde.

Der Four-Corners-Ausbruch ließ die Wissenschaftler Krankheiten, die einst das Etikett »unbekannte Ätiologie« erhielten, neu überdenken und die Möglichkeit berücksichtigen, daß Millionen von Menschen in aller Welt aufgrund von Viren, die von Nagetieren übertragen wurden, unnötigerweise erkrankten und starben.

Der Nierenexperte Dr. Guy Neild vom Middlesex Hospital in London sah sich während der Four-Corners-Untersuchung zu der Frage veranlaßt, ob die seit langem geheimnisvolle »Schützengraben-Nephritis«, die das Leben von Hunderten von Soldaten gefordert hatte, die in den Schützengräben des amerikanischen Bürgerkriegs und des Ersten Weltkriegs kauerten, nicht vielleicht auf Hantaviren zurückzuführen sei, die von den ebenfalls in den Schützengräben lebenden Ratten und Mäusen übertragen wurden.[20]

Deutsche Ärzte von der Universität Würzburg meldeten, daß im Frühling 1993 eine Welle von europäischen Hantavirusfällen auftrat, die zu hämorrhagischem Fieber mit Nierenkomplikationen führten. Sie wiesen darauf hin, daß die Nagetierkontrollen seit der deutschen Wiedervereinigung verringert worden waren, und sie fragten sich, ob die Zunahme der deutschen Rattenpopulation hätte vermieden werden können.[21] Krankenakten zeigten, daß eine erste, recht kleine Hantavirusepidemie Mitte 1990 in Deutschland aufgetreten war, die zwar nicht zu Todesfällen geführt hatte, jedoch zu 88 bestätigten Nierenerkrankungen. Eine zweite deutsche Hantavirusepidemie trat zwischen September 1992 und Oktober 1993 auf – mit ungefähr 183 Erkrankten und ohne Todesfall. Die Wissenschaftler waren sich sicher, daß diese Ausbrüche das Ergebnis von lokalem Zuwachs in der Ratten- und Wühlmauspopulation waren und daß die Erkrankungen bei dem Ausbruch von 1993 noch schwerer waren. Sie waren auch davon überzeugt, daß Hantafälle von den deutschen Ärzten nicht immer als solche erkannt wurden.[22]

Ähnliche Wellen der Puumala-Infektion wurden 1993 in Frankreich, Belgien und den Niederlanden verzeichnet.[23]

Obwohl die Four-Corners-Art des Hantavirus, die zu Erkrankungen des Respirationstrakts führte, in Rußland niemals nachgewiesen werden konnte, gab es dort zwischen 1985 und 1992 in 23 Regionen des Landes die klassische Art des Virus, die Nierenerkrankungen zur Folge hatte. 68 796 Menschen waren daran erkrankt. Die Infektionen wurden von mehr als 70 verschiedenen Hantavirussträngen hervorgerufen und von 63 verschiedenen Spezies von Vögeln und kleinen Säugetieren, einschließlich aller üblichen Nagetiere, übertragen.

»Diese Nager und ihre Viren gibt es seit Jahrtausenden«, schloß McDade. »Es mag ursprünglich einen gemeinsamen Virusvorfahren gegeben haben, der eine einzige Nagetierspezies infizierte, dann mutierte und sich mit der Zeit auf andere Nagetiere übertrug. Aber diese Viren leben zweifelsohne seit Jahrhunderten unter uns.«

McDade machte eine Pause, betrachtete einen Augenblick lang seine Hände und fügte noch hinzu: »Angesichts der Legionärskrankheit stelle ich mir oft die Frage – wenn es nicht eine Verbindung zu einem bestimmten Hotel gegeben hätte, eine Bühne, wenn Sie so wollen, wenn es also nur sporadische, weit verstreute, unerklärliche Todesfälle aufgrund von Lungenentzündung gegeben hätte, wären wir dann jemals dahintergekommen, daß es sich bei der Legionärskrankheit um ein fest ausgeprägtes Krankheitsbild handelt? Jetzt frage ich mich dasselbe angesichts von Four Corners. Wenn es nicht eine Gruppe von vier Fällen unter gesunden Navajos gegeben hätte, wäre uns dann jemals das Virus unter uns aufgefallen?« McDade merkte an, daß es viele andere Krankheiten gibt, für die keine klare Ursache bekannt ist.

»Wir sollten weiterhin die Möglichkeit zulassen, daß sie alle auf infektiöse Erreger zurückzuführen sind«, meinte er.[24]

Im P4-Labor der CDC arbeitete Dr. Luanne Elliott im Sommer und Herbst 1993 rund um die Uhr und versuchte, einen Weg zu finden, um die Louisiana- und Four-Corners-Viren in Reagenzgläsern zu züchten. Vier Monate lang verweigerten sich die langsam wachsenden Viren hartnäckig ihren fachmännischen Bemühungen. In der letzten Septemberwoche konnte sie schließlich erfolgreich Versuchsmäuse experimentell infizieren, und einen Monat später war sie in der Lage, lebende Viren zu kultivieren.

Im USAMRIID wurden ähnliche Versuche angestellt, das Four-Corners-Virus im Labor zu züchten, es zu isolieren und seinen genetischen Aufbau weiter zu erforschen. Die beiden Bundeslaboratorien versuchten, jeweils als erstes diese Aufgabe zu erledigen. Schließlich gab es eine Patt-Situation: Beide Gruppen erklärten auf dem Jahrestreffen der American Society of Tropical Medicine and Hygiene am 3. November 1993 in Atlanta und auf einer Hantavirus-Konferenz der University of New Mexico am 20. November 1993 ihren Sieg. Jahrling konnte das Virus erfolgreich aus der Probe einer Patientin aus New Mexico züchten, und Kurt Nolte von der University of New Mexico fotografierte das Four-Corners-Virus, das von Membranen aus Affenzellen stammte, unter dem Elektronenmikroskop.[25]

Zur selben Zeit kultivierte Schmaljohn erfolgreich das Four-Corners-Virus aus der Probe einer Weißfußmaus, die in der kalifornischen Berghütte des Hantavirusopfers Jeanne Messier gefangen worden war. Wie bei Jahrlings Isolaten wuchs das Virus von Schmaljohn auf Affen-Verozellen.

Leider wollten beide Gruppen unbedingt »die Ersten« sein, und zwischen den CDC und USAMRIID herrschten beträchtliche Spannungen. Schließlich kamen sie überein, ihre Arbeit gleichzeitig zu publizieren und sich den Erfolg bei der Isolation und der Identifikation des Four-Corners-Virus zu teilen.

Die erfolgreiche Isolation des Virus eröffnete die nächste Prozeßphase: die Entwicklung einer Schutzimpfung und eines leichten Tests, der in ländlichen Kliniken eingesetzt werden konnte. Schmaljohns Team hatte bereits eine experimentelle Schutzimpfung für das Seoul-Virus entwickelt[26]; daher waren sie logischerweise optimistisch hinsichtlich der schnellen Entwicklung eines Four-Corners-Impfstoffes.

Vielleicht noch wichtiger als ein tatsächlicher Impfstoff oder Diagnosetest war das Vorgehen an sich: der kollektive, wissenschaftliche Einsatz, bei dem die Ursache der geheimnisvollen Krankheit entdeckt und der Epidemie schnell Einhalt geboten wurde. Obwohl es unglückselige Spannungen zwischen den CDC und der USAMRIID gab und die Navajos unter Diskriminierungen zu leiden gehabt hatten, war das Projekt insgesamt bemerkenswert; es war eine Demonstration von zwei alten Prinzipien der Epidemie-Erforschung sowie die Illustration eines aufregenden neuen Prinzips.

Die alten Prinzipien, die jedoch häufig übergangen werden, sind einfach. Alle »neuen« Krankheiten müssen zuerst von jemandem bemerkt werden, der die Einsicht und den Mut hat, Alarm zu schlagen und eine

Untersuchung in Gang zu setzen. Sobald diese Untersuchung läuft, tut sie das am besten in einer Atmosphäre der Offenheit und Gemeinschaftlichkeit, statt hinter verschlossenen Türen, mit wechselseitigen Wadenbissen, Rivalität und gegenseitiger Verachtung, die leider in vielen anderen Fällen die wissenschaftliche Erforschung neu auftauchender Mikroben charakterisierte.

Die neue Entdeckung – eine, die mit Sicherheit den Verlauf der Untersuchung neu auftauchender Mikroben und die Epidemie-Erforschung dauerhaft veränderte – war der Einsatz der Molekularbiologie und insbesondere der Polymerasekettenreaktion. Ebenso wie die Entdeckung, daß alle Menschen einzigartige Fingerabdrücke haben, die von Waffen und anderen am Tatort gefundenen Gegenständen »genommen« werden können, die Polizeiarbeit für immer verändert hat, bot PCR ein revolutionäres Hilfsmittel, das zum erstenmal die Laborwissenschaftler in den Fahrersitz einer epidemischen Untersuchung katapultierte. Bevor die CDC-Tierfänger auch nur einen Fuß in die Four-Corners-Region gesetzt hatten, war Stuart Nichol schon in der Lage gewesen, mit Hilfe genetischer Primer der USAMRIID für verschiedene Hantaviren schnell menschliche Proben zu prüfen, die von den Behörden in New Mexico nach Atlanta geschickt worden waren. Das wäre noch zwölf Jahre zuvor, als das AIDS-Virus auftauchte, nicht möglich gewesen.

Die Hantavirusforschung von 1993 bewies, daß die Menschheit die Mikroben verstehen und kontrollieren kann, wenn es den politischen und wissenschaftlichen Willen dafür gibt.

Anfang 1994 meldeten die CDC, daß in 16 amerikanischen Bundesstaaten insgesamt 55 akute abakterielle Erkrankungen des Respirationstrakts aufgrund von Hantaviren bestätigt worden waren. 32 der Infizierten waren gestorben. Einer der neu bestätigten Fälle trat in Florida auf – in einem Gebiet, in dem es definitiv keine *P.-maniculatus*-Weißfußmäuse gab.[27] Einige Tage danach gaben die CDC und die Staaten Rhode Island und New York den Tod von David Rosenberg bekannt, einem 20jährigen Schüler an der Rhode Island School of Design in Providence. Obwohl Rosenberg an einer akuten abakteriellen Erkrankung seines Respirationstrakts in einem Krankenhaus in Providence starb, war er wenige Wochen zuvor erkrankt, während er sich mit seinen Eltern in Long Island aufhielt und in dem verlassenen Lagerhaus seines Vaters in Queens einen Schülerfilm drehte. Ermittlungsbeamte entdeckten, daß ein Arbeiter in der Fabrik für elektrische Geräte der Familie Rosenberg in der Nähe der Lagerhalle Antikörper gegen Hantaviren entwickelt hatte, und Rosenberg hatte sich mit einem Virus infiziert, das dem Four-Corners-

Strang sehr ähnlich war. Infizierte Tiere konnten nicht gefunden werden, aber die Untersuchungen wurden durch einen ungewöhnlich harten Winter behindert, der New York 17 große Schneestürme bescherte und die Nagetiere in ihre Verstecke trieb.[28]

Im Januar 1994 wurde die fremde neue Mikrobe offiziell Muerto Canyon genannt, nach dem Tal im Navajo-Reservat, in dem das Four-Corners-Virus zum erstenmal aufgetaucht war.

Muerto Canyon – Tal des Todes.

16
Die Natur und der *Homo sapiens*

ROBBENPEST, CHOLERA, GLOBALE ERWÄRMUNG, BIODIVERSITÄT UND DIE MIKROBIELLE NÄHRBOUILLON

Es fällt schwer, eine historische Perspektive zu gewinnen angesichts eines Ereignisses, das so völlig anders ist als alles, was wir je zuvor gesehen haben.

Al Gore, *Wege zum Gleichgewicht*, 1992

Als sich die Welt dem 21. Jahrhundert näherte, wurde nicht länger bezweifelt, daß die Menschheit die Mikroben zutiefst unterschätzt hatte. Die Mikroben waren die Gewinner. Es wurde nicht länger darüber diskutiert, ob der *Homo sapiens* von den mikroskopisch kleinen Konkurrenten in seiner Vormachtstellung auf dem Planeten zunehmend herausgefordert wurde, vielmehr konzentrierten sich die Debatten der Wissenschaftler auf das Warum, Wie und Wann der Bedrohung, über die sie sich einig waren.

Ein Virologe und Ausnahmebakteriologe begann die Debatte im Jahr 1989, doch schnell erhielt er Unterstützung von Wissenschaftlern und Ärzten, die so unterschiedliche Bereiche repräsentierten wie die Entomologie, Infektionskrankheiten in der Pädiatrie, Meeressäugerbiologie, die chemischen Verhältnisse der Atmosphäre und die molekulare Genetik. Getrennt durch gewaltige Abgründe in Linguistik und Auffassung, suchten die Forscher eine gemeinsame Sprache und eine Linse, durch die sie mikrobielle Ereignisse kollektiv analysieren und interpretieren konnten.

Es hatte nie wirklich eine Disziplin der medizinischen Mikroökologie gegeben, obwohl einige Ausnahmewissenschaftler mit den Jahren versucht hatten, Krankheiten und Umweltfragen auf eine Weise zusammenzuführen, welche die ganze Bandbreite von Ereignissen auf der mikroskopischen Ebene umfaßte. Es war weitaus weniger schwierig, Ökologie auf der Ebene menschlicher Interaktionen zu studieren – der Ebene des offen Sichtbaren.

Es mußten bestimmte Lektionen aus dem Studium der klassischen Ökologie und der Umweltwissenschaften gelernt werden. Experten auf diesen

Gebieten hatten in den achtziger Jahren erklärt, daß eine Krise bevorstehe, die praktisch alle Ebenen der Makro-Umwelt der Erde betreffe – von den nackten Maulwurfsratten, die unter der Erde lebten, bis zur schützenden Ozonschicht des Planeten. Die außergewöhnlich rasche Vermehrung des *Homo sapiens* hatte zusammen mit seiner unersättlichen Gier, die Erde zu beherrschen und ihre Ressourcen auszubeuten, jedes meßbare biologische und chemische System unseres Planeten ins Ungleichgewicht gebracht.

Das Aussterben von Tieren und Pflanzen, toxische Chemikalien, größere nukleare und ionisierende Strahlungsmengen, die Atmosphäre durchdringendes ultraviolettes Licht, globale Erwärmung, Zerstörung der Ökosphäre im großen Stil – das waren die Veränderungen, von denen die Ökologen sprachen, als sich die Welt dem 21. Jahrhundert näherte. Bei annähernd sechs Milliarden Menschen, die sich bereits 1994 auf dem Planeten drängten, der nur hundert Jahre zuvor von weniger als 1,5 Milliarden Menschen bewohnt war, mußte irgend etwas nachgeben. Dieses »etwas« war die Natur – alle beobachtbaren biologischen Systeme außer dem *Homo sapiens* und seinen Haustieren. Die Zunahme der menschlichen Bevölkerung verlief so schnell und scheinbar ohne Gegenwehr, daß die Weltbank für das Jahr 2050 einen Anstieg des *Homo sapiens* um das Dreifache prognostizierte. Auf der Oberfläche des Planeten würde dann die Zahl Menschen eine Größenordnung von elf bis 14,5 Milliarden erreicht haben. Einige hohe Schätzungen der Vereinten Nationen sprachen davon, daß schon im Jahr 2025 mehr als neun Milliarden Menschen auf der Erde zusammengepfercht sein werden.

Der Bevölkerungsfonds der Vereinten Nationen sprach von einer »optimistischen« Prognose, nach der sich die Zahl des *Homo sapiens* auf dem Planeten in der Mitte des 21. Jahrhunderts bei neun Milliarden »stabilisiere«.[1] Aber man konnte sich nur schwer vorstellen, welcher Art von Stabilität – oder besser *Instabilität* – sich die Welt dann gegenübersehen würde, insbesondere angesichts der Tatsache, daß der Großteil dieses Wachstums in den ärmsten Nationen der Welt stattfinden würde. In den neunziger Jahren war bereits deutlich, daß es sich bei den Ländern, die das größte Bevölkerungswachstum erwarteten, auch um diejenigen mit den radikalsten Umweltschäden und dem schlimmsten Ausmaß an menschlichem Leid handelte.[2]

Die Biologen waren entsetzt. Wie Archivare, die um der Geschichte willen hektisch Dokumente retten wollen, durchforsteten die Ökologen wie verrückt die verstecktesten Ökosphären des Planeten, um soviel Flora und Fauna wie möglich zu entdecken, zu benennen und zu katalogisieren – bevor ihre Objekte aufhören zu existieren. In aller Welt drangen Menschen, getrieben von Bedürfnissen, die von der Suche nach Holz, um ihren Ofen zu heizen, bis zu dem Wunsch nach exotischen Plätzen für Golfturniere reichten, in ökologische Nischen vor, die zuvor kein signifikanter Bestandteil im Lebensraum des *Homo sapiens* gewesen waren. 1994 war für unerschrockene Abenteurer, Touristen und Besiedlungsplaner kein Ort zu abgelegen, exotisch oder rauh.

Dr. E.O. Wilson von der Harvard University war einer der Anführer einer weltweiten Kampagne zur Katalogisierung der Spezies und zum Schutz einer möglichst umfangreichen biologischen Vielfalt. Er schätzte, daß es im Jahr 1992 1,4 Millionen bekannte Arten irdischer Flora, Fauna und Mikroorganismen auf der Erde gab und möglicherweise bis zu 98,6 Millionen, die noch zu identifizieren waren. Die überwiegende Mehrheit dieser unbekannten Pflanzen und Lebewesen, meinte er, lebten in den Regenwäldern der Erde.[3] Dort sorgte der üppige Vorrat an Regen, tropischem Sonnenlicht und nährstoffreichem Boden für eine derart verblüffende Vielfalt, daß Wilson auf einem einzigen Baum im Amazonasgebiet 43 verschiedene *Arten* von Ameisen fand.[4] Engagierte Biologen riskierten in einem verrückten Wettlauf mit der Zeit buchstäblich ihr Leben, um die fehlenden zehn bis 98,6 Millionen Spezies zu bestimmen – ungefähr 50 Prozent davon vermutete man in den Regenwäldern von Amazonien, Zentralafrika und Südostasien.

Das Tempo der Verluste an Regenwald war schwindelerregend – laut UN-Schätzungen in einer Größenordnung von 1,92 Millionen Hektar jährlich.[5]

Ob sie den höchst profitablen Heroin- oder Kokainmarkt belieferten, der in den Anden für die Zerstörung von mehr als 90 Prozent des kolumbianischen Waldes verantwortlich war und in einem nur etwas weniger alarmierenden Prozentsatz für die Rodung der Wälder von Ekuador, Peru und Bolivien, oder ob sie die Nachfrage der Industrienationen nach Rindfleisch für Fastfood bzw. nach Kaffee erfüllten, die Unternehmer der Entwicklungsländer reagierten nur auf die allgegenwärtigen ökonomischen Anreize, wenn sie ihre natürliche Ökologie zerstörten.[6] Ohne konkurrierende wirtschaftliche Anreize zum Schutz der Ökosphäre schien es unrealistisch zu erwarten, daß die Menschen vor Ort die notwendigen Schritte unternahmen, um das hastige Tempo der Abholzung aufzuhalten oder zu verlangsamen.[7]

Mittels Landsat-Satellitenbildern, die vergrößert wurden, um geographische Merkmale sichtbar zu machen, die in kontrastarmen Photos versteckt sein konnten, erstellten David Skole und Compton Tucker von der

University of New Hampshire und dem Goddard Space Flight Center der NASA Computerschätzungen zur Zerstörung des Amazonasgebiets zwischen 1978 und 1988. Sie stellten fest, daß sechs Prozent des oberen Blätterdaches und 15 Prozent der gesamten Waldfläche im Amazonasgebiet zerstört waren.

Obwohl es den Biologen durchaus bekannt war, daß winzige isolierte Bereiche dichter Vegetation, die von Zerstörung umgeben waren, keine Vielfalt von Spezies erhalten konnten, hatte keine ihrer früheren Ökosphärenberechnungen solche Waldinseln berücksichtigt. Als Skole und Tucker den Amazonas untersuchten, erkannten sie jedoch, daß viele Gebiete aussahen wie Schachbretter – Schnitte und Zickzacklinien der Zerstörung zerlegten den Regenwald in immer kleinere Inseln, umgeben von zunehmend mehr Streifen der Abholzung oder Besiedelung. Die Menschheit knabberte nicht an den Rändern des Waldes, sie baute riesige Superautobahnen, die in das ursprüngliche Zentrum eindrangen, und Nebenstraßen, die ein Quadrat nach dem anderen herausschnitten.

Daher kamen die Wissenschaftler zu dem Schluß, daß ungefähr 15 000 Quadratkilometer von Amazonien jährlich direkt von den Menschen zerstört, jedoch jedes Jahr durch die Isolation und den Fragmentierungsprozeß weitere 38 000 Quadratkilometer indirekt zerstört wurden.[8] Die kombinierte Wirkung bedeutete den jährlichen Waldverlust eines Gebietes, das größer ist als England, Schottland und Nordirland zusammen. Alles deutete auch darauf hin, daß Amazonien zwischen 1978 und 1988 15 Prozent seines produktiven Waldes effektiv verloren hatte.

Wenn die Ökosphären so schwer belastet werden, können bestimmte Arten von Flora und Fauna, die am besten geeignet sind, sich an die veränderten Bedingungen anzupassen, schnell die Vorherrschaft erlangen, oft auf Kosten der weniger flexiblen Konkurrenten. Das Nettoergebnis war eine signifikante Verringerung der Vielfalt. Das konnte man eindeutig sehen, wenn man beispielsweise ein tropisches Gebiet aufbrach, um einen Golfplatz anzulegen. Obwohl der Golfplatz aus Flora und Fauna bestand, wurde seine Vielfalt vom Menschen streng kontrolliert. Die den Golfplatz umgebende Natur würde zwar ständig versuchen, ihr Terrain zurückzuerobern, aber die aggressiven Spezies waren normalerweise auf die vitalsten Pflanzen und Tiere begrenzt. Wenn die Menschen die Kontrolle über diesen Golfplatz aufgaben, fielen diese zähen Aggressorspezies schnell ein, aber es konnte Jahre dauern, bevor die ursprüngliche Vielfalt wiederhergestellt war – wenn überhaupt.

Sowohl Rodung als auch Aufforstung konnten daher zu einer Zunahme der Mikroben führen. Wenn ein Ökosystem vollkommen zerstört worden war und schließlich seine Ersatzspezies keine ausreichende Vielfalt boten, um ein angemessenes Gleichgewicht zwischen Flora, Fauna und Mikroben zu garantieren, dann konnten neue Krankheiten auftauchen.

Das war 1975–1976 in der Küstenstadt Lyme am Atlantik in Connecticut der Fall. Wie viele am Meer gelegene Städte in New England reichte ihre Geschichte bis in die Besiedelungszeit zurück. Lyme war eine anheimelnde Stadt mit 200 Jahre alten Gebäuden. Birken und Häuser wechselten sich ab – eine malerische, idyllische Szenerie.

Mitte der siebziger Jahre erkrankten 51 Einwohner der Stadt anscheinend an chronischem Gelenkrheumatismus. Die sogenannte Lyme-Krankheit tauchte bis 1990 in allen fünfzig Bundesstaaten der USA und in Teilen von Westeuropa auf. Obwohl einzelne Berichte über Lyme aus Staaten mit so unterschiedlicher Ökologie wie Alaska und Hawaii kamen, wurden über 90 Prozent aller Fälle aus Küstengebieten und ländlichen Gegenden zwischen Long Island, New York und Maine gemeldet. New York führte 1988 weltweit in der Lymediagnose mit 6,09 Fällen auf 100 000 Erwachsenen, und die aus dem Nordosten der USA gemeldeten Fälle verdoppelten sich zwischen 1982 und 1990 jedes Jahr.[9]

Der typische Patient der Lyme-Krankheit litt an örtlich begrenzten Hautrötungen, ein Anzeichen von Insektenbissen, gefolgt von tagelangen bis monatelangen Hautläsionen, Meningitis, fortschreitenden Muskel- und Gelenkschmerzen und arthritischen Symptomen. Unbehandelt dauerte die Krankheit ein Leben lang und führte zu einer Reihe von neurologischen Störungen, Amnesie, Verhaltensänderungen, schweren Schmerzen in den Knochen und Muskeln, sogar tödlichem Herzversagen oder Atemstillstand.[10] Sobald die Ärzte von der Lyme-Krankheit erfuhren, wurde die Krankheit in den endemischen Gebieten im Nordosten zweifelsohne zu häufig diagnostiziert[11], aber es blieb ein klarer Aufwärtstrend an gesicherten Fällen in den Vereinigten Staaten, und 1992 war Lyme die am häufigsten gemeldete vektorübertragene Krankheit im Land.

Die meisten Lyme-Opfer lebten in Waldgebieten, die von den üblichen nordamerikanischen Wildtieren bewohnt waren: Rotwild, Eichhörnchen und ähnlichen Säugern. Bemerkenswert in diesen idyllischen, stillen Wäldern ist das Fehlen uralter Raubtiere wie Wolf, Puma und Koyote. Sie hatten die Hirsche und die kleinen Säugetiere in Schach gehalten, die mittlerweile in allen Waldgebieten ganz Nordamerikas den Verantwortlichen starke Kopfschmerzen bereiteten.

1982 entdeckte Dr. Allen Steere von der Tufts University in Boston, daß Lyme-Patienten mit einem zuvor wenig untersuchten Spirochätenbakterium infiziert waren, *Borrelia burgdorferi*.[12] In der Folge zeigten er und andere Ärzte, daß viele der schrecklichen Krankheitssymptome die Folge des langwierigen Kampfes des Immunsystems gegen diese Mikrobe waren.[13]

Wissenschaftler fanden bald heraus, daß die *Borrelia*-Bakterien durch eine Zecke, *Ixodes dammini*, auf den Menschen übertragen wurden. Die Zecke nährt sich zwar ganz zufrieden vom *Homo sapiens*, zieht jedoch das Blut von Rotwild bei weitem vor, insbesondere das der Weißschwanzhirsche, die in den nordamerikanischen Wäldern weit verbreitet waren. Bei ungefähr 80 Prozent aller Fälle in Nordamerika lebten die Opfer entweder in einem Hirschgebiet oder sie waren durch ein solches Gebiet gereist.[14]

Andy Spielman von Harvard konnte jedoch nachweisen, daß man die Lyme-Krankheit nicht beseitigte, indem man sich des Rotwilds entledigte. Das Krankheitsvorkommen ging dabei möglicherweise zurück, verschwand aber niemals ganz. Außerdem gab es eine jahreszeitlich bedingte Periodizität in den Lyme-Ausbrüchen, die mit dem Lebenszyklus der *I. dammini* und nicht notwendigerweise mit dem des Rotwilds zusammenfiel.[15]

Spielman und seine Laborbelegschaft stellten fest, daß die im Nordosten weitverbreitete *Peromyscus-leucopus*-Maus das natürliche Reservoir der *B.-burgdorferi*-Bakterien war, die zur Lyme-Krankheit führten. Die unreifen Zecken lebten auf Mäusen und tranken das Blut der Nager. Die Mäuse, die ohne Schaden zu nehmen mit den Bakterien infiziert wurden, gaben ihre *B. burgdorferi* an die Zecken weiter. Jedes Jahr nahm nach der Frühjahrsschmelze die Population sowohl der *P. leucopus* als auch ihrer Zecken zu. Die beiden Spezies – Nagetier und Insekt – teilten sich eine gemeinsame Umwelt von niedrigen Sträuchern, die entlang den Sanddünen am Strand wuchsen, und dem Unterholz in Waldgebieten im Nordosten Amerikas. Das Rotwild graste in diesen Gebieten, nahm die *I.-dammini*-Zecken auf, die sich an dem Blut des Rotwilds labten und gleichzeitig die Bakterien weitergaben.

Das Rotwild trug die Zecken mit sich, wenn es sich auf den Weg durch die Wälder und in die Gärten der Vororte machte. Weil es keine Raubtiere gab, um die Rotwildpopulation in Schach zu halten, reichte ihre bloße Anzahl aus, um die Tiere zu zwingen, kühn nach Futter zu suchen und häufig einfach mitten in den Garten und auf die Terrasse eines Vorstadthauses zu laufen und an sorgfältig kultivierten Azaleenbeeten und Rasenflächen zu knabbern. Das wiederum sorgte dafür, daß drei weitere Spezies – *Homo sapiens*, Katzen und Kaninchen – mit den *I.-dammini*-Zecken und deren *B.-burgdorferi*-Bakterien in Kontakt kamen.[16]

Untersuchungen in New York zeigten, daß der Lebensraum der *I.-dammini*-Zecke sich in einem regelmäßigen und schnellen Tempo ausbreitete, da Rotwild, Haushunde, Menschen, Nagetiere und sogar einige Vögel die Insekten immer weiter und weiter von den Orten der ursprünglichen Ausbrüche forttrugen. 1991 hatte sich die Lyme-Krankheit und ihr Vektor, die *I.-dammini*-Zecke, über die Wald- und Strauch-Ökosphären im ganzen Nordosten ausgebreitet. Ihre Invasion und die sie begleitende Epidemie waren neu.[17]

Um zu verstehen, wie und warum die Lyme-Krankheit plötzlich in Nordamerika auftauchte, versuchten Spielman und seine Kollegen, die historische Ausweitung des Lebensraums der *I. dammini* zu rekapitulieren.[18]

Diese Arbeit führte Spielmans Gruppe zurück zur Ankunft der britischen Siedler in Nordamerika. Als die Pilgerväter in Massachusetts landeten, machten sie sich nach den Worten Spielmans mit puritanischem Eifer an die Arbeit, rodeten die Wälder und bauten Siedlungen. Ende des 18. Jahrhunderts war Massachusetts das Zentrum der nordamerikanischen Eisenindustrie, und die verbliebenen Wälder der Region wurden gerodet, um Brennstoff für die Eisenschmelze zu gewinnen. Im 19. Jahrhundert waren die meisten Wälder im gesamten Nordosten so gründlich zerstört, daß man zum Hausbau Holz aus den damaligen »westlichen Territorien« importieren mußte.

»Die Folge war eine Ökologie, die ebenso künstlich war wie ein Parkplatz aus Beton«, beschrieb Spielman die spätere Rückkehr der Flora und Fauna in die gerodeten Gebiete. Hohe Bäume wie Eichen und Lärchen kehrten nie zurück, auch nicht die großen Fleischfresser. Die alten Wälder wurden ersetzt durch eine Ökologie ähnlich der, die wahrscheinlich im 16. Jahrhundert den Waldrand bevölkert hatte: Gebüsch, Unterholz, kleine Birken und andere Bäume, die keinen Schatten spendeten, Wiesen, Rotwild, Eichhörnchen, Wühlmäuse und Vögel.

»Es ist eine künstliche Landschaft, die wir hier im Osten – im großen ganzen durch Vernachlässigung – geschaffen haben«, erklärte Spielman und fügte hinzu, daß die neue Ökologie zahlreiche Insekten und Nagetiervektoren beherbergt, »die da draußen in diesem System der Veränderung lauern«.

Den Platz der gerodeten Wälder eroberten eine aggressive Flora und – ohne Gegenwehr durch Raubtiere – Rotwild, Nagetiere und *I.-dammini*-Zecken. Als ihre Zahl anstieg, und insbesondere das Rotwild in letzter Sekunde in Nordosten vor dem Aussterben bewahrt wurde, tauchte ein neues Krankheitsmuster auf.[19]

Wie das Eindringen von *I.-dammini*-Zecken und Rotwild in künstlich aufgeforstete Gebiete zeigte, wird die Natur niemals mit dem Versuch aufhören, verlorenes Terrain zurückzuerobern – gleichgültig, wie sehr der *Homo sapiens* sich müht, die Welt einzubetonieren. Kein Fleck könnte der ständigen weltweiten Ausbreitung von Pflanzen, Tieren und Insekten entgehen. In der Abwesenheit natürlicher Feinde oder Konkurrenten drangen fremde Spezies in künstliche Ökosysteme ein – einschließlich der Megastädte – und eroberten schnell alle vorhandenen Nischen. Mit den eindringenden Spezies konnten einige Mikroben mitkommen – und waren auch gekommen –, die für die örtliche Umgebung neu waren.

Die Lyme-Krankheit läßt den Trugschluß erkennen, Flora und Fauna per se als »natürlich« zu betrachten. Aus Sicht der Mikroben konnte der Verlust der ursprünglichen biologischen Vielfalt nicht einfach durch das Gewährenlassen einer Handvoll aggressiver Spezies korrigiert werden.

Anfang der achtziger Jahre entwickelten die Ökologen Paul und Anne Ehrlich von der Stanford University die »Nieten-Hypothese« der biologischen Vielfalt. Sie bezeichneten die Ökosphäre als ein riesiges Flugzeug, das anstatt von Stahlnieten von Arten zusammengehalten wurde. Wenn eine Spezies ausstarb, blieb die Gesamtmasse des »Flugzeugs« vielleicht dieselbe, aber diese Nieten waren verloren, und dies schwächte die Gesamtstruktur. Wenn schließlich eine kritische Anzahl von Nieten fehlte, fiel das Flugzeug auseinander, krachte zu Boden und war für immer verloren.

Die Glaubwürdigkeit der epochalen »Nieten-Hypothese« wurde durch mehrere Experimente in Laboratorien in aller Welt unterstützt. Die Wissenschaftler züchteten Pflanzen in umweltgeschützten Treibhäusern voller Geräte, mit denen das Kohlendioxid, der Sauerstoffgehalt und die Gesamtmenge der Biomasse gemessen wurden. Es zeigte sich, daß die Spezies in einem Treibhaus um so vielfältiger waren – selbst wenn die Biomasse insgesamt, das Sonnenlicht und alle anderen Faktoren gleich blieben –, je größer die Sauerstoffproduktion und die allgemeine Vitalität der kleinen Ökosphäre war.

In einer Übersicht von 19 Regenwald-Ökosphären fanden Forscher vom Missouri Botanical Garden verblüffende Hinweise darauf, daß das veränderte Verhältnis von Sauerstoff und Kohlendioxid bereits düstere Auswirkungen hatte und die Waldveränderung drastisch ansteigen ließ. Ganze Waldabschnitte mit Flora und Fauna, also »Nieten«, starben und regenerierten sich mit eskalierender Geschwindigkeit neu. In mehreren großen Wäldern – insbesondere in Zentralafrika und Amazonien – hatten die Erneuerungsquoten in der Zeit zwischen 1970 und 1994 alle fünf Jahre um 150 Prozent zugenommen. Das Ergebnis, schrieb Al Gentry (der während der Erstellung dieser Daten bei einem Flugzeugabsturz über Ekuador starb), war ein Nettorückgang an biologischer Vielfalt. Die älteren, massiven Harthölzer und die Mannigfaltigkeit von Flora und Fauna in den von ihnen geschaffenen Ökosphären starben ab und wurden durch eine begrenzte Reihe von aggressiven kleineren Bäumen und tropischen Kletterpflanzen ersetzt. Diese von Gas abhängigen Spezies wuchsen weniger dicht und konnten Wälder in Kohlenstoffgruben verwandeln, in denen Chemikalien abgestoßen wurden, die das CO_2-Ungleichgewicht und die Ozonkrise noch verschlimmerten. Gentry sah bei der Ausrottung einzelner Spezies eine Beschleunigung voraus sowie eine radikale Veränderung in der Dichte und der Vielfalt der Regenwälder in aller Welt – und alles mit erstaunlicher Geschwindigkeit.[20]

Aus der Sicht eines Atmosphärenwissenschaftlers war der wichtigste Punkt der Rückgang an Sauerstoffproduktion durch die Flora aufgrund der insgesamt abnehmenden Menge der überlebenden Vegetation und ihrer mangelnden Vielfalt. Zusammen mit einer erhöhten Produktion an Kohlendioxid in erster Linie aufgrund von Waldbränden und der Verbrennung fossiler Brennstoffe sowie der erwarteten Zunahme an sauerstoffabhängigen Vertretern des *Homo sapiens* droht eindeutig eine chemische Krise.

Die unmittelbarste Wirkung ist die chemische Zerstörung der Ozonschicht der Erde. Diese unsichtbare Gasschicht, die in erster Linie aus getrennten Sauerstoffatomen bzw. Ozon besteht, besitzt einzigartige physikalische Eigenschaften. Die Atome reagieren auf bestimmte Lichtwellenlängen und weisen jene im ultravioletten und infraroten Spektrum zurück. In diesen Wellenlängen geht wenig Licht von der Oberfläche der Erde aus, aber der Planet wird mit solcher Strahlung von der Sonne aus bombardiert. Ohne die Ozonschicht wäre der Planet ein für Menschen nicht bewohnbares Treibhaus – gebadet in ultraviolettem Licht, das zu Mutationen führt.

In den achtziger Jahren sammelten Forscher, vor allem am Goddard Space Flight Center der NASA, Beweise dafür, daß die Ozonschicht dünner wurde, insbesondere über dem Südpol. Über der Antarktis war tatsächlich ein jahreszeitlich bedingtes Loch in der Ozonschicht entstanden, durch das ohne Beispiel in der Geschichte der Menschheit ultraviolettes Licht strömt.

1990 tobte in wissenschaftlichen Kreisen eine hitzige Diskussion über die Größe und die Bedeutung dieses Ozonlochs. Zweifelsohne spielte sich in der globalen Ökologie etwas ab. Aus einigen Teilen der Welt zogen sich die Gletscher zurück, in Australien und im Süden Chiles nahmen die Hautkrebsfälle zu, die Oberflächentemperatur der Meere war an einigen Stellen angestiegen, und die durchschnittliche Oberflächentemperatur der Luft hatte sich ebenfalls erhöht. Einige Forscher fanden in Fossilien und Gletschererzproben aus großer Tiefe Hinweise auf solche Erwärmungsphasen der Erde in der Vergangenheit. Das könnte bedeuten, daß ein solcher Vorgang Teil eines historischen Zyklus des Planeten ist. Außerdem ist es möglich, daß ein Großteil der Erwärmung nicht auf die vom Menschen verursachte Umweltverschmutzung und die Zerstörung der Regenwälder zurückzuführen ist, sondern auf Naturkatastrophen wie den Ausbruch des Vulkans Pinatubo im Jahr 1991 auf den Philippinen.[21]

Es fanden sich überzeugende Hinweise, daß Halogen-Ione, insbesondere Chloride und Bromide, aufgrund der Umweltverschmutzung durch den Menschen in die Atmosphäre gelangten. Diese Halogen-Ione waren Nebenprodukte von Tausenden von Plastikstoffen, Pestiziden, Brennstoffen, Waschmitteln und anderen modernen Materialien. Sobald sie sich in der Ozonschicht befanden, agierten die Halogene als chemische Aasfresser, klammerten sich an die freien Sauerstoffatome und formten schwere Moleküle, die dann aus der Schutzschicht in niedrigere Ebenen der Erdatmosphäre fielen. Auf diese Weise wurde das Ozon aktiv abgebaut.

Die meisten westlichen Wissenschaftler waren sich hinsichtlich des Ozonraubbaus durch Umweltverschmutzung und Abholzung sowie der Hypothese von der globalen Erwärmung einig, obwohl es unter den Befürwortern über die gegenwärtige und die künftige Schwere signifikante Meinungsverschiedenheiten gab. Am meisten sprach für die Schätzung, daß im Laufe des 20. Jahrhunderts die Nettotemperatur weltweit um ein halbes Grad angestiegen war, mit fünf Grad Unterschied zum Eiszeitalter – eine ernsthafte, schädlichen Treibhauserwärmung.

Das erste Ergebnis dieser Erwärmung war eine höhere Verdunstungsrate an den Wasseroberflächen, die in Schlüsselgebieten des Planeten zu mehr Regen und Monsun führte. An Orten, an denen normalerweise nur wenig Regen niederging, wie in der Sahara, gab es noch weniger Niederschläge. Das Nettoergebnis waren noch größere Extreme in der Wasserverteilung – mit schweren Dürreperioden in einigen Teilen der Welt und Flutkatastrophen und Wirbelstürmen in anderen. Das wiederum, so erwartete man, würde alles verändern, von den Wanderrouten der Zugvögel bis zum Futterverhalten der Blauwale, vom Lebensraum der Malariamoskitos bis zum Umfang landwirtschaftlich nutzbarer Fläche, die für einen profitablen Anbau geeignet war.[22]

Die Lektion der Makroökologie bestand darin, daß keine Spezies, kein Strom, kein Luftraum und kein Stück Erde unwichtig ist; alle Lebensformen und chemischen Systeme auf der Erde sind auf komplexe, häufig unsichtbare Weise miteinander verwoben. Der Verlust einer einzigen »Niete« – selbst einer scheinbar unbedeutenden – könnte die physikalische Einheit des gesamten »Flugzeugs« gefährden.

Das »Flugzeug« im Szenario der Ehrlichs war auf einen Absturz vorprogrammiert. Nicht vorhergesehen war, daß das Flugzeug zuerst krank würde, schwer belastet von pathogenen Mikroben.

1987 bemerkten sibirische Fischer und Jäger, die um den Baikalsee herum arbeiteten, große Zahlen von toten Robben (*Phoca sibirica*), die an die Ufer dieses gewaltigen Sees in Zentralasien geschwemmt wurden. Zum Jahresende waren es über 20000 tote Robben bzw. annähernd 70 Prozent der gesamten Population. Der tiefste See der Welt – fast zwei Kilometer tief – war eine einzigartige, 12000 Quadratmeilen große Ökosphäre, bewohnt von einer Vielzahl an Spezies in Flora und Fauna, die man nirgendwo sonst in der Welt findet, einschließlich der dunkelgrünen Süßwasserobben. Da die sowjetische Regierung seit langem den See als Müllkippe genutzt hatte, nahm man zuerst an, die Robben seien das Opfer einer toxischen Chemikalie.

Doch mit der Frühjahrsschmelze 1988 brachen unter weiblichen Tieren der Gemeinen Seehunde (*P. vitulina*) in der Nordsee, an den Küsten von Schweden und Dänemark, Epidemien von Fehlgeburten aus. An die 100 fehlgeborene Heuler wurden entdeckt, und einige von ihnen überlebten lange genug, damit die Wissenschaftler ihre Symptome studieren konnten: Lethargie, Atemprobleme, Blutandrang im Nasenbereich.[23] Eine erste Analyse des Blutes der Robbenbabys zeigte, daß die sterbenden und toten Robben Antikörper in sich trugen, die in Laborversuchen schwach auf Staupe-Viren reagierten.

Zu Beginn des Sommers 1988 fanden sich Hunderte von toten erwachsenen Robben in der Nordsee. Sie wurden an die Ufer angeschwemmt von weit entfernten Ländern und Meeren – von der Westküste der Ostsee bis nach Schweden und Dänemark und hinüber zu der Westküste von Schottland. Im August wurden tote Robben sogar verstreut an den Stränden von Nordirland gefunden.

In Laboratorien in den Niederlanden, Irland, Rußland und den Vereinigten Staaten konnten Wissenschaftler schnell nachweisen, daß die

Robben an einem Morbillivirus starben – derselben Klasse von Viren, zu der die menschlichen Masern, die Rinderpest und die Staupe gehörten. Das Sterben hielt bis ins Jahr 1990 an und forderte schließlich mehr als 17000 Seehunde in der Nordsee bzw. mehr als 60 Prozent der gesamten Population.

Wissenschaftler in Laboratorien von Atlanta bis Irkutsk fanden bald heraus, daß zwei verschiedene Viren für diese anscheinend getrennten Robbenepidemien im Baikalsee und in der Nordsee verantwortlich waren. Das von den massiv infizierten Lungen der Robben aus der Baikalsee isolierte Virus wurde Robbenstaupe (Phocine-Distemper-Virus-2; PDV-2) genannt und erwies sich als praktisch identisch mit dem Staupevirus bei Hunden.

Die Robben in der Nordsee litten jedoch an etwas, was man noch nie zuvor gesehen hatte. Ihr mikrobieller Angreifer (Phocine-Distemper-Virus-1; PDV-1) unterschied sich von allen anderen bekannten Morbilliviren. Es schien etwas Neues zu sein, und die außergewöhnlich hohen Sterblichkeitsquoten unter den Gemeinen Seehunden zeigten, daß ihr Immunsystem einem solchen Virus noch nie zuvor ausgesetzt war.

Während die Robbenexperten an diesem Rätsel arbeiteten, untersuchten Veterinärmediziner in Spanien Delphine, die sich an der Mittelmeerküste von Katalanien (Spanien) selbst an den Strand warfen. Im Juli 1990 wurden über 400 Mittelmeerdelphine an die Küsten Nordafrikas, Spaniens und Frankreichs geschwemmt, die zweifelsfrei an Atemproblemen litten. Autopsien an den Tieren zeigten einen verblüffenden Hirnschaden und akute Immunschwäche. Ähnliche Anzeichen einer Immunschwäche waren bereits bei Nordseerobben festgestellt worden, und in Artikeln der spanischen Presse wurde die geheimnisvolle Meeressäugerkrankheit bald schon »Delphin-AIDS« genannt.

Aber es war nicht AIDS – es waren eher die Masern. Die Delphine litten ebenfalls an einem tödlichen Morbillivirus. 1991 starben im gesamten Mittelmeer die gewöhnlichen Delphine (*Delphinus delphis*), die Streifendelphine (*Stenella coeruleoalba*), die Weißschnabeldelphine (*Lagenorhymchus albirostris*) und die Tümmler (*Phocoena phocoena*).

Niederländische Wissenschaftler fanden heraus, daß mindestens vier neu entdeckte Viren die Meeressäuger in Europa und Zentralasien angriffen: PDV-1, das den menschlichen Masern ähnelt, PDV-2, das anscheinend identisch ist mit dem Virus, das in Hunden Staupe hervorruft, PMV oder Tümmlermorbillivirus und DMV oder Delphinmorbillivirus.

Russische Wissenschaftler entdeckten eine mögliche Erklärung für die PDV-2-Epidemie am Baikalsee. Es war wohl so, daß unter der sibirischen

Schlittenhundpopulation 1986 eine Staupe-Epidemie grassierte. Die Anwohner warfen ihre toten Hunde einfach in den See, und neugierige Robben, welche die großen Leichen untersuchten, infizierten sich. Im sibirischen Fall war daher das Virus an sich nicht neu, es war nur neu für die Spezies der Süßwasserrobben. Die außergewöhnlich hohe Sterblichkeit war das Ergebnis eines Mikrobensprungs von einer uralten Wirtsspezies zu einer neuen, immunologisch anfälligen Spezies.

Während das PDV-2-Rätsel gelöst schien, waren die Ursprünge von PDV-1, DMV und PMV weiterhin von Geheimnissen umgeben. Woher kamen die Viren? Wie konnten sie sich so schnell über eine geographisch so große Fläche verbreiten? Handelte es sich um alte Viren mit neugefundener mutanter Virulenz? Oder waren die Tiere aufgrund anderer Faktoren besonders anfällig?

Spanische Forscher waren davon überzeugt, daß die PCB-Verschmutzung der europäischen Meere eine Schlüsselrolle spielte. Alle Delphine, an denen sie Autopsien durchführten, hatten eine große Menge PCB in ihrem Körperfett gelagert, einige besaßen von PCB hervorgerufene Tumore. Daher lautete eine Hypothese, daß Robben und Delphine, die in bestimmten verseuchten Gewässern heimisch waren, bereits an einer Immunschwäche litten, als das Virus auftauchte – das machte sie besonders anfällig. Eine solche Erklärung könnte die Frage lösen, warum kanadische Robben trotz einer Infektion mit PDV-1 offenbar nicht erkrankt waren, während ihre Verwandten in der verschmutzten Nord- und Ostsee erkrankten. Aber immer noch unbeantwortet blieb der Ursprung der Viren.

1993 hatte das Sterben unter Delphinen und Tümmlern beträchtlich nachgelassen, und viele Wissenschaftler hatten das Gefühl, die Epidemie sei vorüber. Aber warum?

Ein Hauptunterschied zwischen 1988, 1990 und 1993 lag in der Strenge des europäischen Winters. Besonders am Mittelmeer waren die Winter früher erstaunlich mild; das bedeutete, daß die Populationen kleiner Fische in der Region ziemlich gering waren. Spanische Forscher untersuchten an die 500 Delphinleichen und stellten fest, daß alle Tiere ungewöhnlich mager waren und eine geschädigte Leber besaßen. Die Wissenschaftler kamen daher zu dem Schluß, daß PCB, das normalerweise im menschlichen und tierischen Körperfett gelagert wird, die Leber der Delphine überschwemmte, als die hungernden Tiere ihren Vorrat an Körperfett verbrannt hatten. Das wiederum führte zu großen Mengen von toxischen Chemikalien im Blut und zu einer milden Immunschwäche. Das Virus beutete anschließend die Anfälligkeit der Delphine aus.

Ende 1990 waren mindestens 1000 mediterrane Delphine eingegangen.

Das Geheimnis der Morbilliviren wurde noch undurchdringlicher, als Große Tümmler, Belugawale, atlantische Seehunde und Tümmler an die Strände vom Golf von Mexiko bis zur St.-Lawrence-Straße von Quebec geschwemmt wurden. Die Tiere, die man lebend entdeckte, schienen oft verwirrt und verstört, als ob sie an Hirnschäden oder hohem Fieber litten.

Wieder suchten die Wissenschaftler nach einer Erklärung aufgrund von Viren oder Umweltverschmutzungen und fanden ein Zusammenspiel mehrerer Faktoren. Wie schon in Europa kam das Meeressäugersterben in Nordamerika nach einer ungewöhnlichen Wetterlage. Ein El-Nino-Wind führte zu ungewöhnlichen Regenfällen im Mittelwesten, das wiederum schwemmte hohe Mengen an Pestiziden, Schadstoffen und menschlichen und tierischen Fäkalien in den Mississippi und andere große Wasserwege. Dieser Schmutz fand seinen Weg in den Golf von Mexiko, wo einige der ersten Großen Tümmler starben. Die Abwässer bewegten sich durch den Golf, die Küste von Florida hinauf und an North und South Carolina entlang, wo weitere Meeressäuger starben. Von dort strömten die Wassermassen entlang den Küsten von New Jersey, New Yorks Long Island, Massachusetts, Maine, der St.-Lawrence-Wasserstraße und Neuschottland – und überall forderten sie ihre Opfer.

Der Streit darüber, welche Faktoren im Wasser zu dem Meeressäugersterben führten, ging bis 1993. PCB und andere toxische Chemikalien auf Chlorkohlenwasserstoffbasis befanden sich im Flußwasser, aber nur wenige Wissenschaftler glaubten, daß die Chemikalien direkt verantwortlich waren; viele gingen von der Annahme aus, daß die chemisch bedingte Immunschwäche eine andere zugrundeliegende Krankheitsursache bei den Delphinen, Robben, Walen und Tümmlern verstärkte.[24]

Vor den Küsten von North und South Carolina entdeckten Wissenschaftler gewaltige Kolonien von Algen der Spezies *Ptychodiscus brevis*, die ein starkes Neurotoxin namens Brevetoxin abgaben. Sie stellten die Hypothese auf, daß das ungewöhnliche Wetter zusammen mit hohen Mengen an stickstoffreichen menschlichen und tierischen Fäkalien zur Bildung riesiger »roter Teppiche« oder Algenkolonien geführt hatte, die solche toxischen Algen enthielten.

Es war eine verführerische Erklärung nicht nur für die Situation in Amerika, sondern auch für die europäischen Epidemien. Ob nun die Tiere von einer Algenart direkt getötet wurden oder indirekt durch die Morbilliviren, die sich versteckt in solchen Algen um die Welt verbreiteten – es schien nicht länger so schrecklich geheimnisvoll, daß die Robben im Mittelmeer, in Ost- und Nordsee, im Golf von Mexiko und vor den Küsten von Long Island ungefähr zur selben Zeit und unter ähnlichen klimatischen Bedingungen von tödlichen Epidemien heimgesucht wurden.[25]

Über zwei Jahrzehnte lang hatte die Biologin Rita Colwell von der University of Maryland Beweise gesammelt, daß Bakterien und Viren in Algen lauerten, und Ende der achtziger Jahre erkannten andere Wissenschaftler nicht nur die überwältigende Beweislast an, sondern brachten ihre Algenerkenntnisse auch in Zusammenhang mit Krankheitsausbrüchen unter Meerestieren und Menschen. Colwell wußte, daß Hunderte – vielleicht Tausende – von Raubalgenspezies in der Lage waren, Toxine abzugeben, die ihre größere Meeresbeute töten oder lähmen sollten und auf diese Weise Gruppen von mikroskopisch kleinen Wesen die Zeit gaben, ihre Opfer in aller Ruhe zu konsumieren.

Algen sind die älteste lebende Spezies auf der Erde. Man glaubte, daß sie sich vor über drei Milliarden Jahren aus der Ursuppe des Planeten entwickelt hatten. Sie ähneln Protozoen, aber ihr Einsatz von Chlorophyll, um die Sonnenenergie in nützliche Chemikalien zu verwandeln, macht sie technisch gesehen zu Pflanzen. Algen sammeln sich in Süß- und in Salzwasser und formen manchmal sichtbare Verfärbungen und »Teppiche« auf der Oberfläche. Drei Oberkategorien von Algen wurden auf der Basis ihrer Farbe definiert, die wiederum ihre innere Chemie widerspiegeln: blaugrün, rot und braun.

Algen können sich in Zeiten von Umweltbelastung oder Nahrungsmangel selbst in eine schützende Hülle einkapseln, in Schlaf verfallen und sich über lange Zeiträume verstecken. Sobald sie jedoch wieder aktiviert sind, benötigen die Algen Sonnenlicht und viel Stickstoff. Die meisten Spezies ziehen wärmeres Wasser vor, und unter idealen Bedingungen könnten sie sich rasch vermehren. Sie treiben dann in riesigen Kolonien, die im Fall von roten oder braunen Meeresalgen eine Fläche bedecken können, die größer ist als der Großraum Los Angeles.

Wie E.O. Wilson über große Zahlen irdischer Spezies aller Größen spekuliert hatte, die in den Regenwäldern der Erde noch entdeckt werden müssen, sorgte sich Colwell um die Geheimnisse in den Meeren dieser Erde.

»Von den ungefähr 5000 bekannten Virusspezies des Planeten haben wir bislang weniger als vier Prozent klassifiziert«, meinte Colwell. »Wir haben nur 2000 Bakterienspezies klassifiziert, die meisten davon auf dem Land. Das sind 2000 von schätzungsweise 300000 bis zu einer Million, die vermutlich existieren. Es wurden erst weniger als ein Prozent aller Bakterien in den Meeren klassifiziert.«[26]

Colwell hatte jahrelang die Mikroorganismen studiert, die in der Chesapeake Bay Marylands lebten. Dort entdeckte sie, daß das Virenvorkommen von den Jahreszeiten abhängig ist: Sie erreichen ihren Populationsnadir im eisigen Januar, wenn es ungefähr 10 000 Viren pro Milliliter Wasser gibt. Sobald sich die Bucht erwärmte, nahmen die Viren ständig an Zahl zu. Im Oktober, nach drei heißen Sommermonaten, gab es bis zu einer Milliarde pro Milliliter, und die Viren waren den Algen und Bakterien zahlenmäßig überlegen. Noch weitere Variationen in der Viruspopulation fanden sich in den norwegischen Fjorden, und norwegische Forscher waren davon überzeugt, daß die Viren als Hilfe bei der Anpassung an Veränderungen genetisches Material an Algen weitergeben.[27]

In Colwells Chesapeake Bay waren einige Viren der angeschwollenen Sommerpopulation in der Bucht heimisch – sie hatten sich einfach zahlenmäßig vervielfacht, als sich das Wasser erwärmte. Doch in den über dreißig Jahren ihrer Untersuchungen der Chesapeake Bay sah Colwell zunehmend fremde Viren: Mit den menschlichen und tierischen Fäkalien wurde eine Vielzahl von Pathogenen in die Bucht geschwemmt. Die größte Dichte an Eindringlingen fand sich überall dort, wo Abwässer und Müll in die Bucht geleitet wurden. Dort fand Colwell beachtliche Mengen von Viren, Plasmiden, Transposonen und bakteriellen Mischformen.

»Die Wahrscheinlichkeit eines genetischen Austauschs ist überaus groß«, erklärte Colwell. Tatsächlich hatten Laborstudien gezeigt, daß einige Meeresbakterien Gene zur Antibiotikaresistenz besaßen, die sie wahrscheinlich unter gerade solchen Bedingungen erworben hatten. Diese neuen antibiotikaresistenten Bakterien wurden von verschiedenen Weichtieren verdaut, die wiederum von Meeressäugern und Menschen verzehrt wurden. Weichtiere und Krustentiere – von den Muscheln bis zum Hummer – verdauten mühelos alle Arten von Mikroorganismen, die sich an den verschmutzten Küstenstreifen der Erde fanden, einschließlich einer Reihe von Darmpathogenen.[28]

»Es gibt nur noch sehr wenige Orte auf dieser Erde, wo man pathogenfreie Weichtiere bekommt«, meinte Colwell.

Hepatitis, das Norwalk-Virus, Polio und eine Reihe anderer Mikroben tauchten bei Schalentieren auf, die in den Küstenregionen der Welt gefangen wurden, insbesondere in der Nähe von Müllagerstätten. Merkwürdige Mikroben fanden sich, die sich durch die Schalen der Weichtiere brannten, Lachse töteten und den Orientierungssinn der Hummer zerstörten.

Gemäß einer Hochrechnung enthielt ein einziges Gramm typischer menschlicher Fäkalien eine Milliarde Viren. Und in einem Liter ungeklärten menschlichen Abfalls befanden sich mehr als 100 000 infektiöse Viren – von denen keines für eine bloße Chlorbehandlung anfällig war. Chlor konnte Bakterien eliminieren – obwohl eine steigende Chlorresistenz in der Bakterienpopulation solche chemische Klärbehandlung unzureichend machte –, aber die Viruseliminierung erforderte eine umfassendere Filterung und tertiäre Behandlung.[29]

Die Meeresverschmutzung aufgrund von ungeklärten Abwässern, Düngemitteln, Pestiziden und anderen chemischen Abfällen hat ständig zugenommen und führt zu weitreichenden Veränderungen in der Ökosphäre der Meeresküsten. Obwohl die Weltbank und die Vereinten Nationen in den achtziger Jahren den Systemen zur Entsorgung von Fäkalstoffen oberste Priorität in ihrem Entwicklungsprogramm zugewiesen hatten, schätzte man, daß mindestens zwei Milliarden Vertreter des *Homo sapiens* keinen Zugang zu einem hygienischen Fäkalentsorgungssystem hatten – überwiegend Menschen in Afrika und Südostasien.[30] Ihre Fäkalien landeten ebenso wie der Kot ihrer Haustiere in nahe gelegenen Flüssen, Strömen und Seen.

Das Algenwachstum nahm infolgedessen an Regelmäßigkeit und Umfang in den vier Jahrzehnten nach dem Zweiten Weltkrieg weltweit zu. Die nährstoffreiche Versorgung durch den ständigen Zufluß von Fäkalien, Müll, Düngemitteln, Schlamm und landwirtschaftlichen Abwässern bot den Algen reichlich Nahrung. Viele Wissenschaftler nahmen an, daß die sich ausdünnende Ozonschicht die Meeresoberflächen auf Temperaturen erwärmt, die mikrobielles Wachstum und Reproduktion fördern. Die Algenteppiche wuchsen auf den Oberflächen von Seen, Teichen und dem offenen Meer so rasch, daß sie Sauerstoff und Sonnenlicht für unter ihnen schwimmende Lebewesen blockierten und Fische, Meerespflanzen und Weichtiere buchstäblich erstickten. Einige Wissenschaftler glaubten, es gäbe Hinweise, daß die durch die Ozonschicht dringende zusätzliche Menge an ultraviolettem Licht bei Organismen an der Meersoberfläche zu höheren Mutationsraten führt und möglicherweise eine schnellere adaptive Evolution gestattet. Wenn es einen solchen Mechanismus gibt, würde er Mikroorganismen begünstigen, die aufgrund ihrer Populationsbasis gut gerüstet sind, um sich hilfreiche Mutationen zunutze zu machen und einzelne Ausfälle aufgrund von katastrophalen Mutationen zu tolerieren. Das Umgekehrte wäre der Fall für die komplexeren Meereslebewesen wie Fische, Wale und Delphine.

»Die Meere sind zu einer Jauchegrube verkommen«, erklärte die

Meeresforscherin Patricia Tester. »Sie wissen ja, was passiert, wenn man eine Jauchegrube aufheizt.«[31]

Jan Post, Meeresbiologin bei der Weltbank, bediente sich einer ähnlichen Metapher, als sie 1993 die Veröffentlichung des Berichts der Weltbank zur Lage der Meere ankündigte: »Der Ozean ist heute zu einer ausgebeuteten Ressource geworden und zur letzten Jauchegrube der Menschheit, das letzte Ziel jeglicher Umweltverschmutzung.«[32]

Tester, die für den amerikanischen National Marine Fisheries Service in Beaufort, North Carolina, arbeitete, hatte Wetterkarten und Algenteppiche beobachtet. Sie war eine von vielen Meeresforschern, die bemerkten, daß das Sterben von Delphinen, Robben, Tümmlern und Walen zwischen 1987 und 1992 weltweit mit einem massiven Ausbleichen der Korallenriffe aufgrund von Algen und riesigen roten Algenteppichen zusammenfiel. Tester hatte das Gefühl, das sei nicht nur für eine gestiegene Häufigkeit und einen größeren Umfang der Algenteppiche ein zwingender Beweis, sondern auch für deren territoriale Ausweitung in Breitengrade des Meeres, die früher für ein derartiges Algenwachstum als zu kalt galten. Mit Hilfe von Satelliten wurden die Algenteppiche verfolgt, und auf diese Weise dokumentierten die Wissenschaftler in den achtziger Jahren und Anfang der neunziger eine Zunahme – in einigen Fällen eine Verdopplung – des Umfangs und der Größe der Algenteppiche.[33]

In der Zwischenzeit nahm die gesamte Diversität der Meeresökosphäre mit drastischer Geschwindigkeit ab. Über 95 Prozent allen Lebens im Meer war an Küstenregionen angepaßt, und daher war seine Anfälligkeit hoch: Menschliche Eingriffe in Form von Küstenentwicklung, Abwässereinleitung und Fischerei forderten hohe Opfer. Kenneth Sherman, Biologe des amerikanischen Fish and Wildlife Service rechnete aus, daß die Biomasseproduktion vor den Küsten von New England zwischen 1940 und 1990 um mehr als 50 Prozent zurückgegangen war, in erster Linie aufgrund von Überfischung.[34]

Die Feedbackschleife ozeanischen Ungleichgewichts drehte sich. Wenn die Population von Plankton- und Algenfressern – beispielsweise Wale – abnahm, blieben nur die Viren, um die Algenteppiche in Schach zu halten. Aber wenn die Viruspopulationen in der Salzsuppe der Welt ansteigen, so hält das für die Gesundheit der Meere und letztlich für die der Menschen andere Gefahren bereit.

Rita Colwell war davon überzeugt, daß die Meereskrise die menschliche Gesundheit durch Cholera-Epidemien bereits direkt bedroht. In den siebziger Jahren zeigte sie, daß das winzige unverwüstliche Choleravibrio wochen-, monate-, vielleicht sogar jahrelang im Innern von Algen leben konnte – eingekapselt und im Ruhezustand. Colwell, eine entschlossene, energiegeladene Frau, kämpfte viele Jahre mit aller Kraft darum, die Mediziner weltweit davon zu überzeugen, daß das Geheimnis der Cholera-Vorhersage darin lag, Algenteppiche zu verfolgen, die vor den Küsten von Bangladesch und Indien trieben, den endemischen Schlüsselplätzen für die Mikrobe.

»Aber diese verdammten dämlichen Ärzte haben diese fixe Idee, daß die Cholera nur direkt übertragen wird, von Mensch zu Mensch«, meinte Colwell. »Sie können die Vorstellung einer mikrobiellen Ökologie einfach nicht begreifen und bekämpfen mich mit aller Kraft, wo sie nur können.«

Das Auftauchen der Cholera in Peru im Januar 1991 zwang die Weltgesundheitsorganisation und die globale Ärzteschaft dazu, auf Colwells Botschaft genauer zu achten.

Die weltweit siebte Cholerapandemie[35] begann 1961 auf den Celebes-Inseln mit einem neuen Strang namens *Vibrio cholerae* 01, Biotyp El Tor. Ende der siebziger Jahre hatte die El-Tor-Mikrobe die Küstenregionen aller Entwicklungsländer in Südostasien und Afrika erreicht. Sie war unmöglich zu kontrollieren. Erst beim peruanischen Ausbruch 1991 bestätigten die WHO und Gesundheitsexperten öffentlich, was Colwell bereits seit Jahren erklärte: daß der El-Tor-Strang, genetisch gesehen, für ein langfristiges Überleben in Algen besonders gut gerüstet ist.

Seit Anfang der achtziger Jahre hatte Colwell mit dem Internationalen Zentrum für die Erforschung von Durchfallkrankheiten in Dakka, Bangladesch, zusammengearbeitet und hatte schließlich deren Lehrstuhl für Forschung inne. Dort, im Herzen der Cholera-Endemie – möglicherweise der Wiege aller Cholera-Epidemien[36] –, entdeckten Colwell und ihre Kollegen, daß der El-Tor-Strang in der Lage ist, sich selbst um das 300fache zu schrumpfen, wenn man ihn plötzlich in kaltes Salzwasser wirft. In dieser Form hat er die Größe eines ansehnlichen Virus und ist nur äußerst schwer zu erfassen. Aber die Anwesenheit eines Choleravibrios im Winterschlaf in einer Wasserquelle oder in einer Alge konnte nachgewiesen werden, indem man einfach eine Probe entnahm und im Labor die Bedingungen veränderte: Stickstoff hinzufügte, die Temperatur erhöhte und den Salzgehalt senkte. Schon bekam man – Simsalabim – Instant-Cholera.

Sie entdeckten weiterhin, daß die Vibrios sich von den Eiersäcken der Algen ernähren konnten: Bis zu einer Million Vibrios wurden auf der Oberfläche eines einzigen Eiersacks gezählt.[37] Das erklärte, warum Gesundheitsämter es nicht fertigbrachten, El Tor zu beseitigen, sobald er in ihren Kommunen auftauchte. Der Organismus versteckte sich einfach im Algenschaum, der auf einem örtlichen Teich, Fluß oder in einer Bucht trieb, und lauerte auf einen günstigen Augenblick, um aus seinem schlafenden Zustand wieder aufzutauchen.[38]

Als El Tor Anfang 1991 an die Küstengebiete von Peru gelangte, war das Land für ein solches Auftauchen vollkommen unvorbereitet. In Perus heißem Sommermonat Januar – noch heißer durch einen El Nino – traf ein chinesischer Frachter in Callao, Limas Hafenstadt, ein. Bilgewasser aus den Meeren Asiens wurde in den Hafen von Callao abgelassen und mit ihm Milliarden von Algen, die mit der El-Tor-Cholera infiziert waren.[39]

Die ersten menschlichen Cholerafälle boten den Mikroben prächtige Möglichkeiten zur Ausbreitung in Peru. Eine nationale Delikatesse in den Sommermonaten ist Ceviche – verschiedene rohe Fische und Schalentiere in Zitronensaft. Die mit dem Bilgewasser abgegebenen Vibrio hatten schnell Perus Schalentiere infiziert; so stellte ungekochtes Ceviche einen idealen Übertragungsmodus dar.

Die zweite ideale Gelegenheit für die Übertragung der Mikroben bot Limas im wesentlichen ungechlorte Wasserversorgung. Sowohl wegen der beschränkten finanziellen Mittel als auch aufgrund einiger Berichte der amerikanischen Environmental Protection Agency, in denen auf eine gewisse Verbindung zwischen Chlorgenuß und Krebsbildung hingewiesen wurde, hatte Peru die langjährige Maßnahme, mit dieser Chemikalie das öffentliche Trinkwasser zu desinfizieren, abgeschafft. Später zeigten CDC-Untersuchungen, daß die Mehrheit von Perus Cholera-Mikroben direkt in die Häuser der Menschen geleitet wurde und aus ihren Wasserhähnen tropfte.

Die ersten Cholerafälle traten in Krankenhäusern in Lima am 23. Januar auf; einige Tage später brach die Cholera ungefähr 200 Meilen nördlich in der Hafenstadt Chimbote aus.

Durch den El Nino breitete sich das Bilgewasser entlang der Pazifikküste des Kontinents aus und führte die Bilgealgen mit sich. Auf diese Weise tauchte in einer lateinamerikanischen Hafenstadt nach der anderen die Cholera auf.[40] Elf Monate nach Beginn der Pandemie in der westlichen Hemisphäre waren mindestens 336 554 Menschen an der Cholera erkrankt, 3538 von ihnen waren gestorben. Im Laufe dieser Monate wurde die Verbreitung der Mikrobe durch veraltete bzw. nichtexistente Reinigungssysteme der öffentlichen Wasserversorgung, durch unzureichende Kläranlagen und durch Flugreisen gefördert. In den Vereinigten Staaten wurden Krankheitsfälle von Menschen gemeldet, die mit dem Flugzeug aus Lateinamerika ausgereist waren, ohne zu wissen, daß sie sich infiziert hatten. Sie erkrankten entweder während des Fluges oder kurz nach der Landung schwer.[41]

Colwell und ihre Kollegen zeigten, daß die Vibrionen in den Algen und jene, die man kranken Patienten entnommen hatte, genetisch identisch waren. Außerdem konnten sie nachweisen, daß der El-Tor-Substrang Inaba, der in Lateinamerika wütete, Gene besaß für eine Resistenz gegenüber den Antibiotika Ampicillin, Trimethoprim und Sulfamethoxazol. Der gleiche Substrang war in Thailand in hohem Maße antibiotikaresistent – und gegenüber acht Medikamenten völlig unanfällig.[42]

In Lateinamerika tobte die Epidemie bis weit ins Jahr 1994 hinein, und laut Vertretern der WHO war »kein Ende in Sicht.« Laut Angaben der Pan American Health Organization müßten die lateinamerikanischen Regierungen bis 1995 über 200 Milliarden Dollar für Dringlichkeitsreparaturen an Wasserversorgung, Hygieneeinrichtungen und Abwassersystemen ausgeben. Nur ungefähr zwei Prozent aller Cholerafälle wurden den Behörden tatsächlich angezeigt, erklärte die WHO, und auf dem gesamten Kontinent wurden bis Oktober 1993 offiziell 900 000 Fälle mit mehr als 8000 Toten gemeldet. Die Anzahl der offiziell gemeldeten Cholerafälle war allerdings derart untertrieben, daß 1994 die einzig akkurate Aussage, die man treffen konnte, so lautete: Zwischen Januar 1991 und Januar 1994 erkrankten Millionen von Lateinamerikanern an der Cholera, Tausende starben; die Epidemie geht weiter.

Denn als Chlor mit Nachdruck in die peruanische Wasserversorgung gepumpt wurde, erwies sich der 01-Strang gegenüber dieser Chemikalie als ziemlich resistent.[43]

Obwohl es für die Wissenschaftler in ganz Amerika 1992 offensichtlich war, daß die El-Tor-Epidemie in einem Großteil von Lateinamerika mit Erfolg zu einer *endemischen* Cholera geworden war, weil die Mikrobe über Algen weitergetragen wurde, zeigte sich die wahre Herausforderung für rigide alte Annahmen über die Ausbreitung der Vibrionen im Dezember 1992, als ein völlig neuer Cholerastrang im indischen Madras auftauchte. Die neu aufgetauchte Mikrobe wurde bengalische Cholera oder *V. cholerae* 0139 genannt und konkurrierte mit El Tor um die Kontrolle der Ökologie im Golf von Bengalen. Bis Juni 1993 hatte die bengalische Cholera über 2000 Menschenleben gefordert. Schätzungsweise 200 000 Menschen waren schwer daran erkrankt. Die bengalische Cholera hatte sich über einen Großteil der Küstenregion im Golf von Bengalen ausgebreitet, dazu gehörten die indischen Metropolen Kalkutta, Madras, Vellore und Madurai ebenso wie ein Großteil des südlichen Bangladesch.[44]

Diese neue bengalische Cholera schien sich weitaus schneller auszubreiten als die siebte Pandemie. Es hatte drei Jahre gedauert, bis der klassische Cholerastrang sich von Indien bis nach Thailand ausbreitete, aber die bengalische Cholera tauchte bereits Mitte 1993 in Thailands Hauptstadt Bangkok auf und drohte – laut Forschern von der Mahidol-Universität in Bangkok – sich auf das ganze Land auszuweiten.

Im März wurden im führenden Krankenhaus von Dakka 600 Fälle der bengalischen Cholera pro Tag behandelt – dreimal mehr als die übliche tägliche Choleraquote. In ländlichen Gebieten von Bangladesch erkrankten angeblich bis zu zehnmal mehr Menschen an Cholera als bei dem klassischen Strang ein Jahr zuvor.

Vor dem Ausbruch der bengalischen Cholera gab es zwei Arten von Cholera auf der Welt: die klassische und El Tor. Die klassische Cholera, endemisch in Teilen von Indien und Bangladesch, war extrem virulent und wurde von einem Menschen zum anderen über mikroskopisch kleine Mengen an Fäkalien leicht übertragen. Der El-Tor-Typ dagegen war weniger virulent, konnte jedoch länger in einer offenen Umgebung überleben. Kennzeichen des El-Tor-Stranges war seine Fähigkeit, sich wie ein blinder Passagier in den Algen über das offene Meer zu bewegen.

Die bengalische Cholera schien eine Kombination aus den Merkmalen der El-Tor-Vibrionen und denen der klassischen Vibrionen darzustellen. Forscher vom Internationalen Zentrum zur Erforschung von Durchfallkrankheiten in Bangladesch berichteten, daß der neue Mutant im Vergleich zu dem klassischen Strang der Bakterien »robuster ist und wahrscheinlich einen Überlebensvorteil hat«. Sie fanden blühende Kolonien des bengalischen Organismus in zwölf Prozent der getesteten Wasserproben. Außerdem war das bakterielle Toxin in 100 Prozent aller Gewässer vorhanden, die in Bangladesch darauf geprüft wurden.

Ein genetisches Merkmal fehlte ganz eindeutig in dem neuen bengalischen Strang: jenes, in dem die Antigene codiert waren, die normalerweise vom menschlichen Immunsystem erkannt werden. Infolgedessen schienen die Menschen gegen den neuen Mutanten keine Antikörper zu haben, und sogar Erwachsene, die frühere Cholera-Ausbrüche überlebt hatten, schienen für den bengalischen Strang anfällig.

Eine genetische Analyse des neuen mutanten Vibrio deutete auf ein schreckliches Szenario hin: Es war im wesentlichen der El-Tor-Strang, der jedoch die Virulenzgene der klassischen Cholera besaß. Als solcher stellte es eine völlig neue Klasse der Choleramikroben dar, wie sie nie zuvor gesehen worden war. Das Auftauchen von 0139 »traf die Epidemiologen und Ärzte wie ein Faustschlag zwischen die Augen, weil es keine Erklärung für sein Auftauchen und seine Ausbreitung gibt außer der ökologischen«, meinte Colwell im Herbst 1993.

1993 tat sich Colwell mit zwei Ärzten aus Cambridge, Massachusetts, zusammen und versuchte, das Gesamtbild zu erkennen – eine Erklärung für das Zusammenspiel der Kräfte von globaler Erwärmung, dem Verlust der Meeresbiodiversität, der Zunahme der ultravioletten Strahlung, des Zivilisationsmülls und der Umweltverschmutzung, der Algenteppiche und anderer ökologischer Vorgänge. Gemeinsam stellten sie die Theorie auf, daß eine Choleramikrobe, die beispielsweise von einem Mann in Dakka mit seinen Fäkalien ausgestoßen wurde, in die Algen des Golf von Bengalen gelangte, dort monatelang schlafen und mittels Warmwasserströmen oder Schiffsbilgen Tausende von Meilen über die Meere reisen und von einem Menschen aufgenommen werden konnte, der Ceviche an einem Stand in Lima aß. Dr. Paul Epstein und Dr. Timothy Ford, beide Angehörige einer Gruppe von Ärzten und Wissenschaftlern an der Harvard School of Public Health, die sich selbst die Harvard-Arbeitsgruppe für neue und wiederauflebende Krankheiten nannte, waren davon überzeugt, daß für den Schutz ihrer Patienten im Boston des 21. Jahrhunderts ein besseres Verständnis der Vorgänge in den Meeren entscheidend war. Sie sahen ein komplexes Zusammenspiel von globalen Klimaveränderungen, Umweltverschmutzung und Mikroorganismen am Werk.

Aus Epsteins Sicht waren Algenteppiche gigantische treibende Gen-Gruppen, in denen sich Antibiotikaresistenzfaktoren, Virulenzgene und Plasmide zwischen den Viren, Bakterien und Algen hin- und herbewegten. Er glaubte, daß die ultraviolette Strahlung das Tempo der Mutation beschleunigen könnte. Nach seinen Worten werden Mikroben vom Land dieser Gengruppe in Form von menschlichen Fäkalien und Abwässern ständig hinzugefügt.[45]

Epstein suchte eine Lobby unter Wissenschaftlern, die in so verschiedenen Bereichen arbeiteten wie Meeres- und Atmosphärenforschung, Satellitenimagination, Planktonbiologie und Epidemiologie, um Wege zur Zusammenarbeit zu finden und Fragen zur Verbindung zwischen Meereswelt und menschlicher Gesundheit zu beantworten. Epstein entdeckte, daß viele andere Wissenschaftler bereits zu einer ganz konkreten Schlußfolgerung gelangt waren: Veränderungen in der globalen Ökologie – insbesondere durch die Erwärmung – gereichten den Mikroben allzuoft zum Vorteil.

Beispielsweise dachte Robert Shope in Yale, wo er immer noch das

Arboviruslabor leitete, über die Wirkung der globalen Erwärmung auf krankheitsübertragende Insekten nach. Aufgrund der Erfahrung aus fast vierzig Jahren eigener Arbovirusforschung war Shope davon überzeugt, daß selbst ein geringfügiger Anstieg der globalen Temperatur das Territorium zweier Moskito-Schlüsselspezies vergrößern konnte: *Aedes aegypti* und *A. albopictus.* Beide Spezies waren in den neunziger Jahren durch das Klima geographisch begrenzt. *A. aegypti* konnte nicht längere Zeit Temperaturen unter 10° aushalten und starb bei Temperaturen um den Gefrierpunkt bereits nach weniger als einer Stunde. *A. albopictus* war nur wenig robuster gegenüber kaltem Klima. Als Folge davon konnten die *A. aegypti* nicht jenseits des 35. Breitengrades existieren, d.h. nördlich einer Linie von Memphis, Tennessee, über Tanger in Morokko bis Osaka. *A. albopictus* konnte in den neunziger Jahren nicht jenseits des 42. Breitengrades existieren, wurde also ungefähr begrenzt durch die Linie Madrid, Istanbul, Peking und Philadelphia.

Shope ging davon aus, daß die Erwärmung es den Moskitospezies erlauben würde, sich mühelos weiter nach Norden zu bewegen und in Bevölkerungszentren wie Tokio, Rom und New York einzudringen. *A. albopictus*, das asiatische Tigermoskito, konnte das Denguefieber übertragen. *A. aegypti* war besorgniserregender, denn es konnte sowohl das Dengue- als auch das Gelbfieber übertragen. Letzteres war zu jener Zeit normalerweise zu 50 Prozent tödlich.[46] Historische Analysen schienen eine derartige Hypothese zu bestätigen, da die Malaria im Laufe der Jahrmillionen zusammen mit größeren Klimaveränderungen geographisch gewandert war.[47]

Britische Experten für von Insekten übertragene Krankheiten waren davon überzeugt, daß die globale Erwärmung das Territorium der ostafrikanischen Tsetsefliege stark erweitern und ihre Infektionsquote erhöhen werde. Die Tsetsefliege überträgt Trypanosome, die für die Schlafkrankheit verantwortlich sind. Die Forscher kamen zu dem Schluß, daß selbst ein moderater Anstieg – in der Größenordnung von ein bis zwei Grad – zu einer höheren Quote in der Krankheitsverbreitung führen konnte, weil die Tsetsefliege dafür bekannt war, bei höheren Umgebungstemperaturen aktiver zu sein, schneller zu fressen und Trypanosome schneller zu aktivieren. Daher könnte jede Tsetsefliege mehr Menschen pro Tag infizieren.[48]

Die gleichen Prinzipien gelten für die *Anopheles*-Moskitos und die Ausbreitung der Malaria. 1993 versuchte Uwe Brinkmann, Leiter der Harvard-Arbeitsgruppe für neue und wiederauftretende Krankheiten, Wege zu finden, um nicht nur die Breitengradbewegung von Moskitos infolge globaler Erwärmung vorherzusagen, sondern auch die Veränderungen in ihrem Höhenverhalten. Er hatte das Gefühl, daß es dringend zu erforschen galt, welche Faktoren bei der Begrenzung der *Anopheles*-Aktivitäten in Höhen über 150 Metern eine größere Rolle spielten: der Luftdruck oder niedrigere Temperaturen. Wenn letzteres wichtiger war, sah er voraus, daß die Malaria schnell die Bergketten von Zimbabwe, Botswana, Swasiland, Ruanda, Tansania, Kenia und anderer geographisch vielseitiger Regionen Afrikas überwinden konnte. Außerdem könnte die Krankheit mittels der globalen Erwärmung ihren Weg hinauf in den Himalaya, in die Suleimangebirge, den Pir Panjal und andere Bergregionen Asiens finden.

Ein ausführlicher Bericht der WHO-Arbeitsgruppe bot 1990 ein weiteres Spektrum von Krankheitsauswirkungen, die durch die globale Erwärmung zu erwarten waren. Selbst eine mäßige Nettoerhöhung der Temperaturen – in einer Größenordnung von einem Grad – würde die Windmuster und den Umfang der relativen Feuchtigkeit und der Regenfälle verändern, zu einem Anstieg der Meershöhe führen und die globalen Extreme zwischen Wüstenregionen und Gegenden erweitern, in denen es regelmäßig Überschwemmungen gab. Diese Bedingungen würden wiederum die Ökologie der Mikroben, die von Insekten übertragen wurden, radikal verändern. Außerdem konnten die zu erwartenden Veränderungen in den Vegetationsmustern laut der WHO-Arbeitsgruppe radikal die Ökologie mikrobentragender Tiere wie Affen, Ratten, Mäusen und Fledermäusen beeinflussen und Krankheitserreger in die Nähe des *Homo sapiens* bringen.[49]

Es gab auch einen starken Konsens unter Immunologen, daß eine erhöhte Strahlungsmenge an ultraviolettem Licht – insbesondere der UV-B-Strahlung – die menschlichen Immunreaktionen unterdrückte und somit die Anfälligkeit des *Homo sapiens* gegenüber allen Mikroben erhöhte.[50] Ebenso wie PCB und andere Kohlenwasserstoffschadstoffe bei der Erhöhung der mikrobiellen Anfälligkeit von Meeressäugern vermutlich eine Rolle spielten, gab es laut der Überzeugung vieler Ärzte reichlich Hinweise darauf, daß Luft-, Wasser- und Nahrungsmittelschadstoffe das menschliche Immunsystem beeinträchtigen.

Ein weiteres Merkmal der globalen Erwärmung ist eine steigende Abhängigkeit der wohlhabenden Länder von der Raumklimatisierung. Um Energie zu sparen, hatte man Gebäude in den Industrienationen speziell so entworfen, daß sie den äußeren und den inneren Luftstrom minimieren. Es war viel billiger, dieselbe Luft in einem versiegelten Raum wiederholt aufzuheizen oder zu kühlen, als frische Luft von außen hereinzupumpen, die Innentemperatur zu verändern, die frische Luft durch das Gebäude zu blasen und gleichzeitig die verbrauchte Luft abzugeben. Als die Zahl der heißen Tage pro Jahr zunahm und es infolgedessen zu längeren Phasen der Abhängigkeit von Klimaanlagen kam, war zu erwarten, daß aufgrund des wirtschaftlichen Drucks alte Luft ständig neu zirkuliert würde – bis an die Grenzen des vertretbaren Sauerstoffentzugs. Eine solche Vorgehensweise bei der Konservierung der Winterwärme in großen Bürogebäuden war bereits mit der Übertragung von Grippe und dem gewöhnlichen Schnupfen am Arbeitsplatz in Verbindung gebracht worden. Man ging davon aus, daß die Ausbreitung der Legionärskrankheit und anderer über die Luft übertragener mikrobieller Krankheiten sich parallel zur globalen Erwärmung verstärken würde.

Sogar ohne eine ernsthafte globale Erwärmung spornten Energiesparpraktiken aus rein wirtschaftlichen Gründen die Architekten und Stadtplaner dazu an, Gebäude mit Fenstern zu konstruieren, die man nicht öffnen konnte und die so dicht versiegelt waren, daß die Bewohner häufig unter dem »kranken« Gebäude litten: Sie erkrankten, weil sie Formaldehyd, Radon und andere Chemikalien aus den Fundamenten oder der Struktur des Gebäudes einatmeten. Solche Chemikalien stellten kaum eine Bedrohung für die menschliche Gesundheit dar, wenn sie mit Frischluft verdünnt wurden, aber sie trugen bei Bewohnern und Angestellten, die in ständig zirkulierender oder dünner Luft eine hochkonzentrierte Menge davon einatmeten, signifikant zu Gesundheitsproblemen bei. Offensichtlich konnte ein Gebäude, in dem sich solche Spuren von Chemikalien in der Luft konzentrierten, die von seinen Bewohnern eingeatmet wurden, auch als ideales Umfeld für eine schnelle Übertragung des *Mykobakterium tuberculosis* dienen, sollte eine aktiv an einer Lungenkrankheit leidende Person in diesem Gebäude wohnen oder arbeiten.

Die menschliche Lunge als Ökosphäre ist darauf ausgelegt, pro Tag 20000 Liter Luft oder ungefähr 60 Pfund aufzunehmen. Ihre Oberfläche ist höchst vielgestaltig und besteht aus Abermillionen winziger Verästelungen, an deren Ende winzige Bronchien die Sauerstoffmoleküle aktiv absorbieren. Die tatsächliche Oberfläche der menschlichen Lunge ist daher ungefähr 150 Quadratmeter groß oder hat »in etwa die Größe eines olympischen Tennisfeldes«, wie es der Lungenexperte Joseph Brain von der Harvard Medical School formulierte.

Weniger als 0,64 Mikron oder etwas unter 0,00003 Zentimeter dünner ist die Wand, welche die Luft in den Lungen vom menschlichen Blutstrom trennt.

Um Eingang in den menschlichen Blutstrom zu finden, muß eine Mikrobe nur diese 0,64 Mikron breite Schutzschicht durchdringen. Viren bewältigen diese Aufgabe, indem sie sich in den epithelialen Zellen der Luftwege sammeln und dort so viel Schaden anrichten, daß ein Loch von weniger als 0,000003 Zentimeter Umfang aufgerissen wird. Einige Viren – wie jene, die den gewöhnlichen Schnupfen verursachen – sind so gut an die menschliche Lunge angepaßt, daß sie spezielle Proteine auf ihren Oberflächen tragen, mit denen sie sich an die epithelialen Zellen andokken können. Größere Mikroben, wie die Tuberkulosebakterien, gewinnen mittels der Makrophagen des Immunsystems Zugang. Sie sind besonders befähigt, die größeren Makrophagen, die im gesamten Lungengewebe verteilt sind, zu erkennen und an sie anzudocken. Obwohl es die Aufgabe der Makrophagen ist, solche Eindringlinge zu suchen und zu zerstören, haben sich viele Mikroben derart gut angepaßt, daß sie die Zellen täuschen und sich von ihnen einverleiben lassen. Sobald sie sich in den Makrophagen befinden, haben die Mikroben freien Eintritt in das Blut- bzw. das Lymphsystem, und das befähigt sie, überall im menschlichen Körper ihre Ziele zu erreichen.

Man kann die Lunge am besten schützen, wenn man sie pro Tag mit 20 000 Litern an frischer, sauberer, sauerstoffreicher Luft versorgt. Die Luft bläst das System durch.

Schmutzige Luft – die Schadstoffpartikel, Staub oder Mikroben enthält – greift die zarten Alveoli und Bronchien an, und es ergibt sich ein Aktionssynergismus. Menschen, die beispielsweise Zigaretten rauchen oder in Kohlengruben arbeiten, sind anfälliger für alle Infektionskrankheiten der Atemwege: Schnupfen, Grippe, Tuberkulose, Lungenentzündung und Bronchitis.

Aufgrund seiner beschränkten Binnenatmosphäre kann das Verkehrsmittel, das für die schnelle Globalisierung der Menschheit verantwortlich ist – nämlich das Düsenflugzeug –, zu einer Quelle mikrobieller Übertragungen werden. Jeder an Bord eines Flugzeugs teilt mit jedem dieselbe Luft. Es ist daher für einen kranken Passagier oder ein krankes Crewmitglied ein leichtes, Atemwegsmikroben an viele, wenn nicht alle Personen, die sich an Bord befinden, weiterzugeben. Je länger der Flug dauert und je seltener ein Luftaustausch stattfindet, bei dem Luft von außen durch die Kabine geschleust wird, desto größer das Risiko.

1977 saßen 54 Passagiere drei Stunden lang in Alaska auf einem Flugplatz fest, während ihr Flugzeug repariert wurde. Keiner der Passagiere verließ das Flugzeug, und um Benzin zu sparen, wurde die Klimaanlage ausgeschaltet. Drei Stunden lang atmeten die 54 Passagiere immer und immer wieder dieselbe Luft. Eine Frau hatte die Grippe. In der folgenden Woche erkrankten 72 Prozent ihrer Mitreisenden an Grippe; bei jedem einzelnen wurden genetisch identische Stränge des Verursachervirus gefunden.[51]

Nach der weltweiten Ölkrise in den siebziger Jahren suchten die Luftfahrtgesellschaften nach Möglichkeiten, um ihren Treibstoffbedarf zu verringern. Ein erster Schritt, der naheliegend war, galt der Luftzirkulation. Es kostete sehr viel Treibstoff, eisige Luft von außen in das Flugzeug zu pumpen, sie auf angenehme 20° bis 22° Innentemperatur zu erhöhen und dabei den Kabinendruck aufrechtzuerhalten. Vor 1985 führten Linienflugzeuge diese Aufgabe alle drei Minuten durch, das bedeutete, daß die meisten Passagiere und Crewmitglieder während des Fluges frische Luft atmeten. Aber praktisch alle Flugzeuge, die nach 1985 gebaut wurden, waren eigens so entworfen, daß die Luft weniger häufig zirkulierte. Eine Mischung aus alter und frischer Luft zirkulierte alle sieben Minuten, und es konnte annähernd dreißig Minuten dauern, bis ein totaler Luftaustausch im Flugzeug stattgefunden hatte.[52] Die Crews klagten zunehmend über Schwindelgefühle, Schnupfen, Grippe, Kopfschmerzen und Benommenheit.

Untersuchungen in Flugzeugkabinen zeigten ein exzessives Maß an Kohlendioxid – bis zu 50 Prozent über den nach amerikanischem Recht zulässigen Werten. Die Luftqualität in ausgebuchten Maschinen erreichte keine einzige der Standardnormen für amerikanische Arbeitsplätze.[53]

1992 und 1993 untersuchten die CDC vier Vorfälle einer offensichtlichen Übertragung von Tuberkulose an Bord eines Flugzeugs. In einem Fall hatte eine Stewardeß ihre Tuberkulose im Laufe von mehreren Flügen an 23 Crewmitglieder weitergegeben.

Ähnliche Sorgen im Hinblick auf abgeschlossene Räumlichkeiten kamen in institutionellen Einrichtungen auf, beispielsweise Gefängnissen und Schlafsälen, in denen oft eine große Anzahl von Menschen in energiesparender Umgebung gemeinsam untergebracht sind.

Zur Vorbereitung des Umweltgipfels der Vereinten Nationen im Juni 1992 in Rio de Janeiro untersuchte die Weltgesundheitsorganisation die verfügbaren Daten über die zu erwartenden Auswirkungen der globalen Erwärmung und der Umweltverschmutzung auf die Gesundheit.[54] Die WHO gelangte zu dem Schluß, daß die Hinweise auf eine erhöhte menschliche Anfälligkeit gegenüber Infektionskrankheiten aufgrund der Schädigung des Immunsystems durch UV-B und Schadstoffe in den Lungen und im Immunsystem zwingend seien. Die Behörde war auch beeindruckt von den Schätzungen der derzeitigen und prognostizierten Veränderungen in der Ökologie von Krankheitsüberträgern, insbesondere von Insekten.

Es ist natürlich nicht notwendig, daß die Erde einen Temperaturwechsel von 1 bis 5 Grad erfährt, damit Krankheiten auftauchen. Wie die Ereignisse seit 1960 zeigten, spielten auch andere zeitgemäße Faktoren eine Rolle. Die ökologische Beziehung zwischen *Homo sapiens* und Mikroben war seit langer Zeit aus dem Gleichgewicht.

Die »Krankheitscowboys« – Wissenschaftler und Wissenschaftlerinnen wie Karl Johnson, Pierre Sureau, Joe McCormick, Peter Piot und Pat Webb – hatten seit langem die Folgen des menschlichen Eindringens in neue Nischen oder der Veränderung von alten Nischen beobachtet.[55] Auf die Frage, »wie viele krankheitstragende Reservoire und Erregerspezies wohl noch auf die Entdeckung in den Regenwäldern der Erde warten«, faßte der Entomologe E. O. Wilson die Antwort vielleicht am besten in der Prognose zusammen: »Das weiß man nicht, und man kann es auch nicht wissen. Die Skala des Unbekannten ist einfach viel zu gewaltig, um auch nur Spekulationen zu erlauben.«

Dank der veränderten Aktivitäten des *Homo sapiens* zum Ende des 20. Jahrhunderts – Veränderungen seiner Lebensweise und seiner Arbeit – blieben die Mikroben nicht länger auf entlegene Ökosphären oder seltene Reservoirspezies beschränkt: Für sie war die Erde wirklich zu einem globalen Dorf geworden. Zwischen 1950 und 1990 stieg die Zahl der Passagiere an Bord der internationalen Linienflüge von zwei Millionen auf 280 Millionen. Die Zahl der Passagieren von Inlandsflügen in den Vereinigten Staaten betrug 1990 rund 424 Millionen.[56] Infizierte Menschen bewegen sich schnell über den Planeten, und die Zahl der Passagiere soll sich bis zum Jahr 2000 noch verdoppeln und sich bei internationalen Flügen der 600-Millionen-Grenze nähern.[57]

Sobald die Mikroben neue Örtlichkeiten erreicht haben, sorgen die steigende menschliche Population und Verstädterung dafür, daß selbst relativ schlecht übertragbare Mikroben statistisch gesehen zunehmend mehr Möglichkeiten finden, sich von einem Menschen zum anderen auszubreiten. Die globale durchschnittliche Bevölkerungsdichte auf einer Quadratmeile Land nahm jedes Jahr zu. Obwohl sich das Staatsgebiet der Vereinigten Staaten vergrößert hat, stieg die Bevölkerungsdichte des Landes (gemäß Zahlen des statistischen Bundesamtes) wie folgt:

Jahr	*Gesamtbevölkerung*	*Einwohner pro Quadratmeile*
1790	3 929 214	4,5
1820	9 638 453	5,5
1850	23 191 876	7,9
1870	39 818 449	13,4
1890	62 947 714	21,2
1910	91 972 266	31,0
1930	122 775 046	41,2
1950	151 325 798	42,6
1970	203 211 926	57,5
1990	250 410 000	70,3
1992	256 561 239	70,4

In einem Großteil der Erde waren die beobachteten Zuwächse noch drastischer. Im Vergleich von Volkszählungen durch die Vereinten Nationen ist der Aufwärtstrend in der Bevölkerungsdichte innerhalb von zwei Jahren unmißverständlich:

Land	*Bevölkerung 1990*	*Personen pro Quadratmeile 1990*
China	1 130 065 000	288
Indien	850 067 000	658
Indonesien	191 266 000	255
Mexiko	88 335 000	115
Ruanda	7 603 000	715

Land	*Bevölkerung 1992*	*Personen pro Quadratmeile*	*Dichteunterschied 1990–1992*
China	1 169 619 000	315	8,5
Indien	886 362 000	700	6,0
Indonesien	195 000 000	262	2,6
Mexiko	92 380 000	121	4,9
Ruanda	8 206 000	806	11,3

Obwohl die Bevölkerung in den einzelnen Ländern ungleichmäßig zunahm, war der Trend zu steigender Bevölkerungsdichte für die Mikroben vorteilhaft. Sollten die Worst-case-Prognosen hinsichtlich des Bevölkerungszuwachses zutreffen, müßten einige Regionen mit einer Dichte von über 3000 Menschen pro Quadratmeile rechnen. Bei diesen Verhältnissen würden sich die Unterschiede zwischen Großstädten, Vorstädten und Kleinstädten verwischen und den Mikroben nur wenige Barrieren einer Mensch-zu-Mensch-Übertragung entgegenstehen.

Im Lauf der Zeit und mit zunehmender Reisetätigkeit wurde es immer schwieriger, genau festzustellen, wo eine Mikrobe zum erstenmal aufgetaucht war. Das menschliche Immunschwächevirus war hierfür ein klassisches Beispiel, da es gleichzeitig auf drei Kontinenten auftauchte und sich schnell über den Erdball ausbreitete.

Die Wissenschaftler, die in den neunziger Jahren schwerpunktmäßig Virenforschung betrieben, waren der Überzeugung, daß die Worst-case-Annahmen hinsichtlich Erkrankung und Tod auf epizootische Vorkommnisse zurückzuführen sind: auf die Bewegung von Viren zwischen den Spezies. In solchen Fällen erwies sich die Anfälligkeit der Wirte normalerweise als sehr hoch, da sie gegenüber den neuen Mikroben nicht immun waren. Ebola, PDV-2, Marburg, Machupo, Lassa und die Schweinegrippe waren Beispiele eines scheinbar plötzlichen Auftretens in der *Homo-sapiens*-Population.

Stephen Morse von der Rockefeller University, der 1988 fast seine gesamte berufliche Energie dem Problem neu auftauchender Krankheiten widmete, nannte diese Virusbewegungen zwischen Wirtsarten »virus trafficking« (»illegalen Viralverkehr«). Er hielt die Fauna der Welt für einen gewaltigen »zoonotischen Pool«, in dem jede Spezies in sich eine Vielzahl von Mikroben trägt, die unter bestimmten Umständen Speziesgrenzen überwinden und eine völlig andere Art von Wirt infizieren können.[58]

Max Essex in Harvard war von der Heftigkeit neuer Überkreuzvirusinfektionen über die Speziesgrenzen hinweg genauso beeindruckt. Ein Fall, den er besonders erschreckend fand, war das *Herpesvirus saimiri*, das ohne offensichtlichen Schaden von den *Saimiri-sciureus*-Totenkopfäffchen in Amazonien beherbergt wurde. Als man das Virus zuerst bei gefangenen *Saimiri*-Äffchen entdeckte, hielt man es für eine harmlose Mikrobe. Aber wenige Monate nach seiner Entdeckung im Jahr 1968 durch Wissenschaftler im New England Primate Research Center vor den Toren von Boston erkrankten andere Affenarten im Forschungszentrum. Das seltsame Herpesvirus erwies sich als erstaunlich potenter Krebserreger: Weniger als zwei Monate nach der Infektion bekamen Affen aus der Alten Welt letale Krebswucherungen entlang ihrem lymphatischen System.

Anfang der siebziger Jahre entdeckten die genannten Forscher ein ähnliches Herpesvirus, *H. ateles*, bei Klammeraffen. Wie bei *H. saimiri* war das Virus in seinem traditionellen Wirt harmlos und infizierte annähernd 100 Prozent der Wirtspezies in der Wildnis. In anderen Affenspezies erwies es sich allerdings als potentes krebserregendes Virus. Beide Viren infizierten speziell die Zellen des Immunsystems der Primaten und riefen Lymphome und Leukämie hervor. Beide waren in fast 100 Prozent aller Fälle tödlich, wenn sie andere Primaten als ihre traditionelle Wirtsart infizierten. Bei der experimentellen Infektion von Kaninchen zeigte sich das Virus ebenfalls als extrem tödlich.

Essex sorgte sich nicht um die Fähigkeit der Viren, Krebs zu verursachen, obwohl die schreckliche Zwangsläufigkeit und die Geschwindigkeit ihrer karzinogenetischen Aktivität mit Sicherheit beispiellos und furchteinflößend waren. Essex' Sorge galt der Art der Übertragung: Beide Viren wurden durch die Luft übertragen.

In der Wildnis mochten diese extrem gefährlichen Viren den Totenkopfäffchen und Klammeraffen über die Jahrtausende sehr wohl gedient haben, blieben sie doch in ihrer Wirtsspezies ungefährlich: Sie töteten jedoch alle anderen Arten konkurrierender Primaten. In Affenkolonien in Gefangenschaft reichte es aus, wenn ein Klammeräffchen einen Brüllaffen anhauchte – fünf Wochen später starb das Opfer an Leukämie.[59]

Die Viren schienen in der Lage zu sein, dem Immunsystem der Affen zu entgehen, indem sie Proteine herstellten, die spezielle zellulare Immunreaktionen abstellten oder schwächten. Und das *Saimiri*-Virus enthielt fünfzehn Gene, die den Genen, die man in der DNA von Affen fand, erstaunlich ähnlich waren.[60]

Laboranalysen von *S.-saimiri*-Strängen, die auf Affenzellen gezüchtet wurden, zeigten eine bemerkenswerte Genaustausch- und Mutationsrate. Die DNA des Virus war auch ohne den Rest der Mikrobe in der Lage, eine Zelle zu infizieren und zu zerstören. Sobald sich vollständige Viren in einer Zelle befanden, begannen sie sofort mit einem Mutationsprozeß, der so ausgeprägt war, daß man den ursprünglichen Strang unmöglich wiederfinden konnte. Obwohl man daher von keinem Menschen wußte, der mit *H. saimiri* oder *H. ateles* infiziert war, ließ die Fähigkeit der Viren, sich in derart schwindelerregendem Tempo zu verwandeln, die beunruhigende Möglichkeit offen, daß sich dieser Organismus bei entsprechender Gelegenheit – wenn ein immunschwacher Mensch auf ein Virus trifft oder im Zuge einer Transplantation Affengewebe in einen *Homo sapiens* implantiert wird – schnell an die menschlichen Zellen anpaßt und zu einem durch die Luft übertragbaren, tödlichen krebserregenden Virus wird.

Seit der Gründung von Tierforschungszentren hatten die Wissenschaftler unabsichtlich viele andere Affenviren entdeckt, die in der Lage sind, Infektion und Krankheit bei Menschen hervorzurufen, welche die Affen betreuen. Ein Herpesvirus namens B-Virus infizierte Rhesusmakakken und einige andere Affen der Alten Welt, griff deren Nervenzellen an und verursachte örtlich begrenzte Schmerzen bis zu Enzephalitis und Tod. Ungefähr zehn Prozent aller importierten Rhesusaffen waren normalerweise mit dem B-Virus infiziert; die Infektionsquoten bei einigen Kolonien in Gefangenschaft erreichten 100 Prozent. Sobald die Tiere einmal infiziert waren, trugen sie das Virus ein Leben lang in sich – ob sie daran aktiv erkrankten oder nicht.

Seit seiner Entdeckung hatten sich in den Jahren 1975 bis 1989 28 Tierbetreuer eine B-Virus-Infektion zugezogen, 25 davon erkrankten an Enzephalitis. Nur fünf Menschen haben jemals eine B-Virus-Infektion überlebt.[61]

Zu den anderen Affenviren, die das Potential in sich tragen, um Menschen entweder in ihrer natürlichen oder in mutierter Form zu infizieren, gehören das D-Typ-Affenretrovirus (SRV), das Affen-AIDS-Virus (SIV), die mit Sarkoma assoziierten Affenviren (SSAVs), das Affen-Paramyxovirus 5, das Gibbonaffenleukämievirus und das Mason-Pfizer-Virus (M-PMV).[62]

Anfang der siebziger Jahre infizierten sich 126 Angestellte amerikanischer Einrichtungen zur Primatenforschung versehentlich mit Affenmikroben. Die genaue Ätiologie der meisten ihrer Erkrankungen wurde niemals bestimmt. Zu den Mikroben, die bekanntermaßen übertragen wurden, gehörten Tuberkulose, *Shigella*, Streptokokken, Staphylokokken und Grippe.[63] Von da an waren Arbeiter in Tierkolonien in aller Welt jedes Jahr einer Vielzahl von Affenviren, Bakterien und Parasiten ausgesetzt und infizierten sich damit.[64]

Trotz einer eindeutigen Anwesenheit von Pathogenen in der Affenpopulation, die für den Menschen gefährlich waren, hatte die amerikanische Ärzteschaft ein großes Interesse daran, Tiere für Organtransplantationen einzusetzen. Seit den ersten erfolgreichen Herztransplantationen im Jahr 1953 war die Zahl der Organtransplantate in den Vereinigten Staaten und Europa ständig gestiegen. Die Entwicklung wirksamer Medikamente zur Unterdrückung der Immunreaktion des Empfängers verbesserte den Erfolg bei Organtransplantationen von Mensch zu Mensch nachhaltig, und 1988 überlebten über 50 Prozent der Patienten, die sich normalen Transplantationen unterzogen, die ersten fünf Jahre nach der Operation – ausgenommen Lungentransplantationen. Lebertransplantate, die häufigsten Operationen dieser Art, konnten eine Erfolgsrate von 91 Prozent vorweisen.[65]

Mit dem Anstieg der Erfolgsquoten nahm auch die Nachfrage nach

Organen zu. Mitte der achtziger Jahre gab es eine regelrechte Krise bezüglich verfügbarer Organe. Amerikanische Fernsehsender und Zeitungen brachten regelmäßig herzzerreißende Geschichten über verzweifelte Kinder, die dem Tod ins Auge sehen mußten, wenn nicht schnellstens eine passende Leber, ein Herz oder ein anderes Organ gefunden werden konnte. Ein Bundeswartelistensystem wurde eingerichtet, um Ordnung in ein Organbeschaffungssystem zu bringen, das gefährlich außer Kontrolle geraten war. Ordnung und Fairneß garantierten allerdings keine angemessene Verfügbarkeit. So starben 1990 beispielsweise 2206 Menschen, die auf der Organwarteliste standen, noch bevor ein geeigneter Organspender gefunden werden konnte.

1963 wurden versuchsweise die ersten Pavian-Mensch-Transplantationen durchgeführt – mit wenig Erfolg.[66] Solche Experimente gingen im Laufe der Jahre in den Vereinigten Staaten und Südafrika weiter.[67]

1992–1993 transplantierten Forscher an der University of Pittsburgh Pavianlebern bei zwei Männern, die an einer durch Hepatitis-B-Viren hervorgerufenen Zerstörung ihrer Leber litten. Obwohl beide Patienten starben, war nicht die Transplantation als solche die Ursache ihres Todes, und die Ärzte bejubelten ihren medizinischen Durchbruch.

Experten für Infektionskrankheiten beanstandeten diese Vorgehensweise. Die Spenderpaviane stammten von der Southwest Foundation, der größten Forschungseinrichtung für Affen in den Vereinigten Staaten. Vertreter dieses Primatenzentrums mit Sitz in San Antonio waren schockiert, als sie erfuhren, daß die Pavianorgane in einen Menschen transplantiert worden waren. Der Pavian, der für das erste Transplantationsexperiment in Pittsburgh verwendet wurde, war mit SIV (dem Affen-AIDS-Virus), CMV (dem Affen-Zytomegalovirus), EBV (der Affenart des Epstein-Barr-Virus) und dem Simian Agens 8 (der Pavianform des B-Virus) infiziert. Kritiker fragten sich, was wohl mit diesen Viren geschehen wäre, wenn der 35jährige Mann die Transplantation der Pavianleber auch nur um einige Monate überlebt hätte?

»Wir gehen davon aus, daß diese Primaten für Menschen gefährliche Pathogene übertragen«, sagte Jon Allan, Wissenschaftler des biomedizinischen Forschungszentrums der Southwest Foundation. »Man nimmt an, daß da etwas ist, das einen töten kann. Doch beim nächsten Atemzug drehen wir uns um, schicken einen Pavian nach Pittsburgh, dort schneiden sie ihn auf, setzen wahrscheinlich alle im OP dem aus, was im Pavian steckt, und dann stopfen sie seine Leber in einen Menschen. Klingt das vernünftig?«

Julia Hilliard, eine Virologin der Southwest Foundation, äußerte ihre

Sorge darüber, daß Affenviren, die für den Menschen anfänglich harmlos zu sein scheinen, nach einer Transplantation möglicherweise genetisches Material mit der menschlichen DNA austauschen, und das könnte zu einer höchst letalen neuen Super-Mikrobe führen.[68]

Transplantationschirurgen wußten natürlich seit langem, daß Infektionen das größte Risiko für jeden Empfänger sind. Alte, latente Infektionen wurden oft durch die Operation aktiviert, denn die Ärzte setzten starke Medikamente ein, um das Immunsystem der Patienten zu unterdrücken und somit eine Transplantatabwehr zu vermeiden. Es war auch möglich, daß die Transplantate selbst infiziert waren; daher bekam der Empfänger nicht nur das Organ des Spenders, sondern auch dessen Mikroben wie den Zytomegalovirus[69], Hepatitis B[70], Adenoviren[71], das Epstein-Barr-Virus[72] und HIV.

Für den Großteil der Weltbevölkerung waren derart exotische Dinge wie eine Lebertransplantation jedoch nebensächlich. Viel wahrscheinlicher wurden epizootische Krankheiten von Insekten auf sie übertragen.

Gelbfieber konnte zum Beispiel jahrzehntelang so gut wie keinen *Homo sapiens* in einem bestimmten Gebiet befallen, weil die *Aedes-aegypti*-Moskitos damit beschäftigt waren, sich von Krallenaffen und anderen Affen im Dschungel zu ernähren. Doch wenn sich entweder der Wald oder das Verhalten des ortsansässigen *Homo sapiens* veränderte, konnte das eine Epidemie unter den Menschen auslösen. Das war der Fall bei den Gelbfieberepidemien von 1987, 1988, 1990 und 1993 in Nigeria und Kenia.

Tom Monath hatte das mehrmals in Westafrika beobachten können. Allein eine Baumgruppe zu fällen und die Stümpfe stehen zu lassen konnte schon einen Gelbfieberausbruch hervorrufen. Die Moskitos legten ihre Larven im Regenwasser ab, das sich in den Baumstümpfen sammelte.

Mikroben und Insektenüberträger konnten plötzlich in Gegenden auftauchen, die Tausende von Meilen von ihrem üblichen Lebensraum entfernt lagen. Aus Gründen, die niemals ganz geklärt werden konnten, tauchte 1988 die amerikanische Schmeißfliege, *Callitroga americana*, die ihre tödlichen Larven auf Vieh absetzen kann, urplötzlich in der Wüste Libyens auf und verbreitete sich rasch über ganz Nordafrika. Der normale Lebensraum der Insekten war der trockene Südwesten der Vereinigten Staaten und der Norden Mexikos.[73]

In gemäßigten Ökologien ist es recht einfach, wilde Insekten in Schach zu halten – vorausgesetzt, die Beseitigungs- und Kontrollsysteme bleiben intakt und wachsam. Ein einziges Jahr nachlässiger Bemühungen konnte jedoch zu einer plötzlichen Welle von erregertragenden Insektenpopulationen führen und Krankheiten nach sich ziehen.[74]

In den Vereinigten Staaten gab es zwischen 1985 und 1992 mehrere Ausbrüche von Krankheiten, die von Moskitos übertragen wurden. Jeder einzelne von ihnen konnte auf einen Zusammenbruch der Moskitokontrollen oder den Mangel an Wachsamkeit des öffentlichen Gesundheitswesens zurückgeführt werden.[75] 1990 verursachte beispielsweise eine Epidemie der St.-Louis-Enzephalitis eine weitverbreitete Panik in Teilen Floridas und dem Südosten von Texas und zwang zur Absage von Baseballspielen und anderen nächtlichen Aktivitäten im Freien. Obwohl die Gesundheitsämter ein Jahr zuvor einen Anstieg der Virusinfektionen bei Hühnern und anderen Vögeln beobachtet hatten, die zur Überwachung der Mikroben eingesetzt waren, wurden nur wenige Schritte unternommen, um ein Anwachsen der örtlichen Moskitopopulation vor der Epidemie im Sommer 1990 zu unterbinden.[76]

Für die meisten Insektenexperten war es keine Überraschung, daß schon ein Jahr Nachlässigkeit bei den Moskitokontrollen zu einer Zunahme an Insekten und der in ihnen befindlichen Mikroben führen konnte. Sowohl die Insekten als auch die Mikroben hatten über die Jahrtausende Mechanismen entwickelt, die ihr gegenseitiges Überleben garantierten. Studien der genetischen Beziehungen zwischen bestimmten Mikroben und ihren häufigsten Insektenvektoren deuteten darauf hin, daß sich diese Arten gemeinsam entwickelt und Fähigkeiten ausgebaut hatten, die in erster Linie vorteilhaft für die Mikroben waren.

Insekten, die sich von Blut ernähren, hatten während Millionen von Jahren Merkmale entwickelt, die der Übertragung und der Evolution von Mikroben dienten. Wenn die weiblichen Insekten in menschliches Fleisch bissen, spuckten sie an dieser Stelle eine Flüssigkeit aus, die diverse Gefäßerweiterungsmittel enthielt. Diese öffneten die Kapillaren, und ihre Antikoagulationsenzyme verhinderten, daß sich die betroffenen Kapillaren wieder schlossen. Eine Vielzahl von Faktoren zerstörten daraufhin die Zellen des Immunsystems und dessen Chemikalien. Das garantierte dem Insekt einen ununterbrochenen Nahrungsfluß – ohne giftige Chemikalien oder störende Zellen des menschlichen Immunsystems. Während die eigenen Chemikalien aus den Speicheldrüsen des Insekts abgegeben wurden, saugte der Rüssel Blut in diverse Bereiche des Insekts und schließlich in dessen Mitteldarm.

Dieser Prozeß stellte für die Mikroben den Himmel auf Erden dar: Der gesamte Blutfluß verlief ohne Hindernisse, das menschliche Immunsystem vor Ort war außer Kraft gesetzt, und das Ziel der Mikrobe – der

Mitteldarm des Insekts – war ein überaus angenehmes mikrobielles Ökotop.[77]

Sobald die Mikroben im Mitteldarm des Insekts waren, konnten sie sich schnell vermehren und sich wieder auf den Weg zurück in die Speicheldrüsen machen, um erneut einem ahnungslosen Wirt injiziert zu werden. Oder sie blieben im Insekt und übten einen ungewöhnlichen Druck aus. So ernährten sich beispielsweise nur weibliche Insekten von Blut; um einen überreichen Vorrat an Weibchen zu garantieren, machten sich einige Mikroben zu den Eileitern des Insekts auf, wo sie genetisch alle männlichen Chromosome manipulierten und auf diese Weise sicherstellten, daß die Nachkommen weiblich würden. Die Organismen wurden dann an die Nachkommen des erwachsenen weiblichen Insekts weitergegeben, die daraufhin bereits infiziert zur Welt kamen.

Die Evolution war ein sehr dynamischer und aktiver Prozeß für die Mikroben, die im Mitteldarm eines Insekts hausten. Einige Viren veränderten sich sehr langsam im Laufe der Zeit, wahrscheinlich weil sie extrem akkurate Mechanismen für die Reproduktion und die Reparatur ihres genetischen Materials besaßen. Aber es gab auch von Insekten übertragene Viren, die in der Lage waren, ihre Chromosome auszusortieren und umzusortieren und ihre RNA scheinbar zufällig zu mischen. Bei einer Koinfektion eines Insekts mit mehr als einer Mikrobenart konnte durchaus ein Austausch stattfinden. Das Endergebnis war ein neuer mutierter Organismus.

Barry Beaty von der Colorado State University in Fort Collins wies darauf hin, daß es eine einfache Sache ist, ein Moskito mit zwei verschiedenen Strängen von Blauzungenviren zu infizieren. Das Virus, das bei Wiederkäuern Krankheiten hervorruft, besteht aus zehn RNA-Segmenten bzw. Chromosomen, von denen jedes einzelne jedesmal, wenn sich das Virus reproduziert, ordentlich dupliziert und sortiert werden muß. Beatys Gruppe konnte nachweisen, daß Insekten, die mit zwei Strängen des Blauzungenvirus infiziert waren, selten einen Virusstrang an ein Tier übertrugen, der mit einem der beiden ursprünglichen Stränge identisch war: Es handelte sich vielmehr um eine Mischung aus den beiden.[78]

Beaty fiel auf, daß die normalerweise harmlosen Schneehasenviren in den achtziger Jahren bei Menschen im Norden Rußlands zu ernsthaften Erkrankungen führten. Das ließ sich laut Beaty auf eine derartige Rekombination zurückführen. Allerdings hatte der Austausch nicht nur eine größere Erregerbandbreite zur Folge, sondern auch eine größere Virulenz. Auf der Basis genetischer Analysen der betreffenden Viren gelangte Beaty zu der Erkenntnis, daß die neue russische Epidemie – die 1992 bei über 100000 Menschen Enzephalitis verursachte – das Ergebnis eines Gentausches zwischen den Inkoo- und Tahyna-Viren war. Die beiden Ursprungsviren produzierten beim Menschen wenig mehr als grippeähnliche Symptome, aber ihre Rekombination erwies sich als potentiell tödlich.

Wie oft andere Viren oder Bakterien in ihren Wirten genetisches Material austauschten, war nicht bekannt. Es war auch nicht klar, welche Rolle solche Mutationen beim Auftauchen neuer Krankheiten spielen können.[79]

Viele Viren, die von Insekten übertragen werden, sollen angeblich ursprünglich Pflanzenmikroben gewesen sein, die vor Abermillionen von Jahren Insekten infizierten, als diese sich am Nektar der Pflanzen gütlich taten. Mitte der neunziger Jahre – angesichts mancher Beweise für einen Zuwachs an genetischem Austausch bei vielen Pflanzenmikroben – wurde Besorgnis über das mögliche Auftauchen einer neuen Spezies geäußert, die von Insekten absorbiert werden könnte. In einem solchen Szenario konnte eine Mikrobe, die völlig neu ist und gegen die Menschen keine natürliche Immunität besitzen, ganz plötzlich auftauchen. Genetische Veränderungen bei Pflanzenmikroben beschleunigten sich aufgrund landwirtschaftlicher Praktiken, die einen starken Selektionsdruck auf die Mikroben ausübten, aufgrund einer veränderten Geographie des Pflanzenwachstums durch den internationalen Handel von Pflanzensaatgut und Zuchtpraktiken und aufgrund der absichtlichen Verbreitung von Pflanzenviren, die im Labor genetisch verändert wurden, um landwirtschaftlichen Produkten Schutz vor Schädlingen zu bieten.[80]

Um den Einsatz giftiger Pestizide zu minimieren und um unheilbare Viruserkrankungen bei Pflanzen zu vermeiden, entwickelten die Wissenschaftler in den neunziger Jahren ausgefeilte genetische Mittel zum Schutz der Pflanzen. Mit Hilfe von verkrüppelten Viren als Genträger, die lebenswichtigen Getreidesorten helfen sollten, sich gegen gefährliche Pathogene zu wehren, züchteten Forscher Pflanzen, die einer ganzen Reihe von Infektionen trotzen konnten. Die Sache hatte allerdings einen Haken. Studien zeigten, daß in der Natur Pflanzen wie Mais, Weizen und Tomaten üblicherweise mit bis zu fünf verschiedenen Viren gleichzeitig infiziert sind, und diese Viren können genetisches Material austauschen.[81] Eine Übersicht über 125 Pflanzenstränge, die durch solche Manipulationen im Labor hergestellt worden waren, zeigte, daß in drei Prozent der Fälle das verkrüppelte Virus, mit dessen Hilfe solche Gene in die Pflanzenzelle getragen wurden, mit anderen Viren in der Pflanze Gene tauschen und aktive, pathogene – *neue* – Virusarten produzieren konnte.[82]

»Mikroben sind Meister der Gentechnik«, schrieb der kanadische Mikrobiologe Julian Davies.[83] Er bezog sich dabei auf die Mechanismen, welche die Bakterien einsetzen, um gegen Antibiotika resistent zu werden, aber Davies' Kommentar hätte sich ebensogut auf Viren im Mitteldarm eines Insekts beziehen können, auf Malariaparasiten, die auf Chloroquin reagieren, oder auf die Grippe, die sich zyklisch immer wieder neu erfand. Diese Erkenntnis veranlaßte viele Virologen Ende der achtziger Jahre zu der Frage: »Wie groß ist die Wahrscheinlichkeit, daß ein wirklich neues Virus auftaucht, das in der Lage ist, beim Menschen Krankheiten zu verursachen?«

Ein Ansatz zur Beantwortung dieser Frage bestand darin, mit Hilfe von Molekulartechniken eine Sequenzanalyse der DNA oder RNA bei einer Gruppe von Viren zu erstellen und zu versuchen, deren Stammbaum nachzuspüren und nach Hinweisen auf solche Rekombinationsereignisse zu suchen. Wenn sie in der Vergangenheit aufgetreten waren, schien es nur logisch, daß Vorfälle von gefährlichem Genaustausch auch in Zukunft auftreten könnten. Forscher in San Diego kamen zu dem Schluß, daß mehrere menschliche und tierische Retroviren RNA-Sequenzen teilten, die das Ergebnis einer RNA-Überkreuzrekombination sein konnten. Jedoch mußten diese Vorgänge vor Hunderttausenden von Jahren abgelaufen sein, denn die meisten Retrovirusspezies unterschieden sich voneinander mindestens ebensosehr wie Menschen von Pilzen.[84]

Der Nobelpreisträger Howard Temin verfolgte einen anderen Ansatz zur Beantwortung dieser Frage, der von Anfang an, wie er sagte, »inhärent unvorhersagbar« war. Temin versuchte, die Mutationsquoten zu berechnen bzw. den Zuwachs an RNA-Veränderungen im menschlichen Immunschwächevirus Typ 1. Alles in allem, so schätzte er, unterzogen sich die HIV-Viren einer signifikanten Mutationsveränderung bei sieben von je 100000 Virusreproduktionen. Angesichts der Tatsache, daß ein Erkrankter ständig Millionen von Immunschwächeviren in seinem Körper beherbergt, von denen sich alle ununterbrochen Reproduktionen unterziehen, war Temins Zahl überaus beunruhigend. Dennoch handelte es sich keinesfalls um ein Worst-case-Szenario. Wissenschaftler entdeckten sogenannte HIV-Hypermutationsstellen, die ganz besonders zu Veränderungen neigten: Dort mutierte die RNA bemerkenswerterweise bei einer von je 1000 Virusreproduktionen.[85]

Temin bezweifelte, daß solche Mutationen zu einer gefährlicheren Form von HIV führen – er vertrat vielmehr die Ansicht, das Virus sei bereits vollkommen angepaßt, da es eine feste Letalität mit einer jahrzehntelangen Phase der unsichtbaren Infektion verbindet, während der die Mikrobe an andere Menschen weitergegeben wird. Dennoch glaubte er, daß die im wesentlichen labile Natur des Virus seine Zukunft unkalkulierbar mache.[86]

Bei der Konferenz über »auftauchende Viren«, die 1989 in Washington von der Rockerfeller University und den National Institutes for Allergy and Infectious Diseases ausgerichtet wurde, stellte ein anderer Nobelpreisträger, Joshua Lederberg, Temins Zuversicht in Frage, daß die rasche Mutationsrate von HIV wahrscheinlich nicht zu einer größeren Virusvirulenz führen werde.

»Meine Sorge gilt nicht dem, was wir wissen, sondern dem, was wir nicht wissen«, erklärte Lederberg. HIV ist in der Lage, Makrophagenzellen zu infizieren, merkte er an und fragte: »Könnte das Virus die Fähigkeit entwickeln, Makrophagen in der Lunge zu infizieren, und somit zu einer Atemwegskrankheit werden?«

Bei der Caltech in Südkalifornien waren Jim und Ellen Strauss mit der Aufgabe beschäftigt, die Evolution *aller* Viren aufzuzeichnen, deren genetisches Material in Form einer RNA vorlag. Sie kamen zu dem Schluß, daß alle RNA-Viren von einem einzigen Vorfahren abstammten und daß im Laufe von Millionen von Jahren die Viren eine Million Male schneller mutiert waren als ihre Wirte auf DNA-Basis. Obwohl die Veränderungsquoten von RNA-Virus zu RNA-Virus variierten, waren Jim und Ellen Strauss davon überzeugt, daß jede einzelne Mikrobe zu einem bestimmten Zeitpunkt durch einen solchen Prozeß entstanden war.

»Wir wissen jetzt, daß RNA-Viren sich auch weiterhin rasch entwikkeln werden, wie sie das schon in den letzten Jahrtausenden getan haben«, schrieben die beiden Wissenschaftler. »Die AIDS-Epidemie unserer Tage macht deutlich, daß neue Pathogene auftauchen können und auch werden.«[87]

Jim und Ellen Strauss hatten das Gefühl, daß Wissenschaftler, wenn sie sich auf RNA-Viren bezogen, eigentlich nicht von Spezies sprechen sollten, vielmehr sollten sie sie als »Konsens-Sequenzen« bezeichnen. Die Mutationsquoten waren so hoch, daß RNA-Viruspopulationen in der Tat aus Gruppen genetischer Zusammenstellungen bestanden, von denen je eine bestimmte Form zu einem bestimmten Zeitpunkt dominierte. Das war eine weitverbreitete Ansicht. Viele Forscher sprachen bei diesen Viren von »Quasispezies«, die sich in »Schwärmen« bewegten.

John Holland von der University of California in San Diego hatte das Gefühl, daß die hohe Fehlerquote der RNA-Polymerase – dem Enzym, das für die Erstellung von Kopien der RNA-Viren verantwortlich ist – den Schlüssel für die außerordentliche Mutationsquote darstellt. Die Polymerase »sprang« und »stotterte« ständig, um den offiziellen Jargon zu benutzen, und produzierte auf diese Weise neue Viren.

»Die natürliche Selektion unter Viren endet nicht mit einem bestimmten Genom, das man Spezies nennt«, sagte Holland. »Es geht um Statistik.« Genauer gesagt ging es um die statistische Möglichkeit, daß ein bestimmter Genotyp einen »Quasispezies-Schwarm« zu einem bestimmten Zeitpunkt dominierte.

Die RNA war nichts anderes als eine lange Sequenz von vier verschiedenen Chemikalien – Basenpaaren oder Nukleotiden –, deren Ordnung den genetischen Code ausmachte. Der Mikrobiologe Peter Palese von der Mount Sinai School of Medicine entdeckte bei Laboruntersuchungen einer Gruppe von 100 Klonen von Grippeviren – Klone sollten identische Organismen sein –, daß im Durchschnitt sieben Mutationen unter jeweils 91,6 Nukleotiden auftraten. In Poliovirusklonen fand Palese ungefähr eine Mutation unter jeweils 95,3 Nukleotiden.

Diese Mutationsquote hing natürlich davon ab, wie oft sich die Viren selbst reproduzierten, da alle Veränderungen während der Reproduktion auftreten. Das bedeutet, daß sich die Mutationen höchstwahrscheinlich unter infektiösen Mikroben bei einem Schwerkranken vollzogen bzw. wenn die Ausbreitungsquote unter den Menschen sehr hoch war.

»Je größer die Zahl der infizierten Personen«, erklärte Palese, »desto größer die Mutationsquote.«

Als die *Homo-sapiens*-Population zunahm, boten sich sowohl der Virusausbreitung als auch der Virusmutation größere Chancen. Es schien daher vollkommen vernünftig, davon auszugehen, daß sich die Evolution der Mikroben, die in der Lage waren, den *Homo sapiens* zu infizieren, beschleunigen würde – vielleicht sogar drastisch.

Die meisten Mutationen waren für die einzelnen Mikroben natürlich schädlich. Aber angesichts einer so hohen Veränderungsquote war es unvermeidlich, daß die Mikroben gelegentlich eine Mutation zustande brachten, die ihnen gegenüber dem menschlichen Immunsystem einen Vorteil verschaffte, ihnen eine größere Bandbreite zellularer Ziele bot und ihnen erlaubte, wirksamer von Mensch zu Mensch zu wandern, bzw. sie auf andere Weise für den *Homo sapiens* gefährlicher machte.

In Laborstudien schienen sich diese Vorgänge an strengere Regeln als an bloßen Zufall zu halten. Die Polymerase- und Replikaseenzyme, welche die Reproduktion der viralen RNA und DNA kontrollieren, schienen wie wild herumzuspringen. Die Polymerase konnte sich in eine RNA-Nukleotidkette schmuggeln wie in einen molekularen Reißverschluß. Doch dann sprangen die Enzyme von einer Kettenseite auf die andere, nahmen Teile der neuen RNA, die sie bereits hergestellt hatten, mit und fügten sie in einen anderen Nukleotidabschnitt ein. Das Ergebnis war ein genetischer Mischling. Das hatte man bei so verschiedenartigen Viren wie Polio und einer Mikrobe, die Tabakpflanzen infizierte, beobachtet. Manchmal war das auf »Unebenheiten« oder »Knicke« in den ursprünglichen RNA/DNA-Strängen zurückzuführen, aufgrund deren die geschäftige Polymerase ganze Abschnitte übersprang. Diese Unebenheiten an sich waren keine gänzlich zufälligen Ereignisse, da sie an signifikanten Punkten in den Mikrobengenen zu existieren schienen.[88]

Es gibt Bereiche mikrobieller Genome, die eine ständige Mutation erfordern – insbesondere sind dies jene Gene, welche die Proteine an der äußeren Oberfläche des Virus kodieren und die vom menschlichen Immunsystem erkannt werden. HIV, Grippe, Polio, Schistosomiasis, *Plasmodium falciparum* und Staphylokokken besitzen alle hypervariable Mutationsstellen in den genetischen Abschnitten, die solche Proteine kodieren. Veränderung der einen oder anderen Geschwindigkeit ist entscheidend für das Überleben inmitten menschlicher Antikörper, T-Zellen und Makrophagen.[89]

Forscher an der Louisiana State University waren der Ansicht, sie hätten Beweise für »Virus-Schoten« oder Mischungen von Virusspezies, die zusammengenommen Krankheiten verursachten, die sie allein anscheinend nicht hervorrufen konnten. Insbesondere stellten sie fest, daß einige Quasispezies des Katzenleukämievirus harmlos für Katzen waren, wenn diese nicht gleichzeitig mit anderen Strängen des Leukämievirus oder mit dem Immunschwächevirus bei Katzen (Katzen-AIDS) infiziert waren.[90]

Beim Menschen beeinflußten ähnliche »Virus-Schoten« bekanntermaßen den Krankheitsverlauf von AIDS. Zwei Herpesviren waren beispielsweise in der Lage, direkt Reproduktionsgene im Immunschwächevirus zu aktivieren: Herpes simplex Typ 1 und HHV-6 (das menschliche Herpesvirus 6). Es gab sogar Beweise, daß der Polymerase-Reißverschlußeffekt bei Patienten auftreten und zu seltsamen Mischviren führen konnte: anscheinend eine Mischung aus Herpes und AIDS-Viren.[91]

Krebsviren waren dafür bekannt, auf zweierlei Weise Schäden hervorzurufen: entweder indem sie sich in bestimmte Onkogene in der DNA von Menschen oder Tieren einfügten oder indem sie spezielle Proteine herstellten, welche die krebsverursachenden Gene einschalteten. Wenn die richtigen onkogenen Signale eingeschaltet wurden (oder im Fall von krebsunterdrückenden Genen ausgeschaltet wurden), konnte es zu einem Lawineneffekt kommen, bei dem andere Onkogene und zellulare Signale verändert wurden und sich die Zelle letztendlich in eine kanzeröse Einheit verwandelten. Die meisten Biologen glaubten, es sei ganz und gar kein Zufall, daß sich über die Jahrmillionen eine solch intime Beziehung zwischen Viren und Onkogenen entwickelt hatte. Einige gingen so weit und stellten in Frage, ob die genetischen Experimente mit Onkogenen und Krebszellen nicht zu der infektiösen Freisetzung von Onkogene tragenden Viren oder Bakterien führen könnte: Vielleicht wäre eine völlig neue Virusspezies die Folge.[92]

DNA-Viren besaßen auch bestimmte Nukleotidabschnitte, die den Polymerasen zu befehlen schienen, mit größerer Sorgfalt zu agieren, und akkurate, oft multiple Kopien von Genabschnitten fertigten, die entlang dem »Reißverschluß« lagen. Diese DNA-Abschnitte wurden »Enhancer« oder Verstärkersequenz genannt. Studien zeigten, daß ein Schlüsselcharakteristikum der Viren, das durch Verstärkersequenzen kodiert wurde, die Infektiosität des Virus war: die Bandbreite von Zelltypen, in die es eindringen konnte, und die Möglichkeiten, wie sich die Mikrobe ausbreiten konnte.[93]

Angesichts einer derart gewaltigen Bandbreite von Mutationsoptionen mit dem Ziel der Veränderung fragte Dr. Bernard Fields von der Harvard University seine Kollegen: »Warum haben die Viren nicht bereits alles Leben auf der Erde ausgelöscht?« Seiner Meinung nach war das die entscheidende Frage.

Die Antwort, glaubte Fields, liegt in dem Unterschied zwischen dem Studium von Viren in Reagenzgläsern und dem Studium von Viren bei Tieren oder Menschen, die sie infiziert hatten. Der angesehene Wissenschaftler, der *das* Buch über Virologie geschrieben hatte[94], tadelte seine Kollegen, sie seien »übermäßige Reduktionisten«, die zuviel von der Tatsache ableiteten, daß es bei jeweils 10000 Virusreproduktionen eine Mutation gab – im Reagenzglas. In der wirklichen Welt mußten diese Mutanten immer noch ihre genetische Nutzlast an die passenden Zelltypen in einem Tier oder einem Menschen liefern, um Krankheiten hervorzurufen. Laut Fields erwies sich dieser notwendige Sprung für die meisten Mutantenmikroben als allzu großes Hindernis.

Auf der Makroebene, wie Fields sie nannte, verstand man nur wenig. Es gab keine Disziplin der mikrobiellen Ökologie, die dem Studium des Verhaltens von Mikroben im menschlichen Körper gewidmet wäre.

»Das ist die große Black Box«, sagte Fields. »Und das ist das Geheimnis um all die mutmaßlichen Risiken des Auftauchens eines neuen pathogenen Virus.«

Einige der Unsicherheiten in dieser Black Box drehten sich um das Wissen, wie genau Viren Zugang in den menschlichen Körper erlangen – durch die Alveolarwand in die Lungen, durch die M-Zellen in die Eingeweide oder die Lymphzellen in den Blutstrom. Weitere Unsicherheiten betrafen die Rolle, die verschiedene Chemikalien des Immunsystems bei der Unterdrückung oder bei der Förderung von Virusaktivitäten spielen, wie Viren die dicken Membrane zellularer Nuklei und die Chromatinmischung aus Proteinen und Kohlenhydraten überwinden und Zugang zur DNA des Wirts erlangen können, welche chemischen Systeme des Wirts die Viren zu ihrem Vorteil ausbeuten und wie die Viren wieder aus ihrem Wirt hinausgelangen, um andere Tiere oder Menschen zu infizieren.

Ebenfalls in der Black Box waren Faktoren, welche die Wirte anfälliger gegenüber Viren zu machen schienen, erklärte Fields, wie beispielsweise Unterernährung, Streß und zusätzliche Krankheiten. Durch den Sammelbegriff »herabgesetzte Immunreaktion« wich man diesem Geheimnis normalerweise aus. Man wußte auf der mikrobiellen Ebene nur wenig darüber, wie solche Faktoren Vorgänge beeinflussen. So produziert ein hungerndes Kind unter Umständen weniger schützenden Schleim für die Auskleidung seiner Därme und seines Magens und setzt auf diese Weise die M-Zellen-Rezeptoren vorbeiziehenden Viren aus. Ist diese Verbindung von Hunger und Krankheit ein normales Phänomen in der Natur? Oder wird der Schleim als Folge der Infektion abgebaut?

»Wir kennen viele der Instrumente«, erklärte Fields, »aber wir haben keine Ahnung von der Orchestrierung. Das Problem liegt nicht allein bei der Flöte, es ist ein Problem des Orchesters.«[95]

Praktisch alle Fragen, die zu Viren gestellt wurden, trafen auch auf Bakterien und Parasiten zu, obwohl die Black Box in deren Fall kleiner war. Es gab zahlreiche Hinweise, daß bakterielle und parasitäre Mutationen in der Natur auftreten und den Mikroben häufig neue Vorteile verschaffen. Die Resistenz gegenüber Antibiotika und Antimalariamitteln sprach Bände über diese Tatsache.

Bei Bakterien und Parasiten konzentrierte sich die Debatte auf die Frage, die ursprünglich 1988 von John Cairns gestellt wurde: Geschah die bakterielle Mutation zufällig oder gab es direkte Veränderungen, die in Reaktion auf einen bestimmten Umweltdruck in der Ökosphäre der Mikrobe auftraten?

Das allgemeine Dogma legte fest, daß solche evolutionären Ereignisse zufällig vonstatten gingen. Neue Arten von Organismen tauchten zufällig durch Mutationen und willkürlichen genetischen Austausch auf. Wenn der Zufall eine bestimmte Art von Organismus bei seinem Auftauchen begünstigte, würde die Mikrobe gedeihen. In der Zwischenzeit ging der endlose DNA-Tanz von Transposonen, Mutationen, Plasmiden und sexueller Konjugation weiter, und sein Tempo blieb im wesentlichen unverändert von Umwelteinflüssen. Gene mischten und kombinierten sich neu, tauschten sich aus und bewegten sich – ob die Mikroben bedroht wurden oder nicht.

»DNA ist immer rekombinierbare DNA«, erklärte die Bibel der Biologie, das Buch *Molecular Biology of the Gene.*[96] »Der Genaustausch vollzieht sich ununterbrochen, um Chromosomen zu vermischen und neu zu arrangieren.« So war beispielsweise das Auftauchen von penicillinresistenten Streptokokken ein »seltenes Ereignis, das normalerweise in weniger als einer von einer Million Zellteilungen auftaucht«. Natürlich teilten sich die Zellen der Streptokokken mehr als eine Million Male in 24 Stunden – es begann mit einem einzigen Bakterium und breitete sich exponentiell aus.

Mehrfach resistente Organismen, die Plasmide mit Dutzenden von vorteilhaften Genen trugen, wurden ebenfalls als das Ergebnis einer zufälligen Mischung von DNA-Stücken betrachtet, die sich im Laufe der Mikrobengenerationen kombinierten und rekombinierten.[97] Wenn Zufälligkeit die Wurzel der mikrobiellen Evolution war, brauchte die Menschheit bei der Geschwindigkeit des Auftauchens neuer Mutanten keine unerwarteten Veränderungen zu fürchten.

Lange bevor die Wissenschaftler die extreme Mobilität von einzelnen Teilen der DNA anerkannten, wurden zukunftsweisende Laborexperimente mit *Escherichia coli* durchgeführt, bei denen nachgewiesen werden konnte, daß die Fähigkeit, durch Mutation Angriffen von anderen Viren oder von Antibiotika zu widerstehen, dem Auftauchen dieser Bedrohungen in der Umwelt des Bakteriums *vorhergingen.*[98] Ungefähr eines von jeweils zehn Millionen *E. coli* in einer Petrischale mochte zufällig mutieren, um beispielsweise gegen Penicillin resistent zu werden. Wenn das Medikament dann in die Petrischale gegeben wurde, starben 9 999 999 Bakterien, aber das eine resistente *E. coli* würde überleben, sich teilen und vermehren und seine Resistenzgene an seine Nachkommen weitergeben.

1988 forderte John Cairns von der Harvard School of Public Health dieses zentrale Dogma der Biologie heraus.[99] Mit Hilfe von rekombinierbaren DNA-Techniken erstellte sein Labor eine Reihe von speziellen

E.-coli-Mutanten, die ungewöhnliche ernährungstechnische Bedürfnisse hatten. Dann veränderten sie die Umgebung der Bakterien und entzogen ihr Chemikalien, welche die Mutanten nicht allein herstellen konnten. Sie konnten nachweisen, daß die *E. coli* sich in zwei getrennten Reihen von Genen speziell veränderten, um sich an die Situation anzupassen und zu überleben – und das in viel kürzerer Zeit, als eine zufällige Mutation es erlauben würde.

»Daß ein solches Ereignis überhaupt eintritt, scheint fast unglaublich«, schrieb Cairns. »Aber wir müssen auch erkennen, daß uns das, war wir da sehen, wahrscheinlich nur einen minimalen Eindruck von der Wirksamkeit des Vorgangs gibt, da in diesen Fällen der Reiz für die Veränderung sehr schnell verschwinden muß, sobald sich neue, mutierte Klone geformt haben... Man kann sich nur schwer vorstellen, wie Bakterien in der Lage sein sollen, komplexe Probleme wie diese zu lösen – und das, ohne gleichzeitig eine große Anzahl neutraler und schädlicher Mutationen anzusammeln –, außer sie hätten Zugang zu einem umkehrbaren Vorgang von Versuch und Irrtum.«

Cairns bediente sich der Computersprache, um zu beschreiben, was seiner Ansicht nach in der mikrobiellen Welt vor sich ging. Das essentielle genetische Material, das ein *E. coli* zu einem *E. coli* machte, war die Festplatte des Organismus. Die Bakterien hatten eine fast endlose Zahl von Möglichkeiten, um diese Festplatte zu scannen, verschiedene genetische Programme und Datenbanken aufzurufen und wieder zu schließen. Plasmide und Transposone waren »treibende floppy disks«, die zusätzliche Bits genetischer Daten und Programme trugen.

Laut Cairns hatte die Größe der Festplatte eines Organismus ihre Grenzen. Außerdem beschränkten die Energiebedürfnisse die Anzahl der Gene, die zu einer bestimmten Zeit ausgedrückt bzw. aufgerufen werden konnten. Einige genetische Programme blieben die meiste Zeit nur gespeichert und standen für Notfälle in der Datenbank der Bakterien bereit. Zu jenen gehörten seiner Ansicht nach Programme, die Mutationen oder Veränderungen in Elementen der Basisfestplatte anordnen konnten. Da die Bakterien es sich nicht leisten konnten, so viel DNA zu enthalten, um Programme in Erwartung jeder nur möglichen Krise mit sich zu tragen, stellte ein direkter Mutationsbefehl laut Cairns die nächstbeste Alternative dar.[100]

Der in Großbritannien geborene Biologe war davon überzeugt, daß solche Mechanismen in einigen Fällen von Medikamentenresistenz im Spiel waren, aber auch bei der mikrobiellen Umgehung des menschlichen Immunsystems. In Laborexperimenten war es möglich, eine Lyse – oder einen Riß – in den bakteriellen Zellen herzustellen und zu sehen, wie sich die DNA-»Festplatte« der Mikroben in die Flüssigkeit der Petrischale ergoß. Dort absorbierten andere gesunde Bakterien die herumstreifende DNA. Wenn dieser Mischung Antikörper zugefügt wurden, bedienten sich die räuberischen Bakterien der neu absorbierten DNA, um neue Proteine herzustellen und ihre Membran damit zu umgeben. Auf diese Weise tarnten sich die Bakterien vor den Antikörpern und entgingen erfolgreich dem Angriff des Immunsystems.

Selbst die räuberischen Aktivitäten waren weniger zufällig, als es den Anschein hatte. Untersuchungen an *Neisseria gonorrhoeae* und *Hemophilus influenzae* durch Alexander Tomasz von der Rockefeller University zeigten, daß diese Organismen an der Außenseite ihrer Zellwände spezielle Proteine besaßen. Diese Proteine scannten vorbeiziehende DNA auf der Suche nach nützlichen Gen-Sequenzen. Wenn etwas Gutes vorbeitrieb, griff das Protein danach und zog die DNA in das Bakterium. Die Pneumokokken, die jede »promiskuöse DNA«, wie Tomasz es nannte, absorbierten, verfügten über ein spezielles inneres Enzymsystem, das aufgelesenes genetisches Material scannte und nutzlose DNA-Stücke abwies.

Es gab 1992 mehrere identifizierte »Mutator-Allele« am *E.-coli*-Genom – Stellen auf der Festplatte, die benachbarte Programme anwiesen, sich selbst zu verändern. Unter experimentellen Bedingungen war es möglich, eine Art »Versuch-und-Irrtum«-Mechanismus in Aktion zu sehen, bei dem die Mikrobe nutzlose bzw. schädliche Mutationen abwehrte, nützliche Mutationen jedoch permanent in die bakterielle Festplatte aufnahm.[101]

Man entdeckte diverse Streßproteine in Mikroben – Proteine (bzw. die Gene, die sie kodierten), die aktiviert wurden, wenn die Zelle durch eine Reihe von Bedrohungen gefordert wurde: durch Hitze, Fieber, einige menschliche Hormone, Arachidonsäure (ein Immunsystemaktivator) und eine Vielzahl von menschlichen Krankheiten. Sobald sie einmal aktiviert wurden, agierten diese Proteine schnell und schützten die überlebenswichtigen biochemischen Funktionen im Innern der Mikrobe. Als »molekulare Anstandsdamen« geleiteten die Proteine zerbrechliche Bestandteile durch ihre Pflichten. Die Streßproteine konnten experimentell an- und abgeschaltet werden, indem man in ihrer Umgebung fest definierte Veränderungen herbeiführte. Es gab kein deutlicheres Beispiel für die Anpassung einer Mikrobe an ihre Umgebung – eine Anpassung, die genetische ebenso wie chemische Veränderungen erforderlich machte.[102]

Untersuchungen der Vancomycin-Resistenz in *Staphylococcus-au-*

reus-Strängen, die man in einigen klinischen Umgebungen in Europa fand, zeigten, daß sogar getrennte Gene erforderlich waren, um die Bakterien gegenüber dem Medikament unangreifbar zu machen. Die sieben Gene führten zu einer einfachen Veränderung in der Chemie der mikrobiellen Zellwände und ersetzten eine Esterverbindung in einem strukturellen Protein durch eine Amidverbindung. Die Esterverbindung war das Angriffsziel des Vancomycin.

Hier nun das Erstaunliche: Diese sieben Resistenzgene wurden *nur dann* aktiviert, wenn sich Vancomycin in der Umgebung des Bakteriums fand. Woher die Bakterien von der Anwesenheit dieser Bedrohung wußten, blieb ein Geheimnis.[103]

Forscher stellten fest, daß viele extrem unterschiedliche mikrobielle Arten sich genetische Signalorte, genannt Operone, teilten, die mit äußerst geringfügigen Mutationen dem Organismus eine mehrfache Antibiotikaresistenz verschafften. Sieben völlig verschiedene Mikroben (*E. coli*, *Salmonella*, *Shigella*, *Klebsiella*, *Citrobactr*, *Hofnia* und *Enterobactr*) teilten sich beispielsweise ein Operon, das – mit einer einzigen Punktmutation – die Organismen gegenüber Tetracyclin, Chloramphenicol, Norfloxacin, Ampicillin und Quinolon resistent machte.[104] Cairns meinte, dies deute darauf hin, daß alle sieben bakteriellen Spezies sich einige Bits auf der Festplatte teilten, die speziell dazu gedacht waren, sich – wenn nötig – einer einzigen Daten-Bit-Änderung zu unterziehen, um auf eine antibiotische Bedrohung zu reagieren.

Untersuchungen an verschiedenen pathogenen *E.-coli*-Strängen zeigten, daß es oft einen Tauschhandel gibt zwischen den Genen für extreme Virulenz und jenen für Antibiotikaresistenz. Selten konnten die Organismen genug genetisches Gepäck tragen, um sie sowohl hochgradig tödlich als auch resistent zu machen. Hochvirulente Stränge benötigten normalerweise keine Resistenzgene, weil sie so schnell zu Krankheiten führen und sich vermehren konnten, daß der *Homo sapiens* gar nicht erst die Gelegenheit hatte, Antikörper herzustellen, bevor die Bakterien ihre essentielle Aufgabe der Invasion, Reproduktion und Ausbreitung erfüllt hatten.[105]

Während Biologen mit der Fachrichtung Infektionskrankheiten die zufällige im Gegensatz zur zielgerichteten Mutation unter Mikroben diskutierten, war die gesamte evolutionäre Rolle der springenden Gene Thema hitziger Debatten unter Biologen aller Richtungen. Einige Wissenschaftler waren in den neunziger Jahren zu der Überzeugung gelangt, daß Transposone und Plasmide eine treibende Kraft – vielleicht *die* treibende Kraft – der Evolution darstellten, selbst bei Pflanzen und

Tieren. Die große biologische Suppe aus sich verändernden Genen, so nahm man an, verlieh ständig bestimmten Lebewesen Fähigkeiten, die normalerweise ein anderes besaß. In der Tat könnten die Menschen nichts anderes sein als vier Milliarden Jahre springender Gene.[106]

Doch ein rein zufälliges Chaos in einer solchen Mutationssuppe schien schreckenerregend. Wie konnte eine Spezies überleben, wenn ihre Zellen alle DNA-Stücke absorbierten, die ihr über den Weg liefen, gleichgültig wie gefährlich diese sein mochten? Die meisten zufälligen Mutationen waren tödlich oder zumindest schädlich für den so veränderten Organismus.

Eine Reihe von bemerkenswerten Experimenten, die Anfang der neunziger Jahre in einer Vielzahl von Laboratorien durchgeführt wurden, verschärfte diese Debatte. Amber Beaudry und Gerald Joyce vom Scripps Research Institute mit Sitz in Südkalifornien brachten ein bestimmtes Protein namens Ribozym erfolgreich dazu, sich in einem Reagenzglas zu entwickeln. Normalerweise war es die Aufgabe des Ribozyms, bestimmte Schnitte und Brüche in der RNA des Organismus durchzuführen. Aber Beaudry und Joyce zeigten, daß das Ribozym nach zehn Reproduktionsgenerationen mutieren konnte und fähig wurde, auch die DNA zu zerhacken.[107]

Kritiker von Cairns' Experimenten an Bakterien und Hefe – die im Minimalmedium gezüchtet wurden, was die zielgerichteten Mutationen ansteigen ließ – behaupteten, daß die Schlußfolgerungen des britischen Wissenschaftlers nicht gerechtfertigt seien: Selbst in Cairns' Modell, erklärten sie, könnten die Mutationen auf zufällige Ereignisse zurückzuführen sein.[108] Der Streit wurde hitziger, als Forscher Hinweise auf anscheinend artfremde Verhaltensweisen bei Mikroben fanden. Einige Transposone konnten offenbar spüren, wann es Zeit war, die bakterielle DNA zu verlassen und auf der Suche nach einem sichereren Genom getrennte Wege zu gehen. Woher »wußten« sie, daß das Bakterium sich einem tödlichem Angriff ausgesetzt sah? Oder war es möglich, daß die Transposone nichts »wußten« und die Wissenschaftler einfach die Ergebnisse erfolgreicher, wenn auch völlig zufälliger Gensprünge beobachteten?[109] Man stellte fest, daß bei Pilzen Umweltstreß zu einem Prozeß namens »Ripping« führen konnte, bei dem plötzlich eine große Anzahl von einfachen Punktmutationen durchgeführt wurde. Wieder stellte sich die Frage, ob der Pilz auf den Streß reagierte, indem er auf eine bestimmte, zielgerichtete Weise mutierte oder ob er einfach in fieberhafter Geschwindigkeit zufällig mutierte?[110]

Auf einer noch grundlegenderen Ebene gingen viele Wissenschaftler davon aus, daß völlig zufällige Mutation, Absorption und der Einsatz mobiler DNA für die Mikroben viel zu aufwendig wäre. Es kostete chemische Energie, sich Plasmide und Transposone zu greifen, sexuell zu konjugieren oder DNA-Stücke in den Zellen herumzuschieben. Daher schien es unvorstellbar, daß ausgerechnet gestreßte Organismen Energie verschwenden würden, um alle möglichen Arten von DNA völlig zufällig zu schlucken. Mehrere Gene mußten eingeschaltet und Membranveränderungen durchgeführt werden, damit *E. coli* beispielsweise nützliche Antibiotika-Resistenzfaktoren von einer anderen Spezies, den *Bacteroides fragilis,* absorbieren konnte.[111] Obwohl ein solcher horizontaler Gentransfer zwischen völlig verschiedenen Organismusarten aufwendig ist, trat er nachweislich auf und verbreitete vorteilhafte Merkmale für Resistenz und Virulenz unter den Mikroben.[112] In einigen Fällen schienen sich die Plasmide selbst zu verbessern, wenn sie von einer Spezies zur anderen wanderten, rekombinierten und auf ihrem Weg neue DNA-Stücke aufnahmen.[113] Chemikalien wie Anästhetika, Reinigungsmittel und Umweltkarzinogene schienen die sexuelle Konjugation von Bakterien zu beeinflussen.[114]

1994 erhielt Cairns' These der zielgerichteten Mutation Auftrieb durch Experimente, die an der Rockefeller University und an der University of Alberta in Kanada durchgeführt wurden. Forscher bestätigten zuerst Cairns' ursprüngliche Experimente und zeigten, daß es einen spezialisierten Mutationsweg gab, der dann aktiviert wurde, wenn man *E. coli* im Minimalmedium züchtete. Außerdem zeigten sie, daß eine genetische Rekombination und die daraus folgende adaptive Mutation *in Abwesenheit bakterieller Reproduktion* auftraten. Mit anderen Worten, Bakterien veränderten sich selbst nicht ausschließlich durch eine zufällige, zu Irrtümern neigende Reproduktion, die schließlich einen überlebenden Strang hervorbringt – die klassische Sicht Darwins. Sie veränderten sich selbst darüber hinaus auch auf konzertierte Art und Weise, ohne sich zu reproduzieren.[115]

Die Unterschiede in der Sicht Darwins und der Sicht Cairns' waren keineswegs trivial. Wenn beispielsweise ein *E.-coli*-Bakterium, das im menschlichen Darm hauste, plötzlich einem Strom von Tetracyclin ausgesetzt war, würde es dann gelegentlich mutieren und vielleicht nach Generationen bakterieller Reproduktion resistent werden? Oder konnte es mittels einer zielgerichteten Rekombination oder mittels eines Transposonmechanismus umgehend Resistenz erlangen?

Als die Frage neu auftauchender Krankheiten in der wissenschaftlichen Gemeinschaft größere Aufmerksamkeit erlangte, konzentrierten sich die theoretischen Debatten auf einige Schlüsselfragen: Wie wahrscheinlich war es, daß eine zuvor unbekannte Mikrobe plötzlich aus einer unter Streß stehenden Ökosphäre auftauchte? Wie standen die Chancen, daß ein grundsätzlich neuer pathogener Organismus als Ergebnis einer Rekombination unter anderen Mikroben oder einer großangelegten Mutation auftauchte? War es denn wahrscheinlich, daß alte, bereits hinreichend bekannte Mikroben erfolgreich zu gefährlicheren Formen mutierten? Die ersten beiden Fragen waren das Thema mathematischer Modelle und umfangreicher theoretischer Diskussionen, obwohl die Zahl der Unbekannten, die zu solchen Gleichungen gehörten, überaus hoch war und eine schlüssige Analyse verhinderte. Die meisten Wissenschaftler, die sich solchen Übungen widmeten, vertraten die Ansicht, daß weitere Grundlagenforschungen zur mikrobiellen Ökologie und zu menschlichen Verhaltensweisen notwendig waren, um genügend Daten für eine Lösung dieser Schwierigkeiten zu erhalten.[116]

Hinsichtlich der Frage der Virulenz hielt man es für selbstverständlich, daß alle pathogenen Mikroben einen Zustand moderater Virulenz anstrebten, bei dem sie ihre ahnungslosen Wirte nicht allzu schnell töteten, um selbst genügend Zeit zu haben, sich mehrmals zu reproduzieren und andere mögliche Wirte zu infizieren.[117] Mit der Zeit würde auch ein schneller Killer wie die Schweinegrippe von 1918–1919 eine geringere Virulenz annehmen. Davon ging man zumindest aus.

Doch in den neunziger Jahren sah die Welt zwei virale Vettern, die ganz verschiedene Virulenzwege einschlugen. HIV-2 in Westafrika nahm zwischen 1981 und 1993 beträchtlich an Virulenz ab, infizierte weniger Menschen (trotz fehlender Safer-Sex-Praktiken) und verursachte möglicherweise weniger schwere Erkrankungen bei den Infizierten.[118] Im Gegensatz dazu tauchten im selben Zeitraum HIV-1-Stränge auf, die *weitaus* übertragbarer schienen und wohl auch einen schnelleren Krankheitsverlauf verursachten. Es hatte daher den Anschein, als ob bei der globalen AIDS-Epidemie gleichzeitig sowohl eine geringere als auch eine größere Virulenz auftraten.

Max Essex, Phyllis Kanki und Souleymane MBoup untersuchten HIV-2 eingehend und vertraten die Ansicht, daß es bei den beiden AIDS-Virusarten inhärente Unterschiede gibt, die ihre gegensätzlichen Virulenztendenzen erklären konnten. Kevin DeCock war aufgrund seiner Untersuchungen in der Elfenbeinküste der Meinung, daß HIV-2 weniger übertragbar ist als HIV-1 und das wahrscheinlich auch schon immer gewesen ist.

Der Biologietheoretiker Paul Ewald vom Amherst College in Massachusetts glaubte, HIV-1 würde ebenfalls weniger virulent werden. Er meinte, daß das Kaposi-Sarkom, das sich in erster Linie unter schwulen Männern mit AIDS fand, von einer virulenteren Form des Virus verursacht wurde, die in den Anfangsjahren der Epidemie existierte. In Australien waren das Kaposi-Sarkom und die Nettozahlen der AIDS-Toten im Laufe der Epidemie signifikant gesunken. Ewald führte das auf eine Verlagerung zu weniger virulenten HIV-1-Strängen zurück.[119] Allerdings zeigten sich außerhalb Australiens im Jahr 1994 andere Tendenzen: Global gesehen breitete sich HIV-1 mit erstaunlicher Geschwindigkeit aus, und kurze Zeit zuvor waren Stränge des Virus aufgetaucht, die an eine schnelle heterosexuelle oder intravenöse Übertragung besonders angepaßt schienen. Ein ugandischer Strang trat irgendwann 1992 auf; er schien eine Krankheit in weniger als zwölf Monaten nach der Infektion hervorzurufen.[120]

Auf der Basis mathematischer Modelle sahen die britischen Forscher voraus, daß HIV-1 seinen Kurs in Richtung größerer Virulenz auch weiterhin fortsetzen würde, solange die Quoten mehrfach wechselnder Sexualpartner in einem bestimmten Gebiet unverändert hoch blieben. Wenn die sexuelle Aktivität abnahm oder wenn sie monogamer wurde, würde die Zahl erfolgreicher Mutationen, die Anzahl der Quasispezies und die Virulenz von HIV-1 abnehmen.[121] In diesem einen Punkt stimmte Ewald zu: Mehrfach wechselnde Sexualpartner stellten den Schlüssel zur Virulenz sexuell übertragbarer Mikroben dar.[122]

Dem neuen Denken über die Virulenz lag eine Schlüsselannahme zugrunde: daß die Mikroben extrem virulent sein würden, wenn das langfristige Überleben des Wirts für die Ausbreitung und das Überleben der mikrobiellen Spezies nicht wichtig wäre.[123] Wenn die Dichte der Wirtpopulation stieg, konnten die Mikroben es sich leisten, virulenter zu werden, da ihnen das eine größere Chance auf sekundäre und tertiäre Opfer garantierte.

Diese theoretische Sicht erhielt 1993 Unterstützung durch praktische Erfahrungen, als Allen Herre vom Smithsonian Tropical Research Institute in Panama eine verblüffende Beobachtung machte hinsichtlich der Beziehung zwischen den Feigenbaumwespen und den winzigen Spulwürmern, die als Schmarotzer in den Insekten lebten. Nach zehn Jahren der Beobachtung und der Manipulationen kam Herre zu dem Schluß, daß die Würmer virulenter wurden, wenn der Umfang der Wespenpopulation und die Anzahl der Nachkommenschaft, die in einem bestimmten Feigenbaum lebte, anstieg. Wenn der Umfang der Population gering war, zeigten sich die Parasiten kaum virulent und wurden von den weiblichen Wespen an ihre Nachkommen mittels infizierter Eier weitergegeben, die in den Feigen abgelegt wurden. Wenn die Wespenpopulation anschwoll und sich verschiedene Nachkommen untereinander vermischten, breiteten sich die Parasiten horizontal von Wespe zu Wespe aus. Das erlaubte es den Parasiten, virulenter zu werden und unter anderem die Eier der Insekten zu zerstören. Der Unterschied wurde in der paradoxen Beobachtung deutlich, daß die Feigen gesünder und weniger von Wespenlarven befallen waren zu einer Zeit, in der die erwachsenen Wespen besonders zahlreich waren.[124]

John Mekalanos von der Harvard Medical School untersuchte eine große Zahl bekannter Virulenzfaktoren und entwickelte eine Technik, um unbekannte bakterielle Virulenzgene zu zerlegen. Er kam zu dem Schluß, daß viele Mikroben auf Plasmiden und Transposonen Virulenzfaktoren lagerten, ebenso wie sie Resistenzgene speicherten. Diese wurden aktiviert, wenn die Bedingungen reif waren für eine umfassende Aktivität, und sie wurden wieder als Überschußgepäck abgelegt, wenn die Zeit dafür gekommen war. Verschiedene mikrobielle Spezies konnten sich solche Virulenzfaktoren teilen.

Zu den Dingen, die bekannte Virulenzfaktoren zu aktivieren schienen, gehörten Kalzium, wärmere Temperaturen (37° im menschlichen Körper gegenüber 16° Außentemperatur), Eisen und eine Anzahl von Schlüsselchemikalien.[125] Aber Mekalanos zeigte auch, daß es für jeden bekannten Virulenzfaktor in einer bestimmten Mikrobe Dutzende gibt, die noch auf ihre Entdeckung warten. Welche Mechanismen diese Gene aktivierten oder sie mutieren ließen, war nicht bekannt.

Mekalanos konnte Ewalds Theorie, daß die Virulenz mit der Übertragbarkeit eng verbunden sei, nicht zustimmen. Es gab Ausnahmen. Beispielsweise waren riesige Mengen an Choleravibrionen nötig, um eine menschliche Infektion hervorzurufen – in der Größenordnung von einer Million. Im Gegensatz dazu konnten *Shigella* schon mit weniger als einhundert Bakterien zu Infektion und Erkrankung führen. Trotzdem war die Cholera weitaus tödlicher als die Shigellose (Bakterienruhr).

»Es ist nicht einfach die bloße Übertragbarkeit«, erklärte Mekalanos. »Mikroorganismen reagieren auf eine komplexere Zahl von Belastungen, die über den Virulenzgrad entscheidet.«

Die offensichtlichste Belastungsquelle für die Mikroben war das Immunsystem des Wirts. In den meisten Fällen konnte der mikrobielle Vorteil wie Virulenz aussehen, weil die Krankheit im Wirt einen heftigen Verlauf nahm, aber aus der Sicht der Mikrobe ließ sich das besser als Flucht beschreiben. Die Mikroben hatten eine lange Liste an Möglichkeiten entdeckt, um dem Immunsystem zu entgehen – einschließlich Verkleidung, Einsatz der Zellen des Immunsystems als trojanisches Pferd, um sich Zugang zu verschaffen oder einen Angriff zu umgehen, ständige Mutation jener Gene, welche die äußere Oberfläche kodierten, so daß das Immunsystem sie nicht erkennen konnte, und Manipulation von Immunsystemchemikalien, um einen falschen Alarm auszulösen, der das System so lange beschäftigte, bis sich die Mikroben sicher versteckt hatten.[126]

Theoretiker versuchten eifrig zu bestimmen, ob das Gleichgewicht zwischen menschlicher Immunität und mikrobieller Virulenz von bestimmten identifizierbaren zeitgenössischen Faktoren angestoßen wurde. Der Nobelpreisträger Dr. Thomas Weller verlieh seiner Sorge Ausdruck, daß die ständig ansteigende Zahl von Menschen mit schwerer Immunschwäche auf dem Planeten eine starke Bedrohung darstelle und das Auftauchen neuer Krankheiten ermögliche. Krebspatienten, die intensiv mit Chemotherapie oder Bestrahlung behandelt wurden, HIV-Erkrankte und Personen, die sich einer Organtransplantation unterzogen, stellten alle eine potentielle Brutstätte für neue bzw. mutierte Mikroben dar. Weller sorgte sich über eine mögliche »Huckepack«-Wirkung, bei der eine mikrobielle Population einen Vorteil aus einer schweren Immunschwäche zog, die durch eine andere Mikrobe oder eine medizinische Behandlungsmethode hervorgerufen worden war.[127]

Eine weitere Bevölkerungsgruppe immunschwacher Personen bildeten all jene Menschen, die an chronischer Mangelernährung litten. Wo immer ein signifikanter Prozentsatz der *Homo-sapiens*-Bevölkerung hungerte, schossen Krankheiten wie Pilze aus dem Boden.[128]

Impfstoffe, soweit verfügbar, schützten die Menschen vor Krankheiten, aber nicht vor einer Infektion. Die Mikroben konnten zwar in den Körper eintreten, aber sogar hochvirulente Organismen sahen sich einem Immunsystem gegenüber, das auf eine Massenproduktion von Antikörpern vorbereitet war. Es entbrannten Schlachten; der Eindringling wurde vernichtet.[129] Wenn eine ausreichende Zahl von Menschen in einem bestimmten Gebiet eine solche Immunität besaß, war es möglich, die Mikrobe im wesentlichen zu eliminieren. Unfähig, einen *Homo-sapiens*-Wirt zu finden, in dem sie sich reproduzieren konnte, würde die mikrobielle Population so gut wie verschwinden. So gut wie. In diesem Zustand, bekannt als Herdenimmunität, litten die Menschen (oder das Vieh) niemals an der Krankheit, obwohl sie sich infiziert hatten – solange das notwendige Maß an Immunität in der Gesamtbevölkerung nicht nachließ. Aus diesem Grund mußten Impfkampagnen unter Schulkindern eine kritische Erfolgsschwelle erreichen, oder die ungeimpften Kinder wären einem großen Risiko der Erkrankung ausgesetzt.[130]

Im Zeitalter der Flugreisen sah sich die Herdenimmunität großen Herausforderungen gegenüber, weil Personen, die Mikroben in sich trugen, gegen die sie persönlich immun waren, in geographische Gebiete fliegen konnten, in denen die Herdenimmunität extrem niedrig war. Unter solchen Bedingungen konnten selbst Organismen, die man im allgemeinen nicht für besonders virulent hielt, verheerende Epidemien auslösen.

Das beste Beispiel für dieses Phänomen waren die geschätzten 56 Millionen amerikanischen Indianer, die nach der Ankunft der Europäer – und deren Mikroben – Krankheiten erlagen. Das Sterben ging 500 Jahre später immer noch weiter, als Mikroben der Alten Welt in den neunziger Jahren die Xikrin, die Surui und andere Amazonasindianer erreichten.

Der Epidemiologe Francis Black von der Yale University vertrat Anfang der neunziger Jahre nachdrücklich die Ansicht, daß die erschrekkende Sterblichkeitsquote unter Einwohnern der Neuen Welt nicht einfach auf ein schwach ausgeprägtes Immunsystem zurückzuführen sei, das den europäischen Mikroben niemals zuvor ausgesetzt war. Eine solche Erklärung, meinte er, sei übersimplifiziert und hinfällig angesichts von Beweisen, daß neue Krankheiten andere Bevölkerungsgruppen normalerweise befielen, ohne eine derart entsetzlich hohe Zahl an Opfern zu fordern. So wurden die neuen Krankheiten beispielsweise von europäischen Forschern auch in Schwarzafrika eingeführt, und obwohl sie viele Opfer forderten, gab es nirgendwo einen derart großangelegten mikrobiellen Völkermord, wie man ihn in Südamerika beobachten konnte.

Blacks Theorie besagt, den amerikanischen Indianern sei ihr eigener Mangel an Biodiversität zum Verhängnis geworden. Da alle amerikanischen Indianer von zwei relativ kleinen Migrationswellen aus Asien abstammten, ist ihr genetischer Pool klein. Für die Mikroben bedeutete das, daß die Bandbreite der genetischen Diversität nicht nur bei der Immunreaktion, sondern auch bei einer Reihe anderer Faktoren, die das Auftauchen und Verhalten von Zielzellen im *Homo sapiens* beeinflussen, sehr begrenzt ist. Die Mikroben waren daher in der Lage, sich an die sehr begrenzten Hindernisse, die vor ihnen lagen, schnell anzupassen, und sie griffen die amerikanischen Indianer mit ungewöhnlicher Heftigkeit an.

Black rechnete aus, daß die Mikroben – wenn sie von einem Indianer zum anderen weitergereicht wurden – eine 32prozentige Chance hatten, auf einen Menschen mit derselben Genetik im Immunsystem (größerer

Histokompatibilitätskomplex) zu treffen, wie sie der vorige Wirt besaß.[131]

Ein modernes Beispiel für einen derartig funktionierenden Biodiversitätsmechanismus wurde von Michel Garenne und Peter Aaby während einer Masern-Studie im Senegal entdeckt. Aaby und Garenne bemerkten, daß die Masern zunehmend tödlicher wurden, wenn die Mikrobe von einem Kind zu einem anderen biologisch verwandten Kind überging. Das galt für Vettern ebenso wie für Geschwister. Die Sterblichkeitsquoten stiegen signifikant von Kind zu Kind, und das konnte nicht dem Zufall oder einer willkürlichen Immunität zugeschrieben werden. Es war nicht das Immunsystem der Kinder, das variierte, *es war das Masernvirus*, das sich eine immer größere Virulenz aneignete, wenn es von einer genetisch ähnlichen Person zur anderen weitergegeben wurde.

Kurz gesagt, das Virus entwickelte sich zu einem maßgefertigten Killer für bestimmte Familien des *Homo sapiens*.[132]

Insgesamt gesehen schien das darauf hinzuweisen, daß eine Zunahme an Mischformen der *Homo-sapiens*-Bevölkerung, sowohl durch gemischtrassige Ehen als auch durch Reisen und Immigration, letztendlich die kollektive Immunreaktion des *Homo sapiens* stärkt. Das war die gute Nachricht. Aber der Mikrobiologe Avrion Mitchison, Direktor des Deutschen Rheuma-Forschungszentrums in Berlin, war nicht davon überzeugt, daß eine größere Biodiversität in der menschlichen Rasse auch wirklich den Erfolg über die Mikroben garantieren würde – insbesondere dann nicht, wenn die Gesamtbevölkerung des *Homo sapiens* eines Tages zehn Milliarden übersteigen würde.

»Selbst alte Pathogene erfinden neue Tricks«, schrieb Mitchison in einem Artikel im *Scientific American* mit der düsteren Überschrift: »Werden wir überleben?«[133] Er fuhr fort: »Vor kurzem entstandene medikamentenresistente Stränge des Tuberkulosebazillus haben die Städte der Industrienationen heimgesucht. Werden solche Entwicklungen den toten Punkt überwinden? Werden *Homo sapiens* und Mikroben weiterhin in Koexistenz leben, oder wird eine Seite gewinnen?«

Die Antwort, so schloß Mitchison, war keineswegs klar.

Die menschlichen Aktivitäten, die einer Verbesserung nicht zugänglich schienen, spielten in den neunziger Jahren bei der Verbreitung und möglicherweise Erschaffung von neu auftauchenden Krankheiten eine signifikante Rolle. Zwischen 1980 und 1989 stieg beispielsweise die Zahl der Menschen, die vor Naturkatastrophen, Kriegen, Hungersnöten oder Unterdrückung flohen, pro Jahr um 75 Prozent. Ende 1992 waren laut den Vereinten Nationen 17,5 Millionen Menschen Flüchtlinge; die meisten von ihnen lebten in Elendsverhältnissen in den ärmsten Ländern der Welt.

Die »Verdritteweltlichung« hatte auf dem gesamten Globus eingesetzt. Millionen verlassener Kinder streiften durch die Straßen in den größten Städten der Erde, spritzten sich Drogen, prostituierten sich und lebten gefährdet am Rand der Gesellschaft. Die Arbeitslosigkeit in Westeuropa erreichte Rekordhöhen – stieg von weniger als drei Prozent im Jahr 1970 auf über elf Prozent im Jahr 1993 –, und ein Gefühl der Hoffnungslosigkeit warf seinen Schatten über einen Großteil des Kontinents.[134] Der Bürgerkrieg im völlig übervölkerten Ruanda wurde im Frühjahr 1994 zu einem unvorstellbaren Gemetzel. Die serbische Invasion in Bosnien war kaum etwas anderes als ein Abschlachten von Zivilisten.

Der konservative Politologe Samuel P. Huntington von der Harvard University meinte, daß die Welt in eine Phase des Konflikts eingetreten sei, bei dem einzelne Nationen, wirtschaftliche Konkurrenz und Ideologien aufgehoben und zu etwas weitaus Heimtückischerem wurden: zu kulturellen Konflikten. Es wurden Kriege und Schlachten ausgetragen um Religion und wegen historischer Feindschaften, die in einigen Fällen auf Auseinandersetzungen zurückwiesen, die sich vor über 2000 Jahren zwischen den gegnerischen Parteien ereignet hatten.

In einem solchen Zusammenhang schien es schwierig, die Wahrscheinlichkeit einer Virulenzmutation der *E. coli* zu diskutieren. Wenn die Männer im ehemaligen Jugoslawien die mehrfache Massenvergewaltigung von Frauen als gerechtfertigten Kriegsakt betrachteten, wie konnte es da eine vernünftige Diskussion über die Möglichkeiten sexuell übertragbarer Krankheiten geben?

Dennoch drängten die Wissenschaftler. Sie waren entschlossen, angesichts der globalen Unordnung Ruhe zu bewahren, vielleicht auch *aufgrund* des Chaos, das die Mikroben zu unterstützen drohte. Studien zeigten die schnelle Verbreitung von Krankheiten unter Flüchtlingen und das Auftauchen von antibiotikaresistenten Bakterien und medikamentenresistenten Parasiten in solchen Ansammlungen von Menschen.[135] Die Gesundheitsrisiken der Hungersnot wurden sorgfältig registriert.[136]

Eine Sorge, die alle Beobachter des öffentlichen Gesundheitswesens teilten, war die Verlagerung von einer wenig intensiven geopolitisch globalen Nuklearkonfrontation zu diversen hochintensiven örtlichen Konflikten. Ersteres stellte zwar die Drohung eines thermonuklearen Krieges dar, es gab jedoch nur wenig wirkliche Konflikte. Mit dem Fall der Berliner Mauer dämmerte eine Ära von hochintensiven konventionellen Schlachten und Guerillakämpfen herauf, die enorme Opfer unter Zivilisten forderten: direkter Verlust des Lebens, Obdachlosigkeit, Flüchtlingswellen, Vernichtung der grundlegenden Infrastruktur, Zerstörung von Krankenhäusern und in einigen Fällen die absichtliche Ermordung von Ärzten und Pflegepersonal.

Wenn solche Konflikte in Entwicklungsländern auftraten, schufen sie neue Möglichkeiten für das erneute Auftauchen alter Geißeln wie Typhus, Cholera, Tuberkulose und Masern – die klassischen Kriegsopportunisten. Wenn Sex ein wirtschaftlicher Bestandteil in diesen Auseinandersetzungen wurde, tauchten Mikroben auf, die sich die sexuelle Übertragung zunutze machten. Und jenseits der Peripherie menschlicher Schlachten und Verzweiflung lauerte das Unerwartete. Es wohnte in der Flora und Fauna entlegener Ökosphären, und die Menschen boten ihm immer mehr Gelegenheiten, von seinen uralten Wirten auf den kriegslüsternen *Homo sapiens* überzuspringen.

17
Auf der Suche nach Lösungen

BEREITSCHAFT, ÜBERWACHUNG UND EIN NEUES VERSTÄNDNIS

Ich nehme von den CDC nicht einmal mehr Notiz. Das ist ein Haufen politisierter Bürohengste, die alle Entscheidungen fällen, ohne jemals den Nagel auf den Kopf zu treffen, ohne sich jemals die Sachlage vor Ort anzusehen. Mir steht's bis hier. Ich kündige.

Joe McCormick, März 1993

Joe McCormick? Dieser Name sagt mir nichts, und ich habe mich umgehört – niemand hier hat je von ihm gehört. Sie sind die erste Reporterin, die ich kenne, die sich jemals nach ihm erkundigt hat. Sind Sie sicher, daß er für die CDC arbeitet?

CDC-Sprecher, Januar 1993

Die Lektion, die ich in Kairo gelernt habe, besitzt immer noch Gültigkeit. Der einzige Weg, mit Bürokraten umzugehen, sind Heimlichkeiten und plötzliche Gewalttätigkeit.

Boutros Boutros-Ghali,
Generalsekretär der Vereinten Nationen, 1993

Am 6. April 1994 wurde ein Flugzeug auf dem Weg von Tansania in die ruandische Hauptstadt Kigali über Ruanda abgeschossen. An Bord der Maschine befanden sich der Präsident Ruandas, Juvénal Habyarimana, und Präsident Cyprien Ntaryamira von Burundi.

Drei Wochen später hatte das Gemetzel, das dem Tod dieser beiden Staatsoberhäupter folgte, ein schwindelerregendes Ausmaß angenommen. Der seit langem bestehende ethnische, wirtschaftliche, politische und kulturelle Haß zwischen den beiden Volksgruppen, die in dieser Region lebten, den gutausgebildeten Tutsi und den zahlenmäßig weit überlegenen und historisch weniger begünstigten Hutu, brach sich in Ruanda Bahn und bedrohte auch die Stabilität des benachbarten Burundi. Tutsi-Rebellen, die angeblich von der Museveni-Regierung in Uganda unterstützt wurden, stürmten auf Kigali ein. Die von den Hutu beherrschten Regierungsstreitkräfte und räuberische Hutu-Banden reagierten darauf, indem sie Tutsi-Zivilisten in der Hauptstadt abschlachteten, und das auf eine so unbarmherzige und barbarische Art und Weise, daß die Weltgemeinschaft entsetzt war. Die Fernsehnachrichten waren voll mit Bildern junger ruandischer Männer: Männer, die sich unschuldige Kinder griffen, ihnen mit Macheten die Köpfe abhieben und sich dann schamlos den internationalen Kameras zuwendeten, grinsten und in Triumphgeheul ausbrachen.

Die Tutsi-Rebellen rächten sich mit ebenso brutalen Massakern unter Hutu-Zivilisten, die in den ländlichen Gebieten Ruandas lebten.

Ende April dauerte das Gemetzel immer noch an. Die Vereinten Nationen schätzten, daß zwischen 100 000 und 500 000 Zivilisten abgeschlachtet worden waren und sich mehr als eine Million Menschen auf der Suche nach Sicherheit auf der Flucht befanden. Am 29. April strömten innerhalb von 24 Stunden über eine Viertelmillion ruandischer Flüchtlinge über den mit Leichen gefüllten Kagera-Fluß nach Tansania und bildeten so innerhalb kürzester Zeit den größten Flüchtlingstreck in der Weltgeschichte. Zehntausende weiterer Flüchtlinge waren auf dem Weg nach Zaire, Uganda und Burundi.

In Behelfszelten der internationalen Gemeinschaft warteten sie auf eine unsichere Zukunft, in strömendem Regen auf schlammigen Hügeln, weniger als zwei Breitengrade vom Äquator entfernt.

1989 lag die HIV-Infektionsrate unter jungen Erwachsenen in Kigali bei über 30 Prozent, und WHO-Beobachter waren davon überzeugt, daß die Zahlen in den vier nachfolgenden Jahren noch radikal angestiegen waren. Im ländlichen Ruanda lagen die HIV-Raten jedoch weit unter zehn Prozent. Die Grenze zwischen ländlichen und städtischen Ruandern verwischte sich allerdings mit dem Flüchtlingsexodus, und die Menschen strömten in Regionen von Tansania und Uganda, die als die am schwersten betroffenen ländlichen AIDS-Ballungsgebiete in der gesamten Welt galten. Internationale Gesundheitsvertreter erstellten besorgte Prognosen: Wenn die Population wochen- oder monatelang entwurzelt blieb und die Armut der Flüchtlinge zu Prostitution führte, könnte eine weitere explosive Welle in der Region um den Viktoriasee, die bereits eine erschreckende AIDS-Epidemie aufwies, die Folge sein. Zuvor werde jedoch die Cholera ausbrechen und sich ausbreiten, denn die Menschen bezogen ihr Trinkwasser aus Flüssen, die voll von verwesenden Leichnamen waren.

Was lauerte noch in der neuen Umgebung der Flüchtlinge? Wenn eine neue Epidemie auftrat, war dann das internationale Gesundheitswesen in der Lage, die Krise in den Griff zu bekommen?

Fünf Jahre zuvor, kurz vor Weihnachten 1989, versammelten sich ungefähr 800 Experten für Tropenkrankheiten in Honolulu zum Jahrestreffen der American Society of Tropical Medicine and Hygiene. Sie entwarfen ein außergewöhnliches Kriegsszenario und sahen eine schreckliche Epidemie in einer fiktiven afrikanischen Region voraus. Man hoffte, daß ein solches Rollenspiel Schwächen im Notfallsystem des öffentlichen Gesundheitswesens offenlegen würde, die später korrigiert werden könnten.

Das Ergebnis nahm die ruandische Krise auf unheimliche Weise vorweg. Es war außerdem ein Ergebnis, das sich als entmutigend erwies.

In dem Kriegsspielszenario befanden sich drei fiktive äquatorialafrikanische Staaten namens Changa, Lubawe und Basangani in einer Krise, die den *Homo sapiens* weltweit bedrohte. Der Bürgerkrieg in Changa hatte sich zu einer brutalen, hochintensiven kriegerischen Auseinandersetzung entwickelt, in der die beiden gegnerischen Volksgruppen ihren Haß an unschuldigen Zivilisten ausließen. Innerhalb von sechs Monaten waren schätzungsweise 125 000 Menschen abgeschlachtet worden, praktisch die gesamte nationale Infrastruktur zerstört, und ungefähr eine Viertelmillion Menschen war in die angrenzenden Länder Lubawe und Basangani geflohen.

Die meisten der Flüchtlinge lebten in Elendslagern in Basangani, weniger als eine Meile von der Grenze nach Changa entfernt. Die Lebensbedingungen waren katastrophal, und es wüteten eine medikamentenresistente Malaria, Mangelernährung und Tuberkulose. Ungefähr 25 Prozent der erwachsenen Flüchtlinge waren HIV-positiv. Ein internationales Hilfsprojekt wurde initiiert, und Ärzte, Krankenschwestern und Berater aus aller Welt behandelten die kranken Flüchtlinge. Darüber hinaus bewachte eine Friedenstruppe der Vereinten Nationen, die aus Soldaten aus den USA, Frankreich, Italien, Finnland, Großbritannien und Malaysia bestand, die Grenzen von Basangani und Lubawe und schützte die Flüchtlinge vor möglichen Angriffen aus Changa.

Im Laufe dieses Spiels erlebten bedeutende Wissenschaftler, wie sich eine schreckliche Epidemie unter den Flüchtlingen, den multinationalen Hilfskräften und den UN-Soldaten ausbreitete. Noch bevor man die Epidemie entdeckte, waren Erkrankte, die sich bereits mit der geheimnisvollen Mikrobe infiziert hatten, in die Vereinigten Staaten, zu den Philippinen, nach Thailand, Deutschland und in angrenzende afrikanische Länder gereist.

Obwohl jeder nur denkbare Schritt unternommen wurde, um die geheimnisvolle Mikrobe schnell zu identifizieren und zu kontrollieren, tobte innerhalb von einem Monat eine globale Pandemie mit einem scheinbar über die Luft übertragenen, annähernd 100 Prozent tödlichen Virus.

Antikörpertests auf Ebola waren positiv, und Karl Johnson, der an diesem Kriegsspielszenario teilnahm, erklärte: »Man könnte es für einen mutierten Strang von Ebola halten, der über die Atemwege übertragen wird. Tja, wenn das der Fall wäre, würde es stark an Andromeda erinnern« (gemeint ist Michael Crichtons Medizinthriller *Andromeda*). »Sie sagen jetzt vielleicht ›lächerlich‹, aber ich glaube nicht, daß wir diese Möglichkeit außer acht lassen dürfen«, meinte Johnson. »Es stellte – und stellt – immer noch eine Möglichkeit dar.«

Durch das Publikum in Honolulu ging ein Raunen. Obwohl alle wußten, daß es sich nur um ein Szenario handelte, stieg die Spannung, weil die Ähnlichkeit mit bereits früher aufgetauchten Krankheiten verblüffend war.

Ebola war den Experten für Infektionskrankheiten im Dezember 1989 ein besonders gutes Beispiel, weil nur einen Monat vor ihrer Konferenz in Honolulu das Virus in einer Primatenkolonie in Reston, Virginia, ausgebrochen war. Ebola, die Geißel von Yambuku und N'zara, war in die Vereinigten Staaten gekommen.

Glücklicherweise drehte es sich bei dem Ebola-Ausbruch in Reston um einen Virusstrang, der zwar überaus tödlich für Affen war, jedoch harmlos für den *Homo sapiens*. Trotzdem gab es in Virginia einige angespannte Tage, als sich die Wissenschaftler nicht sicher waren, mit was sie es da zu tun hatten. Die Angst war groß.

Ebola war daher in allen Köpfen der 800 in Honolulu versammelten Experten. Obwohl die tropische Sonne und der Strand von Waikkiki lockten, verließ niemand den höhlenartigen Konferenzraum im Hotel. Der Ausbruch in Reston hatte die Experten geschockt, und sie nahmen die Frage der Bereitschaft überaus ernst.

Leider legte dieses Kriegsspiel einen erschreckende Zustand der *Nichtbereitschaft* offen. Alles in allem war die Stimmung nach fünf Stunden in Honolulu düster, um nicht zu sagen nervös.[1] Die Schwächen, Versäumnisse und Lücken in der Bereitschaft waren enorm.

Es gab nirgendwo in den Vereinigten Staaten oder bei der WHO in Genf vorbereitete mobile Versorgungsstationen für Infektionskrankheiten, Stationen, die man von einer Sekunde zur anderen per Luft in ein Epidemiegebiet transportieren könnte. Praktisch kein ziviles Krankenhaus in den Vereinigten Staaten war dafür ausgerüstet, um mit hoch ansteckenden, letalen Mikroben umzugehen – weder beim Patienten noch in den Petrischalen im Krankenhauslabor.

Nur eine einzige dauerhafte Hochsicherheitseinrichtung bestand im öffentlichen Gesundheitswesen der Vereinigten Staaten, und das riesige Netzwerk von Hochsicherheitslaboratorien im Ausland, das von der Rockefeller Foundation und den CDC geführt worden war, gab es nicht mehr. Der öffentliche Gesundheitsdienst und die WHO würden daher gezwungen sein, bei einer solchen Epidemie zwischen zwei unangenehmen Alternativen zu wählen: alle Sicherheits-Forschungskapazitäten sowie das dazugehörige Personal zum Ort der Epidemie zu schicken und somit eine große Anzahl von Menschen einem Risiko auszusetzen oder alle Patienten, Blutproben und Gewebebiopsien in das P4-Labor der CDC, zum Pasteur-Institut und nach Fort Detrick zu bringen und dabei zu riskieren, daß Zivilisten in Gefahr gerieten, falls die Proben während des Transports aufbrechen sollten.

In den sechziger Jahren, als in den Vereinigten Staaten und in der Sowjetunion biologische Kriegswaffenforschung betrieben wurde, unterhielten sowohl das amerikanische Militär als auch das zivile Gesundheitswesen Vorräte an speziellen Atemgeräten, welche die Luft mittels ultraviolettem Licht entkontaminierten, bevor sie eingeatmet wurde. »Wo sind diese Masken jetzt?« fragte Johnson. »Weiß das jemand?«

Keiner der Experten hatte auch nur die leiseste Ahnung.

Johnson fiel auf, daß in dem Szenario weder Militärangehörige noch ziviles Personal schützende »Raumanzüge« oder Atemgeräte trugen. »Ich hoffe, das ist kein Versehen«, sagte er in einem Tonfall, der deutlich machte, daß es sich seiner Meinung nach hierbei wirklich um einen folgenschweren Fehler handelte.

Die Malariaexpertin Dr. Ruth Nussenzweig vom New York University Medical Center klagte über den »Mangel an Fachwissen in dieser Situation«. Sie sprach die Frage, die sich viele während des Szenarios leise gestellt hatten, laut aus: »Wer hätte in einer solchen Situation das Sagen? Wer weiß genug, um diese Art von Entscheidungen zu fällen?«

General Philip Russel, damals kommandierender General mit dem Oberbefehl über die medizinische Forschung und Entwicklung der amerikanischen Armee, erklärte, daß das Fachwissen in der Armee »einfach nicht vorhanden ist und das Militär weit über seine Grenzen unter Druck steht. Die Streitkräfte der Vereinigten Staaten sind für die Verteidigung des Landes vorbereitet, nicht für zivile medizinische Notfälle.« Die Militärvorräte an Impfstoffen gegen Tropenkrankheiten, an Medikamenten und Diagnosegeräten seien begrenzt, so Russell. Wahrscheinlich konnten sie in einem solchen Notfall nicht mit dem zivilen Sektor geteilt werden.

Sogar noch bevor die Budgetkürzungen beim Militär 1989 ein hektisches Tempo einschlugen, verfügte das Pentagon nur über zwei tragbare biologische Sicherheitseinrichtungen, die während des Kriegsspielszenarios nach Fort Bragg und Fort Campbell gebracht wurden, um kranke US-Soldaten zu behandeln, die gerade aus Basangani zurückgekehrt waren. Mit nur einer solchen verfügbaren Einrichtung auf dem zivilen Sektor waren die Vereinigten Staaten schlecht vorbereitet, um mit einer derartigen Epidemie umzugehen, falls die Ansteckung sich an mehr als drei Orten ausbreitete.

»Es läuft darauf hinaus, daß wir über allzu mangelhaftes Expertenwissen und nicht ausreichende Vorräte verfügen, um eine angemessene medizinische Versorgung aufrechterhalten zu können«, schloß Russell in Honolulu. »In dieser Situation müßten wir unerfahrene Nachwuchsleute einsetzen in der Hoffnung, daß sie sehr schnell lernen.«

Internationale Institutionen waren nicht in der Lage, das Fachwissen der Vereinigten Staaten in einer Krise, wie sie in dem Szenario entworfen wurde, signifikant zu steigern, erklärte Dr. Adetukunbo Lucas in Honolulu. Als ehemaliger Leiter der Abteilung für Infektionskrankheitskontrolle der WHO (danach war er an der Harvard School of Public Health tätig) kannte sich Lucas mit den Fähigkeiten der verschiedenen Stellen der Vereinten Nationen und der privaten Hilfsorganisationen aus. »Die Abteilung für Infektionskrankheiten der WHO leidet ständig unter finanziellen Engpässen«, teilte er den versammelten Wissenschaftlern in Honolulu mit. Die Rolle der WHO mußte sich auf die Kontrolle internationaler Informationsverteilung hinsichtlich der Epidemie und das Ausbügeln politischer Schwierigkeiten zwischen den einzelnen Behörden der beteiligten Nationen beschränken.

Auch diese Situation verschlechterte sich noch nach 1989. Als der ehemalige amerikanische Militärwissenschaftler Jim LeDuc 1993 die Leitung der WHO-Notfallabteilung für Virusausbrüche übernahm, betrug sein gesamtes Jahresbudget nur mehr 25 000 Dollar. »In einem wirklichen Notfall«, sagte LeDuc 1993, »hätte ich diese Summe in den ersten fünfzehn Minuten ausgegeben.«

Kanada war stets davon ausgegangen, daß die Vereinigten Staaten mit einem solchen Notfall fertig würden. »Wir haben immer auf Sie gezählt«, meinte Dr. Robert Wydess vom kanadischen Gesundheitsministerium zu seinem amerikanischen Kollegen in Honolulu, »und es schockiert mich, daß ich entdecken muß, wie wenig Sie vorbereitet sind.«

Das Fachwissen über Tropenkrankheiten nahm in den Vereinigten Staaten ständig ab. Von den ungefähr 1000 Mitgliedern der American Society of Tropical Medicine and Hygiene näherte sich die Mehrheit dem Pensionsalter oder lebte bereits im Ruhestand. »Es steht außer Frage, daß die menschlichen Ressourcen schrumpfen«, stellte Dr. Stephanie Sagabiel von der National Academy of Sciences fest. »Es gibt einen wirklichen Mangel an pragmatischen Wissenschaftlern, die auch tatsächlich Erfahrung in der Tropenarbeit haben.«

Duane Gubler und Joe McCormick von den CDC waren getrennt voneinander zu dem Schluß gekommen, daß Amerika und Europa nicht länger die Art von Ausbildung boten, die der Welt eine weitere Generation von »Krankheitscowboys« bescherte. Jeder war überspezialisiert, meinten sie, nicht in der Lage, sich in einer Krise zurechtzufinden, die eine große Bandbreite an Fähigkeiten erforderte.

»Vor zwanzig Jahren waren pragmatische Epidemiologen noch das Wahre«, erklärte Gubler. »Sie konnten alles tun: praktische Studien vor Ort, Laborarbeit, Organismen isolieren, Erreger analysieren. An solchen Leuten herrscht heutzutage ein Mangel. Ich kann das einfach nicht verstehen. Für mich ist es doch geradezu erregend, vor Ort tätig zu werden – da liegt die ganze Aufregung. Vielleicht bin ich ein Romantiker, aber ich finde es toll, hinauszugehen, sich seine Sporen vor Ort zu verdienen und eine Krankheit in ihrer natürlichen Umwelt zu studieren.«

Das Problem war das Geld bzw. der Mangel an Geld. Jeder intelligente 25jährige Nachwuchswissenschaftler konnte erkennen, daß es für ihn keine finanzielle Zukunft gab, wenn er sich als »Krankheitscowboy« ausbildete. An der Harvard University leitete Dr. John David die Abteilung für Tropenkrankheiten, und er verbrachte immer mehr Zeit damit, für seine Studenten und die jüngeren Fakultätsmitglieder Worte der Ermutigung zu finden.

»Ich sage zu ihnen: ›Zuerst müssen Sie sich entscheiden, ob Sie biomedizinische Forschung, praktische Medizin oder Studien in Entwicklungsländern, also Feldarbeit betreiben wollen‹«, erläuterte David und merkte noch an, daß es so gut wie unmöglich sei, in den neunziger Jahren alles zu haben. »Wenn man es um jeden Preis will, sollte man sich besser klarmachen, daß es viele Opfer erfordern wird. Ein kluger junger Mensch könnte hier in Epidemiologie oder Gesundheitspolitik der Entwicklungsländer sehr schnell ausgebildet werden, aber wo sollte er eine Arbeitsstelle finden? Das stellt heutzutage ein großes Problem dar, und die Leute verlassen deswegen diesen Bereich. Es sind schwere Zeiten, um Nachwuchs für dieses Gebiet zu rekrutieren. Das ist *sehr* entmutigend.

Ich kenne Fakultätsmitglieder, die zu mir gesagt haben: ›Also, wenn ich dieses Mal wieder keine Forschungsgelder bekomme, gehe ich in die Industrie.‹ Und viele von ihnen sind gegangen.«

David kam zu dem Schluß: »Es gibt diesbezüglich keinen Grund für besonderen Optimismus.«

Wäre das Honolulu-Szenario Wirklichkeit gewesen und wie dort ausgemalt ein über die Luft übertragbares Ebola-Virus in einer tatsächlichen Flüchtlingssituation ausgebrochen, hätten infizierte Helfer und Soldaten es in weniger als zehn Tagen nach dem offiziellen Auftauchen des Virus vom Epizentrum in Basangani an die folgenden Orte getragen: Bangkok, Manila, Frankfurt, Genf, Fayetteville, Washington, New York, Honolulu und Fort Detrick in Maryland. Quarantäne und Isolation müßten an jedem Ort strikt angewendet werden, an dem Menschen mit den infizierten Reisenden in Berührung gekommen waren. Darüber hinaus hätten die meisten Zivilisten Basangani an Bord einer normalen Linienmaschine verlassen, daher hätte die WHO sofort eine internationale Kampagne initiieren müssen, um sämtliche Passagiere von über zehn interkontinentalen Flügen aufzuspüren. Wie die Erfahrung mit der am Lassa-Fieber erkrankten Freiwilligen des amerikanischen Friedenskorps fast zwei Jahrzehnte zuvor gezeigt hatte[2], waren die Suche nach solchen Passagieren, die medizinischen Untersuchungen und die Quarantäne sowohl unglaublich schwierig in der Durchführung als auch extrem kostspielig. Die meisten Teilnehmer an der Übung in Honolulu waren, offen gesagt, skeptisch, ob derartige Maßnahmen durchgeführt werden konnten, bevor das Virus pandemisch wurde.

Zwei Jahre nach den Kriegsspielen in Honolulu hatte Russell seinen Job verloren, wie auch die meisten der erfahrenen Wissenschaftler, die unter seinem Befehl gearbeitet hatten – Opfer der Kürzungen im Verteidigungsministerium. Die Bereitschaft des Militärs für medizinische Notfälle dieser Art verschlechterte sich noch nach den Rollenspielen von 1989 in Honolulu.

Die amerikanische Bereitschaft wurde im Golfkrieg auf die Probe gestellt. In diesem Fall gingen der tatsächlichen Schlacht mehrere Monate diplomatischen Säbelrasselns voraus. Daher hatte das Verteidigungsministerium reichlich Zeit, tragbare Operationssäle, Quarantäneeinheiten, »Raumanzüge«, Atemgeräte und andere Ausrüstungsgegenstände zu konstruieren, um dem vermuteten biologischen Waffenarsenal Saddam Husseins zu trotzen.

Es kam jedoch nicht zu einer biologischen Kriegsführung, daher wußte das Verteidigungsministerium nicht, ob die Ausrüstung im Ernstfall für

Milzbrand, Pest und Ebola ausgereicht hätte – oder welche Mikroben auch immer den amerikanischen Truppen hätten entgegengeschleudert werden können. Die Ärzte, die in diesen Einrichtungen arbeiteten, klagten jedoch über den Schaden, den der saudische Wüstensand anrichtete – er fand seinen Weg in alle mobilen Krankenstationen und Operationssäle, in die High-tech-Ausrüstung und zu den jammernden Patienten. Sandkörner sind um einiges größer als bakterielle und virale Mikroben.

Wem die neueste Geschichte nicht hinreichende Beweise geliefert hatte, der sollte sich an den Ebola-Ausbruch unter Versuchsaffen in Reston erinnern und an die Schwierigkeiten, die der Versuch bereitet hatte, die Ausbreitung von neu auftauchenden Mikroben im Zeitalter der Flugreisen zu begrenzen. Der Vorfall in Reston hatte gezeigt, daß innerhalb von einer Woche Hunderte von Menschen auf vier Kontinenten mit einer anscheinend neuen Mikrobe in Kontakt kommen konnten, lange bevor die Behörden sich deren Existenz überhaupt bewußt waren. Obwohl der betreffende Virusstrang bei dem Ausbruch in der Firma Hazelton Research Products in Reston, Virginia, sich nachfolgend als harmlos für den Menschen erwiesen hatte, waren die Experten des öffentlichen Gesundheitswesens verblüfft und auch ein wenig ängstlich. Was, wenn es *wirklich* ein menschliches Pathogen gewesen wäre?

Jim Meegan, der 1989 den Posten in der Notfallabteilung der WHO einnahm, den später Jim LeDuc besetzte, war dafür verantwortlich gewesen, den internationalen Aspekten des Ebola-Ausbruchs bei Affen in Reston nachzugehen. Der Vorfall in Reston deckte alle Schwächen des öffentlichen Gesundheitswesens auf, und die nackte Wahrheit verstörte die wissenschaftliche Gemeinschaft.

Die Kette der Ereignisse begann am 21. Oktober 1989 bei der Ferlite Company, einem Tierverteilungszentrum auf den Philippinen. 100 Cynomolgusaffen wurden von Manila im Frachtraum einer KLM-Linienmaschine verschifft; ihr Endziel war New York.

Am 24. Oktober kamen die Affen im Hazelton-Primatenzentrum in Reston, Virginia, an, und nach zwei Wochen bemerkten ihre Pfleger, laut General Philip Russell, eine ungewöhnlich hohe Sterblichkeitsrate in der Gruppe. »Am 10. November vermuteten wir, daß die Tiere einer Art hämorrhagischem Fieber erlagen.« Man unternahm erste Schritte und steckte die infizierten Tiere in Quarantäne.

Bis Dezember waren 50 Affen an der Krankheit eingegangen. 300 waren eingeschläfert worden, um die Epidemie unter Kontrolle zu halten. Bluttests zeigten, daß die Affen zwei Viren in sich trugen: das hämorrhagische Fiebervirus bei Affen, das für Menschen nicht infektiös war, und Ebola, das es für gewöhnlich war.[3] In der Hazelton-Einrichtung und im nahegelegenen Fort Detrick, wo Armeewissenschaftler herauszufinden versuchten, was das Affensterben verursachte, herrschte Panik. Jedes Räuspern, jeder Kopfschmerz und jeder Fieberanfall bei einem Angestellten wurde als Zeichen einer möglichen Ausbreitung von den Affen auf die Menschen angesehen. Außerdem war Grippesaison; daher litten viele Forscher unter ersten Krankheitsanzeichen.

Hastig wurde unter Leitung von Meegan und Joe McCormick, damals Leiter des Labors für spezielle Pathogene der CDC, mit der Detektivarbeit begonnen. Wann immer möglich wurden alle Menschen und alle Tiere, die möglicherweise mit den Affen in Kontakt gekommen waren, auf eine Infektion untersucht. Leider verzögerte sich die Testreihe auf den Philippinen, weil ein Rebellenaufstand es den CDC-Ermittlungsbeamten unmöglich machte, die Ferlite Company zu erreichen, die weit außerhalb von Manila in einem Gebiet lag, das von Guerillas belagert wurde.

Meegan versuchte zu erraten, wie viele Menschen mit den Cynomolgusaffen in Kontakt gekommen waren, bevor diese Reston erreichten, und er wartete mit ernüchternden Zahlen auf. Er legte seinen Kollegen auf der Honolulu-Konferenz nahe, der Botschaft hinter den Zahlen ihre Aufmerksamkeit zu schenken: daß nämlich epizootische Ereignisse sofort zu globalen Pandemien führen könnten, wenn die Mikroben die Fähigkeit besaßen, Menschen zu infizieren. Als er die Ereigniskette beschrieb, versuchte General Russell im Geiste mitzuzählen, wie viele Menschen mit dem Affenvirus in Kontakt gekommen sein könnten und an diesem Virus – wäre es eine für den Menschen gefährliche Mikrobe gewesen – erkranken und/oder es an andere hätten weitergeben können.

Die Spur menschlicher Berührung mit dem Virus begann in der Ferlite Company, wo über ein Dutzend Pfleger Umgang mit den Tieren hatten, und setzte sich am Flughafen von Manila fort. Dort standen die Tiere, bevor man sie an Bord brachte, in Kisten in einem Hangar und wurden von einer kleinen Gruppe von Pflegern gefüttert und mit Wasser versorgt. Die Tiere wurden mechanisch in das Flugzeug verladen, aber ihre Sperrholzkisten wurden von zwei Spediteuren vor dem Start von Hand in die richtige Position gebracht. Anscheinend war kein weiteres Personal während der Zwischenlandungen in Bangkok und Dubai mit den Affen in Kontakt gekommen.

In Amsterdam wurden die Tiere allerdings von einem Team von Spediteuren von Hand entladen. Die Männer trugen die Affen – ohne Handschuhe oder sonstige Schutzkleidung zu tragen – in ihren Kisten zu den automatischen Förderbändern. Die Tiere wurden dann zu einer der weltweit größten Unterbringungseinrichtungen für Tiere gebracht, die sich unter der Leitung der KLM auf dem Flughafen Amsterdam befand. Über 23 000 Affen pro Jahr wurden einen Tag oder länger in dieser KLM-Einrichtung beherbergt – Affen aller Arten, aus allen Teilen der Welt.

In der Nähe der philippinischen Affen waren zwei Affen aus Ghana untergebracht, die nach Mexiko verschifft werden sollten, sowie eine weitere Gruppe afrikanischer Tiere mit Bestimmungsort Moskau. Während ihres Aufenthalts in der Einrichtung teilten die Affen von den Philippinen mit ihnen eine gemeinsame Wasserquelle. Pflegekräfte fütterten und überwachten die Tiere und gingen dabei von einem Affenkäfig zum anderen, ohne Masken und ohne die Handschuhe zu wechseln.

Nach ihrem Aufenthalt in Amsterdam wurden die Tiere von Hand zu einem weiteren KLM-Flugzeug transportiert, was sie möglicherweise mit wieder anderen Spediteuren in Kontakt brachte. Stunden später landete das Flugzeug auf dem internationalen John-F.-Kennedy-Flughafen in New York, wo eine weitere Crew von Spediteuren mit den Affenviren in Kontakt kam. Die Affen wurden im riesigen JFK-Tieraufbewahrungszentrum gelagert, durch das jeden Monat über 50 000 Tiere geschleust wurden. Die Betreuung oblag Tierpflegern, die wie ihre KLM-Kollegen in Amsterdam nur wenige Vorsichtsmaßnahmen ergriffen, um sich vor potentiellen Primatenmikroben zu schützen. Außerhalb des Tierzentrums befand sich ein gewaltiger Flughafen, in dem normalerweise an die 28 Millionen menschliche Passagiere pro Jahr abfertigt wurden, die von fast jedem anderen internationalen Flughafen der Welt kamen oder dorthin unterwegs waren.

Noch während die CDC-Ermittlungsbeamten damit begannen, die Angestellten der Firma Hazelton Research Products in Reston und des Kennedy-Flughafens zu untersuchen, verbreitete sich das Gerücht, daß in einer weiteren Forschungskolonie in Philadelphia ebenfalls ein ungewöhnliches Affensterben unter Cynomolgusaffen auftrat. Auch diese Tiere stammten von den Philippinen und waren über den Kennedy-Flughafen am 28. November 1989 in Philadelphia angekommen.[4] Drei weitere Ladungen Affen von den Philippinen, die zwischen November 1989 und März 1990 in den Vereinigten Staaten eintrafen, enthielten Tiere, die sich mit dem Reston-Virus infiziert hatten. Mindestens 173 Angestellte der verschiedenen Affenzentren waren mit ihnen in Kontakt gekommen.[5]

Die CDC fanden heraus, daß fünf Tierpfleger, die in den Primatenzentren arbeiteten, und ein Angestellter des Tierzentrums im Kennedy-Flughafen Antikörper gegen das Reston-Virus entwickelt hatten; das deutete darauf hin, daß sie sich wahrscheinlich infiziert hatten.[6]

Forscher der amerikanischen Armee waren angesichts des Reston-Virus weiterhin höchst besorgt, noch lange nach Beginn des neuen Jahres, aber Joe McCormick und seine CDC-Crew in der Abteilung für spezielle Pathogene waren schon lange zu dem Schluß gekommen, daß die Mikrobe für den Menschen harmlos war. Sie hatten gute Gründe für ihre Schlußfolgerung: McCormick war einer der weniger als zehn Wissenschaftler weltweit, die jemals eine Ebola-Epidemie beobachtet und mit dem Virus infizierte Patienten untersucht hatten. Zusammen mit McCormick arbeitete die britische Ärztin Susan Fisher-Hoch, die Ebola intensiv studiert hatte, zuerst im Porton Down Laboratory in England und später bei den CDC. McCormicks Gruppe hatte eben erst die Aufschlüsselung von Gensequenzen in Schlüsselabschnitten des gefährlichen menschlichen Ebola-Virus beendet.[7]

»Es handelt sich hierbei nicht um ein gefährliches Pathogen«, wiederholten McCormick und Fisher-Hoch regelmäßig, trotz andauernder Panik in Fort Detrick. Sie waren absolut davon überzeugt, daß das Reston-Virus für den Menschen keine Bedrohung darstellte.

Das Gesundheitsamt von New York gab sich damit nicht zufrieden. Die Behörde erfuhr zu ihrem Entsetzen von der offensichtlichen Infektion eines Flughafenangestellten – u.a. deswegen entsetzt, weil 80 Prozent aller Versuchsaffen, die legal in die Vereinigten Staaten importiert wurden, den JFK-Flughafen durchliefen. Es gab auch schwere Bedenken, daß ebolaähnliche Viren nicht auf Affen von den Philippinen beschränkt sein könnten. CDC-Tests zeigten, daß zehn Prozent aller afrikanischen und asiatischen Affen Antikörper gegen Filoviren besaßen – die Virenklasse, zu der auch Ebola und Marburg gehörten.

Daraufhin erließ der Gesundheitsminister des Bundesstaates New York, David Axelrod, eine Verordnung, daß mit Wirkung vom 23. März 1990 ab 12 Uhr allen Affen der Zugang zu Einrichtungen im Staat New York verwehrt wurde, bei denen nicht schriftlich eine Quarantäne von sechzig Tagen außerhalb der Vereinigten Staaten nachgewiesen werden konnte. Außerdem wurden zusätzlich 60 Tage der Quarantäne vorgeschrieben, bevor die Tiere kommerziell verkauft werden oder in Forschungslaboratorien zum Einsatz kommen durften.[8]

Das Durchgreifen dieses Bundesstaates zwang die CDC zu handeln, und es folgte eine Flut von Erlassen und nationalen Konferenzen. Das öffentliche Gesundheitswesen wurde an die Marburg-Katastrophe von

1967 erinnert, an den Ausbruch des hämorrhagischen Fiebervirus bei Affen im Jahr 1989 am Primatenzentrum der New Mexico State University und an den Tod eines Laborarbeiters der International Research and Development Corporation in Manhattan, Michigan, der sich 1989 bei einem Chinaäffchen mit dem Herpes-B-Affenvirus infiziert hatte. Laute Rufe nach einem vollständigen Bann auf alle Importe von wilden Affen wurden laut.[9]

CDC-Direktor William Roper widerrief die Importlizenzen der drei größten Primatenhändler – Hazelton, Worldwide Primates of Miami und Charles River Primates Corporation in Port Washington, New York. Das führte zu einem lauten Aufschrei der landesweiten Forschungseinrichtungen.[10] Die AIDS-Forscher erklärten, diese Maßnahme bringe ihre Bemühungen zu einem abrupten Ende, und die Pharmaunternehmen behaupteten, dieser Schritt der CDC käme einem Bann auf die Medikamentenerforschung und -entwicklung gleich. Die Bundesbehörde saß zwischen allen Stühlen. Dieser Stillstand hielt noch bis Juni an, dann zeigte eine CDC-Untersuchung von zufälligen menschlichen Blutproben, daß viele Menschen, die niemals auch nur in die Nähe von Affen gekommen waren – darunter Bewohner aus dem Bundesstaat Alaska, die ihr ganzes Leben dort verbracht hatten –, Antikörper in ihrem Blut hatten, die das Reston-Virus in einem Reagenzglas neutralisierten.[11] Diese Erkenntnis reduzierte gewaltig die Bedeutung der Infektionen bei Menschen, die Kontakt mit den Affen von den Philippinen hatten.

Spätere Untersuchungen von McCormick, Fisher-Hoch und ihren Kollegen in der Abteilung für spezielle Pathogene der CDC zeigten, daß die meisten Affen selbst die Infektion einer hohen experimentellen Dosis des philippinischen Virus überlebten und daß alle Überlebenden (27 von 42 Tieren) bei einer PCR-Untersuchung kein Virus mehr in ihrem Körper trugen.[12] Die Gruppe konnte auch nachweisen, daß die relative Gefahr von Filoviren sich drastisch unterschied – je nachdem, ob sie aus Asien oder Afrika stammten: Die afrikanischen ebolaähnlichen Viren waren weitaus gefährlicher.[13]

Trotz beruhigender Erkenntnisse über die geringe Pathogenizität des Reston-Virus war es für die wissenschaftliche Gemeinde ein rüdes Erwachen gewesen. Die Affenimporteure waren im Juli 1990 wieder im Geschäft, allerdings unter weitaus rigideren Test- und Quarantänebestimmungen. Die CDC und die WHO waren gezwungen, die Vorschriften über den Umgang mit Primaten, die zwanzig Jahre zuvor nach dem Marburg-Ausbruch erstellt worden waren, zu überprüfen. Die Fluggesellschaften, die sich kurze Zeit geweigert hatten, Primaten zu transportieren, nahmen die normalen Tiertransporte wieder auf, jedoch mit einem neuen Gefühl für die damit verbundenen Risiken.

Die Kriegsspielübung von Honolulu und der Vorfall mit dem Reston-Virus waren Teile in einem größeren Bild, das die Sorge der Wissenschaftler hinsichtlich der Bereitschaft, sich dem Auftauchen neuer Krankheiten zu stellen, beträchtlich erhöhte. Fünf große Studien der amerikanischen Regierung gingen diese Frage zwischen 1988 und 1994 an.[14]

Darüber hinaus befaßten sich mehrere internationale Institutionen und Organisationen mit diversen Aspekten der Bereitschaft im Hinblick auf neu auftauchende Krankheiten.[15]

Diese Berichte wurden zwar von verschiedenen Gruppen von Wissenschaftlern und Ärzten erarbeitet, allen war jedoch die Dringlichkeit der Sorge und die Verzweiflung über den Status der medizinischen Infrastruktur und Infektionskrankheitsforschung in den Vereinigten Staaten und in Europa gemeinsam. Die Lösungsansätze unterschieden sich allerdings beträchtlich und spiegelten die Schwerpunkte der verschiedenen daran beteiligten Institutionen wider.

Amerikanische Wissenschaftler, insbesondere Virologen und andere, die sich auf dem flügge gewordenen Feld der mikrobiellen Ökologie tummelten[16], unterstützten zumeist großangelegte Überwachungsprogramme. Satelliten, biologische Hochsicherheitslaboratorien, Computer und PCR-Geräte waren die Hilfsmittel, mit denen sie hofften, Veränderungen in den Ökologien festzustellen, die zu einem Auftauchen pathogener Mikroben führen könnten. Wenn das nicht funktionierte, hofften sie doch wenigstens dafür ausgerüstet zu sein, um mit einem schnellen wissenschaftlichen Schlag die auftauchenden Mikroben zu identifizieren und zu zerstören, bevor sich ein Ausbruch zu einer Epidemie entwickelte.

Der ehrgeizigste dieser Vorschläge, ProMED[17], wurde von der Federation of American Scientists gesponsort und war das geistige Kind von Stephen Morse. In seinem beängstigend engen, überfüllten Büro an der Rockefeller University arbeitete der bärtige, ehrgeizige Brillenträger Morse jahrelang bis spät in die Nacht auf der Suche nach Antworten auf die Frage, wie man der Menschheit am besten helfen könnte, den Mikroben einen Schritt voraus zu sein.[18] Als er und der Nobelpreisträger Joshua Lederberg dieses Problem 1988 in Vorbereitung auf die historische Konferenz über »auftauchende Viren« von 1989 stundenlang diskutierten, dachte Morse noch, daß ein recht bescheidener Ansatz genügen würde. Damals war er der Ansicht, daß eine Neueinrichtung des alten internationalen Netzwerks der Rockefeller Foundation an Laboratorien für Tropenmedizin einen angemessenen Schutz bieten würde.

Aber als das gewaltige Ausmaß des Problems neu auftauchender Krankheiten offensichtlich wurde, wuchs der Umfang des Überwachungsnetzes, das sich Morse vorstellte. Das ProMED-Projekt beinhaltete ein riesiges internationales Netzwerk an Überwachungssystemen, die gegen auftauchende Krankheiten gerichtet waren – nicht nur in Krankenhäusern und Kliniken, sondern auch bei der Viehhaltung, bei landwirtschaftlichen Anbauprodukten, bei in der Wildnis gefangenen Tieren und Wasserproben. Das System, an das Morse dachte, würde als »Wachhund« dienen, nicht nur für das natürliche Auftauchen von Mikroben, sondern auch für den Einsatz biologischer Waffen.

Ein solches ausgedehntes Netzwerk konnte nur funktionieren, wenn es politisch von den Vereinten Nationen unterstützt wurde. Daher tagten Morse und seine ProMED-Kollegen, die sich aus Biologen aus aller Welt zusammensetzten, im September 1993 im WHO-Hauptsitz in Genf in der Hoffnung, für die Initiative mehr formelle Unterstützung zu erlangen.

»Es wird immer deutlicher, daß mehr getan werden muß, um das Auftauchen neuer Epidemien zu verhindern«, stellte Dr. Barbara Rosenberg von der Federation of American Scientists auf der Versammlung fest. »Das wird sowohl wegen des Arsenals biologischer Waffen als auch aus dem Zustand des öffentlichen Gesundheitswesens klar... Unterschwellig besteht weltweit eine tiefe Sorge über neu auftauchende Krankheiten und das offensichtliche Bedürfnis, einen umfassenden globalen Plan zu entwickeln.«

D. A. Henderson, der einst die Kampagne zur Vernichtung der Pocken angeführt hatte, äußerte vor der Versammlung in Genf, daß »es die wachsende Überzeugung gibt, das Wohlbefinden der Menschheit und vielleicht sogar unser Überleben als Spezies werde von unserer Fähigkeit abhängen, neu auftauchende Krankheiten aufzuspüren... Wo wären wir heute, wenn HIV ein durch die Luft übertragbares Pathogen wäre? Können wir das denn für eine vergleichbare Infektion der Zukunft ausschließen?«

Jahre zuvor hatte Karl Johnson noch dunklere Befürchtungen geäußert. Nachdem er sich ausführlich bei einer Konferenz für Tropenkrankheiten in Seattle ausgetauscht hatte, zog er Joe McCormick und einen Reporter zur Seite, abseits von der Menge.

»Ich mache mir Sorgen über diese ganze Virulenzforschung«, hatte Johnson mit todernster Stimme gesagt. »Es ist nur eine Sache von Monaten – höchstens Jahren –, bis die Menschen die Gene für Virulenz und Tröpfchenübertragung in der Grippe, in Ebola, Lassa oder was immer festnageln. Und dann kann jeder Irre mit einer Ausrüstung im Wert von ein paar tausend Dollar und einem College-Diplom in Biologie unterm Arm Mikroben herstellen, gegen die Ebola wie ein gemütlicher Spaziergang im Park wirkt.«

Mit Hilfe der Gentechnik war es einfach genug, Gene in die DNA oder RNA eines Virus einzufügen, die so gut wie alles kodierten.[19] Johnson glaubte, daß die Entdeckung, welche Gene des Ebola-Virus die hämorrhagische Krankheit auslösen, dazu führen könnte, daß man sie in Viren wie Grippe oder Masern einfügte, die für eine Übertragung über die Atemwege bestens ausgerüstet waren. Er war nicht der einzige Biologe, der dieser Sorge Ausdruck verlieh.[20]

1993 unterzeichneten an die 125 Nationen die Konvention über Biowaffen[21], doch die Vereinbarung hatte keinen Biß.

Infolgedessen sorgten sich Wissenschaftler aus Ländern mit historisch bedingten Grenz- und Regionalkonflikten, daß sogar ein armes, finanzschwaches Land Mikroben entwickeln könnte, die das Getreide vernichten und so zu Hungersnöten führten, die weit verbreitbare Krankheiten bei Mensch und Tier hervorrufen oder wirtschaftlich überlebenswichtige Anbauprodukte ins Visier nehmen, um die Wirtschaft des rivalisierenden Landes zu schädigen.

»Das läßt sich mühelos bewerkstelligen«, versicherte Dr. A.N. Mukhopadyay in Genf. Als Dekan für Landwirtschaft an der G.S. Pant-Universität in Pantnagar (Nainital), Indien, befürchtete Dr. Mukhopadyay insbesondere, daß die Spannungen zwischen Indien und seinen Nachbarstaaten eine der Nationen des indischen Subkontinents dazu bewegen könnten, gegen seine Feinde landwirtschaftliche Sabotage zu betreiben. »Das ist keine Science-fiction«, bekräftigte er.

Barbara Rosenberg versicherte, daß biologische Waffen ein besonderes diplomatisches Problem bildeten, das sich bei nuklearen oder chemischen Waffen so nicht stellte. »Die dafür notwendige Ausrüstung ist technisch niemals derart hoch entwickelt, daß sie nicht von einem Land, das die Absicht hat, seine Kapazität an Biowaffen zu erhöhen, selbst hergestellt werden könnte«, warnte sie und fügte noch hinzu: »Kein Land ist immun gegen die Gefahren.«

Der Mikrobiologe Mark Wheelis von der University of California in Davis gehörte zu jenen, die glaubten, PCR-Technologie könnte Gaunereien im Bereich der biologischen Waffen aufspüren helfen.

»PCR ist das molekulare Äquivalent zu den Daumenabdrücken eines Mörders auf der Waffe«, erklärte Wheelis. Er meinte, daß die Technologie zwar neue Möglichkeiten für Biowaffen mit sich brachte, andererseits aber auch neue Optionen für das Aufspüren und die Abschreckung.

Die ProMED-Anhänger waren der festen Überzeugung, daß dieselben internationalen Mechanismen, die eine Überwachung und einen Nachweis von Verletzungen des Übereinkommens hinsichtlich biologischer Waffen erlaubten, auch ideal dafür geeignet wären, das natürliche Auftauchen von gefährlichen Mikroben zu kontrollieren.

Das jedoch machte viele Wissenschaftler aus Entwicklungsländern nervös.

»Ich glaube, ein wesentlicher Aspekt des Problems neu auftauchender Krankheiten ist die globale Partnerschaft. Es ist entscheidend und von immenser Bedeutung für die Menschen aus den Entwicklungsländern«, führte Dr. Natth Bhamarapravati, emeritierter Präsident der Mahidol-Universität in Bangkok, aus. »Wir dürfen nichts tun, um dieses Gefühl der Partnerschaft zu untergraben.«

Isao Arita aus Japan, der ehemaliger Leiter der Anti-Blattern-Kampagne, war der Ansicht, es sei bereits bei wohltätigen Programmen wie Schutzimpfungskampagnen extrem schwierig, nationalistisches und kulturelles Mißtrauen zu überwinden; wenn die Bemühungen des öffentlichen Gesundheitswesens mit Strafmaßnahmen in Verbindung gebracht würden, könnten viele Länder den Zugang für beide Projekte verweigern.

»Diese Bemühungen müssen voneinander getrennt werden«, schloß Arita.

Wenn das Auftauchen von Krankheiten im öffentlichen Gesundheitswesen auf globaler Ebene getrennt angegangen werden sollte, wie würde ein solches System aussehen, und wer – oder welche Agentur – stünde an ihrer Spitze? Arita war sich da nicht sicher.

Weder Arita noch D.A. Henderson waren sonderlich begeistert von der Lösung, die auf der Hand lag – nämlich, die Kontrolle der Weltgesundheitsorganisation zu übertragen. Nach ihren Erfahrungen bei der Leitung der Anti-Pocken-Kampagne hatten beide Männer genug von der WHO.

»Wir haben die Pocken *trotz* der WHO besiegt«, sagte Henderson.

»Bis die WHO erkannte, daß es eine AIDS-Epidemie gab, wütete diese bereits auf vier Kontinenten«, fügte Henderson hinzu. »Das sagt ja wohl alles über die Bereitschaft und die Notfallreaktionen der WHO.«

Wenn jedoch die WHO dieser Aufgabe nicht gewachsen war, wer oder was war es dann?

Henderson war der Ansicht, die amerikanischen Centers for Disease Control wären dafür am besten geeignet.

»Die WHO verfügt über beklagenswert wenig eigene Ressourcen«, erläuterte Henderson.[22] Darüber hinaus liege das Hauptbüro in Genf oft im Streit mit den verstreuten Regionalbüros, die – so bekräftigte Henderson – »nur mit einem oder zwei [Virologen] besetzt sind. Unausweichlich verfügen jene, die solche Büros mit Personal ausstatten, eher über Verwaltungsfertigkeiten und Geschick für das Zusammenführen von Experten als über eigenes berufliches Fachwissen... Ich sehe daher keine andere Lösung, als die CDC als internationale Ressource anzuerkennen, sie finanziell ausreichend zu unterstützen und ihr Mandat von der Gesetzgebung festschreiben zu lassen.«

Aus Hendersons Sicht ließ sich eine solch weltweite Bereitschaft strukturell mit solchen Programmen verbinden wie der südamerikanischen Anti-Polio-Kampagne und der globalen UNICEF-Kampagne, die Kinder der Welt gegen die wichtigsten vermeidbaren Kinderkrankheiten zu impfen. Die aktive Überwachung würde am besten von 15 eng vernetzten Laboratorien für Tropenkrankheiten vor Ort durchgeführt, besetzt mit CDC-Wissenschaftlern, Kollegen von örtlichen Gesundheitseinrichtungen des Gastlandes und akademischen Forschern von ungefähr 50 amerikanischen Universitäten.

Henderson schätzte, daß das gesamte System an Unterhalt 150 Millionen Dollar pro Jahr kosten würde. Er fügte hinzu: »Können wir es uns leisten, in ein solches Programm zu investieren? Eine bessere Frage wäre, ob wir es uns leisten können, *nicht* in ein Programm zu investieren, das für unser Überleben als Spezies möglicherweise entscheidend ist.«

Der Vorschlag von Henderson ähnelte dem, der 15 Jahre zuvor von Jordi Casals vorgelegt worden war[23], und er war über die Jahre von Tom Monath, Robert Shope, Frederick Murphy[24] und den meisten anderen Wissenschaftlern unterstützt worden, die bei Ausbrüchen von hämorrhagischen oder arboviralen Krankheiten eine Rolle gespielt hatten.[25] Er wurde formell von dem amerikanischen Institute of Medicine gebilligt.[26]

In Reaktion auf den Bericht des Institute of Medicine über neu auftauchende Krankheiten übertrugen die CDC Dr. Ruth Berkelman die Aufgabe, Pläne für die Überwachung und die rasche Reaktion auf solche Krankheiten zu entwerfen. Eineinhalb Jahre lang koordinierte Berkelman ein erschöpfendes Projekt, identifizierte Schwächen in den CDC-Systemen und entwarf ein neues, verbessertes System der Krankheitsüberwachung und -reaktion.

Berkelman und ihre Mitarbeiter entdeckten eine lange Liste von ernsten Schwächen und Mängeln im Überwachungssystem der CDC und erklärten die internationale Kontrolle für derart planlos, daß sie praktisch nicht existiere. So hatten die CDC beispielsweise 1990 zum erstenmal versucht, Krankheitsausbrüchen in den USA mit Hilfe eines computerisierten Meldesystems auf der Spur zu bleiben, das die Bundesbehörde mit Gesundheitsämtern in vier Bundesstaaten verband. Im Laufe von sechs Monaten wurden 233 Ausbrüche ansteckender Krankheiten gemeldet. Das Projekt brachte zwei beunruhigende Erkenntnisse zutage: Keine Bundes- oder Landesbehörde verfolgte routinemäßig Krankheitsausbrüche welcher Art auch immer, und nach Beginn des Pilotprojekts variierte die Fähigkeit der beteiligten Bundesstaaten, solche Ereignisse zu überwachen, drastisch. Vermont meldete beispielsweise 14,1 Ausbrüche pro einer Million Einwohner gegenüber 0,8 Ausbrüchen pro einer Million in Mississippi.[27]

Dr. Michael Osterholm, Landesepidemiologe in Minnesota, unterstützte die CDC-Bemühungen, indem er die politischen und die wissenschaftlichen Möglichkeiten aller 50 amerikanischen Gesundheitsämter kontrollierte. Er entdeckte, daß die enormen Variationen bei den Meldungen von Krankheitsausbrüchen keine Unterschiede im tatsächlichen Vorkommen in den betreffenden Bundesstaaten widerspiegelten, sondern vielmehr die enormen Diskrepanzen in der Politik und in den Fähigkeiten der einzelnen Gesundheitsämter.[28] In den Vereinigten Staaten begann jegliche Krankheitsüberwachung auf lokaler Ebene, wurde durch die Hauptstädte der Bundesstaaten weitergeleitet und gelangte schließlich zum Hauptsitz der CDC in Atlanta. Wenn in der Kette zwischen Kommune und Bundesebene ein Glied schwach war, wirkte sich das auf das gesamte System aus. Im besten Fall führten örtliche Schwächen zu einem schiefen Bild davon, wo die Probleme eigentlich lagen: Bundesstaaten mit einem besser funktionierenden Meldewesen schienen mehr von Krankheiten heimgesucht als jene, die einfach nicht kontrollierten bzw. keine Ausbrüche meldeten. Im Extrem konnten diese Situationen jedoch gefährlich sein, wenn ernsthafte Ausbrüche, vielleicht sogar Todesfälle, übersehen wurden.

Osterholm und Berkelman entdeckten, daß nach annähernd zwei Jahrzehnten, in denen die Regierung den Gürtel enger geschnallt hatte, und angesichts geringerer öffentlicher und staatlicher Einnahmen aufgrund von Steuerkürzungen und wirtschaftlicher Rezession die meisten lokalen und regionalen Krankheitsmeldesysteme mit erschreckend großen Mängeln behaftet und häufig völlig unzuverlässig waren. Todesfälle blieben unbemerkt. Ausbrüche ansteckender Krankheiten wurden ignoriert. Nur wenige Bundesstaaten wußten wirklich, was sich in ihrer jeweiligen mikrobiellen Welt abspielte.

»Eine Untersuchung der öffentlichen Gesundheitsämter, die 1993 in allen Bundesstaaten durchgeführt wurde, zeigte, daß in vielen staatlichen und örtlichen Gesundheitsämtern für die Überwachung der meisten Infektionskrankheiten nur eine Minimal-Mannschaft bereitstand«, berichtete das Untersuchungsteam. Die Situation war so gravierend, daß sogar einige Krankheitsfälle, die Ärzte und Krankenhäuser den CDC per Gesetz melden mußten, nicht verzeichnet wurden. Bei der AIDS-Überwachung, die 1990 über die umfangreichsten Finanzmittel verfügte und von allen CDC-Programmen am aufmerksamsten verfolgt wurde, herrschte ständig eine Diskrepanz von mindestens 20 Prozent nicht gemeldeter Fälle. Infolgedessen konnten die CDC-Beamten das wirkliche Vorkommen von Krankheiten wie penicillinresistenter Gonorrhöe, vancomycinresistenter Tuberkulose oder der Lyme-Krankheit in den 50 Bundesstaaten nur erraten. Je mehr Krankheiten aufkamen – wie verschiedene antibiotikaresistente bakterielle Erkrankungen oder neue Arten epidemischer Hepatitis –, desto lauter protestierten die gestreßten Bundes- und Ortsgesundheitsämter gegen CDC-Vorschläge, die Liste der Pflichtmeldekrankheiten zu erweitern – sie konnten einfach nicht Schritt halten.

Osterholm kontrollierte eingehend die Laboratorien von 23 staatlichen Gesundheitsämtern und fand heraus, daß bei *allen außer einem spätestens seit 1992 ein Einstellungsstop bestand*. Annähernd die Hälfte der bundesstaatlichen Laboratorien vergab Aufträge an Privatunternehmen, und es fehlte an staatlichem Personal, um die Qualität dieser Arbeit zu kontrollieren.[29] In einem Dutzend Bundesstaaten gab es keine qualifizierten Wissenschaftler im Staatsdienst zur Überwachung der Lebensmittelsicherheit, trotz der enormen Welle an *E.-coli-* und *Salmonella*-Ausbrüchen, die in den achtziger und zu Anfang der neunziger Jahre im ganzen Land aufgetreten waren.

Auf der internationalen Ebene gestaltete sich die Situation noch bedenklicher. Jim LeDuc von den CDC, der im Hauptsitz der WHO in Genf arbeitete, prüfte 1993 jene 34 Untersuchungslaboratorien in aller Welt, die angeblich die globale medizinische Gemeinschaft bei Ausbrüchen von gefährlichen Viruskrankheiten alarmieren sollten. (Für die Verfolgung bakterieller Ausbrüche oder parasitärer Krankheiten gab es ein solches Netz von Laboratorien nicht.) Er entdeckte schockierende Unzulänglichkeiten beim Fachwissen, bei der Ausrüstung und den allgemeinen Fertigkeiten der Laboratorien. Nur die Hälfte der Einrichtungen konnte verläßlich Gelbfieber diagnostizieren; 1993 geriet die Epidemie in Kenia zweifelsohne deswegen außer Kontrolle, weil das für diese Region zuständige Labor es versäumte, die Ursache des Ausbruchs korrekt zu diagnostizieren. Hinsichtlich anderer Mikroben waren die Laboratorien noch schlechter vorbereitet: 53 Prozent waren nicht in der Lage, die japanische Enzephalitis zu diagnostizieren, 56 Prozent konnten keine Hantaviren identifizieren, 59 Prozent versagten bei der Diagnose des Rifttalfiebers, und 82 Prozent übersahen die kalifornische Enzephalitis. Für die weniger üblichen Mikroben wie Ebola, Marburg, Lassa und Machupo, die zu hämorrhagischen Krankheiten führten, besaß praktisch kein Labor die notwendigen biologischen Reagensmittel, um einen Diagnosetest auch nur zu versuchen.

Als erste Verteidigungslinie gegen neu auftauchende Krankheiten – zumindest gegen auftauchende Viren – sprach sich LeDuc für ein bescheidenes Einmalprogramm in Höhe von 1,8 Millionen Dollar aus, um alle Laboratorien besser auszustatten und das freiwillige WHONet-Meldesystem zu verbessern, das wichtige Krankenhäuser und medizinische Systeme in aller Welt miteinander verband.[30] LeDucs Vorschlag wurde von der WHO formell befürwortet, und es wurde am 26. April 1994 eine Kommission von medizinischen Experten unter Vorsitz von Joshua Lederberg gebildet. Vier Monate nachdem er seinen Vorschlag den wohlhabenden Nationen der Welt unterbreitet hatte, wartete LeDuc immer noch auf Dollar, Mark, Yen oder andere solide Währungen.

Berkelmans Plan, die Kapazitäten der CDC zu erhöhen, beruhte auf einer erfolgreichen Finanzierung von LeDucs globalem Programm, einer signifikanten Verbesserung der inländischen Überwachungsprogramme auf allen Regierungsebenen sowie auf beträchtlichen Fortschritten in der nationalen Forschung, in Infrastruktur, Laborarbeit, Ausbildung und im allgemeinen Engagement im Hinblick auf dieses Problem.

Das kostete Geld: wahrscheinlich 125 Millionen Dollar pro Jahr.[31] Jedwede Forderung nach finanzieller Unterstützung legte das Schicksal der Krankheitsüberwachung und -bereitschaft in die Hände von Politikern. Was daher als wissenschaftliche Besorgnis begann, endete als Futter für die Debatten im Kongreß – und das zu einer Zeit, als die Gesetzgeber unter dem öffentlichen Druck standen, den gewaltigen nationalen Schuldenberg der USA abzubauen.

Jede Vision einer globalen Gesundheitsüberwachung, die letztlich in den Händen einer amerikanischen Behörde lag, mußte auf dem Felde der internationalen öffentlichen Meinung einfach umstritten sein. Die CDC waren dafür bekannt, sich seit über zehn Jahrzehnten bei allen Epidemien – von Ebola bis Gelbfieber – vernünftig verhalten zu haben. Sobald eine Krise auftrat, ging der erste Anruf der WHO im allgemeinen nach Atlanta.

Frankophile Nationen riefen wahrscheinlich eher das Pasteur-Institut an, das ebenfalls auf enorme Leistungen zurückblicken konnte, insbesondere in Westafrika. Mitglieder des Commonwealth waren ähnlich geneigt, zuerst mit dem London Institute of Hygiene and Tropical Medicine Kontakt aufzunehmen. Nichtstaatliche Institutionen wie Ärzte ohne Grenzen, Médecins du Monde, das Internationale Rote Kreuz und Oxfam spielten zunehmend die Rolle eines Frühwarnsystems für Krankheiten. Ärzte ohne Grenzen entdeckte beispielsweise 1992/1993 eine Epidemie der extrem tödlichen viszeralen Leishmaniose im südlichen Sudan. Das Land befand sich im Bürgerkrieg, und das gesamte Gesundheitssystem war praktisch kollabiert. Es gab keine sudanesische Behörde, welche die Gesundheit der Menschen im aufständischen Süden auch nur überwachte, geschweige denn Ausbrüche von Krankheiten nach Khartum oder Genf meldete. Ohne Außenseiter – in diesem Fall Ärzte ohne Grenzen – wäre die Epidemie möglicherweise für die Weltöffentlichkeit verborgen geblieben, obwohl sie Zehntausende von Menschen betraf.

In den neunziger Jahren gab es eine überwältigende Zahl von hochintensiven örtlichen Konflikten zwischen politischen, ethnischen und religiösen Gegnern, und es wurde den am stärksten an der Hilfsarbeit beteiligten Organisationen klar, daß *kein* Überwachungssystem auf Regierungsbasis in Konfliktregionen auch nur den Hauch einer Chance hätte. 1993 wütete eine massive Masernepidemie im kriegserschütterten Angola, doch die Regierung in Luanda leugnete offiziell deren Existenz. Ärzte ohne Grenzen entdeckten zwölf Bevölkerungsgruppen, die 1993 am stärksten von Hunger und Krankheit bedroht waren: nichtmuslimische Sudanesen (700 000 Risikofälle), afghanische Zivilisten (über zehn Millionen Risikofälle), tadschikische Muslime (von denen über 300 000 vor einem anhaltend blutigen Bürgerkrieg auf der Flucht waren), kaukasische Minderheiten (keine Zahlen bekannt), liberianische Zivilisten (ungefähr 820 000 standen unter einem Höchstrisiko), angolanische Zivilisten (an die acht Millionen vom Bürgerkrieg bedroht), am Kampf nicht beteiligte Kambodschaner (Millionen waren in den von den Roten Khmer gehaltenen westlichen Teilen des Landes durch medikamentenresistente Malaria und Tuberkulose als auch durch Hungersnöte gefährdet), bosnische Zivilisten (über eine Million Muslime und Serben waren durch den andauernden Bürgerkrieg bedroht), Nagorno-Karabach (über 700 000 Flüchtlinge aufgrund der Unruhen zwischen Armenien und Aserbeidschan) und Somalis.

Alles in allem hatte es 1993 den Anschein, daß über 21 Millionen

Menschen auf der Erde unter Bedingungen lebten, die für ein Auftreten von Mikroben ideal waren: Ihre Interessen erhielten im Staat nicht die Repräsentanz, die ihr Leben hätte verbessern können, sie hungerten, sie hatten keine sichere, dauerhafte Unterkunft, und es mangelte ihnen an allen Formen medizinischer Grundversorgung und Hygiene.

Die Situation verschlechterte sich 1994 noch, als über eine halbe Million Ruander aus ihrer Heimat flohen. Die meisten von ihnen landeten in gefährdeten Flüchtlingslagern, in denen es nicht einmal die rudimentärste Hygiene oder sichere Trinkwasservorräte gab

Am 17. Juni 1993 reichte Ärzte ohne Grenzen beim Sicherheitsrat der Vereinten Nationen einen offiziellen Protest ein. Sie legten zahlreiche Beispiele von kriegszerrütteten Gegenden vor, in denen Mitarbeiter von Hilfsorganisationen von den örtlichen Militärkräften, Rebellengangs oder den Truppen der Vereinten Nationen bedroht wurden. Außerdem erhob die Gruppe den Vorwurf, daß Zivilisten der Zugang zu Krankenhäusern und medizinischer Versorgung regelmäßig verweigert wurde – in einigen Fällen wurden Krankenhäuser absichtlich von den kriegführenden Mächten angegriffen.

Aufgrund ihrer Charta war den Vereinten Nationen keine Aktion gestattet, die auch nur im geringsten für eine Mißachtung der nationalen Souveränität gehalten werden konnte. In Zeiten einer Krise legte die UN das so aus, daß ihre einzelnen Institutionen – einschließlich der WHO – in eine nationale Krise ohne die offizielle Aufforderung der anerkannten Regierung nicht eingreifen konnten. Ohne eine solche offizielle Genehmigung durfte die WHO ebenso wenig ein Team von Ärzten zur Untersuchung eines ungewöhnlichen Krankheitsausbruchs nach Kigali schicken wie nach Los Angeles oder Paris.

Für Jonathan Mann, Daniel Tarantola und die meisten anderen ehemaligen Mitglieder des Global Programme on AIDS verstärkten diese Beschränkungen nur ihre Überzeugung, daß das Auftauchen von Krankheiten untrennbar mit den Menschenrechten verbunden ist. Jonathan Mann wünschte sich, daß die Weltgemeinschaft Möglichkeiten untersuchte, um bereits bestehende Menschenrechtsgesetze als Hebel einzusetzen, damit die UN und die WHO Zugang zu durch Krankheit gefährdeten Bevölkerungsgruppen erhielten.

Während des Kalten Krieges gab es weniger solche Bürgerkriege und nationalistischen Auseinandersetzungen, weil die Supermächte auf die meisten globalen Konflikte ihren Daumen hielten. In Abwesenheit einer derartigen globalen Überwachung fühlten sich einige Regierungen dazu ermuntert, ihre eigenen Leute abzuschlachten, rivalisierende Minderheiten auszulöschen, alle gesellschaftlichen (einschließlich der medizinischen) Einrichtungen für wichtige Bevölkerungsgruppen auszuradieren und die Existenz von Krankheiten zu leugnen.

Während einige Experten für neu auftauchende Krankheiten sich für ein NASA-Satellitennetzwerk aussprachen, um Regenfälle und Moskitopopulationen, rote Algenteppiche oder die Zerstörung des Regenwaldes zu beobachten und den Mikroben auf diese Weise auf der Spur zu bleiben, waren Ärzte, die inmitten von Krisengebieten arbeiteten, der Ansicht, daß weitaus fundamentalere Dinge benötigt würden.

»Es wird stets die Notwendigkeit für schnelle Reaktionen geben, und das wird wahrscheinlich immer zuerst die CDC betreffen«, sagte Joe McCormick. »Aber man braucht Leute vor Ort, um diese Notfälle überhaupt zu entdecken. Man braucht ein funktionierendes System der medizinischen Versorgung. Und man braucht jemand, den man anrufen kann.«

Wenn die Regierung der Feind ist – wenn man zusammen mit seinem Volk Opfer von Unterdrückung ist –, wen soll man dann anrufen?

»Offen gesagt fühle ich mich unbehaglich«, erklärte Henderson. »Ich bin mir unserer Beschränkungen nur allzu bewußt.«

Der ehemalige CDC-Direktor Dr. William Foege war der Meinung, daß das Auftauchen neuer Krankheiten eng mit der »Verdritteweltlichung« verbunden war: mit dem Zustand der medizinischen Versorgung, der Immunisierung, der Hygiene, der Ausbildung und der Gesamtlast von Krankheiten in einer Gesellschaft. Foege, der für das Carter Center for International Peace mit Sitz in Atlanta tätig war, vertrat die Ansicht, daß die von der Weltbank und dem Internationalen Währungsfond angeordneten strukturellen Veränderungen zusammen mit der Kapitalkrise nach dem Fall der Berliner Mauer die Lebensbedingungen der Menschen beträchtlich verschlechtert und die Chancen für die Mikroben verbessert hatten. Über 178 Milliarden Dollar pro Jahr flossen in Form von Schuldentilgungen von den ärmsten Ländern der Welt zu den reichsten, während nur ein Drittel dieser Summe (etwas unter 60 Milliarden Dollar) in Form von Darlehen und Entwicklungshilfe in die andere Richtung ging.[32]

»Das ist eine Krise des öffentlichen Gesundheitswesens«, erklärte Foege. »Eine Billion Dollar wird jedes Jahr für Waffen ausgegeben. Unter den 14 Millionen Kindern, die 1989 gestorben sind, hätten für zweieinhalb Milliarden Dollar neun Millionen [Todesfälle] vermieden werden können. Diese Summe wird in den Vereinigten Staaten pro Jahr allein für die Zigarettenwerbung ausgegeben.«

Foege hatte das Gefühl, daß Gesundheit international wie national in den neunziger Jahren durch die Globalisierung der Mikroben so eng miteinander verflochten war, daß man den Menschen in Nordamerika und Westeuropa unmöglich ein Leben ohne Krankheit garantieren konnte, ohne den Bewohnern von Aserbeidschan, der Elfenbeinküste oder Bangladesch ähnliche Garantien zu geben.

Als die Welt und die Bedrohung durch Krankheiten zunehmend komplexer wurden, hatten McCormick und Fisher-Hoch sowohl von den CDC als auch von der WHO die Nase voll. McCormick verurteilte all die »Bürohengste« und »Bürokraten« in Atlanta, Washington, Paris und Genf. Nach ihrem jahrelangen Kampf gegen Lassa mußten McCormick und Fisher-Hoch mitansehen, wie der Bürgerkrieg in Liberia und die instabile Regierung in Nigeria all ihre Bemühungen zunichte machten und Ausbrüche der von Ratten übertragenen Krankheit wieder häufiger wurden. McCormick hatte ein Leben lang die Mikroben bekämpft – sowohl in seinem Labor als auch inmitten von Epidemien – und verlor nun alle Geduld. Er hielt den Zusammenhang zwischen Armut, Mangel an medizinischer Grundversorgung, wirtschaftlichen Problemen und dem Auftauchen von gefährlichen Mikroben für einen grundlegenden Lehrsatz der öffentlichen Gesundheit. Doch seine Art globalen Denkens – und die von Henderson, Johnson, Monath und Foege – war bei den CDC und der WHO oder bei den Bürokraten im Gesundheitswesen von Washington, Paris und London nicht länger gefragt.

Im Frühjahr 1993 verließen McCormick und Fisher-Hoch die CDC und zogen nach Pakistan, um das zu tun, was sie für die letzte Hoffnung im Krieg gegen die Mikroben hielten: Menschen in armen Ländern darin auszubilden, die Suche nach den Mikroben und deren Zerstörung selbst durchzuführen.

Möglicherweise ist es nie wieder möglich, regelmäßig den »illegalen Verkehr« zu unterbrechen, von dem Stephen Morse gesprochen hatte, epizootische oder andere Notfälle als solche zu erkennen und Schritte zu unternehmen, sie sofort zu beenden. Für die nahe Zukunft hat es den Anschein, als ob langsame Mikroben wie HIV auch weiterhin erfolgreich in aller Welt auftauchen werden, weil der *Homo sapiens* kein Mittel hat, Organismen mit jahrelangen Latenzphasen aufzuspüren: Ihre Entdekkung gelingt erst nach Beginn der Krankheit. In einem Großteil der Welt fehlt es einfach an einer entsprechenden Infrastruktur bzw. die Gebiete sind zu entlegen, als daß das Auftauchen von Mikroben noch vor richtigen Krankheitsausbrüchen oder Epidemien erkannt werden könnte.

Sobald eine Mikrobe erst einmal aufgetaucht ist, kann sie immer wieder neu in kleinen Segmenten der menschlichen Bevölkerung zirkulieren und braucht nur gelegentlich isolierte Krankheitsfälle hervorzurufen. Auf diese Weise konnte sie jahrzehntelang, sogar jahrhundertelang, existieren und einer Entdeckung entgehen. Für die Gesellschaft als ganze stellte sie kaum eine unmittelbare Bedrohung dar. Das war zweifelsohne der Fall bei HIV-1, HTLV-I, HTLV-II, Lassa, dem Muerto-Canyon-Virus, Ebola und vielen anderen Mikroben, deren Existenz erst nach umfangreichen Krankheitsausbrüchen bemerkt wurde.

Es war jedoch möglich, größere Epidemien zu vermeiden, indem man die Abwehrbemühungen auf sogenannte begünstigende Faktoren konzentrierte: Das sind Verhaltensweisen oder Lebensbedingungen, die den Mikroben helfen, den Sprung von einer Handvoll Menschen zur ausgedehnten Infektion einer ganzen Bevölkerung zu tun. Konkret gesagt: Begünstigende Faktoren können den Infektionsumfang von weniger als 0,1 Prozent in einer Bevölkerungsgruppe auf zwei bis zehn Prozent Infektionsvorkommen anheben.

Leider ist der Stand der Forschung in den beiden Bereichen, die begünstigende Faktoren am besten identifizieren könnten, primitiv. Die Verhaltenswissenschaften hatten lange auf jene herabgeschaut, die in den »eigentlichen Naturwissenschaften« wie Molekularbiologie und Physik arbeiteten. Und die »medizinische Mikrobiologie« ist eine so gut wie nicht existierende Disziplin.

Trotzdem ist es aufgrund der Tatsachen, die bereits über das Auftauchen von Krankheiten – von Machupo bis Muerto Canyon – bekannt sind, möglich, mehrere begünstigende Faktoren zu benennen.

An der Spitze dieser Liste steht in den neunziger Jahren die Sexualität: insbesondere bei mehrfach wechselnden Sexualpartnern. Die erschrekkende Geschwindigkeit von neu und erneut auftauchenden sexuell übertragbaren Krankheiten in aller Welt seit dem Zweiten Weltkrieg legt Zeugnis ab über die Rolle, die sexuell hochaktive Personen bzw. Orte sexueller Aktivität bei der Verstärkung des Auftauchens von HIV-1, HIV-2 und der penicillinresistenten Gonorrhöe spielen. Sex- und Saunaclubs, Crackhäuser und Bordelle agieren als Krankheitsverstärker.

Der Epidemiologe King Holmes von der University of Washington in Seattle entwickelte eine mathematische Gleichung zur Beschreibung der Rolle, die Sexualverkehr mit mehrfach wechselnden Partnern bei der Verstärkung einer Krankheit spielt:

$$R_0 = B \times C \times D$$

In der Gleichung von Holmes ist R_0 die Quote, mit der sich die Infektion reproduziert. Eine Quote von 1 würde auf einen stagnierenden Zustand hinweisen. Wenn R_0 größer als 1 war, breitet sich die Infektion aus, und die Epidemie floriert. Das B steht in Holmes' Gleichung für die durchschnittliche Übertragung der Mikrobe pro sexuellem Kontakt. Ein niedriges B weist darauf hin, daß die Mikrobe nicht besonders ansteckend ist und die Chance, sich durch einen einzigen sexuellen Geschlechtsverkehr zu infizieren, gering ist. Ein hohes B ist ein Anzeichen dafür, daß dieser Organismus hochansteckend ist.

Das D in der Gleichung steht für die Dauer der Infektiosität. Einige Mikroben, wie Herpes simplex, sind nur während einer kurzen Zeitspanne sehr ansteckend, in der die Betroffenen wunde Stellen an ihren Genitalien haben, durch die Herpesviren ausgestoßen werden. Wenn solche Phasen nur wenige Tage andauern, ist D niedrig. Das Umgekehrte ist der Fall bei HIV, das in infektiösem Zustand von den Betroffenen mehr als zehn Jahre lang sexuell übertragen werden kann.

C spiegelt schließlich die Anzahl der Sexualpartner pro Tag wider. Ein monogamer, verheirateter Mensch kann ein C unter eins haben, während eine Prostituierte auf ein C von sechs kommen mag.

Durch Holmes Gleichung wird sofort deutlich, daß die Menschen nicht viel tun können, um D oder B zu verändern – diese Faktoren stehen unter der Kontrolle der Mikroben. C liegt jedoch völlig in der Hand des *Homo sapiens*.

Wenn eine sexuell übertragbare Mikrobe ärztlich zu heilen ist, wie Gonorrhöe oder Syphilis, weist C die Ärzte und Beamten der Gesundheitsämter an logische Orte des Geschehens. Die Prostitution in Amsterdam ist beispielsweise legal, trotzdem ist sie – obwohl zahlenmäßig stark – nicht mit einem hohen Niveau an Krankheiten verbunden. Das liegt daran, daß sich alle Prostituierte und Bordelle bei der Stadt regelmäßig eine Lizenz abholen und sich für die Neuausstellung dieser Lizenz routinemäßig ärztlich untersuchen lassen müssen. Jede Prostituierte, die positiv auf Gonorrhöe testet, muß ihre Arbeit so lange unterbrechen, bis sie geheilt ist.

Bei unheilbaren Krankheiten, wie HIV/AIDS, können sexuelle Verstärker – hohe C-Orte oder -Menschen – als wichtigste Ziele von Aufklärung und Kondomverteilung dienen. Wenn jedoch solche Orte oder Menschen von der Gesellschaft an den Rand gedrängt werden, kann es sich als schwierig, wenn nicht gar unmöglich erweisen, ihre Aktivitäten wirksam anzugehen. Die Geschichte der gesellschaftlichen Reaktionen auf HIV/AIDS zeigt, daß Bann oder Inhaftierung von Menschen, die – um mit Holmes zu sprechen – hohe C-Faktoren haben, diese nur von den Gesundheitsämtern fernhält; ihre C-Zahlen bleiben unverändert hoch, und die Epidemie breitet sich weiter aus.

Darüber hinaus gibt es einen Geschlechterunterschied in der menschlichen Fähigkeit, C zu kontrollieren. Die Männer haben einen Vorteil sowohl wegen ihrer höheren gesellschaftlichen Stellung als auch aufgrund ihrer Kontrolle des Kondomgebrauchs. In Ländern, in denen kleine Mädchen zur Prostitution verkauft werden können oder Frauen in Ehen gefangen sind, in denen sie mißbraucht werden, spielt diese Verunglimpfung von Frauen eine wichtige Rolle bei der Kontrolle neu auftauchender Krankheiten.

Die UNICEF entdeckte in den siebziger Jahren, daß Frauen der Schlüssel für die meisten erfolgreichen Interventionen auf dem Gesundheitssektor waren. Die UN-Institution stellte fest, daß beispielsweise die Kooperation bei Kinderschutzimpfungsprogrammen direkt mit dem Ausbildungsgrad der Mütter in Verbindung stand. Mütter, die lesen konnten, verstanden viel eher die Notwendigkeit von Impfstoffen; Frauen, die eine abgeschlossene höhere Schulbildung besaßen, begriffen eher die größere Perspektive von familiärer Gesundheitsvorsorge, Geburtenkontrolle, Hygiene, Ernährung, regelmäßigen Arztbesuchen und Schwangerschaftsvorsorgeuntersuchungen. Die Überlebenschancen der Kinder und die Erkrankungen in den Familien entsprachen direkt dem Ausbildungsgrad der Mütter.[33] Umgekehrt konnten Frauen, die keine Ausbildung genossen hatten, die Rolle fehlender Immunisierung, Unterernährung, mangelnder Hygiene, schlechter Trinkwasserqualität und Wiederverwendung gebrauchter Nadeln beim Auftauchen von Krankheiten eher nicht einschätzen.

Der wahrscheinlich am meisten begünstigende Faktor ist die Wiederverwendung von Spritzen. Die Ebola-Epidemie in Yambuku wurde 1976 durch den Einsatz von fünf Spritzen an durchschnittlich 300 bis 600 Patienten pro Tag enorm begünstigt.[34] Obwohl Ebola 1976 und 1979 wahrscheinlich in bzw. in der Gegend um die Baumwollfabrik von N'zara auftauchte[35], wurde der Ausbruch durch die Wiederverwendung nichtsteriler Spritzen in den örtlichen medizinischen Einrichtungen gefördert.[36] Tom Monath zeigte, daß das Gelbfieber in Nigeria durch »Injektionisten« verbreitet wurde – durch ungelernte Männer, die angeblich heilende Injektionen aus allen möglichen Mischungen verkauften. Die »Injektionisten« trieben ihren Handel ganz offen in Einkaufsvierteln und verwendeten dieselben unsterilisierten Nadeln und Spritzen bei Dutzenden von Kunden pro Tag; wenn einer der Kunden Gelbfieber hatte, infizierten sich höchstwahrscheinlich auch alle nachfolgenden Kunden. Ähnliche Injektionspraktiken sollen bei Ausbrüchen von Lassa[37], Hepatitis B, Malaria und HIV begünstigende Faktoren gewesen sein.

Die Wiederverwendung von Spritzen durch Ärzte war für die Begünstigung von HIV-Ausbrüchen unter Kindern in Rumänien und Rußland verantwortlich. Die falsche Anwendung von Spritzen spielte ebenfalls eine Rolle bei der nosokomialen Begünstigung von antibiotikaresistenten bakteriellen Erkrankungen.[38] Praktisch jede über das Blut übertragene Mikrobe konnte durch den falschen medizinischen Einsatz von Spritzen verstärkt werden.[39]

Spritzen für die Injektion von Heroin, Kokain, Amphetaminen, Morphium oder anderen illegalen Drogen erwiesen sich ebenfalls als wichtige begünstigende Faktoren von Krankheiten und verbreiteten Mikroben wie Hepatitis B, das Delta-Virus, HIV, HTLV-I, HTLV-II, *Clostridium botulinum*, *Clostridium tetani*, MRSA, *Pseudomonas aeruginosa*, *Pseudomonas cepacia*, *Serratia marcescens*, *Candida albicans* und Malaria.[40]

Zahllose Untersuchungen in aller Welt haben gezeigt, daß die meisten Junkies, die sich Drogen spritzen, mit dem gegenseitigen Tausch von Nadeln und Spritzen aufhören, wenn ihnen alternativ dazu ein steriles Fixerbesteck zur Verfügung stand – insbesondere dann, wenn die entsprechenden Gesetze aufgehoben oder von der örtlichen Polizei ignoriert wurden. Wenn sterile Bestecke entweder durch legalen Erwerb in Apotheken, mittels freier Verteilungsprogramme oder durch einen Nadel-gegen-Nadel-Austausch angeboten wurden, standen die Junkies für gewöhnlich bei den entsprechenden Stellen Schlange. In Kommunen, in denen ein Nadel-gegen-Nadel-Austausch entweder aus kulturellen Gründen oder aufgrund reichlich vorhandener steriler Ausrüstungen praktiziert wurde, war das Ausmaß der Krankheitsbegünstigung geringer – sehr oft beträchtlich geringer.[41] Mikroben, die in der Gruppe der Drogensüchtigen auftauchten und durch den Nadeltausch begünstigt wurden, breiteten sich oft über die Blutversorgung oder in Krankenhäusern auf die Allgemeinbevölkerung aus. Daher scheint ein Mangel an sterilen Spritzen für Drogensüchtige eine gesundheitliche Bedrohung der Gesellschaft insgesamt darzustellen.

In einem Großteil der Welt jedoch wurden Süchtige, die sich Drogen spritzten, als Kriminelle betrachtet, und der Verkauf von Spritzen und Nadeln war illegal.

»Wenn der Nadel-gegen-Nadel-Austausch letztendlich zur Legalisierung von Heroin führt – und ich glaube, daß er das tut –, dann bin ich dagegen«, erklärte Richard Held vom FBI vor einer Versammlung von

Experten des Gesundheitswesens im Jahr 1992.[42] »Das Problem sind Verbrechen und Gewalt. Das Problem sind Menschen, die in Angst leben. Ich glaube, es handelt sich hierbei um eine Frage des öffentlichen Gesundheitswesens.«

Der frühere Polizeichef von San José in Kalifornien, Joseph McNamara, befragte 1992 488 Richter, Staatsanwälte, Verteidiger, Polizeichefs und Polizisten über ihre Meinung zur Kriminalisierung von Nadeln, Spritzen und Drogen. Obwohl McNamaras Befragung nicht nach dem Zufallsprinzip erfolgte, waren die Ergebnisse zu auffallend, um einfach ignoriert zu werden. Annähernd alle Befragten erklärten, die Vereinigten Staaten würden ihren Krieg gegen die Drogen verlieren (96 Prozent der Richter, 95 Prozent der Polizisten, 85 Prozent der Polizeichefs): ein Krieg, der fast ausschließlich durch das Strafgesetz bestritten wurde.

In der Zwischenzeit nahm der Heroinkonsum in den neunziger Jahren in den Vereinigten Staaten wieder zu, nachdem er in den achtzigern leicht rückläufig war. Die Prioritäten der Gesundheitsämter waren auch 1994 Thema hitziger Debatten zwischen Fürsprechern von umstrittenen Programmen wie der Bereitstellung neuer Nadeln und jenen, die der Überzeugung waren, die Verfügbarkeit von Nadeln würde zu einem weiteren Anstieg des Drogenkonsums führen.

Andere Geräte, die in den menschlichen Körper eingeführt oder implantiert wurden, dienten nachweislich ebenfalls als begünstigende Faktoren, für gewöhnlich in Krankenhäusern oder sonstigen Einrichtungen medizinischer Versorgung. HIV, Hepatitis, Malaria, Zytomegalie, antibiotikaresistente Bakterien, die Chagas-Krankheit, Gelbfieber und zahlreiche andere Mikroben hatten Blutbanken, den Transfusions- und Plasmamarkt erfolgreich erobert und ihr Vorkommen signifikant vervielfacht. Der drastische Anstieg von HIV und Hepatitis-B-Infektionen unter den Hämophilen der Welt bot einen auffallenden Beweis für die Geschwindigkeit, mit der das Risiko einer Infektion durch eine Mikrobe, die weniger als ein Zehntel einer Gesellschaft infizierte, mittels mehrfacher Transfusionen um ein Vielfaches vermehrt werden und eine ganze Generation von Blutempfängern auslöschen konnte.

Niemand hat je versucht, die globale Belastung durch Krankheiten zu berechnen, die durch nichtsteriles Blut und unsterile Spritzen hervorgerufen wurden, aber sie liegt – auf der Basis von WHO-Berichten über die Zunahme von Krankheiten, die durch Blut übertragen werden – zweifelsohne in einer Größenordnung von mehreren Zehnmillionen. Die Schlußfolgerung scheint daher logisch, daß eine internationale Kampagne, bei der sterile Spritzen nach Bedarf angeboten und die Blut- und

Plasmasysteme gesäubert werden, bei der Eliminierung von begünstigenden Faktoren für die Verbreitung von Mikroben überaus hilfreich wäre. Beide Ansätze sind machbar: Es gibt keine technischen Barrieren, und diese Projekte sind auch nicht besonders teuer. Es fehlt ganz einfach der politische Wille.

In Krankenhäusern und anderen medizinischen Einrichtungen kam es zu Ausbrüchen zahlloser Krankheiten, bei denen invasive und andere medizinische Geräte als begünstigende Faktoren dienten und zu plötzlich ausbrechenden ansteckenden Infektionen führten oder durch Wiederverwendung die Krankheit direkt ausbreiteten. Beispielsweise verstärkte ein medizinisches Inhalationsgerät, das sich mehrere HIV-positive Männer zur prophylaktischen Behandlung in einer ambulanten Klinik in Miami teilten, eine einzige mehrfach medikamentenresistente Tb-Infektion immer wieder und führte zu einem umfangreichen tödlichen Ausbruch.[43]

Ausbrüche von mehrfach medikamentenresistenten Bakterien und Mykobakterien waren ebenfalls die Folge einer Begünstigung durch das medizinische Personal[44], durch Spritzen oder Gerätewiederverwendung[45], Gerätverpackungen,[46] septische Katheter, intravenöse Schläuche[47] oder septische Operationsmethoden, häufig mit kontaminierten Implantaten wie Herzschrittmachern, Klappen, Gliedern, Gelenken oder anderen Teilen[48] sowie durch Beatmungsgeräte.[49] In einigen Fällen konnte ein gesamter Raum – Wände, Tische, Betten – so gründlich mit Mikroben saturiert sein, daß die Umgebung selbst als begünstigender Faktor diente.[50]

Wenn begünstigende Faktoren aufgrund des Krankenhausumfelds mit genügender Häufigkeit auftraten, konnte das zu einer endemischen nosokomialen Infektion führen. In solchen Fällen akzeptierten die Krankenhäuser einfach, daß neu auftauchende Mikroben – wie beispielsweise medikamentenresistente Bakterien – zum Arbeitsalltag gehörten, und die Mikroben fanden häufig ihren Weg in die Allgemeinbevölkerung. Das war der Fall bei Hepatitis B[51], vancomycinresistenten Enterokokken[52], synzytialen Atemwegsviren[53], MRSA (methicillinresistenten Staphylokokken)[54], medikamentenresistenten *S. pneumoniae* und *S. epidermis*[55], fluoroquinolonresistenten *Serratia* und *P. aeruginosa* sowie einer ganzen Reihe von aminoglycosidresistenten Bakterienspezies.[56]

Darüber hinaus waren Klimaanlagen bzw. Luftzirkulationsgeräte in ansonsten luftdichten Einrichtungen begünstigende Faktoren von durch die Luft übertragbaren Infektionen. Ob das Umfeld ein Flugzeug, ein Pflegeheim, ein Gefängnis oder ein Bürogebäude war – das Szenario war immer das gleiche: Die ständige Rezirkulation derselben Luft bot einer kleinen Anzahl von Mikroben zahlreiche Gelegenheiten, Menschen zu infizieren. Zu den Beispielen hierfür gehören Grippe[57], Tuberkulose[58], die Legionärskrankheit[59] und die Masern.

Die Erforschung der mikrobiellen Ökologie würde helfen, weitere begünstigende Faktoren zu identifizieren sowie Maßnahmen zu treffen, um die Auswirkungen dieser Faktoren abzuschwächen. An der Yale University suchte Robert Shope 1993 nach Wegen, um überall dort zoonotische Ereignisse zu entdecken, wo der *Homo sapiens* in Regenwaldgebiete vordrang. Shope griff dabei auf die früheren Erfahrungen seines Studiums der Junín und Oropouche in Südamerika zurück, und er führte ein Team von Wissenschaftlern an, die Bewohner kleiner Inseln im Amazonasfluß nahe Belém untersuchten. Diese Menschen fällten eifrig den Regenwald für landwirtschaftlich nutzbare Flächen und wurden dabei von Shopes Gruppe auf Anzeichen von neuen Viren in ihrem Blutstrom untersucht.

Carol Jenkins vom Papua-Neuguinea-Institut für medizinische Forschung leitete ein ähnliches Projekt auf Papua-Neuguinea. Sie überwachte den Gesundheitszustand von Menschen, die in vier vergleichbaren Dörfern lebten, von denen zwei in großem Umfang Wälder abholzten. Jenkins hoffte, das Auftauchen neuer Mikroben oder eine Zunahme bestimmter Krankheiten unter jenen Dorfbewohnern entdecken zu können, die beim Abholzen des zuvor unberührten Tropenwaldes am aktivsten beteiligt waren.[60]

Gary Schoolnick von der Stanford University wartete mit einem weiteren neuartigen Ansatz zur Beobachtung von neu auftauchenden Krankheiten in Mexiko auf. Er errichtete ein bescheidenes molekularbiologisches Labor an der Grenze zwischen Mexiko und Guatemala und bildete die dortigen Bewohner darin aus, ungewöhnliche Durchfallerkrankungen zu erkennen und Stuhlproben zu sammeln. Das Dorf lag am Pan American Highway, der wichtigsten Verkehrsader, die Nord- und Südamerika miteinander verbindet. Jedes Jahr fuhren Millionen von Menschen aus den entlegenen Regionen der südlichen Hemisphäre auf der Suche nach Arbeit im Norden den Highway hinauf. Sie nahmen ihre Mikroben mit sich – Mikroben, die Schoolnick auf ihrem Weg nach Kalifornien und Texas zu entdecken hoffte.

In den mikrobiellen Magneten – den Großstädten der Erde – mußte noch viel geforscht werden, um zu bestimmen, welche Aspekte des Stadtlebens die mikrobielle Ausbreitung am meisten begünstigten. Wie groß war zum Beispiel der Zusammenhang zwischen einer anwachsenden Rattenpopulation und dem Krankheitsvorkommen? Mußte man, als

1992/1993 in New York die Meldungen, daß Ratten einen Menschen gebissen haben, um 70 Prozent zugenommen hatten, diesen Anstieg für einen Vorboten kommender Krankheiten halten? Mußte man eine Explosion der Rattenpopulation befürchten, als die Budgetkürzungen der Stadt zu einer radikalen Verringerung der Nagetierkontrollprogramme führten und durch das Zurückschrauben der Müllabfuhr ständig Abfall, nur von Plastikbeuteln geschützt, auf den Bürgersteigen lag, mit möglichen Nahrungsmitteln für die Nager? Wäre eine Explosion an Krankheitszahlen die Folge? Wenn sich in New York 1992 bereits über sieben Millionen Ratten tummelten, war das dann die Schwelle für eine Krise des öffentlichen Gesundheitswesens? Oder war das erst bei zehn Millionen der Fall? Oder bei zwanzig Millionen?[61] Wie weit hergeholt war die Möglichkeit, daß *Yersinia pestis* sich eine größere Antibiotikaresistenz aneignen konnte und die Pest infolgedessen nicht mehr zu behandeln war?

Dieselben Fragen ließen sich angesichts ungeklärter Abwässer, chlorfreier Trinkwasservorräte, der Rolle der Luftverschmutzung bei der zunehmenden Anfälligkeit menschlicher Lungen für Krankheiten, der Rolle von offenen Wasserbehältern bei der Zunahme der Moskitopopulation, des Versagens städtischer Schutzimpfungsprogramme, überfüllter Wohnungen, Obdachlosigkeit und einer Legion anderer Faktoren stellen, die – in umgekehrtem Verhältnis – die Lebensqualität des *Homo sapiens* und der Mikroben beeinflußten.

1991 wurde Sambia zum ersten Land, in dem eine hoffnungsträchtige Revolution stattfand. Mit einem Knopfdruck war die medizinische Bibliothek der Universität von Sambia on line via Satelliten-Bodenstationen zu Datenbanken in medizinischen Bibliotheken in den Vereinigten Staaten und Kanada verbunden. Mitte 1993 standen insgesamt elf Entwicklungsländer untereinander und mit medizinischen Datenbanken in den Industrienationen über SatelLife in Verbindung. Man ging davon aus, daß bis Ende 1994 sechs weitere Entwicklungsländer on line verbunden sein würden.[62]

Die SatelLife-Bewegung war das geistige Kind des Friedensnobelpreisträgers Dr. Bernard Lown. Er hatte die International Physicians for the Prevention of Nuclear War begründet und ein riesiges Netz von angeschlossenen Medizinern in aller Welt aufgebaut. Er erkannte, wie verzweifelt isoliert die Ärzte und Wissenschaftler in den Entwicklungsländern waren. Er glaubte fest, daß »Wissen Macht ist«, und daher arbeitete Lown bei der Entwicklung von SatelLife eng mit russischen, japanischen und kanadischen Kollegen zusammen. Die russische Regierung startete einen Satelliten für das Programm, die Firma NEC aus Japan stellte die notwendige Ausrüstung zur Verfügung, und das International Development Research Centre in Kanada stellte die Gelder bereit.

Zum erstenmal konnten Ärzte in den Entwicklungsländern Kollegen in Nachbarstaaten oder Bibliotheken und Datenbanken konsultieren und mit deren Hilfe rätselhafte Fälle lösen sowie einander auf Krankheitsausbrüche aufmerksam machen.

Als daher im April 1993 eine mehrfach medikamentenresistente Gonorrhöe in Mosambik auftauchte, setzte sich Dr. Prassad Modcoicar vor seinen Computer und tippte seine Botschaft ein: »Ich würde gern wissen, ob es veröffentlichte Untersuchungen oder laufende Forschungen über die Wirksamkeit des Antibiotikums Kanamycin bei der Behandlung von männlichen Patienten mit akuter Gonorrhöe gibt.«

Modcoicars Botschaft wurde von einer Bodenstation zu dem SatelLife-Satelliten im Orbit übertragen, der wiederum diese Bitte zu Satellitenschüsseln in 15 Nationen zurückwarf. In Lusaka, Sambia, las Dr. M. R. Shunkutu die Botschaft und übermittelte an Modcoicar sofort die Ergebnisse einer Kanamycin-Studie, die Subhash Hira 1985 in Lusaka durchgeführt hatte. Vor SatelLife wäre Modcoicar gezwungen gewesen, entweder Briefe an Ärzte in Europa und Nordamerika zu schreiben und endlos lange auf eine Antwort zu warten oder einfach an seinen Patienten herumzuexperimentieren.

Mit SatelLife konnte Modcoicar zwei Fliegen mit einer Klappe schlagen: Er verständigte seine Kollegen, daß er vor einem Ausbruch medikamentenresistenter Gonorrhöe stand, und er fand eine Lösung für die Behandlung seiner Patienten. Es bestanden Pläne, SatelLife nach Asien und Südamerika zu erweitern; somit bot dieser billige, regierungsunabhängige Arzt-zu-Arzt-Dienst die echte Möglichkeit einer revolutionären Krankheitsbehandlung und Überwachung in den Entwicklungsländern. In Zukunft konnte die Art von Satellitenverbindung, die SatelLife bot, auch eingesetzt werden, um an Gesundheitsplaner in aller Welt Informationen zu übersenden, die es ihnen erlauben würden, proaktiv zu werden – potentielle Krankheitsausbrüche vorherzusehen. Beispielsweise beginnen Klimaveränderungen von der Art des El Nino oft in einem Teil des Planeten und breiten sich dann nach einem vorhersagbaren Muster aus. Die Ereignisse sind bekanntermaßen verantwortlich für ökologische Veränderungen, die das Risiko eines Auftauchens von Cholera, Malaria, annähernd aller arboviralen Krankheiten und der meisten Durchfallkrankheiten erhöhen, insbesondere in den ärmeren Ländern. Rechtzeitige Klimawarnungen könnten in »real time« über Satellit gehen und speziell dafür ausgerichtet sein, um Ärzte auf kommende Veränderungen aufmerksam zu machen, die für eine Aktivität von Vektoren oder Mikroben relevant sein könnten.[63]

Genetische Datenbanken wie die gewaltige GenBank im Los Alamos National Laboratory in New Mexico oder die GenInfo der amerikanischen National Library of Medicine könnten sich für Wissenschaftler in den Entwicklungsländern ebenfalls als unschätzbar hilfreich erweisen. Als die PCR-Technologie immer umfassender zu Verfügung stand, waren Forscher in armen Ländern in der Lage, die Viren und Bakterien, die sie bei ihren Patienten gefunden hatten, zu untersuchen und die Stränge mit jenen zu vergleichen, die bereits in den genetischen Datenbanken gespeichert waren. Wenn eine solche Technologie umfassend zur Verfügung stünde, könnte das zu einer Lawine von Informationen über auftauchende Stränge medikamentenresistenter Mikroben, virulenterer Immunschwächeviren, ja sogar neuer Mikroben führen.

An der Harvard Medical School versuchte Thomas O'Brien eine internationale computerisierte Datenbank genetischer Sequenzen für Plasmide, Transposone, Phagen und Resistenzfaktoren zusammenzustellen. Weitere Satellitenkommunikationssysteme, die unabhängig von den häufig unzuverlässigen Telefonsystemen der Entwicklungsländer funktionieren – wie das bei SatelLife der Fall ist –, könnten eine weit schnellere Erfassung oder zumindest Meldung von medikamentenresistenten mikrobiellen Aktivitäten in aller Welt ermöglichen.

Natürlich sind solche ausgefeilten Systeme sinnlos, wenn nach den übermittelten Informationen niemand aktiv wird oder wenn es in dem betreffenden Land keine wirkliche medizinische Grundversorgung gibt. Ohne ausgebildetes Personal und ein funktionierendes öffentliches Gesundheitswesen ist es fast unvorstellbar, daß jemand in einem armen Staat – oder in einer armselig ausgestatteten Einrichtung auf dem Land in einer reichen Nation – von der GenBank oder einer ähnlichen Datenbank Gebrauch machen kann.

Doch in den neunziger Jahren wurde überall die Parole ausgegeben, den Gürtel enger zu schnallen, und niemand schien sehr daran interessiert, Dollar, Mark oder Yen für die Entwicklung einer Infrastruktur zur medizinischen Grundversorgung in Ländern wie Armenien, Rumänien, Albanien, Burma oder der Dominikanischen Republik zu spenden. Die Skala der Probleme schien allzu groß, der Gewinn für die Spender zu gering.

Bei allen Infektionskrankheiten bestand die bevorzugte, einfachere

Option in der Schutzimpfung. 1990 waren schätzungsweise 70 Prozent aller Kinder dieser Welt gegen Diphtherie, Masern, Keuchhusten, Polio, Tetanus und Tuberkulose geimpft. Schätzungsweise 130 Millionen Kinder in den Entwicklungsländern bekamen jedes Jahr für ungefähr 1,5 Milliarden Dollar eine Schutzimpfung.[64]

Experten waren überaus skeptisch, ob sich der Schutzimpfungsmarkt, die Entwicklung neuer Produkte oder der Einsatz neu entwickelter Impfstoffe inmitten einer neu auftauchenden Krankheit noch ausweiten ließen. Die phänomenalen Impferfolge von Merieux und der brasilianischen Regierung während der Epidemie von Meningokokkenbakterien im Jahr 1974 werden vielleicht niemals wiederholt werden können. Die Gründe hierfür sind zahllos; letztendlich liegt es jedoch immer am Geld.

Pharmaunternehmen sahen keinen Profit in der Herstellung von Impfstoffen für Arme – wer würde für die Produkte zahlen? AIDS zeigte die gewaltigen Hürden, die man nehmen mußte, wollte man neue Mikroben durch Immunisierung beherrschen. Das Schweinegrippefiasko machte die Zukunft der staatlich geförderten Massenschutzimpfungen angesichts von Rechtsstreitigkeiten mehr als zweifelhaft. Außerdem sprachen amerikanische Gerichte den angeblichen Opfern verunreinigter Impfstoffe gewaltige Entschädigungssummen zu.

1990 hatten sich über die Hälfte aller Impfstoffhersteller aus dem Geschäft zurückgezogen, und obwohl die Biotechnologie den Weg zu aufregenden Möglichkeiten für die Entwicklung neuer Impfstoffe wies, war die Begeisterung in Firmenkreisen kaum mehr als lauwarm.[65]

»Es gibt ernsthafte Mängel«, sagte D. A. Henderson. »Die Impfstoffherstellung ist für viele Impfstoffe auch nicht im entferntesten so hoch wie der Bedarf, und die Geldmittel für den Kauf von Impfstoffen schwinden. Die Qualitätskontrolle der Impfstoffe, die vor Ort in den Einsatzgebieten produziert werden, liegt zwischen vernachlässigenswert und nichtexistent, und die Überwachung, die Krankheitskontrolle, zeigt häufig große Mängel und ist bei vielen Krankheiten einfach katastrophal.«[66]

Letztendlich wird die Menschheit die Auffassung von ihrer Stellung in der Ökologie der Erde verändern müssen, damit die Spezies hoffen kann, die nächste Seuche abzuwenden oder zu überleben. Die rasche Globalisierung menschlicher Nischen macht es erforderlich, daß die Menschen überall auf dem Planeten die Neigung überwinden, ihre Nachbarschaft, ihre Provinz, ihr Land oder ihre Hemisphäre als die Gesamtsumme ihrer persönlichen Ökosphäre zu sehen. Mikroben und ihre Vektoren erkennen keine der künstlichen Grenzen an, welche die Menschen errichtet haben. Ihnen gehört die Welt innerhalb der natürlichen Begrenzungen: Temperatur, pH-Wert, ultraviolettes Licht, die Verletzlichkeit ihrer Wirte und die Mobilität ihrer Vektoren.

In der mikrobiellen Welt wird ständig Krieg geführt. Das Überleben der meisten Organismen erfordert den Tod anderer. Hefeorganismen geben Antibiotika ab, um angreifende Bakterien abzuwehren. Viren dringen in Bakterien ein und befehligen deren genetische Maschinerie zum eigenen Vorteil.

Ein Blick in die mikrobielle Welt mit Hilfe einer exponentiellen Vergrößerung zeigt einen hektischen, gewalttätigen Ort, eine farblose Drängelei in Hochgeschwindigkeit, die das Gewimmel auf den Bürgersteigen Tokios zur Mittagszeit langweilig aussehen läßt. Wenn Mikroben Ellbogen hätten, würden sie ständig ihre Nachbarn damit stoßen – in einem endlosen Kampf um biologisches Terrain. So könnte man es sich zumindest vorstellen.

Doch es gibt auch Zeiten außergewöhnlicher Kollegialität in der mikrobiellen Welt, wenn die Ellbogenrempelei dem Kampf gegen einen gemeinsamen Feind weicht. Deutliche Zeichen dieser mikrobiellen Zusammenarbeit sind der Genaustauch, um einer antibiotischen Bedrohung zu begegnen, bzw. der Ausstoß einer vorteilhaften Chemikalie für einen nützlichen Wirt, um die Fortsetzung parasitären Wohlbefindens zu sichern.

Die Welt einer einzelnen Mikrobe – ihr ökologisches Milieu – ist auf die Mobilität des Organismus begrenzt und auf seine Fähigkeit, Temperaturschwankungen, Sonnenlicht, Sauerstoff, Säure- oder Basengehalt und andere Faktoren in seinem flüssigen Nährmedium zu tolerieren. Wo immer es eine ideale Nährbouillon für eine Mikrobe geben mag, wird sie diese eifrig in Besitz nehmen und sofort in der dortigen mikrobiellen Drängelei mitmischen. Ob der Organismus zu frischer Nährbouillon durch seinen eigenen Mikromotor und seine Geißeln transportiert wird oder mit der äußeren Hilfe von Wind, menschlichem Geschlechtsverkehr, Flöhen oder einem Iota von Staub, macht kaum einen Unterschied – vorausgesetzt, die Nährbouillon, in der der Organismus landet, ist nur minimal feindlich und maximal bequem.

Der Planet ist nichts weiter als eine verrückte Mixtur von flüssigen Mikronährböden, die überall auf seiner Oberfläche von 510 Millionen Quadratkilometern verstreut liegen.

Wir als einzelne können die Mikroben weder sehen noch ihre Gegenwart auf hilfreiche Weise spüren. Die ausgefeiltesten ihrer Spezies haben die Fähigkeit, das einzige Gespür für Mikroben, das der *Homo sapiens* besitzt, auszutricksen oder zu manipulieren: unser Immunsystem. Durch ihre bloße Zahl überwältigen sie uns. Sie entwickeln sich weitaus schneller als der *Homo sapiens*, passen sich Veränderungen ihrer Umgebung durch Mutation an, unterziehen sich in Höchstgeschwindigkeit einem natürlichen Selektionsprozeß oder rufen Plasmide und Transposone von der gewaltigen mobilen genetischen Leihbibliothek ihrer Umgebung ab.

Außerdem ist jedes mikroskopisch kleine Pathogen ein Parasit, der überlebt, indem er sich von einem höheren Organismus ernährt. Die Parasiten sind ihrerseits Opfer von Parasiten. Wie eine russische Puppe in der Puppe wird der Darmwurm von Bakterien infiziert, die wiederum von winzigen Phagen infiziert sind. Der Darm des Walfisches ist voller Algen, die wiederum von *Vibrio cholerae* infiziert werden. Jeder Mikroparasit ist eine weitere »Verbindungsniete« des einem Flugzeug gleichenden globalen Dorfs – verschweißt in einem äußerst komplizierten Netzwerk, das die Mikroparasiten ständig anpassen und verändern. Jede einzelne Veränderung kann ein gesamtes System verwandeln; jede systemische Verlagerung kann ein miteinander verbundenes Netzwerk in eine völlig neue Richtung katapultieren.

In dieser fließenden Komplexität trampeln die Menschen säbelrasselnd herum und machen sich ihren Weg mit den Ellbogen frei – ohne Rücksicht aufeinander oder auf die Ökosphäre. Die menschliche Rasse scheint gleichermaßen selbstgefällig angesichts in den Regenwald mit Bulldozern und Sprengstoffen gerissener Wege wie hinsichtlich einer Politik der »verbrannten Erde«, bei der mittels Antibiotika unerwünschte Mikroben im Zwölffingerdarm eliminiert werden. Sowohl in der Makro- wie in der Mikroökologie scheint der Mensch, wie Dick Levins von Harvard es formulierte, »in höchstem Maße unfähig, Komplexitäten zu erfassen«.

Nur wenn die Menschheit die feinen Nuancen in ihrem Ökosystem schätzenlernt, wird sie vielleicht eines Tages verstehen, wie ihre Aktionen auf der Makroebene ihre mikroskopisch kleinen Konkurrenten und Beutejäger beeinflussen.

Es bleibt nur noch wenig Zeit.

Der Umfang der *Homo-sapiens*-Population nimmt zu und wird zur Jahrtausendwende die Sechs-Milliarden-Grenze überschreiten, d.h., die Chancen für pathogene Mikroben vervielfachen sich. Wenn – wie einige es prognostiziert haben – 100 Millionen Menschen dieser Population mit HIV infiziert sein werden, verfügen die Mikroben über einen enormen Pool an immunschwachen Petrischalen auf zwei Beinen, in denen sie blühen und gedeihen, Gene tauschen und sich endloser evolutionärer Experimente unterziehen können.

»Wir liegen in einem ewigen Wettstreit. Wir haben so gut wie alle anderen Arten besiegt – sogar so weit, daß wir jetzt darüber sprechen, unsere ehemaligen Beutejäger zu beschützen«, erklärte Joshua Lederberg 1994 auf einer Versammlung von Investmentbankern in Manhattan.[67] »Aber wir sind an der Spitze der Nahrungskette nicht allein.«

Unsere mikroskopisch kleinen Beutejäger passen sich an, verändern sich, entwickeln sich weiter, warnte er. »Eine noch schnellere Veränderung würde zur Vernichtung der Menschheit führen.«

Die Welt des Menschen war am 12. September 1978 ein sehr optimistischer Ort. An diesem Tag unterzeichneten die nationalen Delegierten die Deklaration von Alma Ata. Bis zum Jahr 2000 sollte die Menschheit gegen die meisten Infektionskrankheiten immunisiert sein, und jedem Mann, jeder Frau und jedem Kind sollte eine medizinische Grundversorgung zur Verfügung stehen – ungeachtet ihrer wirtschaftlichen Klasse, ihrer Rasse, Religion oder ihrer Geburtsstätte.

Aber nun, da sich die Welt der Jahrtausendwende nähert, erscheint – aus der Sicht der Mikroben – der gesamte Planet, der von annähernd sechs Milliarden zumeist verarmten Vertretern des *Homo sapiens* bewohnt wird, wie die Stadt Rom im Jahr fünf vor Christus.

»Die Welt ist wirklich nur ein Dorf. Unsere Toleranzschwelle für Krankheiten gestalten wir weltweit auf eigene Gefahr«, sagte Lederberg. »Geht es uns heute besser als vor einem Jahrhundert? In mancher Hinsicht geht es uns schlechter. Wir haben die Mikroben vernachlässigt, und dieses Thema wird immer wiederkehren und uns verfolgen.«

Am Ende scheint es, daß der amerikanische Journalist I. F. Stone recht hatte, als er sagte: »Entweder lernen wir, zusammen zu leben, oder wir sterben zusammen.«

Während sich die menschliche Rasse Schlachten liefert und um die immer stärker übervölkerten Territorien und immer selteneren Ressourcen kämpft, liegt der Vorteil auf seiten der Mikroben. Sie sind unsere Beutejäger, und sie werden den Sieg davontragen, wenn wir – der *Homo sapiens* – nicht lernen, wie man vernünftig in einem globalen Dorf lebt, das den Mikroben nur wenig Chancen bietet.

Entweder das, oder wir rüsten uns für die drohende »Plage«.

Nachwort

Im Sommer 1993 sah sich Ron MacKenzie, der mittlerweile in einer kleinen Wüstenstadt im Süden Kaliforniens im Ruhestand lebte, die Abendnachrichten im Fernsehen an. Ein kurzer Bericht erregte seine Aufmerksamkeit. Es ging um den Wandel der landwirtschaftlichen Produktion in verschiedenen Gebieten Lateinamerikas – von Kakaopflanzen zu Kokain. MacKenzie erkannte den Ort auf dem Bildschirm. Es war sein geliebtes San Joaquín in Bolivien.

Die Reportage führte den pensionierten Arzt zurück in eine Zeit, als er noch ein strammer, wenn auch naiver Arzt im kalifornischen Sausalito war. Und zu jenem Tag im Jahr 1962, als der bolivianische Gesundheitsminister ihn in La Paz fragte, ob er nicht einmal einen Blick auf einen geheimnisvollen *Typho-negro*-Ausbruch tief im Landesinnern Boliviens werfen wolle.

MacKenzie saß in Erinnerung versunken einige Minuten lang in seinem Wohnzimmer und dachte an den Horror, der die bolivianische Machupo-Region heimsuchte, als das seltsame hämorrhagische Fieber darüber hinwegfegte. Er fragte sich, wie es den Menschen nach über 30 Jahren wohl ging.

MacKenzie griff nach seinem Telefon und rief in Montana an. Karl Johnson nahm den Hörer ab. Er war ebenfalls schon seit langem pensioniert und lebte so, wie es ihm am liebsten war: im zerklüfteten Cowboyland, umgeben von erstklassigen Forellenbächen. Die ehemaligen Kollegen beschlossen, San Joaquín noch einmal zu besuchen.

MacKenzie erinnerte sich daran, wie schwierig es war, das abgelegene Gebiet in den sechziger Jahren zu erreichen. Er rief einen Kollegen in La Paz an, bat ihn um Rat hinsichtlich der Beförderungsmöglichkeiten und traf Vereinbarungen für eine Reise im September. MacKenzie erzählte dem Kollegen, daß er und Johnson nach all diesen Jahren einfach noch einmal einen Eindruck gewinnen wollten.

Mehrere Monate lang hatte ein neuer Ausbruch des bolivianischen hämorrhagischen Fiebers in den Regionen nahe San Joaquín gewütet, und die CDC-Ermittler hatten der Regierung bei dem Nachweis geholfen, daß das Machupo-Virus ein Comeback feierte. Wieder einmal, zum erstenmal nach 30 Jahren, führte Bolivien ein aggressives Mäusekontrollprogramm in dieser Region durch. Auch das rief das Interesse von Johnson und MacKenzie hervor.

Als die Amerikaner in La Paz eintrafen, waren sie überrascht von dem warmen Empfang durch hohe Beamte. 30 Jahre waren eine lange Zeit – keiner von beiden hatte erwartet, daß sich nach so langer Zeit in der abgelegenen Savannenregion noch jemand an ihre Anstrengungen erinnern würde. Aber die verblüfften Wissenschaftler wurden während ihres Aufenthalts in der Hauptstadt mit Zeremonien, Danksagungen und Medaillen förmlich überschüttet – so sehr, daß ihre Reise nach San Joaquín sich um fast 48 Stunden verzögerte.

Schließlich besorgte die Regierung für die beiden Wissenschaftler eine Cessna für den Flug in die abgelegene Region, und MacKenzie erlebte erneut den schwindelerregenden Aufstieg von der hochgelegenen Stadt, den Flug durch die Anden und den Abstieg in die dampfende Landzunge im Amazonas.

Als sich das Flugzeug San Joaquín näherte, begannen sich Johnson und MacKenzie zu wundern: Entlang der Landebahn schien eine riesige Menschenmenge versammelt zu sein. Bei der Landung fragte sich MacKenzie, ob ihre Reise zufällig mit der Ankunft eines Würdenträgers oder Politikers zusammenfiel.

In dem Augenblick, als sie aus der Cessna stiegen, blies die örtliche Blaskapelle eine aufrüttelnde Melodie, und über 300 Bauern, Gauchos und Kinder begrüßten die Amerikaner. MacKenzie und Johnson waren von der überschäumenden, fröhlichen Menge, den Umarmungen und dem Händeschütteln, den Blumen und den Geschenken überwältigt. Keiner der Männer konnte glauben, daß die Menschen von San Joaquín sie wiedererkannten oder sich an ihre Suche nach dem Ursprung der bolivianischen Geißel vor so langer Zeit erinnerten.

»Die meisten dieser Menschen haben damals noch gar nicht gelebt«, sagte MacKenzie zu Johnson, der seine Überraschung teilte.

Aber für die Menschen von San Joaquín waren die Namen MacKenzie, Kuns, Johnson und Webb dauerhaft in die kulturelle Erinnerung eingebrannt. Die Straßen, von denen einige mittlerweile gepflastert waren, wurden nach den beinahe mythischen Helden aus Nordamerika benannt, die San Joaquín vor dem Untergang bewahrt hatten. Selbst Schulkinder wußten, wer die weißhaarigen »Krankheitscowboys« waren.

Das waren die Männer, die ihrer Seuche Einhalt geboten hatten.

Aus diesem Grund hatten die Menschen von San Joaquín über 48 Stunden geduldig im Dauerregen an der Landebahn gewartet, die Blicke hoffnungsvoll nach Westen gerichtet.

Anhang

Anmerkungen

Einleitung

1 R. M. Krause: *The Restless Tide. The Persistent Challenge of Microbial World.* National Foundation for Infectious Diseases, Washington (USA) 1981.
2 R. M. Krause, Vorwort zu S. S. Morse, (Hrsg.): *Emerging Viruses.* Oxford University Press, Oxford (England) 1993.
3 J. Lederberg, R. E. Shope und S. C. Oaks Jr.: *Emerging Viruses Infections. Microbial Threats to Health in the United States.* National Academy Press, Washington (USA) 1992.
4 E. O. Wilson: *The Diversity of Life.* Harvard University Press, Cambridge (USA) 1992. (31)
5 A. Gore: *Wege zum Gleichgewicht.* S. Fischer Verlag, Frankfurt am Main 1992.
6 J. Lederberg: »Medical Science, Infectious Disease, and the Unity of Mankind«, *Journal of the American Medical Association* 260 (1988): 684–85; und Institute of Medicine: *Emerging Infections. Microbial Threats to Health in the United States.* National Academy Press, Washington (USA) 1992.

1. Machupo

1 K. M. Johnson et al: »Virus Isolations from Human Cases of Hemorrhagic Fever in Bolivia«, *Proceedings of the Society of Experimental Biology and Medicine* 118 (1965): 113–18.
2 H. W. Lee: »Korean Hemorrhagic Fever« in S. R. Pattyn (Hrsg.): *Ebola Virus Hemorrhagic Fever.* Elsevier Press, Amsterdam 1978 (331–43).
3 R. G. Gordon et al.: »Bolivian Hemorrhagic Fever Probably Transmitted by Personal Contact«, *American Journal of Epidemiology* 82 (1965): 85–91.
4 Mehrere Jahre später arbeitete sich Kuns mühsam durch Insektenproben, die er in San Joaquín gesammelt hatte. Er entdeckte, daß eine Zeckenart, die *Ornithodoros boliviensis*, als Träger für ein Virus diente. Es war jedoch nicht das Virus, das für die Epidemie verantwortlich war. Es paßte auch zu keiner anderen südamerikanischem Virusart. Daher nannte Kuns diese neue Mikrobe Matucarevirus, nach einem Fluß in der Nähe von San Joaquín. Er bewies, daß das Virus für neugeborene Mäuse und Meerschweinchen tödlich war, jedoch für Menschen harmlos. Man hätte das Matucarevirus niemals entdeckt, wäre nicht in der Nähe des Lebensraumes der Zeckenart *Ornithodoros boliviensis* eine Krankheit ausgebrochen.
5 R. B. MacKenzie, P. A. Webb und K. M. Johnson: »Detection of Complement-Fixing Antibody After Bolivian Hemorrhagic Fever, Employing Machupo, Junín and Tacaribe Virus Antigen«, *American Journal of Tropical Medicine and Hygiene* 14 (1965): 1079–84; K. M. Johnson et al: »Isolation of Machupo Virus from Wild Rodent *Calomys callosus*«, *American Journal of Tropical Medicine and Hygiene* 15 (1966): 103–6; P. A. Webb: »Properties of Machupo Virus«, *American Journal of Tropical Medicine and Hygiene* 14 (1965): 799–801; P. A. Webb et al.: »Some Characteristics of Machupo Virus, Causative Agent of Bolivian Hemorrhagic Fever«, *American Journal of Tropical Medicine and Hygiene* 16 (1967): 531–38; und K. M. Johnson: »Arenaviruses« in B. N. Fields et al. (Hrsg.): *Virology.* Raven Press, New York 1985 (1033–53).
Die US-Armee bot bei der fortdauernden Machupo-Untersuchung logistische Unterstüt-

zung an. 1964 infizierte sich ein gewisser Sergeant Lowery und wäre fast gestorben. Wie schon einige Monate zuvor bei Webb wurde auch Lowery von seiner Frau gepflegt, die daraufhin ebenfalls erkrankte. Lowerys Zustand war derart ernst, daß eines Sonntag morgens der Direktor des Krankenhauses einem Pathologen aus Gorgas befahl, sich für eine eventuelle Autopsie bereitzuhalten. In der Zwischenzeit spendete MacKenzie Lowery einen Liter seines Blutes in der Hoffnung, es würde hilfreiche Antikörper enthalten. Ob dieses Antiserum etwas bewirkte oder nicht, werden wir nie erfahren, aber im Laufe dieses Sonntags erholte sich Lowery allmählich. Der Sergeant und seine Frau überlebten Machupo.

6 A. S. Parodi et al.: »Sobre la Etiología del Brote Epidémico de Junín«, *Día Médica* 30 (1958): 2300–1.

Jordi Casals von der Rockefeller Foundation isolierte das tatsächliche Virus der Junín-Krankheit. Er entdeckte, daß es einem anderen Mäusevirus namens LCM (Lymphozytischer Choriomeningitis-Virus) stark ähnelte, über das er 1958 bei der Untersuchung tollwutinfizierter Mäusezellen zufällig gestolpert war. Casals nannte LCM und später Junín, Tacaribe und Machupo »Arenaviren«, weil mit diesen Viren infiziertes Gewebe unter Hochleistungsmikroskopen »aussah, als ob es mit Sand bestreut wäre«. Das Wort »Arena« stammt aus dem Lateinischen und bedeutet Sand. 1964 isolierte Casals ein weiteres neues Arenavirus von brasilianischen Mäusen und nannte es Ampari-Virus. Glücklicherweise erwies sich das Ampari-Virus für den Menschen als harmlos. J. Casals, persönliches Interview am 21. Januar 1993; und N. Mettler, S. M. Buckley und J. Casals: »Propagation of Junín Virus, the Etiological Agent of Argentine Hemorrhagic Fever, in HeLa Cell Cultures«, *Proceedings of the Society of Experimental Biology and Medicine* 107 (1961): 684–88; und F. P. Pinheiro et al: »Amapari, a New Virus of the Tacaribe Group from Rodents and Mites of Amapa Territory, Brazil«, *Proceedings of the Society of Experimental Biology and Medicine* 122 (1966): 531–35.

7 Die Ursache einer Krankheit zu erkennen ist selbst bei einem so schrecklichen hämorrhagischen Fieber wie diesem nur der erste Schritt. Trotz dieses Wissens mußten seit seiner Entdekkung im Jahr 1958 über 20000 Menschen unter akutem Junín-Fieber leiden, und das Verbreitungsgebiet der virustragenden Maus hat sich bis 1985 ständig erweitert – vom Bezirk Buenos Aires auf drei angrenzende Provinzen Argentiniens. Die Sterblichkeitsrate der letzten Ausbrüche betrug bis zu 30 Prozent aller Infizierten. Nachdem Johnson und seine Kollegen ihre Machupo-Arbeit in San Joaquín abgeschlossen hatten, trat einige Jahre später in Beni in Bolivien ein erneuter Ausbruch der Krankheit auf. Siehe auch Weltgesundheitsorganisation: »Viral Hemorrhagic Fevers. Report of a WHO Expert Committee«, *Technical Report Series* 721 (1985).

8 1972 brach Machupo etwa 60 Kilometer von San Joaquín entfernt erneut aus. Obwohl Einzelheiten darüber, wie genau die Epidemie ausbrach, im dunkeln blieben, wiesen Kuns Untersuchungen auf die Tochter eines wohlhabenden Rancheros. Offenbar bekam sie Machupo, nachdem sie ihren Freund, einen jungen Mann aus dem Dorf Magdalena, besucht hatte. Magdalena war der erste von Machupo heimgesuchte Ort, den MacKenzie neun Jahre zuvor besucht hatte, und Kuns war immer davon überzeugt gewesen, daß die Tochter des Rancheros sich durch sexuellen Kontakt mit einer Person infiziert hatte, die das Virus in sich trug. Traurigerweise wurde in keinem der veröffentlichten Berichte über Machupo direkt die Möglichkeit angesprochen, daß das Virus durch sexuellen Verkehr übertragen werden könnte, obwohl offizielle Berichte von Webbs Krankheit andeuteten, daß Machupo durch einen Kuß von Mensch zu Mensch übertragen werden kann.

9 »The Search for the Invisible Killer«, *Saturday Evening Post*, 3. Dezember 1966 (92–96).

2. Der Weg zur Gesundheit

1 A. R. Hinman et al.: »Live or Inactivated Poliomyelitis Vaccine. An Analysis of Benefits and Risks«, *American Journal of Public Health* 78 (1988): 291–95.

2 J. A. Najera: »Malaria and the Work of WHO«, *Bulletin of the World Health Organisation* 67 (1989): 229–43.

3 Ebenda.

4 J.S. Horn: *»Away with All Pests«. An English Surgeon in People's China: 1954–1969.* Modern Reader, London 1969.

5 Schistosomiasis ist eine tödliche Leber- und Darmkrankheit, die von parasitären Würmern verursacht wird. Der Krankheitsverlauf beginnt, sobald erwachsene Schnecken Wurmeier in den Blutstrom eines Menschen geben, der entlang von Kanälen, Flüssen, Abwassergräben oder Seen arbeitet oder spielt. Die Eier wachsen, werden zu Würmern oder Egeln, die sich in der Leber ansiedeln.

6 Horn (1969), a. a. O.

7 U.S. Department of Health, Education, and Welfare: *Selected Disease Control Programs.* Washington (USA) 1966.

8 U.S. Department of Health, Education, and Welfare: *Study Group on the Mission and Organization of the Public Health Service: Final Report.* Washington (USA) 1960.

9 W. H. Stewart: »A Mandate for State Action«, vorgestellt vor der Association of State and Territorial Health Offices. Washington (USA), 4. Dezember 1967.

10 J. Lederberg et al.: *Emerging Infections. Microbial Threats to Health in the United States.* National Academy Press, Washington (USA) 1992.

11 Weitere Informationen finden sich in J. D. Watson et al.: *Molecular Biology of the Gene.* 4. Auflage, The Benjamin/Cummings Publishing Company, Menlo Park (Kalifornien) 1987; P. Berg und M. Singer: *Dealing with Genes. The Language of Heredity.* University Science Books, Mill Valley (Kalifornien) 1992; sowie James D. Watson: *Die Doppel-Helix.* Rowohlt, Reinbek bei Hamburg 1969.

12 F. J. Fenner et al.: *The Biology of Animal Viruses.* Academic Press, New York 1968.

13 Ich empfehle den Lesern und Leserinnen zwei höchst lesenswerte Bücher, beide exzellente Ausgaben zur Geschichte der Antibiotika und der Kontroverse um das Anwachsen bakterieller Resistenz gegenüber Chemikalien: M. Lappé: *Germs That Won't Die.* Anchor Press, Garden City (New York) 1982; sowie S. B. Levy: *The Antibiotic Paradox.* Plenum Press, New York 1992.

14 J. Lederberg und E. M. Lederberg: »Replica Plating and Indirect Selection«, *Journal of Bacteriology* 63 (1952): 399–406.

15 *Webster's New Twentieth Century Dictionary Unabridged.* Collins World, New York 1975.

16 J. Farley: »Parasites and the Germ Theory of Disease«, in C. E. Rosenberg und J. Golden (Hrsg.): *Framing Disease.* Rutgers University Press, New Brunswick (New Jersey) 1992.

17 Zu den Affenarten, die als Malariaträger in Afrika, Asien und Südamerika bekannt sind, gehören *P. Knowlesi*, *P. Cynomolgi*, *P. Brasilianum*, *P. Invi*, *P. Scwetzi* und *P. Simium*.

18 Zwei gut strukturierte, hervorragende Bücher bieten einen schnellen Überblick über alle Infektionskrankheiten, die zur Zeit ihrer Veröffentlichung auf unserem Planeten bekannt waren. Beide liefern Basisinformationen über Wirte, Reservoire und Lebenszyklen von Parasiten. Ich empfehle den Lesern und Leserinnen folgende Veröffentlichungen: A. S. Benenson (Hrsg.): *Control of Communicable Diseases in Man.* 15. Auflage. American Public Health Association, Washington 1990; sowie M. E. Wilson: *A World Guide to Infections. Diseases, Distribution, Diagnosis.* University Press, Oxford (England) 1991.

19 T. McKeown: *The Origins of Human Disease.* Basil Blackwell, Oxford (England) 1988 (52).

20 W. H. McNeill: *Plagues and Peoples.* Doubleday, New York 1976 (103).

21 F. Fenner, D. A. Henderson, I. Arita et al.: *Smallpox and Its Eradication.* Weltgesundheitsorganisation, Genf 1988.

22 Die Pocken sind für den Menschen eine relativ neue Krankheit. Anscheinend sind sie vor weniger als 2000 Jahren in Indien entstanden. In der Antike konnten die Ärzte zwischen Pocken und anderen Infektionskrankheiten, die von Mensch zu Mensch übertragen wurden (wie beispielsweise Masern, Beulenpest und Typhus) nicht klar unterscheiden. Infolgedessen herrscht in der modernen Interpretation antiker medizinischer Aufzeichnungen eine Kontroverse.

Trotzdem handelte es sich bei mehreren großen Epidemien, die anscheinend ein Viertel bis ein Drittel der Bevölkerung befielen, gemäß Historikern, die mit medizinischen Aufzeichnungen vertraut sind, um die Pocken. Dazu gehören:

Ort der Epidemie	*Jahr*
China	49 n. Chr.
Rom	165
Zypern	251–66
Griechenland	312
Japan	552
Mekka	569–71
Arabien	683
Europa (an verschiedenen Orten)	700–800

Aus A. Patrick: »Diseases in Antiquity: Ancient Greece and Rome«, in D. Brothwell und A. T. Sandison (Hrsg.): *Diseases in Antiquity*. Charles C. Thomas, Springfield (Illinois) 1967 (238–46); R. Hare: »The Antiquity of Diseases Caused by Bacteria and Viruses. A Review of the Problem from a Bacteriologist's Point of View«, ebenda (115–31); sowie McNeill (1977) a. a. O. (2, 103, 118, 124).

23 W. M. Denevan: *The Native Population of the Americas in 1492*. University of Wisconsin Press, Madison 1992.

Die Pocken stellten in der biologischen Kriegsführung der Weltgeschichte möglicherweise die nützlichste Waffe dar. Europäische Kolonialisten machten sich wiederholt die besondere Empfänglichkeit der indianischen Bevölkerung Amerikas zunutze und verbreiteten absichtlich das tödliche Virus unter jenen Indianern, die erfolgreich ihre Rechte auf Land und Bodenschätze Amerikas verteidigten. So hatte beispielsweise Sir Jeffrey Amherst, Oberbefehlshaber aller britischen Streitkräfte in Nordamerika, 1763 große Schwierigkeiten, die Pontiac-Indianer im britischen Hoheitsgebiet unter Kontrolle zu halten. Auf Amhersts Drängen hin wurden Decken, die mit lebenden Pockenviren infiziert waren, an die Pontiac verteilt. Auf diese Weise wurde der gesamte Stamm ausgelöscht. Die absichtlich hervorgerufene Epidemie breitete sich schnell bis in den Nordwesten aus, raffte große Zahlen von Sioux und Prärieindianern hinweg, überquerte die Rocky Mountains und sorgte für gewaltige Sterblichkeitsraten unter den Indianern von Südkalifornien bis hinauf zu den arktischen Stämmen in Alaska. Diese Verwüstung wurde in der offiziellen WHO-Geschichte der Pocken zitiert: Fenner, Henderson, Arita et al. (1988), a. a. O.

24 Fenner, Henderson, Arita et al. (1988), a. a. O.

25 Der englische Arzt Edward Jenner entdeckte 1796, daß die Kuhpocken, die für Menschen harmlos sind, als Schutzimpfung gegen die Pocken geeignet waren. Die riskantere Methode, Menschen mit kleinen Mengen menschlicher Pocken zu infizieren, um ihre Immunität zu stärken, reicht bis in einige Kulturen der Antike zurück, obwohl manche Menschen nach der Injektion die Krankheit entwickeln. Die königliche Familie von Großbritannien wurde auf diese Weise 1722 immunisiert, ebenso wie die gesamte amerikanische Revolutionsarmee unter dem Befehl von General George Washington im Jahr 1776.

26 Spektakuläre Berichte über die Pockenkampagne finden sich in June Goodfields *Quest for Killers*. Birkhauser, Boston 1985 (191–244); sowie in Horace Ogdens *CDC and the Smallpox Crusade*. HHS Publication No. (CDC)87–8400, U.S. Government Printing Office, Washington 1987.

27 In Ghana gab es zwischen 1901 und 1960 beispielsweise sechs große Pockenepidemien. Bei einigen betrug die Sterblichkeitsrate unter den mit dem Virus Infizierten schwindelerregende 50 Prozent. Ganze Dörfer wurden ausgelöscht, und die Wirtschaft des Landes kam durch die Epidemien zum Erliegen. Dennoch wurden in keinem Jahr mehr als 1950 Fälle offiziell registriert. Siehe auch D. Scott: *Epidemic Disease in Ghana 1901–1960*. Oxford University Press, London 1965 (65–84).

28 1978 erkrankten zwei Menschen im englischen Birmingham infolge eines Laborunfalls an den Pocken. Das Labor in Birmingham besaß illegalerweise Pockenproben, und die Laborfotografin Janet Parker starb infolge nicht adäquater Lagerung. Auch ihre Mutter wurde infiziert, überlebte jedoch. Heute werden Proben der beiden Pockenarten nur noch in zwei Hochsicherheitslaboratorien aufbewahrt: im Labor der CDC in Atlanta und in einer Moskauer Einrichtung. Die CDC erstellten derzeit den gesamten genetischen Code des gefährlicheren Variola-major-Virus. Und Moskauer Wissenschaftler arbeiten am genetischen Code der weniger tödlichen Variola-minor-Form. Aufgrund eines internationalen Übereinkommens sollen sowohl die Pockenproben in Atlanta als auch die in Moskau nach Abschluß der Erstellung des Gen-Codes zerstört werden, obwohl die Eliminierung aller überlebenden Viren eine höchst umstrittene Angelegenheit ist.

29 Der Wert in Dollar dieser öffentlichen Gesundheitsprogramme, gemessen im Jahr 1991, wurde aus den neuesten CPI-Daten der Vereinigten Staaten aus einer Veröffentlichung des U.S. Department of Labor abgeleitet: *Consumer Price Index, Detailed Report*. U.S. Government Printing Office, Washington, Februar 1992.
Gemessen in Dollar, würde die Auslöschung der Pocken im Jahr 1991 759,5 Millionen Dollar kosten, immer noch bemerkenswert wenig, wenn man diese Kosten mit den Hunderten von Milliarden an Dollar vergleicht, die heutzutage jährlich für den Kampf gegen nur drei Krankheiten ausgegeben werden: AIDS, Krebs und Herzkrankheiten.

30 33. Weltgesundheitskonferenz: *Declaration of Global Eradication of Smallpox*. Genf, 8. Mai 1980.

31 U.S. Department of Labor (1992), a.a.O.

32 Ebenda.

33 Institute of Medicine, S.C. Oates et al. (Hrsg.): *Malaria. Obstacles and Opportunities*. National Academy Press, Washington 1991.

34 DDT ist die Abkürzung für Dichlor-Diphenyl-Trichloräthan. Seine insektiziden Eigenschaften wurden 1939 von dem Schweizer Forscher Paul Müller entdeckt, der 1948 für seine Bemühungen den Nobelpreis für Medizin erhielt. In den darauffolgenden Jahren entwickelten Chemiker mehrere Schwesterkomponenten, die ebenfalls potente Organochlorine waren, einschließlich Dieldrin, Chlordan, Heptachlor, Aldrin und Endrin. Keines war so wirksam bei der Ausrottung der *Anopheles*-Moskitos wie DDT.
Eine zweite Klasse von Insektiziden, die Organophosphate, wurden im Dritten Reich als Nervengas entwickelt. Nach dem Zweiten Weltkrieg entdeckte man, daß diese Komponenten lebenswichtige Enzyme in Insekten blockieren konnten, und Parathion, Malathion und verwandte Chemikalien kamen in Gebrauch. Wegen ihrer akuten Vergiftungsgefahr für den Menschen wurden die Organophosphate in den fünfziger und sechziger Jahren allerdings nicht in großem Umfang zur Bekämpfung der Malaria eingesetzt.

35 G.R. Coatney: »Simian Malarias in Man. Facts, Implications, and Predictions«, *American Journal of Tropical Medicine and Hygiene* 17 (1968): 147–55.

36 General Douglas MacArthur, der die alliierten Operationen während des Zweiten Weltkriegs im Pazifik leitete, sagte: »Das wird ein langer Krieg werden, denn für jede Division, die dem Feind entgegentritt, muß ich eine zweite Division zählen, die mit Malaria im Krankenhaus liegt, und eine dritte Division, die sich von dieser schwächenden Krankheit erholt.«

37 Institute of Medicine (1991), a.a.O.

38 Mehrere Moskito-Arten sind in der Lage, als Träger für die Malaria-Parasiten zu fungieren, aber *A. Gambiae* ist am besten dazu geeignet, die Krankheit zu verbreiten.

39 IDAB wurde später zur U.S. Agency for International Development, kurz US AID.

40 Anonym: *Malaria Eradication: Report and Recommendations of the International Development Advisory Board.* ICA, Washington, 13. April 1956.

41 1991 ein Wert von ungefähr 103,7 Millionen Dollar. S. a. U. S. Department of Labor, a. a. O.

42 A. Spielman, U. Kitron und R. J. Pollack: »Time Limitation and the Role of Research in the Worldwide Attempt to Eradicate Malaria«, *Journal of Medical Entomology* 30 (1993): 6–19; sowie J. A. Najera: »Malaria and the Work of WHO«, *Bulletin of the World Health Organization* 67 (1989): 229–43.

43 *Der stumme Frühling* ist in einer täuschend einfachen Sprache geschrieben und erregte bei seiner Veröffentlichung 1962 größte Aufregung. Das Buch löste die heutige Umweltbewegung aus und rief einen massiven öffentlichen Aufschrei über die ökologische Zerstörung durch den unangemessenen Gebrauch von Pestiziden hervor. Die Bedeutung von Carsons Buch kann gar nicht hoch genug eingeschätzt werden: Für die knospende Umweltbewegung wurde es zu dem, was *Der Ursprung der Arten* von Charles Darwin für die Evolutionstheorie war. Ihrem Buch ist viel zu verdanken, unter anderem auch die Umweltbewegung, die es auslöste und die schließlich für Regulationssysteme und eine Umweltgesetzgebung in allen Staaten der westlichen Welt sorgte.

44 R. Carson: *Der stumme Frühling.* Biederstein Verlag, München 1963.

45 Institute of Medicine (1991), a. a. O.

46 Die Zeitspanne zwischen dem erstmaligen Einsatz von DDT und dem offensichtlichen Anwachsen resistenter Moskito-Populationen unterschied sich drastisch von Land zu Land, je nachdem, wie die Chemikalie eingesetzt wurde. In Ländern, in denen der Einsatz von DDT sehr stark war, traten innerhalb weniger Wachstumszeiten resistente Moskitos auf.

47 D. V. Moore und J. E. Lanier: »Observations on Two *Plasmodium falciparum* Infections with an Abnormal Response to Chloroquine«, *American Journal of Tropical Medicine and Hygiene* 10 (1961): 5–9.

48 M. D. Young und D. V. Moore: »Chloroquine Resistance in *Plasmodium falciparum*«, *American Journal of Tropical Medicine and Hygiene* 10 (1961): 317–20.

49 T. Harinasuta et al.: »Chloroquine Resistance in *Plasmodium falciparum* in Thailand«, in UNESCO *First Regional Symposium on Scientific Knowledge of Tropical Parasites*, University of Singapore, 1962 (148–53).

50 S. Maberti: »Desarollo de Resistencia a la Primetamino: Presentacion de 15 Casos Estudiados en Trujilo, Venezuela«, *Archivos Venezolanos de Medicina Tropical y Parasitología Médica* 3 (1960): 239–59.

51 D. C. Rodrigues: »Cases of Malaria Caused by *Plasmodium falciparum* Resistance to Treatment with Chloroquine«, *Arquivos de Higiénica (S. Paulo)* 26 (1961): 231–35.

52 G. R. Coatney: »Pitfalls in a Discovery: The Chronicle of Chloroquine«, *American Journal of Tropical Medicine and Hygiene* 12 (1963): 121–28.

53 D. J. Wyler: »The Ascent and Decline of Chloroquine«, *Journal of the American Medical Association* 251 (1984): 2420–22.

54 Zwischen 1943 und 1984 prüfte die U.S. Armee über 250000 mögliche Anti-Malaria-Medikamente.

55 J. H. Meeuwissen: »Campaign Against Malaria with Medicated Salt in New Guinea«, *Nederland T. Geneesk* 108 (1964): 1241–43; sowie J. H. Meeuwissen: »Malaria Prevention in New Guinea with Drugs Added to Kitchen Salt«, *Annals de la Société Belgique de Médecine Tropique* 43 (1963): 209–12.

56 Julius Richmond diente als Generalstabsarzt unter der Regierung von Jimmy Carter. Obwohl er den Sieg über die Pocken miterleben durfte und als Vertreter der US-Regierung auch an den Feierlichkeiten der WHO in Genf teilnahm, warnte er führende amerikanische Politiker 1978, daß die meisten Infektionskrankheiten nicht so leicht dem menschlichen Angriff erliegen würden. J. Richmond, persönliches Interview, 18. September 1992.

57 Najera (1989), a. a. O.

3. Affennieren und die Gezeiten

1 G. A. Martini und R. Siegert: *Marburg Virus Disease*. Springer Verlag, Frankfurt 1971.
2 Ebenda.
3 Ebenda.
4 Weltgesundheitsorganisation: »Viral Hemorrhagic Fevers. Report of a WHO Expert Committee«, *Technical Report Series* (1985): 721; sowie »Méthodes de Surveillance et de Prise en Charge du Monkeypox et des Fièvres Hèmorrhagiques d'Origine Virale«, CDS/80.1 (ohne Autorenangabe), Weltgesundheitsorganisation, Genf 1980.
5 Martini und Siegert (1971), a. a. O.
6 Seit 1980 heißt Rhodesien *Zimbabwe* in Anerkennung des Shona-Volkes, das vor der britischen Kolonisierung in diesem Gebiet vorherrschte und von Cecil Rhodes niedergeschlagen wurde.
7 J. S. S. Gear et al.: »Outbreak of Marburg Virus Disease in Johannesburg«, *British Medical Journal* 4 (1975): 489–93.
8 J. S. S. Gear: »Clinical Aspects of African Viral Hemorrhagic Fevers«, *Reviews of Infectious Diseases* 11, Ergänzungsband 4 (1989): s777–s782.
9 L. Lapeyssonie: *An Outbreak of Meningococcal Meningitis in Brazil*, EM/BD/8, Weltgesundheitsorganisation, Genf, im September 1974.
10 Aus diesem medizinischen Ausbildungsprogramm des Bundes stammte ein Großteil der Ärzte an den öffentlichen Kliniken in ländlichen Gegenden, in Indianerreservaten und in den innerstädtischen Gebieten. Die Regierung Reagan strich das Programm 1986 und gab als Begründung Budgetengpässe und einen Überschuß an Ärzten an.
11 A. S. Benenson: *Control of Communicable Diseases in Man*. 15. Ausgabe, American Public Health Association, Washington 1990.
12 C. O. Bastos et al.: »Meningitis in São Paulo«, *Revue Associacion Medicale Brasiliera* 19 (1973): 451–56.
13 Der Meningokokkus Typ B kam in den Industrienationen häufiger vor. Jahre später, als sich Brasilien weiterentwickelt hatte, erlebte man auch hier Epidemien von Typ B. Siehe auch J. C. DeMorales, B. A. Perkins, M. C. C. Camarago et al.: »Protective Efficacy of a Serogroup B Meningococcal Vaccine in São Paulo, Brazil«, *Lancet* 340 (1992): 1074–78.
14 Die Daten stammen von der International Air Transport Association in London. 1980 unternahmen 163 Millionen Menschen Auslandsflüge, und bis 1990 stieg die Zahl auf 280 Millionen. Innerhalb der Vereinigten Staaten wurden 1990 42 Millionen Inlandflüge verkauft.
15 Weltgesundheitsorganisation: *Epidemic Report*, EM/EPID/39, WHO, Genf 1974.
16 L. Lapeyssonie: *Report on a Second Visit to Brazil, 28 April to 28 May 1975*. EM/BD/11, Weltgesundheitsorganisation, Genf, im September 1975.
17 Im Jahr 1974 waren die Methoden solcher Schutzimpfungen weitgehend standardisiert. Siehe auch E. C. Gotschlich, M. Rey, W. R. Sanborn et al.: »The Immunological Responses Observed in Field Studies in Africa with Group A Meningococcal Vaccines«, *Progress in Immunobiological Standards* 5 (1972): 485–91.
18 In ihrer Zusammenfassung der brasilianischen Seuche kam die PAHO 1976 zu dem Schluß: »Es zeigte sich, daß Gesellschaftsschichten der unteren wirtschaftlichen Einkommensklassen, die Übervölkerung, schlechten Unterkünften und mangelhafter Umwelthygiene ausgesetzt sind und die nur geringe Standards in ihrer persönlichen Hygiene besitzen, die am stärksten betroffenen Bevölkerungsgruppen waren. Eine Verbesserung der Lebensbedingungen, der Unterkünfte und der persönlichen Hygiene – die gepaart sein sollte mit Allgemeinbildung und Gesundheitsaufklärung – wäre sicherlich von Vorteil, obwohl die Wirksamkeit solcher Verbesserungen quantitativ nicht endgültig bewertet werden kann.« Siehe Pan American Health Organization: *Report on the Meeting on Meningococcal Disease, São Paulo-Brasília, Brazil, 23–28 February 1976*. Pan American Health Organization, Washington 1976.

19 Seit der brasilianischen Epidemie sind andere Ausbrüche ähnlich geheimnisvollen Ursprungs in Mali, Niger, Papua-Neuguinea, im Senegal, in Nigeria, Finnland, Norwegen, Kuba, in der Mongolei, in Vietnam, Südafrika, im Sudan, in Gambia und in den Vereinigten Staaten aufgetreten. Im Januar 1993 brach in dem hauptsächlich von Dominikanern bewohnten Stadtteil Washington Heights in New York eine Panik aus, als ein sechsjähriger Junge an Meningokokken-Meningitis Typ A starb. Der Junge verließ die Schule an einem Donnerstag bei bester Gesundheit. Einen Tag später war er tot. Siehe auch Pan American Health Organization (1976), a.a.O.; B.M. Greenwood: »Selective Primary Health Care. Strategies for Control of Disease in the Developing World. XIII: Acute Bacterial Meningitis«, *Reviews of Infectious Diseases*. University of Chicago Press, Chicago 1984, 374–89; sowie M. Howe: »After a Meningitis Death, Striving to Calm the Fears of Others Pupils' Parents«, *New York Times*, 29. Januar 1993.

20 Centers for Disease Control (CDC): »Yellow Fever Vaccine. Recommendations of the Immunization Practices Advisory Committee«, *Morbidity and Mortality Weekly Report* 39 (1990): 1–6.

21 M.S. Pernick: »Politics, Parties and Pestilence. Epidemic Yellow Fever in Philadelphia and the Rise of the First Party System«, in J.W. Leavitt und R.L. Numbers (Hrsg.): *Sickness and Health in America*. University of Wisconsin Press, Madison 1985, 356–71.

22 W.H. McNeill. *Plagues and Peoples*. Doubleday, New York 1977.

23 Grob übersetzt werden in diesem Lied die folgenden Zeilen wiederholt:

Nur der Moskito kann Nigeria retten.
Nur der Moskito kann Südafrika retten.
Nur der Moskito kann Zimbabwe retten.
Nur der Moskito kann Namibia retten.
Nur der Moskito kann Afrika retten.
Nur die Malaria kann Afrika retten.
Nur das Gelbfieber kann Afrika retten.

Übersetzung mit freundlicher Genehmigung von Bunmi Makinwa, John F. Kennedy School of Politics and Government, Harvard University.

24 R.M. Taylor: »Epidemiology«, in G.K. Strode (Hrsg.): *Yellow Fever*. McGraw-Hill, New York 1971 (442).

25 G. Strode: *The Conquest of Yellow Fever*. McGraw-Hill, New York 1951.

26 F.L. Soper et al.: »Yellow Fever Without *Aedes aegypti*. Study of Rural Epidemic in Valle do Chanaan, Espírito Santo, Brazil, 1932«, *American Journal of Hygiene* 18 (1933): 555.

27 J. Boshell: »Marche de la Fièvre Jaune Sylvatique vers les Régions du Nordouest de l'Amérique Centrale«, *Bulletin of the World Health Organization* 16 (1957): 431.

28 M.E. Wilson: *A World Guide to Infections*. Oxford University Press, Oxford 1991 (697–700).

29 T.P. Monath: »Yellow Fever: Victor, Victoria? Conqueror, Conquest? Epidemics and Research in the Last Forty Years and Prospects for the Future«, *American Journal of Tropical Medicine and Hygiene* 45 (1991): 1, 43.

30 Ebenda.

31 Wissenschaftler in diesen entlegenen Außenposten haben in den sechziger Jahren acht weitere Ausbrüche des Gelbfiebers untersucht, die von weniger als 20 Infizierten (Zaire) bis zu massiven Epidemien mit bis zu 20000 Infizierten (Senegal, 1965) reichten – und ebenso die westafrikanische Pandemie mit über 100000 Infizierten (Nigeria, Mali, Burkina Faso, Togo und Ghana, 1969). Bei diesen Epidemien starben 25 bis 35 Prozent aller mit dem Virus infizierten Personen. Siehe a.a.O.

32 V.H. Lee et al.: »Arbovirus Studies in Nupeko Forest, a Possible Natural Focus of Yellow Fever Virus in Nigeria. II. Entomologic Investigations and Viruses Isolated«, *Transactions of the Royal Society of Tropical Medicine and Hygiene* 68 (1974): 39–47.

33 T.P. Monath et al.: »The 1970 Yellow Fever Epidemic in Okwoga District, Benue Plateau

State, Nigeria. 2: Immunity Survey to Determine Geographic Limits and Origins of the Epidemic«, *Bulletin of the World Health Organization* 49 (1973): 123–28.

34 T.P. Monath et al.: »The 1970 Yellow Fever Epidemic in Okwoga District, Benue Plateau State, Nigeria. 1: Epidemiological Observations«, *Bulletin of the World Health Organization* 49 (1973): 113–21.

35 Monath (1991), a.a.O.

4. In die Wälder

1 Laut Brinkmann versuchte mindestens ein Mitglied der Gruppe, Selbstmord zu begehen. Brinkmann schwieg sich über die Identität dieser Person aus.

2 J.D. Frame et al.: »Lassa Fever, a New Virus Disease of Man from West Africa«, *American Journal of Tropical Medicine and Hygiene* 19 (1970): 670–76.

3 Über die Ereignisse in Nigeria von 1969 gibt es mehrere hervorragende Berichte, die bei der Vorbereitung dieses Kapitels hinzugezogen wurden. Den Lesern und Leserinnen werden insbesondere die folgenden Werke empfohlen: J.G. Fuller: *Fever. The Hunt for a New Killer Virus*. Reader's Digest Press, New York 1974; und J.D. Frame: »The Story of Lassa Fever«, *New York State Journal of Medicine*:
»Part I: Discovering the Disease«, Ausgabe 92 (1992): 199–202;
»Part II: Learning More About the Disease«, Ausgabe 92 (1992): 264–67;
»Part III: The Disease in the Community«, Ausgabe 92 (1992): 440–44;
»Part IV: The Politics of Research«, Ausgabe 93 (1993): 35–40;
»Part V: The Fruits of Research« (derzeit in Druck)

4 Die Beulenpest, die weltweit in zwei großen Ausbrüchen in Europa und Asien mehrere Hundert Millionen Opfer forderte, wurde ursprünglich von Fliegen übertragen. Aber es gab auch eine Form dieser Krankheit, die pneumonisch übertragen wurde, d.h. durch die Luft von einem Menschen zum anderen.

5 Frame (1992), Part I, a.a.O.

6 S.M. Buckley, J. Casals und W. Downs: »Isolation and Antigenic Characterizations of Lassa Virus«, *Nature* 227 (1970): 174.

7 R.W. Speir et al.: »Electron Microscopy of Vero Cell Cultures Infected with Lassa Virus«, *American Journal of Tropical Medicine and Hygiene* 19 (1970): 692–94.

8 E. Leifer, D.J. Locke und H. Bourne: »Report of a Laboratory-Acquired Infection Treated with Plasma from a Person Recently Recovered from the Disease«, *American Journal of Tropical Medicine and Hygiene* 19 (1970): 677–79.

9 Frame (1992), Part I, a.a.O.

10 F.P. Pinheiro et al.: »Amapari, a New Virus of the Tacaribe Group from Rodents and Mites of Amapa Territory, Brazil«, *Proceedings of the Society of Experimental and Biological Medicine* 122 (1966): 531–35.

11 J. Casals et al.: »A Current Appraisal of Hemorrhagic Fevers in the U.S.S.R.«, *American Journal of Tropical Medicine and Hygiene* 15 (1966): 751–64.

12 Buckley et al. (1970), a.a.O.

13 S.M. Buckley, J. Casals and W. Downs: »Isolation and Characterization of the Virus«, *American Journal of Tropical Medicine and Hygiene* 19 (1970): 680–91; und Speir et al. (1970), a.a.O.

14 Die CDC haben mit den Jahren ihre Hochsicherheitslaboratorien wiederholt auf den neuesten Stand gebracht, wann immer sich die biologische Sicherheitstechnologie verbesserte. Ende der sechziger Jahre beherbergten die CDC-Hochsicherheitseinrichtungen Laboratorien innerhalb von Laboratorien, die eine Art Betonzwiebel formten, bei der man Schicht auf Schicht durchdringen mußte, um zur zentralen Einheit zu gelangen. Auf jeder Ebene wurde der Luftraum durch doppelte Luftschleusen in den Türen fest versiegelt. Die Kammern wurden unter Druck gehalten, und die ganze Luft – ebenso wie die Mikroben – wurde in Rich-

tung besonderer Ventilatoren geschleust, wo sie von ultraviolettem Licht zerstört und durch mehrere Schichten von Blättern gefiltert wurde, die alles aussonderten, was größer war als ein großes Molekül. Die Belegschaft duschte vor und nach dem Zutritt und trug Schutzanzüge, die vom Kopf bis zu den Zehen reichten.

15 Äußerst detaillierte Berichte über diese Vorfälle finden sich in John Fullers *Fever* und in John Frames »The Story of Lassa Fever, Part II: Learning More About the Disease«. Beide a. a. O.

16 G. M. Edington und H. A. White: »The Pathology of Lassa Fever«, *Transactions of the Royal Society of Tropical Medicine and Hygiene* 66 (1972): 381–401.

17 J. M. Troup et al.: »An Outbreak of Lassa Fever on the Jos Plateau, Nigeria, in January-February, 1970«, *American Journal of Tropical Medicine and Hygiene* 19 (1970): 695–96.

18 D. E. Carey et al.: »Lassa Fever – Epidemiological Aspects of the 1970 Epidemic, Jos, Nigeria«, *Transactions of the Royal Society of Tropical Medicine and Hygiene* 66 (1972): 402–8.

19 B. E. Henderson et al.: »Lassa Fever: Virological and Serological Studies«, *Transactions of the Royal Society of Tropical Medicine and Hygiene* 66 (1972): 409–16.

20 D. Cummings et al.: »Acute Sensorineural Deafness in Lassa Fever«, *Journal of the American Medical Association* 264 (1990): 2093–96; L. P. Ryback: »Deafness Associated with Lassa Fever«, *Journal of the American Medical Association* 264 (1990): 2119; J. D. Frame: »Clinical Features of Lassa Fever in Liberia«, *Review of Infectious Diseases* 11, Ergänzungsband 4 (1989): s783–s789; sowie J. B. McCormick et al.: »A Case-Control Study of the Clinical Diagnosis and Course of Lassa Fever«, *Journal of Infectious Diseases* 155 (1987): 445–55.

21 J. B. Dibble: *Outlaw for God*. Christopher Publishing House, Hanover (MA) 1992.

22 Frame (1992), Part III, a. a. O.

23 Leider sind bei historischen Ausbrüchen wie bei diesem die Namen von Krankheitsopfern und medizinischem Pflegepersonal, die nicht aus dem Westen stammen, häufig in der veröffentlichten Literatur nicht verzeichnet. Wann immer möglich hat sich die Autorin bemüht, diese Namen nachzutragen.

24 P. E. Mertens et al.: »Clinical Presentation of Lassa Fever Cases During the Hospital Epidemic at Zorzor, Liberia, March–April 1972«, *American Journal of Tropical Medicine and Hygiene* 22 (1973): 780–84.

25 Ebenda.

26 Die Voraussagen des Teams erwiesen sich als zutreffend. Man weiß, daß Lassa in vielen Regionen Liberias epidemisch auftritt, und die Behandlung der Krankheit war vor dem letzten Bürgerkrieg in der medizinischen Versorgung beinahe zur Routine geworden.

27 1867 revolutionierte der englische Arzt Lister die Medizin, indem er detaillierte Anweisungen zur sterilen Krankenhauspraxis veröffentlichte und befürwortete. Vor Listers Initiative starben die Patienten und Patientinnen nach der Operation häufig an bakteriellen Infektionen.

28 T. P. Monath et al.: »Lassa Virus Isolation from *Mastomys natalensis* Rodents During an Epidemic in Sierra Leone«, *Science* 185 (1974): 263–65.

29 D. W. Fraser et al.: »Lassa Fever in the Eastern Province of Sierra Leone, 1970–1972. I: Epidemiological Studies«, *American Journal of Tropical Medicine and Hygiene* 23 (1974): 1131–39; sowie T. P. Monath et al.: »Lassa Fever in the Eastern Province of Sierra Leone, 1970–1972. II: Clinical Observations and Virological Studies on Selected Hospital Cases«, *American Journal of Tropical Medicine and Hygiene* 23 (1974): 1140–49.

30 Monath et al. (1974): »Lassa Fever in the Eastern Province«.

31 Trotzdem spendeten Casals und Pinneo in den folgenden Jahren ungezählte Male Blut, und die CDC-Antisera von ihrem Plasma retteten zweifelsohne vielen Menschen das Leben, insbesondere in Nigeria. Nigerianische Ärzte und Ärztinnen sowie Krankenschwestern und -pfleger, die das Lassa-Fieber überlebten, spendeten im Laufe der Jahre ebenfalls großzügig Blut und sorgten auf diese Weise ständig für Nachschub an Antiserum für den Jos-Stamm.

32 Obervolta heißt heute Burkina Faso.

33 J.D. Frame: »Surveillance of Lassa Fever in Missionaries Stationed in West Africa«, *Bulletin of the World Health Organization* 52 (1975): 593–98.

34 Die Ausgabe des *New Nigerian* vom 9. April 1974, die außerhalb von Lagos veröffentlicht wurde, trug die Schlagzeile »Wie Fremde versuchten, die Killerkrankheit zu verbreiten – eine Lassa-Epidemie konnte gerade noch vermieden werden«.

35 *Diepahtzer Nachrichter*, 18. März 1974 (1).

36 »Dieser Arzt riskiert sein Leben für einen todkranken Patienten«, *Bildzeitung*, 18. März 1974.

37 Hier handelt es sich um denselben Dr. Lehmann-Gruber, der in Kapitel 3 eine Schlüsselrolle im Kampf gegen das Marburg-Virus spielte.

38 »Kann uns der Fieberarzt gefährlich werden?« *Bild-Hamburg*, 22. März 1974.

39 »US-Außenminister Kissinger rettet den mutigen Fieberarzt von Hamburg«, *Bildzeitung*, 19. März 1974.

40 Wären Monaths Schlußfolgerungen über den Ausbruch in Sierra Leone veröffentlicht worden, bevor diese Ereignisse stattfanden, wären die Befürchtungen der Gruppe möglicherweise beschwichtigt worden. Monath und Casals fanden heraus, daß die erschreckende Sterblichkeitsquote in den Krankenhäusern von Jos und Zorzor atypisch war. Ungefähr die Hälfte aller Infizierten starb in diesen Fällen. Aber eine Studie über die Dörfer von Sierra Leone zeigte, daß die meisten Menschen die Krankheit überlebten: nur fünf Prozent jener, die infiziert wurden, weil sie das Virus von einem anderen Menschen oder von Rattenfäkalien/-urin einatmeten, entwickelten die tödliche Krankheit. Monath war überzeugt, daß die Übertragung des Virus von Blut zu Blut viel gefährlicher war und möglicherweise für die weitaus höhere Sterblichkeitsrate in den Krankenhäusern verantwortlich war.

41 K. Müller: »Flug in einer Plastikfolie«, *Die Welt*, 22. März 1974.

42 »Geisterhafte Ankunft«, *Hamburger Abendblatt*, 22. März 1974.

43 *Hamburger Morgenpost*, 19. März 1974 (1).

44 H. Nannen: »Da sieht man, wie man sich irren kann«, *Stern*, 28. März 1974, 3.

45 *New Nigerian* (1974) a. a. O.
Jahre später änderte sich die Einstellung der nigerianischen Regierung und Presse bezüglich Lassa, als die Ausbrüche der Krankheit ungebrochen weitergingen. Obwohl man weiterhin bedauerte, daß die Krankheit nach einer nigerianischen Stadt benannt worden war, behaupteten die Presse und die Regierung nicht länger, daß die Krankheit von Ausländern eingeschleppt würde. Gute Beispiele späterer nigerianischer Presseberichte sind: A. Adenmosum: »The Lassa-Fever Scourge«, *Pharmacy World Journal* 6 (1989): 95; sowie U. Fabian: »Combating Lassa Fever«, *Daily Sketch*, 23. Februar 1993 (5).

5. Yambuku

1 Zusätzlich zu den Interviews bezog sich die Autorin auf die folgenden Schriftmaterialien: P. Sureau: *Yambuko* (1992) unveröffentlicht; sowie S.R. Pattyn: *Ebola Virus Haemorrhagic Fever*. Elsevier Press, Amsterdam 1978.

2 Internationale Kommission: »Ebola Haemorrhagic Fever in Zaire, 1976«, *Bulletin of the World Health Organization* 56 (1978): 271–93.

3 R.D. Estes: *The Behavior Guide to African Mammals*. University of California Press, Berkeley 1991.

4 Bei den katholischen Missionaren aus Belgien, die im Yambuku-Missionshospital arbeiteten, handelte es sich um:

Schwester Béata	(Jeanne Vertommen, 42 Jahre)
Schwester Myriam	(Louise Ecran, 42 Jahre)
Schwester Edmonda	(Jeanne DeRoover, 56 Jahre)
Schwester Romana	(Angeline Geerts, 54 Jahre)
Vater Germain Lootens	(67 Jahre)

Außer den Belgiern, die im Krankenhaus arbeiteten, befanden sich in Yambuku:

Schwester Genoveva	(Annie Ghysebrechts)
Schwester Mariette	(Mariette Witrouwen)
Mutter Oberin Aloydis	(Bumba-Zone)
Schwester Marcella	(Julienne Ronsmans)
Vater Carlos Rommel	(Regionsleiter, Bumba-Zone)
Bruder Adolphe Litepu	
Vater Augustin Siegers	(Leiter von Yambuku)
Vater Léon Claes	(alias »Père Dubois«)

Zu dem Personal aus Zaire gehörten sieben Hilfsschwestern:

Amane Ehumba	(26 Jahre)
Anangi Mabelesama	(25 Jahre)
Mgwanga Magbuka	(30 Jahre)
Ambaya Mandu	(30 Jahre)
Sukato Manzomba	(24 Jahre)
Magbo Mazebele	(35 Jahre)
Masangaya Alola	(40 Jahre)

5 Es war allgemein üblich, die Toten im Dorf selbst zu begraben, sogar unter den Lehmböden der eigenen Häuser. Dr. Ngoi fürchtete, daß solche Praktiken die Krankheit weiter verbreiten könnten.

6 Unbehandelte Tollwut steht an erster Stelle: Sie ist zu 100 Prozent tödlich. Viele Experten sind der Ansicht, daß die Letalität von HIV/AIDS bis zu 100 Prozent beträgt, aber da die HIV-Erkrankungen extrem lange verlaufen und man nur schwer wissen kann, wie viele Menschen HIV-Überträger ohne Symptome sind, läßt sich unmöglich sagen, wie hoch der Prozentsatz der tödlich verlaufenden HIV-Fälle ist.

7 Die Tochter von Dr. Close, die Schauspielerin Glenn Close, hofft Berichten zufolge, einen Hollywoodfilm zu drehen, der von der Geschichte der Krankheit in Zaire handelt. William Close hat eine romanhafte Version der Ereignisse mit dem Titel *Yambuku: A Novel* verfaßt. Derzeit liegt nur eine holländische Veröffentlichung vor. Die Autorin bezieht sich auch auf Kommentare aus W. T. Close: »A Medical Perspective from Africa and the Rocky Mountains«, Präsentation an der medizinischen Fakultät der University of California, Davis 1993.

8 Weltgesundheitsorganisation: »Viral Haemorrhagic Fever«, *Weekly Epidemiological Report* 52 (1977): 177–84; sowie WHO-Expertenkomitee: »Viral Haemorrhagic Fevers«, *Technological Report Series* (1985), Nr. 721.

9 Isoliert von Guido van der Gröen und Peter Piot.

10 Von der Autorin aus dem Französischen übersetzt.

11 CDC-Memo, 14. Oktober 1976, unterzeichnet von Karl Johnson und am selben Tag intern verteilt; mehrere Tage später zur WHO nach Genf und zur amerikanischen Botschaft in Kinshasa geschickt.

12 G. A. Martini und R. Siegert: *Marburg Virus Disease.* Springer Verlag, Frankfurt 1971.

13 Trotz absichtlicher Versuche, die Presseberichte als banal abzutun, tendierten einige Artikel in die entgegengesetzte Richtung. In der Ausgabe vom 28. Oktober hieß es im *L'Express*: »Huit cents morts en un mois au Soudan. Responsable: le virus de Marburg. Un des trois cents ›arbovirus‹ de l'Afrique Centrale contre lesquelle la médecine n'a pas d'armes.« Der höchst übertriebene Bericht endete mit der Schlußfolgerung:

»Que se passera-t-il le jour ou des voyages commenceront à exporter la virus? D'ores et déjà, l'Afrique du Sud a annoncé que des mesures sanitaires impitoyables ont été prises aux frontières. Mais l'extension des transports aériens permet-elle de contrôller efficacement l'état de santé de tous les voyageurs circulant dans les régions infesteés par ces maladies méconnues, venues du fond des temps? La civilisation industrielle a commencé d'unifier la planète. Les philosophes s'en réjouissent autant que les hommes d'affaires. Les médecins, eux, ne cachent pas qu'ils y a aussi des raisons de s'inquiéter.«

14 Bis zum heutigen Tag weigern sich die CDC, den Namen des betreffenden Amerikaners bekanntzugeben. McCormick formuliert es so: »Man kann es niemandem vorwerfen, daß er eine Heidenangst hat. Ich respektiere seinen Schneid, das ehrlich zuzugeben. Es wäre viel schlimmer gewesen, wenn er versucht hätte, den Macho zu spielen, nach Zaire gekommen wäre und dann unsere Arbeit behindert hätte, weil wir aufgrund seiner Angst nicht auf ihn hätten zählen können.«

15 Die zur Analyse zusammengetragenen Spezies im Yambuku-Gebiet waren:

Wanzen	*Cimex hemipterus*	818 Proben
Moskitos	*Culex cinereus*	8
	Culex pipiens	2
	Masonia africana	5
Schweine	*domestiziert*	10
Kühe	*domestiziert*	1
Fledermäuse	*nicht näher spezifiziert*	7
Nagetiere	*Mastomys*	69
	Rattus rattus	30
Eichhörnchen		8
Affen	*Cercopithecus*	6
Waldducker-Antilope	*Cephalophus monticola*	2

Keine der Proben war mit dem Ebola-Virus infiziert.

16 An diesem Tag faßte Sureau, nach einem Monat im Auge des epidemischen Sturms, seine Gefühle in Worte. Er schrieb in sein Tagebuch: »Nun ist es soweit – das Virus, das für das Blutfieber von Yambuku verantwortlich ist, wurde getauft: ›Ebola!‹ Mir wäre ›Yambuku‹ lieber gewesen, aber Karl zieht es vor, dem Virus stets den Namen des Flusses zu geben, an dem es entdeckt wurde: Er hatte das Virus, von dem das bolivianische Blutfieber hervorgerufen wurde, ›Machupo‹ genannt – nach einem nahe gelegenen Fluß... Aber egal, Genie muß nicht recht behalten; Genie muß provokativ sein.«

17 Ein klinischer Bericht von Platts Fall erschien in : R.T.D. Emond et al.: »A Case of Ebola Virus Infection«, *British Medical Journal* 2 (1977): 541–44.

18 »Die Krankheit war den Bewohnern der Region bis dato unbekannt. Eine intensive Suche nach Fällen im Gebiet des nordöstlichen Zaire zwischen Bumba und Umgebung und der Grenze zum Sudan nahe N'zara und Maridi brachte keinen definitiven Beweis einer Verbindung zwischen einer Epidemie dieser Krankheit im Sudan und dem Ausbruch in der Nähe von Bumba. Trotzdem wurde festgestellt, daß die Anwohner theoretisch in maximal vier Tagen von N'zara nach Bumba und umgekehrt reisen können und das praktisch auch tun: Daher wurde es als durchaus möglich erachtet, daß ein Infizierter vom Sudan nach Yambuku gereist ist und das Virus bei einer Injektion in einem Ambulatorium an eine Nadel des Krankenhauses übertrug«, hieß es in dem offiziellen Bericht einer internationalen Kommission. Siehe auch Weltgesundheitsorganisation: »Ebola Haemorrhagic Fever in Zaire, 1976« (1978), a.a.O.

19 N.J. Cox, J.B. McCormick, K.M. Johnson und M.P. Kiley: »Evidence for Two Subtypes of Ebola Virus Based on Oligonucleotide Mapping of RNA«, *Journal of Infectious Diseases* 147 (1983): 272–75.

20 J.G. Breman et al.: »Human Monkeypox Update 1970–79«, *Bulletin of the World Health Organization* 58 (1980): 849–68.

21 I. Arita et al.: »Human Monkeypox: A Newly Emerged Orthopoxvirus Zoonosis in the Tropical Rain Forests of Africa«, *American Journal of Tropical Medicine* 34 (1985): 781–89.

22 Z. Jezek et al: »Human Monkeypox: A Study of 2510 Contacts of 214 Patients«, *Journal of Infectious Diseases* 154 (1986): 551–55.

23 L. Khodakevich, Z. Jezek und D. Messinger: »Monkeypox Virus. Ecology and Public Health Significance«, *Bulletin of the World Health Organization* 66 (1988): 747–52.

24 P.E.M. Fine et al.: »The Transmission Potential of Monkeypox Virus in Human Populations«, *International Journal of Epidemiology* 17 (1988): 643–50.

25 Weltgesundheitsorganisation: *Weekly Epidemiologic Record* (1977), a.a.O.
26 Expertenkomitee der Weltgesundheitsorganisation: »Viral Haemorrhagic Fevers«, *WHO Technical Report Series* 721 (1985).
27 Internationale Kommission (1978), a.a.O.
28 Kurze offizielle CDC-Zusammenfassungen der Ereignisse von Yambuku und Maridi erschienen in folgenden Ausgaben des CDC-Mitteilungsblattes *Morbidity and Mortality Weekly Report*: 15.Oktober 1976 (S.324); 26.Oktober 1976 (S.339); 5.November 1976 (S.342); 3.Dezember 1976 (S.378–379) und 1.Juli 1977 (S.209–210).

6. Die amerikanische Zweihundertjahrfeier

1 Über die Schweinegrippenkrise von 1976 wurde viel geschrieben. Obwohl sich die Interpretationen deutlich voneinander unterscheiden, sind die Grundfakten doch recht konsistent. Zu den Schlüsselquellen dieser Informationen gehören: P.M. Boffey: »Anatomy of a Decision. How the Nation Declared War on Swine Flu«, *Science* 192 (1976): 636–41; P.M. Boffey: »Swine Flu Vaccination Campaign. The Scientific Controversy Mounts«, *Science* 193 (1976): 559–63; P.M. Boffey: »Swine Flu Vaccine. A Component Is Missing«, *Science* 193 (1976): 1224–25; P.M. Boffey: »Guillain-Barré. Rare Disease Paralyzes Swine Flu Campaign«, *Science* 195 (1976): 155–59; W. Dowdle und J. LaPatra: *Informed Consent. Influenza Facts and Myths*. Nelson-Hall, Chicago 1983; General Accounting Office: *The Swine Flu Program. An Unprecedented Venture in Preventive Medicine*. Bericht für den U.S. Kongreß, Washington 1977; R.M. Henig: »Flu Pandemic, a Once and Future Menace«, *The New York Times Magazine*, 29.November 1992 (28–31, 55–67); R.M. Henig: »The Emergence of a New Flu«, Kapitel 7 in R.M. Henig: *A Dancing Matrix*. Alfred A. Knopf, New York 1993; R.E. Neustadt und H.V. Fineberg: *The Swine Flu Affair. Decision-Making on a Slippery Slope*. Amerikanisches Ministerium für Gesundheit und Erziehung, Washington 1978; R.E. Neustadt und H.V. Fineberg: *The Epidemic That Never Was. Policy-Making and the Swine Flu Affair*. Random House, New York 1982; J.E. Osborn (Hrsg.): *Influenza in America 1918–1976*. Prodist, New York 1977; A.M. Silverstein: *Pure Politics and Impure Science. The Swine Flu Affair*. Johns Hopkins University Press, Baltimore 1981; und Swine Flu Supplement, *Journal of Infectious Diseases* 136 (Dezember 1977).
2 Laut offiziellen Verlautbarungen betrug die Windtemperatur in Fort Dix im Januar 1976 zwischen 0° Fahrenheit (– 17,8° Celsius) und – 45° Fahrenheit (– 57° Celsius), und häufig herrschte starker Schneefall.
3 Centers for Disease Control (CDC): »Current Trends. Influenza – United States«, *Morbidity and Mortality Weekly Report* 25 (1976): 47–48.
4 W.I.B. Beveridge: »The Chronicle of Influenza Epidemics«, *History and Philosophy of Life Sciences* 13 (1991): 223–35.
Die Grippe ist eine uralte Mikrobe, die in den letzten Tausenden von Jahren in Millionen verschiedener Formen auftrat und regelmäßig verheerende Epidemien auslöste. Einige Ausbrüche verursachten in über der Hälfte der Bevölkerung weiter Gebiete entkräftende Krankheiten, wie beispielsweise im ganzen kontinentalen Europa. Nur wenige Epidemien haben wohl auch zu einer Massensterblichkeit geführt und über fünf Prozent der mit dem Grippevirus Infizierten dahingerafft. Es folgt eine grobe Schätzung der historischen Epidemien:

Datum	*Wahrscheinlicher Ursprung*	*Betroffene Gebiete*	*Geschätzte Sterblichkeitsrate*
1173	unbekannt	Europa	–
1387	unbekannt	Europa	–
• 1510	unbekannt	Europa	groß
• 1557	unbekannt	Europa	groß
• 1580	unbekannt	Europa	groß

Datum	Wahrscheinlicher Ursprung	Betroffene Gebiete	Geschätzte Sterblichkeitsrate
1729–30	Schweden?	Europa, global	»pandemisch«
1732–33[+]	Connecticut[+] oder Moskau	weltweit[++]	hohe Sterblichkeit niedrige Sterblichkeit
1742–43[+]	Deutschland, Schweiz	Europa[+]	mäßig
1761–62[++]	Nordamerika oder Breslau in Schlesien[+]	Nordamerika[+] Karibik, Europa	pandemisch
1767[+]	Neuengland?	Nordamerika und kontinentales Europa	mäßig
1775–76	Deutschland, Österreich	Europa, Asien[+]	mäßig
• 1781–82[++]	China oder[+] Sibirien	Asien, Europa[+] Nordamerika – weltweit	pandemisch extrem hohe Sterblichkeit mäßig hohe Sterblichkeit
1788–89[+]	St. Petersburg, Rußland	Nordamerika, Europa	niedrig
• 1800–02	Moskau, Rußland	Europa, China, Brasilien[+]	mäßig
• 1830–33	Kanton, China	weltweit[+]	pandemisch, niedrige Sterblichkeit
1836–37	Sydney, Australien oder eine Wiederholung der Epidemie von 1830	Europa, Afrika Australien	pandemisch hohe Sterblichkeit
• 1847–48	Moskau, Rußland	Europa, Brasilien[+] Karibik	pandemisch hohe Sterblichkeit
1850–51[++]	Wiederholung der Epidemie von 1847	Amerika[+] Karibik, Australien und Deutschland	moderat
• 1857–58	Panama	Europa und Amerika[+]	moderat
1873–75	–	Nordamerika und Kontinentaleuropa	moderat
• 1889–90[++]	Buchara, Rußland	weltweit[+]	pandemisch, ernst mindestens 250 000 Tote allein in Europa
• 1918–19[++]	China oder USA	weltweit	15 bis 25 Millionen * 21 640 000 ** 100 000 000
1946	Australien	weltweit	
• 1957[++]	Kweichow, China	weltweit	beträchtlich
• 1968–70	Hongkong	weltweit	beträchtlich, pandemisch
1977	China	weltweit	

Diese Zusammenstellung wurde mehreren Quellen entnommen, darunter:

** F.M. Burnet: »Portraits of Viruses. Influenza Virus A.«, *Intervirology* 11 (1979): 203.

\+ W. I.B. Beveridge: *Grippe, die letzte große Seuche.* Medizinische Verlagsgesellschaft, Marburg 1978.

* Mussée de Condé: »Das Stundenbuch des Duc de Berry«. Chantilly, Frankreich.

++ D.K. Patterson: *Pandemic Influenza 1700–1900.* Rowman and Littlefield, Totowa, N.J. 1986.

• Pandemien, die gemäß historischen Aufzeichnungen besonders massiv waren und Millionen Menschen befielen.

5 Beveridge (1991), a.a.O. (Anm. 1).

6 Es kann sehr wohl sein, daß die AIDS-Epidemie 1999 den schrecklichen Blutzoll, den die Grippe 1918–1919 forderte, übertroffen haben wird und AIDS somit zur schlimmsten Pandemie des zwanzigsten Jahrhunderts wird. Anfang 1993 sagte die Weltgesundheitsorganisation für Ende 1999 eine kumulative Gesamtzahl von 40 Millionen HIV-Infizierten und acht Millionen kumulierter AIDS-Todesfälle voraus. Eine beängstigendere Vorausschau der Global AIDS Policy Coalition mit Sitz in Harvard spricht von 120 Millionen kumulierten HIV-Infektionen bis 1999 und von 20,4 Millionen Todesfällen. Ungeachtet des schrecklichen Blutzolls, den AIDS fordert, wird zweifelsohne der Grippepandemie die grausige Ehre zuteil, in diesem Jahrhundert weltweit an erster Stelle als Killer zu stehen, da ein Großteil der jetzt HIV-infizierten Bevölkerung des Planeten erst nach der Jahrtausendwende sterben wird.

7 Beveridge (1977), a.a.O.

8 D. Scott: *Epidemic Disease in Ghana 1901–1960*. Oxford University Press, London 1965.

9 A.W. Crosby: »The Influenza Pandemic of 1918«, in Osborn (1977), a.a.O. (5–13).

10 Herrliche anekdotenreiche Berichte der Epidemie von 1918 finden sich in A.A. Hoehling: *The Great Epidemic*. Little und Brown, Boston 1961; und in A.W. Crosby: *Epidemic and Peace, 1918*. Greenwood Press, London 1976.

11 R.E. Shope: »Swine Influenza«, Harvey Lectures 31 (1936): 183–213.

12 Im *Morbidity and Mortality Weekly Report* berichteten die CDC Woche für Woche von der Ausbreitung des A/Victoria/75. In der Woche, als Soldat Lewis in Fort Dix erkrankte, gab es beispielsweise A/Victoria/75-Ausbrüche in Johannesburg, in Großbritannien und in den amerikanischen Bundesstaaten Arizona, Washington, Iowa, Minnesota, Massachusetts, New York und New Jersey. Siehe auch MMWR 25 (24. Januar 1976): 23–24.

13 H.M. Rose: »Influenza. The Agent«, *Hospital Practice*, August 1971: 49–56.

14 A.D. Langmuir: »Influenza. Its Epidemiology«, *Hospital Practice*, September 1971: 103–8.

15 E.D. Kilbourne: »An Explanation of the Interpandemic Antigenic Mutability of Influenza Viruses«, *Journal of Infectious Diseases* 128 (1973): 668–70. Eine hervorragende Auflistung der heute anerkannten Grippetheorien findet sich in Edwin Kilbourne: *Influenza*. Plenum, New York 1987.

16 E.D. Kilbourne, *New York Times*, 13. Februar 1976: A33.

17 N. Masurel und W.M. Marine: »Recycling of Asian and Hong Kong Influenza. A Virus Hemagglutinins in Man«, *Scientific American* 97 (1973): 48–49.

18 Rose (1971), a.a.O.

19 Beveridge (1977), a.a.O.

20 Die Protokolle der Rougemont-Sitzungen wurden später vom Sandoz Institute for Health and Socio-economic Studies veröffentlicht. Philip Selby (Hrsg.): *Influenza: Virus Vaccines and Strategy*. Academic Press, New York 1976.

21 1980 trieben über 100 wilde Seehunde an die Küste um Bosten und Cape Cod – Opfer der Grippe. Webster und seine Kollegen untersuchten die virale RNA und paarten sie mit Grippesträngen, die damals unter Enten und Möwen üblich waren. Drei Jahre später brach die Grippe, offenbar verbreitet durch die Exkremente wandernder Vogelschwärme, in einer kommerziellen Hühnerhaltung in Pennsylvania aus. Alle Hühner starben. Aus »Influenza«, in S.S. Morse (Hrsg.): *Emerging Viruses*. Oxford University Press, Oxford 1993. R.G. Webster (37–45).

22 1993 holte Sencer während eines Interviews tief Luft, als man auf die Schweinegrippe zu sprechen kam. Dann lächelte er und erzählte von einem alten Charlie-Brown-Comic, in dem Snoopy auf seiner Hundehütte sitzt und ein Manuskript mit dem Titel »Schweinegrippe« tippt. Die ersten Worte des Manuskripts lauteten: »Es war eine dunkle und stürmische Nacht...«

23 Centers for Disease Control (CDC): »Current Trends. Influenza – United States«, *Morbidity and Mortality Weekly Report* 25 (1976): 47–48.

24 Ebenda, 55–56.

25 Ebenda, 124.
26 Dowdle und LaPatra (1983), a. a. O.
27 A. S. Beare und J. W. Craig: »Virulence for Man of a Human Influenza-A Virus Antigenically Similar to ›Classical‹ Swine Viruses«, *Lancet*, 3. Juli 1976 (4–5).
28 C. Stuart-Harris: »Swine Influenza Virus in Man – Zoonosis or Human Pandemic?«, *Lancet*, 3. Juli 1976 (31–32).
29 »Planning for Pandemics«, *Lancet*, 3. Juli 1976 (25–26).
30 Centers for Disease Control (CDC): »Influenza Vaccine – Supplemental Statement«, *Morbidity and Mortality Weekly Report* 25 (1976): 221–27; sowie Boffey: »Swine Flu Vaccination Campaign« (1976), a. a. O.
31 Es gibt mehrere Quellen mit wertvollen Erkenntnissen zur Legionärskrankheit aus den Jahren 1976 und 1977. Besonders nützlich sind: *Annals of Internal Medicine* 90, Nr. 4 (1979) [eine speziell der Legionärskrankheit gewidmete Ausgabe]; Centers for Disease Control: *Legionnaires': The Disease, the Bacterium and Methodology*. Amerikanisches Ministerium für Gesundheit und Erziehung, Atlanta 1979; F. W. Chandler, M. D. Hicklin und J. A. Blackmon: »Demonstration of the Agent of Legionnaires' Disease in Tissue«, *New England Journal of Medicine* 297 (1977): 1218–20; D. W. Fraser et al.: »Legionnaires' Disease: Description of an Epidemic of Pneumonia«, *New England Journal of Medicine* 297 (1977): 1189–97; G. L. Lattimer und R. A. Ormsbee: *Legionnaires' Disease*. Marcel Dekker, New York, 1981; J. E. McDade et al.: »Legionnaire's Disease. Isolation of a Bacterium and Demonstration of Its Role in Other Respiratory Disease«, *New England Journal of Medicine* 297 (1977): 1197–1203; sowie Silverstein (1981), a. a. O., Kapitel 10.
32 Einige der wichtigsten Paragraphen aus dem Gesetz 94–380 lauten:
Einwilligung nach fachgerechter Aufklärung. Das Gesetz verlangt, daß die nationale Kommission zum Schutz menschlicher Versuchspersonen in der biomedizinischen Forschung und in der Verhaltensforschung »nach fachgerechter Aufklärung eine schriftliche Einwilligung ausfertigen lassen, um sicherzustellen, daß die Risiken und die Vorteile einer Schweinegrippeschutzimpfung jedem einzelnen Beteiligten ausführlich erklärt worden sind. Diese Beratung soll innerhalb von zwei Wochen nach Inkrafttreten dieses Gesetzes oder bis zum 1. September 1976, was immer zuerst eintritt, abgeschlossen sein. Diese Vorgehensweise beinhaltet alle notwendigen Informationen, um Einzelpersonen hinsichtlich ihrer Rechte und ihrer Heilungschancen, die durch Verabreichung einer solchen Schutzimpfung entstehen, zu beraten.«
Profite der pharmazeutischen Industrie. »Jeder in den Vereinigten Staaten geschlossene Vertrag zur Beschaffung eines Schweinegrippeimpfstoffs durch einen entsprechenden Hersteller... muß neu verhandelt werden, um jeglichen Profit zu eliminieren, der sich durch eine solche Beschaffung ergeben könnte... entsprechend den vorgeschriebenen Kriterien... Der Vertrag muß dies ausdrücklich beinhalten.«
Rechtsstreitigkeiten. »... um auf eine mögliche Schweinegrippeepidemie vorbereitet zu sein, ist es notwendig, solange ein Verfahren zur Handhabung von Ansprüchen durch Personen, die behaupten, Verletzungen oder den Tod erlitten zu haben, zu errichten, bis der Kongreß einen dauerhaften Ansatz zur Handhabung von Ansprüchen entwickelt, die im Zuge von gesetzlichen Programmen des Öffentlichen Gesundheitsdienstes entstehen.«
»Der Generalbundesanwalt soll sich auf jegliche Zivilklage einlassen, die vor Gericht gegen einen Angestellten der Regierung... oder einen Teilnehmer des Programmes... erhoben wird und diesen beschuldigt, bei der Verabreichung der Schutzimpfung im Rahmen des Schweinegrippeprogramms persönlichen Schaden oder Tod verursacht zu haben.«
Zeitrahmen. Das Gesetz trat erst am 30. September 1976 in Kraft. Davor hafteten die Pharmaunternehmen bzw. deren Versicherungsgesellschaften in vollem Umfang.
33 Details hierzu finden sich in der Veröffentlichung der CDC, *Morbidity and Mortality Weekly Report* (3. September 1976): 270–76.
34 Crosby (1976), a. a. O.

35 18 Monate später begann ein Artikel in einem medizinischen Fachblatt bei der Bezugnahme auf den Ausbruch in Philadelphia mit den blumigen Worten: »Der explosive Ausbruch akuter Erkrankungen der Atmungsorgane, der im Sommer 1976 in Philadelphia auftrat, war sowohl geheimnisvoll als auch beängstigend. Nach eineinhalb Jahren intensivster Forschung lüftet sich nun der Schleier des Geheimnisses, und der Schrecken legt sich allmählich.« (Aus »Legionnaires' Disease: An Unfolding Riddle«, *Hospital Practice*, 29. Februar [sic] 1978: 24 f.). Diesem Artikel folgte ein Kommentar des Herausgebers: »Zusammen mit dem Lassa-Fieber und der Ebola-Viruserkrankung nehmen die Organismen der Legionärskrankheit ihren Platz ein als neuentdeckte infektiöse Erreger, die fähig sind, im Menschen ernsthafte und lebensbedrohliche Krankheiten hervorzurufen.«

36 Komitee für inneramerikanischen und ausländischen Handel, Protokolle des Repräsentantenhauses, Anhörung vor dem Unterausschuß für Verbraucherschutz und Finanzen, 94. Kongreß, 23.–24. November (Seriennummer 94–159), U.S. Government Printing Office, Washington.

37 »U.S. Center Assailed on ›Legion‹ Disease«, *New York Times*, 29. Oktober 1976 (A1).

38 Silverstein (1981), a. a. O.

39 Eine exzellente Analyse der Presseberichte vom Oktober 1976 findet sich in D. M. Rubin und V. Hendy: »Swine Influenza and the News Media«, *Annals of Internal Medicine* 87 (1977): 769–74.

40 H. F. Retailliau et al.: »Illness After Influenza Vaccination Reported Through a Nationwide Surveillance System, 1976–1977«, *American Journal of Epidemiology* 111 (1980): 270–78.

41 Centers for Disease Control (CDC): »Influenza – Worldwide«, *Morbidity and Mortality Weekly Report* 25 (1976): 331.

42 Centers for Disease Control (CDC): »Influenza Surveillance – United States«, *Morbidity and Mortality Weekly Report* 25 (1976): 391–92.

43 Rubin und Hendy (1977), a. a. O.

44 Centers for Disease Control (CDC): »Guillain-Barré Syndrome – United States«, *Morbidity and Mortality Weekly Report* 25 (1976): 401–2.

45 J. L. Reismann und B. Singh: »Conversion Reactions Simulating Guillain-Barré Paralysis Following Suspension of the Swine Flu Vaccination Program in the U.S.A.«, *Australian and New Zealand Journal of Psychiatry* 12 (1978): 127–32.

46 L. B. Schoenberger et al.: »Guillan-Barré Syndrome Following Vaccination in the National Influenza Immunization Program, United States, 1976–1977«, *American Journal of Epidemiology* 110 (1979): 105–23.

Fünfzehn Jahre später gingen CDC-Forscher, die an den Ereignissen von 1976 nicht direkt beteiligt waren, erneut alle medizinischen Aufzeichnungen im Zusammenhang mit Guillain-Barré von 1976–1977 in Minnesota und Michigan durch und legten einem Gremium von Neurologen ausführliche Daten zur Neubewertung vor. Dies geschah, weil immer noch Zweifel herrschten – Zweifel, die durch den Umstand geschürt wurden, daß 1976 1,7 Millionen Angehörige des Militärs geimpft wurden, ohne daß auch nur in einem einzigen Fall das Syndrom aufgetreten wäre. Man kam zu dem Schluß, daß einige Fälle 1976 falsch diagnostiziert worden waren, aber Guillain-Barré wurde dennoch in engen Zusammenhang mit dem Impfstoff gebracht. Empfänger des Impfstoffes in diesen beiden Staaten litten siebenmal häufiger an dem Syndrom. Die Studie findet sich in T. J. Safranek et al.: »Reassessment of the Association Between Guillain-Barré Syndrome and Receipt of Swine Influenza Vaccine in 1976–1977. Results of a Two-State Study«, *American Journal of Epidemiology* 133 (1991): 940–51.

47 J. Axelrod, persönliche Aufzeichnungen, 1993. Bei Klagen wurden insgesamt 2,4 Milliarden Dollar gefordert, jedoch weniger als 48 Millionen infolge von Haftungsansprüchen ausbezahlt – ein Ergebnis, auf das Axelrod sehr stolz ist. Die präzise Summe der Abfindungszahlungen betrug 92 833 020 Dollar.

48 Details zu dem dauerhaften Einfluß von Schweinegrippe- und anderen Schutzimpfungshaftungen auf Forschung und Entwicklung finden sich in einer Veröffentlichung des Institute of Medicine. V.S. Mitchell, N.M. Philipose und J.P. Sanford (Hrsg.): *The Childen's Vaccine Initiative*. National Academy Press, Washington 1993.

49 Communicable Disease Center: »Institutional Outbreak of Pneumonia«, *Morbidity and Mortality Weekly Report* 14 (1965): 265–66. S.B. Thacker et al.: »An Outbreak in 1965 of Severe Respiratory Illness Caused by the Legionnaires' Disease Bacterium«, *Journal of Infectious Diseases* 138 (1978): 512–19.

50 Centers for Disease Control (CDC): »Follow-up on Respiratory Illness – Philadelphia«, *Morbidity and Mortality Weekly Report* 26 (1977): 9–11.

51 Osborn (1977), a.a.O.

52 Neustadt und Fineberg (1982), a.a.O.

53 M. Goldfield et al.: »Influenza in New Jersey in 1976. Isolation of Influenza A/New Jersey/76 Virus at Fort Dix«, *Journal of Infectious Diseases* 136 (1977): S347–S355.

54 H.F. Top Jr. und P.K. Russell: »Swine Influenza A at Fort Dix, New Jersey (January/February 1976). IV: Summary and Speculation«, *Journal of Infectious Diseases* 136 (1977): S376–S380.

55 Dowdle und LaPatra (1985), a.a.O. (88 f.).

56 Centers for Disease Control (CDC): Laboratory Manual: *»Legionnaires'«, the Disease, the Bacterium and Methodology*. Ministerium für Gesundheit und Erziehung, Washington 1979.

57 Centers for Disease Control (CDC): »Legionnaires' Disease – United States«, *Morbidity and Mortality Weekly Report* 26 (1977): 300.

58 Centers for Disease Control (CDC): »Follow-up on Legionnaires' Disease – Ohio«, *Morbidity and Mortality Weekly Report* 26 (1977): 308; sowie J.S. Marks et al.: »Nosocomial Legionnaires' Disease in Columbus, Ohio«, *Annals of Internal Medicine* 90 (1979): 565–69.

59 Centers for Disease Control (CDC): »Follow-up on Legionnaires' Disease – Vermont«, *Morbidity and Mortality Weekly Report* 26 (1977): 328.

60 Centers for Disease Control (CDC): »Legionnaires' Disease – Tennessee, Vermont«, *Morbidity and Mortality Weekly Report* 26 (1977): 336; und C.V. Broome et al.: »The Vermont Epidemic of Legionnaires' Disease«, *Annals of Internal Medicine* 90 (1979): 573–77.

61 Centers for Disease Control (CDC): »Sporadic Cases of Legionnaires' Disease – United States«, *Morbidity and Mortality Weekly Report* 26 (1977): 388; sowie Centers for Disease Control (CDC): »Follow-up on Legionnaires' Disease – United States«, *Morbidity and Mortality Weekly Report* 26 (1977): 443.

62 Centers for Disease Control (CDC): »Legionnaires' Disease – England«, *Morbidity and Mortality Weekly Report* 26 (1977): 391.

63 »Hospital Haunted by Legionnaires' Disease«, *New York Times*, 13. November 1978 (A1); sowie C.E. Haley et al.: »Nosocomial Legionnaires' Disease: A Continuing Common-Source Epidemic in Wadsworth Medical Center«, *Annals of Internal Medicine* 90 (1979): 583–86.

64 W. L. L. Wang et al.: »Growth, Survival, and Resistance of the Legionnaires' Disease Bacterium«, *Annals of Internal Medicine* 90 (1978): 614–18.

65 R.P. Hudson: »Lessons from Legionnaires' Disease«, *Annals of Internal Medicine* 90 (1978): 704–7.

7. N'zara

1 Nach dem Fall der kommunistischen Sowjetunion kommen allmählich Unterlagen ans Licht, welche die Praktiken des früheren Regimes im Umgang mit biologischen Waffen offenlegen. Sie zeigen, daß McCormick und die CDC zu Recht gegenüber den Absichten einiger sowjetischer Lassa-Forscher Mißtrauen hegten, ebenso wie gegenüber den Anstrengungen sowjetischer Kollegen, die an anderen Infektionskrankheiten arbeiteten. Auch lange nach den Verträgen von 1972 zwischen der UdSSR und den USA, die angeblich diesbezügliche Forschungen und Untersuchungen beendeten, fuhren die Sowjets fort, Waffen zu entwikkeln, die auf der Legionärskrankheit, auf Milzbrand, der Beulenpest, Tularämie, dem Lassa-Fieber und einer großen Anzahl anderer Krankheiten basierten. Diese Forschungen reichten bis in die achtziger Jahre, trotz eines Unfalls im Jahre 1979, bei dem Milzbrand aus einem Labor der Regierung in Swerdlowsk getragen wurde. Über 25000 Wissenschaftler in 18 Laboratorien in der ganzen UdSSR arbeiteten daran. Eine Zusammenfassung der Erkenntnisse, die vor kurzem durch sowjetische Aufzeichnungen offengelegt wurden, findet sich in *Newsweek*, 1. Februar 1993 (40f.).

2 Der Vertrag bezüglich biologischer Waffen zwischen den Vereinigten Staaten und der Sowjetunion wurde von den beiden Vertragspartnern am 10. April 1972 in London unterzeichnet, vom amerikanischen Kongreß am 16. Dezember 1974 ratifiziert und von Präsident Gerald Ford am 26. März 1975 als Gesetz verabschiedet. Der Vertrag trägt den offiziellen Titel »Übereinkunft zur Prävention von Entwicklung, Herstellung und Lagerung bakteriologischer (biologischer) Waffen und Gifte und zu deren Zerstörung« und wurde im Januar 1993 von 125 Nationen unterzeichnet. Artikel X der Übereinkunft besagt, daß alle Unterzeichner des Vertrages den »größtmöglichen Austausch von Hilfsgütern und -materialien sowie wissenschaftlicher und technologischer Informationen zum Gebrauch bakteriologischer (biologischer) Mittel und Gifte zu friedlichen Zwecken ermöglichen sollen«.

3 Ende der siebziger und Anfang der achtziger Jahre folgte Guido van der Gröen der »Übereinkunft zu biologischen Waffen« buchstabengetreu und arbeitete persönlich in den Hochsicherheitslaboratorien auf beiden Seiten des Eisernen Vorhangs. Er verteilte freizügig Proben gefährlicher Viren – einschließlich Ebola und Lassa – an Wissenschaftler in Moskau, Leningrad, Paris, London, Porton Down, Fort Detrick, Atlanta und überall sonst, wohin sein Weg ihn führte. Der Belgier folgte der Maxime, daß »die Wissenschaft keine Politik kennt«, und erzählte neugierigen Geheimdienstlern von CIA, Sûreté, Interpol, KGB und MI5, die ihn wiederholt in die Mangel nahmen, daß er sich als Wissenschaftler einfach weigere, den Kalten Krieg anzuerkennen.

4 J.B. McCormick: »Lassa Fever Update«, SME/80.5, Weltgesundheitsorganisation, Genf 1980.

5 »Eine dreijährige Studie in Sierra Leone zeigte deutlich, daß sich in vielen Dörfern ein beträchtlicher Teil der Bevölkerung im Laufe ihres Lebens mit Lassa infizierte; das begann schon ab einem frühen Alter. Es scheint, daß die Menschen in vielen dieser Dörfer umgeben von virusinfizierten Nagetieren leben, die in ihren Exkrementen sowohl am Tag wie in der Nacht in den Häusern große Mengen Viren ausscheiden. Viele der Häuser sind während des Tages verschlossen und schaffen so eine annähernd 24stündige Dunkelheit. Das erlaubt es den Nagetieren, sich an vielen Orten – in den Betten, auf Böden, in den Nahrungsmittelvorräten usw. – frei zu bewegen und Urin zu hinterlassen. Die Übertragung auf Menschen erfolgt während des ganzen Jahres. Es besteht ein Zusammenhang zwischen Antikörperprävalenz im Menschen und der Prozentzahl von *Mastomys*, die im Dorf insgesamt gefunden wird, sowie der Anzahl der Ratten, die das Virus ausscheidet. Infektionen treten häufig sowohl in anfälligen Personen auf wie auch in Personen mit Antikörpertitern, die von diesen Infektionen anscheinend gestärkt werden. Infektionen von Mensch zu Mensch treten ebenfalls auf, und einige Anzeichen deuten darauf hin, daß diese Art der Übertragung beim Menschen häufig vorkommt.« G. van der Gröen und J.B. McCormick: »Expert Committee on

Viral Haemorrhagic Fevers«, Agenda Item 2.3 VIR/VHF/EC/84.13. Weltgesundheitsorganisation, Genf 1984.

6 D. Grigg: *The World Food Problem*. Basil Blackwell, Oxford 1985.

7 T. McKeown: *The Origins of Human Disease*. Basil Blackwell, Oxford 1988.

8 F. Moore Lappé und J. Collins: *World Hunger. Ten Myths*. 4. Auflage, Institute for Food and Development Policy, San Francisco 1979.

9 Im Frühjahr 1993 bestätigte die russische Regierung, daß so gut wie alle sowjetischen Gesundheitsstatistiken, die während der kommunistischen Ära – und möglicherweise auch während des zaristischen Regimes – veröffentlicht wurden, »künstlich generiert« worden waren. Daten, die vor Dezember 1992 erstellt worden waren, dürften nicht als verläßlich betrachtet werden, verlautbarte die Regierung Jelzin.

10 Weltbank: *Annual Report*. Washington 1978.

11 Weltbank: *World Development Report*. Washington 1978.

12 »Carter en Route to Africa«, *Africa*, Dezember 1977.

13 J. J. Gilligan: »America's Stake in the Developing World«, *U. S. Department of State Bulletin* 77 (1977): 687–91.

14 Weltbank: *Health Sector Policy Paper*. Washington 1980.

15 Ebenda.

16 Zu den wichtigsten Krankheiten in Zusammenhang mit Wasser gehören:

Krankheit	*Krankheitsverursacher (Träger)*
Amöbenruhr	Protozoen
Askaridiasis	Eingeweidewurm
Bazillenruhr	Bakterien
Cholera	Bakterien
Leberegelbefall	Eingeweidewurm (Schnecken, Fische)
Durchfallerkrankungen	verschiedene
Fischbandwurmkrankheit	Eingeweidewurm (Ruderfüßer, Fische)
Drakunkulose	Eingeweidewurm
Enteroviren	Viren
Faszioliasis	Eingeweidewurm (Schnecken, Pflanzen)
Gastroenteritis	verschiedene
Infektiöse Hepatitis	Viren
Leptospirose	Spirochäten
Paragonimiasis	Eingeweidewurm (Schnecken, Krabben)
Paratyphus	Bakterien
Schistosomiasis	Eingeweidewurm (Schnecken)
Typhus	Bakterien

Darüber hinaus gedeihen mehrere Insektenträger dieser Krankheiten, wann immer es reichlich frisches Wasser gibt. Dazu gehören:

Denguefieber (alle Arten)	Viren (Moskitos)
Filariasis	Eingeweidewurm (Moskitos)
Malaria	Protozoen (Moskitos)
Onchozerkiasis	Eingeweidewurm (Kriebelmücke)
Rifttalfieber	Viren (Moskitos)
Schlafkrankheit	Protozoen (Tsetsefliege)
Gelbfieber	Viren (Moskitos)

Übernommen aus R. Feachem, M. McGarry und D. Mara (Hrsg.): *Water, Wastes, and Health in Hot Climates*. John Wiley & Sons, London 1977; sowie aus A. Dievler und M. R. Reich: »The Aswan High Dam«, Pew Curriculum for Health Policy and Management, Harvard School of Public Health, Boston 1984.

17 Weltbank: *Health Sector Policy Paper* (1980), a. a. O. (13).

18 Dievler und Reich (1984), a. a. O.; A. B. Mobarak: »The Schistosomiasis Problem in Egypt«,

American Journal of Tropical Medicine and Hygiene 31 (1982): 87–91; sowie WHO-Expertenkomitee: *The Control of Schistosomiasis*. Technical Report Series 728, Weltgesundheitsorganisation, Genf 1985.

19 Mobarak (1982), a. a. O.

20 R. Daubney, J. R. Hudson und P. C. Garnham: »Enzootic Hepatitis of Rift Valley Fever. An Undescribed Virus Disease of Sheep, Cattle and Man from East Africa«, *Journal of Pathology and Bacteriology* 31 (1931): 546–79.

21 F. Fenner, B. R. McAuslan, C. A. Mims et al.: *The Biology of Animal Viruses*. Academic Press, New York 1974 (636).

22 C. A. Mims: »Rift Valley Fever in Mice. VI. Histological Changes in the Liver in Relation to Virus Multiplication«, *Australian Journal of Experimental Biology and Medical Science* 35 (1957): 595.

23 J. M. Meegan: »Rift Valley Fever in Egypt. An Overview of the Epizootic in 1977 and 1978«, *Controversies in Epidemiology and Biostatistics* 3 (1978): 100–13.

24 A. Jouan, I. Coulibaly, F. Adam et al.: »Analytical Study of a Rift Valley Fever Epidemic«, *Research Virology* 140 (1989): 175–86; J. Morvan, J. F. Saluzzo, D. Fontenille et al.: »Rift Valley Fever on the East Coast of Madagascar«, *Research Virology* 142 (1991): 475–82; A. Jouan, F. Adam, D. Riou et al.: »Evaluation of the Indicators of Health in the Area of Trarza During the Epidemic of Rift Valley Fever in 1987«, *Bulletin de la Société de Pathologie Exotique et de ses Filiales* 83 (1990): 621–27; sowie R. E. Shope und A. S. Evans: »Assessing Geographic and Transport Factors, and Recognition of New Viruses«, in S. S. Morse (Hrsg.): *Emerging Viruses*. Oxford University Press, Oxford 1993 (114).

25 Weltbank: Health Sector Policy Paper (1980), a. a. O. (14).

26 Ebenda (35).

27 Ebenda; Daten entnommen aus den Seiten 68–85.

28 Julius Nyerere: *Die Arusha-Deklaration. Zehn Jahre danach*. Verlag Internationale Solidarität, Köln 1977.

29 »In Tanzania, the Road to Medicine Is Paved with Magic«, *Hospital Practice*, April 1974 (133–57).

30 Seit 1837 gab es acht pandemische Wellen der Cholera auf der Erde. Die siebte Pandemie begann 1961 in Indonesien und breitete sich langsam über fast alle armen Nationen der Welt aus. Die achte Pandemie begann im Dezember 1992 in Madras, Indien.

31 »East Africa«, *Africa*, Juni 1979.

32 M. Honey: »How Amin Ran His Economy«, *African Business*, Juli 1979.

33 F. J. Bennett: »A Comparison of Community Health in Uganda with Its Two East African Neighbors in the Period 1970–1979«, in C. P. Dodge und P. D. Wiebe (Hrsg.): *Crisis in Uganda*. Pergamon Press, Oxford 1985 (43–52).

34 F. Rodhain, J. P. Gonzales, E. Mercier et al.: »Arbovirus Infections and Viral Haemorrhagic Fevers in Uganda: A Serological Survey in Karamoja District, 1984«, *Transactions of the Royal Society of Tropical Medicine and Hygiene* 83 (1989): 851–54.

35 A. Enns: »The Clocks Have Stopped in Uganda«, in Dodge und Wiebe (1985), a. a. O. (53–54).

36 »WHO: How It Is making Public Health a Global Cause«, *Hospital Practice*, 12. September 1973 (205–18).

37 In den neunziger Jahren wurde sie zur Hauptstadt des Landes Kasachstan.

38 G. A. res. 2200A (XXI) und 999 U.N.T.S. 171, 23. März 1976.

39 G. A. res. 2200A (XXI), 993 U.N.T.S. 3, trat am 3. Januar 1976 in Kraft.

40 W. H. McNeill: *Plagues and Peoples*. Doubleday, New York 1976.

41 Vor kurzem beschrieb McNeill die mikrobielle Dezimierung der Indianer Amerikas detaillierter und bezeichnete sie als Schlüsselmotiv für sein Interesse an historischen Epidemien. Cortez, schreibt McNeill, standen weniger als 400 Soldaten zur Verfügung, als er Tenochtitlán (Mexico City) belagerte, dennoch marschierten sie einfach in die Hauptstadt der Azte-

ken und rissen fast mühelos die Herrschaft an sich. McNeill glaubt, daß die verheerenden Blatternepidemien unter den Azteken zusammen mit einer Vielzahl anderer europäischer Mikroben so entsetzlich waren, daß die Azteken in der Überzeugung aufgaben, ihre Götter hätten sich auf die Seite der weißhäutigen Eindringlinge geschlagen. Siehe auch W.H. McNeill: »Patterns of Disease Emergence in History«, Kapitel 3, in Morse (1993), a.a.O.

42 Eine Sammlung repräsentativer Ansichten findet sich in D. Brothwell und A.T. Sandison (Hrsg.): *Diseases in Antiquity: A Survey of the Diseases, Inquiries and Surgery of Early Populations*. Charles C. Thomas, Springfield 1967.

43 M. Burnet und D.O. White: *Natural History of Infectious Diseases*. 4. Auflage. Cambridge University Press, Cambridge 1972.

44 R. Dubos und J. Dubos: *The White Plague. Tuberculosis, Man and Society*. Rutgers University Press, New Brunswick 1992 (207).

45 R. Dubos: *Mirage of Health. Utopias, Progress, and Biological Change*. Anchor Books, Garden City 1961 (138–39).

46 T. McKeown, R.G. Record und R.D. Turner: »An Interpretation of the Decline of Mortality in England and Wales During the Twentieth Century«, *Population Studies* 29 (1974): 391–422.

47 R.C. Baron, J.B. McCormick und O.A. Zubeir: »Ebola Virus Disease in Southern Sudan. Hospital Dissemination and Intrafamilial Spread«, *Bulletin of the World Health Organization* 61 (1983): 997–1003.

48 Traurigerweise gab die Zeit McCormick recht. Die Bedingungen im südlichen Sudan verschlechterten sich Jahr für Jahr ständig. Weitverbreiteter Hunger, über zehn Jahre Bürgerkrieg und massive Flüchtlingswellen machten das Gebiet ökologisch für die Mikroben höchst interessant. Mitte 1993 litt die Region unter massiven Epidemien von AIDS, viszeraler Leishmaniose oder Kala-Azar, Tuberkulose, bakterieller Meningitis, einer Unmenge diarrhoischer Erkrankungen, Lepra, Masern und Malaria. Falls Ebola und Marburg zu dieser Zeit ebenfalls wüteten, blieben sie unentdeckt, versteckt unter Schichten von so vielen Krankheiten, daß es schien, als ob fast jeder Sudanese aus dem Süden von mindestens einer möglicherweise lebensbedrohlichen Erkrankung heimgesucht würde.

Nähere Informationen finden sich in *Leishmaniasis Epidemic in Southern Sudan*, WHO/6, Weltgesundheitsorganisation , Genf 26. Januar 1993; R.W. Ashford und M.C. Thomson: »Visceral Leishmaniasis in Sudan. A Delayed Development Disaster?«, *Annals of Tropical Medicine and Parasitology* 85 (1991): 571–72; W.A. Perea, T. Ancelle, A Moren et al.: »Visceral Leishmaniasis in Southern Sudan«, *Transactions of the Royal Society of Tropical Medicine and Hygiene* 85 (1991): 48–53; R. Rosenblatt: »The Last Place on Earth«, *Vanity Fair*, Juli 1993 (89–91, 114–20); sowie J. Seaman, D. Pryce, H.E. Sandorf et al.: »Epidemic Visceral Leishmaniasis in Sudan. A Randomized Trial of Aminosidine Plus Sodium Stibogluconate Versus Sodium Stiboglutinate Alone«, *Journal of Infectious Diseases* 168 (1993): 715–19.

8. Revolution

1 J.D. Watson und F.H.C. Crick: »A Structure for Deoxyribonucleic Acid«, *Nature* 171 (1953): 737.

2 Es gibt viele hervorragende Quellen für nähere Informationen zu rekombinanten DNA-Techniken. Dazu gehören: P. Berg und M. Singer: *Dealing with Genes. The Language of Heredity*. University Science Books, Mill Valley 1992; M. Singer und P. Berg: *Genes to Genomes*. University Science Books, Mill Valley 1991; sowie J.D. Watson, N.H. Hopkins, J.W. Roberts et al.: *Molecular Biology of the Gene*. 4. Auflage. Benjamin/Cummings Publishing Co., Menlo Park 1987.

3 Einen herausragenden Überblick über McClintocks Arbeit und deren Auswirkung auf die Molekularbiologie findet sich in N.V. Federoff: »Maize Transposable Elements«, Kapitel

14, in D.E. Berg und M.M. Howe (Hrsg.): *Mobile DNA*. American Society for Microbiology, Washington 1989; eine von McClintocks zukunftsweisenden Schriften ist B. McClintock: »The Origin and Behavior of Mutable Loci in Maize«, *Proceedings of the National Academy of Sciences* 36 (1959): 344–55.

4 James Watson hat vier Auflagen seines großen Führers der Molekularbiologie geschrieben. Seit dem ersten Band aus dem Jahr 1965 war jeder Folgeband beträchtlich umfangreicher als seine Vorgänger und spiegelte die Explosion der wissenschaftlichen Entdeckungen wider. Die neueste Ausgabe von *Molecular Biology of the Gene*, die 1987 fertiggestellt wurde (a.a.O.), enthält eine herrliche Beschreibung des mobilen DNA-Phänomens: »Bewegliche DNA-Segmente namens Transposone springen gelegentlich um die Chromosomen und verändern so fundamental die Chromosomenstruktur. Außer sich ordentlich bewegenden Genen krabbeln Transposone auch auf der DNA, nehmen Tilgungen, Inversionen und andere Veränderungen vor. Es wird deutlich, daß solche Veränderungen ein wesentliches Merkmal der Chromosomenevolution sind, besonders bei Eukaryonten. Wir wissen heute, daß diese Neukombination nicht zufällig geschieht, sondern vielmehr ein wesentlicher zellularer Prozeß ist, katalysiert von Enzymen, die die Zellen zu diesem Zweck aufschlüsseln und regulieren.«

5 D. Baltimore: »Retroviruses and Cancer«, *Hospital Practice*, Januar 1978 (49–57).

6 S.S. Morse: »Evolution, Viral«, *Encyclopedia of Microbiology* Band 2, Academic Press, New York 1992 (141–55).

7 Eine exzellente Liste entscheidender transposabler Elemente, die in der Gentechnik allgemein gebräuchlich sind, findet sich in C.M. Berg, D.E. Berg und E.A. Groisman: »Transposable Elements and Genetic Engineering«, Kapitel 41, in Berg und Howe (Hrsg.) (1989), a.a.O.

8 J.M. Bishop: »Viruses, Genes, and Cancer«, *Harvey Lecture*, 17. März 1983.

9 D.H. Spector, H.E. Varmus und J.M. Bishop: »Nucleotide Sequences Related to the Transforming Gene of Avian Sarcoma Virus Are Present in DNA of Uninfected Vertrebrates«, *Proceedings of the National Academy of Sciences* 75 (1978): 4102–06; sowie D. Stehelin, H.E. Varmus, J.M. Bishop und P.K. Vogt: »DNA Related to the Transforming Gene(s) of Avian Sarcoma Viruses Is Present in Normal Avian DNA«, *Nature* 260 (1976): 170–73.

10 Bishop (1983), a.a.O.

11 J.M. Bishop: »Oncogenes«, *Scientific American* 246 (1982): 80–92; sowie H.E. Varmus: »Form and Function of Retroviral Proviruses«, *Science* 216 (1982): 812–20.

12 K. Takatsuki, T. Uchiyama, K. Sagawa und J. Yodoi in S. Seno, F. Takaku und S. Irino (Hrsg.): *Topics in Hematology*. Excerpta Medica, Amsterdam 1977 (73–77).

13 Obwohl das Akronym HTLV blieb, änderte Gallo – auf Drängen zahlreicher wissenschaftlicher Kollegen – später das L in HTLV von »Leukämie« zu »lymphotropisch« und spiegelte so die zunehmenden Beweise wider, daß das Virus nur selten Leukämie verursacht, aber stets lymphoide Zellen angreift.

14 B.J. Poiesz, F.W. Ruscetti, M. Reitz et al.: »Isolation of a New Type C Retrovirus (HTLV) in Primary Uncultured Cells of a Patient with Sézary T-Cell Leukemia«, *Nature* 294 (1981): 268–75.

15 Robert Gallos Version dieser Ereignisse erschien in seinem Buch *Virus Hunting – AIDS, Cancer, and the Human Retrovirus: A Story of Scientific Discovery*. New Republic, New York 1991, dt.: *Die Jagd nach dem Virus*, S. Fischer Verlag, Frankfurt/M. 1991. Die japanische Sicht ist bislang noch nicht veröffentlicht worden. Siehe auch B.J. Poiesz, F.W. Ruscetti, A.F. Gazdar et al.: »Detection and Isolation of Type-C Retrovirus Particles from Fresh and Cultured Lymphocytes of a Patient with Cutaneous T-Cell Lymphoma«, *Proceedings of the National Academy of Sciences* 77 (1980): 7415–19.

16 I. Miyoshi, M. Fujishita, H. Taguchi et al.: »Natural Infection in Non-human Primates with Adult T-Cell Leukemia Virus or a Closely Related Agent«, *International Journal of Cancer* 32 (1983): 333–36.

17 I. Miyoshi, S. Yoshimoto, M. Fujishita et al.: »Natural Adult T-Cell Leukemia Virus Infection in Japanese Monkeys«, *Lancet* II (1982): 658.

18 Eine interessante Randbemerkung zu dieser Geschichte betrifft das Schicksal der MO-Linie. Es war schon immer schwierig, normale menschliche Zellen unter Laborbedingungen wachsen zu lassen; annähernd alle Studien werden an menschlichen Krebszellen durchgeführt, die von bestimmten Tumorlinien geklont werden, weil Krebszellen unter allen möglichen Bedingungen wachsen, auch im Innern von Reagenzgläsern. Diese Klone erhalten Namen, und die Zellinien werden an Forscher in aller Welt verkauft. Wenn sich eine solche Linie frei von Verschmutzungen und als relativ indikativ für allgemeine menschliche Zellaktivitäten erweist, kann sie gute Preise erzielen. Golde war der Ansicht, MO könnte eine hervorragende experimentelle Zellinie sein, und reichte daher einen Antrag auf ein US-Patent ein. Mit einem Patent würde er weltweit von allen MO-Verkäufen an Forscher Tantiemen einstreichen und Profite von allen Produkten, die von dieser Zellinie abstammen. Goldes Plan ging allerdings nach hinten los, als der Patient John Moore, ein Verkäufer aus Seattle, Goldes Anrecht in Frage stellte, *seine* Zellen zu patentieren – Zellen, die von seiner Milz entnommen worden waren. Der Streit wurde immer hitziger, je mehr das Profitpotential anwuchs. Moores MO-Zellen waren die Quelle zur Entdeckung des Immunsystemproteins GM-CSF ebenso wie des HTLV-II Virus; das vergrößerte den Wert dieser Linie enorm. 1993 dauerte der Streit noch an. Er schlängelte sich durch das amerikanische Rechtssystem und wurde immer komplexer. Eine gute Übersicht der MO-Kontroverse erschien in J. Stone: »Cells for Sale«, *Discover*, August 1988 (33–39).

19 J. S. Y. Chen, J. McLaughlin, J. C. Garson et al.: »Molecular Characterization of Genome of a Novel Human T-Cell Leukaemia Virus«, *Nature* 305 (1983): 502–5.

20 V. S. Kalyanaraman, M. G. Sarngadharan, M. Robert-Guroff et al.: »A New Subtype of Human T-cell Leukemia Virus (HTLV-II) Associated with a T-cell Variant of Hairy Cell Leukemia«, *Science* 218 (1982): 571–73.

21 Ein gutes Beispiel der öffentlichen Sicht zu jener Zeit findet sich in Larry Agran: *The Cancer Connection and What We Can Do About It*. Houghton Mifflin, Boston 1977. Agran versicherte, daß »wir die vom Menschen geschaffene Umgebung, die 90 Prozent aller menschlichen Krebserkrankungen verursacht, verändern können.«

22 G. Hunsmann, J. Schneider, J. Schmitt und N. Yamamoto: »Detection of Serum Antibodies to Adult T-Cell Leukemia Virus in Non-Human Primates and in People from Africa«, *International Journal of Cancer* 32 (1983): 329–32.

23 K. Yamaguchi: »Human T-Lymphotropic Virus Type 1 in Japan«, *Lancet* 343 (1994): 213–16.

24 Bis 1994 hatte sich der New Yorker Stadtteil Brooklyn aufgrund seines umfangreichen Bevölkerungsanteils von Einwanderern aus der Karibik zu einem HTLV-I-Epizentrum entwikkelt. Siehe auch N.S. Larsen: »Study Confirms High Rates of Adult T-Cell Leukemia in NYC«, *Journal of the National Cancer Institute* 86 (1994): 85–86.

25 F.A. Vyth-Dresse, P. Rumke, M. Robert-Guroff et al.: »Antibodies Against Human T-Cell Leukemia/Lymphoma Virus in Relatives of a T-Cell Leukemia Patient Originating from Surinam«, *International Journal of Cancer* 32 (1983): 337–42.

26 V. Manzari, A. Gradilone, G. Barillari et al.: »HTLV-I Is Endemic in Southern Italy. Detection of the First Infectious Cluster in a White Population«, *International Journal of Cancer* 36 (1985): 557–59.

27 Gallo (1991), a. a. O.; »Call It Ishmael«, *Hospital Practice*, 15. September 1985 (29); sowie Z. Ben-Ishai: »Human T-Cell Lymphotropic Virus Type-1 Antibodies in Falashas and Other Ethnic Groups in Israel«, *Nature* 315 (1985): 665.

28 A. F. Fleming: »HTLV from Africa to Japan«, *Lancet* I (1984): 279.

29 W. F. H. Jarrett, E. M. Crawford, W. B. Martin und F. Davie: »Leukemia in the Cat. A Virus-like Particle Associated with Leukaemia (Lymphosarcoma)«, *Nature* 202 (1964): 567. W. D. Hardy Jr., L. J. Old, P. W. Hess et al.: »Horizontal Transmission of Feline Leukaemia

Virus«, *Nature* 244 (1973): 266–69; sowie D.P. Francis, M. Essex und W.D. Hardy Jr.: »Excretion of Feline Leukemia Virus by Naturally Infected Pet Cats«, *Nature* 269 (1977): 252–54. M. Essex, G. Klein, S.P. Snyder und J.B. Harrold: »Correlation Between Humoral Antibody and Regression of Tumours Induced by Feline Sarcoma Virus«, *Nature* 233 (1971): 195–96; M. Essex, W.D. Hardy Jr., S.M. Cotter et al.: »Naturally Occurring Persistent Feline Oncornavirus Infections in the Absence of Disease«, *Infection and Immunology* 11 (1975): 470–75; sowie M. Essex, A. Sliski, S.M. Cotter et al.: »Immuno-surveillance of Naturally Occurring Feline Leukemia«, *Science* 190 (1975): 790–92.

30 Das Interesse des Labors an Hepatitis B veranschaulichte Don Francis' Aufenthalt, der 1976 durch seine Arbeit an Ebola im Sudan kurz unterbrochen wurde. Das Hepatits-B-Virus wurde 1965 entdeckt, und man konnte 1978 nachweisen, daß er Leberkrebs verursacht. Siehe auch W. Szmuness: »Hepatocellular Carcinoma and the Hepatitis B Virus; Evidence for a Causal Association«, *Progress in Medical Virology* 24 (1978): 40–69. Francis plante eine Hepatitis-B-Überwachung in den Vereinigten Staaten, als er zu den CDC zurückkehrte. Er wollte feststellen, wie viele Amerikaner an Tumoren litten, die durch das Virus verursacht worden waren. Seine wissenschaftlichen Überlegungen über Hepatits B finden sich in D.P. Francis, M. Essex und J.E. Mynard: »Feline Leukemia Virus and Hepatits B Virus. A Comparison of Late Manifestations«, *Progress in Medical Virology* 27 (1981): 127–32.

31 M. Essex: »Adult T-Cell Leukemia-Lymphoma. Role of a Human Retrovirus«, *Journal of the National Cancer Institute* 69 (1982): 981–85.

32 J. Summers, J.M. Smolec und R. Snyder: »A Virus Similar to Human Hepatitis B Virus Associated with Hepatitis and Hepatoma in Woodchucks«, *Proceedings of the National Academy of Sciences* 75 (1978): 4533–37.

33 45. Weltversammlung: »Implementation of the Global Strategy for Health for All by the Year 2000, Second Evaluation; and Eighth Report on the World Health Situation«, Weltgesundheitsorganisation, Genf 1992 (10).

34 D. Burkitt: »A Lymphoma Syndrome in Tropical Africa«, *International Review of Experimental Pathology* 2 (1963): 67.

35 M.A. Epstein, B.G. Achong und Y.M. Barr: »Virus Particles in Cultured Lymphoblasts from Burkitt's Lymphoma«, *Lancet* II (1964): 702.

36 G. Orth, F. Breitburd, M. Faure und O. Croissant: »Papilloma-virus. A Possible Role in Human Cancer«, in H.H. Hiatt, J.D. Watson und J.A. Winsten (Hrsg.): *Origins of Human Cancer*. Cold Spring Harbor Laboratory, New York 1977.

9. Mikrobenmagneten

1 Eine ökologische Beschreibung von Städten findet sich in John Reader: *Man on Earth*. University of Texas Press, Austin 1988 (Kapitel 12).

2 Hippokrates: »Über Lüfte, Gewässer, Örtlichkeiten«, *Die Werke des Hippokrates*. Hippokrates Verlag, Stuttgart 1934.

3 J. Cairns: *The History of Mortality*. Unveröffentlicht 1993.

4 W.R. MacDonell: »On the Expectation of Life in Ancient Rome, and in the Provinces of Hispania and Lusitania, and Africa«, *Biometrika* 9 (1913): 366–80.

5 A.T. Sandison: »Parasitic Diseases«, in D. Brothwell und A.T. Sandison (Hrsg.): *Diseases in Antiquity*. Charles C. Thomas, Springfield 1967.

6 W.H. McNeill: *Plagues and People*. Doubleday, New York 1976. Appendix: »Epidemics in China«; sowie D. Twitchett: »Population and Pestilence in T'ang China«, in W. Baver (Hrsg.): *Studia Sino-Mongolia*. Franz Steiner Verlag, Wiesbaden 1979 (35–68).

7 A. Patrick: »Disease in Antiquity: Ancient Greece and Rome«, in Brothwell und Sandison (Hrsg.), a.a.O. (1967).

8 Jonathan Mann und seine Kollegen beobachteten Anfang der achtziger Jahre einige Fälle im amerikanischen Südwesten. David Scott studierte Ausbrüche in Ghana in den Jahren 1908

und 1924, und die Weltgesundheitsorganisation berichtete von weiteren Ausbrüchen zwischen 1975 und 1985 in Madagaskar, Uganda, Tansania, Bolivien, Brasilien, Peru, Burma und Vietnam. Siehe Weltgesundheitsorganisation: »Human Plague in 1986«, *Weekly Epidemiological Record* 62 (1987): 299–300.

9 Zu den verständlichsten und faszinierendsten Berichten des Schwarzen Todes von 1346 und der späteren Pest von 1665 gehören Daniel Defoe: *Die Pest in London.* Aufbau-Verlag, Berlin 1956; McNeill: a.a.O. (134–54); Barbara W. Tuchman: *Der ferne Spiegel. Das dramatische 14. Jahrhundert.* Claasen Verlag, Düsseldorf 1980; sowie P. Ziegler: *The Black Death.* Collins, London 1969.

10 Die Neigung, den Juden die Schuld am Schwarzen Tod zu geben, begann in der heutigen Schweiz und breitete sich schnell in ganz Europa aus. In den meisten Städten begannen die Verfolgungen durch Händler der unteren Klassen und durch Kleinbauern, die durch übereifrige Mönche und Priester in Rage gebracht wurden. In einigen Städten sanktionierten die örtlichen Behörden diese Aktivitäten offiziell. So sprach sich beispielsweise der Stadtrat von Basel dafür aus, alle Juden zu töten, ihre Häuser zu zerstören und Juden zwei Jahrhunderte lang das Betreten der Stadt zu untersagen. Auf der anderen Seite gab es jene Mächtigen, die sich gegen eine solche Vorgehensweise stellten und versuchten, die jüdische Bevölkerung Europas zu schützen. Papst Clemens VI. bot den Juden eine sichere Zuflucht in seiner päpstlichen Residenz in Avignon. Kaiser Karl IV. von Frankreich versuchte, die Verfolgungen in seinem Land aufzuhalten, traf dabei aber auf die heftige Opposition von Adligen, die hofften, ihre Schulden nicht bezahlen zu müssen, wenn sie ihre jüdischen Gläubiger durch den Pöbel töten ließen. Herzog Albert von Österreich wurde als »Judenmeister« bezeichnet, weil er Hunderte von jüdischen Familien beschützte und ihnen erlaubte, sicher in seiner Burg zu leben. Weitere Einzelheiten in Justus F.C. Hecker: *Der schwarze Tod im 14. Jahrhundert.* Sändig Verlag, Walluf b. Wiesbaden 1973 (Neudruck der Ausgabe Berlin 1832).

11 Ein solches Ausmaß der Zerstörung, das auf Mikroben zurückgeführt werden kann, wurde erst wieder mit der Grippeepidemie in den Jahren 1918–1919 erreicht. Es wird wohl noch übertroffen durch AIDS, mit dem sich innerhalb von 20 Jahren – zwischen 1980 und 2000 – voraussichtlich 24 Millionen Menschen infiziert haben werden; davon werden 20 Millionen bis zum Jahr 2000 an der Krankheit gestorben sein. Siehe auch J. Mann, D. J. M. Tarantola und T. W. Netter: *AIDS in the World.* Harvard University Press, Cambridge 1992 (127–32).

12 Frühere Indizienfunde führten Joseph Needham zu der Schlußfolgerung, daß es in China Lepra schon vor dem Jahr 500 v. Chr. gab, aber Untersuchungen von Skelettfunden brachten keine eindeutig leprösen Überreste in Asien zutage – bis weit nach der mittelalterlichen Lepraepidemie in Europa. Siehe auch V. Moller-Christensen: »Evidence of Leprosy in Earlier Peoples«, in Brothwell und Sandison (Hrsg.) (1967), a.a.O. Tatsächlich traten die größten Lepraepidemien in Asien infolge der europäischen Kolonialisierung der Region während des 18. Jahrhunderts auf.

13 Diese und viele weitere überzeugende Einzelheiten zur Geschichte der Tuberkulose finden sich in F. Ryan: *The Forgotten Plague. How the Battle Against Tuberculosis Was Won – and Lost.* Little/Brown, Boston 1993; und R. Dubos: »Tuberculosis«, *Scientific American* 181 (1949): 31–40.

14 J. B. Bass Jr., L. S. Farer, P. C. Hopewell et al.: »Diagnostic Standards and Classification of Tuberculosis. Official Statement of the American Thoracic Society«, *American Review of Respiratory Diseases* 142 (1990): 725–35.

15 R. Riley: »Airborne Infection«, *American Journal of Medicine* 57 (1974): 466–75.

Bei einer besonders einfallsreichen Untersuchung Mitte dieses Jahrhunderts setzten Forscher Käfige mit Meerschweinchen in die versiegelten Räume menschlicher Tuberkulosepatienten. Die Wissenschaftler rechneten sich aus, daß die winzigen Lungen der Meerschweinchen 30 infektiöse Tb-Partikel pro Tag inhalierten, vorausgesetzt, der Raum der Patienten würde nicht gelüftet. Die weitaus größere menschliche Lunge würde voraussichtlich zehn- bis zwanzigmal so viele Partikel pro Tag unter denselben Umständen absorbieren. Siehe auch R. L. Riley, C. C. Mills, F. O'Grady et al.: »Infectiousness of Air from a Tuberculosis Ward: Ultraviolet Irradiation of Infected Air Comparative Infectiousness of Different Patients«, *American Review of Respiratory Diseases* 84 (1962): 511–25.

16 Riley (1974), a. a. O.

17 W. L. Salo, A. C. Aufderheide, J. Buikstra und T. A. Holcomb: »Identification of Mycobacterium tuberculosis DNA in a Pre-Columbian Peruvian Mummy«, *Proceedings of the National Academy of Sciences* 91 (1994): 2091–94.

18 Die Schwindsucht war ein besonderes Problem. Die Zahl der Fälle stieg ständig. In Massachusetts listeten die Totenscheinberichte 1846 Schwindsucht (Tuberkulose) bei 1634 Menschen als Todesursache auf; 1846 stieg die Zahl auf 2567. 1853 sprang die Zahl gemeldeten Todesfälle durch Schwindsucht auf 4593. Die Gesamtbevölkerung des Staates betrug bei einer Volksbefragung im Jahre 1850 994665. Zwischen 1849 und 1853 starben insgesamt 20000 Menschen an Schwindsucht – die meisten davon Einwohner von Boston. Das waren etwa zwei Prozent der Bevölkerung. Viel mehr Menschen fielen dieser Krankheit anheim, die – wie AIDS 120 Jahre später – langsam tötete, so daß die Statistik nie wirklich den gesamten Blutzoll, den die Krankheit von der Gesellschaft forderte, widerspiegelte.

19 Es gibt mehrere hervorragende Quellen zur Geschichte der Cholera-Pandemie im 19. Jahrhundert, darunter D. Barua und W. B. Greenough III: *Current Topics in Infectious Disease. Cholera.* Plenum, New York 1992; J. Duffy: »Social Impact of Disease in the Late 19th Century«, in J. W. Leavitt und R. L. Numbers (Hrsg.): *Sickness and Health in America.* 2. Auflage, Kapitel 29, University of Wisconsin, Madison 1985; sowie R. J. Evans: *Death in Hamburg. Society and Politics in the Cholera Years 1830–1910.* Clarendon Press, Oxford 1987.

20 T. McKeown, R. G. Record und R. D. Turner: »An Interpretation of the Decline of Mortality in England and Wales During the Twentieth Century«, *Population Studies* 29 (1969): 391–422; sowie T. McKeown und R. G. Record: »Reasons for the Decline of Mortality in England and Wales During the Nineteenth Century«, *Population Studies* 16 (1962): 94–122.

21 Select Committee on Population: »Domestic Consequences of United States Population Change.« Für das amerikanische Repräsentantenhaus 1978 erstellter Bericht.

22 Bemerkenswert für die Zukunft ist ein weitestgehend unbeachteter Umstand aus dem Jahre 1970: Tuberkulosehauttests zeigten nämlich, daß die höchsten Infektionsraten in diesem Jahr in den Vereinigten Staaten unter den armen Amerikanern afrikanischer Abstammung aus sieben Staaten im tiefen Süden zu finden waren, und 85 Prozent der Bewohner von New York, die Tb-positiv testeten, erwiesen sich bei Hauttests in jenem Jahr als Schwarze, die vor kurzem aus dem tiefen Süden in die Stadt gezogen waren.

23 S. O. Freedman: »Tuberculin Testing and Screening. A Critical Evaluation«, *Hospital Practice*, Mai 1972 (63–70).

24 T. McKeown: *The Origins of Human Disease.* Basil Blackwell, Oxford 1988.

25 R. Dubos und J. Dubos: *The White Plague. Tuberculosis, Man and Society.* Little/Brown, Boston 1952.

26 B. Bates: *Bargaining for Life. A Social History of Tuberculosis, 1876–1938.* University of Pennsylvania Press, Philadelphia 1992.

27 B. Bates: »Tuberculosis in Pennsylvania«, in C. E. Rosenberg und J. Golden (Hrsg.): *Framing Diseases. Studies in Cultural History.* Rutgers University Press, New Brunswick 1992 (229–47).

28 Die Zahl der Familien in Südafrika, die zwischen 1937 und 1947 in den Gemeinden von Johannesburg, die Schwarzen und Farbigen zugewiesen waren, auf Wartelisten für Häuser standen, stieg von 11 auf 16195. Während des folgenden Jahrzehnts senkte die Apartheid-Regierung den subventionierten Hausbau für die Armen und Arbeiterfamilien von 7407 Häusern im Jahr 1949 zu einem Tiefstand von 155 im Jahr 1957. Während derselben Zeit

stieg der Bau sogenannter ökonomischer Häuser, die auf Staatskosten für die weißen Arbeiter- und Mittelklassefamilien erbaut wurden, von 348 Häusern im Jahre 1947 auf 15 364 im Jahr 1957.

29 R.M. Packard: *White Plague, Black Labor. Tuberculosis and the Political Economy of Health and Disease in South Africa.* University of California Press, Berkeley 1989.

30 E.H. Hudson: »Treponematosis and Anthropology«, *Annals of Internal Medicine* 58 (1963): 1037.

31 Ziegler (1991), a.a.O.

32 Wenn die Spirochäten durch wunde Stellen auf der Oberfläche der Haut eintreten, bleiben sie in der Nähe ihrer ursprünglichen Eintrittstelle. Mit der Zeit können die Organismen in Knochen, in Knorpel und Haut vor Ort eindringen, aber die Infektion ist nur selten systemisch. Im Gegensatz dazu bietet die sexuelle Übertragung der Syphilisspirochäten sofortigen Zugang zum Blutsystem, und die Krankheit befällt so jedes Organ des Körpers. Die lokalisierten Frambösie-Infektionen lösen sich oft ohne Behandlung innerhalb von Wochen auf, aber sobald die Syphilis einmal Zugang zum Blutstrom hat, sind die meisten Menschen zu einem systemischen Krankheitsverlauf und in vielen Fällen zu einem langsamen Tod verdammt.

33 »France: Pitchforked«, *The Economist*, 28. November 1992 (56–57).

34 »Pollution in Asia«, *The Economist*, 6. Oktober 1990 (19–21).

35 United Nations: »The Prospect of World Urbanization«, *Population Studies*, Nr. 10 ST/ESA/SER/101, New York 1987.

36 A. Pryer und N. Crook: *Cities of Hunger. Urban Malnutrition in Developing Countries.* Oxfam, London 1988.

37 I. Tabibzadeh, A. Rossi-Espagnet und R. Maxwell: *Spotlight on the Cities. Improving Urban Health in Developing Countries.* Weltgesundheitsorganisation, Genf 1989.

38 T. Harpham, T. Lusty und P. Vaughan: *In the Shadow of the City. Community Health and the Urban Poor.* Oxford University Press, Oxford 1988; sowie Tabibzadeh, Rossi-Espagnet und Maxwell, a.a.O.
Die Städte, die bis zum Jahr 2000 den Status einer Megacity erreicht haben sollen, sind:

	Stadt/Einzugsgebiet	*Land*	*geschätzte Gesamtbevölkerung in Mio*
Afrika	Kairo	Ägypten	12,9
Amerika	Buenos Aires	Argentinien	12,1
	Rio de Janeiro	Brasilien	19,0
	São Paulo	Brasilien	25,8
	Mexico City	Mexiko	31,0
	Los Angeles	USA	13,9
	New York	USA	22,4
Ostasien	Peking	China	20,9
	Schanghai	China	23,7
	Osaka-Kobe	Japan	10,9
	Tokio-Yokohama	Japan	23,7
Südasien	Dakka	Bangladesch	10,5
	Bombay	Indien	16,8
	Kalkutta	Indien	16,4
	Delhi	Indien	11,5
	Madras	Indien	12,7
	Djakarta	Indonesien	15,7
	Bagdad	Irak	11,0
	Teheran	Iran	11,1
	Karatschi	Pakistan	11,6

	Stadt/Einzugsgebiet	*Land*	*geschätzte Gesamtbevölkerung in Mio*
	Bangkok	Thailand	10,6
	Manila	Philippinen	11,4
Europa	Istanbul	Türkei	10,8
	Paris	Frankreich	10,6

London fällt höchstwahrscheinlich aus dieser Liste heraus, da die Bevölkerung aufgrund gesunkener Geburtenraten und der Migration der Mittelklasse aus den Vororten hinaus aufs Land voraussichtlich auf 9,2 Millionen schrumpfen wird.

39 Tabibzadeh, Rossi-Espagnet und Maxwell (1989), a.a.O.

40 »Pollution in Asia«, a.a.O.

41 Aspen Institute, USA 1989.

42 Vereinte Nationen: »The Prospect of World Urbanization«, a.a.O.

43 D.B. Ottaway: »Cairo Is Plagued with Environmental Disasters«, *San Francisco Chronicle*, 12. Januar 1983 (F1).

44 D.J. Stanley und A.G. Warne: »Nile Delta. Recent Geological Evolution and Human Impact«, *Science* 260 (1993): 628–34.

45 Eine reiche Aufzählung solcher Details menschlicher Existenz in den Städten der Entwicklungsländer findet sich in Harpham, Lusty und Vaughan (1988), a.a.O.

46 N. Coulibaly: »Place et Approches des Problèmes de la Tuberculose à Abijan«, *Médecine d'Afrique Noire* 28 (1981): 447–49.

47 A. Rossi-Espagnet: »Health and the Urban Poor« *World Health*, Juli 1983; sowie P. Khanjanasthiti und J.D. Wray: »Early Protein-Calorie Malnutrition in Slum Areas of Bangkok Municipality, 1970–1971«, *Journal of the Medical Association of Thailand* 57 (1974): 357–66.

48 Eine lebendige Beschreibung jener Jahre findet sich in Agnes Brinkmann: *Unter Afrikanischem Zauber*. Landbuch Verlag, Hannover 1992.

49 Eine Beschreibung der Krankheit und ihrer Behandlung findet sich in T.E. Nash und F.A. Neva: »Recent Advances in the Diagnosis and Treatment of Cerebral Cysticercorsis«, *New England Journal of Medicine* 311 (1984): 1492–96.

50 F.O. Richards, P.M. Schantz, E. Ruiz-Tuben und F.J. Sorvillo: »Cysticercosis in Los Angeles County«, *Journal of the American Medical Association* 254 (1985): 3444–48.

51 A. Benyoussef: »Santé, Migration et Urbanisation. Une Etude Collective au Sénégal«, *Bulletin of the World Health Organization* 49 (1973): 517–37.

52 M.E. Wilson: *A World Guide to Infectious Diseases, Distribution, Diagnosis.* Oxford University Press, Oxford 1991.

53 K.E. Mott, P. Desjeux, A. Moncayo et al.: »Parasitic Diseases and Urban Development«, *Bulletin of the World Health Organization* 68 (1900): 691–98.

54 R.S. Desowitz: *The Malaria Capers. More Tales of Parasites and People, Research and Reality*. W.W. Norton, New York 1991.

55 K.M. Rahman und N. Islam: »Resurgence of Visceral Leishmaniasis in Bangladesh«, *Bulletin of the World Health Organization* 61 (1983) 113; sowie R.D. Pearson: »Leishmaniasis. The Pathologic Spectrum«, *Hospital Practice*, Mai 1984 (100e-100x).

56 W. Hammow, A. Rudnick und G.E. Sather: »Viruses Associated with Epidemic Hemorrhagic Fevers of the Philippines and Thailand«, *Science* 131 (1960): 1102–3.

57 S.B. Halstead und C. Yamarat: »Recent Epidemics of Hemorrhagic Fever in Thailand. Observations Related to Pathogenesis of a ›New‹ Dengue Disease«, *American Journal of Public Health* 55 (1965): 1386–94.

58 D.M. Morens: »Dengue Fever and Dengue Shock Syndrome«, *Hospital Practice*, Juli 1982 (103–13); Halstead und Yamarat (1965), a.a.O.; sowie S.B. Halstead: »Immunological

Enhancement of Dengue Virus Infection in the Etiology of Dengue Shock Syndrome«, Third Asian Congress of Pediatrics, Bangkok, Thailand 1974.

59 A. Morales, H. Groat, P.K. Russell und J.M. McCown: »Recovery of Dengue-2 Virus from *Aedes aegypti* in Colombia«, *American Journal of Tropical Medicine and Hygiene* 22 (1973): 785–87.

60 G.P. Kouri, M.G. Guzmán, J.R. Bravo und C. Triana: »Dengue Haemorrhagic Fever/Dengue Shock Syndrome. Lessons from the Cuban Epidemic, 1981«, *Bulletin of the World Health Organization* 67 (1989): 375–80.

61 Centers for Disease Control: »Suspected Dengue – Laredo, Texas«, *Morbidity and Mortality Weekly Report* 29 (1980): 503.

62 D.J. Gubler: »Dengue Haemorrhagic Fever. A Global Update«, *Virus Information Exchange Newsletter* 8 (1991): 2–3.

63 Gemäß den Centers for Disease Control hatte *A. albopictus* Mitte 1987 in folgenden Bundesstaaten Fuß gefaßt: Texas, Kentucky, Delaware, Maryland, Ohio, Kalifornien, Alabama, Arkansas, Florida, Georgia, Illinois, Indiana, Louisiana, Mississippi, Missouri, North Carolina und Tennessee.

10. Ferner Donner

1 Genauere Berichte zu diesen und anderen Ereignissen in den aufkommenden Jahren der New Yorker Schwulenbewegung finden sich in zwei Quellen: *The Village Voice* zeichnete die Ereignisse genau auf, besonders die Reporter Lucian Truscott und Howard Smith. Siehe auch D. Teal: *The Gay Militants*. Stein & Day, New York 1971; sowie M. Duberman: *Stonewall*. Penguin, New York 1993.

2 Randy Shilts war der erste offen schwule Reporter, der von einer großen amerikanischen Tageszeitung eingestellt wurde. *The San Francisco Chronicle* nahm Shilts in vollem Bewußtsein in die Belegschaft auf, um diesen historischen Ereignissen Rechnung zu tragen. Aus diesem journalistischen Unternehmungsgeist entstanden zwei zukunftsweisende Bücher, jedes beleuchtet eines der beiden Extreme in der Geschichte der Schwulen im heutigen Amerika: *The Mayor of Castro Street: The Life and Times of Harvey Milk*. St. Martin's Press, New York 1981; und *And the Band Played On*. St. Martin's Press, New York 1987.

3 Bei der Übersicht über die weltweite Situation bei sexuell übertragbaren Krankheiten (sexually transmitted diseases, STD) in den Entwicklungsländern faßte eine Gruppe die Lage folgendermaßen zusammen:

> »Die Abwanderung großer Bevölkerungsteile von ländlichen in städtische Gebiete, wo die STD-Raten höher sind, erfolgt in den meisten Teilen der Erde rasant schnell. Die Migration vom Land in die Stadt führt im allgemeinen zu einem Überschuß an Männern in städtischen Gebieten und von Frauen in ländlichen Gebieten. Das Ungleichgewicht der Geschlechter am Ursprungs- und am Zielort trägt weiter zu einem Anstieg des STD-Risikos bei. Darüber hinaus führt eine Zunahme der Ausbildungsmöglichkeiten in den Entwicklungsländern, insbesondere für Frauen, zu verzögerten Eheschließungen und erhöht somit ebenfalls das STD-Risiko. Ähnliche demographische Veränderungen haben in den Vereinigten Staaten drastische soziale Veränderungen verursacht und zu hohen STD-Raten geführt.
>
> Die Unterschiede zwischen den Werten der Jugendlichen und der Eltern wurden als Generationskonflikt bezeichnet. Viele Entwicklungsländer unterziehen sich derzeit raschen gesellschaftlichen Strukturveränderungen mit entsprechenden Veränderungen in den Werten der Generationen... Unter den vielen neuen Werten setzt das veränderte Sexualverhalten diese Bevölkerungsgruppe einem höheren Risiko aus, sich mit STD zu infizieren.«

Aus: S.T. Brown, F.R.K. Zacarias und S.O. Aral: »STD Control in Less Developed Countries. The Time Is Now«, *International Journal of Epidemiology* 14 (1985): 505–09.

4 J.E. Sutherland, V.W. Persky und J.A. Brody: »Proportionate Mortality Trends. 1950 Through 1986«, *Journal of the American Medical Association* 264 (1990): 3178–84.

5 Center for Policy Studies: »The Federal Health Dollar, 1969–76«, Washington 1977.

6 Ein exzellenter Bericht – über Erfolge und Mißerfolge – über die Geschichte der amerikanischen Versuche, sexuell übertragbare Krankheiten in den Griff zu bekommen, findet sich in A. M. Brandt: *No Magic Bullet. A Social History of Veneral Disease in the United States Since 1880.* Oxford University Press, Oxford 1987.

7 H.H. Handfield: »Sexually Transmitted Diseases«, *Hospital Practice*, Januar 1982 (99–116), sowie Anonymus: »VD. Gonorrhea Incidence Put at 2 Million Annually in U.S.«, *Hospital Practice*, Juni 1971 (17–40).
Gemäß den CDC betrugen die gemeldeten Zahlen sexuell übertragbarer Krankheiten zwischen 1940 und 1982:

Jahr	*Syphilis (alle Phasen & Arten)*	*Hepatitis B*	*Gonorrhöe*	*Weicher Schanker*
1940	472900	kM	175841	kM
1942	479601	kM	212403	5477
1944	467755	kM	300676	7878
1946	363647	kM	368020	7091
1948	314313	kM	345501	7661
1950	217558	kM	286746	4977
1952	167762	kM	244957	3738
1954	130697	unter Hep. A gemeldet	242050	3003
1956	130201	unter Hep. A gemeldet	244346	2135
1958	113884	unter Hep. A gemeldet	232386	1595
1960	122538	unter Hep. A gemeldet	**258933	1680
1962	126245	unter Hep. A gemeldet	263714	1344
1964	114325	37740*	300666	1247
1966	105159	32859*	351738	838
1968	96271	45893*	464543	845
1970	91382	56797*	600072	1416
1972	91149	54074*	767215	1414
1974	83771	10631*	906121	945
1976	71761	14973*	1001994	628
1978	68875	15016*	1013436	521
1980	68832	19015*	1004029	788
1982	75579	22177*	960633	1392

kM = keine Meldung
unter Hep. A gemeldet = unter Hepatitis A gemeldet.
* = Eine zu hohe Schätzung, da kein Hepatitis-Test speziell für Hepatitis B (im Gegensatz zu Typ C, nicht-A, nicht-B, -D usw.) zur Verfügung stand.
** = In diesem Jahr ändert sich der absteigende Trend der Gonorrhöe-Fälle.

8 S.A. Morse, A.A. Moreland und S.E. Thompson (Hrsg.): *Atlas of Sexually Transmitted Diseases*. J.B. Lippincott, Philadelphia 1990.

9 A.E. Washington, P.S. Arno und M.A. Brooks: »The Economic Cost of Pelvic Inflammatory Disease«, *Journal of the American Medical Association* 255 (1986): 1735–38.

10 H.H. Handsfield, L.L. Jasman, P.L. Roberts et al.: »Criteria for Selective Screening for *Chlamydia trachomatis* Infection in Women Attending Family Planning Clinics«, *Journal of the American Medical Association* 255 (1986): 1730–34.

11 Centers for Disease Control (CDC): »Penicillinase-Producing *Neisseria gonorrhoeae*«, *Morbidity and Mortality Weekly Report* 25 (1976): 261.

12 I. Phillips: »Beta-Lactamase-Producing Penicillin-resistant Gonococcus«, *Lancet* II (1976): 656.

13 Centers for Disease Control (CDC): »Follow-up on Antibiotic Resistant Neisseria gonorrhoeae«, *Morbidity and Mortality Weekly Report* 26 (1977): 29–30.

14 P. F. Sparling, K. K. Holmes, P. J. Wiesner und M. Puziss: »Summary of the Conference on the Problem of Penicillin-resistant Gonococci«, *Journal of Infectious Diseases* 135 (1977): 865–67.

15 Centers for Disease Control (CDC): »Follow-up on Penicillinase-Producing *Neisseria gonorrhoeae* – Worldwide«, *Morbidity and Mortality Weekly Report* 26 (1977): 153–54.

16 Centers for Disease Control (CDC): »Tetracycline-resistant *Neisseria gonorrhoeae* – Georgia, Pennsylvania, New Hampshire«, *Morbidity and Mortality Weekly Report* 34 (1985): 569–70; sowie Centers for Disease Control (CDC): »Plasmid-mediated Tetracycline-resistant *Neisseria gonorrhoeae* – Georgia, Massachusetts, Oregon«, *Morbidity and Mortality Weekly Report* 35 (1986): 304–5.

17 Centers for Disease Control (CDC): »Penicillinase-producing *Neisseria gonorrhoeae* – United States, 1986«, *Morbidity and Mortality Weekly Report* 36 (1986): 107–8; sowie H. Faruki, R. N. Kohmeschler, P. McKinney und P. F. Sparling: »A Community-based Outbreak of Resistant *Neisseria gonorrhoeae* Not Producing Penicillinase (Chromosomally Mediated Resistance)«, *New England Journal of Medicine* 313 (1985): 607–11.

18 L. Corey und P. G. Spear: »Infections with Herpes Simplex Viruses«, *New England Journal of Medicine* 314 (1986): 685–90.

19 A. J. Nahmias und B. Roizman: »Infection with Herpes-Simplex Virus 1 and 2«, *New England Journal of Medicine* 289 (1973): 667–74, 719–25, 781–89.

20 A. J. Nahmias, H. L. Keyserling und G. M. Kerrick: »Herpes Simplex«, in J. S. Remington und J. O. Klein (Hrsg.): *Infectious Diseases of the Fetus and Newborn Infant.* W. B. Saunders, Philadelphia 1983.

21 M. F. Goldsmith: »Possible Herpesvirus Role in Abortion Studied«, *Journal of the American Medical Association* 251 (1984): 3067–70.

22 1979 zeigten zum erstenmal Wissenschaftler der University of Chicago anhand ausgefeilter Techniken genetischer Kartierung, daß die meisten Herpesfälle bei Neugeborenen nicht von infizierten Müttern stammten, sondern von anderen Babys. Bernard Roizman und Timothy Buchman verglichen die genetischen Sequenzen von Herpesviren, die in Babys gefunden wurden, die gemeinsam auf Intensivpflegestationen in mehreren großen amerikanischen Krankenhäusern lagen, mit den Strängen in ihren Müttern. Sie entdeckten, daß viele der Mütter nicht infiziert waren und die Babys auf den Stationen der einzelnen Krankenhäuser alle denselben Virusstrang in ihrem Körper trugen. Die Schlußfolgerung lautete, daß die meisten pädriatischen Fälle von Herpes simplex in den Vereinigten Staaten nosokomialen Ursprungs waren; d. h., sie wurden von dem Pflegepersonal des Krankenhauses von Baby zu Baby übertragen. Die Schwestern hatten wahrscheinlich nach der Versorgung eines primären Falles eines von der Mutter übertragenen Herpes versäumt, die Hygienebestimmungen zur Sterilität einzuhalten, als sie auf den Neugeborenenstationen von Patient zu Patient gingen. Siehe auch B. Roizman und T. Buchman: »The Molecular Epidemiology of Herpes Simplex Virus«, *Hospital Practice*, Januar 1979: 95–104.

23 M. F. Goldsmith: »Sexually Transmitted Diseases May Reverse the ›Revolution‹«, *Journal of the American Medical Association* 255 (1986): 1665–72.

24 »Es gibt noch viele offene Fragen bezüglich sexuell übertragbarer CMV-Infektionen«, stellte H. Hunter Handsfield 1982 fest. »Eine der faszinierendsten dreht sich um die signifikant hohe Prävalenz von CMV-Infektionen bei homosexuellen Männern der Vergangenheit und Gegenwart und dem Umstand, daß diese Männer wahrscheinlich ein überdurchschnittliches Risiko für die seltene Malignität, dem Kaposi-Sarkom, haben.« Siehe auch H. H. Handsfield: »Sexually Transmitted Diseases«, *Hospital Practice*, Januar 1982 (99–106).

25 Morse, Moreland und Thompson (1990), a. a. O.; sowie G. P. Schmid: »The Treatment of Chancroid«, *Journal of the American Medical Association* 255 (1986): 1757–62.

26 Handsfield (1982), a. a. O.

27 A. DeSchryver und A. Meheus: »Epidemiology of Sexually Transmitted Diseases. The Global Picture«, *Bulletin of the World Health Organization* 68 (1990): 639–54.

28 R.K. St. John und S.T. Brown (Hrsg.): »International Symposium on Pelvic Inflammatory Disease«, *American Journal of Obstetrics and Gynecology* 138 (1980): Nachtrag.

29 O. Frank: »Infertility in Sub-Saharan Africa. Estimates and Implications«, *Population and Development Review* 9 (1983): 137–44.

30 S.K. Hira: »Sexually Transmitted Diseases. A Menace to Mothers and Children«, *World Health Forum* 7 (1986): 243–47; S.K. Hira et al.: »Congenital Syphilis in Lusaka, II. Incidence at Birth and Potential Risk Among Hospital Deliveries«, *East African Medical Journal* 59 (1982): 306–10; sowie T.E. Watts et al.: »A Case-Control Study of Stillbirths at a Teaching Hospital – Zambia 1979–1980. Serological Investigations for Selected Infectious Agents«, *Bulletin of the World Health Organization* 62 (1984): 803–8.

31 M. Callen: *Surviving AIDS*. HarperCollins, New York 1990.

32 Eine ausführliche Diskussion dieser neuen Ökologie und die Implikationen für mikrobielle Übertragung finden sich in »Biological and Social Conditions«, Kapitel 14, in M.D. Grmek: *History of AIDS. Emergence and Origin of a Modern Pandemic*. Princeton University Press, Princeton 1990.

33 Michael Callen faßte die Stimmung in *Surviving AIDS* (a. a. O.) sehr anschaulich zusammen:

»Keiner schenkte den allgegenwärtigen Warnzeichen Beachtung. Keiner fragte, was denn letztendlich die Folge wäre, wenn man sich ständig in einer, um es ungeschminkt zu sagen, zunehmend verschmutzten mikrobiologischen Kloake wälzte. Es kursierten Gerüchte, daß das Gesundheitsamt [von New York] Cholerakulturen und andere exotische Mikroben an dem schmierigen Treppengeländer im Mineshaft (einem berüchtigten Sexclub in Manhattan) gefunden hatte; diese Gerüchte wurden als apokryph abgetan.

Wir nahmen jede neue Krankheit gelassen hin. Ich kann mich sogar erinnern, wie die ›Erfindung‹ einer Krankheit, die das ›Gay Bowel Syndrome‹ [*E. histolytica*] genannt wurde, in einigen Vierteln fast mit Stolz betrachtet wurde, jetzt hatten wir sogar unsere eigenen *Krankheiten*, ebenso wie wir unsere eigenen Klempner und Steuerberater hatten. Eine ganz neue Sorte Ärzte, liebevoll ›Clap Doctors‹ (Tripperärzte) genannt, wurde reich, indem sie unsere sexuell übertragbaren Krankheiten behandelte. Viele dieser Ärzte sah man in den Badehäusern und Hinterzimmern. Sie führten denselben schnellebigen Lebensstil wie ihre Patienten. Selbst wenn sie uns gewarnt hätten, wer hätte ihnen geglaubt?«

34 T.J. John, G.T. Ninan, M.S. Rajagopalan et al.: »Epidemic Hepatitis B Caused by Commercial Human Immunoglobulin«, *Lancet* I, 8125 (1979): 1074.

35 S.C. Hadler, D.L. Sorley, K.H. Acree et al.: »An Outbreak of Hepatitis B in a Dental Practice«, *Annals of Internal Medicine* 95 (1981): 133–38.

36 A.L. Reingold, M.A. Kane, B.L. Murphy et al.: »Transmission of Hepatitis B by an Oral Surgeon«, *Journal of Infectious Diseases* 145 (1982): 262–68.

37 M. Carl, D.L. Blakey, D.P. Francis und J.E. Maynard: »Interruption of Hepatitis B Transmission by Modification of a Gynaecologist's Surgical Technique«, *Lancet* I, 8274 (1982): 731–33.

38 W.I. Heyward, T.R. Bender, A.P. Lanier et al.: »Serological Markers of Hepatitis B Virus and Alpha-fetoprotein Levels Preceding Primary Hepatocellular Carcinoma in Alaskan Eskimos«, *Lancet* II, 8304 (1982): 889–91.

39 N.E. Reiner, F.N. Judson, W.W. Bond et al.: »Asymptomatic Rectal Mucosal Lesions and Hepatitis B Surface Antigen at Sites of Sexual Contact in Homosexual Men with Persistent Hepatitis B Virus Infection«, *Annals of Internal Medicine* 96 (1982): 170–73.

40 Laut einer von Dr. Miriam Alter erstellten CDC-Statistik herrschte die leichter übertragbare Hepatitis A in allen gemeldeten Fällen der Lebererkrankung bis 1983 vor; danach gab es mehr Hepatitis-B-Fälle. Der Anstieg fand in erster Linie unter schwulen kaukasischen Männern statt. Zwischen 1966 und 1983 nahmen die Hepatitis-A-Fälle ebenso ab, wie die B-Fälle eskalierten.

	HEPATITIS A		HEPATITIS B	
Jahr	*Anzahl der Fälle*	*Prozentsatz pro 100000 Amerikanern*	*Anzahl der Fälle*	*Prozentsatz pro 100000 Amerikanern*
1966	32859	16,77	1497	0,79
1968	45893	22,96	4829	2,49
1970	56797	27,87	8310	4,08
1972	54074	25,97	9402	4,52
1974	40358	19,54	10631	5,15
1976	33288	15,51	14973	7,14
1978	29500	13,53	15016	6,89
1980	29087	12,84	19015	8,39
1982	23403	10,11	22177	9,58
1983	21532	9,20	24318	10,39

41 R.H. Purcell: »The Viral Hepatitides«, *Hospital Practice*, Juli 1978 (51–63).

42 M. Robertson: »Joining the War Against Hepatitis B«, *San Francisco Chronicle*, 5. Februar 1982 (A24).

43 Die Gesetzgebung zu Drogen und Drogenbesitz ist überall in der Welt unterschiedlich und sogar von Bundesland zu Bundesland innerhalb eines Staates. So ist es in Amsterdam beispielsweise legal, Narkotika und die dazugehörige sterile Ausrüstung zu kaufen. In den Vereinigten Staaten gibt es sowohl eine bundesstaatliche wie eine nationale Gesetzgebung zum Narkotikagebrauch. Im allgemeinen unterliegt der Handel bzw. das geschäftliche Ende der Narkotika – Import, Transport und Verteilung – der nationalen Gesetzgebung, wohingegen das Verbraucherende – Einnahme und Besitz – unter bundesstaatliches Gesetz fällt. Ausnahmen hierzu gibt es in bezug auf die Menge: Die nationale Gesetzgebung kommt ins Spiel, wenn die Drogenmenge im Besitz des einzelnen sehr groß ist. Eine hervorragende Übersicht über die Komplexität der amerikanischen Narkotikagesetze findet sich in L. Gostin: »The Interconnected Epidemics of Drug Dependency and AIDS«, *Harvard Civil Rights-Civil Liberties Law Review* 26 (1991): 114–84.

44 1975 erhielten die Zeitschrift *Newsday* und ihre Reporter Les Payne, Knut Royce und Bob Greene den Pulitzerpreis für eine Artikelserie, in der sie die Todesfälle von Bewohnern des New Yorker Vororts Long Island durch die internationalen Verbrechensnetzwerke bis zu den Mohnfeldern der Türkei zurückverfolgten. Die Serie wurde als Buch herausgebracht: *The Heroin Trail*. Holt, Rinehart and Winston, New York 1974. Die Autorin hat von ihrer Arbeit, in der sie die Heroinverteilung während der siebziger Jahre beschreiben, großzügig Gebrauch gemacht.

45 Die Bayer-Chemiewerke in Deutschland vermarkteten Heroin als erste; sie verkauften die Verbindung 1898 als Hustensaft. 1906 hatte das Produkt eine solche Beliebtheit erlangt, daß die American Medical Association es offiziell als Schmerzmittel empfahl.
1924 waren ungefähr 200000 Amerikaner und eine unbekannte Zahl von Europäern nach dem Hustensaft süchtig. In diesem Jahr verbot der amerikanische Kongreß weitere Importe des Hustensafts von Bayer und aller anderen Produkte, die Heroin enthielten.
Die zweite internationale Vermarktungswelle kam infolge des Zweiten Weltkrieges und zielte auf die lukrativen Märkte in den Großstädten Europas und Nordamerikas in den fünfziger Jahren. Dieser zweite Versuch, Heroin zu vermarkten, war von Anfang an absolut illegal und wurde von den etablierten Verbrecherorganisationen in den einzelnen Ländern geleitet.
1961 schufen die Mafia-Verteiler, die den amerikanischen Heroinmarkt kontrollierten, eine künstliche Verbrauchernachfrage und erzielten größere Profite, indem sie eine falsche Drogenpanik auslösten. Das Heroin wurde absichtlich vom Markt genommen, und dadurch litten Zehntausende von Süchtigen – die meisten davon in New York und in nahe gelegenen

Städten wie Newark – unter den körperlichen Schmerzen des Entzugs. Sobald der gewünschte Druck erzeugt worden war, verdünnten die Großhändler die Droge noch mehr: bis zu 90 oder gar 95 Prozent. Diesen Verdünnungssatz behielten sie jahrelang bei. Um dieselbe Wirkung zu erzielen, an die sie sich gewöhnt hatten, mußten die Süchtigen also mehr Heroin kaufen. Andererseits schien die verdünnte Formel potentiellen Neukonsumenten weniger bedrohlich.

46 Es gab eine Stadt auf diesem Planeten, in der nahezu reine Heroinkristalle relativ billig im Einzelhandel erhältlich waren: Saigon. Das Heroin war von solcher Stärke, daß Tausende von amerikanischen Soldaten, die in der Stadt stationiert waren und die Droge konsumierten, die Substanz nicht injizierten, sondern das Heroin aus Saigon einfach rauchten – allein dadurch wurden sie schon high.
Das Subcommittee on Public Health des U.S.-Kongresses erfuhr in einer Zeugenanhörung, daß mindestens 12000 zurückkehrende GIs schwer süchtig waren und Entgiftung und Behandlung benötigten. In einem Bericht der amerikanischen Sanitätsoffiziere wurde eine weitaus höhere Zahl angegeben. Man schätzte darin, daß 25000 bis 37000 GIs während des Vietnamkrieges heroinsüchtig geworden waren. Siehe auch »The Drug Abuse Problem in Vietnam«, *Report to the Office of the Provost Marshal*, U.S. Military Assitance Command Vietnam, 1971; sowie *New York Times*, 16. Mai 1971 (A16).
1975 gab die amerikanische Regierung 360 Millionen Dollar für Drogenbehandlung und Vorbeugungsprogramme und 320 Millionen für Gesetzesvollzug zur Narkotikakontrolle aus. 1980 waren diese Zahlen auf 410 Millionen Dollar für Behandlung und Vorbeugung und eine halbe Milliarde Dollar für Gesetzesvollzug gestiegen. 1989 erreichten diese Zahlen ein gewaltiges Hoch von 1,2 Milliarden Dollar für Behandlung und Vorbeugung und 2,66 Milliarden Dollar für Gesetzesvollzug. Institute of Medicine: *Treating Drug Problems*. Band 1. National Academy of Sciences, Washington 1990.

47 New Jersey Department of Health: »Statistical Perspectives on Drug Abuse Treatment in New Jersey, 1985«, CN 362, Office of Data Analysis and Epidemiology, Trenton 1986.

48 C.E. Cherubin: »Infectious Disease Problems of Narcotic Addicts«, *Archives of Internal Medicine* 128 (1971): 309–13.

49 D.P. Levine und J.D. Sobel: *Infections in Intravenous Drug Abusers*. Oxford University Press, Oxford 1991.

50 Ebenda.

51 E. Drouhet, B. Dupont, C. Lapresle und P. Ravisse: »Nouvelle Pathologie. Candidose Foliculaire et Nodulaire avec les Localisations Ostéo-Articulaires et Oculaires au Cours des Septicémies à *Candida albicans* chez les Héroin Omanes, Mono et Polythérapic Antifongue«, *Bulletin de la Société Française Mycologique Médecin* 10 (1981): 179–83.

52 J. Mills und D. Drew: »*Serratia Marcescens* Endocarditis. A Regional Illness Associated with Intravenous Drug Abuse«, *Annals of Internal Medicine* 84 (1976): 29–35.

53 Die Bakterienunterarten 29/52/80/95 in Detroit; 29/77/83A/85 in Boston. Siehe auch L.R. Crane, D.P. Levine, M.J. Zervos und G. Cummings: »Bacteremia in Narcotic Addicts at the Detroit Medical Center. I. Microbiology, Epidemiology, Risk Factors, and Empiric Therapy«, *Review of Infectious Diseases* 8 (1986): 364–73; sowie D.E. Craven, A.I. Rixinger, T.A. Goularte und W.R. McCabe: »Methicillin-Resistant *Staphylococcus aureus* Bacteremia Linked to Intravenous Drug Abusers Using a ›Shooting Gallery‹«, *American Journal of Medicine* 80 (1986): 770–76.

54 L.B. Reichman, C.P. Felton und J.R. Edsall: »Drug Dependence. A Possible New Risk Factor for Tuberculosis Disease«, *Annals of Internal Medicine* 139 (1979): 337–39.

55 Eine Ausnahme bildeten natürlich die Kokainsüchtigen der Mittel- und Oberklasse. 1985 blühte weltweit eine Multimillionen-Dollar-Industrie zur Behandlung solcher Menschen. Eine Institution trug sogar den Namen der Frau eines früheren U.S.-Präsidenten, die Betty-Ford-Klinik.

11. Hatari

1 Centers for Disease Control: »*Pneumocystis* Pneumonia – Los Angeles«, *Morbidity and Mortality Weekly Report* 30 (1981): 250–52.

2 Centers for Disease Control: »Kaposi's Sarcoma and *Pneumocystis* Pneumonia Among Homosexual Men – New York City and California«, *Morbidity and Mortality Weekly Report* 30 (1981): 305–8.

3 Die häufig zitierte erste Veröffentlichung dieser Fälle ist Lawrence Altmans Artikel: »Cancer Outbreak in Homosexuals«, *New York Times*, 3. Juli 1981. Tatsächlich stammte der erste Bericht über eine geheimnisvolle neue Krankheit unter den Schwulen von Dr. Lawrence Mass und erschien am 18. Mai 1981 im *New York Native*.

4 Zahlreiche Einzelheiten zu den Anfangstagen der AIDS-Epidemie, insbesondere in den Vereinigten Staaten, finden sich in D. Black: *The Plague Years*. Simon & Schuster, New York 1986; S. Connor und S. Kingman: *The Search for the Virus*. Penguin, London 1988; M. Daly: »AIDS Anxiety«, *New York*, 20. Juni 1983 (23–29); L. Kramer: *The Normal Heart*. New American Library, New York 1985; R. Shilts: *And the Band Played On*. St. Martin's Press, New York 1987; sowie F. P. Siegal und M. Siegal: *AIDS. The Medical Mystery*. Grove Press, New York 1983.

5 1990 verfügten die CDC über ein Budget von einer Milliarde Dollar. Diese beinahe viermal so hohe Summe galt fast ausschließlich der AIDS-Überwachung, der Unterstützung für die HIV-Arbeit durch das Gesundheitsministerium und AIDS-Aufklärungskampagnen.

6 S. E. Follansbee, D. F. Busch, C. B. Wofsy et al.: »An Outbreak of *Pneumocystis carinii* Pneumonia in Homosexual Men«, *Annals of Internal Medicine* 96 (1982): 705–13.

7 S. K. Dritz: »Medical Aspects of Homosexuality«, *New England Journal of Medicine* 302 (1980): 463–64.

8 Centers for Disease Control: »Acquired Immune Deficiency Syndrome (AIDS). Precautions for Clinical and Laboratory Staffs«, *Morbidity and Mortality Weekly Report* 31 (1982): 577–80.

9 Larry Kramer, Joseph Sonnabend, Michael Callen und Richard Berkowitz warnten die Schwulen nachdrücklich und mit spitzer Feder im *New York Native*, damals die führende Zeitschrift für Schwule. Leider prangerten viele der offenherzigsten Führer der Schwulen jener Zeit und der *Native* selbst Kramer und Callen öffentlich an. Das Paar wurde lächerlich gemacht als Homosexuelle voller Selbstverachtung, als Schwule, die gegen Sex wären und wollten, daß ihre Schicksalsgefährten zu den Tagen der Heimlichkeiten vor Stonewall zurückkehrten. Besonders Kramer wurde mit allen möglichen Schimpfnamen bedacht – vom Homophoben bis zum verabscheuungswürdigen Panikmacher. Die Kampagne gegen Callen entwickelte sich aus kleinen Anfängen zu einer Lawine, bis 1983 Gerüchte kursierten, der schwule Aktivist sei insgeheim ein christlicher Fundamentalist und arbeite für Reverend Sun Myung Moon.

10 K. B. Hymes, J. B. Green, A. Marcus et al: »Kaposi's Sarcoma in Homosexual Men. A Report of Eight Cases«, *Lancet* 2 (1981): 598–600.

11 M. S. Gottlieb, R. Schroff, H. M. Schanker et al: »*Pneunomcystis carinii* Pneumonia and Mucosal Candidiasis in Previousley Healthy Homosexual Men. Evidence of a New Acquired Cellular Immunodeficiency«, *New England Journal of Medicine* 305 (1981): 1425–31; H. Masur, M. A. Michelis, J. B. Greene et al.: »An Outbreak of Community Acquired *Pneumocystis carinii* Pneumonia. Initial Manifestation of Cellular Immune Dysfunction«, *New England Journal of Medicine* 305 (1981): 1431–38; sowie F. P. Siegal, C. Lopez, G. S. Hammer et al.: »Severe Acquired Immunodeficiency in Male Homosexuals, Manifested by Chronic Perianal Ulcerative Herpes Simplex Lesions«, *New England Journal of Medicine* 305 (1981): 1439–44.

12 W. L. Drew, L. Mintz, R. C. Miner et al.: »Prevalence of Cytomegalovirus Infection in Homosexual Men«, *Journal of Infectious Diseases* 143 (1981): 188–92.

13 H. Masur, M.A. Michelis, J.B. Greene et al.: »An Outbreak of Community-Acquired *Pneumocystis carinii* Pneumonia«, *New England Journal of Medicine* 305 (1981): 1431–38.

14 W.W. Darrow, D. Barrett, K. Jay et al.: »The Gay Report on Sexually Transmitted Diseases«, *American Journal of Public Health* 71 (1981): 1004–11.

15 Gottlieb, Schroff, Schanker et al. (1981), a.a.O.

16 Siegal und Siegal (1983), a.a.O.

17 W. Rozenbaum, J.P. Coulaid, A.G. Saimot et al.: »Multiple Opportunistic Infection in a Male Homosexual in France«, *Lancet* I (1982): 572–73.

18 Die meisten Budgetangaben in diesem Kapitel stammen – wenn nicht anders angegeben – aus U.S. Congress, Committee on Government Operations: »Federal Response to AIDS«, Government Printing Office, Washington, 30. November 1983; sowie U.S. House of Representatives, Hearings Before a Subcommittee of the Committee on Government Operations: »Federal Response to AIDS«, 2. August 1983.

19 Die Gruppe erhielt keine zusätzliche Finanzierung für Laboruntersuchungen, obwohl die Laborforschung normalerweise den teuersten Teil jeder Untersuchung darstellt.

20 Zu den ersten Mitgliedern gehörten Dr. Willy Rozenbaum, Dr. Jacques Leibowitch, Dr. Serge Kernbaum, Dr. Jean-Claude Gluckman, Dr. David Klatzmann, Dr. Odile Picard und Dr. Charles Mayaud, außerdem Dr. Claude Villalonga und Dr. Jean-Baptiste Brunet. Eine genaue Beschreibung der französischen Anti-AIDS-Bemühungen finden sich in M.D. Grmek: *History of AIDS. Emergence and Origin of a Modern Pandemic.* Princeton University Press, Princeton 1990.

21 A.R. Moss, P. Bacchetti, M. Gorman et al.: »AIDS in the ›Gay‹ Areas of San Francisco«, *Lancet* I (1983): 923–24.

22 Eine gute Synopsis der frühen San Francisco-Cohort-Erkenntnisse finden sich in der CDC-Veröffentlichung: »Update. Acquired Immunodeficiency Syndrome in the San Francisco Cohort Study, 1978–1985«, *Morbidity and Mortality Weekly Report* 34 (1985): 573–75.

23 In seinem sehr offenen Buch *Koop. The Memories of a Family Physician* (Random House, New York 1991) beschreibt der ehemalige Allgemeinarzt C. Everett Koop in allen Einzelheiten seinen Kampf gegen AIDS. Er sagt: »In der AIDS-Politik gab es einen ständigen zentralen Konflikt: AIDS machte die Erfolge der Schwulenbewegung der siebziger Jahre angesichts der Gegenoffensive durch Reagan in den achtziger Jahren zunichte.«

24 E.N. Brandt: »Implications of the Acquired Immunodeficiency Syndrome for Health Policy«, *Annals of Internal Medicine* 103 (1985): 771–73.

25 Gemäß dem U.S. Public Health Service betrugen die tatsächlichen Ausgaben im Zusammenhang mit AIDS in den Finanzjahren 1982 und 1983:

Regierungseinrichtung	*FJ 1982*	*FJ 1983*
	(In Tausend $)	
ASAMHA (Alcohol, Drug Abuse and Mental Health Administration)	0	516
CDC (Centers for Disease Control)	2050	6202
FDA (Food and Drug Administration)	150	350
NIH (National Institutes of Health):		
NCI (National Cancer Institute)	2400	9790
NHLBI (National Heart, Lung and Blood Institute)	5	1202
NIDR (National Institute of Dental Research)	25	25
NINCDS (National Institute of Neurological, Coronary Disease and Stroke)	31	684
NIAID (National Institute of Allergy and Infectious Diseases)	297	9223
NEI (National Eye Institute)	33	45
DRR (Department of Research Resources)	564	699
National Institutes of Health Totals	3355	21668
Insgesamtausgaben im Gesundheitsbereich	$ 5555	$ 28736

26 Memorandum von Dr. James Wyngaarden, Direktor, National Institutes of Health, an das Direktorium der NIH, 13. Juli 1982.

27 G. Bosker: »Gays and Cancer – Blaming the Victims?«, *In These Times*, 25. August–7. September 1982 (2).

28 Eine Beschreibung dieser Ereignisse findet sich in D. M. Auerbach, W. W. Darrow, H. W. Jaffe und J. W. Curran: »Cluster of Cases of the Acquired Immune Deficiency Syndrome«, *American Journal of Medicine* 76 (1984): 487–92; W. W. Darrow: »AIDS. Socioepidemiologic Responses to an Epidemic«, in R. Ulak und W. F. Skinner (Hrsg.): *AIDS and the Social Science. Common Threads*. University Press of Kentucky, Lexington 1991 (82–99); sowie Centers for Disease Control: »A Cluster of Kaposi's Sarcoma and *Pneumocystis carinii* Pneumonia Among Homosexual Male Residents of Los Angeles and Orange Counties, California«, *Morbidity and Mortality Weekly Report* 31 (1982): 305–7.

29 R. Shilts: »Patient Zero. The Man Who Brought the AIDS Epidemic to California«, *California*, Oktober 1987 (96–99, 149–60); sowie R. M. Henig: *A Dancing Matrix*. Alfred A. Knopf, New York 1993.

30 Die frühen AIDS-Schwulengruppen sahen wie folgt aus:

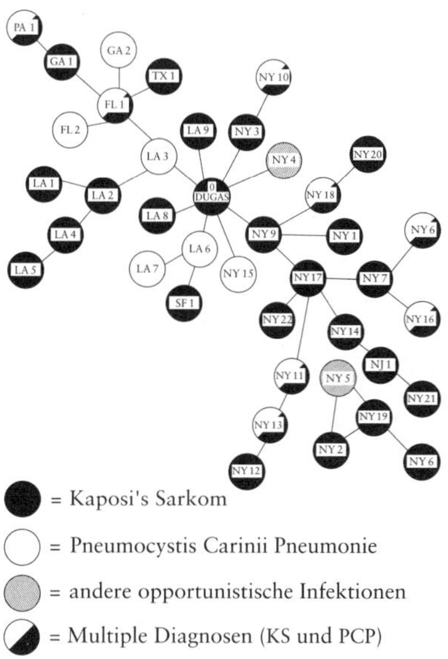

PA = Pennsylvania
FL = Florida
NY = New York
TX = Texas
NJ = New Jersey
GA = Georgia
SF = San Francisco

Patient Zero: Gaetan Dugas; Steward bei einer Luftfahrtgesellschaft aus Quebec in Kanada; seine Flüge brachten ihn häufig nach New York, Los Angeles, San Francisco und Miami.
Patient NY 1: ebenfalls Steward einer Luftfahrtgesellschaft, zu dessen Route zwischen 1974 und 1978 in erster Linie Flughäfen in den Vereinigten Staaten, Haiti und der Karibik gehörten.
Patient LA 1: ebenfalls Steward einer Luftfahrtgesellschaft, der zwischen 1976 und 1978 auf Routen zwischen Tansania, Kenia, Italien, Griechenland, Frankreich und den Vereinigten Staaten flog.

Quellen: D. M. Auerbach, W. W. Darrow, H. W. Jaffe und J. W. Curran: »Clusters of Cases of the Acquired Immune Deficiency Syndrome«, *American Journal of Medicine* 76 (1984): 487–92; W. W. Darrow: »AIDS. Socioepidemiologic Responses to an Epidemic«, in R. Ulack und W. F. Skinner (Hrsg.): *AIDS and the Social Sciences*. University Press of Kentucky, Lexington 1991 (82–99); sowie W. W. Darrow, M. E. Gorman und B. P. Glick: »The Social Origins of AIDS. Social Change, Sexual Behaviour, and Disease Trends«, in D. A. Feldman und T. M. Johnson (Hrsg.): *The Social Dimensions of AIDS. Method and Theory*. Praeger, New York 1986 (95–107).

31 Bei Auerbach, Darrow, Jaffe und Curran (1984), a. a. O., wurde die Frage der Latenz wie folgt beschrieben:

mögl. Quellenpatient	*infizierter Patient*	*Datum der Infektion*	*Datum des Symptom-ausbruchs*	*Latenz (in Monaten)*
LA4	LA5	12/80	7/81	7
FL1	GA2	10/80	6/81	8
Patient 0	LA9	11/80	8/81	9
NY18	NY20	7/80	7/81	12
Patient 0	LA8	2/80	3/81	13
Patient 0	NY15	4/80	6/81	14

durchschnittliche Latenz = 10,5 Monate

32 L. Corey: »The Diagnosis and Treatment of Genital Herpes«, *Journal of the American Medical Association* 248 (1982): 1041–49.

33 Centers for Disease Control: »Update on Kaposi's Sarcoma and Opportunistic Infections in Previously Healthy People in the United States«, *Morbidity and Mortality Weekly Report* 3 (1982): 294–301.

34 Centers for Disease Control: »Opportunistic Infections and Kaposi's Sarcoma Among Haitians in the United States«, *Morbidity and Mortality Weekly Report* 31 (1982): 353–61.

35 Ein ausführlicher Bericht über die AIDS-Epidemie in Haiti und ihre politischen Dimensionen in den Vereinigten Staaten findet sich in P. Farmer: *AIDS and Accusation. Haiti and the Geography of Blame*. University of California Press, Berkeley 1992.

36 R. Altema und L. Bright: »Only Homosexual Haitians. Not All Haitians«, *Annals of Internal Medicine* 99 (1983): 877.

37 Jaffes grobes Piktogramm der Epidemie stellt sich wie folgt dar:

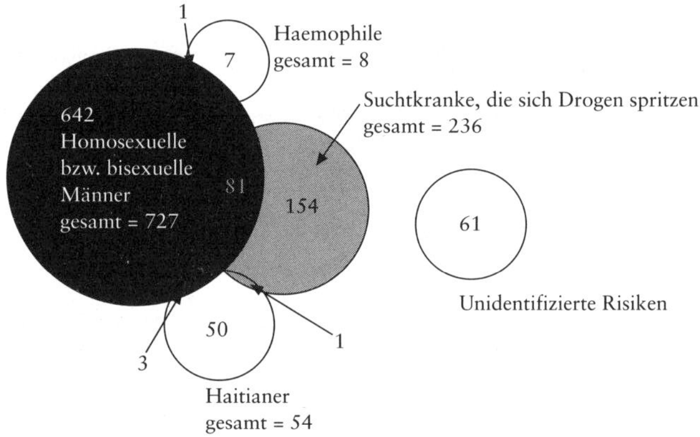

Quelle: H. W. Jaffe, D. J. Bregman und R. M. Selik: »Acquired Immune Deficiency Syndrome in the United States. The First 1.000 Cases«, *Journal of Infectious Diseases* 148 (1983): 339–45.

38 Centers for Disease Control: »*Pneumocystis carinii* Pneumonia Among Persons with Hemophilia A«, *Morbidity and Mortality Weekly Report* 31 (1982): 365–67.

39 Centers for Disease Control: »Possible Transfusion-Associated Acquired Immune Deficiency Syndrome (AIDS) – California«, *Morbidity and Mortality Weekly Report* 31 (1982).

40 Centers for Disease Control: »Unexplained Immunodeficiency and Opportunistic Infections in Infants – New York, New Jersey, California«, *Morbidity and Mortality Weekly Report* 31 (1982): 665–67.

41 B. D. Colen: »Epidemic Baffles U.S. Experts« *Newsday*, 12. September 1982 (14, 27).

42 H. W. Jaffe, D. J. Bregman und R. M. Selik: »Acquired Immune Deficiency Syndrome in the United States. The First 1.000 Cases«, *Journal of Infectious Diseases* 148 (1983): 339–45.

43 Zur Verteidigung der schlaffen Regierungsreaktionen gegenüber der Gefährdung durch Blutvorräte in den Vereinigten Staaten, Kanada und den Ländern Westeuropas wurde später argumentiert, daß solche Übersichten unmöglich gewesen seien, solange das ätiologische Agens von AIDS noch nicht entdeckt worden sei. Jedoch hätte man in Ermangelung eines Virussiebtests viel tun können, indem man jene Individuen, die als »Haemophile« oder als »unbekannte Risikofaktoren« in den AIDS-Listen der Ämter geführt wurden, untersucht hätte, um auf die Spur infizierter Bluteinheiten zu kommen. Bitten um Gelder für solche Untersuchungen wurden in den Vereinigten Staaten bis Mitte 1984 konsequent abschlägig beschieden.

44 T. Beardsley: »British AIDS. Whose Blood Can Now Be Safe?«, *Nature* 303 (1983): 102.

45 1983 wurde in den Vereinigten Staaten an 180 Regionalzentren und 1800 Krankenhäusern Blut gesammelt, allesamt Mitglieder der American Association of Blood Banks. Darüber hinaus sammelten 3800 kleinere Krankenhäuser, die nicht Mitglied der AABB waren, Blut und verabreichten auch Bluttransfusionen. Siehe auch D. M. Surgenor, E. L. Wallace, S. H. S. Hao und R. H. Chapman: »Collection and Transfusion of Blood in the United States, 1982–1988«, *New England Journal of Medicine* 322 (1990): 1646–51.

46 Die Artikelserie, für die Gilbert Gaul den Pulitzerpreis gewann, erschien im September 1989 mehrere Tage lang im *Philadelphia Inquirer*.

47 1980 hatten etwa 11 600 Menschen mit Haemophilie einen genetischen Mangel im Zusammenhang mit Faktor VIII; ungefähr 3000 hatten einen Faktor-IX-Mangel. Beide Produkte waren für den Einsatz bei Behandlungen erhältlich.

48 Später zeigte sich, daß sich 1982 in New Haven, Connecticut, mindestens zehn Prozent der Junkies, die sich Drogen spritzten, bereits mit dem AIDS-Virus infiziert hatten. Da andere Regionen unter Drogenkonsumenten noch höhere Zahlen von AIDS-Fällen pro Kopf aufwiesen, nimmt man an, daß weit mehr als zehn Prozent der Drogenabhängigen von East Brooklyn, Harlem, der Südbronx und Newark 1982 infiziert waren. Siehe auch R. D'Aquila, A. B. Williams, H. D. Kleber und A. E. Williams: »Prevalence of HTLV-III Infection Among New Haven, Connecticut, Parenteral Drug Abusers in 1982–1983«, *New England Journal of Medicine* 314 (1986): 117.

49 Es gab einige Laboratorien, die Blutplasma von über 30 000 Spendern mischten, um große Mengen an Faktor VIII zu erhalten. Siehe auch P. H. Levine: »HIV Infection in Hemophilia«, *Journal of Clinical Apheresis* 8 (1993): 120–25.

50 D. L. Aronson: »Infection of Hemophiliacs with HIV«, *Journal of Clinical Apheresis* 8 (1993): 117–19.

51 Diese Zahlen hat die Autorin errechnet anhand von STD-Daten aus dem Jahr 1980 sowie aus Daten zum Blutverbrauch von Haemophilen aus L. M. Aledort: »Current Concepts in Diagnosis and Management of Hemophilia«, *Hospital Practice*, Oktober 1982 (77–92); sowie National Institutes of Health: »Pilot Study of Hemophilia Treatment in the U.S.«, Meldungen an das Department of Health, Education, and Welfare, 30. Juni 1972.

52 1992–1994 sagte Francis in Prozessen gegen die Blutbankindustrie in diesem Sinne aus.

53 Mit dem Vorteil der Rückschau ergeben sich auch noch andere mögliche Vorgehensweisen, die der FDA und der Blutindustrie 1983 offengestanden hätten. Ohne Kenntnis der Ursache von AIDS hätte man dennoch die Gefahr durch Bluttransfusionen verringern können, wenn man:

- alle Plasma- und Bezahlte-Blutspenden-Sammelstellen geschlossen hätte. Das wurde in Sachen Blut in den Vereinigten Staaten erst Jahre später durchgeführt, infolge zunehmenden Drucks von den freiwilligen Blutspendersegmenten der Industrie. Bei Plasma war das nie der Fall. 1994 war es den kommerziellen Blutbanken in den meisten europäischen, asiatischen und lateinamerikanischen Ländern immer noch erlaubt, den Spendern Geld zu zahlen. In einigen Ländern (wie Brasilien und Indien) stammte der überwiegende Teil des

Blutes aus solchen Käufen, und der Prozentsatz von HIV- und Hepatitisinfektionen war infolgedessen sehr hoch.

- die mobilen und permanenten Blutsammelstellen in den einzelnen Stadtteilen geschlossen hätte, von denen bekannt war, daß dort viele Junkies, die sich Drogen spritzten, und Schwule wohnten. Einige Blutbanken – besonders die in San Francisco – ergriffen diese Maßnahme schon Mitte 1983; weltweit war das jedoch nicht der Fall. Siehe auch H.A. Perkins: »Safety of the Blood Supply«, *Journal of Clinical Apheresis* 8 (1993): 110–16.
- nur von Frauen gespendetes Blut in Sammelproben benützt hätte, die für Faktor VIII oder IX bestimmt waren. 1983 handelte es sich bei über 90 Prozent aller AIDS-Fälle in Europa und Nordamerika um Männer, und obwohl sich dieser Geschlechtsunterschied mit den Jahren verringerte, war Anfang der achtziger Jahre die Wahrscheinlichkeit, sich als Frau zu infizieren, signifikant geringer als bei einem Mann.
- mündlich alle Spender über das Risiko informiert hätte, die Blutvorräte zu infizieren – mit der Bitte, daß jene, die zu einer »Risikogruppe« für AIDS gehörten, selbst davon Abstand nahmen, Blut zu spenden.
- aktiv die Chirurgen mit dem Ziel angegangen wäre, sowohl unnötige Operationen zu vermeiden als auch die Blutmenge während notwendiger Eingriffe zu verringern.
- das gespendete Blut erhitzt hätte. Hitzebehandlung von Faktorprodukten, bereits Routine für Albumin, hat sich auch für Faktor VIII als effektiv erwiesen, wie Jay Levy Mitte 1984 nachweisen konnte. Nur die Cutter-Laboratorien, die Levys Untersuchung förderten, begannen daraufhin mit der Sterilisation. Die meisten Produkte wurden erst nach Mitte 1985 auf diese Weise behandelt.

54 Damals wurde HTLV-I einfach HTLV genannt, weil die Entdeckung von HTLV-II noch nicht veröffentlicht worden war. Um Verwirrung zu vermeiden, bezieht sich die Autorin auf die verschiedenen HTLV-Formen mit ihren entsprechenden Nomenklaturen.

55 M. Essex: »Adult T-Cell Leukemia-Lymphoma. Role of a Human Retrovirus«, *Journal of the National Cancer Institute* 69 (1982): 981–85.

56 J.J. Goedert, W.C. Wallen, D.L. Mann et al.: »Amyl Nitrite May Alter T Lymphocytes in Homosexual Men«, *Lancet* I (1982): 412–15; Spekulationen über »Popper« finden sich in I. Gorin, O. Picard, L. LaRoche et al.: »Kaposi's Sarcoma Without the U.S. or ›Popper‹ Connection«, *Lancet* I (1982): 908; G.R. Seage, K.H. Mayer, C.R. Horsburgh et al.: »The Relation Between Nitrite Inhalants, Unprotected Receptive Anal Intercourse, and the Risk of Human Immunodeficiency Virus Infection«, *American Journal of Epidemiology* 135 (1992): 1–11; Letters to the Editor (mehrere Autoren): »Re: An Autopsy of Epidemiologic Methods. The Case of ›Poppers‹ in the Early Epidemic of the Acquired Immunodeficiency Syndrome (AIDS)«, *American Journal of Epidemiology* 131 (1990): 195–200; K.A. Jörgensen: »Amyl Nitrite and Kaposi's Sarcoma in Homosexual Men«, *Lancet* 307 (1982): 893–94; sowie R.O. Brennan und D.T. Durack: »Gay Compromise Syndrome«, *Lancet* II (1981): 1338–39.

57 »›Highly Abnormal‹ B-Cell Function Found in AIDS«, *Hospital Practice*, Oktober 1983 (32–40); sowie H.C. Lance, H. Masur, A.H. Rook et al.: »Abnormalities of B Lymphocyte Activation and Immunoregulation in Patients with the Acquired Immunodeficiency Syndrome«, *New England Journal of Medicine* 309 (1983): 453.

58 Brief an Margaret Heckler vom 19. Mai 1983, unterzeichnet von D. Abrams, Jay Levy, W. J. W. Morrow, C. Casavant, Andrew Moss, Marcus Conant, W. Drew, Daniel Stites, P. Volberding, John Ziegler und John Greenspan, alle von der University of California in San Francisco.

59 Robert S. Walker (Pennsylvania), Frank Horton (New York), John N. Ehlenborn (Illinois), Lyle Williams (Ohio), William F. Clinger Jr. (Pennsylvania), Judd Gregg (New Hampshire), Dan Burton (Indiana), Alfred A. McCandless (Kalifornien), Larry Craig (Idaho) und Dan Schaefer (Colorado).

60 Groupe de Travail Français sur le SIDA, »Le Syndrome d'Immuno-déficit Acquis«, *La Presse Médicale* 12 (1983): 2453–56.

61 Centers for Disease Control: »Experimental Infection of Chimpanzees with Lymphadenopathy-Associated Virus«, *Morbidity and Mortality Weekly Report* 33 (1984): 442–44. Als die CDC endlich die Mittel für Tierforschung bewilligt bekamen, hatte das Forschungsteam am Pasteur-Institut bereits ein Retrovirus bei AIDS-Patienten identifiziert, das sie *lymphadenopathy-associated virus* oder LAV nannten. Daher injizierten die CDC das Virus in die Versuchstiere. Das Virus trat in die Tierzellen ein und reproduzierte sich, hatte aber bis August 1984 zu keiner symptomatischen Krankheit geführt.

62 J. Gerstoft, A. Malchow-Möller, I. Bygbjerg et al.: »Severe Acquired Immunodeficiency in European Homosexual Men«, *British Medical Journal* 235 (1982): 17–19.

63 Gorin, Picard, LaRoche et al. (1982), a. a. O.

64 Groupe de Travail Français sur le SIDA: »Sarcome de Kaposi et Infections Opportunistes chez des Subjets Jeunes sans Antécédent Susceptible d'Entraîner une Immuno-dépression«, *La Presse Médicale* 12 (1983): 2431–34. Andere Fälle, mit denen Liebowitch vertraut war, finden sich in J.B. Brunet, E. Bouvet, J. Liebowitch et al.: »Acquired Immunodeficiency Syndrome in France«, *Lancet* I (1983): 700–01.

65 N. Clumeck, F. Mascaret-Lemone, J. deMaubeuge et al.: »Acquired Immune Deficiency Syndrome in Black Africans«, *Lancet* I (1983): 642.

66 R.M. DuBois, J.R. Mikhail und J.C. Batten: »Primary *Pneumocystis carinii* and Cytomegalovirus Infections«, *Lancet* II (1981): 1339; J. L'Age-Stehr, R. Kunze und M.A. Koch: »AIDS in West Germany«, *Lancet* II (1983): 1370–71; G. Rezza, G. Ipolito, G. Marasca und D. Greco: »AIDS in Italy«, *Lancet* II (1984): 642; W. Rozenbaum, D. Klatzmann, C.Mayaud et al: »Syndrome d'Immunodépression Acquire chez 4 Homosexuals«, *La Presse Médicale* 12 (1983): 1149–54; O. Tello: »AIDS in Spain«, *Lancet* II (1984): 1472; sowie H.K. Thomsen, M. Jacobsen und A. Malchow-Möller: »Kaposi Sarcoma Among Homosexual Men in Europe«, *Lancet* II (1981): 688.

67 Zusammen mit Montagnier arbeiteten in dem Labor Françoise Barré-Sinoussi, Jean-Claude Chermann, David Klatzmann, Jean-Claude Gluckman, Marc Alizon, Simon Wain-Hobson, Pierre Sonige und Christine Rouzioux.

68 Die Geschichte der Entdeckung des menschlichen Immunschwächenvirus oder HIV-1 wird immer noch von der außergewöhnlichen Kontroverse überschattet, die auch in den neunziger Jahren einer objektiven Berichterstattung im Wege steht. Je länger die umstrittene Geschichte in den Medien, in wissenschaftlichen Fachblättern, in den Hallen von Kongreß und Unterhaus der USA, vor amerikanischen Patentgerichtshöfen, innerhalb der NIH und dem Pasteur-Institut debattiert wird, desto schwieriger wird es, Mythen von Fakten zu trennen, Personenkult von individueller Leistung, Nationalismus von legitimem wissenschaftlichem Wettbewerb und Politik von Wissenschaft.

Im Rahmen dieses Buches ist es nicht notwendig, die Geschichte der Entdeckung von HIV-1 und des französisch-amerikanischen Disputes noch einmal neu zu interpretieren; noch gehört es zu den übergreifenden Fragen zum Auftreten der Krankheit.

Neugierigen Lesern und Leserinnen, die zu ihrer eigenen Schlußfolgerung kommen wollen, wer denn nun HIV-1 entdeckte und wie schädlich das wissenschaftliche Duell für die allgemeine AIDS-Forschung war, wird folgende Lektüre empfohlen:

- M. Chase: »French Scientists Sue U.S. on AIDS Research Royalties«, *Wall Street Journal*, 16. Dezember 1985 (A1).
- Connor und Kingman (1988), a. a. O., Kapitel 3 und 4.
- J. Crewdson: »The Great AIDS Quest«, *Chicago Tribune*, 19. November 1989 (A1).
- F.J. Dyson: »Science in Trouble«, *American Scholar* 62 (1993): 513–25.
- A.G. Fettner: *Viruses. Agents of Change.* Teil III. McGraw-Hill, New York 1990.
- Gallo: *Virus Hunting* (1991), a. a. O., Teil III.
- R.C. Gallo, G.M. Shaw und P.D. Markham: »The Etiology of AIDS«, Kapitel 2, in V.T. DeVita, S. Hellman und S.A. Rosenberg (Hrsg.): *AIDS. Etiology, Diagnosis, Treatment and Prevention.* J.B. Lippincott, New York 1985.

- M.D. Grmek (1990), a.a.O., Kapitel 6 und 7.
- Groupe de Travail Français sur le SIDA: »Le Syndrome d'Immuno-déficit Acquis. Une Nouvelle Maladie d'Origine Infectieuse?«, *La Presse Médicale* 12 (1983): 2453–56.
- C. Marwick: »French, U.S. Viral Isolates Compared in Search for Cause of AIDS«, *Journal of the American Medical Association* 251 (1984): 2901–9.
- J. Palca: »Hints Emerge from the Gallo Probe«, *Science* 253 (1991): 728–31.
- D. Remnick: »Robert Gallo Goes to War«, *Washington Post*, 9. August 1987 (11, 43).
- Research Integrity Adjudications Panel, Docket No. A-93–100, Decision No. 1446, U.S. Department of Health and Human Services 1993.
- »Settling the AIDS Virus Dispute« und »The Chronology of AIDS Research«, beide in *Nature* 326 (1987): 425–26 und 435–36.
- B. Seytre: »British Say Pasteur Institute Slighted Their Help on AIDS Test«, *Nature* 358 (1992): 358.
- R. Shilts (1987), a.a.O.
- »The One True Virus«, *The Economist*, 8. Juni 1991 (83–84).
- B. Werth: »By AIDS Obsessed«, *GQ Magazine*, August 1991 (144–208).

69 Zwischen 1982 und 1985 waren an den Bemühungen im Gallo-Labor am National Cancer Institute Flossie Wong-Stahl, M.G. Sarngadharan, S. Zaki Salahuddin, Mikulas Popovic, Beatrice Hahn, George Shaw, Howard Streicher und Genoveffa Franchini beteiligt.

70 J. Maurice: »Human ›T‹ Leukemia Virus Still Suspected in AIDS«, *Journal of the American Medical Association* 250 (1983): 1015–21.

71 Zu Jay Levys Labortruppe gehörten Anthony Hoffman, Susan Kramer, Jill Landis, Joni Shimabukuro und Lyndon Oshiro.

72 J.A. Levy und J.S. Ziegler: »Acquired Immunodeficiency and Kaposi's Sarcoma Results from Secondary Immune Stimulant«, *Lancet* II (1983): 78–81.

73 R.T. Ravenholt: »Role of Hepatitis B Virus in Acquired Immunodeficiency Syndrome«, *Lancet* II (1983): 885–86.

74 M.H. Poleski: »Kaposi's Sarcoma and Hepatitis B Vaccine«, *Annals of Internal Medicine* 97 (1982): 5; M.I. McDonald, J.D. Hamilton und D.T. Duract: »Hepatitis B Surface Antigen Could Harbour the Infective Agent of AIDS«, *Lancet* II (1983): 882–84; Briefe verschiedener Verfasser, *New England Journal of Medicine* 312 (1985): 375–76; H.S. Sacks, D.N. Rose und T.C. Chalmers: »Should the Risk of Acquired Immunodeficiency Syndrome Deter Hepatitis B Vaccination?«, *Journal of the American Medical Association* 252 (1984): 3375–77; sowie Centers for Disease Control: »Hepatitis B Vaccine. Evidence Confirming Lack of AIDS Transmission«, *Morbidity and Mortality Weekly Report* 33 (1984): 685–87.

75 H.L. Coulter: *AIDS and Syphilis. The Hidden Link*. North Atlantic Books, Berkeley 1987.

76 H.H. Neumann: »Use of Steroid Creams as a Possible Cause of Immunosuppression in Homosexuals«, *New England Journal of Medicine* 306 (1982): 935.

77 P.N. Goldwater, B.J.L. Synek, T.D. Koelmeyer und P.J. Scott: »Scrabie-Associated Fibrils and AIDS Encephalopathy«, *Lancet* II (1985): 1300.

78 J. Teas: »Could AIDS Agent Be a New Variant of African Swine Fever Virus?«, *Lancet* I (1983): 922–23; sowie J. Beldekas, J. Teas und J.R. Hebert: »African Swine Fever and AIDS«, *Lancet* I (1986): 564–65.

79 Eine exzellente Analyse dieser und anderer Theorien über den Ursprung und die Ursache von AIDS findet sich in R. Sabatier: *Blaming Others. Prejudice, Race and Worldwide AIDS*. Panos Institute, London 1988.

80 R.J. Ablin und M.J. Gonder: »Possibly Immunosuppressive Factors in Blood Products«, *Annals of Internal Medicine* 100 (1984): 155–56.

81 T.J. Greenwalt: »Blood-Products Transfusion and the Acquired Immunodeficiency Syndrome«, *Annals of Internal Medicine* 100 (1984): 155.

82 A.J. Amman, D.W. Wara, S. Dritz et al.: »Acquired Immunodeficiency in an Infant. Possible Transmission by Means of Blood Products«, *Lancet* I (1983): 956–58; G. Angarano, G.

Pastore, L. Monno et al.: »Rapid Spread of HTLV-II Infection Among Drug Addicts in Italy«, *Lancet* II (1985): 1302; J.R. Bove: »Transfusion-Associated AIDS. A Cause for Concern«, *New England Journal of Medicine* 310 (1984): 115–16; J.R. Jett, J.N. Kuritsky, J.A. Katzmann und H.A. Homburger: »Acquired Immunodeficiency Syndrome Associated with Blood-Product Transfusion«, *Annals of Internal Medicine* 99 (1983): 621–24; E. Lissen, I. Wichmann, J.M. Jimenez und F. Andrew-Kern: »AIDS in Haemophilia Patients in Spain«, *Lancet* I (1983): 992; M. Malbye, R.J. Biggar, J.C. Chermann et al.: »High Prevalence of Lymphadenopathy Virus (LAV) in European Haemophiliacs«, *Lancet* II (1984): 40–41; sowie J. Wood: »AIDS Mystery. Why It Misses Many Blood Recipients«, *San Francisco Chronicle*, 10. Juli 1983 (A4).

82 R. D. de Shazo, A. Andes, J. Nordberg et al.: »An Immunologic Evaluation of Hemophiliac Patients and Their Wives«, *Annals of Internal Medicine* 99 (1983): 159–64.

84 H.W. Jaffe, K. Choi, P.A. Thomas et al.: »National Case-Control Study of Kaposi's Sarcoma and *Pneumocystis carinii* Pneumonia in Homosexual Men: Part 1. Epidemiologic Results«, *Annals of Internal Medicine* 99 (1983): 145–51.

85 M.F. Rogers, D.M. Morens, J.A. Stewart et al.: »National Case-Control Study of Kaposi's Sarcoma and *Pneumocystis carinii* Pneumonia in Homosexual Men: Part 2. Laboratory Results«, *Annals of Internal Medicine* 99 (1983): 151–58.

86 *Nature* 302 (1983): 749–50.

87 D.P. Francis, J.W. Curran und M. Essex: »Epidemic Acquired Immune Deficiency Syndrome. Epidemiologic Evidence for a Transmissible Agent«, *Journal of the National Cancer Institute* 71 (1983): 1–4.

88 Pressemeldung des Office of Cancer Communications, National Cancer Institute, 12. Mai 1983. Die Pressemeldung bezieht sich auf folgende Untersuchungen der Zeitschrift *Science*: R.C. Gallo, P.S. Sarin, E.P. Gelmann et al.: »Isolation of Human T-Cell Leukemia Virus in Acquired Immune-Deficiency Syndrome (AIDS)«, *Science* 220 (1983): 865–67; E.P. Gelmann, M. Popovic, D. Blayney et al.: »Proviral DNA of a Retrovirus, Human T-Cell Leukemia Virus, in Two Patients with AIDS«, *Science* 220 (1983): 862–65; M. Essex, M.F. McLane, T.H. Lee et al.: »Antibodies to Cell Membrane Antigens Associated with Human T-Cell Leukemia Virus in Patients with AIDS«, *Science* 220 (1983): 859–62; sowie F. Barré-Sinoussi, J.C. Chermann, F. Rey et al.: »Isolation of a T-Lymphotropic Retrovirus from a Patient at Risk for Acquired Immunodeficiency Syndrome (AIDS)«, *Science* 220 (1983): 868–71.

89 J. Oleske, A. Minnefor, R. Cooper et al.: »Immune Deficiency Syndrome in Children«, *Journal of the American Medical Association* 249 (1983): 2345–49; sowie A. Rubinstein, M. Sicklick, A. Gupta et al.: »Acquired Immunodeficiency with Reversed T4/T8 Ratios in Infants Born to Promiscuous and Drug-Addicted Mothers«, *Journal of the American Medical Association* 249 (1983): 2350–56.

90 Centers for Disease Control: »Immunodeficiency Among Female Sexual Partners of Males with Acquired Immune Deficiency Syndrome (AIDS) – New York«, *Morbidity and Mortality Weekly Report* 31 (1983): 697–98.

91 Der interessierte Leser findet mehrere Bezugsquellen. Siehe auch A. Goldstein: *Addiction. From Biology to Drug Policy.* W.H. Freeman, New York 1994; sowie E.M. Brecher: *Licit and Illicit Drugs.* Little/Brown, Boston 1972. Das Buch von Goldstein enthält eine sehr nützliche Bibliographie.

92 R.V. Henrickson, D.H. Maul, K.G. Osborn et al.: »Epidemic of Acquired Immunodeficiency in a Colony of Macaque Monkeys«, *Lancet* I (1983): 388–90.

93 M.D. Daniel, N.W. King, N.L. Letvin et al.: »A New Type D Retrovirus Isolated from Macaques with an Immunodeficiency Syndrome«, *Science* 223 (1984): 602–5.

94 G. Weissman: »AIDS and Heat«, *Hospital Practice*, Oktober 1983: 136–49.

95 I. Braveny: »AIDS – A New Plague?«, *European Journal of Clinical Microbiology* 2 (1983): 183–85.

96 Siehe auch D. Grady: »AIDS. A Plague of Fear«, *Discover*, Juli 1983 (73–77); J.E. Groopman und M.S. Gottlieb: »AIDS. The Widening Gyre«, *Nature* 303 (1983): 575–76; sowie Shilts (1987), a.a.O.

97 Maurice (1983), a.a.O.

98 Groupe de Travail Français sur le SIDA: »Le Syndrome d'Immunodéficit Acquis«, *La Presse Médicale* 12 (1983): 2453–56.

99 H.W. Jaffe, D.P. Francis, M.F. McLane et al.: »Transfusion-Associated AIDS. Serologic Evidence of Human T-Cell Leukemia Infection of Donors«, *Science* 223 (1984): 1309–12.

100 E. Vilmer, F. Barré-Sinoussi, C. Rouzioux et al.: »Isolation of New Lymphotropic Retrovirus from Two Siblings with Haemophilia B. One with AIDS«, *Lancet* I (1984): 753–57.

101 M. Chase: »Cancer Virus Tied to AIDS May Be Disclosed Soon«, *Wall Street Journal*, 16. April 1984 (A1).

102 M. Popovic, M.G. Sarngadharan, E. Read und R. Gallo: »Detection, Isolation, and Continuous Production of Cytopathic Retrovirus (HTLV-III) from Patients with AIDS and Pre-AIDS«, *Science* 224 (1984): 497–500; R.C. Gallo, S.Z. Salahuddin, M. Popovic et al.: »Frequent Detection and Isolation of Cytopathic Retroviruses (HTLV-III) from Patients with AIDS and a Risk for AIDS«, *Science* 224 (1984): 500–2; J. Schüpbach, M. Popovic, R.V. Gilden et al.: »Serological Analysis of a Subgroup of Human T-Lymphotropic Retroviruses (HTLV-III) Associated with AIDS«, *Science* 224 (1984): 503–5; sowie M.G. Sarngadharan, M. Popovic, L. Bruch et al.: »Antibodies Reactive with Human T-Lymphotropic Retroviruses (HTLV-III) in the Serum of Patients with AIDS«, *Science* 224 (1984): 506–8.

103 C. Marwick: »French, U.S. Viral Isolates Compared in Search for Cause of AIDS«, *Journal of the American Medical Association* 251 (1984): 2901–9.

104 L.G. Gürtler, D. Wernicke, J. Eberle et al.: »Increase in Prevalence of Anti-HTLV-III in Haemophiliacs«, *Lancet* II (1984): 1275–76; sowie J.E. Groopman, S.Z. Salahuddin, M.G. Sarngadharan et al.: »Virologic Studies in a Case of Transfusion-Associated AIDS«, *New England Journal of Medicine* 311 (1984): 1418–22.

105 G.M. Shaw, B.H. Hahn, S.K. Arya et al.: »Molecular Characterization of Human T-Cell Leukemia (Lymphotropic) Virus Type III in the Acquired Immune Deficiency Syndrome«, *Science* 226 (1984): 1165–71; sowie M. Alizon, P. Sonigo, F. Barré-Sinoussi et al.: »Molecular Cloning of Lymphadenopathy-Associated Virus«, *Nature* 312 (1984): 757–60.

106 J.A. Levy, A.D. Hoffmann, S.M. Kramer et al.: »Isolation of Lymphocytopathic Retroviruses from San Francisco Patients with AIDS«, *Science* 225 (1984): 840–42.

107 P.A. Luciw, S.J. Potter, K. Steimer et al.: »Molecular Cloning of AIDS-Associated Retrovirus«, *Nature* 312 (1984): 760–63.

108 A.G. Dagliesh, P.C.L. Beverly, P.R. Clapham et al.: »The CD4 (T4) Antigen Is an Essential Component of the Receptor for the AIDS Retrovirus«, *Nature* 312 (1984): 763–66.

109 S. Wain-Hobson, P. Sonigo, O. Danos et al.: »Nucleotide Sequence of the AIDS Virus, LAV«, *Cell* 40 (1985): 9–17; L. Ratner, W. Haseltine, R. Patarca et al.: »Complete Nucleotide Sequence of the AIDS Virus, HTLV-III«, *Nature* 313 (1985): 277–84; sowie I.M. Chiu, A. Yaniv, J.E. Dahlberg et al.: »Nucleotide Sequence Evidence for Relationship of AIDS Retrovirus to Lentivirus«, *Nature* 317 (1985): 366–68.

110 S. Broder und R.C. Gallo: »A Pathogenic Retrovirus (HTLV-III) Linked to AIDS«, *New England Journal of Medicine* 311 (1984): 1292–1303.

111 1993 kamen Wissenschaftler, die mit der Weltgesundheitsorganisation zusammenarbeiteten, zu dem Schluß, daß mindestens ein lokaler Subtypus (mit der Bezeichnung D in Teilen von Tansania, Uganda und Ruanda) sich von allen anderen HIV-Typen dieses Planeten unterschied. Er besaß die genetische Fähigkeit, Makrophagen sofort zu infizieren, Zwischenzellen zu umgehen und das menschliche T-Zellensystem in nur wenigen Monaten anstatt in Jahren zu verwüsten. Bei zwölf Prozent der mit dem Subtyp D Infizierten lagen weniger als zwölf Monate zwischen asymptomatischen Infektionen und einem vollen Ausbruch von AIDS.

112 »AIDS in Europe, Status Quo 1983«, *European Journal of Cancer and Clinical Oncology* 20 (1984): 155–73; Brunet, Bouvet, Liebowitch et al. (1983), a.a.O.; I.C. Bygbjerg: »AIDS in a Danish Surgeon (Zaire 1976)«, *Lancet* I (1983): 925; Clumeck, Mascart-Lemone, deMaubeuge et al. (1983), a.a.O.; N. Clumeck, J. Sonnet, H. Taelman et al.: »Acquired Immunodeficiency Syndrome in African Patients«, *New England Journal of Medicine* 310 (1984): 492–97; D. Edwards, P.G. Harper, A.K. Pain et al.: »Kaposi's Sarcoma Associated with AIDS in a Woman from Uganda«, *Lancet* I (1984): 631–32; G. Offenstadt, P. Pinta, P. Hericord et al.: »Multiple Opportunistic Infection Due to AIDS in a Previously Healthy Black Woman from Zaire«, *New England Journal of Medicine* 308 (1983): 775; sowie J. Vandepitte, R. Verwilghen und P. Zachee: »AIDS and Crypotcoccosis (Zaire 1977)«, *Lancet* I (1983): 925–26.
113 A. Ellrodt, F. Barré-Sinoussi, Ph. LeBras et al.: »Isolation of Human T-Lymphotropic Retrovirus (LAV) from Zairian Married Couple, One with AIDS, One with Prodromes«, *Lancet* I (1984): 1383–85.
114 Clumeck, Sonnet, Taelman et al. (1984), a.a.O.
115 P. Van de Perre, D. Rouvroy, P. Lepage et al.: »Acquired Immunodeficiency Syndrome in Rwanda«, *Lancet* II (1984): 62–65;
116 B. Ivanoff, P. Duquesnoy, G. Languillat et al.: »Haemorrhagic Fever in Gabon. I. Incidence of Lassa, Ebola and Marburg Viruses in Haut-Ogooué«, *Transactions of the Royal Society of Tropical Medicine and Hygiene* 76 (1982): 719–20.
117 N.J. Cox, J.B. McCormick, K.M. Johnson and M.P. Kiley: »Evidence for Two Subtypes of Ebola Virus Based on Oligonucleotide Mapping of RNA«, *Journal of Infectious Diseases* 147 (1983): 272–75.
118 P. Piot, T.C. Quinn, H. Taelman et al.: »Acquired Immunodeficiency Syndrome in a Heterosexual Population in Zaire«, *Lancet* I (1984): 65–69.
119 R. Shilts: »The Heterosexual Connections. AIDS Researchers Look to Africa«, *San Francisco Chronicle*, 7. November 1984 (5).
120 SIDA ist das französische Akronym für AIDS.
121 F. Brun-Vézinet, C. Rouzioux, L. Montagnier et al.: »Prevalence of Antibodies to Lymphadenopathy-Associated Retrovirus in African Patients with AIDS«, *Science* 236 (1984): 453–56.
122 J.M. Mann, H. Francis, T. Quinn et al.: »Surveillance for AIDS in a Central African City«, *Journal of the American Medical Association* 255 (1986): 3255–59.
123 Diese Entdeckung wurde auch veröffentlicht. Siehe P. Van de Perre, N. Clumeck, M. Carael et al.: »Female Prostitutes. A Risk Group for Infection with Human T-Cell Lymphotropic Virus Type III«, *Lancet* II (1985): 524–26; sowie N. Clumeck, M. Robert-Guroff und P. Van de Perre: »Seroepidemiological Studies of HTLV-III Antibody Prevalence Among Selected Groups of Heterosexual Africans«, *Journal of the American Medical Association* 254 (1985): 2599–2602e.
124 Die Protokolle der ersten internationalen AIDS-Konferenz wurden in den *Annals of Internal Medicine* veröffentlicht, Band 103, Nr. 5 (1985). Die Daten aus Kenia erschienen auch in R.J. Biggar, B.K. Johnson, C. Oster et al.: »Regional Variation in Prevalence of Antibody Against Human T-Lymphotropic Virus Types I and III in Kenya, East Africa«, *International Journal of Cancer* 35 (1985): 763–67.
125 R.J. Biggar, M. Melbye, L. Kestens et al.: »Seroepidemiology of HTLV-III Antibodies in a Remote Population of Eastern Zaire«, *British Medical Journal* 290 (1985): 808–10.
126 W.C. Saxinger, P.H. Levine, A.G. Dean et al.: »Evidence for Exposure to HTLV-III in Uganda Before 1973«, *Science* 227 (1985): 1036–38.
127 Diese Entdeckungen wurden veröffentlicht. Siehe auch P.J. Kanki, M.F. McLance und N.W. King: »Serologic Identification and Characterization of a Macaque T-Lymphotropic Retrovirus Closely Related to HTLV-III«, *Science* 228 (1985): 1199–1201; M.D. Daniel, N.L. Letvin, N.W. King et al.: »Isolation of T-Cell Tropic HTLV-III-like Retrovirus from Maca-

ques«, *Science* 228 (1985): 1201–4; sowie P.J. Kanki, R. Kurth, W. Becker et al.: »Antibodies to Simian T-Lymphotropic Virus Type III in African Green Monkeys and Recognition of STLV-III Viral Proteins by AIDS and Related Sera«, *Lancet* I (1985): 1330–32.

128 Eine hervorragende Beschreibung dieser Atmosphäre gegenseitiger Schuldzuweisungen, die die AIDS-Diskussionen in Afrika Ende 1983 bis 1990 umgab, findet sich in Sabatier (1988), a.a.O.; sowie T. Barnett und P. Blaikie: *AIDS in Africa. Its Present and Future Impact.* Guilford Press, New York 1992.

Während der Wahlen in Südafrika Mitte der achtziger Jahre machten weiße Oppositionspolitiker Gebrauch von überhöhten AIDS-Zahlen aus Afrika. Ein Präsidentschaftskandidat des rechten Flügels behauptete sogar, die ANC-Guerillakämpfer in Sambia würden sich absichtlich mit HIV infizieren, sich dann nach Südafrika einschleichen und Sex mit weißen Frauen haben, um AIDS unter den Buren zu verbreiten.

Hochgeputschte AIDS-Berichte waren ein Kennzeichen des Apartheidregimes. Siehe auch S. Simmie: »One in Ten Africans Has AIDS«, *Weekly Mail*, Johannesburg 20. Mai–5. Juni 1986 (9).

129 United Nations Development Programme: *Human Development Report 1993*. Oxford University Press, Oxford 1993. Gemäß den Vereinten Nationen betrugen die Militärausgaben der nichtarabischen Staaten Afrikas:

Rang/Land⁺	*Militärausgaben in % des BSP*		*Militärausgaben in % aus komb. Gesundheits- und Erziehungsausgaben*		*Durchschnittl. jährl. Importe konventioneller Waffen 1987–1991 in Millionen U.S.-Dollar*
	1960	*1990*	*1977*	*1990*	
63 Seychellen	n.v.	n.v.	n.v.	n.v.	n.v.
104 Botswana	n.v.	2,5	n.v.	16	18
107 Algerien	2,1	1,5	26	18	220
109 Gabun	n.v.	4,5	16	63	33
114 Kap Verde	n.v.	n.v.	n.v.	n.v.	n.v.
117 Swasiland	n.v.	n.v.	5	20	n.v.
120 Lesotho	n.v.	n.v.	n.v.	n.v.	1
121 Zimbabwe	n.v.	7,3	116	65	58
125 São Tomé & Príncipe	n.v.	n.v.	n.v.	n.v.	n.v.
126 Kongo	0,3	3,2	51	50	0
127 Kenia	0,5	2,4	52	31	43
128 Madagaskar	0,3	1,4	44	34	n.v.
130 Sambia	1,1	3,2	140	43	n.v.
131 Ghana	1,1	0,6	14	13	11
133 Kamerun	1,7	2,1	36	51	4
135 Namibia*	n.v.	n.v.	n.v.	n.v.	n.v.
136 Elfenbeinküste	0,5	1,2	10	14	12
138 Tansania	0,1	6,9	58	108	n.v.
139 Komoren	n.v.	n.v.	n.v.	n.v.	n.v.
140 Zaire	n.v.	1,2	54	67	n.v.
142 Nigeria*	0,2	0,9	92	65	75
144 Liberia*	1,1	n.v.	18	29	n.v.
145 Togo	n.v.	3,2	28	46	5
146 Uganda*	n.v.	0,8	63	n.v.	n.v.
149 Ruanda*	n.v.	1,7	77	35	1
150 Senegal	0,5	2,0	51	n.v.	6

Rang/Land+	*Militärausgaben in % des BSP*		*Militärausgaben in % aus komb. Gesundheits- und Erziehungsausgaben*		*Durchschnittl. jährl. Importe konventioneller Waffen 1987–1991 in Millionen U.S.-Dollar*
	1960	*1990*	*1977*	*1990*	
151 Äthiopien*	1,6	13,5	121	239	121
153 Malawi	n.v.	1,5	50	31	2
154 Burundi	n.v.	2,2	65	65	n.v.
155 Äquatorialguinea	n.v.	n.v.	125	n.v.	n.v.
156 Zentralafrik. Republik	n.v.	1,8	36	41	1
157 Mosambik*	n.v.	n.v.	132	n.v.	n.v.
158 Sudan*	1,5	2,0	94	n.v.	46
160 Angola*	n.v.	20,0	n.v.	n.v.	721
161 Mauretanien	n.v.	n.v.	154	n.v.	n.v.
162 Benin	1,1	2,0	22	n.v.	1
164 Guinea-Bissau	n.v.	n.v.	n.v.	n.v.	n.v.
165 Tschad*	n.v.	n.v.	150	n.v.	14
166 Somalia*	n.v.	30	91	500	n.v.
167 Gambia	n.v.	n.v.	n.v.	n.v.	n.v.
168 Mali	1,7	3,2	62	83	6
169 Niger	0,3	0,8	18	21	n.v.
170 Burkina Faso*	0,6	2,8	92	85	n.v.
172 Sierra Leone	n.v.	0,7	18	11	2
173 Guinea*	1,3	n.v.	27	n.v.	5

+ In der Reihenfolge der UNDP Human Development World-Rangfolge. Die Rangzahlen stehen vor dem Landesnamen.
* Diese Länder befanden sich zwischen 1983 und 1987 ständig bzw. zeitweise im Kriegszustand, im Bürgerkrieg oder in Bürgerunruhen.
n.v. = nicht verfügbar
Anmerkung: Südafrika wurde von den UN nicht aufgelistet.

130 Ein ähnliches Muster von Regenwaldabholzung und darauf folgender Wüstenbildung wurde später im Amazonasbecken von Südamerika beobachtet. S. a. J. deOnis: *The Green Cathedral. Sustainable Development of Amazonia.* Oxford University Press, New York 1992.

131 R.J. Biggar, P.L. Gigasse, M. Melbye et al.: »ELISA HTLV Retrovirus Antibody Reactivity Associated with Malaria and Immune Complexes in Healthy Africans«, *Lancet* II (1985): 520–23.

132 D. Serwadda, R.D. Mugerwa, N.K. Sewankambo et al.: »Slim Disease. A New Disease in Uganda and Its Association with HTLV-III Infection«, *Lancet* II (1985): 849–52.

133 Siehe auch T.C. Quinn, J.M. Mann, J.W. Curran und P. Piot: »AIDS in Africa. An Epidemiologic Paradigm«, *Science* 234 (1986): 955–56.

134 A.E. Greenberg, C.A. Schable, A.J. Sulzer et al.: »Evaluation of Serological Cross-Reactivity Between Antibodies to Plasmodium and HTLV-III/LAV«, *Lancet* II (1986): 247–48; A. Srinivasan und D. York: »Lack of HIV Replication in Anthropod Cells«, *Lancet* I (1987): 1094–95; D. Connelley: »Bedbugs and HIV«, *New Scientist*. 5. Juni 1986 (69); J.C. Chermann: »Isolation of AIDS Virus from Insects«, Comptes Rendues d'Académie des Sciences, Series A, 303:303–6; Office of Technology Assessment: *AIDS-Related Issues*, Staff Paper 1. September 1987; Report to the U.S. Congress. Government Printing Office, Washington; sowie M.J. Blaser: »Acquired Immunodeficiency Syndrome Possibly Arthropod-Borne«, *Annals of Internal Medicine* 99 (1983): 877.

135 P.J. Kanki, M.F. McLane und N.W. King: »Serologic Identification and Characterization of a Macaque T-Lymphotropic Retrovirus Closely Related to HTLV-III«, *Science* 228 (1985): 1199–1201.

136 J.M. Mann, H. Francis, F. Davachi et al.: »Risk Factors for Human Immunodeficiency Virus Seropositivity Among Children 1–24 Months Old in Kinshasa, Zaire«, *Lancet* II (1986): 654–56.

137 J.M. Mann, K. Bila, R.I. Colebunders et al.: »Natural History of Human Immunodeficiency Virus Infection in Zaire«, *Lancet* II (1986): 707–9; Quinn, Mann, Curran und Piot (1986), a.a.O.; sowie K. Kayembe, J.M. Mann, H. Francis et al.: »Prévalence des Anticorps Anti-HIV chez Patients Non Atteints de SIDA ou de Syndrome Associé au SIDA à Kinshasa, Zaire«, *Annals de la Société Belge de Médecine Tropique* 66 (1986): 343–48.

138 J.M. Mann, H. Francis, F. Davachi et al.: »Human Immunodeficiency Virus Seroprevalence in Pediatric Patients 2 to 14 Years of Age at Mama Yemo Hospital, Kinshasa, Zaire«, *Pediatrics* 78 (1986): 673–78.

139 J.M. Mann, H. Francis, T.C. Quinn et al.: »HIV Seroprevalence Among Hospital Workers in Kinshasa, Zaire«, *Journal of the American Medical Association* 256 (1986): 3099–3102.

140 M. Melbye, E.K. Njelesani, A. Bayley et al.: »Evidence for Heterosexual Transmission and Clinical Manifestations of Human Immunodeficiency Virus Infection and Related Conditions in Lusaka, Zambia«, *Lancet* II (1986): 113ff.

141 Tansania, Zaire, Zentralafrikanische Republik, Sambia, Kongo, Kenia, Ruanda, Burundi, Uganda.

142 M. Grmek: *Histoire du SIDA. Début et Origine d'une Pandémie Actuelle*. Editions Payout, Paris 1989. Englische Ausgabe 1990, a.a.O.

143 Sabatier (1988), a.a.O.

144 Der amerikanische Politikwissenschaftler Alfred Fortin faßte die Atmosphäre 1986 in einer Rede anläßlich der »Challenge of AIDS«-Konferenz (vom 12.–16. November in Miami, Florida) zusammen: »Und daher hat sich aus einer ganz gewöhnlichen intellektuellen Beschäftigung mit Fragen der Gesundheit eine Politik des Ostens und des Westens entwickelt, von Rechts und Links, vom Exotischen und Mondänen, von Gewalt und Frieden und von Leben und Tod an sich. In diesen Fragen der Gesundheit und der Gesundheitsvorsorge können wir den Kampf gegen Kolonialismus und Neokolonialismus erkennen, gegen das Wüten der Natur und vor allem gegen die Tragödie, die in Armut und Unwissenheit liegt. Darin eingeschlossen – in die große Politik von Kampf und Überleben – muß die Frage von AIDS in Afrika gesehen werden.«

145 Diese Art von molekularer Epidemiologie wurde 1986 möglich, als Kary Mullis die Polymerase-Kettenreaktion (PCR) erfand. Diese Technik erlaubte es den Wissenschaftlern, ein Stück der DNA oder RNA einer biologischen Masse zu entnehmen und eine unbegrenzte Zahl von Kopien des Materials anzufertigen. Somit wurde das scheinbar Unmögliche ganz einfach. 1991 setzten die CDC diese Technik ein, um herauszufinden, ob Zahnarzt David Acer aus Florida einige seiner Patienten mit HIV infiziert hatte. Mittels PCR konnte ein »Daumenabdruck« vom HIV-Strang aus Acers Blut gewonnen und mit den genetischen »Daumenabdrücken« der HIV-Stränge in infizierten Patienten verglichen werden. Auf diese Weise konnten die CDC nachweisen, daß das Virus von Acer mit denen in den Patienten tatsächlich identisch war – ein Umstand, der unmöglich rein zufällig sein konnte.
Eine hervorragende Beschreibung von PCR findet sich in K.B. Mullis: »The Unusual Origin of the Polymerase Chain Reaction«, *Scientific American*, April 1990 (56–65).

146 B.L. Evatt, E.D. Gompert, J.S. McDougal und R.B. Ramsey: »Coincidental Appearance of LAV/HTLV-III Antibodies in Hemophiliacs and the Onset of the AIDS Epidemic«, *New England Journal of Medicine* 312 (1985): 483–86.

147 J.D. Moore, E.J. Cone und S.S. Alexander: »HTLV-III Seropositivity in 1971–1972 Parenteral Drug Abusers. A Case of False Positives or Evidence of Viral Exposure?«, *New England Journal of Medicine* 314 (1986): 1387–88.

148 H. Nelson und R. Steinbrook: »Drug Users – Not Gays – Called First AIDS Victims«, *Los Angeles Times*, 18. Oktober 1985 (A1); sowie D. Perlman: »Drug Users Started AIDS Epidemic, Doctor Says«, *San Francisco Chronicle*, 18. Oktober 1985 (23).
149 Darrow, Gorman und Glick (1986), a. a. O.
150 M. Elvin-Lewis, M. Witte, C. Witte et al.: »Systemic Chlamydial Infection Associated with Generalized Lymphedema and Lymphangio-sarcoma«, *Lymphology* 6 (1973): 113–21; sowie M. H. Witte, C. L. Witte, L. L. Minnich et al.: »AIDS in 1968«, *Journal of the American Medical Association* 251 (1984): 2657.
151 R. F. Garry, M. H. Witte, A. Gottlieb et al.: »Documentation of an AIDS Virus Infection in the United States in 1968«, *Journal of the American Medical Association* 260 (1988): 2085 ff.
152 G. R. Hennigar, K. Vinijchaikul, A. L. Roque und H. A. Lyons: »*Pneumocystis carinii* Pneumonia in an Adult. Report of a Case«, *American Journal of Clinical Pathology* 35 (1961): 353–64.
153 I. C. Bygbjerg: »AIDS in a Danish Surgeon (Zaire 1976)«, *Lancet* I (1983): 925.
154 C. F. Lindboe, S. S. Froland, K. W. Wefring et al.: »Autopsy Findings in Three Family Members with a Presumably Acquired Immunodeficiency Syndrome of Unknown Origin«, *Acta Pathology, Microbiology and Immunology, Scandinavia* 94 (1986): 117–23; sowie S. S. Froland, P. Jenum, D. F. Lindboe et al.: »HIV-1 Infection in a Norwegian Family Before 1971«, *Lancet* I (1988): 1344 f.
155 G. Williams, T. B. Stretton und J. C. Leonard: »Cytomegalic Inclusions Disease and *Pneumocystis carinii* Infection in an Adult«, *Lancet* II (1960): 951–55; sowie G. Williams, T. B. Stretton und J. C. Leonard: »AIDS in 1959?«, *Lancet* II (1983): 1136.
156 J. R. Leonidas und N. Hyppolite: »Haiti and the Acquired Immunodeficiency Syndrome«, *Annals of Internal Medicine* 98 (1983): 1020 f.
157 L. Gazzolo, A. Gessain, A. Carrel et al.: »Antibodies to HTLV-III in Haitian Immigrants to French Guiana«, *New England Journal of Medicine* 311 (1984): 1252 f.
158 A. E. Pitchenik, M. A. Fischl, G. M. Dickinson et al.: »Opportunistic Infections and Kaposi's Sarcoma Among Haitians. Evidence of a New Acquired Immunodeficiency State«, *Annals of Internal Medicine* 98 (1983): 277–86; sowie J. W. Pape, B. Liautaud, F. Thomas et al.: »Characteristics of the Acquired Immunodeficiency Syndrome (AIDS) in Haiti«, *New England Journal of Medicine* 309 (1983): 945–50.
159 R. Colebunders, H. Taelman und P. Piot: »AIDS. An Old Disease from Africa?«, *British Medical Journal* 289 (1984): 765.
160 J. Seligman, M. Hager und D. Seward: »Tracing the Origin of AIDS«, *Newsweek*, 7. Mai 1984 (101 f.); sowie P. Van de Perre, D. Rouvroy, P. LePage et al.: »Acquired Immunodeficiency Syndrome in Rwanda«, *Lancet* II (1984): 62–69.
161 J. K. Kreiss, D. Koech, F. A. Plummer et al.: »AIDS Virus Infection in Nairobi Prostitutes«, *New England Journal of Medicine* 314 (1986): 414–18.
162 J. Emmanuel, Direktor des Zimbabwe Blood Transfusion Service, persönliche Aufzeichnungen, 1986. Siehe auch »Health Education a Must in AIDS Fight«, *The Sunday Mail* (Harare), 15. Juni 1986 (9).
163 T. C. Quinn, J. M. Mann, J. W. Curran und P. Piot: »AIDS in Africa. An Epidemiologic Paradigm«, *Science* 234 (1986): 955–63.
164 J. A. Levy, L. Z. Pan, E. Beth-Giraldo et al.: »Absence of Antibodies to the Human Immunodeficiency Virus in Sera from Africa Prior to 1975«, *Proceedings of the National Academy of Sciences* 83 (1986): 7935–37; R. Sher, S. Antunes, B. Reid et al.: »Seroepidemiology of Human Immunodeficiency Virus in Africa From 1970 to 1974«, *New England Journal of Medicine* 317 (1987): 450–51; E. Tabor, R. Gerety, J. Cairns und A. C. Bayley: »Did HIV and HTLV Originate in Africa?«, *Journal of the American Medical Association* 264 (1990): 691–92.
165 M. Baldo und A. J. Cabral: »Low Intensity Wars and Social Determination of the HIV

Transmission. The Search for a New Paradigm to Guide Research and Control the HIV/AIDS Pandemic«, in Z. Stein und A. Zwi (Hrsg.): *Action on AIDS in Southern Africa. Maputo Conference on Health Transition in Southern Africa, April 1990*. Committee for Health in Southern Africa, New York.

166 Die beste Sammlung aller verfügbaren Informationen über diese Phase in Ugandas Geschichte und ihren Einfluß auf AIDS findet sich in Barnett und Blaikie (1992), a.a.O. Andere gute Quellen: R. Winter: »Uganda. Creating a Refugee Crisis«, U. S. Committee for Refugees Newsletter, 1983; C.P. Dodge: »The West Nile Emergency«, in C.P. Dodge und P.D. Wiebe (Hrsg.): *Crisis in Uganda. The Breakdown of Health Services*. Pergamon Press, Oxford 1985.

167 Es gibt zahlreiche andere Quellen mit ausführlicheren Informationen zu den militärischen und politischen Aktivitäten in dieser Region Mitte der siebziger Jahre. Siehe auch Western Massachusetts Association of Concerned African Scholars: *U.S. Military Involvement in Southern Africa*. South End Press, Boston 1978.

168 J.P. Getchell, D.R. Hicks, A. Svinivasan et al.: »Human Immunodeficiency Virus Isolated from a Serum Sample Collected in 1976 in Central Africa«, *Journal of Infectious Diseases* 156 (1987): 833–37.

169 N. Nzilami, K.M. De Cock, D.N. Forthal et al.: »The Prevalence of Infection with Human Immunodeficiency Virus over a 10-Year Period in Rural Zaire«, *New England Journal of Medicine* 318 (1988): 276–79.

170 K.M. De Cock und J.B. McCormick: »HIV Infection in Zaire«, *New England Journal of Medicine* 319 (1988): 309.

171 A.J. Nahmias, J. Weiss, X. Yao et al.: »Evidence for Human Infection with an HTLV-III/LAV-Like Virus in Central Africa, 1959«, *Lancet* I (1986): 1279–80.

172 R.V. Henrickson, D.H. Maul, K.G. Osborn et al.: »Epidemic of Acquired Immunodeficiency in Rhesus Monkeys«, *Lancet* I (1983): 388 ff.

173 W.T. London, J.L. Sever, D.L. Madden et al.: »Experimental Transmission of Simian Acquired Immunodeficiency Syndrome (SAIDS) and Kaposi's-Like Skin Lesions«, *Lancet* II (1983): 869–73.

174 Siehe auch: Briefe an den Herausgeber bezüglich der kalifornischen Untersuchungen, in *Lancet* I (1983): 1097 f.

175 »Daher scheinen die Grünen Meerkatzen aus Afrika – anders als die afrikanischen Schimpansen und Paviane – Antikörper gegen das STLV-III [SIVagm] zu besitzen. Diese grünen Meerkatzen aus Afrika sind offensichtlich gesund, was darauf hindeutet, daß STLV-III in dieser Spezies nicht pathogen ist…«, schreibt das Harvard-Team. »Wir behaupten, daß STLV-III [SIVagm] von Grünen Meerkatzen aus Afrika auf den Menschen übertragen worden ist – zur gleichen Zeit wie AIDS in Zentralafrika erkannt wurde. Ein HTLV-III [HIV] verwandter Virus wurde somit in zwei Spezies von Primaten der alten Welt gefunden.« P.J. Kanki, R. Kurth, W. Becker et al.: »Antibodies to Simian T-Lymphotropic Retrovirus Type III in African Green Monkeys and Recognition of STLV-III Viral Proteins by AIDS and Related Sera«, *Lancet* I (1985): 1330 ff.

176 Siehe D. Colburn: »Claiming Credit for HIV-2. A ›Sordid Chapter‹ in the Politics of Research«, *Washington Post*, 27. Oktober 1987 (Gesundheit 19); F. Clavel, K. Mansinho, S. Chamaret et al.: »Human Immunodeficiency Virus Type 2 Infection Associated with AIDS in West Africa«, *New England Journal of Medicine* 316 (1987): 1180–85; F. Clavel, F. Brun-Vézinet, D. Guétard et al.: »LAV Type II. A Second Retrovirus Associated with AIDS in West Africa«, *Centre Recherche Académie Science Paris* 302 (1986): 485–88; sowie M. Blanc: »L'Autre Virus du SIDA«, *La Recherche* 17 (1986): 974 ff.

177 P.J. Kanki, F. Barin, S. M'Boup et al.: »New Human T-Lymphotropic Retrovirus (HTLV-IV) Related to Simian T-Lymphotropic Virus Type III (STLLV-IIIagm)«, *Science* 232 (1986): 238–43.

178 P.J. Kanki, S. M'Boup, D. Ricard et al.: »Human T-Lymphotropic Virus Type 4 and the Human Immunodeficiency Virus in West Africa«, *Science* 236 (1987): 827–31.

179 J.L. Marx: »Probing the AIDS Virus and Its Relatives«, *Science* 235 (1987): 1523ff.; sowie M. Essex und P.J. Kanki, Leserbrief, *Nature* 331 (1988): 621f.

180 P. Kanki, S. M'Boup, R. Marlink et al.: »Prevalence and Risk Determinants of Human Immunodeficiency Virus Type 2 (HIV-2) and Human Immunodeficiency Virus Type 1 (HIV-1) in West African Female Prostitutes«, *American Journal of Epidemiology* 136 (1992): 895–907; sowie P.J. Kanki: »Biologic Features of HIV-2«, in P. Volberding und M.A. Jacobson (Hrsg.): *AIDS Clinical Review 1991*. Marcel Dekker, New York 1991 (19–32).

181 Siehe Anmerkung 146.

182 G. Franchini, R.C. Gallo, H.G. Guo et al.: »Sequence of Simian Immunodeficiency Virus and Its Relationship to the Human Immunodeficiency Viruses«, *Nature* 328 (1987): 539–43.
Der für die Untersuchung verwendete HIV-1-Strang war HTLV-IIIb, der Forschungsstrang, der mit Montagniers LAV-Strang so gut wie identisch war; beide unterliefen Veränderungen aufgrund der multiplen Zellkulturpassagen in den Laboratorien.

183 L. Chakrabarti, M. Guyader, M. Alizon et al.: »Sequence of Simian Immunodeficiency Virus from Macaque and Its Relationship to Other Human Simian Retroviruses«, *Nature* 328 (1987): 543–47.

184 Marx (1987), a.a.O.
Essex, der mit Gallos Labor und Forschern vom Karolinska-Institut in Schweden sowie von der Université Pierre et Marie Curie in Paris zusammenarbeitete, kam hinsichtlich der Ähnlichkeit der Viren zu einer ähnlichen Schlußfolgerung. Siehe S.K. Arya, B. Beaver, L. Jagodzinski et al.: »New Human and Simian HIV-related Retroviruses Possess Functional Transactivator (tat) Gene«, *Nature* 328 (1987): 548ff. Es wird jedoch ausdrücklich auf die Möglichkeit hingewiesen, daß man ein Beispiel einer Übertragung desselben Virus zwischen zwei Spezies vor sich hatte – vom Affen zum Menschen.
Yorio Hinuma vom Krebsinstitut in Tokio hatte nach den ein Jahrzehnt zurückliegenden Disputen zwischen Gallo und japanischen Forschern darüber, wem die Entdeckung des HTLV-1-Virus zu verdanken sei, die Fährte wieder aufgenommen und 1985 das SIV-Virus von einer in der Wildnis gefangenen Grünen Meerkatze aus Afrika isoliert. Sein Team, das auch schon an früheren HTLV-1-Forschungen beteiligt war, bekam nun die Ehre der Entdeckung des SIVagm, das bewies, daß die Gruppe von Essex einen SIVmac-Schadstoff untersuchte.

185 Y. Ohta, T. Masuda, H. Tsujimoto et al.: »Isolation of Simian Immunodeficiency Virus from African Green Monkeys and Seroepidemiologic Survey of the Virus in Various Nonhuman Primates«, *International Journal of Cancer* 41 (1988): 115–22.

186 M. Fukasawa, T. Miura, A. Hasegawa et al.: »Sequences of Simian Immunodeficiency Virus from African Green Monkey. A New Member of the HIV/SIV Group«, *Nature* 33 (1988): 457–461.

187 Eine gute Übersicht dieser Erkenntnisse findet sich in R.C. Desrosiers: »A Finger on the Missing Link«, *Nature* 345 (1990): 326; M. McClure: »AIDS and the Monkey Puzzle«, *New Scientist*, 25. März 1989; sowie M. McClure: »Where Did the AIDS Virus Come From?«, *New Scientist*, 30. Juni 1990 (54–57).

188 R.F. Khabbaz, W. Heneine, J.R. George et al.: »Brief Report. Infection of a Laboratory Worker with Simian Immunodeficiency Virus«, *New England Journal of Medicine* 330 (1994): 172–77.

189 F. Gao, L. Yue, A.T. White et al.: »Human Infection by Genetically Diverse SIVsm-related HIV-2 in West Africa«, *Nature* 358 (1992): 495–99.

190 R. Nowak: »HIV-2 and SIV May Be the Same Virus«, *Journal of NIH Research* 4 (1992): 38ff.

191 C. Rouzioux, G. Jaeger, F. Brun-Vézinet et al.: »Absence of Antibody to LAV/HTLV-III and STL-III (mac) in Pygmies«, II. International Conference on AIDS, Paris, 23.–25. Juni 1986.

192 Es war ein großer Durchbruch in der AIDS-Forschung, als es Wissenschaftlern der University of Washington in Seattle gelang, *Macaca-nemestrina*-Affen mit HIV-1 zu infizieren und die

Tiere daraufhin die Immunschwäche und Lymphome entwickelten. Von Anfang an hatten Erforscher der AIDS-Epidemie Schimpansen mit HIV-1 infiziert, aber die Tiere erkrankten niemals an AIDS.

193 U. Dietrich, M. Adamski, H. Kühnel et al.: »A Highly Divergent HIV-2 Related Strain, HIV-2 alt, Defines an Alternative Subtype of the HIV-2/SIV mac/SIVsm Group of Primate Immunodeficiency Viruses«, IX. International Conference on AIDS, Berlin, 6.–11. Juni 1993.

194 S. Giunta und G. Groppa: »The Primate Trade and the Origin of AIDS Viruses«, *Nature* 329 (1987): 22; sowie A. Karpas: »Origin and Spread of AIDS«, *Nature* 348 (1990): 578.

195 T. Huet, R. Cheynier, A. Meyerhans et al.: »Genetic Organization of a Chimpanzee Lentivirus Related to HIV-1«, *Nature* 345 (1990): 356ff.

Im einzelnen sieht das wie folgt aus:

Prozentsatz genetischer Homologie zwischen SIVepz und:	*Regulatorgene des Virus* *gag*	*pol*	*virale äußere Umschlagsgene* *env*
HIV-1bru (Paris)	74,8	84,0	62,7
HIV-1mal (Mali)	73,4	84,1	65,8
HIV-2rod (Kap Verde)	56,2	57,2	37,0
SIVmac	54,9	57,4	35,3
SIVagm	55,9	60,4	38,6
SIVmnd	52,1	58,1	32,7

Das zeigte, daß über zwei Drittel der Viralgene der Schimpansen und HIV-1 identisch waren, gegenüber weit geringerer Gemeinsamkeiten zwischen SIVepz und anderen Simianviren oder HIV-2.

196 J. N. Nkengasong, M. Peeters, B. Willems et al.: »Phenotypic and Antigenic Properties of HIV-1 Isolates from Cameroon«, 1. International Conference on Human Retroviruses and Related Infections, Washington 12.–16. Dezember 1993.

197 G. Myers, K. MacInnes und L. Myers: »Phylogenetic Moments in the AIDS Epidemic«, Kapitel 12, in S. S. Morse (Hrsg.): *Emerging Viruses*. Oxford University Press, Oxford 1993.

198 Es gibt ungefähr 9700 Nukleotide oder einzelne Bits genetischer Information in einem HIV-Virus. Der Nobelpreisträger Howard Temin (Mitentdecker der reversen Transcriptase und der Retroviren) schätzte, daß HIV-1 mit einer Quote von 2×10^{-2} Substitionen pro Nukleotid pro Jahr mutiert. Anders gesagt, wenn man allen Nukleotiden einer HIV-1-Population folgen könnte – vorausgesetzt, die Viren wären zu Anfang alle identisch gewesen –, hätte man ein Jahr später ungefähr 50 mutierte Nukleotide in jedem einzelnen untersuchten Virus. Und die gesamte Viruspopulation, die zu Anfang noch einheitlich war, hätte sich im Laufe eines Jahres Tausenden von Replikationsgenerationen unterzogen und wäre zu einem heterogenen Schwarm von Dutzenden von Quasispezies geworden. Eine jährliche Mutationsquote von 2×10^{-2} ist eine der höchsten, die je bei einer Virusspezies entdeckt wurde; allerdings mutiert das Kuhvirus, das für die Maul-und-Klauen-Seuche verantwortlich ist, mit einer Rate von 3×10^{-2}, und das Segment des Grippevirus, das für seine Fähigkeit verantwortlich ist, menschliche Zellen zu infizieren, mutiert sogar noch schneller. Siehe H. M. Temin: »Is HIV Unique or Merely Different?«, *Journal of Acquired Immune Deficiency Syndromes* 2 (1989): 1–9.
Eine Untersuchung frühester HIV-1-Stränge, die zwischen 1983 und 1985 bei Menschen gefunden wurden, zeigte eine ähnliche Mutationsquote zwischen 0,4 und 1,6 Prozent im Jahr. Die höchsten Mutationsquoten traten in Viren auf, die wiederholt im Labor kultiviert wurden und dort zweifelsohne einer Auswahl und Verschmutzung ausgesetzt waren, die in einer natürlichen Umgebung so nicht auftreten würden. Dennoch schien eine durchschnittliche einprozentige Metamorphosequote pro Jahr für wilde HIV-1-Viren annehmbar. Siehe P. C. Sheng-Yung, B. H. Bowman, J. B. Weiss et al.: »The Origin of HIV-1 Isolate HTLV-IIIB«, *Nature* 363 (1993): 466–69.

199 M.A. McClure, M.S. Johnson, D.F. Feng und R.F. Doolittle: »Sequence Comparisons of Retroviral Proteins. Relative Rates of Change and General Phylogeny«, *Proceedings of the National Academy of Sciences* 85 (1988): 2469–73.

200 Es gibt mehrere Möglichkeiten, diese historischen Argumentationen bildlich darzustellen. Paul Ewald vom Amherst College in Massachusetts sieht die Viralevolution von AIDS wie folgt:

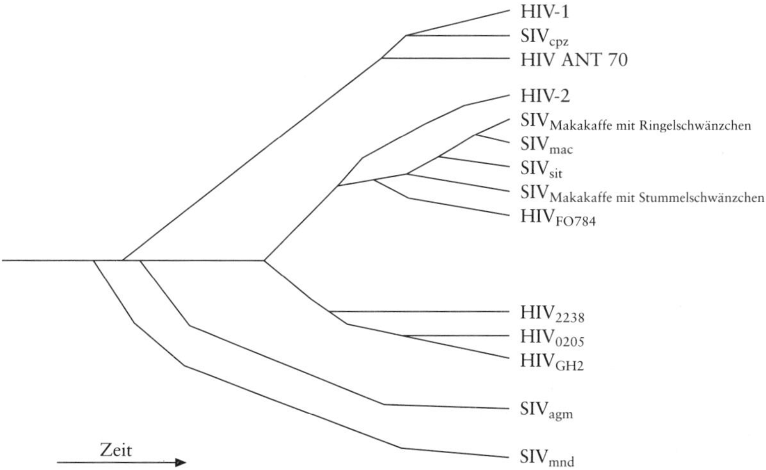

Quelle: P.W. Ewald: »AIDS. Where Did It Come From and Where Is It Going?«, Kapitel 8 in *Evolution of Infectious Diseases*. Oxford University Press, Oxford 1993.

Gerald Myers sieht die Evolution eher so:

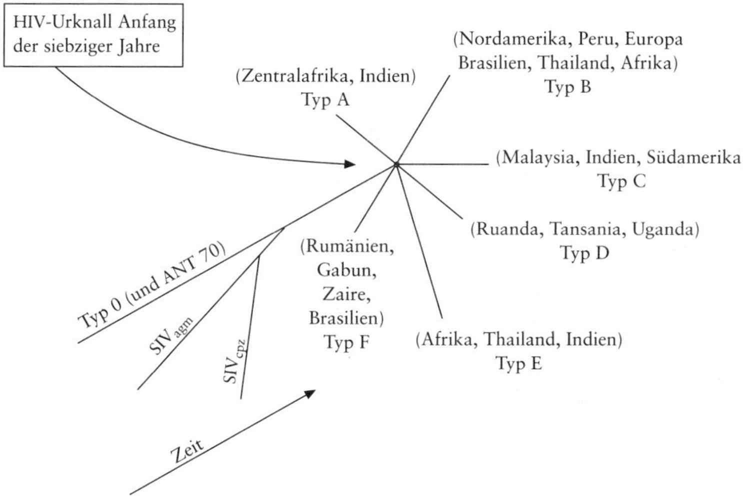

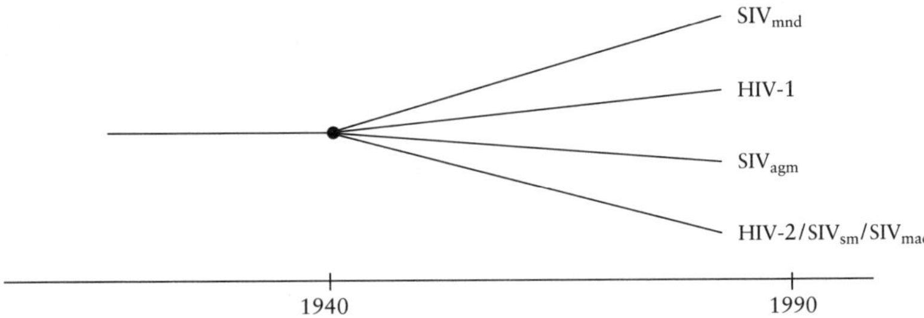

Auf einer größeren Evolutionsskala verglich Doolittle HIV mit anderen ähnlichen Viren:

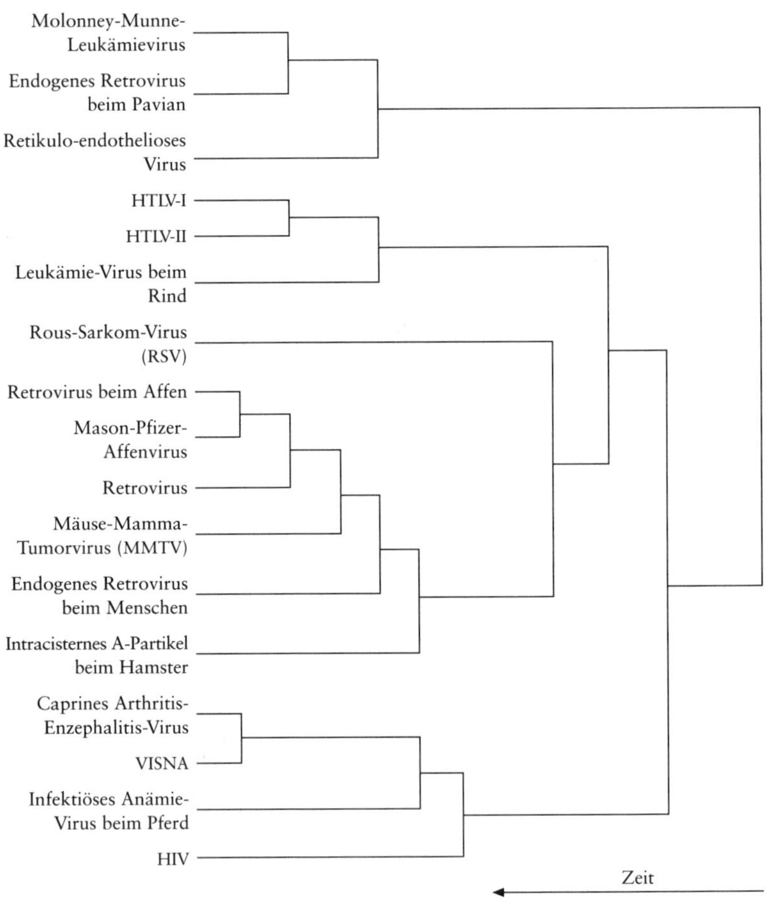

201 Die Erfahrungen mit der Marburg-Krankheit, wie an früherer Stelle beschrieben, ließen viele Wissenschaftler im Zweifel, wie sicher von Affen gewonnene Impfstoffe eigentlich sind.

202 Siehe P. Brown: »US Rethinks Link Between Polio Vaccine and HIV«, *New Scientist*, 4. April 1992 (10); T. Curtis: »The Origin of AIDS«, *Rolling Stone* 625 (1992): 54–106; T. Curtis und P. Manson: »Do Cold, Hard AIDS Facts Lie in Freezer? Researchers Look for Clues in Old Vials of Polio Vaccine«, *Houston Post*, 16. April 1992 (A1); C. H. Fox: »Possible Origins of AIDS«, *Science* 256 (1992): 1259f.; A. J. Garrett, A. Dunham und D. J. Wood: »Retroviruses and Poliovaccines«, *Lancet* 342 (1993): 932f.; Giunta und Groppa (1987), a. a. O.; »In the Beginning«, *The Economist*, 14. März 1992 (99f.); W. S. Kyle: »Simian Retroviruses, Poliovaccine and Origin of AIDS«, *Lancet* 339 (1992): 600f.; G. Lecatsas und J. J. Alexander: »Origins of HIV«, *Lancet* 339 (1992): 1427; A. McGregor: »Poliovaccine and AIDS Origin Link Very Unlikely«, *Lancet* 340 (1992): 1090f.; »Panel Nixes Congo Trials and AIDS Source«, *Science* 258 (1992): 304f.; sowie T. F. Schulz: »Origin of AIDS«, *Lancet* 339 (1992): 867.
Das *Rolling Stone*-Magazin druckte später eine Rechtfertigung: »›Origin of AIDS‹ Update«, 9. Dezember 1992 (40).

203 N. Touchette: »Fact or Fiction? HIV and Polio Vaccines«, *Journal of NIH Research* 4 (1992): 40f.

204 Siehe J. Rifkin, Brief an Dr. James Mason, Direktor der CDC, undatiert 1987; P. M. Boffey: »Cattle Virus Tied to AIDS«, *New York Times*, 7. Juli 1987 (A1); J. Rifkin, Brief an Dr. Frank Young, Leiter der Food and Drug Administration, 3. August 1987; sowie J. B. Wyngaarden und B. W. Hawkins, Brief an Jeremy Rifkin, Foundation on Economic Trends, 23. September 1987.

205 J. Seale: »AIDS Virus Infection. Prognosis and Transmission«, *Journal of the Royal Society of Medicine* 78 (1985): 613ff.

206 Mit genau derselben Begründung kam eine rechtsgerichtete Organisation mit Sitz in Orange County, Kalifornien, zu dem Schluß, daß HIV vom KGB in die Welt gesetzt wurde als Teil eines Planes, die Vereinigten Staaten an sich zu reißen. Die Organisation sprach sich für eine Zwangsquarantäne aller HIV-positiven Amerikaner aus als einzige verfügbare Maßnahme, die Übernahme durch die Kommunisten aufzuhalten. Siehe *The Freedom Fighter*, veröffentlicht vom American Information Network aus Orange, Kalifornien, im Januar 1986. Die Veröffentlichung gibt die Schuld für AIDS auch Bertrand Russel, Nobelpreisträger von 1959, mit der Begründung: »Diese Globalisten sind dafür verantwortlich, das AIDS-Virus auf die Weltbevölkerung losgelassen zu haben. Sie sind schuldig des Massenmordes in einem Ausmaß, das bis dato noch nicht einmal in den phantasievollsten Horrorfilmen dargestellt worden ist.«

207 U.S. Department of State: »The U.S.S.R.'s AIDS Disinformation Campaign«, Foreign Affairs Note, Juli 1987.

208 Peter Duesberg ist so umfassend veröffentlicht worden, daß es schwerfällt, eine Auswahl zu treffen. Duesbergs Ansichten finden sich in B. Guccione Jr.: *Interview* September 1993 (95–108); P. H. Duesberg: »Human Immunodeficiency Virus and Acquired Immunodeficiency Syndrome. Correlation But Not Causation«, *Proceedings of the National Academy of Sciences* 86 (1989): 755–64; J. Miller: »AIDS Heresy«, *Discover*, Juni 1988 (63–68); P. Duesberg: »A Challenge to the AIDS Establishment«, *Biotechnology* 5 (1987): 2; sowie P. H. Duesberg: »Retroviruses As Carciogens and Pathogens. Expectations and Reality«, *Cancer Research* 47 (1987): 1199f.

209 Beispiele von Gegenargumenten zu Duesbergs Theorien finden sich in J. Cohen: »Keystone's Blunt Message. ›It's the Virus, Stupid‹«, *Science* 260 (1993): 292; P. Brown: »MPs Investigate AIDS Maverick«, *New Scientist*, 6. Juni 1992 (9); D. Concar: »Patients Abandon AIDS Drug After TV Shows«, *New Scientist*, 13. Juli 1991 (13); J. E. Groopman: »A Dangerous Delusion About AIDS«, *New York Times*, 10. September 1992 (A23); J. Weber: »AIDS and the ›Guilty‹ Virus«, *New Scientist*, 5. Mai 1988 (32–33); sowie A. G. Fettner: »Dealing with Duesberg«, *Village Voice*, 2. Februar 1988 (25–29).

210 Siehe S.B. Thomas und S.C. Quinn: »Understanding the Attitude of Black Americans« in J. Stryker und M.D. Smith (Hrsg.): *Dimensions of HIV Prevention. Needle Exchange.* Henry J. Kaiser Family Foundation, Menlo Park 1993 (99–128).

211 Estes (1991), a.a.O. (489–558).

212 A.J. Pinching: »AIDS and Africa. Lessons for Us All«, *Journal of the Royal Society of Medicine* 79 (1986): 501 ff.

213 Karpas (1990), a.a.O.

214 B. Evatt, D.P. Francis und M.F. McLane: »Antibodies to Human T-Cell Leukemia Virus-Associated Membrane Antigens in Haemophiliacs. Evidence for Infection Before 1980«, *Lancet* II (1983): 698 ff.

215 Centers for Disease Control: »Recommendations for Counseling Persons Infected with Human T-Lymphotropic Virus, Types I and II«, *Morbidity and Mortality Weekly Report* 42 (1993): 1–7.

216 C. Bartholomew, C. Saxinger, J.W. Clark et al.: »Transmission of HTLV-I and HIV Among Homosexual Men in Trinidad«, *Journal of the American Medical Association* 257 (1987): 2604–8.

217 H. Lee, P. Swanson, V.S. Shorty et al.: »High Rate of HTLV-II Infection in Seropositive IV Drug Abusers in New Orleans«, *Science* 244 (1989): 471–77.

218 P.S. Sarma und J. Gruber: »Human T-Cell Lymphotropic Viruses in Human Diseases«, *Journal of the National Cancer Institute* 81 (1990): 1100–6.
Untersuchungen unter amerikanischen Prostituierten zeigten, daß das HTLV-II-Vorkommen unter jenen Frauen am höchsten war, die sich Drogen injizierten. Siehe R.F. Khabbaz, W.W. Darrow, T.M. Hartley et al.: »Seroprevalence and Risk Factors for HTLV-I/II Infection Among Female Prostitutes in the United States«, *Journal of the American Medical Association* 263 (1990): 60–64. 1991 gab die amerikanische Blutbankindustrie zu, daß beide HTLV-Viren die amerikanische Blutversorgung kontaminierten. Siehe M.T. Sullivan, A.E. Williams, C.T. Fang et al.: »Transmission of Human T-Lymphotropic Virus Types I and II by Blood Transfusion«, *Archives of Internal Medicine* 151 (1991): 2043–48.

219 Serwaddas Gruppe fiel auf, daß 1985 »die ersten bekannten Fälle aus einem kleinen Dorf am Viktoriasee kamen, nördlich der tansanischen Grenze. Dieses Dorf war eines von vielen, aus denen Handelsgüter über die Grenze transportiert wurden. Die Annahme, daß die Krankheit sexuell aus Tansania übertragen wurde, ist insofern interessant, als der Ausbruch historisch mit Truppenbewegungen der tansanischen Armee... und nachfolgenden regelmäßigen Besuchen durch tansanische Händler zusammenfällt. Von den 15 Händlern, die auf HTLV-III [HIV]-Antikörper getestet wurden, erwiesen sich 10 als positiv... Es gibt noch keine Untersuchungen darüber, ob das Virus in Tansania endemisch ist, und wenn ja, ob es durch Händler und Soldaten aus Uganda eingeführt wurde.« Siehe Serwadda, Mugerwa und Sewankambo (1985), a.a.O.

12. Weibliche Hygiene

1 N. Friedman: »Everything They Didn't Tell You About Tampons«, *New West*, 20. Oktober 1980: 33–42; sowie R.E. Wheatley, M.F. Menkin, E.D. Bardes und J. Rock: »Tampons in Menstrual Hygiene«, *Journal of the American Medical Association* 192 (1965): 113–16.

2 1977 berichtete ein Ärzteteam von der medizinischen Fakultät der University of Colorado, daß sie vier junge Frauen (zwei davon noch Teenager) wegen Vaginalgeschwüren behandelten, offenbar hervorgerufen durch Tampons. Bei zwei Fällen ging es um sogenannte Deodorantprodukte (eigentlich parfümiert, nicht deodoriert). Alle vier Frauen konnten geheilt werden, als sie auf den Gebrauch von Tampons verzichteten. Siehe K.F. Barrett, S. Bledsoe, B.E. Greer und W. Droegemueller: »Tampon-Induced Vaginal or Cervical Ulceration«, *American Journal of Obstetrics and Gynecology* 127 (1977): 332 f.

3 Die Hersteller bestritten, jemals Asbest in ihren Produkten verwendet zu haben, weigerten

sich andererseits aber auch, Listen der Stabilisationsfaserstoffe zu veröffentlichen, die nötig waren, damit die Baumwolltampons nicht auseinanderfielen.

4 D.E. Marlowe, R.M. Weigle und R.W. Stauffenberg: »Measurement of Tampon Absorbency. Evaluation of Tampon Brands«, Bureau of Medical Devices, U.S. Food and Drug Administration, Rockville 1981.

5 In einem herausragenden Beispiel von investigativem Journalismus schreibt Nancy Friedman: »Der Blutverlust während der Menstruation beträgt zwischen sieben ccm und 23 ccm. Ein einziger hochsaugfähiger Tampon ist in der Lage, ca. 3,5 ccm und mehr Flüssigkeit aufzusaugen. Da die Menstruation ein in Etappen verlaufender Prozeß ist, der drei bis sieben Tage dauert, stellt sich die Frage: Wenn der Tampon das ganze Blut absorbiert hat, das den Uterus verläßt und immer noch nicht völlige Saturation erreicht hat, was absorbiert er dann? Die Antwort lautet: die normalen Sekrete der gesunden Vaginalwände« Friedman (1980), a.a.O.

6 M. Chrapil et al.: »Reaction of the Vagina to Cellulose Sponges«, *Journal of Biomedical Materials Research* 13 (1979): 1.

7 A. Johnson: »Used Carboxymethyl Cellulose as Chromatographic Purifier for Staphylococcal Toxins«, *Infection and Immunology* 25 (1979): 1080–85.

8 K.F. Barrett: »Tampon-Induced Ulceration«, *American Journal of Obstetrics and Gynecology* 127 (1977): 332; R.K. Collins: »Tampon Induced Vaginal Laceration«, *Journal of Family Practice* 9 (1979): 127; sowie F.K. Beller: »Vaginal Tampon as Drug Carrier«, *Medical World* 30 (1979): 709.

9 J.P. Davis, J. Chesney, P.J. Wand et al.: »Toxic-Shock Syndrome«, *New England Journal of Medicine* 303 (1980): 1429–35.

10 J. Todd, M. Fishaut, F. Kapral und T. Welch: »Toxic-Shock Syndrome Associated with Phage-Group-I Staphylococci«, *Lancet* II (1978): 1116ff.

11 F. Stevens: »The Occurence of *Staphylococcus aureus* Infection with a Scarlatiniform Rash«, *Journal of the American Medical Association* 88 (1927): 1957.

12 H. Aranow und W.B. Wood: »Staphylococcal Infection Stimulating Scarlet Fever«, *Journal of the American Medical Association* 119 (1942): 1491.

13 T. Kawasaki: »Acute Febrile Mucocutaneous Syndrome with Lymphoid Involvement with Specific Desquamation of the Fingers and Toes in Children«, *Japanese Journal of Allergology* 16 (1967): 178–222.

14 Zwischen 1975 und 1980 wurden in Japan über 10000 Fälle des Kawasaki Syndroms diagnostiziert.

15 Centers for Disease Control: »Toxic-Shock Syndrome – United States«, *Morbidity and Mortality Weekly Report* 29 (1980): 229f.

16 Siehe Darstellung 1 in K.N. Shands, G.P. Schmid, B.B. Dan et al.: »Toxic-Shock Syndrome in Menstruating Women«, *New England Journal of Medicine* 303 (1980): 1436–42.

17 Centers for Disease Control: »Follow-up on Toxic-Shock Syndrome«, *Morbidity and Mortality Weekly Report* 29 (1980): 441–45.

18 Die Ergebnisse des CDC lauteten:

Tamponmarke	*Fälle (N = 42)*	*Kontrollen (N = 114)*
Rely	71 %	26 %
Playtex	19 %	25 %
Tampax	5 %	25 %
Kotex	2 %	12 %
OB	2 %	11 %

19 Food and Drug Administration, News Release PBD-42, 25. September 1980.

20 Centers for Disease Control: »Toxic-Shock Syndrome – Utah«, *Morbidity and Mortality Weekly Report* 29 (1980): 495f.

21 D.B. Petitti, A. Reingold und J. Chin: »The Incidence of Toxic Shock in Northern California«, *Journal of the American Medical Association* 255 (1986): 368–72.

22 Laut Herstellerangaben bestanden vor 1977 alle Tampons in erster Linie aus Zellstoff und

Baumwolle. Nach 1977 enthielten jedoch 65 Prozent aller in den Vereinigten Staaten verkauften Tampons Polyacrylsäureesterfasern, Carboxymethylcellulose, Chemiefasern auf Viskosebasis mit höherer Saugkraft, Polyester oder andere Synthetikstoffe.

23 R. W. Tofte, K. B. Crossley und D. N. Williams: »Clinical Experience with Toxic-Shock Syndrome«, *New England Journal of Medicine* 303 (1980): 1417.

24 »Report Rise in Toxic Shock Cases Unrelated to Tampon Use«, *Hospital Practice*, Juli 1982: 197–200; »*S. aureus* Bacteriophage May Be Implicated in Toxic Shock«, *Hospital Practice*; Mai 1983: 36–38; und B. Hanna und P. Tierno: »Staphylococcal Growth on Carboxymethyl Cellulose«, Vortrag anläßlich des Jahrestreffens der American Society of Microbiology 1981.

25 Es ist wahrscheinlich, daß die Staphylokokkenraten in Wirklichkeit 100 Prozent betrugen. Als die Ärzte mit TSS vertrauter wurden und erkannten, wie schnell die Krankheit gefährlich eskalieren konnte, wurde es üblich, menstruierenden Frauen, die entsprechende Symptome aufwiesen, hochdosierte nichtpenicillinhaltige Antibiotika zu verabreichen, bevor man Vaginalproben entnahm und auf die Ergebnisse der Staphylokokkenkulturen wartete.

26 Davis et al. (1980), a. a. O.

27 Diese und viele andere Kommentare in diesem Kapitel wurden der Autorin gegenüber bei Interviews geäußert, die sie im Laufe der TSS-Untersuchung führte.

28 J. Langone: »Riddle of the Tampon«, *Discover*, Dezember 1989 (26 ff.).

29 P. M. Schlievert, K. M. Bettin und D. W. Watson: »Purification and Characterization of Group A Streptococcal Pyrogenic Exotoxin Type C«, *Infection and Immunology* 16 (1977): 673–79.

30 P. Schlievert: »Activation of Murine T-Suppressor Lymphocytes by Group A Streptococcal and Staphylococcal Pyrogenic Exotoxins«, *Infection and Immunology* 28 (1980): 876–80.

31 Institute of Medicine: »Toxic Shock Syndrome. Assessment of Current Information and Future Research Needs«, National Academy Press, Washington 1982.

32 Zu jener Zeit entdeckten Schlievert und seine Mitarbeiter in Minnesota, Wisconsin, Colorado und Kalifornien eindeutig autoimmune Störungen bei den Frauen, die einige Monate zuvor TSS-Anfälle überlebt hatten. Elf der 123 Frauen der Untersuchung hatten Lupus, und 40 Prozent zeigten erste Symptome von Arthritis – eine signifikante Erkenntnis angesichts der Tatsache, daß die meisten TSS-Opfer unter 35 waren.
P. M. Schlievert, K. M. Shands, B. B. Dan et al.: »Identification and Characterization of an Exotoxin from *Staphylococcus aureus* Associated with Toxic-Shock Syndrome«, *Journal of Infectious Diseases* 143 (1981): 509–16; sowie P. M. Schlievert und J. A. Kelly: »Staphylococcal Pyrogenic Exotoxin Type C. Further Characterizations«, *Annals of Internal Medicine* 96 (1982): 982–86.

33 Centers for Disease Control: »Toxic Shock Syndrome, United States, 1970–1982«, *Morbidity and Mortality Weekly Report* 31 (1982): 201–4.

34 Centers for Disease Control: »Update. Toxic-Shock Syndrome – United States«, *Journal of the American Medical Association* 250 (1983): 1017.

35 A. L. Reingold: »Epidemiology of Toxic-Shock Syndrome, United States, 1960–1984«, *Morbidity and Mortality Weekly Report* 33 (1982): 19ss-22ss.

36 Im Durchschnitt der Gesamtbevölkerung der einzelnen Bundesstaaten traten akute TSS-Fälle wie folgt auf:

Staat	*pro Kopf (alle Altersgruppen, beide Geschlechter)*
Utah	1: 10288
Minnesota	1: 14201
Wisconsin	1: 17363
Colorado	1: 22228
Oregon	1: 30978

Staat	*pro Kopf (alle Altersgruppen, beide Geschlechter)*
Ohio	1: 73956
Washington	1: 93917
Indiana	1: 99368
Kalifornien	1:100713
Michigan	1:110262
Texas	1:122633
New York	1:532065

Basierend auf kumulativen Meldungen an die CDC, 1975–83.
Siehe Petitti, Reingold und Chin (1986), a.a.O.

37 S.F. Berkley, A.W. Hightower, C.V. Broome und A.L. Reingold: »The Relationship of Tampon Characteristics to Menstrual Toxic Shock Syndrome«, *Journal of the American Medical Association* 258 (1987): 917–20.

38 G. Faich, K. Pearson, D. Fleming et al.: »Toxic Shock Syndrome and the Vaginal Contraceptive Sponge«, *Journal of the American Medical Association* 255 (1986): 216–18; sowie A.L. Reingold: »Toxic Shock Syndrome and the Vaginal Sponge«, *Journal of the American Medical Association* 255 (1986): 242f.

39 S.M. Wolfe: »Dangerous Delays in Tampon Absorbency Warnings«, *Journal of the American Medical Association* 258 (1987): 949ff.

40 Das Diagramm sah wie folgt aus:

	Saugstärken	*Saugfähigkeit in Gramm*
Tampons gibt es in	mini	unter 6
den folgenden festen	normal	6 bis 9
Normgrößen zu kaufen.	super	9 bis 12
	super plus	12 bis 15

41 L.E. Markowitz, A.W. Hightower, C.V. Broome und A.L. Reingold: »Toxic Shock Syndrome. Evaluation of National Surveillance Data Using a Hospital Discharge Survey«, *Journal of the American Medical Association* 258 (1987): 75–78.

42 K.L. MacDonald, M.T. Osterholm, C.W. Hedberg et al.: »Toxic Shock Syndrome. A Newly Recognized Complication of Influenza and Influenzalike Illness«, *Journal of the American Medical Association* 257 (1987): 1053–58; sowie Centers for Disease Control: »Toxic Shock Syndrome Associated with Influenza«, *Morbidity and Mortality Weekly Report* 35 (1986): 143f.

43 S.J. Sperber und J.B. Francis: »Toxic Shock Syndrome During an Influenza Outbreak«, *Journal of the American Medical Association* 257 (1987): 1086f.
Langmuir und seine Kollegen stellten die Hypothese auf, daß eine Seuche existierte, die TSS und Grippe kombiniert, und benannten sie nach dem großen griechischen Chronisten Thukydides-Syndrom. Besagte Geißel könnte die Ursache für die Seuche gewesen sein, die Athen zwischen 430 und 427 v.Chr. heimsuchte. Siehe A.D. Langmuir, T.D. Worthen, J. Solomon et al.: »The Thucydides Syndrome. A New Hypothesis for the Cause of the Plague in Athens«, *New England Journal of Medicine* 313 (1985): 1027–39; sowie B.B. Dan: »Toxic Shock Syndrome. Back to the Future«, *Journal of the American Medical Association* 257 (1987).

44 J.K. Todd, M. Ressman, S.A. Caston et al.: »Corticosteroid Therapy for Patients with Toxic Shock Syndrome«, *Journal of the American Medical Association* 252: 3399–3402.

45 L.K. Altman: »Bacteria Are Linked to Deadly Childhood Disease«, *New York Times*, 3. Dezember 1993 (A28).

46 A.L. Bisno: »Staphylococcal Endocarditis and Bacteremia«, *Hospital Practice*, 15. April 1986 (139–58).

47 D.Y.M. Leung, H.C. Meissner, D.R. Fulton et al.: »Toxic Shock Syndrome Toxin-Secreting *Staphylococcus aureus* in Kawasaki Syndrome«, *Lancet* 342 (1993): 1385–88.

48 J.M. Musser, P. Schlievert, A.W. Chow et al.: »A Single Clone of *Staphylococcus aureus* Causes the Majority of Cases of Toxic Shock Syndrome«, *Proceedings of the National Academy of Sciences* 87 (1990): 225–29.

49 TSST-1 kann eine rasche Proliferation von T-Zellen in einer Dosis unter 10^{-9}M stimulieren, d.h., man kann akutes Toxic Shock Syndrome entwickeln, obwohl die Giftmenge im Blut so gut wie nicht nachweisbar ist.

50 Eine prägnante Darstellung der Auswirkungen von TSST-1 auf das Immunsystem findet sich in A.K. Abbas, A.H. Lichtmann und J.S. Pober: *Cellular and Molecular Immunology*. W.B. Saunders, Philadelphia 1991 (304).

51 B.N. Kreiswirth, J.S. Kornblum und R.P. Novick: »Genotypic Variability of the Toxic Shock Syndrome Exoprotein Determinant«, in J. Jeljaszewics (Hrsg.): *The Staphylococci*. Gustav Fischer Verlag, Stuttgart 1985.

52 M.C. Chu, B.N. Kreiswirth, P.A. Pattee et al.: »Association of Toxic Shock Toxin-1 Determinant with a Heterologous Insertion of Multiple Loci in the *Staphylococcus aureus* Chromosome«, *Infection and Immunity* 56 (1988): 2702–8.

53 Plasmide sind in sich geschlossene Einheiten der DNA, die von einer Mikrobe zur anderen ausgetauscht werden können – entweder zufällig oder in Reaktion auf einen bestimmten Überlebensdruck, wenn beispielsweise eine Population von Bakterien Antibiotika ausgesetzt wird. Weitere Einzelheiten zu TSST-1 und penicillinresistenten Transposonen finden sich in E. Murphy: »Transposable Elements in Gram-Positive Bacteria«, Kapitel 9, in D.E. Berg und M.M. Howe (Hrsg.): *Mobile DNA*. American Society for Microbiology, Washington 1989.

13. Die Rache der Mikroben

1 Es gibt Tausende natürlicher und synthetischer Antibiotika, von denen nur einige wenige getestet und vermarktet wurden. Die gebräuchlichsten sind:

Antibiotika-Klasse	*Medikamente, die in diese Kategorie fallen*	*Kontrolle der Bakterien durch das Medikament*	*Widerstand der Bakterien*
Penicillin	Amoxicillin, Ampicillin, Carbenicillin, Penicillin G, Penicillin K, Ticareillin, Penicillin V, Cyclacillin, Bacampicillin, Azlocillin, Mezlocillin, Pipercillin	Wirken sich auf die gramnegativen Bakterienzellwände aus, blockieren normale Bildung von Membranpolymeren. Einige, wie Penicillin G und V, wirken sich auch auf die Zellwände grampositiver Bakterien aus.	Beta-Lactamase-Enzyme oder Penicillinase-Enzyme; aufgrund von Chromosomen-Veränderungen in Bakterien oder Plasmiden.
Penicillinase-resistente Penicilline	Methicillin, Naficillin, Oxacillin, Cloxacillin, Dicloxacillin.	Wie bei Penicillin	Veränderte penicillinbindende Proteine, Penicillinase-Enzyme; Stränge, die gegen diese Klassen resistent sind, sind normalerweise auch resistent gegen alle Mitglieder der Penicillinfamilie, Aminoglycoside,

Antibiotika-Klasse	*Medikamente, die in diese Kategorie fallen*	*Kontrolle der Bakterien durch das Medikament*	*Widerstand der Bakterien*
			Tetracycline, Cephalosporin, Erythromycin und Clindamycin-Klassen.
Cephalosporine	Cephalosporin C, Cefonicid, Cefuroxime, Cefaclor, Cefoxitin, Cefamandole, Cephradine Cephalexin, Cefazolin, Cephapirin	Hindern die Synthese der Bakterienzellwände	Beta-Lactamase-Enzyme, Blockierung antibiotischer Bindungen, Enzymzerstörung des Medikaments
Aminoglycoside	Kanamycin, Gentamicin, Netilmicin, Amikacin, Tobramycin, Streptomycin, Neomycin	Zielt in erster Linie auf aerobische gramnegative Bakterien, indem es die Proteinsynthese der Bakterien blockiert	Phosphorylation der Bakterienenzyme oder Adenylation des Medikaments – ein plasmidvermittelter Zug. Auch via Veränderungen in den cytoplasmischen Membranen, die sie für die Droge undurchdringbar machen.
Tetracycline	Chlortetracycline, Oxytetracycline, Demeclocycline, Methadycline, Doxycycline, Minocycline, Tetracycline	Stört die Proteinsynthese der Bakterien auf der Ribosomenebene	Plasmidvermittelte Abnahme in der Empfänglichkeit der Ribosome für das Medikament oder Entwicklung eines Pumpmechanismus, der das Medikament aus dem Organismus pumpt
Chloramphenicol	Chloramphenicol	Irreversible Bindung der bakteriellen Ribosome, Blockierung der Proteinsynthese	Plasmisch angenommene Fähigkeit, ein Acetyltransferaseenzym zu bilden, das das Medikament inaktiviert
Erythromycin	Erythromycin	Irreversible Bindung der bakteriellen Ribosome, Blockierung der Proteinsynthese	Mehrere plasmidvermittelte Methoden, darunter Abnahme der Zelldurchlässigkeit für das Medikament, modifizierte Ribosome und Esterasezerstörung des Medikaments

Antibiotika-Klasse	*Medikamente, die in diese Kategorie fallen*	*Kontrolle der Bakterien durch das Medikament*	*Widerstand der Bakterien*
Clindamycin	Clindamycin, Lincomycin	Irreversible Bindung der bakteriellen Ribosome, Blockierung der Proteinsynthese	Plasmidvermittelte Blockierung der Ribosombindung oder Ribosomveränderung
Vancomycin	Vancomycin	Stört die Synthese der Bakterienzellwände	Produktion eines einzigartigen Proteins, das das Medikament blockiert
Sulfonamide	Sulfanilamide, Sulfadiazine, Sulfamethoxazole, Sulfisoxazole, Sulfacetamide	Blockierung der bakteriellen Synthese von Folsäure	Plasmide oder zufällige durch Mutation hervorgerufene Zunahme der Folsäure synthetisierenden Enzyme oder Enzyme, die das Medikament zerstören
Trimethoprim	Trimethoprim, Sulfamethoxazole, normalerweise in Verbindung	Blockierung bakterieller Folsäuresynthese und Folatreduzierung	Plasmide oder durch Mutation hervorgerufene Produktion veränderter Folatenzyme
Quinolones	Nalidixicacid, Cinoxacin, Norfloxacin, Ciprofloxacin	Stört normales Spulen der bakteriellen DNA	unklar; man vermutet die Ursache in den Chromosomen
Isoniazid	Isoniazid	Tötet schnell sich teilende Mycobakterien; Mechanismus unbekannt	unklar
Rifampin	Rifampin	Stört RNA-Polymerase und blockiert somit die Proteinsynthese	Änderung der Polymerase
Ethambutol	Ethambutol	unklar	unklar
Streptomycin	Streptomycin	Stört das mikrobakterielle Wachstum; Mechanismus unklar	unklar
Pyrazinamide	Pyrazinamide	unbekannt	unbekannt
Ethionamide	Ethionamide	unklar	unbekannt
Aminosalizylsäure	Aminosalizylsäure	ähnlich wie bei den Sulfonamiden	unbekannt
Cycloserine	Cycloserine	unklar	unklar
Sulfone	Dapsone, Sulfoxone Sodium	ähnlich wie bei den Sulfonimiden	unklar
Clofazimine	Clofazimine	Blockiert mykobakterielle DNA	unbekannt

2 A. L. Bisno: »Staphylococcal Endocarditis and Bacteremia«, *Hospital Practice*, 15. April 1986 (139–58).

3 A. L. Panlilo, D. H. Culver, R. P. Gaynes et al.: »Methicillin-Resistant *Staphylococcus aureus* in U.S. Hospitals, 1975–1991«, *Infection Control and Hospital Epidemiology* 13 (1992): 582–86.

4 M. Truneh: »Phage Types and Drug Susceptibility Patterns of *Staphylococcus aureus* from Two Hospitals in Northwest Ethiopia«, *Ethiopian Medical Journal* 29 (1991): 1–6.

5 E.E. Udo und W.B. Grubb: »Transfer of Resistance Determinants from a Multi-Resistant *Staphylococcus aureus* Isolate«, *Journal of Medical Microbiology* 35 (1990): 72–79.

6 Ein Überblick über die Krise der Antibiotikaresistenz findet sich in M.L. Cohen: »Epidemiology of Drug Resistance. Implications for a Post-Antimicrobial Era«, *Science* 257 (1992): 1050–55; S.M. Finegold: »Antimicrobial Therapy of Anaerobic Infections. A Status Report«, *Hospital Practice*, Oktober 1979 (71–81); L.O. Gentry: »Bacterial Resistance«, *Orthopedic Clinics of North America* 22 (1991): 379–88; A. Gibbons: »Exploring New Strategies to Fight Drug-Resistant Microbes«, *Science* 257 (1992): 1036–38; M. Lappé: *Germs That Won't Die*. Anchor Press, Garden City 1982; S.B. Levy: *The Antibiotic Paradox*. Plenum Press, New York 1992; H.C. Neu: »The Crisis in Antibiotic Resistance«, *Science* 257 (1992): 1064–73; Panlilio et al. (1992), a.a.O.; sowie M. Toner: »When Bugs Fight Back«, eine Artikelserie in der *Atlanta Constitution* vom 23. August 1992 bis zum 16. Oktober 1992, die einen Pulitzerpreis gewann.

7 D.P. Levine, B.S. Fromm und B.R. Reddy: »Slow Response to Vancomycin or Vancomycin Plus Rifampin in Methicillin-Resistant *Staphylococcus aureus* Endocarditis«, *Annals of Internal Medicine* 115 (1991): 674–80.

8 D.S. Kernodle und A.B. Kaiser: »Comparative Prophylactic Efficacy of Cefazolin and Vancomycin in a Guinea Pig Model of *Staphylococcus aureus* Wound Infection«, *Journal of Infectious Diseases* 168 (1993): 152–157; sowie R.P. Wenzel: »Preoperative Antibiotic Prophylaxis«, *New England Journal of Medicine* 326 (1992): 337ff.
In Dänemark, wo die Erfassung aller Krankheitsfälle landesweit hervorragend ist, weil für alle Bürger dieses Landes eine staatliche Gesundheitsfürsorge zur Verfügung steht, zeigte eine Übersicht über die Meningitisfälle zwischen 1986 und 1989, daß 104 Personen als Ergebnis einer Staphylokokken-Infektion an dieser schweren Erkrankung litten. 61 Personen zogen sich die Krankheit im Krankenhaus nach einer Operation zu. Glücklicherweise handelte es sich bei keinem der dänischen Fälle um MRSA, aber bei allen ging es in irgendeiner Weise um Penicillinresistenz. Siehe A.G. Jensen, F. Esperson, P. Skinhöj et al.: »*Staphylococcus aureus* Meningitis«, *Archives of Internal Medicine* 153 (1993): 1902–8.

9 Bakterielle Subtypen 29/52/80/95 in Detroit; 29/77/83A/85 in Boston. Siehe L.R. Crane, D.P. Levine, M.J. Zervos und G. Cummings: »Bacteremia in Narcotic Addicts at the Detroit Medical Center. I.Microbiology, Epidemiology, Risk Factors, and Empiric Therapy«, *Review of Infectious Diseases* 8 (1986): 364–73; sowie D.E. Craven, A.I. Rixinger, T.A. Goularte und W.R. McCabe: »Methicillin-Resistant *Staphylococcus aureus* Bacteremia Linked to Intravenous Drug Abusers Using a ›Shooting Gallery‹«, *American Journal of Medicine* 80 (1986): 770–76.

10 Udo und Grubb (1990), a.a.O.

11 B. Kreiswirth, J. Kornblum, R.D. Arbeit et al.: »Evidence for a Clonal Origin of Methicillin Resistance in *Staphylococcus aureus*«, *Science* 259 (1993): 227–30.

12 Eine Übersicht über die weltweite Penicillinresistenz findet sich zum Beispiel in C.C. Sanders und W.E. Sanders Jr.: »Beta-Lactam Resistance in Gram-Negative Bacteria. Global Trends and Clinical Impact«, *Clinical Infectious Diseases* 15 (1992): 824–39.

13

Antibiotika	*Resistenz in Pathogenen*	*derzeitige Resistenzkrise*	*künftige Resistenzkrisen*
Beta-Lactame	S. Aureus	S. Pneumoniae	N. Meningitidis
Penicilline	S. Epidermidis	S. Epidermidis	S. Marcescens
Cephalosporine	S. Pneumoniae	P. Aeruginosa	K. Pneumoniae
Monobactame	S. Sanuis	E. Cloacae	Bacterioides
Carbapeneme	H. Influenzae	Xanthomonas	Enterobacteriaceae
	N. Gonorrhoeae	Acinetobacter	Salmonella
	N. Meningitidis		Shigella

Antibiotika	*Resistenz in Pathogenen*	*derzeitige Resistenzkrise*	*künftige Resistenzkrisen*
	E. Coli		Haemophilus
	P. Aeruginosa		Enterococcus
	E. Cloacae		
	S. Marcescens		
	K. Pneumioniae		
	K. Oxystoca		
	Enterococcus		
	Enterobacteriaceae		
	Moraxella		
	Bacteroides		
	Acinetobacter		
Fluoroquinolones	S. aureus	MRSA	Pseudomonads
Norfloxacin	S. Epidermidis	Serratia	Enterobacteriaceae
Ofloxacin	Enterobacteriaceae	P. Aerugionsa	Haemophilus
Ciporfloxacin	Pseudomonade		N. Gonorrhoeae
Lomefloxacin	P. Aeruginosa		
Aminoglykoside	Streptococcus	Streptococcus	Enterobacteriaceae
Gentamicin	Bacterioides	Pseudomonas	Streptococcus
Tobramycin	Pseudomonas	Enterococcus	
Amikacin	Enterobacteriaceae	Enterobacteriaceae	
	Staphylococcus		
	Enterococcus		
	Pseudomonas		
Macrolides-	Streptococcus	Enterococcus	S. Pneumoniae
linocosamide	S. Pneumoniae		S. Pyogenes
Erythromycin	Enterococcus		S. Aglalactiae
Clindamycin	Staphylococcus		M. Tuberculosis
Chloramphenicol	Staphylococcus		
	Streptococcus		
	S. Pneumoniae		
	Enterobacteriaceae		
	Neisseria		
Tetracycline	Staphylococcus	Enterobacteriaceae	Mycoplasma
Tetracycline	Streptococcus	Cholera	
Minocycline	Enterococcus		
Doxycycline	Enterbobacteriaceae		
	Bacterioides		
	N. Gonorrhoeae		
	Mycoplasma		
	Ureaplasma		
Rifampin	Staphylococcus	MRSA	S. Aureus
	Enterococcus		M. Tuberculosis
	Streptococcus		
	Enterobacteriaecea		
	Pseudomonas		
Folate-inhibitors	Staphylococcus	Enterobacteriacae	H. Influenza
TMP/SMX	Streptococcus	Shigella	P. Cepacia
	S. Pneumoniae	Salmonella	MRSA
	Enterobacteriaceae	Neisseria	S. Pneumoniae

Antibiotika	*Resistenz in Pathogenen*	*derzeitige Resistenzkrise*	*künftige Resistenzkrisen*
	Neisseria	Haemophilus	
	Pseudomonas		
	Campylobaco		
Glycopeptides	Enterococcus	E. Faecium	MRSA
Vancomycin	Leuconostac		MRSE
Teicoplanin	Lactococcus		Streptococcus
	Pediococcus		
	Lactobacillus		
	S. Hemolyticus		
Mupirocin			Staphylococcus
Folsäure			Staphylococcus
Fossfomycin	S. Aureus		
	Serratia		

Übernommen von H.C. Neu: »The Crisis in Antibiotic Resistance«, *Science* 257 (1992): 1066f.

14 Cohen (1992), a.a.O.

15 C.E. Phelps: »Bug/Drug Resistance. Sometimes Less Is More«, *Medical Care* 27 (1989): 194–203.

16 D.L. Stevens, M.H. Tanner, J. Winship et al.: »Severe Group A Streptococcal Infections Associated with a Toxic Shock-like Syndrome and Scarlet Fever Toxin«, *New England Journal of Medicine* 321 (1989): 1–7.

17 K. Wright: »Bad News Bacteria«, *Science* 249 (1990): 22ff.

18 H.C. Dillon und C.W. Derrick Jr.: »Streptococcal Complications. The Outlook for Prevention«, *Hospital Practice*, September 1972 (93–101).

19 S.P. Gotoff: »Emergence of Group B Streptococci as Major Perinatal Pathogens«, *Hospital Practice*, September 1977 (85–90).

20 Neu (1992), a.a.O.

21 Centers for Disease Control: »Prevalence of Penicillin-Resistant *Streptococcus pneumoniae* – Connecticut, 1992–1993«, *Morbidity and Mortality Weekly Report* 43 (1994): 216–23.

22 Eine Untersuchung an 748 Herzpatienten in Johannesburg, Südafrika – allesamt arme Schwarze, die in ihrer Kindheit an akutem fieberhaften Gelenkrheumatismus gelitten hatten – zeigte die Schwere der Herzkrankheiten, die durch die Bakterien hervorgerufen werden. Unter der Apartheidregierung lebten die schwarzen Südafrikaner in akuter Verwahrlosung und mit äußerst mangelhafter gesundheitlicher Versorgung. Als Ergebnis davon kam während der achtziger Jahre akuter fieberhafter Gelenkrheumatismus unter schwarzen Südafrikanern so häufig vor wie unter den weißen Städtern in Amerika um 1920. Und wie für ihre amerikanischen Gegenparts in den zwanziger Jahren bestand für die schwarzen Südafrikaner, die den aktuten fieberhaften Gelenkrheumatismus in ihrer frühen Kindheit überlebten, zu 50 Prozent die Gefahr, noch vor ihrem 20. Geburtstag an einer lebensbedrohlichen Herzkrankheit zu erkranken. Der Hauptgrund für ihre Herzprobleme war ein Mitralklappenschaden, der eine Operation am offenen Herzen erforderlich machte. R.H. Marcus, P. Sareli, W.A. Pocock und J.B. Barlow: »The Spectrum of Severe Rheumatic Mitral Valve Disease in a Developing Country«, *Annals of Internal Medicine* 120 (1994): 177–83.
Herzoperationen infolge von akutem fieberhaften Gelenkrheumatismus wurden verglichen »mit dem Versuch, einen nassen Boden aufzuwischen, während der Wasserhahn noch offen ist«, insbesondere in armen Ländern. Die WHO rief in den neunziger Jahren ein Programm ins Leben, um dem akuten fieberhaften Gelenkrheumatismus in 16 Entwicklungsländern vorzubeugen. Dazu gehörte die Ausbildung der örtlichen Sanitäter, damit sie Streptokokkenhalsinfektionen bei Kindern erkannten und die Kinder prophylaktisch mit Benzathinpenicil-

lin behandelten, um wiederholte Infektionen zu verhindern. M.J. McLaren, M. Markowitz und M.A. Gerber: »Rheumatic Heart Disease in Developing Countries. The Consequence of Inadequate Prevention«, *Annals of Internal Medicine* 120 (1994): 243 f.

23 L.G. Veasy, S.E. Wiedneier, G.S. Orsmond et al.: »Resurgence of Acute Rheumatic Fever in the Intermountain Area of the United States«, *New England Journal of Medicine* 316 (1987): 421–27.

24 Siehe »Streptococcal Diseases« in A.S. Benenson (Hrsg.): *Control of Communicable Diseases in Man.* American Public Health Association, Washington 1990 (411–18).

25 L.A. Haglund, G.R. Istre, D.A. Pickett et al.: »Invasive Pneumococcal Disease in Central Oklahoma. Emergence of High-Level Penicillin Resistance and Multiple Antibiotic Resistance«, *Journal of Infectious Diseases* 168 (1993): 1532–35.

26 F. Shan, S. Germer und D. Hazell: »Aetiology of Pneumonia in Children in Coroka Hospital, Papua New Guinea«, *Lancet* II (1981): 537–41.

27 Weltgesundheitsorganisation: »Implementation of the Global Strategy for Health for All by the Year 2000, Second Evaluation; and Eighth Report on the World Health Situation«, Bericht anläßlich der 45. Weltgesundheitskonferenz, Provisional Agenda Item 17, Genf 1992.

28 J.S. Spika, M.H. Munshi, B. Wojtyniak et al.: »Acute Lower Respiratory Infections. A Major Cause of Death in Children in Bangladesh«, *Annals of Tropical Pediatrics* 9 (1989): 33–39; sowie B.J. Selwyn und BOSTID: »The Epidemiology of Acute Respiratory Tract Infection in Young Children. Comparison of Findings from Several Developing Countries«, *Review of Infectious Diseases* 12 (1990): S870-S888.

29 Weltgesundheitsorganisation: »Acute Respiratory Infections in Children. Case Management in Small Hospitals in Developing Countries«, Program for the Control of Acute Respiratory Infections, Genf 1990.

30 Ebenda; sowie M. Harari, F. Shann, V. Spooner et al.: »Clinical Signs of Pneumonia in Children«, *Lancet* 338 (1991): 928 ff.

31 M.R. Pandey, N.M.P. Dawlaire, E.S. Starbuck et al.: »Reduction in Total Under-Five Mortality in Western Nepal Through Community-Based Antimicrobia Treatment of Pneumonia«, *Lancet* 338 (1991): 993–97.

32 B. Sutrisna, R.R. Frerichs und A.L. Reingold: »Randomised, Controlled Trial of Effectiveness of Ampicillin in Mild Acute Respiratory Infections in Indonesian Children«, *Lancet* 338 (1991): 471–74.

33 Ebenda.

34 X. Carné, J.M. Arnau und J.R. Laporte: »Erythromycin Resistance in Streptococci«, *Lancet* II (1989): 444 f.; Centers for Disease Control: »Penicillin-Resistant *Streptococcus pneumoniae* – Minnesota«, *Morbidity and Mortality Weekly Report* 26 (1977): 345; Centers for Disease Control: »Drug-Resistant *Streptococcus pneumoniae* – Kentucky and Tennessee, 1993«, *Morbidity and Mortality Weekly Report* 43 (1994): 23 ff.; A. Marton, M. Gulyas, R. Munoz und A. Tomasz: »Extremely High Incidence of Antibiotic Resistance in Clinical Isolates of *Streptococcus pneumoniae* in Hungary«, *Journal of Infectious Diseases* 163 (1991): 542–48; L.K. McDougal, R. Facklam, M. Reeves et al.: »Analysis of Multiply Antimicrobial-Resistant Isolates of *Streptococcus pneumoniae* from the United States«, *Antimicrobial Agents and Chemotherapy* 36 (1992): 2176–84; sowie J. Versalovic, V. Kapur, E.O. Mason Jr. et al.: »Penicillin-Resistant *Streptococcus pneumoniae* Strains Recovered in Houston. Identification and Molecular Characterization of Multiple Clones«, *Journal of Infectious Diseases* 167 (1993): 850–56.

35 R. Munoz, A. Marton und A. Tomasz, 30. International Conference on Antimicrobial Agents and Chemotherapy, 1990, Abstract No. 173; sowie A. Tomasz: »Multiple-Antibiotic Resistant Pathogenic Bacteria«, *New England Journal of Medicine* 330 (1994): 1247–51.

36 Centers for Disease Control: »Multiple Antibiotic Resistance of Pneumococci – South Africa«, *Morbidity and Mortality Weekly Report* 26 (1977): 285 f.

37 H.J. Koornhof, M. Jacobs, M. Isaacson et al.: »Follow-up on Multiple Antibiotic-Resistant Pneumococci«, *South African Morbidity and Mortality Weekly Report* 21 (1978): 1–7.
38 A. Tomasz: »Disease Causing Bacteria Resistant to Antibiotics«, Annual Meeting of the American Association for the Advancement of Science, San Francisco, 19. Februar 1994.
39 Dillon und Derrick (1972), a.a.O.
40 J. Casal, A. Fenoll, M.D. Vicioso und R. Munoz: »Increase in Resistance to Penicillin in Pneumococci in Spain«, *Lancet* I (1989): 735.
41 G.M. Caputo, P.C. Appelbaum und H.H. Liu: »Infectious Due to Penicillin-Resistant Pneumococci«, *Archives of Internal Medicine* 153 (1993): 1301–10.
42 A. Tomasz: »Multiple-Antiobiotic-Resistant Pathogenic Bacteria«, *New England Journal of Medicine* 330 (1984): 1247–51; sowie B.E. Murray: »Can Antibiotic Resistance Be Controlled?«, *New England Journal of Medicine* 330 (1994): 1229f.
43 J.M.H. Pearson, G.S. Haile und R.J.W. Rees: »Primary Dapsone-resistant Leprosy«, *Leprosy Review* 48 (1977): 129–32.
44 C. Jia-Kun, W. Si-Yu, H. Yu-Hong et al.: »Primary Dapsone Resistance in China«, *Leprosy Review* 60 (1989): 263–66.
45 N. Honore und S.T. Cole: »Molecular Basis of Rifampin Resistance in *Mycobacterium leprae*«, *Antimicrobia Agents and Chemotherapy* 37 (1993): 414–18; sowie C. Fox, persönliche Aufzeichnungen, 1993.
46 J.W. Boslego, E.C. Tramont, E.T. Takafuji et al.: »Effect of Spectinomycin Use on the Prevalence of Resistant and of Penicillinase-Producing *Neisseria gonorrhoeae*«, *New England Journal of Medicine* 317 (1987): 272–77.
47 Centers for Disease Control: »Antibiotic Resistant Strains of *Neisseria gonorrhoeae*. Policy Guidelines for Detection, Management and Control«, *Morbidity and Mortality Weekly Report* 36 (1987): Anhang 1S-18S.
48 Centers for Disease Control: »Tetracycline-Resistant *Neisseria gonorrhoeae* – Georgia, Pennsylvania, New Hampshire«, *Morbidity and Mortality Weekly Report* 34 (1985): 563ff.; Centers for Disease Control: »Plasmid-Mediated Tetracycline-Resistant *Neisseria gonorrhoeae* – Georgia, Massachusetts, Oregon«, *Morbidity and Mortality Weekly Report* 35 (1986): 304ff.; sowie J.S. Knapp, J.M. Zenilman, J.W. Biddle et al.: »Frequency and Distribution in the United States of Strains of *Neisseria gonorrhoeae* with Plasmid-Mediated, High-Level Resistance to Tetracycline«, *Journal of Infectious Diseases* 155 (1987): 819–22.
49 Committee on Public Health: »Statement on treatment of Gonorrhea. Penicillin Is Passé«, *Bulletin of the New York Academy of Medicine* 65 (1989): 243–46.
50 J.W. Tapsall, T.R. Shultz und E.A. Philips: »Characteristics of *Neisseria gonorrhoeae* Isolated in Australia Showing Decreased Sensitivity to Quinolone Antibiotics«, *Pathology* 24 (1992): 27–31.
51 Weltgesundheitsorganisation: »Implementation of the Global Strategy for Health« (1992), a.a.O.
52 Wright (1990), a.a.O.
53 N. Harnett: »High Level Resistance to Trimethoprim, Cotrimoxazole and Other Antimicrobial Agents Among Clinical Isolates of *Shigella* Species in Ontario, Canada – An Update«, *Epidemiology of Infection* 109 (1992): 463–72.
54 A.A. Ries, Abstract, Thirty-first Interscience Conference on Antimicrobial Agents and Chemotherapy, Chicago, 29. September bis 2. Oktober 1991.
55 Eines der deutlichsten Beispiele der Gefahr, die resistente, zu Diarrhöe führende Organismen für arme Länder darstellen, war der Ausbruch der antibiotikaresistenten *Shigella* (Bakterienruhr) im Jahr 1969 in Guatemala. Die mutierten Bakterien waren resistent gegen Chloramphenicol, Tetracycline, Streptomycin und Sulfonamide, damals die gebräuchlichsten Anti-*Shigella*-Medikamente. An der Epidemie, die von einer neuen Wanze verbreitet wurde, erkrankten 112000 Einwohner von Guatemala, 12500 starben, vor allem Kinder.

56 Laut CDC-Statistiken nahmen akute Lebensmittelvergiftungen durch Salmonellen in den Vereinigten Staaten explosionsartig zu. So sprang die Zahl der gemeldeten Fälle zwischen 1950 und 1980 von unter 1000 auf über 36000, und die CDC gingen davon aus, daß die Ärzte nur etwa jeden 100. Fall meldeten. Daher gab es 1980 wahrscheinlich ungefähr 3,5 Millionen Lebensmittelvergiftungen aufgrund von Salmonellen in den Vereinigten Staaten. Ein Jahrzehnt später schätzten die CDC, daß fünf Millionen Amerikaner jährlich an Salmonellenvergiftungen erkrankten, und Ende der achtziger Jahre wurden Ausbrüche mit über 200000 Erkrankten gleichzeitig gemeldet.

57 C. Sanchez, E. García-Restoy, J. Garau et al.: »Ciporfloxacin and Trimethoprim-Sulfamethoxazole Versus Placebo in Acute Uncomplicated Salmonella Enteritis. A Double-Blind Trial«, *Journal of Infectious Diseases* 168 (1993): 1304–7.

58 L.M. Bush, J. Calmon, C.L. Cherney et al.: »High-Level Penicillin Resistance Among Isolates of Enterococci«, *Annals of Internal Medicine* 110 (1990): 515–20; J.M. Boyce, S.M. Opal, G. Potter-Bynow et al.: »Emergence and Nosocomia Transmission of Ampicillin-Resistant Enterococci«, *Antimicrobial Agents and Chemotherapy* 36 (1992): 1032–39; sowie F. Caron, J.F. Lemeland, G. Humbert et al.: »Triple Combination Penicillin-Vancomycin-Gentamicin for Experimental Endocarditis Caused by a Highly Penicillin- and Glycopeptide-Resistant Isolate of *Enterococcus faecium*«, *Journal of Infectious Diseases* 168 (1993): 681–86.
Sogar Ampicillin und Vancomycin konnten die Bakterien nicht zerstören. Sie waren bakteriostatisch, d.h., sie kontrollierten das Wachstum der Enterokokkenkolonien und verhinderten ihre Ausbreitung im menschlichen Körper. Bis 1975 konnte *kein* Medikament die Bakterien wirklich *zerstören*.

59 T.R. Frieden, S. S: Munsiff, D.E. Low et al.: »Emergence of Vancomycin-Resistant *Enterococci* in New York City«, *Lancet* 342 (1993): 76–79; sowie R.V. Spera und B.F. Farber: »Multiply-Resistant *Enterococcus faecium*. The Nosocomial Pathogen of the 1990s«, *Journal of the American Medical Association* 268 (1992): 2563f.

60 B.E. Murray: »Can Antibiotic Resistance Be Controlled?«, *New England Journal of Medicine* 330 (1994): 1229f.; L. Garrett: »Superbugs«, *Newsday*, 8. Mai 1994 (A1, A46 und A47); L. Garrett: »The Ebbing Miracle«, *Newsday*, 8. Mai 1994 (A5, A46); sowie L. Garrett: »Infection Fighters«, *Newsday*, 10. Mai 1994 (B25, B28-B29).

61 A.H.C. Uttley, N. Woodford, A.P. Johnson et al.: »Vancomycin-Resistant Enterococci«, *Lancet* 342 (1993): 615.

62 M.H. Wilcox, R.C. Spencer und G.R. Weeks: »Vancomycin-Resistant Enterococci«, *Lancet* 342 (1993): 615f.

63 E. Manso, G. DeSio, F. Biarasco et al.: »Vancomycin-Resistant Enterococci«, *Lancet* 342 (1993): 616f.

64 Centers for Disease Control: »Nosocomial Enterococci Resistant to Vancomycin in United States, 1989–1993«, *Morbidity and Mortality Weekly Report* 42 (1993): 597f.

65 L.L. Livornese Jr., S. Dias, C. Samel et al.: »Hospital-Acquired Infection with Vancomycin-Resistant *Enterococcus faecium* Transmitted by Electronic Thermometers«, *Annals of Internal Medicine* 117 (1992): 112–16.

66 A.H.C. Uttley und R.C. George: »Nosocomial Enterococcal Infection«, *Current Opinions in Infectious Diseases* 4 (1991): 525–29.

67 R. Pallares, M. Pujol, C. Pena et al.: »Cephalosporins as Risk Factor for Nosocomial *Enterococcus faecalis* Bacteremia«, *Archives of Internal Medicine* 153 (1993): 1581–86.

68 R. Leclerq, E. Derlot, M. Weber et al.: »Transferable Vancomycin and Teicoplanin Resistance in *Enterococcus faecium*«, *Antimicrobial Agents and Chemotherapy* 33 (1989): 10–15; sowie W.C. Noble, Z. Virani und R.G.A. Cree: »Co-transfer of Vancomycin and Other Resistance Genes from *Enterococcus faecalis* NCTC 12201 to *Staphylococcus aureus*«, *FEMS Microbial Letter* 93 (1992): 195–98.

69 L. Garrett: »Superbugs« (1994), a.a.O.; sowie L. Garrett: »Infection Fighters« (1994), a.a.O.

70 S. B. Levy, G. B. Fitzgerald und A. B. Macone: »*Escherichia coli* Transmission from Poultry to Human«, *Nature* 260 (1976): 40 ff.

71 Eine sehr gründliche Analyse des Einsatzes von Antibiotika in Landwirtschaft und Viehzucht und des Auftauchens gefährlicher Bakterien findet sich in Levys Buch: Levy (1992), a. a. O. Levy hat sein Berufsleben diesem Problem gewidmet, und der Leser wird sich schwertun, eine ausführlichere Beschreibung der zahlreichen Möglichkeiten zu finden, wie Überdosierung und Mißbrauch von Antibiotika dazu führen können, daß Medikamente versagen und die Mikroben den Sieg davontragen.

72 H. P. Endtz, R. P. Mouton, T. van der Reyden et al.: »Fluoroquinolone Resistance in *Campylobactr spp.* Isolated from Human Stools and Poultry Products«, *Lancet* 335 (1990): 787.

73 E. Pérez-Trallero, M. Urbieta, C. L. Lopategui et al.: »Antibiotics in Veterinary Medicine and Public Health«, *Lancet* 342 (1993): 1371 f.

74 E. P. Pérez-Trallero, C. Zigorraga, G. Cilla et al.: »Animal Origin of the Antibiotic Resistance of Human Pathogen *Yersinia enterocolitica*«, *Scandinavian Journal of Infectious Diseases* 20 (1988): 573.

75 S. D. Holmberg, M. T. Osterholm, K. A. Senger und M. L. Cohen: »Drug-Resistant Salmonella from Animals Fed Antimicrobials«, *New England Journal of Medicine* 311 (1984): 617–22.

76 Das Salmonellenproblem wurde durch das Kochen in Mikrowellenherden noch verschärft. Es zeigte sich, daß Salmonellen den Mikrowellen widerstanden, und aufgewärmte Fleischgerichte waren oft gefährlich verseucht. Siehe B. D. Gessner und M. Beller: »Protective Effect of Conventional Cooking Versus Use of Microwave Ovens in an Outbreak of Salmonellosis«, *American Journal of Epidemiology* 139 (1994): 903–9.

77 S. B. Levy: »Playing Antibiotic Pool. Time to Tally the Score«, *New England Journal of Medicine* 311 (1984): 663–64; J. Brunton: »Drug-Resistant Salmonella from Animals Fed Antimicrobials«, *New England Journal of Medicine* 311 (1984): 1698 f.; sowie T. H. Jukes: »Drug-Resistant Salmonella from Animals Fed Antimicrobials«, *New England Journal of Medicine* 311 (1984): 1698 f.

78 J. S. Spika, S. H. Waterman, G. W. SooHoo et al.: »Chloramphenical-Resistant *Salmonella newport* Traced Through Hamburger to Dairy Farms«, *New England Journal of Medicine* 316 (1987): 565–70.

79 L. W. Riley, R. S. Remis, S. D. Hedgerson et al.: »Hemorrhagic Colitis Associated with a Rare *Escherichia coli* Serotype«, *New England Journal of Medicine* 308 (1983): 681–85.

80 S. Ringertz, B. Bellete, I. Karlsson et al.: »Antibiotic Susceptibility of *Escherichia coli* Isolates from Inpatients with Urinary Tract Infections in Hospitals in Addis Abeba and Stockholm«, *Bulletin of the World Health Organization* 68 (1990): 61–68; sowie S. Harnett: »Transferable High-Level Trimethroprim Resistance Among Isolates of *Escherichia coli* from Urinary Tract Infections in Ontario, Canada«, *Epidemiology of Infection* 109 (1992): 473–81. Zwei bemerkenswerte E.-coli-Stränge tauchten Anfang der neunziger Jahre in der Transplantationsstation eines Krankenhauses in der Nähe von Cambridge, England auf: Sie waren resistent gegenüber dem Antibiotikum Imipenen, ebenso wie gegen Cefotaxim, Ceftazidim, Ciprofloxacin, Gentamicin, Ampicillin, Azlocillin, Coamoxiclav, Timentin, Cephalexin, Cefuroxime, Cefamandole, Streptomycin, Neomycin, Kanamycin, Tobramycin, Trimethoprim, Sulfamethoxazol, Chloramphenicol und Nitrufurantoin. Nur ein einziges gebräuchliches Antibiotikum erwies sich als wirksam: Amikacin. Sobald die Stränge auch gegenüber diesem Medikament resistent werden, sind sie einer Behandlung durch Menschen nicht mehr zugänglich. Siehe D. F. J. Brown, M. Farrington und R. E. Warren: »Imipenen-resistant *Escherichia coli*«, *Lancet* 342 (1993): 177.

1992 fanden sich in den Niederlanden in einer nach dem Zufallsauswahlverfahren durchgeführten Untersuchung der Fäkalienproben von 310 gesunden Menschen 456 *E.-coli*-Arten. Annähernd alle waren auf irgendeine Weise resistent gegenüber Antibiotika: 89 Prozent waren resistent gegen Ampicillin, 28 Prozent gegen Trimethoprim, 80 Prozent gegen Chloramphenicol. Nur 19 Prozent waren noch anfällig für die elf üblichsten Antibiotika, und 14 Prozent waren mehrfach resistent gegenüber vier oder mehr Medikamenten. Siehe M. Bonten, E. Stobberingh, J. Philips und A. Houben: »Antibiotic Resistance of *Escherichia coli* in Fecal Samples of Healthy People in Two Different Areas in an Industrialized Country«, *Infection* 30 (258–62).

Es war klar, daß Plasmide und Transposone, die in *E. coli* die Merkmale der Resistenz gegenüber Antibiotika übertrugen, normalerweise auch Gene für größere Virulenz in sich trugen. Siehe J.R. Johnson, I. Orskov, F. Orskov et al.: »O, K, and H Antigens Predict Virulence Factors, Carboxylesterase B Pattern, Antimicrobial Resistance, and Host Compromise Among *Escherichia coli* Strains Causing Urosepsis«, *Journal of Infectious Diseases* 169 (1994): 119–26.

81 B. Marshall, D. Petrowski und S.B. Levy: »Inter- and Intraspecies Spread of *Escherichia coli* in a Farm Environment in the Absence of Antibiotic Use«, *Proceedings of the National Academy of Science* 87 (1990): 6609–13; sowie M. Singh, M.A. Chaudry, J.N. Yadava und S.C. Sanyal: »The Spectrum of Antibiotic Resistance in Human and Veterinary Isolates of *Escherichia coli* Collected from 1984–86 in Northern India«, *Journal of Antimicrobial Chemotherapy* 29 (1992): 159–68.

82 Seither wurden mehrere andere Fälle der Übertragung von *E. coli* von Dung auf Menschen gemeldet. Siehe P.R. Cleslak, T.J. Barrett, P.M. Griffin et al.: »*Escherichia coli* 0157:H7 Infection from a Manured Garden«, *Lancet* 342 (1993): 367; G.M. Morgan, C. Newman, S.R. Palmer et al.: »First Recognized Community Outbreak of Haemorrhagic Colitis Due to Verotoxin-Producing *Escherichia coli* 0157:H7 in the U.K.«, *Epidemiology of Infection* 101 (1988): 83–91; sowie S.A. Renwick, J.B. Wilson, R.C. Clarke et al.: »Evidence of Direct Transmission of *Escherichia coli* 0157:H7 Infection Between Calves and a Human«, *Journal of Infectious Diseases* 168 (1993): 792f.

83 Centers for Disease Control: »Preliminary Report. Foodborne Outbreak of *Escherichia coli* 0157:H7 Infections from Hamburgers – Western United States, 1993«, *Morbidity and Mortality Weekly Report* 42 (1993): 85ff.; sowie S. Deresinski: »From Hamburgers to Hemolysis. *Escherichia coli* 0157:H7«, *Infectious Diseases Alert* 12 (1993): 81–84.

84 A.D. Russell: »Microbial Cell Walls and Resistance of Bacteria and Fungi to Antibiotics and Biocides«, *Journal of Infectious Diseases* 168 (1993): 1339f.; sowie Columbia-Presbyterian Medical Center: *Infection Control. A Training Paradigm for Healthcare Professionals*. New York 1994.

85 1994 war die Anti-Chlor-Stimmung in den Vereinigten Staaten derart heftig, daß der Leiter der Bundesumweltschutzbehörde (EPA) empfahl, alle chlorierten Produkte gänzlich zu verbieten. Trotz Einwänden seitens der Industrie – von den Plastikherstellern, der Kosmetik-, Elektronik- und Ölindustrie und der Lobby der chemischen Reinigungen – setzte sich die EPA entschieden für eine massive Verringerung der Chlormenge ein. Als Grund nannte die EPA zum einen die öffentliche Besorgnis in bezug auf eine mögliche Krebsgefahr als auch Beweise, daß freie Chlor-Ione in die Atmosphäre ausgestoßen würden, dort als Ozonfresser agierten und somit zu der Zerstörung der Ozonschicht beitrügen.

86 I. Amato: »The Crusade Against Chlorine«, *Science* 261 (1993): 152ff.

87 *Cryptosporidium* hat eine Größe von etwa vier bis sechs Mikronen und ist nur geringfügig kleiner als *E. coli*. Die meisten Wasserfilter können nur Organismen und Partikel von 100 Mikronen oder mehr aussondieren. Desinfektion war daher die einzig praktikable Möglichkeit, das Wasser zu sterilisieren.

88 E.B. Hayes, T.D. Matte, T.R. O'Brien et al.: »Large Community Outbreak of Cryptosporidiosis Due to Contamination of a Filtered Public Water Supply«, *New England Journal of Medicine* 320 (1989): 1372–76.

89 Centers for Disease Control: »Surveillance for Waterborne Disease Outbreaks – United States, 1991–1992«, *Morbidity and Mortality Weekly Report* 42 (1993): SS5–SS22.

90 K.C. Spitalny, R.L. Vogt, L.A. Orciari et al.: »Pontiac Fever Associated with a Whirlpool

Spa«, *American Journal of Epidemiology* 120 (1984): 809–17; E.J. Mangione, R.S. Remis, K.A. Tait et al.: »An Outbreak of Pontiac Fever Related to Whirlpool Use, Michigan, 1982«, *Journal of the American Medical Association* 253 (1985): 535–39; sowie Centers for Disease Control: »Surveillance for Waterborne Disease Outbreaks« (1993), a.a.O.

91 E. Geldreich: »Summary Report. Investigation of the Cabool, Missouri, Outbreak for a Water Supply Connection«, U.S. Environmental Protection Agency, Washington.

92 Natural Resources Defense Council: »Think Before You Drink. The Failure of the Nation's Drinking Water System to Protect Public Health«, NRDC Publication, New York 1993.

93 S.B. Levy: »Active Efflux Mechanisms for Antimicrobial Resistance«, *Antimicrobial Agents and Chemotherapy* 36 (1992): 695–703; sowie H. Nikaido: »Prevention of Drug Access to Bacterial Targets. Permeability Barriers and Active Efflux«, *Science* 264 (1994): 382–88.

94 J. Lederberg, Rede vor dem Irvington Trust, New York, 8. Februar 1994.

95 Gibbons (1992), a.a.O.

96 J. Davies: »Inactivation of Antibiotics and the Dissemination of Resistance Genes«, *Science* 264 (1994): 375–82; sowie B.G. Spratt: »Resistance to Antibiotics Mediated by Target Alternatives«, *Science* 264 (1994): 388–93.

97 M. Raymond, P. Gros, M. Whiteway und D.Y. Thomas: »Functional Complementation of Yeast *ste6* by a Mammalian Multidrug Resistance *mdr* Gene«, *Science* 256 (1992): 232 ff.

98 C.F. Amabile-Cuevas und M.E. Chicurel: »Horizontal Gene Transfer«, *Scientific American* 81 (1993): 332–41.

99 M. Blot, J. Meyer und W. Arber: »Bleomycin-Resistance Gene Derived from the Transposon *Tn5* Confers Selective Advantage to *Escherichia coli* K-12«, *Proceedings of the National Academy of Sciences* 88 (1991): 9112–16.

100 Ein hervorragender Überblick über die verschiedenen Gene in normalen bakteriellen Chromosomen, die die Absorption und den Gebrauch mobiler DNA kontollieren, findet sich in D.J. Galas und M. Chandler: »Bacterial Insertion Sequences«, Kapitel 4 in Berg und Howe (1989), a.a.O.

101 Amabile-Cuevas und Chicurel [(1992) a.a.O.] hielten die Bewegung der Transposone und Plasmide zwischen den verschiedenen Familien von Organismen für einen fließenden und fortlaufenden Prozeß. Auf der Basis von Interaktionen zwischen den Organismen und der Verwandschaft verschiedener bekannter Plasmide und Transposone kamen sie zur folgenden Darstellung eines möglichen Gen-Austausches:

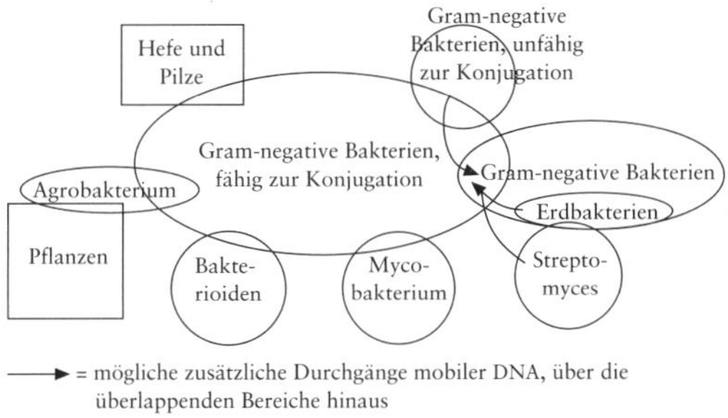

102 J.D. Boeke: »Transposable Elements in *Saccharomyces cerevisiae*«, Kapitel 13 in Berg und Howe (1989), a.a.O.; sowie H. Varmus und P. Brown: »Retroviruses«, Kapitel 3 in Berg und Howe (1989), a.a.O.

103 R. Saral, W.H. Burns, O.L. Laskin et al.: »Acyclovir Prophylaxis of Herpes-Simplex-Virus Infections. A Randomized, Double-Blind, Controlled Trial in Bone-Marrow-Transplant Recipients«, *New England Journal of Medicine* 305 (1981): 63–67.

104 G.J. Mertz, C.W. Critchlow, J. Benedetti et al.: »Double-Blind Placebo-Controlled Trial of

Oral Acyclovir in First-Episode Genital Herpes Simplex Virus Infection«, *Journal of the American Medical Association* 252 (1984): 1147–51; sowie S.E. Straus, H.E. Takiff, M. Seidlin et al.: »Suppression of Frequently Recurring Genital Herpes«, *New England Journal of Medicine* 310 (1984): 1545–50.

105 K.E. VanLandingham, B. Marsteller, G.W. Ross und F.G. Hayden: »Relapse of Herpes Simplex Encephalitis After Conventional Acyclovir Therapy«, *Journal of the American Medical Association* 259 (1988): 1051 ff.; A.L. Rothman, S.H. Cheeseman, S.N. Lehrman et al.: »Herpes Simplex Encephalitis in a Patient with Lymphoma. Relapse Following Acyclovir Therapy«, *Journal of the American Medical Association* 259 (1988): 1056 f.; sowie R.J. Whitley: »The Frustrations of Treating Herpes Simplex Virus Infections of the Central Nervous System«, *Journal of the American Medical Association* 259 (1988): 1067.

106 W.I. Whittington und W.J. Cates Jr.: »Acyclovir Therapy for Genital Herpes. Enthusiasm and Caution in Equal Doses«, *Journal of the American Medical Association* 251 (1984): 2116 f.

107 Obwohl Acyclovir zuerst zur Behandlung von Herpes Simplex-2, das zu Genitalherpes führt, eingesetzt wurde, zeigte es sich schon bald wirksam in der Kontrolle der ganzen Familie von Herpesviren, einschließlich Varizellen (Windpocken und Gürtelrose), Herpeszoster und Herpes Simplex-1. All diese Viren hatten die Fähigkeit, sich jahrelang, ja sogar über Jahrzehnte latent in den menschlichen Nervenzellen zu verstecken und erst dann wieder aktiv zu werden, wenn die immunologischen Bedingungen im Wirt ihr Überleben begünstigten. Dasselbe Virus, das in der Kindheit Windpocken verursacht, kann fünf oder sechs Jahrzehnte lang schlummern, taucht dann wieder auf und führt häufig zu quälender Gürtelrose.

108 L. Seale, C.J. Jones, S. Kathpalia et al.: »Prevention of Herpesvirus Infections in Renal Allograft Recipients by Low-Dose Oral Acyclovir«, *Journal of the American Medical Association* 254 (1985): 3435–38.

109 D. Parris und J.E. Harrington: »Herpes Simplex Virus Variants Resistant to High Concentration of Acyclovir Exist in Clinical Isolates«, *Antimicrobial Agents and Chemotherapy* 22 (1982): 71–77.

110 E. Katz, O. Rosenblat und S. Pisanty: »Isolation and Characterization of Herpes Simplex Virus Resistant to Nucleoside Analogs«, *Oral Surgery, Oral Medicine and Oral Pathology* 72 (1991): 296–99.

111 H.J. Field und S.E. Goldthorpe: »The Pathogenicity of Drug-Resistant Variants of Herpes Simplex Virus«, Fourth Forum in Virology, 1992 (120–24).

112 K.S. Erlich, J. Mills, P. Chatis et al.: »Acyclovir-Resistant Herpes Simplex Virus Infection in Patients with the Acquired Immunodeficiency Syndrome«, *New England Journal of Medicine* 320 (1989): 293–96; sowie R.J. Whitley und J.W. Gnann Jr.: »Acyclovir. A Decade Later«, *New England Journal of Medicine* 327 (1992): 782–89.

113 Unglücklicherweise war der Sexualpartner nicht bereit, sich untersuchen zu lassen, daher konnte Straus seine Hypothese nicht durch eine PCR-Analyse seines Herpesstranges verifizieren. Es ist bedauerlich, daß die Menschen sich im allgemeinen weigern, an solchen Untersuchungen, die zum Besten der Gemeinschaft insgesamt dienen könnten, teilzunehmen. Ein solcher Mangel an Entgegenkommen zeigt sich bei allen möglichen Menschen. Die mangelnde Kooperationsbereitschaft in diesem Fall – bei einem schwulen Mann – war eigentlich recht ungewöhnlich, da die amerikanischen Schwulen sich seit dem Ausbruch der AIDS-Epidemie als außergewöhnlich offen gegenüber Wissenschaftlern und ihren Untersuchungen zeigten.

114 Eine Beschreibung der Untersuchung findet sich in R.G. Kost, E.L. Hill, M. Tigges und S. Straus: »Brief Report. Recurrent Acyclovir-Resistant Genital Herpes in an Immunocompetent Patient«, *New England Journal of Medicine* 329 (1993): 1777–81.

115 S. Safrin, C. Crumpacker, P. Chatis et al.: »A Controlled Trial Comparing Foscarnet with Vidarabine for Acyclovir-Resistant Mucocutaneous Herpes Simplex in the Acquired Immunodeficiency Syndrome«, *New England Journal of Medicine* 325 (1991): 551–55; sowie

S. Safrin: »Management of Patients Following Successful Healing of Acyclovir-Resistant Herpes Simplex Infection«, Fourth Forum on Virology 1992 (125–126).

116 J.M. Pépin, F. Simon, M.C. Dazza und F. Brun-Vézinet: »The Clinical Significance of *in vitro* Cytomegalovirus Susceptibility to Antiviral Drugs«, Fourth Forum on Virology 1992 (126–127); sowie C. Leport, S. Puget, J.M. Pépin et al.: »Cytomegalovirus Resistant to Foscarnet. Clinicovirologic Correlation in a Patient with Human Immunodeficiency Virus«, *Journal of the Infectious Diseases* 168 (1993): 1329f.

117 N.S. Lurain, K.D. Thompson, E.W. Holmes und G.S. Read: »Point Mutation in the DNA Polymerase Gene of Human Cytomegalovirus That Result in Resistance to Antiviral Agents«, *Journal of Virology* 66 (1992): 7146–52.

118 S. Safrin, S. Kemmerly, B. Plotkin et al.: »Foscarnet-Resistant Herpes Simplex Virus Infection in Patients with AIDS«, *Journal of Infectious Diseases* 169 (1994): 193–96.

119 M.C.Y. Heng, S.Y. Heng und S.G. Allen: »Co-infection and Synergy of Human Immunodeficiency Virus-1 and Herpes Simplex-1«, *Lancet* 343 (1994): 255–58.

120 Die Literatur zur AZT-Resistenz ist äußerst umfangreich und widerspricht sich gelegentlich hinsichtlich des genauen Zeitpunkts des Auftauchens. Zu den Schlüsseluntersuchungen gehören: A. Erice, D.L. Mayers, D.G. Strike et al.: »Brief Report. Primary Infection with Zidovudine-Resistant Human Immunodeficiency Virus Type 1«, *New England Journal of Medicine* 328 (1993): 1163ff.; M.S. Hirsch und R.T. D'Aquila: »Therapy for Human Immunodeficiency Virus Infection«, *New England Journal of Medicine* 328 (1993): 1686–95; V.A.: Johnson: »New Developments in Antiretroviral Drug Therapy for HIV Infection«, Kapitel 4 in P. Volberding und M.A. Jacobson: *AIDS Clinical Review 1992*. Marcel Dekker, New York 1992; B.A. Larder, K.E. Coates und S.D. Kemp: »Zidovudine-Resistant Human Immunodeficiency Virus Selected by Passage in Cell Culture«, *Journal of Virology* 6 (1991): 5232–36; sowie H. Mohri, M.K. Singh, W.T.W. Ching und D.D. Ho: »Quantitation of Zidovudine-Resistant Human Immunodeficiency Virus Type 1 in the Blood of Treated and Untreated Patients«, *Proceedings of the National Academy of Sciences* 90 (1993): 25–29.

121 M.S. Smith, K.L. Korber und J.S. Pagano: »Long-Term Persistence of Zidovudine Resistance Mutations in Plasma Isolates of Human Immunodeficiency Virus Type 1 Dideoxyinosine-Treated Patients Removed from Zidovudine Therapy«, *Journal of Infectious Diseases* 169 (1994): 184–88; sowie C.P. Conlon, P. Klenerman, A. Edwards et al.: »Heterosexual Transmission of Human Immunodeficiency Virus Type 1 Variants Associated with Zidovudine Resistence«, *Journal of Infectious Diseases* 169 (1994): 411–15.

122 Z. Gu, Z. Gao, X. Li et al.: »Novel Mutation in the Human Immunodeficiency Virus Type 1 Reverse Transcriptase Gene That Encodes Cross-Resistance to 2'3'-Dideoxyinosine und 2'3'-Dideoxycytidine«, *Journal of Virology* 66 (1992): 7128–35; sowie Z. Song, G. Yang, S.P. Goff und V.R. Prasad: »Mutagenesis of the Glu-89 Residue in Human Immunodeficiency Virus Type 1 (HIV1) and HIV-2 Reverse Transcriptase. Effects on Nucleoside Analog Resistance«, *Journal of Virology* 66 (1992): 7568–71.

123 National Institutes of Allergy and Infectious Diseases, State-of-the-Art Conference on Antiretroviral Therapy, Bethesda, 23.–25. Juni 1993.

124 F.G. Hayden, R.B. Belshe, R.D. Clover et al.: »Emergence and Apparent Transmission of Rimantadine-Resistant Influenza A Virus in Families«, *New England Journal of Medicine* 321 (1989): 1696–1702; sowie R.B. Belshe, M.H. Smith, C.B. Hall et al.: »Genetic Basis of Resistance to Rimantadine Emerging During Treatment of Influenza Virus Infection«, *Journal of Virology* 62 (1988): 1508–12.

125 Die Ärzteschaft verließ sich im Gebrauch von Antibiotika direkt oder indirekt fast ausschließlich auf die Pharmaindustrie. Die Firmen gaben für die Vermarktung ihrer Produkte allein in den Vereinigten Staaten elf Milliarden Dollar pro Jahr aus. Stark beschäftigte Ärzte, die nicht die Zeit hatten, sich in der medizinischen Fachliteratur mit gegenteiligen Ansichten vertraut zu machen, konnten den Verlockungen der Pharmakampagnen nur

schwer widerstehen. Siehe R. L. Woosley: »A Prescription for Better Prescriptions«, *Issues in Science and Technology*, Frühjahr 1994 (59–66).

126 Weltbank: *World Development Report 1993. Investing in Health*. Oxford University Press, New York 1993.

127 A. J. Slater: »Antibiotic Resistance in the Tropics«, *Transactions of the Royal Society of Tropical Medicine and Hygiene* 83 (1989): 45–48.

128 A. Chetley: »Bangladesh Drug Policy Hanging in the Balance«, *Lancet* 343 (1994): 967.

129 Eine Analyse der Drogenpolitik in den Entwicklungsländern und des politisch-ökonomischen Konflikts findet sich in D. E. Bell und M. R. Reich: *Health, Nutrition, and Economic Crises. Approaches to Policy in the Third World*. Auburn House, Dover 1988; Pan American Health Organization: *Policies for the Production and Marketing of Essential Drugs*. Washington 1984; M. R. Reich: »Essential Drugs. Economics and Politics in International Health«, *Health Policy* 8 (1987): 39–57; sowie Weltbank: *Financing Health Services in Developing Countries. An Agenda for Reform*. World Bank, Washington 1987.

130 P. Lepage, J. Bogarts, C. Van Goethem et al.: »Community-Acquired Bacteraemia in African Children«, *Lancet* I (1987): 1458–61.

131 Korruption und Schwarzmarktgeschäfte stellten für die Verteilung und den Mißbrauch von Antibiotika in den Entwicklungsländern ernste Probleme dar. In vielen Teilen der Welt verdienten ungelernte medizinische »Spritzensetzer« ihren Lebensunterhalt damit, ihren Kunden illegal erworbene Antibiotika und Vitamine zu spritzen, häufig offen auf den großen Marktplätzen vor den Augen der Polizei. Die Nadeln und Medikamente waren daher von hohem Wert. Ein solcher Mißbrauch der Medikamente trug zweifelsohne sowohl zur Resistenz als auch zu einem Versorgungsmangel bei Epidemien von Durchfallkrankheiten bei. Die folgende Pressemeldung der *Associated Press* im Juli 1993 verdeutlicht das Problem:

> Nairobi, Kenia (AP) – Patienten bringen in einige staatliche Krankenhäuser ihre eigenen Medikamente, Nahrungsmittel und Spritzen mit, weil die Angestellten häufig die wenigen ausgegebenen Vorräte stehlen und weiterverkaufen.
>
> Die Inflation eskalierte, zum Teil aufgrund der Tatsache, daß die Regierung im letzten Jahr Milliarden neuer Shillinge drucken ließ, um den Wahlkampf der Regierungspartei zu finanzieren und um Wähler zu bestechen.
>
> Ein Großteil der staatlichen Sozialhilfegelder ging verloren, als Beamte das Geld illegal in Immobiliengeschäfte und andere schlechte Investitionen steckten. Als der Finanzminister Wilfred Koinange von Journalisten gefragt wurde, ob jemand zur Verantwortung gezogen würde, erwiderte er: »Was wollen Sie denn – sollen Köpfe rollen?«

132 Eine hervorragende Zusammenfassung der Ivermectin-Saga findet sich in E. Tanouye: »Merck's ›River Blindness‹ Gift Hits Snag«, *Wall Street Journal*, 23. September 1992 (A1, B7). Merck war in der Lage, durch den tierärztlichen Einsatz von Ivermectin üppige Profite zu machen: Gemäß Berichten der Weltbank stieg der jährliche Umsatz im Jahr 1990 auf 500 Millionen DM.

133 Siehe auch W. C. Hsiao: »Lessons for Developing Countries from the Experience of Affluent Nations About a Comprehensive Health Financing Strategy«, vorgestellt auf dem International Seminar on Comprehensive Financing Strategy in Selected Asian Nations, 10.–14. Dezember 1990 in Bali, Indonesien.

134 International Federation of Pharmaceutical Manufacturers Associations: *The Pharmaceutical Industry. International Issues and Answers*. Pharmaceutical Manufacturers Association, Washington 1979.

135 Siehe auch S. Lall und S. Bibile: »The Political Economy of Controlling Transnationals. The Pharmaceutical Industry in Sri Lanka, 1972–1976«, *International Journal of Health Services* 8 (1978): 299–328; T. Heller: *Poor Health, Rich Profits. Multinational Drug Companies and the Third World*. Spokesman Books, London 1977; UNCTAD Secretariat: *Dominant Positions of Market Power of Transnational Corporations. Use of the Transfer Pricing Mechanism*. Genf, 30. November 1977; J. M. Starrels: *The World Health Organization, Re-*

sisting Third World Ideological Pressures. Heritage Foundation, Washington 1985; R. Deitch: »Commentary from Westminster. More Pressure on the Profits of the Pharmaceutical Industry«, *Lancet* I (1984): 521; sowie International Federation of Pharmaceutical Manufacturers Association (IFPMA): *Medicines and the Developing World.* Genf 1984.

136 S. Kingman: »Malaria Runs Riot on Brazil's Wild Frontier«, *New Scientist*, 12. August 1989 (24–25).

137 Weltgesundheitsorganisation: »Malaria Worsening in Many Areas«, PR/WHA/6/ 9. Mai 1991, Genf.

138 P. G. Kremsner, G. M. Zotter, H. Feldmeier et al.: »*In vitro* Drug Sensitivity of *Plasmodium falciparum* in Acre, Brazil«, *Bulletin of the World Health Organization* 67 (1989): 289–93; sowie S. Reyes, C. H. Osanai und A. D. Passos: »*In vivo* Resistance of *Plasmodium falciparum* to 4-Aminoquinolones and to Sulfadoxine-Pyrimethamine Combination: II Study of Manaus, Amazonas, 1983–84«, *Revista Brasileira de Malariologia e Doencas Tropicais* 38 (1986): 37–44.

139 American Association for the Advancement of Science: *Malaria and Development in Africa. A Cross-Sectional Approach*, No. AFR-0481-A-00-0037-00, U.S. Agency for International Development, Africa Bureau, Washington 1991.

140 Centers for Disease Control: »Chloroquine-Resistant Malaria Acquired in Kenya and Tanzania – Denmark, Georgia, New York«, *Morbidity and Mortality Weekly Report* 27 (1978): 463 f.; B. H. Kean: »Chloroquine-Resistant *falciparum* Malaria from Africa«, *Journal of the American Medical Association* 241 (1979): 395 f.; sowie C. C. Campbell, W. Chin, W. E. Collins et al.: »Chloroquine-Resistant *Plasmodium falciparum* from East Africa. Cultivation and Drug Sensitivity of the Tanzanian I/CDC Strain from an American Tourist«, *Lancet* II (1979): 1151–54.

141 H. C. Spencer, S. C. Masaba und D. Kiaraho: »Sensitivity of *Plasmodium falciparum* Isolates to Chloroquine in Kisumu and Malindi, Kenia«, *American Journal of Tropical Medicine and Hygiene* 31 (1982): 902–6.

142 W. M. Watkins, D. G. Sixsmith, H. C. Spencer et al.: »Effectiveness of Amodiaquine as Treatment for Chloroquine-Resistant *Plasmodium falciparum* Infections in Kenya«, *Lancet* I (1984): 357–59.

143 D. Overbosch, A. W. vanden Wall Bake, P. C. Stuiver und H. J. van der Kaay: »Chloroquine-Resistant *falciparum* Malaria from Malawi«, *Tropical and Geographic Medicine* 36 (1984): 71 f.

144 A. M. Blumenfeld, W. L. Sieling, A. Davidson und M. Isaacson: »Probable Chloroquine-Resistant *Plasmodium falciparum* Malaria in South-Western Africa«, *South African Medical Journal* 66 (1984): 207 f.

145 K. R. Perry, N. M. Hone und J. M. Cairns: »Chloroquine Resistant *Plasmodium falciparum* Malaria Confirmed by *in-vitro* Testing in a District Hospital«, *Medical Journal of Zambia* 18 (1984): 8 f.

146 J. Linberg, T. Sandberg, B. Bjorkholm und A. Bjorkholm: »Chloroquine and Fansidar Resistant Malaria Acquired in Angola«, *Lancet* I (1985): 765.

147 N. J. Visagie und W. L. Sieling: »Chloroquine-Resistant *Plasmodium falciparum* Malaria in South Africa. A Case Report«, *South African Medical Journal* 68 (1985): 600 f.

148 G. Charmot, J. LeBras, P. Sansonetti et al.: »Eight Cases of Drug-Resistant *Plasmodium falciparum* Malaria Contracted in Mozambique«, *Bulletin de la Société de Pathologie Exotique et de Ses Filiales* 78 (1985): 500–4.

149 C. C. Draper, G. Brubaker, A. Geser und V. A. E. B. Kilimali: »Serial Studies on the Evolution of Chloroquine Resistance in an Area of East Africa Receiving Intermittent Malaria Chemosuppression«, *Bulletin of the World Health Organization* 63 (1985): 109–18.

150 P. Nguyen-Dinh: »Etudes sur la Chimiorésistance de *Plasmodium falciparum* en Afrique. Données Actuelles«, *Annales de la Société Belgique de Médecine Tropique* 65 (1985): Anhang 2, 105–13.

151 »Chloroquine-Resistant Malaria in Africa«, *Lancet* I (1985): 1487f.; sowie H.C. Spencer, D.C.O. Kaseje, A.D. Brandling-Bennett et al.: »Changing Response to Chloroquine of *Plasmodium falciparum* in Sarididi, Kenya, from 1981 to 1984«, *Annals of Tropical Medicine and Parasitology* 81 (1987), Anhang 98–104.

152 A. Björkman, M. Willcox, N. Marbiah und D. Payne: »Susceptibility of *Plasmodium falciparum* to Different Doses of Quinine *in vivo* and to Quinine and Quinidine *in vitro* in Relation to Chloroquine in Liberia«, *Bulletin of the World Health Organization* 69 (1991): 459–65.

153 »One Bite Is Too Many«, *The Economist*, 21. August 1993 (33–34); sowie American Association for the Advancement of Science (1991), a.a.O.

154 Ebenda.
Ähnliche Beobachtungen wurden von einem Ende des Kontinents zum anderen gemacht. Zerebrale Malaria bei Kindern stieg in Brazzaville zwischen Januar 1988 und Juni 1989 beispielsweise ebenso wie Chloroquin-Resistenz. Fünfzehn Prozent der Fälle verliefen sofort tödlich. Ein Drittel der Überlebenden litt danach an entkräftenden Leiden wie beispielsweise periodischen Zuckungen infolge des durch das Fieber hervorgerufenen Hirnschadens. Siehe B. Carme, J.C. Bouquetry und H. Plassart: »Mortality and Sequelae Due to Cerebral Malaria in African Children in Brazzaville, Congo«, *American Journal of Tropical Medicine and Hygiene* 48 (1993): 216–21.
Noch auffallender war die Eskalation der Malariafälle in Krankenhäusern in Kinshasa. Zwischen 1982 und 1986 stieg der Anteil aller in den Krankenhäusern aufgenommenen Kinder mit akuter Malaria von 29,5 Prozent auf 56,4 Prozent. Siehe A.E. Greenberg, M. Ntumbanzondo, N. Ntula et al.: »Hospital-Based Surveillance of Malaria-Related Paediatric Morbidity and Mortality in Kinshasa, Zaire«, *Bulletin of the World Health Organization* 67 (1989): 186–9.

155 Während dieser Zeit stiegen die Malariafälle in »Sambia, Togo und Ruanda ... in den achtziger Jahren jährlich um 7, 10 bzw. 21 Prozent«, schrieben Brinkmann und seine Kollegen. »Daher wird die Last der Malaria 1995 wahrscheinlich zwei- bis dreimal so hoch sein wie Ende der achtziger Jahre.«
Die Kosten beinhalteten verlorene Arbeitstage aufgrund langanhaltender Anfälle durch den Parasiten; Begräbniskosten, Aufwand für Krankenhausaufenthalt und Medikamente, die Verarmung von Familien aufgrund des Todes eines wichtigen Versorgers und eine ganze Reihe anderer Faktoren.
»Insgesamt kostete die Malaria die schwarzafrikanischen Staaten 1987 ungefähr 791 Millionen Dollar jährlich«, hieß es in dem Bericht der Gruppe. »Die Zahl wird bis 1995 voraussichtlich auf 1,684 Milliarden Dollar steigen. Im Vergleich dazu betrug die Höhe der medizinischen Entwicklungshilfe für Afrika 1990 von einem der wichtigsten bilateralen Spender, der U.S. Agency for International Development, insgesamt nur 52 Millionen Dollar. 1987 nahm die Malaria 0,6 Prozent der Bruttoinlandsprodukte in Anspruch; 1995 – wenn sich die derzeitigen Trends fortsetzen – wird der Anteil auf 1,0 Prozent der Bruttoinlandsprodukte ansteigen.« Siehe D.S. Shepard, M.B. Ettling, U. Brinkmann und R. Sauerborn: »The Economic Cost of Malaria in Africa«, *Tropical Medicine and Parasitology* 42 (1991): 199–203. Siehe auch im selben Band U. Brinkmann und A. Brinkmann: »Malaria and Health in Africa. The Present Situation and Epidemiological Trends« (205–13); M.B. Ettling und D.S. Shepard: »Economic Cost of Malaria in Rwanda«: 214–18; sowie R. Sauerborn, D.S. Shepard, M.B. Ettling et al.: »Estimating the Direct and Indirect Economic Cost of Malaria in a Rural District of Burkina Faso« (219–23).

156 Siehe S.C. Redd, P.B. Bloland, P.N. Kazembe et al.: »Usefulness of Clinical Case-Definitions in Guiding Therapy for African Children with Malaria or Pneumonia«, *Lancet* 340 (1992): 1140–43.

157 Siehe P.B. Bloland, E.M. Lackritz, P.N. Kazembe et al.: »Beyond Chloroquine. Implications of Drug Resistance for Evaluating Malaria Therapy Efficacy and Treatment Policy in Af-

rica«, *Journal of Infectious Diseases* 167 (1993): 932–37; C.C. Campbell, P. Nguyen-Dinh und J.G. Bremen: »Epidemiological and Operational Considerations in the Use of Antimalarial Drugs for Chemotherapy and Chemoprophylaxis of Malaria in Africa«, *Annales de la Société Belgique de Médecine Tropique* 65 (1985): 165–70; sowie E.M. Lackritz, C.C. Campbell, T.K. Ruebush et al.: »Effect of Blood Transfusion on Survival Among Children in a Kenyan Hospital«, *Lancet* 340 (1992): 524–88.

158 D.L. Heymann, R.W. Skeketee, J.J. Wirima et al.: »Antenatal Chloroquine Chemoprophylaxis in Malawi. Chloroquine Resistance, Compliance, Protective Efficacy and Cost«, *Transactions of the Royal Society of Tropical Medicine and Hygiene* 84 (1990): 496 ff.

159 Malawi Ministry of Health: *Malaria Control in Malawi, 1984–1988. Policy Modification and Program Development in Response to Chloroquine Resistance*, unveröffentlicht 1993.

160 S.L. Hoffman, C.N. Oster, C.V. Plowe et al.: »Naturally Acquired Antibodies to Sporozoites Do Not Prevent Malaria. Vaccine Development Implications«, *Science* 237 (1987).

161 Ähnliche Ergebnisse erzielten L.W. Pang, N. Limsomwong, J. Karwacki und H.K. Webster: »Circumsporozoite Antibodies and *falciparum* Malaria Incidence in Children Living in a Malaria Endemic Area«, *Bulletin of the World Health Organization* 66 (1988): 359–63.

162 A.W. Taylor-Robinson, R.S. Philips, A. Severn et al.: »The Role of T_H1 and T_H2 Cells in a Rodent Malaria Infection«, *Science* 260 (1993): 1931–34.

163 Y. Charoenvit, W.E. Collins, T.R. Jones et al.: »Inability of Malaria Vaccine to Induce Antibodies to a Protective Epitope Within Its Sequence«, *Science* 251 (1991): 668–72; J.E. Egan, J.L. Weber, W.R. Ballou et al.: »Efficacy of Murine Malaria Sporozoite Vaccines. Implications for Human Vaccine Development«, *Science* 236 (1987): 453–56; sowie R. Rosenbeg, R.A. Wirtz, D.E. Lanar et al.: »Circumsporozoite Protein Heterogeneity in the Human Malaria Parasite *Plasmodium vivax*«, *Science* 245 (1989): 973–76.

164 J. Lines und J.R.M. Armstrong: »For a Few Parasites More. Inoculum Size, Vector Control and Strain-Specific Immunity to Malaria«, *Parasitology Today* 8 (1992): 381 ff.

165 S. Kumar, L.H. Miller und I.A. Quakyi: »Cytotoxic T Cells Specific for the Circumsporozoite Protein of *Plasmodium falciparum*«, *Nature* 334 (1988): 258 ff.; sowie Institute of Medicine: *Malaria. Obstacles and Opportunities.* National Academy Press, Washington 1991.

166 S.L. Hoffman, V. Nussenzweig, J.C. Sadoff und R.S. Nussenzweig: »Progress Toward Malaria Preerythrocytic Vaccines«, *Science* 252 (1991): 520 f.

167 Gemäß einer Theorie kann sich die Resistenz gegenüber Chloroquin in einer Gesellschaft nur bis zu einem gewissen Grad verschlechtern, bevor die Menschen eine ausreichende Grundimmunität entwickeln, um die Parasiten in Schach zu halten. Es folgt ein Zustand der Toleranz, und die teilweise immunen Menschen sind in der Lage, den Parasiten daran zu hindern, sich bis zu einer völligen Resistenz weiterzuentwickeln. Siehe J.C. Koella: »Epidemiological Evidence for an Association Between Chloroquine Resistance of *Plasmodium falciparum* and Its Immunological Properties«, *Parasitology Today* 9 (1993): 105–8.

168 D. Hurvitz und K. Hirschhorn: »Suppression of *in vitro* Lymphocyte Responses by Chloroquine«, *New England Journal of Medicine* 273 (1965): 23–26; G. Salmeron und P.E. Lipsky: »Immunosuppression Potential of Antimalarials«, *American Journal of Medicine* 75 (1983): 19–24; sowie D.N. Taylor, C. Wasi und K. Bernard: »Chloroquine Prophylaxis Associated with a Poor Antibody Response to Human Diploid Cell Rabies Vaccine«, *Lancet* I (1984): 1405.

169 M. Pappaionou, D.B. Fishbein, D.W. Dreesen et al.: »Antibody Response to Preexposure Human Diploid-Cell Rabies Vaccine Given Concurrently with Chloroquine«, *New England Journal of Medicine* 314 (1986): 280–84.
Die Lähmung des Immunsystems galt nicht für alle Arten der Immunisierung. Nigerianische Kinder reagierten ähnlich auf Pneumokokken-Impfstoffe – gleichgültig, ob sie Chloroquin nahmen oder nicht. Siehe C. Van Der Straeten und J.H. Klippel: »Antimalarials and Pneumococcal Immunization«, *New England Journal of Medicine* 315 (1986): 712.

170 Eine ausführliche Studie über den Einsatz von Chloroquin-Prophylaxe bei nigerianischen Kindern im Jahr 1984 brachte ein erstaunliches Ergebnis: Die prophylaktisch behandelten Kinder litten zwar seltener an Malaria, starben aber im Krankheitsfall ebenso häufig daran wie Kinder, die niemals Chloroquin genommen hatten. In dieser Studie wurde Malaria als Fieber plus einer im Labor bestätigten Parasiteninfektion im Blut der Kinder definiert. Angesichts dieser Definition der Malaria gibt es weniger Widersprüche, als man zuerst denkt, zwischen einem kleinen Vorfall von »Malaria« in der Chloroquin-Gruppe und einer ebenso hohen oder höheren Rate von Todesfällen. Siehe A. Bradley-Moore, D. E. Bidwell, A. Voller et al.: »Malaria Chemoprophylaxis with Chloroquine in Young Nigerian Children«, *Annals of Tropical Medicine and Parasitology* 79 (1985): 549–62.

171 Weitere Beweise für die Antifieberwirkung von Chloroquin finden sich in A.D. Brandling-Bennett, A.J. Oloo, W.M. Watkins et al.: »Chloroquine Treatment of *falciparum* Malaria in an Area of Kenya of Intermediate Chloroquine Resistance«, *Transactions of the Royal Society of Tropical Medicine and Hygiene* 82 (1988): 833–37.

172 *Plasmodium falciparum* konnte einen Teil dieses Effekts bewirken. Deutsche Forscher waren davon überzeugt, daß die Parasiten eine Autoimmunreaktion hervorrufen, bei der die roten Blutkörperchen vom Immunsystem des Opfers selbst zerstört werden. Ihre Untersuchung umfaßte jedoch nicht die Kontrolle einer möglichen Chloroquin-Einnahme; daher konnten sie die Möglichkeit nicht von der Hand weisen, daß die beobachtete Autoimmunität vom Medikament stammte. Siehe K. Ritter, A. Kuhlencord, R. Thomssen und W. Bommer: »Prolonged Haemolytic Anaemia in Malaria and Autoantibodies Against Triosephosphate Isomerase«, *Lancet* 342 (1993): 1333f.

Es gab eine Hypothese, nach der die Malaria das Immunsystem dazu brachte, große Mengen von TNF (Tumornekrosefaktor) freizusetzen, einer starken menschlichen Chemikalie, die zahlreiche Auswirkungen auf den Körper hat. Normalerweise gingen die Forscher davon aus, daß TNF eine Rolle bei der zerebralen Malaria spielte, aber einige spekulierten auch über eine mögliche Beteiligung an Anämie. Die Beweise waren widersprüchlich und umstritten. Siehe R.E. Philips und T. Solomon: »Cerebral Malaria in Children«, *Lancet* 336 (1990): 1355–60; I.A. Clarke, G. Chaudri und W.B. Cowden: »Roles of Tumour Necrosis Factor in the Illness and Pathology of Malaria«, *Transactions of the Royal Society of Tropical Medicine and Hygiene* 83 (1989): 436–40; sowie D. Kwiatkowski, A.V.S. Hill, I. Sambou et al.: »TNF Concentration in Fatal Cerebral, Non-Fatal Cerebral, and Uncomplicated *Plasmodium falciparum* Malaria«, *Lancet* 336 (1990): 1201–4.

173 P.B. Bloland, E.M. Lackritz, P.N. Kazembe et al.: »Beyond Chloroquine. Implications of Drug Resistance for Evaluating Malaria Therapy Efficacy and Treatment Policy in Africa«, *Journal of Infectious Diseases* 167 (1993): 932–37.

174 Schon 1984 gab es in Ostafrika eine ausgedehnte Resistenz gegen Fansidar, insbesondere gegen seine Komponente Pyrimethamin. Aber Amodiaquin und Mefloquin blieben im überwiegenden Teil von Afrika bis Ende der achtziger Jahre nützliche Alternativen. Siehe H.C. Spencer: »Drug-Resistant Malaria. Changing Patterns Mean Difficult Decisions«, *Transactions of the Royal Society of Tropical Medicine and Hygiene* 79 (1985): 748–58.

175 T. Harinasuta, S. Migasen und D. Boonag: UNESCO First Regional Symposium on Scientific Knowledge of Tropical Parasites. UNESCO, Singapur 1962.

176 A.A. Sandosham: »Chloroquine-Resistant *falciparum* Malaria in Malaya«, *Singapore Medical Journal* 4 (1963): 3ff.

177 P.G. Contacos, J.S. Lunn und G.R. Coatney: »Drug-Resistant *falciparum* Malaria from Cambodia and Malaya«, *Transactions of the Royal Society of Tropical Medicine and Hygiene* 57 (1963): 417–24.

178 UNDP/Weltbank/WHO: Report of a Meeting Held in Kuala Lumpur, Malaysia, 10.–15. August 1981. Weltgesundheitsorganisation, Genf 1981.

179 Ebenda.

180 Centers for Disease Control: »*Plasmodium falciparum* Malaria Contracted in Thailand Re-

sistant to Chloroquine and Sulfonamide-Pyrimethamine – Illinois«, *Morbidity and Mortality Weekly Report* 29 (1980): 493 f.

181 G. Watt, G. W. Long, L. P. Padre et al.: »Chloroquine and Quinine. A Randomized, Double-Blind Comparison of Efficacy and Side Effects in the Treatment of *Plasmodium falciparum* Malaria in the Philippines«, *Transactions of the Royal Society of Tropical Medicine and Hygiene* 82 (1988): 205–8; sowie V. P. Sharma, C. Prasittisuk und A. V. Kondrashin: »Magnitude of Forest Malaria« in V. P. Sharma und A. V. Kondrashin (Hrsg.): *Proceedings of an Informal Consultation Meeting WHO/MRC 18–22 February 1991*. Weltgesundheitsorganisation, Neu Dehli 1991.

182 Sharma, Prasittisuk und Kondrashin (1991), a. a. O.

183 M. K. Banerjee, N. Palikhe, B. L. Shestha et al. in Sharma und Kondrashin (1991), a. a. O. 1976 beliefen sich die Todesfälle aufgrund von Malaria auf 2,5 pro 100 000 Einwohner. Bis 1989 war diese Zahl auf 12,3 pro 100 000 gestiegen. Wie in Afrika stiegen auch hier die Fälle zerebraler Malaria unter Erwachsenen sowohl zahlenmäßig als auch bezüglich der Schwere der Erkrankung. 1989 verlief einer von drei Fällen zerebraler Malaria tödlich, trotz medikamentöser Behandlung.

184 T. Chongsuphajaisiddhi, A. Sabchareon, P. Chantavanich et al.: »A Phase III Clinical Trial of Mefloquine in Children with Chloroquine-Resistant *falciparum* Malaria in Thailand«, *Bulletin of the World Health Organization* 65 (1987): 223–26; H. O. Lobel, M. Miani, T. Eng et al.: »Long-Term Malaria Prophylaxis with Weekly Mefloquine«, *Lancet* 341 (1991): 848–51; sowie R. Steffen, E. Fuchs, J. Schildknecht et al.: »Mefloquine Compared with Other Malaria Chemoprophylactic Regimens in Tourists Visiting East Africa«, *Lancet* 341 (1993): 1299–1303.

185 S. Looareesuwan, C. Viravan, S. Vanijanonta et al.: »Randomised Trial of Artesunate and Mefloquine Alone and in Sequence for Acute Uncomplicated *falciparum* Malaria«, *Lancet* 339 (1992): 821–824; sowie F. O. Ter Kuile, G. Dolan, F. Noster et al.: »Halofantrine Versus Mefloquine in Treatment of Multidrug-Resistant *falciparum* Malaria«, *Lancet* 341 (1993): 1044–49.

186 C. M. Wilson, A. E. Serrano, A. Wasley et al.: »Amplification of a Gene Related to Mammalian *mdr* Genes in Drug-Resistant *Plasmodium falciparum*«, *Science* 244 (1989): 1184 ff.; S. K. Martin, A. M. J. Oduola und W. K. Mihous: »Reversal of Chloroquine Resistance in *Plasmodium falciparum* by Verapamil«, *Science* 235 (1987): 899 ff.; C. C. Newbold: »The Path of Drug Resistance«, *Nature* 345 (1990): 202 f.; T. E. Wellems, L. J. Panton, I. Y. Gluzman et al.: »Chloroquine Resistance Not Linked to *mdr*-Like Genes in a *Plasmodium falciparum* Cross«, *Nature* 345 (1990): 253 ff.; sowie S. J. Foote, D. E. Kyle, R. K. Martin et al.: »Several Alleles of the Multidrug-Resistance Gene Are Closely Linked to Chloroquine«, *Nature* 345 (1990): 255–58.

187 Man geht davon aus, daß ähnliche Pumpen in anderen Parasiten existieren. *Entamoeba histolytica*, der »Gay-Bowel-Disease«-Erreger (Darmerkrankung bei Schwulen), scheint sich ein *mdr*-Gen angeeignet zu haben, das zu 35 Prozent mit dem Malaria-*mdr* identisch ist. Der Parasit setzt die Pumpe ein, um sich vor dem Medikament Emetin zu schützen. Siehe J. Samuelson, P. Ayala, E. Orozco und D. Wirth: »Emetine-Resistant Mutants of *Entamoeba histolytica* Overexpress mRNAs for Multidrug Resistance«, *Molecular and Biochemical Parasitology* 38 (1990): 281–90.

188 K. H. Riechmann, D. R. Davis und D. C. Hutton: »*Plasmodium vivax* Resistance to Chloroquine?«, *Lancet* II (1989): 1183 f.

189 G. S. Murphy, H. Basri, Purnomo et al.: »*Vivax* Malaria Resistant to Treatment and Prophylaxis with Chloroquine«, *Lancet* 341 (1993): 96–100.

190 Ebenda.

191 »Rediscovering Wormwood. Ginghaosu for Malaria«, *Lancet* 339 (1992): 649 ff.; sowie E. Tanouye: »Chinese Tea Yields Secret of Its Success Against Malaria Bug«, *Wall Street Journal*, 1. Juli 1993 (A1); Looareesuwan, Viravan, Vanijanonta et al. (1992), a. a. O.; sowie J.

Karbwang, K. N. Bangchang, A. Thanavibul et al.: »Comparison of Oral Artemether and Mefloquine in Acute Uncomplicated *falciparum* Malaria«, *Lancet* 340 (1992): 1245–48.

192 F. Gay, L. Ciceron, M. Litaudon et al.: »In-Vitro Resistance of *Plasmodium falciparum* to Qinghaosu Derivatives in West Africa«, *Lancet* 343 (1994): 850 f.

193 Sharma und Kondrahin (1991), a. a. O.

194 Siehe auch Weltgesundheitsorganisation: »Global Malaria Control Strategy«, Ministerial Conference on Malaria, Amsterdam 26.–27. Oktober 1992; sowie W. Rooney und K. Thimasarn: »Development of Multi-Drug Resistance in Forest Related *falciparum* Malaria«, in Sharma und Kondrashin (1991), a. a. O.

195 Außer den Millionen Dollar, die zu Anfang im Kampf gegen die Malaria ausgegeben wurden, flossen beträchtliche Geldsummen in die WHO-Bemühungen und in die internationale Forschung. Zwischen 1973 und 1988 erhielt die WHO beispielsweise von einer Vielzahl von Quellen durchschnittlich 73 Millionen Dollar pro Jahr zur Malariakontrolle. Ein Großteil davon wurde für die Ausbildung von Leuten vor Ort ausgegeben, damit sie Pestizide anwenden oder die Anzahl Parasiten im menschlichen Blut zählen konnten.
Die amerikanische Regierung wendete ähnlich viel Geld auf – in erster Line für die Medikamenten- und Impfstoff-Forschung durch die Armee oder die Agency for International Development. Die US AID gab in dieser Zeit durchschnittlich 22 Millionen Dollar pro Jahr aus; die Ausgaben der Militärforschung beliefen sich auf etwa 10 Millionen Dollar jährlich. Das CDC und die NIH wendeten jeweils weit unter einer Million Dollar pro Jahr für die Malariaforschung auf. Siehe Instittute of Medicine (1991), a. a. O.

196 Mit Abstand der größte Teil der Ausgaben für die Malariaforschung zwischen 1960 und 1994 war der Suche nach einem Impfstoff gewidmet. Obwohl kein vielversprechendes Produkt auftauchte, gingen die Anstrengungen unermüdlich weiter, trotz Anklagen und Korruption. Der größte Geldgeber war die U.S. Agency for International Development, für die die Impfstoff-Forschung Vorrang hatte vor anderen möglichen Kontrollen oder der Entwicklung von Medikamenten. R. S. Desowitz, früher an der University of London, später an der University of Hawaii, formulierte es so: »US AID versagte, weil sie von Amateuren geleitet wurde, die den Rat der Professionellen ausschlugen. US AID versagte, weil sie sich Schäbigkeit und Korruption unterwarf. US AID versagte, weil sie eine mittelmäßige Wissenschaft förderte und die Bedeutung von experimentellen Ergebnissen aufblähte. Möglicherweise versagte die US AID auch deswegen, weil die menschliche Konstitution so ist, daß kein Impfstoff eine schützende Immunität bieten kann.« R. S. Desowitz: *The Malaria Capers*. W. W. Norton, New York 1991.
Im Frühjahr 1993 verkündete der kolumbianische Wissenschaftler Dr. Manuel Elkin Patorroyo die Ergebnisse eines Feldversuches mit einem synthetischen Proteinimpfstoff gegen *P. falciparum*. Er sagte, daß sich bei 1500 Kolumbianern der Impfstoff bei der Vorbeugung einer Infektion zu 38 Prozent als wirksam erwiesen hatte. Ein Jahr später, unter lauten WHO-Fanfaren, gab Patorroyo ähnliche Ergebnisse bei einem Feldversuch in Tansania bekannt. Skeptiker stellten das Timing der Tansania-Verlautbarung in Frage, die zufällig mit den Plänen der US AID zusammenfiel, das Budget für die Impfstoff-Forschung zu kürzen. Sie sagten, daß solche Behauptungen auch schon früher aufgestellt worden seien. Siehe »Malaria Vaccine a ›Good Chance‹ for a Breakthrough«, World Bank News XIII, 17. Februar 1994, Weltgesundheitsorganisation: »Malaria Vaccine Could Be Developed Soon. Global Effort Needed«, Press Release WHO/13/13. Februar 1994; M. V. Valero, L. R. Amador, C. Galindo et al.: »Vaccination with SPf66, a Chemically Synthesized Vaccine Against *Plasmodium falciparum* Malaria in Colombia«, *Lancet* 341 (1993): 705–10; sowie P. Brown: »Malaria Vaccine Passes Key Test«, *New Scientist*, 19. Februar 1994 (7).

197 Siehe E. Marshal: »Malaria Parasite Gaining Ground Against Science«, *Science* 242 (1991): 190–91; sowie P. J. Hilts: »U.S. Plans Deep Cuts in Malaria Vaccine Program«, *New York Times*, 13. Februar 1994 (A17).

14. Verdritteweltlichung

1 »Wir bekommen es langsam mit der Angst zu tun«, äußerte Mahler 1986 gegenüber Lawrence Altman, einem Journalisten der *New York Times*. Er fügte hinzu, daß er »sich kein schlimmeres medizinisches Problem in diesem Jahrhundert vorstellen kann... Wir stehen hilflos vor einer äußerst ernsten Pandemie, so tödlich wie nur irgendeine Pandemie es jemals war. Ich kenne keinen größeren Killer als AIDS.« Siehe L. K. Altman: »Global Program Aims to Combat AIDS ›Disaster‹«, *New York Times*, 21. November 1986 (A1).

2 Die für Epidemien typische glockenförmige Kurve zeigt an, daß sich bei jeder menschlichen Bevölkerungsgruppe, die mit einer bestimmten Mikrobe infiziert ist, schließlich eine natürliche Immunität herausbildet und ein Überleben ermöglicht, selbst wenn zuvor ungeheuer viele Menschen daran gestorben sind. 1994 war die einzige andere Krankheit auf der Erde, die ebenfalls keine glockenförmige Kurve aufwies, die Tollwut, die bei allen Menschen zu 100 Prozent tödlich verlief, wenn keine Notschutzimpfung erfolgte. Die klassische Kurve sieht wie folgt aus:

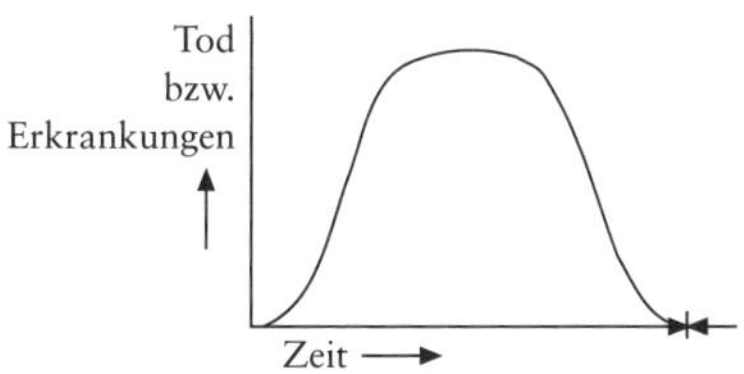

Punkt, an dem alle Überlebenden immun sind und die Epidemie nachläßt

1986 stieg die Kurve weltweit immer noch an. Auch 1994 war das noch so – mit Ausnahme einer Handvoll von Bevölkerungsgruppen, die vorbeugende Maßnahmen ergriffen, um eine Infektion zu vermeiden, und einer noch geringeren Zahl von Menschen überall auf dem Globus, die sich anscheinend infiziert hatten, jedoch das HIV auf natürliche Weise aus ihrem Körper bekamen, ohne jemals an AIDS zu erkranken.

3 Der ganze Umfang aller WHO-Aktivitäten im Zusammenhang mit AIDS vor der Einrichtung des globalen Programmes gegen AIDS (GPA) wird aus der folgenden Veröffentlichung ersichtlich: Weltgesundheitsorganisation, 77. Vorstandssitzung, Vorläufiger Tagesordnungspunkt 20: »WHO Activities for the Prevention and Control of Acquired Immunodeficiency Syndrome (AIDS)«, EB 77/42, 25. November 1985.

4 Die UN-Dienststellen wurden von den Regierungsvertretern häufig als angemessenes Betätigungsfeld für einflußreiche Gegner, korrupte Politiker, ausgebrannte oder nicht ganz so brillante Parteifreunde sowie für einflußreiche politische Verbündete gesehen, die sich jahrelang in Form von bequemen Jobs in den reichen Ländern glücklich bestechen ließen und erfolgreich die Machtbasis ihrer Förderer sicherten. Zweifelsohne waren nicht alle 50 000 Angestellte der UN von dieser Sorte; viele waren intelligente Visionäre, die fest an die Notwendigkeit einer globalen Gemeinschaft glaubten, die kollektive Lösungen für ihre Probleme sucht und nicht Zuflucht zu Kriegen nimmt. Aber allzu häufig in der Geschichte der UN wurden die intelligenten Idealisten von korrupten, engstirnigen Bürokraten abgewürgt. Siehe »The United Nations Agencies. A Case for Emergency Treatment«, *The Economist*, 2. Dezember 1989 (23–26); R.N. Wells Jr.: *Peace by Pieces – United Nations Agencies and Their Roles. A Reader and Selective Bibliography*. Scarecrow Press, Metuchen 1991; Graham Hancock: *Händler der Armut*. Droemer Knaur Verlag, München 1989; sowie V. Navarro: »A Critique of the Ideological and Political Positions of the Willy Brandt Report and the WHO Alma Ata Declaration«, *Social Science and Medicine* 18 (1984): 467–74.

5 40. World Health Assembly, Tagesordnungspunkt 18.2, WHA 40.26, 12. Plenum, 3 Seiten.

6 Der genaue Wortlaut war:
1) BESTÄTIGT, daß die WHO fortfahren sollte, ihrer Aufgabe nachzukommen und den

globalen, dringenden und energischen Kampf gegen AIDS anzuführen und zu koordinieren.

2) BILLIGT die Einrichtung eines speziellen Programms gegen AIDS und betont dessen hohe Priorität.

3) BILLIGT WEITERHIN die globale Strategie und das Programm, das die WHO gegen AIDS ausgearbeitet hat...

und ermutigt die Nationen der Welt, alle Informationen offen auszutauschen und gemeinsam im Kampf gegen AIDS zu kooperieren.

7 Siehe Annex 2. Resolution 42/8 of the Forty-second General Assembly of the United Nations: »Prevention and Control of Acquired Immune Deficiency Syndrome (AIDS)«, WHO/GPA/DIR/89.4.1987.

8 The Growth of HIV/AIDS-Legislation, 1983–92 (Quelle: World Health Organization, Health Legislation Unit).

Zu den Ländern, die im Dezember 1983 über eine entsprechende Gesetzgebung verfügten, gehörten: Österreich, Kanada (Alberta, British Columbia, Ontario), Dänemark, Deutschland, Frankreich, Griechenland, Israel, Italien, Neuseeland, Norwegen, Schweden, Türkei, USA (Kalifornien, New Jersey, New York).

Zwischen 1984 und 1987 wurden entsprechende Gesetze in folgenden Ländern erlassen: Ägypten (1986), Angola (1987), Australien (1984), Barbados (1985), Belgien (1985), Belize (1987), Benin (1987), *Bermuda (1985), Brasilien (1985), Brunei (1987), Bulgarien (1985), Burundi (1987), Chile (1984), China (1987), Costa Rica (1985), Dänemark (1985), [DDR (1986)], Dominikanische Republik (1987), Ekuador (1985), Finnland (1985), Großbritannien (1984), Jugoslawien (1986), Kanada (1985), Korea (1987), Kuba (1986), Libyen (1987), Liechtenstein (1987), Luxemburg (1984), Malaysia (1985), Malta (1986), Mauritius (1987), Mexico (1985), Monaco (1986), Mosambik (1986), Niederlande (1987), Niger (1987), Panama (1985), Paraguay (1985), Peru (1987), Philippinen (1986), Polen (1986), Portugal (1986), Ruanda (1987), Rumänien (1985), *UdSSR (1985), Schweiz (1986), Singapur (1985), Spanien (1985), Südafrika (1987), Syrien (1987), Thailand (1985), Togo (1987), Tschechoslowakai (1984), Uruguay (1984), Venezuela (1984), Zypern (souveräne Gebiete) (1987).

Zwischen 1988 und 1992 wurden entsprechende Gesetze in folgenden Ländern erlassen: Äquatorialguinea (1988), Albanien (1992), Algerien (1989), Argentinien (1988), Bahrain (1990), Bolivien (1988), El Salvador (1988), Estland (1992), Gabun (1989), Guinea-Bissau (1989), Hongkong (1988), Japan (1988), *Kolumbien (1988), Komoren (1988), Libanon (1990), Madagaskar (1990), Mongolei (1989), Oman (1990), Saint Lucia (1991), Saudi-Arabien (1990), Senegal (1990), Taiwan (1988), Tunesien (1989), Ukraine (1991), *Vietnam (1989).

Länder, für die kein genaues Datum der entsprechenden Gesetzgebung vorliegt: Bahamas, *Tansania, *Zypern.

* Gesetzestext stand der WHO nicht zur Verfügung. (Siehe auch Tabelle zu den Restriktionen im Zusammenhang mit AIDS).

9 Ein Gefühl für diese Zeit bekommt man durch folgende Veröffentlichung: *Panos Dossier. The Third Epidemic – Repercussions of the Fear of AIDS*. Panos Institute and Norwegian Red Cross, London 1990.

10 Zimmermann gab darüber hinaus bekannt, daß die Namen HIV-positiver Deutscher an die Polizei weitergeleitet worden waren, welche die Betroffenen daraufhin genauestens beobachtete.

11 Diese und andere Informationen stammen von einer Vielzahl von Zeitungen, medizinischen Fachblättern und Interviewpartnern. Wenn ich alle Informationen zitieren wollte, würde das den Umfang dieses Buches sprengen, so daß ich die Leser und Leserinnen um Vergebung bitte und auf das schon zuvor zitierte *Panos Dossier* verweise sowie auf alte Ausgaben zweier unschätzbarer Publikationen: *CDC AIDS Weekly*, P.O. Box 5528, Atlanta, Georgia, USA;

sowie *AIDS Newsletter*, herausgegeben vom Bureau of Hygiene and Tropical Diseases, GB-London WC1E7HT.

12 Gemäß einer BBC-Übersetzung hieß es in der sowjetischen Erklärung:

Die Bürger der UdSSR sind ebenso wie Ausländer und staatenlose Personen, die sich auf dem Gebiet der UdSSR aufhalten bzw. dort wohnhaft sind, verpflichtet, sich einer medizinischen Untersuchung auf das AIDS-Virus zu unterziehen. Sollten sie sich weigern, freiwillig an einem solchen Test teilzunehmen, können die Personen, von denen daraufhin davon ausgegangen werden darf, daß sie sich mit dem AIDS-Virus infiziert haben, von Vertretern der Gesundheitsbehörde zu einer medizinischen Einrichtung gebracht werden, wenn nötig mit Hilfe von Repräsentanten des Innenministeriums.

Die Infektion eines Zweiten mit AIDS durch eine Person, die sich ihrer eigenen AIDS-Infizierung bewußt ist, kann mit bis zu acht Jahren Gefängnis geahndet werden.

13 Tatsächlich wurden gemäß einer kubanischen Regierungsstatistik aus dem Jahr 1993 schließlich mehr Tests durchgeführt, als es Kubaner gab. Das bedeutete, daß sich einige Personen wiederholt testen ließen. Über 14 Millionen Tests wurden zwischen 1986 und 1993 durchgeführt. Während dieser Zeit erwiesen sich laut Dr. Jorge Pérez, dem Direktor des Los Cocos AIDS Sanatorium in Havanna, 930 Kubaner als HIV-positiv.

14 Die antiafrikanischen Gefühle waren so stark, daß AIDS-Gerüchte kleinere Aufstände in Peking und in anderen chinesischen Universitätsstädten auslösten. Ausgewiesene afrikanische Studenten berichteten von Durchsuchungen ihrer Wohnheime durch Bürgergruppen, von tätlichen Angriffen und Verhöhnungen in der Öffentlichkeit.

15 Einzelheiten zur Entwicklung des thailändischen Sexhandels und seiner Auswirkung auf die AIDS-Epidemie finden sich in Asia Watch Women's Rights Project: *A Modern Form of Slavery*. Human Rights Watch, New York–Washington–Los Angeles–London 1994.

16 C. Decker: »Robertson Tailors His Message to Audiences«, *Los Angeles Times*, 23. November 1987 (A1).

17 Dieser Streit führte zu einer enormen Welle von Pressemeldungen, und keine Auflistung von Veröffentlichungen könnte auch nur annähernd das Klima dieser häufig hitzigen Debatte widerspiegeln. Eine Kostprobe der Atmosphäre findet sich in T. Monmaney, P. Wingert, G. Raine und M. Gosnell: »AIDS. Who Should Be Tested?«, *Newsweek*, 11. Mai 1987 (64–65); M. Cimons: »Candidates Forced to Deal with AIDS Issue«, *Los Angeles Times*, 2. November 1987 (A1); M. Cimons: »Bowen Against Federal AIDS Legal Protection«, *Los Angeles Times*, 22. September 1987 (A16); R. Shilts: »U.S. Backtracks on AIDS Brochure«, *San Francisco Chronicle*, 28. August 1987 (A1); C. Thomas: »Fight AIDS with a National Health Card«, Leitartikel, *Los Angeles Times*, 5. Mai 1987; M. Cimons: »Conservatives Split as Some Attack Koop«, *Los Angeles Times*, 14. Mai 1987 (A1); D. Whitman: »A Fall from Grace on the Right«, *U.S. News & World Report*, 25. Mai 1987 (27–28); J. Helms: »Only Morality Will Effectively Prevent AIDS from Spreading«, Leitartikel, *New York Times*, 23. November 1987; sowie C. E. Koop: *Koop. Memories of America's Family Doctor*. Random House, New York 1991.

18 Eine Kostprobe der Debatte um die Einwanderung in die USA findet sich in R. M. Wachter: *The Fragile Coalition*. St. Martin's Press, New York 1991.

19 Auf den Unterschied zwischen »epidemisch« und »endemisch« kommt es in allen Diskussionen über neu auftauchende Krankheiten an. Idealerweise hofft man, eine auftauchende Mikrobe zu entdecken und sie unter Kontrolle zu bringen, solange ihr Einfluß auf den *Homo sapiens* sich noch auf kleine Krankheitsausbrüche beschränkt. Davon abgesehen kann es immer noch Hoffnung für eine effektive Vorgehensweise gegen eine Epidemie geben, die per definitionem neu und ein potentiell kurzlebiges Phänomen ist.

Bei Mikroben wie HIV, dem menschlichen Papillomvirus und Herpes simplex war es sehr schwer, das Auftauchen beim Ausbruch oder in frühen epidemischen Stadien zu entdecken, weil die Mehrheit der Infizierten monate- oder jahrelang ohne Symptome blieb. Daher konnte die Epidemie schlummern und sich jahrelang unbemerkt ausbreiten. Langsam wir-

kende Viren stellten die größte Herausforderung für die Befürworter eines öffentlichen Gesundheitswesens dar, weil es so lange dauerte, bis die Öffentlichkeit die Bedrohung erkannte. In Abwesenheit wachsamer Gesundheitsbehörden konnten sich solche schlummernden Epidemien in einer Gesellschaft leicht zu endemischen Krankheiten entwickeln, bevor das Auftauchen der Mikroben überhaupt bemerkt wurde. Sobald eine Krankheit in einer bestimmten Gesellschaftgruppe endemisch wird, ist sie extrem schwer zu schlagen.
1988 hoffte die GPA-Truppe noch, eine HIV-Endemie in den meisten Nationen dieser Erde verhindern zu können, indem sie die Regierungen aus ihrer Verleugnungshaltung riß und wirksame Aktionen veranlaßte, während sich HIV noch in einem Ausbruchs- bzw. frühen Epidemiestadium befand. 1988 war die Endemie in den meisten Ländern Schwarzafrikas, in Nordamerika und Westeuropa bereits Realität. Aber es gab noch Hoffnung für die Mehrheit der Weltbevölkerung in Asien, Osteuropa, Ozeanien und Lateinamerika.
In einem Worst-case-Szenario würde HIV auf einem oder zwei Kontinenten das Stadium einer Endemie erreichen, sich als Pandemie über den Rest der Welt ausbreiten und schließlich den Zustand einer globalen Endemie annehmen und sich in jedem Land der Welt dauerhaft verankern.

20 Über die Reaktionen des einzelnen und der Gesellschaft auf AIDS wurde viel geschrieben, obwohl diesbezüglich nur wenige ernstzunehmende wissenschaftliche Studien gefördert wurden. Die National Academy of Sciences in den Vereinigten Staaten benennt den Informationsmangel über menschliches Sexualverhalten und Drogenmißbrauch als Schlüsselfaktor für den mangelnden Erfolg, AIDS Einhalt zu gebieten. Dennoch standen die meisten Regierungen sogar noch 13 Jahre nach Ausbruch der Pandemie einer solchen Untersuchung ablehnend gegenüber, aufgrund der religiösen, politischen und kulturellen Empfindsamkeiten, die in Untersuchungen über Sex und Drogen berührt werden.
Siehe auch Centers for Disease Control: »Assessment of Broadcast Media Airings of AIDS-Related Public Service Announcements – United States, 1987–1990«, *Morbidity and Mortality Weekly Report* 40 (1991): 543–46; Centers for Disease Control: »Attitudes of Parents of High School Students About AIDS, Drug, and Sex Education in Schools – Rome, Italy, 1991«, *Morbidity and Mortality Weekly Report* 41 (1992): 201–9; Centers for Disease Control: »HIV Prevention in the U.S. Correctional System, 1991«, *Morbidity and Mortality Weekly Report* 41 (1992): 389–97; Centers for Disease Control: »Street Outreach for STD/HIV Prevention – Colorado Springs, Colorado, 1987–1991«, *Morbidity and Mortality Weekly Report* 41 (1992): 94–102; A.A. Ehrhardt: »Sex Education for Young People«, Vortrag auf der 9. Internationalen AIDS-Konferenz, Berlin, 7.–11. Juni 1993; M.V. Nadel: »AIDS Education. Gaps in Coverage Still Exist«, Aussage vor dem Senatskomitee für Regierungsangelegenheiten, GAO/T-HRD-90-26, 1990; C.F. Turner, H.G. Miller und L.E. Moses (Hrsg.): *AIDS. Sexual Behaviour and Intravenous Drug Use*. National Research Council, National Academy Press, Washington 1989; A.R. Jonsen und J. Stryker (Hrsg.): *The Social Impact of AIDS in the United States*. National Research Council, National Academy Press, Washington 1993; Office of Technology Assessment: »How Effective Is AIDS Education?«, Bericht an den Kongreß der Vereinigten Staaten, Staff Paper 3, 1988; Panos Dossier (1990), a.a.O.; Panos Dossier: *AIDS and the Third World*. Panos Institute, London und New Society Publishers, Philadelphia 1989; H. Schietinger: *Good Intentions. A Report on Federal AIDS Prevention Programs*. Aids Action Council, Washington 1991; J. Sepulveda, H. Fineberg und J. Mann: *AIDS. Prevention Through Education. A World View*. Oxford University Press, New York und Oxford 1992; U.S. General Accounting Office: *AIDS Education. Public School Programs Require More Student Information and Teacher Training*. Bericht an den Vorsitzenden des Komitees für Regierungsangelegenheiten, U.S. Senat, GAO/HRD-90-103, 1990; sowie U.S. General Accounting Office: *AIDS-Prevention Programs. High-Risk Groups Still Prove Hard to Reach*. Bericht an den Vorsitzenden, Subcommittee on Human Resources and Intergovernmental Relations, Committee on Governmental Operations, House of Representatives, GAO/HRD-91-52, 1991.

AIDS-BESCHRÄNKUNGEN, DIE ZU GESETZEN WURDEN, 1981–1989 *

(Zusammengestellt aus mehreren Quellen, einschließlich WHO, Panos Institute, McGill Centre for Medicine, Ethics and Law, AIDS Policy Center, Intergovernmental Health Policy Project, George Washington University.)

* Einige dieser Gesetze wurden in der Folge widerrufen. In manchen Ländern gab es nach 1989 eine analoge Gesetzgebung.

Land	*für alle Bürger zwingend vorgeschrieben*										
	Immigranten	*Arbeitserlaubnis*	*Militär*	*ausländ. Studenten*	*Besucher (30 Tage oder mehr)*	*Besucher (> Jahr)*	*alle »verdächtigen« Bürger*	*alle Bürger*	*Zwangsquarantäne für HIV+*	*freiw. Haft von HIV+*	*Einreise für HIV+ verboten*
Antarktis											×
Australien	×										
Belgien				×							
Bulgarien					×						
Kanada											×
China				×		×	×			×	
Costa Rica				×	×						
Kuba	×	×	×	×	×			×	×		
Zypern				×							
Ekuador					×						
Ägypten					×						
BRD				×							
DDR					× (über 3 Monate)						
Finnland				×							
Griechenland		×		×							
Indien						×					
Irak	×				× (über 5 Tage)		× (bei Rückkehr aus dem Ausland)				

Land	für alle Bürger zwingend vorgeschrieben								Zwangs-quarantäne für HIV+	freiw. Haft von HIV+	Einreise für HIV+ verboten
	Immi-granten	*Arbeits-erlaubnis*	*Militär*	*ausländ. Studenten*	*Besucher (30 Tage oder mehr)*	*Besucher (> Jahr)*	*alle »ver-dächtigen« Bürger*	*alle Bürger*			
Israel			×								
Japan										×	×
Katar	×	×				×					
Korea					× (90 Tage)						
Kuwait	×	×				×					
Libyen	×					×					
Pakistan						×					
Philippinen					× (6 Monate)						× (für U.S. Militär)
Polen				×							
Saudi-Arabien	×	×		×		×					
Südafrika		×									×
Spanien			×								
Syrien		×		×							
Thailand											×
Ver. Arab. Emirate		×									
Großbritannien											×
USA	×	×	×	×	× (1 Tag HIV+; wurde später geändert)					×	
UdSSR				×	× (3 Monate)		×				
Jugoslawien				×							

21 British Market Research Bureau Limited: »AIDS Advertising Campaign« erstellt für das Central Office of Information, London, Juli 1987.

22 Kuba bildet wahrscheinlich eine Ausnahme. Aufgrund obligatorischer Tests und Quarantäne konnte Kuba die HIV-Infektionen zehn Jahre lang erfolgreich weit unter einem Prozent der Bevölkerung halten. Als jedoch infolge der Auflösung der Sowjetunion und der nachfolgenden Beendigung der sowjetischen Fördergelder für die kubanische Industrie und Landwirtschaft der wirtschaftliche Zusammenbruch einsetzte, nahmen Prostitution und Tourismus in der Inselnation zu. Eine neue Welle von AIDS, völlig getrennt von der, die Jahre zuvor von Veteranen des Bürgerkriegs in Angola eingeschleppt worden war, tauchte Anfang der neunziger Jahre auf. Die meisten Beobachter, darunter die Kubaner und Vertreter der Pan American Health Organization, sagten für 1993 einen Anstieg der AIDS-Fälle in Kuba voraus, da die darniederliegende Wirtschaft zunehmend vom Tourismus abhing. Laut dieser Analyse hing der frühere Erfolg des Quarantäneansatzes an AIDS in hohem Maße von der Isolation der kubanischen Gesellschaft insgesamt ab. Wenn Kuba für Außenstehende offener wird, so meinten die Kritiker, könne ein solcher restriktiver Ansatz nicht länger von Erfolg gekrönt sein.
Siehe R. Goldstein: »AIDS Arrest. The Cuban Solution«, *Village Voice*, 14. Februar 1989 (18); N. Caistor: »Treatment for Life«, *New Scientist*, 18. Februar 1989 (65); A. M. Gordon und R. Paya: »Controlling AIDS in Cuba«, *New England Journal of Medicine* 321 (1989): 829; R. Bayer: »Controlling AIDS in Cuba. The Logic of Quarantine«, *New England Journal for Medicine* 320 (1989): 1022–24; N. Scheper-Hughes: »AIDS, Public Health, and Human Rights in Cuba«, *Lancet* 342 (1993): 965 ff.; sowie J. Glesecke: »AIDS and the Public Health«, *Lancet* 342 (1993): 942.

23 Gipfeltreffen der Gesundheitsminister zu AIDS-Präventionsprogrammen: »London Declaration on AIDS Prevention«, 28. Januar 1988, in Weltgesundheitsorganisation: *AIDS Prevention and Control*. Pergamon Press, Oxford 1988.

24 Siehe F. Newman und D. Weissbrodt: *Selected International Human Rights Instruments*. Anderson Publishing Co., Cincinnati 1990; K. Tomasevski, S. Gruskin, Z. Lazzarini und A. Hendriks: »AIDS and Human Rights«, in Mann, Tarantola und Netter (Hrsg.) (1992), a. a. O.; P. Siegert: *AIDS and Human Rights. A UK Perspective*. British Medical Foundation for AIDS, London; sowie »Declaration on Respect for Human Rights and Dignity in Addressing the AIDS Pandemic«, Global Expert Meeting, Den Haag, Niederlande, 21.–24. Mai 1991.

25 Siehe L. O. Gostin: »The Americans with Disabilities Act and the U.S. Health Care System«, *Health Affairs* 11, 3 (1992): 248–57; L. O. Gostin: »Public Health Powers. The Imminence of Radical Change«, *The Milbank Quarterly* 69 (1991): 268–90; L. O. Gostin: »A Decade of a Maturing Epidemic. An Assessment and Directions for Future Public Policy«, *American Journal of Law and Medicine* 15, 1 und 2 (1990); L. O. Gostin: »The AIDS Litigation Project. A National Review of Court and Human Rights Commission Decisions. Part I: The Social Impact of AIDS«, *Journal of the American Medical Association* 263 (1990): 1961–70; sowie L. O. Gostin: »The AIDS Litigation Project. A National Review of Court and Human Rights Commission Decisions. Part II: Discrimination«, *Journal of the American Medical Association* 263 (1990): 2086–93.

26 Der Weltgesundheitsorganisation wurden folgende afrikanischen AIDS-Fälle offiziell gemeldet:

(kumulativ zu den angegebenen Daten)

Land	*12. Januar 1988*	*28. Februar 1989*	*1. Juni 1989*	*1. Juni 1990*	*1. Juni 1991*	*1. Juni 1992*
Algerien	5	13	13	45	45	92
Angola	6	85	104	104	104	421
Benin	3	15	36	124	124	185
Botswana	13	34	49	87	87	277
Burkina Faso	26	26	107	978	978	978
Burundi	569	1408	1408	3305	3305	3305
Kamerun	25	62	62	78	429	429
Kap Verde	4	18	18	32	32	32
Zentralafrik. Republik	254	432	662	662	662	1864
Tschad	1	11	11	35	59	130
Komoren	0	1	1	2	2	2
Kongo	250	1250	1250	1940	2406	2405
Elfenbeinküste	250	250	250	3647	6836	8297
Äquatorialguinea	0	0	2	3	3	9
Äthiopien	19	81	81	531	636	1818
Gabun	13	27	27	64	117	117
Gambia	14	62	62	81	123	180
Ghana	145	227	402	1732	1732	2852
Guinea	4	10	33	161	161	338
Guinea-Bissau	16	48	48	123	157	157
Kenia	964	2732	2732	9139	9139	9139
Lesotho	2	2	5	11	11	44
Liberia	2	2	2	5	5	24
Madagaskar	0	0	0	2	2	2
Malawi	13	2586	2586	17160	7160	12074
Mali	0	29	29	338	338	338
Mauretanien	0	0	0	16	16	26
Mauritius	1	1	2	5	5	9
Mosambik	4	27	29	151	198	288
Niger	26	43	56	149	149	497
Nigeria	5	13	15	48	48	84
Réunion	1	8	20	49	49	49
Ruanda	705	987	1302	3407	3407	6578
São Tomé e Príncipe	0	1	1	1	1	6
Senegal	27	149	181	307	307	648
Seychellen	0	0	0	21	0	21
Sierra Leone	0	5	20	15	35	40
Südafrika	93	195	226	590	764	1019
Swasiland	7	14	14	14	14	71
Togo	0	2	2	100	100	100
Tansania	1608	3055	4158	7128	8163	27396
Uganda	2369	5508	6772	17422	21719	30190
Zaire	335	335	335	11732	11732	14762
Sambia	536	1296	1296	3494	4036	5802
Zimbabwe	0	119	119	5249	6716	10551
Namibia				311	311	311
Insgesamt	8693	21169	24528	80598	92422	143949

GEMELDETE HIV-INFEKTIONSRATEN

(Basiert auf Studien, die bei verschiedenen jährlichen AIDS-Konferenzen in Afrika und bei Internationalen AIDS-Konferenzen vorgestellt wurden, sowie aus Veröffentlichungen der medizinischen Fachliteratur)

1988 zeigten epidemiologische Übersichten anhand von Blutuntersuchungen die infizierten Schlüsselgruppen in schwarzafrikanischen Ländern:

Land	*Testgruppe*	*% HIV-1 positiv*	*% HIV-2 positiv*	*% HIV-1 & HIV-2 positiv*
Senegal	weibliche Prostiuierte, Dakar	0,0	4,0	0,0
Mali	Krankenhausuntersuchung, Bamako	0,25	1,4	0,0
Guinea-Bissau	Allgemeinbevölkerung	0,001	10,1	–
	Blutspender, Bissau	–	25,9	–
	Krankenhausbelegschaft, Bissau	–	40,0	–
	Malariapatienten, Bissau	–	75,0	–
Guinea	Krankenhausuntersuchung, Conakry	0,8	0,3	0,0
Ghana	weibliche Prostituierte, Accra	0,7	–	–
Benin	weibliche Prostituierte	4,5	3,7	–
	Blutspender	0,0	0,0	0,0
Elfenbeinküste	weibliche Prostituierte, Abidjan	51,3	–	–
	schwangere Frauen, Abidjan	5,6	–	–
	Allgemeinbevölkerung	2,3	4,2	–
Nigeria	Blutspender, Lagos	0,1	–	–
Zaire	Tb-Patienten, Kinshasa	33,0	–	–
	weibliche Prostituierte, Kinshasa	40,0	–	–
	Krankenhausuntersuchung, Kinshasa	22,0	–	–
	Allgemeinbevölkerung, Kinshasa	12,7	–	–
	Allgemeinbevölkerung, ländlich	2,5	–	–
Angola	STD-Kliniken, Luanda	11,0	10,5	3,5
	schwangere Frauen, Cabinda	11,0	–	–
	Blutspender, Luanda	9,6	*	
	Tb-Patienten, Luanda	4,0	–	–
	Krankenhauspatienten, Luanda	22,0	*	
Sambia	Blutspender, Lusaka	10,1	–	–
	Blutspender, Kupfergürtel	13,0	–	–
Namibia	Blutuntersuchung, Windhoek	0,3	–	–
Botswana	STD-Klinik, Gabarone	2,6	–	–
	Krankenhauspatienten, Gabarone	4,3	–	–
Südafrika	Allgemeinbevölkerung	0,02	–	–
Lesotho	Allgemeinbevölkerung	0,0	–	–
Mosambik	Allgemeinbevölkerung, Maputo	–	1,89	–
Swasiland	Keine Daten	–	–	
Zimbabwe	STD-Klinik, Harare	18,5	–	–
Madagaskar	Keine Daten	–	–	–
Kongo	Allgemeinbevölkerung, Brazzaville	5,0	–	–
	weibliche Prostituierte, Brazzaville	34,0	–	–

Land	*Testgruppe*	*% HIV-1 positiv*	*% HIV-2 positiv*	*% HIV-1 & HIV-2 positiv*
Kamerun	weibliche Prostituierte, Yaoundé	7,1	–	–
Zentralafrik.				–
Republik	weibliche Prostituierte, Bangui	7,5	–	
Niger	Blutspender	0,4	–	–
Tschad	Keine Daten	–	–	–
Äthiopien	weibliche Prostituierte, Addis Abeba	6,7	–	–
Somalia	Allgemeinbevölkerung	0,0	–	–
Kenia	weibliche Prostituierte, Nairobi (untere Preiskategorie)	85,0	0,0	0,0
	Männer, STD-Klinik, Nairobi	11,2	–	–
Uganda	Krankenhauspatienten, Kampala	45,0	NS	19,0
	schwangere Frauen, Kampala	20,0	–	–
Tansania	junge Erwachsene, Bukoba	50,0	0,0	0,0
	Haushaltsuntersuchungen, Bukoba	32,8	0,0	0,0
	Kinder, Bukoba	3,9	0,0	0,0
	weibliche Prostituierte, Bukoba	90,0	0,0	0,0
	schwangere Frauen, Mwanza	6,0	–	–
	weibliche Prostituierte, Arusha	75,0	0,0	0,0
	schwangere Frauen, Arusha	7,0	–	–
	Bardamen, Daressalam	22,0	–	–
Burundi	Untersuchung nach dem Zufallsprinzip, Bujumbura	15,0	0,0	0,0
	STD-Klinik, Bujumbura	18,0	–	–
Ruanda	Untersuchung nach dem Zufallsprinzip, Kigali	30,0	0,0	0,0

* Einige HIV-1 Fälle sind eigentlich HIV-2, gemischte Proben.
STD-Klinik = Klinik für sexuell übertragbare Krankheiten

Untersuchungen zwischen 1989 und 1991 in verschiedenen afrikanischen Ländern, die auf ähnlichen Quellen basieren, zeigten ein Ansteigen der HIV-Infektionen:

Land	*Testgruppe*	*% HIV-1 positiv*	*% HIV-2 positiv*	*% HIV-1 & HIV-2 positiv*
Tansania	Bardamen, Daressalam	42,0	–	–
Uganda	Allgemeinbevölkerung, Rakai	12,0	–	–
Elfenbeinküste	Allgemeinbevölkerung, Abidjan	6,4	–	–
	Krankenhauspatienten, Abidjan	19,7	–	–
	Bardamen und Prostituierte,		–	–
	Abidjan	21,7	–	–
	STD-Kliniken, Abidjan	60,0		
	schwangere Frauen, Abidjan	12,0	–	–
	Blutspender, Abidjan	15,0	–	–
			–	–
			–	–
Burkina Faso	weibliche Prostituierte, Ouagadougou	7,6	18,0	2,3
Senegal	Prostituierte, Dakar	1,0	10,0	–

Land	*Testgruppe*	*% HIV-1 positiv*	*% HIV-2 positiv*	*% HIV-1 & HIV-2 positiv*
Guinea-Bissau	ländl. Untersuchung (Mittel aus unterschiedl. Raten von Dorf zu Dorf)	0,26	–	–
Benin	ländl. Untersuchung	6,6	0,2	0,0
	Studenten, die sich für ein Auslandsstudium bewarben	3,5	–	–
Kamerun	Allgemeinbevölkerung, Ghipponi	0,5	–	–
	weibliche Prostituierte, Ghipponi	6,6	–	–
Nigeria	Allgemeinbevölkerung	0,02	0,05	–
Uganda	Rakai, Handelszentren			
	Männer (20–29 Jahre)	43,0	–	–
	Frauen (20–29 Jahre)	52,0	–	–
Ruanda	schwangere Frauen, Kigali	32,0	–	–
	unverheiratete schwangere Frauen, Kigali	64,0	–	–
Südafrika	Allgemeinbevölkerung, schwarz	0,76	–	–
	Allgemeinbevölkerung, weiß	0,01	–	–

HIV-Infektionsraten in ausgewählten Bevölkerungsgruppen, 1992–93

Land	*Testgruppe*	*% HIV-1 positiv*	*% HIV-2 positiv*	*% HIV-1 & HIV-2 positiv*
Tansania	Frauen, 20–29 Jahre, landesweit	8,0	–	–
Zimbabwe	Erwachsene Arbeitnehmer, landesweit	18–20	–	–
	schwangere Frauen, allgemein	20,0	–	–
	schwangere Frauen, LKW-Routen	42,0	–	–
	Krankenhauspatienten, landesweit	65,0	–	
Südafrika	STD-Kliniken, Johannesburg	15,0	–	–
	Untersuchung nach dem Zufallsprinzip unter Arbeitern, Johannesburg	0,5	–	–
Uganda	freiwillige HIV-Testzentren	30,0	–	–
	schwangere Frauen, Kampala	28,0	–	–
Nigeria	Allgemeinbevölkerung	2,0	1,3	0,0
	weibliche Prostituierte	10,0	6,7	–
	Belegschaft von Gesundheitszentren	1,6	–	–
	Blutspender	3,69	–	–
Sudan	weibliche Prostituierte, Khartum	23,0	–	–
	Blutspender, Süd-Sudan	30,0	–	–
Sambia	schwangere Frauen, Lusaka	24,0	–	–
Malawi	schwangere Frauen, Lilongwe	22,5	–	–
Kenia	schwangere Frauen, Nairobi	15,0	–	–
Elfenbeinküste	schwangere Frauen, Abidjan	17,0	–	–

30 Ungefähr 1,00 Dollar für einen ersten ELISA-Bluttest und 30 Dollar bis 50 Dollar für Western-Blot-Bestätigungsproben mit der 1988 verfügbaren Technologie sowie der Kauf eines ELISA-Siebgerätes für 15 000 Dollar.

31 1988 schätzungsweise 5,00 Dollar für 100 Kondome mit Rabatt über Großhändler oder bis zum 20fachen Betrag beim Kauf im Einzelhandel.

32 J. Tinker: »AIDS in Developing Countries«, *Issues in Science and Technology* IV (Winter 1988): 1–7.

33 Über die Höhe der amerikanischen AIDS-Behandlungskosten existiert eine Vielzahl von Schätzungen, einige davon reichen bis zu 200 000 Dollar. Im allgemeinen stiegen die jährlichen Kosten mit den Jahren, da die Ärzte bei der Behandlung von AIDS-Fällen größere Kenntnisse erlangten. Die über die gesamte Lebenszeit kumulierten AIDS-Kosten nahmen zu, da die Patienten länger lebten und sich somit höhere Beträge ansammelten. Siehe G. J. Alpauch: »AIDS-Related Claim Survey Results«, *Best's Insurance Management Report*, 18. November 1991 (1–3); L.S. Rosenblum, J.W. Buehler, M. Morgan und M. Moien: »Increase Impact of HIV Infection on Hospitalizations in the United States, 1983–1988«, *Journal of Acquired Immune Deficiency Syndromes* 5 (1992): 497–504; General Accounting Office: »AIDS Forecasting. Undercount of Cases and Lack of Key Data Weaken Existing Estimates«, Report to U.S. Congress, Washington 1989; »AIDS. Met Life's Experience, 1986–89«, *Met Life's Statistical Bulletin*, Oktober–Dezember 1990 (2–9); A. A. Scitovsky: »The Economic Impact of AIDS in the United States«, *Health Affairs*, Herbst 1988 (1–14); F.J. Hellinger: »Forecasting the Medical Care Costs of the HIV-Epidemic. 1991–1994«, *Inquiry* 28 (1991): 213–225; sowie L.T. Bilheimer: »Modeling the Impact of the AIDS/HIV Epidemic on State Medical Programs«, Rede vor der Conference on New Perspectives on HIV-Related Illness. Program in Health Services Research, U.S. Public Health Service, Rockville 1989.

34 M. Over, S. Bertozzi, J. Chin et al.: »The Direct and Indirect Cost of HIV Infection in Developing Countries. The Case of Zaire and Tanzania«, Rede anläßlich der 4. Internationalen AIDS-Konferenz, Stockholm, 12.–16. Juni 1988.

35 Anhand von ähnlichen Berechnungen kostete der durchschnittliche AIDS-Patient die Vereinigten Staaten 1988 drei Jahre BSP pro Kopf, und als die Epidemie in Amerika sich zunehmend in die Armutsviertel verlagerte, fiel dieser Wert weiter. Anhand dieser zugegebenermaßen groben Versuche aus der Anfangszeit, die AIDS-Epidemie in Zahlen auszudrücken, würden 250 000 AIDS-Fälle die US-Wirtschaft 750 000 Jahre BSP pro Kopf kosten. 250 000 Fälle in Zaire würden jedoch die Wirtschaft dort 4 750 000 Jahre BSP pro Kopf kosten. Siehe auch M. Over, S. Bertozzi und J. Chin: »A Proposed Approach to Making Preliminary Estimates of the Cost of HIV Infection in a Developing Country«, Rede anläßlich der 3. Internationalen Konferenz zu AIDS und damit verbundenen Krebserkrankungen in Afrika, Arusha, Tansania, 16. September 1988.

36 S.K. Lwangwa und J. Chin: »Projections of Non-Paediatric HIV Infection and AIDS in Pattern II Areas«, Rede anläßlich der 5. Internationalen AIDS-Konferenz, Montreal, 4.–9. Juni 1989.

37 Ein Gefühl für die Stimmung im GPA-Team findet sich in S. Kingman: »AIDS Brings Health into Focus«, *New Scientist*, 20. Mai 1989 (37–42); J.M. Mann: »Global AIDS. Into the 1990s«, Rede anläßlich der 5. Internationalen AIDS-Konferenz, Montreal, 4.–9. Juni 1989; sowie Weltgesundheitsorganisation: »Global Programme on AIDS«, erstellt für die Delegierten der 5. Internationalen AIDS-Konferenz, Montreal, 4.–9. Juni 1989.

38 Weltgesundheitsorganisation: »The Global AIDS Situation«, *In Point of Fact* 68 (1990); sowie Weltgesundheitsorganisation: »WHO Revises Global Estimates of HIV Infection«, *WHO Press*, WHO/38, 31. Juli 1990.

39 M. Over und P. Piot: »HIV Infection and Other Sexually Transmitted Diseases«, Kapitel 10 in D.T. Jamison und W.H. Mosley (Hrsg.): *World Health Report*. Weltbank, Washington 1990.

40 H. M. Ntaba: »Access to Health Care – AIDS in the Developing World«, Rede anläßlich der 6. Internationalen AIDS-Konferenz, San Francisco, 20.–24. Juni 1990.

41 E. M. Kiereini: »Women and Children in Africa. AIDS Impact«, Rede anläßlich der 6. Internationalen AIDS-Konferenz, San Francisco, 20.–24. Juni 1990.

42 Die Rolle der Frau in afrikanischen Ländern und ihre Beziehung zu AIDS erwies sich als das größte Hindernis in den Bemühungen, die sich ausbreitende Epidemie in den Griff zu bekommen. Die Frauen konnten in den meisten afrikanischen Ländern nicht darauf bestehen, daß ihr Partner ein Kondom benützt. Wenn sie das taten, konnte das ihren Tod bedeuten, denn Ehefrauen waren im Vergleich zu ihren Ehemännern häufig von so niedrigem Status, daß sie so gut wie kein Recht hatten, irgendeine seiner sexuellen Praktiken in Frage zu stellen. Selbst nachdem bei einem Mann AIDS diagnostiziert wurde, konnte er in vielen afrikanischen Ländern legal darauf bestehen, mit seiner Ehefrau ungeschützten Geschlechtsverkehr zu haben. Dieses Recht wurde in den letzten Jahren von Gerichtshöfen in Sambia, Zimbabwe, Kenia, Nigeria, in der Elfenbeinküste und anderen Ländern des Kontinents in Frage gestellt.
Weitere Informationen hierzu finden sich in L. Garrett: »AIDS in Africa«, *Newsday*, 26. und 27. Dezember 1988 (A1); L. Garrett: »AIDS. What Women Don't Know«, *Elle*, Dezember 1992 (86–96); Global Programme on AIDS: »International Conference on the Implications of AIDS for Mothers and Children. Technical Statements and Selected Presentations«, Paris, 27.–30. November 1989; B. Grundfest-Schoepf, W. Engundu, R. waNkere et al.: »Research on Women with AIDS«, Rede anläßlich der 1. International Conference on AIDS Education and Information, Ixtapa, Mexico, 16. Oktober 1989; C. G. Moreno und L. C. Rodrigues: »Safer Sex and Women in Africa«, *Lancet* 340 (1992): 57–58; E. Ojulu: »Uganda Prostitutes Are Now Wiser«, *New African*, September 1988 (34); Panos Dossier: *Triple Jeopardy – Women and AIDS*. Panos Institute, Washington 1990; J. Perlez: »Toll of AIDS on Uganda's Women Puts Their Roles and Rights in Question«, *New York Times*, 26. Oktober 1990 (A14); A. Petras-Barvazian und M. Merson: »Women and AIDS. A Challenge for Humanity«, *World Health*, November–Dezember 1990 (1–32); sowie »Women and Prevention Strategies«, *AIDS Newsletter*, 1992 (Item 16, Item 515).

43 C. P. Lindan, S. Allen, A. Serufilira et al: »Predictors of Mortality Among HIV-Infected Women in Kigali, Rwanda«, *Annals of Internal Medicine* 116 (1992): 320–28.

44 Siehe hierzu auch die Veröffentlichungen von David Norse für die Food and Agriculture Organization (FAO), von 1991 bis 1993. Sie sind vielseitig und auf Verlangen bei der FAO in Rom, Italien, erhältlich.

45 S. Armstrong: »South Africa Wakes Up to the Threat of AIDS«, *New Scientist*, 16. Februar 1991 (19).

47 C. Hemery: »Spectaculaire Propagation du SIDA en Ethiopie«, *Afrique Nouvelle*, Juli–August 1993 (38–39).

48 R. M. Anderson, R. M. May, M. C. Boily et al.: »The Spread of HIV-1 in Africa. Sexual Contact Patterns and the Predicted Demographic Impact of AIDS«, *Nature* 352 (1991): 581–89.

49 Weltbank: »The Economic Impact of Fatal Adult Illness from AIDS and Other Causes in Sub-Saharan Africa« Research Project, Weltbank, Washington 1991.

50 M. King und R. Hall: »AIDS Soon to Overtake Malaria«, *Lancet* 337 (1991): 166.

51 Beim Delphi-Ansatz wurde wie in Chins Model der GPA versucht, die enorme Diskrepanz zwischen den Zahlen der offiziell gemeldeten AIDS-Fälle und HIV-Infektionen auf der Welt einerseits und der schwer faßbaren Wirklichkeit andererseits nach gewissen Faktoren aufzuschlüsseln. In Chins Ansatz ging es darum, ein mathematisches Modell von verschiedenen Typen nationaler Epidemien und Infektionsausbreitungsraten zu schaffen. Die globale AIDS-Politik setzte die Delphi-Technik des Hinzuziehens lokaler Experten in aller Welt ein. Prominente AIDS-Wissenschaftler und Ärzte wurden gebeten, niedrige und hohe Schätzungen der Epidemie in ihrem Land, der örtlichen Pandemien und der globalen Situation abzugeben. Mittels statistischer Methoden gelangte man zu einer regionalen Bandbreite vom derzeit geschätzten Ausmaß der Pandemie und von zukünftigen Proportionen.

Keine der beiden Techniken war perfekt. Bei beiden fehlten wichtige Angaben, und sie konnten daher nur als bestmögliche Schätzung eingeordnet werden.

52 J. Mann, D.J. Tarantola und T.W. Netter: »The Impact of the Pandemic«, *AIDS in the World*. Harvard University Press, Cambridge 1991 (9–132).

53 United Nations Development Program: *Human Development Report 1993*. Oxford University Press, New York 1993.

54 Weltbank: *World Development Report 1993. Investing in Health*. Oxford University Press, New York 1993.

Dies stellte einen signifikanten Wechsel in der Politik der Weltbank dar. Noch fünf Jahre zuvor hatte die Leitung der Bank, damals noch unfähig zu erkennen, wie die AIDS-Epidemie die Entwicklung gefährdete, ein Darlehen über 15 Millionen Dollar für die AIDS-Aufklärung in Sambia abgeschlagen, weil die Regierung Kaunda mit den Rückzahlungen anderer Kredite, die nichts mit AIDS zu tun hatten, in Verzug geraten war.

55 Laut dem *World Population Profile: 1994* (U.S. Census Bureau, Department of Commerce 1994) sollen die Bevölkerungswachstumsraten zwischen 1994 und 2010 für die sechzehn am schwersten betroffenen Ländern wie folgt aussehen:

Land	*Schätzwert ohne AIDS*	*Wachstum mit AIDS*
Brasilien	0,9 %	0,6 %
Burkina Faso	3,1	1,6
Burundi	3,0	1,9
Elfenbeinküste	3,1	2,5
Haiti	2,1	1,3
Kenia	2,5	1,0
Kongo	2,3	1,0
Malawi	3,2	1,6
Ruanda	3,5	1,7
Sambia	3,4	1,4
Tansania	3,0	1,5
Thailand	0,9	– 0,8
Uganda	3,3	1,5
Zaire	3,3	2,9
Zentralafrik. Republik	2,4	1,9
Zimbabwe	2,5	0,5

56 Eine Studie der Weltbank zeigte, wie unwahrscheinlich es war, daß Familien in der Elfenbeinküste, die AIDS-Waisenkinder aufgenommen hatten, den Pflegekindern die gleichen Möglichkeiten boten wie den eigenen Kindern. Gemäß einer Umfrage mußten die Pflegekinder durchschnittlich 20 Prozent mehr im Haushalt arbeiten und 15 Prozent mehr auf dem Feld als die natürlichen Kinder der Pflegeeltern. Bei Pflegekindern war die Möglichkeit, nicht zur Schule geschickt zu werden, um 30 Prozent höher.

57 »Africa Will Suffer ›Millions‹ of AIDS Orphans«, *New Scientist*, 23. Februar 1991 (23).

58 Preble (1990), a. a. O.

Andere Schätzungen der AIDS-Waisenkinder in den Regionen lauteten:

Land	*geschätzte Zahl von Waisenkindern*	*Ausblick auf das Jahr*	*Quelle*
Sambia	79 300	1991	UNICEF
Sambia	600 000	2000	UNICEF
Uganda	26 000 (Rakai-Distrikt)	1991	Save the Children Fund
Kenia	300 000	2000	UNICEF
Tansania	50 000	1990	SOS Children
Tansania	500 000	1997	SOS Children
Zimbabwe	47 000 (nur Manicaland)	1991	Zimbabwe (Gesundheitsministerium)

59 Center for International Research: *World Population Profile. 1994.*, a.a.O.

60 J. Decosas: »Fighting AIDS or Responding to the Epidemic. Can Public Health Find Its Way?«, *Lancet* 343 (1994): 1145f.

61 J. McDermott: *Report to the Speaker of the House of Representatives. The AIDS Epidemic in Asia.* International AIDS Task Force, U.S. Repräsentantenhaus, 6. Juni 1991.

62 AIDS in Asien.
Offiziell von den jeweiligen Regierungen gemeldete Fälle an die Weltgesundheitsorganisation:

Land	*1985*	*1986*	*1987*	*1988*	*1989*	*1990*	*1991*
Bangladesch	NR	NR	NR	0	0	1	1
Brunei	0	0	0	0	0	0	1
Burma (Myanmar)	0	0	0	0	0	0	0
China	1	18	NR	3	NR	2	5
Taiwan	0	1	NR	NR	14	–	–
Hongkong	3	NR	NR	13	NR	22	27
Indien	NR	1	9	9	12	44	52
Indonesien	NR	0	0	3	3	7	9
Japan	1	11	26	90	112	285	194
Malaysia (Kuala Lumpur)	NR	0	1	2	8	13	15
Nepal	NR	0	0	0	0	2	4
Pakistan	NR	0	3	3	7	13	14
Philippinen	1	3	9	12	20	28	37
Nordkorea	NR	0	0	0	0	0	0
Südkorea	1	2	–	4	–	100	131
Singapur	0	2	2	6	11	17	21
Sri Lanka	0	0	0	1	1	4	8
Thailand	0	2	6	10	30	67	80
Kambodscha	NR	0	0	0	0	0	0
Laos	NR	0	0	0	0	0	0
Vietnam	NR	0	0	NR	NR	NR	0

Zu beachten: Einige Meldungen wurden später von den entsprechenden Regierungen rückwirkend korrigiert.
NR = keine Meldung

Die große Ausnahme bildete Japan. Obwohl die HIV-Infektionsraten in Japan recht niedrig blieben, war die gesellschaftliche Reaktion auf AIDS verblüffend. Noch bevor AIDS auf dem Radarschirm des öffentlichen Gesundheitswesens erschien, besaß Japan zwei alte Traditionen, die einen Großteil seiner Bürger vor dem Auftauchen sexuell übertragbarer Mikroben schützte: (1) Das Kondom war die bevorzugte Methode zur Geburtenkontrolle, und (2) nur sehr wenige Japaner hatten je Sex mit einem Ausländer. Die Angst vor AIDS verstärkte diese beiden kulturellen Traditionen. Siehe T. Kurima: »AIDS in Japan«, Rede anläßlich der Conference on Asian Solidarity Against AIDS, Florenz, 18. Juni 1991; K. M. Chysler: »Japan, Alarmed at Arrival of AIDS, Blames Outsiders«, *San Francisco Chronicle*, 26. April 1987 (A22); D. Rosenheim: »Spread of AIDS Threatens Japan«, *San Francisco Chronicle*, 8. Dezember 1986 (A10); sowie L. Garrett: »AIDS in Asia«, Vormittagssendung, National Public Radio, 23. November 1986.

63 B. Mangla: »India. HIV-Positive Blood Donors«, *Lancet* 341 (1993): 1527f. Eine unheimliche Analyse von Indiens aufkommender AIDS-Epidemie und künftiger Krise findet sich in B. Mangla: »AIDS in India. An Alarming Diagnosis«, *Express Magazine* im *Sunday Express* (Delhi), 19. März 1989 (1,7).

64 Die Infektionsraten unter Prostituierten betrugen laut dieser Untersuchung 2,65 Prozent in

Madras und 2,7 Prozent in Poona. Nur sechs Monate später testeten weniger als 0,4 Prozent der Prostituierten von Poona HIV-positiv.

65 K. S. Jacobs, H. Jayakumari, J. K. John und T. J. John: »Awareness of AIDS in India. Effect of Public Education Through the Mass Media«, *British Medical Journal* 299 (1989): 721.

66 »India. Prostitutes and the Spread of AIDS«, *Lancet* 335 (1990): 1332.

67 A. Kumar: »AIDS in India. Fear and Ignorance Are Combining to Produce the Public Health Crisis of the Century«, *India Currents*, August 1991 (17–18).

68 O. Sattaur: »Doubts over Testing Hamper India's AIDS Efforts«, *New Scientist*, 20. April 1991 (18); sowie O. Sattaur: »India Wakes Up to AIDS«, *New Scientist*, 2. November 1991 (25–29).

69 M. Grez, U. Dietrich, J. Maniar et al.: »High Prevalence of HIV-1 and HIV-2 Mixed Infections in India«, Rede anläßlich der 9. Internationalen AIDS-Konferenz in Berlin, 6.–11. Juni 1993.

70 Thailand: HIV-Infektionsraten in Schlüsselgruppen (Quelle: thailändisches Gesundheitsministerium)

Bevölkerungsgruppe	*% positiver HIV-Infektionen*	*Testjahr*
Prostituierte landesweit	3,5	Juni 1989
(durchschnittlich)	6,8	Dezember 1989
	9,6	Juni 1990
Menschen, die STD-Kliniken	0,0	Juni 1989
aufsuchen	2,0	Dezember 1989
	2,5	Juni 1990
IV Drogenabhängige	39,0	Anfang 1989
	46,0	Ende 1989
	50,0	1990
Gefängnisinsassen	12,0	1989
weibliche Prostituierte in der	0,4	1989
Provinz Chiang Mai	50,0	Ende 1990
	70,0	1991 *
weibliche Prostituierte in Bangkok	18,0	Ende 1990
weibliche Prostituierte in Phuket	0,0	1989

(* Prostituierte, die über sechs Monate angestellt arbeiteten)

71 G. L. Myers: »Global Variation of HIV Sequences«, Rede anläßlich der 1. National Conference on Human Retrovirus and Related Infections, Washington, 12.–16. Dezember 1993.

72 Zu den regelmäßig getesteten Bevölkerungsgruppen – einige freiwillig, einige zwangsweise – gehörten jede Menge Junkies in Bangkok, Cholburi, Pattaya, Chiang Mai und Rayong, Gefängnisinsassen, alle Armee-Rekruten (d. h. jeder Mann im Land, der über 21 Jahre alt war) sowie Prostituierte und Bardamen in mehreren Städten.

73 Eine Sammlung von Berichten über die Anfangszeit der Epidemie in Thailand findet sich in C. Woodard: »Imperiled on two Fronts«, *New York Newsday*, *Discovery*-Sektion, 6. März 1990 (6–7); B. G. Weniger, K. Limpakarnjanarat, K. Ungehusak et al.: »The Epidemiology of HIV Infections and AIDS in Thailand«, *AIDS* 5 (1991): S71–S85; W. Sittitrai, S. A. Obremskey, T. Brown und P. O. Way: »HIV/AIDS Projections for Thailand, 1990–2005«, Thai Working Group on HIV/AIDS Projections, Bangkok 1991; R. Rhodes: »Death in the Candy Store«, *Rolling Stone*, 28. November 1991 (62–70, 113–14); W. Sittitrai und T. Brown: »The Asian AIDS Epidemic«, Rede anläßlich des Congressional Forum on HIV/AIDS Pandemic, Washington, 23.–25. Juni 1992; M. Sweat, T. Nopkesorn, T. D. Mastro et al.: »AIDS Knowledge and Risk Perception at Baseline in a Cohort of Young Men in Northern Thailand«, Rede anläßlich der 8. Internationalen AIDS-Konferenz, Amsterdam, 19.–24. Juli 1992; T. D. Mastro, D. Kitayaporn, B. Weniger et al.: »Estimate of the Number of HIV-Infected Injection Drug Users in Bangkok Using Capture-Recapture Method«, Rede anläßlich der 8. Internationalen AIDS-Konferenz, Amsterdam, 19.–24. Juli 1992; K. Limpakarnjana-

rat, T.D. Mastro, W. Yindeeyoungyeon et al.: »STDs in Female Prostitutes in Northern Thailand«, Rede anläßlich der 9. Internationalen AIDS-Konferenz, Berlin, 6.–11. Juni 1993.

74 Asia Watch Women's Rights Project (1993), a.a.O.

75 Im Februar 1991 setzte das Militär zum Schein den Zivilisten Anand Panyarachun als Premierminister ein. Seine Amtszeit war kurz: Im April beschloß das Militär, daß Anand ihm im Weg war, und der Putschführer General Suchinda Kraprayoon nahm seinen Platz ein. Massendemonstrationen und Widerstandsbewegungen breiteten sich in ganz Thailand aus und nahmen elf Monate lang an Heftigkeit zu – bis es im Mai 1992 zu einer Konfrontation kam. Die Militärführer erkannten, daß sie sich nicht an der Macht halten konnten, ohne Tausende von Zivilisten abzuschlachten und ein kostspieliges autoritäres Regime zu errichten – daher traten sie zur Seite. Der Zivilist Anand übernahm wieder das Amt und setzte für September 1992 nationale Wahlen fest. Das Militärregime wurde in diesen Wahlen vernichtend geschlagen und durch den pragmatischen Zivilisten Chuan Leekpai ersetzt.
In bezug auf AIDS war diese Phase der Militärherrschaft und Instabilität von Februar 1991 bis September 1992 gekennzeichnet durch Unterdrückung, chaotische bis nicht existierende Aufklärung und allgemeine Verwirrung.

76 Eine gemeinsame japanisch-thailändische Studie aus dem Jahr 1992 zeigt, daß einige der HIV-Stränge, die in Japan auftauchten, genetisch mit jenen identisch waren, die unter weiblichen Prostituierten und ihren Kunden in Thailand kursierten. 67% der HIV-positiven nichtjapanischen Männer, die in Japan wohnten (Gastarbeiter), trugen diesen Thai-Strang in sich, ebenso wie 85 Prozent ihrer weiblichen Gegenparts.
Darüber hinaus fanden sich fünf Japaner, die sich mit demselben Virus infiziert hatten. Drei waren nach Thailand gereist, aber zwei hatten sich infolge heterosexuellen Geschlechtsverkehrs mit eingewanderten Frauen in Japan mit dem Virus infiziert. Siehe Y. Takebe, C.P. Pau, S. Oka et al.: »Identification of Thailand and HIV-1 Subtypes in Japan«, Rede anläßlich der 9. Internationalen AIDS-Konferenz in Berlin, 6.–11. Juni 1993.

77 W. Sittitrai, P. Phanuphak, J. Barry et al.: »Survey of Partner Relations and Risk of HIV Infection in Thailand«, 7. Internationale AIDS-Konferenz in Florenz, 7.–11. Juni 1991.

78 Ich richte mich in diesem Buch nach der Vorgehensweise von Menschenrechtlern innerhalb und außerhalb des Landes und spreche von Burma anstatt von Myanmar. Man fürchtet, daß die Anerkennung der Veränderung des uralten Namens von Burma durch das Militär dem ungesetzlichen Regime internationale Glaubhaftigkeit verleiht.

79 China schloß sich der ansonsten weltweiten Ächtung Burmas nicht an. Die chinesische Regierung, die es gewohnt war, den internationalen Aufschrei wegen Menschenrechtsverletzungen zu ignorieren, ließ einen lebhaften Handel mit Burma zu. Zu den Handelswaren zwischen den Ländern, offen oder auf dem von Burma geduldeten Schwarzmarkt, gehörten Kondome, Spritzen, Heroin und Waffen für die Eliteeinheiten der Junta. Siehe P. Shenon: »Burmese Cry Intrusion (They Lack a Great Wall)«, *New York Times*, 29. März 1994 (A4).

80 Sittitrai und Brown (1992), a.a.O.

81 *The Far Eastern Economic Review* veröffentlichte in seiner Februarausgabe von 1992 eine eindrucksvolle Zusammenfassung der Lage in Thailand, einschließlich eines Profils von Mechai.

82 »VD Cases Soar in China as Prostitution Returns«, *San Francisco Chronicle*, 7. Mai 1987 (A10); J. Mann: »China Starts Drive Against Once-Vanquished Scourge – Veneral Disease«, *Los Angeles Times*, 4. Juli 1987 (A10); E. A: Gargan: »China Taking Stringent Measures to Prevent Introduction of AIDS«, *New York Times*, 22. Dezember 1987 (A1); sowie N.D. Kristof: »Heroin Spreads Among Young in China«, *New York Times*, 21. März 1991 (A1).

83 Global Programme on AIDS: »The HIV/AIDS Pandemic. 1993 Overview«, Weltgesundheitsorganisation WHO/GPA/CNP/EVA/93.1.1993.

84 M.H. Merson: »HIV/AIDS. Epidemic Update and Corporate Response«, Rede anläßlich der AETNA/WHO Asia AIDS-Seminare, Hongkong 14. April 1994.

85 WIRTSCHAFTSWACHSTUMSRATEN IN ASIEN (Quelle: Weltbank)

Land	*jährl. BSP pro Kopf (1980–91)*	*% jährl. BSP pro Kopf Wachstum 1980–91*	*% Inflationsrate pro Jahr (1980–91)*	*Lebenserwartung*	*Analphabetentum (%) Frauen*	*Männer*
Bhutan	180	–	8,4	48	75	62
Nepal	180	2,1	9,1	53	87	74
Bangladesch	220	1,9	9,3	51	78	65
Laos	220	–	–	50	–	–
Indien	330	3,2	8,2	60	38	27
China	370	7,8	5,8	69	38	27
Sri Lanka	500	2,5	11,2	71	17	12
Indonesien	610	3,9	8,5	60	32	23
Philippinen	730	−1,2	14,6	65	11	10
Papua-Neuguinea	830	−0,6	5,2	56	62	48
Thailand	1570	5,9	3,7	69	10	7
Malaysia	2520	2,9	1,7	71	30	22
Südkorea	6330	8,7	5,6	70	7	4
Neuseeland	12350	0,7	1; 0,3	76	<5	<5
Hongkong	13430	5,6	7,5	78	–	–
Singapur	14210	5,3	1,9	74	–	–
Australien	17050	1,6	7,0	77	<5	<5
Japan	29930	3,6	1,5	79	<5	<5
Im Vergleich:						
Mosambik	80	−1,1	37,6	47	79	67
USA	22240	1,7	4,2	76	<5	<5
Schweiz	33610	1,6	3,8	78	<5	<5

Achtung: Alle Zahlen sind an den Dollarwert von 1991 angepaßt. Für Vietnam, Nordkorea, Kambodscha, Burma und Taiwan liegen keine Daten vor.

86 Global Programme on AIDS (1993), a. a. O.

87 T. D. Mastro, G. A. Satten, T. Nopkesorn et al.: »Probability of Female-to-Male Transmission of HIV-1 in Thailand«, *Lancet* 343 (1994): 204–7; sowie »AIDS. The Third Wave«, *Lancet* 343 (1993): 186 ff.

88 D. C. DesJarlais, K. Choopanya, S. Vanichsenia et al.: »AIDS Risk Reduction and Reduced HIV Seroconversion Among Injection Drug Users in Bangkok«, *American Journal of Public Health* 84 (1994): 452–55.

89 P. Handley: »Pumping Up Condoms«, *Far Eastern Economic Review*, 19. Februar 1992 (31); sowie M. Viravaidhya, S. A. Obremsky und C. Myers: »The Economic Impact of AIDS on Thailand«, Working Paper Series, Department of Population and International Health, Harvard School of Public Health, Nummer 4, 1992.

90 S. Kongsin, S. Rerks-ngarm, L. Suebsaeng et al.: »Hospital Care Cost Analysis of ARC/AIDS Patients, Thailand«, Rede anläßlich der 9. Internationalen AIDS-Konferenz in Berlin, 6.–11. Juni 1993.

91 M. H. Merson: »Slowing the Spread of HIV. Agenda for the 1990s«, *Science* 260 (1993): 1266 ff.

92 C. N. Myers und T. Ashakul: »AIDS in Thailand. Some Preliminary Findings«, *TDRI Quarterly Review* 6 (1991): 8–12.

93 Center for International Research (1994), a. a. O.

94 Siehe Weltbank: *World Development Report 1993*, a. a. O.; P. Shenon: »After Years of De-

nial, Asia Faces Scourge of AIDS«, *New York Times*, 8. November 1992 (A1); Asian Development Bank: *Annual Report, 1992*; U.S. State Department: *The Global AIDS Disaster. Implications for the 1990s*. Government Printing Office, Washington 1992; D.W. Fitz Simons: »Further Asian Spread in 1994?«, *AIDS Newsletter* 8 (1993): 14, 1; sowie P. Piot: »AIDS. The State of the Epidemic«, Rede anläßlich der Eröffnungszeremonie der Biotech 94, Florenz, 10. April 1994.

95 Lateinamerika erlebte Ende der achtziger und Anfang der neunziger Jahre natürlich ebenfalls ein schnell ansteigendes Wachstum der HIV-Pandemie. Die Mikrobe behauptete sich noch vor 1986 erfolgreich in jedem Inselstaat der Karibik und erreichte in dieser Region noch vor Ende des Jahrzehnts Epidemiestärke. Einige Karibikstaaten – vor allem Haiti, die Dominikanische Republik, Bermuda und die Bahamas – hatten Ende der achtziger Jahre pro Kopf HIV/AIDS-Raten, die zu den höchsten der Welt zählten und die meisten Zahlen aus afrikanischen Staaten noch übertrafen.

Mexikos anwachsende AIDS-Epidemie war mit der in den Vereinigten Staaten eng verbunden, da Zehntausende von Mexikanern jedes Jahr zwischen den beiden Ländern hin- und herreisten.

Die größten Sorgen in Lateinamerika bereitete Brasilien, der größte Staat des Kontinents. Mit einer zerrütteten Wirtschaft und einer astronomischen Auslandsverschuldung war Brasilien nicht so in Form, um noch eine weitere Last zu tragen. AIDS traf Brasilien schwer und schnell und verbreitete sich zu Anfang über die Blutversorgung des Landes. Noch 1993 gab es einige private Blutbanken, die potentiell verseuchtes Blut nicht ordnungsgemäß überprüften.

Brasiliens alte Tradition der Sinnlichkeit und offenen Sexualität trug auch zur Verbreitung von AIDS bei, da viele junge Erwachsene jedes Jahr mehrere Sexualpartner hatten. Darüber hinaus gab es in der brasilianischen Gesellschaft seit langem eine Ambivalenz hinsichtlich der Homosexualität: Männer, die sich selbst als »schwul« outeten, wurden geschmäht und verhöhnt, dennoch ging ein beträchlicher Prozentsatz verheirateter »heterosexueller« Brasilianer außerhalb ihrer Ehe schwulem Analverkehr nach. Diese Dualität und Heimlichtuerei machte die AIDS-Aufklärung extrem schwer.

Siehe R.E. Koenig, J. Pittaluga und M. Bogart: »Prevalence of Antibodies to the Human Immunodeficiency Virus in Dominicans and Haitians in the Dominican Republic«, *Journal of the American Medical Association* 257 (1987): 631–34; S. Siebert, A. Guillermoprieto und R. Marshall: »An Epidemic Like Africa's«, *Newsweek*, 27. Juli 1987 (38); T. Golden: »AIDS Is Following Mexican Migrant Workers Back Across the U.S. Border«, *New York Times*, 8. März 1992 (A3); M. Schecter, L.H. Harrison, N. Halsey et al.: »Coinfection with Human T-Cell Lymphotropic Virus Type 1 and HIV in Brazil«, *Journal of the American Medical Association* 271 (1994): 353–57; Centers for Disease Control: »Isolation of Human T-Lymphotropic Virus Type III/Lymphadenopathy-Associated Virus form Serum Proteins Given to Cancer Patients – Bahamas«, *Morbidity and Mortality Weekly Report* 34 (1985): 489 ff.; R. Howell: »AIDS in Puerto Rico«, *Newsday*, *Discovery*-Sektion, 11. Dezember 1990 (69, 74–75); M. Hernandez, P. Uribe, S. Gortmaker et al.: »Sexual Behavior and Status for Human Immunodeficiency Virus Type 1 Among Homosexual and Bisexual Males in Mexico City«, *American Journal of Epidemiology* 135 (1992): 883–94; R.G. Parker: »AIDS Education and Health Promotion in Brazil. Lessons from the Past and Prospects for the Future«, in J. Sepulveda, H. Fineberg und J. Mann (Hrsg.): *AIDS Prevention Through Education. A World View*. Oxford University Press, New York 1992 (109–26); sowie J. Sepulveda: »Prevention Through Information and Education. Experience from Mexico«, a.a.O. (127–44).

96 Bis März 1990 hatte der Ostblock offiziell die folgenden kumulativen AIDS-Fälle und damit zusammenhängende Erkenntnisse gemeldet:

DDR	277 AIDS-Fälle, die Regierung meldete einen Anstieg des Heroinverbrauchs seit dem Fall der Mauer
Tschechoslowakei	19 AIDS-Fälle
Ungarn	32 AIDS-Fälle, am 1. Januar 1990 erhalten homosexuelle Gruppen die Erlaubnis der Regierung, mit einer AIDS-Aufklärungskampagne zu beginnen
Albanien	keine AIDS-Fälle
Sowjetunion	18 AIDS-Fälle, angeblich haben sich seit 1987 30 Millionen Menschen einem HIV-Test unterzogen, von denen 722 positiv ausfielen
Rumänien	74 AIDS-Fälle (50 Babies), darüber hinaus testeten 799 von 2850 Kindern HIV-positiv
Polen	348 AIDS-Fälle, die Regierung meldete einen starken Anstieg des Heroinverbrauchs seit dem Fall der Mauer
Bulgarien	10 AIDS-Fälle, von 2,75 Millionen Tests fielen 23 HIV-positiv aus

97 L. Garrett: »AIDS in Eastern Europe. Tragedies Out in the Open«, *Newsday*, 6. März 1990 (1).

98 *Trud*-Ermittler schätzten, daß jedes Jahr sechs Milliarden Injektionen gesetzt wurden, es wurden jedoch nur 45 Millionen sterile Spritzen hergestellt, d.h., jede Spritze wurde im Schnitt 133mal wiederverwendet.

99 Vadim Pokrovsky war Leiter des speziellen AIDS-Forschungslabors mit Sitz in Moskau. Sein Vater, Valentin, war Leiter des Nationalen Virologischen Instituts in Moskau, Präsident der Sowjetischen Akademie der Wissenschaften und ein früher Pionier der AIDS-Forschung in diesem Land. Ihre Namen wurden in westlichen Presseberichten oft verwechselt.

100 Gemäß den Daten, die das russische Staatskomitee für Hygiene und Epidemiologie, das Informations- und Analysezentrum der russischen Republik und die Zeitschrift *Science* [»Resurging Infectious Diseases in Russia«, *Science* 261 (1993): 415] gesammelt hatten, stiegen die Krankheitsraten zwischen Mai 1992 und Mai 1993 auf nie zuvor gekannte Höhen:

Krankheit	*prozentuale Zunahme*	*(Anzahl pro 100 000 Menschen)* Rußland 1993	*im Vergleich die USA*
Masern	282	30,0	3,8
Diphtherie	163	1,9	unter 0,1
Syphilis	136	9,5	17,3
Typhus	82	0,2	0,2
Gonorrhöe	60	77,4	249,5
Malaria	34	unter 0,1	0,4
Grippe	28	3651,1	10 000
Tuberkulose	24	13,6	10,4
Keuchhusten	16	5,9	1,1

101 A. V. Yablokov: »The Need for a New Approach to Definition of Priority Health Problems of Population of the Russian Federation«, Rede vor dem Sicherheitsrat, 17. März 1993.

102 E. Taylor, C. P. Besse und T. Healing: »Tuberculosis in Siberia«, *Lancet* 343 (1994): 968.

103 Centers for Disease Control: »Diphtheria Outbreak – Russian Federation, 1990–1993«, *Morbidity and Mortality Weekly Report* 42 (1993): 840–47; Weltgesundheitsorganisation: »Diphtheria in the Former Soviet Union. The Epidemic Continues«, Pressemitteilung WHO/70 (10. September 1993); C. Bohlen: »Diphtheria Epidemic Sweeps Russia«, *New York Times*, 29. Januar 1993 (A12); sowie S. Erlanger: »Diphtheria Afflicting Russia, Kills 100 This Year«, *New York Times*, 22. August 1993 (A8).

104 J. Lumio, M. Jahkola, R. Vuento et al.: »Diphtheria After Visit to Russia«, *Lancet* 342 (1993): 53 f.; sowie A. Dezoysa, A. Efstantious, R. C. George et al.: »Diphtheria and Travel«, *Lancet* 342 (1993): 446.

105 Nähere Informationen zu den rumänischen Fällen finden sich in C. Bohlen: »Romania's AIDS Babies. A Legacy of Neglect«, *New York Times*, 8. Februar 1990 (A1); A. Purvis und M. Hornblower: »Rumania's Other Tragedy«, *Time*, 19. Februar 1990 (74); I. V. Patrascu, St. N. Constantinescu und A. Dublanchet: »HIV-1 Infection in Romanian Children«, *Lancet* I (1990): 672; Weltgesundheitsorganisation: »World Health Organization Announces Emergency AIDS Action Plan for Romania«, Press Release WHO/10/16. Februar 1990; S. Dickman: »AIDS in Children Adds to Romania's Troubles«, *Nature* 343 (1990): 579; L. Garrett: »The Baby Experiments«, *Newsday*, 28. Oktober 1990 (7); sowie J. Pope: »Tulane Probing Doctor's Role in AIDS Test«, *Times-Picayune* (New Orleans), 30. Oktober 1990 (A1, A6).

106 N. Beldescu, Rede anläßlich der 6. Internationalen AIDS-Konferenz in San Francisco, 19.–23. Juni 1990. (Stand nicht formell auf der Tagesordnung.)

107 B. S. Hersh, J. M. Oxtoby, F. Popovici et al.: »Acquired Immunodeficiency Syndrome in Romania«, *Lancet* 338 (1991): 645–49.

108 J. Knowles: »The Responsibility of the Individual«, in *Doing Better and Feeling Worse. Health in the United States*. Sonderausgabe des *Daedalus* 1977.

109 J. B. McKinlay und S. M. McKinlay: »The Questionable Contribution of Medical Measures to the Decline of Mortality in the United States in the Twentieth Century«, *Milbank Memorial Fund Quarterly*, Sommer 1977; D. Fife und C. Mode. »AIDS Incidence and Income«, *Journal of Acquired Immune Deficiency Syndromes* 5 (1992): 1105–10; New York State Department of Health: »AIDS in New York State – 1992«, Public Affairs Group, Albany 1993; sowie Committee on AIDS Research and the Behavioral, Social, and Statistical Sciences des National Research Council: *The AIDS Epidemic in the Second Decade*. National Academy Press, Washington 1990.

110 Eine private Untersuchung prognostizierte, daß 80000 Kinder unter 18 Jahren bis zum Jahr 2000 AIDS-Waisen sein werden. Siehe D. Michaels und C. Levine: »Estimates of the Number of Motherless Youth Orphaned by AIDS in the United States«, *Journal of the American Medical Association* 268 (1992): 3456–61.

Die Forscher gaben hohe und niedrige Schätzungen über die Zahl der Waisen in New York ab:

	Kumulative Zahlen	
Jahr	*niedrige Schätzung*	*hohe Schätzung*
1991	15 200	22 000
1995	39 200	56 700
2000	72 000	125 000

111 Laut der Wirtschaftswissenschaftlerin Kathy Schwartz von der Harvard School of Public Health läßt sich die Zahl der Personen mit und ohne Krankenversicherung in den USA für das Jahr 1990 wie folgt aufschlüsseln:

Gesamtzahl der unversicherten Bevölkerung: 37 Millionen Menschen
(29 %) 10,7 Millionen – mit einem Einkommen unterhalb der Armutsgrenze *
(20 %) 7,4 Millionen – mit einem Einkommen von 100–199 % über der Armutsgrenze
(18 %) 6,6 Millionen – mit einem Einkommen von 200–300 % über der Armutsgrenze
(22 %) 8,1 Millionen – mit einem Einkommen von 300 % über der Armutsgrenze

* Armutsgrenze = ein Einkommen von weniger als 14000 $ pro Jahr für eine vierköpfige Familie.

26 % waren Kinder unter 17 Jahren
25 % waren 18- bis 24jährige
10 % waren 45- bis 54jährige
7 % waren 55- bis 64jährige
60 % der Erwachsenen waren arbeitslos

Unterversicherter Bevölkerungsanteil: 40 Millionen Menschen
Ständig unterversicherter Bevölkerungsanteil: 3–5 Millionen Menschen
Reinhardt schätzte, daß die Amerikaner 1987 500 Milliarden Dollar für das Gesundheitswesen ausgaben bzw. 11,1 % des Bruttosozialprodukts.
Laut der Health Care Financing Administration (HCFA) der amerikanischen Regierung stieg der Anteil des Gesundheitswesens am amerikanischen BSP zwischen 1975 und 1987 stetig an: von 8,3 % des BSP im Jahr 1975 auf 11,1 Prozent im Jahr 1987.
Zwischen 1980 und 1987 stiegen die tatsächlichen Ausgaben für das Gesundheitswesen in allen Bereichen sprunghaft an: von etwa 641,9 Milliarden Dollar auf 1 306 600 000 000 Dollar oder 1,3 Billionen Dollar. Das bedeutete einen Anstieg um 181,5 Prozent in sieben Jahren und machte das Gesundheitswesen zum am schnellsten anwachsenden Inflationsbereich der US-Wirtschaft und das amerikanische Gesundheitswesen zum inflationärsten aller Industrienationen.
Siehe U.E. Reinhardt: »The United States. Breakthroughs and Waste«, *Journal of Health Politics, Policy and Law* 17 (1992): 637–66.

112 Die amerikanische Krankenhausvereinigung schätzte, daß 14 Prozent der amerikanischen Krankenhäuser – alle von ihnen große Unterrichtseinrichtungen und öffentliche Häuser – im Jahr 1988 80 Prozent aller stationären Patienten beherbergten.

113 B. Lambert: »One in 61 Babies in New York City Has AIDS Antibodies, Study Says«, *New York Times*, 13. Januar 1988 (A1); sowie L.F. Novick (Hrsg.): »New York State Seroprevalence Project«, *American Journal of Public Health* (Beilage) 81 (1991): 1–61.

114 P.S. Rosenberg, R.J. Biggar und J.J. Goedert: »Declining Age at HIV Infection in the United States«, *New England Journal of Health* 330 (1993): 789; sowie T.A. Green, J.M. Karom und O.C. Nwanyanwu: »Changes in AIDS Incidence Trends in the United States«, *Journal of Acquired Immune Deficiency Syndromes* 5 (1992): 547–55.

115 R. Gorter, R. Meakin, A. Keffelew et al.: »Homelessness and HIV Infection. A Population Based Study«, Rede anläßlich der 7. Internationalen AIDS-Konferenz in Florenz, 16.–21. Juni 1991.

116 Von AIDS einmal abgesehen, gab es himmelschreiende Unterschiede in der Gesundheit der Rassen quer durch die Vereinigten Staaten. Betrachten Sie die nachfolgenden Daten (von 1988):

- Weiße Babies hatten eine zu 70 % höhere Chance, vier Jahre alt zu werden, als schwarze Babies.
- Die durchschnittliche Lebenserwartung (beider Geschlechter) betrug bei Weißen 76 Jahre, bei Schwarzen 70,3 Jahre.
- Schwarze Männer starben zu 50 % häufiger an Herzinfarkt als weiße Männer.
- Schwarze Kinder starben aufgrund einer ganzen Reihe von mikrobiellen Infektionen dreimal häufiger an Lungenentzündung oder Hirnhautentzündung als weiße Kinder.
- 33 % aller Schwarzen lebten unter der offiziellen Armutsgrenze, im Vergleich zu zwölf Prozent der Weißen.
- Die Säuglingssterblichkeit betrug 9,2 Todesfälle auf 1000 Lebendgeburten bei Weißen, jedoch 18 pro 1000 bei Schwarzen.
- Bei 50 % der schwarzen Frauen wurde erst dann Brustkrebs diagnostiziert, als die bösartigen Tumore bereits nicht mehr zu behandeln waren, im Vergleich zu acht Prozent bei weißen Frauen.
- Zwischen einem Drittel und der Hälfte aller schwarzen Männer in den Vereinigten Staaten (die Zahlen variieren je nach Region) waren arbeitslos, das wären zehn Prozent mehr als während der großen Wirtschaftskrise.
- 1977 wurden in den Vereinigten Staaten mehr schwarze Männer ermordet als während der zehn Jahre des Vietnamkriegs.

Siehe J. Taylor Gibbs (Hrsg.): *Young, Black and Male in America. An Endangered Species.* Auburn House, Berkeley 1988.

117 Die Volkszählung im Jahr 1990 zeigte, daß die Hälfte der fünf Milllionen geschiedenen alleinerziehenden Mütter in der USA den gerichtlich angeordneten Kindesunterhalt nicht erhielten, weil die Väter säumige Zahler waren: Die Mehrheit dieser Frauen und ihrer Kinder geriet in die offizielle amerikanische Statistik verarmter Bürger.
Siehe Jahresbericht 1993 von Second Harvest, the Urban Institute and Food Research and Action Center. Siehe auch U.S. Census Report 1993; R. Pear: »Poverty in the U.S. Grew Faster Than Population Last Year«, *New York Times*, 5. Oktober 1993 (A20); D. Wallace: »Poverty and Disease in the USA«, *Lancet* 343 (1993): 238 f.; sowie E. L. Bassuk: »Homeless Families«, *Scientific American*, Dezember 1991: 66–74.

118 Institute of Medicine: *Homelessness, Health, and Human Needs*. National Academy Press, Washington 1988; Committee on Public Health: »Housing and Health. Interrelationship and Community Impact«, *Bulletin of the New York Academy of Medicine* 66 (1990): 379–591; sowie S. L. Neibacher (Hrsg.): »Homeless People and Health Care. An Unrelenting Challenge«, United Hospital Fund, Paper Series 14 (Dezember 1990), New York.

119 R. Rosenheck, L. Frisman und A. M. Chung: »The Proportion of Veterans Among Homeless Men«, *American Journal of Public Health* 84 (1994): 466–69; sowie Institute of Medicine (1988), a. a. O.

120 K. Hopper: »New Urban Niche«, *Bulletin of the New York Academy of Medicine* 66 (1990): 435–50.

121 Committee for the Study of the Future of Public Health, Institute of Medicine: *The Future of Public Health*. National Academy Press, Washington 1988.

122 Centers for Disease Control: »Measles – New York«, *Morbidity and Mortality Weekly Report* 29 (1980): 452 f.; sowie Centers for Disease Control: »Measles – United States, First 39 Weeks of 1980«, *Morbidity and Mortality Weekly Report* 29 (1980): 501 f.

123 Im Durchschnitt tritt Enzephalitis, die zu permanentem Hirnschaden und/oder Tod führen kann, in den Industrienationen über alle Altersgruppen hinweg in einem von 2000 Fällen von Masern auf. Der Tod – aufgrund von Atemstillstand oder neurologischen Schäden – tritt in einem von 3000 Masernfällen ein. Siehe Centers for Disease Control: »Measles Prevention«, *Morbidity and Mortality Weekly Report* 36 (1987): 409–25.

124 T. L. Gustafson, A. W. Lievens, P. A. Brunell et al.: »Measles Outbreak in a Fully Immunized Secondary-School Population«, *New England Journal of Medicine* 316 (1987): 771–74.

125 M. B. Edmonson, D. G. Addiss, J. T. McPherson et al.: »Mild Meales and Secondary Vaccine Failure During a Sustained Outbreak in a Highly Vaccinated Population«, *Journal of the American Medical Association* 263 (1990): 2467–71.

126 S. H. Lee, D. P. Ewert, P. D. Frederick und L. Mascola: »Resurgence of Congenital Rubella Syndrome in the 1990s«, *Journal of the American Medical Association* 267 (1992): 2616–20; D. E. Shalala: »Giving Pediatric Immunizations the Priority They Deserve«, *Journal of the American Medical Association* 269 (1993): 1844 f.; sowie Centers for Disease Control: »Resurgence of Pertussis – United States, 1993«, *Morbidity and Mortality Weekly Report* 42 (1993): 952–65.

127 V. S. Mitchell, N. M. Philipose, J. P. Sanford: *The Children's Vaccine Initiative. Achieving the Vision*. Institute of Medicine, National Academy Press, Washington 1993; G. Peter: »On the Measles Epidemic«, Aussage vor dem Unterausschuß zu Gesundheit und Umwelt des Komitees für Energie und Wirtschaft im amerikanischen Repräsentantenhaus, 11. März 1991; sowie National Vaccine Advisory Committee: »The Measles Epidemic. The Problems, Barriers and Recommendations«, Executive Report, 8. Januar 1991, Washington [eine Zusammenfassung findet sich im *Journal of the American Medical Association* 266 (1991): 1547–52].

128 Über diese alarmierende Entwicklung, die sich nach 1985 signifikant verschlimmerte, wurde an anderer Stelle viel geschrieben. Der Mangel an einer medizinischen Grundversorgung in armen Stadtvierteln, die Überbelastung von tertiären Einrichtungen und die steigenden Kosten für die Gesellschaft wurden an anderer Stelle ausführlich beschrieben.

Siehe auch D.E. Rogers und E. Ginzberg: *Medical Care and the Health of the Poor.* Westview Press, Boulder 1993: L.K. Abraham: *Mama Might Be Better Off Dead. The Failure of Health Care in Urban America.* University of Chicago Press, Chicago 1993; A. Carper: »Ailing Grades. Index Shows Need for More Primary Care«, *New York Newsday*, 10. Oktober 1993 (7, 58); J. Hadley, E.P. Steinberg und J. Feder: »Comparison of Uninsured and Privately Insured Hospital Patients«, *Journal of the American Medical Association* 265 (1991): 374–79; V.R. Fuchs und D.M. Reklis: »America's Children. Economic Perspectives and Policy Options«, *Science* 255 (1992): 41–46; J. Mangaliaman und K. Freifeld: »City Hell for Kids«, *New York Newsday*, 30. September 1993 (4); sowie C. Woodard: »Report. Many Kids Not Immunized«, *New York Newsday*, 1. September 1993 (12).

129 S.F. Davis, P.M. Strebel, W.L. Atkinson et al.: »Reporting Efficiency During a Measles Outbreak in New York City, 1991«, *American Journal of Public Health* 83 (1993): 1011–15; sowie S. Friedman: »Measles in New York City«, *Journal of the American Medical Association* 266 (1991): 1220.

130 Laut Bloom betrugen 1992 die Zahlen der für Zweijährige empfohlenen Kinderschutzimpfungen in ausgewählten Gegenden der Vereinigten Staaten wie folgt:

Stadt/Staat	*% von Zweijährigen, die die WHO-Schutzimpfungsempfehlungen erfüllten (mit Ausnahme von BCG-Impfungen)*
Houston	10
Bronx (New York)	38
Miami	27
New Hampshire	79
Vermont	68
Tennessee	70
Massachusetts	57
Kalifornien	48
Bundesstaat New York	56
Arkansas	43
Utah	36
Missouri	44
New York City	38
Chicago	27

Siehe auch J. Cohen: »Childhood Vaccines. The R and D Factor«, *Science* 259 (1993): 1528f.; sowie »Vaccine Demand and Supply«, in Mitchell, Philipose und Sanford (1993), a.a.O.

131 Centers for Disease Control: »Vaccination Coverage of 2-Year-Old Children – United States, 1991–92«, *Morbidity and Mortality Weekly Report* 42 (1994): 985–88; E.R. Zell, V. Dietz, J. Stevenson et al.: »Low Vaccination Levels of U.S. Preschool and School-Age Children«, *Journal of the American Medical Association* 271 (1994): 833–39; sowie Centers for Disease Control: »Reported Vaccine-Preventable Diseases – United States, 1993, and the Childhood Immunization Initiative«, *Morbidity and Mortality Weekly Report* 43 (1994): 57–61.

132 Siehe R. Dubos und J. Dubos: *The White Plague. Tuberculosis, Man, and Society.* Rutgers University Press, New Brunswick 1992 (zweite Taschenbuchauflage); sowie F. Ryan : *The Forgotten Plague. How the Battle Against Tuberculosis Was Won – and Lost.* Little/Brown, Boston 1992.

133 U.S. Department of Health, Education, and Welfare: »The Project Years 1961–69«, *Tuberculosis Program Reports* (Dezember 1970).

134 Centers for Disease Control: »Tuberculosis in the United States. 1981–84«, U.S. Department of Health and Human Services, Washington 1986.

135 Siehe Kapitel 9 für weitere Informationen zur Tuberkulose in den Städten der westlichen Welt vor 1981.

136 M.A. Barry, C. Wall, L. Shirley et al.: »Tuberculosis Screening in Boston's Homeless Shelters«, *Public Health Reports* 101 (1986): 487–94; P.W. Brickner, B. Scanlan, A. Conan et al.: »Homeless Persons and Health Care«, *Annals of Internal Medicine* 101 (1986): 405–9; Centers for Disease Control: »Drug Resistant Tuberculosis Among the Homeless«, *Morbidity and Mortality Weekly Report* 34 (1985): 429–32; R. Glickman: »Tuberculosis Screening and Treatment of New York City Homeless People«, *Annals of the New York Academy of Science* 435 (1984): 19 ff.; E.B. Narde, B. McInnis, B. Thomas und S. Weidhass: »Exogenous Reinfection with Tuberculosis in a Shelter for the Homeless«, *New England Journal of Medicine* 315 (1986): 1570–75; sowie A. Pablos-Mendez, M.C. Raviglione, R. Battan und R. Ramos-Zuniga: »Drug Resistant Tuberculosis Among the Homeless in New York City«, *New York State Journal of Medicine* 909 (1990): 351–55.

137 M.N. Sherman: »Tuberculosis in Single-Room-Occupancy Hotel Residents. A Persisting Focus of Disease«, *New York Medical Quarterly* 1 (1980): 39 ff.

138 Centers for Disease Control: »Tuberculosis, Final Data – United States, 1986«, *Morbidity and Mortality Weekly Report* 36 (1988): 817 ff.; sowie Centers for Disease Control: »Tuberculosis – United States, 1985 – and the Possible Impact of Human T-Lymphotropic Virus Type III/Lymphadenopathy-Associated Virus Infection«, *Morbidity and Mortality Weekly Report* 33 (1986): 74–79.

139 Global Programme on AIDS and Tuberculosis Programme: »Statement on AIDS and Tuberculosis«, World Health Organization, WHO/GPA, INF/89. 4. März 1989; sowie A.D. Harries: »Tuberculosis and Human Immunodeficiency Virus Infection in Developing Countries«, *Lancet* 335 (1990): 387–90.

140 C.L. Daley: »Tuberculosis Recurrence in Africa. True Relapse or Re-Infection?«, *Lancet* 342 (1993): 756 f.; sowie J.D. Klausner, R.W. Ryder, E. Baende et al.: »*Mycobacterium tuberculosis* in Household Contacts of Human Immunodeficiency Virus Type-1-Seropositive Patients with Active Pulmonary Tuberculosis in Kinshasa, Zaire«, *Journal of Infectious Diseases* 168 (1993): 106–11.

141 M. Hawken, P. Nunn, S. Gathua et al.: »Increases Recurrence of Tuberculosis in HIV-1-Infected Patients in Kenya«, *Lancet* 342 (1993): 332–37; sowie A.L. Pozniak: »The Influence of HIV Status on Single and Multiple Drug Reactions to Antituberculosis Therapy in Africa«, *AIDS* 6 (1992): 809–14.

143 Y. Mukadi, J.H. Perriens, M.E. St. Louis et al: »Spectrum of Immunodeficiency in HIV-1-Infected Patients with Pulmonary Tuberculosis in Zaire«, *Lancet* 342 (1993): 143–46; sowie Centers for Disease Control: »Tuberculin Reactions in Apparently Healthy HIV-Seropositive and HIV-Seronegative Women in Uganda«, *Morbidity and Mortality Weekly Report* 39 (1990): 638–46.

144 D.S. Shepard, R.N. Bail und A. Bucyendore: »Costs of AIDS Care in Rwanda«, Report to the Bigel Institute for Health Policy, Brandeis University, Waltham 1992; sowie K.B. Noble: »AIDS Linked to TB Outbreak in Africa«, *New York Times*, 29. April 1990 (A14).

145 H.L. Rieder, G.M. Cauthen, G.W. Comstock und D.E. Snider: »Epidemiology of Tuberculosis in the United States«, *Epidemiologic Reviews* 11 (1989): 79–96.

146 Centers for Disease Control: »Tuberculosis Morbidity in the United States. Final Data, 1990«, *Morbidity and Mortality Weekly Report* 40 (1991): SS23–SS27.

147 J.J. Ellner, A.R. Hinman, S.W. Dooley et al.: »Tuberculosis Symposium. Emerging Problems and Promise«, *Journal of Infectious Diseases* 168 (1993): 537–51.

148 G. Sunderam, R.J. McDonald, T. Maniatis et al.: »Tuberculosis as a Manifestation of the Acquired Immunodeficiency Syndrome (AIDS)«, *Journal of the American Medical Association* 256 (1986): 362–66; Centers for Disease Control: »Tuberculosis and Acquired Immunodeficiency Syndrome – Florida«, *Morbidity and Mortality Weekly Report* 35 (1986): 587–90; J. Garrison: »AIDS Fuels Sharp Rise in TB Cases«, *San Francisco Sunday Examiner and Chronicle*, 27. Dezember 1987 (A1); Centers for Disease Control: »Tuberculosis and Acquired Immunodeficiency Syndrome – New York City«, *Morbidity and Mortality*

Weekly Report 36 (1987): 785–95; sowie Centers for Disease Control: »Tuberculosis and AIDS – Connecticut«, *Morbidity and Mortality Weekly Report* 36 (1987): 133ff.

149 Die Tuberkulose-Fälle in Harlem waren schon immer ungewöhnlich hoch:

TUBERKULOSE IN NEW YORK CITY
(pro 100000 Einwohner)

Jahr	Harlem	New York City	USA
1970	135,0	32,8	18,22
1975	105,0	27,2	15,95
1980	78,6	19,9	12,2
1985	110,9	26,0	9,3
1986	130,4	31,4	9,4
1987	134,9	31,1	9,4
1988	158,9	32,8	9,1
1989	169,2	36,0	9,5

150 K. Brudney und J. Dobkin: »Resurgent Tuberculosis in New York City«, *American Review of Respiratory Disease* 144 (1991): 745–49.

151 C. Woodard: »TB in New York«, *New York Newsday*, 8. März 1992 (1); C. Woodard: »Bitter Medicine to Swallow«, *New York Newsday*, 8. März 1992 (38); M. Gelman: »A Prison Breeding Ground«, *New York Newsday*, 11. März 1992 (23); M. Gelman: »City Races to Finish ›Cutting Edge‹ TB Jail«, *New York Newsday*, 11. März 1992 (87); L. Garrett und C. Woodard: »New Risk in Hospitals«, *New York Newsday*, 10. März 1992 (6); L. Garrett: »HIV/TB-Tandem Epidemics Breed a Contradiction in Control«, *New York Newsday*, 31. März 1992 (57); L. Garrett: »Jobs That Carry a High Risk of TB«, *New York Newsday*, 12. März 1992 (8); sowie G. Cowley, E. A. Leonard und M. Hager: »A Deadly Return«, *Newsweek*, 16. März 1992 (53–57).

152

Nosokomiale Ausbrüche	*HIV-bezogen Krankenhaus A*	*mehrfach resistent Krankenhaus B*	*Krankenhaus C*	*Tuberkulose Krankenhaus D*
Ort	Miami	New York	New York	New York
Dauer	1988–91	1989–91	1989–91	1990–91
Frühe Fälle	29	18	17	23
Späte Fälle	36	17	21	9
resistentes Muster	INH, RIF (EMB, THA)	INH, SM (RIF, EMB)	IHF, RIF, SM (EMB, KM, THA, RBT)	INH, RIF (EMB, THA)
% HIV+-Neu-infizierte	93 %	100 %	94 %	91 %
Sterblichkeit der HIV+-Patienten	72 %	89 %	82 %	83 %
Mittel zw. TB-Diagnose und Tod der HIV+-Patienten	7 Wochen	16 Wochen	6 Wochen	4 Wochen

INH = Isoniazid; EIF = Rifampin; EMB = Ethambutol; THA = Ethionamide; SM = Streptomycin; KM = Kanamycin; RBT = Rifabutin.
Der Datenschutz der CDC läßt eine Namensnennung der Krankenhäuser nicht zu.
Quelle: Centers of Disease Control

153 D. E. Snider und W. L. Roper: »The New Tuberculosis«, *New England Journal of Medicine* 325 (1992): 703ff.; F. Gordin: »Tuberculosis Control – Back to the Future?«, *Journal of the American Medical Association* 267 (1992): 2649f.; P. F. Barnes, A. B. Bloch, P. T: Davidson and D. E. Snider: »Tuberculosis in Patients with Human Immunodeficiency Virus Infection«,

New England Journal of Medicine 324 (1991): 1644–50; sowie M. A. Fischl, G. L. Daikos, R. B. Uttamchandani et al.: »Clinical Presentation and Outcome of Patients with HIV Infection and Tuberculosis Caused by Multiple-Drug-Resistant Bacilli«, *Annals of Internal Medicine* 117 (1992): 184–90.

154 Centers for Disease Control: »Drug-Resistant Tuberculosis Among the Homeless – Boston«, *Morbidity and Mortality Weekly Report* 34 (1985): 429 ff.

155 Centers for Disease Control: »Multi-Drug-Resistant Tuberculosis – North Carolina«, *Morbidity and Mortality Weekly Report* 35 (1987): 785–87.

156 Diese und andere erschütternde Erkenntnisse finden sich in einem ausführlichen Memo der CDC an das amerikanische Gesundheitsministerium in Washington vom 31. Dezember 1991; sowie in T. R. Frieden, M. L. Pearson und J. A. Jereb: »Drug Resistant and Nosocomial Tuberculosis, New York City, 1991«, *EPI-AID* (1991): EPI-91-42-2.

157 Es gab zahlreiche MMR-Tb-Ausbrüche in den Vereinigten Staaten und Puerto Rico während der Epidemie, die irgendwann Mitte der achtziger Jahre ausgebrochen ist und zur Zeit der Schriftlegung dieses Buches immer noch wütet:

MMR-TB-AUSBRÜCHE IN DEN VEREINIGTEN STAATEN UND PUERTO RICO, 1985–1992

Ort	*Medikamentenresistenz*	*Jahr/e*	*erster Fall/erste Fälle*	*Folgefälle*	*Zitiert in*
Texas, Kalifornien, Pennsylvanien	INH, RIF, SM, PZA, EMB	1987	männlich, Tb-Diagnose erfolgte 1971, nicht kooperativ, nahm Medikamente und setzte sie dann wieder ab, starb 1987	9, Familie und Angehörige	CDC: »Outbreak of Multidrug-Resistant Tuberculosis – Texas, California, and Pennsylvania«, *MMWR* 39 (1990): 369–72.
Mississippi (ländlich)	INH, SM, PAS	1976	High School Schüler	Mitschüler und ihre Familien	CDC (1977), a. a. O.
Boston (Obdachlosenasyle)	INH, SM	1984, 1985	wahrscheinlich zwei, beide männlich	weitere Obdachlose in den Asylen	CDC (1985), a. a. O.
Miami (Ambulante AIDS-Klinik bzw. HIV-Station)	INH, RIF, EMB, ETH	1988–1991	einer der Patienten	22, HIV-Patienten	M. A. Fischl et al.: »An Outbreak of Tuberculosis Caused by Multiple-Drug-Resistant Bacilli Among Patients with HIV Infection«, *Annals of Internal Medicine* 117 (1992). 177–83.

Ort	*Medikamentenresistenz*	*Jahr/e*	*erster Fall/ erste Fälle*	*Folgefälle*	*Zitiert in*
New York (Staatsgefängnis)	INH, RIF, PZA, EMB, SM, KM, ETH	1990–1991	Gefangener	7 Insassen und 1 Wache	CDC: »Transmission of Multidrug-Resistant Tuberculosis Among Immuno-compromised Persons in a Correctional System – New York, 1991«, *MMWR* 41 (1992): 507 ff.
New York (Gefängnis, Rikers Island)	diverse	1988–1992	Gefangene	breitete sich im Gefängnis aus; Diagnose 500 von 100 000. Im Schnitt 20 000 Insassen; durchschnittl. Aufenthalt 65 Tage	E. Y. Bellin et al.: »Association of Tuberculosis Infection with Increases Time in or Admission to New York City Jail System«, *JAMA* 269 (1993): 2228–31.
New York (Gefängnis)	diverse	1991	Gefangene	720 Fälle von MMR-Tb bei Gefangenen diagnostiziert	M. McCarthy: »Long-Term TB Detentions in New York«, *Lancet* 341 (1993): 751.
Waupun-Gefängnis, Wisconsin	NS	1993	Gefangene	22 Gefangene	J. Bignall: »TB in Prison«, *Lancet* 343 (1993): 49.
Nassau-County-Gefängnis, Bundesstaat New York	NS	1988–1990	Gefangene	45 Gefangene	ebenda.
Lincoln Hospital, New York City	INH, RIF, EMB, SM	1991	unkooperative AIDS-Patienten	1 AIDS-Patient	D. L. Horn et al.: »Fatal Hospital-Acquired Multi-drug-Resistant Tuberculosis Pericarditis in Two Patients with AIDS«, *NEJM* 327 (1992): 1816 f.

Ort	*Medikamentenresistenz*	*Jahr/e*	*erster Fall/ erste Fälle*	*Folgefälle*	*Zitiert in*
7 städtische Krankenhäuser in New York City	INH, SM, RIF, EMB	1988–1991	Patienten	über 100 Patienten; 19 Angestellte des Gesundheitswesens; bis auf sechs alle HIV+	CDC: »Nosocomial Transmission of Multidrug-Resistant Tuberculosis Among HIV-Infected Persons – Florida and New York, 1988–1991«, *MMWR* 40 (1991): 585–90; sowie Berichte des New York City Department of Health.
San Juan, Puerto Rico (Krankenhaus)	12 gegen INH, RIF, PZA, EMB	1989	Patient(en)	alle 17 Pfleger auf der HIV-Station wurden infiziert	S. W. Dooley et al.: »Nosocomial Transmission of Tuberculosis in a Hospital Unit for HIV-Infected Patients«, *JAMA* 267 (1992): 2632–35.
Krankenhaus in New York	NS	1989–1991	Patient(en)	23 Patienten, davon 21 HIV+; 12 Pfleger wurden infiziert; keine aktiven Fälle	M. L. Pearson et al.: »Nosocomial Transmission of Multidrug-Resistant *Myobacterium tuberculosis*«, *Annals of Internal Medicine* 117 (1992): 191–96.
Krankenhaus in New York	INH, SM, RIF, EMB	1989–1990	Patient(en)	18 Patienten, alle AIDS-krank	B. R. Edlin et al.: »An Outbreak of Tuberculosis Among Hospitalized Patients with the Acquired Immuno-deficiency Syndrome«, *NEJM* 326 (1992): 1514–21.

Ort	*Medikamentenresistenz*	*Jahr/e*	*erster Fall/ erste Fälle*	*Folgefälle*	*Zitiert in*
Cook County Hospital, Chicago	NS	1991	Patient(en)	12 Pfleger infiziert, keine aktiven Fälle	L. Cocchiarella et al.: Rede vor der Internationalen Konferenz der American Lung Association, Miami, 17. Mai 1992
Miami Hospital	INH, RIF	1990–1991	Patient	36 Patienten, 35 davon HIV+	CDC: »Nosocomial Transmission of Multidrug-Resistant Tuberculosis« (1991), a.a.O.
Miami Hospital	INH, RIF	1987–1990	Patient(en)	29 Patienten, 13 Pfleger (keiner bekam aktive Tb)	CDC: »Nosocomial Transmission of Multidrug-Resistant Tuberculosis to Health-Care Workers and HIV-Infected Patients in an Urban Hospital – Florida«, *MMWR 39* (1990): 718–22.

INH = Isoniazid; RIF = Rifampin; EMB = Ethambutol; PZA = Pyrazinamide; SM = Streptomycin; CS = Cycloserin; PAS = Paraaminosalizylsäure; ETH = Ethionamid; KM = Kanamycin

158 R. E. Brown, C. S. Palmer und K. Simpson: »Estimates of Identifiable Costs of Tuberculosis in the United States in 1991«, Battelle Medical Technology Assessment and Policy Research Center, Washington 1993.

159 New York State Assembly Committee on Health: »Tuberculosis in New York. The Return of an Epidemic«, Report to the Legislature, Albany 1991.

160 Die tatsächlich vom Weißen Haus genehmigten Gelder betrugen 1992 40 Millionen Dollar. CDC-Direktor Roper »fand« weitere 14,9 Millionen Dollar an Geldern zur AIDS-Aufklärung. Von der Gesamtsumme in Höhe von 54,9 Millionen Dollar wurden 6,5 Millionen Dollar den National Institutes of Health für Tb-Grundlagenforschung zugewiesen. 46,5 Millionen Dollar gingen an die Tuberkulosekontrolle der CDC. Die CDC gaben einen beträchtlichen Teil ihrer Gelder an die Stadt New York ab.
Obwohl sich New York bereits einer Finanzkrise gegenübersah, gab man allein im Jahr 1992 40 Millionen Dollar für die Tb-Kontrolle aus.
Die Ausgaben der National Health Institutes für Tuberkulose kletterten von 3,5 Millionen Dollar im Jahr 1991 auf 46 Millionen Dollar im Jahr 1994.

161 Zu den inspizierten Städten gehörten Atlanta, Baltimore, Boston, Chicago, Cleveland, Dallas, Detroit, Honolulu, Jacksonville, Los Angeles, Memphis, Miami, Milwaukee, Nashville, Newark, New Orleans, New York, Philadelphia, Phoenix, San Antonio, San Diego, San

Francisco, Seattle, Tampa und Washington. Siehe D.R. Leff und A.R. Leff: »Tuberculosis Control Policies in Major Metropolitan Health Departments in the United States. V. Standard of Practice in 1992«, *American Reviews of Respiratory Disease* 148 (1993): 1530–36.

162 Tuberculosis Task Force: »Nassau County Policy Plan for Responding to the Metropolitan New York Tuberculosis Epidemic«, Report to the Nassau County Health Department, November 1993.

163 M. Goble, M.D. Iseman, L.A. Madsen et al.: »Treatment of 171 Patients with Pulmonary Tuberculosis Resistant to Isoniazid and Rifampin«, *New England Journal of Medicine* 328 (1993): 527–32.

164 D.E. Snider: »Shortages of Antituberculosis Drugs, Outbreaks of Multidrug-Resistant Disease and New Drug Development in the U.S.«, Rede vor der Weltgesundheitsorganisation, 22. November 1991.

165 New York City Task Force zur Tuberkulose im Strafvollzugswesen: »Final Report to Major David N. Dinkins and Margaret A. Hamburg, M.D., Commissioner, Department of Health«, Juni 1992.

166 Zu den Fragen, die die Tb-Wissenschaftler bei dem Treffen am 10. Februar 1992 für die dringlichsten hielten, gehörten:

Epidemiologie

- Wie lange überleben die Bakterien in einem in sich geschlossenen Luftraum und können potentiell einen Menschen infizieren?
- Wie vielen Bakterien muß ein Mensch ausgesetzt sein, bis er sich infiziert?
- Wie sieht im einzelnen die Beziehung zwischen HIV, Drogenabhängigkeit, Armut, Wohnungsnot und Tuberkulose aus?

Behandlung

- Wie kann man die Dauer der MMR-Tb-Diagnose im Labor auf eine klinisch sinnvolle Zeitspanne verkürzen?
- Wie kann man antituberkulöse Medikamente möglichst so optimal einsetzen, daß eine Resistenzbildung vermieden wird?
- Wie stehen die Risiken einer Reinfektion der Patienten?
- Welche Schritte sollten Krankenhausbelegschaften und sonstiges Pflegepersonal unternehmen, um sich nicht bei ihren Patienten mit Tb anzustecken? Um eine Übertragung von Patient zu Patient zu vermeiden?
- Wie kann man Oberflächen gegen Tb sterilisieren?
- Gibt es noch andere Medikamente gegen Tb?
- Gibt es eine Möglichkeit, HIV-positive Menschen, die sich mit MMR-Tb infiziert haben, zu retten?

Pathogenese/Immunologie

- Auf welche Weise bedienen sich die Bakterien Komplementärrezeptoren, um sich Eintritt in menschliche Zellen zu verschaffen?
- Warum haben die Bakterien starke eisenbindende Fähigkeiten?
- Was hat es mit der von den Zellen vermittelten Immunreaktion auf die Mikrobe auf sich? Spielen Antikörper hierbei eine signifikante Rolle?
- Wie hoch ist der Anteil der Krankheit, der auf Makrophagenfreisetzung von Zytokenen und anderen Chemikalien infolge der Invasion durch *M. tuberculosis* zurückzuführen ist?
- Warum zerstört sich bei einer Infektion die menschliche Lunge selbst?
- Auf welche Weise formen die Bakterienkolonien die schützenden Kapseln, die es ihnen erlauben, sich vor dem Immunsystem zu verstecken? Und was genau verursacht den Verflüssigungsprozeß, der diese Kapseln aufschmelzt und den Blutstrom mit den Bakterien überschwemmt?
- Ist irgendeines der BCG-Impfstoffe auf Rinderbasis wirkungsvoll gegen Tb? Wie wirkungsvoll? Und für wen?

Resistenz

- Was ist die molekulargenetische Basis der Medikamentenresistenz? Variiert diese Basis von Medikament zu Medikament, oder gibt es einen universellen Resistenzmechanismus?
- Besteht irgendeine Möglichkeit für ein Medikament, dem die Mykobakterien nicht widerstehen können?

167 Y. Zhang, B. Heym, B. Allen et al.: »The Catalese-Peroxidase Gene and Isoniazid Resistance of *Mycobacterium tuberculosis*«, *Nature* 358 (1992): 591 f.; sowie A. Banerjee, E. Dubnau, A. Quemard et al.: »InhA, a Gene Encoding a Target for Isoniazid and Ethioamide in *Mycobacterium tuberculosis*«, *Science* 263 (1993): 227–30.

168 B. J. Culliton: »Drug-Resistant TB May Bring Epidemic«, *Nature* 356 (1992): 473.

169 W. R. Jacobs, R. G. Barletta, R. Udani et al.: »Rapid Assessment of Drug Susceptibilities of *Mycobacterium tuberculosis* by Means of Luciferase Reporter Phages«, *Science* 260 (1993): 819–22.

170 P. Pancholi, A. Mirza, N. Bhardwaj und R. M. Steinman: »Sequestration from Immune CD4+ T Cells of Mycobacteria Growing in Human Macrophages«, *Science* 260 (1993): 984 ff.; sowie S. Arruda, G. Bomfim, R. Knights et al.: »Cloning of a *Mycobacterium tuberculosis* DNA Fragment Associated with Entry and Survival Inside Cells«, *Science* 261 (1993): 1454–58.

171 Eine Weile nach dem Auftauchen der MMR-Tb in den Vereinigten Staaten erlebten europäische Länder identische Abfolgen von sozialen und biologischen Ereignissen. In der Schweiz, den Niederlanden, in Italien und Dänemark – in ganz Europa – stiegen die Fälle von Tuberkulose aufgrund von HIV, Armut und Drogenabhängigkeit sprunghaft an. Laut der WHO sahen die Zuwächse in Westeuropa wie folgt aus:

Land	*Dauer*	*prozentualer Anstieg der Tb*
Schweiz	1986–90	33,0
Dänemark	1984–90	31,0
Italien	1988–90	28,0
Norwegen	1988–91	21,0
Irland	1988–90	18,0
Österreich	1988–90	17,0
Finnland	1988–90	17,0
Niederlande	1987–90	9,5
Schweden	1988–90	4,6
Großbritannien	1987–90	2,0
Frankreich, Deutschland, Belgien	1987–91	2,0

Quelle: Weltgesundheitsorganisation, Pressemitteilung, 17. Juni 1992

Siehe auch A. Genewein, A. Telenti, C. Bernasconi et al.: »Molecular Approach to Identifying Route of Transmission of Tuberculosis in the Community«, *Lancet* 342 (1993): 841–44; sowie E. Drucker: »Molecular Epidemiology Meets the Fourth World«, *Lancet* 342 (1993): 817 f.

172 K. Brudney und J. Dobkin: »A Tale of Two Cities. Tuberculosis Control in Nicaragua and New York City«. Unveröffentlicht 1992.

173 D. Wilkinson: »High-Compliance Tuberculosis Treatment Programme in a Rural Community« *Lancet* (1994): 647–48.

174 E. P. Y. Muhondwa: »The Role and Impact of Foreign Aid in Tanzania's Health Development«, in M. R. Reich und E. Marvi (Hrsg.): *International Cooperation for Health. Problems, Prospects, and Priorities*. Auburn House, Dover 1989.

175 C. Murray, K. Styblo und A. Rouillon: »Tuberculosis«, in D. T. Jamison und W. H. Mosley (Hrsg.): *Disease Control Priorities in Developing Countries*. Oxford University Press, New York 1991.

176 Leider strich die U.S. Agency for International Development ihr Tuberkulosebudget für Hilfe

im Ausland – insgesamt drei Millionen Dollar – am Tag nach Weihnachten 1993. Das war ein Drittel aller Gelder für das Tb-Programm der Weltgesundheitsorganisation.

177 Einige Länder besaßen überhaupt kein Tuberkulosekontrollprogramm. Dort hätte die Tb-Situation natürlich schlimmer sein können als in den Vereinigten Staaten. Die Weltbank entschied sich dafür, sich auf die Länder zu beschränken, die über ein Tb-Programm und Prävalenzdaten verfügten.

178 1994 berichteten das CDC und das New York City Department of Health vorsichtig von einigen Erfolgen in der DOT-Tuberkulosekontrolle, warnten jedoch Ärzteschaft und Öffentlichkeit wiederholt davor, ihre Erkenntnisse nicht falsch zu interpretieren und zu glauben, die Epidemie sei nun unter Kontrolle. Siehe A.B. Bloch, G.M. Cauthen, I. Onorato et al.: »Nationwide Survey of Drug-Resistant Tuberculosis in the United States«, *Journal of the American Medical Association* 271 (1994): 665–71; sowie S.E. Weis, P.C. Slocum, F.X. Blais et al.: »The Effect of Directly Observed Therapy on the Rates of Drug Resistance and Relapse in Tuberculosis«, *New England Journal of Medicine* 330 (1994): 1179–84.

179 National MDR-TB Task Force: »National Action Plan to Combat Multidrug-Resistant Tuberculosis«, U.S. Department of Health and Human Services, Washington, April 1992.

15. Alles zu seiner Zeit

1 Erste Berichte zu den Untersuchungen erschienen im *Morbidity and Mortality Weekly Report* der CDC. Siehe Ausgabe 42: 421–24, 441–43, 477–78, 495–96, 517–71 und 612–13. Darüber hinaus veröffentlichten die CDC eine Sonderausgabe des *MMWR*: »Hantavirus Infection – Southwestern United States. Interim Recommendations for Risk Reduction«, Ausgabe 42 (Nr. RR-11), 1993.

2 Zu den bis dahin untersuchten Epidemien gehörten:

- Mehrere amerikanische Ausbrüche von tödlicher Lebensmittelvergiftung aufgrund eines neuen Stranges von *E.-coli*-0157-Bakterien und Berichte über eine Ausbreitung derselben medikamentenresistenten Bakterien in Südafrika und Swasiland.
- Verunreinigung der Wasserversorgung von Milwaukee mit Kryptosporidiose-Parasiten.
- Ausbrüche einer mehrfach resistenten Bakterienkrankheit, die in mehreren Krankenhäusern und Kinderpflegezentren zu Lungenentzündung führte.
- Berichte von vancomycinresistenten Mageninfektionen in New Yorker Krankenhäusern aufgrund von Enterokokken-Bakterien.
- Ein neuer Strang von Grippe A in China (A/Beijing/32/92), bei dem einige Grippeexperten fürchteten, er würde die Vereinigten Staaten im darauffolgenden Herbst erreichen.
- Cholera, die sich seit ihrem ersten Auftreten 1991 in Peru ständig in Richtung Norden über Lateinamerika ausbreitete.
- Gelbfieber, das zum erstenmal in der Geschichte im westlichen Kenia ausbrach, einem Gebiet voller ethnischer Konflikte.
- Ein neuer, tödlicher, mutierter Strang der Cholera, der in Indien und Bangladesch eine Epidemie auslöste.
- Eine Epidemie des von Moskitos übertragenen Rifttalfiebers, die im südlichen Ägypten Tausende von Opfern forderte.
- Zwei neue Ausbrüche des Lassafiebers, einer tödlichen hämorrhagischen Viruserkrankung, in Nigeria.
- Das Auftauchen eines neuen antibiotikaresistenten Stranges von Bakterien, die zu tödlichen Ruhr-Erkrankungen bei Kindern in Burundi führte.
- Mehrfach resistente Stränge von Tuberkulose, die in Kambodscha, New York und einigen anderen Orten der USA auftauchten – und Gerüchte von Tb-Ausbrüchen in der Schweiz, in Paris, Madrid und London.
- Das bolivianische hämorrhagische Fieber, die Machupo-Viruserkrankung, die im Osten Boliviens zum erstenmal seit dreißig Jahren erneut ausbrach.

- Der epidemieartige Ausbruch eines neu entdeckten tödlichen Virus in Venezuela, den man venezulanisches hämorrhagisches Fieber nannte.

Bei all diesen Fällen war das CDC-Personal aktiv an Untersuchungen vor Ort oder an der Laborarbeit beteiligt. Darüber hinaus berieten Wissenschaftler der CDC andere internationale und amerikanische Institutionen, wie man am besten diverse andere Krankheitsausbrüche behandelt – einschließlich einer außer Kontrolle geratenen Epidemie von viszeraler Leishmaniose, die bereits an die 6000 Tote im kriegszerrütteten südlichen Sudan gefordert hatte.

3 Weitere Berichte dieser und anderer Ereignisse in Zusammenhang mit dem Ausbruch finden sich in L.K. Altman: »Virus That Caused Deaths in New Mexico Is Isolated«, *New York Times*, 21. November 1993 (A21); L. Garrett: »Medical Gumshoes Confront a Mystery«, *Newsday*, *Discover*-Sektion, 28. September 1993 (69–72); D. Grady: »Death at the Corners« *Discover*, Dezember 1993 (82–92); J. Horgan: »Were Four Corners Victims Biowar Casualties?«, *Scientific American*, November 1993 (16); J.M. Hughes, C.J. Peters, M.L. Cohen und B.W.J. Mahy: »Hantavirus Pulmonary Syndrome. An Emerging Infectious Disease«, *Science* 262 (1993): 850 f.; B. Le Guenno: »Identifying a Hantavirus Associated with Acute Respiratory Illness. A PCR Victory?«, *Lancet* 342 (1993): 1438 f.; M.D. Lemonick: »Closing In on a Mysterious Killer« *Time*, 6. Dezember 1993 (66–67); R. Levins, P.R. Epstein, M.E. Wilson et al.: »Hantavirus Disease Emerging«, *Lancet* 342 (1993): 1292; E. Marshall und R. Stone: »Hantavirus Outbreak Yields to PCR«, *Science* 262 (1993): 832–836; sowie W.F. Rahson: »Indians Doubt Rodents Source of ›Mystery Illness‹«, Associated Press, 1. Juli 1993.

4 Die Chinesen beschrieben schon vor 1000 Jahren eine Krankheit, die von einigen für eine hantavirale Erkrankung gehalten wird, und sowohl russische wie japanische Wissenschaftler bewiesen während des Zweiten Weltkriegs, daß Menschen, die an hämorrhagischem Nierenversagen litten, eine Infektionskrankheit hatten. Sie taten dies, indem sie den gefilterten Urin der Erkrankten »Freiwilligen« injizierten, die daraufhin ebenfalls erkrankten.

5 J.W. LeDuc, T.G. Ksiazek, C.A. Rossi et al.: »A Retrospective Analysis of Sera Collected by the Hemorrhagic Fever Commission During the Korean Conflict«, *Journal of Infectious Diseases* 162 (1990): 1182 ff.

6 H.W. Lee: »Korean Hemorrhagic Fever«, in *Ebola Virus Haemorrhagic Fever*. Elsevier, New York 1978 (331–34).

7 M. Linderholm, B. Settergren, C. Ahlm et al: »A Swedish Case of Fatal Nephropathia Epidemica«, *Scandinavian Journal of Infectious Diseases* 23 (1991): 501–2; B. Settergren: »Nephropathia Epidemica in Scandinavia«, *Reviews of Infectious Diseases* 13 (1991): 736–44; sowie A. Lundkvist, A. Fatouros und B. Niklasson: »Antigenic Variation of European Haemorrhagic Fever with Renal Syndrome Viral Strains Characterized Using Bank Vole Monoclonal Antibodies«, *Journal of General Virology* 72 (1991): 2097–2103.

8 Später entdeckte einer von van der Gröens Abschlußschülern einen weiteren Hantavirusstrang in Irland, dessen Träger, die *Rattus rattus*, die am weitesten verbreitete schwarze Stadtratte der Welt ist. Siehe C.F. Stanford, J.H. Connolly, W.A. Ellis et al.: »Zoonotic Infections in Northern Ireland Farmers«, *Epidemiology and Infection* 105 (1990): 565–70.

9 J.E. Childs, G.E. Glass, T.G. Ksiazek et al.: »Human-Rodent Contact and Infection with Lymphocytic Choriomeningitis and Seoul Viruses in an Inner-city Population«, *American Journal of Tropical Medicine and Hygiene* 44 (1991): 117–21; sowie J.E. Childs, G.E. Glass, G.W. Korch et al.: »Evidence of Human Infection with a Rat-Associated Hantavirus in Baltimore, Maryland«, *American Journal of Epidemiology* 127 (1988): 875–78.

10 G.E. Glass, A.J. Watson, J.W. LeDuc et al.: »Infection with a Ratborne Hantavirus in U.S. Residents Is Consistently Associated with Hypertensive Renal Disease«, *Journal of Infectious Diseases* 167 (1993): 614–20.

11 L.J. Back, R. Yanagihara, C.J. Gibbs et al.: »Leakey Virus. A New Hantavirus Isolated From *Mus musculus* in the United States«, *Journal of General Virology* 69 (1988): 3129–32.

12 R. Weiss: »Rat-Borne Virus May Take Secret Toll«, *Science* 135 (1993): 292; Glass, Watson, LeDuc et al. (1993), a.a.O.; sowie J.W. LeDuc, J.E. Childs und G.E. Glass: »The Hantaviruses, Etiologic Agents of Hemorrhagic Fever with Renal Syndrome. A Possible Cause of Hypertension and Chronic Renal Disease in the United States«, *Annual Review of Public Health* 13 (1992): 79–98.

13 R.R. Arthur, R.S. Lofts, J. Gomez et al.: »Grouping of Hantaviruses by Small S Genome Segment Polymerase Chain Reaction«, *American Journal of Tropical Medicine and Hygiene* 47 (1992): 210–24.

14 J.W. Huggins, C.M. Hsiang, T. M.Cosgriff et al.: »Prospective, Double-Blind, Concurrent, Placebo-Controlled Clinical Trials of Intravenous Ribavirin Therapy of Hemorrhagic Fever with Renal Syndrome«, *Journal of Infectious Diseases* 164 (1991): 1119–27.

15 Centers for Disease Control and Prevention: »Update. Outbreak of Hantavirus Infection – Southwestern United States, 1993«, *Morbidity and Mortality Weekly Report* 42 (1993).

16 S.T. Nichol, C.F. Spiropoulou, S. Morzunov et al.: »Genetic Identification of a Hantavirus Associated with an Outbreak of Acute Respiratory Illness«, *Science* 262 (1993): 914–18.

17 »Congress Mobilizes Against Hantavirus«, *Science* 261 (1993): 415.

18 Centers for Disease Control and Prevention: »Update. Hantavirus Pulmonary Syndrome – United States, 1993«, *Morbidity and Mortality Weekly Report* 42 (1993): 816–20.

19 H. Zinsser: »Viel über Ratten – wenig über Mäuse«, in *Ratten, Läuse und die Weltgeschichte*. Hatje Verlag, Stuttgart 1949 (Kapitel 11).

20 G. Neild: »Mysterious Respiratory Disease in USA« (Brief), *Lancet* 342 (1993): 61.

21 J. Pilaski, C. Ellerich, T. Kreutzer et al.: »Haemorrhagic Fever with Renal Syndrome in Germany« (Brief), *Lancet* 337 (1991): 111; sowie P. Kulzer und R.M. Schaefer: »Haemorrhagic Fever with Renal Syndrome, 1993. Endemic or Unrecognised Pandemic?« (Brief), *Lancet* 342 (1993): 313.

22 Ebenda; sowie B. Le Guenno, M.A. Camprasse, J.C. Guilbaut et al.: »Hantavirus Epidemic in Europe, 1993«, *Lancet* 343 (1994): 114f.

23 Le Guenno (1993), a.a.O.; J. Clement, P. McKenna, P. Coslon et al.: »Hantavirus Epidemic in Europe, 1993«, *Lancet* 343 (1994): 114; P.E. Rollin, D. Coudrier und P. Sureau: »Hantavirus Epidemic in Europe, 1993«, *Lancet* 343 (1994): 115f.; sowie R.A.J. Esselink, M.N. Gerding, P. J.A.M. Brouwers et al.: »Guillain-Barré Syndrome Associated with Hantavirus Infection«, *Lancet* 343 (1994): 180f.

24 Nicht jeder war mit dieser Analyse einverstanden. Einige Wissenschaftler verwarfen entschieden jegliche Verbindung zwischen dem Hantavirus und dem Four-Corners-Ausbruch und waren noch lange nach Abschluß aller PCR-Analysen der Ansicht, daß die Erkrankung von giftigen Chemikalien verusacht würde. Siehe W.F. Denetclaw Jr. und T.H. Denetclaw: »Is ›South-West U.S. Mystery Disease‹ Caused by Hantavirus?«, *Lancet* 343 (1994): 53f.

25 E. Marshall und R. Stone: »Race to Grow Hantavirus Ends in Tie«, *Science* 262 (1993): 1509; P.B. Jahrling, Rede anläßlich des Jahrestreffens der American Society of Tropical Medicine and Hygiene in Atlanta im November 1993; sowie J.S. Duchin, F.T. Koster, C.J. Peters et al.: »Hantavirus Pulmonary Syndrome. A Clinical Description of 17 Patients with a Newly Recognized Disease«, *New England Journal of Medicine* 330 (1994): 949–55.

26 Eine Auseinandersetzung mit Seoul-Hantavirus findet sich in C.S. Schmaljohn, S.E. Hasty und J.M. Dalrymple: »Preparation of Candidate Vaccine-Vectored Vaccines for Haemorrhagic Fever with Renal Syndrome«, *Vaccine* 10 (1992): 10–13.

27 Centers for Disease Control and Prevention: »Hantavirus Pulmonary Syndrome – United States, 1993«, *Morbidity and Mortality Weekly Report* 43 (1994): 45–48.

28 L. Garrett: »Hantavirus Source Is Still a Mystery«, *New York Newsday*, 25. März 1994 (A32); E. Lane: »Hantavirus Rodents. A Hard Catch«, *New York Newsday*, 6. März 1994 (18); E. Lane, L. Garrett und A. Smith: »Virus' Deadly Clues«, *Newsday*, 26. Februar 1994 (8); sowie L. Garrett, E. Lane, J. Mangaliman et al.: »Hantavirus. The Search Is On«, *Newsday*, 25. Februar 1994 (4).

16. Die Natur und der Homo sapiens

1 United Nations Population Fund: »The State of the World Population«, United Nations, New York 1991.

2 Schlüssige Argumente zur Beziehung zwischen der rasch anwachsenden Weltbevölkerung, der Umweltzerstörung und/oder menschlichem Leid (Kriege, Wirtschaftskrisen, Menschenrechtsverletzungen, niederer Lebensstandard) finden sich in P. Kennedy: *Preparing for the Twenty-first Century* (dt.: *In Vorbereitung auf das 21. Jahrhundert*, S. Fischer, Frankfurt am Main 1993). Vintage, New York 1993; Population Crisis Committee: »Human Suffering Index«, Washington 1987–1993, jährliche Ausgabe; P. Harrison: *The Third Revolution*. I. B. Tauris, London 1992; sowie R. D. Kaplan: »The Coming Anarchy«, *Atlantic Monthly*, Februar 1994 (44–76).

3 E. O. Wilson: *The Diversity of Life*. Harvard University, Cambridge 1992.

4 E. O. Wilson: »Rain Forest Canopy. The High Frontier«, *National Geographic*, Dezember 1991 (78–107).

5 Food and Agriculture Organization: »The Forest Resources of the Tropical Zone by Main Ecological Regions«, Bericht für die Vereinten Nationen zur Conference on Environment and Development by the Forest Resource Assessment 1990 Project, FAO, Rom 1992. Die Ergebnisse der FAO finden sich in P. Aldous: »Tropical Deforestation. Not Just a Problem in Amazonia«, *Science* 259 (1993): 1390. Laut FAO betrug die prozentuale Verlustrate des gesamten Waldgebietes wie folgt:

Region	*% der Waldverluste pro Jahr*
Südamerika	0,6
Südostasien	1,6
Zentralamerika	1,5

6 A. Gentry, Rede anläßlich des Neotropical Montane Forests, Biodiversity and Conservation Meetings. New York, Botanical Garden, 21.–25. Juni 1993.

7 Die widersprüchlichen wirtschaftlichen und ökologischen Interessen, die im Amazonas im Spiel sind, werden ausführlich behandelt in J. de Onís: *The Green Cathedral. Sustainable Development of Amazonia*. Oxford University Press, New York 1992.

8 D. Skole und C. Tucker: »Tropical Deforestation and Habitat Fragmentation in the Amazon. Satellite Data from 1978 to 1988«, *Science* 260 (1993): 1905–10.

9 Centers for Disease Control: »Lyme Disease Surveillance – United States, 1989–1990«, *Morbidity and Mortality Weekly Report* 40 (1991): 417–20; sowie T. F. Tsai, Rede anläßlich des Jahrestreffens der American Society of Tropical Medicine and Hygiene in Honolulu, 10.–14. Dezember 1989.

10 M. Kirsch, F. L. Ruben, A. C. Steere et al.: »Fatal Adult Respiratory Distress Syndrome in a Patient with Lyme Disease«, *Journal of the American Medical Association* 259 (1988): 2737 ff.; sowie J. F. Bradley, R. C. Johnson und J. L. Goodman: »The Persistence of Spirochetal Nucleic Acids in Active Lyme Arthritis«, *Annals of Internal Medicine* 120 (1994): 487 ff.

11 A. C. Steere, E. Taylor, G. L. McHugh und E. L. Logigian: »The Overdiagnosis of Lyme Disease«, *Journal of the American Medical Association* 269 (1993): 1812–16.

12 A. C. Steere, R. L. Grodzicki, A. N. Kornblatt et al.:» The Spirochetal Etiology of Lyme Disease«, *New England Journal of Medicine* 308 (1983): 733–40.

13 A. C. Steere: »Lyme Disease«, *New England Journal of Medicine* 321 (1989): 586–96.

14 A. G. Barbour und D. Fish: »The Biology and Social Phenomenon of Lyme Disease«, *Science* 260 (1993): 1610–16.

15 H. S. Ginsberg: »Transmission Risk of Lyme Disease and Implications for Tick Management«, *American Journal of Epidemiology* 138 (1993): 65–73.

16 J. F. Levine, M. L. Wilson und A. Spielman: »Mice as Reservoirs of the Lyme Disease Spiro-

chete«, *American Journal of Tropical Medicine and Hygiene* 34 (1985): 355–60; J.G. Donahue, J. Piesman und A. Spielman: »Reservoir Competence of White-Footed Mice for Lyme Disease Spirochetes«, *American Journal of Tropical Medicine and Hygiene* 36 (1987): 92–96; J. Piesman, T.N. Mather, G.J. Dammin et al.: »Seasonal Variation of Transmission Risk of Lyme Disease and Human Babeosis«, *American Journal of Epidemiology* 126 (1987): 1187ff.; S.R. Telford, T.N. Mather, S.I. Moore et al.: »Incompetence of Deer as Reservoirs of the Lyme Disease Spirochete«, *American Journal of Tropical Medicine and Hygiene* 39 (1988): 105–9; sowie T.N. Mather, M.L. Wilson, S.I. Moore et al.: »Comparing the Relative Potential of Rodents as Reservoirs of the Lyme Disease Spirochete (*Borrelia burgdorferia*)«, *American Journal of Epidemiology* 130 (1989): 143–50.

17 D.J. White, H.G. Chang, J.L. Benach et al.: »The Geographic Spread and Temporal Increase of the Lyme Disease Epidemic«, *Journal of the American Medical Association* 266 (1991): 1230–36.

18 Entscheidende Hinweise zur Ablaufgeschichte der Lyme-Krankheit bot eine Studie über das Auftauchen der Krankheit in Ipswich, Massachusetts 1980–1981. Siehe C.C. Lastavica, M.L. Wilson, V.P. Berardi et al.: »Rapid Emergence of a Focal Epidemic of Lyme Disease in Coastal Massachusetts«, *New England Journal of Medicine* 320 (1989): 133–37.

19 A. Spielman: »The Emergence of Lyme Disease and Human Babeosis in a Changing Environment«, Rede vor dem Workshop on New Diseases, Woods Hole, 7.–10. November 1993.

20 O.L. Phillips and A.H. Gentry: »Increasing Turnover Through Time in Tropical Forests«, *Science* 263 (1994): 954–58; sowie S.L. Pimm und A.M. Sugden: »Tropical Diversity and Global Change«, *Science* 263 (1994): 933f.

21 Diese Debatte war und ist auch weiterhin äußerst lebhaft und beeinflußt direkt globale Verträge, die derzeit noch verhandelt werden: welche Art von Kühlmitteln in amerikanischen Küchengeräten Verwendung finden, die zulässige Kohlenmonoxidmenge für italienische Autos, Verbrennungsvorschriften für japanische Plastikabfälle und Forstwirtschaftspläne für Südostasien – alle sind abhängig von den wissenschaftlichen Interpretationen der verfügbaren Daten hinsichtlich des Ozonschwunds und der weltweiten Erwärmung.
Hierzu gibt es bergeweise Veröffentlichungen, und eine genaue Analyse der Wurzeln dieser Diskussionen würde den Rahmen dieses Buches sprengen. Ein Vorgeschmack davon findet sich in A. Gore: *Wege zum Gleichgewicht*. S. Fischer Verlag, Frankfurt am Main 1992; J.F. Gleason, P.K. Bhartia, J.R. Herman et al.: »Record Low Global Ozone in 1992«, *Science* 260 (1993): 523–36; J Oerlemans: »Quantifiying Global Warming from the Retreat of Glaciers«, *Science* (1994): 243ff.; A.Tabazadeh und R.P. Turco: »Stratospheric Chlorine Injection by Volcanic Eruptions. HCI Scavenging and Implications for Ozone«, *Science* 260 (1993): 1082–86; G. Taubes: »The Ozone Backlash«, *Science* 260 (1993): 1580–83; M.D. Lemonick: »The Ozone Vanishes«, *Time*, 17. Februar 1992 (60–68); J.J.B. Kerr und C.T. McElroy: »Evidence for Large Upward Trends of Ultraviolet-B Radiation Limited to Ozone Depletion«, *Science* 262 (1993): 1032ff.; sowie E.M. Pokras und A.C. Mix: »Earth's Precession Cycle and Quaternary Climatic Change in Tropical Africa«, *Nature* 326 (1987): 486f.

22 Eine umfassende Behandlung der globalen Erwärmung und ihrer erwarteten Auswirkungen auf mögliche Krankheiten findet sich in T.E. Lovejoy: »Global Change and Epidemiology. Nasty Synergies«, Kapitel 25 in S.S. Morse (Hrsg.): *Emerging Viruses*. Oxford University Press, Oxford 1993.

23 Zusätzlich zu den Interviews wurden Informationen für diesen Abschnitt den folgenden Quellen entnommen: W.N. Bonner: *The Natural History of Seals*. Facts on File, New York 1990; R. Dietz, C.T. Ansen, P. Have und M.P. Heide-Jörgensen: »Clue to Seal Epizootic?«, *Nature* 338 (1989): 627; M. Domingo, L. Ferrer, M. Pumarola et al.: »Morbillivirus in Dolphins«, *Nature* 348 (1990): 21; M.A. Gracher, V.P. Kumarev, L.V. Mamaev et al.: »Distemper Virus in Baikal Seals«, *Nature* 338 (1989): 209; C.B. Goodhart: »Did Virus Transfer from Harp Seals to Common Seals?«, *Nature* 336 (1988): 21; J. Harwood: »Lessons from

the Seal Epidemic«, *New Scientist*, 18. Februar 1989 (38–42); S. Kennedy, J. A. Smyth, P. F. Cush et al.: »Viral Distemper Found in Porpoises«, *Nature* 336 (1988): 21; S. Kennedy, J. A. Smyth, S. J. McCullough et al.: »Confirmation of Cause of Recent Seal Deaths«, *Nature* 325 (1988): 404; B. W. J. Mahy: »Seal Plague Virus«, Kapitel 17 in Morse (Hrsg.) (1993), a. a. O.; C. Örvell, M. Blixenkrone-Möller, V. Svansson und P. Have: »Immunological Relationships Between Phocid and Canine Distemper Virus Studies with Monoclonal Antibodies«, *Journal of General Virology* 71 (1990): 2085–92; A. D. M. E. Osterhaus, J. Gröen, P. DeVries et al.: »Canine Distemper Virus in Seals«, *Nature* 335 (1988): 403 f.; S. Pain: »Dolphin Virus Threatens Last Remaining Monk Seals«, *New Scientist*, 3. November 1990 (22); I. K. G. Visser: *Morbillivirus Infections in Seals, Dolphins and Porpoises.* Doktorarbeit, Universität Utrecht, Robbenrettungs- und Forschungszentrum, Zeehondencreche Pieterburen, Niederlande, 1993; sowie J. Webb: »Dolphins Epidemic Spreads to Greece«, *New Scientist*, 7. September 1991 (18).

24 Aufgrund solcher Ereignisse stand der Lachs zwischen 1993 und 1994 in der Ostsee kurz vor der Ausrottung. Die Ostsee ist stark verschmutzt; sie war über mehr als vier Jahrzehnte einer der großen Müllabladeplätze der Sowjetunion. Lachs, der in der Ostseee oder in nahe gelegenen Flüssen, Strömen und Seen gefangen wurde, war schwer mit chlorierten Kohlenwasserstoffen verunreinigt.

Seit 1993 verhalten sich die Lachsmütter in der Ostsee merkwürdig, schwimmen in die verkehrte Richtung, wenn sie trächtig sind, und legen Eier, aus denen Fische schlüpfen, die nicht schwimmen können. Über 90 Prozent der seit Herbst 1993 ausgebrüteten Fische sind gestorben.

Es stellte sich heraus, daß der Ostseelachs seit neuestem mit einem Parasiten, *Gyrodactylus*, infiziert ist, der sich wahrscheinlich aufgrund der von Umweltverschmutzung hervorgerufenen Immunschwäche der Fische erfolgreich in der Lachspopulation der Ostsee ausbreiten konnte.

25 Die geschätzte Todesrate betrug:

Spezies	*Gebiet*	*Jahr(e)*	*Anzahl toter Tiere*
Große Tümmler	USA, Ostküste	1987–88	2500
Gemeine Seehunde	Nord- und Ostsee	1988–89	18 000
Seehund	Baikalsee	1987–88	20 000
Gestreifte & normale Delphine	Mittelmeer	1990–91	6000
Robben	Long Island, New York	1992	100
Große Tümmler	Golf von Mexiko	1990	300

(aus verschiedenen bereits angeführten Quellen)

26 Einblicke in Colwells Erkenntnisse finden sich in R. R. Colwell, J. Kaper und S. W. Joseph: »*Vibrio cholerae*, *Vibrio parahaemolyticus* and Other Vibrios. Occurrence and Distribution in Chesapeake Bay«, *Science* 198 (1977): 394 ff.; R. R. Colwell, M. L. Tamplin, P. R. Brayto et al.: »Environmental Aspects of *V. cholerae* in Transmission of Cholera«, in R. B. Sack und Y. Zinnaka (Hrsg.): *Advances in Research on Cholera and Related Diarrhoeas.* Siebte Auflage, K. T: K. Scientific Publishers, Tokio 1990 (327–43); R. R. Colwell, J. A, K. Hasan, A. Hug et al.: »Development and Evaluation of a Rapid, Simple Sensitive Monoclonal Antibody-Based Coagglutination Test for Direct Detection of *V. cholerae* 01«, *FEMS Microbiology Letters* 97 (1992): 215–20; sowie A. Hug, S. Parveen, F. Qadri und R. R: Colwell: »Comparison of *V. cholerae* Serotype 01 Isolated from Patient and Aquatic Environment«, *Journal of Tropical Medicine and Hygiene* 96 (1993): 86–92.

27 S. Pain: »Water Hides a Host of Viruses«, *New Scientist*, 19. August 1989 (28).

28 Es könnten Hunderte von Beispielen angeführt werden. Ein besonders deutlicher Fall findet sich in Centers for Disease Control: »Multistate Outbreak of Viral Gastroenteritis Related to Consumption of Oysters – Louisiana, Maryland, Mississippi, and North Carolina, 1993«, *Morbidity and Mortality Weekly Report* 42 (1993): 945 ff.

29 J.L. Melnick und T.G. Metcalf: »Distribution of Viruses in the Water Environment«, in B. Fields, M.A. Martin und D. Kamely (Hrsg.): *Genetically Altered Viruses and the Environment.* Cold Spring Harbor Laboratory, New York 1985 (95–102).

30 Weltbank: *World Development Report 1993. Investing in Health.* Oxford University Press, New York 1993.

31 Der schreckenerregende Zustand der Weltmeere wurde an anderer Stelle ausführlich beschrieben. Siehe hierzu auch Protokoll der *Dahlem Conference on Ocean Margin Processes in Global Change*, Berlin, 18.–22. März 1990. John Wiley & Sons, New York 1990; K. Schneider: »Ozone Depletion Harming Sea Life«, *New York Times*, 16. November 1991 (19); K. Sherman und L.M. Alexander: *Biomass Yields and Geography of Large Marine Ecosystems.* Westview Press, Boulder 1989; Groups of Experts on the Scientific Aspects of Marine Pollution (GESAMP): *The State of the Marine Environment.* United Nations Environment Programme Regional Seas Reports and Studies Nr 115, Nairobi 1990; sowie J. Pineda: »Predictable Upwelling and the Shoreward Transport of Planktonic Larvae by Internal Tidal Bores«, *Science* 253 (1991): 548 f.

32 Centers for Marine Conservation: *Global Marine Biological Diversity, a Strategy for Building Conservation into Decision Making*, Bericht an die Weltbank, Washington 1993.

33 Siehe auch C.W. Sullivan, K.R. Arrigo, C.R. McClain et al.: »Distributions of Phytoplankton Blooms in the Southern Ocean«, *Science* 262 (1993): 1832–37.

34 Marjorie Readka-Kudla schätzte die Verteilung der Spezies auf der Erde in einer Rede anläßlich des Jahrestreffens der American Association for the Advancement of Sciene im Februar 1994 in San Francisco wie folgt ein:

Arten-Kategorie	*Anzahl der bekannten Arten*	*%-Anteil an allen Arten dieser Erde*
Landachsentiere (Chordata)	2000	0,10
Insekten	750000	54,00
Pilze	47000	3,00
Salzwasserachsentiere	3000	0,20
Süßwasserachsentiere	1000	0,08
Viren und Prokaryoten	6000	4,00
Algen	27000	2,00
Pflanzen	250000	18,00

Sie sind wie folgt über den Planeten verteilt:

Ökosystem	*km^2 (in Millionen)*	*% der Erdoberfläche*
Gesamtoberfläche der Erde	511,0	100,0
Landmasse	170,3	33,3
[Regenwälder (1990)]	11,9	2,3
Meere	340,1	66,7
[Korallenriffe]	0,6	0,1
[Küstengebiete]	40,9	8,0

35 R.I. Glass, M. Claeson, P.A. Blake et al.: »Cholera in Africa. Lessons on Transmission and Control for Latin America«, *Lancet* 338 (1991): 791–95.

36 A.K. Siddique, A: H. Baqui, A. Eusof et al.: »Survival of Classic Cholera in Bangladesh«, *Lancet* 337 (1991): 1125 ff.

37 M.S. Islam, B.S. Drasar und D.J. Bradley: »Long-Term Persistence of Toxigenic *Vibrio cholerae* 01 in the Mucilaginous Sheath of a Blue-Green Alga, *Anabaena variabilis*«, *Journal of Tropical Medicine and Hygiene* 93 (1990): 133–39; sowie A. Hug, P.A. West, E.B. Small et al.: »Influence of Water Temperature, Salinity and pH on Survival and Growth of Toxigenic *Vibrio cholerae* Copepods in Laboratory Microcosms«, *Applied Environmental Microbiology* 48 (1984): 420–24.

Weitere Untersuchungen zeigten, daß *V. cholerae* auch auf oder in einer Reihe von Süßwasser- und Salzwasseralgen gedeihen konnten. Siehe M.J. Islam: »Increased Toxin Production by *Vibrio cholerae* 01 During Survival with a Green Alga, *Rhizoclonium fontanum*, in an Artificial Aquatic Environment«, *Microbiology and Immunology* 34 (1990): 557–563; M.S. Islam, B.S. Drasar und D.J. Bradley: »Attachment of Toxigenic *Vibrio cholerae* 01 to Various Freshwater Plants and Survival with a Filamentous Green Alga, *Rhizoclonium fontanum*«, *Journal of Tropical Medicine and Hygiene* 92 (1989): 396–401; sowie M.S. Islam, B.S. Drasar und D.J. Bradley: »Survival of Toxigenic *Vibrio cholerae* 01 with a Common Duckweed, *Lemma minor*, in Artificial Aquatic Ecosystems«, *Transactions of the Royal Society of Tropical Medicine and Hygiene* 84 (1990): 422 ff.

38 Eine hervorragende Zusammenfassung findet sich in R.R. Colwell und W.M. Spira: »The Ecology of *Vibrio cholerae*«, Kapitel 6 in D. Barua und W.B. Geenough III (Hrsg.): *Cholera*. Plenum, New York 1992.

39 Diese Vorfälle wurden in den folgenden Veröffentlichungen beschrieben: P.R. Epstein, T.E. Ford und R.R. Colwell: »Marine Ecosystems«, *Lancet* 342 (1993): 1216–19; A.P.M. Lockwood: »Aliens and Interlopers at Sea«, *Lancet* 342 (1993): 942 f.; C. Anderson: »Cholera Epidemic Traced to Risk Miscalculation«, *Nature* 354 (1991): 255; Colwell und Spira (1992), a.a.O.; Weltgesundheitsorganisation: »Cholera Alert in Latin America«, Pressemitteilung WHO/8/12. Februar 1991; »Cholera in the Americas«, *Bulletin of the Pan American Health Organization* 25 (1991): 267–77; Centers for Disease Control: »Cholera Outbreak – Peru, Ecuador, and Colombia«, *Morbidity and Mortality Weekly Report* 40 (1991): 225 ff.; E.W. Rice und C.H. Johnson: »Cholera in Peru«, *Lancet* 338 (1991): 445; V.M. Witt und F.M. Reiff: »Environmental Health Conditions and Cholera Vulnerability in Latin America and the Caribbean«, *Journal of Public Health Policy* (Winter 1991): 450–63; M.L. Tamplin und C.C. Parodi: »Environmental Spread of *Vibrio cholerae* in Peru«, *Lancet* 338 (1991): 1216 f.; J. Sepulveda, H. Gomez-Dantes und M. Bronfman: »Cholera in the Americas. An Overview«, *Infection* 20 (1992): 243–48; sowie R.V. Tauxe und P.A. Blake: »Cholera Epidemic in Latin America«, *Journal of the American Medical Association* 267 (1992): 1388 ff.

40 Über den Amazonas und von dort nach Rio fand El Tor seinen Weg nach Brasilien.

41 Centers for Disease Control: »Cholera – New York, 1991«, *Morbidity and Mortality Weekly Report* 40 (1991): 516 ff.; sowie CDC: »Cholera Associated with an International Airline Flight«, *Morbidity and Mortality Weekly Report* 41 (1992): 134 f.
Im September 1991 entdeckten Vertreter des Gesundheitsamts von Alabama *V. cholerae* 01 in örtlichen Meeresfängen. Eine Untersuchung des Bilge- und Ballastwassers von Schiffen aus Südamerika, die im Golf von Mexiko vor Anker lagen, ergab, daß dort cholerainfizierte Algen wuchsen. Siehe S.A. McCarthy, R.M. McPhearson, A.M. Guarino und J.L. Gaines: »Toxigenic *Vibrio cholerae* 01 and Cargo Ships Entering Gulf of Mexico«, *Lancet* 339 (1992): 624 f. Eine PCR-Analyse der DNA verschiedener in Lateinamerika und im Golf von Mexiko isolierter *V. cholerae* zeigte jedoch Unstimmigkeiten. Die Cholera, die im Golf gefunden wurde, stimmte nie genau mit den Cholerasträngen an anderen Orten der Welt überein, und ihr Ursprung war auch 1994 immer noch heftig umstritten. Siehe I.K. Wachsmuth, G.M. Evins, P.I. Fields et al.: »The Molecular Epidemiology of Cholera in Latin America«, *Journal of Infectious Diseases* 167 (1993): 621–26.

42 Bei den acht Medikamenten handelte es sich um Ampicillin, Chloramphenicol, Colistin, Neomycin, Kanamycin, Gentamicin, Tetracyclin und Fansidar. Siehe R. Tabtieng, S. Wattanasri, P. Echeverria et al.: »An Epidemic of *Vibrio cholerae El Tor Inaba* Resistant to Several Antibiotics with a Conjugative Group C Plasmid Coding for Type II Dihydrofolate Reductase in Thailand«, *American Journal of Tropical Medicine and Hygiene* 41 (1989): 680–86.

43 A.A. Ries, D.J. Vugia, L. Beingolea et al.: »Cholera in Piura, Peru. A Modern Urban Epidemic«, *Journal of Infectious Diseases* 166 (1992): 1429–33; sowie Leitartikel: »Of Cabbages and Chlorine. Cholera in Peru«, *Lancet* 340 (1992): 20 f.

44 Siehe hierzu mehrere offizielle Mitteilungen von Beamten und Wissenschaftlern in der Region, die alle im *Lancet* 342 (1993) erschienen: 382–83, 387–90, 430–31, 925–27.

45 P.R. Epstein, T.E. Ford und R.R. Colwell: »Marine Ecosystems«, Lancet 342 (1993): 1216–19; sowie P.R. Epstein: »Cholera and the Environment«, Lancet 339 (1992): 1167 f.

46 R. Shope: »Global Climate Change and Infectious Diseases«, *Environmental Health Perspectives* 96 (1991): 171–74.

47 J. de Zulueta: »Changes in the Geographical Distribution of Malaria Throughout History«, *Parasitologia* 29 (1987): 193–205.

48 D.J. Rogers und M.J. Packer: »Vector-Borne Diseases, Models, and Global Change«, *Lancet* 342 (1993): 1282–85.

49 Die WHO-Sondergruppe bewertete die Empfindlichkeit der Krankheiten (bzw. ihre Erreger und Übertragbarkeit) in bezug auf globale Temperaturveränderungen auf einer Skala von 0 bis 3, wobei 0 von Temperaturen so gut wie nicht beeinträchtigt wird und 3 für Temperaturschwankungen höchst empfänglich ist.

Krankheit	*Vorkommen 1990*	*Grad*
Malaria	270 Millionen	3
Lymphatische Filariasis	90,2 Millionen	1
Onchozerkiasis	17,8 Millionen	1
Schistosomiasis	200 Millionen	2
Schlafkrankheit	25 000 pro Jahr	1
Leishmaniose	12 Millionen	1
Drakunkulose	1 Million	0
Denguefieber	keine Zahlen	2
Gelbfieber	keine Zahlen	1
Japanische Enzephalitis	keine Zahlen	1
St. Louis-Enzephalitis	keine Zahlen	1
alle anderen von Insekten ausgehenden Viruserkrankungen	keine Zahlen	1

Siehe WHO Task Group »Potential Health Effects of Climatic Change«, Bericht an die Weltgesundheitsorganisation WHO/PEP/90/10 1990.

50 A. Leaf: »Potential Health Efforts of Global Climatic and Environmental Changes«, *New England Journal of Medicine* 321 (1989): 1577–83; A. Jeevan und M.L. Kripke: »Ozone Depletion and the Immune System«, *Lancet* 342 (1993): 1159 f.; Weltgesundheitsorganisation: »Ultraviolet Radiation Can Seriously Damage Your Health«, Pressemitteilung WHO/102/17. Dezember 1993; W. Goettsch, J. Garssen, A. Deijins et al.: »UV-B Exposure Impairs Resistance to Infection by *Trichinella siralis*«, *Environmental Health Perspectives* 102 (1994): 298–304; C. Hassett, M.G. Mustafa, W.F. Coulson und R.M. Elashoff: »Murine Lung Carcionogenesis Following Exposure to Ambient Ozone Concentrations«, *Journal of the National Cancer Institute* 75, 4 (1985): 1211–19; L. Caldéron-Garciduenas und G. Roy-Ocotla: »Nasal Cytology in Southwest Metropolitan Mexico City Inhabitants. A Pilot Intervention Study«, *Environmental Health Perspectives* 101 (1993): 138–44; sowie National Research Council: *Biological Markers in Immunotoxicology*. National Academy of Sciences, Washington 1992.

51 M.R. Moser, T.R. Bender, H.S. Margolis et al: »Aircraft Transmission of Influenza A«, *American Journal of Epidemiology* 110 (1979): 1.

52 D. Maki: »Airline Cabin Air Quality«, Aussage vor dem Unterausschuß für Technology, Environment and Aviation, House Committee on Science, Space and Technology, 29. Juli 1993; sowie A.R. Hinman (1993): »Statement«, ebenda.

53 Das wurde auch deutlich während einer Aussage vor dem Kongreß durch Niren Nagda von ICF Kaiser International, einem unabhängigen toxikologischen Unternehmen. Bürovorgaben in den Vereinigten Staaten schreiben eine Frischluftzufuhr von 0,5 m^3 pro Minute in

einem Standardraum vor. Im Gegensatz dazu hatten vollbesetzte Flugzeuginnenräume eine Frischluftzufuhr von 0,03 bis 0,4 m^3 pro Minute.

54 Weltgesundheitsorganisation: *Our Planet, Our Health*. Bericht der WHO anläßlich des Umweltgipfels der Vereinten Nationen in Rio de Janeiro im Juni 1992.

55 1990 tauchte eine weitere neue Krankheit auf – das venezulanische hämorrhagische Fieber. Wie Machupo und Junín wurde dieses Fieber durch ein Virus verursacht (kurz Guanarito-Virus genannt), das von Nagetieren (*Sigmodan-hispidus*-Ratten) übertragen wird. Die Ratten kamen mit dem *Homo sapiens* in Kontakt, als zahlreiche Siedler in ein zuvor unbesiedeltes Regenwaldgebiet vordrangen. Guanarito tötete 30 Prozent der Infizierten. Siehe R. Salas, N.D. Manzione, R.B. Tesh et al.: »Venezuelan Hemorrhagic Fever«, *Lancet* 338 (1991): 1033–36.
1992 tötete ein anderes hämorrhagisches Virusfieber einen 25jährigen Büroangestellten in São Paulo, Brasilien. Der Ursprung des Sabía-Virus – der Ursache für das brasilianische hämorrhagische Fieber – muß erst noch entdeckt werden. Siehe T.L.M. Coimbra, E.S. Nassar, M.N. Burattini et al: »New Arenavirus Isolated in Brazil«, *Lancet* 343 (1994): 391 f.

56 KOMMERZIELLER FLUGVERKEHR
Quelle: International Air Transportation Association, 1993.

	Jahr	*Millionen Passagiere*
International	1950	2
	1960	42
	1970	74
	1980	163
	1990	280
Innerhalb der USA	1950	17
	1960	38
	1970	153
	1980	273
	1990	424

57 Außer Menschen wurden 1990 mehrere hundert Millionen von Tieren von Kontinent zu Kontinent transportiert. Haustiere, Versuchstiere, Zuchtpferde, Zuchttiere für die Landwirtschaft, illegal geschmuggelte Tierarten, die vom Aussterben bedroht sind, Aquariumfische und eine Menge anderer Tiere wurden routinemäßig mit Flugzeugen oder Schiffen ins Ausland transportiert.

58 S.S. Morse: »Emerging Viruses. Defining the Rules for Viral Traffic«, *Perspectives in Biology and Medicine* 34 (1991): 387–409; sowie S.S: Morse: »Origins of Emerging Viruses«, Kapitel 2 in Morse (Hrsg.) (1993), a.a.O.

59 B. Fleckenstein und R.C. Desrosiers: »*Herpesvirus saimiri* and *Herpesvirus atales*«, Kapitel 6 in B. Roizmann (Hrsg.): *The Herpesviruses*, Band 1 und 2. Plenum, New York 1982; J.C. Albrecht und B. Fleckenstein: »Primary Structure of the *Herpesvirus aimiri* Genome«, *Journal of Virology* 66 (1992): 5047–58; sowie B. Biesinger: »Stable Growth Transformation of Human T Lymphocytes by *Herpesvirus saimiri*«, *Proceedings of the National Academy of Sciences* 89 (1992): 3116–19.

60 Das Virus, schrieben Forscher vom Institut für Klinische und Molekulare Virologie in Erlangen, »scheint insbesondere dazu zu neigen, zellulare Gene zu sequestrieren. Das Genom scheint ein spontaner Vektor für zellulare Gene zu sein, die möglicherweise von einem Mechanismus mit reverser Transkription angeeignet wurden, da die meisten der viralen Gegenstücke keine Intonen haben. Die Aufnahme solcher Gene könnte Funktionen bieten, die für die Progression biologischer Eigenschaften und zur Sicherung eines Auswahlvorteils in dem natürlichen Wirt nötig sind.« Siehe Albrecht und Fleckenstein (1992), a.a.O.

61 H. Ludwig: »B Virus«, in Roizman (Hrsg.) (1982), a.a.O.: 417 ff.; sowie J.E. Kaplan: »Herpesvirus Simiae (B Virus) Infection in Monkey Handlers« *Journal of Infectious Diseases* 157 (1988): 1090.

62 Das Mason-Pfizer-Virus wurde in 19 französischen Blutspendern und in einigen gesunden Personen aus Guinea-Bissau gefunden. Siehe V. A. Morozov, F. Saal, A. Gessain et al.: »Antibodies to Gag Gene Coded Polypeptides of Type D Retroviruses in Healthy People From Guinea-Bissau«, *Intervirology* 32 (1991): 253–57.
Ein Typ-D-Virus, das mit dem Mason-Pfizer-Virus zwar große Ähnlichkeiten aufwies, mit ihm jedoch nicht identisch war, wurde im Blut eines texanischen AIDS-Patienten entdeckt. Siehe L. A. Donehower, R. C. Bohannon, R. J. Ford und R. A. Gibbs: »The Use of Primers from Highly Conserved Pol Regions to Identify Uncharacterized Retroviruses by the Polymerase Chain Reaction«, *Journal of Virological Methods* 28 (1990): 33–46.

63 Centers for Disease Control: »Primate Zoonoses Surveillance«, Report II, U.S. Department of Health, Education, and Welfare, Ausgabe September 1973.

64 Die CDC waren bei einer signifikant hohen Anzahl von Infizierten stets in der Lage, Missstände beim Import der Affen zu finden. So lieferte zwischen Juni 1990 und Mai 1993 beispielsweise eine westafrikanische Exportfirma 249 Affen in die Vereinigten Staaten: Sieben Prozent der Tiere trugen bei ihrer Ankunft in den USA Tuberkulose in sich, einige von ihnen litten aktiv an dieser Krankheit. Siehe Centers for Disease Control: »Tuberculosis in Imported Nonhuman Primates – United States, June 1990–Mai 1993«, *Morbidity and Mortality Weekly Report* 42 (1993): 572–75.

65 Die Daten beinhalten keine Knochenmarktransplantate. Sie wurden folgender Veröffentlichung entnommen: F. H. Cate und S. S. Laudicina: »Transplantation White Paper«, Annenberg Washington Program, Northwestern University 1991.

66 C. R. Hitchcock, J. C. Kiser, R. L. Telander et al.: »Baboon Renal Grafts«, *Journal of the American Medical Association* 189 (1964): 159; sowie T. E. Starzl, T. L. Marchioro, G. N. Petes et al.: »Renal Heterotransplantation from Baboon to Man. Experience with Six Cases«, *Transplantation* 2 (1964): 752.

67 L. L. Bailey, S. L. Nehlsen-Cannarella, W. Concepcion et al.: »Baboon-to-Human Cardiac Xenotransplantation in a Neonate«, *Journal of the American Medical Association* 254 (1985): 3321–29; A. L. Caplan: »Ethical Issues Raised by Research Involving Xenografts«, *Journal of the American Medical Association* 254 (1985): 3339–43; auf Band aufgezeichnetes Interview mit Bailey, geführt von Dr. Norman Swann, Australian Broadcasting Company, 1985; sowie T. E. Starzl, J. Fung, A. Tzakis et al.: »Baboon-to-Human Liver Transplantation«, *Lancet* 341 (1993): 65–71.

68 R. Nowak: »One Baboon Liver, Two Baboon Livers…« *Journal of NIH Research* 5 (1993): 36–37; sowie R. Nowak: »Hope or Horror? Primate-to-Human Organ Transplants«, *Journal of NIH Research* 4 (1992): 37–38.

69 J. D. Meyers, N. Flournoy und E. D. Thomas: »Risk Factors for Cytomegalovirus Infection After Human Marrow Transplantation«, *Journal of Infectious Diseases* 153 (1986): 478–88; sowie E. Dussaix und C. Wood: »Cytomegalovirus Infection in Pediatric Liver Recipients«, *Transplantation* 48 (1989): 272 ff.

70 O. Chazouilères, D. Mamish, M. Kim et al.: »›Occult‹ Hepatitis B Virus as Source of Infection in Liver Transplant Recipients«, *Lancet* 343 (1994): 142–46.

71 A. F. Sheids, R. C. Hackman, K. H. Fife et al.: »Adenovirus Infections in Patients Undergoing Bone-Marrow Transplantations«, *New England Journal of Medicine* 312 (1985): 529–33; sowie B. Koneru, R. Jaffe, C. O. Esquivel et al.: »Adenoviral Infections in Pediatric Liver Transplant Recipients«, *Journal of the American Medical Association* 258 (1987): 489–92.

72 S. Euvrard, C. P. Noble, J. Kanitakis et al.: »Brief Report. Successive Occurrence of T-Cell and B-Cell Lymphomas After Renal Transplantation in a Patient with Multiple Cutaneous Squamous-Cell Carcionomas«, *New England Journal of Medicine* 327 (1992): 1924 ff.; sowie I. J. Spiro, D. W. Yandell, C. Li et al.: »Brief Report. Lymphoma of Donor Origin Occurring in the Porta Hepatitis of a Transplanted Liver«, *New England Journal of Medicine* 329 (1993): 27 ff.

73 E. K. Kuhn: »Deadly Fly Finds Home in Africa«, *New African*, November 1989 (24).

74 W.C. Reeves: *Epidemiology and Control of Mosquito-Borne Arboviruses in California, 1943–1987*. California Mosquito and Vector Control Association, Sacramento 1990.
75 Centers for Disease Control: »Arboviral Infections of the Central Nervous System – United States, 1985«, *Morbidity and Mortality Weekly Report* 35 (1986): 341–49; sowie Centers for Disease Control: »Arboviral Infections of the Central Nervous System – United States, 1989«, *Morbidity and Mortality Weekly Report* 39 (1990): 407–16.
76 Centers for Disease Control: »Arboviral Surveillance – United States, 1990«, *Morbidity and Mortality Weekly Report* 39 (1990): 593–98; Centers for Disease Control: »Update. St. Louis Encephalitis – Florida and Texas, 1990«, *Morbidity and Mortality Weekly Report* 39 (1990): 756–59; Centers for Disease Control: »Update. Arboviral Surveillance – Florida, 1990«, *Morbidity and Mortality Weekly Report* 39 (1990): 650f.
77 A. James: »Molecular Biology of the Mosquito Salivary Gland«, Rede anläßlich des Jahrestreffens der American Society of Tropical Medicine and Hygiene in Seattle, 16. November 1992.
78 A.E. Hussein, R.F. Ramig, F.R. Holbrook und B.J. Beaty: »Asynchronous Mixed Infection of *Culicoides variipennis* with Bluetongue Virus Serotypes 10 and 17«, *Journal of General Virology* 70 (1989): 3355–62.
79 B.J. Beaty, D.W. Trent und J.T. Roehrig: »Virus Variation and Evolution. Mechanisms and Epidemiological Significance«, Kapitel 3 in T. Monath (Hrsg.): *The Arboviruses. Epidemiology and Ecology*. CRC Press, Boca Raton 1988.
80 P.K. Anderson und F.J. Morales: »The Emergence of New Plant Diseases. The Case of Insect-Transmitted Plant Viruses«, Rede vor dem Workshop on New Disease, Woods Hole, 7.–10. November 1993; sowie K. Schneider: »Study Finds Risk in Making Plant Viruses Resistant«, *New York Times*, 11. März 1994 (A16).
81 B.W. Falk und G. Bruening: »Will Transgenic Crops Generate New Viruses and New Diseases?«, *Science* 263 (1994): 1395f.
82 A.E. Greene und R.F. Allison: »Recombination Between Viral RNA and Transgenic Plant Transcripts«, *Science* 263 (1994): 1423ff.
83 J. Davies: »Inactivation of Antibiotics and the Dissemination of Resistance Genes«, *Science* 264 (1994): 375–82.
84 M.A. McClure, M.S. Johnson, D.F. Feng und R.F. Doolittle: »Sequence Comparisons of Retroviral Proteins. Relative Rates of Change and General Phylogeny«, *Proceedings of the National Academy of Sciences* 85 (1988): 2469–73.
85 H.M. Temin: »Is HIV Unique or Merely Different?«, *Journal of Acquired Immune Deficiency Syndromes* 2 (1989): 1–9; sowie H.M. Temin: »Retrovirus Variation«, Kapitel 20 in Morse (Hrsg.) (1993), a.a.O.
86 Für Temin gab es keinen Zweifel, daß sich erfolgreiche Rekombinationen in der Viruswelt ereignet hatten, und er führte als Beispiel REV-T auf, einen lymphatischen Krebsvirus bei Vögeln. REV-T tauchte 1946 als Ergebnis einer Rekombination zwischen einem Retrovirus und einem Vogelonkogen (inhärentes, Krebs verursachendes Gen in der DNA von Vögeln) auf.
87 J.H. Strauss und E.G. Strauss: »Evolution of RNA Viruses«, *Annual Review of Microbiology* 42 (1988): 657–83.
88 P.J. Cascone, T.F. Haydar und A.E. Simon: »Sequences and Structures Required for Recombination Between Virus-Associated RNAs«, *Science* 260 (1993): 801–5.
89 Hypervariable Regionen wurden auch in der menschlichen DNA gefunden. Beispielsweise machten 1992 bis 1994 Wissenschaftler, die in voneinander unabhängigen Laboratorien in aller Welt arbeiteten, die aufregende Entdeckung, daß die menschliche DNA Abschnitte langer repetitiver Sequenzen von anscheinend überflüssigem Müll enthielt. Drei Nukleotide, wie z.B. CTG, wurden ständig aufs neue wiederholt, bis zu fünfzig- oder sechzigmal. Aus unbekannten Gründen erweiterten die Zellen mancher Menschen plötzlich diese Wiederholungen, bis zu 200 oder mehr CTGs. Daraufhin traten Krankheiten auf. Down Syndrom (Mon-

goloismus), die Huntingtonsche Krankheit, myotonische Dystrophie und spinobulbäre muskuläre Atrophie standen alle eindeutig in Zusammenhang mit solchen dreifach wiederholten DNA-Sequenzen. Es gab Hinweise, daß es sich bei der Alzheimerschen Krankheit ebenfalls um eine dreifache Wiederholungsstörung handelt.

90 Das ist das Ergebnis der Arbeit von Ron Montelaro von der Louisiana State University, der häufig mit Jim Mullins von der Stanford University zusammenarbeitete.

91 M. C. Y. Heny, S. Y. Heng und S. G. Allen: »Co-Infection and Synergy of Human Immunodeficiency Virus-1 and Herpes Simplex Virus-1«, *Lancet* 343 (1994): 255–58.

92 D. Bartels, *New Scientist*, 30. Juli 1987 (53–54).

93 L. Feigenbaum und G. Khoury: »The Role of Enhancer Elements in Viral Host Range and Pathogenicity«, in B. Fields, M. A. Martin und D. Kamely (Hrsg.): *Genetically Altered Viruses and the Environment.* Cold Spring Harbor Laboratory New York 1985.

94 B. N. Fields, D. M. Knipe, R. M. Chanock et al.: *Virology.* Raven Press, New York 1985.

95 Einblicke in die mikrobielle Ökologie, die Fields die geheimnisvolle »Orchestrierung« nannte, finden sich in M. L. Nibert, D. B. Furlong und B. N. Fields: »Mechanisms of Viral Pathogenesis«, *Journal of Clinical Investigation* 88 (1991): 727–34; A. Learmouth: *Disease Ecology.* Basil Blackwell, New York 1988; sowie D. E. Pomeroy und M. W. Service: »The Ecology of Man«, Kapitel 8 in *Tropical Ecology.* Longman Scientific and Technical, Essex 1986.

96 J. D. Watson, N. H. Hopkins, J. W. Roberts et al.: *Molecular Biology of the Gene.* 4. Auflage. Benjamin/Cummings, Menlo Park 1987.

97 Siehe auch J. W. Ajioka und D. L. Hartl: »Population Dynamics of Transposable Elements«, Kapitel 43 in D. E. Berg und M. M. Howe: *Mobile DNA.* American Society for Microbiology, Washington 1989.

98 S. E. Luria und M. Delbruck: »Mutations of Bacteria from Virus Sensitivity to Virus Resistance«, *Genetics* 28 (1943): 491–511; sowie J. Lederberg und E. M. Lederberg: »Replica Plating and Indirect Selection of Bacterial Mutants«, *Journal of Bacteriology* 63 (1952): 399–406.

99 J. Cairns, J. Overbaugh und S. Miller: »The Origin of Mutants«, *Nature* 335 (1988): 142–46.

100 Ein wichtiges Gegenargument kam ebenfalls von Harvard – der rivalisierenden medizinischen Fakultät. Forscher zeigten, daß *E. coli*, die eine vorteilhafte Mutation trugen, unter Streß scheinbar stagnierende Populationen von Bakterien übernehmen konnten. In ihrem Experiment führte Streß bei einer Kolonie von Bakterien dazu, daß die genetisch vorteilhafteren die abgestorbenen ersetzten, ohne die Gesamtgröße der Population zu verändern. Die Forscher vertraten die Ansicht, daß Cairns und andere Anhänger der These, die Bakterien könnten unter Streß selektiv mutieren, ihre Ergebnisse falsch interpetierten; Zufälligkeit, so meinten sie, sei immer noch im Spiel, nur gut versteckt. Siehe M. M. Zambrano, D. A. Siegele, M. Almirón et al.: »Microbial Competition. *Escherichia coli* Mutants That Take Over Stationary Phase Cultures«, *Science* 259 (1993): 1757 f.

101 P. L. Foster: »*Escherichia coli* and *Salmonella typhirium*, Mutagenesis«, *Encyclopedia of Microbiology* 3 (1992): 1–8.

102 R. I. Morimoto: »Cells in Stress. Transcriptional Activation of Heat Shock Genes«, *Science* 259 (1993): 1409 f.

103 C. T. Walsh: »Vancomycin Resistance. Decoding the Molecular Logic«, *Science* 261 (1993): 308 f.

104 S. P. Cohen, W. Yan und S. B. Levy: »A Multidrug Resistance Regulation Chromosomal Locus Is Widespread Among Enteric Bacteria«, *Journal of Infectious Diseases* 168 (1993): 484–88.

105 J. R. Johnson, I. Orskov, F. Orskov et al.: »O, K, and H Antigens Predict Virulence Factors, Carboxylesterase B Pattern, Antimicrobial Resistance, and Host Compromise Among *Escherichia coli* Strains Causing Urosepsis«, *Journal of Infectious Diseases* 169 (1994): 119–26.

106 J. Travis: »Possible Evolutionary Role Explored for ›Jumping Genes‹«, *Science* 257 (1992).
107 A.A. Beaudry und G.F. Joyce: »Directed Evolution of an RNA Enzyme«, *Science* 257 (1992): 635–41.
108 R.E. Lenski und J.E. Mittler: »The Directed Mutational Controversy and Neo-Darwinism«, *Science* 259 (1993): 188–93.
109 D.A. Watson: »Unusual Mutational Mechanisms and Evolution«, Brief, *Science* 260 (1993): 1958.
110 L.D. Hurst: »Unusual Mutational Mechanisms and Evolution«, Brief, *Science* 260 (1993): 1959.
111 D.W. Hecht, T.J. Jagielo und M.H. Malamy: »Conjugal Transfer of Antibiotic Resistance Factors in *Bacteroides fragilis*. The btgA and btgB Genes of Plasmid pBFTM10 Are Required for Its Transfer from *Bacteroides fragilis* and for Its Mobilization by IncP Beta Plasmid R751 in *Eschericia coli*«, *Journal of Bacteriology* 173 (1991): 7471–80.
112 D.R. Schaberg: »Evolution of Antimicrobial Resistance and Nosocomial Infection. Lessons from the Vanderbilt Experiment«, *American Journal of Medicine* 70 (1981): 445–49; sowie C.F. Amabile-Cuevas und M.E. Chicurel: »Bacterial Plasmids and Gene Flux«, *Cell* 70 (1992): 189–99.
113 S. Schwarz und S. Grolz-Krug: »The Cloramphenicol-Streptomycin-Resistance Plasmid from a Clinical Strain of *Staphylococcus sciuri* and Its Structural Relationship to Other Staphylococcal Resistance Plasmids«, *FEMS Microbiology Letters* 66 (1991): 319–22; sowie T.J. Coffey, C.G. Dowson, M. Daniels et al.: »Horizontal Transfers of Multiple Penicillin-Binding Protein Genes, and Capsular Biosynthetic Genes, in Natural Populations of *Streptococcus penumoniae*«, *Molecular Microbiology* 5 (1991): 2255–60.
114 P. Viljanen und J. Boratynski: »The Susceptibility of Conjugative Resistance Transfer in Gram-Negative Bacteria to Physiochemical and Biochemical Agents«, *FEMS Microbiology Review* 8 (1991): 43–54.
115 D.S. Thaler: »The Evolution of Genetic Intelligence« *Science* 264 (1994): 224–25; sowie R.S. Harris, S. Longerich und S.M. Rosenberg: »Recombination in Adaptive Mutation«, *Science* 264 (1994): 258 ff.
116 Siehe auch R. Levins, T. Awerbach, U. Brinkmann et al.: »The Emergence of New Diseases«, *American Scientist* 82 (1994): 52–60; A. Gibbons: »Where Are ›New Diseases‹ Born?«, *Science* 261 (1993): 680 f.; K. McAuliffe: »How New Are Today's New Disease?«, *U.S. News & World Report*, 17. November 1986 (75–76); sowie A.S. Moffat: »Theoretical Ecology. Winning Its Spurs in the Real World«, *Science* 263 (1994): 1090 ff.
117 N.M. Ampel: »Plagues – What's Past Is Present. Thoughts on the Origin and History of New Infectious Diseases«, *Review of Infectious Diseases* 13 (1991): 658–65.
118 P.J. Kanki, K.U. Travers, S. MBoup et al.: »Slower Heterosexual Spread of HIV-2 Than HIV-1«, *Lancet* 343 (1994): 943–46; sowie K.M. DeCock, G. Adjarlolo, E. Ekpini et al.: »Epidemiology and Transmission of HIV-2. Why There Is No HIV-2 Pandemic«, *Journal of the American Medical Association* 270 (1993): 2083–86.
119 P.W. Ewald: *Evolution of Infectious Disease*. Oxford University Press, New York 1993.
120 In Robert Gallos Labor am National Cancer Institute bewiesen Forscher 1990, daß eine Mischung aus verschiedenen HIV-1-Quasispezies und einem Mäuseretrovirus zu einer Erweiterung in der Bandbreite der Zelltypen führte, welche die Viren infizieren konnten. Sie folgerten daraus, daß die verschiedenen Virusstränge nützliche Gene austauschten. Siehe P. Lusso, M. di Veronese, B. Ensoli et al.: »Expanded HIV-1 Cellular Tropism by Phenotypic Mixing with Murine Endogenous Retroviruses«, *Science* 247 (1990): 848–52.
121 R.M. Anderson, R.M. May, M.C. Boily et al.: »The Spread of HIV-1 in Africa. Sexual Contact Patterns and the Predicted Demographic Impact of AIDS«, *Nature* 352 (1991): 581–89.
122 P.E. Ewald: »Transmission Modes and the Evolution of Virulence«, *Human Nature* 2 (1990): 1–30; sowie P.W. Ewald: »The Evolution of Virulence«, *Scientific American*, April 1993 (86–93).

123 R.B. Johnson: »Human Disease and the Evolution of Pathogen Virulence«, *Journal of Theoretical Biology* 122 (1986): 19–24; G.C. Williams und R.M. Neese: »The Dawn of Darwinian Medicine«, *The Quarterly Review of Biology* 66 (1991): 1–22; P.W. Ewald: »Pathogen-Induced Cycling of Outbreak Insect Populations«, Kapitel 11 in *Insect Outbreaks*. Academic Press, New York 1987; sowie P.W. Ewald: »Waterborne Transmission and the Evolution of Virulence Among Gastrointestinal Bacteria«, *Epidemiology of Infection* 106 (1991): 83–119.

124 E.A. Herre: »Population Structure and the Evolution of Virulence in Nematode Parasites of Fig Wasps«, *Science* 259 (1993): 1442–45.

125 J.F. Miller, J.J. Mekalanos und S. Falkow: »Coordinate Regulation and Sensory Transduction in the Control of Bacterial Virulence«, *Science* 243 (1989): 916–22; C. Upton, K. Mossman und G. McFadden: »Encoding of a Homolog of the IFN-gamma Receptor by Myxoma Virus«, *Science* 258 (1992): 1369–72; sowie L.E. Bermudez, L.S. Young, J. Martinelli und M. Petrofsky: »Exposure to Ethanol Up-Regulates the Expression of *Mycobacterium avium* Complex Proteins Associated with Bacterial Virulence«, *Journal of Infectious Diseases* 168 (1993): 961–68.

126 Siehe auch P.L.C. Small, L. Ramakrishnan und S. Falkow: »Remodeling Schemes of Intracellular Pathogens«, *Science* 263 (1994): 637 ff.; A. McMichael: »Natural Selection at Work on the Surface of Virus-Infected Cells«, *Science* 260 (1993): 1771 f.; S. Gupta, K. Trenholme, R.M. Anderson und K.P. Day: »Antigenic Diversity of *Plasmodium falciparum*«, *Science* 163 (1994): 961 ff.; W.W. Stead: »Genetics and Resistance to Tuberculosis«, *Annals of Internal Medicine* 116 (1992): 937–41; sowie M. Barinaga: »Viruses Launch Their Own ›Star Wars‹«, *Science* 258 (1992): 1730 f.

127 T.H. Weller: »Science, Society, and Changing Viral-Host Relationships«, *Hospital Practice*, 30. März 1988 (113–20).

128 A. Learmouth: *Patterns of Disease and Hunger*. David and Charles, Vancouver 1978; sowie P.R. Epstein: »Commentary. Pestilence and Poverty – Historical Transitions and the Great Pandemics«, *American Journal of Preventative Medicine* 8 (1992): 263 ff.

129 *Impfstoffe können eine Infektion nicht verhindern* – dieser Umstand ist die größte Herausforderung für die Wissenschaftler, die versuchen, einen AIDS-Impfstoff zu entwickeln. Da das AIDS-Virus in die Zellen des Immunsystems eindringt, sich dort jahrelang in der menschlichen DNA verstecken kann und mit fast 100prozentiger Sicherheit zum Tode führt, ist eine Infektion niemals akzeptabel. Bis heute hat niemand einen Impfstoff gefunden, der eine Infektion mit einer bekannten Mikrobe verhindern könnte.

130 P.E.M. Fine: »Herd Immunity History, Theory, Practice«, *Epidemiologic Reviews* 15 (1993): 265–302.

131 F.L. Black: »Why Did They Die?«, *Science* 258 (1992): 1739 f.; sowie F.L. Black: »An Explanation of High Death Rates Among New World Peoples When in Contact with Old World Diseases«, *Perspectives in Biology and Medicine* 37 (1994): 292–307.

132 Michel Garenne und Peter Aaby rechneten sich auf der Basis von über 1000 Masernerkrankungen aus, daß bei dem ersten Kind eine 1,0-prozentige Gefahr bestand, an der Krankheit zu sterben; diese Gefahr sprang beim zweiten Kind (Geschwister/Cousins) auf 1,9 Prozent; beim dritten Kind betrug sie 2,3 und beim vierten 3,8 Prozent. Siehe P. Aaby, J. Bukh, I.M. Lisse und A.J. Smits: »Measles Mortality, State of Nutrition, and Family Structure. A Community Study from Guinea-Bissau«, *Journal of Infectious Diseases* 147 (1983): 693–701; sowie M. Garenne und P. Aaby: »Pattern of Exposure and Measles Mortality in Senegal«, *Journal of Infectious Diseases* 161 (1990): 1088–94.

133 A. Mitchison: »Will We Survive?«, *Scientific American*, September 1993 (136–44).

134 C.R. Whitney: »Western Europe's Dream Turning to Nightmares«, *New York Times*, 8. August 1993 (A1); sowie M. Simons: »France Finds Room in Its Heart for the Homeless«, *New York Times*, 9. Dezember 1993 (A4).

135 M.J. Toole und R.J. Waldman: »An Analysis of Mortality Trends Among Refugee Popula-

tions in Somalia, Sudan, and Thailand«, *Bulletin of the World Health Organization* 66 (1988): 237–41; M.J. Toole, S. Galson und W. Brady: »Are War and Public Health Compatible?«, *Lancet* 341 (1993): 1193–96; R. Yip und T.W. Sharp: »Active Malnutrition and Childhood Mortality Related to Diarrhea. Lessons from the 1991 Kurdish Refugee Crisis«, *Journal of the American Medical Association* 270 (1993): 587–90; Centers for Disease Control: »Status of Public Health – Bosnia and Herzegovinia, August-September 1993«, *Morbidity and Mortality Weekly Report* 42 (1993): 973–82; Centers for Disease Control: »Mortality Among Newly Arrived Mozambican Refugees – Zimbabwe and Malawi, 1992«, *Morbidity and Mortality Weekly Report* 42 (1993): 468–77; sowie C.J. Elias, B.H. Alexander und T. Sokly: »Infectious Disease Control in a Long-Term Refugee Camp. The Role of Epidemiologic Surveillance and Investigation«, *American Journal of Public Health* 80 (1990): 824–28.

136 R.W. Kates: »Ending Deaths from Famine«, *New England Journal of Medicine* 328 (1993): 1055 ff.; G.G. Graham: »Starvation in the Modern World«, *New England Journal of Medicine* 328 (1993): 1058 ff.; sowie G. Heppner, A.J. Magill, R.A. Gasser et al.: »The Threat of Infectious Diseases in Somalia«, *New England Journal of Medicine* 328 (1993): 1061–68.

17. Auf der Suche nach Lösungen

1 Das fünfstündige Szenario wurde vor der American Society of Tropical Medicine and Hygiene in Honolulu am 11. Dezember 1989 aufgeführt. Siehe L. Garrett: »Medical War Game«, *New York Newsday*, *Discovery*-Sektion, 23. Januar 1990 (1, 5, 8–9).

2 Wenige Monate nach Bernard Mandrellas gefeierter Genesung vom Lassa-Fieber erkrankte ein schottischer Missionar in Zonkwa, Nigeria, an der Krankheit. Niemand sagte ihm, daß im nahe gelegenen Jos ein Serum verfügbar war. Statt dessen flog der Schotte auf der Suche nach Heilung mit einer Linienmaschine nach England und verursachte eine Panik in ganz Europa. Er starb auf englischem Boden. Im Februar 1976 verließ eine freiwillige Helferin des amerikanischen Friedenskorps Sierra Leone, weil sie krank war. Die 42jährige Frau flog nach England, verbrachte viele Stunden auf dem überfüllten Londoner Flughafen Heathrow und reiste dann nach Washington weiter, wo sie sich in einem gut besuchten Hotel einquartierte. Während der Reise hatte die freiwillige Helferin des Friedenskorps unwissentlich 522 Fremde mit dem Lassavirus angeatmet. Ihre Diagnose erhielt sie erst später, als man das Virus in ihrem Urin fand. Siehe J.A. Bryan und R.M. Zweighaft: »Surveillance and Transport of Patients with Suspect Viral Hemorrhagic Fevers. The United States Experience«, in *Ebola Virus Haemorrhagic Fever*. Elsevier, New York 1978 (415–25).

In gegenseitigem Einverständnis übernahm die amerikanische Regierung die Verantwortung für alle Kontakte der Friedenskorpshelferin während ihres Transatlantikfluges und ihrer Zeit in Washington. Die britische Regierung unterzog sich dagegen der Mühe, alle anderen Passagiere an Bord der British-Airways-Maschine von Sierra Leone nach London sowie die Wartenden während ihres Aufenthalts in Heathrow aufzuspüren. Zu außergewöhnlich hohen Kosten suchten und fanden die CDC, die Behörden des District of Columbia und Gesundheitsämter in 22 Staaten 505 der Mitreisenden, der anderen Hotelgäste in Washington und andere Personen, mit denen das Lassa-Opfer Kontakt hatte: Keiner erwies sich bei einem Test auf eine mögliche Lassa-Infektion als positiv.

Die britische Regierung gab eine Pressemitteilung an die Passagiere der Luftverkehrsgesellschaften heraus und fand 41 britische Passagiere, die in Großbritannien geblieben waren, und 54 Personen, die in andere Länder gereist waren. Keiner erwies sich als positiv. Siehe Centers for Disease Control: »Possible Lassa Fever – Washington, D.C.«, *Morbidity and Mortality Weekly Report* 25 (1976): 64; sowie Centers for Disease Control: »Follow-up on Lassa Fever – Washington, D.C.«, *Morbidity and Mortality Weekly Report* 25 (1976): 83.

Die immensen Kosten an Arbeitsstunden und Spesen für diese beiden gewaltigen Menschenjagden wurden niemals veröffentlicht.

3 Über den Reston-Ausbruch ist viel geschrieben worden. Siehe P.B. Jahrling, T.W. Geisberg, D.W. Dalgard et al.: »Preliminary Report. Isolation of Ebola Virus from Monkeys Imported to USA«, *Lancet* 335 (1990): 502–5; M. Sun: »Imported Monkey Puzzle«, *Science* 247 (1990): 1538; L. Garrett: »Luck in a Virus Outbreak«, *Newsday*, *Discovery*-Sektion, 23. Januar 1990 (9); J. Palca: »Import Rules Threaten Research on Primates«, *Science* 248 (1990): 1071 ff.; R. Preston: »Crisis in the Hot Zone«, *New Yorker*, Oktober 1992 (58–81); sowie T.J. Moore: »A Virus Emerges«, in *Lifespan*. Simon & Schuster, New York 1993 (Kapitel 6).

4 Ähnliche Ausbrüche meldeten danach eine ganze Reihe von Einrichtungen in aller Welt, darunter die Sandoz Laboratorien in Italien, in denen Affengewebe für die Entwicklung von Polioimpfstoffen verwendet wurde. Siehe Weltgesundheitsorganisation: »Viral Haemorrhagic Fever in Imported Monkeys«, *Weekly Epidemiology Report* 67 (1992): 142 f.

5 W.L. Roper: »Dear Importer«, Brief an alle Privatimporteure, 15. März 1990, U.S. Department of Health and Human Services, CDC, Atlanta.

6 Centers for Disease Control: »Update. Filovirus Infection in Animal Handlers«, *Morbidity and Mortality Weekly Report* 39 (1990): 221; sowie Centers for Disease Control: »Update. Ebola-Related Filovirus Infection in Nonhuman Primates and Interim Guidelines for Handling Nonhuman Primates During Transit and Quarantine«, *Morbidity and Mortality Weekly Report* 39 (1990): 22 ff., 29 f.

Die CDC berichteten später, daß einer ihrer Angestellten – ein Tierpfleger – ebenfalls antikörperpositiv auf das Reston-Virus testete. Siehe Centers for Disease Control: »Update. Evidence of Filovirus Infection in an Animal Caretaker in a Research/Service Facility«, *Morbidity and Mortality Weekly Report* 39 (1990): 296 f.

7 A. Sanchez, M.P. Kiley, B.P. Holloway et al.: »The Nucleoprotein Gene of Ebola Virus. Cloning, Sequencing, and *in vitro* Expression«, *Virology* 170 (1989): 81–91.

8 D. Axelrod: *Department of Health News*, Albany, 21. März 1990; sowie *Order for Summary Action, State of New York Department of Health, In the Matter of Filovirus Infections in Monkeys*. Albany, 21. März 1990.

9 Physicians Committee for Responsible Medicine, das Ärztekomitee für eine verantwortungsbewußte Medizin: »Nation-wide Ban Sought for Public Health Reasons«, Washington, 22. März 1990; sowie American Society for the Prevention of Cruelty to Animals, der amerikanische Tierschutzverein: »ASPCA President Assails CDC's Failure to Impose Immediate Ban on Monkey Imports«, Pressemitteilung, 23. März 1990.

10 L. Garrett: »Monkey-Import Plans Challenged«, *Newsday*, 24. März 1990 (4).

11 Centers for Disease Control: »Update. Filovirus Infection Associated with Contact with Nonhuman Primates or Their Tissues«, *Morbidity and Mortality Weekly Report* 39 (1990): 404 f.

12 S.P. Fisher-Hoch, G.F. Perez-Ornonoz, E.L. Jackson et al.: »Filovirus Clearance in Non-Human Primates«, *Lancet* 340 (1992): 451–54.

13 S.P. Fisher-Hoch, T.L. Brammer, S.G. Trappier et al.: »Pathogenic Potential of Filoviruses. Role of Geographic Origin of Primate Host and Virus Strain«, *Journal of Infectious Diseases* 166 (1992): 753–63.

14 Institute of Medicine: *The U.S. Capacity to Address Tropical Infectious Disease Problems*. National Academy Press, Washington 1987; Institute of Medicine: *The Future of Public Health*. National Academy Press, Washington 1988; Institute of Medicine: *Emerging Infections. Microbial Threats to Health in the United States*. National Academy Press, Washington 1992; National Institute of Allergy and Infectious Diseases: »Report of the Task Force on Microbiology and Infectious Diseases«, U.S. Department of Health and Human Services, Washington 1992; sowie Centers for Disease Control and Prevention: *Addressing Emerging Infectious Disease Threats. A Prevention Strategy for the United States*. U.S. Department of Health and Human Services, Atlanta 1994.

15 Division of Communicable Diseases: *Global Surveillance Programme for Recognition and*

Response to Emerging Diseases, 1994–1995. Weltgesundheitsorganisation, Genf 1994; sowie Conference on Global Monitoring and Response for Emerging Infectious Diseases, cosponsored by the Federation of American Scientists and World Health Organization, Genf, 11.–12. September 1993.

16 Die klassische mikrobielle Biologie befaßt sich als Disziplin mit der Erforschung von Mikroben, die in ungewöhnlichen Umfeldern gedeihen und ihre Umgebung beeinflussen. So tragen zum Beispiel Organismen, die in stark schwelfelhaltigen heißen Quellen gedeihen, zu der Erosion der Felsen bei. Neu ist die Anwendung ökologischer Prinzipen auf das Studium pathogener Mikroben.

17 Program for Monitoring Emerging Diseases.

18 Morse hat ausführlich sowohl über das Bedürfnis nach Überwachung neu auftauchender Krankheiten geschrieben als auch über diesbezügliche Möglichkeiten. Siehe auch S.S. Morse: »Global Microbial Traffic and the Interchange of Disease«, *American Journal of Public Health* 82 (1992): 1326f.; S.S. Morse (Hrsg.): *Emerging Viruses*. Oxford University Press, Oxford 1993; sowie S.S. Morse: »Regulating Viral Traffic«, *Issues in Science and Technology*, Herbst 1990 (81–84).

19 Charles Piller und Keith R. Yamamoto: *Der Krieg der Gene*. Rasch und Röhring Verlag, Hamburg 1989.

20 R.W. Titball und G.S. Pearson: »BWC Verification Measures. Technologies for the Identification of Biological Warfare Agents«, *Politics and Life Sciences*, August 1993 (255–63); B.H. Rosenberg: »North vs. South. Politics and the Biological Weapons Convention«, *Politics and Life Sciences*, Februar 1993 (69–77); sowie L.A. Cole: »The Worry: Germ Warfare. The Target: Us« *New York Times*, 25. Januar 1994 (A19).
Es gab damals zahlreiche Beweise für ein Interesse an biologischen Waffen, insbesondere hinsichtlich des Lassa-Fiebers. »Der amerikanische Geheimdienst CIA war sehr interessiert, offenbar als Teil seines allgemeinen Geheimdienstauftrags«, schrieb Frame. [Siehe J.D. Frame: »The Story of Lassa Fever Part IV. The Politics of Research«, *New York State Journal of Medicine* 93 (1992): 35–40, Teil IV, a.a.O.] »Ein Vertreter der CIA besuchte mich zweimal, zuerst um darüber zu sprechen, was die Ausbrüche in Nigeria hinsichtlich der Situation der Infektionskrankheit in Westafrika bedeuten könnten, und später, ob die Tatsache, daß ich LV-Infektionen bei Missionaren an der Elfenbeinküste, in Mali und Burkina Faso entdeckt hatte, auf eine Ausbreitung der Krankheit entlang des Niger hinwies.« (Der Niger fließt durch Liberia, Guinea, Mali, Niger und Nigeria).
Im Laufe der Jahre wurden Johnson, Casals, McCormick und Frame von Vertretern der CIA zu Lassa und anderen härmorrhagischen Krankheiten befragt. Andere Wissenschaftler wurden möglicherweise ebenso in die Mangel genommen, obwohl es nicht möglich war, systematisch alle damit befaßten Forscher zu erfassen. CDC-Direktor David Sencer teilte der CIA mit, daß kein Wissenschaftler seines Amtes ohne vorherige Anfrage an sein Büro verhört werden dürfe. Außerdem bestand er darauf, daß alle CDC-Angestellten das Recht hatten, eine solche Befragung abzulehnen. Es wurden von den CIA-Befragungen der CDC-Angestellten niemals öffentliche Akten geführt, und es gibt auch keinen eindeutigen Hinweis darauf, was das Interesse des Geheimdiensts ausgelöst hat. Sencer ließ die CIA-Untersuchungsbeamten wissen, daß Lassa und andere hämorrhagische Viren schlechte biologische Waffen wären, da sie nicht durch zufälligen Kontakt übertragen werden. Trotzdem führte die medizinische Forschungsabteilung der US-Armee (USAMRDC) in den siebziger und achtziger Jahren aktiv Untersuchungen zum härmorrhagischen Virus durch.
Auch die Sowjets waren sehr an Lassa und anderen hämorrhagischen Viren interessiert. Mitte der siebziger Jahre rivalisierten sowjetische Wissenschaftler offen mit Frame und Johnson in Liberia. Man nimmt an, daß sie dem KGB berichteten.

21 Sie trat am 26. März 1975 mit dem formellen Titel »Konvention zum Verbot der Entwicklung, Produktion und Lagerung bakteriologischer (biologischer) und toxischer Waffen sowie ihrer Zerstörung« in Kraft.

22 D.A. Henderson: »Surveillance Systems and Intergovernmental Cooperation«, Kapitel 27 in Morse (Hrsg.) (1993), a.a.O.
23 »Vigilance Against New Virus Disease Is Urged«, *Hospital Practice*, April 1977 (35–36).
24 F.A. Murphy: »New Emerging and Reemerging Infectious Diseases«, *Advances in Virus Research* 43 (1994): 1–52.
25 M.L. Zoler: »Emerging Virus«, *Medical World News*, 26. Juni 1989 (36–42); sowie Morse (1992), a.a.O.
26 Institute of Medicine: *Emerging Infections* (1992), a.a.O.
27 Centers for Disease Control: »Update. Surveillance of Outbreaks – United States, 1990«, *Morbidity and Mortality Weekly Report* 40 (1991): 173ff.
28 R.L. Berkelman, R.T. Bryan, M.T. Osterholm et al.: »Infectious Disease Surveillance. A Crumbling Foundation«, *Science* 254 (1994): 368ff.
29 Solche Privatlaboratorien hatten sich in vielen Bundesstaaten als verheerend erwiesen. So hatten beispielsweise in New York Privatlaboratorien versäumt, Hunderte von Frauen davon in Kenntnis zu setzen, daß ihre Abstriche präkanzerös waren. Möglicherweise trugen sie so zu einigen Todesfällen bei. In mehreren Staaten meldeten Privatlaboratorien routinemäßig negative Ergebnisse bei Tests auf sexuell übertragene Krankheiten – Tests, die sie niemals durchgeführt hatten.
30 Division of Communicable Diseases: *Global Surveillance Programme* (1994), a.a.O.
31 L. Garrett: »Crusade on New Disease Sought«, *New York Newsday*, 21. April 1994 (A21).
32 Die globale Entwicklungspolitik wurde für das Auftauchen und die Ausbreitung der Krankheit auch direkt verantwortlich gemacht. Eine Analyse der Politik des IMF, der Weltbank und anderer Spender sowie ihr Einfluß auf die Krankheit findet sich in D.E. Cooper Weil, A.P. Alicbusan, J.F. Wilson et al.: *The Impact of Development Policies on Health*. Weltgesundheitsorganisation, Genf 1990.
33 UNICEF: *The State of the World's Children – 1990*. Oxford University Press, New York 1990.
34 S.R. Pattyn: *Ebola Virus Haemorrhagic Fever. Proceedings of an International Colloquium on Ebola Virus Infection and Other Haemorrhagic Fevers Held in Antwerp, Belgium, 6–8 December 1977*. Elsevier/North Holland Biomedical Press, Amsterdam 1978.
35 Ebenda.
36 R.C. Baron, J.B. McCormick und O.A. Zubeir: »Ebola Virus Disease in Southern Sudan. Hospital Dissemination and Intrafamilial Spread«, *Bulletin of the World Health Organization* 61 (1983): 997–1003.
37 P. Rollin, L. Wilson, J. Childs et al.: »Lassa Fever Epidemic in Plateau State, Nigeria – 1993«, Rede anläßlich des Jahrestreffens der American Society for Tropical Medicine and Hygiene, Atlanta, Oktober 1993; D.E. Carey et al.: »Lassa Fever – Epidemiological Aspects of the 1970 Epidemic, Jos, Nigeria«, *Transactions of the Royal Society of Tropical Medicine and Hygiene* 66 (1972): 402–8; sowie S.P. Fisher-Hoch, O. Tomori, G.I. Perez-Oronoz et al.: »Transmission of Lethal Viruses Through Routine Parenteral Drug Administration«, persönliche Mitteilung, 1993.
38 »How the Septicemia Trail Led to the IV Bottle Cap«, *Hospital Practice*, August 1971 (35–45, 151–54).
39 M. Burnet und D.O. White: »Hospital Infections and Iatrogenic Disease«, in M. Burnet und D.O. White (Hrsg.): *Natural History of Infectious Disease*. Cambridge University Press, Cambridge 1972.
40 D.P. Levine und J.D. Sobel: *Infections in Intravenous Drug Abusers*. Oxford University Press, New York 1991.
41 D.C. DesJarlais und S.R. Friedman: »Research«, in J. Stryker und M.D. Smith (Hrsg.): *Needle Exchange*. A. Kaiser Forum, Henry J. Kaiser Family Foundation, Menlo Park 1993; P. Lurie, A.L. Reingold, B. Bowser et al.: *The Public Health Impact of Needle Exchange Programs in the United States and Abroad*. Band 1. Vorbereitet durch die School of Public

Health, University of California, Berkeley und das Institute for Health Policy Studies, University of California, San Francisco, für die Centers for Disease Control 1993; E.J.C. van Ameijden, A. A.R. van den Hoek und R.A. Coutinho: »Injecting Risk Behavior Among Drug Users in Amsterdam, 1986 to 1992, and Its Relationship to AIDS Prevention Programs«, *American Journal of Public Health* 84 (1994): 275–81; sowie C.F. Turner, H.G. Miller und L.E. Moses: *AIDS. Sexual Behavior and Intravenous Drug Use*. National Research Council, Washington 1989.

42 Die Kaiser Family Foundation organisierte eine Fachtagung zu Fragen des Nadelaustausches und brachte Vertreter der Polizei, der Behörden, des Gesundheitswesens, der Drogenbehandlung und der Politik zusammen. Das Treffen fand im Quadras Conference Center in Menlo Park, Kalifornien, vom 10. bis 11. Dezember 1992 statt.

43 M.A. Fischl, R.B. Uttamchandani, G.L. Daikos et al.: »An Outbreak of Tuberculosis Caused by Multiple-Drug-Resistant Tubercle Bacilli Among Patients with HIV Infection«, *Annals of Internal Medicine* 117 (1992): 177–83.

44 J.W. Kislak, T.C. Kickhoff und M. Finland: »Hospital-Acquired Infections and Antibiotic Usage in the Boston City Hospital – January 1964«, *New England Journal of Medicine* 271 (1969): 834f.; D.R. Schlaberg: »Evolution of Antimicrobial Resistance and Nosocomial Infection«, *American Journal of Medicine* 70 (1981): 445; sowie R.A. Weinstein und S.A. Kabins: »Antimicrobial Resistance« *American Journal of Medicine* 70 (1981): 449.

45 L.L. Livornese, S. Dias, C. Samel et al.: »Hospital-Acquired Infection with Vancomycin-Resistant *Enterococcus falcium* Transmitted by Electronic Thermometers«, *Annals of Internal Medicine* 117 (1992): 112–16; sowie R.W. Haley, D.H. Culver, W.M. Morgan et al.: »Increasing Recognition of Infectious Diseases in U.S. Hospitals Through Increased Use of Diagnostic Tests, 1970–76«, *American Journal of Epidemiology* 121 (1985): 168–81.

46 »How the Septicemia Trail Led to the IV Bottle Cap« (1971), a.a.O.

47 I. Raad, W. Costerton, I.V. Sabharwa et al.: »Ultrastructural Analysis of Indwelling Vascular Catheters. A Quantitative Relationship Between Luminal Colonization and Duration of Placement«, *Journal of Infectious Diseases* 168 (1993): 400–7; R. Pallares, M. Pujol, C. Pena et al.: »Cephalosporins as Risk Factors for Nosocomial *Enterococcus falcalis* Bacteremia«, *Archives of Internal Medicine* 153 (1993): 1581–86; sowie W.E. Stam: »Nosocomial Infections. Etiologic Changes, Therapeutic Challenges« *Hospital Practice*, August 1981 (75–88).

48 National Nosocomial Infections Surveillance System: »Nosocomial Infections Rates for Interhospital Comparison. Limitations and Possible Solutions«, *Infection Control and Hospital Epidemiology* 112 (1991): 609–21; M. Olson, M. O'Connor, M.D. Schwartz: »Surgical Wound Infections. A 5-Year Prospective Study of 20.193 Wounds at the Minneapolis VA Medical Center«, *Annals of Surgery* 199 (1984): 253–59; P.J.E. Cruise: »Wound Infection Surveillance«, *Review of Infectious Diseases* 3 (1981): 734–37; sowie R.W. Haley, D.H. Culver, W.M. Morgan et al.: »Identifying Patients at High Risk of Surgical Wound Infection«, *American Journal of Epidemiology* 121 (1985): 206–15.

49 T.M. Stine, A.A. Harris, S. Levin et al.: »A Pseudo-Epidemic Due to Atypical Mycobacteria in a Hospital Water Supply«, *Journal of the American Medical Association* 258 (1987): 809ff.; sowie G.A. Harkness, D.W: Bentley, K.J. Roghmann: »Risk Factors for Nosocomial Pneumonia in the Elderly«, *American Journal of Medicine* 89 (1990): 457–63.

50 H.C. Neu: »The Crisis in Antibiotic Resistance«, *Science* 257 (1992): 1064–73; sowie B. Jarvis, persönliche Mitteilung, Centers for Disease Control 1993.

51 Centers for Disease Control: »Summary of the Agency for Toxic Substances and Disease Registry Report to Congress«, *Morbidity and Mortality Weekly Report* 39 (1990): 822ff.; D.J. Hu, M.A. Kane und D.O. Heymann: »Transmissions of HIV, Hepatitis B Virus and Other Bloodborne Pathogens in Health Care Settings. A Review of Risk Factors and Guidelines for Protection«, *Bulletin of the World Health Organization* 69 (1991): 623–30; D.L. Thomas, S.H. Factor, G.D. Kelen et al. »Viral Hepatitis in Health Care Personnel at the

Johns Hopkins Hospital«, *Archives of Internal Medicine* 153 (1993): 1705–12; G.P. Kent, J. Brondum, R.A. Keenlyside et al.: »A Large Outbreak of Acupuncture-Associated Hepatitis B«, *American Journal of Epidemiology* 127 (1988): 591–98; sowie F.E. Shaw, C.L. Barrett, R. Hamm et al.: »Lethal Outbreak of Hepatitis B in a Dental Practice«, *Journal of the American Medical Association* 255 (1986): 3261–64.

52 Centers for Disease Control: »Nosocomial Enterococci Resistant to Vancomycin – United States, 1988–1993«, *Morbidity and Mortality Weekly Report* 42 (1993): 597; sowie T.R. Frieden, S.S. Munsiff, D.E. Low et al.: »Emergence of Vancomycin-Resistant Enterococci in New York City«, *Lancet* (1993): 76–79.

53 J.M. Leclair, J. Freeman, B.F. Sullivan et al.: »Prevention of Nosocomial Respiratory Syncytial Virus Infection Through Compliance with Glove and Gown Isolation Precautions«, *New England Journal of Medicine* 317 (1987): 329–24.

54 M.L. Cohen: »Epidemiology of Drug Resistance. Implications for a Post-Antimicrobial Era«, *Science* 257 (1992): 1050–55; L.O. Gentry: »Bacterial Resistance«, *Orthopedic Clinics of North America* 22 (1991): 379–88; sowie Neu (1992), a.a.O.

55 Neu (1992), a.a.O.

56 Ebenda.

57 E.E. Mast, H.W. Harmon, S. Gravenstein et al.: »Emergence and Possible Transmission of Amantadine-Resistant Viruses During Nursing Home Outbreaks of Influenza A (H_3N_2)«, *Amercian Journal of Epidemiology* 134 (1991): 988–97.

58 A.B. Block, P.T. Davidson et al.: »Tuberculosis in Patients with the Human Immunodeficiency Virus Infection«, *New England Journal of Medicine* 324 (1991): 1644–50; M.L. Pearson, J.A. Jereb, T.R. Frieden et al.: »Nosocomial Transmission of Multidrug-Resistant *Mycobacterium tuberculosis*«, *Annals of Internal Medicine* 117 (1992): 191–96; B.R. Edlin, J.I. Tokars, M.H. Grieco et al.: »An Outbreak of Multidrug-Resistant Tuberculosis Among Hospitalized Patients with the Acquired Immunodeficiency Syndrome«, *New England Journal of Medicine* 326 (1992): 1514–21; sowie S. Dooley, B. Edlin, M. Pearson et al.: »Multidrug-Resistant Nosocomial Tuberculosis Outbreaks in HIV-Infected Persons«, Rede anläßlich der 8. Internationalen AIDS-Konferenz in Amsterdam 1992.

59 G.L. Lattimer und R.A. Ormsbee: *Legionnaires' Disease*. Marcel Dekker, New York 1981; A.F. Kaufman, J.E. McDade, C.M. Patton et al.: »Pontiac Fever. Isolation of the Etiologic Agent *(Legionella pneumophilia)* and Demonstration of Its Mode of Transmission«, *American Journal of Epidemiology* 114 (1981): 337–47; H.M. Foy, P.S. Hayes, M.K. Cooney et al.: »Legionnaires' Disease in a Prepaid Medical-Care Group in Seattle 1963–75«, *Lancet*, 7. April 1979 (767–70); L. Saravolatz, L. Arking, B. Wentworth und E. Quinn: »Prevalence of Antibody to the Legionnaires' Disease Bacterium in Hospital Employees«, *Annals of Internal Medicine* 90 (1979): 601 ff.; C.M. Helms, M. Massanari, R.P. Wenzel et al.: »Legionnaires' Disease Associated with a Hospital Water System«, *Journal of the American Medical Association* 259 (1988): 2423–26; K. Nahapetian, O. Challemel, D. Bevertin et al.: »The Intracellular Multiplication of *Legionella pneumophila* in Protozoa from Hospital Plumbing Systems«, *Research in Microbiology* 142 (1991): 677–85; sowie M. Alary und J.R. Joly: »Factors Contributing to the Contamination of Hospital Water Distribution Systems by Legionellae«, *Journal of Infectious Diseases* 165 (1992): 565–69.

60 A. Gibbons: »Where Are Diseases Born?«, *Science* 261 (1993): 680 f.

61 N. Chiles: »In Rats' Realm«, *New York Newsday*, 9. Mai 1994 (A8).

62 1993 waren Kamerun, Kongo, Ghana (Akkra und Navrongo), Kenia, Mosambik, Tansania, Uganda, Sambia, Zimbabwe, Brasilien, Kuba, Kanada, Australien und die Vereinigten Staaten on line. Im Januar 1995 sollten Mali, Botswana, Sudan, Malawi, Äthiopien und Gambia on line gehen.
SatelLife hat seinen Sitz in Cambridge, Massachusetts.

63 Eine Synopsis dessen, was umwelttechnisch gesehen einer näheren Untersuchung wert sein könnte, findet sich in N. Nichols: »Teleconnections and Death«, Kapitel 16 in M.H. Glantz,

R. W. Katz und N. Nichols (Hrsg.): *Teleconnections Linking Worldwide Climate Anomalies*. Cambridge University Press, Cambridge 1991.

64 Weltgesundheitsorganisation: »World Immunization Report«, veröffentlicht am 28. September 1990 in Genf.

65 Siehe E. W. Kitch: »The Vaccine Dilemma«, *Issues in Science and Technology*, Winter 1986 (108–22); B. M. Nkowane, S. G. F. Wassilak, W. A. Orenstein et al.: »Vaccine-Associated Paralytic Poliomyelitis«, *Journal of the American Medical Association* 257 (1987): 1335–40; J. K. Inglehart: »Compensating Children with Vaccine-Related Injuries«, *New England Journal of Medicine* (1987): 1283–88; sowie R. W. Ellis und R. G. Douglas: »New Vaccine Technologies«, *Journal of the American Medical Association* 271 (1994): 929 ff.

66 D. A. Henderson: »New Challenges for Tropical Medicine Syndrome«, Charles Franklin Lecture beim Jahrestreffen der American Society of Tropical Medicine and Hygiene, Seattle, 19. November 1992.

67 J. Ledenberg, Rede vor dem Irvington Institute for Medical Research, Bankers Trust Company, New York 8. Februar 1994.

Danksagung

Die Zeit, die ich mit der Arbeit an diesem Buch verbrachte, entging der Redaktionsarbeit für die *Newsday/New York Newsday*, und ich bin überaus dankbar für die Toleranz, die mir meine Arbeitgeber entgegenbrachten. Selbstverständlich weiß ich auf seiten der *Newsday* mehr zu schätzen als nur die Toleranz: Mehrere Redakteure und Reporter waren mir bei der Arbeit an diesem Buch eine große Hilfe. Ich möchte Tony Marro, Howard Schneider und Don Forst dafür danken, daß sie meine Abwesenheit tolerierten, und dem stellvertretenden Chefredakteur Les Payne, der Wissenschaftsredakteurin Liz Bass, den stellvertretenden Wissenschaftsredakteuren Mike Muskal und Reg Gale sowie der Reporterin Catherine Woodard für ihre tägliche Ermutigung und ihren Scharfblick.

Nur wenige amerikanische Nachrichtenorganisationen haben ein kontinuierliches Interesse an AIDS, an der Problematik der Entwicklungsländer, des Gesundheitswesens oder an internationalen medizinischen Fragen gezeigt. *Newsday* war hierbei zu meiner großen Freude eine deutliche Ausnahme. Ich danke diesem Blatt auch dafür.

Einige meiner frühesten Arbeiten in diesem Themenbereich stammen aus der Zeit, als ich als Wissenschaftskorrespondentin für das National Public Radio tätig war, und ich danke der Wissenschaftsredakteurin Anne Gudenkauf und dem NPR für ihre Unterstützung während dieser Zeit (1980–1988).

Zum Erfolg dieses Projekts haben die Harvard School of Public Health, die Alfred P. Sloan Foundation und die Kaiser Family Foundation entscheidend beigetragen. Von September 1992 bis Juni 1994 wurde mir die große Ehre eines Gaststipendiats im Rahmen der Harvard Journalism Fellowship for Advanced Studies in Public Health zuteil. Ich erhielt einfühlsame Hilfestellung von Jay Winsten und seiner Belegschaft am Center for Health Communication. Mein Aufenthalt auf dem Universitätsgelände der Harvard University von September 1992 bis Juni 1993 wurde von der Alfred P. Sloan Foundation und *Newsday* finanziell unterstützt, und ich bin beiden für ihre Großzügigkeit äußerst dankbar.

An der Harvard University wurde ich insbesondere von Bob Meyers unterstützt, der heute das Washington Journalism Center leitet.

Aufgrund eines Berufsunfalls kann ich keine Tastatur benützen. Dieses Buch wurde zuerst handschriftlich aufgeschrieben und danach von anderen am Computer erfaßt. Ich danke Dekan Harvey Fineberg von der Harvard School of Public Health für die Bereitstellung der Ressourcen, die es mir erlaubten, die Abschlußschülerin Sue McLaughlin während meiner Zeit an Harvard als Assistentin zu engagieren. Und natürlich danke ich Sue für die maschinelle Erfassung, für ihre Ermutigung und ihre Kritik.

Die Kaiser Family Foundation hat großzügig einige der Kosten für die maschinelle Erfassung getragen, die nach meinem Aufenthalt an der Harvard University entstanden. So konnte ich die zutiefst lohnende Erfahrung machen, mit Amy Wollin Benjamin zusammenzuarbeiten. Ich hatte ihre Leistungen beim Lektorieren der Mammutproduktion von *AIDS in the World* bewundert und hoffte inständig, daß Amy Benjamin sich herablassen würde, an diesem Projekt mitzuarbeiten. Sie erwies sich als meisterhafte Lektorin und Kritikerin, als Quelle moralischer Aufrüstung und natürlich als Transkriptorin. Ganz ehrlich, dieses Buch hätte ohne sie nicht veröffentlicht werden können.

Ich möchte auch den Physiotherapeuten und Ärzten am Miller Institute in Manhattan danken, die meinen Körper während dieses oft strapaziösen Prozesses funktionieren ließen, und ebenso den Masseurinnen Joan Jacob Howe und Jeannette Kossuth.

Ich hatte schon immer das Gefühl, daß Bibliothekarinnen einen der edelsten Berufe der Menschheit ausüben, und die Recherche für dieses Buch hat meine Ansicht noch bekräftigt. Ich möchte insbesondere den Bibliothekarinnen der Harvard Contway Medical Library und der Bibliothek der *Newsday/New York Newsday* danken.

Viele Menschen haben mir auf meinem Weg großzügig geholfen, Korrektur gelesen, mich bei meiner Recherche angeleitet und mir wertvolle Einblicke gewährt. Ich möchte besonders folgenden Personen danken: Andrea Eagan, Maryse Simonet, Deborah Cotton, Bunmi Makinwa, Jill Hannum, B.D. Colen, Bob Meyers, Jonathan Mann, Andrew Moss, Frank Browning, Bernard Fields, Mark Benjamin, Maya Szalavitz, Stephen Morse, Michael Reich, Barbara Rosencrantz, Penny Duckham, der Belegschaft des Offices of Public Affairs of the Centers for Disease Control and Prevention, der National Institutes of Health, der Weltgesundheitsorganisation und des Pasteur-Instituts, Buki Ponle, Wendy Wertheimer, Günther Haaf, Michael Callen, Uwe Brinkmann, den Mitgliedern der Harvard New Diseases Group (Tamara Awerbach, Agnes und Uwe Brinkmann, Richard Cash, Irina Eckardt, Paul Epstein, Timothy Ford, Richard Levins, Najwa Makhoul, Christina de Albuquerque Possas, Charles Puccia, Manuel Sierra, Andrew Spielman, Mary Wilson und Paul Wise). Im Interesse journalistischer Integrität hat keiner von ihnen die Abschnitte des Buches überprüft, in denen sie, ihre Arbeit oder die Arbeit ihrer Konkurrenz beschrieben wurden.

Besonderen Dank schulde ich Jill Hannum, die im letzten Anlauf Stunden damit verbrachte, das lange Manuskript zu kürzen.

Alle, die schon einmal ein Buch geschrieben haben, wissen, welche Opfer diese Arbeit von Freunden und Familienangehörigen fordert. Dank euch allen, von San Clemente und San Salvador bis nach New York und Boston, daß ihr euch das habt gefallen lassen, insbesondere Bink, Bonnie, Banning, Evelyn, Karen, Bob, Caryl, Jim, Manoli, Lars, Ellen, Angela, Adi, Michael, Lisa, Steve, Larry, Spencer, Frank und David.

Ich danke meiner Agentin Charlotte Sheedy für ihre Hartnäckigkeit. Und John Glusman, Lektor bei Farrar Straus und Gioux, dafür, daß er ungewöhnlich hektisch daran arbeitete, die Veröffentlichung dieses Buches zu beschleunigen, für seine herrlichen Korrekturvorschläge sowie für seine Ermutigung, die ich sehr zu schätzen wußte.

Schließlich bedauere ich zutiefst den allzu frühen Tod von Andrea Eagan, Uwe Brinkmann und Michael Callen, deren Kommentare in den letzten Phasen der Arbeit an diesem Buch zweifelsohne das Manuskript immens verbessert hätten. Ich kann nur hoffen, daß ich ihren Erkenntissen gerecht geworden bin.

Verzeichnis der Landkarten

Die Karten wurden gezeichnet von BITmap, Mannheim

Namen- und Sachregister

Christopher Wills

Das vorauseilende Gehirn

Die Evolution der menschlichen Sonderstellung

Aus dem Amerikanischen von Kurt Neff
528 Seiten. Gebunden

Nach allgemeiner Auffassung unterscheidet sich der Mensch von allen anderen Lebewesen auf Erden durch sein Gehirn. Tatsächlich ist das menschliche Gehirn ein hochentwickeltes Spezialorgan, nicht dank seiner Größe, sondern seiner Funktionsweise, die eine Art Feedback-System darstellt, das das Gehirn selbst, den Körper und die Umwelt umfaßt. Dieses sich selbst verstärkende System ließ das Gehirn gewissermaßen »durchgehen«, gleichsam als »Flucht« aus der evolutionären »Dummheit« der Vergangenheit. Der Autor versteht es, diese zum Teil komplizierten Zusammenhänge nicht nur sachlich fundiert, sondern auch allgemein verständlich und spannend darzustellen.

S. Fischer

Pat Shipman

Die Evolution des Rassismus

Gebrauch und Mißbrauch von Wissenschaft

Aus dem Amerikanischen von Sebastian Vogel
416 Seiten. Gebunden

Mit kaum einer anderen Wissenschaft ist soviel gefährlicher politischer Mißbrauch getrieben worden wie mit der im 19. Jahrhundert von Charles Darwin begründeten Evolutionsbiologie. Die Nazi-»Herren« haben ihre Menschenverachtung und ihre Ausrottungskriege mit einem kruden »Sozialdarwinismus« zu legitimieren versucht. Die weißen »Herrenmenschen« Südafrikas haben sich bei der terroristischen Unterdrückung der schwarzen Bevölkerung ebenfalls auf die angeblich von Darwin postulierte »Höherwertigkeit« der weißen Rasse berufen. Rechtsradikale Rassisten überall auf der Welt greifen gern zu evolutionsbiologischen Argumenten, mit denen Darwin nichts zu schaffen hat. Die Geschichte dieses Mißbrauchs einer Wissenschaft zeichnet die amerikanische Anthropologin Pat Shipman mit analytischer Sorgfalt und sprachlicher Eleganz nach.

S. Fischer